TRATADO DE
NUTRIÇÃO
ESPORTIVA
FUNCIONAL

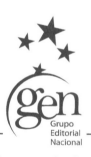

O GEN | Grupo Editorial Nacional – maior plataforma editorial brasileira no segmento científico, técnico e profissional – publica conteúdos nas áreas de ciências da saúde, exatas, humanas, jurídicas e sociais aplicadas, além de prover serviços direcionados à educação continuada e à preparação para concursos.

As editoras que integram o GEN, das mais respeitadas no mercado editorial, construíram catálogos inigualáveis, com obras decisivas para a formação acadêmica e o aperfeiçoamento de várias gerações de profissionais e estudantes, tendo se tornado sinônimo de qualidade e seriedade.

A missão do GEN e dos núcleos de conteúdo que o compõem é prover a melhor informação científica e distribuí-la de maneira flexível e conveniente, a preços justos, gerando benefícios e servindo a autores, docentes, livreiros, funcionários, colaboradores e acionistas.

Nosso comportamento ético incondicional e nossa responsabilidade social e ambiental são reforçados pela natureza educacional de nossa atividade e dão sustentabilidade ao crescimento contínuo e à rentabilidade do grupo.

TRATADO DE NUTRIÇÃO ESPORTIVA FUNCIONAL

Andréia Naves

Educadora Física, Nutricionista e Mentora em Nutrição Esportiva de Excelência. Diplomada pelo Institute for Functional Medicine (EUA). Proprietária da Clínica Nutreex | Nutrição Esportiva de Excelência. Sócia-Proprietária da Academia Muralha CrossFit. Autora de diversos livros em Nutrição Clínica e Esportiva Funcional.

Segunda edição

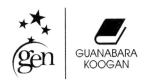

- A autora deste livro e a editora empenharam seus melhores esforços para assegurar que as informações e os procedimentos apresentados no texto estejam em acordo com os padrões aceitos à época da publicação, *e todos os dados foram atualizados pela autora até a data do fechamento do livro.* Entretanto, tendo em conta a evolução das ciências, as atualizações legislativas, as mudanças regulamentares governamentais e o constante fluxo de novas informações sobre os temas que constam do livro, recomendamos enfaticamente que os leitores consultem sempre outras fontes fidedignas, de modo a se certificarem de que as informações contidas no texto estão corretas e de que não houve alterações nas recomendações ou na legislação regulamentadora.
- Data do fechamento do livro: 09/10/2020
- A autora e a editora se empenharam para citar adequadamente e dar o devido crédito a todos os detentores de direitos autorais de qualquer material utilizado neste livro, dispondo-se a possíveis acertos posteriores caso, inadvertida e involuntariamente, a identificação de algum deles tenha sido omitida.
- **Atendimento ao cliente: (11) 5080-0751 | faleconosco@grupogen.com.br**
- Direitos exclusivos para a língua portuguesa
  Copyright © 2021 by
  EDITORA GUANABARA KOOGAN LTDA.
  Uma editora integrante do GEN | Grupo Editorial Nacional
  Travessa do Ouvidor, 11
  Rio de Janeiro – RJ – CEP 20040-040
  www.grupogen.com.br
- Reservados todos os direitos. É proibida a duplicação ou reprodução deste volume, no todo ou em parte, em quaisquer formas ou por quaisquer meios (eletrônico, mecânico, gravação, fotocópia, distribuição pela Internet ou outros), sem permissão, por escrito, da Editora Guanabara Koogan Ltda.
- Capa: Editorial Saúde
- Créditos da foto da capa: Marcelo Kodato – @marcelo.kodato
- Editoração eletrônica: Le1 Studio Design
- Ficha catalográfica

CIP-BRASIL. CATALOGAÇÃO NA PUBLICAÇÃO
SINDICATO NACIONAL DOS EDITORES DE LIVROS, RJ

T698
2. ed.

Tratado de nutrição esportiva funcional / organização Andréia Naves. - 2. ed. - [Reimpr.] - Rio de Janeiro : Guanabara Koogan, 2024.
  736 p. : il. ; 28 cm.

  Inclui bibliografia e índice
  ISBN 9788527736718

  1. Atletas - Nutrição. 2. Esportes. 3. Exercícios físicos. 4. Aptidão física - Aspectos nutricionais. I. Naves, Andréia.

20-66622   CDD: 613.711
                  CDU: 613.2:796.071.2

Meri Gleice Rodrigues de Souza - Bibliotecária - CRB-7/6439

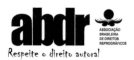

Colaboradores

Adriana Sampaio
Nutricionista. Especialista em Nutrição Clínica Funcional e em Nutrição Esportiva Funcional pelo VP Centro de Nutrição Funcional em parceria com a Universidade Cruzeiro do Sul (Unicsul). Mestre em Nutrição e Saúde pela Universidade Estadual do Ceará (UECE). Professora convidada do curso de Pós-Graduação em Nutrição Clínica e Funcional da UECE.

Adriano Cavalcanti Nobrega
Nutricionista. Especialista em Nutrição Clínica Funcional e em Nutrição Esportiva Funcional pelo VP Centro de Nutrição Funcional em parceria com a Universidade Cruzeiro do Sul (Unicsul). Mestrando em Saúde Humana pela Faculdade de Medicina da Universidade Federal de Juiz de Fora (UFJF). Professor da disciplina de Carboidrato e Diabetes do Departamento de Pós-Graduação em Nutrição Clínica Funcional do VP Centro de Nutrição Funcional em parceria com a Unicsul. Educador em Diabetes pela Associação de Diabetes Juvenil (ADJ)/International Diabetes Federation (IDF).

Ana Beatriz Baptistella
Nutricionista. Especialista em Nutrição Clínica Funcional e em Nutrição Esportiva Funcional pelo VP Centro de Nutrição Funcional em parceria com a Universidade Cruzeiro do Sul (Unicsul). Professora convidada da disciplina de Disbiose e Destoxificação Hepática Aplicada ao Exercício do Departamento de Pós-Graduação em Nutrição Esportiva Funcional da Unicsul.

Ana Kaori Yoshida
Nutricionista. Especialista em Nutrição Esportiva Funcional e em Fitoterapia pelo VP Centro de Nutrição Funcional.

Andressa Fontes
Nutricionista. Especialista em Nutrição Clínica Funcional e em Nutrição Esportiva Funcional pela Universidade Cruzeiro do Sul (Unicsul). Mestre em Nutrição e Saúde pela Universidade Estadual do Ceará (UECE). Professora convidada das disciplinas de Nutrição do curso de Pós-Graduação em Nutrição Clínica Esportiva pelo Centro Universitário Estácio do Ceará e de Nutrição e Fitoterapia no Esporte do curso de Pós-Graduação em Nutrição Clínica e Fitoterapia Aplicada pelo Instituto Viver de Ensino, Saúde e Performance (Ivesp).

Ângela Furtado Martin
Nutricionista. Especialista em Nutrição Clínica e Esportiva pelo Instituto de Pesquisas Ensino e Gestão (IPEG). Pós-Graduanda em Nutrição Funcional pelo VP Centro de Nutrição Funcional.

Bernardo N. Ide
Professor e Pesquisador. Mestre e Doutor em Biodinâmica do Movimento Humano pela Universidade Estadual de Campinas (Unicamp). Professor Adjunto IV e Pesquisador Pós-Doutorado da disciplina de Treinamento Esportivo e Biofísica e do curso de Especialização em Bioquímica, Fisiologia, Nutrição e Treinamento Esportivo do Departamento de Ciências do Esporte do Centro Universitário UniMetrocamp | Wyden e de Bioquímica do Instituto de Biologia da Unicamp.

Braian Cordeiro
Nutricionista e Profissional de Educação Física. Especialista em Fisiologia do Exercício pela Universidade Veiga de Almeida e em Nutrição Esportiva Funcional pela Universidade Cruzeiro do Sul (Unicsul). Mestre em Nutrição pela Universidade Federal de Santa Catarina (UFSC). Professor da disciplina de Introdução à Nutrição Esportiva Funcional, de Avaliação Nutricional Aplicada ao Esporte e do Estágio Supervisionado em Nutrição Esportiva Funcional do Departamento de Pós-Graduação em Nutrição Esportiva Funcional do VP Centro de Nutrição Funcional em parceria com a Unicsul.

Caio Senise
Médico. Residência Médica em Medicina Esportiva pela Universidade de São Paulo (USP).

Camila Mercali
Nutricionista. Especialista em Nutrição Clínica Funcional pelo VP Centro de Nutrição Funcional em parceria com a Universidade Cruzeiro do Sul (Unicsul). Mestre em Fitoquímica pela Universidade Federal do Paraná (UFPR). Professora da disciplina de Detoxificação, Modulação de Sistema Imunológico do VP Centro de Nutrição Funcional em parceria com a Unicsul.

Daniel Chreem

Nutricionista. Especialista em Nutrição Aplicada ao Esporte e *Fitness* Corporativo pela Universidade Federal do Rio de Janeiro (UFRJ). Mestre em Alimentos e Nutrição pela Universidade Federal do Estado do Rio de Janeiro (UNIRIO). Professor Assistente da disciplina de Nutrição Esportiva, Bioquímica Nutricional e Avaliação Nutricional do Centro Universitário Celso Lisboa.

Daniel Gurgel

Nutricionista. Especialista em Nutrição Clínica Funcional pelo VP Centro de Nutrição Funcional em parceria com a Universidade Cruzeiro do Sul (Unicsul). Mestre em Patologia pela Universidade Federal do Ceará (UFCE). Doutor em Oncologia pelo AC Camargo Cancer Center. Professor Titular da disciplina de Patologia, Imunologia e Nutrição em Oncologia do curso de Bacharelado em Nutrição do Instituto Federal do Ceará.

Denise Brito da Rocha

Psicóloga e Nutricionista, com formação em Gestalt para terapia de casal e família. Mestre em Saúde Coletiva pela Universidade de Fortaleza (Unifor).

Diego Augusto Santos Silva

Professor. Especialista em Fisiologia do Exercício Aplicada ao Treinamento e à Saúde pela Faculdade de Sergipe. Mestre e Doutor em Educação Física pela Universidade Federal de Santa Catarina (UFSC). Professor Adjunto das disciplinas de Cineantropometria e de Medidas e Avaliações em Educação Física do Departamento de Educação Física da UFSC.

Dyego Castelo Branco

Nutricionista. Especialista em Diabetes pela Universidade Federal do Ceará (UFC), em Nutrição de Pacientes com Enfermidades Renais pelo Instituto Cristina Martins (ICM) e em Nutrição Esportiva Funcional pelo VP Centro de Nutrição Funcional. Mestrando em Ciências Médicas pela UFC.

Eliane Cristina de Andrade Gonçalves

Professora. Especialista em Anatomia e Histologia Humana pela Universidade Estadual de Maringá (UEM). Mestre em Educação Física pela Universidade Federal de Santa Catarina (UFSC). Doutora em Educação Física pela UFSC. Professora de Educação a Distância da disciplina de Medidas e Avaliação em Educação Física do Departamento de Educação Física da Universidade Cesumar (UniCesumar).

Elisa de Almeida Jackix

Nutricionista. Mestre e Doutora em Alimentos e Nutrição pela Universidade Estadual de Campinas (Unicamp).

Professora Titular da disciplina de Nutrição Esportiva do Departamento de Nutrição da Pontifícia Universidade Católica de Campinas (PUC-Campinas).

Fabricio Assini

Professor. Mestre e Doutor em Farmacologia pela Universidade Federal de Santa Catarina (UFSC).

Fernanda Carvalho R. M. Albernaz

Nutricionista. Especialista em Nutrição Clínica e Ortomolecular pela Faculdade de Apoio à Pesquisa e Extensão à Saúde (FAPES), em Nutrição Clínica e Fisiologia do Exercício pela Universidade Estácio de Sá e em Nutrição Esportiva Funcional pelo VP Centro de Nutrição Funcional.

Fernanda Galante

Farmacêutica e Nutricionista. Especialista em Fitoterapia Funcional pelo VP Centro de Nutrição Funcional em parceria com a Universidade Cruzeiro do Sul (Unicsul). Mestre em Farmacologia pelo Instituto de Ciências Biológicas da Universidade de São Paulo (USP). Professora Assistente da disciplina de Metabolismo Humano e Estrutura e Função do Departamento de Medicina da Universidade Metropolitana de Santos (UNIMES).

Fernando Oliveira Catanho da Silva

Profissional de Educação Física. Especialista em Bioquímica e Fisiologia do Exercício e Doutor em Biologia Funcional e Molecular pelo Instituto de Biologia da Universidade Estadual de Campinas (Unicamp). Pós-Doutorado em Bioquímica do Exercício pelo Instituto de Biologia da Unicamp. Professor Titular da disciplina de Fisiologia do Exercício do Departamento de Educação Física do Centro Universitário UniMetrocamp | Wyden.

Flávia Sobreira

Nutricionista. Especialista em Nutrição Clínica, Ortomolecular, Biofuncional e Fitoterapia pela Faculdade Redentor e em Nutrição Esportiva Funcional pela Universidade Cruzeiro do Sul (Unicsul). Mestre em Alimentação, Nutrição e Saúde pela Universidade do Estado do Rio de Janeiro (UERJ). Doutoranda em Ciências Morfológicas pela Universidade Federal do Rio de Janeiro (UFRJ). Professora das disciplinas de Nutrição e Exercício e Cálculo de Dietas Aplicadas ao Atendimento em Consultório da Pós-Graduação em *Personal Dietitian* em Clínica, Esporte e Fitoterapia do Centro Universitário de Barra Mansa e da disciplina de Estratégias de Suplementação Aplicadas ao Esporte e Musculação da Pós-Graduação em Nutrição em Esporte, Emagrecimento e Estética do Instituto Viver de Ensino, Saúde e Performance (Ivesp).

Guilherme Lima da Rosa

Nutricionista. Especialista em Nutrição Esportiva Funcional pelo VP Centro de Nutrição Funcional.

Gustavo Barbosa dos Santos
Professor. Especialista em Bioquímica, Fisiologia, Treinamento e Nutrição Esportiva pela Universidade Estadual de Campinas (Unicamp). Mestre e Doutor em Biologia Funcional e Molecular pelo Instituto de Biologia da Unicamp. Professor Titular da disciplina de Fisiologia Humana do Departamento de Ciências do Esporte do Centro Universitário UniMetrocamp.

Gustavo Barquilha
Professor e Fisiologista do esporte. Mestre em Ciências do Movimento Humano pela Universidade Cruzeiro do Sul (Unicsul).

Gustavo Chicaybam Peixoto
Nutricionista. Mestre e Doutor em Química Biológica pela Universidade Federal do Rio de Janeiro (UFRJ). Professor Adjunto da disciplina de Nutrição e Atividade Física do Departamento de Nutrição da Faculdade Arthur Sá Earp Neto (FPM/FASE) e das disciplinas de Metabolismo, Biologia Celular, Patologia e Fisiologia da Nutrição do Departamento de Nutrição da Universidade Veiga de Almeida (UVA). Coordenador e Professor da Pós-Graduação em Nutrição Esportiva das disciplinas de Bioquímica do Exercício e de Nutrigenômica e Epigenética no Esporte do Departamento de Nutrição do NutMed – Cursos de Nutrição.

Henrique Freire Soares
Nutricionista. Especialista em Nutrição Clínica pela Universidade de Brasília (UNB), em Nutrição Clínica Funcional pela Universidade Cruzeiro do Sul (Unicsul) e em Nutrição Esportiva pela International School of Sports Nutrition and Human Performance (ISSNHP). Mestre em Nutrição Humana pela UNB.

Jean Carlos Silvestre
Nutricionista. Mestre e Doutorando em Ciências da Saúde pela Universidade Federal de São Paulo (Unifesp). Professor Titular da disciplina de Nutrição Esportiva da Universidade Metropolitana de Santos (Unimes) e da Universidade Católica de Santos (UNISANTOS).

Lara Gabriela Cerqueira
Nutricionista. Especialista em Fitoterapia pela AVM Educacional e em Nutrição Esportiva Funcional pelo VP Centro de Nutrição Funcional. Professora Assistente da disciplina de Nutrição Esportiva do Departamento Colegiado de Nutrição da Universidade Estácio de Sá.

Lázaro Alessandro Soares Nunes
Farmacêutico Bioquímico. Mestre e Doutor em Biologia Funcional e Molecular, área de Bioquímica, pela Universidade Estadual de Campinas (Unicamp). Pós-Doutorado pelo Instituto de Biologia da Unicamp. Professor Titular da disciplina de Bioquímica Clínica do Departamento de Análises Clínicas do Centro Universitário UniMetrocamp | Wyden.

Letícia Mazepa
Nutricionista. Pós-Graduanda em Nutrição Clínica Funcional pelo VP Centro de Nutrição Funcional em parceria com a Universidade Cruzeiro do Sul (Unicsul). Mestre em Segurança Alimentar e Nutricional pela Universidade Federal do Paraná (UFPR). Doutoranda em Ciências Farmacêuticas pela UFPR. Professora Adjunta da disciplina de Nutrição e Biodisponibilidade de Nutrientes, Nutrição Esportiva e Avaliação Nutricional do Departamento de Nutrição da Faculdade Paranaense (Fapar) e do Centro Universitário Campos de Andrade (Uniandrade).

Ligiane Marques Loureiro
Palestrante e Diretora do Instituto de Nutrição Integrativa (INUI). Especialista em Bases Nutricionais da Atividade Física pela Universidade Gama Filho (UGF) e em Nutrição Esportiva Funcional pelo VP Centro de Nutrição Funcional em parceria com a Universidade Cruzeiro do Sul (Unicsul). Mestre em Ciência e Tecnologia dos Alimentos pela Universidade Federal do Pará (UFPA). Doutora em Ciências Nutricionais pela Universidade Federal do Rio de Janeiro (UFRJ). Professora Adjunta III das disciplinas de Nutrição Aplicada à Prática Esportiva, de Nutrição nos Ciclos da Vida, de Nutrigenômica Aplicada à Clínica e de Fitoterapia na Prática Clínica na Faculdade de Nutrição do Instituto de Ciências da Saúde da UFPA.

Lilian Cardoso Vieira
Nutricionista. Especialista em Nutrição Esportiva Funcional pelo VP Centro de Nutrição Funcional em parceria com a Universidade Cruzeiro do Sul (Unicsul). Mestre em Ciências do Movimento Humano pela Universidade do Estado de Santa Catarina (UDESC).

Luama Araújo
Nutricionista e Professora. Especialista em Nutrição Clínica na Obesidade e Estética pela Universidade do Estado da Bahia (UNEB) e em Fitoterapia pela Faculdade Unyleya. Mestre e Doutoranda em Processos Interativos dos Órgãos e Sistemas pela Universidade Federal da Bahia (UFBA). Professora Assistente da disciplina de Fisiopatologia e Dietoterapia I e Estágio Supervisionado em Nutrição Clínica do Departamento de Ciências da Vida da UNEB.

Luiz Rodrigo Augustemak de Lima
Professor. Mestre em Educação Física, área de Cineantropometria, pela Universidade Federal de Santa Catarina (UFSC). Doutor em Educação Física, área de Biodinâmica

do Desempenho Humano, pela UFSC. Professor Adjunto da disciplina de Epidemiologia da Atividade Física e Saúde Pública do Instituto de Educação Física e Esporte da Universidade Federal de Alagoas (UFAL).

Maiara Lima
Nutricionista. Especialista em Nutrição Esportiva Funcional e em Fitoterapia Funcional pelo VP Centro de Nutrição Funcional. Mestranda em Estudo Dietético e Bioquímico pela Universidade Federal de Santa Catarina (UFSC).

Marcio Leandro Ribeiro de Souza
Nutricionista. Especialista em Nutrição Clínica Funcional, em Nutrição Esportiva Funcional e em Fitoterapia Funcional pelo VP Centro de Nutrição Funcional em parceria com a Universidade Cruzeiro do Sul (Unicsul). Especialista em Treinamento Desportivo pela Facel Faculdade e em Fitoterapia pela Associação Brasileira de Nutrição (ASBRAN). Mestre em Saúde do Adulto pela Faculdade de Medicina da Universidade Federal de Minas Gerais (UFMG). Doutor em Saúde do Adulto pela Faculdade de Medicina da UFMG. Professor Titular das disciplinas de Nutrição Esportiva e de Fisiologia do curso de Nutrição da Faculdade de Minas (FAMINAS).

Maria Carolina Alves Borba
Nutricionista. Especialista em Atendimento Nutricional e *Personal Diet* pela Universidade Estácio de Sá e em Nutrição Esportiva Funcional pelo VP Centro de Nutrição Funcional em parceria com a Universidade Cruzeiro do Sul (Unicsul).

Mariana Corrêa de Almeida
Nutricionista. Mestre em Ciências pela Universidade de São Paulo (USP).

Matheus Lima Caetano
Nutricionista. Especialista em Nutrição e Exercício Físico pela Universidade Estadual do Ceará (UECE).

Mikael Seabra Moraes
Professor de Educação Física. Especialista em Saúde da Família e Comunidade pelo Programa de Residência Multiprofissional da Universidade Estadual do Amazonas (UEA). Mestre em Educação Física, área de Atividade Física Relacionada à Saúde, pela Universidade Federal de Santa Catarina (UFSC).

Myrian Fragoso
Nutricionista. Especialista em Psicologia e Reeducação do Comportamento Alimentar pela Faculdade Monteiro Lobato em parceria com o Instituto de Pesquisas Ensino e Gestão em Saúde (IPGS). Professora Titular da disciplina

de Psicologia Aplicada à Nutrição do Departamento de Ensino Centro Universitário Christus (Unichristus).

Natalia Marques
Nutricionista. Especialista em Nutrição Materno Infantil pela Universidade Federal de São Paulo (Unifesp), em Nutrição Esportiva Funcional pelo VP Centro de Nutrição Funcional, em Fitoterapia pela Faculdade de Ciências da Saúde de São Paulo (Facis) e em Agricultura Biodinâmica pelo Instituto ELO. Mestre em Ciências da Saúde, área de Nefrologia, pela Unifesp. Doutora em Medicina Translacional pelo Departamento de Dermatologia da Unifesp. Coordenadora Científica da Pós-Graduação em Nutrição Clínica Funcional, Fitoterapia Funcional e Concepção à Adolescência pelo VP Centro de Nutrição Funcional.

Nayara Massunaga Okazaki
Nutricionista. Especialista, Mestre e Doutoranda em Cardiologia pela Universidade Federal de São Paulo (Unifesp).

Paula Gandin
Nutricionista e acadêmica de Psicologia. Especialista em Nutrição Clínica Funcional e em Nutrição Esportiva Funcional pelo VP Centro de Nutrição Funcional e em Psicossomática pela Faculdade de Ciências da Saúde de São Paulo (Facis). Professora da disciplina de Minerais do Curso de Pós-Graduação em Nutrição Clínica Funcional do VP Centro de Nutrição Funcional.

Paulo Mendes
Nutricionista. Especialista em Fisiologia do Exercício pela Universidade de Brasília (UnB) e em Nutrição Clínica Funcional pelo VP Centro de Nutrição Funcional em parceria com a Universidade Cruzeiro do Sul (Unicsul). Professor da disciplina de Sistemas Endócrino e Imunológico & Treinamento Físico do Departamento de Nutrição Esportiva Funcional do VP Centro de Nutrição Funcional.

Priscila Custódio Martins
Professora de Educação Física. Mestre e Doutoranda em Educação Física pela Universidade Federal de Santa Catarina (UFSC).

Rodrigo Loschi
Nutricionista. Especialista em Bases Nutricionais da Atividade Física e em Nutrição Clínica, Metabolismo, Prática e Terapia Nutricional pela Universidade Gama Filho (UGF) e em Fitoterapia Funcional pelo VP Centro de Nutrição Funcional. Professor Adjunto das disciplinas de Sistemas Endócrino e Imunológico & Treinamento Físico, de Intervenções Nutricionais e Adaptações Metabólicas Aplicadas ao Treinamento Físico, de Anamnese Nutricional, de Nutrição Funcional Aplicadas aos Exercícios de Força e *En-*

durance e do Estágio Supervisionado de Prática Clínica do Departamento de Nutrição Funcional Esportiva do VP Centro de Nutrição Funcional.

Sérgio Pistarino Junior
Médico. Especialista em Medicina Esportiva e em Fisiologia do Exercício e do Esporte pela Universidade de São Paulo (USP).

Tamyris Farias
Nutricionista. Especialista em Nutrição Clínica Funcional e em Nutrição Esportiva Funcional pelo VP Centro de Nutrição Funcional em parceria com a Universidade Cruzeiro do Sul (Unicsul).

Thierry Lemos
Nutricionista. Especialista em Nutrição Esportiva e em Nutrição Clínica Funcional pela Universidade Gama Filho (UGF). Mestrando em Nutrição e Saúde pela Universidade Federal do Espírito Santo (UFES). Professor da disciplina de Intervenções Nutricionais e Adaptações Metabólicas Aplicadas ao Treinamento Físico e de Nutrição Funcional Aplicadas ao Exercício de Força e *Endurance* em Nutrição Esportiva Funcional do Departamento de Pós-Graduação em Nutrição Esportiva Funcional do VP Centro de Nutrição Funcional em parceria com a Universidade Cruzeiro do Sul (Unicsul).

Tiago Rodrigues de Lima
Profissional de Educação Física. Especialista em Fisiologia do Exercício e em Musculação e Condicionamento Físico pela Universidade Gama Filho (UGF). Mestre em

Saúde Coletiva pela Universidade Federal de Santa Catarina (UFSC). Doutorando do Programa de Pós-Graduação em Educação Física pela UFSC.

Valden Capistrano
Nutricionista. Especialista em Fisiologia do Exercício pela Universidade Estadual do Ceará (UECE), em Nutrição Clínica Funcional e em Fitoterapia Funcional pelo VP Centro de Nutrição Funcional em parceria com a Universidade Cruzeiro do Sul (Unicsul). Mestre e Doutorando em Farmacologia pela Universidade Federal do Ceará (UFC). Professor da Pós-Graduação de Nutrição Esportiva Funcional da disciplina de Avaliação Nutricional e Metabolismo das Proteínas do VP Centro de Nutrição Funcional em parceria com a Unicsul.

Victor Hugo de M. C. Amboni
Nutricionista. Graduado em Nutrição pelo Centro Universitário Estácio de Santa Catarina.

Wagner dos Reis
Nutricionista e Professor. Especialista em Gestão Pedagógica, na área de Saúde/Educação, pela Escola de Enfermagem da Universidade Federal de Minas Gerais (UFMG), em Nutrição Esportiva Funcional e em Fitoterapia Funcional pelo VP Centro de Nutrição Funcional em parceria com a Universidade Cruzeiro do Sul (Unicsul). Professor Convidado das disciplinas de Gastronomia Funcional no Esporte, de Prescrição e Formulação Magistral, de Desequilíbrios Nutricionais: Vitaminas e Ferro, de Obesidade e Bariátrica e de Ervas e Especiarias do VP Centro de Nutrição Funcional.

Dedicatória

Este livro é dedicado a todos que, como eu, são apaixonados pela Ciência da Nutrição e do Esporte; a todos que não só encontraram sentido e propósito na prática esportiva, mas também se tornaram profissionais que lutam diariamente pela prática com base em evidências consistentes para embasarem sua prática clínica de acordo com a individualidade bioquímica.

Andréia Naves

Agradecimentos

Agradeço a Deus por manter sempre vivas as chamas do aprendizado, do conhecimento e da curiosidade que me impulsiona em busca de inovação.

Agradeço e honro meus pais, Marcelo e Elzy, por terem feito e ainda fazerem todo o possível por mim e meus irmãos. Saibam que vocês cumpriram, do melhor modo, o papel de guia para que eu me tornasse quem sou hoje. Gratidão por suas vidas, porque, juntos, estamos evoluindo muito nesse plano espiritual.

Agradeço aos meus irmãos, Adriana e Marcelo, por sempre se preocuparem comigo, sugerindo-me projetos e enchendo-me de ideias, além de me defenderem com unhas e dentes. Vocês são parte muito importante do meu plano de evolução. Espero também estar contribuindo com a evolução de vocês.

Agradeço ao meu eterno companheiro de vida e jornada, Ronie. Saiba que sua parceria, apoio, aconchego, amor e amizade tornaram tudo mais fácil. Dividir essa vida com você tem sido uma viagem maravilhosa e divertida, recheada de desafios e aventuras na educação de nossos filhos Luísa e Felipe. Gratidão eterna por nossa família.

Agradeço à família VP Centro de Nutrição Funcional, empresa da qual fui fundadora e onde construí, por 20 anos, meu trabalho com muito amor e dedicação. Tudo que me tornei decorre das oportunidades que tive ali, das pessoas com as quais convivi e das amizades construídas. Tenho certeza de que deixei nela meu legado na Nutrição Esportiva.

Agradeço a meus mentores na Nutrição Esportiva que pesquisam, publicam e promovem a Ciência da Nutrição Esportiva, aguçando meu pensamento crítico, trazendo-me bom senso e mais vontade de compartilhar tudo que aprendo.

Gratidão eterna a *todos* os colaboradores deste livro por dedicarem tempo, conhecimento, atenção e carinho para oferecer o melhor conteúdo a seus leitores. Todos aqui, sem exceção, são muito importantes na Ciência da Nutrição e do Esporte e também deixam um legado forte nessa área.

Por fim, agradeço ao GEN – principalmente à querida Dirce – que, mesmo diante de contratempos, desafios e alterações de caminho, acreditou e confiou em meu trabalho, dando-me a oportunidade de coordenar esse lindo projeto que, nesta segunda edição, vem ainda mais consistente e cheio de aprendizado.

Andréia Naves

Apresentação

A Nutrição Esportiva é uma das áreas que mais cresceu nos últimos 15 anos. A busca por qualidade de vida, saúde e *performance* esportiva já não é mais almejada só por atletas, mas também por esportistas amadores que se dedicam de maneira consistente aos treinamentos, às dietas, à recuperação e ao preparo mental para alcançar os objetivos traçados.

O aumento da demanda elevou o número de academias, centros de treinamento e assessorias esportivas no país, o que proporcionou muitas oportunidades de crescimento para profissionais liberais que trabalham com esporte, dentre eles nutricionistas, treinadores, psicólogos, médicos e fisioterapeutas.

Diante disso, muitos indivíduos – profissionais ou não – vislumbraram uma grande oportunidade e sentiram necessidade de divulgar seus trabalhos na internet a fim de obter visibilidade e autoridade, o que acarretou uma avalanche de informações, ora muito educativas e consistentes, ora sem fundamento e embasamento científico.

Sou da época na qual autoridade era construída com trabalho árduo, pesquisas profundas e muito questionamento, não levando em consideração o óbvio e uma visão unilateral dos fatos. Todavia, com a evolução veio a tecnologia, que muito ajuda, lógico, mas também nos escraviza, ao trazer uma necessidade constante de aquisição de conhecimento a qualquer custo, em uma velocidade desenfreada para ver quem publica primeiro e para ter o trabalho validado por *likes*.

Penso, portanto, que, em pleno século XXI, ter uma obra como o *Tratado de Nutrição Esportiva Funcional*, escrito pelos mais renomados profissionais da Nutrição e do Treinamento Esportivo do país, aliando a prática deles a evidências científicas, é um presente e consiste em uma ferramenta importante e confiável a todos os profissinais da área que pretendem desenvolver um trabalho diferenciado. Além disso, a obra ainda contempla os conceitos de Nutrição Funcional, o que garante um olhar mais integrativo e individualizado do paciente atleta/esportista.

Compartilhar conhecimento consiste em uma dádiva e só pode ser feito por poucos: aqueles que são seguros de seu propósito profissional e priorizam a busca por informação de qualidade em prol de seus pacientes. O *Tratado de Nutrição Esportiva Funcional* é uma obra "de cabeceira", voltada para todos aqueles que buscam informação de qualidade em Nutrição Esportiva. Espero que este livro faça realmente a diferença em sua vida e que, por consequência, você possa propagar os conhecimentos contidos nele com muito bom senso, responsabilidade e respeito.

Boa leitura!

Andréia Naves

Sumário

Parte 1 Nutrição Esportiva Funcional 1

1 Por que Aplicar os Princípios da Nutrição Funcional à Nutrição Esportiva? 3
Andréia Naves

Parte 2 Fisiologia do Exercício e do Treinamento Desportivo Aplicada à Nutrição Esportiva 31

2 Estrutura Básica e Metabolismo Energético do Músculo Esquelético durante o Exercício Físico 33
Bernardo N. Ide, Fernando Oliveira Catanho da Silva e Gustavo Barbosa dos Santos

3 Adaptações ao Treinamento Físico 44
Bernardo N. Ide, Fernando Oliveira Catanho da Silva e Gustavo Barbosa dos Santos

4 Considerações Básicas para o Treinamento Esportivo 56
Bernardo N. Ide, Fernando Oliveira Catanho da Silva e Gustavo Barbosa dos Santos

5 Periodização Nutricional Aplicada ao Treinamento Desportivo 74
Andréia Naves

Parte 3 Bioquímica do Exercício 89

6 Bioquímica dos Carboidratos 91
Lilian Cardoso Vieira

7 Bioquímica das Proteínas 103
Fernanda Galante, Valden Capistrano, Daniel Gurgel, Dyego Castelo Branco e Matheus Lima Caetano

8 Bioquímica dos Lipídios 146
Nayara Massunaga Okazaki e Henrique Freire Soares

9 Bioquímica dos Micronutrientes 156
Ana Kaori Yoshida

Parte 4 Avaliação Nutricional Funcional Aplicada ao Treinamento Desportivo 165

10 Cálculo de Gasto e Disponibilidade Energética 167
Jean Carlos Silvestre e Gustavo Barquilha

11 Composição Corporal do Adulto 178
Diego Augusto Santos Silva, Luiz Rodrigo Augustemak de Lima, Eliane Cristina de Andrade Gonçalves, Mikael Seabra Moraes, Priscila Custódio Martins, Tiago Rodrigues de Lima, Braian Cordeiro e Valden Capistrano

12 Hidratação 211
Lilian Cardoso Vieira

13 Exames Laboratoriais no Esporte 215
Lázaro Alessandro Soares Nunes

Parte 5 Sistemas Orgânicos e Resposta ao Exercício 235

14 Saúde Intestinal do Atleta 237
Ana Beatriz Baptistella

15 Sistema Hepático de Biotransformação e Eliminação 248
Ana Beatriz Baptistella

16 Sistema Imune e Imunomodulação em Atletas/Desportistas 257
Paulo Mendes, Camila Mercali, Lara Gabriela Cerqueira, Letícia Mazepa e Luama Araújo

17 Reparação Nutricional do Dano Muscular Induzido por Exercício e *Performance* 288
Paulo Mendes, Letícia Mazepa e Camila Mercali

18 Sistema Endócrino e Modulação Nutricional 300
Rodrigo Loschi

Parte 6 Planejamento Alimentar Esportivo 325

19 Modalidades de *Endurance* e Ultra-*Endurance* 327
Maiara Lima

20 Fisiculturismo 340
Flávia Sobreira

21 Atletismo 357
Daniel Chreem

22 Esportes Intermitentes 367
Thierry Lemos

23 Esportes Aquáticos 381
Gustavo Chicaybam Peixoto

xviii Tratado de Nutrição Esportiva Funcional

Parte 7 Recursos Ergogênicos 389

24 Proteínas 391
Valden Capistrano, Adriana Sampaio,
Ângela Furtado Martin e Tamyris Farias

25 Compostos de Aminoácidos Essenciais e
Não Essenciais 419
Braian Cordeiro, Thierry Lemos,
Ligiane Marques Loureiro, Maria Carolina Alves Borba,
Victor Hugo de M. C. Amboni e Fabricio Assini

26 Suplementos de Carboidratos.............459
Guilherme Lima da Rosa

27 Estimulantes e Termogênicos.............470
Andressa Fontes

28 Suplementos para Recuperação
Muscular e *Performance* 479
Tamyris Farias, Maria Carolina Alves Borba e
Lilian Cardoso Vieira

29 Prescrição e Formulação Magistral 508
Marcio Leandro Ribeiro de Souza

Parte 8 Nutrição Esportiva Funcional
na Saúde e na Doença do
Praticante de Atividade Física 527

30 Fitoterápicos...529
Natalia Marques e Mariana Corrêa de Almeida

31 Síndrome Metabólica 549
Elisa de Almeida Jackix e Adriano Cavalcanti Nobrega

32 Câncer | Exercício Físico e Nutrição 567
Daniel Gurgel e Valden Capistrano

33 Distúrbios Alimentares |
Anorexia, Bulimia e Obesidade..........................576
Denise Brito da Rocha, Myrian Fragoso e
Valden Capistrano

34 Desequilíbrios Osteoarticulares e Lesão 589
Adriana Sampaio e Fernanda Carvalho R. M. Albernaz

35 Resistência Anabólica...............................608
Adriana Sampaio

Parte 9 Sono, Nutrição, Treinamento e
Performance 615

36 Sono e *Performance* Esportiva......................617
Caio Senise e Sérgio Pistarino Junior

37 Modulação Nutricional do Sono........................627
Tamyris Farias

Parte 10 Atleta Vegetariano 643

38 Nutrição Esportiva Vegetariana.........................645
Paula Gandin

Parte 11 Gastronomia Funcional 657

39 Técnica Dietética e Gastronomia Funcional.....659
Wagner dos Reis

Índice Alfabético...709

Parte 1
Nutrição Esportiva Funcional

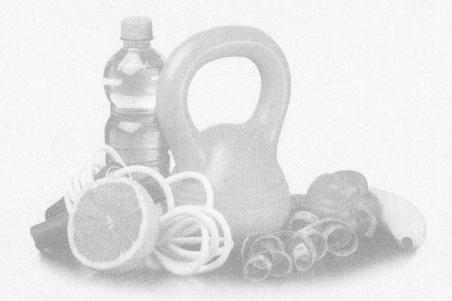

1 Por que Aplicar os Princípios da Nutrição Funcional à Nutrição Esportiva?, 3

capítulo

1

Por que Aplicar os Princípios da Nutrição Funcional à Nutrição Esportiva?

Andréia Naves

Nutrição Clínica Funcional

A Nutrição Clínica Funcional compreende a interação entre todos os sistemas do corpo, enfatizando as relações que existem entre a bioquímica, a fisiologia e os aspectos emocionais e cognitivos do organismo.[1]

Trata-se, portanto, de uma ciência integrativa e profunda, baseada na pesquisa científica, cuja aplicação prática engloba tanto a prevenção quanto o tratamento de doenças, com foco na avaliação de aspectos bioquimicamente únicos de cada organismo. Leva em consideração, inclusive, o genótipo de cada indivíduo e sua suscetibilidade genética ao desenvolvimento da doença.

Nesse sentido, está em total sinergia com os avanços científicos na área da nutrição pós-genômica. Isto é, embora os nutricionistas do século XX já investigassem os efeitos da dieta nas variáveis relacionadas à saúde, como pressão arterial e concentrações séricas de colesterol, e estabelecessem uma dieta para cada doença com base neste entendimento tradicional, as dietas não eram específicas para cada organismo. Já os nutricionistas do século XXI, entendendo a relação entre nutrição e expressão genética, prescrevem dietas de acordo com a individualidade bioquímica de cada pessoa.[1,2]

Princípios

Individualidade bioquímica

Como anteriormente citado, um dos princípios da nutrição funcional é a individualidade bioquímica, ou seja, o entendimento de que cada organismo é único, com necessidades, deficiências nutricionais, metabolismo e tendências únicos no desenvolvimento de doenças. Nesse sentido, faz-se necessário o estudo dos polimorfismos genéticos e suas interações com o ambiente onde o indivíduo se encontra, incluindo a sua alimentação.[1]

Com os avanços da ciência, sabe-se que a exposição ambiental ao longo da vida* é capaz de atuar no epigenoma desse indivíduo, alterando a resposta de seus genes para o desenvolvimento ou não de doenças e até mesmo para o aumento ou não da *performance*.[3-9]

Além disso, várias pesquisas relatam que os nutrientes e compostos bioativos presentes nos alimentos são capazes de afetar o metabolismo de um indivíduo, exercendo efeitos em vários níveis genéticos de grande complexidade biológica, como na transcrição gênica, no processamento do ácido ribonucleico (RNA, do inglês *ribonucleic acid*), na estabilidade do ácido ribonucleico mensageiro (RNAm) e nas modificações pós-translacionais, além de agirem diretamente sobre o metabolismo celular, pela indução de alterações no ácido desoxirribonucleico (DNA, do inglês *deoxyribonucleic acid*) e nas moléculas proteicas. Essas interações gene-nutriente podem explicar, por exemplo, porque alguns indivíduos respondem mais favoravelmente a certas intervenções dietéticas que outros. Dependendo do genótipo do indivíduo, o metabolismo dos nutrientes pode variar e resultar em diferentes estados de saúde e *performance* física.[10-14]

Centrada no indivíduo, a Nutrição Clínica Funcional identifica todos os sinais e os sintomas relacionados aos déficits ou superávits de nutrientes, e revela as hipersensibilidades alimentares avaliadas por meio da dieta de rotação e/ou de exames bioquímicos associados com alergia alimentar tardia mediada pela imunoglobulina G (IgG), considerando os exames bioquímicos relacionados com avaliação de nutrientes, utilizando sempre o rastreamento metabólico (Tabela 1.1) e o sistema de avaliação dos antecedentes, gatilhos (*triggers*) e mediadores que geram determinados sintomas (sistema ATMS; Figura 1.1).[15]

Dessa forma, é de fundamental importância uma orientação nutricional individualizada com foco no genoma do paciente para que a resposta fenotípica de *performance* seja adequada. A literatura já relata diversas possibilidades de aplicação da nutrigenômica na nutrição esportiva, a qual é o meio de avaliar um genótipo para verificar a presença ou a ausência de um polimorfismo que pode determinar a resposta do atleta (praticante de atividade física) a um determinado protocolo de dieta e exercício[17]; determinar se um tipo de dieta, suplemento ou exercício pode acentuar ou compensar os polimorfismos genéticos; determinar se um tipo de dieta, suplemento ou exercício pode potencialmente regular a expressão de genes e proteínas; e, ainda, de verificar a extensão em que uma dieta, suplemento ou exercício pode afetar a *performance*.

Pela semelhança com uma teia, o esquema ilustrado na Figura 1.2 é chamado de *teia da nutrição funcional* e leva em consideração a interconexão de todos os sistemas fisiológicos do organismo humano, antecedentes, gatilhos e mediadores que afetam esses sistemas, bem como os sintomas pertinentes ao desequilíbrio no funcionamento de cada um deles. Dessa forma, são considerados os aspectos que interferem no(a):

- Estresse oxidativo e metabolismo energético
- Regulação hormonal e de neurotransmissores
- Digestão, absorção e integridade da barreira intestinal
- Suporte imunológico
- Integridade estrutural do indivíduo
- Destoxificação e biotransformação hepática
- Processo inflamatório
- Equilíbrio psicológico e espiritual – interação corpo e mente.

Com o preenchimento da teia, identificando os antecedentes, os gatilhos e os mediadores dos sintomas correspondentes a cada sistema, elegem-se os três sistemas que apresentam maior desequilíbrio (maior número de sintomas) para iniciar o tratamento nutricional. Deve-se optar por condutas que bloqueiem os gatilhos e por nutrientes que modulem os mediadores, restabelecendo o equilíbrio funcional de cada sistema. Assim, os sintomas desaparecerão e a saúde será alcançada como vitalidade positiva para o paciente.

O corpo humano é formado por aproximadamente 100 trilhões de células, das quais 50 bilhões se renovam a cada dia. Cada uma dessas células necessita de inúmeros nutrientes e compostos bioativos para garantir seu funcionamento perfeito. O funcionamento adequado de um conjunto de células garante, por sua vez, que cada órgão execute suas funções da forma esperada. Finalmente, um conjunto de órgãos saudáveis proporcionará saúde ao indivíduo – saúde como Vitalidade Positiva. Vitalidade Positiva é mais que a mera ausência de doenças crônicas degenerativas não transmissíveis, é a busca pela saúde integral por meio da modulação de todas as reações bioquímicas envolvidas no processo, com nutrientes e fitoquímicos. O objetivo é que as pessoas sejam realmente saudáveis e felizes, livres de depressão, enxaqueca, síndrome da tensão pré-menstrual (TPM), queda de cabelo, hiperatividade, constipação intestinal ou olheiras, entre outros problemas.[15]

---

* Nota do autor: quando se fala em exposição ambiental por toda a vida, deve-se considerar inclusive a vida intrauterina, a exposição ou não às toxinas do ar no local de treinamento, a administração de suplementos alimentares (cuja formulação apresenta corantes, edulcorantes e outros aditivos químicos), o uso de hormônios anabolizantes e a ingestão de alimentos ricos em ácidos graxos saturados (AGS), ácidos graxos *trans*, açúcares, água contaminada, alimentos processados/industrializados e o consumo em excesso de grelhados no carvão (o que aumenta a exposição a hidrocarbonetos policíclicos e outras toxinas, que se acumulam no organismo quando há sobrecarga hepática).

Capítulo 1 • Por que Aplicar os Princípios da Nutrição Funcional à Nutrição Esportiva? 5

Tabela 1.1 Questionário de rastreamento metabólico.[16]

Nome: _____

Sexo: (   ) masculino (   ) feminino

Data: _____

Avalie cada sintoma baseado em seu perfil de saúde típica no seguinte período:

- Últimos 30 dias
- Última semana
- Últimas 48 h

Escala de pontos:

0. Nunca ou quase nunca teve o sintoma
1. Ocasionalmente teve, efeito não foi grave
2. Ocasionalmente teve, efeito foi grave
3. Frequentemente teve, efeito não foi grave
4. Frequentemente teve, efeito foi grave

Região	Sintoma	Pontos
Cabeça	Dor de cabeça	
	Sensação de desmaio	
	Tonturas	
	Insônia	
Olhos	Lacrimejantes ou coçando	
	Inchados, vermelhos ou com cílios "colando"	
	Bolsas ou olheiras abaixo dos olhos	
	Visão borrada ou em túnel (não inclui miopia ou astigmatismo)	
Ouvido	Coceira	
	Dores de ouvido, infecções auditivas	
	Retirada de fluído purulento do ouvido	
	Zunido e perda da audição	
Nariz	Entupido	
	Problemas de seios nasais (sinusite)	
	Corrimento nasal, espirros, lacrimejamento e coceira nos olhos (todos juntos)	
	Ataques de espirros	
	Excessiva formação de muco	
Boca/garganta	Tosse crônica	
	Necessidade frequente de limpar a garganta	
	Dor de garganta, rouquidão ou perda da voz	
	Língua, gengivas ou lábios inchados/descoloridos	
	Aftas	
Pele	Acne	
	Feridas que coçam, erupções ou pele seca	
	Perda de cabelo	
	Vermelhidão, calorões	
	Suor excessivo	
Coração	Batidas irregulares ou falhando	
	Batidas rápidas demais	
	Dor no peito	
Pulmões	Congestão no peito	
	Asma, bronquite	
	Pouco fôlego	
	Dificuldade para respirar	

(continua)

Tabela 1.1 · Questionário de rastreamento metabólico.[16] (*Continuação*)

Região	Sintoma	Pontos
Trato digestório	Náuseas, vômito	
	Diarreia	
	Constipação intestinal, prisão de ventre	
	Sente-se inchado/com abdome distendido	
	Arrotos e/ou gases intestinais	
	Azia	
	Dor estomacal/intestinal	
Articulações/músculos	Dores articulares	
	Artrite/artrose	
	Rigidez ou limitação dos movimentos	
	Dores musculares	
	Sensação de fraqueza ou cansaço	
Energia/atividade	Fadiga, moleza	
	Apatia, letargia	
	Hiperatividade	
	Dificuldade em descansar, relaxar	
Mente	Memória ruim	
	Confusão mental, compreensão ruim	
	Concentração ruim	
	Coordenação motora fraca	
	Dificuldade em tomar decisões	
	Fala com repetições de sons ou palavras, com várias pausas involuntárias	
	Pronuncia palavras de forma indistinta, confusa	
	Problemas de aprendizagem	
Emoções	Mudanças de humor/mau humor matinal	
	Ansiedade, medo, nervosismo	
	Raiva, irritabilidade, agressividade	
	Depressão	
Outros	Frequentemente doente	
	Frequentemente urgente vontade de vomitar	
	Coceira genital ou corrimento	
	Edema, inchaço em pés, pernas, mãos	
Total de pontos		

© 2014 pelo Institute for Functional Medicine.
Permissão concedida pelo Institute for Functional Medicine, www.functionalmedicine.org. Este formulário pode ser reproduzido para uso pessoal. Nenhuma parte deste pode ser reproduzida ou transmitida de qualquer forma ou por qualquer meio para uso comercial sem o consentimento por escrito do Institute for Functional Medicine, exceto conforme permitido pela lei aplicável.

Biodisponibilidade de nutrientes

O termo *biodisponibilidade de nutrientes* refere-se ao modo como o nutriente é aproveitado pelo organismo, e surgiu a partir do conhecimento de que a simples presença do nutriente no alimento ou dieta ingeridos não garantiria sua utilização pelo organismo, a qual dependeria da forma química do nutriente naturalmente encontrada no alimento,

da quantidade ingerida e da presença de agentes ligantes e outros nutrientes em alimentos consumidos de modo concomitante, além dos mecanismos homeos-táticos dos micronutrientes reguladores da absorção que previnem o desenvolvimento de concentrações potencialmente tóxicas.[18]

Nesse sentido, a Nutrição Funcional considera a ingestão, absorção, excreção e aproveitamento dos nutrien-

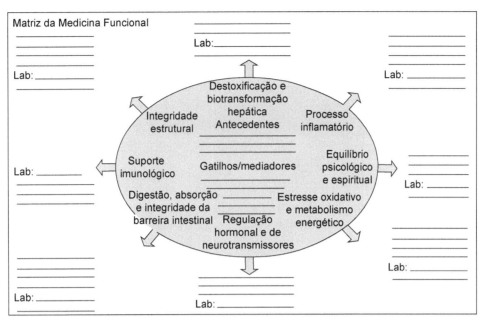

Figura 1.1 Sistema antecedentes, gatilhos, mediadores e sintomas (ATMS) de diagnóstico nutricional.[1]

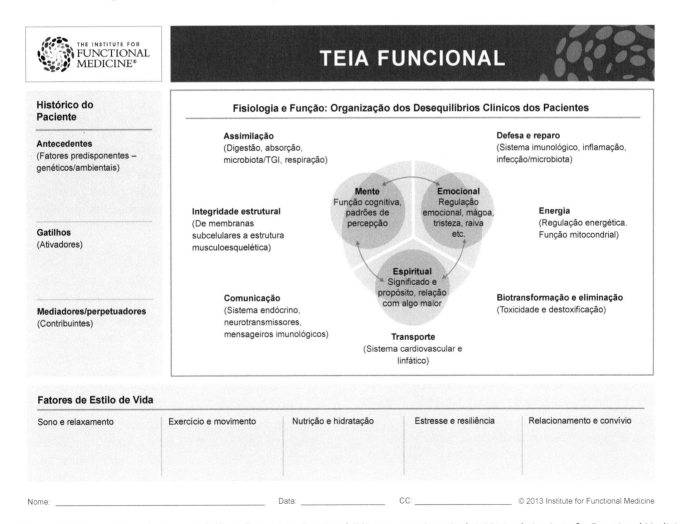

Figura 1.2 Teia de inter-relações metabólicas da Nutrição Funcional. TGI: trato gastrintestinal. © 2014 pelo Institute for Functional Medicine. Permissão concedida pelo Institute for Functional Medicine, www.functionalmedicine.org. Este formulário pode ser reproduzido para uso pessoal. Nenhuma parte deste conteúdo pode ser reproduzida ou transmitida sob qualquer forma ou por qualquer meio para uso comercial sem o expresso consentimento por escrito do Institute for Functional Medicine, exceto conforme permitido pela lei aplicável.

tes pelo organismo, a fim de corrigir os desequilíbrios nutricionais. Por exemplo, não adianta um indivíduo consumir quantidades adequadas de um determinado nutriente se seu organismo não consegue absorvê-lo. Assim, é preciso verificar a razão da não absorção e corrigir o problema.

Nutrição Esportiva Funcional

Como aplicar os princípios da Nutrição Funcional à Nutrição Esportiva

Quando um profissional se depara com um atleta ou um praticante de atividade física, não vê somente alguém que deseja aumentar a *performance*, mas também um indivíduo que apresenta diferentes tipos de desequilíbrios orgânicos, muitas vezes com potencial de comprometer seu desempenho físico.

Esse praticante de atividade física pode ter sido exposto a *antecedentes* relacionados à história de vida dele e à história genética de sua família. Se o indivíduo ainda não exibe um determinado desequilíbrio orgânico e seu foco está na prevenção, o nutricionista deve concentrar a atenção nos fatores de risco a que o sujeito está exposto no momento e que podem anteceder o aparecimento de algum desequilíbrio. Todavia, se o indivíduo já tem algum tipo de desequilíbrio instalado, torna-se importante obter um conhecimento aprofundado de toda a sua história, desde o estado nutricional e a dieta da mãe durante a gestação, a vida intrauterina e o nascimento, até o momento da consulta. Incluem-se nessa análise suas experiências de vida, introdução precoce de alimentos, tempo de amamentação, uso de medicamentos desde a infância, desempenho escolar, estresse emocional, dieta, uso de anticoncepcional, doenças diagnosticadas anteriormente; utilização de suplementos, medicamentos e contato com compostos tóxicos; lugares onde o indivíduo mora e morou, atividades de lazer, histórico de doenças familiares, entre outros. Ou seja, é necessário aplicar uma anamnese que forneça um "raio X" de todos os antecedentes que possam ter estimulado ou que poderão estimular gatilhos no aparecimento de algum desequilíbrio orgânico capaz de comprometer a *performance* estética e/ou atlética do indivíduo.[1,19,20]

Entre os antecedentes avaliados pela Nutrição Funcional, destacam-se as hipersensibilidades e os hábitos alimentares.

As reações adversas aos alimentos, suplementos ou compostos químicos podem gerar quadros de alergia alimentar (mediada por IgE), hipersensibilidades alimentares (mediadas por IgG, IgM, IgA, IgE e células T) e intolerâncias alimentares (deficiências metabólicas como, por exemplo, deficiência crônica de lactase).[21-25]

As alergias alimentares mediadas por IgE ocasionam degranulação dos mastócitos, o que estimula uma cascata de citocinas, e liberação de histamina, que gera sintomas imediatos como obstrução nasal, asma, náuseas, cãibras abdominais, diarreia, anafilaxia etc. As intolerâncias alimentares são decorrentes da deficiência enzimática que altera a função gastrintestinal provocando diarreias, flatulência, dores abdominais etc. Já as hipersensibilidades alimentares, predominantemente mediadas por IgG, geram sintomas crônicos que demoram para se manifestar e desencadeiam a formação de imunocomplexos que circulam, se depositam e agridem a barreira intestinal, além de outras estruturas corporais.[22-25]

A hipersensibilidade alimentar gera uma resposta imunológica que altera a função intestinal, liberando substâncias que atuarão como gatilhos para diversas desordens orgânicas:[19,21,26]

- Respiratórias: asma, sinusite crônica e alérgica, coriza e congestão nasal constante
- Cardiovasculares: edema, taquicardia, inflamação de veias coronárias
- Gastrintestinais: doença celíaca, diarreia crônica, cólicas, constipação intestinal, doença de Crohn, úlceras duodenais, gastrites, indigestão, síndrome do intestino irritável, síndrome de má absorção, náuseas, úlceras gástricas, colite ulcerativa
- Geniturinárias: infecções crônicas da bexiga, síndrome nefrótica, incontinência urinária
- Imunológicas: otites de repetição
- Mentais e emocionais: déficit de atenção, ansiedade, depressão, perda de memória, esquizofrenia, epilepsia
- Musculoesqueléticas: dores articulares, mialgias, artrite reumatoide
- Cutâneas: eczema, psoríase, urticária, dermatites, coceiras nos olhos
- Outras: enxaquecas.

Deve-se observar que muitos desses sinais e sintomas relatados por pacientes atletas e praticantes de atividade física podem estar associados ao comprometimento da sua *performance*; principalmente os sintomas respiratórios e gastrintestinais, muitas vezes atribuídos a outros fatores, mas em geral relacionados com hipersensibilidade alimentar.[21,27] Isso é extremamente preocupante, já que um suplemento efetivo para uma pessoa pode ser extremamente deletério para outra, comprometendo seu desempenho e saúde. Quantas vezes o profissional se depara com praticantes de musculação queixando-se de dificuldade para diminuir a adiposidade central? Quando se verifica os hábitos alimentares desses indivíduos e aplicam-se algumas ferramentas da Nutrição Funcional, como o rastreamento metabólico, constata-se que eles ingerem uma quantidade excessiva de suplementos proteicos antes e depois dos treinos, o que desencadeia um processo de hipersensibilidade alimentar e altera inúmeras reações bioquímicas, como a resistência periférica à insulina, diretamente responsável pela adiposidade abdominal.

Os gatilhos são acionados por estresse, radiação, estresse oxidativo, traumas, lipopolissacarídios (LPS) bacterianos, vírus e parasitas. Uma vez acionados, desencadearão inúmeras consequências deletérias para o organismo, entre as quais a ativação de fatores de transcrição de genes inflamatórios, como o fator nuclear kappa B (NF-κB, do inglês *nuclear factor kappa B*). A ativação desse fator pode expor o organismo a um estado de inflamação crônica subclínica, interferindo no equilíbrio celular e nos eventos bioquímicos envolvidos com a *performance*.[1,15]

Assim, a exposição aos diferentes antecedentes e gatilhos comprometerá cada ponto da teia de interconexões metabólicas, gerando os desequilíbrios orgânicos que o paciente relata. A seguir, será apontado como esses desequilíbrios podem comprometer a *performance*.

Desequilíbrios nutricionais

Já foi demonstrado que o consumo elevado de alimentos com carga glicêmica alta[28] (no caso dos esportistas, principalmente em função do alto consumo de repositores hidroeletrolíticos e isotônicos) associado ao desequilíbrio no consumo de ômega-6 *versus* ômega-3[29,30] (pelo alto consumo de óleos vegetais), à deficiência de vitamina D[31] (entre outras) e à falta de compostos bioativos e antioxidantes (presentes em frutas e verduras comumente evitadas pelos esportistas e pela população em geral) leva à ativação do fator de transcrição NF-κB, responsável pelo aumento da expressão de genes pró-inflamatórios. Os nutrientes e os compostos bioativos são sinalizadores dietéticos detectados pelas células e influenciam essa expressão gênica; quando em desequilíbrio, desencadeiam inúmeros desequilíbrios orgânicos até o aparecimento de doenças como câncer, obesidade, dislipidemia, diabetes tipo 2 e doenças neurodegenerativas.[32]

Além disso, a dieta pró-inflamatória pode interferir na fisiologia muscular, comprometendo, por exemplo, a oxidação mitocondrial de gorduras, interferindo no processo de emagrecimento, e pode também alterar o perfil de fibras musculares, comprometendo a eficiência energética do esporte praticado.[32]

Estudos demonstram que a dieta é capaz de modular esse estado inflamatório. O consumo de lignanas presentes na semente de linhaça[33], de β-glicanas presentes nos cogumelos *shiitake* e na aveia[34], de antocianinas presentes no açaí[35,36], de licopeno presente no tomate, melancia e goiaba[37]; e de catequinas e todas as suas frações presentes principalmente no chá-verde[38], inibe a ativação do NF-κB, contribuindo para a diminuição do risco de de-

senvolvimento das doenças crônicas degenerativas não transmissíveis. O consumo diário em todas as refeições de alimentos contendo esses compostos bioativos é fundamental, uma vez que a maioria deles é hidrossolúvel e requer ingestão com intervalo máximo de 3 h para garantir efetivamente a modulação das reações bioquímicas envolvidas.[39] Outro ponto fundamental nesse aspecto é garantir que a técnica dietética culinária seja aplicada de forma correta (p. ex., a cocção da maioria desses compostos diminui sua concentração, repercutindo em menor benefício para o organismo).[40,41]

A Tabela 1.2 apresenta as consequências das deficiências e dos excessos de vitaminas e minerais, oligoelementos e ácidos graxos.

Disfunção imunológica e inflamação

Exercícios intensos aliados a deficiências nutricionais podem aumentar a atividade das células *natural killer* (NK) e diminuir a função dos neutrófilos, aumentando as microrrupturas das fibras musculares induzidas pelo exercício e a incidência de doenças relacionadas a essa imunossupressão, como as infecções do trato respiratório superior, comuns em corredores de maratona e ultramaratona, nadadores e remadores.[28,33,34] A Figura 1.3 demonstra que são vários os antecedentes que levam ao aumento da inflamação e à imunossupressão.

Nesse sentido, alguns nutrientes se destacam na modulação do sistema imune dos esportistas: ácidos graxos ômega-3, glutamina, zinco e alguns fitoterápicos (*Curcuma longa*, capsaicina das pimentas e pimentões, *Equinacea purpurea* e picnogenol).[87-91]

Estresse oxidativo e metabolismo energético

Devido ao aumento no consumo de oxigênio, o exercício aeróbio ocasiona um aumento na produção de radicais livres, que pode levar à destruição de macromoléculas celulares como lipídios, proteínas e ácidos nucleicos, provocando fadiga muscular e lesões musculares, potencializando o estresse oxidativo, diminuindo a *performance* física e podendo até mesmo levar ao *overtraining*.[92]

Assim, o equilíbrio oxidativo, por meio de uma nutrição antioxidante, torna-se essencial para contrabalancear os efeitos da produção excessiva de radicais livres e evitar desequilíbrios orgânicos que possam comprometer o desempenho, como as frequentes lesões musculares de repetição, tendinites, bursites, entre outros. A Figura 1.4 mostra os fatores que influenciam o equilíbrio oxidativo.[93,94]

O primeiro sistema de defesa antioxidante é realizado pelas enzimas antioxidantes dependentes de inúmeros micronutrientes como selênio, cobre, manganês, zinco, vitamina E, vitamina B_2 e vitamina C. Assim, a deficiência no

10   Parte 1 • Nutrição Esportiva Funcional

Tabela 1.2 Consequências das deficiências e dos excessos de vitaminas, minerais, oligoelementos e ácidos graxos.[1]

Doença	Deficiência	Excesso
Cabelos/pelos		
Alopecia	Biotina[42,43], zinco[44,45]	Selênio[45]
Aumento da queda de cabelos	Ácido pantotênico[45], biotina[45], vitamina D, cálcio[45], cobre[45], zinco[44,45]	Cádmio[45], selênio[45]
Cabelos brancos precoces	Ácido pantotênico[45], PABA[45], vitamina B_{12}[46]	–
Cabelos crescem muito devagar	Manganês[45], ácido graxo ômega-6[46]	–
Cabelos finos e sem vida	Cobre[43], zinco[44], proteína[43]	–
Cabelos ralos	Proteína[43,45], biotina[4], cobre[43], zinco[45]	Vitamina A[45]
Cabelos são retirados facilmente e sem dor	Ácido pantotênico[45], biotina[46], cálcio[45], zinco[45], proteína[45], selênio[46]	–
Cabelos secos e quebradiços	Ácido linoleico[45], iodo[45], vitamina A[45], vitamina C[45], proteína[45], cobre[43], zinco[45]	–
Calvície precoce	Cobre[45], piridoxina[45], zinco[45]	Selênio[45]
Despigmentação transversa do cabelo	Proteína[45]	–
Dissebacia	Riboflavina[45]	–
Hemorragia perifolicular	Vitamina C[45]	–
Hiperqueratinização perifolicular	Vitamina C[45], vitamina A[44,45]	–
Diminuição dos pelos faciais, axilares e pubianos	Zinco[43]	–
Mudança de cor	Proteína[43], manganês[45], cobre[43,45]	–
Olhos		
Queratoconjuntivite	Vitamina C[43]	–
Atrofia óptica	Vitamina B_{12}[44,46]	–
Borda da córnea marrom ou verde	–	Cobre[43]
Cegueira noturna	Molibdênio[46], riboflavina[46], vitamina A[43,46,47], vitamina C[46], zinco[46]	–
Queratomalacia	Vitamina A[43,46]	–
Dificuldade de enxergar	Ácido linoleico[45], molibdênio[45], cobre[46]	Vitamina A[43,48]
Dificuldade de enxergar com muita luz	Riboflavina[43,45], vitamina A[45]	–
Escotoma central	Molibdênio[46]	–
Hemorragia na retina	Ferro[46]	–
Blefarite	Riboflavina[43], piridoxina[46]	–
Irritação	Biotina[45], piridoxina[45], riboflavina[45]	–
Lacrimejamento	Riboflavina[45]	–
Oftalmoplegia	Vitamina B_1[45], fósforo[45]	–
Papiledema	–	Vitamina A[45]
Retinopatia de prematuro	Vitamina E[46]	–
Sensação de areia nos olhos	Riboflavina[45]	–
Vermelhidão e aumento dos vasos nos olhos	Riboflavina[45]	–
Visão borrada e diplopia	Ácido graxo ômega-3[46]	Vitamina A[46,48]
Xeroftalmia	Vitamina C[49], vitamina A[43,46,48]	–
Epífora	Riboflavina[43,50,51]	–
Ardor e prurido	Riboflavina[43]	–
Ulceração da córnea	Vitamina A[43]	–
Xerose	Vitamina A[46]	–

(continua)

Capítulo 1 • Por que Aplicar os Princípios da Nutrição Funcional à Nutrição Esportiva? **11**

Tabela 1.2 Consequências das deficiências e dos excessos de vitaminas, minerais, oligoelementos e ácidos graxos.[1] (*Continuação*)

Doença	Deficiência	Excesso
Pele		
Acne	Vitamina A[45], vitamina C[45], zinco[45]	–
Aparência de papel celofane	Proteína[45]	–
Queratose nas costas das mãos, punho, antebraço, rosto e pescoço	Niacina[46]	–
Cianose	Cálcio[46]	Ferro[46]
Dermatite	Ácidos graxos essenciais[43], niacina[52], zinco[46], manganês[46]	Vitamina A[53,54], cromo[53,55]
Dermatite seborreica	Piridoxina[46], cobre[46]	–
Dermatite urticária	Ácido linoleico[45], cromo[45], manganês[45], niacina[45], zinco[45]	Selênio[45,54]
Dermatose em volta do nariz e da boca	Zinco[46]	–
Descamação	Ácido graxo ômega-6[46], zinco[45], vitamina A[54], riboflavina[46,50,51], niacina[45]	Vitamina A[48,53,54]
Dificuldade de cicatrização	Ácido linoleico[45], piridoxina[45], vitamina C[45], zinco[45,56]	–
Eczema na fenda nasolabial e nas sobrancelhas	Ácido graxo ômega-6[46], cálcio[45], cobre[45], cromo[45], zinco[45]	Alumínio[45]
Eritema	Zinco[46,56], vitamina K[45], vitamina C[43,45], riboflavina[46], niacina[46]	–
Fácil aparecimento de manchas ao bater	Vitamina K[45], vitamina C[45]	–
Fácil sangramento da pele	Vitamina K[45], vitamina C[45]	–
Hiperpigmentação da pele	Ácido fólico[46], vitamina B_{12}[44,46], niacina[45]	–
Palidez	Vitamina C[45], biotina[43], vitamina B_1[43], vitamina D[43], ferro[46], cobre[46]	Selênio[45,53], zinco[45], ferro[46]
Palmas das mãos alaranjadas ou amareladas	Carotenoides[45]	Selênio[45]
Pele com erupção semelhante à carne de galinha depenada	Vitamina A[43,45]	–
Pele descamada/seca	Vitamina A[45,46,54], ácido graxo ômega-6 [46], riboflavina[45], biotina[45], ácido linoleico[45], cálcio[45]	Vitamina A[43,45,46,54], cádmio[45]
Pele do calcanhar dura, grossa e seca	Vitamina A[45]	–
Pele quebradiça	Proteína[45], vitamina A[45,54]	–
Pele seca, áspera nas pernas, na região acima do tornozelo	Ácido linoleico[45], biotina[45], iodo[45], zinco[45], riboflavina[45], vitamina C[45]	Vitamina A[43,45,48,54]
Pele seca, brilhante e escamosa nas mãos e no rosto	Biotina[46], vitamina A[43,54]	–
Pele vermelha, escamosa, gordurosa, dolorida e com coceira	Riboflavina[46]	–
Petéquia/equimose	Vitamina C[46,53]	–
Pigmentação amarela	–	Carotenos[45]
Pigmentação em áreas expostas ao sol	Niacina[45]	–
Prurido	–	Vitamina A[45,48]
Psoríase	Zinco[43,46]	–
Redução do pigmento	Cobre[46]	–
Seborreia	–	Vitamina B_1[46], piridoxina[45], riboflavina[45]

(*continua*)

12   Parte 1 • Nutrição Esportiva Funcional

Tabela 1.2 Consequências das deficiências e dos excessos de vitaminas, minerais, oligoelementos e ácidos graxos.[1] (*Continuação*)

Doença	Deficiência	Excesso
Acrodermatite	Zinco[43]	–
Pele seca/queratinizada	Proteína[43], vitamina A[43,54], ácido graxo essencial[43]	–
Pelagra	Niacina[43]	–
Dermatite descamativa nos genitais	Riboflavina[43]	–
Seborreia do escroto e da vulva	Riboflavina[43]	–
Úlcera dermática	–	Cromo[53]
Unhas		
Hemorragia na unha	Vitamina C[46]	–
Manchas brancas nas unhas	Selênio[43,45], zinco[45]	–
Manchas vermelhas nas unhas	–	Selênio[45]
Paroníquia	–	Selênio[46]
Pregas transversais nas unhas	Proteína[45]	–
Quiloníquia	Ferro[43,46,53]	–
Unhas frágeis e quebradiças	Ácido linoleico[45], cálcio[45], ferro[45], zinco[45]	Selênio[45]
Unhas grossas, espessas	Vitamina A[45]	–
Unhas pequenas com estrias	Vitamina A[45]	–
Cavidade oral		
Afta (feridas muito dolorosas na boca ou faringe)	Ácido fólico[45]	–
Ardência na língua	Biotina[45], riboflavina[45]	–
Aumento do volume do pescoço na região da glândula tireoide	Iodo[45]	–
Dentes amarelos	–	Cádmio[45]
Dentes caem facilmente	Cálcio[45], flúor[45], molibdênio[45], vitamina C[45]	Selênio[45]
Xerostomia	Vitamina C[43]	–
Dentes quebram-se facilmente	Cálcio[45]	–
Depressões e escavações no dente	–	Flúor[46]
Diminuição do paladar	Vitamina A[45,46], zinco[45,46,57]	–
Enfraquecimento do esmalte dos dentes	–	Flúor[46]
Facilidade em ter cáries	Flúor[45]	–
Boqueira	Biotina[45], ferro[45], niacina[45] piridoxina[45], riboflavina[45]	–
Gengivas sangram ao escovarem-se os dentes	Vitamina C[45], vitamina K[45]	–
Gengivas grossas encobrindo os dentes	Vitamina C[45]	–
Gengivas inflamadas e dolorosas	Vitamina C[45]	–
Glossite	Riboflavina[43,45,53], niacina[45], piridoxina[43,45,46], folatos[45,53], vitamina B$_{12}$[43-46,53], biotina[43], ferro[43,46,53]	–
Gosto metálico na boca	–	Selênio[45,53]
Hálito com odor de alho	–	Selênio[45,53]
Halitose	Niacina[45]	–
Inchaço dolorido e de cor magenta na mucosa oral e da língua	Biotina[43,46]	–
Lábios grossos, vermelhos e com dor	Niacina[45], riboflavina[45]	–

(*continua*)

Tabela 1.2	Consequências das deficiências e dos excessos de vitaminas, minerais, oligoelementos e ácidos graxos.[1] *(Continuação)*	
Doença	**Deficiência**	**Excesso**
Língua de cor magenta	Riboflavina[46]	–
Língua pálida e lisa	Biotina[45], riboflavina[45]	–
Língua vermelha, lisa e dolorosa	Ácido fólico[45,46], ferro[45], niacina[45], piridoxina[45], riboflavina[45], vitamina B_{12}	–
Manchas amarelas e marrons no esmalte dos dentes	–	Flúor[46]
Manchas de Bitot	Vitamina A[43, 46]	–
Papila interdentária	Vitamina C[46]	–
Atrofia da papila lingual (língua geográfica)	Riboflavina[43,45], niacina[45], vitamina B_{12}[44,45,53], folatos[45], ferro[43,45], proteína[45]	–
Perlèche ou estomatite angular	Riboflavina[43,45,46,53], piridoxina[45,46], niacina[45,46], ferro[53]	–
Pigmentação vermelha nos dentes	–	Selênio[46]
Queilose	Riboflavina[45], piridoxina[45], vitamina A[43], ferro[43], niacina[45], folato[45]	–
Rachaduras na língua	Ferro[43], riboflavina[43]	–
Sangramento gengival (se houver dentes)	Riboflavina[43,45], niacina[45], piridoxina[45], folatos[45], vitamina B_{12}[44,45], vitamina K[46]	–
Sensação de queimação na boca e na garganta	Niacina[45], vitamina D[45]	–
Dor na língua, orla dos lábios e mucosa bucal	Riboflavina[50,53]	–
Estomatite	Vitamina A[43], ferro[43], riboflavina[43], piridoxina[53]	–
Ulcerações na língua	Niacina[43]	–
Queilite	Ferro[43], riboflavina[43]	–
Prejuízo do paladar	Zinco[43,56,57]	–
Vermelhidão com erupção temporária na pele	Biotina[46]	–
Sistemas cardíaco e circulatório		
Angina	Ferro[46,58,59]	–
Arritmia	Potássio[46,58], magnésio[53,58,60,61]	–
Ascite	Ferro[46,58,59]	–
Aumento da pulsação arterial e capilar	Ferro[46,58,59]	–
Bradicardia	Vitamina B[46]	–
Cardiomegalia	Selênio[53]	–
Cardiomiopatia	Selênio[46,53]	Ferro[46,48,49], cobalto[46]
Choque cardiogênico	Selênio[53]	–
Dilatação da veia hepática central	–	Cobre[53]
Doenças coronarianas	Magnésio[58,60,61]	–
Dor no peito/tórax	Ácido linoleico[45], vitamina B[45]	–
Estenose da artéria aorta e da artéria pulmonar	–	Vitamina D[46]
Falha no sistema circulatório	Fósforo[53,63]	Niacina[12]
Hemorragia intraventricular	Vitamina E[46]	–
Hipertensão intracraniana	Vitamina A[46]	Vitamina A[43,46]
Hipertensão	Magnésio[56,60,62,65]	Cálcio[46,63], magnésio[46,58,60,61], vitamina D[53]

(continua)

Tabela 1.2 Consequências das deficiências e dos excessos de vitaminas, minerais, oligoelementos e ácidos graxos.[1] (*Continuação*)

Doença	Deficiência	Excesso
Hipotensão	Potássio[46,58]	–
Inchaço nos tornozelos	Ferro[46,58,59], fósforo[45]	Sódio[45]
Insuficiência cardíaca	Cálcio[46], vitamina B_1[45], vitamina C[45], fósforo[45]	Cobalto[46]
Palpitação/taquicardia	Cálcio[45], ferro[43,45,59], magnésio[45,58,60,61], molibdênio[45], potássio[45,58], vitamina B_1[45]	–
Parada cardíaca	–	Magnésio[46,60]
Ritmo de galope	Selênio[53]	–
Ruído	Ferro[46]	–
Hipertensão intracraniana	–	Vitamina A[43]
Alterações cardíacas	Selênio[43], magnésio[43,58,60,61], potássio[43,58], proteína[43]	–
Veias e artérias dilatadas	Cobre[46]	–
Sistema respiratório		
Apneia	Vitamina B_1[46], cobre[46]	–
Cansaço aos esforços	Fósforo[45]	–
Complicações pulmonares	Fósforo[53]	Vitamina E[46], vitamina K[46], magnésio[46]
Dificuldade para respirar	Ácido fólico[45], fósforo[45], molibdênio[45], vitamina B_1[45], vitamina B_{12}[44,45]	Alumínio[45]
Displasia broncopulmonar	Vitamina E[46]	–
Dispneia	Ferro[46,64], vitamina B_1[45]	–
Respiração curta	Ácido fólico[45], fósforo[45], vitamina B_1[45], vitamina B_{12}[44,45], vitamina C[45]	–
Rouquidão	–	Alumínio[45]
Taquipneia	Molibdênio[46]	–
Tosse seca durante o dia	–	Alumínio[45]
Sistema digestório		
Pica	Zinco[43], cobre[43], proteína[43], ferro[43,46]	–
Acloridria/hipocloridria	Ferro[46], zinco[45]	–
Danos na função hepática	Fósforo[46], vitamina C[45]	–
Distúrbios gastrintestinais	Vitamina B_{12}, piridoxina[43], vitamina B_1, vitamina C, niacina	–
Diarreia	Vitamina B_{12}[46], ferro[46], niacina, cobre[46], zinco[43,46]	Ferro[46], zinco[46], cobre, magnésio, vitamina C
Digestão lenta	Vitamina B_{12}[45]	–
Disenteria	Vitamina K[46]	–
Disfagia	Niacina[45], riboflavina[45], vitamina B_1[45,46], ferro, fósforo[46]	–
Dor abdominal	Ácido pantotênico[45], piridoxina[45], vitamina B_1[45], chumbo[45], vitamina A[45]	Cálcio[46]
Falta de apetite/anorexia	Ácido fólico[45,53], ácido pantotênico[45], biotina[43,45], ferro[43,45,53,65], fósforo[45], magnésio[45], molibdênio[45], niacina[45,53,66], piridoxina[45], vitamina B_1[43,46], vitamina A[45], vitamina B_{12}[45], vitamina C[45], vitamina D[45], cobre[43,45], proteína[43,45,53], zinco[43,45,53]	Alumínio[45], cádmio[45], chumbo[45], sódio[45], vitamina A[45,46,48], vitamina D[45,46], cálcio[46]
Flatulência após as refeições	Ácido pantotênico[45]	–
Gastrenterite	–	Zinco[43], selênio[46]

(*continua*)

Capítulo 1 • Por que Aplicar os Princípios da Nutrição Funcional à Nutrição Esportiva? **15**

Tabela 1.2 Consequências das deficiências e dos excessos de vitaminas, minerais, oligoelementos e ácidos graxos.[1] (*Continuação*)

Doença	Deficiência	Excesso
Indigestão	Ácido fólico[45], PABA[45], niacina[45], vitamina B_1[45], vitamina B_{12}[45]	Chumbo[45], selênio[53]
Intestino preso/obstipação	Ácido fólico[45], ácido linoleico[45], PABA[45], ferro[45], inositol[45], magnésio[45], niacina[45], potássio[45], vitamina B_1[45,46], vitamina B_{12}[45], fósforo[46]	Alumínio[45], chumbo[45], vitamina D[46], cálcio[46,67]
Intolerância à gordura	Colina[45]	–
Náuseas/enjoo	Ácido pantotênico[43,45], biotina[43,45], fósforo[45], magnésio[45], manganês[45], niacina[45], ferro[46], vitamina B_{12}[45], molibdênio[46]	Cádmio[45], magnésio[45,53], vitamina A[45,48], cobre[53], zinco[45], vitamina D[43,46], cálcio[43,46]
Polidipsia	Potássio[46]	Cálcio[46]
Rubor facial	–	Magnésio[45]
Vômitos	Piridoxina[45], potássio[45], vitamina B_1[46], vitamina B_{12}[45,46], magnésio[46], manganês[46], biotina, molibdênio[46]	Vitamina A[43,46], cobre[60], vitamina D[45,46]
Sistema renal		
Insuficiência renal	–	Vitamina D[43]
Acidose do túbulo renal	Fósforo[46]	–
Cólica renal	–	Vitamina D[46]
Diverticulite de bexiga e ureter	Cobre[46]	–
Falha do sistema renal	–	Magnésio[46], cobre[46], vitamina E[46]
Formação de pedras nos rins	–	Cálcio[46,53]
Glicosúria	Fósforo[46]	–
Noctúria	Cálcio[46]	–
Oligúria	Potássio[46,68], vitamina B_1[45]	–
Oxalúria	–	Vitamina C[19,22,32]
Perda de urina na cama	Magnésio[45]	–
Polineurite	Vitamina B_1[45]	–
Poliúria	Potássio[45,46,68], ferro[46]	Cálcio[46], vitamina D[46]
Uremia	–	Cálcio[46]
Uricosúria	–	Vitamina C[53,69,70]
Urina com sangue	Vitamina K[45]	–
Urina vermelha com sangue	Vitamina K[45]	–
Sistema nervoso		
Acometimento do sistema nervoso central	–	Niacina[53,71]
Agitação/hiperatividade	Cálcio[45], carotenoides[45], magnésio[45], vitamina B_1[43,45,71], vitamina C[45], zinco[45], vitamina D[45,46]	Sódio[45], vanádio[45]
Ansiedade/apreensão	Cromo[4], fósforo[45], magnésio[45], niacina[45,53,72], vitamina B_1[45,46,72], vitamina D[46]	Chumbo[45], vanádio[45]
Apatia	Niacina[43,45,71], vitamina C[45,46], cobre[46], ferro[46]	–
Aumento de sensibilidade à dor	Biotina[45], vitamina B_1[45]	–
Beribéri	Vitamina B_1[43,53,72]	–
Coma	Fósforo[46], molibdênio[46]	–
Confusão mental	Cromo[45], ferro[45], fósforo[45], magnésio[45], biotina[43], niacina[45,46,71,72], piridoxina[43,45,72], potássio[45], vitamina B_1[45,72], molibdênio[46]	Chumbo[45], magnésio[45], zinco[45,73,74]

(*continua*)

16 Parte 1 • Nutrição Esportiva Funcional

Tabela 1.2 Consequências das deficiências e dos excessos de vitaminas, minerais, oligoelementos e ácidos graxos.[1] (*Continuação*)

Doença	Deficiência	Excesso
Convulsões	Cálcio[45], fósforo[45], magnésio[45,53], manganês[45], piridoxina[43,45,53], vitamina B_1[45,72], zinco[45,73,74]	Selênio[53], sódio[45]
Danos neurológicos	Molibdênio[46]	Manganês[46], vitamina E[53]
Demência	Niacina[43,45,71], vitamina B_{12}[45,72], cálcio[46]	Cobre[46]
Depressão	Niacina[45,53,71], vitamina C[45], cálcio[46], zinco[46,73,74]	Magnésio[46,53]
Desequilíbrio/desorientação	Ácido linoleico[45], ácido pantotênico[45], magnésio[45], manganês[45], riboflavina[45,72], vitamina B_1[45,72], molibdênio[46]	Chumbo[45]
Desmaio	Ácido pantotênico[45]	–
Dificuldade de aprendizado	Ácido linoleico[45], magnésio[45], vitamina B_1[45]	–
Diminuição da concentração	Fósforo[45], zinco[45,73,74]	Chumbo[45]
Diminuição da memória	Ácido fólico[45], cálcio[45], fósforo[45], magnésio[45], niacina[45,71], potássio[45], vitamina B_1[45,72], zinco[45,73,74]	Alumínio[45], chumbo[45], manganês[45]
Cefaleia	Ácido fólico[45], ácido pantotênico[45], PABA[45], ferro[45], molibdênio[45], niacina[45,71], vitamina B_{12}[44,45,72], piridoxina[53]	Vitamina A[45,46,48], chumbo[45], cobre[45], vitamina A[43,45]
Encefalopatia	Niacina[46,72], cálcio[46]	–
Entorpecimento mental/insensibilidade	Fósforo[45,46], zinco[45,73,74], vitamina B_{12}[46,72]	–
Euforia	Carotenoides[45]	Vanádio[45]
Insônia	Ácido fólico[45], ácido pantotênico[45], biotina[45], cálcio[45], magnésio[45], niacina[45,71], potássio[45], vitamina B_1[45,72], vitamina A[45], vitamina D[45]	Chumbo[45], manganês[45]
Irritabilidade	Ácido pantotênico[45], PABA[45], cálcio[45], ferro[45], fósforo[45], magnésio[45], niacina[45,53,71], piridoxina[43,45], potássio[45], vitamina B_1[45,72], vitamina B_{12}[44,45,72], vitamina C[43,45], vitamina D[43], zinco[45,73,74], biotina[46]	Chumbo[45], cobre[45], sódio[45], selênio[45,53], vanádio[45], vitamina A[45,46]
Letargia	Ácido fólico[45], biotina[45,46], enxofre[45], molibdênio[45,46], potássio[45], zinco[45,53,73,74]	Sódio[45], magnésio[45], selênio[45], vitamina K[46], cálcio[46], zinco[46,73,74], vitamina A[46], vitamina D[46]
Mudança de personalidade	Magnésio[53]	–
Nervosismo	Ácido pantotênico[45], cálcio[45], magnésio[45], niacina[45,71], piridoxina[45], potássio[45], vitamina B_1[45,72], vitamina D[45]	Cobre[45]
Neuropatia periférica	Piridoxina[45], vitamina B_{12}[45,53,72], ácido fólico[46,53], cromo[46,53]	Piridoxina[43]
Neuropatia sensorial	–	Piridoxina[53]
Parestesia	Vitamina B_{12}[46], ácido graxo ômega-3[46], cálcio[46], vitamina B_1[43], fósforo[46]	–
Pseudotumor no cérebro	–	Vitamina A[53]
Psicose	Cálcio[46]	Cálcio[46]
Retardo do crescimento fetal	Iodo[46]	
Retardo mental	–	Vitamina D[46]
Sonolência	Iodo[45], piridoxina[45], vitamina B[45,72]	Chumbo[45], magnésio[45], ferro[46], vitamina A[43,46], vitamina D[46]

(*continua*)

Tabela 1.2 Consequências das deficiências e dos excessos de vitaminas, minerais, oligoelementos e ácidos graxos.[1] (*Continuação*)

Doença	Deficiência	Excesso
Sonolência, letargia, vômitos	–	Vitamina A[46,48], vitamina D[45]
Vertigem	Ferro[46], fósforo[45], niacina[45,48], piridoxina[45], riboflavina[45,50,51,72], vitamina B_{12}[44,45,72]	Selênio[53]
Alterações de comportamento	Ferro[43,56]	–
Alterações neurológicas	Zinco[43,45,56,73,74], cobre[43], ferro[43,56]	–
Vontade exagerada de comer doces	Cromo[45]	–
Sistema neuromotor		
Ataxia	Vitamina B_1[43,46], fósforo[46], ácido fólico[45], piridoxina[45]	Zinco[45,74]
Cãibra	Piridoxina[45], vitamina B_1[45], ferro[46,56], ácido pantotênico[45], cálcio[46], magnésio[45], potássio[45]	Chumbo[45], sódio[45]
Contrações musculares persistentes e contínuas	Cálcio[45], magnésio[45]	–
Crescimento retardado	Ácido graxo ômega-6[46], zinco[46,56]	–
Deficiência da contratilidade muscular	Fósforo[53]	–
Dificuldade de andar	Ácido graxo ômega-3[45]	–
Dificuldade em fazer movimentos delicados	Magnésio[45]	Manganês[45]
Diminuição da sensibilidade nos pés ou tornozelos	Vitamina B_1[45]	Piridoxina[45], selênio[45]
Disartria	–	Cobre[46]
Dores nas pernas	Ácido fólico[45], ácido graxo ômega-3[45], cálcio[45], niacina[45], vitamina B_1[45]	Cádmio[45]
Espasmo muscular	Cálcio[46], magnésio[46]	Vitamina K[46]
Espasmo carpopedal (tetania)	Potássio[45], cálcio[45]	–
Fadiga/cansaço	Ácido fólico[45], ácido linoleico[45], ácido pantotênico[45], PABA[45], biotina[45], cobre[45], cromo[45], enxofre[45], ferro[45], fósforo[45], iodo[45], niacina[45], piridoxina[45], potássio[45], vitamina B_1[45], vitamina A[45], vitamina B_{12}[45,50,51], vitamina C[45], zinco[45,56]	Cádmio[45], chumbo[45], selênio[45], vitamina A[45,48]
Fasciculação	Magnésio[56,75]	–
Formigamento/adormecimento	Ácido linoleico[45], ácido pantotênico[45], ácido graxo ômega-3[45], fósforo[45], magnésio[45], niacina[45], piridoxina[45], potássio[45], vitamina B_1[45], vitamina B_{12}[45,51], cálcio[45]	–
Fraqueza ao fechar as mãos	Piridoxina[45]	–
Fraqueza muscular	Ácido fólico[45], ácido pantotênico[45], ácido graxo ômega-3[45], biotina[45], cobre[45], fósforo[45], magnésio[45], niacina[45], piridoxina[45], potássio[45], selênio[45], vitamina B_1[43,45], vitamina B_{12}[44,45], vitamina C[45], ferro[46,56], vitamina E[53], vitamina D[46,53]	Alumínio[45], magnésio[45], vitamina A[45], cálcio[46], vitamina D[46]
Hemorragia profunda nos músculos e nas juntas	Vitamina C[46]	–
Hipotonia	Vitamina B_1[43,46], biotina[46], vitamina D[43], cobre[46]	Vitamina D[45], vitamina K[45]

(*continua*)

18   Parte 1 • Nutrição Esportiva Funcional

Tabela 1.2 Consequências das deficiências e dos excessos de vitaminas, minerais, oligoelementos e ácidos graxos.[1] (*Continuação*)

Doença	Deficiência	Excesso
Irritabilidade neuromuscular	Cálcio[46]	–
Lassitude	–	Selênio[53]
Latejamento em dedos, lábios e língua	Cálcio[46]	–
Mialgia	Biotina[45], fósforo[45], magnésio[45], niacina[45], piridoxina[45], potássio[45], vitamina B_1[45], cálcio[46], vitamina C[45], selênio[46]	Cádmio[45], chumbo[45], manganês[45]
Miopatia	–	Cálcio[46]
Movimento involuntário da musculatura	Magnésio[45]	–
Movimentos trêmulos	Niacina[45], fósforo[45], magnésio[45]	Cobre[45], manganês[45], sódio[45]
Opistótono	–	Vitamina K[46]
Paralisia ou formigamento do braço ao acordar pela manhã	Piridoxina[45]	Selênio[53]
Perda dos reflexos tendinosos, dormência, paralisia das extremidades	Niacina[46]	Magnésio[53]
Queimação na planta dos pés	Ácido pantotênico[45], riboflavina[45,50]	–
Rabdomiólise	Fósforo[46]	–
Redução da *performance* intelectual e capacidade de trabalhar	Ferro[53,56]	–
Redução do reflexo de chupar	–	Vitamina K[46]
Retardo psicomotor	Cobre[46]	–
Sensação de choque elétrico	Piridoxina[46]	–
Sensibilidade ao toque	Selênio[45]	–
Tetania	Cálcio[43]	Cálcio[45], magnésio[45]
Alterações musculares	Selênio[43], potássio[43]	–
Perda da sensibilidade vibratória	Vitamina B_{12}[44,76]	–
Incoordenação motora	Vitamina B_{12}[44,76]	–
Tremores	Magnésio[53]	–
Articulações, tecidos ósseo e cartilaginoso		
Alargamento da junção costocondral	Vitamina C[46]	–
Fontanela alargada com deformação craniana	Vitamina D[43,77]	–
Alterações ósseas	Cálcio[43,54,77], vitamina C[74], cobre[43], vitamina D[43,54,77]	–
Anormalidades do desenvolvimento do esqueleto	Fósforo[53], vitamina C[43,53]	–
Artropatia	–	Ferro[46]
Céfalo-hematoma	Vitamina K[46]	–
Craniotabes	Vitamina D[43,46]	–
Dor no peito	Vitamina B_1[45]	–
Dor nos ossos	Vitamina C[45], vitamina D[45,46,53,54]	Chumbo[45], vitamina A[43,45,48,53]
Dores nas articulações	Ácido linoleico[45], cobre[45], piridoxina[45], vitamina C[45]	Cádmio[45], chumbo[45], ferro[45], vitamina A[45,48]
Fraturas de costela, inchaço de epífises, pernas tortas	Vitamina D[45,53]	–
Hemorragia intracranial infantil	Vitamina C[46]	–
Ossos frágeis com hemorragia subperiostal em crianças	Vitamina C[45,53]	–

(*continua*)

Tabela 1.2 Consequências das deficiências e dos excessos de vitaminas, minerais, oligoelementos e ácidos graxos.[1] (*Continuação*)

Doença	Deficiência	Excesso
Osteomalacia	Vitamina D[46,53,54,77]	–
Osteoporose	Cálcio[46,53,54,77]	–
Raquitismo em crianças	Vitamina D[2,5,15,37], fósforo[5,37], cálcio[5,13,15,33]	–
Rosário costal	Vitamina C[12], vitamina D[5,12]	–
Sistema endócrino		
Atraso na maturação das características secundárias sexuais	Zinco[53]	–
Bócio por iodeto	–	Iodo[46]
Cretinismo	Iodo[46,80]	–
Doença autoimune da tireoide	–	Iodo[53,80]
Hiperparatireoidismo	Iodo[46,80]	Cálcio[53]
Hipertrofia de parótidas	Proteína[45]	–
Irregularidades menstruais	Ferro[46]	–
Tensão pré-menstrual	Ácido linoleico[45], piridoxina[45], magnésio[53,81]	–
Extremidades		
Dificuldade em abrir e fechar as mãos pela manhã ao acordar	Fósforo[45]	–
Inchaço em joelho, tornozelo e pulso	Vitamina C[46], cobre[45], vitamina B_1[45]	–
Os dedos das mãos incham e perdem a mobilidade	Piridoxina[45]	–
Formigamento das extremidades	Vitamina B_{12}[50,51]	–
Pés e mãos frios	Magnésio[53]	–
Anemias		
Anemia perniciosa	Vitamina B_{12}[46,82,83]	–
Anemia megaloblástica	Ácido fólico[43,46,83], vitamina B_{12}[43,46,82,83,84]	–
Anemia microcítica hipocrômica	Vitamina C[46,83], cobre[43], ferro, piridoxina[43,53]	–
Anemia hipocrômica	Cobre[43,46,53]	–
Anemia por deficiência de ferro	Ferro[46]	–
Anemia macrocítica	Vitamina B_{12}[82-84]	–
Anemia hemolítica	Vitamina E[43,46,85]	Cobre[53]
Outros		
Abdome dolorido	Vitamina A[45]	Ferro[46]
Atrofia testicular	–	Ferro[46]
Cardiomegalia e hepatomegalia	Vitamina B_1[42,46,79]	–
Choque anafilático	Vitamina B_1[46]	–
Cicatrização deficiente, úlceras de decúbito	Proteína[43,45], vitamina C[45], zinco[43,45]	–
Cirrose	–	Cobre[46]
Crescimento retardado	Zinco[43,53,73], proteína[43], ferro[43], cobre[43], vitamina D[43,78], iodo[53]	–
Criança que demora para engatinhar, sentar-se e andar	Vitamina D[46,78]	–
Dificuldade para sentar e levantar	Vitamina D[46,78]	–
Dores generalizadas	Riboflavina[45,50,51]	–
Edema	Proteína[43,45], vitamina B_1[45,46,53], vitamina E[43], vitamina C[43], ferro[46]	–

(*continua*)

Tabela 1.2 — Consequências das deficiências e dos excessos de vitaminas, minerais, oligoelementos e ácidos graxos.[1] (Continuação)

Doença	Deficiência	Excesso
Febre que vai e volta, de origem desconhecida	Vitamina B_1[45]	–
Hepatomegalia	Proteína[43,46]	Vitamina A[45,46,48,79], ferro[46]
Hepatomegalia e esplenomegalia	Vitamina B_{12}[46], cobre[46], zinco[46]	Vitamina A[46,48,79]
Infertilidade	Vitamina A[46]	–
Inflamação hepática	–	Vitamina A[48,53,79]
Intolerância ao álcool	–	Zinco[45]
Lesões pustulentas	Zinco[46]	–
Malácia	Fósforo[46]	–
Meteorismo	Vitamina B_1[46]	–
Mixedema	Iodo[46]	Iodo[46], cobalto[46]
Mudança rápida de peso	Biotina[45], magnésio[45], vitamina B_{12}[46,50], cromo[46], manganês[46]	Sódio[45]
Muita sede	Ácido linoleico[45], potássio[45], vitamina B_1[46]	Sódio[45], magnésio[45]
Muita sensibilidade ao álcool	Ácido linoleico[45]	–
Muita sensibilidade ao calor	–	Magnésio[45]
Muita sensibilidade ao frio	Ácido linoleico[45], ferro[45]	–
Necrose hepática	–	Cobre[53]
Perda da libido	Ferro[46]	Ferro[46]
Pirexia	Vitamina B_{12}[46]	–
Retenção de água	Biotina[45], magnésio[45], vitamina B_1[45]	Sódio[45]
Sangramento das vísceras e do cérebro	Vitamina C[46]	–
Septicemia	–	Vitamina E[46]
Suscetibilidade a infecções	Ferro[46,53]	–
Suores na cabeça	Vitamina D[43,45]	–
Suores noturnos	Vitamina B_1[45]	–
Emaciação	Proteína[43], vitamina B_{12}[53]	–
Parageusia	Zinco[46], cobre[46], ferro[46], proteína[46]	–
Debilidade física	Ferro[46]	–
Parestesia	Ferro[80], vitamina B_{12}[49]	–
Edema de membros	Ferro[46]	–
Debilidade	Vitamina B_{12}[44]	–
Inflamação das membranas mucosas	Niacina[46]	–
Humor alterado	Vitamina D[43]	–
Dor ao mínimo contato	Vitamina D[43]	–
Hipoacusia	Zinco[43]	–
Prejuízo do olfato	Zinco[43]	–
Hemossiderose	–	Zinco[43]
Osteoporose	Cobre[43]	–
Prejuízo no desenvolvimento e crescimento na fase pré e pós-natal	Zinco[43,73,74]	–
Tinido	Ferro[46]	–

PABA: ácido para-aminobenzoico.

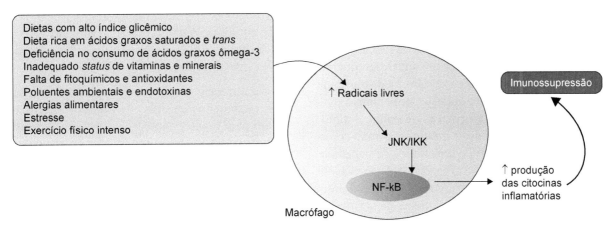

Figura 1.3 Interação entre antecedentes, inflamação e imunossupressão. JNK: c-jun N-terminal kinase; IKK: Ikappa kinase; NF-κB: fator nuclear kappa B.

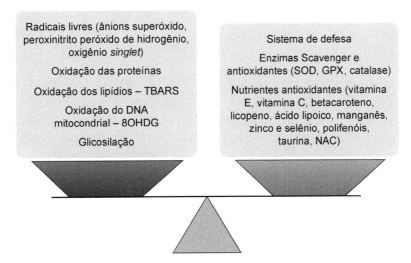

Figura 1.4 Fatores que influenciam o equilíbrio oxidativo. 8OHDG: 8-hidroxideoxiguanosina; GPX: glutationa peroxidase; NAC: N-acetilcisteína; SOD: superóxido dismutase; TBARS: substâncias reativas ao ácido tiobarbitúrico.

consumo desses nutrientes provocará consequências funcionais que comprometem o equilíbrio oxidativo do paciente.[95,96]

Desse modo, o consumo de dieta rica em alimentos funcionais antioxidantes previne o estresse oxidativo excessivo, diminuindo o risco de lesões associadas ao exercício. Contudo, deve ser dada atenção para o uso de suplementos antioxidantes, visto que ainda não há um consenso a respeito da relação entre os efeitos destas substâncias, o estresse oxidativo e a melhora do desempenho físico em atletas. O estudo de Baily et al.[97], por exemplo, mostrou que a suplementação com vitamina C e vitamina E não reduziu os marcadores de estresse oxidativo ou a inflamação, nem favoreceu a recuperação da função muscular após dano do músculo induzido pela prática de atividade física. Teixeira et al.[96] também mostraram que a suplementação de antioxidantes não confere proteção contra a peroxidação lipídica e a inflamação.

Alterações gastrintestinais

Trabalhos têm demonstrado que a interação entre gene, ambiente, estilo de vida e alimentação produz impacto importante no perfil da microbiota intestinal humana, o que pode ser um dos responsáveis pelo desenvolvimento ou não de doenças.[19]

O intestino apresenta um complexo sistema imune associado à mucosa, que lhe permite tolerar a chegada de uma grande quantidade de antígenos dietéticos e microrganismos colonizadores do trato gastrintestinal, sendo capaz de reconhecer e rejeitar microrganismos enteropatogênicos que possam desafiar a defesa imunológica.[20] Esta, por sua vez, é mediada também pela microbiota e pela barreira mucosa. No entanto, a agressão repetida à barreira intestinal pelos imunocomplexos gerados de uma hipersensibilidade alimentar provoca um aumento da permeabilidade intestinal que permite o trânsito livre de macromoléculas (proteínas não digeridas) e imunocomplexos pela circulação, ocasionando diversos sintomas de distúrbios orgânicos.[21,98]

Uma má alimentação leva ao declínio da função digestória, que pode ser ocasionado por um supercrescimento de fungos e bactérias, levando ao quadro de disbiose intestinal e produção de endotoxinas que aumentam a permeabilidade do intestino e a formação de imunocomplexos que comprometem a função imune intestinal, como exemplificado pela produção de hormônios de saciedade nesse órgão.[19,99]

Além das alergias alimentares, outros fatores comuns em esportistas estão associados ao aumento da permeabilidade intestinal, tais como:[100-102]

- Carência de fibras dietéticas: a diminuição do peristaltismo altera a microbiota, provocando alteração da permeabilidade
- Carência de frutas e vegetais: resulta em menor consumo de fibras, oligossacarídeos prebióticos, fitoquímicos e vitaminas e minerais
- Carência de alimentos integrais: leva à diminuição do consumo de fibras, amido resistente e ácidos graxos de cadeia curta, cuja função é nutrir os enterócitos
- Excesso no consumo de carboidratos de alto índice glicêmico como, por exemplo, a maltodextrina, proveniente dos suplementos esportivos: dá suporte ao crescimento de leveduras e à inibição da atividade fagocitária
- Dieta hiperlipídica: altera a microbiota intestinal e aumenta as bactérias aeróbias (são < 1%)
- Deficiência de zinco: provoca diminuição da acidez gástrica, resultando em hipocloridria e diminuição das enzimas pancreáticas e da imunidade
- Microdesnutrição (vitaminas e minerais): provoca o aumento da permeabilidade e o declínio da função imune
- Mastigação insuficiente: gera a produção de alimentos mal digeridos no intestino, formando macromoléculas que agridem a mucosa, aumentando a hiperpermeabilidade, a alergenidade e a autoimunidade
- Consumo de líquidos junto com as refeições: dilui sucos digestórios, aumentando o pH estomacal e gerando alimentos mal digeridos no intestino, formadores de macromoléculas que agridem a mucosa
- Utilização de medicamentos: anti-inflamatórios não esteroides (AINEs) e corticosteroides (muito comum em atletas — automedicação) aumentam a permeabilidade por facilitarem a absorção dos alérgenos alimentares
- Exercício intenso: aumenta a permeabilidade, diminuindo o fluxo sanguíneo para o intestino e ocasionando sintomas gastrintestinais como diarreia e náuseas.

É comum encontrar esses sintomas gastrintestinais em esportistas. Quando se melhora a microbiota, o mesmo ocorre com a *performance*, e isto facilita atingir os objetivos traçados.[20,103-106] Nesse sentido, um intestino saudá-

vel e íntegro exerce fundamental importância na regulação do equilíbrio orgânico para garantia do desempenho atlético e estético. Os principais nutrientes reparadores da mucosa intestinal são:

- Glutamina: é o combustível respiratório para linfócitos, hepatócitos e células da mucosa intestinal que a usam para manter a integridade da mucosa intestinal. Estudos demonstram uma incidência maior de infecções em maratonistas que possuem deficiência de glutamina[107-112]
- Probióticos: alguns trabalhos relacionam o consumo de algumas bactérias probióticas à redução de infecções do trato respiratório superior e desconfortos gastrintestinais em maratonistas.[113-115] Também foi demonstrado que aumentam a capacidade imunológica do intestino[116]
- Prebióticos: nutrem as bactérias probióticas presentes no trato gastrintestinal do indivíduo, propiciando seu crescimento e, assim, a antagonização do desenvolvimento dos patógenos.[101]

Problemas de destoxificação

A exposição tóxica por atletas e praticantes de atividade física é algo extremamente comum quando se considera o local de treinamento dos atletas e o uso de alguns alimentos e suplementos esportivos.

É comum observar a prática do exercício em ambientes com alta concentração de poluentes provindos da exaustão veicular, atividade industrial, queimadas, pulverização de pesticidas, entre outros. Estudos já demonstraram que a exposição a esses poluentes do ar tem relação direta com lesão e inflamação pulmonares. Esses poluentes potencializam o estresse oxidativo ativando genes inflamatórios, causando infiltração de células imunes e dano à estrutura epitelial.[117,118]

Um estudo realizado no Parque do Ibirapuera, em São Paulo, onde é possível encontrar muitos atletas e praticantes de atividade física, demonstrou que o local tem um elevado potencial mutagênico por apresentar altas concentrações de óxido nítrico e dióxido de nitrogênio oriundos da exaustão de motores de veículos e indústrias.[83]

Além disso, muitos dos alimentos destinados aos praticantes de atividade física têm alta concentração de aditivos alimentares, como corantes, flavorizantes, aromatizantes, acidulantes e edulcorantes. A exposição excessiva a esses aditivos demonstra aumentar o risco de asma e urticária, além de apresentar efeitos hepatotóxicos.[119] Para se ter uma ideia, um atleta de *endurance* consome de 4 a 6 ℓ de bebidas esportivas por dia, aumentando potencialmente o consumo desses aditivos artificiais.[120,121]

Além disso, esse paciente pode ter sua exposição às toxinas aumentada, quando se considera o tipo de embalagem em que os suplementos alimentares são vendidos ou utilizados:

- Embalagens de alumínio[122-125] utilizadas, por exemplo, em barras energéticas e nos géis de carboidratos: esse metal é potencialmente hepatotóxico e tem efeitos nos sistemas reprodutivo e nervoso
- Ftalatos presentes em potes e garrafas plásticas:[98,122,126,127] são substâncias xenoestrogênicas e têm potencial carcinogênico, sendo rins e testículos os principais órgãos-alvo de sua toxicidade. As rotas primárias de exposição humana são inalação, ingestão e contato dérmico. Assim, é possível considerar que a exposição a esse xenoestrogênio pode comprometer outro ponto da teia de interconexões metabólicas, que é a produção hormonal especificamente de hormônios sexuais (p. ex., testosterona), conhecidamente importante para a *performance* muscular.

Fica claro que a exposição tóxica de atletas e praticantes de atividade física pode comprometer a *performance* física. Assim, deve-se oferecer suporte nutricional contínuo ao seu sistema de destoxificação.

Destoxificação é qualquer processo biológico que busque a eliminação de substâncias tóxicas ou biologicamente ativas dos fluidos corporais, pela interação com o meio solvente. Os tipos de meio incluem absorventes, adsorventes, substâncias de troca iônica e agentes complexantes. Tem como objetivo transformar toxinas não polares e lipossolúveis em substâncias polares e hidrossolúveis para serem excretadas na urina e na bile. Ocorre em todas as células, mas principalmente nas do fígado, intestino, pulmões, epitélio nasal, rim, cérebro, células imunológicas, suprarrenais e placenta.[122,128-130]

No fígado, ocorre um processo em duas fases:

- Fase I: tem objetivo de introduzir um novo grupo funcional para modificar o grupo existente, além de fazer a exposição do receptor para a conjugação da fase II. Podem ocorrer reações do tipo oxidação ou hidroxilação por oxidorredutases e por componentes do citocromo P450. Outros sistemas de fase I: flavina, mono-oxigenases, xantina oxigenase, xantina desidrogenase, quinona redutase. O citocromo P450 é o sistema mais importante de destoxificação, sendo composto por mais de 30 famílias de heme proteínas, cada qual responsável por expressão de genes diferentes. Cada isozima também é capaz de lidar com substâncias químicas específicas[122,129,130]
- Fase II: tem objetivo de transformar as toxinas ativadas (metabólitos reativos) formadas na fase I em moléculas hidrossolúveis. Realizada principalmente pelas enzimas transferases, que fazem conjugação com grupos químicos específicos. Por exemplo, as sulfotransferases são as enzimas responsáveis por transferir a molécula de sulfato para ser conjugada com os intermediários reativos da fase I.[122,128-130]

Alguns nutrientes são necessários para que essas fases ocorram, porque o processo de destoxificação é composto por cascatas de reações:[122,123,128-130]

- Nutrientes para a fase I: tiamina (B_1), riboflavina (B_2), niacina (B_3), ácido pantotênico (B_5), piridoxina (B_6), ácido fólico (B_9), cianocobalamina (B_{12}), biotina, aminoácidos de cadeia ramificada, glutationa (GSH), N-acetilcisteína (NAC), fosfolipídios, carotenoides, ácido ascórbico (C), vitamina E, coenzima Q10 (CoQ10), ácido lipoico, selênio, zinco, cobre e manganês, enxofre (S), bioflavonoides, silimarina e antocianidinas
- Nutrientes para a fase II: glicina, l-serina, l-arginina, glutationa, l-cisteína, NAC, l-glutamina, l-glicina, l-taurina, l-metionina, S-adenosilmetionina (SAMe), colina, sulfato de potássio, metilsulfonilmetano (MSM), selênio, molibdênio, magnésio, fósforo, pantotenato de cálcio, niacinamida, B_2, B_6, cobalamina, ácidos fólico e ascórbico, silimarina, catequinas, *Aloe vera*, própolis.

A Figura 1.5 apresenta um esquema do processo de destoxificação hepática e os nutrientes envolvidos.

Entre os alimentos potencialmente destoxificantes, estão as brássicas (couve-flor, couve-de-bruxelas, brócolis, rúcula, couve, repolho etc.), chá-verde, alho, *Aloe vera*, brotos, alecrim, frutas e hortaliças etc.[131-140]

Em atletas, a destoxificação hepática visa a favorecer a eliminação de toxinas endógenas e exógenas, bem como atender às necessidades nutricionais relacionadas a todas as fases do treinamento.

Interação corpo-mente

O aspecto psicológico é uma área extensivamente estudada no esporte, além de ser um dos pontos fundamentais da teia de interconexões metabólicas da nutrição funcional. É uma área que visa promover a saúde, a comunicação, as relações interpessoais, a liderança e a melhora do desempenho esportivo. Em relação à melhora do desempenho, os aspectos trabalhados são: planejamento, propriocepção e concentração.[1]

Um dos suportes principais também é o emocional, proporcionando condições para lidar com as cobranças, expectativas, competitividade, derrotas e vitórias, e consequências socioeconômicas que isso pode trazer para a vida do atleta e do treinador.[141-143]

É importante salientar que uma mente sã em conjunto a um organismo em equilíbrio são fundamentais para a melhora do desempenho do esportista. Sabe-se, por exemplo, que o estresse emocional tem impacto direto no sistema antioxidante e faz o organismo desviar nutrientes para enfrentá-lo. Isso resulta em carência para lidar com o estresse celular, o que pode comprometer o desempenho.[144,145]

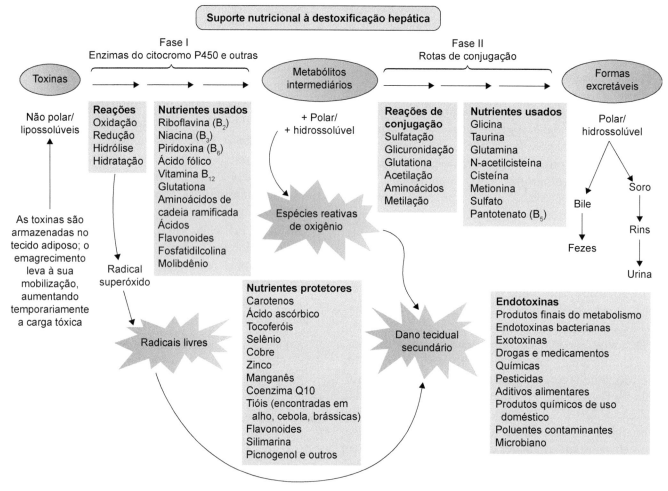

Figura 1.5 Esquema do processo de destoxificação hepática.[16]

Outro ponto da teia que será diretamente influenciado pelo estresse emocional é a absorção e a integridade da permeabilidade intestinal, visto que o estresse aumenta a formação de cortisol, o qual atua diretamente no intestino, propiciando a alteração da microbiota intestinal. Essa alteração levará à diminuição de neurotransmissores como a serotonina, piorando o estado de humor desse indivíduo, que já se encontra totalmente alterado. O nutricionista esportivo funcional deverá agir de forma intensa para a correção imediata desse estado de disbiose, com a finalidade de restabelecer integralmente a saúde desse indivíduo.[146]

Considerações finais

Conhecendo os antecedentes, gatilhos e mediadores dos sintomas apresentados pelo praticante de atividade física, o tratamento por meio dos princípios básicos da Nutrição Funcional (individualidade bioquímica, tratamento centrado no paciente, equilíbrio nutricional e biodisponibilidade de nutrientes, saúde como Vitalidade Positiva – equilíbrio físico, mental e emocional – e conhecimento das interconexões em teia de fatores fisiológicos) será mais efetivo no restabelecimento orgânico do paciente e, consequentemente, na melhora de sua *performance* física.

Importante pontuar que um fenômeno ou substância pode agir como antecedente, gatilho ou mediador, dependendo dos sintomas relacionados em cada sistema da teia e conforme a história individual de cada paciente.

Por isso, este livro trará informações importantes sobre a Nutrição Esportiva, detalhando cada ponto da teia das interconexões metabólicas e seus efeitos na *performance*. Assim, os leitores poderão vislumbrar a complexidade dessa nova especialidade da Nutrição, que está encantando os nutricionistas e outros profissionais da área da saúde, pois os resultados da aplicação dos seus princípios demonstram que ela efetivamente está contribuindo para a melhor qualidade de vida das pessoas.

Referências bibliográficas

1. Paschoal V, Naves A, da Fonseca ABBL. Nutrição clínica funcional: dos princípios à prática clínica. 1.ed. São Paulo: VP Editora; 2008.

2. Mackinnon LT. Chronic exercise training effects on immune function. Med Sci Sports Exerc. 2000;32(7): S369-S376.

3. Johnson RL, Williams SM, Spruill IJ. Genomics, nutrition, obesity, and diabetes. J Nurs Scholar. 2006; 38(1):11-18.

4. Thomson EM, Kumarathasan P, Calderón-Garcidueñas L et al. Air pollution alters brain and pituitary endothelin-1 and inducible nitric oxide synthase gene expression. Env Res. 2007;105(2):224-33.

5. Van Leeuwen DM, Van Herwijnen MHM, Pedersen M. Genome-wide differential gene expression in children exposed to air pollution in the Czech Republic. Mut Res Fund Mol Mech Mutagen. 2006; 600(1-2):12-22.

6. Kallio P, Kolehmainen M, Laaksonen DE et al. Dietary carbohydrate modification induces alterations in gene expression in abdominal subcutaneous adipose tissue in person with the metabolic syndrome: the FUNGGENUT Study. Am J Clin Nutr. 2007; 85(5):1417-27.

7. Jirtle RL, Skinner MK. Environmental epigenomics and disease susceptibility. Nat Rev Gen. 2007;8: 253-62.

8. Ferreira MI, Domingos M, Gomes HÁ et al. Evaluation of potential mutagenic of contaminated atmosphere at Ibirapuera Park, São Paulo – SP, Brazil, using the Tradescanta stamen-hair assay. Environ Pollut. 2006;12:1-6.

9. Churg A, Xie C, Wang X et al. Air pollution particles activate NF-KappaB on contact with airway epithelial cell surfaces. Toxicol Appl Pharmacol. 2005;208 (1):37-45.

10. Trujillo E, Davis C, Milner J. Nutritional genomics, proteomics, metabolomics, and the practice of dietetics. J Am Diet Assoc. 2006;106:403-13.

11. Barbes S. Nutritional genomics, polyphenols, diets, and their impact on dietetics. J Am Diet Assoc. 2008;108(11):1888-95.

12. Rankinen T, Bray MS, Hagberg JM et al. The human gene map for performance and health-related fitness phenotypes: 2005 update. Med Sci Sport Exerc. 2006;38(11):1863-88.

13. Chmurzynska A. Fetal programming: link between early nutrition, DNA methylation, and complex diseases. Nutr Res. 2010;68(2):87-98.

14. German JB, Zivkovic AM, Dallas DC et al. Nutrigenomics and personalized diets: what will they mean for food? Food Sci Technol. 2011;2:97-123.

15. Institute for Functional Medicine. Clinical nutrition: a functional approach. 2.ed. Washington: Gig Harbor; 2004.

16. Sociedade Brasileira de Nutrição Funcional (SBNF). Questionário de rastreamento metabólico, interpretação do questionário de rastreamento metabólico, teia de interconexões metabólicas da Nutrição Funcional e destoxificação. São Paulo: SBNF; 2011.

17. Rose MR, Long AD, Mueller LD et al. Evolutionary nutrigenomics. Biomed Life Sci. 2010;2:357-66.

18. Cozzolino SMF, Michelazzo FB. Biodisponibilidade: conceitos, definições e aplicabilidade. In: Cozzolino SMF. Biodisponibilidade de nutrientes. 2. ed. Barueri: Manole; 2007.

19. Liska DJ, Lukaczer D. Gut restoration and chronic disease. JAMA. 2002;5:20-33.

20. Bourlioux P, Koletzko B, Guarner F et al. The intestine and its microflora are partners for the protection of the host: report on the Danone Symposium "The Intelligent Intestine", held in Paris, June 14, 2002. Am J Clin Nutr. 2003;78:675-83.

21. Sampson HA. Update on food allergy. J Allergy Clin Immunol. 2004;113:805-19.

22. Casajuana AM, Santiago AV, Par AP et al. Manual de alergia alimentaria para atención primaria. Buenos Aires: Masson; 1995.

23. Faria GMP, Teixeira RM, Ferreira IBL. Avanços no diagnóstico e tratamento das alergias. Novos conceitos: hipersensibilidade coexistente, mediada por IgEs e IgGs, 1996 [acesso em 17/05/2007]. Disponível em: http://www.proalergico.com.br.

24. Motta Junior MCM. Alergias e doenças de hipersensibilidade [acesso em 25/03/2005]. Disponível em: http://ioh.medstudents.com.br/alergic.htm.

25. Descotes J, Choquet-Kastylevsky G. Gell and Coombs's classification: is it still valid? Toxicology. 2001; 158:43-9.

26. Dixon HS. Treatment of delayed food allergy based on specific immunoglobulin G RAST Testing. Otolaryngol Head Neck Surg. 2000;123(1):48-54.

27. Kumawat MK, Jha AK. Food allergenicity and associated risk factors: an overview. J Drug Delivery Therapeutics. 2011;1(1):40-7.

28. Schiekofer S, Kanitz M, Klevesath MS et al. Insufficient glycemic control increases nuclear factor-kappa B binding activity in peripheral blood mononuclear cells isolated from patients with type 1 diabetes. Diabetes Care. 1998;21(8):1310-16.

29. Hudert CA, Weylandt KH, Lu Y et al. Transgenic mice rich in endogenous omega-3 fatty acids are

protected from colitis. Proc Natl Acad Sci USA. 2006;103(30):11276-81.

30. Denys A, Hichami A, Khan NA. N-3 PUFAs modulate T-cell activation via protein kinase C-alpha and epsilon and the NF-kappaB signaling pathway. J Lipid Res. 2005;46(4):752-8.

31. Cohen-Lahav M, Shany S, Tobvin D et al. Vitamin D decreases NFkappaB activity by increasing Ikappa Balpha levels. Nephrol Dial Transplant. 2006;21(4): 889-97.

32. Heck AL, Barroso CS, Callie ME et al. Gene-nutrition interaction in human performance and exercise response. Nutrition. 2004;20:598-602.

33. Hsu MF, Lu MC, Tsao LT et al. Mechanisms of the influence of magnolol on eicosanoid metabolism in neutrophils. Biochem Pharmacol. 2004;67(5):831-40.

34. Luhm J, Langenkamp U, Hensel J et al. Beta-(1-->3)--D-glucan modulates DNA binding of nuclear factors kappaB, AT and IL-6 leading to an anti-inflammatory shift of the IL-1beta/IL-1 receptor antagonist ratio. BMC Immunol. 2006;7(5).

35. Hou DX, Yanagita T, Uto T et al. Anthocyanidins inhibit cyclooxygenase-2 expression in LPS-evoked macrophages: structure-activity relationship and molecular mechanisms involved. Biochem Pharmacol. 2005;70(3):417-25.

36. Adhikari DP, Francis JA, Schutzki RE et al. Quantification and characterization of cyclo-oxygenase and lipid peroxidation inhibitory anthocyanins in fruits of Amelanchier. Phytochem Anal. 2005;16(3):175-80.

37. Kim GY, Kim JH, Ahn SC et al. Lycopene suppresses the lipopolysaccharide-induced phenotypic and functional maturation of murine dendritic cells through inhibition of mitogen-activated protein kinases and nuclear factor-kappaB. Immunology. 2004; 113(2):203-11.

38. Hussain T, Gupta S, Adhami VM et al. Green tea constituent epigallocatechin-3-gallate selectively inhibits COX-2 without affecting COX-1 expression in human prostate carcinoma cells. Int J Cancer. 2005;113(4):660-9.

39. Carratù B, Sanzini E. Biologically-active phytochemicals in vegetable food. Ann Ist Super Sanita. 2005; 41(1):7-16.

40. Wang N, Hatcher DW, Tyler RT et al. Effect of cooking on the composition of beans (Phaseolus vulgaris L.) and chickpeas (Cicer arietinum L.). Food Res Int. 2010;43(2):589-94.

41. Wang N, Hatcher DW, Tyler RT et al. Influence of cooking and dehulling on nutritional composition of several varieties of lentils (Lens culinaris). LWT Food Sci Technol. 2009;42(4):842-8.

42. Korkmazer N, Vurucu S, Demirkaya E et al. Serum and liver tissue biotinidase enzyme activity in rats which were administrated to valproic acid. Brain Dev. 2006;28(8):515-20.

43. Nóbrega FJ. Distúrbios da nutrição. 2.ed. Rio de Janeiro: Revinter; 2007.

44. Greenwood DL, Sentry JW. Murine experimental autoimmune gastritis models refractive to development of intrinsic factor autoantibodies, cobalamin deficiency and pernicious anemia. Clin Immunol. 2007; 122(1):41-52.

45. Shils ME, Olson JA, Shike M et al. Modern nutrition in health and disease. 9.ed. Pennsylvania: Williams & Wilkins; 1999.

46. Shils ME, Olson JA, Shike M et al. Tratado de nutrição moderna na saúde e na doença. 9.ed. Barueri: Manole; 2003.

47. Batten ML, Imanishi Y, Tu DC. Pharmacological and rAAV gene therapy rescue of visual functions in a blind mouse model of Leber congenital amaurosis. PLoS Med. 2005;2(11):e333.

48. Penniston KL, Tanumihardjo AS. Vitamin A intake of captive rhesus monkeys exceeds national research council recommendations. Am J Primatol. 2006; 68(11):1114-19.

49. Qaiyum M, Sandrasegaran K. Post-operative paraesthesia. Br J Radiol. 2000;73(871):791-2.

50. Bugiani M, Lamantea E, Invernizzi F. Effects of riboflavin in children with complex II deficiency. Brain Dev. 2006;28(9):576-81.

51. Cai Z, Finnie JW, Blumbergs PC. Avian riboflavin deficiency: an acquired tomaculous neuropathy. Vet Pathol. 2006;5:780-1.

52. Hegyi J, Schwartz RA, Hegyi V. Pellagra: dermatitis, dementia, and diarrhea. Int J Dermatol. 2004;43(1): 1-5.

53. Gibson RS. Principles of nutritional assessment. 2.ed. Nova York: Oxford University Press; 2005.

54. Taylor HC, Elbadawy EH. Renal tubular acidosis type 2 with Fanconi's syndrome, osteomalacia, osteoporosis, and secondary hyperaldosteronism in an adult consequent to vitamin D and calcium deficiency: effect of vitamin D and calcium citrate therapy. Endocr Pract. 2006;12(5):559-67.

55. Burastero SE, Paolucci C, Breda D et al. Chromium (VI)-induced immunotoxicity and intracellular accumulation in human primary dendritic cells. Int J Immunopathol Pharmacol. 2006;19(3):581-91.

56. Bhutta ZA. Iron and zinc deficiency in children in developing countries. BMJ. 2007;334(7585):104-5.

57. Birmingham CL, Wong-Crowe A, Hlynsky J. Reliability of the AccuSens Taste Kit(c) in patients with eating disorders. Eat Weight Disord. 2005;10(2):e 45-8.

58. Ji B, Liu J, Liu M *et al*. Effect of cold blood cardioplegia enriched with potassium-magnesium aspartate during coronary artery bypass grafting. J Cardiovasc Surg. 2006;47(6):671-5.

59. Zacharski LR, Chow BK, Howes PS *et al*. Reduction of iron stores and cardiovascular outcomes in patients with peripheral arterial disease: a randomized controlled trial. JAMA. 2007;297(6):603-10.

60. Efendieva MT, Batdieva VA, Rusenko NI. Magnesium-containing mineral waters in the treatment of patients with cardial manifestations of gastroesophageal reflux disease. Vopr Kurortol Fizioter Lech Fiz Kult. 2006;6:31-4.

61. Guerrero-Romero F, Rodríguez-Morán M. Hypomagnesemia, oxidative stress, inflammation, and metabolic syndrome. Diabetes Metab Res Rev. 2006; 22(6):471-6.

62. Sontia B, Touyz RM. Role of magnesium in hypertension. Arch Biochem Biophys. 2007;458(1):33-9.

63. Slinin Y, Foley RN, Collins AJ. Calcium, phosphorus, parathyroid hormone, and cardiovascular disease in hemodialysis patients: the USRDS waves 1, 3, and 4 study. J Am Soc Nephrol. 2005;16(6):1788-93.

64. Fredenburgh LE, Perrella MA, Mitsialis SA. The role of heme oxygenase-1 in pulmonary disease. Am J Respir Cell Mol Biol. 2007;36(2):158-65.

65. Kennedy A, Kohn M, Lammi A *et al*. Iron status and haematological changes in adolescent female in patients with anorexia nervosa. J Paediatr Child Health. 2004;40(8):430-2.

66. Winston AP, Jamieson CP, Madira W *et al*. Prevalence of thiamin deficiency in anorexia nervosa. Int J Eat Disord. 2000;28(4):451-4.

67. Sakakibara R, Yamaguchi T, Uchiyama T *et al*. Calcium polycarbophil improves constipation in non-traumatic spinal cord disorders. Clin Auton Res. 2006;16(4):289-92.

68. Todd BA, Inman C, Sedgwick EM. Ionic permeability of the opossum sciatic nerve perineurium, examined using electrophysiological and electron microscopic techniques. Brain Res. 2000;867(1-2): 223-31.

69. Handelman GJ. Vitamin C neglect in hemodialysis: sailing between Scylla and Charybdis. Blood Purif. 2007;25(1):58-61.

70. Nasr SH, Kashtanova Y, Levchuk V *et al*. Secondary oxalosis due to excess vitamin C intake. Kidney Int. 2006;70(10):1672.

71. Covault J, Pettinati H, Moak D *et al*. Association of a long-chain fatty acid-CoA ligase 4 gene polymorphism with depression and with enhanced niacin-induced dermal erythema. Am J Med Genet B Neuropsychiatr Genet. 2004;127(1):42-7.

72. Pitsavas S, Andreou C, Bascialla F *et al*. Pellagra encephalopathy following B-complex vitamin treatment without niacin. Int J Psychiatry Med. 2004; 34(1):91-5.

73. Brown KH, Romaña DL, Arsenault JE. Comparison of the effects of zinc delivered in a fortified food or a liquid supplement on the growth, morbidity, and plasma zinc concentrations of young Peruvian children. Am J Clin Nutr. 2007;85(2):538-47.

74. Georgieff MK. Nutrition and the developing brain: nutrient priorities and measurement. Am J Clin Nutr. 2007;85(2):614S-620S.

75. Sakuraba S, Serita R, Kosugi S *et al*. Pretreatment with magnesium sulphate is associated with less succinylcholine-induced fasciculation and subsequent tracheal intubation-induced hemodynamic changes than precurarization with vecuronium during rapid sequence induction. Acta Anaesthesiol Belg. 2006; 57(3):253-7.

76. Chandra J, Jain V, Narayan S *et al*. Tremors and thrombocytosis during treatment of megaloblastic anaemia. Ann Trop Paediatr. 2006;26(2):101-5.

77. Benton MJ, White A. Osteoporosis: recommendations for resistance exercise and supplementation with calcium and vitamin D to promote bone health. J Community Health Nurs. 2006;23(4):201-11.

78. Kollataj W, Szewczyk L. Vitamin D3 overdosage due to rashly diagnosed rachitis in a child with distal tubular acidosis. Endokrynol Diabetol Chor Przemiany Materii Wieku Rozw. 2003;9(2):99-102.

79. Alsharif NZ, Hassoun EA. Protective effects of vitamin A and vitamin E succinate against 2,3,7,8-tetrachlorodibenzo-p-dioxin (TCDD)-induced body was-ting, hepatomegaly, thymic atrophy, production of reactive oxygen species and DNA damage in C57BL/6J mice. Basic Clin Pharmacol Toxicol. 2004; 95(3):131-8.

80. Bastemir M, Emral R, Erdogan G *et al*. High prevalence of thyroid dysfunction and autoimmune thyroiditis in adolescents after elimination of iodine deficiency in the Eastern Black Sea Region of Turkey. Thyroid. 2006;16(12):1265-71.

81. Mauskop A, Altura BT, Altura BM. Serum ionized magnesium levels and serum ionized calcium/ionized magnesium ratios in women with menstrual migraine. Headache. 2002;42(4):242-8.

82. Manuel PJ. Tratamiento oral con cobalamina en la anemia megaloblástica. Med Clin. 2006;127(20):796.

83. Bazuaye GN, Halim NK, Olayemi E. Megaloblastic anaemia: response to Amples A and B (folic acid, vitamin B12 (Cyanocobalamin), niacin and vitamin C) – a case report. Niger J Med. 2005;14(4):442-6.

84. Katar S, Nuri Ozbek M, Yaramis A. Nutritional megaloblastic anemia in young Turkish children is associated with vitamin B-12 deficiency and psychomotor retardation. J Pediatr Hematol Oncol. 2006; 28(9):559-62.

85. Silva CMM, Madeira VM, Almeida LM *et al.* Hemolysis of human erythrocytes induced by tamoxifen is related to disruption of membrane structure. Biochim Biophys Acta. 2000;1464(1):49-61.

86. Fernández-Gallego J, Ramos B, Alférez MJ *et al.* Ferritina e infección en hemodiálisis. Evaluación de un protocolo de tratamiento con hierro intravenoso. Nefrologia. 2000;20(6):563-5.

87. Krishnaswamy K, Raghuramulu N. Bioactive phytochemicals with emphasis on dietary practices. Indian J Med Res. 1998;108:167-81.

88. Tartibian B, Maleki BH, Abbasi A. Omega-3 fatty acids supplementation attenuates inflammatory markers after eccentric exercise in untrained men. Clin J Sport Med. 2011;21(2):131-7.

89. Hoffman JR, Ratamess NA, Kang J *et al.* Examination of the efficacy of acute L-alanyl-L-glutamine ingestion during hydration stress in endurance exercise. J Int Soc Sports Nutr. 2010;7(8).

90. Peres PM, Koury JC. Zinco, imunidade, nutrição e exercício. CERES. 2006;1(1):9-18.

91. Whitehead MT. The use of echinacea to improve oxygen transport capacity. JJ Yoga Phys Therapy. 2011.

92. Fisher-Wellman K, Bloomer RJ. Acute exercise and oxidative stress: a 30 year history. Dynamic Medicine. 2009;8(1).

93. Ristow M, Zarse K, Oberbach A *et al.* Antioxidants prevent health-promoting effects of physical exercise in humans. Proc Natl Acad Sci. 2009;106(21): 8665-70.

94. Tanii H, Higashi T, Nishimura F *et al.* Effects of cruciferous allyl nitrile on phase 2 antioxidant and detoxification enzymes. Med Sci Monitor. 2008;14(10).

95. Krajcovicová-Kudláčková M, Dusinská M, Valachovicová M *et al.* Products of DNA, protein and lipid oxidative damage in relation to vitamin C plasma concentration. Physiol Res. 2006;55(2):227-31.

96. Teixeira V, Valente H, Casal S *et al.* Antioxidant status, oxidative stress, and damage in elite kayakers after 1 year of training and competition in 2 seasons. App Physiol Nutr Metab. 2009;34(4):716-24.

97. Bailey DM, Williams C, Betts JA *et al.* Oxidative stress, inflammation and recovery of muscle function after damaging exercise: effects of 6-week mixed antioxidant supplementation. Eur J Appl Physiol. 2011;111(6):925-36.

98. Finamore A, Roselli M, Merendino N *et al.* Zinc deficiency suppresses the development of oral tolerance in rats. J Nutr. 2003;133(1):191-8.

99. Hawrelak JA, Myers SP. The causes of intestinal dysbiosis: a review. Altern Med Rev. 2004;9(2):180-97.

100. Cui L, Okada A. Nitric oxide and manifestations of lesions of skin and gastrointestinal tract in zinc deficiency. Curr Opin Clin Nutr Metab Care. 2000; 3(4):247-52.

101. Francisco A. Propriedades funcionais das fibras. In: Damião AOMC *et al.* Fibras, prebióticos e probióticos. São Paulo: ILSI Brasil; 2005.

102. Matsuo H, Morimoto K, Akaki T *et al.* Exercise and aspirin increase levels of circulating gliadin peptides in patients with wheat-dependent exercise-induced anaphylaxis. Clin Exp Allergy. 2005;35:461-6.

103. Micheletti A, Rossi R, Rufini S. Zinc status in athletes: relation to diet and exercise. Sports Med. 2001; 31(8):577-82.

104. Peters HP, Wiersma WC, Akkermans LM *et al.* Gastrointestinal mucosal integrity after prolonged exercise with fluid supplementation. Med Sci Sports Exerc. 2000;32(1):134-42.

105. Van Nieuwenhoven MA, Brouns F, Brummer RJM. The effect of physical exercise on parameters of gastrointestinal function. Neurogastroenterol Mot. 1999;11:431-9.

106. Ryan AJ, Chang RT, Gisolfi CV. Gastrointestinal permeability following aspirin intake and prolonged running. Med Sci Sports Exerc. 1996;28(6): 698-705.

107. Lambert GP, Broussard LJ, Mason BL *et al.* Gastrointestinal permeability during exercise: effects of aspirin and energy-containing beverages. J Appl Physiol. 2001;90:2075-80.

108. Barndregt K, Soeters P. Suporte nutricional. In: Gibney MJ *et al.* Nutrição clínica. Rio de Janeiro: Guanabara Koogan; 2007.

109. Souba WW, Klimberg VS, Plumley DA *et al.* The role of glutamine in maintaining a healthy gut and su-

109. pporting the metabolic response to injury and infection. J Surg Res. 1990;48(4):383-91.

110. Soeters PB, van de Poll MC, van Gemert WG et al. Aminoacid adequacy in pathophysiological states. J Nutr. 2004;134(6):1575S-1582S.

111. Yaqoob P, Calder PC. O sistema imune inflamatório. In: Gibney MJ et al. Nutrição e metabolismo. Rio de Janeiro: Guanabara Koogan; 2007.

112. Rogero MM, Mendes RR, Tirapegui J. Neuroendocrine and nutritional aspects of overtraining. Arq Bras Endocrinol Metab. 2005;49(3):359-68.

113. West NP, Pyne DB, Peake JM et al. Probiotics, immunity and exercise: a review. Exerc Immunol Rev. 2010;15:107-26.

114. Talbott S, Talbott J. Effect of Beta1, 311,6 glucan, on upper respiratory tract infection symptons and mood state in marathon athletes. J Sports Sci Med. 2009; 9:509-15.

115. Nevile V, Gleeson M, Folland JP. Salivary IgA as a risk factor for upper respiratory infection in elite professionals athletes. Med Sci Sports Exerc. 2008; 40(7):1228-36.

116. Clancy RL, Gleeson M, Cox A et al. Reversal in fatigued athletes of a defect in interferon gamma secretion after administration of Lactobacillus acidophilus. Brit J Sports Med. 2006;40(4):351-4.

117. Das P, Chatterjee P, Debnath P et al. Air pollution and its impact on physical fitness level in relation with nutritional status. Asian J Water Environment and Pollution. 2010;7(2):77-82.

118. Carlisle AJ, Sharp NCC. Exercise and outdoor ambient air pollution. Brit J Sports Med. 2001;35: 214-22.

119. Ferreira MI, Domingos M, Gomes Hde A et al. Evaluation of potential mutagenic of contaminated atmosphere at Ibirapuera Park, São Paulo – SP, Brazil, using the Tradescantia stamen-hair assay. Environ Pollut. 2006;12:1-6.

120. Hites RA, Foran JA, Carpenter DO et al. Global assessment of organic contaminants in farmed salmon. Science. 2004;303:226-9.

121. National Academy of Sciences. Dioxins and dioxin-like compounds in the food supply: strategies to decrease exposure. Washington: National Academy Press; 2003.

122. Levin B. Environmental nutrition: understanding the link between environment, food quality and disease. Washington: Hingepin Pub; 1999.

123. Jones D. Textbook of functional medicine. Florida: Institute for Functional Medicine; 2006.

124. Bralley JA, Lord R. Laboratory evaluations in molecular medicine: nutrients, toxicants and cell regulators. Norcross, GA: Institute for Advances in Molecular Medicine; 2001.

125. Baker SM. Detoxification and healing: the key to optimal health. Ohio: McGraw-Hill; 2003.

126. Battu RS, Singh B, Kang BK. Contamination of liquid milk and butter with pesticide residues in the Ludhiana district of Punjab state, India. Ecotoxicol Environ Safety. 2004;59(3):324-31.

127. Swan SH, Elkin EP, Fenster L. The question of declining sperm density revisited: an analysis of 101 studies published 1934-1996. Environ Health Perspect. 2000;108:961-6.

128. Bland JS, Levin B, Costarella L. Clinical nutrition: a functional approach. Florida: The Institute for Functional Medicine; 2004.

129. Curtis L, Rea W, Smith-Willis P et al. Adverse health effects of outdoor air pollutants. Environ Int. 2006; 32(6):815-30.

130. Phillips DH. Polycyclic aromatic hydrocarbons in the diet. Mutat Res. 1999;443:139-47.

131. Carlise AJ, Sharp NCC. Exercise and outdoor ambient polution. Br J Sports. 2001;35:214-22.

132. Nikaidou S, Ishizuka M, Maeda Y et al. Effect of components of green tea extracts, caffeine and catechins on hepatic drug metabolizing enzyme activities and mutagenic transformation of carcinogens. JPN J Vet Res. 2005;52(4):185-92.

133. Maliakal PP, Wanwimolruk S. Effect of herbal teas on hepatic drug metabolizing enzymes in rats. Pharm Pharmacol. 2001;53(10):1323-9.

134. Guyonnet D, Belloir C, Suschetet M et al. Antimutagenic activity of organosulfur compounds from Allium is associated with phase II enzyme induction. Mutat Res. 2001;495(1-2):135-45.

135. Vinson JA, Kharrat HAL, Andreoli L. Effect of Aloe vera preparations on the human bioavailability of vitamins C and E. Phytomedicine. 2005;12(10):760-5.

136. Singh RP, Dhanalakshimi S, Rao AR. Chemomodulatory action of Aloe vera on the profiles of enzymes associated with carcinogen metabolism and antioxidant status regulation in mice. Phytomedicine. 2000;7(3):209-19.

137. Benet LZ. An overview of the importance of recent advances in P450 knowledge. 27th Gordon Research Conference on Drug Metabolism; 1997.

138. Perez JL, Jayaprakasha GK, Cadena A et al. In vivo induction of phase II detoxifying enzymes, glutathione transferase and quinone reductase by citrus triterpenoids. BMC Comp Alt Med. 2010;10(51).

139. Hofmann T, Kuhnert A, Schubert A *et al.* Modulation of detoxification enzymes by watercress: in vitro and in vivo investigations in human peripheral blood cells. Eur J Nutr. 2009;48:483-91.

140. Maruti SS, Chang JL, Prunty JA *et al.* Serum beta-glucuronidase activity in response to fruit and vegetable supplementation: a controlled feeding study. Cancer Epidemiol Biomarkers Prev. 2008;17:1808.

141. Graham JE, Robles TF, Kiecolt-Glaser JK *et al.* Hostility and pain are related to inflammation in older adults. Brain Behav Immunol. 2006;20(4):389-400.

142. Whitworth JA, Williamson PM, Mangos G *et al.* Cardiovascular consequences of cortisol excess. Vasc Health Risk Manag. 2005;1(4):291-9.

143. Reinehr T, Andler W. Cortisol and its relation to insulin resistance before and after weight loss in obese children. Horm Res. 2004;62(3):107-12.

144. Grases G, Pérez-Castelló JA, Sanchis P *et al.* Anxiety and stress among science students: study of calcium and magnesium alterations. Magnes Res. 2006;19(2): 102-6.

145. Nieminen LR, Makino KK, Mehta N *et al.* Relationship between omega-3 fatty acids and plasma neuroactive steroids in alcoholism, depression, and controls. Prostaglandins Leukot EFA. 2006;75(4-5): 309-14.

146. Forsythe P, Sudo N, Dinan T *et al.* Mood and gut feelings. Brain, Behavior and Immunity. 2010;24(1): 9-16.

Parte 2
Fisiologia do Exercício e do Treinamento Desportivo Aplicada à Nutrição Esportiva

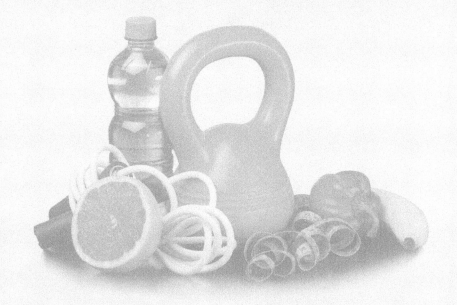

2 Estrutura Básica e Metabolismo Energético do Músculo Esquelético durante o Exercício Físico, 33

3 Adaptações ao Treinamento Físico, 44

4 Considerações Básicas para o Treinamento Esportivo, 56

5 Periodização Nutricional Aplicada ao Treinamento Desportivo, 74

capítulo

2

Estrutura Básica e Metabolismo Energético do Músculo Esquelético durante o Exercício Físico

Bernardo N. Ide, Fernando Oliveira Catanho da Silva e Gustavo Barbosa dos Santos

Tecido musculoesquelético

Trata-se do tecido mais representativo do organismo humano, contribuindo com cerca de 40% da massa corporal total. Participa ativamente na geração de força e ainda auxilia processos como sustentação, locomoção e respiração. Ademais, é o tecido responsável pela geração de calor (termogênese) e fornecimento de energia para os demais tecidos corporais, quando necessário.

É considerado um tecido voluntário, ou seja, depende do sistema nervoso, especialmente por meio dos motoneurônios e dos neurotransmissores, para exercer sua atividade contrátil (Figura 2.1). Denomina-se unidade motora essa conexão entre sistema nervoso e músculo esquelético. O tecido como um todo é formado por estruturas que se organizam de forma hierárquica. Em ordem decrescente, consideram-se os diversos fascículos (ou feixes) constituídos por um conjunto de células (ou fibras musculares multinucleadas); em seguida, as fibras musculares são formadas por conjuntos de miofibrilas e estas, por fim, são compostas por inúmeros miofilamentos de actina, miosina, troponina e tropomiosina. A menor unidade morfofuncional do musculoesquelético é o sarcômero, descrito de forma pormenorizada a seguir.

Sarcômeros

Os sarcômeros consistem nas chamadas unidades básicas de contração muscular (Figuras 2.2 e 2.3). São formados por uma infinidade de proteínas que participam de forma ativa ou passiva na geração da força muscular. Dentre estas proteínas, destacam-se a actina e a miosina presente nos filamentos, cuja interação envolvendo adenosina trifosfato (ATP) e (cálcio iônico) resulta em geração de tensão, aproximação dos discos Z, encurta-

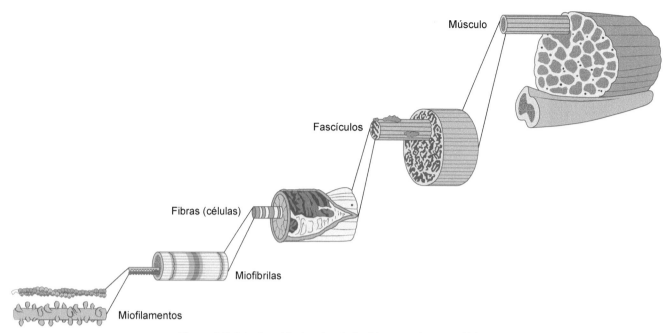

Figura 2.1 Estrutura hierárquica do tecido muscular esquelético.

mento do sarcômero e, consequentemente, encurtamento do músculo esquelético como um todo, conforme descrito pela teoria dos filamentos deslizantes (relatada inicialmente por Huxley e Niedeigerke, em 1954).

Didaticamente, para que se possa entender como o músculo esquelético se contrai, divide-se a estrutura do sarcômero em regiões. Na região chamada de banda A, ou zona escura, se encontra prioritariamente o filamento grosso. Esse filamento é composto por moléculas de miosina, uma proteína com elevada capacidade *ATPásica*, ou seja, hidrolisa a molécula de ATP para disponibilizar energia e permitir o encurtamento e relaxamento musculares. A banda I, ou zona clara, assim como a zona H, tende a desaparecer com o encurtamento dos sarcômeros na contração muscular. A banda I, composta exclusivamente pelos filamentos finos (p. ex., actina), também abriga uma estrutura muito importante denominada disco Z, que delimita o espaço de cada um dos sarcômeros.

Historicamente, a miosina e a actina são as proteínas primárias analisadas nos estudos sobre estrutura e função do músculo esquelético.[1] Entretanto, pesquisas recentes envolvendo a proteína titina (Figura 2.4) têm mostrado seu papel relevante na estruturação, na sustentação da integridade miofibrilar e, principalmente, no mecanismo de geração de força durante o alongamento ativo do sarcômero (também conhecido como ação excêntrica muscular).

Pesquisas recentes apontam um papel-chave desempenhado pela titina na união e elasticidade muscular, sustentação e orientação dos filamentos grossos, armazenamento de energia elástica e produção de tensão ativa e passiva no músculo esquelético.[1] As proteínas elásticas, de uma forma geral, são capazes de estocar e reutilizar a energia potencial elástica, sustentando a ideia de que um músculo esquelético mais elástico poderia desenvolver uma potência maior.[1]

Subtipos principais das fibras musculares

Didaticamente, é comum dividir as fibras (ou células) musculares em três subtipos: *tipo I, tipo IIA* e *tipo IIX*. Essa

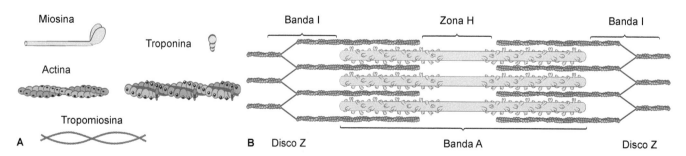

Figura 2.2 Estruturas do sarcômero participantes da geração de força muscular. As proteínas miosina, troponina, actina e tropomiosina são classificadas como "contráteis".

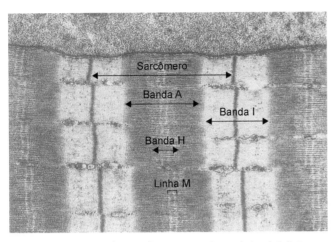

Figura 2.3 Visão dos sarcômeros ao microscópio eletrônico.

divisão pode obedecer a diferentes parâmetros e nomenclaturas:[3]

- 1900: coloração das fibras
- 1970: velocidade de contração e capacidade oxidativa
- 1990: isoformas de miosina de cadeia pesada (MHC, do inglês *myosin heavy chain*)
- Século 21: expressão gênica.

A nomenclatura mais comumente utilizada é a das isoformas de MHC. Nesse sentido, a correlação de atividade ATPásica com isoformas de MHC específicas reforçou o reconhecimento dos três subtipos.[4]

As fibras musculares são versáteis e capazes de ajustar suas propriedades fenotípicas em resposta às demandas funcionais e ambientais, e às alterações decorrentes do exercício. Com a aplicação de técnicas cirúrgicas, no início dos anos 1960,[5] foi possível obter amostras de biopsias do músculo esquelético humano, enquanto as análises histoquímicas e bioquímicas revelaram algumas propriedades morfológicas, contráteis e metabólicas específicas.[6] Por fim, a classificação dos subtipos das fibras musculares esqueléticas humanas atualmente se baseia em uma ou mais características funcionais, estruturais, enzimáticas, energéticas e neurais, como apresentado na Tabela 2.1.

Produção de ATP e calor

A partir do momento em que os diferentes subtipos de fibras musculares esqueléticas foram definidos, tornou-se possível associar a produção de energia quando da contração do músculo esquelético. As principais formas de energia que este tecido é capaz de produzir durante o esforço físico estão na forma de ATP e calor, com a primeira sendo responsável pelo mecanismo do filamento deslizante, aliada à ação das "bombas" iônicas, e a segunda refletindo a capacidade de homeotermia e termorregulação.

Nos seres humanos, aproximadamente 70% da energia produzida durante o esforço físico/contração muscular é dissipada na forma de calor, em um processo considerado de baixa eficiência energética.[2] Na reação 1, apresentada a seguir, ilustra-se a definição do ATP como "moeda" energética (constituída de energia potencial entre as ligações fosfato de sua estrutura) em uma reação de hidrólise clássica (catalisada por enzimas ou proteínas "ATPases"). Um exemplo dessa transformação de energia é a que ocorre nas pontes cruzadas entre miosina e actina, onde a hidrólise de ATP gera energia que é convertida em movimento/contração.

ATP (energia potencial) + H_2O → ADP + Pi + H^+ + ENERGIA (energia cinética)

Nota-se que a hidrólise de ATP acaba gerando, além de energia, produtos como Pi (fosfato inorgânico), adenosina difosfato (ADP) e íons H^+. Esses íons H^+, quando em excesso em determinado ambiente (intra- ou extracelular), podem levar à diminuição do pH (valores abaixo de 7,0) e consequente acidose local. A acidose é um dos mecanismos fisiológicos clássicos que explica a fadiga/exaustão da função muscular esquelética durante os esforços físicos.[7]

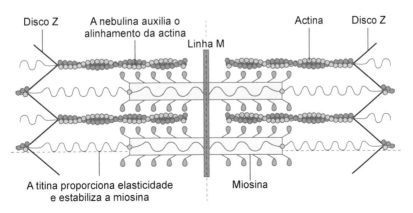

Figura 2.4 Titina, nebulina e demais proteínas participantes da geração de força muscular. Adaptada de Silverthorn, 2010.[2]

Tabela 2.1 Aspectos funcionais, estruturais, enzimáticos, energéticos e neurais usados para definir os subtipos de fibras musculares esqueléticas.

Subtipos de fibras musculares esqueléticas	I	IIA	IIX
Aspectos neurais			
Diâmetro do neurônio motor	Pequeno	Grande	Grande
Frequência de recrutamento	Baixa	Média	Alta
Aspectos enzimáticos			
Atividade de enzimas glicolíticas	Baixa	Alta	Alta
Atividade de enzimas oxidativas	Alta	Alta	Baixa
Atividade ATPásica da miosina	Baixa	Alta	Alta
Aspectos energéticos			
Conteúdo de glicogênio	Baixo	Alto	Alto
Conteúdo de triglicerídios	Alto	Médio	Baixo
Conteúdo de fosfocreatina	Baixo	Alto	Alto
Aspectos estruturais			
Densidade capilar	Alta	Média	Baixa
Densidade mitocondrial	Alta	Média	Baixa
Conteúdo de mioglobina	Alto	Médio	Baixo
Aspectos funcionais			
Produção de força	Baixa	Alta	Alta
Velocidade de contração	Lenta	Rápida	Rápida
Velocidade de relaxamento	Lenta	Rápida	Rápida
Resistência à fadiga	Alta	Média a alta	Baixa
Caráter metabólico predominante	Oxidativo	Oxidativo/glicolítico	Glicolítico/fosfagênico

Já a produção de calor deriva de processos envolvendo consumo de O_2 no organismo, sendo que a oxidação dos elementos orgânicos, especialmente os carboidratos, lipídios (ácidos graxos), proteínas (aminoácidos), lactato e corpos cetônicos, gerará compostos comuns, como apresentado de maneira geral na reação 2 a seguir.[8]

Elemento orgânico (CHO) + O_2 → ATP (energia potencial) + CO_2 + H_2O + CALOR (energia dissipada)

A seguir, serão apresentadas as formas de produção de energia (síntese de ATP e calor) dispostas pelo músculo esquelético, dependentes de dois tipos de metabolismo básico: anaeróbico e aeróbico (Figura 2.5).

A primeira é mais simples do ponto de vista das reações, e subdivide-se em aláctica e láctica; a segunda é considerada mais complexa em termos de reações e substratos energéticos oxidáveis. Duas das principais diferenças entre essas vias estão na *velocidade* e na *quantidade* de ATP ressintetizado, sendo que as vias anaeróbicas envolvem menor quantidade de reações, o que permite que o processo ocorra com maior velocidade, porém às custas de menos ATP ressintetizado. Já o metabolismo aeróbico/oxidativo é muito mais complexo, envolvendo uma série de reações/rotas metabólicas que fazem com que a ressíntese de ATP seja bem mais lenta, todavia com uma quantidade muito maior de ATP ressintetizado.[8] A Tabela 2.2 apresenta dados sobre a *velocidade* de ressíntese de ATP nas diferentes vias metabólicas/sistemas energéticos.

Por conta dessas considerações iniciais referentes à produção de energia pelo músculo esquelético, em vez de classificar os exercícios físicos como aeróbicos ou anaeróbicos, o mais lógico seria classificá-los como de alta ou baixa

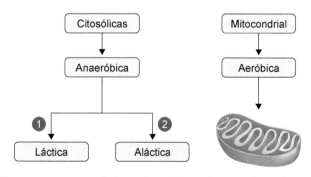

Figura 2.5 Vias metabólicas de ressíntese de ATP. Adaptada de Ide e Sarraipa, 2010.[9]

Tabela 2.2	Taxa máxima de regeneração de ATP das vias metabólicas de ressíntese de ATP no músculo esquelético humano.

Via metabólica/ sistema energético	Regeneração de ATP (mmol ATP/kg de massa seca/s)
Vias citosólicas	
Fosfagênica (anaeróbica aláctica)	2,4
Glicolítica (anaeróbica láctica)	1,3
Respiração mitocondrial	
Oxidação de carboidratos	0,7
Oxidação de gorduras	0,3

Adaptada de Sahlin, 1986.[10]

intensidade. Deve-se atentar ao fato de que "aeróbico" e "anaeróbico" não são classificações de exercícios/esforços, mas de vias metabólicas de ressíntese de ATP. O exercício pode fazer um uso maior ou menor de cada via, dependendo da intensidade e/ou volume com que for realizado.[7]

É importante observar que a quantidade de energia na forma de ATP "pronta" existente na musculatura esquelética é muito baixa (cerca de 22,8 mmol/kg de tecido seco), suficiente apenas para poucos segundos de contração.[11] Isso justifica o fato de as vias metabólicas responsáveis pela ressíntese serem bastante desenvolvidas nesse tecido.

Metabolismo anaeróbico aláctico

Via fosfagênica

Quando os exercícios são muito intensos (ritmos acima de 90% da frequência cardíaca máxima [FCmáx], acima de 90% do consumo máximo de O_2 [VO_2 máx.], acima de 90% do 1RM, e esforços máximos tipo *all-out* etc.) e de curta duração (geralmente de 1 a 15 s), a fosforilação do ADP é feita em grande parte pela ação de enzimas específicas (com atividade *quinase*) que catalisam a transferência de grupos fosfato a partir de compostos ricos em energia, como a fosfocreatina (CP). Esse sistema é chamado de fosfagênico e constitui parte do metabolismo *anaeróbico aláctico*. Para que a ressíntese de ATP ocorra a partir da reserva intramuscular de CP, é necessária apenas uma reação no citosol da célula, representando assim uma fonte muito rápida de ressíntese de ATP, como apresentado na reação a seguir.[12] É importante observar que a reação é reversível, além de ser catalisada pela enzima creatinoquinase (CK, do inglês *creatine kinase*).

$$CP + ADP + H^+ \leftrightarrow 1\ ATP + Cr$$

A direção da reação catalisada pela enzima dependerá da necessidade energética do tecido em questão. Caso as concentrações intramusculares de ATP diminuam, a enzima percebe essa alteração e deflagra a degradação de CP para produção de uma molécula de ATP, o que ocorre sistematicamente *durante* o exercício/esforço. Já no repouso/pausa entre esforços, as concentrações de ATP são reabastecidas, especialmente via metabolismo aeróbico. Assim sendo, a enzima identifica que, com uma maior [ATP] disponível, é factível que as reservas de CP possam ser ressintetizadas.[13] A Figura 2.6 apresenta a taxa tempo-dependente de utilização de CP por unidade de tempo, e a ressíntese de CP.[8]

Embora represente uma fonte muito importante/versátil de energia, os estoques intramusculares de CP são apenas 4 a 5 vezes maiores que o de ATP.[15] Isso torna possível a depleção total dessa reserva após poucos segundos de contração muscular intensa, o que justificaria a suplementação de creatina em praticantes de esforços intensos e de curta duração[13], visando ao aumento dos estoques intramusculares de CP. Conforme ilustrado na reação de utilização da CP durante o esforço (na direção da esquerda para a direita), e ainda como justificativa para a suplementação de creatina, esta também constitui uma via de tamponamento de H^+, auxiliando a célula no controle do seu pH intramuscular.

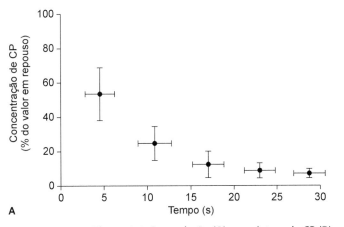
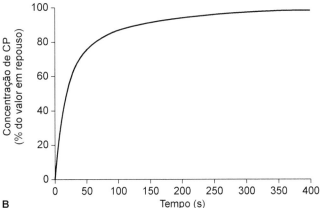

Figura 2.6 Degradação (**A**) e ressíntese de CP (**B**) no esforço e na pausa. Adaptada de Glaister, 2008.[14]

Via da mioquinase ou adenilato quinase

Outra via constituinte do metabolismo anaeróbico alático no músculo esquelético durante exercícios de alta intensidade e curta duração é a via catalisada pela enzima mioquinase/adenilato quinase, que utiliza como substratos duas moléculas de ADP. Como as ADP aumentam substancialmente durante os esforços intensos e breves, a ativação da enzima mioquinase favorece a transferência de fosfato entre as moléculas de ADP, produzindo uma molécula de ATP, conforme a reação:

$$ADP + ADP \leftrightarrow 1\ ATP + AMP$$

Além de produzir ATP, essa via gera como produto também o adenosina monofosfato (AMP), que será destinado à degradação pela via das purinas. Essa via transforma o AMP em adenosina ou inosina monofosfato (IMP), que serão convertidos em hipoxantina. Essa hipoxantina é exportada até o fígado, que acaba por transformá-la em ácido úrico.[13]

Como é possível observar, para exercícios de alta intensidade e curta duração, nos quais há elevada necessidade de produção de ATP/unidade de tempo, as vias da fosfocreatina e da mioquinase são fundamentais (denominadas por alguns autores vias predominantes na produção de energia). Nestas vias anaeróbicas aláticas, destacam-se três pontos fundamentais: são vias intramusculares (e citosólicas), não dependem da presença de O_2 e requerem apenas uma reação para produzir o ATP necessário ao processo contrátil.[8]

Metabolismo anaeróbico láctico | Via glicolítica e produção de lactato

Ainda considerando os exercícios intensos (ritmos acima de 80% da FCmáx, acima de 80% do VO_2máx., acima de 80% de 1RM, esforços máximos tipo *all-out* etc.) e de curta/média duração (geralmente exercícios de 1 s até a exaustão), a fosforilação do ADP continua sendo feita em grande parte pela ação de enzimas específicas (com atividade *quinase*), que catalisam a transferência de grupos fosfato a partir de compostos ricos em energia, como o 1,3 bi-P-glicerato e o fosfoenolpiruvato (intermediários dessa via). Essa via é chamada de glicolítica, usa a glicose como substrato-base (ou glicogenolítica, quando o substrato-base é o glicogênio) e constitui o metabolismo *anaeróbico láctico*, uma vez que, além de ATP, produz lactato como produto final.[8] Essa via engloba 10 reações, inclusive no citosol da célula, representando mais uma fonte rápida de ressíntese de ATP, conforme a equação:

$$\text{Glicose} + 2\ ADP + 2\ NAD^+ \rightarrow 2\ \text{piruvato} +$$
$$2\ ATP + 2\ H_2O + 2\ NADH$$

A partir da equação anterior, a conversão de piruvato em lactato na reação catalisada pela enzima lactato desidrogenase auxilia no processo de reoxidação da coenzima NADH em NAD^+, importante para garantir o funcionamento ininterrupto da via glicolítica:

$$2\ \text{piruvato} + 2\ NADH \rightarrow 2\ \text{lactato} + 2\ NAD^+$$

Quando a via anteriormente apresentada parte do glicogênio (a reserva intramuscular de glicose), a diferença é que o rendimento energético por molécula de glicogênio utilizada é de 3 ATP (aumento de 50% em relação ao rendimento via utilização de glicose). Devem-se ainda destacar as vantagens associadas à produção de lactato como um dos produtos da via glicolítica/glicogenolítica, a saber:[6,16]

- Favorecer a reoxidação da coenzima NADH em NAD^+ (e continuidade de funcionamento da via glicolítica)
- Ao sair da célula muscular para a corrente sanguínea, via transportador de monocarboxilato (MCT, do inglês *monocarboxylate transporter*), o lactato é cotransportado com íons H^+, o que auxilia na manutenção do pH intramuscular (Figura 2.7)
- Ao ser transportado para a corrente sanguínea, o lactato pode ser utilizado como fonte de energia para os demais tecidos, como a própria musculatura (especialmente fibras do tipo I repletas de mitocôndrias), e/ou ser oxidado por células do músculo cardíaco e/ou ser transformado em glicose nas células hepáticas e renais, em um processo conhecido como neoglicogênese (ver Figura 2.7).

É importante observar esses detalhes, visto que a literatura por vezes apresenta o lactato como "vilão" e "lixo metabólico", além de causador da fadiga/exaustão muscular. Essa discussão data da década de 1950, especialmente porque desde então esse produto da via glicolítica passou a ser nomeado como ácido láctico e não lactato.[6,16] Atualmente, a denominação lactato tem sido bastante aceita, visto que o pH da célula muscular para a produção do ácido deveria ser em torno de 3,86, o que é inviável em uma condição *in vivo*.[6] Ainda assim, a "queimação" associada aos esforços intensos, quando a produção de lactato aumenta substancialmente, tem sido atribuída à produção de H^+ a partir da hidrólise de ATP.[6] Enfim, acredita-se em uma condição de acidose metabólica associada ao esforço intenso, porém não necessariamente em acidose láctica.

Para demonstrar essa condição de elemento não causador de fadiga, Macedo *et al.*[17] investigaram a relação da produção de lactato em esforços intensos e intermitentes de corrida, intervalados com pausas de duas durações diferentes: 20 s *versus* 120 s. Os estímulos de corrida consistiram em 8 *sprints* de 35 m. Mensurou-se o desempenho ao longo dos *sprints* e a produção de lactato pré- e pósprotocolos com pausas distintas. A hipótese era de que,

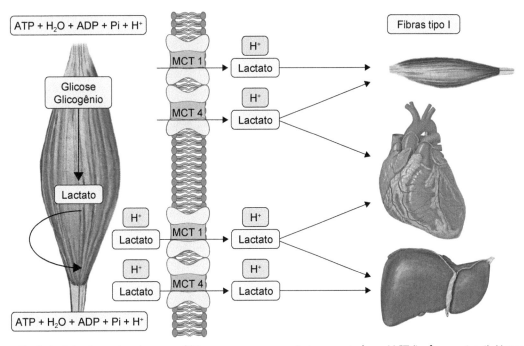

Figura 2.7 Remoção de lactato dos músculos esqueléticos para o sangue via transportadores MCT (isoformas 1 e 4). Notar a presença de íons H⁺ exportados por cotransporte com o lactato para a corrente sanguínea [íons H⁺ que deverão ser tamponados pelos sistemas de controle do pH sanguíneo, principalmente o sistema do bicarbonato (HCO_3^-)].

caso o lactato fosse um real causador de fadiga, o protocolo de *sprints* intervalados com tempo de pausa menor (20 s) produziria mais lactato (menor tempo para a ressíntese de CP entre os *sprints*). Do mesmo modo, haveria um decréscimo maior no desempenho ao longo dos *sprints*. Os dados são apresentados na Figura 2.8.

Fica evidente a partir dos dados que, apesar da diminuição significativa no desempenho ao longo do protocolo com pausa de 20 s, a concentração de lactato não se mostrou significativamente diferente da observada no protocolo com pausa de 120 s (após os 8 *sprints*), o que colocou em cheque, mais uma vez, a relação entre lactato e fadiga.

Dada a importância dessa via como suporte aos esforços de intensidades alta e muito alta, em uma ampla gama de durações de esforço (desde uma prova de 100 m rasos no atletismo até uma partida de futebol), o uso de carboidratos (via alimentos e suplementos) na rotina dos praticantes de esforços dessas qualidades mostra-se fundamental, uma vez que a capacidade intramuscular de estoque de glicogênio

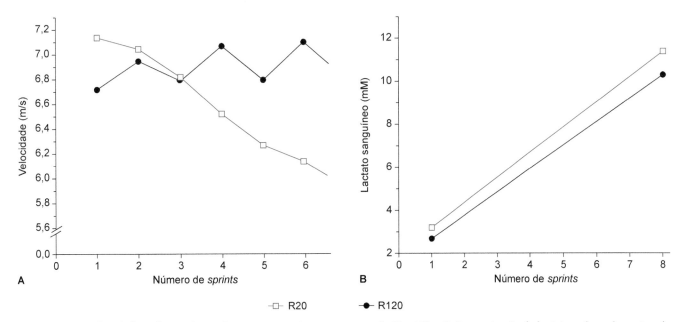

Figura 2.8 A. Velocidade ao longo dos *sprints* nos protocolos com pausas de 20 e 120 s. **B.** Concentração de lactato pré- e pós-protocolos.

supera (e muito) a capacidade do mesmo tecido de estocar PC (PC + creatina: ~120 mmol/kg de tecido seco *versus* glicogênio: ~900 mmol/kg de tecido seco).[13]

Metabolismo aeróbico | Vias oxidativas

O metabolismo aeróbico ou oxidativo é aquele que consegue atingir o maior rendimento em termos de produção de energia, tanto na forma de ATP como na forma de calor. É ainda o metabolismo que reflete a condição humana básica, ou seja, a dependência do O_2 para que os nutrientes da dieta possam ser oxidados, sendo então transformados em energia útil aos processos como contração muscular, digestão, função das bombas iônicas e proteínas transportadoras/canais, diferenciação dos tecidos, função neuronal etc.[2]

Logo, como as oxidações biológicas são inerentes à vida humana, em termos de exercícios físicos e processos contráteis, o metabolismo aeróbico está atuante em absolutamente todos os tipos de esforços, a despeito de suas intensidades ou volumes.[18] O que a literatura tem sustentado, especialmente no tocante à intensidade do esforço, é que, conforme esta variável aumenta durante o esforço, há um aumento na contribuição absoluta dos sistemas energéticos como um todo, tanto anaeróbico quanto aeróbico. A Figura 2.9 demonstra a "prevalência" aeróbica na produção relativa de energia durante todo o teste (incremental clássico), desde a zona de intensidade mais leve até a mais intensa, enquanto a participação relativa anaeróbica na produção de energia tende a aumentar ao longo do progresso da intensidade do mesmo teste incremental.

No metabolismo aeróbico/oxidativo, a produção de energia se dá através das reações de oxirredução que acontecem nas mitocôndrias. Quem impulsiona essas reações são as coenzimas NADH e $FADH_2$, que garantem a formação de uma elevada quantidade de energia com a oxidação dos elementos orgânicos. A Figura 2.10 mostra a "democracia" metabólica inerente ao metabolismo aeróbico, ou seja, sua versatilidade em oxidar diferentes elementos orgânicos, principalmente carboidratos, lipídios (ácidos graxos) e proteínas (aminoácidos). Em relação a estes, o "depositário" comum é o ciclo de Krebs (ou ciclo do ácido tricarboxílico) das mitocôndrias.[15]

Destaca-se que os lipídios (ácidos graxos) devem ser previamente fragmentados em estruturas orgânicas menores (moléculas de *acetil-CoA*), antes de serem lançados no ciclo de Krebs. A responsabilidade por essa pré-fragmentação, junto à produção de coenzimas NADH e $FADH_2$, é do ciclo de Lynen (ou β-oxidação).[15] Outro detalhe importante no tocante ao uso de ácidos graxos como fonte de energia para o processo contrátil é que a maior parte desses compostos está armazenada no tecido adiposo branco (tanto visceral quanto subcutâneo), portanto requer mobilização e transporte para sofrer oxidação no músculo esquelético (ver Figura 2.10). Apesar de o próprio músculo esquelético apresentar um estoque de ácidos graxos, o chamado triacilglicerol intramuscular (IMT, do inglês *intramyocellular triacylglycerol*), a maior parte dos ácidos graxos oxidáveis são provenientes do tecido adiposo branco.[19]

Destaca-se também que a oxidação dos carboidratos segue a mesma sequência citosólica que a do metabolismo anaeróbico láctico; porém, em vez de ser transformado em lactato (por ação da enzima lactato desidrogenase), o piruvato será lançado para dentro das mitocôndrias e convertido em acetil-CoA (pela enzima piruvato desidroge-

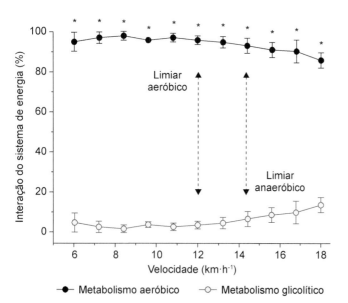

Figura 2.9 Produção de energia no metabolismo aeróbico (em preto) e no metabolismo anaeróbico (em branco) durante um teste incremental clássico [elevação constante da intensidade (Km/h) durante um exercício de corrida em esteira]. Adaptada de Bertuzzi *et al.*, 2013.[18]

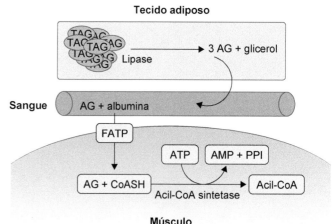

Figura 2.10 Resumo dos processos de mobilização, transporte e oxidação dos ácidos graxos, do tecido adiposo até o músculo esquelético. AG: ácidos graxos; FATP: proteína de transporte de ácidos graxos (FATP).

nase) ou oxaloacetato (pela enzima piruvato carboxilase). A união entre acetil-CoA e oxaloacetato forma o citrato, que é um dos intermediários do ciclo de Krebs.[15]

Por fim, para que a oxidação das proteínas, mais especificamente dos aminoácidos, possa ser aproveitada pelo ciclo de Krebs na geração de energia, as proteínas devem sofrer um processo prévio de transaminação (transferência do grupo amino para a molécula de α-cetoglutarato, que então é transformada em glutamato) ou desaminação (remoção do grupo amino, que posteriormente pode ser convertido em excreta nitrogenada: ácido úrico, ureia ou creatinina). Desprovidos de nitrogênio, os cetoácidos que sobram são elementos orgânicos semelhantes aos carboidratos e lipídios, porém com estruturas menores (daí o menor rendimento energético proveniente da oxidação de aminoácidos).[15]

Ainda é possível destacar como elementos orgânicos oxidáveis por mitocôndrias durante o esforço físico: o lactato (derivado da glicose/glicogênio) e os corpos cetônicos, produzidos no fígado quando a função neoglicogênica está aumentada. Os corpos cetônicos são solúveis no sangue e na urina, e seus principais representantes são a acetona, o acetoacetato e o beta-hidroxibutirato. A acetona é produzida em quantidades menores do que os outros corpos cetônicos, além de ser exalada. O acetoacetato e o beta-hidroxibutirato são transportados pela corrente sanguínea para outros tecidos extra-hepáticos, onde são convertidos a acetil-CoA e oxidados no ciclo de Krebs, fornecendo assim energia requisitada por tecidos como o músculo esquelético e o músculo cardíaco (Figura 2.11).[20]

A partir do momento que os elementos orgânicos foram processados pelo ciclo de Krebs, os produtos gerados a cada "volta" do ciclo são: *2 CO_2, 3 NADH, 1 $FADH_2$ e 1 GTP*. Nota-se que o rendimento energético até aqui é muito baixo, com produção somente de uma molécula de ATP (no caso, GTP). O rendimento energético significa-

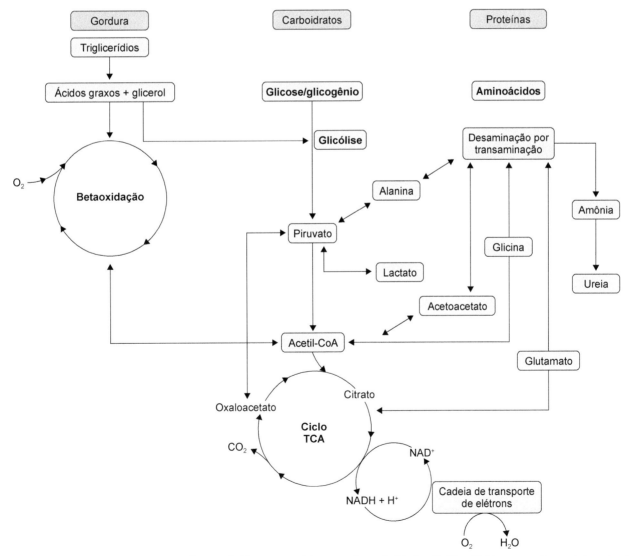

Figura 2.11 Resumo das principais vias do metabolismo energético usando carboidratos, lipídios (ácidos graxos) e proteínas (aminoácidos) como fontes energéticas. Adaptada de Robergs, 2001.[16]

tivamente abundante inerente ao metabolismo aeróbico será de fato observado quando do lançamento, para posterior oxidação, das coenzimas reduzidas NADH e FADH$_2$ na cadeia de transporte de elétrons (CTE, também conhecida como cadeia respiratória), presente nas membranas mitocondriais.

A CTE é composta por cinco complexos proteicos presentes na membrana interna das mitocôndrias. As coenzimas NADH e FADH$_2$ doam seus hidrogênios para os complexos I e II, respectivamente. Ao doar seus hidrogênios, os prótons de sua estrutura são bombeados pelos complexos para o espaço intermembranas mitocondriais, enquanto os elétrons são transportados até o complexo IV. O bombeamento de prótons para fora da mitocôndria acaba criando um gradiente de H$^+$ na membrana, sendo que esses H$^+$ tendem a voltar para a matriz da mitocôndria pelo canal do complexo V, correspondente à enzima ATP sintase (ou sintetase).[8]

Quando isto acontece, a enzima é capaz de sintetizar o ATP a partir de ADP + Pi + H$^+$. Ao mesmo tempo, os elétrons que chegam ao complexo IV são recebidos pelo oxigênio que, ao se ligar com hidrogênios do próprio meio mitocondrial interno, se transforma em água. Portanto, os produtos finais da CTE são: ATP, H$_2$O, NAD$^+$ e FAD. Como há produção de H$^+$ na hidrólise de ATP, os íons H$^+$ são consumidos no momento em que o ATP é ressintetizado pelo metabolismo aeróbico. Logo, o metabolismo mitocondrial serve como um sistema de tamponamento durante a atividade física. Portanto, pode-se concluir que as mitocôndrias funcionam de forma *acoplada*, ou seja, transportam elétrons pelos complexos, bombeiam prótons para o espaço intermembranas e, por fim, sintetizam ATP pelo canal V (Figura 2.12).

Outro detalhe importante a observar é que, além de ATP, as mitocôndrias produzem calor através da própria CTE. Uma parte dos íons H$^+$ que são bombeados pelos complexos I, III e IV para o espaço intermembranas, em vez de retornarem à matriz mitocondrial pelo complexo V (ATP sintase), retornam por canais inespecíficos (proteínas desacopladoras presentes na membrana interna da mitocôndria, conhecidas como as *UCP*, do inglês *uncoupling proteins*). Nesse retorno inespecífico, a energia derivada das reações de oxidorredução neste sítio são dissipadas na forma de calor. Entende-se, portanto, o estado de desacoplamento como sendo reflexo das mitocôndrias que transportam elétrons pelos complexos, bombeiam prótons para o espaço intermembranas, mas não sintetizam ATP pelo canal V, e sim produzem calor. Inclusive, muitos compostos termogênicos (naturais e artificiais) agem potencializando essa capacidade de desacoplamento mitocondrial.[8]

Entendendo que a participação do metabolismo durante as diferentes atividades físicas é "democrática", havendo um *cross-talk* bastante elaborado entre as vias anaeróbica e aeróbica, fica evidente que quanto maior a demanda de energia por um determinado esforço, maior a participação do metabolismo, de maneira geral, para poder atender a essa demanda. Nesse ínterim, conforme o ATP é produzido e utilizado, íons H$^+$ são liberados no ambiente intracelular, o que representa um desafio homeostático a todos os tecidos corporais. Portanto, durante os esforços, o controle do pH intra- e extracelular é mais uma questão de necessidade orgânica.

Controle do pH

A fadiga muscular é um processo multifatorial, ou seja, existem vários mecanismos que podem explicá-la. Nesse contexto, o aumento da acidose intra- e extracelular é considerado um desses possíveis mecanismos.[6] Durante o repouso, o pH intramuscular gira em torno de 7 e sua alteração para mais (alcalose) ou menos (acidose) representa um risco para a homeostase intra- e extracelular. Logo, durante os esforços, especialmente aqueles de alta intensidade, a principal via de produção de H$^+$ na musculatura seria a hidrólise do ATP.[21] Para a manutenção do pH, seja no meio intra- ou extracelular, existem diversos componentes integrantes do sistema tampão. Os principais tampões biológicos presentes no meio intracelular são: fosfocreatina (CP), fosfato (Pi), bicarbonato (HCO$_3^-$), mitocôndrias e algumas proteínas intramusculares, como a carnosina.[9] Entre os tampões extracelulares, podem-se destacar o bicarbonato e o fosfato. Em função disso, a suplementação com agentes tamponantes intra- e extracelulares (especialmente, no tocante a modalidades que envolvem esforços intensos de curta duração) tem sido bastante destacada na literatura, nos últimos anos.

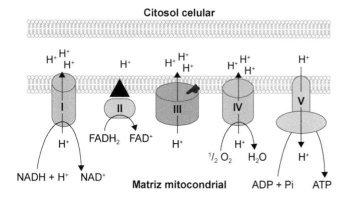

Figura 2.12 Estrutura e função da cadeia de transporte de elétrons. O complexo I é o responsável pela reoxidação da coenzima NADH. O complexo II reoxida a coenzima FADH$_2$. O complexo III bombeia prótons (H$^+$). O complexo IV é onde ocorre o consumo de O$_2$ e a formação de H$_2$O. O complexo V é o local de ressíntese de ATP pela atividade da ATP sintase (sintetase).

Referências bibliográficas

1. Trappe TA, Carrithers JA, White F *et al.* Titin and nebulin content in human skeletal muscle following eccentric resistance exercise. Muscle Nerve. 2002;25:289-92.

2. Silverthorn DU. Fisiologia humana: uma abordagem integrada. 5.ed. Porto Alegre: Artmed; 2010.

3. Spangenburg EE, Booth FW. Molecular regulation of individual skeletal muscle fibre types. Acta Physiol Scand. 2003;178:413-24.

4. Zierath JR, Hawley JA. Skeletal muscle fiber type: influence on contractile and metabolic properties. PLoS Biol. 2004;2(10):e348.

5. Sahlin K. Metabolic changes limiting muscle performance. Biochemistry of Exercise. 1986;6:323-43.

6. Robergs RA, Ghiasvand F, Parker D. Biochemistry of exercise-induced metabolic acidosis. Am J Physiol Regul Integr Comp Physiol. 2004;287:R502-16.

7. Powers SK, Howley ET, Ikeda M *et al.* Fisiologia do exercício: teoria e aplicação ao condicionamento e ao desempenho. 3.ed. Barueri: Manole; 2000.

8. Marzzoco A, Torres BB. Bioquímica Básica. 3.ed. Rio de Janeiro: Guanabara Koogan; 2007.

9. Ide BNL, Sarraipa MF. Fisiologia do treinamento esportivo. 1.ed. São Paulo: Phorte; 2010.

10. Sahlin K. Muscle fatigue and lactic acid accumulation. Acta Physiol Scand Suppl. 1986;556:83-91.

11. Stathis CG, Febraio MA, Carey MF *et al.* Influence of sprint training on human skeletal muscle purine nucleotide metabolism. J Appl Physiol. 1994;76:1802-1809.

12. Mccann DJ, Molé PA, Caton JR. Phosphocreatine kinetics in humans during exercise and recovery. Med Sci Sports Exerc. 1995;27:378-389.

13. Maughan R, Gleeson M, Greenhaff PL. Bioquímica do exercício e do treinamento. 1 ed. Barueri: Manole; 2000.

14. Glaister M. Multiple-sprint work: methodological, physiological, and experimental issues. Int J Sports Physiol Perform. 2008;3:107-112.

15. Nelson DL, Lehninger AL, Cox MM. Lehninger principles of biochemistry. 5.ed. New York: Macmillan; 2008.

16. Robergs RA. Exercise-induced metabolic acidosis: where do the protons come from. Sportscience 2001;5(2):1-20.

17. Macedo DV, Lazarim FL, Catanho da Silva FO *et al.* Is lactate production related to muscular fatigue? A pedagogical proposition using empirical facts. Adv Phys Edu. 2009;33:302-307.

18. Bertuzzi R, Nascimento EM, Urso RP *et al.* Energy system contributions during incremental exercise test. J Sports Sci Med. 2013;12(3):454-60.

19. Gleeson M. Biochemistry of exercise. In: Maughan RJ. The encyclopaedia of sports medicine. New York: John Wiley & Sons; 2013. p.36-58.

20. Allen DG, Lamb GD, Westerblad H. Skeletal muscle fatigue: cellular mechanisms. Physiological Rev. 2008;88:287-332.

21. Brooks GA. Lactate shuttle – between but not within cells? J Physiol. 2002;541:333.

capítulo

3

Adaptações ao Treinamento Físico

Bernardo N. Ide, Fernando Oliveira Catanho da Silva e Gustavo Barbosa dos Santos

Adaptações funcionais, morfológicas e mecanismos de síntese proteica em resposta ao treinamento

O organismo humano apresenta uma enorme plasticidade adaptativa aos estímulos do treinamento físico, a qual se reflete na modificação das estruturas, fenótipos e desenvolvimento dos aspectos funcionais do sistema neuromuscular (*i.e.*, força, potência, resistência e flexibilidade).[1] As adaptações funcionais parecem envolver alterações nos mecanismos regulatórios, incluindo os mecanismos neuronais e endócrinos, bem como as vias de sinalização intracelular, alterando dessa forma as propriedades contráteis e os estados metabólicos do tecido muscular.[2] Paralelamente ao desenvolvimento das capacidades físicas, também ocorrem adaptações morfológicas como a hipertrofia muscular e a redução na taxa de gordura corporal (Figura 3.1).

As adaptações morfológicas como a hipertrofia muscular esquelética são caracterizadas por um aumento na área de corte transversal das fibras decorrente de um balanço positivo na razão síntese/degradação proteica.[1,3,4] O processo é modulado por sinais extracelulares que interagem com receptores na superfície da célula, ativando vias de sinalização que alteram a expressão gênica, remodelando a fibra muscular.[5] Já o emagrecimento (redução na taxa de gordura corporal) é um processo caracterizado por aumento na taxa de oxidação de ácidos graxos. Tal adaptação advém de uma melhor eficiência na utilização dos ácidos graxos como substratos energéticos pelo metabolismo aeróbio. Aumentos na densidade mitocondrial e na eficiência da atividade de determinadas enzimas dos ciclos de Krebs e de Lynen também podem contribuir para o processo. No tocante ao treinamento, a adaptação pode ser induzida tanto por intervenções como pelo treinamento de força, resistência, ou força e resistência realizados concomitantemente, situação referenciada na literatura como treinamento concorrente.

O processo de treinamento físico consiste no somatório de repetidas sessões de treino realizadas de forma sistematizada e em uma sequência lógica. Isso ocorre com a finalidade de gerar um processo adaptativo contínuo, relacionado diretamente com a síntese proteica. Os eventos adaptativos ocorrem tanto ao nível estrutural (miofibrilas, mitocôndrias, enzimas etc.) como em estruturas adjacentes (motoneurônios e capilares).[6] Incrementos nas capacidades de força, potência, flexibilidade e/ou resistência resultam, em grande

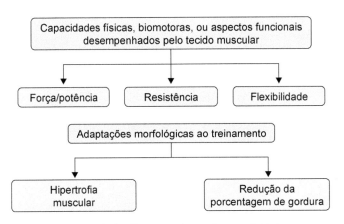

Figura 3.1 Capacidades físicas e adaptações morfológicas em resposta ao treinamento físico.

parte, de alterações na quantidade e/ou atividade de determinadas proteínas (estruturais, regulatórias ou de transporte de íons), sinalizadas em função da especificidade do estímulo.[7] Para que ocorra reorganização da célula muscular, levando-a a uma nova capacidade funcional, é necessário um *turnover* proteico positivo, ou seja, que a taxa de síntese proteica supere a taxa de degradação.[8] Assim, seria esperado que o exercício ativasse as vias de transdução de sinais, para gerar um aumento na síntese de proteínas contráteis e, ao mesmo tempo, inibisse as vias intracelulares de atrofia muscular (degradação proteica). A ativação e a inibição dessas vias, aliadas à alimentação adequada, produzem um balanço nitrogenado positivo necessário para que ocorra o anabolismo.[8] A Figura 3.2 ilustra um modelo de integração das perturbações homeostáticas e dos estímulos fisiológicos com as respostas fenotípicas induzidas pelo exercício.

Vários estímulos são capazes de desencadear o processo de síntese proteica. Dentre esses estímulos, destacam-se:

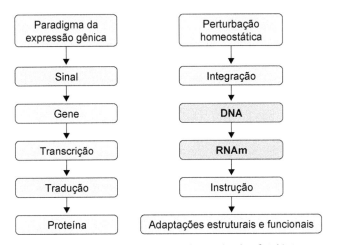

Figura 3.2 Conceito da integração dos estímulos fisiológicos com as respostas fenotípicas. Perturbações homeostáticas como as induzidas pelo exercício são integradas por meio de vias de sinalização, levando a alterações na transcrição gênica. Adaptada de Fluck, 2006.[8]

- Estímulos mecânicos, promovidos pela própria contração muscular em si[8-11]
- Alterações no estado energético celular, em função de um determinado tempo de estímulo das vias metabólicas de ressíntese de adenosina trifosfato (ATP)[12-14]
- Ações e interações entre hormônios, fatores de crescimento e determinados nutrientes, que deflagram cascatas de sinalização intracelular de transcrição e tradução gênica[15-17]
- Ativação de células satélites (CS), cuja ação de inserção de novos mionúcleos é mediada por processo inflamatório, hormônios e fatores de crescimento[18-21] (Figura 3.3).

Atualmente, graças às técnicas de biologia molecular apropriadas, demonstrou-se que o exercício é responsável por rápidas mudanças na expressão do RNAm do músculo esquelético. Recentemente, a análise da expressão gênica mostrou que as adaptações transcricionais do músculo às alterações nas cargas de treinamento envolvem uma variedade de genes (Figura 3.4). As mudanças no RNAm frequentemente ocorrem em paralelo para genes na mesma categoria funcional, sendo que essas mudanças enfim podem ser correlacionadas às adaptações estruturais e funcionais decorrentes dos estímulos aplicados.[22] Dentro desse contexto, diversas vias de sinalização envolvendo enzimas quinases citoplasmáticas e fatores de transcrição gênica são reconhecidos como potenciais reguladores-mestre que traduzem o estresse fisiológico em adaptações.[23]

De acordo com o modelo proposto, cada sessão de treino levaria a um incremento dos níveis transcricionais na fase de recuperação, promovendo microadaptações das proteínas codificadas. A repetição desses estímulos por meio do treinamento levaria ao acúmulo de mitocôndrias, em volume e densidade, e o consequente incremento da capacidade oxidativa. Em termos práticos, conclui-se que as adaptações crônicas ao treinamento resultam de um incremento na atividade transcricional e da subsequente magnitude do processo de síntese proteica. Essas adaptações levam a mudanças no nível de estado estável de proteínas específicas e a um novo limiar de funcionalidade do tecido como um todo[4,24], exigindo que os estímulos sejam sempre progressivos em relação à aplicação das cargas de treinamento.

Adaptações neuromusculares ao treinamento de força e potência

A manifestação da força e potência muscular ocorre em padrões de movimentos como *sprints*, chutes, lançamentos, golpes, saltos e mudanças de direção.[25,26] Representam, portanto, capacidades biomotoras determinantes para o desempenho em várias modalidades esportivas. Como visto anteriormente, a produção de força nas pontes cruzadas

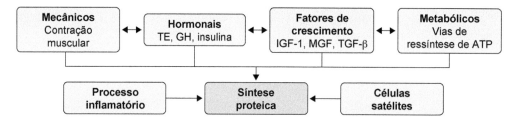

Figura 3.3 Estímulos desencadeantes do processo de sinalização de síntese proteica em resposta aos diferentes meios e métodos de treinamento. TE: testosterona; GH: hormônio do crescimento; IGF-1: fator de crescimento insulina-símile 1; MGF: fator de crescimento mecânico; TGF-β: fator de transformação do crescimento beta.

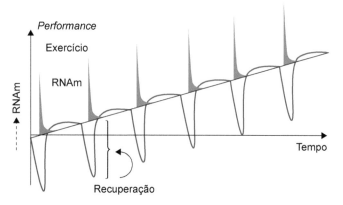

Figura 3.4 Microadaptações da expressão gênica ao treinamento. Evolução dos níveis de RNAm e desempenho após sucessivas sessões de treinamento. Adaptada de Mahoney et al., 2005.[20]

(interação entre as moléculas de miosina e actina) depende da aceleração de uma determinada massa [força = massa (kg) × aceleração (m/s²)]. Dessa forma, a importância da quantidade e qualidade das fibras musculares reside no fato de que cada ponte cruzada constitui um gerador de força independente.[27] No entanto, o número de pontes cruzadas formadas depende das concentrações de Ca²⁺ no sarcoplasma que, por sua vez, depende da propagação de potenciais de ação na placa motora para os túbulos T. Esta é dependente da ativação neural e recrutamento de unidades motoras de tamanhos crescentes. Ou seja, a manifestação diferenciada da força e potência depende de ambos: da interação entre as propriedades contráteis das fibras musculares (tipo I, IIa e IIx) e da eficiência da comunicação advinda dos neurônios motores.

Em indivíduos não treinados, a contribuição para o incremento inicial da força, potência e taxa de desenvolvimento de força em resposta ao treinamento ocorre principalmente em função das adaptações das vias neurais.[27,28] A resposta hipertrófica muscular demanda algumas sessões de treino para se tornar evidente.[29-33] Portanto, havendo aumento no tempo de treinamento, a contribuição das adaptações neurais acaba sendo sobrepujada pelas adaptações musculares. Ou seja, com a continuidade do treinamento, fatores estruturais como a hipertrofia muscular pelo aumento da quantidade de proteínas contráteis acabam se tornando cada vez mais importantes para a geração de força, uma vez que a capacidade de acionamento dessas fibras pelo córtex motor (fator neural) já está bastante desenvolvida e impacta cada vez menos na força (por estar próxima da sua capacidade máxima). Consequentemente, atletas treinados em força e potência, devem ter ajustes mais frequentes relacionados à manipulação das variáveis do treinamento (volume, intensidade, pausas, ações musculares etc.) e/ou adoção de novos métodos (pliometria, levantamentos olímpicos, treinamentos complexos etc.) de treino, para a continuidade das adaptações neurais já alcançadas com o treinamento prévio.[34-38]

Recrutamento de unidades motoras

As unidades motoras (UM; neurônios motores e fibras musculares por eles inervadas) possuem características morfológicas e metabólicas distintas. As UM do tipo I apresentam axônios de calibres menores, potencial de repouso da membrana de -85 mV e frequência de recrutamento de 10 a 20 Hz.[39] Por terem potencial de repouso mais baixo, atingem o limiar de excitabilidade mais facilmente e, portanto, são recrutadas mais prontamente para tarefas como a manutenção do tônus muscular e a execução de esforços de baixa intensidade.[37,38,40] Já as UM do tipo II possuem axônios com diâmetros maiores, ramificações da junção neuromuscular e maior densidade de canais dependentes de acetilcolina na placa motora em comparação com as UM de tipo I.[41] Nas fibras tipo II, o potencial de repouso é de -92,7 mV nas do tipo IIa e -94,6 mV nas do tipo IIx. Isso significa que o sinal proveniente do estímulo do exercício deve vencer uma diferença maior de potencial elétrico para atingir o limiar de excitabilidade. Consequentemente, suas frequências de recrutamento são crescentes quando comparadas às do tipo I, com valores de 40 a 90 Hz para IIa e cerca de 200 Hz para IIx. Dessa forma, as fibras tipo II são recrutadas somente em intensidades mais altas de esforço, que produzem estímulos mais potentes.[42] Essa sequência progressiva no recrutamento (acionamento) das fibras obedece ao chamado "princípio do tamanho", em que as fibras com axônios menores e potenciais de repouso mais baixos (fibras tipo I) são recrutadas primeiro, enquanto as fibras de axônios maiores e potencias de repouso mais altos (fibras tipo II) são recrutadas depois.

O uso da eletromiografia (EMG) de superfície tem possibilitado avanços nos estudos das adaptações neurais ao treino de força. O sinal da EMG é composto pelo somatório dos potenciais de ação oriundos das UM ativas que emanam para a superfície da pele. Incrementos na amplitude do sinal representam o aumento na capacidade de ativação da UM frente à aplicação de treinos de força diversos.[26,27,42] Já o aumento na frequência de disparos representa um incremento na velocidade de condução dos potenciais de ação das UM ativas de maior diâmetro, as UM do tipo II.[36] O desenvolvimento máximo da força impõe a ativação completa dos músculos agonistas envolvidos em determinado movimento. Artigos na literatura têm apontado sistematicamente a capacidade de recrutar as UM de tipos IIa e IIx dos músculos agonistas como uma das principais responsáveis pela produção de força.[43] Outros desafios para a produção de força máxima incluem a ativação de UM recrutadas nos músculos auxiliares nessas tarefas (sinergistas), aliada à inibição dos músculos que antagonizam o trabalho dos agonistas (antagonistas).[29] Esse conjunto de respostas contribui para a maior capacidade de gerar força.

Hipertrofia muscular

A hipertrofia muscular esquelética humana é definida como uma adaptação morfológica caracterizada por um aumento na área de corte transversal das fibras em decorrência do balanço positivo na razão síntese/degradação proteica.[1,3,44] O processo é modulado por sinais extracelulares que interagem com receptores na superfície da célula, ativando vias de sinalização que alteram a expressão gênica remodelando a fibra muscular.[22] O mecanismo como um todo é viabilizado pelo aumento da inserção de núcleos (chamados, no músculo, de mionúcleos) na célula, favorecendo a transcrição gênica. Portanto, a longo prazo, para que o processo hipertrófico ocorra, é necessário um incremento no número de núcleos e no volume citoplasmático, como ilustra a Figura 3.5.[23]

Nesse contexto plástico-adaptativo, a literatura aponta vários estímulos como responsáveis pela resposta hipertrófica induzida pela atividade física. Dentre esses estímulos, destacam-se os mecânicos, promovidos pela contração muscular em si[8,11]; a alteração no estado energético celular, em função de determinado tempo de estímulo das vias metabólicas de ressíntese de ATP[12-14]; ações e interações entre hormônios, fatores de crescimento e determinados nutrientes, que deflagram cascatas de sinalização intracelulares de transcrição gênica[15-17]; e a ativação de

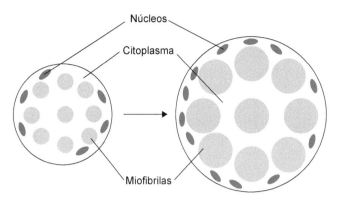

Figura 3.5 Aumento da área de corte transversal de uma fibra muscular em decorrência de incrementos no número de núcleos e no volume citoplasmático.

CS, que atuam inserindo novos mionúcleos.[6,7,18,19] Apesar dos inúmeros estudos e relatos na literatura, a hipertrofia muscular esquelética humana continua sendo considerada uma das adaptações mais notáveis e estudadas nos ramos da bioquímica, fisiologia, e treinamento esportivo. Entretanto, as vias de sinalização para a síntese proteica ainda estão em constante investigação.

Memória muscular e domínio mionuclear

A partir do entendimento do processo exposto, surgiu a proposta do conceito de memória muscular. Você já deve ter ouvido a expressão "é como andar de bicicleta, a gente nunca esquece", mas alguma vez se perguntou como ocorre o processo de memorização? A memória consiste no processo de codificação, armazenamento e recuperação da informação. Apesar de remeter a um processo cognitivo, o organismo humano utiliza este procedimento em muitas outras situações. Por exemplo, sabe-se que o sistema imune "memoriza" o contato com um antígeno, de tal modo que, em um segundo encontro, a resposta imune será mais forte e mais rápida. Mas os músculos são capazes de memorizar o exercício? A famosa "memória muscular" realmente existe? O termo "memória muscular" é utilizado para definir a capacidade do organismo de recuperar a massa muscular previamente obtida por meio do treinamento resistido (musculação). Em outras palavras, refere-se à facilidade do músculo de hipertrofiar após um período sem treinamento (p. ex., alguém que volta a fazer musculação após uma cirurgia no joelho e percebe que o aumento de força e volume do músculo está ocorrendo de forma mais rápida do que antes da operação). Assim, o exemplo da bicicleta não seria exatamente um caso de memória muscular, mas uma forma de aprendizado motor que ocorre no sistema nervoso central.

Uma revisão sobre o tema[45] explica que durante a fase de hipertrofia, os músculos produzem novos mionúcleos que são os maiores responsáveis pela síntese proteica (leia-se músculo). Esses mionúcleos são recrutados a partir de células tronco presentes na lâmina basal da fibra muscular (que são denominadas células satélites por estarem localizadas à margem da célula). Acredita-se que cada mionúcleo seja responsável por determinada área no músculo, assim o potencial hipertrófico de um músculo dependeria do número de núcleos que esta fibra possui. Isso é chamado de "domínio mionuclear". O autor da revisão, professor Kristian Gundersen, descreve a memória celular no músculo esquelético como se a hipertrofia fosse "lembrada" de tal forma que uma fibra anteriormente hipertrofiada, mas que sofreu atrofia, poderia hipertrofiar novamente, de forma mais rápida do que as fibras nunca treinadas. Ou seja, durante a fase de destreino, os músculos sofreriam atrofia, no entanto sem diminuição da quantidade de mionúcleos. Dessa forma, ao voltarem a ser estimulados pelo treino resistido, os músculos já teriam todo o aparato (núcleos) necessário para uma síntese proteica imediata, o que aceleraria o processo hipertrófico.

Assim, os mionúcleos representam uma "memória funcional" do treinamento resistido prévio. Essa memória pode ser de longo prazo, em seres humanos, já que os mionúcleos continuam estáveis por pelo menos 15 anos, podendo até de tornarem permanentes. Assim, indivíduos jovens submetidos ao treino resistido poderiam, em teoria, usufruir dos mionúcleos existentes em seus músculos (e assim, terem maior facilidade para alcançar a hipertrofia muscular) quando envelhecessem, caso voltassem a se exercitar, mesmo se não se exercitassem por muitos anos. Esta informação é de extrema importância para a saúde pública, podendo auxiliar na manutenção ou ganho de massa magra do indivíduo idoso. A Figura 3.6 apresenta o modelo proposto para hipertrofia e atrofia muscular em resposta ao treinamento resistido e ao destreino.

Por outro lado, este conhecimento lança luz a uma discussão muito antiga na área esportiva, o *doping*. Um dos fatores determinantes para o aumento do número de mionúcleos e o processo de hipertrofia é a sinalização hormonal. Nesse contexto, um atleta submetido ao tratamento com testosterona e seus derivados, com o objetivo de alcançar melhor desempenho esportivo, apresentará aumento no número de mionúcleos e, portanto, um potencial hipertrófico jamais atingido por um atleta que nunca se submeteu ao mesmo tratamento. É preciso lembrar que, como a presença desses novos mionúcleos parece ser permanente, este atleta sempre terá vantagem fisiológica em relação aos atletas não dopados. Desse modo, mesmo com os 2 anos de afastamento das competições como punição por ter sido pego no teste *antidoping*, esse atleta ainda estará em vantagem quando voltar a competir. Portanto, a punição mais justa para atletas pegos no teste *antidoping* (se comprovado de forma irrefutável) seria o banimento do esporte. A Figura 3.7 apresenta um esquema de como essa situação propiciaria uma vantagem permanente ao indivíduo submetido ao tratamento hormonal, em comparação ao indivíduo não submetido.

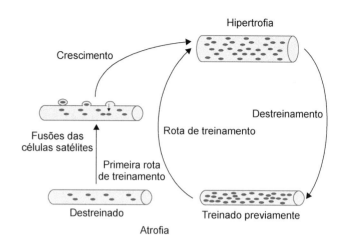

Figura 3.6 Para fibras destreinadas, previamente à hipertrofia, os mionúcleos são recrutados a partir de células satélites, reduzindo temporariamente o volume do domínio mionuclear, levando a uma fibra grande e com muitos mionúcleos. Após a atrofia subsequente, os mionúcleos são mantidos, deixando a fibra pequena (atrofiada), mas com alta densidade mionuclear e domínios mionucleares pequenos. Tais fibras podem hipertrofiar novamente, sem a necessidade de recrutar novos núcleos, e essa rota de retreinamento parece ser mais rápida do que a primeira via de treinamento. O número permanentemente maior de mionúcleos representa a memória muscular. Adaptada de Gundersen, 2016.[45]

Vias de sinalização de síntese proteica

Para que ocorra a reorganização da célula muscular, é necessário que a taxa de síntese proteica supere a taxa de degradação.[13] Assim, seria esperado que o exercício ativasse as vias de transdução de sinais para gerar um aumento na síntese de proteínas contráteis e, ao mesmo tempo, inibisse as vias intracelulares que sinalizam atrofia muscular (degradação proteica). A respectiva ativação e inibição destas vias, aliadas a uma alimentação adequada, produzem um balanço nitrogenado positivo que é necessário para haver anabolismo.[46] As principais vias envolvidas nesses processos são as cascatas desencadeadas pela insulina e fatores de crescimento, como o fator de crescimento insulina-símile 1 (IGF-1).

O IGF-1 é um polipeptídio com massa molecular igual a 7,47 kDa, formado por aproximadamente 67 a 70 aminoácidos em uma sequência bem parecida com a da pró-insulina. Os efeitos do IGF-1 sobre o crescimento muscular são bastante semelhantes ao da insulina. Esse fator é secretado pelo fígado em resposta à ação estimulante do hormônio do crescimento (GH) sobre o DNA das células hepáticas.[47] Diversos estudos já observaram que o treinamento de força leva ao aumento na quantidade de receptores para IGF-1, bem como a uma maior liberação desse

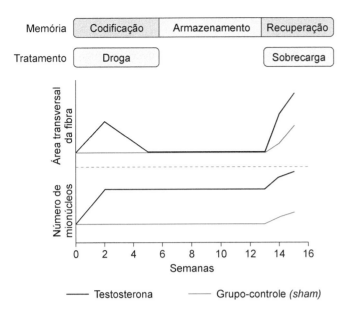

Figura 3.7 Representação esquemática de experimento em ratos, demonstrando a codificação, o armazenamento e a recuperação de memória muscular. A codificação ocorreu durante uma breve exposição dos animais à testosterona, o que levou ao aumento no tamanho da fibra e no número de mionúcleos. Quando o medicamento foi removido, o tamanho da fibra reverteu para os níveis menores dos animais do grupo controle (sham), mas o número elevado de mionúcleos persistiu (armazenamento). Quando tanto o grupo tratado com testosterona como o grupo controle foram submetidos ao treinamento resistido, decorridos 3 meses, os animais que receberam testosterona apresentaram uma hipertrofia muscular maior e mais rapidamente que a observada no grupo controle.

hormônio pela musculatura, que atua de forma parácrina e autócrina.[48,49] A ligação do IGF-1 ao seu receptor ativa a proteína fosfoinositol 3 quinase (PI3K) que, por sua vez, leva à ativação da proteína quinase B (PKB) ou proteína quinase (AKT). Uma vez ativa, a PKB é capaz de fosforilar as enzimas glicogênio sintase quinase 3β (GSK3β), FOXO (do inglês, *forkhead transcription factor*) e tuberina (TSC2), inativando-as.[50] A inativação da GSK3β leva a um aumento no processo de tradução de diversas proteínas, devido ao aumento na atividade do fator de iniciação eucariótico 2 eIF2 (do inglês, *eucaryotic initiation factor 2*), envolvido na ligação do RNA transportador (RNAt) à subunidade 40S do ribossomo.[51] Já a fosforilação da proteína FOXO promove sua saída do núcleo da célula, impedindo a ativação de fatores de transcrição que sinalizam a síntese de proteínas envolvidas na atrofia muscular, como os proteassomos.[52]

A atrofia está relacionada a uma alta taxa de degradação das proteínas contráteis da célula muscular. Os proteassomos são macromoléculas envolvidas na degradação de proteínas, incluindo as proteínas contráteis actina e miosina, representando o principal mecanismo de degradação proteica em organismos eucariotos. Para serem degradadas via proteassomos, as proteínas sofrem ubiquitinação, que é uma reação catalisada por uma família de enzimas chamadas ubiquitina ligases. No caso da musculatura, as enzimas MAFBx e MuRF já foram identificadas como as principais sinalizadoras da degradação das proteínas musculares.[53] A fosforilação da TSC2 impede que ela iniba outra enzima citosólica denominada mTOR (do inglês, *mammalian target of rapamicin*). A mTOR é uma enzima com atividade de quinase, cuja massa molecular aproximada é 290 kD, que representa sensibilidade à rapamicina. Esta enzima está envolvida na sensibilidade do estado nutricional das células e na coordenação desse estado com o processo de síntese proteica. Seu principal papel é integrar estímulos ambientais (biodisponibilidade de nutrientes e treinamento) de forma a controlar o crescimento celular.[54] É formada por dois diferentes complexos multiproteicos: mTOR complexo 1 (mTORC1) e mTOR complexo 2 (mTORC2), cada um exibindo diferentes funções celulares.[52] O complexo mTORC1 consiste em uma proteína chamada *raptor* (proteína regulatória mTOR-associada). Esse complexo é sensível ao composto chamado rapamicina e regula o desenvolvimento da massa muscular, controlando a fosforilação de duas proteínas-chave no controle da síntese proteica: 4E-BP1 e p70^{S6K}.

A fosforilação da p70^{S6K} e sua consequente ativação leva à hiperfosforilação da proteína ribossômica S6, que está associada ao aumento da tradução de RNAm de proteínas ribossômicas e fatores de alongamento, favorecendo o processo de síntese proteica. A fosforilação da 4E-BP1 faz com que esta proteína se desligue do fator de iniciação eIF4B, permitindo o início da tradução.[55] Diversos estudos mostram que inibições específicas da mTOR com rapamicina levam a um bloqueio de até 95% na hipertrofia muscular, reforçando ainda mais que a enzima e seus alvos de fosforilação (p70^{S6K} e o 4E-BP1) são reguladores cruciais da síntese de proteínas.[22,56-58] Juntamente com o IGF-1, um dos mais poderosos sinalizadores anabólicos, a própria insulina é liberada em resposta à ingestão de alimento pós-atividade física (principalmente carboidratos), cuja ação também se dá por meio da modulação da sinalização de mTOR. Uma vez ligada ao seu receptor, a insulina ativa uma atividade quinase intrínseca desse receptor, promovendo sua autofosforilação e, como consequência, a fosforilação de diversas outras enzimas, entre as quais os membros da família de receptores de substrato da insulina (IRS). A fosforilação dessas proteínas, por sua vez, ativa fatores de transcrição relacionados à síntese de diversas proteínas, tanto estruturais quanto metabólicas. A Figura 3.8 esquematiza as vias envolvidas na resposta adaptativa ao treino resistido e suas possíveis interações.

Células satélites musculares

Outro processo importante para que a hipertrofia ocorra é a ativação de CS. As CS musculares foram inicialmente identificadas em fibras musculares de rã e descritas em 1961, por Mauro.[60] Foram assim denominadas devido à sua localização anatômica na periferia das fibras, caracterizando-se como células indiferenciadas, mononucleadas, cuja membrana basal está em continuidade com a membrana basal da fibra muscular. Fazem parte de uma população de células com grande atividade mitogênica e contribuem para o crescimento muscular pós-natal, reparo de fibras musculares danificadas, e manutenção da integridade do músculo esquelético adulto.

Enquanto o tecido muscular esquelético mantém-se livre de agressões, as CS permanecem em estado de quiescência ou repouso. Quando o músculo sofre danos como aqueles produzidos pelo treinamento de força, as CS são ativadas e entram em proliferação. Nesse estado, também são denominadas células progenitoras miogênicas ou mioblastos adultos; após diversas sessões de proliferação, a maioria das CS (já diferenciadas) se fundem e formam uma nova fibra ou auxiliam o reparo de uma fibra que esteja danificada. Assim, o princípio do mecanismo de regeneração e hipertrofia muscular promovido pelas CS baseia-se na inserção de novos mionúcleos que favorecem a transcrição gênica e, consequentemente, a síntese de proteínas, levando ao aumento do tamanho da célula acompanhado de um aumento proporcional dos mionúcleos.[61] Na literatura, a relação obtida entre o volume citoplasmático e a quantidade de núcleos da fibra é denominada domínio mionuclear.[62] O domínio mionuclear pode chegar a aproximadamente 2.000 μm². Além dessa área, a fibra muscular não conseguiria desencadear um processo hipertrófico maior, a menos que fossem adicionados mais núcleos, tornando a ação das CS indispensável nesse processo.[61,63]

Estudos envolvendo seres humanos indicam que o conteúdo de CS, expresso em porcentagem do total de núcleos por fibra muscular, varia entre indivíduos com diferentes idades e níveis de atividade física.[61,64] Em um estudo, a população de CS foi avaliada no músculo tibial anterior de 58 indivíduos (jovens e idosos praticantes de atividades físicas). Os idosos apresentaram cerca de 40% menos CS do que os jovens, levando a concluir que ocorre redução no número dessas células com o envelhecimento. Kadi et al.[19] também analisaram a resposta das CS ao treinamento. Para isso, submeteram 14 homens jovens a 38 sessões de treinamento (4 a 5 séries, 6 a 12 repetições máximas), realizadas 3 vezes por semana, com exercícios de agachamento, *leg press*, mesa extensora e mesa flexora. Como resultado, foram observados aumentos de 19 e 31% no número de CS após 30 e 90 dias de treinamento, respectivamente, acompanhados por aumentos de 6 e 17% na área de corte transversal das fibras. Além disso, o estudo observou também um decréscimo do número de CS frente ao subsequente período de destreinamento, consolidando ainda mais a participação dessas células no processo hipertrófico.

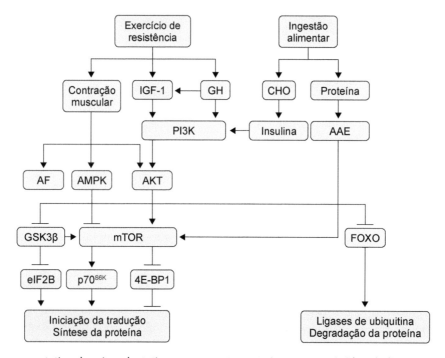

Figura 3.8 Esquema representativo das vias adaptativas em resposta ao treinamento resistido e à dieta. AAE: aminoácidos essenciais; AMPK: proteína quinase ativada por AMP; AF: ácido fosfatídico; CHO: carboidrato; eIF2B: fator de iniciação eucariótico 2B; GSK3β: enzimas glicogênio sintase quinase 3β; PI3K: proteína fosfoinositol 3 quinase. Adaptada de Spiering *et al.*, 2008.[59]

Adaptações ao treinamento de *endurance* (resistência)

A principal adaptação na musculatura proporcionada pelo treinamento de *endurance* é a melhora na capacidade oxidativa. Essa adaptação resulta do aumento no número de mitocôndrias, enzimas relacionadas à oxidação dos substratos energéticos, e taxa de utilização de ácidos graxos.[65] Dessa forma, a melhora no desempenho induzida pelo treinamento de *endurance* é consequência do aumento no consumo máximo de oxigênio (potência aeróbia), das velocidades dos limiares metabólicos (limiar ventilatório e ponto de compensação respiratória) e da economia de movimento.[11,66] Para alcançar esse objetivo, o treino deve utilizar meios e métodos focados em distúrbios metabólicos – causados por determinado tempo de estímulo das vias de ressíntese de ATP – e treinamentos de força e potência que enfatizem uma melhora na eficiência do ciclo alongamento-encurtamento e na taxa de desenvolvimento de força. As alterações nas atividades enzimáticas, na quantidade e volume de mitocôndrias, nos capilares, no conteúdo de mioglobina e proteínas tamponantes (que auxiliam na manutenção do pH intramuscular) são adaptações observadas em inúmeros estudos que utilizaram o treinamento de *endurance* como estímulo interveniente.[67] A Figura 3.9 ilustra os fatores limitantes do desempenho em modalidades de *endurance*.

Assim como no treinamento de força e potência, essas adaptações são consolidadas frente a processos de sinalização de síntese proteica. Para tanto, torna-se necessária a ativação de enzimas-chave como a proteína quinase ativada por AMP (AMPK).[67] A AMPK é uma enzima cuja ativação ocorre durante o exercício, em resposta às mudanças do estado energético celular (aumento das concentrações de ADP, AMP, Ca^{2+} e queda nas reservas de glicogênio). Uma das principais funções da AMPK parece estar relacionada à manutenção da homeostase energética[11], uma vez que sua atividade é modulada principalmente por mudanças nos níveis de fosfatos energéticos e pelo decréscimo da carga energética na célula muscular. Tais flutuações na regulação metabólica durante o exercício também podem modificar a expressão gênica e a utilização de substratos via sinalizações promovidas pela AMPK.[8] A ativação de AMPK também é incisiva no processo conhecido como biogênese mitocondrial – cuja função é iniciar a sinalização de novas mitocôndrias – por meio de uma cascata de reações ligadas ao DNA nuclear e mitocondrial, induzidas pela ativação do fator de transcrição gênica PGC-1 alfa.[68]

Essas vias justificam o uso de algumas estratégias nutricionais para potencializar o desempenho esportivo. Todo atleta de *endurance* sabe que para melhorar o desempenho em uma prova é necessário que os estoques de substrato energético estejam repletos, o que é conseguido com a inclusão de uma quantidade adequada de carboidratos na dieta. Entretanto, essa regra pode ser alterada durante o período de preparação para a competição (treinamentos). Quanto mais a ciência avança na compreensão de como o organismo responde ao treinamento, mais fica claro que o treinamento com estoques energéticos depletados por vezes pode potencializar a adaptação ao treino. Em uma excelente revisão publicada pela Sports Medicine[69], Baar discute a importância da ativação da PGC-1 alfa (proteína responsável pelo aumento da síntese de mitocôndrias e vasos sanguíneos) no treinamento de *endurance*. Assim, se a chave para melhorar o desempenho de *endurance* é ativar repetidamente a via da PGC-1 alfa, como maximizar a ativação dessa via? Dentre as várias formas de estimulação das vias moleculares que ativam essa proteína, a depleção do glicogênio (estoque de glicose do músculo e fígado) exerce um papel importante, atuando como regulador da adaptação ao exercício de *endurance*. Além disso, a restrição calórica também estimula a PGC-1 alfa (via ativação de uma proteína chamada SIRT1, ou sirtuína). Dessa forma, a manipulação dietética (ou a periodização da nutrição) pode ser utilizada para melhorar o desempenho. Segundo o autor, atletas de *endurance* devem ser encorajados a limitar a ingestão calórica antes de algumas sessões de treino. Essa restrição poderia se dar na forma de um treino após um jejum noturno, como fazem muitos corredores africanos (treino em jejum pela manhã e outro, mais intenso, à tarde, com consumo adequado de carboidrato). É importante ressaltar que essa estratégia nutricional tem o objetivo de maximizar a adaptação ao treino de *endurance* (biogênese mitocondrial) e não de favorecer o emagrecimento. A Figura 3.10 apresenta as vias pelas quais a proteína PGC-1 alfa e a biogênese mitocondrial podem ser estimuladas.

Durante o exercício, por meio da inibição da atividade da acetil-CoA carboxilase-β e possível estimulação da atividade de malonil-CoA descarboxilase, a AMPK promove aumento da oxidação de ácidos graxos. Tais efeitos combinados diminuem os níveis de malonil-CoA no músculo, removendo a inibição do complexo carnitina-palmitil transferase-1 (CPT-1) e facilitando a entrada de ácidos graxos na mitocôndria.[68]

Além das adaptações musculares, adaptações cardiovasculares e pulmonares também podem ser quantificadas frente ao treinamento de *endurance*. A Figura 3.11

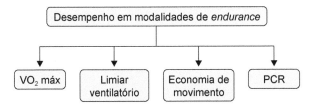

Figura 3.9 Fatores limitantes do desempenho em modalidades de *endurance*. PCR: ponto de compensação respiratório.

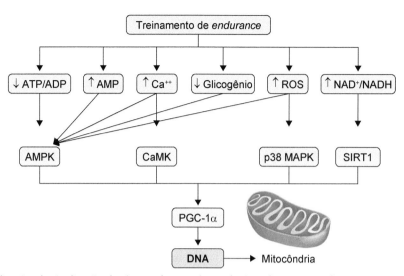

Figura 3.10 Resumo das vias de sinalização de síntese de proteínas relacionadas com as adaptações ao treinamento de *endurance*.

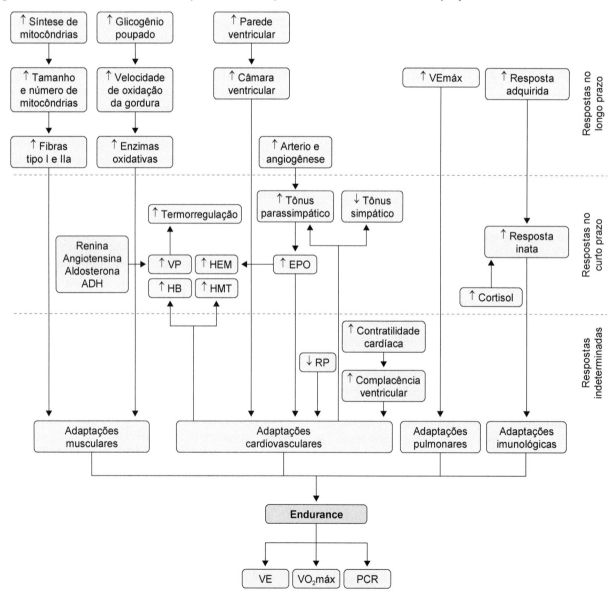

Figura 3.11 Adaptações musculares, cardiovasculares e pulmonares ao treinamento de *endurance* que levam ao incremento da potência e capacidade aeróbia. EPO: hormônio glicoproteico eritropoetina; HB: hemoglobina; HEM: hemoconcentração; HMT: hematócrito; PCR: ponto de compensação respiratório; RP: resistência periférica; VE: ventrículo esquerdo; VEmáx: ventilação voluntária máxima de exercício; VP: volume plasmático. Adaptada de Midley *et al.* 2006.[66]

a seguir ilustra as adaptações cardiovasculares, musculares e pulmonares frente ao treinamento de *endurance*.

Como visto anteriormente, é possível incrementar o número e o tamanho das mitocôndrias e capilares, a quantidade de mioglobina e a atividade das enzimas oxidativas. Por outro lado, as adaptações cardiovasculares podem ocorrer no sentido do aumento da complacência ventricular, na hipertrofia do ventrículo esquerdo, no aumento do número de hemácias e de hemoglobina, do volume plasmático e da contratilidade do miocárdio. As adaptações pulmonares ocorrem no sentido do incremento da ventilação, levando a um aumento da captação de oxigênio.

Referências bibliográficas

1. Bassel-Duby R, Olson EN. Signaling pathways in skeletal muscle remodeling. Annu Rev Biochem. 2006;75:19-37.
2. Campos GE, Luecke TJ, Wendeln HK *et al.* Muscular adaptations in response to three different resistance-training regimens: specificity of repetition maximum training zones. Eur J Appl Physiol. 2002;88: 50-60.
3. Charge SB, Rudnicki MA. Cellular and molecular regulation of muscle regeneration. Physiol Rev. 2004;84:209-38.
4. Fluck M. [Molecular mechanisms in muscle adaptation]. Ther Umsch. 2003;60:371-81.
5. Fluck M, Hoppeler H. Molecular basis of skeletal muscle plasticity–from gene to form and function. Rev Physiol Biochem Pharmacol. 2003;146:159-216.
6. Kumar V, Atherton P, Smith K *et al.* Human muscle protein synthesis and breakdown during and after exercise. J Appl Physiol. 209;106:2026-39.
7. Jones SW, Hill RJ, Krasney PA *et al.* Disuse atrophy and exercise rehabilitation in humans profoundly affects the expression of genes associated with the regulation of skeletal muscle mass. Faseb J. 2004;18:1025-7.
8. Fluck M. Functional, structural and molecular plasticity of mammalian skeletal muscle in response to exercise stimuli. J Exp Biol. 2006;209:2239-48.
9. Hornberger TA, Chu WK, Mak YW *et al.* The role of phospholipase D and phosphatidic acid in the mechanical activation of mTOR signaling in skeletal muscle. Proc Natl Acad Sci USA. 2006;103:4741-6.
10. Hornberger TA, Sukhija KB, Chien S. Regulation of mTOR by mechanically induced signaling events in skeletal muscle. Cell Cycle. 2006;5:1391-6.

11. Hawley JA. Adaptations of skeletal muscle to prolonged, intense endurance training. Clin Exp Pharmacol Physiol. 2002;29:218-2.
12. Fluck M, Dapp C, Schmutz S *et al.* Transcriptional profiling of tissue plasticity: role of shifts in gene expression and technical limitations. J Appl Physiol. 2005;99:397-413.
13. Kraemer WJ, Ratamess NA. Hormonal responses and adaptations to resistance exercise and training. Sports Med. 2005;35:339-61.
14. Goldspink G, Yang SY. The splicing of the IGF-I gene to yield different muscle growth factors. Adv Genet. 2004;52:23-49.
15. Spriet LL, Gibala MJ. Nutritional strategies to influence adaptations to training. J Sports Sci. 2004;22:127-41.
16. Hill M, Wernig A, Goldspink G. Muscle satellite (stem) cell activation during local tissue injury and repair. J Anat. 2003;203:89-99.
17. Zammit PS, Golding JP, Nagata Y *et al.* Muscle satellite cells adopt divergent fates: a mechanism for self-renewal? J Cell Biol. 2004;166:347-57.
18. Hawke TJ. Muscle stem cells and exercise training. Exerc Sport Sci Rev. 2005;33:63-8.
19. Kadi F, Charifi N, Denis C *et al.* The behaviour of satellite cells in response to exercise: what have we learned from human studies? Pflugers Arch. 2005;451:319-27.
20. Mahoney DJ, Parise G, Melov S *et al.* Analysis of global mRNA expression in human skeletal muscle during recovery from endurance exercise. FASEB J. 2005;19(11):1498-500.
21. Booth FW, Baldwin KM. Exercise: regulation and integration of multiple systems. In: Rowell LB, Shephard JT, eds. Muscle plasticity: energy demand and supply processes. Handbook of physiology. New York: Oxford University; 1996. pp. 1075-123.
22. Tidball JG. Mechanical signal transduction in skeletal muscle growth and adaptation. J Appl Physiol. 2005;98:1900-8.
23. Goldspink G. Mechanical signals, IGF-I gene splicing, and muscle adaptation. Physiology. 2005;20: 232-8.
24. Booth FW, Tseng BS, Fluck M *et al.* Molecular and cellular adaptation of muscle in response to physical training. Acta Physiol Scand. 1998;162:343-50.
25. Finer JT, Simmons RM, Spudich JA. Single myosin molecule mechanics: piconewton forces and nanometre steps. Nature. 1994;368:113-9.
26. Sale DG. Neural adaptation to resistance training. Med Sci Sports Exerc. 1988;20:S135-45.

27. Sale DG. Neural adaptation to strength training. Strength and power in sport. Oxford: Blackwell Science; 2008. p. 281-314.

28. Moritani T, Devries HA. Neural factors versus hypertrophy in the time course of muscle strength gain. Am J Phys Med. 1979;58:115-30.

29. Carroll TJ, Riek S, Carson RG. Neural adaptations to resistance training: implications for movement control. Sports Med. 2001;31:829-40.

30. Gabriel DA, Kamen G, Frost G. Neural adaptations to resistive exercise: mechanisms and recommendations for training practices. Sports Med. 2006;36:133-49.

31. Ross A, Leveritt M, Riek S. Neural influences on sprint running: training adaptations and acute responses. Sports Med. 2001;31:409-25.

32. Folland JP, Williams AG. The adaptations to strength training: morphological and neurological contributions to increased strength. Sports Med. 2007;37: 145-68.

33. Cormie P, Mcguigan MR, Newton RU. Developing maximal neuromuscular power: part 1 - biological basis of maximal power production. Sports Med. 2011;41:17-38.

34. Aagaard P, Simonsen EB, Andersen JL et al. Increased rate of force development and neural drive of human skeletal muscle following resistance training. J Appl Physiol. 2002;93:1318-26.

35. Ahtiainen JP, Hakkinen K. Strength athletes are capable to produce greater muscle activation and neural fatigue during high-intensity resistance exercise than nonathletes. J Strength Cond Res. 2009;23(4): 1129-34.

36. Aagaard P. Training-induced changes in neural function. Exerc Sport Sci Rev. 2003;31:61-7.

37. Ide BN, Ramari C, Muramatsu LV et al. Eletromiografia de superfície. Aplicações na fisiologia do exercício. Acta Brasileira do Movimento Humano. 2012;2: 60-78.

38. Henneman E, Somjen G, Carpenter DO. Excitability and inhibitability of motoneurons of different sizes. J Neurophysiol. 1965;28:599-620.

39. Henneman E, Clamann HP, Gillies JD et al. Rank order of motoneurons within a pool: law of combination. J Neurophysiol. 1974;37:1338-49.

40. Bottinelli R, Reggiani C. Human skeletal muscle fibres: molecular and functional diversity. Prog Biophys Mol Biol. 2000;73:195-262.

41. Hakkinen K, Komi PV. Electromyographic changes during strength training and detraining. Med Sci Sports Exerc. 1983;15:455-60.

42. Hakkinen K, Komi PV, Alen M et al. EMG, muscle fibre and force production characteristics during a 1 year training period in elite weight-lifters. Eur J Appl Physiol Occup Physiol. 1987;56:419-27.

43. Semmler JG. Motor unit synchronization and neuromuscular performance. Exerc Sport Sci Rev. 2002; 30:8-14.

44. Paul AC, Rosenthal N. Different modes of hypertrophy in skeletal muscle fibers. J Cell Biol. 2002;156:751-60.

45. Gundersen K. Muscle memory and a new cellular model for muscle atrophy and hypertrophy. J Exp Biol. 2016;219:235-42.

46. Kim JS, Cross JM, Bamman MM. Impact of resistance loading on myostatin expression and cell cycle regulation in young and older men and women. Am J Physiol. 2005;288:E1110-9.

47. Adams GR, Cheng DC, Haddad F et al. Skeletal muscle hypertrophy in response to isometric, lengthening, and shortening training bouts of equivalent duration. J Appl Physiol. 2004;96:1613-8.

48. Philippou A, Halapas A, Maridaki M et al. Type I insulin-like growth factor receptor signaling in skeletal muscle regeneration and hypertrophy. J Musc Neur Interact. 2007;7:208-18.

49. Welsh GI, Miller CM, Loughlin AJ et al. Regulation of eukaryotic initiation factor eIF2B: glycogen synthase kinase-3 phosphorylates a conserved serine which undergoes dephosphorylation in response to insulin. FEBS Letters. 1998;421:125-30.

50. Sandri M, Sandri C, Gilbert A et al. Foxo transcription factors induce the atrophy-related ubiquitin ligase atrogin-1 and cause skeletal muscle atrophy. Cell. 2004;117:399-412.

51. Gomes MD, Lecker SH, Jagoe RT et al. Atrogin-1, a muscle-specific F-box protein highly expressed during muscle atrophy. Proc Natl Acad Sci USA. 2001;98:14440-5.

52. Deldicque L, Theisen D, Francaux M. Regulation of mTOR by amino acids and resistance exercise in skeletal muscle. Eur J Appl Physiol. 2005;94:1-10.

53. Rennie MJ, Wackerhage H, Spangenburg EE et al. Control of the size of the human muscle mass. Annu RevPhysiol. 2004;66:799-828.

54. Bodine SC. mTOR signaling and the molecular adaptation to resistance exercise. Med Sci Sports Exerc. 2006;38:1950-7.

55. Rommel C, Bodine SC, Clarke BA et al. Mediation of IGF-1-induced skeletal myotube hypertrophy by PI(3)K/Akt/mTOR and PI(3)K/Akt/GSK3 pathways. Nat Cell Biol. 2001;3:1009-13.

56. Glass DJ. Molecular mechanisms modulating muscle mass. Trends Mol Med. 2003;9:344-50.

57. Horneberger TA, Sukhija KB, Wang XR *et al.* mTOR is the rapamycin-sensitive kinase that confers mechanically-induced phosphorylation of the hydrophobic motif site Thr(389) in p70(S6 k). FEBS Letters. 2007;581:4562-6.

58. Hornberger TA, Stuppard R, Conley KE *et al.* Mechanical stimuli regulate rapamycin-sensitive signalling by a phosphoinositide 3-kinase-, protein kinase B- and growth factor-independent mechanism. Biochem J. 2004;380:795-804.

59. Spiering BA, Kraemer WJ, Anderson JM *et al.* Resistance exercise biology: manipulation of resistance exercise programme variables determines the responses of cellular and molecular signalling pathways. Sports Med. 2008;38:527-40.

60. Hawke TJ, Garry DJ. Myogenic satellite cells: physiology to molecular biology. J Appl Physiol. 2001;91: 534-51.

61. Kadi F, Schjerling P, Andersen LL *et al.* The effects of heavy resistance training and detraining on satellite cells in human skeletal muscles. J Physiol. 2004;558:1005-12.

62. Petrella JK, Kim J, Cross JM *et al.* Efficacy of myonu-clear addition may explain differential myofiber growth among resistance-trained young and older men and women. Am J Physiol Endocrinol Metab. 2006;291:E937.

63. Kadi F, Charifi N, Denis C *et al.* Satellite cells and myonuclei in young and elderly women and men. Muscle Nerve. 2004;29:120-7.

64. Kadi F, Eriksson A, Holmner S *et al.* Cellular adaptation of the trapezius muscle in strength-trained athletes. Histochem Cell Biol. 1999;111:189-95.

65. Larsen HB. Kenyan dominance in distance running. Comp Biochem Physiol A Mol Integr Physiol. 2003;136:161-70.

66. Midgley AW, McNaughton LR, Wilkinson M. Is there an optimal training intensity for enhancing the maximal oxygen uptake of distance runners? Empirical research findings, current opinions, physiological rationale and practical recommendations. Sports Medicine. 2006;36:117.

67. Nader GA. Concurrent strength and endurance training: from molecules to man. Med Sci Sports Exerc. 2006;38(11):1965-70.

68. Aschenbach WG, Sakamoto K, Goodyear LJ. 5' adenosine monophosphate-activated protein kinase, metabolism and exercise. Sports Med. 2004;34:91-103.

69. Baar K. Nutrition and the adaptation to endurance training. Sports Med. 2014;44(1):S5-12.

capítulo

4

Considerações Básicas para o Treinamento Esportivo

Bernardo N. Ide, Fernando Oliveira Catanho da Silva e Gustavo Barbosa dos Santos

Capacidades físicas

Resistência (*endurance*)

Para entender sobre a resistência, deve-se primeiramente discutir o conceito de fadiga. Na literatura, o declínio progressivo do desempenho neuromuscular durante e/ou após o exercício é denominado fadiga.[1-4] Trata-se de um fenômeno multifatorial, reversível após um período de recuperação, e cuja magnitude depende da carga de treinamento aplicada.[5-7]

A fadiga não é uma variável física, por isso é avaliada por meio de variáveis físicas mensuráveis como força, potência, velocidade angular, ou ainda outras variáveis associadas ao funcionamento das unidades motoras, como taxa de disparos, velocidade de condução dos potenciais de ação, sincronização das unidades motoras e outros parâmetros de eletromiografia, como amplitude e frequência dos sinais.[6] Dessa forma, a quantificação da fadiga frequentemente é associada a eventos como incapacidade de realizar uma tarefa, de sustentar um esforço ou de alcançar o nível de força inicial após determinado estímulo.[1,8,9] A Figura 4.1 ilustra a instalação de um processo de fadiga que foi monitorado pela queda na produção de potência ao longo de 15 *sprints* de 5 s em uma bicicleta estacionária.

Com os conceitos anteriormente abordados, compreende-se melhor a definição mais apropriada de resistência relatada na literatura: "a capacidade psicofísica de suportar a fadiga".[10] Esta definição remete à interpretação de que a fadiga seria um processo cuja manifestação já ocorre durante o exercício, de modo que o indivíduo mais resistente seria aquele que conseguisse suportar a fadiga por mais tempo, postergando assim a exaustão. Frequentemente, na literatura, há também uma divisão didática da resistência em aeróbica e anaeróbica. Todavia, aeróbico e anaeróbico não são capacidades físicas, mas sistemas de fornecimento energético presentes nas células. A conotação mais coerente seria somente treinamento de resistência, cujo predomínio metabólico (aeróbico e anaeróbico) dependerá da intensidade com que o treino será realizado.

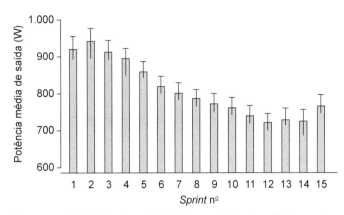

Figura 4.1 Produção de potência durante 15 *sprints* de 5 s em intensidade máxima, feitos em bicicleta ergométrica, com intervalos de 50 s. Adaptada de Glaister, 2008.[10]

Força e potência

A força e potência musculares se manifestam em padrões de movimentos como *sprints*, chutes, lançamentos, golpes, saltos e mudanças rápidas de direção.[11,12] Representam capacidades determinantes para o desempenho de várias modalidades esportivas. De acordo com a Segunda Lei de Newton, a produção de força depende da aceleração de uma determinada massa ($\vec{F} = m\vec{a}$), sendo a força muscular definida como a capacidade de aplicar força. Quando expressa rapidamente, com a máxima intensão, a capacidade é suportada pela maximização do impulso neural[12], ou seja, pela capacidade do córtex motor de acionar as fibras musculares.

No tocante ao aumento do desempenho individual em várias modalidades esportivas – e também com relação à diminuição do risco de lesões – parece não haver substituto para a força muscular.[12] Esta pode ser expressa em termos absolutos e relativos. A força absoluta pode ser um fator decisivo em alguns esportes, enquanto a força relativa (força absoluta/massa corporal) torna-se importante nas modalidades em que o atleta precisa deslocar a própria massa corporal.[12] Até o momento, não existem escalas recomendando determinados padrões de força relativa para diferentes esportes. Algumas pesquisas apontam que os atletas que conseguem realizar o exercício de agachamento com cargas pelo menos duas vezes maiores que sua massa corporal, são capazes de expressar mais potência em tarefas como saltos verticais e *sprints*.[13] Isso sugere que esta é a meta de desempenho nessa capacidade física, nas modalidades em que a expressão de potência é determinante para o sucesso, como nas modalidades de vôlei, basquete ou atletismo.

Força máxima e resistência de força

A força máxima representa a maior aplicação de força durante um único esforço. Essa capacidade é frequentemente expressa nos esportes de combate, em que a massa do adversário precisa ser deslocada para que o oponente alcance uma posição desejada. Além disso, um incremento nessa capacidade impacta positivamente o desenvolvimento da potência muscular e o desempenho em modalidades de *endurance*. Especificamente, quando a força absoluta é descrita, pode ser definida pelo valor da força-pico produzida durante uma contração voluntária máxima. Já a resistência de força considera esses fatores juntamente com a aplicação sustentada ou repetitiva de esforços de alta intensidade e duração mais considerável. Dessa forma, quando um indivíduo é submetido a uma sessão de treinamento de musculação e executa determinado número de séries (p. ex., 8 a 12 repetições máximas), está realizando um treinamento de resistência de força.

Potência

A potência é uma grandeza definida pela razão entre o trabalho realizado (W) e determinada unidade de tempo (Δt). No sistema internacional de unidades, a potência é quantificada em Joules/s, representando 1 watt. Considerando que a expressão da potência muscular advém do produto da força pela velocidade de contração, existe uma relação fundamental entre estas capacidades, o que sugere que um indivíduo somente alcançará um alto nível de potência se, antes de tudo, for relativamente forte. Veja as seguintes equações:

$$\text{Potência} = \frac{\text{trabalho}}{\text{tempo}}$$

$$\text{Trabalho} = \text{força} \times \text{distância}$$

$$\text{Potência} = \frac{\text{força} \times \text{distância}}{\text{tempo}}$$

$$\text{Velocidade} = \frac{\text{distância}}{\text{tempo}}$$

$$\text{Potência} = \text{força} \times \text{velocidade}$$

Velocidade e agilidade

A velocidade de deslocamento dos atletas (cíclica ou acíclica) representa uma capacidade muito importante no desempenho de modalidades coletivas e individuais.[14] Especificamente, nas modalidades cíclicas, é expressa em padrões de movimentos denominados *sprints*.[15] Definidos como atividades de curta duração (cerca de 10 s) e intensidade máxima – em que uma máxima produção de potência pode ser mantida até o final do exercício[14] – os *sprints* se manifestam em padrões de movimento como corrida, ciclismo e natação. Adicionalmente, também são denominados *all-out* os exercícios de intensidade máxima nos quais se observa um decréscimo considerável no

Parte 2 • Fisiologia do Exercício e do Treinamento Desportivo Aplicada à Nutrição Esportiva

desempenho, como consequência de sua duração mais prolongada.[15] Um exemplo clássico das duas situações é a comparação entre as provas de 100 e 200 m rasos no atletismo. A primeira seria caracterizada como um *sprint*, enquanto a segunda seria um exercício *all-out*.[16]

Por outro lado, a agilidade pode ser definida como um movimento rápido de partes do corpo ou do corpo inteiro, acompanhado de uma mudança de direção, em resposta a um determinado estímulo.[16] Nessa definição, está implícito que a agilidade compreende um processo de tomada de decisão perceptual. Embora isso nem sempre seja transparente na literatura, a agilidade foi subdividida em habilidade de mudança de direção e agilidade reativa. A capacidade de mudança de direção pode ser descrita como um movimento em que nenhuma reação imediata a um estímulo é necessária, sendo considerada pré-planejada por natureza.[17] A realidade é que, até o presente, ainda não existe um consenso na comunidade científica que permita definir claramente a agilidade.[18]

Variáveis do treinamento

Intensidade e volume de treinamento

A intensidade do exercício é uma das variáveis mais estudadas e polêmicas na literatura. Dependendo da capacidade física ou do método de treinamento em questão, a variável pode ser prescrita e/ou quantificada de diversas formas, o que muitas vezes torna sua definição muito conflitante na literatura. O termo "intensidade" foi primeiramente defendido por Knuttgen[19], em 1978. Esse termo foi empregado para expressar o desafio imposto pelos exercícios, categorizando-os em domínios baseados em respostas fisiológicas, como "moderados", "pesados", "muito pesados", "graves" e "extremos". Essas categorizações se aplicam até hoje a todas as formas de exercício, sejam estáticos ou dinâmicos. De forma geral, a intensidade do exercício pode ser quantificada de várias maneiras:

- Resistência externa utilizada em exercícios dinâmicos, como o peso levantado durante um exercício na musculação
- Força isométrica sustentada, requerida, por exemplo, em modalidades como arco e flecha, ou no exercício

crucifixo nas argolas, em que a contração muscular deve ser feita sem alteração na amplitude do movimento
- Potência gerada, muito utilizada em testes de Wingate, no cicloergômetro
- Velocidade de deslocamento dos indivíduos e/ou de contração dos grupamentos musculares.

Adicionalmente, no treinamento de resistência, têm-se outras formas de prescrição da intensidade, como o percentual do consumo máximo de oxigênio (%VO_2 máx.), os limiares metabólicos (limiar ventilatório e ponto de compensação respiratório)[20] e o percentual da frequência cardíaca (FC) máxima ou de reserva (FC máxima – FC de repouso).

Assim como a intensidade, e dependendo da capacidade física em questão, o volume de treinamento pode ser descrito e quantificado de diversas formas. No treinamento de resistência, pode ser prescrito e quantificado por meio do tempo, distância percorrida e, no caso dos treinamentos intervalados, pelo número e duração dos *sprints*. Já no treinamento de força e potência, a variável corresponde ao número de movimentos (número de repetições em cada série) e exercícios.

Pausas entre séries e exercícios

Quando os exercícios são intensos e de curta duração, a fosforilação do adenosina difosfato (ADP) para a ressíntese do adenosina trifosfato (ATP) é feita pela ação de enzimas específicas (com atividade quinase), que catalisam a transferência de grupos fosfato de compostos ricos em energia, como a fosfocreatina (CP). Esse sistema é chamado sistema fosfagênio e constitui o metabolismo anaeróbico alático. A CP é um substrato altamente energético e o principal dessa via metabólica. Para que sua degradação ocorra, apenas uma única reação é necessária; isto representa uma fonte muito rápida de ressíntese de ATP (Figura 4.2), expressa pela fórmula: CP + ADP + $H^+ \leftrightarrow$ ATP + Cr.

Além da necessidade de uma única reação, a enzima creatinoquinase é capaz de catalisar a reação nos dois sentidos, ou seja, quebrando fosfocreatina para produzir ATP (durante exercícios de alta intensidade) ou utilizando ATP e cretina para ressintetizar a CP (durante o repouso

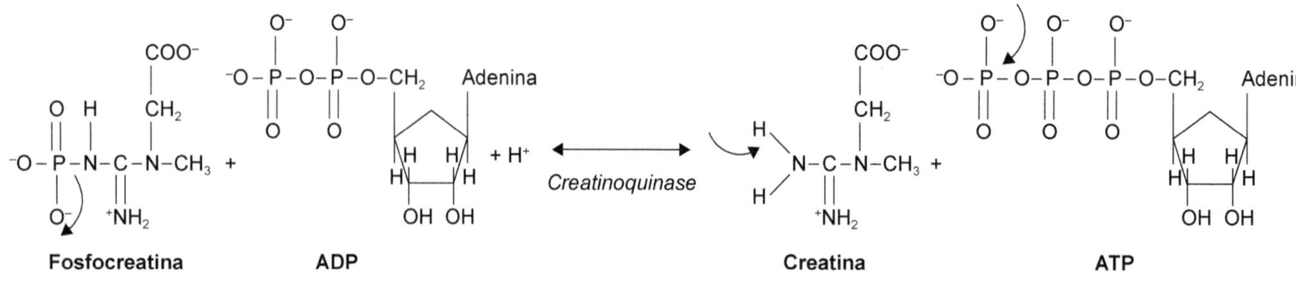

Figura 4.2 Degradação da fosfocreatina, formando ATP e creatina. Adaptada de Robergs *et al.*, 2004.[21]

ou diminuição da intensidade do exercício). O sentido da ação catalítica da enzima na reação é determinado pela necessidade energética do exercício. Caso as concentrações intramusculares de ATP diminuam, a enzima "percebe" essa alteração e desencadeia a degradação de CP para produção de ATP. Isso é o que ocorre durante o exercício. No repouso ou durante as pausas de um exercício intermitente, as concentrações de ATP são altas. A enzima então identifica que a célula não precisa de ATP e, assim, as reservas de CP podem ser novamente ressintetizadas (Figura 4.3). Embora representem uma fonte de energia muito efetiva por possibilitarem a rápida ressíntese de ATP, os estoques intramusculares de CP são apenas 4 a 5 vezes maiores que o de ATP. Durante os esforços de alta intensidade, sua degradação segue um padrão exponencial de aproximadamente 9 mmol de ATP por quilo de massa seca por segundo[22], com depleção total após poucos segundos de atividade física intensa (cerca de 10 s).

Como apresentado na Figura 4.3, a ressíntese de CP durante as pausas é dependente da duração. É possível observar que 1 min de pausa passiva permite a ressíntese de cerca de 80% dos estoques de CP. Se a pausa for completa (geralmente, entre 3 e 8 min)[23], a creatina é refosforilada integralmente, regenerando as reservas de CP. Durante a ressíntese de CP, a reação consome um íon H^+ que é retirado do meio. Portanto, esta via também constitui uma via de tamponamento de H^+, auxiliando a célula no controle do seu pH interno. Se a pausa for incompleta (geralmente, menor que 3 min), a ressíntese de CP é apenas parcial.

Ações musculares

Com a imposição de determinadas resistências externas, o músculo esquelético tem a capacidade de exercer níveis de tensão distintos. Consequentemente, para suportar a sobrecarga imposta, é gerado um torque sobre os ossos e articulações, levando ou não à produção de movimento. Essa relação entre resistência externa e torque gerado leva à expressão de ações musculares distintas. As ações musculares dependem do grau de estimulação e da força desenvolvida pelo músculo frente à resistência externa imposta.

Ações concêntricas

As ações musculares concêntricas (CON) ocorrem quando o músculo produz um torque maior que a resistência externa, levando consequentemente ao seu encurtamento.[23] Em outras palavras, o músculo é contraído de forma concêntrica quando o peso é "vencido" (p. ex., quando se afasta a barra do peito no supino). Definindo essa situação de uma perspectiva molecular, há formação de pontes cruzadas e o deslizamento das moléculas de actina sobre as de miosina se dá no sentido da linha M. Há estreitamento e até desaparecimento da zona H (Figura 4.4).

Ações excêntricas

As ações musculares excêntricas (EXC), também denominadas alongamento ativo, ocorrem quando o torque produzido pelo músculo é menor que a resistência externa, levando ao seu alongamento.[24] Definindo as ações EXC do ponto de vista molecular, há formação de pontes cruzadas; entretanto, de modo contrário ao que ocorre na contração concêntrica, o deslizamento das moléculas de actina sobre as moléculas de miosina ocorre no sentido do alongamento do sarcômero, ou seja, há alargamento da zona H (Figura 4.5).

Ações isométricas

As chamadas ações musculares estáticas ou isométricas (ISO) ocorrem quando o torque produzido pelo músculo é igual ao da resistência externa, havendo uma geração de tensão sem deslocamento angular das articulações envolvidas[25] — mantendo a analogia, seria o momento de empate com o peso, em que este é sustentado na ausência de movimento. Definindo as ações ISO do ponto de vista molecular, há formação de pontes cruzadas na ausência de deslizamento das moléculas de actina sobre as moléculas de miosina (Figura 4.6).

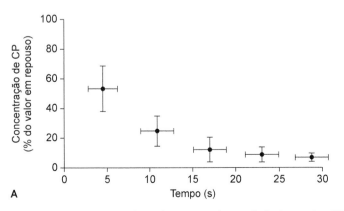
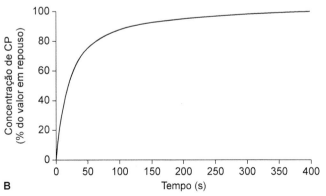

Figura 4.3 Dinâmica de degradação e ressíntese da fosfocreatina (CP) frente ao exercício (**A**) e nas pausas (**B**). Adaptada de Glaister, 2008.[13]

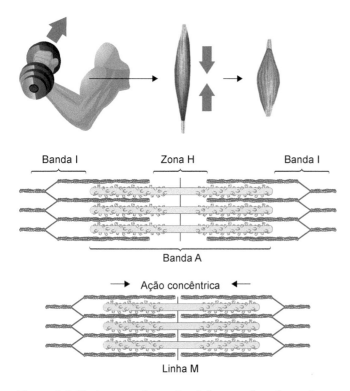

Figura 4.4 Mudança conformacional das proteínas do sarcômero durante a ação concêntrica. Deslizamento das moléculas de actina sobre as moléculas de miosina no sentido da linha M, com consequente estreitamento e até desaparecimento da zona H.

Ciclo alongamento-encurtamento

O ciclo alongamento-encurtamento (CAE) consiste em uma combinação de ações musculares. É caracterizado por uma pré-ativação do músculo, seguida por um alongamento (ação excêntrica) e subsequente encurtamento (ação concêntrica). Diversas evidências na literatura mostram que, em comparação às ações concêntricas isoladas, a execução da pré-ativação muscular – proporcionada pela fase excêntrica do movimento – aumenta a potência muscular durante a fase final das ações concêntricas.[26] Mecanismos como o acúmulo de energia potencial elástica e maior excitabilidade dos fusos musculares têm sido apontados como possíveis hipóteses para explicação do fenômeno. Evidências recentes sobre a ação da proteína titina também a apontam como uma das possíveis responsáveis pelo fenômeno.[27,28]

Carga de treinamento

A magnitude das adaptações ao treinamento é dependente da forma como a carga de treinamento é manipulada.[29] A aplicação dessa carga de forma repetida reflete o princípio da sobrecarga. As variáveis que compõe a carga de treinamento são: intensidade, volume, pausas, tipo de ação muscular, velocidade de execução dos movimentos e

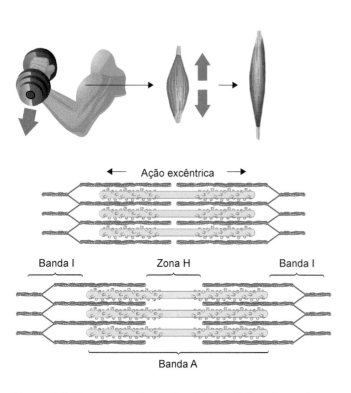

Figura 4.5 Mudança conformacional das proteínas do sarcômero durante uma ação muscular excêntrica. Deslizamento das moléculas de actina sobre as moléculas de miosina no sentido do alongamento, com consequente alargamento da zona H dos sarcômeros.

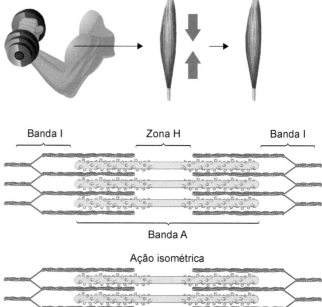

Figura 4.6 Ação muscular isométrica. Mudança conformacional das proteínas do sarcômero durante uma ação isométrica. Formação de pontes cruzadas sem deslizamento das moléculas de actina sobre as moléculas de miosina.

lugar onde o treinamento é realizado (estável ou instável). A Figura 4.7 apresenta as variáveis do exercício que compõem a carga de treinamento.

Portanto, a configuração de uma sessão e/ou de um plano de treinamento consiste no conjunto dessas variáveis, e também no modo como serão manipuladas ao longo do planejamento – conferindo aos treinamentos suas respectivas característica metabólica, ênfase adaptativa e magnitude de danos teciduais.[30,31]

Esforços intermitentes

Os esforços caracterizados como intermitentes são aqueles em que o indivíduo realiza ações de alta intensidade intercaladas com pequenos períodos de pausa ou ações de intensidades menores. Nas então chamadas modalidades intermitentes, altos níveis de força, potência e resistência são exigidos dos atletas. São exemplos de modalidades intermitentes as lutas e jogos coletivos como o futebol, handebol, vôlei, basquete etc. Já os esforços cíclicos são aqueles caracterizados pela repetição contínua de um determinado padrão de movimento (p. ex., corrida, ciclismo, natação, canoagem etc.) em relação à estrutura biomecânica. Ao final de cada ciclo de movimento cíclico, todas as partes do corpo do atleta voltam à posição inicial. Por outro lado, os esforços acíclicos não exibem esse padrão sistematizado de repetição nesses moldes, excluindo a possibilidade de repetição ligada e reiterada do movimento.

Treinamento concorrente

Refere-se à integração simultânea de métodos de treinamento de força, potência e/ou resistência, dentro de uma sessão, microciclo, mesociclo ou macrociclo de treinamento. O fenômeno foi descrito pela primeira vez na literatura em 1980, no trabalho conduzido pelo pesquisador Robert C. Hickson.[31] Neste estudo, observou-se concorrência quando treinamentos de força com caráter hipertrófico foram realizados simultaneamente com treinamentos de *endurance*. Ou seja, ao ser submetido ao treinamento de *endurance*, Hickson, um levantador de peso, percebeu uma diminuição no ganho de força. Dessa forma, o treinamento simultâneo das capacidades de força e resistência poderia prejudicar as adaptações induzidas pelo treinamento resistido (força). Por ser um estudo pioneiro na área, a descrição dos métodos utilizados não foi bem detalhada. Os resultados da pesquisa estão resumidos na Figura 4.8.

Conforme ilustrado na Figura 4.8, a conclusão do estudo foi que a realização do treinamento de *endurance* aliado ao de força atenuou os ganhos de força no grupo concorrente. A partir dessa pesquisa inicial, inúmeros outros trabalhos foram conduzidos ao redor do mundo para tentar elucidar os possíveis mecanismos interferentes do treinamento concorrente. Entretanto, muitas vezes, os resultados observados nos estudos com treinamento concorrente são provocados pelas diferenças de delineamento experimental dos projetos, impossibilitando observações mais concisas.[32,33] Os protocolos de treinamento utilizados, tanto de força como de *endurance*, podem afetar de maneira aguda e crônica as adaptações ao treinamento e, consequentemente, a magnitude do incremento das capacidades biomotoras. O reflexo disso é que as adaptações ao treinamento estão correlacionadas à intensidade e ao volume em que os treinos são realizados.[34] A intensidade modula o recrutamento de unidades motoras, modulando assim a demanda de ATP, o caráter metabólico e consequentemente a ênfase a ser dada em determinadas adaptações. O treinamento de *endurance* apresenta 3 "zonas" de intensidade: "Zona 1", ou zona de baixa intensidade – intensidades abaixo do limiar ventilatório (LV); "Zona 2", ou zona de intensidade moderada – intensidades que variam entre o LV e o ponto de compensação respiratória (PCR); e "Zona 3", ou zona de alta intensidade – intensidades acima do PCR.[34] O treino de força apresenta intensidades e volumes distintos, sendo por isso didaticamente dividido conforme a manifestação da força enfatizada: força máxima e resistência de força.[35,36] Recomenda-se então que novas pesquisas investiguem com mais precisão essas distintas manifestações do treinamento de força, combinadas com diferentes volumes e intensidades do treinamento de *endurance* no fenômeno do treinamento concorrente.

Em adição aos resultados anteriormente relatados, a interferência adaptativa do treinamento concorrente parece não ocorrer em indivíduos sedentários com grande janela de adaptação e que respondem melhorando tanto a força quanto a resistência (Figura 4.9).

O conceito de janela de adaptação é utilizado para caracterizar o potencial adaptativo dos indivíduos em res-

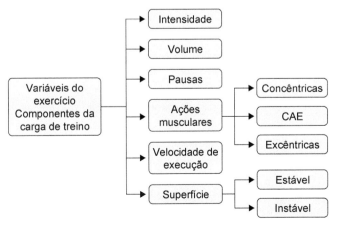

Figura 4.7 Variáveis que compõem a carga de treinamento. CAE: ciclo alongamento-encurtamento.

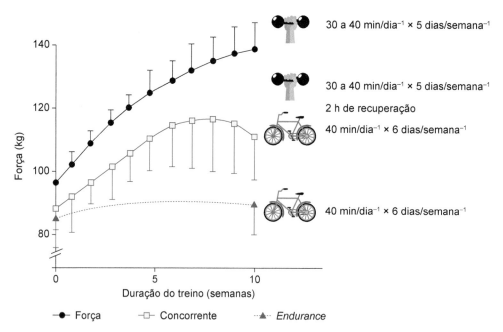

Figura 4.8 Interferência no desenvolvimento da força pelo treinamento simultâneo de força e *endurance*, como relatado originalmente no trabalho de Hickson (1980).[31] Força: o grupo realizou o treinamento de força isolado (30 a 40 min por dia, 5 dias na semana). *Endurance*: o grupo realizou o treinamento de *endurance* (40 min por dia, 1 a 6 dias na semana). Concorrente: o grupo realizou o treinamento de força com o de *endurance* (30 a 40 min de treinamento por dia, 5 dias na semana). O programa de treinamento teve duração de 10 semanas.

posta ao treinamento.[37] Depende do nível de condicionamento de cada indivíduo — sempre que um atleta desenvolve determinado nível de desempenho esportivo ou condicionamento físico, seu potencial para futuros incrementos diminui, ou seja, sua janela de adaptação torna-se cada vez menor.[37] Em geral, quanto mais bem treinado for o indivíduo, menor é sua janela adaptativa. Isso significa que esta população requer treinamentos com maior especificidade e variação de cargas.

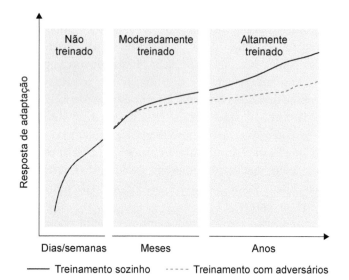

Figura 4.9 Modelo hipotético do comportamento temporal das adaptações funcionais do sistema neuromuscular de indivíduos não treinados e treinados. Adaptada de Coffey e Hawley, 2016.[37]

Os indivíduos sedentários parecem responder a quaisquer estímulos e desenvolver adaptações morfofuncionais, mesmo quando esses estímulos não são variados nem específicos.[38] Sendo assim, quando determinado método ou programa de treinamento alcança resultados satisfatórios em indivíduos sedentários, não é possível concluir que a intervenção representa a melhor alternativa para todas as populações. Em indivíduos bem treinados ou atletas de alto rendimento, este mesmo treinamento bem-sucedido para sedentários provavelmente não traria resultados satisfatórios. Dessa forma, para serem considerados eficazes, os métodos ou programas de treinamento devem ser testados em populações de indivíduos bem treinados ou atletas de alto rendimento, nas quais a janela adaptativa não é tão grande – fato que realmente testa a eficácia dos estímulos aplicados.

Métodos de treinamento

Para cada capacidade física, têm-se diversos métodos de treinamento que podem ser empregados. A Tabela 4.1 apresenta os diversos métodos relatados na literatura para o desenvolvimento das capacidades biomotoras.

Conforme apresentado na Tabela 4.1, para o treinamento de resistência, por exemplo, têm-se métodos contínuos e intervalados, enquanto para o treinamento de força e potência, têm-se o treinamento de força tradicional (resistido), a pliometria, os levantamentos olímpicos e o treinamento complexo etc. Já para o desenvolvimento

Tabela 4.1 Capacidades físicas e seus respectivos métodos de treinamento.

Capacidades físicas	Métodos de treinamento
Resistência	Contínuos
	Intervalados, pausas passivas
	Intervalados, pausas ativas
	Jogos reduzidos
Flexibilidade	Alongamentos estáticos
	Alongamentos balísticos ou dinâmicos
	Facilitação neuromuscular proprioceptiva
Força e potência	Treinamento de força tradicional ou resistido
	Levantamentos olímpicos
	Pliometria
	Treinamento complexo
	Treinamentos balísticos
	Sprints retilíneos
	Sprints tracionados
	Sprints com mudanças de direção

da flexibilidade, existem os alongamentos estáticos, balísticos e a facilitação neuromuscular proprioceptiva. A escolha do método e o momento de sua aplicação devem se basear em vários critérios que serão discutidos no estudo do processo de organização e planejamento do processo de treinamento esportivo. Adicionalmente, na elaboração do planejamento, é importante ter consciência de que todos esses métodos podem ser utilizados – com diferentes cargas e distribuições temporais.

Força e potência

Como visto anteriormente, de acordo com a Segunda Lei de Newton, a produção de força nas pontes cruzadas (interação entre as moléculas de miosina e actina) depende da aceleração de determinada massa ($\vec{F} = m\vec{a}$). Dessa forma, a importância da quantidade e qualidade das fibras musculares – e consequentemente dos treinamentos com caráter hipertrófico – reside no fato de cada ponte cruzada ser um gerador de força independente. Adicionalmente, o desenvolvimento máximo da força também requer ativação completa dos músculos agonistas (leia-se do principal músculo para cada movimento, como o peitoral na execução do supino, ou o quadríceps na execução do exercício na mesa extensora) envolvidos em determinado movimento, ressaltando a capacidade de recrutar as unidades motoras do tipo IIa e IIx como uma das principais adaptações responsáveis pela produção de força.[39] Outros desafios incluem a ativação das unidades motoras recrutadas nos músculos auxiliares (sinergistas) durante essas tarefas, aliada à inibição dos músculos que realizam o trabalho oposto ao dos agonistas (antagonistas); a sincronização das unidades motoras; e o aumento na taxa de disparos de potenciais de ação. Ou seja, a manifestação diferenciada de força, potência, taxa de desenvolvimento de força e velocidade de contração depende tanto da interação entre as propriedades contráteis das fibras musculares (aspectos musculares) quanto da eficiência da comunicação a partir dos motoneurônios (aspectos neurais). Ainda, de modo específico, a capacidade de gerar potência máxima é influenciada pelo tipo de ação muscular envolvida, o tempo disponível para desenvolvimento da força, a estocagem e utilização de energia elástica, a interação entre os elementos contráteis e elásticos, e a potencialização destes com os reflexos de estiramento.

Em indivíduos não treinados, o principal fator responsável pelo aumento da força, potência e taxa de desenvolvimento de força durante o período inicial do treinamento resistido são as adaptações das vias neurais. A resposta hipertrófica muscular demanda algumas sessões de treinamento para se tornar significativa. Sendo assim, com o aumento no tempo de treinamento, a contribuição das adaptações neurais acaba sendo sobrepujada pelas adaptações musculares. Consequentemente, atletas mais bem treinados em força e potência requerem ajustes mais frequentes relacionados à manipulação das variáveis do treinamento, e/ou adoção de novos métodos de treinamento, para a continuidade das adaptações neurais já alcançadas com o treinamento prévio.[39] Nesse sentido, o programa de treinamento deve sempre conter vários métodos de treinamento, como o de força tradicional (treino resistido, com pesos, ou musculação), os de levantamento de peso no estilo olímpico, a pliometria, o treinamento complexo, os exercícios balísticos e os *sprints*[40] (Figura 4.10).

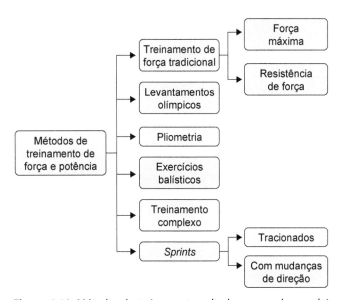

Figura 4.10 Métodos de treinamento voltados para o desenvolvimento de força e potência muscular.

A importância da aplicação dos mais variados métodos de treinamento no planejamento de um atleta reside no fato de cada um deles poder contribuir para o desenvolvimento da força máxima, para a taxa de desenvolvimento de força e para a velocidade de contração muscular, por meio de diversos mecanismos adaptativos. Tais métodos geram respostas distintas nas relações força-tempo e força-velocidade. Por meio de mecanismos musculares ou neurais, o treinamento de força tradicional pode contribuir mais incisivamente para o aumento da força máxima. Já os exercícios balísticos e a pliometria podem contribuir para a melhora da velocidade de contração e consequente diminuição do tempo de aplicação de força, contribuindo assim na melhora da taxa de desenvolvimento de força. A Figura 4.11 resume a possível contribuição de cada um dos métodos no desenvolvimento da potência muscular.

Uma ressalva é que a aplicação desses métodos não deve ser feita de forma aleatória, mas de acordo com a necessidade de desenvolvimento de força ou velocidade de contração muscular em determinado período no planejamento. Um exemplo de lógica a ser adotada na aplicação desses métodos é a avaliação da força e potência de um atleta e o estabelecimento de metas para as etapas de um planejamento. A Tabela 4.2 mostra a avaliação inicial e as metas estabelecidas para um primeiro mesociclo de treinamento. A Figura 4.12 ilustra a análise dos dados do atleta, utilizada na tomada de decisão sobre os métodos de treinamento empregados ao longo do planejamento.

A análise dos dados indica que o atleta precisa reduzir 3,8 kg de massa corporal total e, ao mesmo tempo, aumentar sua força e potência muscular. Com base na análise dos dados, o preparador físico pode tomar sua decisão sobre quais métodos devem ser empregados para atender tais demandas adaptativas, bem como as cargas de treinamento a serem usadas para cada método. Dessa forma, a periodização desses métodos consistirá em uma sequência lógica e sistemática de estruturação de cargas, realizada de uma maneira sequencial e integrada.[32]

Tabela 4.2 Avaliação da composição corporal, força e potência de um atleta de MMA, bem como da meta estabelecida para o primeiro mesociclo do planejamento de treinamento físico.

Análise dos dados	Avaliação 1	Meta 1
Massa corporal (kg)	73,8	70
% de gordura (Pollock 7D)	8,7	7
Massa de gordura (kg)	6,4	4,9
Massa livre de gordura (kg)	67,4	65,1
Squat jump (cm)	35,5	39
CMJ (cm)	38,8	46,5
1RM agachamento (kg)	120	140
1RM supino (kg)	75	105
1RM *Hang high pull* (kg)	75	82,5
Força relativa no agachamento	1,6	2
Força relativa no supino	1	1,5

CMJ: salto vertical contramovimento; 1RM: uma repetição máxima.

Aplicação em programas de treinamentos funcionais e no Crossfit

Um aspecto interessante sobre a aplicação destes métodos no cenário atual da área de educação física e do próprio treinamento esportivo é o fato de métodos como a pliometria, os *sprints*, os exercícios balísticos e até os próprios levantamentos olímpicos serem por vezes referenciados como treinamentos "funcionais". Essa consideração segue o raciocínio de que esses treinamentos, por serem semelhantes às atividades diárias ou ao gesto esportivo, seriam mais eficientes do que o treinamento de força dito "tradicional". Tais treinamentos são incluídos em programas

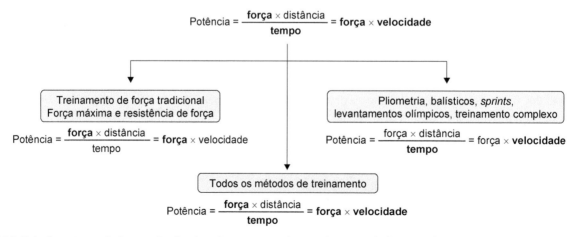

Figura 4.11 Relação entre os distintos métodos de treinamento e o desenvolvimento de força, potência e velocidade de contração. Adaptada de Haff, 2012.[40]

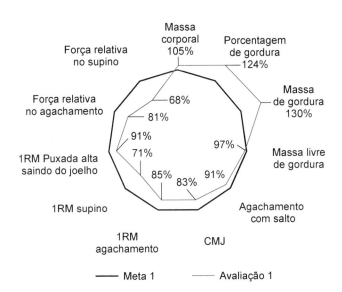

Figura 4.12 Dados normalizados dos resultados das avaliações e das metas estabelecidas para o programa de treinamento físico. CMJ: salto vertical contramovimento; 1RM: uma repetição máxima.

que otimizam o desempenho em atividades cotidianas para idosos[32], sendo voltados não somente ao desempenho nas atividades do dia a dia como também ao desempenho atlético. Nesse caso, os exercícios "funcionais" incluem várias formas de treinamento, como os exercícios pliométricos, o uso de implementos como os *kettlebells*, exercícios rotacionais para a musculatura do *core*, e exercícios balísticos (movimentos que buscam máxima velocidade, como o saque no tênis ou o lançamento da bola no beisebol). Até o presente, não há uma definição precisa e concisa para o treinamento funcional como método de treinamento. Todavia, considerando que todas as tarefas motoras anteriormente citadas representam expressões de força, potência, resistência e flexibilidade (*i.e.*, capacidades físicas), são também referenciadas como aspectos funcionais desempenhados pelo sistema neuromuscular. Dessa forma, conclui-se que o termo "treinamento funcional" refere-se virtualmente a qualquer tipo de treinamento voltado para o desempenho motor[41], já que todos os métodos de treinamentos citados induzem as adaptações reivindicadas pelo treinamento funcional. Ou seja, trata-se de um termo redundante que, por esse motivo, não é representativo de um método de treinamento específico, mas se refere a uma variação/adaptação de exercícios utilizados em métodos já existentes.

Adicionalmente, ainda hoje têm surgido programas de treinamento como *Crossfit*, *Insanity* e *Gym Jones*, que são considerados programas de condicionamento extremo.[32,41] Eles são caracterizados pelo alto volume, intervalos curtos de recuperação entre os esforços, e múltiplas sequências de exercícios.[32,41] Esses programas estão se tornando muito populares e compartilham como característica comum uma alta frequência de treinamentos (em muitos casos, até 6 vezes por semana), com inclusão de exercícios complexos como levantamentos olímpicos, exercícios pliométricos e treinamentos intervalados. Todavia, devido à enorme variedade desses programas, não há uma única sessão representativa de todos.[41,42] Entre os aspectos positivos associados ao alto volume de treinamento, estão as adaptações morfológicas (p. ex., redução do percentual de gordura, ganhos de massa muscular) e funcionais (p. ex., resistência e resistência de força).[43] Entretanto, tais adaptações também podem ser alcançadas com a prática de outro programa qualquer de treinamento de força, potência e resistência, desde que bem planejado, organizado e periodizado quanto à aplicação das cargas de treinamento e à ênfase em determinadas capacidades físicas, nas respectivas etapas da preparação.

Especificamente o *Crossfit*, além de ser considerado um programa de condicionamento físico, também foi concebido como uma modalidade esportiva. No entanto, da perspectiva de programa de treinamento, deve-se ter em mente que o *Crossfit* apenas se apropriou de métodos de treinamento que são utilizados na prática esportiva há muitas décadas (*i.e.*, pliometria, levantamentos olímpicos, treinamentos intervalados etc.). A Figura 4.13 apresenta novamente os métodos de treinamento de força e potência, e sua possível utilização por atletas de várias modalidades esportivas.

A partir do quadro apresentado, conclui-se que um programa de treinamento físico de qualquer atleta de modalidade de força e potência sempre foi composto por todos esses métodos atualmente utilizados no *Crossfit*. Todavia, conforme ressaltado anteriormente, sua aplicação é feita de forma muito mais pontual, por depender dos objetivos estipulados na etapa de planejamento e dos resultados das avaliações físicas. Dessa forma, hoje, deve-se entender o *Crossfit* como uma modalidade esportiva, com suas competições e regras específicas, que usa meios e métodos de treinamento para melhorar as capacidades físicas determinantes para o sucesso, assim como qualquer outra modalidade.

Endurance

Para o desenvolvimento da resistência, a literatura reporta os métodos contínuos, intervalados e os jogos reduzidos.[9,42,44-46] A Figura 4.14 ilustra os métodos de treinamento de *endurance* disponíveis na literatura.

Contínuos

O método contínuo, como o próprio nome diz, caracteriza-se pela realização de exercícios de forma contínua e sem pausas para recuperação. Esse método proporciona a realização de volumes maiores de treinamento, objetivando adaptações em modalidades com predomínio meta-

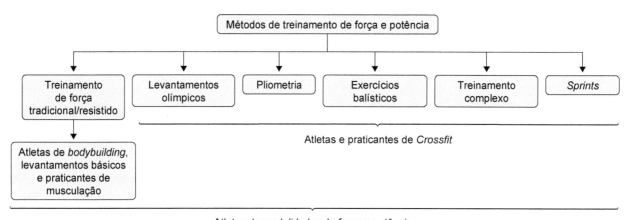

Figura 4.13 Métodos de treinamento de força e potência utilizados na preparação física de atletas de modalidades de força e potência, bem como na ênfase do desenvolvimento da massa muscular.

bólico aeróbico.[43] Todavia, como o volume é relativamente alto, a intensidade do treinamento é moderada ou baixa. A Tabela 4.3 apresenta um exemplo de uma sessão de treinamento prescrita pelo método contínuo.

Intervalados

Os métodos intervalados e suas derivações (p. ex., intensivos e extensivos) são caracterizados pela alternância entre estímulos de alta intensidade (como os *sprints*) e intervalos de recuperação, que podem ser passivos ou ativos – executados em intensidades menores.[14,15,44,45,47] Os *sprints* realizados nos treinamentos intervalados são caracterizados como atividades cíclicas, de curta duração e alta intensidade.[14] Eles se manifestam em padrões de movimento como a corrida, o ciclismo e a natação. Adicionalmente, os exercícios denominados a*ll-out* também são executados em intensidade máxima e, devido à duração mais prolongada, estão associados a um considerável decréscimo no desempenho. Um exemplo clássico das duas situações é a comparação entre as provas de 100 e 200 m rasos no atletismo. A primeira seria caracterizada como um *sprint*, enquanto a segunda é um exercício *all-out*.[46,48] A Figura 4.15 apresenta exemplos de uma sessão de treinamento contínuo, treinamento de intervalo extensivo e treinamento de intervalo intensivo, respectivamente.

No ano de 1912, o campeão olímpico da corrida de 10.000 m, Hannes Kolehmainen, da Finlândia, já utilizava o treinamento intervalado em seu planejamento. Em 1920, um dos melhores corredores de médias e longas distâncias no mundo, o finlandês Paavo Nurmi (22 recordes mundiais em distâncias entre 1.500 e 20.000 m, 9 medalhas de ouro e 3 de prata em 12 eventos nos Jogos Olímpicos), também reportou a utilização dos métodos intervalados.[43] No ano de 1950, o tcheco Emil Zatopek (3 medalhas de ouro nos Jogos Olímpicos de Helsinki, em 1952: 5.000 m, 10.000 m e maratona) também contribuiu para popularização do método entre os atletas de elite de modalidades de *endurance*.[43,46] Como historicamente constatado, apesar de os atletas de modalidades de *endurance* já utilizarem o método intervalado desde a década de 1920[49,50], as pesquisas iniciais com o método intervalado serem igualmente muito antigas,[47,51,52] e o método ser amplamente difundido e utilizado por treinadores desde o século anterior, parece que foi somente a partir da última década que o método passou a ser mais amplamente difundido no ambiente de academias de ginástica e demais espaços reservados à prática de atividades físicas. Atualmente, os métodos intervalados extrapolam os planejamentos de treinamento dos atletas, passando também a incorporar as sessões de outros praticantes de

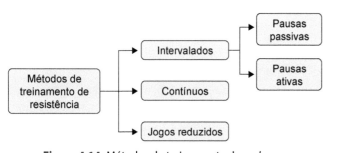

Figura 4.14 Métodos de treinamento de *endurance*.

Tabela 4.3	Exemplo de uma sessão de treinamento de *endurance* na corrida, prescrita pelo método contínuo e para um indivíduo com velocidade de limiar ventilatório de 10 km/h.
Método contínuo	**Valores**
Volume (min)	60 min
Intensidade (% velocidade limiar)	100%
Velocidade de treinamento (km/h)	10

Resumo do treinamento: 60 min a 10 km/h.

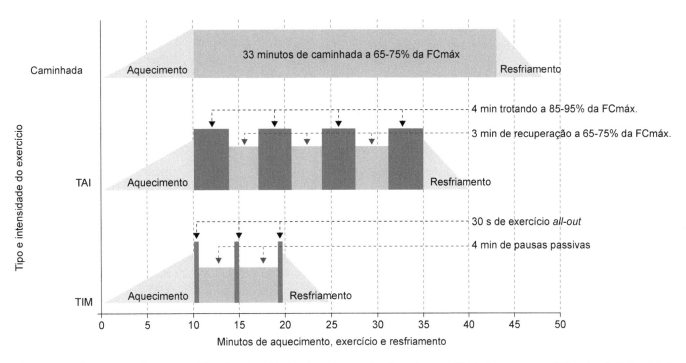

Figura 4.15 Representação esquemática de três métodos de treinamento de *endurance*. TAI: treinamento aeróbico de alta intensidade; TIM: treinamento de intensidade máxima. Adaptada de Lunt, 2014.[48]

atividades físicas. Os termos treinamento de alta intensidade (HIT, do inglês *high intensity training*), *sprints* em alta intensidade (SIT, do inglês *sprint interval training*) ou treinamento intervalado de alta intensidade (HIIT, do inglês *high intensity interval training*), passaram a ser amplamente citados na mídia. A literatura atual ainda destaca algumas variações de HIIT: o *repeated-sprint training* (RST), o *sprint interval training* (SIT)[53] e o *aerobic HIIT* (Tabela 4.4). Essas nomenclaturas fazem menção àquilo que os autores Hollman e Hettinger intitulam "métodos intervalados intensivos ou extensivos", desde a década de 1970.[54]

Pausas passivas e ativas

No treinamento de resistência, as pausas são utilizadas unicamente quando se realiza treinamentos intervalados. Podem ser de natureza passiva ou ativa. A pausa passiva, como o próprio nome já diz, é realizada quando o atleta adota um intervalo de completa inatividade entre a execução dos esforços de alta intensidade, enquanto a pausa ativa é caracterizada pela execução de atividades de baixa intensidade entre os esforços mais intensos. As Tabelas 4.5 e 4.6 apresentam exemplos de uma sessão de treinamento prescrita pelos métodos intervalados.

HIIT e contínuos de baixa intensidade e longa duração

Uma vantagem implícita do HIIT é a possibilidade de execução dos treinamentos em intensidades maiores, em comparação aos métodos contínuos.[55] Todavia, quando os diferentes métodos de treinamento são distribuídos ao longo de um planejamento de treinamento, tanto o contínuo quanto o HIIT são efetivos para o desenvolvimento da resistência e das demais adaptações morfológicas ao treinamento.[56]

Tabela 4.4 Variações de HIIT.

Variação de HIIT	Característica
Repeated-sprint training (RST)	*Sprints* com duração de 3 a 7 s, com pausas passivas curtas (≤ 60 s)
Sprint interval training (SIT)	30 s de exercícios *all-out*, com pausas passivas mais longas (2 a 4 min)
Aerobic HIIT	*Sprints* menos intensos sustentados por 4 min e com 3 min de pausa

Tabela 4.5 Exemplo de sessão de treinamento de *endurance* na corrida, prescrita pelo método intervalado com pausas passivas para um indivíduo com velocidade de limiar ventilatório de 10 km/h.

Intervalado com pausa passiva	Valores
N° de *sprints*	10
Tempo dos *sprints* (s)	90
Intensidade dos *sprints* (% velocidade de limiar)	140%
Tempo de pausa (s)	60
Velocidade dos *sprints* (km/h)	14

Resumo do treinamento: 10 *sprints* de 90 s a 14 km/h com 60 s de pausa passiva.

Tabela 4.6	Exemplo de sessão de treinamento de *endurance* na corrida, prescrita pelo método intervalado com pausas ativas para um indivíduo com velocidade de limiar ventilatório de 10 km/h.
Intervalado com pausa ativa	**Valores**
N° de *sprints*	10
Tempo dos *sprints* (s)	120
Intensidade dos *sprints* (% velocidade de limiar)	130%
Tempo de pausa (s)	60
Intensidade das pausas (% velocidade limiar)	100%
Velocidade dos *sprints* (km/h)	13
Velocidade das pausas (km/h)	10

Resumo do treinamento: 10 *sprints* de 120 s a 13 km/h com 60 s de pausa ativa a 10 km/h.

Além da alta intensidade aplicada à sessão de treinamento, outra possível vantagem do HIIT sobre o método contínuo seria o volume de treinamento (tempo da sessão ou distância percorrida) necessário para alcançar as adaptações. Nesse sentido, o HIIT é referenciado como um treinamento "*time-efficiency*", ou seja, as mesmas adaptações induzidas pelo método contínuo podem ser alcançadas com a execução de um volume bem menor de treinamento[57] (Figura 4.16).

Contudo, no planejamento de treinamento, a escolha do método e o momento de sua aplicação se baseiam em vários critérios. Dentre estes critérios, destacam-se o nível de treinamento dos indivíduos (amador, profissional ou recreativo), os objetivos e o momento do planejamento, e a característica da prova a ser disputada (no caso de atletas). Nesse sentido, é muito importante destacar que o HIIT não representa o único método a ser empregado nem, invariavelmente, o mais eficiente. Ao longo de um planejamento de treinamento, uma enorme variação de métodos, com diferentes intensidades e volumes, deve ser empregada.[58-60] Executar somente o HIIT representa uma grave limitação de organização e planejamento do processo de treinamento físico. O entendimento das adaptações induzidas pelo estímulo de cada método de treinamento, bem como dos princípios de treinamento, direciona a organização da prescrição desses métodos e da manipulação de suas variáveis.

Como mencionado anteriormente, fora do âmbito do desempenho esportivo, os métodos de treinamento de *endurance* são frequentemente utilizados com o objetivo de melhorar a composição corporal. Neste aspecto, muitos estudos demonstraram a eficiência de ambos os métodos na redução da massa corporal total e do percentual de gordura.[61,62] Apesar disso, poucos estudos efetivamente compararam as adaptações induzidas por cada método de treinamento. Essa escassez de evidências científicas de qualidade (ensaios controlados por placebo em população com sobrepeso ou obesidade) impossibilita que algumas comparações e conclusões sejam feitas.[63] Dessa forma, a afirmação de que o HIIT seria invariavelmente um método mais eficiente que o treinamento contínuo, no que se refere às alterações na composição corporal em indivíduos com sobrepeso ou obesos, não passa de especulação.[62]

O primeiro experimento que realmente abordou essa questão de maneira coerente e adequada somente foi publicado em 2014.[62] Os autores compararam o efeito de 12 semanas do HIIT (chegando a 6 estímulos de 1 min a 120% do VO_2 máx. com pausas ativas de 2 min, a partir da 5ª semana de treinamento) ou do treinamento contínuo (chegando a 45 min a 65% do VO_2 máx. a partir da 5ª semana) sobre a composição corporal, fatores de risco cardiovascular e o consumo-pico de oxigênio em adultos sedentários e com sobrepeso. O estudo forneceu a primeira evidência direta de que o treinamento contínuo é mais eficiente que o HIIT na redução da gordura corporal total e androide (fortemente associada a distúrbios metabólicos e cardiovasculares), em indivíduos com sobrepeso e sedentários. A melhora no consumo-pico de oxigênio foi semelhante nos dois grupos, reforçando apenas a superioridade do HIIT no quesito *time-efficiency*. Portanto, embora o HIIT seja uma forma eficiente de melhora da *endurance*, as

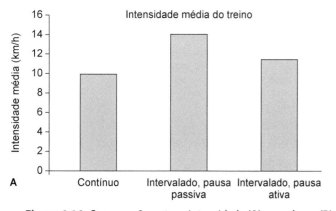 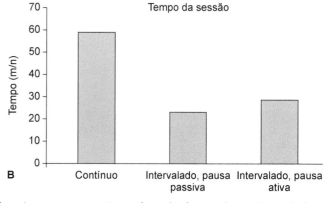

Figura 4.16 Comparação entre a intensidade (**A**) e o volume (**B**) de treinamentos prescritos pelos métodos contínuo e intervalado.

evidências científicas não apontam para sua superioridade frente ao contínuo no quesito redução de massa de gordura corporal. Adicionalmente, em um artigo de opinião, De Feo[62] reforça o fato de não haver evidências suficientes para definir qual tipo de treinamento de *endurance* seria o melhor, chamando atenção para o fato de que um programa de exercício ideal para perda de peso deve ser exequível e atrativo para garantir a adesão. Ou seja, o programa deve não só ser eficaz para diminuir a gordura corporal como também deve proporcionar as mudanças necessárias no estilo de vida das pessoas.

Corroborando com a ideia de aderência ao programa de treinamento e mudanças no estilo de vida dos indivíduos, Lunt *et al.*[48] realizaram um estudo que avaliou a eficácia de três protocolos de treinamento. O treinamento teve duração de 12 semanas e foi realizado em um contexto mais real para a maioria das pessoas, ou seja, fora do ambiente do laboratório e sem a assessoria direta de um treinador particular. Os voluntários (obesos e sedentários) foram aleatoriamente distribuídos em três grupos; no primeiro, os participantes eram submetidos ao treinamento contínuo (33 min caminhando a 65 a 75% FC máxima); no segundo grupo, os participantes seguiram um protocolo de treinamento intervalado extensivo (4 × 4 min a 85 a 95% da FC máxima, com pausas de 3 min a 65 a 75% da FC máxima); e no terceiro grupo, os participantes aderiram ao SIT (3 estímulos *all-out* de 30 s, com pausas de 4 min, em baixa intensidade), sendo que os treinamentos contínuo e intervalado extensivo tiveram o mesmo volume. O grupo que realizou o treinamento contínuo foi o único que apresentou melhora nos níveis de colesterol total. Já o grupo de treinamento intervalado extensivo alcançou a melhora mais significativa no consumo máximo de oxigênio, embora essa melhora tenha sido menor que o observado em ambientes de laboratório. A aderência ao protocolo foi menor no grupo intervalado extensivo. Por outro lado, o grupo de SIT não apresentou melhoras significativas no VO_2 máx. e ainda teve três desistências de indivíduos que sofreram lesões musculares e ou/articulares. Dessa forma, os autores do estudo discutiram que, em um contexto real, a baixa aderência ao HIIT é provavelmente a principal razão da eficácia diminuída desse treino.[64,65]

Obviamente, todos esses resultados são protocolo-dependentes, o que dificulta muito a comparação da eficiência entre treinamentos contínuos e intervalados de forma conceitual e definitiva. Parece-nos mais adequado o entendimento de que ambos são métodos de treinamento de *endurance*, que devem ser utilizados em programas de treinamento destinados à melhora seja da saúde ou do desempenho esportivo. Corroborando esta visão, um estudo realizado apenas com atletas campeões olímpicos ou mundiais em modalidades de *endurance* mostrou que, das 800 h de treinamento durante o ano da conquista olímpica/mundial, 91% eram de treino em baixa intensidade (utilizado o método contínuo), enquanto a importância do HIIT aumentava somente nos períodos próximos às competições.[66] Conclui-se, portanto, que a busca por um método de treinamento mais eficiente parece inadequada. As evidências científicas mais sérias sugerem que a utilização de ambos os métodos, realizados em diferentes momentos do planejamento, é o melhor caminho para se chegar ao ouro, tanto do ponto de vista do desempenho esportivo quanto das alterações na composição corporal.

Melhoras na capacidade oxidativa mitocondrial e o aumento na captação de glicose pelo músculo esquelético são adaptações que podem ser alcançadas por treinamentos com mais volume, mais intensidade ou ambos.[67] Altos volumes de treinamento parecem sinalizar tais adaptações pela via da cálcio-calmodulina quinase[65], enquanto as altas intensidades parecem induzir a biogênese mitocondrial por meio de uma maior sinalização da proteína quinase ativada por AMP (AMPK)[68] (Figura 4.17).

Atualmente, os jogos reduzidos – também referidos como jogos condicionantes baseados na agilidade – são empregados como métodos de treinamento de *endurance* para modalidades esportivas coletivas. Consistem em jogos modificados, realizados em áreas de campo reduzidas, frequentemente com regras adaptadas e um número menor de jogadores que o tradicionalmente adotado nas situações normais de jogo.[68,69] Em modalidades como o futebol, o método é considerado especialmente eficiente por propiciar muitas vantagens práticas sobre os tradicionais contínuos e intervalados. Dentre seus principais benefícios, estão a vantagem de replicar a demanda dos movimentos específicos da modalidade, a intensidade e as requisições técnicas e táticas. Todavia, tais vantagens são dependentes do desenho do jogo.[68,69]

Organização e planejamento do treinamento esportivo

O American College of Sports Medicine define a atividade física como movimento corporal produzido pela contração dos músculos esqueléticos e que aumenta o gasto energético.[70] A definição de exercício é a de movimentos repetitivos, planejados e estruturados em prol do desenvolvimento ou manutenção dos componentes da aptidão física.[70] Dessa forma, considera-se que um indivíduo somente está praticando exercícios se estes forem movimentos estruturados e planejados. Os planejamentos de treinamento físico foram inicialmente desenvolvidos com

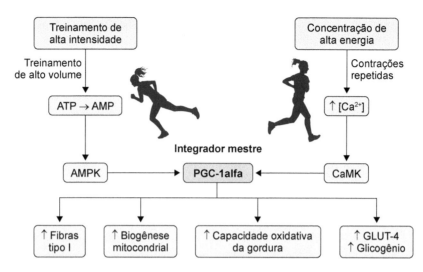

Figura 4.17 Modelo simplificado das vias de sinalização da AMPK e cálcio-calmodulina quinase (CaMK). O integrador mestre está envolvido na promoção do desenvolvimento do fenótipo muscular "aeróbico". O HIIT parece estimular mais a via da AMPK, enquanto o contínuo de baixa intensidade e longa duração parece estimular a via da CaMK. AMP: adenosina monofosfato; AMPK: proteína quinase ativada por AMP; ATP: adenosina trifosfato; GLUT-4: proteína transportadora de glicose 4. Adaptada de Laursen, 2010.[65]

o objetivo de promover o ápice no desempenho dos atletas nas competições, bem como de aperfeiçoar sua recuperação frente aos estímulos do treinamento.

Baseado na experiência com o esporte de alto rendimento dos cientistas da antiga União Soviética, uma das formas de planejamento — a chamada periodização do treinamento (divisão do planejamento em períodos: preparatório, pré-competitivo, competitivo e transitório; Figura 4.18) — começou a ser estabelecida na década de 1960.[71] Nesse período, os conceitos de macrociclo, mesociclo, microciclo e sessão de treinamento foram estabelecidos. Inicialmente, tais planejamentos eram desenvolvidos de modo exclusivo para atletas de modalidades de força e potência; hoje, porém, seus conceitos foram expandidos para os planejamentos de todas as demais modalidades esportivas (Tabela 4.7).

A periodização tem o objetivo de desenvolver os atributos-chave que resultam na otimização do desempenho esportivo em determinados momentos do planejamento. Consiste em uma sequência lógica e sistemática de estruturação das intervenções de treinamento, de uma maneira sequencial e integrada.[40] A princípio, baseava-se nos estudos da síndrome geral de adaptação, proposta pelo endocrinologista Hans Selye.[72] Segundo o autor, a síndrome consistia em um conjunto de reações inespecíficas desencadeadas quando mediante a exposição do organismo a um estímulo que ameasse a manutenção da sua homeostase.[73,74] Atualmente, organiza-se o planejamento de inúmeras formas, sem necessariamente dividi-lo em períodos, ou seja, periodizar o treinamento é uma forma de organizá-lo, mas não é a única. A chave de um planejamento de treinamento está na progressão das cargas – um processo necessário devido à enorme plasticidade do organismo para adaptar-se aos estímulos de treinamento.

Tabela 4.7 Estrutura hierárquica e conteúdo dos ciclos de treinamento.

Componentes da preparação e sua duração	Conteúdo
Preparação de muitos anos (anos)	Preparação a longo prazo de um atleta. Composta de ciclos de 2 a 4 anos de treinamento
Macrociclo (meses)	Grande ciclo anual de treinamento que inclui os períodos preparatório, competitivo e transitório
Mesociclo (semanas)	Ciclo médio de treinamento que consiste em vários microciclos
Microciclo (dias)	Pequenos ciclos de treinamento, consistindo de certo número de dias; frequentemente, 1 semana
Sessão (minutos)	Uma única sessão de treinamento realizada em um período do dia. Alguns atletas podem ter mais de uma sessão de treinamento por dia

Adaptada de Issurin, 2010.[71]

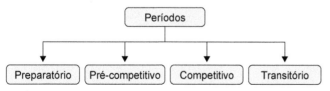

Figura 4.18 Períodos de planejamento esportivo.

Referências bibliográficas

1. Gandevia SC. Spinal and supraspinal factors in human muscle fatigue. Physiol Rev. 2001;81:1725-89.
2. Gandevia SC, Enoka RM, Mccomas AJ et al. Neurobiology of muscle fatigue. Advances and issues. Adv Exp Med Biol. 1995;384:515-25.
3. Bishop PA, Jones E, Woods AK. Recovery from training: a brief review: brief review. J Strength Cond Res. 2008;22:1015-24.
4. Chapman D, Newton M, Sacco P et al. Greater muscle damage induced by fast versus slow velocity eccentric exercise. Int J Sports Med. 2006;27:591-598.
5. Ide BN, Leme TCF, Lopes CR et al. Time course of strength and power recovery after resistance training with different movement velocities. J Strength Cond Res. 2011;25:2025-2033.
6. Merletti R, Parker P. Electromyography: physiology, engineering and noninvasive applications. New York: Wiley lnterscience; 2004.
7. Akay M. Wiley Encyclopedia of Biomedical Engineering. Hoboken, NJ: John Wiley & Sons; 2006.
8. Glaister M. Multiple sprint work: physiological responses, mechanisms of fatigue and the influence of aerobic fitness. Sports Med. 2005;35:757-7.
9. Weineck J. Optimales training. Balingen: Spitta; 2004.
10. Glaister M. Multiple-sprint work: methodological, physiological, and experimental issues. Int J Sports Physiol Perform. 2008;3:107-12.
11. Behm DG, Sale DG. Intended rather than actual movement velocity determines velocity-specific training response. J Appl Physiol. 1993;74:359-68.
12. Suchomel TJ, Nimphius S, Stone MH. The importance of muscular strength in athletic performance. Sports Med. 2016;46:1419-49.
13. James LP, Haff GG, Kelly VG et al. Towards a determination of the physiological characteristics distinguishing successful mixed martial arts athletes: a systematic review of combat sport literature. Sports Med. 2016;46:1525-51.
14. Girard O, Mendez-Villanueva A, Bishop D. Repeated-sprint ability – part I: factors contributing to fatigue. Sports Med. 2001;41:673-94.
15. Bishop D, Girard O, Mendez-Villanueva A. Repeated-sprint ability – part II: recommendations for training. Sports Med. 2011;41:741-56.
16. Sheppard JM, Young WB. Agility literature review: classifications, training and testing. J Sports Sci. 2006;24:919-32.
17. Hojka V, Stastny P, Rehak T et al. A systematic review of the main factors that determine agility in sport using structural equation modeling. J Hum Kinet. 2016;52:115-23.
18. Knuttgen HG. Force, work, power, and exercise. Med Sci Sports. 1978;10:227-8.
19. Lourenço TF, Tessutti LS, Martins LEB et al. Metabolic interpretation of ventilatory parameters during maximal effort test and their applicability to sports. Revista Brasileira de Cineantropometria e Desempenho Humano. 2010;9.
20. Mccann DJ, Molé PA, Caton JR. Phosphocreatine kinetics in humans during exercise and recovery. Med Sci Sports Exerc. 1995;27:378-89.
21. Robergs RA, Ghiasvand F, Parker D. Biochemistry of exercise-induced metabolic acidosis. Am J Physiol Regul Integr Comp Physiol. 2004;287:R502-16.
22. Bogdanis GC, Nevill ME, Boobis LH et al. Recovery of power output and muscle metabolites following 30 s of maximal sprint cycling in man. J Physiol. 1995;482(Pt 2):467-80.
23. Fry AC. The role of resistance exercise intensity on muscle fibre adaptations. Sports Med. 2004;34:663-679.
24. Nicol C, Avela J, Komi PV. The stretch-shortening cycle: a model to study naturally occurring neuromuscular fatigue. Sports Med. 2006;36:977-99.
25. Rassier DE, Herzog W, Pollack GH. Dynamics of individual sarcomeres during and after stretch in activated single myofibrils. Proc Biol Sci. 2003;270:1735-40.
26. Rassier DE, Herzog, Wakeling J et al. Stretch-induced, steady-state force enhancement in single skeletal muscle fibers exceeds the isometric force at optimum fiber length. J Biomech. 2003;36:1309-16.
27. Ide BN. Adaptações musculares ao treinamento de força com sobrecargas excêntricas. Campinas. Dissertação [Mestrado em Educação Física] - Universidade Estadual de Campinas; 2010.
28. Fleck SJ. Periodized strength training: a critical review. J Strength Cond Res. 1999;13:82-9.
29. Toigo M, Boutellier U. New fundamental resistance exercise determinants of molecular and cellular muscle adaptations. Eur J Appl Physiol. 2006;97:643-63.
30. Warren GL, Ingalls CP, Lowe DA et al. Excitation-contraction uncoupling: major role in contraction-induced muscle injury. Exerc Sport Sci Rev. 2001;29:82-7.
31. Hickson RC. Interference of strength development by simultaneously training for strength and endurance. Eur J Appl Physiol. 1980;45:255-63.
32. Fleck SJ, Kraemer W. Designing Resistance Training Programs. 4 ed. Champaign, IL: Kinetics; 2014.

33. Leveritt M, Abernethy PJ, Barry BK *et al.* Concurrent strength and endurance training. A review. Sports Med. 1999;28:413-27.

34. Lourenço TF, Tessutti LS, Martins LEB *et al.* Interpretação metabólica dos parâmetros ventilatórios obtidos durante um teste de esforço máximo e sua aplicabilidade no esporte. Revista Brasileira de Cineantropometria e Desempenho Humano. 2007;9.

35. Kraemer WJ, Ratamess NA. Fundamentals of resistance training: progression and exercise prescription. Med Sci Sports Exerc. 2004;36:674-88.

36. Kraemer WJ, Adams K, Cafarelli E *et al.* American College of Sports Medicine position stand. Progression models in resistance training for healthy adults. Med Sci Sports Exerc. 2002;34:364-80.

37. Coffey VG, Hawley JA. Concurrent exercise training: do opposites distract? J Physiol. 2017;595(9):2883-96.

38. Wilson G, Murphy A, Walshie AD. Performance benefits from weight and plyometric training: effects of initial strength level. Coaching Sport Sci J. 1997;2:3-8.

39. Cormie P, Mcguigan MR, Newton RU. Developing maximal neuro-muscular power: part 2 – training considerations for improving maximal power production. Sports Med. 2011;41:125-46.

40. Haff GG, Nimphius S. Training principles for power. Strength Cond J. 2012;34:2-12.

41. Bergeron MF, Nindl BC, Deuster PA *et al.* Consortium for health and military performance and American College of Sports Medicine consensus paper on extreme conditioning programs in military personnel. Curr Sports Med Rep. 2011;10:383-9.

42. Laursen PB, Jenkins DG. The scientific basis for high-intensity interval training: optimising training programmes and maximising performance in highly trained endurance athletes. Sports Med. 2002;32:53-73.

43. Billat LV. Interval training for performance: a scientific and empirical practice: special recommendations for middle-and long-distance running. part I: aerobic interval training. Sports Med. 2001;31:13-31.

44. Gibala MJ, Mcgee SL. Metabolic adaptations to short-term high-intensity interval training: a little pain for a lot of gain? Exerc Sport Sci Rev. 2008;36:58-63.

45. Gibala MJ, Jones A. M. Physiological and performance adaptations to high-intensity interval training. Nestle Nutr Inst Workshop Ser. 2013;76:51-60.

46. Buchheit M, Laursen PB. High-intensity interval training, solutions to the programming puzzle: Part I: cardiopulmonary emphasis. Sports Med. 2013;43:313-38.

47. Buchheit M, Laursen PB. High-intensity interval training, solutions to the programming puzzle. Part II: anaerobic energy, neuromuscular load and practical applications. Sports Med. 2013;43:927-54.

48. Lunt H, Draper N, Marshall HC *et al.* High intensity interval training in a real world setting: a randomized controlled feasibility study in overweight inactive adults, measuring change in maximal oxygen uptake. PLoS One. 2014;9:e83256.

49. Smodlaka V. Interval training in heart disease. J Sports Med Phys Fitness. 1963;3:93-100.

50. Keul J, Doll E, Keppler D *et al.* [On the significance of lactate formation during interval training]. Z Kreislaufforsch. 1867;56:823-30.

51. Fox EL, Bartels RL, Billings CE *et al.* Intensity and distance of interval training programs and changes in aerobic power. Med Sci Sports. 1973;5:18-22.

52. Helgerud J, Karlsen T, Kim WY *et al.* Interval and strength training in CAD patients. Int J Sports Med. 2011;32:54-9.

53. Helgerud J, Bjørgen S, Karlsen T *et al.* Hyperoxic interval training in chronic obstructive pulmonary disease patients with oxygen desaturation at peak exercise. Scand J Med Sci Sports. 2010;20:e170-6.

54. Hollmann W, Hettinger T. Medicina de esporte. São Paulo: Manole; 1983.

55. Burgomaster KA, Howarth KR, Phillips SM *et al.* Similar metabolic adaptations during exercise after low volume sprint interval and traditional endurance training in humans. J Physiol. 2008;586:151-60.

56. Stoggl TL, Sperlich B. The training intensity distribution among well-trained and elite endurance athletes. Front Physiol. 2015;6:295.

57. Seiler KS, Kjerland GO. Quantifying training intensity distribution in elite endurance athletes: is there evidence for an "optimal" distribution? Scand J Med Sci Sports. 2006;16:49-56.

58. Seiler S. What is best practice for training intensity and duration distribution in endurance athletes? Int J Sports Physiol Perform. 2010;5:276-91.

59. Vissers D, Hens W, Taeymans J *et al.* The effect of exercise on visceral adipose tissue in overweight adults: a systematic review and meta-analysis. PLoS One. 2013;8:e56415.

60. Heydari M, Freund J, Boutcher SH. The effect of high-intensity intermittent exercise on body composition of overweight young males. J Obesity. 2012;2012:480467.

61. Lopes A, Fayh A, de Souza Campos L *et al.* The effects of diet- and diet plus exercise-induced weight loss on basal metabolic rate and acylated ghrelin in

grade 1 obese subjects. Diabetes Metab Syndr Obes. 2013;6:469-75.

62. De Feo P. Is high-intensity exercise better than moderate-intensity exercise for weight loss? Nutr Metab Cardiovasc Dis. 2013;23(11):1037-42.

63. Keating SE, Machan EA, O'Connor HT *et al.* Continuous exercise but not high intensity interval training improves fat distribution in overweight adults. J Obes. 2014;2014:834865.

64. Tønnessen E, Sylta Ø, Haugen TA *et al.* The road to gold: training and peaking characteristics in the year prior to a gold medal endurance performance. PLoS One. 2014;9:e101796.

65. Laursen PB. Training for intense exercise performance: high-intensity or high-volume training? Scand J Med Sci Sports. 2010;20(2):1-10.

66. Rose AJ, Frosig C, Kiens B *et al.* Effect of endurance exercise training on Ca2+ calmodulin-dependent protein kinase II expression and signalling in skeletal muscle of humans. J Physiol. 2007;583:785-95.

67. Gibala MJ, McGee SL, Garnham AP *et al.* Brief intense interval exercise activates AMPK and p38 MAPK signaling and increases the expression of PGC-

1alpha in human skeletal muscle. J Appl Physiol. 2009;106:929-34.

68. Halouani J, Chtourou H, Gabbett T *et al.* Small-sided games in team sports training: a brief review. J Strength Cond Res. 2014;28:3594-618.

69. Hill-Haas SV, Dawson B, Impellizzeri FM *et al.* Physiology of small-sided games training in football: a systematic review. Sports Med. 2011;41:199-220.

70. American College of Sports Medicine; Chodzko-Zajko WJ, Proctor DN *et al.* American College of Sports Medicine position stand. Exercise and physical activity for older adults. Med Sci Sports Exerc. 2009;41: 1510-30.

71. Issurin VB. New horizons for the methodology and physiology of training periodization. Sports Med. 2010;40:189-206.

72. Selye H. The general-adaptation-syndrome. Annu Rev Med. 1951;2:327-42.

73. Bompa TO, De Oliveira PR, Franciscon CA. Periodização: teoria e metodologia do treinamento. 5.ed. São Paulo: Phorte; 2002.

74. Zakharov A, Gomes AC. Ciência do treinamento desportivo. 2.ed. Rio de Janeiro: Palestra Sport; 2003.

capítulo **5**

Periodização Nutricional Aplicada ao Treinamento Desportivo

Andréia Naves

Introdução

A *performance* não é construída da noite para o dia. Muitas condições permeiam a melhora do desempenho, como fatores psicológicos, técnicos/táticos, ambientais (p. ex., treinamento e nutrição) e genéticos.

No que concerne ao treinamento físico, diversos sinais bioquímicos regulam respostas que demoram de minutos a meses para gerar algum ganho ou melhorar a *performance*. O complexo processo, no qual o exercício induz a adaptação no músculo esquelético, inicia-se com uma combinação de estímulos causados pelo estresse, funcionando como um gatilho específico para os eventos moleculares que provocarão as respostas para melhora da performance. Esses estímulos são diferentes para os treinamentos de *endurance* (mais metabólicos) e de força (mecânicos).

Existem quatro categorias de estímulos causados por estresse: dano mecânico, ativação neural, ajustes hormonais e alterações metabólicas. Todos serão gatilhos para uma complexa cascata de proteínas que resultará em adaptações [p. ex., aumento de massa muscular e da densidade ou do número de mitocôndrias (biogênese mitocondrial)]. Essas adaptações ao treinamento dependem do tipo, intensidade e duração do treinamento, bem como da ingestão de nutrientes específicos, o que sugere que diversas sinalizações estão envolvidas no processo. A Figura 5.1 retrata como essas adaptações são sinalizadas em âmbito molecular, celular e fisiológico para ganho de *performance* esportiva.[1]

A periodização do treinamento tem como foco preparar o atleta para atingir seu pico de *performance* para determinada competição, potencializando suas respostas de adaptação ao máximo. No entanto, outros fatores são igualmente importantes e impactam significativamente no desempenho atlético. Estudos atuais sustentam uma periodização do treinamento físico integrada com recuperação, nutrição e desenvolvimento de habilidades psicológicas. Também devem ser consideradas a periodização para adaptações ao calor e à altitude, a composição corporal e as terapias físicas.

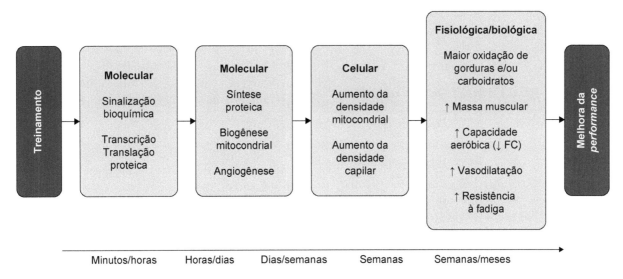

Figura 5.1 Modelo simplificado da sinalização bioquímica na resposta do treinamento para melhorar a *performance* esportiva. FC: frequência cardíaca. Adaptada de Jeukendrup *et al.*, 2019.[1]

Essas estratégias são ferramentas úteis para gerenciar a rotina de viagens dos atletas, a fadiga e as lesões que ocorrem durante a temporada de competições.[2] Além disso, é importante periodizar (suspender ou enfatizar) as intervenções de recuperação para que elas influenciem nas respostas adaptativas ou crônicas do treinamento e na *performance*.

Assim como a recuperação, a nutrição voltada para o exercício e considerada parte de um programa de periodização de treinamento e competição também promove adaptações fisiológicas e melhora a *performance*. Quando integrada com o treinamento, a nutrição dá suporte para que diversos nutrientes afetem todas as etapas de sinalização e, portanto, regulem ou alterem as adaptações ao treino. Por exemplo, alguns nutrientes, como a leucina, agem como moléculas de sinalização contribuindo para a síntese proteica. O glicogênio muscular, as citocinas, os radicais livres e vários marcadores inflamatórios produzidos durante o exercício também podem agir como moléculas de sinalização para a adaptação ao treinamento e melhora da *performance* esportiva.

Diversos estudos na área de Ciências do Esporte podem contribuir para o desenvolvimento integrado da periodização, impactando significativamente na teoria e na prática do treinamento. Eles demonstram que vários aspectos na preparação do atleta podem ser periodizados para obter uma ótima *performance*, a saber:[2]

- Treinamento
- Recuperação
- Nutrição
- Habilidades psicológicas
- Aquisição de habilidades e técnicas.

Neste capítulo, será abordada especificamente a periodização nutricional, que consiste em uma visão contemporânea dos *guidelines* de Nutrição Esportiva, com o objetivo de atender as necessidades individuais de cada atleta ao longo das fases de treinamento, potencializando a adaptação ao treino bem como a *performance* esportiva.

Não existe uma única definição para o termo "periodização nutricional", porém quatro questões devem ser levadas em consideração quando se pensa em manipulação dietética para otimizar *performance*:[2]

- Periodização energética *ou* de nutrientes para rastrear as necessidades e os objetivos de treinamento e competição: é de extrema importância avaliar a deficiência energética relativa ao exercício para garantir *performance* e saúde integral do atleta, prevenindo inclusive o *overtraining* e o *overreaching* não funcional
- Periodização de estratégias que podem aumentar a capacidade de utilização de um substrato energético (p. ex., carboidratos) em detrimento de outro (p. ex., gordura) para potencializar a capacidade dos dois sistemas metabólicos (estímulo para a flexibilidade metabólica do músculo esquelético)
- Alternância entre duas estratégias opostas e frequentes (p. ex., dar suporte nutricional para promover uma *performance* ótima e suspender o suporte nutricional para aumentar o estímulo do treino ou melhorar a adaptação)
- Organizar a ingestão alimentar durante o dia e em relação às sessões de treinamento para melhorar a interação metabólica entre exercício e nutrição.

De forma resumida, a periodização nutricional objetiva otimizar a recuperação do atleta, possibilitando respostas adaptativas ao treinamento, bem como soluções nutricionais que melhorem essa adaptação e a *performance*, além de auxiliar no manejo da composição corporal (Figura 5.2).

Periodização nutricional para rastrear necessidades de treinamento e competição

As alterações em tipo, volume e intensidade do treinamento causam demandas energéticas diferentes, bem como alterações nas necessidades de carboidratos, proteínas, fluidos e alguns micronutrientes. As manipulações na composição corporal, que requerem alterações nas necessidades energéticas, podem ser inclusas na fase de preparação geral, propiciando tempo suficiente para alcançar de modo gradual um nível competitivo ótimo, enquanto se dá suporte para a carga de treinamento e fornece disponibilidade energética adequada para a saúde.[3]

A organização do tipo e do momento da ingestão alimentar (*nutrient timing*) para otimizar a adaptação ou a recuperação de acordo com sessões específicas ou fases de treinamento podem ocorrer dentro de um plano nutricional geral, bem como incorporada dia a dia, conforme necessário. A Tabela 5.1 e a Figura 5.3 resumem como as estratégias nutricionais podem dar suporte a cada fase do treinamento desportivo em modalidades individuais.[2]

De acordo com o evento esportivo alvo do atleta, diversas estratégias nutricionais podem ser adotadas em torno da competição para assegurar fatores fisiológicos e bioquímicos que poderiam limitar a *performance* e causar a fadiga. Isso inclui protocolos para oferecer disponibilidade de energia ou manutenção da hidratação adequadas, conforto gastrintestinal (GI) e utilização de recursos ergogênicos de alta evidência científica. Também conforme a frequência ou o número de competições, essas estratégias podem compor ocasional ou significativamente o plano nutricional total do atleta. Em qualquer um dos casos, o atleta deve incluir, durante a fase de preparação, algumas práticas nutricionais pretendidas para a competição a fim de identificar estratégias de sucesso e refinar o plano a ser elaborado. Uma competição envolve a combinação de práticas nutricionais e/ou horários[4], por isso é adequado desenvolver um plano nutricional individualizado.

A fase de transição é uma importante etapa de destreino e redução do condicionamento, na qual o atleta diminui ou interrompe o treino, o que leva a práticas nutricionais menos saudáveis e ao aumento no consumo de álcool. Portanto, é importante uma orientação correta para que o atleta permaneça menos tempo na fase de preparação geral para retornar ao condicionamento físico anterior. No caso de lesão, a organização nutricional deve envolver ingestão calórica adequada e ajustada à redução do gasto energético, aumento da ingestão proteica, com espaçamento apropriado ao longo do dia, bem como nutrientes e suplementos que dão suporte a ossos, tecido conjuntivo (colágeno) e músculo.[5] Nessa etapa, a nutrição pró-ativa para prevenir e tratar lesões no atleta também merece atenção especial (ver Capítulo 34).

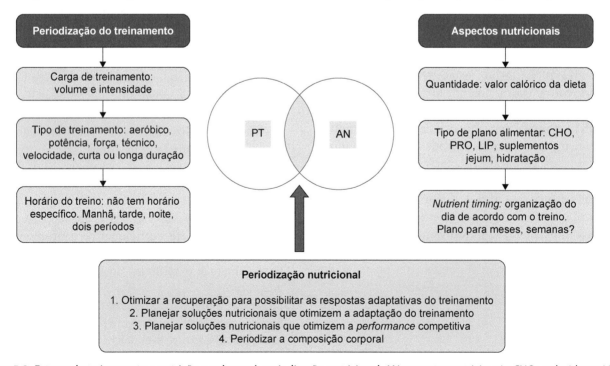

Figura 5.2 Fatores de treinamento e nutrição que levam à periodização nutricional. AN: aspectos nutricionais; CHO: carboidrato; LIP: lipídios; PRO: proteínas; PT: periodização do treinamento.

Tabela 5.1 Integração das estratégias nutricionais de acordo com as fases da periodização do treinamento.

Fase de preparação geral

- Periodizar energia e macronutrientes para melhorar a composição corporal e a manutenção da saúde
- Dar suporte para as sessões de treinamento e a recuperação entre as sessões. Desenvolver um *"nutrient timing"* estratégico (especialmente de carboidrato e proteína) de acordo com as sessões de treinamento
- Utilizar a estratégia *train low* para causar adaptações ao treinamento aeróbico, quando desejável

Fase de preparação específica

- Adequar energia e ingestão de nutrientes para as alterações do treinamento
- Promover a recuperação para sessões importantes ou específicas do treinamento
- Otimizar a composição corporal para a fase pré-competitiva
- Treinar as estratégias de nutrição e suplementação específicas da competição

Fase pré-competitiva

- Dar suporte para o treinamento de alta intensidade com ajuste do valor calórico total (para evitar o ganho excessivo de peso) e redução do gasto energético total
- Monitorar continuamente a composição corporal na fase de treinamento
- Iniciar a ingestão de suplementos de carregamento (creatina e beta-alanina), caso faça sentido à modalidade esportiva e aos treinamentos dessa fase
- Treinar outros recursos ergogênicos de efeito agudo para otimizar a *performance*

Fase competitiva

- Dar suporte para a competição, incluindo recuperação entre as múltiplas sessões de treinamento e/ou competição
- Incluir alimentos e suplementos que acelerem a recuperação, mesmo que possam impactar na adaptação do treinamento (p. ex., vitamina C e *tart cherry*), já que o principal objetivo dessa fase é garantir a recuperação e o pico de *performance*
- Desenvolver uma prática de nutrição e suplementação direcionada às demandas fisiológicas da competição
- Elaborar estratégias de nutrição para viagem

Transição, *off-season* ou lesão

- Manter as recomendações nutricionais similares a de um indivíduo sedentário com foco em saúde
- Manter *off* os recursos ergogênicos
- Manter nutrição pró-ativa para prevenir ou tratar lesões ou reabilitar

Adaptada de Mujika *et al.*, 2018.[2]

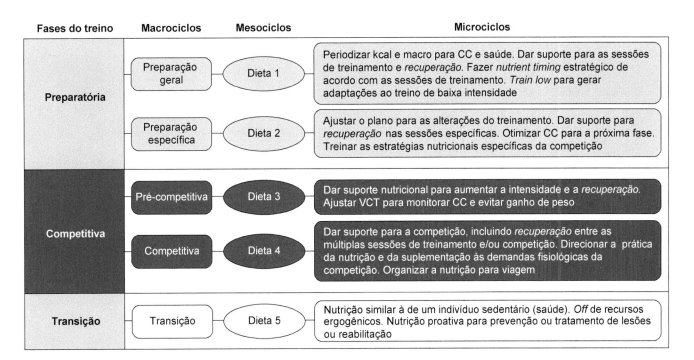

Figura 5.3 Periodização nutricional: integração das estratégias nutricionais de acordo com as fases de periodização do treinamento. CC: composição corporal; VCT: valor calórico total. Adaptada de Mujika *et al.*, 2018.[2]

Periodização nutricional para a flexibilidade metabólica do músculo | *Train low*

"Flexibilidade metabólica" do músculo é um termo definido como a habilidade deste de integrar ou transitar entre a resposta dos substratos energéticos causados por estímulos hormonais e/ou contráteis.[6] No caso de exercício contínuo e prolongado (> 90 min), a depleção dos estoques de glicogênio para níveis relativamente baixos é uma causa comum de fadiga ou de *performance* subótima em atletas.[7] Todavia, uma exposição curta (aproximadamente 5 a 10 dias), com uma dieta contendo < 20% de carboidratos e 60 a 65% de gordura [*low carb high fat* (LCHF)], associada à manutenção do treinamento e sessões de alto volume e baixa intensidade têm demonstrado uma reorganização muscular robusta para aumentar a mobilização, o transporte e a oxidação de gorduras, mesmo em estratégias que restabelecem de modo agudo a disponibilidade de carboidratos, como a supercompensação de glicogênio e a ingestão de carboidratos durante o exercício.[8-10]

O glicogênio muscular exerce efeitos direto e indireto importantes para regular a adaptação do músculo esquelético ao treinamento. Especificamente, em uma sessão aguda de treinamento de *endurance* com baixo estoque de glicogênio muscular (p. ex., induzida por uma dieta LCHF), tem-se uma sinalização coordenada por importantes proteínas quinases (AMPK e p38 MAPK), fatores de transcrição (p53, PPAR delta) e coativadores transcricionais [coativador-1 alfa do receptor ativado por proliferadores de peroxissoma gama (PGC-1 alfa)], o que resulta em elevação da disponibilidade de ácidos graxos livres para produção de energia, alteração da pressão osmótica das células musculares, aumento das concentrações de catecolaminas e da atividade das enzimas mitocondriais, bem como do conteúdo e da densidade mitocondrial e da oxidação de gorduras (Figura 5.4).[11,12]

Na prática clínica, ainda há dúvidas se os atletas deveriam realmente treinar em estado depletado de glicogênio muscular para melhorar a resposta ao treinamento. Os diferentes tipos de metodologias empregados nos estudos, bem como as diversas formas de reduzir a disponibilidade do carboidrato para o exercício (Figura 5.5), tipos e variações de treinamento e os diferentes níveis dos atletas avaliados, dificultam a obtenção de resultados conclusivos sobre esse tema, e diversos tipo de respostas são pontuadas nos mais variados modelos de estudos e pesquisas.

As conclusões mais significativas apresentadas na literatura são os estudos publicados por Louise Burke demonstrando que atletas de *endurance* de elite não se beneficiam das estratégias de uma dieta cetogênica LCHF, mesmo com melhora das respostas de adaptação, como aumento na oxidação de gordura; a *performance* também pode piorar. Em um de seus estudos, atletas de elite da marcha atlética (29 homens) submetidos a dieta LCHF durante 3 semanas apresentaram *performance* de *endurance* prejudicada (teste de 10 km de marcha atlética) e tiveram sua percepção de esforço aumentada quando comparados a atletas que ingeriram uma dieta rica em carboiratos ou com carboidrato periodizado. No entanto, os atletas que mantiveram a dieta LCHF apresentaram adaptação do metabolismo dos ácidos graxos favorável durante o exercício, com aumento de 2,5 vezes mais na oxidação de gorduras.[13] De fato, uma dieta pobre em car-

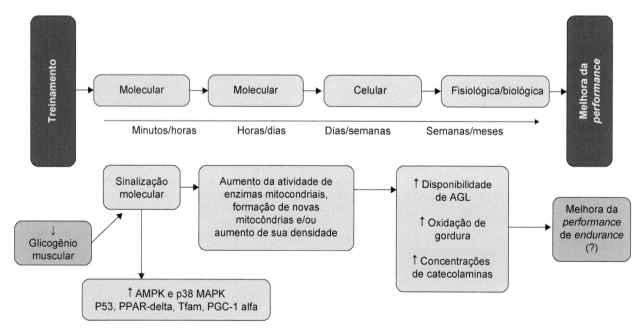

Figura 5.4 Efeitos da redução do glicogênio muscular na resposta de adaptação ao treino de *endurance*. (?): efetividade incerta; AGL: ácidos graxos livres.

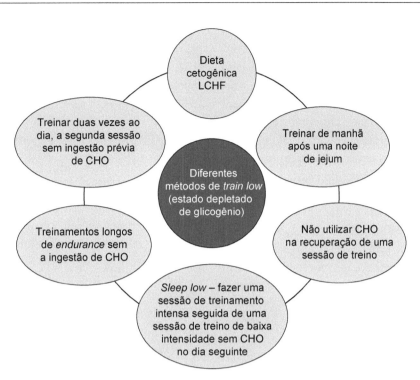

Figura 5.5 Diferentes métodos de treinamento em estado depletado de glicogênio (*train low*). CHO: carboidrato; LCHF: *low carb high fat*.

boidratos e rica em gorduras (LCHF) pode aumentar substancialmente a oxidação de gorduras (aproximadamente 200%) durante o execício de *endurance* em atletas treinados, com oxidação de 1,5 g/min durante exercício realizado a 70% do pico da capacidade aeróbica.[14]

Em atletas altamente treinados, observa-se uma variabilidade individual considerável, porém uma dieta LCHF *diet* durante 3 a 4 semanas preserva a *performance* em exercícios de intensidade moderada. Nas atividades físicas acima de 80% do pico de VO_2, compromete-se possivelmente a *performance* pelo aumento no custo do oxigênio para produzir energia a partir das gorduras.[15] O período de adaptação ideal à estratégia nutricional LCHF é controverso, mas já se observou que alterações na utilização de substratos ocorrem provavelmente entre 5 e 10 dias. Adaptações acima de 3 a 4 semanas ainda necessitam de maiores investigações[16], já que os estudos demonstram que a oxidação máxima de gordura ocorre dentro desse período.

Portanto, considera-se que a curta adaptação a uma dieta rica em gordura, antes do restabelecimento da alta disponibilidade de carboidratos nas 24 h anteriores e durante um evento de *endurance* ou ultra-*endurance*, possa ser capaz de promover a flexibilidade metabólica e a *performance*, se os altos estoques de carboidratos forem combinados com a habilidade de utilizá-los mais devagar, em decorrência do aumento no emprego de gorduras. Todavia, os pesquisadores falharam em demonstrar que esse tipo de protocolo melhorou a *performance* em exercícios prolongados, apesar dos baixos níveis de utilização dos estoques de glicogênio alcançados.[15] Uma explicação é que apesar de se poupar a utilização do glicogênio, a adaptação à gordura causa um prejuízo na oxidação de carboidratos em virtude da redução da glicogenólise e de uma *down-regulation* na atividade do complexo da piruvato desidrogenase (PDH)[17], o que diminui a eficiência da utilização dos carboidratos no ciclo do ácido cítrico e a habilidade de produzir adenosina trifosfato (ATP) em exercícios de intensidade mais alta.

Modelos que integram sessões ou períodos de treinamento com alta e baixa disponibilidade de carboidratos de forma intercalada previne os prejuízos na *peformance* dos treinamentos de alta intensidade, quando associados à estratégia LCHF. Contudo, a *down-regulation* na oxidação dos carboidratos, observada nas estratégias LCHF, pode continuar limitando a contribuição do glicogênio muscular como fonte energética para o evento esportivo, até mesmo quando sua disponibilidade é restabelecida agudamente para a prova. Desse modo, deve-se evitar essa estratégia em momentos e eventos onde o exercício deva ser realizado em alta intensidade.

Atletas que optam por utilizar a estratégia LCHF devem se comprometer a auditar as necessidades energéticas do evento que participará, balanceando os benefícios de sua capacidade para um exercício de alta intensidade contra o risco inevitável de sofrer uma depleção de carboidratos.[18]

Ainda não se sabe se é significativo o uso de corpos cetônicos pelo músculo esquelético; contudo, há evidências claras de que a cetoadaptação reduz a oxidação de carboidratos do músculo esquelético. Observou-se prejuízo na ressíntese de glicogênio muscular mesmo após a adoção de uma dieta rica em carboidratos após um longo período de cetoadaptação, o que prejudicou a capacidade do músculo de utilizar o glicogênio como fonte de energia. Isso é relevante, já que a oxidação do carboidrato fornece uma fonte de enegia muito mais efetiva quando a oferta de oxigênio é limitada. A incapacidade de utilizar o glicogênio disponível, ainda que em quantidades reduzidas, com uma adaptação à dieta cetogênica LCHF no médio prazo, ou quando em níveis normais, mas junto de estratégias para restabelecer e/ou periodizar a ingestão de carboidrato, limita a performance de *endurance* de alta intensidade. Além disso, já se sabe que há diversas respostas à dieta cetogênica LCHF, o que causa diferentes efeitos na *performance*.[16]

Até então, as evidências pautam que a periodização dietética envolvendo um curto período de cetoadaptação (a uma dieta LCHF) e restauração de carboidrato não deveria ser recomendada para eventos de *endurance* e ultra-*endurance* nos quais é necessária uma variedade de intensidades, inclusive em breves períodos. Contudo, atividades de baixa a moderada intensidade podem se beneficiar, e mais investigações são necessárias com esse protocolo.[2]

Discussões acerca das dietas cetogênicas incluem aderência crônica à dieta, com introdução do carboidrato somente no dia da competição, no pré-evento e durante o evento, ou blocos de adaptação à dieta cetogênica (3 a 4 semanas), seguidos de uma dieta com alta disponibilidade de carboidratos. A teoria é que os benefícios obtidos durante a fase de cetoadaptação persistirão e serão aparentes, uma vez que o retorno à disponibilidade de carboidrato combina-se à fase pré-competitiva.[2] Apesar das diversas especulações sobre os efeitos da cetoadaptação na melhora da *performance* de *endurance*, os estudos ainda são controversos para atletas de elite e poucos quando se trata de atletas amadores.

Outra hipótese sugerida é a ingestão de carboidrato de maneira periodizada, como uma alternativa para gerar as adaptações musculares tanto em estado normal quanto no depletado de glicogênio. A ideia é dar suporte de carboidratos para as sessões mais intensas e treinar em estado depletado de glicogênio nas menos intensas.[19]

Um estudo realizado com triatletas propôs um protocolo fácil, no qual é possível praticar uma sessão de treinamento de alta intensidade com alto estoque de glicogênio (*train high*) seguida por uma noite com restrição de carboidratos (*sleep low*) e, na manhã seguinte, uma sessão de treinamento de intensidade moderada ou baixa sem ingerir carboidratos (*train low*; treino seguido de uma noite em jejum).[20] Os principais resultados é que a inclusão desse ciclo de periodização 3 vezes/semana durante 3 semanas melhorou a *performance* no teste de 10 km de corrida (redução de 3% no tempo total) e diminuiu a percepção de esforço após uma prova de triatlo.[20]

Esses estudos fornecem evidências encorajadoras de que sessões de treinamento periodizando a ingestão de carboidratos (*train high* e *train low*) pode ser integrada de maneira individual no programa de treinamento do atleta a fim de amplificar as adaptações desejadas e melhorar possivelmente a *performance* esportiva. Todavia, é importante salientar que atletas de elite parecem ser menos responsivos a essas estratégias de periodização do carboidrato quando comparados com atletas amadores.

A disponibilidade e a capacidade de utilizar todos os substratos energéticos musculares para dar suporte às demandas específicas do exercício (flexibilidade metabólica) para atletas de *endurance* de alta *performance* continuam apresentando explicações fascinantes, o que sugere estratégias que melhor utilizam os estoque de gordura relativamente ilimitados. Existem evidências robustas de que a adaptação à dieta cetogênia (LCHF) proporciona alterações celulares significativas para aumentar a mobilização, o transporte, a captação e a oxidação de gordura durante o exercício, até mesmo em atletas de elite que treinam especificamente para otimizar as vias de oxidação de gordura[16]; contudo, ainda não se evidenciou a resposta na melhora da *performance*.

Nutrição para adaptação *versus* recuperação e *performance*

O aumento de estudos que investigam as respostas celulares ao exercício e aos estímulos nutricionais tem fornecido informações de que os processos que causam adaptação podem ser divergentes daqueles que promovem a recuperação e a *performance*. Em uma visão simplista, muitos processos que promovem a recuperação da atividade física para restabelecer a homeostase e a capacidade de exercício baseiam-se no fornecimento de suporte nutricional. Enquanto isso, em algumas áreas, a ausência ou a falta proposital de suporte nutricional pode aumentar o estresse relacionado com o exercício e/ou promover sinalizações que remodelam o músculo e outros sistemas fisiológicos para criar um atleta mais rápido e forte. Por consequência, algumas estratégias podem ser adequadas para dar suporte ao atleta a fim de que ele compita em seu melhor estado ou complete as sessões de treinamentos-chave da melhor maneira possível (*train harder*). Em contrapartida, uma estratégia oposta pode estimular uma maior adaptação ao mesmo estímulo de exercício e ser integrada nas fases de treinamento (*train smarter*).[2]

Muitos nutrientes podem modular e potencializar as sinalizações bioquímicas que geram resposta de adaptação ao exercício, atuando como cofatores potentes nesse complexo processo de melhoria da *performance* esportiva. No entanto, alguns desses compostos têm efeito indireto e são necessários mais estudos para averiguar o quanto essa modulação nutricional pode impactar significativamente na *performance* esportiva, bem como as doses e o momento (*timing*) da utilização. A Tabela 5.2 exemplifica alguns compostos e estratégias nutricionais capazes de agir na modulação da resposta adaptativa ao exercício.

Os recursos ergogênicos também podem potencializar a adaptação crônica do treinamento e contribuir para melhorar a *performance* esportiva. São classificados em três categorias principais:[21]

- Suplementos que aumentam a qualidade do treinamento: cafeína, bicarbonato de sódio, creatina, beta-alanina e suco de beterraba (nitrato)
- Suplementos que aumentam a síntese proteica: aminoácidos essenciais, leucina, aminoácidos de cadeia ramificada, beta-hidroxibetametilbutirato (HMB)
- Suplementos que aumentam a biogênese mitocondrial: epigalocatequina-3-galato e extratos de chá-verde, resveratrol e quercetina.

Antioxidantes e resposta de adaptação

Alguns estudos têm demonstrado que a suplementação de antioxidantes pode prejudicar a adaptação ao treinamento e a *performance* de longo prazo pelo bloqueio crônico do processo adaptativo que envolve sinalizações sensíveis ao estresse oxidativo, enquanto outros estudos demonstram melhor recuperação aguda decorrente da redução do dano oxidativo e inflamatório.[22] O mais importante nesse contexto é entender qual o principal objetivo com o treinamento ou a sessão de treinamento: adaptar *ou* recuperar o atleta o mais rápido possível para evitar danos fisiológicos persistentes capazes de prejudicar a *performance*.

Durante o exercício agudo, a produção do radical hidroxila, do ânion superóxido e do óxido nítrico (principais espécies reativas de oxigênio no músculo esquelético) funcionam como sinalizadores celulares para as reações bioquímicas que envolvem as adaptações crônicas ao treinamento de *endurance* e que podem impactar na melhora da *peformance* esportiva, como biogênese mitocondrial, aumento da capacidade antioxidante endógena, melhora da sensibilidade à insulina e hipertrofia muscular (Figura 5.6).[23]

Tabela 5.2 Compostos e estratégias nutricionais como moduladores da resposta de adaptação do treinamento.

Efeitos do treinamento	Atuação da nutrição
↑ Síntese proteica	Proteína, leucina, ômega-3 (?)
↑ Estoque de glicogênio	Suporte de carboidratos antes, durante e após o treinamento. Estratégia de supercompensação do carboidrato
↑ Densidade mitocondrial	*Train low*, restrição energética, corpos cetônicos, butirato, nitrato, polifenóis (quercetina, resveratrol, epigalocatequina-3-galato)
↑ Enzimas oxidativas	*Train low*
↑ VO₂máx.	Nitrato
↑ Volume plasmático	Hidratação, reposição de eletrólitos, carboidratos
↑ Oxidação de gordura	Dieta cetogênica, corpos cetônicos, cafeína, epigalocatequina-3-galato

(?): efetividade incerta.

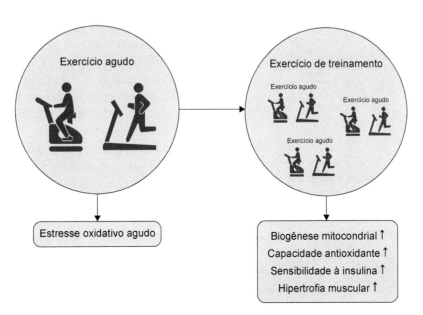

Figura 5.6 Estresse oxidativo e resposta fisiológica ao treinamento de *endurance*.

Vários fatores são determinantes para o estresse oxidativo induzido pelo exercício (Figura 5.7).[23] Eles determinarão o quão danoso ou benéfico será a produção de espécies reativas de oxigênio durante a atividade física.

Diversos tipos de antioxidantes endógenos agem para equilibrar o estresse oxidativo induzido pelo exercício, mas os antioxidantes da dieta também têm contribuição importante.[24] A maior parte dos estudos avalia os efeitos dos antioxidantes dietéticos no estresse oxidativo e nos marcadores do dano muscular induzidos por exercício, mas poucos avaliam os efeitos relevantes na performance esportiva.[25,26]

Braakhuis[27] publicou uma revisão sobre os efeitos da vitamina C na *performance*, avaliando os possíveis impactos da suplementação crônica, e demonstrou que as espécies reativas de oxigênio podem mediar os efeitos benéficos da adaptação ao treinamento; contudo, consumir 1 g ou mais de vitamina C por dia pode bloquear esses efeitos, o que prejudica a *performance* esportiva por inibir possivelmente a biogênese mitocondrial. Os autores concluem que baixas doses de vitamina C consumida por meio de uma alimentação rica em frutas e verduras (até 250 mg/dia) pode ser suficiente para reduzir o estresse oxidativo e fornecer outros efeitos benéficos à saúde sem prejudicar as adaptações ao treinamento.

Embora a suplementação de vitamina C exerça efeitos negativos na *performance*, alguns estudos sugerem que outros antioxidantes podem melhorá-la. É o caso da vitamina E capaz de ajudar a manter a estrutura dos eritrócitos durante exercícios praticados em locais com altitude, porém prejudicar a *performance* quando a atividade física ocorre ao nível do mar.[28] No entanto, outros estudos demonstram que a suplementação isolada de vitaminas C e E por 4 a 11 semanas pode bloquear as respostas adaptativas ao treinamento [interrompendo a atividade de citocromo c oxidase IV (COX-IV), PGC-1 alfa, PGC-1 beta, proliferadores de peroxissoma tipo gama (PPARγ), enzima superóxido dismutase (SOD) e proteína GPX] quando comparados com o grupo placebo tanto em participantes treinados como não treinados.[29,30]

Polifenóis, como a quercetina, podem induzir a adaptação mitocondrial e melhorar a circulação periférica da mesma maneira que o exercício. Altas doses de alguns deles (p. ex., quercetina e resveratrol) induzem a biogênese mitocondrial por estimular a ativação de proteínas quinase ativadas por AMP (AMPK) e PGC-1 alfa, o que melhora a capacidade de *endurance*.[31] Certos polifenóis podem aumentar a síntese de óxido nítrico no endotélio (via ativação da óxido nítrico sintase) e contribuir para a fluidez do sangue.[31]

O suco de beterraba contém polifenóis que também têm uma grande quantidade de nitrato inorgânico que afeta a utilização do oxigênio e a fluidez do sangue.[32] A espirulina possui vários antioxidantes, como alfatocoferol, betacaroteno e polifenóis, que reduzem as espécies reativas de oxigênio induzida pelo exercício.[31] Seus efeitos na adaptação ao treinamento precisam ser melhor investigados.

A N-acetilcisteína (NAC) apresenta um potente efeito antioxidante e é a maneira mais biodisponível de fornecer cisteína para a síntese de glutationa, que é um antioxidante endógeno muito importante e potente.[33,34] A suplementação pode ser principalmente importante para recuperar a *performance* de atletas com baixos níveis de glutationa endógena.[35,36] No entanto, Matuszczak *et al.*[36] demonstraram que a suplementação crônica pode impactar negativamente na *peformance*, inibindo as adaptações ao treinamento.

Os diferentes tipos de protocolos, *status* de treinamento, tipo e quantidade de suplementação também podem ser responsáveis pelos resultados conflitantes na literatura acerca dos efeitos da suplementação de antioxidantes nas adaptações do músculo esquelético a treinamento e *performance* esportiva. A produção de espécies reativas de oxigênio consiste em somente um dos mecanismos pelo qual a adaptação é regulada, do mesmo modo que a contração muscular induz alterações na tensão mecânica, *turnover* de ATP, fluxo de cálcio, balanço *redox* e pressão de oxigênio intracelular.

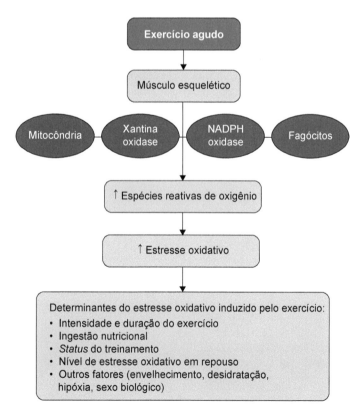

Figura 5.7 Fatores determinantes do estresse oxidativo induzido pelo exercício agudo. NADPH: fosfato de dinucleótido de nicotinamida e adenina.

Além disso, nutricionistas esportivos devem tentar avaliar o real efeito dos antioxidantes na *performance* esportiva, considerando os impactos dos antioxidantes da dieta *versus* a suplementação isolada do composto, bem como os efeitos crônicos e agudos na adaptação ao treinamento. Também é importante considerar o momento em que esse suplemento é administrado, tendo em mente a sessão de treinamento, já que a suplementação aguda de antioxidantes logo antes ou durante o exercício pode exercer efeitos benéficos como retardar a fadiga e acelerar a fase de recuperação.[37] Contudo, a suplementação crônica pode prejudicar as adaptações ao treinamento e só ser indicada a atletas/esportistas que apresentam baixos níveis de antioxidantes endógenos decorrentes, por exemplo, da baixa ingestão de frutas e verduras.[37]

Treinamento sob desidratação (*training dehydrated*)

Evidências sugerem que embora a ingestão de fluidos melhore a *performance* de *endurance* no calor[38], a desidratação deliberada durante as sessões de treinamento pode melhorar o processo de aclimatação fisiológica e cardiovascular.[39]

Fleming e James[40] avaliaram 10 indivíduos fisicamente ativos que fizeram quatro testes de exercícios em estado hidratado e desidratado. A hidratação e a hipoidratação foram induzidas por manipulação da ingestão de fluidos nas 24 h anteriores ao exercício e durante uma corrida de 45 min em *steady state*. Antes e após esse curto período de treinamento nutricional, os atletas correram 45 min e, em seguida, 5 km contra o relógio. Observou-se que a desidratação reduziu a *performance* em 2,4%. Contudo, o principal resultado do estudo foi que treinar desidratado resultou em menor queda de *performance*. Na média, os corredores foram 5,8% mais lentos quando treinaram hidratados e somente 1,2% mais lentos quando desidratados. Além disso, a percepção de esforço se normalizou quando o treino ocorreu em estado hipoidratado. Portanto, o estudo sugere que a familiarização com a hipoidratação pode ter impactos potenciais na melhora da *performance*. Contudo, somente esse estudo reporta tais efeitos e mais pesquisas são necessárias antes de transformar os achados em recomendações gerais para atletas.

Treinamento do instestino (*training the gut*)

No passado, recomendava-se uma dieta rica em carboidratos para todos os atletas.[41] Todavia, recomendações mais contemporâneas reconhecem que a ingestão de carboidratos deve ser avaliada no contexto da "disponibilidade de carboidrato", na qual a quantidade diária e o momento da ingestão são comparados ao custo energético do músculo

nos horários de treinamento ou competição. Desse modo, situações de *alta disponibilidade de carboidrato* estão relacionadas com estragégias em que é suficiente o estoque de carboidrato corporal para o gasto energético do programa de exercício, enquanto situações de *baixa disponibilidade de carboidrato* associam-se a estratégias nas quais o fornecimento de carboidratos endógeno e/ou exógeno é menor que as necessidades energéticas do músculo.[2]

As recomendações atuais do American College of Sports Medicine[42] preconizam que uma *alta disponibilidade de carboidrato* deveria ocorrer em dias de competição ou sessões de treinamento com alta demanda energética, que se beneficiariam de um abastecimento ótimo do músculo, e com a função do sistema nervoso central (p. ex., otimização do níveis de trabalho, redução da percepção de esforço, melhora da técnica e maior processo mental de concentração). Nessas ocasiões, a ingestão de carboidrato deveria estar integrada com outros objetivos dietéticos para alcançar o estoque adequado de substrato energético bem como dar suporte para outros processos fisiológicos, como o sistema imunológico.

Os objetivos devem levar em consideração tanto a quantidade quanto o momento de ingestão em relação ao treinamento e à competição. As estratégias de competição devem ter considerações práticas para o consumo de nutrientes no que concerne ao exerício (p. ex., regras do evento, oportunidade para consumir comida ou bebida e disponibilidade de abastecimento). Algumas sessões de treinamento devem mimetizar essas condições para praticar as estratégias e treinar o intestino (*train the gut*), melhorando a capacidade de esvaziamento gástrico, a absorção intestinal do carboidrato, a tolerância e o conforto intestinais.[43] Nos dias que o treinamento for de baixo volume e/ou intensidade, pode ser menos crítico praticar essas estratégias. A aplicação prática dessas condutas objetiva que cada atleta possa variar seu consumo de carboidratos dia após dia conforme as necessidades energéticas da carga do seu treinamento.

Essas considerações são importantes, principalmente em virtude do impacto da alta ingestão de carboidratos na função GI. Os problemas GI são muito comuns entre os atletas de *endurance*, variando de sintomas leves a graves. Além de hipoxia local e dano induzido por exercício à função intestinal, os sintomas podem ser causados pela não adaptação do intestino em absorver nutrientes sob condições de estresse. Outra possível causa é a desidratação, que potencializa a redução do fluxo sanguíneo intestinal.[21]

É importante salientar os efeitos que pode causar uma dieta muito restrita em carboidratos na absorção intestinal destes. Existe a possibilidade de que uma introdução repentina de carboidratos no dia da competição possa exceder a capacidade de regulação dos transportadores de glicose dependentes de sódio (SGLT-1), aumentando o risco de desconfortos GI, bem como interferindo no fornecimento de substratos para o músculo.[21]

Como a absorção intestinal é a principal via de entrega de carboidratos para os músculos em contração, treinar o intestino pode ser uma forma inteligente e eficiente de adaptá-lo a absorver e enviar nutrientes (principalmente o carboidrato) para os músculos em exercício e reduzir a gravidade dos sintomas GI, principalmente inchaço abdominal, vômito, náuseas e diarreia.

Infelizmente, os atletas subestimam a importância do trato GI. Este exerce um papel crucial no fornecimento de carboidratos e fluidos durante exercícios prolongados e pode ser um grande determinante da *performance* esportiva. A incidência de problemas GI em atletas de *endurance* é alta[44], o que indica que a função intestinal está comprometida nessas condições.

O intestino é um orgão extremamente adaptável e diversas estratégias nutricionais são sugeridas para minimizar os desconfortos durante o exercício de *endurance* prolongado e melhorar a absorção dos nutriente.[43] As principais estratégias envolvem:

- Treinar o conforto estomacal (*stomach training*) e o esvaziamento gástrico: consiste em aumentar o volume de ingestão alimentar com ou sem exercício. Algumas estratégias nutricionais resultam em adaptações específicas para acelerar o esvaziamento gástrico, por exemplo: elevar a ingestão de glicose aumenta o esvaziamento gástrico da glicose, mas não da proteína[45], e elevar a ingestão de gordura causa maior esvaziamento gástrico da gordura, mas não do carboidrato.[46] Poucos estudos têm avaliado os efeitos do treinamento do intestino para melhorar a tolerância e o esvaziamento gástrico durante o exercício, mas os resultados são promissores, já que os efeitos são observados 3 dias depois da manipulação dietética.[43] Treinar com alta e baixa disponibilidade de carboidratos causa uma adaptação GI capaz de reduzir os desconfortos ocasionados pelo exercício de *endurance* prolongado
- Treinar a absorção intestinal de carboidratos: consiste em induzir o intestino a uma maior capacidade de absorver os nutrientes. Por exemplo, uma dieta rica em carboidratos aumentará o número de SGLT-1, bem como a atividade desses transportadores, o que possibilita uma maior absorção e oxidação durante o exercício.[47] Aumentar a ingestão de carboidratos durante o dia e/ou durante o exercício melhora a absorção intestinal, o que reduz os desconfortos GI.

A Figura 5.8 resume os principais métodos para "treinar o intestino", o que produz adaptações de importante impacto na *performance* esportiva.

Ainda são necessários mais estudos em humanos que incluam os métodos mais eficazes de induzir adaptações intestinais e o tempo que levam para ter efeito. A fim de desenvolver estratégias eficazes, é importante compreen-

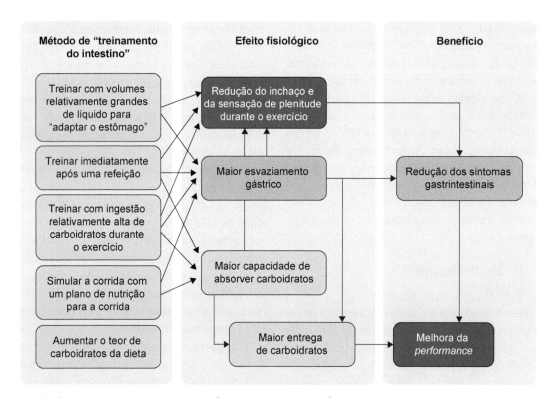

Figura 5.8 Métodos para treinar o intestino com efeito importante na *performance* esportiva. Adaptada de Jeukendrup, 2017.[43]

der melhor os mecanismos exatos envolvidos nessas adaptações. Está claro que o "treinamento nutricional" pode melhorar o esvaziamento gástrico e a absorção intestinal e reduzir provavelmente as chances e/ou a gravidade dos problemas GI, o que melhora significativamente a *performance* de *endurance*, bem como garante uma melhor experiência ao atleta/esportista.

Distribuição dos nutrientes ao longo do dia para maximizar a interação exercício-nutrição

Em muitas áreas da nutrição e da nutrição esportiva, os *guidelines* para a ingestão de nutrientes são fornecidos com o objetivo de atingir as recomendações diárias, sem muito considerar como realizar esse consumo ao longo do dia em relação ao exercício.

Organizar deliberadamente a ingestão de carboidratos de acordo com o exercício (distribuição periodizada ou igualitária ao longo do dia) para possibilitar ou suspender sua disponibilidade como fonte de energia tem demonstrado diferentes resultados. A proteína também é um nutriente que tem recebido essa mesma atenção. O balanço proteico é especialmente importante para potencializar a adaptação ao treinamento na síntese proteica muscular. Estudos demonstram que quando ingerida imediatamente após o exercício causa aumento substancial na síntese proteica muscular, principalmente em indivíduos treinados.[48] Contudo, embora o exercício reduza o nível do balanço proteico negativo entre as refeições, a resposta ainda permanece negativa (quebra maior do que a síntese), a menos que o atleta consuma uma fonte de proteína ou aminoácidos essenciais.[49]

Alcança-se a síntese proteica máxima em resposta ao exercício de força com a ingestão de 0,3 g/kg de peso de uma fonte proteica de rápida absorção logo depois do exercício.[50] Uma boa ingestão de proteína, quando consumida de fontes digeríveis mais lentamente entre ou durante as refeições, deve garantir uma ótima concentração de leucina no plasma. Dessa maneira, tanto a ingestão logo após o treino quanto espaçada durante o dia (refeições proteicas a cada 3 a 5 h) garante a adaptação ao exercício e uma melhor síntese proteica, bem como melhor recuperação e hipertrofia muscular.[51,52] Além disso, ingerir proteína logo antes de dormir (*pre-sleep protein*) tem demonstrado melhorar a síntese proteica durante a noite[53] (ver Capítulo 23).

Considerações finais

Deve-se considerar a nutrição e o exercício como fatores importantes para a promoção de adaptações fisiológicas que melhoram a capacidade física para o exercício e a *performance* esportiva. Existem inúmeras opções de ingestão de nutrientes que devem considerar o momento do dia em que a atividade é praticada e fazer parte da periodização do treinamento de um atleta, levando em consideração o calendário de competição a fim de potencializar a interação nutrição e exercício.

Nutrient timing e periodização nutricional consistem em uma nova área da nutrição esportiva, na qual há uma evolução nas evidências científicas e que considera os aspectos práticos de consumir alimentos e líquidos, tendo em mente o exercício, as condições e o estilo de vida do atleta.

Referências bibliográficas

1. Jeukendrup, Asker E, Glesson M. Sports nutrition. 3. ed. Champaign, IL: Human Kinetics; 2019. pp. 342-4.
2. Mujika I, Halson S, Burke LM *et al.* An integrated, multifactorial approach to periodization for optimal performance in individual and team sports. Int J Sports Physiol Perform. 2018;13(5):538-61.
3. Mountjoy M, Sundgot-Borgen J, Burke L *et al.* The IOC consensus statement: beyond the female athlete triad-relative energy deficiency in sport (RED-S). Br J Sports Med. 2014;48(7):491-7.
4. Burke LM. Practical issues in evidence-based use of performance supplements: supplement interactions, repeated use and individual responses. Sports Med. 2017;47(Suppl. 1):79-100.
5. Close GL, Sale C, Baar K *et al.* Nutrition for the prevention and treatment of injuries in track and field athletes. Int J Sport Nutr Exerc Metab. 2019;29(2):189-97.
6. San-Millán I, Brooks GA. Assessment of metabolic flexibility by means of measuring blood lactate, fat, and carbohydrate oxidation responses to exercise in professional endurance athletes and less-fit individuals. Sport Med. 2018;48(2):467-79.
7. Coyle EF, Coggan AR, Hemmert MK *et al.* Muscle glycogen utilization during prolonged strenuous exercise when fed carbohydrate. J Appl Physiol. 1986; 61(1):165-72.
8. Burke LM, Hawley JA. Effects of short-term fat adaptation on metabolism and performance of prolonged exercise. Med Sci Sports Exerc. 2002;34(9):1492-8.
9. Burke LM, Hawley JA, Angus DJ *et al.* Adaptations to short-term high-fat diet persist during exercise despite high carbohydrate availability. Med Sci Sports Exerc. 2002;34(1):83-91.

10. Burke LM, Angus DJ, Cox GR *et al.* Effect of fat adaptation and carbohydrate restoration on metabolism and performance during prolonged cycling. J Appl Physiol. 2000;89(6):2413-21.

11. Bartlett JD, Hawley JA, Morton JP. Carbohydrate availability and exercise training adaptation: too much of a good thing? Eur J Sport Sci. 2015;15(1):3-12.

12. Hawley JA, Lundby C, Cotter JD *et al.* Maximizing cellular adaptation to endurance exercise in skeletal muscle. Cell Metab. 2018;27(5):962-76.

13. Burke LM, Ross ML, Garvican-Lewis LA *et al.* Low carbohydrate, high fat diet impairs exercise economy and negates the performance benefit from intensified training in elite race walkers. J Physiol. 2017;595(9):2785-807.

14. Shaw DM, Merien F, Braakhuis A *et al.* Effect of a ketogenic diet on submaximal exercise capacity and efficiency in runners. Med Sci Sports Exerc. 2019; 51(10):2135-46.

15. Burke LM. Re-examining high-fat diets for sports performance: did we call the 'nail in the coffin' too soon? Sports Med. 2015;45(Suppl. 1):S33-49.

16. Burke LM. Ketogenic low CHO, high fat diet: the future of elite endurance sport? J Physiol. 2020.

17. Stellingwerff T, Spriet LL, Watt MJ *et al.* Decreased PDH activation and glycogenolysis during exercise following fat adaptation with carbohydrate restoration. Am J Physiol Metab. 2006;290(2):E380-8.

18. Burke LM, Whitfield J, Heikura IA *et al.* Low carbohydrate high fat diet rapidly achieves fat adaptation but impairs exercise CHO oxidation, economy and endurance race performance despite restored glycogen availability. J Physiol. 2017;595(9):2785-807.

19. Impey SG, Hearris MA, Hammond KM *et al.* Fuel for the work required: a theoretical framework for carbohydrate periodization and the glycogen threshold hypothesis. Sport Med. 2018;48(5):1031-48.

20. Marquet LA, Brisswalter J, Louis J *et al.* Enhanced endurance performance by periodization of carbohydrate intake: "Sleep Low" strategy. Med Sci Sports Exerc. 2016;48:663-72.

21. Jeukendrup AE. Periodized nutrition for athletes. Sports Med. 2017;47(Suppl. 1):51-63.

22. Braakhuis AJ, Hopkins WG. Impact of dietary antioxidants on sport performance: a review. Sport Med. 2015;45(7):939-55.

23. Kawamura T, Muraoka I. Exercise-induced oxidative stress and the effects of antioxidant intake from a physiological viewpoint. Antioxidants. 2018;7(9):119.

24. Devasagayam TPA, Tilak JC, Boloor KK *et al.* Free radicals and antioxidants in human health: currant status and future prospects. J Assoc Physicians India. 2004;52:794-804.

25. Shafat A, Butler P, Jensen RL *et al.* Effects of dietary supplementation with vitamins C and E on muscle function during and after eccentric contractions in humans. Eur J Appl Physiol. 2004;93(1-2):196-202.

26. Sousa M, Teixeira VH, Soares J. Dietary strategies to recover from exercise-induced muscle damage. Int J Food Sci Nutr. 2014;65(2):151-63.

27. Braakhuis AJ. Effect of vitamin C supplements on physical performance. Curr Sports Med Rep. 2012; 11(4):180-4.

28. Simon-Schnass IPH. Influence of vitamin E on physical performance. Int J Vitam Nutr Res. 1988;58(1): 49-54.

29. Paulsen G, Cumming KT, Holden G *et al.* Vitamin C and E supplementation hampers cellular adaptation to endurance training in humans: a double-blind, randomised, controlled trial. J Physiol. 2014;592(8): 1887-901.

30. Ristow M, Zarse K, Oberbach A. Antioxidants prevent health-promoting effects of physical exercise in humans. Proc Natl Acad Sci U S A. 2009;106(21): 8665-70.

31. Myburgh KH. Polyphenol supplementation: benefits for exercise performance or oxidative stress? Sport Med. 2014;44 (Suppl. 1):S57-70.

32. Bailey SJ, Fulford J, Vanhatalo A *et al.* Dietary nitrate supplementation enhances muscle contractile efficiency during knee-extensor exercise in humans. J Appl Physiol. 2010;109(1):135-48.

33. Rhodes K, Braakhuis A. Performance and side effects of supplementation with n-acetylcysteine: a systematic review and meta-analysis. Sport Med. 2017;47(8):1619-36.

34. McLeay Y, Stannard S, Houltham S *et al.* Dietary thiols in exercise: oxidative stress defence, exercise performance, and adaptation. J Int Soc Sports Nutr. 2017;14(1):1-8.

35. Paschalis V, Theodorou AA, Margaritelis NV *et al.* N-acetylcysteine supplementation increases exercise performance and reduces oxidative stress only in individuals with low levels of glutathione. Free Radic Biol Med. 2018;1(115):288-97.

36. Matuszczak Y, Farid M, Jones J *et al.* Effects of N-acetylcysteine on glutathione oxidation and fatigue during handgrip exercise. Muscle and Nerve. 2005;32(5):633-8.

37. Pastor RTJ. Antioxidant supplementation and adaptive response to training: a systematic review. Curr Pharm Des. 2019;25(16):1889-912.

38. Cheuvront SN, Kenefick RW. Dehydration: physiology, assessment, and performance effects. Compr Physiol. 2014;4(1):257-85.

39. Garrett AT, Goosens NG, Rehrer NJ *et al.* Short-term heat acclimation is effective and may be enhanced rather than impaired by dehydration. Am J Hum Biol. 2014;26(3):311-20.

40. Fleming J, James LJ, Sciences H. Repeated familiarisation with hypohydration attenuates the performance decrement caused by hypohydration during treadmill running. Appl Physiol Nutr Metab. 2014; 39(2):124-9.

41. Coyle EF. Timing and method of increased carbohydrate intake to cope with heavy training, competition and recovery. J Sports Sci. 1991;9(June 2012):29-51.

42. Communications S. Nutrition and athletic performance. Med Sci Sports Exerc. 2016;48(3):543-68.

43. Jeukendrup AE. Training the gut for athletes. Sport Med. 2017;47:101-10.

44. De Oliveira EP, Burini RC, Jeukendrup A. Gastrintestinal complaints during exercise: prevalence, etiology, and nutritional recommendations. Sport Med. 2014;44(Suppl. 1):79-85.

45. Horowitz M, Cunningham KM, Wishart JM *et al.* The effect of short-term dietary supplementation with glucose on gastric emptying of glucose and fructose and oral glucose tolerance in normal subjects. Diabetologia. 1996;39(4):481-6.

46. Castiglione KE, Read NW, French SJ. Adaptation to high-fat diet accelerates emptying of fat but not carbohydrate test meals in humans. Am J Physiol Regul Integr Comp Physiol. 2002;282(2):366-71.

47. Cox GR, Clark SA, Cox AJ *et al.* Daily training with high carbohydrate availability increases exogenous carbohydrate oxidation during endurance cycling. J Appl Physiol. 2010;109(1):126-34.

48. Burd NA, West DWD, Moore DR *et al.* Enhanced amino acid sensitivity of myofibrillar protein synthesis persists for up to 24 h after resistance exercise in young men. J Nutr. 2011;141(4):568-73.

49. Biolo G, Tipton KD, Klein S *et al.* An abundant supply of amino acids enhances the metabolic effect of exercise on muscle protein. Am J Physiol Endocrinol Metab. 1997;273(1 Pt 1):E122-9.

50. Moore DR, Robinson MJ, Fry JL *et al.* Ingested protein dose response of muscle and albumina protein synthesis after resistance exercise in young men. Am J Clin Nutr. 2009;89(1):161-8.

51. Pasiakos SM, McLellan TM, Lieberman HR. The effects of protein supplements on muscle mass, strength, and aerobic and anaerobic power in healthy adults: a systematic review. Sport Med. 2014;45(1):111-31.

52. Pasiakos SM, Lieberman HR, McLellan TM. Effects of protein supplements on muscle damage, soreness and recovery of muscle function and physical performance: a systematic review. Sport Med. 2014; 44(5):655-70.

53. Snijders T, Trommelen J, Kouw IWK *et al.* The impact of pre-sleep protein ingestion on the skeletal muscle adaptive response to exercise in humans: an update. Front Nutr. 2019;6:17.

Parte 3

Bioquímica do Exercício

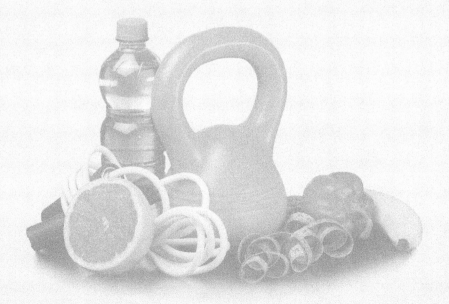

6 Bioquímica dos Carboidratos, 91

7 Bioquímica das Proteínas, 103

8 Bioquímica dos Lipídios, 146

9 Bioquímica dos Micronutrientes, 156

Bioquímica dos Carboidratos

capítulo 6

Lilian Cardoso Vieira

Introdução

Os carboidratos são nutrientes extremamente importantes na prática de exercícios físicos. Exercem algumas funções que influenciam consideravelmente a intensidade e a *performance*.[1]

O suprimento de energia para a contração muscular depende da intensidade do exercício físico. O metabolismo do carboidrato, seja pela via alimentar ou pela via das reservas fisiológicas (p. ex., glicogênio muscular ou hepático), dependendo da intensidade, será mais ou menos requisitado. Em exercícios de alta intensidade [85% do consumo máximo de oxigênio (VO_2 máx.) ou mais], o carboidrato é utilizado como o principal combustível energético (70 a 80% da energia total fornecida). Em exercícios de baixa intensidade (por volta de 30% do VO_2 máx.), a oxidação de carboidratos é responsável por 10 a 15% da produção total de energia e a gordura predomina como substrato energético.[2,3] Todavia, se o exercício de baixa a média intensidade se prolonga, o carboidrato pode tomar a predominância e sua disponibilidade interferir no desempenho do atleta.[4]

O metabolismo do carboidrato também está envolvido em outras funções fisiológicas que podem influenciar a *performance*, como preservação de proteínas musculares, ativador metabólico para queima de gordura e combustível para o sistema nervoso central.[1]

Suprimento de carboidratos no corpo humano

Os carboidratos da alimentação provêm em grande parte dos vegetais, com exceção da lactose que é o açúcar do leite, e são os componentes mais comuns da dieta humana. São formados por moléculas compostas por carbono, oxigênio e hidrogênio, e a sua classificação varia de acordo com o número de açúcares simples ligados dentro de uma molécula de carboidrato. As moléculas que representam a unidade básica são os monossacarídios glicose, frutose e galactose. Os oligossacarídios contêm duas a 10 moléculas de monossacarídios; os principais oligossacarídios fornecidos pela alimentação são os dissacarídios (sacarose, lactose e maltose). Os polissacarídios contêm de três a milhares de moléculas de açúcar. Podem ser de origem vegetal (amido – amilose e amilopectina – e fibras) ou animal (glicogênio; Figura 6.1).[1,5]

A digestão dos carboidratos da dieta se inicia na boca. Durante a mastigação, a enzima alfa-amilase salivar (ptialina) atua rompendo algumas ligações alfa-1,4, resultando em uma mistura de moléculas de oligossacarídios menores e ramificadas. O processo é temporariamente interrompido no estômago porque a acidez elevada inativa a enzima alfa-amilase salivar. Assim que o conteúdo gástrico chega ao intestino delgado, o bicarbonato secretado pelo pâncreas alcaliniza o bolo alimentar e a alfa-amilase salivar então continua a digestão. A fase final acontece pela ação de enzimas dissacaridases e oligossacaridases produzidas pelo epitélio mucoso do jejuno superior. O duodeno e o jejuno superior absorvem a maior parte dos açúcares formados que seguem para a corrente sanguínea para serem transportados a outros tecidos.[6,7]

As reservas de carboidrato são armazenadas no corpo na forma de glicogênio, principalmente no fígado (cerca de 70 a 100 g no estado alimentado) e nos músculos esqueléticos (cerca de 300 a 500 g, dependendo da massa muscular e da dieta). Esses estoques são pequenos em relação à necessidade do corpo humano. Na alimentação, o carboidrato fornece cerca de 45% da energia na dieta ocidental típica. Isso equivale a cerca de 200 a 300 g/dia para o indivíduo sedentário médio e é adequado para as atividades diárias normais. Em uma hora de exercício intenso, no entanto, até 200 g de carboidratos podem ser usados, de modo que uma quantidade suficiente de carboidratos deve ser fornecida pela dieta para substituir o que foi usado da reserva. A substituição dos estoques de glicogênio é uma parte essencial do processo de recuperação após o exercício: se o conteúdo de glicogênio muscular não for substituído, a qualidade do treinamento pode ser reduzida e os riscos de doença e lesão podem ser aumentados.[8]

Reações da glicólise anaeróbica e da glicogenólise

A quebra da glicose é um processo que ocorre em todos os tecidos, para o fornecimento de energia em forma de adenosina trifosfato (ATP). Durante o exercício físico, dependendo da intensidade e do tempo de prática, o organismo utiliza ou não oxigênio para gerar energia. Os processos iniciais ocorrem sem envolvimento de oxigênio e são chamados processos anaeróbicos.

A glicólise anaeróbica converte a glicose em lactato sem formação líquida de dinucleótido de nicotinamida e adenina reduzido (NADH), e permite a produção contínua de ATP em células que não têm mitocôndrias (p. ex., eritrócito) ou em células sem oxigênio suficiente (p. ex., células

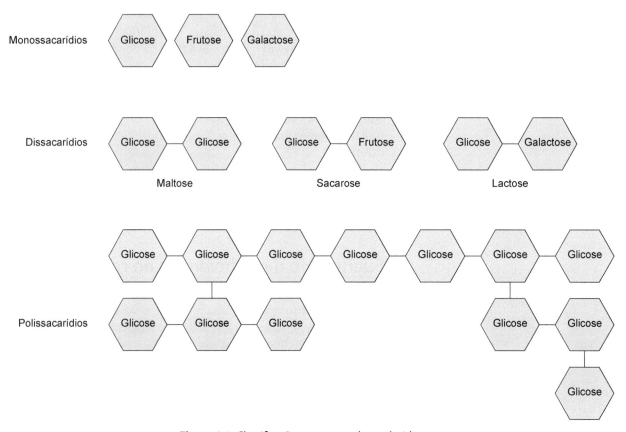

Figura 6.1 Classificação e estrutura dos carboidratos.

musculares durante exercícios de alta intensidade). A glicogenólise também envolve quebra de glicose, inclusive usando a mesma rota da glicólise. A única diferença é a origem da via, que se inicia a partir do glicogênio. A Figura 6.2 mostra as etapas para formação de piruvato.

O transporte da glicose para dentro da célula é mediado por dois mecanismos de penetração: o transporte facilitado e o cotransporte. Nas células musculares, o mecanismo de transporte facilitado é o responsável pela internalização da glicose na célula. É mediado por uma proteína transportadora de glicose acoplada à membrana celular, denominada GLUT-4, cujas quantidade e atividade dependem da ação da insulina.

Com a glicose dentro da célula, o processo de glicólise é iniciado por uma reação de fosforilação que transforma a glicose em glicose-6-fosfato. Essa reação é catalisada pela enzima hexoquinase, às custas de um ATP para cada molécula de glicose. Na célula muscular, essa reação é irreversível, diferentemente do fígado, cujas células conseguem reverter a reação graças à enzima fosfatase, que catalisa a reação inversa. A hexoquinase é inibida pelo acúmulo de glicose-6-fosfato no interior da célula e, durante o exercício de alta intensidade, este fator pode impedir a contribuição da metabolização da glicose sanguínea para a geração de energia.

Quando o glicogênio muscular é degradado, o produto primário é a glicose-1-fosfato obtida por meio da reação catalisada pela enzima glicogênio fosforilase, que cliva as ligações alfa-1,4 entre os resíduos glicosil nas extremidades não redutoras das cadeias de glicogênio, por fosforólise simples. Essa reação ocorre sucessivas vezes, até restarem quatro unidades de glicosil em cada cadeia, antes de um ponto de ramificação, uma vez que a fosforilase não catalisa ligações alfa-1,6.

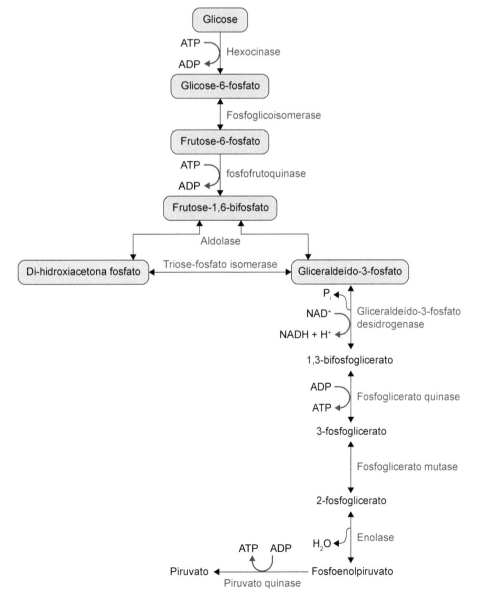

Figura 6.2 Etapas da via de formação de piruvato. ADP: adenosina difosfato; ATP: adenosina trifosfato; NAD+: dinucleótido de nicotinamida e adenina oxidado; NADH: dinucleótido de nicotinamida e adenina reduzido. Adaptada de Galante e Araújo, 2018.[9]

Neste momento em que a molécula de glicogênio consiste em um núcleo de ramos curtos, acontecem duas ações enzimáticas. Na primeira, a enzima oligo-glucan transferase ou glicosil-(4:4) transferase remove os três resíduos glicosil externos aderidos a uma ramificação, e os transfere via ligações alfa-1,4 à extremidade não redutora de outra cadeia, aumentando seu comprimento. Na segunda, a enzima amilo-1,6-glicosidase rompe a ligação alfa-1,6 e libera a molécula de glicose. A seguir, a enzima fosfoglicomutase converte a glicose-1-fosfato em glicose-6-fosfato. Assim, a glicose livre entra na via da glicólise, em uma reação catalisada pela enzima hexoquinase, para iniciar o processo de formação de energia.

A reação subsequente da glicólise é a conversão de glicose-6-fosfato em frutose-6-fosfato, catalisada pela enzima fosfoglicoisomerase que atua nas duas direções. A frutose-6-fosfato é fosforilada pela enzima fosfofrutoquinase 1 em frutose-1,6-bifosfato, com doação do grupo fosfato por uma molécula de ATP para a conversão. Essa reação é muito importante porque modula a velocidade do processo. Fatores como níveis altos de ATP, frutose-6-fosfato e citrato podem inibir a ação da fosfofrutoquinase 1, enquanto níveis altos de adenosina monofosfato (AMP) e frutose-2,6-difosfato podem ativar a enzima. As fibras musculares de contração rápida contêm uma quantidade relativamente alta da enzima fosfofrutoquinase, o que as torna mais bem capacitadas para gerar energia via glicólise anaeróbica.

A próxima fase do processo é a conversão da frutose-1,6-bifosfato em di-hidroxiacetona fosfato e gliceraldeído-3-fosfato, catalisada pela enzima aldolase A. A molécula de di-hidroxiacetona fosfato pode ser transformada em gliceraldeído-3-fosfato pela ação da triose fosfato isomerase. Essa isomeração resulta na produção de duas moléculas de gliceraldeído-3-fosfato, duplicando assim o processo de glicólise nesse ponto. Essas reações não limitam a velocidade com que a rota ocorre.

A conversão de gliceraldeído-3-fosfato em 1,3-bifosfoglicerato é a primeira reação de oxirredução da glicólise. O gliceraldeído-3-fosfato é convertido em 1,3-bifosfoglicerato pela enzima gliceraldeído-3-fosfato desidrogenase. Uma molécula de dinucleótido de nicotinamida e adenina oxidado (NAD^+) é incorporada à reação e reduzida a NADH, com liberação de um íon hidrogênio. O NAD^+ recebe um par de elétrons e o grupo fosfato derivado do fosfato inorgânico que entrou na reação é incorporado ao 1,3-bifosfoglicérico transformando-o em 1,3-bifosfoglicerato, sem a necessidade de utilizar ATP.

A transformação de 1,3-bifosfoglicerato em 3-fosfoglicerato requer a ação da enzima fosfoglicerato quinase, com liberação do grupo fosfato de alta energia para ser incorporado a uma adenosina difosfato (ADP), resultando na produção de um ATP. Como a via foi duplicada, ocorre aqui a reposição das duas moléculas de ATP gastas na formação da glicose-6-fosfato e frutose-1,6-bifosfato.

A enzima fosfoglicerato mutase troca a posição do grupo fosfato do carbono 3 para o carbono 2, produzindo assim a molécula de 2-fosfoglicerato. Logo após, ocorre uma desidratação por ação da enolase, redistribuindo a energia dentro da 2-fosfoglicerato, resultando na formação da fosfoenolpiruvato de alto potencial energético.

Finalizando a via, a conversão de fosfoenolpiruvato em piruvato é feita pela piruvato quinase, liberando mais um ATP. Nesse momento, dependendo de alguns fatores, o piruvato fica livre para deixar a célula, porém a maior parte do que é produzido no músculo fica por lá mesmo e é metabolizado. Agora, o piruvato pode ser direcionado para uma dentre duas vias: transformar-se em acetil coenzima A (acetil-CoA) e seguir pelo ciclo do ácido triacarboxílico; ou ser convertido em lactato pela ação da lactato desidrogenase (Figura 6.3). Esta última reação é reversível e a ação da lactato desidrogenase é controlada por fatores como as concentrações intracelulares de piruvato e de lactato, e a razão $NADH/NAD^+$. Portanto, no exercício físico intenso, a elevada razão $NADH/NAD^+$ favorece a redução de piruvato em lactato. Grande parte desse lactato segue posteriormente para a corrente sanguínea e desta para outros órgãos.

Portanto, o processo de glicólise anaeróbica a partir de uma molécula de glicose resulta na formação de 2 ATP e na conversão de duas moléculas de NAD^+ em NADH (reação 1). Quando a via parte do glicogênio, o saldo da produção de ATP é três moléculas, porque não há gasto de 1 ATP na conversão de glicose em glicose-6-fosfato. Embora o saldo de moléculas de ATP produzidas seja pequeno, essa via é uma valiosa fonte de energia em determinadas situações, principalmente quando o suprimento de oxigênio é limitado, como no músculo durante exercícios intensos. Outro benefício dessa via é a sua velocidade, já que o número de reações é bem menor do que na via aeróbica, fornecendo energia mais rapidamente para as células musculares.[1,6,7,9,10] O balanço geral da reação de glicólise é expresso pela fórmula:

$$\text{Glicose} + 2\,P_i + 2\,\text{ATP} + 2\,NAD^+ \rightarrow 2\,\text{piruvatos} +$$
$$(2\,\text{NADH} + H^+) + 2\,H^+ + 2\,\text{ATP} + 2\,H_2O$$

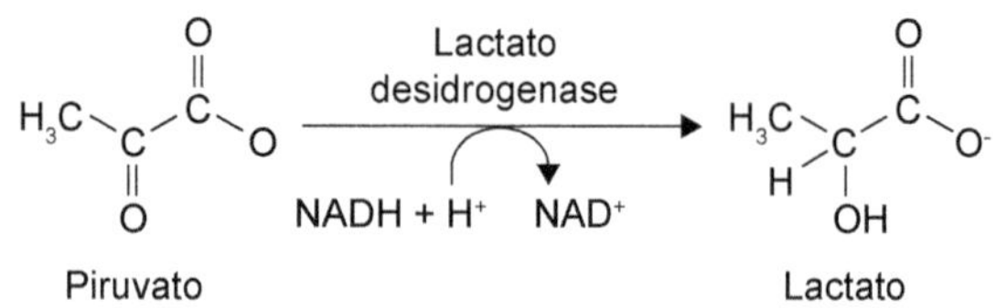

Figura 6.3 Última reação da glicólise anaeróbica. H^+: hídron; NAD^+: dinucleótido de nicotinamida e adenina; NADH: dinucleótido de nicotinamida e adenina reduzido.

Regeneração do dinucleótido de nicotinamida e adenina oxidado

Nos exercícios intensos, a falta de oxigênio e a velocidade com que ocorrem as reações para geração de energia provocam uma condição limitante para a execução do movimento. Essa condição é a regeneração das moléculas de NAD$^+$, cuja quantidade na célula é restrita. Em condições de exercícios de baixa a média intensidade, em que o suprimento de O$_2$ é adequado e há disponibilidade de substrato, o NAD$^+$ é continuamente regenerado e o metabolismo do ácido tricarboxílico ou ciclo de Krebs prossegue. Em condições de exercício de alta intensidade, a velocidade para a rápida produção de energia eleva os níveis de NADH, e a oxidação em NAD$^+$ não consegue acompanhar as reações de quebra da glicose para geração de ATP.[11]

Em condições anaeróbicas, a regeneração das moléculas de NAD$^+$ acontece na redução do piruvato a lactato. A energia produzida em forma de ATP a partir da glicólise anaeróbica e utilizada para estimular a contração muscular, aumenta a liberação de íons hidrogênio em exercícios intensos. Nesse caso, a produção celular de lactato é benéfica por várias razões. Uma delas é que a reação da enzima lactato desidrogenase produz NAD$^+$ citosólico, atendendo assim a demanda por substrato NAD$^+$ da reação desidrogenase-mediada que converte gliceraldeído-3-fosfato em 1,3-difosfoglicerato. Além disso, esses eventos mantêm o potencial redox citosólico favorável (NAD$^+$/NADH), sustenta o fluxo continuado do substrato ao longo da fase 2 da glicólise e, assim, permite a regeneração contínua do ATP a partir da glicólise. Outra função importante da reação mediada pela lactato desidrogenase está no consumo de um próton para cada molécula de piruvato catalisada a lactato e NAD$^+$, atuando como um tampão contra o acúmulo de prótons celulares (acidose). Na reação lactato desidrogenase-mediada, dois elétrons e um próton são removidos do NADH, e um próton adicional é obtido da solução para sustentar a redução de dois elétrons e dois prótons do piruvato a lactato. Consequentemente, essa reação tem o potencial de alcalinizar o citoplasma da célula.[7,12]

Existem outros benefícios adicionais propiciados pela reação mediada pela lactato desidrogenase. O lactato produzido é removido da célula pelo transportador monocarboxílico. O lactato, que tem caráter ácido, pode sair da célula e ser utilizado como substrato metabólico em outros tecidos, incluindo outras células musculares (esqueléticas e cardíacas), fígado e rim. Se o músculo não produzisse lactato, a acidose e a fadiga muscular ocorreriam antes, e o desempenho no exercício seria seriamente prejudicado.[12]

Entretanto, a intensidade do exercício prejudica esse sistema de alcalinização do meio citosólico e, consequen-

temente, também do meio sanguíneo, devido à formação de muitos componentes ácidos que acabam impedindo a célula de alcalinizar o meio. Em pH 6,5, as contrações começam a falhar e algumas enzimas fundamentais (p. ex., fosforilase e fosfofrutoquinase) são inibidas. Essa acidificação também intensifica a sensação de dor porque estimula as terminações nervosas livres musculares.[7]

Em condições aeróbicas, o piruvato pode ser transformado em dióxido de carbono (CO$_2$) e água via metabolismo oxidativo. Esse processo ocorre na mitocôndria e necessita de oxigênio para ser concluído. A extração de energia prossegue quando o piruvato entra na mitocôndria e é transformado irreversivelmente em acetil-CoA. Esta reação é catalisada pelo complexo enzimático da piruvato desidrogenase e uma molécula de NAD$^+$ é convertida em NADH. A acetil-CoA entra no ciclo de Krebs e é transformada em CO$_2$ e H$^+$. O ATP é produzido quando os íons H$^+$ são oxidados durante o transporte de elétrons, na chamada fosforilação oxidativa.[1,13]

O oxigênio não participa diretamente das reações do ciclo de Krebs. A maior parte da energia química presente no piruvato é transferida para o ADP na fosforilação oxidativa em que o oxigênio é incorporado. É nesse momento que ocorre a regeneração de NAD$^+$ e dinucleótido de flavina e adenina (FAD).[1]

Como a regeneração de NAD$^+$ pela fosforilação oxidativa ocorre no interior da mitocôndria, podem ocorrer problemas durante essa etapa, uma vez que a glicólise ocorre no citoplasma celular. Isso é minimizado por alguns lançamentos de substrato, com transferência de moléculas reduzidas para dentro da mitocôndria.[7]

Regulação da glicólise

A captação muscular esquelética de mais moléculas de glicose para serem quebradas e fornecer energia durante o exercício resulta de um aumento coordenado nas taxas de liberação de glicose (maior perfusão capilar), transporte de glicose na membrana superficial e fluxo do substrato intracelular pela glicólise.[14] A entrada da glicose na célula pode ser um fator limitante para a regulação da glicólise.[15-17] O mecanismo por trás do movimento da proteína transportadora de glicose, a GLUT-4, para as membranas superficiais e a subsequente intensificação do transporte pelas contrações musculares provavelmente se dá por sinalização intracelular, envolvendo aspectos como a oferta de substrato.[14] Em um estudo realizado por Derave et al.,[15] foi demonstrada uma forte correlação positiva entre o conteúdo de GLUT-4 no sarcolema e a captação de glicose, pelo menos nos músculos que continham fibras de contração rápida.

A molécula de GLUT-4 geralmente é estimulada pela ação da insulina (Figura 6.4), mas a contração muscular

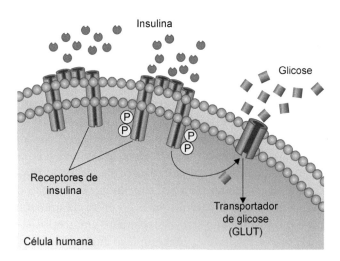

Figura 6.4 Ação da insulina e transportadores na passagem da glicose para o meio intracelular. Adaptada de Galante e Araújo, 2018.[9]

também pode estimular o transporte intramembrana de glicose.[14] Acredita-se que o aumento da abundância de GLUT-4 em um complexo conhecido como túbulos transversais seja responsável por uma proporção substancial do aumento geral no transporte de glicose no músculo esquelético, permitindo a entrega de glicose no mioplasma. Esse complexo de túbulos transversais pode desempenhar um papel importante na administração de metabólitos ao músculo em condições como a contração muscular, em que há uma necessidade muito alta de transporte de glicose.[18]

Outro fator limitante da regulação da glicólise é a velocidade da reação, controlada por algumas enzimas. Durante a fase inicial do exercício, a utilização de glicose pode ser limitada pela fosforilação, provavelmente devido à inibição da hexoquinase dependente de glicose-6-fosfato. Além disso, a contribuição da glicose extracelular para a glicólise muscular foi estimada em apenas 5% e 19% durante as fases inicial e final do exercício, respectivamente.[16]

A quebra do glicogênio é regulada pela enzima fosforilase, cuja ação é reversível e que existe em duas formas interconversíveis — fosforilase A, que é a forma mais ativa; e fosforilase B, que é convertida em fosforilase A pela enzima fosforilase quinase. A reação da fosforilase quinase é regulada ao nível hormonal, sendo estimulada pela epinefrina e aumentando o nível intracelular de AMP cíclico; e ao nível contrátil, pela liberação de cálcio do retículo sarcoplasmático. A alta produção de insulina pode interferir na produção de fosforilase, reduzindo a velocidade da glicogenólise.[7,19]

A reação irreversível de fosforilação catalisada pela enzima fosfofrutoquinase é um dos pontos de controle mais importantes da glicólise. Entre os fatores que controlam sua atividade, está a regulação de energia dentro da célula. Níveis elevados de ATP e citrato bloqueiam sua atividade, enquanto níveis elevados de AMP sinalizam falta de energia e a ativam. Outro fator ativador da enzima é a produção de frutose-2,6-difosfato. As ações recíprocas desse substrato na glicólise e glicogenólise impedem que as duas rotas estejam ativas ao mesmo tempo. O estado pós-prandial e o aumento da insulina também são aspectos determinantes para a velocidade da reação. Por último, o estado de jejum diminui a concentração hepática de frutose-2,6-difosfato, devido aos níveis elevados de glucagon e baixos de insulina.[6]

Nas atividades de *endurance*, Suzuki[20] observou em seu estudo que a capacidade de glicólise e fosforilação oxidativa estava relacionada com adaptações na atividade enzimática possivelmente induzidas pela regulação positiva das proteínas coativador-1 alfa do receptor ativado por proliferadores de peroxissoma (PGC-1alfa) e Tfam, além de terem contribuído para aumentos na capacidade de exercício.

O conjunto de enzimas chamado piruvato desidrogenase também regula a oxidação de carboidrato, por meio de sua entrada no ciclo de Krebs. A ativação dessas enzimas durante o exercício físico é proporcional ao poder aeróbico e ao suprimento de oxigênio, e está correlacionada com a oxidação de carboidrato estimada. Durante o exercício, o Ca^{+2} ativa inicialmente a piruvato desidrogenase, do mesmo modo como ocorre com muitas enzimas reguladoras associadas ao metabolismo energético. Mais adiante, o controle é feito pelas diminuições no *status* de energia da célula (relação ATP/ADP livre e fosfocreatina). O aumento do *turnover* de ATP no início do exercício aumenta o ADP livre que auxilia na ativação da fosforilação oxidativa, glicogenólise, glicólise, piruvato desidrogenase e enzimas do ciclo de Krebs. O aumento resultante no fluxo glicolítico também produz piruvato, que ativa ainda mais piruvato desidrogenase e fornece substrato para a reação. Juntos, esses eventos ativam a piruvato desidrogenase e explicam o aumento da oxidação de carboidrato com o aumento da produção de energia.[7,21]

Utilização dos carboidratos em diferentes tecidos

O cérebro é dependente da glicose como substrato energético primário, mas é capaz de utilizar cetonas como o beta-hidroxibutirato e o acetoacetato, como ocorre no jejum, fome ou dieta cetogênica.[22] O estudo de Zhang *et al.*[22] revelou que o grau e a duração da cetose têm papel importante na determinação da alteração na taxa metabólica cerebral de glicose que ocorre com a cetose. Em resumo, o estudo determinou que a taxa metabólica cerebral de glicose diminuiu em cerca de 9%, tanto no córtex quanto no cerebelo, para cada aumento de 1 mmol/ℓ nos níveis sanguíneos de corpos cetônicos, o que é consistente com cetose induzida por dieta, bem como cetose em jejum de longo e curto prazo.

Para os eritrócitos, medula renal e retina, a glicose representa a única fonte de energia, devido à ausência de mitocôndrias.[7] A glicogenólise hepática é responsável pela manutenção dos níveis sanguíneos normais de glicose, habitualmente em 100 mg/dℓ (5,5 mM), tanto em repouso como durante o exercício. Em algumas situações, como no exercício físico moderado ou intenso prolongado, as reservas de glicogênio hepático não bastam para manter a regulação dos níveis de glicemia, e o músculo ativo necessita de glicose sanguínea. Se não houver reposição pela via alimentar, alguns sintomas que podem identificar a queda da glicemia incluem fraqueza, tontura e fome, os quais acabam interferindo na *performance*. Se esse estado persistir por um período prologado, pode haver comprometimento do sistema nervoso central, evolução para coma ou dano cerebral irreversível.[1,23]

No músculo esquelético, a energia pode ser proveniente tanto do carboidrato quanto da gordura. A fonte usada dependerá da capacidade metabólica do tecido e da oferta de substrato e oxigênio.[7]

O tipo de fibra muscular recrutada durante o exercício pode caracterizar o tipo de metabolismo mais favorecido. No estudo de Hamalainen e Pette,[24] quatro isoformas de cadeia pesada de miosina foram identificadas em pequenos mamíferos, e foram atribuídas aos tipos de fibra definidos I, IIa, IIb e IId (IIx), respectivamente. Durante o exercício de intensidade baixa a moderada, a glicogenólise muscular ocorre predominantemente em fibras musculares do tipo I, que são mais oxidativas. À medida que aumenta a duração ou com o aumento da intensidade do exercício, as fibras de tipo I são exauridas e quantidades crescentes de glicogênio são degradadas nas fibras musculares de tipo II, que têm perfil glicolítico. Assim, à medida que o exercício se intensifica, o recrutamento de fibras de tipo II aumenta. Com exercícios de curta duração em intensidades próximas e acima de VO_2 máx., a glicogenólise ocorre em todas as fibras, contudo a taxas maiores nas fibras de tipo IIx.[25] Uma maneira de minimizar a exaustão das fibras é a suplementação de carboidrato. No estudo de Tsintzas *et al.*,[26] os resultados sugeriram que a ingestão de carboidratos melhorou a capacidade de *endurance*, contribuindo para a produção de ATP oxidativo especificamente nas fibras de tipo I, de modo a retardar o desenvolvimento de depleção de glicogênio nesse tipo de fibra.

Neoglicogênese | Formação de glicose a partir de fontes de não carboidrato

A neoglicogênese é um processo metabólico complexo em que há síntese de glicose a partir de resíduos de carbono de compostos como aminoácidos, glicerol, piruvato e lactato. Envolve múltiplas etapas enzimáticas reguladas por uma série de fatores, incluindo concentrações de substrato, estado redox, ativação e inibição de etapas enzima-específicas e modulação hormonal. Ocorre normalmente no fígado (em torno de 90%) e nos rins (10%). No jejum prolongado, o rim pode aumentar a produção.[6]

Durante o exercício a altas intensidades, jejum ou exercício prolongado, os depósitos de glicogênio hepático são depletados e a glicose é formada a partir de outros substratos. Na neoglicogênese, quatro novas reações são utilizadas para a formação da glicose. As duas primeiras estão relacionadas com a conversão de piruvato em fosfoenolpiruvato, e são catalisadas pelas enzimas piruvato carboxilase e fosfoelnolpiruvato carboxinase. A terceira consiste na produção de frutose-6-fosfato a partir de frutose-1,6-difosfato mediada pela frutose-1,6-difosfatase. A última reação finaliza o processo e é catalisada pela enzima glicose-6-fosfatase, com conversão de glicose-6-fosfato em glicose. Esse é um processo dependente de energia, portanto só ocorre se houver disponibilidade de ATP (Figura 6.5).[6,7]

A glicose pode ser gerada a partir do glicerol, oriundo das reservas de gordura do corpo. O glicerol é metabolizado via hidrólise de triacilgliceróis, e enviado pelo sangue até o fígado, para ser convertido em glicose. Esse processo tem um custo energético e sua ocorrência é determinada pela razão NAD^+ oxidado/reduzido.[6,7]

Durante os exercícios prolongados, a captação aumenta de acordo com a intensidade, mas pouco contribui para a homeostasia da glicose. Em períodos de jejum, o glicerol se torna um substrato essencial para a síntese de glicose em alguns tecidos.[6,7,27]

A síntese de glicose pode ocorrer a partir dos aminoácidos. Após a remoção do nitrogênio (desaminação), os esqueletos de carbono retirados de alfa-cetoácidos, como piruvato, oxaloacetato ou alfa-cetoglutarato, podem seguir para a neoglicogênese. Dentre os 20 aminoácidos existentes, são 18 os que servem de fonte para produção de glicose, sendo por isso chamados de glicogênicos. Os mais eficientes são a alanina e a glutamina, por levarem grupos amino dos tecidos para o fígado.[1,10] Os aminoácidos leucina e lisina formam acetil-CoA. Seres humanos não conseguem reverter a reação catalisada pela piruvato desidrogenase para formar a glicose. Esses aminoácidos são denominados cetogênicos, porque a acetil-CoA que esses aminoácidos produzem se autoconverte somente em corpos cetônicos.[7]

Quando há formação de grande quantidade de lactato durante a prática de exercícios físicos intensos ou prolongados, esse metabólito é lançado na corrente sanguínea e vai para o fígado, onde poderá ser convertido em glicose. No jejum extremo, quando o glicogênio hepático já está diminuído, o organismo começa a requisitar aminoácidos como a alanina do músculo estriado esquelético para sinte-

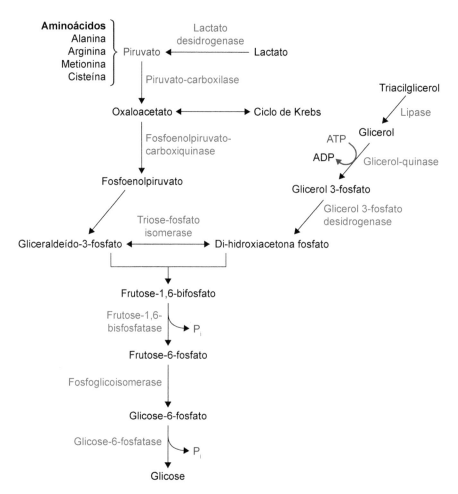

Figura 6.5 Reações da neoglicogênese. ADP: adenosina difosfato; ATP: adenosina trifosfato. Adaptada de Galante e Araújo, 2018.[9]

tizar glicose. Esses dois processos de conversão de lactato e aminoácidos em glicose no fígado constituem o chamado ciclo de Cori (Figura 6.6).[9]

Síntese do glicogênio

No corpo humano, o glicogênio é um polímero ramificado de glicose armazenado principalmente no fígado e no músculo esquelético, que fornece glicose para a corrente sanguínea durante os períodos de jejum, e para as células musculares durante a contração muscular. As reservas de glicogênio são reabastecidas pela alimentação (via direta da síntese de glicogênio) ou pela neoglicogênese (via indireta), em que os precursores formados, lactato e alanina, produzem glicose-6-fosfato.[28]

A síntese do glicogênio inicia-se com a formação de um esqueleto carbônico a partir da quebra da glicose em glicose-6-fosfato pela enzima glicoquinase (Figura 6.7). Em seguida, a fosfoglicomutase entra em ação produzindo glicose-1-fosfato. O trifosfato de uridina reage com a glicose-1-fosfato formando a UDP-glicose pela ação catalizadora da UDPG-pirofosforilase. Por fim, o esqueleto UDP é finalizado pela ação da enzima UDPG-glicosil-transferase. É neste momento que a glicogênio sintase entra em ação, juntando resíduos de glicose nas extremidades do esqueleto via ligação alfa-1,4. Quando a estrutura aumenta de tamanho, os esqueletos se ligam uns aos outros via ligações alfa-1,6.[7,9,10]

A atividade da glicogênio sintase é regulada pela fosforilação e ativada alostericamente pela glicose-6-fosfato. A insulina e o exercício aumentam a afinidade da glicogênio sintase pela atividade da glicose-6-fosfato, enquanto o alto conteúdo de glicogênio e a epinefrina diminuem a afinidade pela glicose-6-fosfato. No entanto, a insulina, o exercício e a epinefrina também regulam a concentração intracelular de glicose-6-fosfato que influenciará a atividade da glicogênio sintase. É importante ressaltar que o diabetes tipo 2 está associado à redução da ativação da glicogênio sintase estimulada pela insulina.[28]

Vários fatores contribuem para as taxas de síntese de glicogênio aumentadas durante as primeiras 2 h pós-exercício. Entre esses fatores, está a ativação da glicogênio sintase pela depleção de glicogênio, bem como o aumento da sensibilidade à insulina exercício-induzido e da permeabilidade da membrana da célula muscular à glicose.

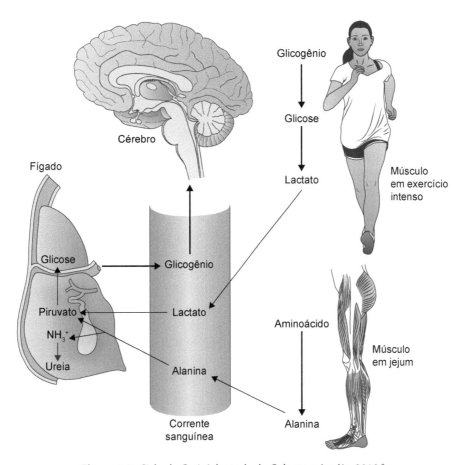

Figura 6.6 Ciclo de Cori. Adaptada de Galante e Araújo, 2018.[9]

Até 4 h após o término do exercício, a depleção de glicogênio favorece a sua própria ressíntese. O fornecimento de carboidrato via alimentação (por volta de 1 g/kg de massa corporal) otimizará este processo. Durante a fase posterior de recuperação (4 a 24 h), a ingestão de carboidrato deve atender às necessidades de combustível previstas do treinamento/competição, com o tipo, forma e padrão de ingestão sendo menos importantes do que a ingestão total. As estratégias dietéticas capazes de aumentar a síntese de glicogênio a partir de quantidades subótimas de carboidratos ou a ingestão de energia são de interesse prático para muitos atletas. A inclusão de pequenas quantidades de proteína nas refeições de recuperação pode promover uma recuperação adicional de glicogênio, bem como estimular a síntese de proteínas.[8]

A partir dos estudos pioneiros da década de 1960, investigando o *status* glicogênico fisiológico por meio da técnica de biopsia muscular, os cientistas esportivos descobriram o papel do glicogênio na adaptação celular e no desempenho no exercício, bem como os locais de armazenamento desse importante combustível metabólico. Embora as diretrizes de nutrição esportiva tenham evoluído ao longo da última década para incorporar a disponibilidade específica de carboidratos, os atletas tentam maximizar a síntese de glicogênio muscular entre os treinos ou eventos competitivos importantes, para que as reservas de combustível correspondam às demandas fisiológicas e, assim, a *performance* melhore.

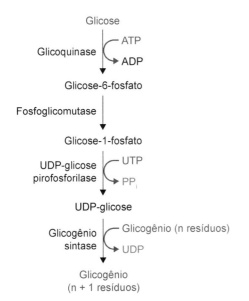

Figura 6.7 Esquema do processo de glicogênese. ADP: adenosina difosfato; ATP: adenosina trifosfato; UDP: difosfato de uridina; UTP: trifosfato de uridina. Adaptada de Galante e Araújo, 2018.[9]

Controle hormonal do metabolismo dos carboidratos

Insulina

A insulina é um hormônio produzido pelo pâncreas e é responsável pelo transporte da glicose na corrente sanguínea para a célula, para ser convertida em energia. É produzida pelas células beta das ilhotas de Langerhans do pâncreas, e seu efeito anabólico favorece a síntese de glicogênio, triacilgliceróis e proteínas.[6] A falta de insulina ou a incapacidade das células de responder a esse transporte levam ao estabelecimento de uma condição chamada hiperglicemia; a falta de glicose dentro da célula pode acarretar uma série de prejuízos nas funções no corpo humano.

As células beta são os sensores mais importantes de glicose no organismo. Uma refeição rica em glicose estimula o aumento na secreção de insulina e, consequentemente, a diminuição na produção de glucagon. A glicose é o estímulo mais importante para a produção de insulina.[6] Alleman Jr. *et al.*[29] conduziram um estudo que verificou a resposta hormonal aguda correspondente à ingestão de dietas ricas em gordura e carboidrato. Esses pesquisadores observaram que houve pouca diferença no cortisol sérico durante o período pós-prandial, quando homens saudáveis ingeriram quantidades diferentes de refeições ricas em carboidratos; 75 g ou 150 g de refeições contendo dextrose no pré-exame resultaram em aumento significativo nos níveis séricos de insulina, particularmente em 30 min e 1 h após a ingestão. As refeições lipídicas tiveram pouco impacto na insulina sérica.

A proteína transportadora de glicose (GLUT) é ativada quando a insulina se liga aos receptores e estimula sua autofosforilação, bem como a ativação da fosforilação de proteínas e enzimas, fazendo com que a GLUT se ligue à molécula de glicose promovendo a sua entrada na célula.[9]

A insulina tem ainda uma ação muito importante no metabolismo dos carboidratos no fígado, tecido adiposo e músculo. No fígado, inibe a neoglicogênese e a degradação do glicogênio pela diminuição na produção da glicose. No tecido adiposo e no músculo, a insulina aumenta a captação de glicose por aumentar o número de transportadores de glicose e sua translocação na membrana celular. No músculo e no fígado, o hormônio aumenta a síntese de glicogênio.[6]

Durante o exercício, a duração prolongada ou a intensidade aumentada levam à inibição da atividade das células beta pela ação das catecolaminas exercício-induzidas, resultando em uma menor produção de insulina. O exercício com duração prolongada utiliza mais energia metabolizada a partir de ácidos graxos livres mobilizados dos adipócitos por conta da baixa produção de insulina e da redução das reservas de carboidrato. Além disso, o nível baixo de glicemia durante o exercício intensifica a produção hepática de glicose; os hormônios glucagon e epinefrina acionam a liberação da glicose do fígado, para que os níveis sanguíneos de glicose permaneçam normais e não haja desenvolvimento de hipoglicemia.[1]

Em pessoas saudáveis, a glicose plasmática em jejum raramente atinge 5,5 mmol/ℓ (100 mg/dℓ); após as refeições, não excedem 7,8 mmol/ℓ (140 mg/dℓ) e retornam rapidamente ao nível inicial.[30] A hiperglicemia pode definir o diabetes, e o controle glicêmico desempenha um papel importante no tratamento. Os principais tipos de diabetes são os tipos 1 e 2, que afetam mais de 425 milhões de pessoas em todo o mundo.[31] A hiperglicemia consistente pode levar a sérias complicações macrovasculares, causadoras de doenças que afetam o coração e os vasos sanguíneos, além dos rins, olhos, nervos e dentes. A inclusão de exercícios físicos regulares na rotina das pessoas acometidas pode ser benéfica devido aos efeitos hipoglicemiantes gerados pela atividade física.[32]

De acordo com Bertuzzi *et al.*[33], o exercício aeróbico representa uma estratégia de captação e utilização eficiente de glicose pelo tecido muscular, independente da via de insulina resistente no portador de diabetes tipo 2, e dependente da reposição de insulina exógena no portador de diabetes tipo 1.

Glucagon

O glucagon é um hormônio hiperglicêmico produzido nas células alfa das ilhotas de Langerhans, no pâncreas. Sua função é aumentar a glicose circulante por meio da estimulação da glicogenólise no fígado. Esse processo é iniciado via sinalização de receptores acoplados à proteína G e AMP cíclico. Ao longo dos últimos 40 anos de pesquisas, o glucagon foi estabelecido como um hormônio-chave na regulação da homeostase da glicose, exercendo papel fundamental na regulação da glicose à hipoglicemia e desenvolvimento de diabetes tipo 2. Hoje, o glucagon é um potencial alvo para o tratamento da doença.[34]

O glucagon exerce um efeito antagônico ao da insulina e está relacionado com a estimulação da lipólise, oxidação de ácidos graxos e cetogênese no fígado, aumento da saciedade, gasto de energia e aumento da síntese de ácidos biliares.[35] A Figura 6.8 ilustra o acumulado de células do pâncreas.

Em exercícios com intensidade moderada, o aumento do glucagon e a queda da insulina são os principais determinantes para a produção de glicose endógena. O aumento dos níveis de glucagon é necessário para a ativação das enzimas na glicogenólise hepática e na neoglicogênese, enquanto a queda dos níveis de insulina é essencial para que este processo aconteça.[36-38]

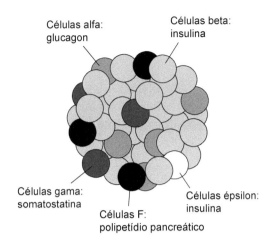

Figura 6.8 Acumulado de células do pâncreas. Adaptada de Ahrén, 2015.[34]

Catecolaminas

As catecolaminas (epinefrina e norepinefrina) são responsáveis por muitas adaptações, tanto em repouso quanto durante o exercício. Esses dois hormônios desempenham uma importante função em muitos processos adaptativos a diferentes estresses, como exercícios, hipoglicemia, hipóxia e exposição ao calor. Na verdade, como a epinefrina e a norepinefrina são hormônios cujas concentrações aumentam acentuadamente durante o exercício, muitos pesquisadores trabalharam no efeito do exercício sobre essas aminas e relataram concentrações de 1,5 até 20 vezes maiores que as medidas basais, dependendo das características do exercício (duração e intensidade). Ambos estão envolvidos também em ajustes cardiovasculares e respiratórios, e na mobilização e utilização de substrato.[39]

A partir de um estímulo estressor, a glândula suprarrenal libera epinefrina que estimula uma resposta simpática junto ao hipotálamo. Essa resposta fará com que a epinefrina atue principalmente no músculo e tecido adiposo, podendo atuar também no fígado, intensificando a glicogenólise por meio da ativação da enzima glicogênio fosforilase, o que resulta no aumento da glicemia. No tecido adiposo, estimula a lipólise.[9]

Outros hormônios (cortisol, do crescimento e tiroidianos)

O cortisol promove a metabolização de proteínas em todos os órgãos do corpo, exceto no fígado, que recebe os aminoácidos para serem transformados em glicose via neoglicogênese. O cortisol também pode facilitar a ação de outros hormônios como glucagon e hormônio do crescimento (GH), nesse processo. Outra função do cortisol é aumentar a taxa lipolítica no tecido adiposo.[1]

O GH tem a função de promover divisão e proliferação celulares. Dependendo da intensidade do exercício, esse hormônio pode ser produzido em maior quantidade, o que constitui uma resposta benéfica para o crescimento do músculo, além de aprimorar a mistura de combustíveis durante o exercício, diminuindo a captação tecidual de glicose, aumentando a mobilização dos ácidos graxos livres e acelerando a neoglicogênese hepática.[1]

Os hormônios da tireoide (triiodotironina e tiroxina) podem estar relacionados com a mobilização de determinados tipos de combustíveis e elevam a taxa metabólica basal. O exercício pode estimular sua produção.[1,7]

Referências bibliográficas

1. McArdle WD, Katch F, Katch VL. Fisiologia do exercício: energia, nutrição e desempenho humano. 5.ed. São Paulo: Guanabara Koogan; 2003.
2. Holloszy JO, Kohrt WM. Regulation of carbohydrate and fat metabolism during and after exercise. Ann Rev Nutr. 1996;16:121-38.
3. Romijn JA, Coyle EF, Sidossis LS et al. Regulation of endogenous fat and carbohydrate metabolism in relation to exercise intensity. Am J Physiol. 1993;265: E380-91.
4. Karelis AD, Smith JW, Passe DH et al. Carbohydrate administration and exercise performance. Sports Medicine. 2010;40(9):747-63.
5. Bemiller JN. One hundred years of commercial food carbohydrates in the United States. J Agric Food Chem. 2009;57(18):8125-9.
6. Champe PC, Harvey RA. Bioquímica ilustrada. 2. ed. Porto Alegre: Artes Médicas; 1996.
7. Maughan R, Gleeson M, Greenhaff PL. Bioquímica do exercício e treinamento. Barueri: Manole; 2000.
8. Maughan RJ. Sports nutrition. Loughborough: Elsevier; 2005.
9. Galante F, Araújo MVF de. Princípios da bioquímica para universitários, técnicos e profissionais da área de saúde. São Paulo: Rideel; 2018.
10. Nelson DL, COX MM. Lehninger: principles of biochemistry. 5.ed. New York: W.H. Freeman and Company; 2008.
11. Katz A, Sahlin K. Role of oxygen in regulation of glycolysis and lactate production. Exerc Sport Sci Rev. 1990;18(1):1-28.
12. Roberts RA, Ghiasvand F, Parker D. Biochemistry of exercise-induced metabolic acidosis. Am J Physiol Regul Integr Comp Physiol. 2004;287(3):R502-16.
13. Curi R, Lagranha CJ, Pithon-Curi TC et al. Ciclo de Krebs como fator limitante na utilização de ácidos graxos durante o exercício aeróbico. Arq Bras Endocrinol Metab. 2003;47(2):135-43.

14. Rose AJ, Richter EA. Skeletal muscle glucose uptake during exercise: how is it regulated? Physiology. 2005;20:260-70.

15. Derave W, Lund S, Holman GD et al. Contraction-stimulated muscle glucose transport and GLUT-4 surface content are dependent on glycogen content. Am J Physiol Endocrinol Metab. 1999;277:E1103-10.

16. Katz A, Sahlin K, Broberg S. Regulation of glucose utilization in human skeletal muscle during moderate dynamic exercise. Am J Physiol Endocrinol Metab. 1991;260:E411-5.

17. Richter EA, Jensen P, Kiens B et al. Sarcolemmal glucose transport and GLUT-4 translocation during exercise are diminished by endurance training. Am J Physiol Endocrinol Metab. 1998;274:E89-95.

18. Dohm GL, Dudek RW. Role of transverse tubules (T-tubules) in muscle glucose transport. Adv Exp Med Biol. 1998;441:27-34.

19. Parolin ML, Chesley A, Matsos MP et al. Regulation of skeletal muscle glycogen phosphorylase and PDH during maximal intermittent exercise. Am J Physiol. 1999;277(5):890-900.

20. Suzuki J. Endurance performance is enhanced by intermittent hyperbaric exposure via up-regulation of proteins involved in mitochondrial biogenesis in mice. Physiol Rep. 2017;5(15).

21. Spriet LL, Heigenhauser GJF. Regulation of pyruvate dehydrogenase (PDH) activity in human skeletal muscle during exercise. Exerc Sport Sci Rev. 2002;30(2):91-5.

22. Zhang Y, Kuang Y, Xu K et al. Ketosis proportionately spares glucose utilization in brain. J Cereb Blood Flow Metab. 2013;33(8):1307-11.

23. Donovon CM, Watts AG. Peripheral and central glucose sensing in hypoglycemic detection. Physiology (Bethesda). 2014;29(5):314-24.

24. Hamalainen N, Pette D. Patterns of myosin isoforms in mammalian skeletal muscle fibres. Microsc Res Tech. 1995;30:381-9.

25. Mul JD, Stanford KI, Hirshman MF et al. Exercise and regulation of carbohydrate metabolism. Prog Mol Biol Transl Sci. 2015;135:17-37.

26. Tsintzas OK, Williams C, Boobis L et al. Carbohydrate ingestion and single muscle fiber glycogen metabolism during prolonged runningin men. J Appl Physiol. 1996;81(2):801-9.

27. Hall G.V, Sacchetti M, Radegran G et al. Human skeletal muscle fatty acid and glycerol metabolism during rest, exercise and recovery. J Physiol. 2002;543(3):1047-58.

28. Jensen J, Lai Y. Regulation of muscle glycogen synthase phosphorylation and kinetic properties by insulin, exercise, adrenaline and role in insulin resistance. Arch Physiol Biochem. 2009;115(1):13-21.

29. Alleman Jr. RJ, Bloomer RJ. Hormonal response to lipid and carbohydrate meals during the acute postprandial period. J Inter Soc Sports Nutr. 2011;8:19.

30. Mazze RS, Strock E, Wesley D et al. Characterizing glucose exposure for individuals with normal glucose tolerance using continuous glucose monitoring and ambulatory glucose profile analysis. Diabetes Technol. 2008;10:149-59.

31. International Diabetes Federation. Diabetes Atlas Eighth Edition 2017 [acesso em 31/03/2019]. Disponível em: http://diabetesatlas.org/resources/2017-atlas.html.

32. Jenkins DW, Jenks A. Exercise and diabetes: a narrative review. J Foot Ankle Surg. 2017;56:968-74.

33. Bertuzzi R, Brum PC, Alves CRR et al. Aptidão aeróbia: desempenho esportivo, saúde e nutrição. Barueri: Manole; 2017.

34. Ahrén B. Glucagon – early breakthroughs and recent discoveries. Peptides. 2015;67:74-81.

35. Habegger KM, Heppner KM, Geary N et al. The metabolic actions of glucagon revisited. Nat Rev Endocrinol. 2010;6(12):689-97.

36. Trefts E, Williams AS, Wasserman DH. Exercise and the regulation of hepatic metabolism. Prog Mol Biol Transl Sci. 2015;135:203-25.

37. Lavoie C, Ducros F, Bourque J et al. Glucose metabolism during exercise in man: the role of insulin and glucagon in the regulation of hepatic glucose production and gluconeogenesis. Can J Physiol Pharmacol. 1997;75(1):26-35.

38. Wasserman DH, Williams PE, Lacy DB et al. Exercise-induced fall in insulin and hepatic carbohydrate metabolism during muscular work. Am J Physiol. 1989;256(4 Pt 1):E500-9.

39. Zouhal H, Jacob C, Delamarche P et al. Catecholamines and the effects of exercise, training and gender. Sports Med. 2008;38(5):401-23.

Bioquímica das Proteínas

capítulo **7**

*Fernanda Galante, Valden Capistrano, Daniel Gurgel,
Dyego Castelo Branco e Matheus Lima Caetano*

Introdução

A matéria viva é composta por biomoléculas como proteínas, lipídios e carboidratos, dentre os quais as proteínas são os maiores constituintes. A palavra *proteína* vem do grego *protos* (em português, primeiro), refletindo a importância dessa molécula.

Nos animais, as proteínas representam cerca de 80% do peso dos músculos desidratados, 70% da pele e 90% do sangue seco. Cada proteína no corpo é única em suas características e tem uma sequência padronizada de aminoácidos, geneticamente codificada. Portanto, as propriedades de uma proteína são determinadas pelo número e espécie dos resíduos de aminoácidos, bem como pela sequência desses compostos na molécula.

Nos vegetais, as proteínas contribuem tanto para a estrutura quanto para a constituição fisiológica vegetal. Por isso os vegetarianos, que não consomem proteínas animais, conseguem manter a homeostasia consumindo apenas aminoácidos de origem vegetal.

De modo geral, as proteínas são substâncias sólidas, incolores e insolúveis em solventes orgânicos. Algumas são solúveis em água, enquanto outras, em soluções de sais, ácidos ou bases, produzindo coloides (estrutura semelhante à da gelatina).

As proteínas são sintetizadas pelos ribossomos, que consistem em duas subunidades de tamanhos desiguais: a subunidade maior e a subunidade menor. O ribossomo tem a função de organizar os aminoácidos conforme a codificação genética, para síntese das diferentes proteínas. Esse processo é direcionado pelo ácido ribonucleico (RNA) formado no núcleo da célula, com base no ácido desoxirribonucleico (DNA).

O DNA contém o código genético responsável pela síntese proteica e controle das funções celulares. Para entender melhor, é preciso conhecer o DNA em detalhes.

Em 1953, Watson e Crick publicaram a descoberta de três componentes que poderiam fazer parte do DNA e, a partir dessa descoberta, criou-se o modelo de dupla-hélice, em que o DNA é representado como uma escada em espiral. O "corrimão" dessa escada é formado por fosfatos e pentoses (desoxirribose), enquanto os degraus são formados por bases nitrogenadas pareadas. O RNA apresenta algumas diferenças estruturais sutis: consiste em uma fita única contendo ribose como pentose, e uracila como uma das bases nitrogenadas (Figura 7.1).

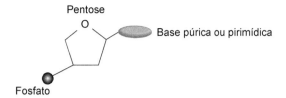

Figura 7.1 Estrutura básica de um ácido nucleico.

Os ácidos nucleicos *DNA* e *RNA* são formados a partir da união de pequenas unidades chamadas nucleotídios (ver Figura 7.1). Estes são formados por uma base nitrogenada, um fosfato e uma pentose (desoxirribose no DNA, e ribose no RNA), abordados anteriormente.

Existem cinco tipos diferentes de bases nitrogenadas: adenina (A), guanina (G), citosina (C), timina (T) e uracila (U; Figura 7.2). As três primeiras são encontradas em ambos, enquanto a timina presente no DNA é substituída pela uracila no RNA.

As bases diferem quanto à estrutura química. A adenina e a guanina contêm dois anéis e são denominadas purinas; a citosina e a timina contêm um único anel e são chamadas pirimidinas.

O radical fosfato e as pentoses ordenadamente combinadas formam o arcabouço da fita de DNA.

O DNA é o portador do código genético responsável pela síntese proteica e controle das funções celulares. O comprimento do DNA de uma célula humana mede quase 2 m. Para facilitar sua organização dentro do núcleo celular, o DNA é agrupado em elementos chamados cromossomos (Figura 7.3).

De acordo com a lei do pareamento de bases complementares, a adenina se liga à timina, e a guanina se liga à citosina. O pareamento das quatro bases resulta nas combinações A-T, T-A, G-C e C-G. A ligação entre as bases é feita por pontes de hidrogênio.

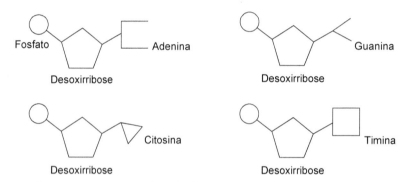

Figura 7.2 Demonstração esquemática das bases nitrogenadas que compõem o DNA e o RNA.

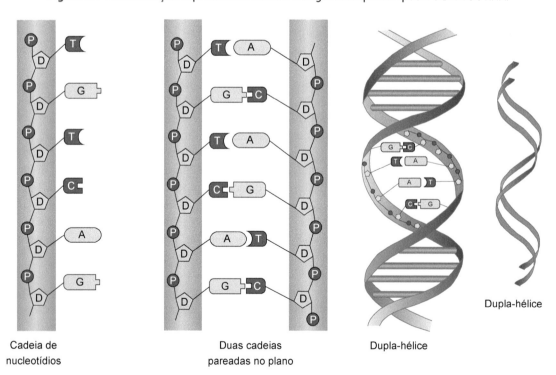

Figura 7.3 Representação esquemática e retorcida da molécula de DNA. P: fosfato; D: desoxirribose. Adaptada de Galante e Araújo, 2012[1]; 2014[2]; 2018.[3]

Segundo a lei do pareamento, uma cadeia A T C G C T G T A C A T tem como cadeia complementar T A G C G A C A T G T A. Existem três tipos de RNA (Figura 7.4):

- Mensageiro (RNAm): transfere a informação genética do DNA aos ribossomos, para a síntese de cadeias polipetídicas
- Transportador (RNAt): a informação presente no RNAm é traduzida por moléculas adaptadoras em uma sequência específica de aminoácidos
- Ribossômico (RNAr): componentes estruturais dos ribossomos catalisam a tradução de um RNAm em uma cadeia polipeptídica.

Todos os três tipos de RNA participam dos processos de síntese proteica, cada um com diferentes funções. É importante notar que o DNA não fabrica diretamente as proteínas, mas indiretamente pelo RNA. Ao se dividir, uma célula deve originar células-filhas idênticas contendo as moléculas de DNA e o seu código genético no núcleo. Durante a divisão celular, ocorre a replicação do DNA. Nesse evento, os dois filamentos da dupla-hélice se separam, após o rompimento das pontes de hidrogênio que ligam os nucleotídios. Novos nucleotídios complementares são adicionados e unem os novos filamentos à estrutura em fita única original, completando a replicação do DNA, ou seja, a duplicação semiconservativa que garante a distribuição da mesma mensagem genética às células-filhas. Este fenômeno é crucial para a manutenção da renovação celular.

Síntese proteica

Para dar início à síntese proteica, as duas cadeias do DNA precisam ser separadas e isso é feito pela enzima polimerase do RNA. Os moldes de DNA contêm regiões chamadas sítios promotores, que se ligam especificamente à RNA polimerase e determinam onde começa a transcrição. A RNA polimerase percorre o molde de DNA e transcreve um de seus filamentos até atingir um terminador, formando o chamado RNA mensageiro (RNAm). O RNAm se desprende da cadeia de DNA usada como molde e migra para o citoplasma. Esse processo é chamado *transcrição*.

Os sinais de início e término da transcrição são codificados no molde de DNA (Figura 7.5).

A etapa seguinte da síntese proteica ocorre no citoplasma das células, onde o RNAm formado durante a transcrição acopla-se aos ribossomos, constituídos de RNAr associado a proteínas. Após a entrada da fita de RNAm no ribossomo, seguida do reconhecimento pelo RNAr, o terceiro tipo de RNA entra em ação – o RNA transportador (RNAt), assim chamado por transportar os aminoácidos. No RNAt, há uma trinca de bases nitrogenadas denominadas *anticódon*. Por meio do anticódon, o RNAt se liga temporariamente às bases complementares (*códon*) do RNAm, no ribossomo. Os códons também consistem em trincas de bases e representam o *código genético* (Figura 7.6).

O RNAt é uma fita pequena (75 a 85 nucleotídios de comprimento), cujas bases são pareadas e formam alças durante o processo de síntese proteica, conferindo a forma de trevo à molécula. Apresenta sítios específicos com os quais se liga aos aminoácidos e os transporta até os ribossomos; e forma uma sequência de três bases (anticódon) correspondente ao códon do RNAm.

Assim, durante a síntese proteica, o RNAm traz a mensagem genética do DNA e o RNAr originado no núcleo celular migra para o citoplasma, onde organiza os ribossomos para iniciar a síntese. Por fim, o RNAt transporta os aminoácidos que se unem uns aos outros por uma ligação química conhecida como ligação peptídica. As quatro bases nitrogenadas do RNAm se combinam três a três e formam 64 códons que correspondem a apenas 20 aminoácidos.

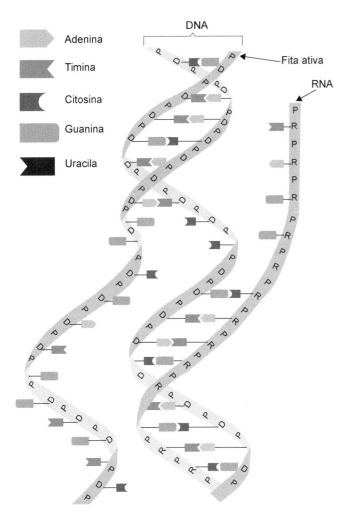

Figura 7.4 Representação esquemática da molécula de RNA. P: fosfato; D: desoxirribose; R: ribose. Adaptada de Galante e Araújo, 2012[1]; 2014[2]; 2018.[3]

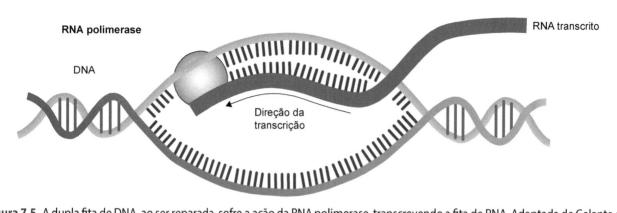

Figura 7.5 A dupla fita de DNA, ao ser reparada, sofre a ação da RNA polimerase, transcrevendo a fita de RNA. Adaptada de Galante e Araújo, 2012[1]; 2014[2]; 2018.[3]

Cabe ressaltar que cada RNAt identifica a trinca correspondente ao seu anticódon na molécula de RNAm, e deposita seu aminoácido na sequência proteica correta. Isso ocorre sucessivamente, até a proteína codificada para síntese estar concluída (Figura 7.7). O ribossomo faz o reconhecimento dos códons do RNAm conforme os anticódons do RNAt e, assim, incorpora cada aminoácido à cadeia peptídica.

O código genético começou a ser esclarecido em 1960, por Uchoa e Niremberg. Hoje, existe uma tabela na qual são demonstrados o primeiro, o segundo e o terceiro nucleotídios da trinca do RNAm complementada pelo RNAt. Cada sequência de trinca carrega uma informação dos aminoácidos (Tabela 7.1).

As siglas listadas a seguir representam os 20 tipos diferentes de aminoácidos com os quais são montadas todas as proteínas necessárias para a manutenção da vida:

- Ala – alanina
- Arg – arginina
- Asn – asparagina
- Asp – ácido aspártico
- Cys – cisteína
- Glu N – glutamina
- Glu – ácido glutâmico
- Gly – glicina
- His – histidina
- Ileu – isoleucina
- Leu – leucina
- Lys – lisina
- Met – metionina
- Phe – fenilalanina
- Ser – serina
- Thr – treonina
- Trp – triptofano
- Tyr – tirosina
- Val – valina
- STOP – terminal.

Fica evidente que a codificação genética e os fatores de transcrição específicos são essenciais para que a síntese de proteínas ocorra. Na prática, isso é verificado quando se falha ao tentar obter hipertrofia ou regeneração muscular sem os estímulos adequados e nutrientes necessários, porque não há como obter a resposta celular adequada.

Funções biológicas das proteínas

A matéria orgânica depende das proteínas para sua arquitetura molecular e também para sua atividade celular. As proteínas apresentam diferentes papéis fisiológicos e podem ser classificadas de acordo com suas funções

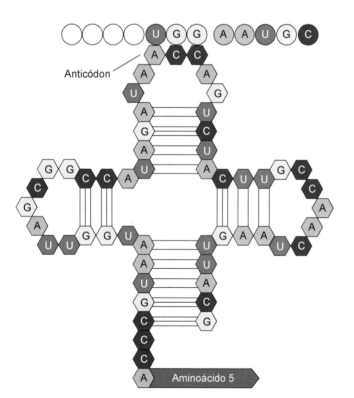

Figura 7.6 Esquema de codificação mostrando o pareamento da trinca de bases do RNA mensageiro com o RNA transportador, para subsequente síntese proteica. Adaptada de Galante e Araújo, 2012[1]; 2014[2]; 2018.[3]

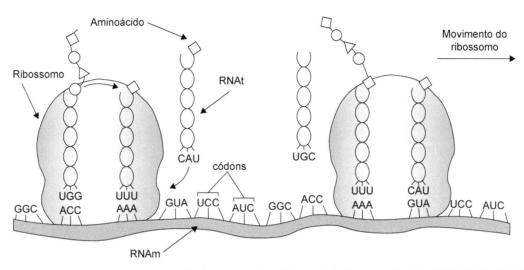

Figura 7.7 Esquema representativo da síntese proteica. Adaptada de Galante e Araújo, 2012[1]; 2014[2]; 2018.[3]

(Figura 7.8). Resumidamente, as proteínas podem ser divididas em estruturais e reguladoras:

- Proteínas estruturais ou de construção: responsáveis pela construção dos tecidos. Estão inclusas nessa categoria:
  - Colágeno (ossos, cartilagem, tendões e pele)
  - Elastina
  - Queratina (pelos, cabelo, unha)
  - Miosina (músculos, responsáveis pela contração)
- Albumina (plasma sanguíneo)
- Hemoglobina (hemácias – transporta gases)
- Proteínas reguladoras: controlam e regulam as funções orgânicas. Incluem:
  - Enzimas: proteínas catalisadoras das reações bioquímicas. Por exemplo, amilase, maltase, pepsina etc.
  - Hormônios e neurotransmissores: regulam as funções orgânicas. Por exemplo, insulina, gastrina, glucagon, serotonina etc.

Nos seres vivos, as proteínas podem ainda ser classificadas conforme a função (valor nutricional) e de acordo com sua estrutura.

Proteínas estruturais

Proteínas contráteis

As principais proteínas contráteis são a actina e a miosina, encontradas nos músculos (liso, cardíaco e esquelético; Figura 7.9) e responsáveis pela contração muscular.

Na unidade contrátil denominada sarcômero, as proteínas que formam os filamentos de actina e miosina são sustentadas por outras proteínas, como a titina e a nebulina (Figura 7.10), que asseguram que a contração seja adequada ao funcionamento muscular. Além disso, todo o processo de contração depende de inervação, de modo que as respostas contráteis podem ser voluntárias ou involuntárias. Aqui também são necessários aminoácidos que formam os diferentes neurotransmissores envolvidos no processo, detalhados mais adiante neste capítulo.

Proteínas fibrosas

Apresentam forma linear e incluem o colágeno, a elastina e a queratina. São proteínas constituintes dos ossos, unhas, cabelos, pele, tendões, cartilagens, vasos sanguíneos e dentes.

Tabela 7.1 Código genético: 64 combinações possíveis entre as bases nitrogenadas, originando trincas de bases que codificam os 20 tipos de aminoácidos.

Primeira base	Segunda base				Terceira base
	U	C	A	G	
U	Phe	Ser	Tyr	Cys	U
	Phe	Ser	Tyr	Cys	C
	Leu	Ser	Stop	Stop	A
	Leu	Ser	Stop	Trp	G
C	Leu	Pro	His	Arg	U
	Leu	Pro	His	Arg	C
	Leu	Pro	Gln	Arg	A
	Leu	Pro	Gln	Arg	G
A	Ileu	Thr	Asn	Ser	U
	Ileu	Thr	Asn	Ser	C
	Ileu	Thr	Lys	Arg	A
	Met	Thr	Lys	Arg	G
G	Val	Ala	Asp	Gly	U
	Val	Ala	Asp	Gly	C
	Val	Ala	Glu	Gly	A
	Val	Ala	Glu	Gly	G

Abreviações: Ala: alanina; Arg: arginina; Asn: asparagina; Asp: ácido aspártico; Cys: cisteína; Gln: glutamina; Glu: ácido glutâmico; Gly: glicina; His: histidina; Ileu: isoleucina; Leu: leucina; Lys: lisina; Met: metionina; Phe: fenilalanina; Pro: prolina; Ser: serina; STOP: terminal; Thr: treonina; Trp: triptofano; Tyr: tirosina; Val: valina.

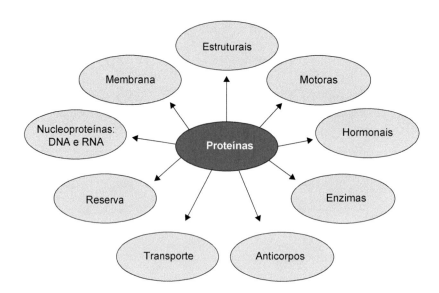

Figura 7.8 Funções das proteínas.

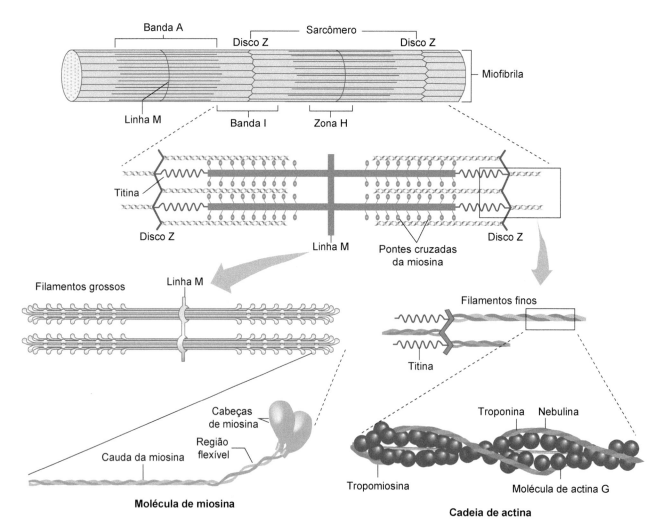

Figura 7.9 Sarcômero e os filamentos de actina e miosina. Adaptada de Silverthorn, 2010.[4]

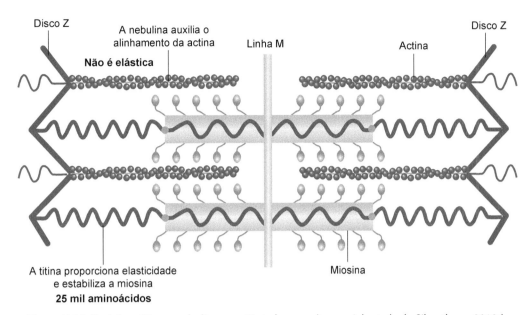

Figura 7.10 Proteínas titina e nebulina constituindo o sarcômero. Adaptada de Silverthorn, 2010.[4]

Colágeno

O colágeno é uma das principais proteínas extracelulares e constitui um dos tipos de fibras do tecido conjuntivo. As fibras de colágeno são de alta resistência e pouco solúveis em água. Estruturalmente, o colágeno é composto por três cadeias polipeptídicas chamadas de cadeias alfa. As cadeias alfa estão enroladas entre si e cada uma contém cerca de 1.000 aminoácidos, o que lhes confere uma característica de proteína terciária (tripla hélice). Essa estrutura é mantida coesa por pontes de hidrogênio, ligações dissulfeto e ligações iônicas. A forma estrutural básica do colágeno é chamada de tropocolágeno.

Os principais aminoácidos que integram a estrutura do colágeno são a glicina, a prolina e a hidroxiprolina. O colágeno é um polímero de repetição que sempre contém uma unidade [glicina + aminoácido (prolina ou a hidroxiprolina) + aminoácido] em sua constituição. Em adição, resíduos de hidroxilisina se ligam a carboidratos simples presentes na molécula de colágeno, resultando em extremidades glicoproteicas que facilitam a inserção das fibras colágenas musculares nos ossos para formação dos tendões.

A síntese de colágeno depende da vitamina C (ácido ascórbico) e, na célula, começa no retículo endoplasmático rugoso (RER), continua no complexo de Golgi e termina no espaço extracelular. A molécula inicialmente formada é chamada pré-procolágeno e sua estrutura consiste em uma cadeia polipeptídica nascente que sofre modificações e origina o procolágeno. O procolágeno passa por reações químicas de oxidação, hidroxilação, condensação, redução e glicosilação. A hidroxilação requer vitamina C para adição de hidroxilas aos resíduos de prolina e lisina, que resulta na formação de hidroxiprolina e hidroxilisina (Figura 7.11).

A carência de vitamina C causa escorbuto (doença dos navegantes), em que são impossibilitadas as ligações entre as três cadeias de tropocolágeno que formam a estrutura

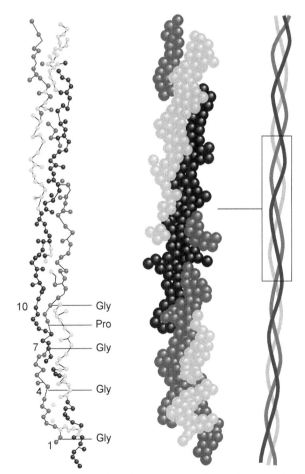

Figura 7.11 Estrutura do colágeno e sequência de aminoácidos fundamentais para a síntese da proteína. Adaptada de Galante e Araújo, 2012[1]; 2014[2]; 2018.[3]

terciária. Os principais sinais e sintomas dessa patologia são hemorragia gengival, vasculites e descoloração da pele, podendo levar ao óbito. As etapas da formação do colágeno e seus respectivos sítios de ocorrência são:

1. Síntese do pré-procolágeno: RER.
2. Hidroxilação dos resíduos de prolina e lisina e glicosilação de resíduos de hidroxilisina; Lúmen do RER.
3. Autoassociação da molécula de tropocolágeno, formação de pontes dissulfeto, formação da tripla hélice: lúmen do RER e complexo de Golgi.
4. Empacotamento e liberação do procolágeno pronto no meio extracelular: vesícula secretora.
5. Clivagem das ligações pró-peptídicas (aminoterminais e carboxiterminais), autoassociação das fibrilas de colágeno e formação das fibras do tecido conjuntivo: meio extracelular.

O colágeno pode ser classificado de acordo com suas cadeias alfa e a localização no organismo. O colágeno tipo I, que é o mais abundante (90% de todo colágeno), contém duas cadeias polipeptídicas alfa 1 e uma cadeia polipeptídica alfa 2. Ao todo, existem 19 tipos de colágeno e os mais importantes para os tecidos humanos são:

- Tipo I: tem duas cadeias alfa 2 e uma cadeia alfa 1; constituinte de vasos sanguíneos, ossos, tendões, pele e córneas
- Tipo II: com três cadeias alfa 1; constituinte de cartilagens e discos intervertebrais
- Tipo III: tem três cadeias alfa 1; constituinte de órgãos internos, pele fetal e vasos sanguíneos
- Tipo IV: contém duas cadeias alfa 2 e uma cadeia alfa 1; constituinte da membrana basal
- Tipo V: com duas cadeias alfa 2 e uma cadeia alfa 1; constituinte da placenta, pele e demais tecidos.

Como o colágeno é sintetizado no organismo, a dieta influencia significativamente a oferta dos aminoácidos ou cofatores que estimulam a síntese dessa proteína. Carnes em geral e produtos de origem animal (p. ex., peito de frango, peito de peru, ovo, salmão, atum), incluindo os laticínios (p. ex., iogurte desnatado, queijo *cottage*), são fontes primordiais de aminoácidos. Em adição, os chamados oligoelementos (minerais e vitaminas) são muito importantes. A Tabela 7.2 apresenta as principais fontes alimentares dos cofatores necessários para síntese de colágeno.

Elastina

A elastina é rica em aminoácidos hidrofóbicos, como glicina, alanina, valina e prolina. Apresenta uma conformação enovelada, que é estendida quando o tecido sofre estiramento, o que possibilita um aumento de até 150% no comprimento da fibra.

Tabela 7.2	Nutrientes importantes para a síntese de colágeno.
Oligoelemento	**Fonte**
Cobre	Aveia, lentilha, cogumelos, avelã, caju, fígado bovino
Silício	Banana, trigo, centeio, feijão, avelã, nabo, salsa, cevada e aveia
Selênio	Carne, frango, arroz preto, salmão e nozes
Zinco	Frutos do mar, ovos, castanha-do-pará, amêndoa e avelã
Vitaminas A e E	Cenoura
Vitamina C	Pepino, cenoura, laranja, goiaba, acerola, kiwi e caju

Proteínas globulares

As proteínas globulares recebem essa denominação por apresentarem formato esférico. São formadas por várias alfa-hélices. A mioglobina é uma hemoproteína globular citoplasmática transportadora de oxigênio de baixo peso molecular, encontrada tanto no músculo esquelético como no miocárdio. Outro exemplo é a calmodulina, uma proteína globular ligante de cálcio.

Proteínas de membrana

A membrana lipoproteica tem em sua estrutura proteínas que são responsáveis pela execução da maioria das funções da membrana. Essas proteínas atuam como receptores específicos, enzimas, transportadores, além de mediarem a interação célula-célula e a adesão celular.

As numerosas proteínas de membrana que atravessam a bicamada lipídica são chamadas de proteínas transmembrana ou integrais. Em algumas dessas proteínas, a cadeia polipeptídica atravessa a bicamada uma única vez (proteínas unipasso); em outras, como as proteínas de transporte transmembrana de íons e pequenas moléculas hidrossolúveis, a camada polipeptídica cruza a bicamada múltiplas vezes, formando canais iônicos ou bombas que deslocam mais de uma substância ao mesmo tempo. As proteínas transmembrana também têm sítios de ligação para moléculas específicas como neurotransmissores, hormônios, produtos da resposta imune e medicamentos. Esse tipo de proteína é chamado de receptor e promove ativação ou inibição celular de acordo com o estímulo fornecido pelo ligante (ver Figura 7.5).

As proteínas transmembrana ou integrais interagem com os lipídios membranares por meio de ligações hidrofóbicas, por isso somente podem ser removidas com detergentes potentes ou solventes orgânicos. Seus domínios hidrofóbicos estão em contato com os lipídios, enquanto os domínios hidrofílicos estão voltados para o citoplasma ou fluído extracelular. Assim como os lipídios, muitas proteínas podem difundir-se rapidamente ao longo do plano da membrana. Os tipos de proteínas transmembrana são (Figura 7.12):

- Receptores: estão envolvidos na conversão de sinais químicos extracelulares em respostas intracelulares. Por exemplo, as proteínas G, que recebem uma substância química como ligante no meio extracelular e desencadeia a formação de segundos mensageiros bioquímicos promovendo uma resposta celular
- Proteínas de reconhecimento: funcionam como marcadores, permitindo que o sistema imune diferencie entre células normais e cancerígenas, por exemplo, e entre células do próprio corpo e células estranhas. São exemplificadas pelos antígenos do complexo principal de histocompatibilidade (MHC)
- Proteínas de transporte: estão associadas à permeabilidade a solutos polares específicos e íons. São canais iônicos ou bombas (p. ex., bomba de sódio e potássio, canal de sódio)
- Proteínas de junção: promovem a adesão entre células adjacentes ou à matriz extracelular (p. ex., integrinas). A ancoragem ao citoesqueleto permite que este altere a forma da célula, restringindo a localização de certas proteínas (p. ex., anquirina)
- Enzimas: catalisam reações químicas específicas de substratos nos fluídos intra- e extracelular.

Outras proteínas associadas à membrana não cruzam a bicamada, mas estão presas a um dos lados da membrana. Quando se voltam para o meio interno, exibem ação enzimática. Muitas dessas proteínas ligam-se por interações não covalentes a uma proteína transmembrana, enquanto outras ligam-se covalentemente a grupos lipídicos.

Ainda com relação às funções das proteínas, estas também podem participar do sistema de defesa do organismo, na forma de anticorpos (como constituintes da estrutura das imunoglobulinas).

Proteínas reguladoras

Por outro lado, as proteínas reguladoras atuam no controle e na regulação das funções orgânicas, de modo a poderem influenciar nas respostas fisiológicas.

Podem ser chamadas de reguladoras as proteínas que atuam como mediadores da resposta imunológica, como as citocinas e frações do sistema complemento; as enzimas, que têm ação catalizadora, detalhada a seguir; e as proteínas mensageiras, como os hormônios proteicos.

Enzimas

As enzimas são proteínas sintetizadas pelo próprio organismo, cuja função é catalisar as reações biológicas. A manutenção da vida de uma célula depende diretamente da ocorrência de reações químicas, as quais devem ser específicas, formar produtos específicos e ocorrer em velocidades adequadas.

Os catalisadores são moléculas que aceleram as reações químicas sem serem consumidas no processo, isto é, atuam durante a transformação do reagente (substrato) em produtos e são regeneradas logo após o término da reação. Como não são consumidos na reação, os catalisadores agem em pequenas quantidades.

A ação catalítica das enzimas, como a dos catalisadores em geral, consiste na diminuição da energia de ativação, que é a quantidade de energia necessária para a formação do complexo ativado pelas partículas em colisão (Figura 7.13). Ou seja, o catalisador diminui a quantidade de energia e de tempo necessária para que uma determinada reação aconteça.

Na enzima, a região que participa diretamente na conversão do substrato em produto é denominada centro/sítio ativo da enzima (CA). Estruturalmente, o CA (Figura 7.14) pode ser uma fenda ou sulco profundo, onde se localizam os resíduos de aminoácidos, as coenzimas e os íons ativadores.

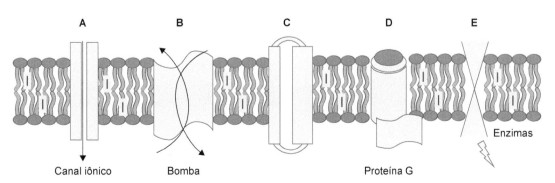

Figura 7.12 Esquema representativo dos diferentes tipos de proteínas transmembrana. Representação de um canal iônico (**A**); uma bomba (proteína que transporta mais de uma substância ao mesmo tempo; **B**); proteínas de membrana para ancoragem ou aderência entre as células (**C**); proteína G (**D**), com capacidade de ativar mecanismo intracelulares; e uma proteína com característica enzimática (**E**). Adaptada de Galante e Araújo, 2012[1]; 2014[2]; 2018.[3]

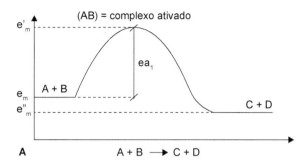 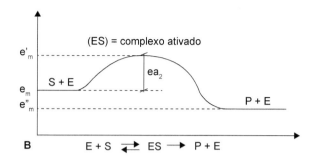

Figura 7.13 Esquema de uma reação sem (**A**) e com catalisador (**B**). OBS: energia média, porque nem todas as partículas em um sistema apresentam a mesma energia; e_m: energia média dos reagentes ou substrato; e'_m: energia média do complexo ativado; e''_m: energia média dos produtos; ea_1: energia de ativação sem catalisador.; ea_2: energia de ativação com catalisador. Adaptada de Galante e Araújo, 2012[1]; 2014[2]; 2018.[3]

O substrato se ajusta ao CA da enzima na posição em que os grupos químicos do CA interagem com as ligações do substrato. Essa interação resulta na formação do complexo enzima-substrato. A formação de um produto e a regeneração da enzima ocorrem logo em seguida (Figura 7.15).

O grau de especificidade de uma enzima depende da natureza da proteína e da estrutura do CA. O espectro de ação de uma enzima pode ser amplo, isto é, a mesma enzima pode agir em compostos diferentes que apresentam características comuns. Um exemplo é a fosfatase renal, que acelera a hidrólise de ésteres do ácido fosfórico.

Por outro lado, existem grupos de enzimas de especificidade restrita, como a aspartase, que participa somente da adição de amônia ao ácido fumárico.

As enzimas são nomeadas de acordo com o tipo de substrato no qual exercem sua ação catalisadora, sempre recebendo o sufixo -ASE. Alguns exemplos são a desidrogenase (remoção de hidrogênio), metil-transferase (transferência de grupo metila), lipase (hidrólise de lipídios), descarboxilase (remove CO_2), carboxilase (forma ligação C – C), entre outras.

As reações ocorrem quando as partículas colidem entre si, com energia suficiente e em posições corretas. Em muitas enzimas, além da parte proteica geralmente representada por uma proteína terciária denominada apoenzima, há também uma parte não proteica que recebe o nome de cofator. Os cofatores são classificados em grupos prostéticos, coenzimas e íons ativadores.

Grupos prostéticos

Apresentam baixo peso molecular e se ligam fortemente à proteína.

Coenzimas

A função das coenzimas é atuar nas reações enzimáticas como transportadores de elétrons, prótons ou grupos químicos, de um substrato para o outro, como na seguinte reação:

$$NAD^+ + 2 H^+ + 2e^- \leftrightarrow NADH + H^+$$

Do mesmo modo que as enzimas, as coenzimas são regeneradas, por isso uma quantidade pequena é suficiente para promover as reações. As coenzimas apresentam composição química bastante variável, derivando principalmente das vitaminas hidrossolúveis do complexo B (Tabela 7.3).

Vale ressaltar que os processos bioquímicos podem não ocorrer adequadamente na deficiência de vitaminas, visto que as coenzimas são originadas de vitaminas. Fatores como uma dieta insuficiente em fontes de vitaminas, o uso de medicamentos como os inibidores da bomba de prótons, ou substâncias tóxicas como os agrotóxicos consumidos com alimentos contaminados, podem diminuir a

Figura 7.14 (**A**) Esquema demonstrando o centro ativo. (**B**) "Encaixe" do substrato ao centro ativo. Adaptada de Galante e Araújo, 2012[1]; 2014[2]; 2018.[3]

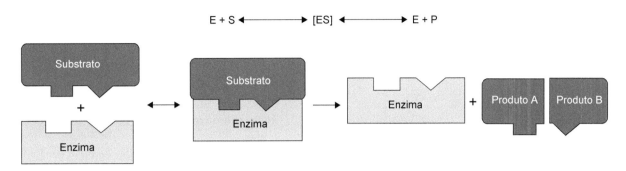

Figura 7.15 Interação enzima-substrato resultando em enzima e produto. Adaptada de Galante e Araújo, 2012[1]; 2014[2]; 2018.[3]

Tabela 7.3 Vitaminas hidrossolúveis, suas principais coenzimas e forma de ação.

Vitaminas hidrossolúveis do complexo B	Coenzimas	Funções biológicas
Nicotinamida (B_3)	NAD^+	Transfere H^+ e elétrons
Tiamina (B_1)	TPP	Promove a descarboxilação de alfa-cetoácidos
Riboflavina (B_2)	FAD/FMN	Transfere H^+ e elétrons
Ácido pantotênico (B_5)	CoA	Participa da síntese de ácidos graxos complexos
Piridoxona (B_6)	Piridoxal fosfato	Atua no metabolismo de proteínas; afeta o SNC.
Biotina (H)	N-carboxibiotinilisina	Transfere CO_2 nas reações catalisadas por carboxilases
Cobalamina (B_{12})	Metilcobalamina	Converte metilmalonil-CoA em succinil-CoA
Ácido fólico	Derivado do ácido tetra-hidrofólico	Transferência de 1 átomo de C (síntese de purina nucleotídio)

Abreviações: C: carbono; CoA: coenzima A; CO_2: dióxido de carbono; H^+: hídron; FAD: dinucleótido de flavina e adenina; FMN: mononucleótido de flavina; NAD+: dinucleótido de nicotinamida e adenina oxidado; SNC: sistema nervoso central; TPP: tiamina pirofosfato.

absorção das vitaminas e, assim, reduzir a atividade enzimática. Um exemplo clássico seria o efeito do álcool sobre quase todas as vitaminas do complexo B, principalmente a tiamina (B_1). A vitamina B_1 origina a coenzima tiamina pirofosfato (TPP), importante nas reações de descarboxilação de alfacetoácidos como o piruvato. Sem a tiamina, o processo de descarboxilação não ocorre, levando a disfunções nas respostas do sistema nervoso central e periférico e do sistema cardiovascular.

Íons ativadores

Os íons metálicos se ligam aos radicais de aminoácidos da cadeia proteica ou estão presentes em grupos prostéticos (p. ex., heme). São essenciais ao processo de catálise, participando da reação química. Alguns exemplos incluem: Ca^{2+}, Mg^{2+}, Mn^{2+}, Fe, Cu, Ni, Co, Zn entre outros.

Os metais com cargas positivas são atraídos pelas cargas negativas dos elétrons e assim auxiliam na ligação do substrato ou simplesmente estabilizam as cargas negativas da reação. Isso é exemplificado pela formação do complexo ATP-Mg^{2+}, em que o íon Mg^{2+} participa na reação catalisada por enzimas da classe das quinases. Na ausência do íon Mg^{2+}, a molécula de adenosina trifosfato (ATP) não se liga à enzima e esta não é ativada.

Fatores que influenciam na velocidade das reações enzimáticas e classificação das enzimas

Os principais fatores que podem influenciar as reações enzimáticas são:

- Concentração molar da enzima [E]: diretamente proporcional à velocidade da reação
- Concentração molar do substrato [S]: diretamente proporcional à velocidade da reação; uma baixa concentração de substrato implica em uma velocidade de reação diminuída
- pH: toda enzima é funcional em uma faixa de pH restrita. A maioria das enzimas têm um pH ótimo de atuação no organismo humano, em geral entre 6 e 8
- Temperatura: para a maioria das enzimas do organismo humano, a temperatura ideal gira em torno de 37°C (Figura 7.16). No início de uma reação enzimática, observa-se um aumento da temperatura, porém o aumento contínuo da temperatura leva à diminuição da velocidade da reação.

A enzima, sendo uma macromolécula proteica com no mínimo 100 aminoácidos, geralmente é maior do que o substrato.

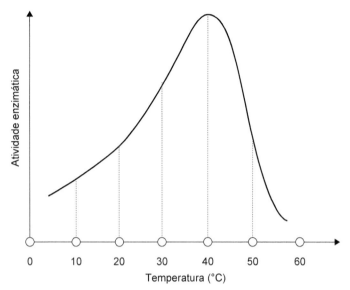

Figura 7.16 Variação da temperatura com a atividade enzimática. Adaptada de Galante e Araújo, 2012[1]; 2014[2]; 2018.[3]

Com relação à classificação das enzimas, a International Union of Biochemistry and Molecular Biology (IUBMB) adotou um sistema de nomenclatura racional e prático que identifica seis classes enzimáticas, de acordo com a natureza da reação química catalisada. As seis classes de enzimas dessa classificação incluem:

- Oxirredutases: catalisam reações de oxirredução (reações com transferência de elétrons). Existem várias subclasses de oxirredutases:
    - Desidrogenases: catalisam reações de desidrogenação, removendo elétrons na forma de um íon hidreto de seus substratos. O íon hidrogênio é um átomo de hidrogênio carregado negativamente e com dois elétrons (-H)
    - Redutases: catalisam reações de redução, ou seja, adicionam átomos de hidrogênio ao substrato
    - Oxigenases: catalisam a adição do oxigênio molecular ao substrato
- Transferases: são enzimas que catalisam reações de transferência de grupos funcionais
    - Transaminases ou aminotransferases: transferem grupos amino (NH_2) de um aminoácido para um cetoácido
    - Quinases: transferem um grupo fosfato de um composto fosforilado, como o ATP, para seus substratos
- Hidrolases: são enzimas que catalisam reações de hidrólise
    - Hidroxilases: adicionam um átomo de oxigênio do O_2 no substrato, produzindo um grupo hidroxila (OH)
    - Glicosidases: hidrolisam ligações glicosídicas, ligações covalentes que unem os monossacarídios
    - Peptidases: hidrolisam ligações peptídicas
- Liases: catalisam reações de adição de grupos químicos a duplas ligações, ou retiram esses grupos e produzem duplas ligações
    - Descarboxilases: descarboxilação de aminoácidos, beta-cetoácidos e alfa-cetoácidos
    - Hidrolases: enzimas que, associadas a moléculas de água, promovem a cisão (quebra) de ligações covalentes
    - Fumarase: enzima envolvida no ciclo do ácido cítrico, que catalisa a hidratação (adição de uma molécula de água a uma ligação covalente)
- Isomerases: catalisam reações que levam à formação de isômeros
    - Racemases: catalisam a inversão estereoquímica em torno do átomo de carbono assimétrico em um substrato que possui apenas um centro de assimetria
    - Epimerases: catalisam a inversão estereoquímica da configuração em torno de um átomo de carbono assimétrico em um substrato com mais de um centro de assimetria
    - Mutases: catalisam a transferência de grupos fosfatos de baixa energia de uma posição para outra em uma mesma molécula
- Ligases: catalisam reações em que há formação de ligações covalentes C-C, C-S, C-O e C-N acopladas à energia de hidrólise de compostos do tipo nucleotídio trifosfato (p. ex., ATP) ou de outros compostos ricos em energia não nucleotídios trifosfato
    - Piruvato carboxilase: catalisa a carboxilação fisiologicamente irreversível do piruvato para formar oxaloacetato.

Inibidores enzimáticos

A função desses inibidores é se ligar a algumas enzimas e bloquear ou retardar a sua ação catalítica, com a finalidade de controlar uma atividade biológica (celular). Um exemplo são os antibióticos e penicilinas, que inibem a atividade catalítica de enzimas metabólicas bacterianas levando ao seu extermínio.

A inibição pode ser reversível, tanto de maneira competitiva como não competitiva, ou irreversível.

Um inibidor reversível se caracteriza por apresentar um alto grau de dissociação quando ligado a uma enzima, ao contrário dos inibidores irreversíveis que permanecem ligados à enzima por tempo prolongado.

▶ *Inibição reversível competitiva*

Na inibição reversível competitiva, inibidor e substrato apresentam estruturas semelhantes (Figura 7.17). O inibidor se liga ao sítio ativo da enzima para evitar a ligação do substrato. Quando a concentração do substrato aumenta, este passa a competir com o inibidor pela ligação ao sítio ativo da enzima e a reação é acelerada. O inibidor

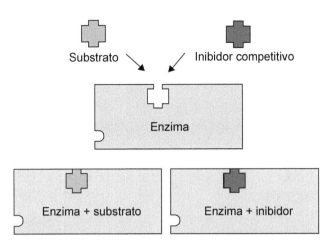

Figura 7.17 Representação esquemática da interação de um inibidor competitivo bloqueando a ação enzimática. Adaptada de Galante e Araújo, 2012[1]; 2014[2]; 2018.[3]

reversível competitivo tem papel importante como medicamento, sendo usado como anti-inflamatório, antibiótico, antidepressivo (IMAO), entre outros.

▶ *Inibição reversível não competitiva*

Na inibição reversível não competitiva, inibidor e substrato se ligam a locais diferentes em um mesmo sítio ativo enzimático (Figura 7.18), porém a ligação do inibidor promove uma alteração na configuração estrutural da enzima que impede a ligação do substrato. São exemplos de inibidores reversíveis não competitivos os cátions Hg, Ag e As. O envenenamento por chumbo é um exemplo desse tipo de inibição, afetando o bom funcionamento de várias enzimas no organismo.

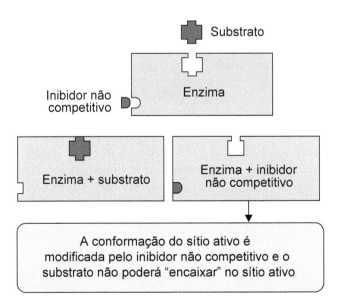

Figura 7.18 Esquema da interação de um inibidor não competitivo bloqueando a ação enzimática. Adaptada de Galante e Araújo, 2012[1]; 2014[2]; 2018.[3]

▶ *Inibição irreversível*

Na inibição irreversível, o inibidor se liga nas proximidades ou diretamente no sítio ativo da enzima promovendo uma alteração irreversível na configuração estrutural da proteína. Esssa modificação causa a inativação permanente da enzima, impossibilitando-a de exercer a sua função biológica. São exemplos de inibidores irreversíveis alguns inseticidas, como o malation e o paration, que se ligam à acetilcolinesterase (enzima que degrada acetilcolina na fenda sináptica) e inibem sua ação, provocando o aumento da concentração e da ação fisiológica do neurotransmissor acetilcolina na fenda sináptica.

Regulação enzimática

As enzimas só entram em ação quando o organismo necessita de determinados produtos de reação enzimática. Desta maneira, o organismo deve regular a atividade das enzimas, determinando sua ativação ou desativação. O controle da atividade enzimática pode ser feito por:

- Controle da síntese da enzima por hormônios
- Controle da quantidade de substrato transportado pelas membranas
- Inibição enzimática pelo produto final da reação.

Em muitas reações enzimáticas seriadas, o produto da reação anterior é o substrato da reação seguinte.

O controle de uma reação enzimática por um produto derivado do próprio processo enzimático é denominado *alosteria*. A enzima reguladora ou alostérica pode ser ativada ou inibida de acordo com as necessidades do organismo, pela falta ou excesso de um produto. À medida que o organismo consome o produto C, ocorre uma diminuição em sua concentração, que é regulador do E_1, e consequentemente as reações enzimáticas começam novamente.

Peptídios

Os peptídios desempenham inúmeras funções, incluindo atuar como hormônios (encefalinas, ocitocinas, vasopresina, glucagon) e antibióticos (gramicidina), entre outras (Tabela 7.4). Um peptídio amplamente usado é o aspartame (L-aspartil-L-fenilalanina; Figura 7.19), utilizado como adoçante artificial. No entanto, o aspartame deve ser usado com cautela em mulheres grávidas, pois contém uma quantidade considerável de fenilalanina, prejudicial se o indivíduo tiver a patologia denominada fenilcetonúria.

Quando os aminoácidos se ligam, a nova estrutura originada pode ser classificada de acordo com o número de resíduos (radicais) de aminoácidos, da seguinte maneira:

- Dipeptídio: estrutura formada por dois resíduos de aminoácidos unidos por uma ligação peptídica
- Tripeptídio: estrutura formada por três resíduos de aminoácidos unidos por ligações peptídicas

Parte 3 • Bioquímica do Exercício

Tabela 7.4 Peptídios de importância biológica.

Peptídio	Número de aminoácidos	Local de síntese	Ação fisiológica
Glutationa	3	Muitas células	Proteção contra radicais livres
Encefalina	5	Pituitária anterior e medula adrenal	Analgésica
Ocitocina	9	Pituitária posterior	Contração do músculo uterino e glândulas mamárias
ADH	9	Pituitária posterior	Aumento da pressão sanguínea e reabsorção de água pelo rim

Adaptada de Marzzoco e Torres, 2007.[5] ADH, hormônio antidiurético.

- Oligopeptídio: polímero contendo de 4 a 20 resíduos de aminoácidos unidos por ligações peptídicas
- Polipeptídio: polímero contendo acima de 20 resíduos de aminoácidos unidos por ligações peptídicas.

Independentemente da quantidade de aminoácidos, uma cadeia sempre apresenta um grupamento amino livre (N-terminal) em uma extremidade e um grupo carboxila (C-terminal) na outra.

As proteínas geralmente são constituídas por mais de 50 aminoácidos (Tabela 7.5), de acordo com as funções biológicas desempenhadas. Praticamente todas as proteínas contêm todos os 20 aminoácidos em sua constituição.

Proteínas completas, semicompletas e classificação baseada no valor nutricional

Para fins de classificação, as proteínas também podem ser agrupadas conforme a sua função no ser vivo. Para tanto, o critério adotado é a quantidade de aminoácidos fornecidos ao organismo. Assim, as proteínas completas são aquelas que fornecem aminoácidos necessários às células e mantêm os seres vivos. Incluem a caseína (leite), ovoalbuminas e ovovitelinas (ovo), glicinina (soja), edestina e glutenina (cereais), lactoalbuminas (leite e queijo), albumina e miosina (carne), e excelsina castanha-do-pará. As proteínas semicompletas são aquelas que fornecem aminoácidos, mas não mantêm o ser vivo, e incluem a gliardina (trigo), legunina (ervilha), faseolina (feijão) e legumelina (soja).

A classificação das proteínas conforme a estrutura depende do número de aminoácidos constituintes e das ligações entre eles. Os aminoácidos são compostos que apresentam uma enorme capacidade de polimerização,

Tabela 7.5 Composição das proteínas.

Proteína	Número de aminoácidos	Número de cadeias polipeptídicas
Insulina (bovina)	51	2
Insulina (humana)	51	2
Hemoglobina (humana)	574	4
Apolipoproteína-B (humana)	4536	1
Ribonuclease bovina	124	1
Mioglobina humana	153	1
Piruvato descarboxilase (levedura)	1112	2

Adaptada de Marzzoco e Torres, 2007.[5]

dando origem a estruturas de extrema importância biológica. A união entre os aminoácidos é denominada ligação peptídica. Nesse tipo de ligação, a união de aminoácidos se dá pela ligação entre o grupo funcional carboxila (COO^-) de um aminoácido e o grupo amino (NH_3^+) de outro, levando à formação de polímeros. A ligação peptídica ocorre entre um carbono e um nitrogênio, com liberação de uma molécula de água. A estrutura resultante não é mais um aminoácido e sim um composto formado por resíduos (radicais) de aminoácidos, tipicamente contendo um grupo amino livre na extremidade esquerda (N-terminal) e um grupo carboxila livre na extremidade direita (C-terminal; Figura 7.20).

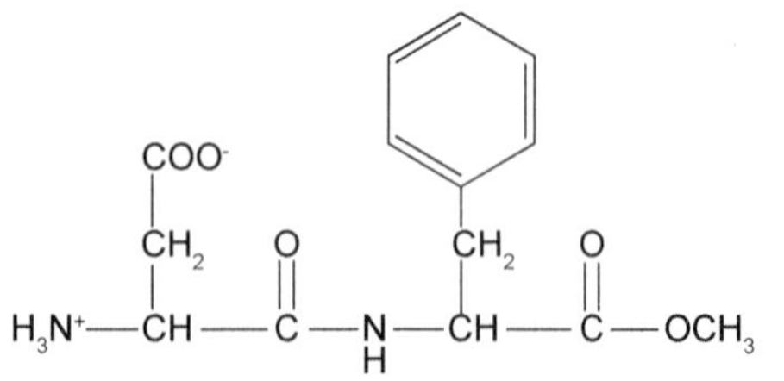

Nos seres humanos, esse tipo de reação não ocorre de maneira espontânea e requer a participação direta dos ribossomos localizados no RER de células eucariontes. A síntese proteica é um processo metabólico (anabolismo) funcional complexo, que envolve ribossomos, ácidos ribonucleicos, proteínas e enzimas, a partir do qual podem ser formados peptídios e/ou proteínas (detalhado adiante neste capítulo).

Classificação das proteínas de acordo com a estrutura

As proteínas são classificadas em quatro níveis de acordo com a sua estrutura e complexidade e: primárias, secundárias, terciárias e quaternárias.

Éster metílico de L-aspartil-L-fenilalanina
(aspartame)

Figura 7.19 Forma estrutural do aspartame.

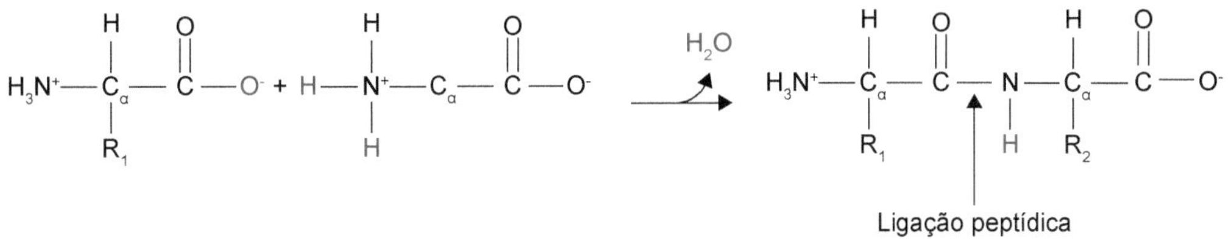

Figura 7.20 Esquema demonstrando como ocorre uma ligação peptídica.

Estrutura primária

A estrutura primária consiste na sequência linear dos aminoácidos (aa) constituintes de uma proteína, os quais se mantêm ligados entre si por ligações peptídicas e pontes de dissulfeto (p. ex., insulina; Figura 7.21). Essa organização é determinada no código genético, de modo que existe um código genético específico para cada proteína (Figura 7.22).

Por convenção, o primeiro resíduo de aminoácido de uma cadeia de aminoácidos unidos por ligações peptídicas está localizado na extremidade N-terminal. As cadeias contendo mais de 50 aminoácidos constituem as proteínas (p. ex., insulina), enquanto as cadeias com 2 a 50 aminoácidos em sua composição constituem os peptídios (p. ex., glucagon).

Estrutura secundária

Neste tipo de configuração estrutural, as pontes de hidrogênio mantêm a forma estrutural do composto proteico e são encontradas em grandes quantidades nos diferentes aminoácidos. Como consequência, pode haver formação de dois tipos de estrutura secundária: alfa-hélice e beta-pregueada.

Configuração em alfa-hélice

Este é o tipo de configuração das cadeias polipeptídicas de proteínas que apresentam a forma de uma espiral, em formato cilíndrico. A espiral é mantida por ligações peptídicas e pontes de hidrogênio entre os resíduos de aminoácidos da cadeia polipeptídica, com as cadeias laterais dos resíduos projetadas para fora da espiral (Figura 7.23). Essa é a configuração da alfa-queratina (presente no cabelo) e do colágeno (pele, osso, tendão).

O colágeno é a proteína corporal mais abundante na matriz extracelular. Exibe uma coloração esbranquiçada e uma estrutura em tripla hélice. Representa por volta de 30% da constituição proteica do corpo humano, estando presente no tecido conjuntivo, pele, ossos e dentes. Seus principais aminoácidos são glicina, prolina e alanina, e sua molécula apresenta um entrelaçamento de três cadeias polipeptídicas unidas por pontes de hidrogênio.

Configuração em beta-pregueada

Este tipo de estrutura resulta da união de duas ou mais cadeias polipeptídicas por pontes de hidrogênio, em sentido antiparalelo, e está quase completamente estendida (Figura 7.24). As pontes de hidrogênio podem ser formadas entre partes de uma mesma cadeia ou entre cadeias distintas.

Os aminoácidos que favorecem a conformação proteica beta-pregueada incluem a alanina, glicina e serina. Estruturas desse tipo são denominadas beta-queratinas e podem ser encontradas em escamas, conchas e bicos de aves.

As alfa- e beta-queratinas e o colágeno são proteínas fibrosas estruturais que apresentam várias cadeias polipeptídicas formando longos fios espiralados, geralmente insolúveis em água.

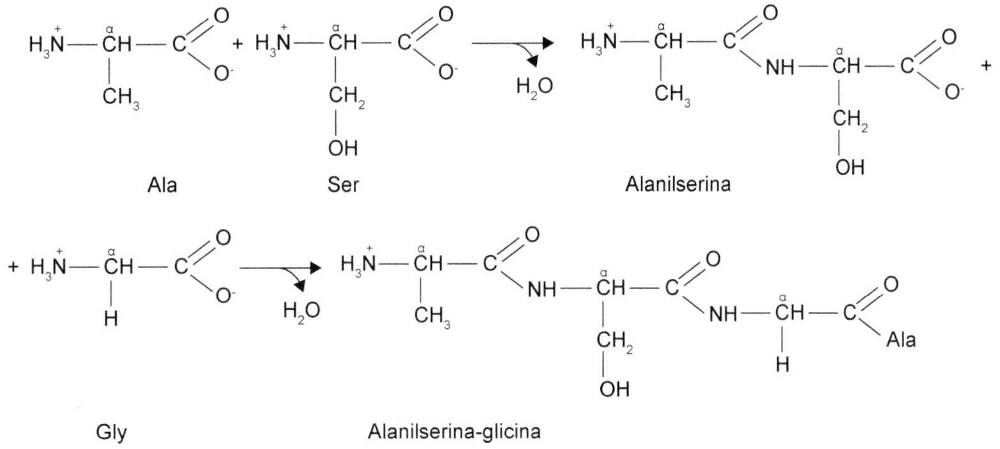

Figura 7.21 Representação esquemática da estrutura primária de uma proteína.

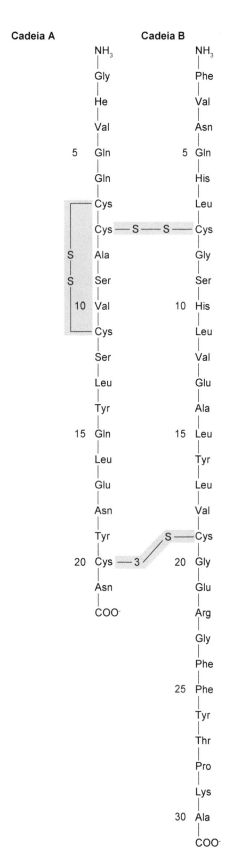

Figura 7.22 Representação da sequência de aminoácidos da insulina bovina. As duas cadeias polipetídicas se encontram unidas por pontes de dissulfeto (–S–S, em cinza).

Estrutura terciária

Consiste em um "enovelamento" de cadeias polipeptídicas em configuração secundária, seja ou não em alfa-hélice. A cadeia se dobra sobre si mesma em vários pontos da sequência de aminoácidos e em várias direções. Esse é o dobramento final da cadeia polipeptídica, que se dá pela interação de regiões com estrutura regular, dependendo diretamente da sequência de aminoácidos presentes na estrutura primária (cadeia linear). A configuração terciária começa a ser estabelecida já na síntese proteica, com a participação das chaperonas, proteínas especializadas no processo de enovelamento.

As ligações que mantêm a configuração terciária são fracas, devido à formação das pontes de hidrogênio. Para a manutenção de uma estrutura terciária, existem vários tipos de ligações entre pontos distantes da molécula (Figura 7.25), por exemplo:

- Pontes de hidrogênio
- Pontes dissulfeto
- Ligações hidrofóbicas
- Interações iônicas.

As proteínas que apresentam esse tipo de configuração exibem formato globular. Em geral, a função biológica de uma proteína globular está relacionada com um processo bioquímico:

- Enzimas: catalisam reações químicas
- Anticorpos: atuam no sistema imunológico, isto é, na defesa do organismo
- Toxinas: podem causar envenenamento alimentar.

A mioglobina (Figura 7.26), proteína responsável pelo transporte de oxigênio no músculo, é um exemplo de proteína com configuração terciária.

A porção interna de uma proteína terciária tem característica apolar (hidrofóbica), em virtude da presença dos radicais apolares dos aminoácidos. A porção externa, contudo, tem característica polar (hidrofílica), decorrente da exposição dos radicais polares presentes nos aminoácidos. Essa natureza anfipática auxilia na manutenção da forma das proteínas com essa configuração.

Estrutura quaternária

Consiste na união ou associação de cadeias proteicas (polipeptídicas – subunidades) com o objetivo de formar uma molécula composta. Essa configuração quaternária é mantida por forças iônicas e pontes de hidrogênio. As estruturas quaternárias podem ser diméricas (com duas subunidades), triméricas (com três subunidades) e multiméricas (com várias subunidades).

Um exemplo de molécula que apresenta estrutura proteica quaternária é a *hemoglobina* (Figura 7.27). A hemoglobina é composta por quatro cadeias polipeptídicas

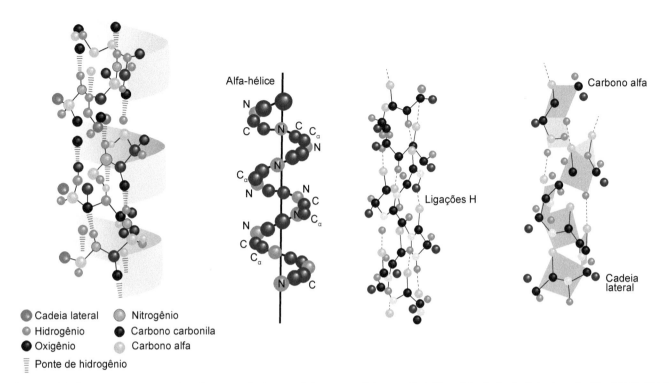

Figura 7.23 Esquema representativo de uma estrutura proteica secundária em alfa-hélice. Adaptada de Galante e Araújo, 2012[1]; 2014[2]; 2018.[3]

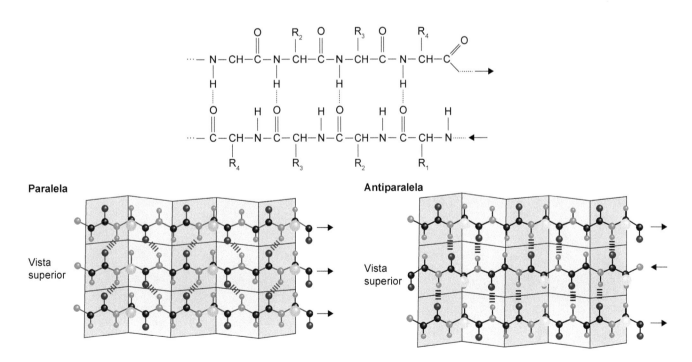

Figura 7.24 Formação de proteína com estrutura secundária beta-pregueada. As cadeias paralelas estão praticamente estendidas. Adaptada de Galante e Araújo, 2012[1]; 2014[2]; 2018.[3]

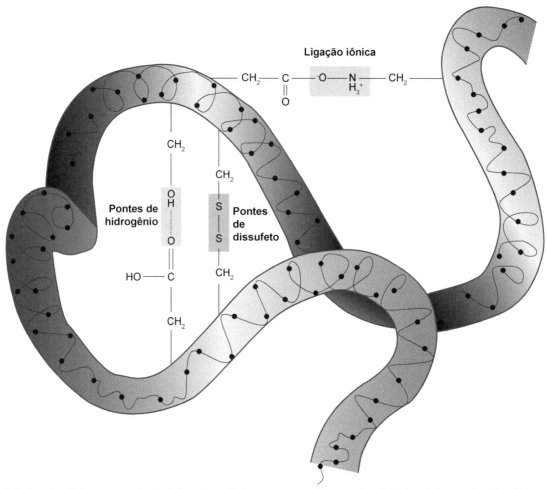

Figura 7.25 Estrutura terciária com as principais ligações químicas que a mantêm: pontes de hidrogênio, pontes dissulfeto e ligação iônica.

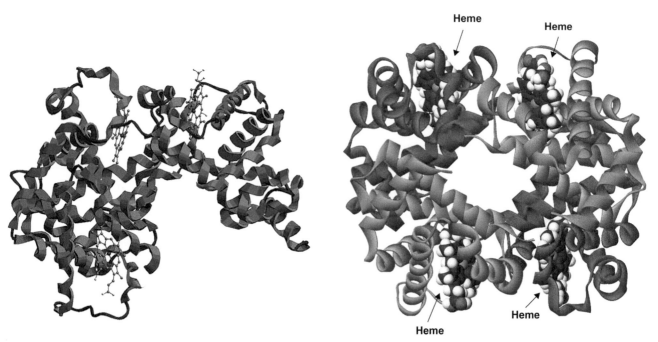

Figura 7.26 Representação em fita da mioglobina com as cadeias laterais.

Figura 7.27 Representação espacial da forma de uma molécula de hemoglobina.

(duas alfa e duas beta) e cada cadeia apresenta um grupo heme. A hemoglobina é responsável pelo transporte de oxigênio pela hemácia.

Proteínas conjugadas

As proteínas classificadas como *conjugadas* são aquelas cuja cadeia polipeptídica contém uma molécula orgânica não-proteica chamada *grupo prostético*. Um exemplo é a mioglobina, que apresenta o grupo heme (prostético) ligado à cadeia polipeptídica. Uma proteína também é classificada como conjugada quando contém um aminoácido modificado pela adição de algum grupo funcional durante uma reação química.

O grupo prostético pode ter origem em um carboidrato (glicoproteína) ou lipídio (lipoproteína). A hemoglobina, por exemplo, tem o grupo heme que contém íon ferro. As proteínas conjugadas desempenham funções biológicas de alta complexidade.

- Contêm grupos prostéticos, isto é, grupos não aminoácidos, tais como carboidratos, íons ou pigmentos
- A hemoglobina é um exemplo de proteína conjugada: contém 4 grupos prostéticos, cada um contendo um íon ferro e porfirina
- As liproproteínas, como as lipoproteínas de baixa densidade (LDL) e de alta densidade (HDL), são exemplos de proteínas conjugadas contendo lipídios.

Configuração nativa de uma proteína

No organismo humano, a síntese proteica ocorre de forma espontânea, com aquisição da configuração primária, secundária, terciária ou quaternária. Quando a estrutura proteica é concluída, isto é, todos os aminoácidos foram adicionados à cadeia, esta assume a chamada *configuração nativa* e está pronta para realizar as funções biológicas. A configuração nativa é a configuração mais estável de uma molécula proteica.

Desnaturação de proteínas

A desnaturação de proteínas consiste no processo de desorganização da configuração nativa, com ruptura das ligações mais fracas (pontes de hidrogênio e dissulfeto). O processo de desnaturação causa a perda da configuração nativa da proteína e, consequentemente, de sua função biológica. A proteína desnaturada sofre alterações:

- Físicas: aumento da viscosidade que impede sua cristalização ou auto-organização
- Químicas: maior reatividade resultante da exposição de grupos químicos que estavam encobertos na estrutura, com consequente precipitação
- Biológicas: perda de suas propriedades enzimáticas, antigênicas e hormonais, tornando-se facilmente digerida por enzimas hidrolíticas.

O procedimento de desnaturação proteica pode ser causado por calor, solventes orgânicos, ácidos e bases, detergentes e modificação não enzimática de proteínas.

Calor

Promove a ruptura de ligações fracas (pontes de hidrogênio e dissulfeto) que mantêm as configurações estruturais secundárias e terciárias. O procedimento de aquecimento pode ser realizado em autoclave, como na esterilização de materiais de laboratório, a qual consiste na desnaturação de proteínas bacterianas por meio do calor e consequente eliminação das bactérias contaminantes. Há uma temperatura crítica para cada proteína, isto é, uma faixa ideal de temperatura para o funcionamento ótimo da proteína.

A elevação da temperatura corpórea pode causar desnaturação de proteínas presentes em microrganismos nocivos à saúde, por isso se caracteriza como um mecanismo de defesa. Por outro lado, a febre alta pode causar desnaturação em células neuronais e isso despertou o interesse da indústria farmacêutica pela elaboração de antipiréticos, medicamentos contra a febre que abaixam a temperatura.

Solventes orgânicos (álcool, éter, clorofórmio, acetona)

Os álcoois são usados para alterar a polaridade do meio aquoso normal e assim favorecer o rompimento de ligações fracas (pontes de hidrogênio e dissulfeto). O álcool etílico ou isopropílico a 70% (álcool 70) é eficiente como desinfetante, porque desnatura as proteínas das estruturas bacterianas. Quanto mais polar for o solvente, maior será a sua capacidade desnaturante.

Ácidos e bases

Os ácidos e bases causam desnaturação por alterarem a distribuição de cargas positivas e negativas (ionização) das proteínas. São raras as proteínas que permanecem íntegras em pH fortemente ácido ou básico.

Detergentes

O detergente é utilizado em processos de desnaturação proteica, devido a sua característica anfipática, isto é, apresenta um componente apolar e outro polar. A parte hidrofóbica penetra no interior da molécula proteica associando-se com radicais apolares. Isso leva ao rompimento das ligações hidrofóbicas que têm a função de manter a integridade da estrutura (configuração nativa). Um dos detergentes mais utilizados é o dodecil sulfato de sódio (SDS), especificamente em procedimentos de limpeza de materiais de laboratório.

Modificação não enzimática de proteínas

Modificação da configuração nativa por meio de reações com compostos não enzimáticos. Um exemplo é a glicosilação da hemoglobina, a qual ocorre com maior intensidade em indivíduos em estado de hiperglicemia e acarreta perda da função da hemoglobina.

O processo de desnaturação pode ser irreversível (Figura 7.28). Entretanto, em alguns casos, quando são retirados os fatores que favorecem a desnaturação, o processo é interrompido e a proteína pode voltar a sua estrutura nativa. Esse fenômeno é chamado de *renaturação*.

A cadeia polipeptídica que forma uma proteína é única e determina uma função biológica específica, como dito anteriormente. Portanto, uma alteração ou mutação que cause a substituição e/ou a perda de um aminoácido em uma posição crítica na molécula proteica pode ter resultados desastrosos ao organismo. Isso ocorre devido à alteração da funcionalidade biológica da estrutura modificada.

Um exemplo clássico de substituição de aminoácidos em uma cadeia polipeptídica é a patologia conhecida como anemia falciforme, em que há troca de um glutamato (polar negativo) por uma valina (apolar) na cadeia beta. Essa substituição resulta na formação de um precipitado fibroso que reconfigura a hemácia conferindo-lhe um formato de foice (do inglês, *sickle*). A hemoglobina modificada é chamada hemoglobina S e a alteração em sua estrutura faz com que as hemácias obstruam os capilares, dificultando a oxigenação adequada dos tecidos.

Aminoácidos

A menor estrutura da proteína é o aminoácido. Os elementos químicos que fazem parte de sua composição incluem carbono (C), nitrogênio (N), hidrogênio (H) e oxigênio (O). Alguns aminoácidos podem também conter enxofre (S) (Figura 7.29).

Os aminoácidos são compostos orgânicos de função mista, que fazem parte da constituição de peptídios, proteínas, hormônios e neurotransmissores. Entre todas as possibilidades de aminoácidos, apenas 20 normalmente são encontrados nas proteínas de mamíferos. Sua estrutura característica consiste em um grupo amina (NH_3^+) e um grupo carboxila (COO^-) ligados ao carbono alfa (Figura 7.30).

Com exceção da glicina, todos os aminoácidos apresentam quatro grupos diferentes ligados ao carbono alfa. O grupo R (cadeia lateral dos aminoácidos) é classificado de acordo com vários critérios, como a característica polar ou apolar e a presença de um grupo funcional ácido na cadeia lateral. Com exceção da glicina, os outros aminoácidos têm uma cadeia lateral maior que a do carbono alfa. Os átomos de carbono presentes na cadeia lateral são nomeados com letras do alfabeto grego, a partir do carbono alfa (alfa, beta, gama, delta etc.).

Os aminoácidos formam dois estereoisômeros: levorrotatório (L) e destrorrotatório (D). Os aminoácidos presentes nas moléculas proteicas são os do tipo L. Os D aminoácidos foram encontrados apenas em pequenos peptídios de parede celular bacteriana, e em alguns peptídios com função antibiótica (Figura 7.31). Somente a forma L é utilizada pelos seres humanos, por isso a letra L pode ser encontrada antes do nome do aminoácido, indicando o isômero (p. ex., L-tirosina, L-glutamina).

Classificação dos aminoácidos de acordo com o grupo R (cadeia lateral)

Os aminoácidos podem ser classificados em:

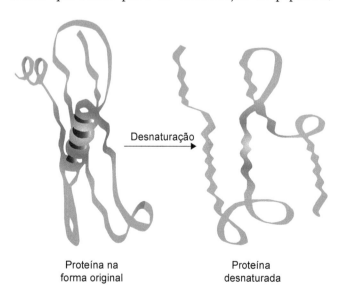

Figura 7.28 Desnaturação de uma proteína. Notar a modificação na estrutura após desnaturação.

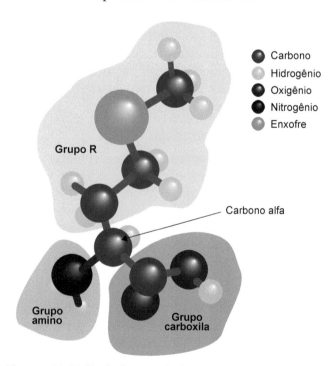

Figura 7.29 Molécula do aminoácido metionina e sua composição química.

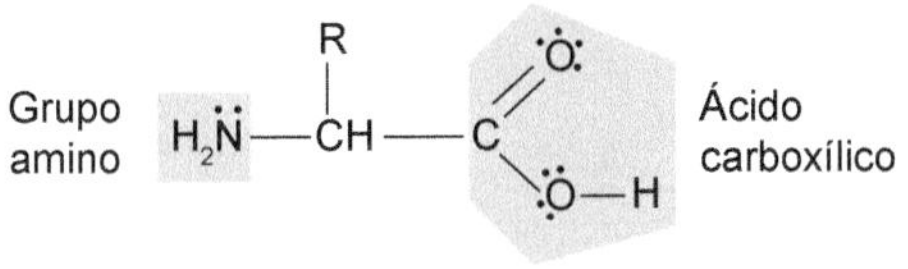

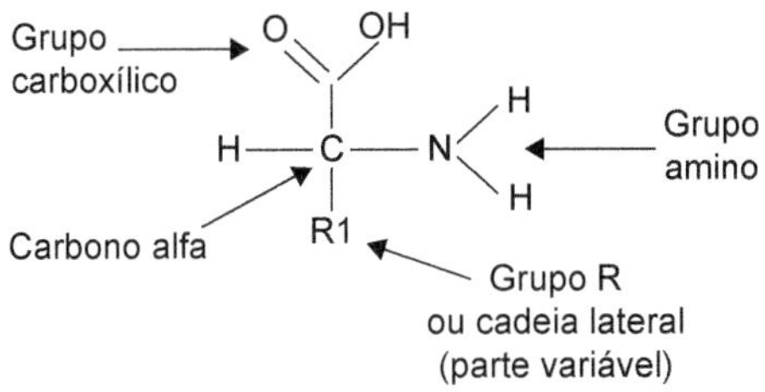

Figura 7.30 Estrutura básica de um aminoácido. Ao carbono alfa estão ligados um grupo amino (contendo nitrogênio), um grupo carboxílico (dupla ligação no oxigênio e ligação simples na hidroxila), um hidrogênio e um radical R1. O radical é a porção que diferencia os tipos de aminoácidos.

- Aminoácidos com cadeias apolares: existem aminoácidos cuja cadeia lateral é apolar. Entre estes, estão a glicina, alanina, valina, leucina, isoleucina, prolina, fenilalanina, triptofano e metionina
- Aminoácidos com cadeias polares: outro grupo de aminoácidos que se distinguem pela carga elétrica são os aminoácidos polares, cuja cadeia lateral polar é eletricamente neutra em pH neutro. Incluem a serina, treonina, tirosina, cisteína, glutamina e asparagina
- Aminoácidos com grupos carboxila na cadeia lateral: existem dois aminoácidos cuja cadeia lateral contém um grupo funcional carboxila adicional. São o ácido glutâmico e o ácido aspártico. Nesse aminoácido, o grupo carboxila extra pode perder um próton e se transformar em glutamato ou aspartato, respectivamente
- Aminoácidos com cadeias laterais básicas: os três aminoácidos dessa categoria são histidina, lisina e arginina; todos apresentam cadeia lateral com carga positiva em pH neutro.

As estruturas dos aminoácidos estão representadas nas Figuras 7.32 e 7.33.

Hoje, sabe-se que existem outros tipos de aminoácidos, alguns dos quais podem ser derivados e sintetizados

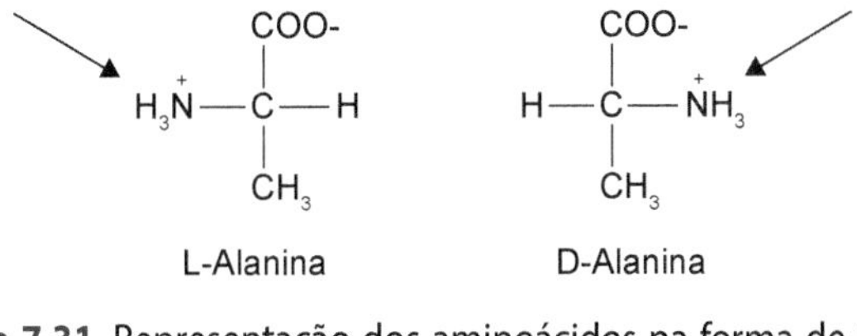

Figura 7.31 Representação dos aminoácidos na forma de isômeros. O grupo amino está localizado à direita na estrutura denominada D-alanina, mas aparece à esquerda na estrutura denominada L-alanina.

de aminoácidos comuns a partir da indução de alterações no pós-tradução. São exemplos a hidroxiprolina e a hidroxilisina.

Com base nos parâmetros nutricionais, os aminoácidos podem ser classificados em essenciais (precisam ser adquiridos na dieta) e não essenciais (sintetizados pelo organismo). A Tabela 7.6 mostra a classificação dos aminoácidos essenciais e não essenciais.

As unidades constituintes das proteínas são os L-alfa-aminoácidos. Como o próprio nome indica, esses compostos apresentam pelo menos um grupo amino ($-NH_2$) e um grupo carboxílico ($-COOH$). Consequentemente, quando em solução aquosa, os aminoácidos apresentam caráter anfotérico, ou seja, comportam-se como ácido e como base. Os grupos amina e carboxila podem sofrer protonações e desprotonações reversíveis, comportando-se como eletrólitos fracos, se considerados em suas formas de ácidos conjugados ($-NH^+_3$ e $-COOH$), os quais apresentam um valor específico de constante de dissociação (pK_a), de acordo com seu pH.

Assim, um aminoácido apresenta pelo menos dois valores de pK_a. A possibilidade de haver um terceiro valor de pK_a depende da natureza ionizável ou não ionizável do grupo R ligado ao carbono alfa. Em pH 7,0 e no estado sólido, o grupo amino apresenta-se protonado (forma ácida) e o grupo carboxila, desprotonado (forma básica; Figura 7.34). Com base nos pK_a dos grupos ionizáveis dos aminoácidos, é possível determinar o ponto isoelétrico (pI) de cada um (Tabela 7.7), o qual é determinado com base no pH em que o aminoácido se encontra. Quando o aminoácido está em seu pI, este apresenta característica molecular neutra e não há influência de cargas elétricas.

Metabolismo das proteínas

Digestão de proteínas

O processo de digestão das proteínas consumidas na dieta, sejam de fonte animal ou vegetal, tem início no estômago e em presença de enzimas que atuam na quebra dessas proteínas em partículas menores, conhecidas como aminoácidos. No entanto, a regulação via sinais nervosos que controlam, por exemplo, a produção do suco gástrico, começa antes mesmo de o alimento chegar ao estômago. A fase cefálica da digestão é desencadeada pela visão, cheiro ou sabor do alimento. Trata-se de uma estimulação vagal eferente que promove liberação de grelina, hormônio que aumenta a fome e a ingestão alimentar. No estômago, a distensão causada pelo alimento tem efeito estimulante direto sobre as glândulas gástricas[6] (Figura 7.35).

A digestão envolve um processo mecânico denominado mastigação, o qual começa na boca e tem a função de transformar grandes pedaços de alimentos em fragmentos

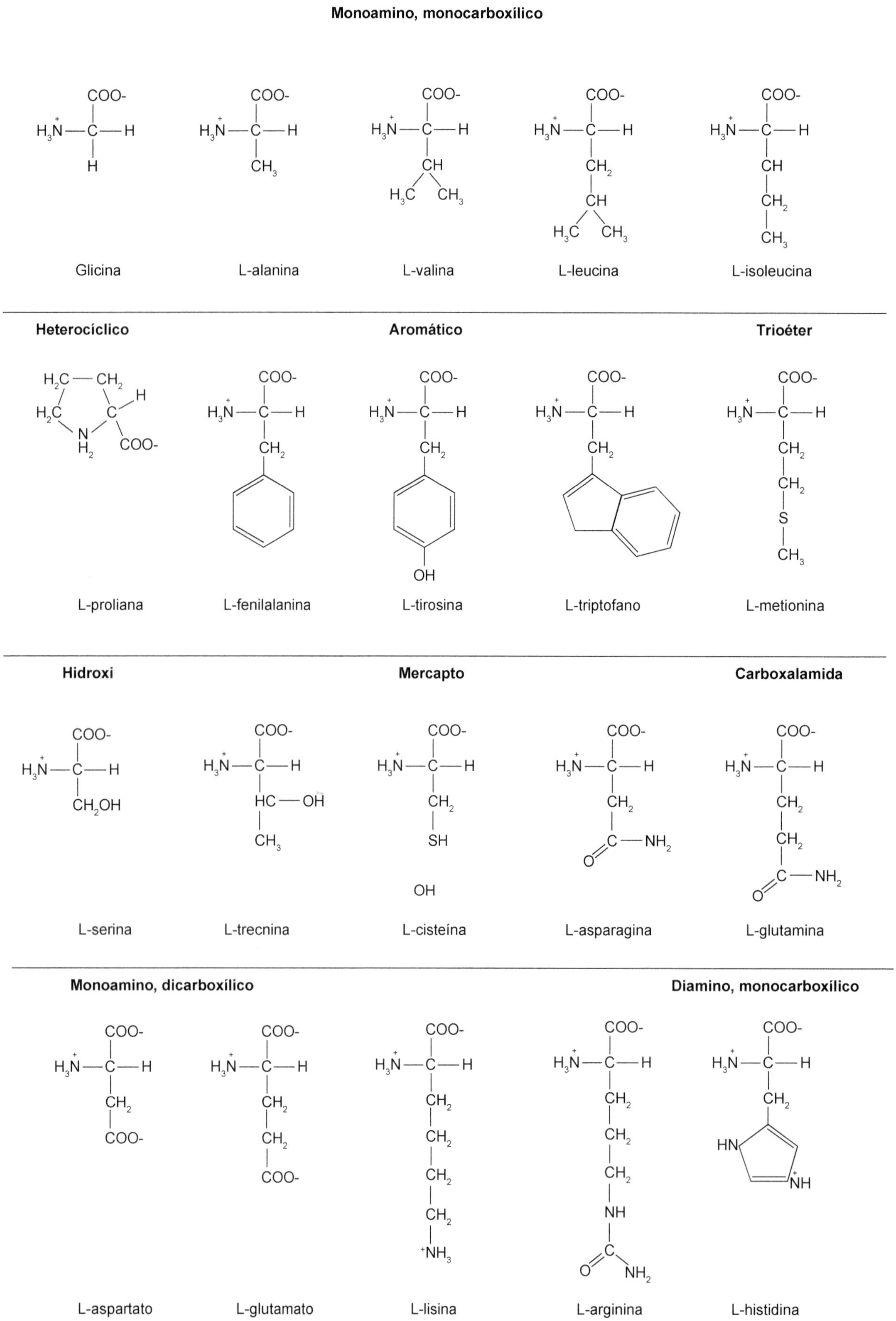

Monoamino, monocarboxílico

Glicina — L-alanina — L-valina — L-leucina — L-isoleucina

Heterocíclico — **Aromático** — **Trioéter**

L-proliana — L-fenilalanina — L-tirosina — L-triptofano — L-metionina

Hidroxi — **Mercapto** — **Carboxalamida**

L-serina — L-trecnina — L-cisteína — L-asparagina — L-glutamina

Monoamino, dicarboxílico — **Diamino, monocarboxílico**

L-aspartato — L-glutamato — L-lisina — L-arginina — L-histidina

Figura 7.32 Estrutura dos aminoácidos em geral.

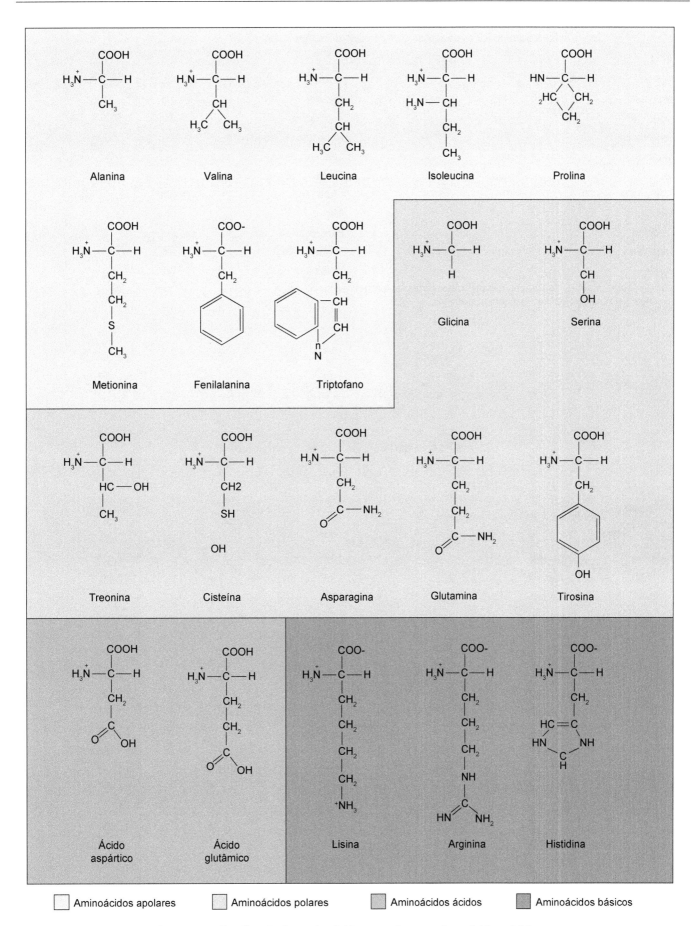

Figura 7.33 Classificação dos aminoácidos em polares, apolares, ácidos e básicos.

126 Parte 3 • Bioquímica do Exercício

Tabela 7.6 Classificação dos aminoácidos de acordo com a necessidade nutricional.

Aminoácidos nutricionalmente essenciais		Aminoácidos nutricionalmente não essenciais	
Nome	Símbolo	Nome	Símbolo
arginina*	Arg	Alanina	Ala
Histidina**	His	Asparagina	Asn
Fenilalanina	Phe	Aspartato/Ácido Aspártico	Asp
Isoleucina	Ileu	Cisteína	Cys
Leucina	Leu	Glutamato/Ácido Glutâmico	Glu
Lisina	Lys	Glutamina	Gln
Metionina	Met	Glicina	Gly
Treonina	Thr	Prolina	Pro
Triptofano	Trp	Serina	Ser
Valina	Val	Tirosina	Tyr

*Mamíferos sintetizam arginina, mas hidrolisam a maior parte para formar ureia.
**Essencial para crianças, mas não essencial para adultos.

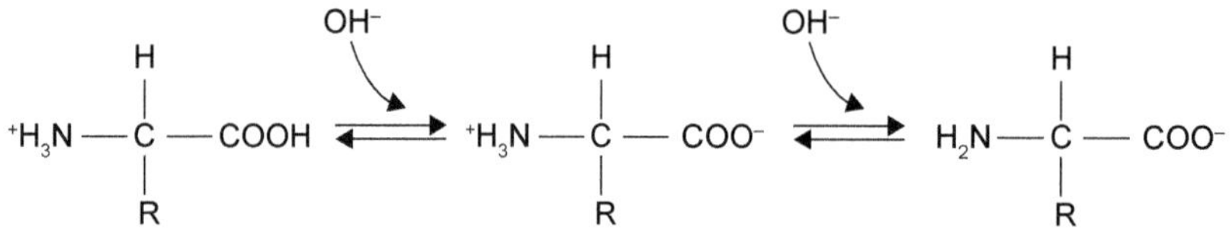

Figura 7.34 Forma iônica (protonada) de um aminoácido.

Tabela 7.7 Valores de pK_a e PI dos aminoácidos.

Classificação	Aminoácido	pKa alfa-COO⁻	pKa alfa-NH₃⁺	pKa R	Pi
Apolares	Glicina	2,35	9,78	–	6,065
	Alanina	2,35	9,87	–	6,11
	Valina	2,29	9,74	–	6,015
	Leucina	2,33	9,74	–	6,035
	Isoleucina	2,32	9,76	–	6,055
	Metionina	2,13	9,28	–	5,705
	Prolina	1,95	10,64	–	6,295
	Fenilalanina	2,20	9,31	–	5,755
	Triptofano	2,46	9,41	–	5,935
Polares	Serina	2,19	9,21	–	5,7
	Treonina	2,09	9,10	–	5,595
	Cisteína	1,92	10,70	8,37	5,145
	Asparagina	2,14	8,72	–	5,43
	Glutamina	2,17	9,13	–	5,65
	Tirosina	2,20	9,11	10,46	5,655
Ácidos	Aspartato	1,99	9,90	3,90	2,945
	Glutamato	2,10	9,47	4,07	3,085
Básicos	Lisina	2,16	9,06	10,54	9,8
	Arginina	1,82	8,99	12,48	10,735
	Histidina	1,80	9,33	6,04	7,685

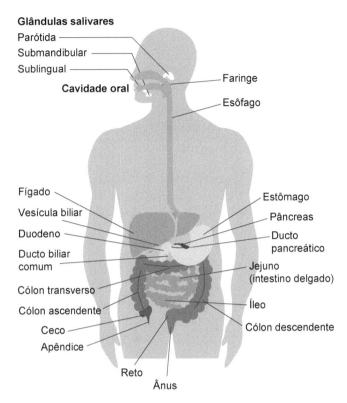

Figura 7.35 Principais estruturas do sistema digestório.

menores que interagem com a saliva formando o bolo alimentar. Em seguida, o bolo alimentar é deglutido com o auxílio da saliva, cujas enzimas iniciam a digestão de alguns alimentos. O processo de mastigação é muito importante para a liberação de nutrientes localizados no interior de cascas indigeríveis, como as das sementes, porque as rompe e abre.

A deglutição encaminha o alimento da boca para o esôfago, direcionando-o para o estômago. Durante a passagem pelo esôfago, não há participação de nenhuma enzima digestiva e os movimentos sucessivos de contração e relaxamento dos músculos circulares e longitudinais esofágicos empurram o bolo alimentar para o estômago.

Nesse órgão, são armazenados os nutrientes que não sofrem a ação do suco gástrico, o qual contém enzimas específicas que atuam em pH ácido digerindo principalmente as proteínas e facilitando a desnaturação de compostos nitrogenados.

O estômago possui quarto regiões anatômicas principais: cárdia, fundo, corpo e região pilórica. A cárdia é a região mais próxima ao esôfago e produtora de muco. O fundo e o corpo são as maiores porções do estômago, onde se localizam as glândulas gástricas secretoras de ácido clorídrico (HCl), além de pepsinogênio, lipase gástrica e muco. Por último, a região pilórica é a mais próxima do duodeno e contém as glândulas pilóricas produtoras de muco e gastrina. As glândulas gástricas presentes no fundo e no corpo do estômago apresentam inúmeros tipos celulares, incluindo células epiteliais (produtoras de muco e com meia-vida de 4 a 6 dias), células parietais, células principais (produtoras de pepsinogênio) e células tipo enterocromafins (produtoras de histamina).[6]

As células parietais gástricas secretoras de HCl apresentam receptores muscarínicos M3, receptores de colecistoquinina 2 (CCK-2) e receptores histamínicos H3, na membrana basolateral. A acetilcolina, a gastrina e a histamina são os principais fatores estimuladores (secretagogos) da produção de HCl. Para haver formação do ácido, a água presente no interior da célula parietal se dissocia em íons hidrogênio (H^+) e hidroxila (OH^-). As hidroxilas são combinadas ao CO_2 proveniente do metabolismo celular e formam bicarbonato (HCO_3^-), mediante ação da enzima anidrase carbônica. Esse HCO_3^- entra na célula em troca de íons cloreto (Cl^-)[8], de modo que HCl é secretado para fora, através dos canalículos da célula parietal, na concentração de 150 a 160 mEq/ℓ. A acetilcolina, liberada por fibras nervosas parassimpáticas, liga-se aos receptores M3. A gastrina, hormônio produzido pelas células G nas glândulas pilóricas, pode se ligar diretamente aos receptores CCK-2 das células parietais. Além disso, a gastrina pode promover estimulação indireta, via liberação de histamina pelas células tipo enterocromafins, a qual se liga aos receptores H2 das células parietais. A ligação da gastrina a seus receptores CCK2 gera alterações conformacionais na proteína G, que envolvem a liberação de Ca^{2+} e formação de adenosina monofosfato (AMP) cíclico.

A presença de HCl no estômago faz com que o pH (potencial de hidrogênio) gástrico seja acentuadamente baixo (em média 0,8). A mistura com outras substâncias presentes no estômago (p. ex., muco) produz uma pequena elevação do pH, para valores da ordem de 2-3. Esse pH ácido é necessário para a ativação do pepsinogênio em pepsina, enzima que atua na digestão proteica (p. ex., colágeno), responsável por 10 a 20% de toda a digestão de proteínas. O pepsinogênio, sem nenhuma atividade proteolítica, entra em contato com o pH ácido estomacal (ideal entre 1,8 e 3,5) e é clivado dando origem à pepsina, a qual apresenta uma importante atividade proteolítica.

As células parietais também produzem HCl, mas são importantes principalmente para a produção de fator intrínseco, essencial à absorção de vitamina B_{12}. A presença de glândulas pilóricas secretoras de muco garante a lubrificação e proteção da parede gástrica. Em adição, as chamadas "células mucosas superficiais" secretam um muco altamente viscoso que reveste e protege a mucosa gástrica contra possíveis agressões pelo ácido e pelas enzimas proteolíticas presentes no estômago.[8]

A digestão das proteínas continua na porção inicial do intestino delgado, no duodeno e jejuno. A porção exócrina do pâncreas libera enzimas que agem em todos os três principais grupos de nutrientes: proteínas, carboidratos e gorduras. As enzimas mais importantes na digestão de proteínas são a tripsina, a quimiotripsina e a carboxipolipeptidade. Essas enzimas inicialmente são liberadas em suas formas inativas – tripsinogênio, quimiotripsinogênio e pró-carboxipolipeptidase, respectivamente – de modo a evitar a degradação das proteínas das células que as secretam (Figura 7.36).

O contato do quimo gástrico com a mucosa intestinal estimula a liberação da enzima enteroquinase pelas células da mucosa. A enteroquinase cliva a forma inativa da tripsina na forma ativa. A tripsina ativa cliva as formas inativas das outras duas enzimas proteolíticas em suas formas ativas, e também cliva tripsinogênio. A tripsina e a quimiotripsina atuam na clivagem de proteínas em fragmentos menores ou peptídios. A carboxipolipeptidase age na porção carboxila das ligações peptídicas, liberando aminoácidos livres.[8]

Adicionalmente, a vesícula biliar e a secreção pancreática contêm bicarbonato, que alcaliniza o meio. As células intestinais também passam a liberar bicarbonato, contribuindo assim para ajustar o pH intestinal em 8-9, que é ideal para ação enzimática.

A absorção ocorre nos enterócitos, cuja membrana apical tem múltiplas projeções em forma de "dedo" denominadas microvilosidades. O conjunto das microvilosidades recebe o nome de borda em escova. As proteínas são absorvidas por um processo complexo, na forma de aminoácidos, dipeptídios, tripeptídios ou mesmo de proteínas inteiras (Figura 7.37). Inúmeras peptidases se projetam da membrana apical das microvilosidades e continuam a hidrólise dos polipeptídios em tri- e dipeptídios. As duas principais peptidases da borda em escova são a aminopolipeptidase e as dipeptidases. A absorção de proteínas inteiras ocorre por pinocitose, sendo comum em bebês e menos frequente no adulto.[9]

No polo apical dos enterócitos, o transporte dos aminoácidos envolve vários *simportes*, a maioria de cotransporte de Na^+ com aminoácidos (transporte ativo secundário, em que o componente exergônico é o transporte de Na^+; Figura 7.38).

No caso dos aminoácidos com carga global positiva (p. ex., arginina e lisina), o transporte também depende da ação da ATPase de Na^+/K^+, já que a energia envolvida no processo é o potencial eléctrico negativo intracelular. No caso dos di- e tripeptídios, o único transportador conhecido é um *simporte* peptídio/H^+ (PEPT1) altamente inespecífico para os aminoácidos constituintes do peptídio transportado.[10] A energia envolvida nesse transporte é a que resulta do gradiente eletroquímico do próton. Devido ao potencial elétrico negativo do meio intracelular, os prótons tendem a entrar nas células acoplando a entrada de di- e tripeptídios ao seu movimento. Os prótons existentes no lúmen resultam da ação de um trocador Na^+/H^+ que catalisa a saída de um próton em troca da entrada de um íon Na^+ a favor do gradiente eletroquímico. Os di- e tripeptídios e outros peptídios incompletamente digeridos são majoritariamente hidrolisados por peptidases, no citoplasma dos enterócitos. No polo basal dos enterócitos, os múltiplos sistemas transportadores de aminoácidos são distintos daqueles encontrados no polo apical, sendo principalmente *uniporters* não envolvidos no cotransporte de íons inorgânicos. Na maioria dos ca-

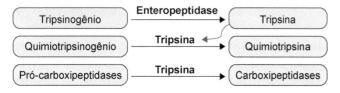

Figura 7.36 Esquema de ativação das enzimas produzidas no pâncreas que digerem proteínas.

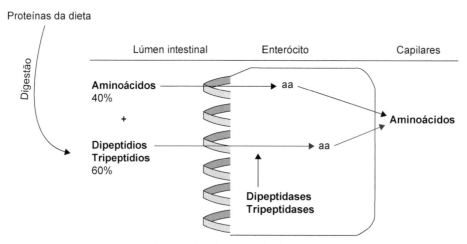

Figura 7.37 Processo de absorção.

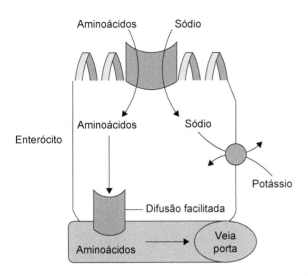

Figura 7.38 Transporte de aminoácidos por cotransporte da luz intestinal para dentro de enterócito e deste para o sangue, por difusão facilitada.

sos, os aminoácidos que entraram ou foram liberados dentro dos enterócitos pela hidrólise de peptídios atingem a corrente sanguínea por meio do sistema porta hepático. No entanto, alguns aminoácidos (com particular destaque para a glutamina) são oxidados em grande parte nos enterócitos, onde constituem nutrientes importantes do ponto de vista energético.[11]

Uma vez na corrente sanguínea, os aminoácidos são rapidamente transportados para todo o corpo. Uma pequena quantidade desses aminoácidos é utilizada imediatamente, dependendo das necessidades dos vários tecidos. Dentro de um período de 10 min, todos os aminoácidos são usados na síntese de proteína ou são armazenados. Os aminoácidos são estocados principalmente no fígado, mucosa intestinal, sangue ou no interior das células, como proteínas intracelulares.

Tunover de proteínas

O *turnover* consiste na renovação ou mesmo na substituição de uma substância de origem biológica, bem como na troca de material entre diferentes "compartimentos".

O termo *turnover* de proteínas é um termo geral que descreve a síntese (anabolismo) e degradação (catabolismo) de uma determinada proteína (Figura 7.39). A síntese proteica envolve um processo no qual os aminoácidos utilizados são selecionados com base no código genético. Do ponto de vista energético, esse processo não tem grande significância, contudo passa a ser relevante durante os períodos em que há deficiência dietética de aminoácidos, ou diante da degradação de proteínas sintetizadas com erros de tradução ou transcrição. O mesmo se dá com a reciclagem de proteínas que fazem parte de estruturas importantes, a qual consiste em um processo de substitui-

ção proteica mais rápido na mucosa intestinal, eritrócitos ou pele, e mais lento no tecido conjuntivo e no sistema nervoso, por exemplo. Em qualquer caso, pode-se considerar que o *turnover* proteico diário chega a 2% do total de proteínas do corpo, o que é chamado de proteína do corpo lábil.

O motivo mais provável para a alta precisão do *turnover* proteico está relacionado à regulação do metabolismo de aminoácidos e proteínas. Nos seres humanos, os aminoácidos não essenciais são formados a partir de aminoácidos essenciais, piruvato, oxaloacetato, entre outros. Nos animais, os aminoácidos podem ser obtidos a partir da "reciclagem" de suas proteínas, enquanto os aminoácidos eventualmente não utilizados pelo organismo podem sofrer oxidação. A outra fonte de aminoácidos são os alimentos. Dados atuais sugerem que o consumo de proteína necessário à manutenção dos processos de adaptação metabólica, reparo, remodelação e *turnover* (proteico) variam de 1,2 a 2 g/kg/dia. Valores ainda maiores podem ser recomendados durante curtos períodos de treinamento intensificado ou em casos de restrição calórica. Assim, deve-se considerar que a ingestão diária de proteínas tem que ser personalizada e, dentro de um plano nutricional correto, seguir a administração regular de aminoácidos a partir de quantidades moderadas de proteínas de alta qualidade ao longo do dia e, principalmente, após treinamento vigoroso.

A ingestão de aminoácido em demasia pode levar a um excesso desse nutriente que favorece a sua oxidação. Todos esses fatores podem favorecer os processos de *transaminação e desaminação*, que ocorrem principalmente no fígado. A partir do metabolismo dos aminoácidos, a cadeia de carbonos da estrutura pode ser usada para a síntese de compostos como o piruvato e também de intermediários do ciclo de Krebs. Na Figura 7.40, é possível observar os processos de utilização e degradação de proteínas que levam à

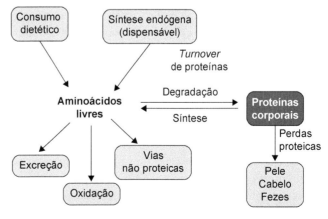

Figura 7.39 O *turnover* de proteínas reúne as trocas entre as proteínas corporais e o *pool* de aminoácidos livres. Adaptada de Marchini *et al.*, 2016.[12]

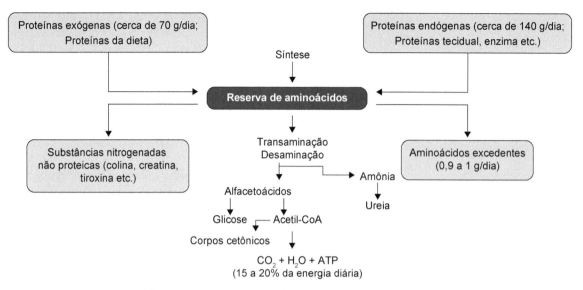

Figura 7.40 Esquema de utilização e eliminação de proteínas.

síntese de substâncias nitrogenadas e ao processo de eliminação do nitrogênio na forma de ureia.

O processo de reciclagem (*turnover*) pode variar de acordo com o tipo e função da proteína. Por exemplo, as proteínas que atuam fora da célula apresentam uma velocidade de degradação relativamente rápida, se comparada à de proteínas integrais da membrana celular. Para ser descartada, uma proteína endógena deve sofrer algum tipo de alteração estrutural como, por exemplo, uma marcação com ubiquitina (tipo de proteína), a qual sinaliza o processo de degradação proteica.

No músculo, de acordo com o que se sabe sobre o *turnover* de proteínas intracelulares, as proteínas miofibrilares parecem ser primeiro desmontadas da miofibrila, para então serem degradadas e renovadas. Não está claramente descrito como essa dissociação ocorre, mas é possível que esteja relacionada com a liberação de um grupo de miofilamentos facilmente "liberáveis", embora também possa envolver uma troca direta de proteínas miofibrilares por seus homólogos no citoplasma da célula.

O músculo esquelético é constituído por três grupos de proteínas classificadas de acordo com a solubilidade e a localização, da seguinte forma:

- Proteínas sarcoplasmáticas (30 a 35% da proteína muscular)
- Proteínas miofibrilares (55 a 60% da proteína muscular); constituem a classe proteica mais representativa do músculo estriado esquelético e são responsáveis pela contração muscular, daí serem o principal objeto de estudo no *turnover* de proteínas
- Proteínas do estroma (10 a 15% da proteína muscular).

Segundo Phillips[13], é possível analisar o *turnover* de acordo com o balanço nitrogenado, que representa a diferença entre as quantidades de nitrogênio consumido e excretado por dia. Ainda, deve-se considerar as taxas de síntese proteica muscular, as quais são moduladas positivamente pela intensidade do exercício físico, por estímulos hormonais e pela ingestão de nutrientes, e negativamente pela inatividade física e por doenças crônicas causadoras de perda de massa muscular.

Por outro lado, Schiaffino e Reggiani[14] relatam que a síntese proteica e a hipertrofia são essencialmente reguladas pela quinase alvo da rapamicina em mamíferos (mTOR), cuja sinalização é induzida pela ingestão calórica e proteica, a qual desencadeia liberação de insulina e de hormônios anabólicos [p. ex., hormônio do crescimento (GH) e fator de crescimento insulina-símile 1 (IGF-1)], assim como pela atividade física.

Notavelmente, o exercício de força é um estímulo significativo para a hipertrofia da fibra muscular que ocorre quando a taxa de síntese excede a taxa de degradação proteica muscular e gera um saldo positivo no balanço de proteínas musculares. A ingestão de proteína após o exercício de força estimula a síntese proteica no músculo e, assim, promove um balanço proteico muscular positivo. O tipo de treino que produzirá os estímulos para a síntese proteica é importante, e o treino resistido, que é a combinação de ações musculares dos tipos concêntrica, excêntrica e isométrica, atua como um poderoso estímulo anabólico e miogênico. O treino resistido também eleva a expressão e a fosforilação das proteínas quinases envolvidas nas respostas anabólicas, incluindo proteína quinase B (Akt), mTOR e glicogênio sintase quinase-3b (GSK-3b).

Quando se fala dos processos de síntese de proteínas para crescimento dos tecidos ou mesmo para sua reparação após o exercício físico, é importante considerar as fontes de energia da dieta. Não houve nenhuma descoberta recente que tenha mudado o que já se sabe sobre os processos anabólicos, portanto a obtenção de ganhos significativos de proteínas, sejam estruturais (tendões) ou contráteis (músculos), continua requerendo um balanço energético positivo. Se falta caloria para gerar a energia usada na execulação do movimento, faltará energia e material estrutural para aumentar proteína. Consequentemente, a origem da energia torna-se um fator importante na determinação da participação e da utilização das proteínas da dieta nos processos de produção de energia. A magnitude das necessidades energéticas basais e a quantidade total de proteína obtida em 1 dia estão relacionadas com a massa de tecido ativo (massa magra) do indivíduo.[15-17] Além disso, estudos realizados com animais jovens e crianças mostram que a quantidade de proteína necessária por quilo de massa corporal diária é maior, em comparação aos adultos.[18]

Esses números são difíceis de estabelecer e tem sido um desafio determinar uma relação numérica constante que expresse as necessidades específicas de todas as faixas etárias. Isso se deve à grande variabilidade dos métodos usados para estabelecer relações como taxa metabólica basal (TMB) e requerimento de proteína ou perda de nitrogênio (proteínas), embora tal relação já tenha sido usada por outros autores.[19,20]

Outras perspectivas também foram abordadas para demonstrar que as interações entre energia e metabolismo proteico são importantes e influenciam o consumo de proteínas. Na literatura, há muito está comprovado que a utilização de proteínas da dieta é influenciada pela ingestão de calorias. Demonstrou-se que, em determinado nível de consumo de proteína, a adição de energia melhora o equilíbrio de nitrogênio até a resposta atingir um patamar que representa as limitações impostas pelo nível de consumo das proteínas da dieta. Entretanto, esse efeito do balanço de energia pode ser prolongado quando, aliado à energia, houver aumento do consumo de proteínas. Estudos com animais[21,22] mostram que o aumento do consumo de energia aumenta a síntese de proteínas e reduz a oxidação de aminoácidos. Isso mostra que o consumo calórico promove acúmulo de proteínas e evita sua degradação.

O balanço energético influencia tanto a síntese de proteínas que qualquer mudança no consumo de energia, acima ou abaixo das necessidades do indivíduo, influencia no conteúdo de proteínas do organismo. Esse efeito é da ordem de 1 a 2 mg de nitrogênio (N) retido por kcal (0,24 a 0,48 mg de N por kJ).[23,24] Os estudos mostram claramente que o consumo energético tem papel essencial na estimativa das necessidades proteicas de um indivíduo.[23-25] Dados mostram que a síntese proteica pode ser modulada por uma ingesta calórica adequada distribuída no consumo de carboidratos, gorduras e proteínas.

Se a quantidade necessária de proteínas (aminoácidos) não for ingerida, haverá diminuição da síntese de aminoácidos essenciais e consequente degradação de proteínas corpóreas para suprir a demanda, o que pode levar ao desenvolvimento de patologias. Na situação oposta, isto é, com a ingestão excessiva de aminoácidos, o excedente de aminoácidos não pode ser armazenado, por isso é metabolizado pelo organismo. O nitrogênio produzido é descartado na forma de ureia (Figura 7.41), enquanto a cadeia de carbonos pode ser convertida em glicose, e assim gerar um quadro de hiperglicemia, ou em tecido adiposo.

Como dito anteriormente, os aminoácidos são oxidados no fígado. Nesse processo, há liberação do grupo amino que pode ser utilizado em vários processos metabólicos, inclusive no ciclo da ureia, para posterior excreção através da urina, no caso dos mamíferos. Em seres humanos, os aminoácidos podem participar de dois tipos de reações químicas envolvendo nitrogênio – a transaminação e a desaminação – os quais ocorrem de acordo com a necessidade fisiológica do organismo.

Transaminação

Como os animais não conseguem sintetizar todos os aminoácidos presentes no organismo, precisam reciclar o máximo possível desses compostos. O processo de transaminação é uma via metabólica que propicia a troca reversível do grupo alfa-amino presente nos aminoácidos. A transferência é realizada por enzimas denominadas transaminases (aminotransferases), que retiram o grupo alfa-amino de um aminoácido e o transferem para um alfa-cetoácido (alfa-cetoglutarato), promovendo a síntese de um novo aminoácido e de um novo alfa-cetoácido. Esse grupo de enzimas depende da coenzima piridoxal fosfato (PLP), derivada da vitamina B_6 (Figura 7.42).

As aminotransferases são enzimas que apresentam especificidade pelo substrato, isto é, existe uma aminotransferase exclusiva para cada tipo de aminoácido. As aminotransferases mais importantes são a alanina aminotransferase (ALT) e a aspartato aminotransferase (AST).

No processo de transaminação, há formação do aminoácido glutamato que serve de "transportador" do grupo amino utilizado em outras vias metabólicas. As aminotransferases são enzimas específicas para cada L-aminoácido presente no organismo.

Alanina aminotransferase

Também denominada transaminase glutâmico-pirúvica (TGP), tem a função de retirar o grupo amino da alanina e

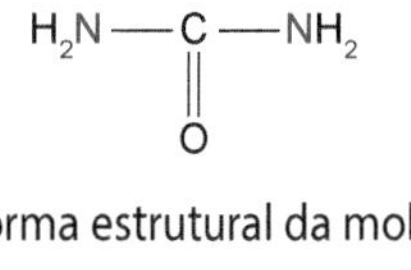

$$H_2N - C - NH_2$$

Figura 7.41 Forma estrutural da molécula de ureia.

132 Parte 3 • Bioquímica do Exercício

transportá-lo para a molécula de alfa-cetoglutarato, dando origem ao glutamato (um tipo de aminoácido) e ao piruvato (Figura 7.43).

Aspartato aminotransferase

O glutamato formado pela enzima ALT sofre a ação da enzima AST, também denominada transaminase glutâmico-oxaloacética (TGO). A TGO faz a transferência do grupo amino do glutamato para o oxaloacetato, formando novamente uma molécula de aspartato (importante para a síntese da ureia; ver adiante), e para o alfa-cetoglutarato. A TGO é essencial para os mamíferos, indicando o significado desse tipo de reação nestes organismos (Figura 7.44).

Todas as aminotransferases promovem a troca de posição do grupo amino com a participação obrigatória da coenzima PLP, derivada da vitamina B_6. Esse tipo de metabolização pode ocorrer em situações envolvendo consumo de dieta rica em proteínas, em que o processo de transaminação se faz necessário para o aproveitamento máximo das cadeias carbônicas disponíveis no organismo; ou em períodos de alimentação deficiente em aminoácidos, com o objetivo de auxiliar o funcionamento celular adequado em termos de requerimentos energéticos.

As aminotransferases atuam no nível intracelular, o que pode auxiliar o diagnóstico de patologias. Um eventual aumento na concentração plasmática dessas enzimas pode indicar a ocorrência de trauma físico ou algum tipo de patologia envolvendo lise celular, que resulte na alteração da concentração da enzima detectada no plasma. Tal alteração pode evidenciar algum tipo de lesão hepática, como a hepatite viral, porque essas enzimas são encontradas principalmente nos hepatócitos, onde a incidência de transaminação é maior. Também pode indicar algum tipo de lesão cardíaca, como um infarto agudo do miocárdio, e/ou distúrbio musculares.

Desaminação oxidativa

É o processo que promove a liberação do grupo amino de aminoácidos, diferindo da transaminação. Seus principais sítios de ocorrência são o fígado e o sistema renal. A partir

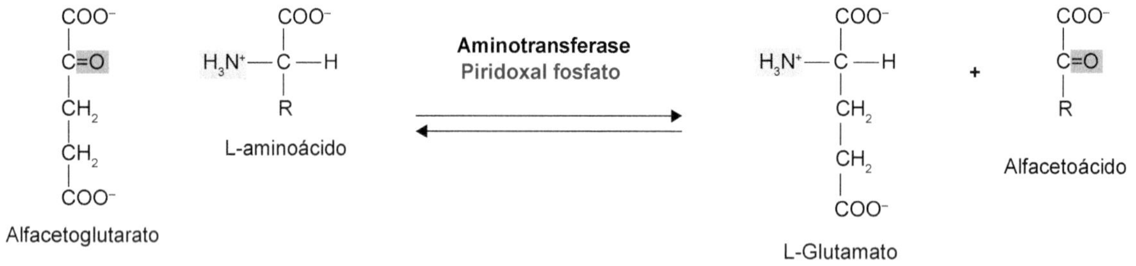

Figura 7.42 Transaminação realizada pela enzima aminotransferase auxiliada pela coenzima piridoxal fosfato (vitamina B_6). A reação é reversível e modifica a posição de cadeias carbônicas do grupo amino.

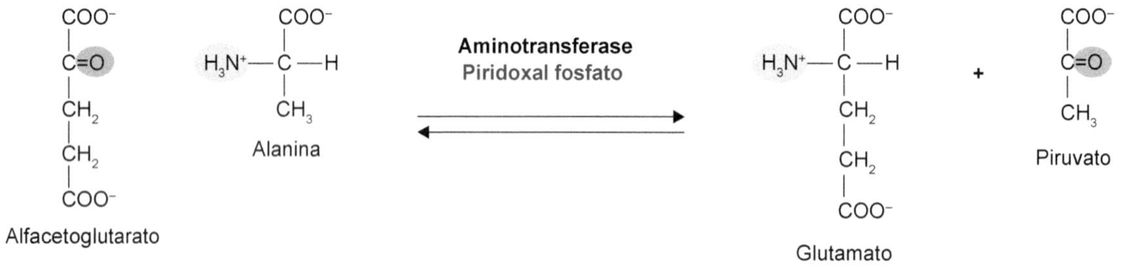

Figura 7.43 Metabolismo de aminoácidos: transaminação da alanina. O grupo amino da alanina é transferido para o alfa-cetoglutarato e há formação de glutamato e piruvato, com participação direta da enzima alanina aminotransferase e da coenzima piridoxal fosfato (vitamina B_6). A reação é reversível e, nessa etapa, ocorre principalmente no sentido da formação de glutamato e piruvato.

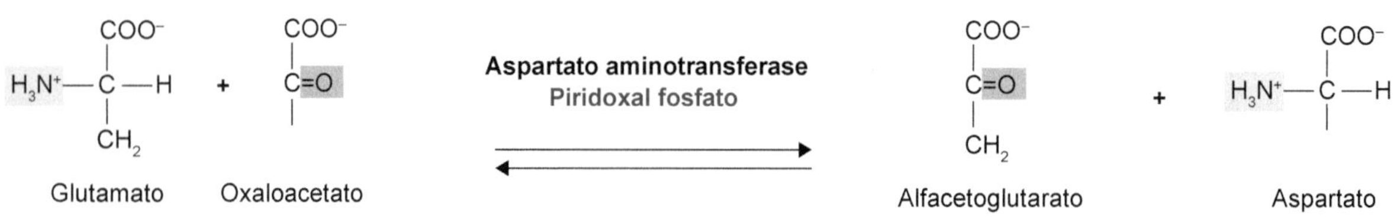

Figura 7.44 Representação da transaminação mediada pela enzima aspartato aminotransferase, que retira o grupo amino do glutamato e o transfere ao oxaloacetato, substituindo-o por uma dupla ligação. O resultado é a formação de alfa-cetoglutarato e do aminoácido aspartato, importante no ciclo da ureia.

da retirada do grupo amina, a cadeia carbônica pode ser utilizada para a produção de energia. A enzima que atua nessa etapa do metabolismo é a glutamato desidrogenase. Como visto anteriormente, a transaminação forma o aminoácido glutamato que servirá de substrato para a enzima glutamato desidrogenase, com subsequente liberação de nitrogênio na forma de amônia (Figura 7.45).

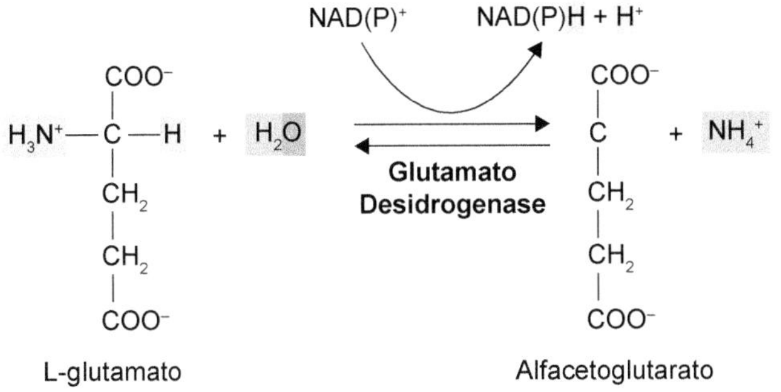

A partir da ação das enzimas aminotransferases e desidrogenases, o grupo amino (NH_3^+) é transformado em aspartato ou amônia (NH_4^+). A amônia é utilizada na síntese de ureia, no ciclo da ureia.

Ciclo da ureia

O ciclo da ureia é uma via metabólica em que o nitrogênio contido nos aminoácidos é eliminado na forma de ureia. Ocorre no fígado, de onde a ureia é transportada pela corrente sanguínea para ser excretada através da urina e, em menor proporção, nas fezes.

A síntese de ureia ocorre nos hepatócitos. O processo se inicia na mitocôndria e termina no citosol do hepatócito, como descrito a seguir (Figura 7.46):

- Reação 1: o grupo amônia (NH_4^+), produzido principalmente na desaminação, se une ao bicarbonato (HCO_3^-) em uma reação catalisada pela enzima carbamoil-fosfato sintetase I. Há formação de carbamoil-fosfato, mediante consumo de duas moléculas de ATP
- Reação 2: como não consegue atravessar a membrana mitocondrial, o carbamoil-fosfato se condensa à proteína ornitina. Uma molécula de citrulina é formada e há liberação de P_i nessa reação, que é mediada pela enzima ornitina transcarbamoilase, que atravessa a membrana

Figura 7.45 Esquema representativo da desaminação de aminoácidos, que ocorre no fígado e no rim, cujo objetivo é eliminar nitrogênio na forma de amônia (NH_4^+). Requer a participação da enzima glutamato desidrogenase que, na presença de uma molécula de H_2O, retira o grupo NH_3^+ do glutamato. Isso resulta na síntese de alfa-cetoglutarato e na liberação da NH_4^+, envolvendo a participação de coenzimas como NAD^+ ou $NADP^+$.

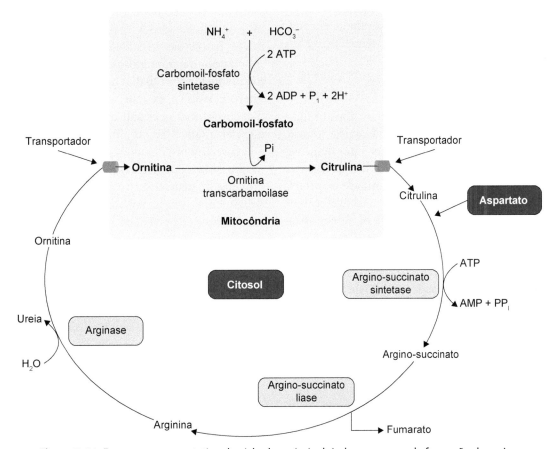

Figura 7.46 Esquema representativo do ciclo da ureia, incluindo o processo de formação da ureia.

da mitocôndria (graças a uma proteína transportadora) e vai para o citoplasma celular
- Reação 3: no citoplasma, a citrulina é condensada ao aminoácido aspartato por ação da enzima arginino succinato sintetase, mediante utilização de uma molécula de ATP. Há formação de arginino succinato
- Reação 4: a enzima arginino-succinato liase cliva a molécula de arginino succinato em fumarato (intermediário do ciclo de Krebs) e arginina
- Reação 5: enzima arginase converte a arginina em ureia e há liberação de ornitina (utilizada no início do ciclo; pode voltar para a mitocôndria por meio de proteína transportadora).

Após ser sintetizada nos hepatócitos, a ureia é transportada pela corrente sanguínea até os rins, onde será filtrada e excretada na urina. Em mamíferos, a quantidade de ureia excretada pode chegar a 30 g por dia. Mesmo com o ciclo da ureia, os seres humanos excretam NH_4^+ na urina, o que auxilia na manutenção do pH sanguíneo. Uma parte da ureia formada também pode ser excretada nas fezes. Entretanto, devido à presença de bactérias da flora intestinal, a ureia excretada nas fezes pode sofrer ação da enzima urease bacteriana e ser quebrada em CO_2 e NH_3^+ (Figura 7.47). O NH_3^+ pode ser reabsorvido e direcionado para a corrente sanguínea.

Os defeitos no funcionamento do ciclo da ureia podem resultar em um quadro de hiperamonemia, em que há elevação da concentração de NH_4^+ no sangue em consequência de cirrose hepática ou da existência de distúrbios genéticos prejudiciais ao fígado.

Quantidade de proteína a ser consumida

Determinar a quantidade de proteína a ser consumida é um desafio para o qual provavelmente não exista solução definitiva, embora hoje se saiba que é um valor bem menor do que o inicialmente admitido. Um dos fatores que leva à incerteza na determinação da quantidade de proteínas de uma dieta é a grande variabilidade na excreção de nitrogênio (N), bem como a dificuldade para identificá-lo, mesmo em estudos bem controlados. Uma relação menos bem definida parece existir entre a ingestão de proteína e a eficiência da utilização da energia da dieta.

Um número limitado de estudos[24,26] sugere que as mudanças no padrão alimentar que garantam igualdade entre consumo e gasto calórico (isoenergética) ou que promovam restrição calórica (menor consumo de calorias) atuam nas taxas de ganho de massa muscular em crianças e adultos. As quantidades necessárias de aminoácidos essenciais (não produzidos pelo organismo) com base no balanço de nitrogênio em adultos, crianças e lactantes foram inicialmente avaliadas no clássico estudo de Rose[27], conduzido em 1957, que relacionou o consumo de proteínas ao crescimento normal dos indivíduos. Os valores referentes a essas quantidades podem ser encontrados no relatório FAO Nutrition Meetings Report Series[20], que contém estimativas das exigências de aminoácidos de lactantes, crianças e adultos.

Cálculo

Ao determinar as exigências de proteína para a manutenção ou promoção do crescimento, os nutricionistas se basearam nos estudos sobre balanço de N. Embora tenham sido considerados resultados de estudos demonstrando o balanço nitrogenado no longo prazo, as investigações de longa duração são escassas. A tentativa atual de estabelecer um valor com base nos dados disponíveis é insatisfatória, porque a inexistência de um método viável para sua validação, independente de um estado ótimo de ingestão proteica, impede que sejam inteiramente aplicáveis. A importância funcional das quantidades mínima e máxima de N, bem como sua rotatividade no corpo humano, são desconhecidas. A maioria dos marcadores bioquímicos (proteínas plasmáticas, retinol e albumina etc.) permanecem inalterados mesmo depois de períodos relativamente longos (30 dias ou mais), ou não são facilmente interpretáveis (p. ex., alterações nas enzimas). Não há indicadores funcionais aplicáveis a situações experimentais que permitam detectar a insuficiência de proteínas antes do aparecimento das alterações clinicamente detectáveis.

Em última análise, seria desejável definir o consumo de proteína de acordo com características como a saúde, o crescimento, o desenvolvimento e a longevidade de cada sujeito. Na perspectiva da maioria dos estudos, aparentemente, uma ingestão excessiva de proteína está associada a uma vida mais saudável e ativa. No entanto, a fundamentação de observações desse tipo é limitada. Em primeiro lugar, a maioria das dietas habituais derivam 10 a 14% de sua energia das proteínas. Assim, quando o consumo de energia aumenta, o mesmo acontece não só com a ingestão de proteínas mas também com a de muitos nutrientes a elas associados nos alimentos, como vitaminas do grupo B e oligoelementos, o que pode ser a chave para a melhora observada na saúde. Em segundo lugar, é evidente que vários fatores ambientais influenciam qualquer medida de saúde. Populações que caracteristicamente apresentam níveis mais elevados de consumo de proteína tendem a viver

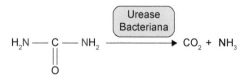

Figura 7.47 Degradação intestinal da ureia no intestino pela enzima *urease bacteriana*, em CO_2 e NH_3^+.

em condições saudáveis, enquanto aqueles com menor ingestão habitual são muito mais suscetíveis à exposição a doenças parasitárias e infecciosas. Esses fatores de confusão dificultam as tentativas de extrair relações causais. Em terceiro lugar, há muitas medidas diferentes de saúde e bem-estar. Portanto, os critérios são complexos e não podem ser aplicados a esmo para definir os requisitos fisiológicos de consumo proteico.

Três aspectos gerais são importantes, em relação aos fatores adaptativos. Considerar que as necessidades alimentares são constantes é um grande erro, dado que o conceito de estado estacionário é relativo. Ninguém permanece em um estado absolutamente constante, seja em termos de massa corporal ou de balanço de nitrogênio. Durante o dia, quando o alimento é consumido, o balanço de nitrogênio é positivo; durante a noite, na ausência de alimentos, esse balanço torna-se negativo.[28] Isso é ilustrado pelas mudanças lentas que ocorrem na composição corporal ao longo da vida. As adaptações podem ser influenciadas por diferentes fatores biológicos/genéticos e sociais/comportamentais. A resposta a uma mudança na ingestão de proteínas é um dos exemplos de adaptação metabólica mais bem estudados, mas nem mesmo aqui os limites da adaptabilidade humana são conhecidos. A redução da atividade física como consequência de um consumo energético reduzido pode ser considerada uma adaptação comportamental, cujos efeitos podem ser tanto benéficos quanto prejudiciais. Frequentemente, é sugerido que a diminuição no tamanho corporal pode ser uma adaptação à oferta diminuída de alimentos. Os determinantes do tamanho do corpo são complexos e dependem de fatores ambientais e genéticos. As necessidades de energia e proteína são relativamente pequenas, quando comparadas aos requerimentos de manutenção, exceto em lactantes, crianças e jovens. Mas como determinar a taxa de crescimento ideal para as crianças?

Esse é um dos grandes dilemas na literatura – é correto adotar os padrões de referência para o crescimento infantil de países industrializados como referenciais universais, ou devem ser estabelecidos padrões locais para servirem de parâmetro?[29] As crianças são menores ao nascimento em muitos países em desenvolvimento, em comparação às crianças nascidas em países industrializados, além de apresentarem um ritmo de crescimento mais lento na infância e na primeira infância.

O surgimento da metodologia de marcação dupla por isótopos radioativos propiciou avanços na compreensão do metabolismo de proteínas. Essa metodologia é usada na avaliação de diferenças na contribuição de aminoácidos exógenos e endógenos para a formação de proteínas, e permite ampliar o conhecimento sobre a cinética de absorção de aminoácidos. A aplicação de isótopos radioativos estáveis para medir a neoglicogênese tem aumentado o entendimento a respeito do comportamento pós-pradial dos aminoácidos.[30]

Outro fator de confusão é o papel das proteínas e aminoácidos dietéticos na modulação da secreção de insulina e glucagon. Além disso, não se sabe como acontece a compreensão sobre a fração dos aminoácidos na contribuição estrutural/funcional das necessidades de proteína, se é por oxidação, gliconeogenese ou uma combinação dos três.[31,32]

Embora seja conhecida a digestibilidade das proteínas do leite, ervilha e soro de leite, bem como a da caseína e dos aminoácidos livres derivados de proteína enteral, pouco se sabe sobre as taxas de absorção específicas de alimentos como carne bovina, frango, peixes e leguminosas. Ademais, há escassez de dados práticos sobre absorção proteica e taxas expressas em g/h ou g/h/kg.

O profissional constata a importância dessa informação, por exemplo, ao se deparar com um indivíduo que consome cerca de 250 a 400 g de proteína por dia em sua dieta, acreditando que essa ingesta irá aumentar a hipertrofia. De fato, alguns trabalhos mostram que a quantidade de proteína ingerida após o exercício físico pode influenciar positivamente a hipertrofia. Segundo Moore *et al.*[33], a quantidade de albumina consumida após o treinamento tem efeito dependente da dose. Pennings *et al.*[34], em uma publicação recente, mostraram que diferentes tipos de proteína (integral ou hidrolisada [quebrada]) produzem efeitos diferentes na síntese proteica muscular (hipertrofia). Sendo assim, a proteína ingerida de fato pode afetar positivamente a síntese de novas proteínas musculares. Contudo, o que se sabe sobre o consumo de proteínas diz respeito à quantidade de aminoácidos efetivamente absorvidos. Alguns pesquisadores têm desenvolvido estudos sobre isso e mostrado que as taxas de absorção de aminoácidos a partir de fontes de proteínas específicas, como caseína, soro de leite (*whey protein*), leite, ervilha, ovo, soja e carne podem variar bastante, tanto na digestibilidade quanto na absorção.

O metabolismo de proteínas e aminoácidos da dieta é influenciado pela composição da proteína, composição dos alimentos, tempo de ingestão e quantidade de proteínas ou aminoácidos ingerida.[35,36] Além disso, a velocidade de absorção dos aminoácidos derivados de proteínas dietéticas pode modular a síntese e a oxidação de aminoácidos oriundos da massa muscular, no corpo todo.[36,37]

Digestão e absorção

Proteínas do leite

Gaudichon *et al.*[38] analisaram 25 indivíduos [índice de massa corporal (IMC) = 22,4 ± 2,5 kg/m^2] usando proteína do leite marcada. A marcação das proteínas do leite foi feita com o fornecimento de ração contendo nitrogênio pesado (N^{15}) às vacas. Dessa forma, a coleta do leite continha proteína em que o nitrogênio proteico era marcado (N^{15}). Os participantes do estudo consumiram 30 g de proteína marcada liofilizada (grupo controle – P), proteína marcada + 100 g de sacarose (grupo PS), ou proteína marcada + 43 g de gordura do leite (grupo PF). Em seguida, o corante vermelho de fenol foi injetado no íleo dos indivíduos, para avaliação do trânsito intestinal. Após 30 min, uma vez feita a coleta das amostras ileais, os participantes consumiram uma das três refeições de teste. Amostras de fluxo ileal e sangue foram coletadas a intervalos de 30 min, durante um período de 8 h. Os pesquisadores constataram que a cinética do nitrogênio exógeno foi significativamente mais lenta nos indivíduos do grupo PS, o que levou a concluir que o fluxo intestinal foi alentecido na presença de sacarose, mas não com a proteína sozinha nem na presença de gordura. Os níveis plasmáticos de aminoácidos marcados com N^{15} foram avaliados em função do tempo, e se mostraram maiores e mais duradouros no grupo PS, em comparação aos grupos P e PF. Outro importante achado desse trabalho foi que a quantidade de nitrogênio exógeno excretado como ureia foi significativamente menor na urina dos indivíduos do grupo PS, em comparação ao observado nos grupos P e PF (14,3 ± 1,1 vs. 23,2 ± 2,3 e 23,3 ± 2,5 mmol, respectivamente). Esse estudo conseguiu demonstrar a quantidade real de proteína do leite integral digerida e aproveitada; o nível de aproveitamento gira em torno de 94,6% e a velocidade de absorção é de 3,5 g por h.[38]

Proteína da ervilha

Embora geralmente seja pouco referida, a proteína da ervilha é popular na vida e na dieta dos vegetarianos. Em um estudo semelhante àquele com proteína do leite[38], o mesmo grupo testou a digestibilidade e absorção gastrintestinal da proteína da ervilha. Participaram sete adultos (quatro homens e três mulheres), com média de massa corporal igual a 64 kg (46 a 77 kg) e ingestão proteica de 21,45 g (195 mmol). A absorção total foi estimada em 89,4 ± 1,1%, resultando em uma taxa de 2,4 g/h. A análise da absorção com nitrogênio marcado mostrou níveis elevados a partir de 1 h após a ingestão, e níveis máximos alcançados após 3 h, seguindo-se uma gradativa ao longo das 24 h subsequentes. Entretanto, após esse período, os níveis continuavam significativamente maiores do que antes da ingestão.[39]

Em outro estudo, os indivíduos ingeriram 30 g de proteína de ervilha purificada e apresentaram uma digestibilidade de 94 ± 2,5%, alcançando taxas de absorção de aminoácidos de 3,5 g/h.[40] Apesar dos relatos de que a proteína da ervilha apresenta baixas taxas de digestibilida-

de e absorção, principalmente devido à presença de fatores antinutricionais (p. ex., inibidores de proteases), isso não reflete a digestibilidade e a absorção demonstradas por esses estudos.

Proteína do ovo (albumina)

Em outro estudo, a taxa de digestão e absorção de aminácidos foi avaliada para o ovo cozido e o ovo cru. A quatidade consumida foi padronizada em 25 g e foi feita a marcação com carbono radioativo. A taxa de liberação dos isótopos pela respiração foi medida durante 6 h. Nesse período, constatou-se uma liberação equivalente a 17,23 ± 0,69 g (68,92%) da albumina consumida no ovo cozido, e 8,2 ± 0,94 g (32,8%) da albumina ingerida no ovo cru. Esse estudo mostrou que a proteína do ovo cru é prejudicada no processo de digestão e absorção. Quando esses valores foram calculados para determinar a absorção por hora, os resultados obtidos foram 2,9 g/h para a proteína do ovo cozido e 1,4 g/h para a proteína do ovo cru.[41]

Proteína isolada de soja

A proteína da soja sofre muito quanto a sua verdadeira qualidade nutricional. Fala-se que a proteína da soja diminui a testosterona, no entanto isso não é comprovado na literatura. O mito surgiu dos primeiros estudos realizados com animais, na década de 1940, e se perpetuou desde então. Uma busca simples usando o termo "os perigos da soja" fornecerá algumas informações pouco confiáveis sobre testosterona e soja. A maioria dos relatos de efeitos negativos resultaram de estudos de caso em que apenas 1 indivíduo foi testado. E os diversos estudos que mostraram que o consumo de soja diminuiu significativamente a fertilidade de ovelhas e chitas (tipo de felino) levaram à especulação de que o mesmo efeito poderia ocorrer em humanos. Para testar essa hipótese, foram realizados estudos com humanos. Muitos desses estudos foram incluídos na metanálise de Hamilton-Reeves[42], em que os autores concluem que a soja não afeta os níveis de testosterona. Um estudo recente comparou o efeito de refeições pós-treino contendo 30 g de whey ou 30 g de proteína de soja sobre a estimulação de p70S6K (sinalizador da via da mTOR e, portanto, da síntese proteica). No grupo que consumiu proteína da soja, a estimulação de p70S6K durou 2 h, enquanto no grupo que consumiu whey, a estimulação durou 4 h. Isso significa que, partindo do pressuposto que a dieta incluirá outras refeições após 2 h, a soja serve como uma fonte proteica alternativa econômica às fontes mais caras.[43]

A proteína de soja tem um alto grau nutricional e é considerada uma ótima fonte de proteína para seres humanos.[44] Com o intuito de avaliar a digestibilidade e a taxa de absorção da proteína da soja, um estudo forneceu 30 g de proteína isolada de soja misturada com 100 g de sacarose e água a indivíduos com massa corporal de 65 ± 9 kg.[45] A digestibilidade total da proteína foi de 27,5 g (90,9 ± 2,2%) e a taxa de absorção foi igual a 3,9 g/h. Resultado semelhante já havia sido obtido por outro estudo, cujo objetivo foi analisar a quantidade e a velocidade da absorção da proteína da soja.[46]

Proteína do lombo de porco

Para medir a velocidade de absoção e a quantidade de aminoácidos absorvidos da carne de porco, um estudo forneceu aos participantes uma refeição contendo 200 g de carne suína cozida. Uma porção de 200 g de carne de porco fornece 36 g de proteína e 20 g de gordura, como macronutrientes. Os resustados desse estudo mostraram uma taxa de absorção de 10 g/h. Para confirmar os achados, a quantidade total de aminoácidos contidos nas 36 g de proteína da carne de lombo de porco foi infundida, fornecendo uma correlação (R) entre refeição e infusão igual a 0,89 (p < 0,001). Dessa forma, se a taxa de absorção da carne de porco é de 10 g/h, as 36 g de proteína contidas em 200 g de lombo são absorvidas em 3,6 h. Esse estudo foi um pouco limitado por não ter usado traçadores radioativos, como os outros trabalhos.

Caseína e whey protein

As taxas de absorção rápidas e lentas de proteínas do soro de leite (WP) e de caseína (CAS), respectivamente, fornecem um contraste interessante na cinética da absorção proteica. Em um estudo conduzido por Boirie et al.[36], os participantes foram alimentados com proteína do soro do leite (WP; 30 g) ou caseína (43 g), ambas marcadas com radioisótopos, de modo a receberem o mesmo conteúdo de leucina (380 µmol/kg), a qual é usada como índice de deposição proteica muscular.[37,47] A rápida absorção da WP nas primeiras 3 a 4 h resultou em absorção da grande maioria dos aminoácidos, da ordem de 8 a 10 g/h, enquanto a absorção da CAS chegou a 6,1 g/h. Outro estudo envolveu o fornecimento de 2,3 g de WP a cada 20 min (cerca de 7 g/h), imitando a quantidade aproximada absorvida quando toda a WP era fornecida em dose única. A estratégia fracionada foi comparada com fornecimento de uma dose de 30 g de aminoácidos (AA), e as taxas de absorção estimadas foram de 8 g/h com AA vs. 6 g/h com WP.[37]

A literatura traz poucas informações sobre taxas de digestão e quantidades reais de aminoácidos absorvidos. Os aminoácidos consumidos livres, apresentando o mesmo perfil encontrado em proteínas como a caseína e a WP, mostram diferentes picos transitórios. A caseína é conhecida por sua característica liberação lenta, enquanto a WP apresenta liberação mais rápida. Quando essas duas proteínas contidas no leite são testadas juntas, tipicamente apre-

sentam uma rápida digestibilidade e uma absorção lenta. As duas frações proteicas do leite são discutidas em detalhes no artigo de Bos et al.[48] O que deve ser lembrado é que a proteína do soro é solúvel, enquanto a caseína é miscelar, por isso a primeira tem digestibilidade rápida e a segunda, digestibilidade lenta. Essa diferença influencia a liberação de aminoácidos e também a saciedade. Isso explica porque a caseína tem sido usada como proteína noturna e para controle do apetite.

Carboidrato e proteína

Recentemente, foram iniciadas pesquisas para determinar se a adição de proteína à suplementação com carboidrato (CHO), ou mesmo apenas a suplementação proteica, pode ter efeito superior sobre o desempenho no exercício aeróbico. Também passou-se a investigar os efeitos da suplementação proteica, com ou sem CHO, sobre a recuperação e o dano muscular no período pós-exercício. As informações referentes aos efeitos da adição de proteína à suplementação com CHO são controversas. McCleave et al.[49] investigaram se a suplementação com baixo conteúdo de CHO aliada a um conteúdo moderado de proteína poderia melhorar o desempenho em um protocolo de exercício de endurance exaustivo, em comparação à suplementação tradicional com uma bebida contendo 6% de CHO. Para tanto, os pesquisadores selecionaram 14 ciclistas e triatletas do sexo feminino que, em duas ocasiões separadas, realizaram uma sessão de 3 h de exercício em cicloergômetro, com intensidades variando de 45 a 70% VO_2 máx., seguida de uma sessão até a exaustão na intensidade aproximada de 75,06% VO_2 máx. A cada 20 min de exercício, as participantes receberam 275 mℓ de uma bebida contendo 6% de CHO ou 1% de CHO + 1,2% de proteína. O grupo que recebeu CHO + proteína apresentou o melhor tempo. Resultados semelhantes foram relatados com atletas do sexo masculino. No estudo de Hall et al.[50], um grupo de 10 ciclistas do sexo masculino ingeriram uma bebida contendo CHO ou CHO + proteína, enquanto completavam um protocolo de 2,5 h de execício, 4 h de descanso e, por último, um contrarrelógio. O grupo CHO + proteína apresentou um tempo de contrarrelógio melhor que o do grupo CHO. Nos participantes que receberam CHO + proteína, o aumento dos níveis de mioglobina desde o início até o término do exercício foi menor, bem como os valores de esforço percebido, a taxa de frequência cardíaca e o declínio na contagem de neutrófilos durante o período de repouso, em relação aos desportistas que receberam apenas CHO.[50] Outros resultados positivos de desempenho relatados foram a redução no estresse gerado pelo exercício físico[50], o aumento do intervalo de tempo até o aparecimento da exaustão[51-53], a maior distância percorrida em teste com tempo predeterminado[54], o aumento da velocidade em provas de competição, o aumento da capacidade temorregulatória e a prevenção da perda de massa corporal.[55]

No entanto, alguns autores falharam em encontrar efeitos significativos da adição de proteína à suplementação com CHO. Coletta *et al.*[56] testaram três suplementações diferentes *versus* um placebo em 12 corredores: bebida contendo 6% de CHO; bebida contendo 1,4% de proteína + 6% de CHO; e bebida contendo 3 a 9% de CHO. Os atletas completaram quatro corridas de 19,2 km e um *sprint* final de 1,92 km. Foi fornecida uma suplementação diferente para cada prova, antes e a cada 4 km de corrida, totalizando 120 e 600 mℓ, respectivamente. Não houve diferenças significativas de desempenho com nenhuma das suplementações, em comparação ao placebo. Segundo Breen *et al.*[57], a adição de 19 g de proteína/h à suplementação com 65 g de CHO/h não promoveu melhora no desempenho de ciclistas que realizaram 2 h de exercício em cicloergômetro a uma intensidade aproximada de 55% VO$_2$ máx. Outros autores relataram que a adição de proteína ao CHO não confere benefícios adicionais ao desempenho de atletas de *endurance*.[58,59]

Ainda, outros estudos investigaram os efeitos da adição de proteína à suplementação com CHO sobre os parâmetros de dano e recuperação muscular. Onze ciclistas do sexo masculino completaram quatro protocolos exaustivos a 75% VO$_2$ máx. e receberam 250 mℓ de placebo, CHO (7,75%), CHO + CHO (9,69%), ou CHO + proteína (7,75 e 1,94%, respectivamente), a cada 15 min de exercício, até o aparecimento de fadiga. Decorridas 24 h do execício aeróbico, os indivíduos realizaram exercício de extensão de pernas a 70% de uma repetição máxima. O tempo até a exaustão foi prolongado nos grupos CHO + CHO e CHO + proteína, em comparação ao placebo. No pós-exercício, os níveis plasmáticos de creatinoquinase (CK) e a mioglobina sérica foram menores no grupo CHO + proteína, em comparação ao placebo e aos demais grupos. Além disso, a suplementação com CHO + proteína preveniu o aumento da dor muscular e a elevação da CK após o exercício. O desempenho no teste de extensão de pernas foi significativamente melhor no grupo CHO + proteína, em comparação aos demais grupos.[53] Resultados semelhantes foram descritos no estudo conduzido por Saunders *et al.*[60] Nesse estudo, um grupo de 13 ciclistas do sexo masculino completaram duas simulações de 60 km em contrarrelógio, consumindo 200 mℓ de uma bebida contendo apenas 6% de CHO ou 6% de CHO + 1,8% de caseína hidrolisada, a cada 5 km de distância percorrida. Imediatamente após o término do exercício, foram consumidos mais 500 mℓ. Antes e 24 h após o exercício, os níveis plasmáticos de CK e taxa de dor muscular foram medidos. Todas as diferenças de tempo entre os grupos ocorreram durante a volta final. Os níveis de CK e as taxas de dano muscular aumentaram significativamente no grupo CHO, mas não no grupo CHO + proteína. Por outro lado, Goh *et al.*[61] testaram os efeitos de diferentes bebidas esportivas com conteúdos similares de calorias e diferentes proporções de CHO e proteína, sobre a recuperação de 12 ciclistas do sexo masculino. Os atletas realizaram três protocolos separados, por 7 a 14 dias cada um, consistindo em 1 h de exercício intenso em cicloergômetro, seguido de um período de 4 h de descanso passivo. Uma segunda sessão era iniciada após esse descanso, consistindo em cerca de 70 min de exercício intenso. Em 0 e 120 min após o término da primeira sessão e, depois, após o término da segunda sessão, os indivíduos foram randomizados para receber a suplementação com diferentes bebidas esportivas: 1) CHO apenas (75 g); 2) baixo conteúdo de CHO (8 g) e alto conteúdo de proteína (55 g); ou 3) alto conteúdo de CHO (45 g) e baixo conteúdo de proteína (25 g). As duas últimas bebidas continham 4 e 0,5 g de lipídios, respectivamente. O pico de força do quadríceps, a CK sérica, a dor muscular e a fadiga no pré- e no pós-exercício não foram diferentes entre os grupos. Outros autores falharam em encontrar efeitos significativos da suplementação com CHO + proteína sobre o dano e a recuperação muscular.[54,55,57]

Outro possível efeito da suplementação com CHO + proteína é sobre o balanço proteico. Oito atletas de *endurance* foram estudados em duas ocasiões diferentes: a) em estado de repouso por 4 h; e b) durante o execício a 50% VO$_2$ máx. por 6 h (2,5 h de ciclismo, 1 h de corrida e 2,5 h de ciclismo) e subsequente recuperação (4 h). Os atletas receberam 0,7 g de CHO/kg massa corporal/h ou uma bebida contendo a mesma proporção de CHO + 0,25 g de proteína/kg massa corporal/h, a cada 30 min. O metabolismo proteico corporal foi determinado mediante infusão de L-[1-13C]leucina, L-[2 H5]fenilalanina, e [15N2]ureia, em amostras de sangue e de ar expirado. Houve aumento da oxidação de leucina desde o descanso até o exercício no grupo CHO + proteína, entretanto a oxidação de ureia e de fenilalanina não aumentou com o exercício. O balanço proteico corporal durante o exercício com ingestão de CHO foi negativo. A adição de proteína à bebida contendo CHO resultou em balanço proteico positivo tanto no repouso como durante e após o exercício.[62]

A adição de proteína à suplementação de CHO carece de mais estudos para verificar os efeitos sobre o desempenho e sobre a recuperação e o dano muscular. Uma grande parte dos estudos emprega protocolos de exaustão que normalmente não simulam a realidade do treino da maioria dos atletas de *endurance*. Além disso, é necessário esclarecer a dose e o melhor momento para o fornecimento da suplementação. Aparentemente, a adição de proteína, ainda que sem efeitos positivos sobre os parâmetros analisados, não prejudica a prática do exercício. É possível que a suplementação proteica não melhore o desempenho, mas evite a perda da eficiência durante o exercício.[63]

Referências bibliográficas

1. Galante F, Araujo MVF. Fundamentos de bioquímica: para universitário, técnicos e profissionais da área de saúde. São Paulo: Rideel; 2012.

2. Galante F, Araujo MVF. Fundamentos de bioquímica: para universitário, técnicos e profissionais da área de saúde. 2.ed. São Paulo: Rideel; 2014.

3. Galante F, Araujo MVF. Princípios da bioquímica: para universitário, técnicos e profissionais da área de saúde. 2.ed. São Paulo: Rideel; 2018.

4. Silverthorn DU. Fisiologia humana. Uma abordagem integrada. Porto Alegre: Artmed; 2010.

5. Marzzoco AT, Torres BB. Bioquímica básica. 3.ed. Rio de Janeiro: Guanabara-Koogan; 2007.

6. Sakai H, Fujii T, Takeguchi N. Proton-potassium (H+/K+) ATPases: properties and roles in health and diseases. In: Sigel A, Sigel H, Sigel RKO. The Alkali Metal Ions: Their Role for Life. Cham: Springer International Publishing; 2016. p. 459-483.

7. Waldum HL, Sørdal ØF, Mjønes PG. The enterochromaffin-like [ECL] cell-central in gastric physiology and pathology. Int J Mol Sci. 2019;20(10):2444.

8. Guyton AC, Hall JE. Tratado de Fisiologia Médica. 12.ed. Rio de Janeiro: Elsevier; 2011.

9. Matthews, DE. Proteins and aminoacids. In: Shils ME, editor. Modern Nutrition in Health and Disease. Phyladelphia: Lippincott; 2016. p. 23-61.

10. Daniel H. Molecular and integrative physiology of intestinal peptide transport. Annu Rev Physiol. 2004; 66:361-84.

11. Wu G. Intestinal mucosal amino acid catabolism. J Nutr. 1998;128(8):1249-52.

12. Marchini JS, Vannucchi H, Suen V *et al*. Aminoácidos. São Paulo: ILSI Brasil - International Life Sciences Institute do Brasil; 2016.

13. Phillips BE, Hill DS, Atherton PJ. Regulation of muscle protein synthesis in humans. Curr Opin Clin Nutr Metab Care. 2012;15(1):58-63.

14. Schiaffino S, Reggiani C. Fiber types in mammalian skeletal muscles. Physiol Rev. 2011;91(4):1447-1531.

15. Waterlow JC. Protein turnover in mammalian tissues and in the whole body. Amsterdam: Elsevier-North Holland; 1978.

16. Blaxter KL. Comparative aspects of nutrition. In: Yudkin J. Diet of man: needs and wants. London: Applied Science Publishers;1978. p. 145-158.

17. Reeds PJ, Lobley GE. Protein synthesis: are there real species differences? Proc Nutr Soc. 1980;39(1): 43-52.

18. Norgan NG, Durnin JV. The effect of 6 weeks of overfeeding on the body weight, body composition, and energy metabolism of young men. Am J Clin Nutr. 1980;33(5):978-988.

19. FAO. Protein requirements: report of a Joint FAO/WHO Expert Group. Rome: FAO Nutrition Meetings Report Series;1965. Nº 37 (também referida como WHO Tec Rep Ser;1965. Nº 301).

20. Food and Agriculture Organization. Energy and protein requirements: report of a Joint FAO/WHO *Ad Hoc* Expert Committee. Rome: FAO Nutrition Meetings Report Series; 1973. Nº 52 (também referida como WHO Tec Rep Ser;1973. Nº 522).

21. Munro HN. General aspects of the regulation of protein metabolism by diet and hormones. In: Munro HN, Allison JB. Mammalian protein metabolism. Vol.1. New York: Academic Press; 1964. p. 381-481.

22. Motil KJ, Bier DM, Matthews DE *et al*. Whole body leucine and lysine metabolism studied with [1-^{13}C] leucine and [α-^{15}N]lysine: response in healthy young men given excess energy intake. Metabolism. 1981;30(8):783-791.

23. Calloway DH. Energy-protein interrelationships. In: Bodwell CE, Adkins JS, Hopkins DT. Protein quality in humans: assessment and in vitro estimations. Westport: AVI Publishing Co.;1981. p. 148-65.

24. Young VR, Roberts JJ, Motil KL *et al*. Protein and energy intake in relation to protein turnover in man. In: Waterlow JC, Stephen JML. Nitrogen metabolism in man. London: Applied Science Publishers;1981. p. 419-447.

25. Kishi K, Miyatani S, Inoue G. Requirement and utilization of egg protein by Japanese young men with marginal intakes of energy. J Nutr. 1978;108(4): 658-69.

26. Maclean WC, Graham GG. The effect of level of protein intake in isoenergetic diets on energy utilization. Am J Clin Nutr. 1979;32(7):1381-7.

27. Rose WC. The amino acid requirements of adult man. Nutr Abstr Rev. 1957;27(3):631-47.

28. Clugston GA, Garlick PJ. The response of protein and energy metabolism to food intake in lean and obese man. Hum Nutr Clin Nutr. 1982;36C(1):57-70.

29. Goldstein H, Tanner JM. Ecological considerations in the creation and the use of child growth standards. Lancet. 1980;1(8168 Pt 1):582-5.

30. Ackermans MT, Pereira-Arias AM, Bisschop PH *et al*. The quantification of gluconeogenesis in healthy

men by 2 H2O and [2-13C] yields different results: rate of gluconeogenesis in healthy men measured with 2 H2O are higher than those measured with [2-13C] glycerol. J Clin Endocrinol Metab. 2001;86: 2220-6.

31. Calbet JA, Maclean DA. Plasma glucagon and insulin response depend on the rate of appearance of amino acids after ingestion of different solutions in humans. J Nutr. 2002;132:2174-82.

32. Volpi E, Mittendorfer B, Wolf SE et al. Oral amino acids stimulate muscle protein anabolism in the elderly despite higher first-pass splanchnic extraction. Am J Physiol. 1999;277:E513-20.

33. Moore DR, Robinson MJ, Fry JL et al. Ingested protein dose response of muscle and albumin protein synthesis after resistance exercise in young men. Am J Clin Nutr. 2009;89:161-8.

34. Pennings B, Boirie Y, Senden JM et al. Whey protein stimulates postprandial muscle protein accretion more effectively than do casein and casein hydrolysate in older men. Am J Clin Nutr. 2011;93:997-1005.

35. Wolfe RR, Miller SL. Protein metabolism in response to ingestion pattern and composition of proteins. J Nutr. 2002;132:3207S.

36. Boirie Y, Dangin M, Gachon P et al. Slow and fast dietary proteins differently modulate postprandial accretion. Proc Natl Acad Sci. 1997;94:14930-5.

37. Dangin M, Boirie Y, Garcia-Rodenas C et al. The digestion rate of protein is an independent regulating fator of postprandial protein retention. Am J Physiol End Metab. 2001;280:E340-8.

38. Gaudichon C, Mahe S, Benemouzig R et al. Net postprandial utilization of [15N]- labeled milk protein nitrogen is influenced by diet composition in humans. J Nutr. 1999;129:890-5.

39. Gausserès N, Mahé S, Benamouzig R et al. [15N]-labeled pea flour nitrogen exhibits good ileal digestibility and postprandial retention in humans. J Nutr. 1997;127(6):1160-5.

40. Mariotti F, Pueyo ME, Tome D et al. The influence of the albumin fraction on the bioavailability and utilization of pea protein given selectively to humans. J Nutr. 2001;131:1706-13.

41. Evenepoel P, Claus D, Geypens B et al. Amount and fate of egg protein escaping assimilation in the small intestine of humans. Am J Physiol. 1999;277:G935-43.

42. Hamilton-Reeves JM, Rebello SA, Thomas W et al. Isoflavone-rich soy protein isolate suppresses androgen receptor expression without altering estrogen receptor-beta expression or serum hormonal profiles in men at high risk of prostate cancer. J Nutr. 2007;137(7):1769-75.

43. Mitchell CJ, Della-Gatta PA, Petersen AC et al. Soy protein ingestion results in less prolonged p70S6 kinase phosphorylation compared to whey protein after resistance exercise in older men. J Int Soc Sports Nutr. 2015;12:6.

44. Erdman JW, Fordyce EJ. Soy products and the human diet. Am J Clin Nutr. 1989;49:725-37.

45. Mariotti F, Mahe S, Benamouzig R et al. Nutritional value of 15N-soy protein isolate assessed from ileal digestibility and postprandial utilization in humans. J Nutr. 1999;129:1992-7.

46. Scrimshaw N, Wayler A, Murray E et al. Nitrogen balance response in young men given one of two isolated soy proteins or milk proteins. J Nutr. 1983; 113:2492-7.

47. Fouillet H, Bos C, Gaudichon C et al. Approaches to quantifying protein metabolism in response to nutrient ingestion. J Nutr. 2002;132:3208S-18S.

48. Bos C, Gaudichon C, Tome D. Nutritional and physiological criteria in the assessment of milk protein quality for humans. J Am Coll Nutr. 2000;19:191S-205S.

49. McCleave EL, Ferguson-Stegall L, Ding Z et al. A low carbohydrate-protein supplement improves endurance performance in female athletes. J Strength Cond Res. 2011;25(4):879-888.

50. Hall AH, Leveritt MD, Ahuja KD et al (2013). Coingestion of carbohydrate and protein during training reduces training stress and enhances subsequent exercise performance. Applied Physiology, Nutrition, and Metabolism. 2013;38(6):597-604.

51. Ivy JL, Res PT, Sprague RC et al. Effect of a carbohydrate-protein supplement on endurance performance during exercise of varying intensity. International Journal of Sport Nutrition and Exercise Metabolism. 2003;13(3):382-95.

52. Saunders MJ, Kane MD, Todd MK. Effects of a carbohydrate-protein beverage on cycling endurance and muscle damage. Med Sci Sports Exerc. 2004;36(7): 1233-8.

53. Valentine V. The importance of salt in the athlete's diet. Current Sports Medicine Reports. 2007;6(4): 237-40.

54. Saunders MJ. Coingestion of carbohydrate-protein during endurance exercise: influence on performance and recovery. Int J Sport Nutr Exerc Metab. 2007;17 Suppl:S87-S103.

55. Cathcart AJ, Murgatroyd SR, McNab A et al. Combined carbohydrate-protein supplementation improves

competitive endurance exercise performance in the heat. Eur J Appl Physiol. 2011;111(9):2051-61.

56. Coletta A, Thompson DL, Raynor HA. The influence of commercially-available carbohydrate and carbohydrate-protein supplements on endurance running performance in recreational athletes during a field trial. J Int Soc Sports Nutr. 2013;10(1):17.

57. Breen L, Tipton KD, Jeukendrup AE. No effect of carbohydrate-protein on cycling performance and indices of recovery. Med Sci Sports Exerc. 2010; 42(6):1140-8.

58. van Essen M, Gibala MJ. Failure of protein to improve time trial performance when added to a sports drink. Med Sci Sports Exerc. 2006;38(8):1476-83.

59. Osterberg KL, Zachwieja JJ, Smith JW. Carbohydrate and carbohydrate + protein for cycling time-trial performance. J Sports Sci. 2008;26(3):227-33.

60. Saunders MJ, Moore RW, Kies AK et al. Carbohydrate and protein hydrolysate coingestions improvement of late-exercise time-trial performance. Int J Sport Nutr Exerc Metab. 2009;19(2):136-49.

61. Goh Q, Boop CA, Luden ND et al. Recovery from cycling exercise: effects of carbohydrate and protein beverages. Nutrients. 2012;4(7):568-84.

62. Koopman R, Pannemans DL, Jeukendrup AE *et al.* Combined ingestion of protein and carbohydrate improves protein balance during ultra-endurance exercise. Am J Physiol Endocrinol Metab. 2004;287(4): E712-20.

63. Martínez-Lagunas V, Ding Z, Bernard JR et al. Added protein maintains efficacy of a low-carbohydrate sports drink. J Strength Cond Res. 2010;24(1):48-59.

Bibliografia

Alvarez-Leite JI, Soares FLP, Teixeira LG. Controle neuroendócrino da saciedade. In: Oriá RB, Brito GAC. Sistema Digestório: Integração Básico-Clínica. São Paulo: Blucher; 2016. p. 389-410.

Ament W, Verkerke GJ. Exercise and fatigue. Spo Med. 2009;39(5):389-422.

Andersen A, Lund A, Knop FK *et al.* Glucagon-like peptide 1 in health and disease. Nat Rev End. 2018;14(7): 390-403.

Aoi W, Naito Y. Immune function, nutrition, and exercise. In: Bagchi D, Nair S, Sen CK. Nutrition and Enhanced Sports Performance: Muscle Building, Endurance, and Strength. 2.ed. London: Academic Press; 2019. p. 83-95.

Araki E, Lipes MA, Patti ME *et al.* Alternative pathway of insulin signaling in mice with targeted disruption of the IRS-1 gene. Nature. 1994;372:186-90.

Auclair N, Melbouci L, St-Pierre D *et al.* Gastrointestinal factors regulating lipid droplet formation in the intestine. Exp Cell Res. 2018;363(1):1-14.

Bailey SJ, Winyard PG, Vanhatalo A *et al.* Acute L-arginine supplementation reduces the O2 cost of moderate-intensity exercise and enhances high-intensity exercise tolerance. J Appl Physiol. 2010;109:1394-403.

Bang D, Chopra N, Kent SB. Total chemical synthesis of crambin. J Am Chem Soc. 2004;12:1377-83.

Bauer J, Biolo G, Cederholm T *et al.* Protein metabolism: how the proteosome adapts to stress. Nat Rev Mol Cell Bio. 2014;15:562-3.

Baynes JWM. Bioquímica Médica. 2.ed. Rio de Janeiro: Elsevier; 2007.

Berg JM, Tymoczko JL, Stryer L. Bioquímica. 6.ed. Rio de Janeiro: Guanabara-Koogan; 2008.

Berry RB, Budhiraja R, Gottlieb DJ *et al.* Rules for scoring respiratory events in sleep: update of the 2007 AASM manual for the scoring of sleep and associated events. J Clin Sleep Med. 2012;8(5):597-619.

Bertuzzi A, Conte F, Mingrone G *et al.* Insulin signaling in insulin resistance states and cancer: a modeling analysis. PLoS ONE. 2016;11(5).

Bhattacharyya S, Yu H, Mim C *et al.* Regulated protein turnover: snapshots of the proteasome in action. Nat Rev Mol Cell Bio. 2014;15:122-33.

Brent GA. Mechanisms of thyroid hormone action. J Clin Invest. 2012;122(9):3035-43.

Brubaker PL. Glucagon-like peptide-2 and the regulation of intestinal growth and function. Compr Phys. 2018; 8(3):1185-210.

Burrin DG, Stoll B. Metabolic fate and function of dietary glutamate in the gut. Am J Clin Nutr. 2009; 90(3):850S-6S.

Carskadon MA, Dement WC. Monitoring and staging human sleep. In: Kryger MH, Roth T, Dement WC. Principles and practices of sleep medicine. 5.ed. St. Louis: Elsevier Saunders; 2011. p. 16-26.

Champe PC, Harvey RA. Bioquímica Ilustrada. 2.ed. Porto Alegre: Artmed; 1996.

Chiang SH, Baumann CA, Kanzaki M *et al.* Insulinstimulated GLUT4 translocation requires the CAP-dependent activation of TC10. Nature. 2001;410(6831):944-8.

Chokroverty S. Overview of sleep & sleep disorders. Indian J Med Res. 2010;131:126-40.

Coelho-Ravagnani CC, Santini E. Carnitina. In: Paschoal V, Naves A. Tratado de Nutrição Esportiva Funcional. São Paulo: Roca; 2014.

Collier SR, Casey DP, Kanaley JA. Growth hormone responses to varying doses of oral arginine. Growth Horm IGF Res. 2005;15:136-9.

Cooper GM, Hausman RE. A célula: uma abordagem molecular. 3.ed. Porto Alegre: Artmed; 2007

Crabtree DR, Blannin AK. Effects of exercise in the cold on ghrelin, PYY, and food intake in overweight adults. Med Sci Spo Exerc. 2015;47(1):49-57.

Cruz EN, D'Almeida V, Cardien LC et al. Padronização da dosagem de homocisteína plasmática por cromatografia líquida de alta pressão e aplicação em pacientes com doença arterial coronariana. J Bras Patol. 2000;36(3): 166-73.

Cunningham JG, Klein BG. Tratado de fisiologia veterinária. In: Sistema Endócrino. 4.ed. Rio de Janeiro: Elsevier; 2008. p. 413-30.

Datta S. An overview on extreme sports. In: Bagchi D, Nair S, Sen CK. Nutrition and Enhanced Sports Performance: Muscle Building, Endurance, and Strength. 2.ed. London: Academic Press; 2019. p. 211-29.

De-Souza DA, Greene LJ. Intestinal permeability and systemic infections in critically ill patients: effects of glutamine. Crit Care Med. 2005;33(5):1125-35.

Dominiczak M. Série Carne e Osso: Metabolismo. Rio de Janeiro: Elsevier; 2007.

Douglas JA, Deighton K, Atkinson JM et al. Acute exercise and appetite-regulating hormones in overweight and obese individuals: a meta-analysis. J Obes. 2016; 2016:2643625.

Duarte ACG. Avaliação nutricional: aspectos clínicos e laboratoriais. São Paulo: Atheneu; 2007.

Eickhoff H, Matafome P, Seica R et al. Cirurgia metabólica em doentes com diabetes tipo 2. Ficção ou opção terapêutica? Rev Port Cir. 2016;36:19-28.

Fantin VR, Wang Q, Lienhard GE et al. Mice lacking insulin receptor substrate 4 exhibit mild defects in growth, reproduction, and glucose homeostasis. Am J Phys End Metab. 2000;278(1):E127-33.

Farias CA, Moraes RS, Sobral-Filho DC et al. Autonomic modulation in patients with congenital generalized lipodystrophy (Berardinelli-Seip syndrome). Europace. 2009;11(6):763-9.

Ferreira LG, Burini RC, Maia AF. Dietas vegetarianas e desempenho esportivo. Rev Nutr. 2006;19(4):469-77.

Fiorini VCC, Scatollini M, Palumbo MN et al. Hemostasia: fisiologia e farmacologia. Rev Bras Clin Terap. 2001;27(2):71-9.

Fisher D. Physiological variations in thyroid hormones: physiological and pathological considerations. Clin Chem. 1996;42(1):135-9.

Frenhani PB, Burini RC. Mecanismos de absorção de aminoácidos e oligopeptídios. Controle e implicações na dietoterapia humana. Arq Gastroenterol. 1999;36(4): 227-37.

Gao F, Gao E, Yue TL et al. Nitric oxide mediates the antiapoptotic effect of insulin in myocardial ischemia-reperfusion: the roles of PI3-kinase, Akt, and endothelial nitric oxide synthase phosphorylation. Circulation. 2002; 105(12):1497-502.

Garrett RH, Grisham CM. Biochemistry. Orlando: Harcourt College Publishing; 1995.

Gaw A, Cowan RA, O'Reilly DSJ et al. Bioquímica Clínica. 2.ed. Rio de Janeiro: Guanabara-Koogan; 2001.

Gleeson M. Immunological aspects of sport nutrition. Immunol Cell Biol. 2016;94(2):117-23.

Gonzalez FH, Ceroni da Silva S. Bioquímica hormonal. In: Introdução à bioquímica hormonal. 2.ed. Porto Alegre: Editora da UFRGS; 2006. p. 251-312.

Gonzalez FH, Ceroni da Silva S. Introdução à bioquímica clínica veterinária. 2.ed. Porto Alegre: Editora da UFRGS; 2006. p.182-3.

Haber EP, Curi R, Carvalho CRO et al. Secreção da insulina: efeito autócrino da insulina e modulação por ácidos graxos. Arq Bras End Metab. 2001;45(3):219-27.

Hamasaki H. Effects of glucose-lowering agents on cardiorespiratory fitness. World J Diab. 2018;9(12):230-8.

Heinrichs A. Cell signalling: of rags and ragulator. Nat Rev Mol Cell Bio. 2010;11(6):388-9.

Holtzman B, Ackerman K. Measurement, determinants, and implications of energy intake in athletes. Nutrients. 2019;11(3):665.

Houee-Levin C, Bobrowski K, Hkova L et al. Exploring oxidative modifications of tyrosine: an update on mechanisms of formation, advances in analysis and biological consequences. Free Radic Res. 2015;49(4):347-73.

Hristina K, Langerholc T, Trapecar M. Novel metabolic roles of L-arginine in body energy metabolism and possible clinical applications. J Nutr Health Aging. 2014; 18(2):213-8.

Humphries D. The biochemical basis of sport performance. Br J Sports Med. 2006;40(7):655-6.

Junqueira LCU, Carneiro J. Biologia Celular e Molecular. 8.ed. Rio de Janeiro: Guanabara Koogan; 2005.

Kaczor M, Skalski M. Treatment of behavioral sleep problems in children and adolescents – literature review. Psychiatr Pol. 2016;50(3):517-84.

Kałużna-Czaplińska J, Gątarek P, Shirumbolo S et al. How important is tryptophan in human health? Crit Rev Food Sci Nutr. 2019;59(1):72-88.

Kibiti W, Afolayan J. The biochemical role of macro and micro-minerals in the management of diabetes mellitus and its associated complications: a review. Int J Vitam Nutr Res. 2015;85(1-2):88-103.

Kim JK, Kim YJ, Fillmore JJ *et al*. Prevention of fat--induced insulin resistance by salicylate. J Clin Inv. 2001;108(3):437-46.

Layman DK, Anthony TG, Rasmussen BB *et al*. Defining meal requirements for protein to optimize metabolic roles of amino acids. Am J Clin Nutr. 2015;101(6):1330S-8S.

Lehninger AL, Nelson DL, Cox MM. Princípios de Bioquímica. 3.ed. São Paulo: Savier; 2002.

Leite LO, Costa PRF, Conceição-Machado MEP *et al*. Homocisteína e cisteína: marcadores de risco cardiovascular em adolescentes. Adolesc Saude. 2018;15(4): 104-13.

Li P, Yin YL, Li D *et al*. Amino acids and immune function. Br J Nutr. 2007;98(2):237-52.

Liberati A, Altman DG, Tetzlaff J *et al*. The PRISMA statement for reporting systematic reviews and meta-analyses of studies that evaluate health care interventions: explanation and elaboration. Ann Int Med. 2009;151(4): W65-94.

Liu Y, Dong M, Yang Z *et al*. Anti-diabetic effect of citrus pectin in diabetic rats and potential mechanism via PI3 K/Akt signaling pathway. Int J Biol Macromol. 2016;89:484-8.

Machado UF, Schaan BD, Seraphim PM. Transportadores de glicose na síndrome metabólica. Arq Bras End Metab. 2006;50(2):177-89.

Maestá N, Cyrino ES, Angeleli AYO *et al*. Efeito da oferta dietética de proteína sobre o ganho muscular, balanço nitrogenado e cinética da 15N-glicina de atletas em treinamento de musculação. Rev Bras Med Esporte. 2008;14(3):215-20.

Martínez-Sanz JM, Norte Navarro A, Salinas-García E *et al*. An overview on essential amino acids and branched chain amino acids. In: Bagchi D, Nair S, Sen CK. Nutrition and Enhanced Sports Performance: Muscle Building, Endurance, and Strength. 2.ed. London: Academic Press; 2019. p. 509-19.

Martins PJF, Mello MT, Tufik S. Exercício e sono. Rev Bras Med Esporte. 2001;7(1):28-36.

Mcardle WD, Katch FI, Katch VL. Fisiologia do Exercício, Energia, Nutrição e Desempenho Humano. 5.ed. Rio de Janeiro: Guanabara Koogan; 2003.

Meeusen R, Roelands B. Fatigue: is it all neurochemistry? Eur J Spo Sci. 2017;18(1):37-46.

Morgentalher TI, Alesso C, Friedman L *et al*. Practice parameters for the use of actigraphy in the assessment of sleep and sleep disorders. Sleep. 2007;30(4):519-27.

Nacif M, Viebig RF. Avaliação antropométrica nos ciclos da vida: uma visão prática. São Paulo: Metha; 2008.

Nakade M, Akimitsu O, Wada K *et al*. Can breakfast tryptophan and vitamin B6 intake and morning exposure to sunlight promote morning-typology in young children aged 2 to 6 years? J Physiol Anthropol. 2012; 31(1):1.

Nelson DL, Cox MM. Lehninger princípios de bioquímica. In: Interação e Regulação Hormonal do Metabolismo dos Mamíferos. 4.ed. São Paulo: Sarvier; 2006. p. 872- 911.

Neves GSML, Giorelli AS, Florido P *et al*. Transtornos do sono: visão geral. Rev Bras Neurol. 2013;49(2):57-71.

Neves LB, Macedo DM, Lopes AC *et al*. Homocisteína. J Bras Patol Med Lab. 2004;40(5):311-20.

Novak F, Heyland DK, Avenell A *et al*. Glutamine supplementation in serious illness: a systematic review of the evidence. Crit Care Med. 2002;30(9):2022-9.

Nozawa S, Oda H, Akiyama R *et al*. Decreased gene expressions of insulin signal molecules in canine hyperadrenocorticism. J Vet Med Sci. 2014;76(8):1177-82.

Nunes ML. Distúrbios do sono. J Pediatr. 2002;78(1):63-72.

Padula RS, Pires RS, Alouche SR *et al*. Análise da apresentação textual de revisões sistemáticas em fisioterapia publicadas no idioma português. Rev Bras Fisiot. 2012;16(4):281-8.

Panico MDB. Hiper-homocisteinemia e doença vascular. J Vasc Br. 2004;3(1):3-4.

Pasiakos SM, Marolis LM, Orr JS. Optimized dietary strategies to protect skeletal muscle mass during periods of unavoidable energy deficit. FASEB J. 2015;29(4): 1136-42.

Patterson SD, Waldron M, Jeffries O. Proteins and amino acids and physical exercise. In: Walrand S. Nutrition and Skeletal Muscle. London: Academic Press; 2019. p. 183-96.

Pauli JR, Cintra DE, Souza CT *et al*. Novos mecanismos pelos quais o exercício físico melhora a resistência à insulina no músculo esquelético. Arq Bras Endocr Met. 2009:53(4):399-408.

Pequeno CS. Avaliação do sono em indivíduos com lipodistrofia generalizada congênita. Fortaleza. Dissertação [Mestrado em Saúde Pública] – Universidade Federal do Ceará; 2017.

Pessin JE, Saltiel AR. Signaling pathways in insulin action: molecular targets of insulin resistance. J Clin Inv. 2000;106(2):165-9.

Phillips S, Sieber C, Stehle P *et al* Evidence-based recommendations for optimal dietary protein intake in older people: a position paper from the PROT-AGE Study Group. J Am Med Dir Assoc. 2013;14(8):542-59.

Phillips SM. The impact of protein quality on the promotion of resistance exercise-induced changes in muscle mass. Nutr Metab. 2016;13:64.

Pires CV, Oliveira MGA, Rosa JC et al. Qualidade nutricional e escore químico de aminoácidos de diferentes fontes proteicas. Ciênc Tecnol Aliment. 2006;26(1):179-87.

Pratt CW, Cornely K. Bioquímica Essencial. Rio de Janeiro: Guanabara-Koogan; 2006.

Reidy PT, Rasmussen BB. Role of ingested amino acids and protein in the promotion of resistance exercise-induced muscle protein anabolism. J Nutr. 2016;146(2): 155-83.

Ribeiro LB, Arruda AMVA, Pereira ES et al. Técnica de indicador de oxidação de aminoácidos. Sem Ciênc Agrár. 2008;29(4):973-82.

Ribon V, Herrera R, Kay BK et al. A role for CAP, a novel, multifunctional Src homology 3 domain-containing protein in formation of actin stress fibers and focal adhesions. J Bio Chem. 1998;273(7):4073-80.

Richard DM, Dawes MA, Mathias CW et al. L-tryptophan: basic metabolic functions, behavioral research and therapeutic indications. Int J Tryptophan Res. 2009;2:45-60.

Roeths T, Roth T. Sleep-wake state and memory function. Sleep. 2000;23(3):S64-8.

Rogero MM, Tirapegui J. Aspectos atuais sobre aminoácidos de cadeia ramificada e exercício físico. Rev Bras Ciênc Farm. 2008;44(4):563-75.

Rossi L, Tirapegui J. Implicações do sistema serotoninérgico no exercício físico. Arq Bras Endocrinol Metab. 2004;48(2):227-33.

Sancak Y, Bar-Peled L, Zonzu R et al. Ragulator-Rag complex targets mTORC1 to the lysosomal surface and is necessary for its activation by amino acids. Cell. 2010;141(2):290-303.

Sandri M. Protein breakdown in muscle wasting: role of autophagy–lysosome and ubiquitin–proteasome. Int J Biochem Cell Biol. 2013;45(10):2121-9.

Santos CMC, Pimenta CBA, Nobre MRC. A estratégia PICO para a construção da pergunta de pesquisa e busca de evidências. Rev Latino-Am Enf. 2007;15(3): 508-11.

Santos MAA, Santos RP. Uso de suplementos alimentares como forma de melhorar a performance nos programas de atividade física em academias de ginástica. Rev Paul Educ Fis. 2002;16(2):174-85.

Schaan BD, Rabelo ER, Irigoyen MC. Insulina: efeitos cardiovasculares e aplicações terapêuticas. Arq Bras End Metab. 2004;48(6):793-802.

Schwartz IVD, Neto EC, Giugliani R. Considerações sobre o momento da colheita da triagem neonatal. J Ped. 2000;76(6):474-5.

Sgarbieri VC. Propriedades fisiológicas-funcionais das proteínas do soro de leite. Rev Nutr. 2004;17(4):397-409.

Silva MPN. Síndrome da anorexia-caquexia em portadores de câncer. Rev Bras Canc. 2006;52(1):59-77.

Smith C, Marks AD, Lieberman M. Bioquímica Médica Básica de Marks. 2.ed. Porto Alegre: Artmed; 2007.

Souza CFM, Schwartz IV, Giugliani R. Triagem neonatal de distúrbios metabólicos. Ciência Saúde Col. 2002;7(1): 129-37.

Spindler K-D, Hönl C, Tremmel CH et al. Ecdysteroid hormone action. Cell Mol Lif Sci. 2009;66(24)3837-50.

Steinert RE, Feinle-Bisset C, Asarian L et al. Ghrelin, CCK, GLP-1, and PYY(3–36): secretory controls and physiological roles in eating and glycemia in health, obesity, and after RYGB. Physiol Rev. 2017;97(1):411-63.

Stipanuk MH. Homocysteine, cysteine, and taurine. In: Shils ME, Olson JA, Shike M et al. Modern nutrition in health and disease. 10.ed. Baltimore: Lippincott Willians & Wilkins; 2006. p. 545-70.

Stohs SJ, Kitchens EK. Nutritional supplementation in health and sports performance. In: Bagchi D, Nair S, Sen CK. Nutrition and enhanced sports performance: muscle building, endurance, and strength. 2.ed. London: Academic Press; 2019. p. 3-9.

Strüder HK, Weicker H. Physiology and pathophysiology of the serotonergic system and its implications on mental and physical performance. Part I. Int J Sports Med. 2001;22(7):467-81.

Su H, Gu Y, Li F et al. The PI3 K/AKT/mTOR signaling pathway is overactivated in primary aldosteronism. PLoS ONE. 2013;8(4):e62399.

Sutherland C, O'Brien RM, Granner DK. New connections in the regulation of PEPCK gene expression by insulin. Phil Trans Royal Soc London. 1996;351(1336): 191-9.

Sczepanik M. Melatonin and its influence on immune system. J Physiol Pharmacol. 2007;58(6):115-24.

Tavares MR, Pavan ICB, Amaral CL et al. The S6 K protein family in health and disease. Life Sci. 2015;131:1-10.

Teixeira RCMA, Molina MCB, Flor DS et al. Estado nutricional e estilo de vida em vegetarianos e onívoros: Grande Vitória – ES. Rev Bras Epidemiol. 2006;9(1):131-43.

Thomas G, Hall MN. TOR signaling and control of cell growth. Cur Opin Cell Bio. 1997;9:782-7.

White MF. The IRS-signaling system: a network of docking proteins that mediate insulin action. Mol Cel Biochem. 1998;182(1-2):3-11.

Tirapegui J, Ribeiro SML. Avaliação nutricional: teoria e prática. Rio de Janeiro: Guanabara Koogan; 2009.

Togeiro SMGP, Smith AK. Métodos diagnósticos nos distúrbios do sono. Rev Bras Psiquiatr. 2005;27(1):8-15.

Torres-Leal FL, Silva MT, Neto EM *et al.* Efeito da creatina mono-hidratada na produção de energia e fadiga durante sprints anaeróbicos em jogadores de futebol. Braz J Health. 2010;1(2):156-64.

Torres-Leal FL, Marreiro DN. Considerações sobre a participação da creatina no desempenho físico. Rev Bras Cineantropom Desemp Hum. 2008;10(3):294-300.

Tufik S. Medicina e biologia do sono. Barueri: Manole; 2008.

Valdés-Ramos R, Martínez-Carrillo BE, Aranda-González II *et al.* Diet, exercise and gut mucosal Immunity. Proc Nutr Soc. 2010;69(4):644-50.

Voet D. Fundamentos de bioquímica: a vida em nível molecular. 2.ed. Porto Alegre: Artmed; 2008.

Wada KS, Yoda S, Akimitsu A *et al.* A tryptophan-rich breakfast and exposure to light with low color temperature at night improve sleep and salivar melatonin level in Japanese students. J Circadian Rhythms. 2013; 11(4).

Walsh NP, Gleeson M, Pyne DB *et al.* Position statement. Part two: maintaining immune health. Exerc Immunol Rev. 2011;17:64-103.

Walsh NP, Gleeson M, Pyne DB *et al.* Position statement. Part one: immune function and exercise. Exerc Immunol Rev. 2011;17:6-63.

Williams KW, Elmquist JK. From neuroanatomy to behavior: central integration of peripheral signals regulating feeding behavior. Nat Neurosci. 2012;15(10):1350-5.

Wolfson RL, Chantranupong L, Saxton RA *et al.* Sestrin2 is a leucine sensor for the mTORC1 pathway. Science. 2016;351(6268):43-8.

Zbinden H, Avey A, Baar K. Nutrition for strength adaptations. In: Bagchi D, Nair S, Sen CK. Nutrition and enhanced sports performance: muscle building, endurance, and strength. 2.ed. London: Academic Press; 2019. p. 345-57.

Zhoua J, Huanga K, Leib XG. Selenium and diabetes – evidence from animal studies. Free Rad Bio Med. 2013; 65:1548-56.

Zoncu R, Efeyan A, Sabatini DM. mTOR: from growth signal integration to cancer, diabetes and ageing. Nat Rev Mol Cell Bio. 2011;12(1):21-35.

capítulo

8

Bioquímica dos Lipídios

Nayara Massunaga Okazaki e Henrique Freire Soares

Introdução

Os lipídios formam um grupo de nutrientes essenciais para a manutenção de diversas reações orgânicas. No exercício, são importantes para a disponibilização de energia, além de controlarem reações celulares, imunológicas e anti-inflamatórias, dependendo de sua qualidade.[1,2]

A seguir, as vias metabólicas dos lipídios serão elucidadas com o objetivo de comprovar a essencialidade dessas moléculas para a prática esportiva.

Bioquímica dos lipídios

Características químicas

O termo "lipídio" refere-se a um grupo de compostos de natureza apolar que determinam a insolubilidade em meio aquoso. Nesse grupo, é possível encontrar diferentes formas de lipídios que podem ser classificadas de acordo com as caraterísticas das cadeias de ácidos graxos constituintes.[1]

Uma das classificações mais utilizadas está associada ao tamanho da cadeia do ácido graxo. Assim, é possível encontrar ácidos graxos de cadeias curta, média e longa. Eles também podem ser divididos em ácidos graxos saturados e insaturados.[3,4]

Os ácidos graxos saturados, independente do tamanho da cadeia, são caracterizados por ligações simples que os tornam completamente saturados em hidrogênio. Geralmente, esses ácidos graxos são sólidos à temperatura ambiente e encontrados em produtos de origem animal.[4] Entretanto, como exceção a essa regra, o coco apresenta polpa sólida, rica em ácidos graxos saturados de cadeia média, especialmente o ácido láurico.

Já os ácidos graxos insaturados apresentam ligações duplas entre os carbonos. De modo geral, estes são ácidos graxos mais líquidos à temperatura ambiente, além de menos compactos que os saturados. Em termos de classificação, podem ser caracterizados como monoinsaturados (uma insaturação) e poli-insaturados (duas ou mais insaturações). São encontrados em alimentos de origem vegetal e em alguns produtos de origem animal, como peixes e frutos do mar.[2,4]

Os ácidos graxos podem ainda ser classificados em ácidos graxos essenciais e não essenciais, ou seja, capazes ou não de serem sintetizados pelo organismo. Exemplos de ácidos graxos essenciais são os ácidos linoleico (ômega-6) e alfalinolênico (ômega-3).[3]

A partir dos ácidos graxos, é possível formar lipídios que podem ser denominados lipídios neutros, que consistem em ácidos graxos e triacilgliceróis utilizados como forma de armazenamento de gordura no organismo; compostos, constituídos por lipídio neutro combinado a outra substância química; e derivados, incluindo substâncias derivadas de lipídios simples e compostos, sendo colesterol o mais estudado.[2]

A seguir, as vias metabólicas associadas aos lipídios e seus efeitos na prática esportiva serão elucidadas.

Digestão e absorção dos lipídios e metabolismo das lipoproteínas

A digestão dos lipídios é dependente de uma série de reações enzimáticas que ocorrem no trato gastrintestinal. Primeiro, os lipídios sofrem digestão parcial pelas lipases lingual e gástrica, respectivamente, na boca e no estômago. Entretanto, a digestão dos lipídios ocorre de forma mais relevante no intestino, onde a presença do bolo alimentar, rico em nutrientes, estimula a secreção do hormônio colecistoquinina (CCK) que, em seguida, estimula a secreção de lipase pancreática – dentre outras enzimas importantes para o processo digestivo. Concomitante a esse estímulo, a CCK também é importante para a contração da vesícula biliar e subsequente secreção de ácidos biliares, os quais são essenciais para emulsificação das gorduras que facilita o processo enzimático.[1,3,4]

Na sequência do processo, e dependendo do tamanho da cadeia, é formado o quilomícron – lipoproteína responsável pelo transporte da gordura ingerida para sistemas que necessitam desse nutriente. Além do transporte de gordura, o quilomícron também é responsável por transportar vitaminas lipossolúveis, indispensáveis ao funcionamento do metabolismo humano.[1,4]

Os quilomícrons contêm apoproteínas (APO) responsáveis pela sua identificação, sendo a APO CII importante para sua atuação fisiológica. Essa estrutura proteica é imprescindível para ativação da enzima lipase lipoproteica nos tecidos que necessitam de gordura, favorecendo a sua transferência. Após esse processo, os quilomícrons passam a ser denominados remanescentes e são reconhecidos pelo fígado. Seu conteúdo remanescente será associado ao conteúdo lipídico endógeno, para a consequente formação de outras lipoproteínas – lipoproteína de densidade muito baixa (VLDL), lipoproteína de densidade intermediária (IDL) e lipoproteína de baixa densidade (LDL) – que serão responsáveis pela transferência do seu conteúdo lipídico para as estruturas que necessitam do nutriente, por meio da APO B.[5]

Além dessas lipoproteínas, também é importante ressaltar a importância da lipoproteína de alta densidade (HDL), responsável pelo transporte reverso do colesterol. Em sua estrutura, é possível encontrar APO A que, por sua vez, interage com a lecitina-colesterol aciltransferase (LCAT) e a proteína transportadora de ésteres de colesterol (CETP), componentes essenciais para essa transferência.[6]

O desequilíbrio entre essas lipoproteínas pode desencadear processos inflamatórios que prejudicam a função do endotélio vascular. A aterosclerose, por exemplo, é uma condição que pode ser desencadeada pelo aumento de LDL que sofreu oxidação e ativou cascatas imunológicas, culminando em aterogênese e desfechos cardiovasculares.[7]

As disfunções dessas vias metabólicas, bem como a disfunção endotelial, estão cada vez mais evidentes em atletas e praticantes de atividade física. Como justificativa, alguns estudos enfatizam os impactos do estresse em exercícios extenuantes, má alimentação e uso de substâncias anabolizantes – que, por sua vez, apresentam correlação com distúrbios metabólicos hepáticos, predispondo a alterações no perfil lipídico.[7]

Lipogênese

Processo associado à produção de ácidos graxos, a qual pode ser desencadeada pelo excesso alimentar, especialmente de fontes de carboidratos, dado que a glicose é o principal precursor para essa via. Tal processo é mais ativo no fígado, tecido adiposo e mamário.[8]

Essa síntese acontece no citosol, com a produção de acetil-CoA a partir da glicose ou de outros precursores. Assim, a acetil-CoA será um intermediário do ciclo de Krebs que, nesse caso, será comprometido devido ao excesso de acetil-CoA produzido. Essa acetil-CoA é convertida a citrato que, em excesso, é convertido novamente em acetil-CoA e oxaloacetato pela enzima citrato liase, no citosol da célula.[8]

Em seguida, a acetil-CoA é associada ao bicarbonato para formação de malonil, pela ativação da acetil-CoA carboxilase – enzima determinante para o processo de lipogênese. Nessa via, vale ressaltar que a insulina, considerada anabólica, é um dos principais ativadores. Na sequência, essa molécula sofre reações com enzimas que alongam a cadeia e origina o ácido graxo (Figura 8.1).[8] Esse processo de síntese pode ser inibido por alguns compostos bioativos, como as catequinas do chá-verde (*Camellia sinensis*), resveratrol e curcumina, em decorrência da atuação inibitória sobre a enzima acetil-CoA-carboxilase.[9] Dentre os mecanismos regulatórios da lipólise, destacam-se os que estão associados aos receptores hormonais de catecolaminas e as proteínas G; inibição da secreção de insulina; regulação de monofosfato cíclico de adenosina (cAMP; segundo mensageiro celular que ativa a proteína quinase A); e a regulação da enzima lipase hormônio-sensível.[9-11]

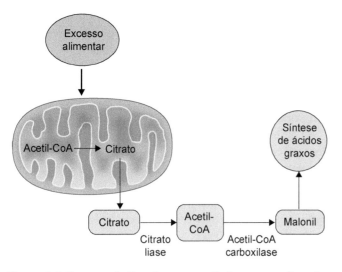

Figura 8.1 Processo de lipogênese a partir do excesso alimentar. Adaptada de Guyton e Hall, 2011[1]; Pinto, 2017[3]; Devlin, 2007[8]; Mcardle et al., 1996.[12]

Lipólise e betaoxidação

A lipólise consiste em um mecanismo catabólico, cujo principal objetivo é dar suporte energético às necessidades metabólicas que envolvem os ácidos graxos e gliceróis durante o esforço físico.[8]

O início do processo de lipólise é mediado, em grande parte, pela estimulação dos receptores beta-adrenérgicos – sendo o exercício um exemplo de estímulo para a atividade do sistema nervoso simpático, liberação de catecolaminas e sensibilidade dos receptores beta-adrenérgicos. Esses fatores, associados à redução da insulinemia em exercícios intensos ou prolongados, fazem com que a lipólise seja iniciada.[12,13]

As catecolaminas, quando se ligam ao receptor de membrana, promovem estimulação da atividade da enzima adenilato ciclase, mediada pela proteína G que está presente na membrana plasmática. Como consequência, o cAMP é formado e ativa a proteína quinase (PKA) que, por sua vez, promove a fosforilação das enzimas lipase de triglicerídios adipocitários (ATGL ou LTGA) e lipase hormônio-sensível (HSL ou LHS), bem como perilipinas. Esta última é encontrada na superfície limitante de gotículas de lipídio; ao ser fosforilada pela PKA, permite a translocação da LHS para a gotícula lipídica a fim de exercer sua função lipolítica. Esses fatores aumentam significantemente a atividade lipolítica.[14]

Os ácidos graxos livres podem sofrer oxidação ainda nas mitocôndrias dos próprios adipócitos (especialmente adipócitos beges) ou podem ser captados por células e usados para a produção de energia, primariamente nas mitocôndrias, em um processo integrado à geração de energia por outras fontes. Para isso, os ácidos graxos são transportados para a região interna das mitocôndrias usando a carnitina (4-trimetilamino-3-hidroxibutirato).[8]

Assim, a primeira etapa da oxidação do ácido graxo envolve a ativação de acil-graxo-CoA em uma reação catalisada por enzimas do retículo endoplasmático e da membrana mitocondrial externa. Uma vez formado, pode ser oxidado pela acil-CoA desidrogenase – uma flavoproteína que usa dinucleótido de flavina e adenina (FAD) e FADH$_2$, sua forma reduzida, como aceptor e doador de elétrons[8], respectivamente, formados pela vitamina B$_2$.

A segunda etapa consiste na hidratação da dupla ligação *trans* para 3-L-hidroxiacil-CoA, que é oxidada a um intermediário 3-cetoacil-Coa, com entrada de dinucleótido de nicotinamida e adenina (NAD) e geração de dinucleótido de nicotinamida e adenina reduzido (NADH) na terceira etapa. Isso mostra a importância da hidratação constante do praticante de atividade física, bem como da oferta de fontes de vitamina B$_3$ para a estimulação dessa via, especialmente as fontes de origem animal e algumas sementes como a de girassol e de abóbora, e o amendoim. A etapa final consiste na clivagem da cadeia pela cetotiolase, gerando acetil-CoA e acil graxo-Coa que foi encurtada em dois átomos de carbono.[8] Essa acil-CoA está pronta para o ciclo seguinte da oxidação, iniciado com acil-CoA desidrogenase.[8]

Em casos de restrições de carboidratos ou jejum, a acetil-CoA pode dar origem aos corpos cetônicos (p. ex., acetona, acetoacetato e β-hidroxibutirato), para suprir algumas necessidades fisiológicas em momentos de restrições – como as reações que envolvem o sistema nervoso central.[1,8]

Importância das mitocôndrias para o metabolismo lipídico

A mitocôndria é uma das organelas mais estudadas, por ser essencial para uma série de processos celulares, incluindo o metabolismo energético, mitofagia e apoptose. A disponibilidade de mitocôndrias é imprescindível para o metabolismo lipídico, porque essas organelas participam diretamente dos processos de produção de energia a partir do substrato lipídico.[15-17]

Localizadas no citosol das células, as mitocôndrias são delimitadas por duas membranas lipoproteicas que apresentam componentes importantes para as reações oxidativas da cadeia respiratória, como a citocromo C oxidase. Sua matriz é composta por DNA e marcada pela ocorrência de eventos metabólicos essenciais como o ciclo do ácido cítrico, oxidação de ácidos graxos e síntese de adenosina trifosfato (ATP).[17]

A quantidade e o formato das mitocôndrias no citoplasma variam conforme o tecido em que se encontram, sendo determinados por estímulos como o exercício físico.[18]

Sua expansão é denominada biogênese mitocondrial – mecanismo intracelular que ocorre a partir da ativação de fatores de transcrição nuclear, como a proteína coativadora 1α do receptor ativado por proliferador do peroxissoma (PGC-1 alfa, do inglês *peroxisome proliferator-activated receptor coactivator 1 alpha*).[19]

Além do exercício físico, a presença de alguns nutrientes e compostos bioativos podem favorecer esta ativação, predispondo ao aumento dessa importante organela no citoplasma.[20,21] Dentre tais compostos, o resveratrol – encontrado nas cascas de uvas, cacau, goiaba, açaí, mirtilo e jabuticaba – é um dos que mais chama atenção de pesquisadores, especialmente pela sua atividade associada ao aumento da expressão gênica de sirtuina 1 (SIRT1) e proteína quinase ativada por AMP (AMPK) – proteínas importantes que participam da ativação de PGC-1 alfa.[22,23]

Essa atuação também foi proposta para a curcumina, principal composto encontrado na planta *Curcuma longa*, sendo o mecanismo justificado pelo aumento de fator nuclear eritroide 2 relacionado com o fator 2 (Nrf2) que, por sua vez, interage como cofator do eixo AMPK/PGC-1 alfa. Tal atuação foi elucidada em um estudo experimental com células hepáticas, o qual sugeriu que a curcumina, por induzir a expressão de Nrf2, pode ser implicada em desordens que acometem o fígado.[24]

Com mecanismo semelhante ao da curcumina, os sulforafanos também participam da indução de PGC-1 alfa, por meio do aumento da expressão gênica de Nrf2. Por esta razão, estudos experimentais mostram que esses compostos – presentes em crucíferas – influenciam de forma positiva no metabolismo energético.[25]

O ácido alfa-lipoico é outro composto relatado como essencial para as reações que envolvem mitocôndrias, por aumentar os níveis de PGC-1 alfa. Além disso, é conhecido pelo seu efetivo poder antioxidante, sendo proposto para tratamento e prevenção de diversas doenças desencadeadas pelo aumento no estresse oxidativo.[26,27]

Contribuições dos lipídios na prática esportiva

Lipídios durante atividades de *endurance* e efeito poupador de glicogênio

Durante o exercício, os lipídios podem ser utilizados como fonte de energia, dependendo do tempo e da intensidade. Quando o exercício inicia, os ácidos graxos livres (AGL) são transportados aos músculos ativos por meio da albumina, e observa-se que suas concentrações plasmáticas ficam reduzidas.[19]

Em exercícios considerados leves a moderados, os lipídios contribuem para cerca de 50% da necessidade energé-

tica. Com o prolongamento do exercício, o papel da gordura torna-se ainda mais importante, podendo atender as necessidades energéticas em maior escala.[28-31]

Em casos de exercícios de baixa intensidade (25 a 50% do VO$_2$máx.), a taxa de captação de AGL é suficiente para manter a maior parte da gordura metabolizada. Contudo, em exercícios mais intensos (85% VO$_2$ máx.), verifica-se redução na oxidação total de lipídios, tornando outras vias mais predominantes.[28-31]

Assim, Frandsen *et al.*[28] ressaltam que a oxidação lipídica influencia o desempenho, sendo que até 50% da variação do tempo do exercício pode ser explicado por esta via metabólica.

Essa predominância energética foi enfatizada por um estudo realizado com 8 ciclistas submetidos a uma sessão de treinamento de 8 h. Os autores reforçam que a utilização de lipídios intramuscular foi mais significativa em fibras de tipo I, tanto durante o exercício quanto depois. Ainda, observou-se aumento nas concentrações de ácidos graxos e glicerol no plasma, indicando maior efeito lipolítico conforme o prolongamento da sessão.[29] Além disso, esse efeito poderia poupar as reservas de glicogênio para momentos de necessidade de fontes energéticas mais imediatas.

Devries *et al.*[32] mostram que a diferença entre os sexos pode determinar a maior utilização de ácidos graxos como fonte de energia. Segundo esse critério, observa-se que mulheres possuem maior concentração intramuscular de triglicerídios, portanto apresentam mais substrato para oxidação do que os homens. Em contrapartida, o sexo feminino está associado à capacidade reduzida de utilização do glicogênio como fonte de energia, em comparação ao sexo masculino. Essas questões podem ser explicadas pelas diferenças morfológicas do músculo.[33] Além disso, também é importante considerar a disponibilidade de mitocôndrias no tecido em questão.[34]

Carboidratos, lipídios ou associação carboidrato-lipídio

Tanto o consumo de carboidratos quanto o de lipídios podem conferir benefícios em termos de desempenho esportivo. Entretanto, sabe-se que a oxidação da glicose para produção de energia é mais rápida, podendo disponibilizar energia de forma mais imediata para os exercícios – em contraste com os lipídios, que fornecem energia de forma abundante, porém mais lentamente.[28-31]

Assim, a associação de carboidratos e gorduras pode ser uma interessante estratégia, dependendo do tipo e objetivos do exercício praticado. Lambert *et al.*[35], ao realizarem um protocolo que envolveu 5 homens treinados em *endurance*, mostraram que um regime de 14 dias de dieta com alto teor de gordura seguidos de 3 dias de dieta com alto teor de carboidrato foi mais efetivo em aumentar a disponibilidade de ácidos graxos e gliceróis no plasma. Isso indicou um efeito mais significativo da lipólise, quando comparado ao grupo-controle (sem inclusão de dietas com alto teor de gordura). Ainda, os autores verificaram redução de tempo no grupo de intervenção da sessão de treinamento.

Staudacher et al.[36], de forma semelhante, verificaram que um regime de 6 dias com dieta hiperlipídica seguidos de 1 dia com dieta hiperglicídica também aumentou significativamente as taxas de oxidação lipídica, em comparação ao grupo-controle. Além desse resultado, observou-se redução significativa na taxa de oxidação de carboidratos no grupo de intervenção, sugerindo um possível efeito poupador de glicogênio.

Desta forma, condutas que envolvem o consumo de lipídios e carboidratos podem ser interessantes para aumentar o aporte de energia para a execução do exercício.

Triglicerídios de cadeia média para aumento da *performance*

Os triglicerídios de cadeia média (TCM) são amplamente conhecidos no meio esportivo pela sua aplicabilidade e rápida metabolização, em comparação a outros tipos de gorduras. Os TCM propiciam uma disponibilidade de substrato energético mais eficiente, porque são rapidamente absorvidos no intestino e, então, oxidados a energia. Os ácidos graxos de cadeia longa, em comparação, necessitam de lipoproteína para serem transportados via circulação até o fígado e participarem dos processos de biossíntese de colesterol e lipogênese.[37-39] Esse mecanismo também é importante para poupar a utilização de glicogênio muscular.[39]

Com base nessas vias metabólicas, o consumo de TCM pode aumentar a capacidade de sustentação do exercício, permitindo a sua prolongação.[39] Para complementar esse efeito sobre a *performance*, Nosaka et al.[40] mostraram que o consumo de fontes de TCM por 2 semanas, associado a exercícios de alta intensidade, suprimiu o aumento da concentração de lactato (comparativamente a outras fontes lipídicas com cadeia carbônica mais longa) e, assim, permitiu a extensão do exercício.

Entretanto, na comparação com carboidratos, o consumo de TCM parece não conferir benefícios significativos em termos de *performance*. Um estudo realizado com indivíduos submetidos a um regime de 72 g de carboidratos por hora ou 32 g de TCM a cada 20 min, durante uma prova de ultra-*endurance* (270 min de ciclismo a 50% do VO_2 máx.), mostrou que a intervenção com carboidrato foi mais efetiva em reduzir o tempo total de prova e dos *sprints*.[41]

Em outro estudo, que associou o consumo de carboidratos e TCM (um total de 30 g de TCM durante o teste de 180 min, a 60% VO_2 máx.), indicou que esse ácido gra-

xo contribuiu com 7% da energia total, ainda que possa causar desconforto gástrico.[42]

Além desse efeito, quando associados ao exercício, os TCM podem potencializar resultados relacionados com a composição corporal. No estudo conduzido por Zhang et al.[43] com um modelo animal, constatou-se que o consumo de TCM ativa vias lipolíticas no tecido adiposo marrom, por intermédio do sistema nervoso simpático, que normalmente é estimulado em situações consideradas estressantes para o organismo humano.

Em seres humanos, isso foi comprovado por Ooyama et al.[44], ao verificarem que a associação dos dois fatores – alimentação e exercício – reduziu o acúmulo de gordura subcutânea.

Recentemente, um estudo envolvendo animais demonstrou que o uso de óleo de coco pode aumentar a ativação de PPARα no fígado (ativação de enzimas e vias metabólicas catabólicas e oxidativas de gordura), assim como preservar o glicogênio muscular, essencial no *endurance*.[45]

Entretanto, é importante ressaltar que o óleo de coco contém grande quantidade de compostos fenólicos (referência abaixo, dos óleos no Brasil) e ácidos graxos de cadeia longa saturados (C14 e C16) em sua composição. A maior parte dos estudos utiliza especificamente óleos contendo os ácidos graxos caprílico e cáprico (C8 e C10). Portanto, os resultados obtidos nos estudos podem não se refletir na prática clínica, quando for utilizado óleo de coco e não TCM. Ainda em relação ao óleo de coco, há que se tomar um cuidado com a técnica dietética empregada, porque estudos sugerem que a elevação da temperatura e o aquecimento não trazem efeitos benéficos à saúde.[46-48]

Embora os resultados sejam promissores, é importante levar em consideração a escassez de estudos sobre o tema, tendo em vista a sua aplicabilidade no longo prazo.

Importância do ômega-3

Os ácidos graxos ômega-3 são componentes essenciais para a atividade das membranas e organelas, devendo ser obtidos pela alimentação, uma vez que não são produzidos no organismo.[49] A Figura 8.2 mostra a cascata de síntese das formas biologicamente ativas: ácido eicosapentaenoico (EPA) e ácido docosa-hexaenoico (DHA).

Seu efeito mais estudado refere-se à melhora da inflamação, especialmente por estar associado à inibição de cascatas inflamatórias que acontecem nas células e geram alguns sintomas evidentes no atleta, como dores musculares e articulares.[50,51]

Desta forma, o uso do ômega-3 tem sido proposto para amenizar essas condições, que podem prejudicar o desempenho do atleta. Para enfatizar essa correlação, um estudo realizado por Jakeman et al.[52], em que foi aplicado

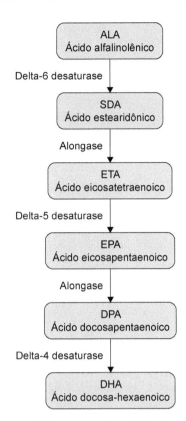

Figura 8.2 Cascata do ômega-3. Adaptada de Guyton e Hall, 2011[1]; Devlin, 2007[8]; Kuda et al., 2018.[49]

um protocolo de indução de dano muscular em 27 homens, mostrou que a suplementação de ômega-3 – especialmente de EPA – foi eficiente em melhorar a percepção do esforço, conferindo melhora da *performance* nas séries subsequentes.

Usando DHA, Corder et al.[53] mostraram alívio da dor pós-exercício de força, sugerindo o seu efeito na recuperação muscular, em casos de necessidade.

Ainda, uma análise realizada por Tsuchiya et al.[54] indicou que a suplementação de EPA e DHA (respectivamente, 600 mg e 260 mg) por 8 semanas, antes de exercícios excêntricos, promoveu melhora de parâmetros de *performance* (p. ex., amplitude do exercício praticado).

Com relação às dores articulares, o uso dos ácidos graxos ômega-3 também é proposto, devido ao efeito anti-inflamatório, concomitante à inibição de enzimas metaloproteinases, que favorecem degradação de cartilagem.[55]

Outra atuação benéfica do ômega-3 na saúde do atleta refere-se à sua atividade imunomoduladora, que pode auxiliar na redução de sintomas do trato respiratório prevalentes em atletas – especialmente de *endurance*. Para corroborar essa ação, o ômega-3 também apresenta atividade vasodilatadora, que pode auxiliar na redução da sintomatologia de alergias respiratórias, como a asma.[56]

Além dessas ações importantes, alguns estudos sugerem seu efeito na síntese proteica, uma vez que o ômega-3 potencializa a ativação da proteína-alvo da rapamicina em mamífero (mTOR), e consequente ativação da diferenciação, crescimento e proliferação celular.[57]

Esse efeito na ativação de mTOR foi verificado em um estudo envolvendo 9 idosos submetidos à suplementação com 4 g de ômega-3 (1,86 g de EPA e 1,50 g de DHA) ao dia.[58] Ainda, em outra análise realizada com 65 idosos orientados quanto ao uso do ômega-3 (2 g ao dia; contendo 1,8 g de EPA e 1,2 g de DHA) e treino de força, observou-se que a conduta potencializou o sistema neuromuscular, melhorando a capacidade de força.[59]

Lipídios e obesidade

Adipogênese e inflamação

A obesidade é uma das doenças mais prevalentes do mundo, apresentando uma série de morbidades que afetam a qualidade de vida da população.[60,61]

O tecido adiposo, portanto, é o órgão de maior destaque na fisiopatologia dessa condição, dado que suas características determinam a eficiência metabólica nas células em questão. De forma simplificada, o tecido adiposo pode ser classificado em tecido adiposo marrom, com alta concentração mitocondrial e, portanto, maior efetividade energética; e em tecido adiposo branco, caracterizado pela alta capacidade de armazenar gordura.[60,61]

Porém, só se observa tecido adiposo marrom em alta concentração em crianças. Atualmente, muitos estudos focam alternativas para transformação do tecido adiposo branco em um tecido adiposo semelhante ao marrom na fase adulta, chamado hoje de tecido adiposo bege (rico em mitocôndrias).[54,55] Uma dessas alternativas consiste na prática de atividade física a baixas temperaturas (16/17°C ou inferior) e utilização de compostos bioativos, especialmente resveratrol, quercetina, berberina, capsaicina, nitratos e fucoxantina.[62-64]

O desenvolvimento dos adipócitos é determinado pelo processo chamado adipogênese. Esse processo envolve uma série de fatores de transcrição que regulam o ciclo celular e genes da lipogênese. Em fases iniciais, a adipogênese é mediada por C/EBP-γ e PPAR-γ, enquanto nos estágios mais avançados, os hormônios anabólicos ganham maior evidência.[65,66]

A inflamação é um dos gatilhos mais evidentes que enfatizam as vias adipogênicas, predispondo ao maior risco de obesidade. Como mecanismo, citocinas inflamatórias [p. ex., interleucina (IL)-6 e fator de necrose tumoral-alfa (TNF-alfa), que aumentam durante a infiltração de células imunológicas no adipócito] desencadeiam processos de adipogênese, predispondo uma maior diferenciação adipocitária. Assim, nota-se ampla correlação da obesidade com outras doenças metabólicas, em especial as que compõem a síndrome metabólica.[67]

O exercício físico tem importante impacto sobre esse processo, sobretudo pelo estímulo lipolítico para manutenção das vias vitais. De forma contrária, o sedentarismo é marcado por maior estímulo de PPAR-γ, aumentando a predisposição ao sobrepeso e obesidade. Ainda, há evidências do impacto dos exercícios realizados em clima frio sobre o estímulo lipolítico.[68,69]

Para contribuir com o efeito antiadipogênico do exercício, alguns compostos bioativos são propostos. A curcumina, por exemplo, foi avaliada em vias adipogênicas e apresentou efeito inibitório comprovado no PPAR-γ. Em uma análise usando um modelo celular de indução adipogênica com a exposição à ftalatos, a administração de curcumina reduziu o acúmulo de gorduras de forma expressiva.[70]

No caso dos sulforafanos, encontrados em crucíferas, o efeito também parece ser bem interessante, especialmente pela sua capacidade de reduzir a diferenciação celular, por meio da diminuição de C/EBP-alfa.[71]

A atividade estimuladora da SIRT1 do resveratrol pode minimizar a capacidade adipogênica, dado que o aumento dessa proteína celular está correlacionado com a diminuição de PPAR-γ. Assim, estudos experimentais sugerem o uso de resveratrol para redução do número de adipócitos.[72]

A capsaicina, presente na pimenta vermelha, além do efeito de transformação e remodelamento do tecido adiposo, também é indicada pela capacidade de reduzir a proliferação dos adipócitos e aumentar o estímulo apoptótico.[73]

Ainda, é importante ressaltar que os compostos citados são considerados potentes agentes anti-inflamatórios, que minimizam os efeitos das citocinas inflamatórias sobre o processo de adipogênese, além de afetarem diretamente a proliferação celular.

Portanto, essas estratégias podem complementar outras condutas dirigidas à obesidade e, assim, minimizar o risco dessa doença que tem levado à queda na expectativa de vida da população.

Referências bibliográficas

1. Guyton AC, Hall JE. Tratado de fisiologia médica. 12.ed. Rio de Janeiro: Elsevier; 2011.
2. Paschoal V, Naves A. Tratado de nutrição esportiva funcional. São Paulo: Roca; 2016.
3. Pinto WJ. Bioquímica clínica. Rio de Janeiro: Guanabara Koogan; 2017.
4. Cozzolino SMF. Biodisponibilidade de nutrientes. 5.ed. Barueri: Manole; 2016.

5. Li SS, Jenkins DJA, Sievenpiper JL. Effect of plant protein on blood lipid: a systematic review and review and meta-analysis of randomized controlled trials. J Am Heart Assoc. 2017;6(12):e006659.
6. He Y, Kothari V, Bornfeldt KE. High-density lipoprotein function in cardiovascular disease and diabetes mellitus. Arterioscler Thromb Vasc Biol. 2018; 38(2):e10-e16.
7. Lee JH, Lee R, Hwang MH et al. The effects of exercise on vascular endothelial function in type 2 diabetes: a systematic review and meta-analysis. Diabetol Metab Syndr. 2018;10:15.
8. Devlin TM. Manual de bioquímica com correlações clínicas. 6.ed. São Paulo: Edgard Blucher; 2007.
9. Wang S, Moustaid-Moussa N, Chen L et al. Novel insights of dietary polyphenols and obesity. J Nutr Biochem. 2014;25(1):1-18.
10. Zouhal H, Lemoine-Morel S, Mathieu ME et al. Catecholamines and obesity: effects of exercise and training. Sports Med. 2013;43(7):591-600.
11. Xu C, Xu GH. Adipose triglyceride lipase regulates adipocyte lipolysis. Sheng Li Ke Xue Jin Zhan. 2008; 39(1):10-4.
12. Mcardle WD, Katch FI, Katch VL. Fisiologia do exercício: energia, nutrição e desempenho humano. 4.ed. Rio de janeiro: Guanabara Koogan; 1996.
13. Bartness TJ, Shrestha YB, Vaughan CH et al. Sensory and sympathetic nervous system control of white adipose tissue lipolysis. Mol Cell Endocrinol. 2010; 318(1-2):34-43.
14. Brasaemle DL. Thematic review series: adipocyte biology. The perilepin family of structural lipid droplet proteins: stabilization of lipid droplets and control of lipolysis. J Lipid Res. 2007;48(12):2547-59.
15. Chistiakov DA, Sobenin IA, Revin VV et al. Mitochondrial aging and age-related dysfunction of mitochondria. Biomed Res Int. 2014;2014:1-7.
16. Roy M, Reddy PH, Lijima M et al. Mitochondrial division and fusion in metabolism. Curr Opin Cell Biol. 2015;33:111-8.
17. Gao AW, Cantó C, Houtkooper RH. Mitochondrial response to nutrient availability and its role in metabolic disease. EMBO Mol Med. 2014;6(5):580-9.
18. Ruetenik A, Barrientos A. Dietary restriction, mitochondrial function and aging: from yeast to humans. Biochim Biophys Acta. 2015;1847(11):1434-47.
19. Pickles S, Vigié P, Youle RJ. Mitophagy and quality control mechanisms in mitochondrial maintenance. Curr Biol. 2018;28(4):R170-85.
20. Grabacka MM, Gawin M, Pierzchakska M. Phytochemical modulators of mitochondria: the search

for chemopreventive agents and supportive therapeutics. Pharmaceuticals. 2014;7(9):913-42.

21. Lee J, Giordano S, Zhang J. Autophagy, mitochondria and oxidative stress: cross-talk and redox siganlling. Biochem J. 2012;441(Pt2):523-40.

22. De Paepe B, Van Coster R. A critical assessment of the therapeutic potential of resveratrol supplements for treating mitochondrial disorders. Nutrients. 2017; 14(9):E1017.

23. Jardim FR, Rossi FT, Nascimento MX et al. Resveratrol and brain mitochondria: a review. Mol Neurobiol. 2018;55(3):2085-101.

24. Zhai X, Qiao H, Guan W et al. Curcumin regulates peroxisome proliferator-activator receptor-y coactivator 1 alfa expression by AMPK pathway in hepatic stellate cells in vito. Eur J Pharmacol. 2015;746:56-62.

25. Negrette-Guzmán M, Huerta-Yepez S, Tapia E et al. Modulation of mitochondrial functions by indirect antioxidant sulforaphane: a seemingly contradictory dual role and an integrative hypothesis. Free Radic Biol Med. 2013;65:1078-89.

26. Dorsam B, Fahres J. The disulfide compound alfa-lipoic acid and its derivatives: a novel class of anticancer agents targeting mitochondria. Cancer Latt. 2016;371(1):12-9.

27. Wang Y, Li X, Guo Y et al. Alpha-lipoic acid increases energy expenditure by enhancing adenosine monophosphate-activated protein kinase-peroxisome proliferator-activated receptor-gamma coactivator-1 alpha signaling in the skeletal muscle of aged mice. Metabolism. 2010;59(7):967-76.

28. Frandsen J, Vast SD, Larsen S et al. Maximal fat oxidation is related to performance in an ironman triathlon. Int J Sports Med. 2017;38(13):975-82.

29. Van Loon LJ, Koopman R, Stegen JH et al. Intramyocellular lipids form an important substrate source during moderate intensity exercise in endurance-trained males in a fasted state. J Physiol. 2003; 553(Pt2):611-25.

30. Kawanishi N, Takagi K, Lee HC et al. Endurance exercise training and high-fat diet differentially affect composition of diacyclycerol molecular species in rat skeletal muscle. Am J Physiol Regul Integr Comp Physiol. 2018;314(6):R892-901.

31. Fikenzer K, Fikenzer S, Laufs U et al. Effects of endurance training on serum lipids. Vascul Pharmacol. 2018;101:9-20.

32. De Vries MC. Sex-based diferences in endurance exercise muscle metabolism: impact on exercise and nutritional strategies to optimize health and performance in women. Exp Physiol. 2016;101(2):243-9.

33. Roepstorff C, Thiele M, Hillig T et al. Higher skeletal muscle alfa2 AMPK activation and lower energy charge and fat oxidation in men than in women during submaximal exercise. J Physiol. 2006;574: 125-38.

34. Roy M, Reddy PH, Lijima M et al. Mitochondrial division and fusion in metabolism. Curr Opin Cell Biol. 2015;33:111-8.

35. Lambert EV, Goedecke JH, Zyle C et al. High-fat diet versus habitual diet prior to carbohydrate loading: effects on exercise metabolismo and cycling performance. International Journal of Sports Nutrition and Exercise Metabolism. 2011;11:209-25.

36. Staudacher HM, Cary AL, Cummings NK et al. Short term high fat diet alters substrate utilization during exercise but not glucose tolerance in highly trained athletes. Int J Sport Nutr Exerc Metab. 2001; 11(3):273-86.

37. Rego CAC, Rosado EL, Soares-Mota M. Influence of the dietary intake of medium chain triglycerides on body composition, energy expenditure and satiety: a systematic review. Nutr Hosp. 2012;27(1):103-8.

38. Wanten GJ, Naber AH. Cellular and physiological effects of medium-chain triglycerides. Mini Rev Med Chem. 2004;4(8):847-57.

39. Clegg ME. Medium-chain triglycerides are advantageous in promoting weight loss although not beneficial to exercise performance. Int J Foos Sci Nutr. 2010;61(7):653-79.

40. Nosaka N, Suzuki Y, Nagotoishi A et al. Effect of ingestion of medium-chain triacylglycerols on moderate-and high-intensity exercise in recreational athletes. J Nutr Sci Vitaminol. 2009;55(2):120-5.

41. Goedecke JH, Clark VR, Noakes TD et al. The effects of medium-chain triacylglycerol and carbohydrate ingestion on ultra-endurance exercise performance. Int J Sport Nutr Exerc Metab. 2005;15(1): 15-27.

42. Jeukendrup AE, Saris WH, Schrauwen P et al. Metabolic availability of medium-chain triglycerides coingested with carbohydrates during prolonged exercise. J Appl Physiol. 1995;79(3):756-62.

43. Zhang Y, Xu Q, Liu YH et al. Medium-chain triglyceride activated brown adipose tissue and induced reduction of fat mass in C57BL/6J mice fed high-fat diet. Biomed Environ Sci. 2015;28(2):97-104.

44. Ooyama K, Wu J, Nosaka N et al. Combined intervention of medium-chain triacylglycerol diet and exercise reduces body fat mass and enhances energy expenditure in rats. J Nutr Sci Vitaminol. 2008;54(2): 136-41.

45. Manio MC, Matsumura S, Inoue K. Low-fat diet, and medium-fat diets containing coconut oil and soybean oil exert different metabolic effects in untrained and treadmill-treined mice. J Int Soc Sports Nutr. 2018;15(1):29.

46. Cicero N, Albergamo A, Salvo A *et al.* Chemical characterization of a variety of cold-pressed gourmet oils available on the Brazilian market. Food Res Int. 2018;109:517-25.

47. Jaarin K, Masbah N, Nordin SH. Heated cooking oils and its effect on blood pressure and possible mechanism: a review. Int J Clin Exp Med. 2016; 9(2):626-36.

48. Lim PK, Jinap S, Sanny M *et al.* The influence of deep frying using various vegetable oils on acrylamide formation in sweet potato (Ipomoea batatas L. Lam) chips. J Food Sci. 2014;79(1):T115-21.

49. Kuda O, Tossmeisl M, Kopecky J. Omega 3 fatty acids and adipose tissue biology. Mol Aspects Med. 2018;64.

50. Scorletti E, Byrne CD. Omega-3 fatty acids and non-alcoholic fatty liver disease: evidence of efficacy and mechanism of action. Mol Aspects Med. 2018;64:135-46.

51. Lepretti M, Martucciello S, Burgo Aceves MA *et al.* Omega-3 fatty acids and insulin resistance: focus on the regulation of mitochondia and endoplasmic reticulum stress. Nutrients. 2018;10(3):E350.

52. Jakeman JR, Lambrick DM, Wooley B *et al.* Effect of an acute dose of omega-3 fish oil following exercise induced muscle damage. Eur J Appl Physiol. 2017; 117(3):575-82.

53. Corder KE, Newsham KR, McDaniel J *et al.* Effects of short-term docosahexaenoic acid supplementation on markers of inflammation after eccentric strenghth exercise in women. Journal of Sports Science and Medicine. 2016;15:176-83.

54. Tsuchiya Y, Yanagimota K, Nakazato K *et al.* Eicosapentaenoic and docosahexaenoic acids-rich fish oil supplementation attenuates strenght loss and limited joint range of motion after eccentric contractions: a randomized, double-blind, placebo-controlled, parallel-group trial. Eur J Appl Physiol. 2016;116:1179-88.

55. Senftleber NK, Nielsen SM, Andersen JR *et al.* Marine oil supplements for arthritis pain: a systematic review and meta-analysis of randomized trials. Nutrients. 2017;9:42.

56. Kitz R, Rose MA, Schubert R *et al.* Omega-3 polynsaturated fatty acids on bronchial inflammation in grass pollen allergy after allergen challenge. Respir Med. 2010;104(12):1793-8.

57. Shirooie S, Nabavi SF, Dehpour AR *et al.* Targeting mTORs by omega-3 fatty acids: a possible novel therapeutic strategy for neurodegeneration? Pharmacol Res. 2018;135:37-48.

58. Smith GI, Atherton P, Reeds DN *et al.* Dietary omega-3 fatty acid supplementation increases the rate of muscle protein synthesis in older adults: a randomized controlled trial. Am J Clin Nutr. 2011;93(2):402-12.

59. Rodacki CL, Rodacki AL, Pereira G *et al.* Fish-oil supplementation enhances the effects of strength training in elderly women. Am J Clin Nutr. 2012; 95(2):428-36.

60. Ndnuko RN, Tapsell LC, Charlton KE *et al.* Associations between dietary patterns and blood pressure in a clinical sample of overweight adults. J Acad Nutr Diet. 2017;117(2):228-39.

61. Hernández-Cordero S, Cuevas-Nasu L, Morán-Ruán MC *et al.* Overweight and obesity in Mexican children and adolescents during the last 25 years. Nutr Diabetes. 2017;7(3):e247.

62. Chondronikola M, Sidossis LS. Brown and beige fat: from molecules to physiology. Biochim Biophys Acta. 2019;1864(1):91-103.

63. Wada S, Zoltan A. Adipose tissue browning: mTOR branches out. Cell Cycle. 2017;16(6):493-4.

64. Tellez VC, Rodríguez-Pérez JM, Pérez-Torres I *et al.* The effect of resveratrol and quercerin treatment on PPAR mediated uncoupling protein (UCP-)1,2, and 3 expression in visceral white adipose tissue from metabolic syndrome rats. Int J Mol Sci. 2016;17(7): 1069.

65. Castoldi A, Naffah SC, Câmara NO *et al.* The macrophage switch in obesity development. Front Immunol. 2016;6:637.

66. Zaiou M, El Amri H, Bakillar A. The clinical potential of adipogenesis and obesity-related microRNAs. Nutr Metab Cardiovasc Dis. 2018;28(2):91-111.

67. Song NJ, Chang SH, Li DY *et al.* Induction of thermogenic adipocytes: molecular targets and thermogenic small molecules. Exp Mol Med. 2017;49(7): e353.

68. Song T, Yang Y, Zhou Y *et al.* GPR120: a critical role in adipogenesis, inflammation, and energy metabolism in adipose tissue. Cell Mol Life Sci. 2017;74(15): 2723-33.

69. Pradhan RN, Zachara M, Deplancke B. A systems perspective on brown adipogenesis and metabolic activation. Obes Rev. 2017;18(1):65-81.

70. Sakuma S, Sumida M, Endoh Y *et al.* Curcumin inhibits adipogenesis induced by benzyl butyl phthal-

ate in 3T3-L1 cells. Toxicology and Applied Pharmacology. 2017;329:158-164.

71. Li Q, Xia J, Yao Y *et al.* Sulforaphane inhibits mammary adipogenesis by targeting adipose mesenchymal stem cells. Breast Cancer Res Treat. 2013;141(2): 317-24.

72. Zhao Y, Chen B, Shen J *et al.* The beneficial effects of quercetin, curcumin and resveratrol in obesity. Oxid Med Cell Longev. 2017;2017:1459497.

73. Zheng J, Zheng S, Feng Q *et al.* Dietary capsaicin and its anti-obesity potency: from mechanism to clinical implications. Biosci Rep. 2017;37(3):BSR20170286.

capítulo

9

Bioquímica dos Micronutrientes

Ana Kaori Yoshida

Introdução

Os micronutrientes (vitaminas e minerais) estão envolvidos em diferentes e diversos processos bioquímicos que suportam a fisiologia do exercício, cuja deficiência ou pobre biodisponibilidade pode contribuir para a queda da *performance*. Por esse motivo, este capítulo abordará o papel dos principais micronutrientes nos processos de contração muscular, geração de energia, equilíbrio oxidante e antioxidante, bem como no sistema imunológico.

Contração e função muscular | Sódio, potássio, cálcio, magnésio e vitamina D

Uma das principais funções do músculo esquelético é gerar força e potência, convertendo energia química em energia mecânica. A contração muscular inicia-se com a ativação do sistema nervoso e a propagação do potencial de ação (PA) ao longo do sarcolema, causando um influxo rápido de sódio (Na^+), seguido por um efluxo equivalente de potássio (K^+), realizado pela enzima bomba sódio-potássio (Na^+/K^+-ATPase). O cloro (Cl^-) também se difunde no sarcoplasma, contribuindo para a fase de repolarização.[1]

O sódio é um dos íons envolvidos na transmissão de impulsos nervosos, estimula a ação muscular e participa no controle da pressão osmótica – com cloro e potássio.[2] Apesar de ser vastamente consumido pela população brasileira como parte da alimentação – de preferência na forma de cloreto de sódio – e frequentemente por atletas e esportistas com ingestão de repositores hidreletrolíticos, é importante avaliar a possível diminuição na concentração plasmática de sódio, o que caracteriza um quadro de hiponatremia, prejudicial ao desempenho do atleta.[3]

A hiponatremia associada ao exercício (HAE) é definida como a condição em que as concentrações plasmáticas ou séricas de sódio caem para valores abaixo de 135 mmol/ℓ, durante ou até 24 h após a atividade física, independentemente da presença de sinais e sintomas, como: náuseas, vômito, dor de cabeça, confusão, desconforto respiratório, convulsões, cãibras musculares esqueléticas, inchaço e ganho de peso. Casos mais graves de hiponatremia podem levar ao coma e ao óbito.[3,4]

Durante o exercício, o PA do músculo despolariza os túbulos T, liberando o cálcio (Ca^{2+}) do retículo sarcoplasmático. É conhecido que o cálcio atua como um importante sinalizador intracelular, que regula reações contráteis e metabólicas da actina e da miosina. Esse mineral liga-se ao complexo troponina-tropomiosina nos filamentos de actina, induzindo a interação e o deslizamento das miofibrilas.[5] Na contração muscular, esse movimento da actina e da miosina é dependente da energia fornecida pela hidrólise das ligações de fosfato de adenosina trifosfato (ATP).[6]

O relaxamento muscular ocorre quando cessa a estimulação do músculo e o Ca^{2+} retorna ao retículo sarcoplasmático pelo transporte ativo da bomba Ca^{2+}-ATPase do retículo sarcoplasmático/endoplasmático (bomba SERCA), que também é dependente de ATP e magnésio.[7,8]

O consumo inadequado e/ou a deficiência de cálcio podem impactar no desempenho do atleta com o surgimento de cãibras, além de levar ao cansaço generalizado e ao desconforto.[9] Pela atuação no relaxamento muscular, a falta de magnésio pode prejudicar o rendimento do atleta, ocasionando também fadiga muscular, cãibras e espasmos noturnos.[10]

Apesar das evidências científicas, Wang *et al.* – em uma metanálise e revisão sistemática – concluíram que ainda não há estudos suficientes que comprovam os efeitos benéficos da suplementação de magnésio em atletas ou indivíduos fisicamente ativos que apresentam níveis normais de magnésio.[11] Portanto, quando em estado de deficiência desse nutriente, o aumento no consumo de fontes de magnésio – e a sua suplementação, quando for necessária – pode conferir benefícios metabólicos aos atletas de diversas modalidades, melhorando parâmetros relacionados à *performance* esportiva.

A biodisponibilidade do cálcio é dependente de alguns fatores. Em um primeiro instante, a absorção do cálcio no trato gastrintestinal depende da vitamina D, visto que essa vitamina participa da transcrição gênica dos canais absortivos de cálcio, o que favorece sua efetiva entrada nos sistemas para desempenhar funções estruturais e funcionais. Ainda, a vitamina D está envolvida na redução da excreção de cálcio, em casos de deficiência desse mineral, por estimular a transcrição gênica de canais específicos para essa atuação.[12-14]

Em nível muscular, sabe-se que a vitamina D induz a expressão de diversos fatores de transcrição envolvidos no processo de miogênese, contribuindo com o aumento da proliferação e diferenciação celular. Concomitantemente a esse processo, a vitamina D suprime a miostatina – um regulador negativo do processo de hipertrofia.[15] Além disso,

a vitamina D apresenta correlações com o aumento no número de fibras tipo IIA – também consideradas de contração rápida.

Nesse contexto, um estudo realizado por Ceglia *et al.* identificou que a suplementação de vitamina D_3 amentou a concentração de receptores de vitamina D intramionuclear em 30%, dado que acompanhou o aumento no trabalho de fibras musculares em 10%, em idosas com mobilidade limitada e deficiência de vitamina D.[16]

No que se refere ao exercício, um estudo realizado com crianças identificou que o programa de treinamento combinado com a suplementação dessa vitamina melhorou, de forma significativa, a força muscular. Embora o resultado seja interessante, é importante ressaltar que o efeito observado foi devido à combinação dos fatores envolvidos – e não à suplementação isolada da vitamina D.[17]

Em judocas, Wyon *et al.* indicaram que a suplementação de vitamina D foi correlacionada com a melhora da função muscular e com o aumento da força muscular em 13%.[18]

Em um estudo realizado com 20 indivíduos submetidos a um protocolo de indução ao dano muscular, Owens *et al.* verificaram que a administração de vitamina D foi responsável pelo aumento de migração de células e resultou em aumento da diferenciação de miotubos, bem como hipertrofia, em análises *in vitro*.[19]

A atuação da vitamina D nos músculos parece estar atrelada a vias hormonais anabólicas. Um estudo conduzido por Mortensen *et al.* mostrou que crianças que receberam suplementação de vitamina D por 20 semanas tiveram aumento significativo de fator de crescimento insulina-símile 1 (IGF-1) – importante hormônio anabólico que controla vias de síntese proteica e hipertrofia.[20]

Dessa forma, a adequação no consumo de alimentos fontes de sódio, potássio, cálcio, magnésio e vitamina D é fundamental para a contração muscular, bem como a *performance* esportiva.

Vias metabólicas | Vitamina do complexo B, fósforo, coenzima Q10, ferro, zinco e cromo

A molécula de ATP é formada por adenina, ribose e três ligações de fosfato, sendo estas de alta energia.[21] Já foi visto que a contração muscular requer a energia proveniente do ATP e vias metabólicas são responsáveis pela sua produção, dependendo da duração e da intensidade do exercício.[22,23]

Nas fibras musculares há uma pequena reserva de ATP e fosfocreatina (CP), suficiente para sustentar atividades de alta intensidade e de curta duração (poucos segundos), sendo a primeira via de energia metabólica, não dependente de oxigênio. Para suprir a energia necessária no exercício de alta intensidade – quando se esgotam os estoques de ATP-CP –, a glicólise anaeróbica produz ATP rapidamente para sustentar as ações musculares por alguns minutos, com sucessiva formação de lactato.[23]

Quando há um suprimento de oxigênio e a intensidade do exercício é baixa, o ATP produzido é resultante do ciclo do ácido cítrico – também chamado de ciclo de Krebs. O piruvato entra na mitocôndria das células e é oxidado a acetil-coenzima A (acetil-CoA) e dióxido de carbono (CO_2) pelo complexo da piruvato-desidrogenase (PDH). Esse complexo da PDH requer a ação de cinco coenzimas, sendo quatro delas dependentes da tiamina [na coenzima tiamina pirofosfato (TPP)], riboflavina [no dinucleótido de flavina e adenina (FAD)], niacina [no dinucleótido de nicotinamida e adenina (NAD)] e pantotenato (no CoA).[8,24]

A deficiência de tiamina diminui a ação de enzimas na produção de ATP e, associada à dieta rica em carboidrato, leva ao aumento de lactato e piruvato, o que pode levar a acidose láctica e fadiga.[25] Choi *et al.* confirmaram em um estudo que a suplementação de tiamina por mais de 4 semanas promoveu benefícios ao metabolismo energético e diminuiu a concentração de lactato e amônia.[26] Ainda, a tiamina é essencial para a descarboxilação oxidativa dos complexos de cetoácido desidrogenase de cadeia ramificada de múltiplas enzimas do ciclo do ácido cítrico.[27]

Acetil-CoA é a molécula centralizadora de todo o metabolismo energético, tendo na sua estrutura ribose, dois átomos de fósforos interligados, ácido pantotênico (vitamina B_5) e enxofre. Inicialmente, o acetil-CoA associa-se ao ácido oxaloacético e subsequentemente ocorre uma cadeia de reações químicas, liberando átomos de hidrogênio e dióxido de carbono.[8]

Os átomos de hidrogênio ligam-se ao NAD^+, derivado da vitamina niacina, formando dinucleótido de nicotinamida e adenina reduzido (NADH), e ainda à FAD dependente de riboflavina.[5] Essas moléculas são direcionadas para a cadeia de transporte de elétrons para produção de ATP.[28] A respiração celular ocorre nas membranas mitocondriais por meio de um supercomplexo enzimático, onde a coenzima Q10 (CoQ10) exerce papel essencial como cofator (Figura 9.1).[29]

No metabolismo energético, o ferro é componente da hemoglobina, mioglobina, citocromos e enzimas que participam de reações de oxidação e redução como carreadores de elétrons nas mitocôndrias, por sua facilidade em doar e receber elétrons.[30]

Ainda não está devidamente esclarecido como ocorre a entrada do ferro na mitocôndria, entretanto esse mineral é essencial para a formação da molécula heme, que após ser transportada através da membrana mitocondrial, a frataxina – proteína localizada na membrana interna e na matriz mitocondrial – regula sua utilização, destinando o ferro à síntese do heme e à biossíntese dos *clusters* Fe-S.[31]

Além disso, a finalização da síntese do heme depende da cadeia respiratória mitocondrial para a conversão do ferro férrico em ferroso – forma química reconhecida pela ferroquelatase para incorporar-se ao anel pirrólico.[31]

Como elemento da hemoglobina, aproximadamente 67% do ferro total do organismo é fundamental para o transporte de oxigênio. Em atletas, quantidades consideráveis de ferro podem ser perdidas em resposta ao estresse do exercício intenso, por meio do sangramento no trato gastrintestinal, ferimentos, destruição das hemácias nos pés por impacto e ainda, em mulheres, por meio do san-

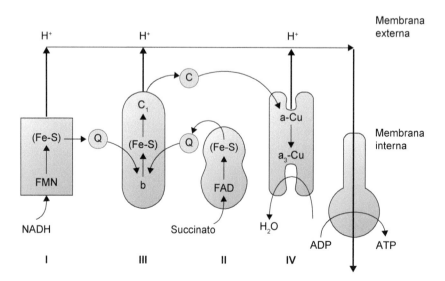

Figura 9.1 Estrutura da cadeia respiratória mitocondrial. Q: CoQ10; C: citocromo C. ADP: adenosina difosfato; ATP: adenosina trifosfato; FMN: mononucleótido de flavina; H_2O: água; NADH: dinucleótido de nicotinamida e adenina reduzido. Adaptada de Hargreaves, 2017.[29]

gramento menstrual. Identificado o aumento da hemólise, a eritropoese é estimulada e ocorre o aumento da absorção do ferro.[32,33]

A redução desse nutriente compromete o desempenho do atleta, sendo a fadiga o principal sintoma. Assim, quantidades suficientes de ferro são essenciais para a eritropoese.[33]

Outras vitaminas do complexo B também participam do metabolismo energético. A piridoxina (B_6) atua como coenzima nas reações do metabolismo dos aminoácidos, na degradação do glicogênio e na síntese de niacina.[34] A biotina (B_7) é a coenzima das descarboxilases necessárias para a gliconeogênese e a oxidação dos ácidos graxos.[27]

O papel do cromo está diretamente ligado ao metabolismo de carboidratos, por modificar os níveis de glicose no sangue, aumentando a sensibilidade de receptores da insulina na membrana plasmática, principalmente em diabéticos.[34]

Folato e vitamina B_{12} atuam como coenzimas em reações de síntese de ácido desoxirribonucleico (DNA) e na síntese de eritrócitos. Ainda, a vitamina B_{12} é essencial na conversão do folato em sua forma ativa.[34,35] Algumas pesquisas relatam que atletas do sexo feminino apresentam menor ingestão de vitamina B_{12}, com atenção maior a atletas vegetarianas/veganas, sujeitas a um risco aumentado de deficiência de B_{12}, em virtude da ausência do consumo de alimentos de origem animal e lácteos.[30,36] Na presença de anemia pela deficiência de vitamina B_{12} e/ou folato, o desempenho de resistência pode declinar.

Conjuntamente, o folato, a vitamina B_6 e a vitamina B_{12} também influenciam no metabolismo da homocisteína. Assim, essas vitaminas do complexo B ajudam no metabolismo energético, manutenção de glóbulos vermelhos e regeneração de tecido (Figura 9.2). A avaliação nutricional abrangente desses micronutrientes essenciais e seu consumo adequado são cruciais para o sucesso de um atleta.[35]

Como já foi explanado, o rendimento do atleta é dependente do metabolismo energético; por conseguinte, atletas devem garantir a disponibilidade do substrato energético e a absorção dos macronutrientes.

O exercício promove aumento da liberação de cromo para a corrente sanguínea, sendo mobilizado dos seus estoques para os órgãos-alvo; porém, após ser mobilizado para a corrente sanguínea, o cromo não pode ser novamente estocado e, assim, é excretado.[38] Ainda, a perda urinária de cromo decorre da alta ingestão de açúcar, que reflete no aumento das concentrações de insulina no sangue.[39] Todavia, alguns estudos apontam que a quantidade de ingestão de cromo reflete na sua excreção.[40]

A suplementação de cromo pode ser uma estratégia interessante para atletas; porém, alguns cuidados devem ser tomados, avaliando-se sua interação com outros nutrientes – principalmente o zinco e o ferro – e também pelo fato de ter excreção lenta, o que pode promover seu acúmulo no organismo. Essa última informação deve ser considerada quando a suplementação de cromo for realizada por longos períodos.[41]

Assim, existe pouca evidência da influência do cromo no fortalecimento muscular e *performance* para os atletas, mas a suplementação dessa substância pode ter alguns benefícios terapêuticos para os diabéticos.

Em razão da importância do metabolismo energético durante o exercício, níveis adequados de vitaminas do complexo B, fósforo, ferro, zinco, cromo e CoQ10 são primordiais na *performance* do atleta, garantindo a produção eficiente e adequada de energia. Ainda, deve-se considerar a individualidade bioquímica de cada atleta.

Estresse oxidativo | Zinco, cobre, selênio, manganês, vitamina C e betacaroteno

Está bem estabelecido que exercícios intensos e prolongados acentuam a produção de espécies reativas de oxigênio (ERO) que, em excesso, afetam o desempenho do atleta pela disfunção muscular e fadiga. Para evitar o dano oxidativo excessivo das células, sistemas antioxidantes enzimático e não enzimático protegem contra agressões provocadas pelas espécies ERO, permitindo o equilíbrio oxidativo.[42]

As três principais enzimas antioxidantes são: superóxido dismutase (SOD), glutationa peroxidase GPX e catalase (CAT). A SOD catalisa a dismutação do oxigênio (O_2) e, nas mitocôndrias das células humanas, está associada ao manganês (Mn-SOD). A SOD contendo cobre e zinco (Cu, Zn-SOD) é encontrada no citosol.[42]

A CAT converte peróxido de hidrogênio (H_2O_2) em H_2O e O_2. A GPX contendo selênio (Se GPx) reduz H_2O_2, utilizando glutationa reduzida (GSH) como doador de hidrogênio, o que resulta na formação de glutationa oxidada (GSSG).[42]

Gomez-Cabrera *et al.* identificaram que o exercício em si aumentou a expressão da SOD e GPX em animais, em resposta ao treinamento.[43] Um estudo feito com 30 homens não treinados identificou aumento significativo da SOD em 21,8% no grupo com treinamento de resistência, 9,5% com treinamento resistido e 14,5% com treinamento concorrente. Ainda, a atividade da GPX eritrocitária aumentou significativamente nos grupos de treinamento de resistência e concorrente.[44]

Pesquisadores apontam que além de o zinco apresentar importante papel na redução dos níveis de lactato, a administração de doses fisiológicas desse mineral previne a produção de radicais livres, ativando o sistema antioxidante em atletas ao aumentar as atividades da SOD,

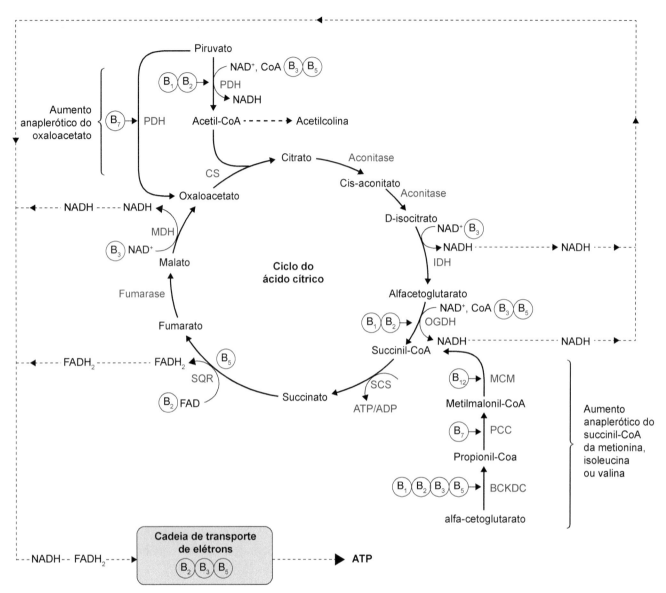

Figura 9.2 Papel das vitaminas B na produção de energia mitocondrial. O ciclo do ácido cítrico (ciclo tricarboxílico/Krebs) consiste em uma série de reações químicas que geram, nas mitocôndrias dos eucariotos, energia na forma de ATP. Carboidratos, gorduras e proteínas são convertidos primeiramente em acetil-CoA, em geral por via piruvato, e depois sofrem oito reações enzimáticas, resultando na produção de NADH e FADH$_2$, que transferem a energia gerada pelo ciclo do ácido cítrico para a cadeia de transporte de elétrons. Isso leva à síntese do ATP (energia das células). As vitaminas B contribuem para esse processo como cofatores/enzimas: FAD (B$_2$), NAD (B$_3$) e componente do CoA (B$_5$) ou CoQ10 (B$_5$). Os compostos intermediários do ciclo também são sequestrados como substratos para a síntese de outros compostos (p. ex., aminoácidos e ácidos graxos), que precisam então ser reabastecidos por síntese anaplerótica, fora do ciclo. Os exemplos mais prevalentes são o aumento de succinil-CoA a partir de alfacetobutirato gerado pela metionina, dentro do ciclo da metionina, e a síntese de oxaloacetato por piruvato. ADP: adenosina difosfato; BCDK: complexo de alfacetoácido desidrogenase de cadeia ramificada; CS: citrato sintase; CoA: coenzima A; CoQ10: coenzima Q10; FAD/FADH$_2$: dinucleótido de flavina adenina (oxidado/reduzido); IDH: isocitrato desidrogenase; NAD: dinucleótido de nicotinamida adenina (+/H = oxidado/reduzido); MDH: malato de desidrogenase; MCM: metilmalonil-CoA mutase; OGDH: alfacetoglutarato desidrogenase; PCC: propionil-CoA carboxilase; PC: piruvato carboxilase; PDH: piruvato desidrogenase; SCS: succinil-CoA sintetase; SQR: succinato-coenzima Q redutase. Adaptada de Kennedy, 2016.[37]

da GPX e os níveis de GSH. Em uma revisão sistemática e metanálise, pesquisadores concluíram que, apesar do consumo adequado de zinco alimentar, atletas apresentam baixos níveis de zinco plasmático.[45]

Vale destacar que a suplementação de zinco, bem como a sua adequação e interação com os outros nutrientes, deve ser monitorada, pois a superdosagem de zinco pode comprometer a absorção de cobre, que pode acarretar na redução da formação de ceruloplasmina, com consequente redução dos níveis de colesterol de lipoproteína de alta densidade (HDL, *high density lipoprotein*), além de comprometer a formação da SOD – enzima dependente de cobre, zinco e manganês – e comprometer também o metabolismo de ferro. Estudo realizado em atletas adolescentes saudáveis com administração de 22 mg de zinco durante 12 semanas demonstrou melhora dos marcadores de *status* antioxidantes, mas redução de ferro e cobre plasmático.[46]

Embora não haja estudos conclusivos sobre os mecanismos de regulação e metabolismo de zinco durante e/ou após a atividade física, Maynar *et al.* identificaram uma diminuição na concentração sérica de zinco e selênio em atletas, após um teste em esteira até a exaustão.[47]

O selênio é um dos nutrientes mais estudados no que se refere ao equilíbrio do sistema antioxidante. Assim, sua atuação no esporte é relacionada à redução dos fatores do estresse oxidativo.[48] Em um estudo realizado com indivíduos submetidos à suplementação de selênio, concomitante à execução de séries de exercício de longa duração, observou-se melhora do sistema antioxidante – por meio do aumento das concentrações de glutationa. Entretanto, os autores não verificaram benefícios na *performance* esportiva com a conduta.[48]

Antioxidantes exógenos podem melhorar o desempenho esportivo, prevenindo ou reduzindo o estresse oxidativo, bem como diminuindo a dor muscular e o estresse físico. As vitaminas mais estudadas são os tocoferóis (vitamina E), o ácido ascórbico (vitamina C) e os carotenoides (betacaroteno).[49]

Em contrapartida, a suplementação com vitamina C reduziu as adaptações celulares ao exercício. A mitocôndria está diretamente envolvida com a capacidade física no exercício de *endurance*, entretanto, o estudo mostrou que houve uma redução de fatores de transcrição envolvidos na biogênese mitocondrial, com a suplementação de vitamina C.[50]

A revisão de Braakhuis demonstrou também, pelos estudos analisados, que a suplementação em doses de 0,2 g por dia de vitamina C diminui o estresse oxidativo induzido pelo exercício. No entanto, em doses maiores (> 1 g por dia), parece reduzir a biogênese mitocondrial ou a função vascular. Braakhuis complementa que a ingestão diária de frutas e vegetais – equivalente a 0,2 g de vitamina C – é satisfatória para reduzir o estresse oxidativo induzido pelo treinamento.[51]

Santos *et al.* ilustraram esse efeito em um estudo conduzido com 9 indivíduos que realizaram uma sessão de treinamento de 60 min. O estudo indicou que a suplementação de vitamina E antes do exercício promoveu a redução de marcadores de dano celular – como creatinoquinase e lactato desidrogenase – em indução de hipoxia. Ainda, observaram-se mudanças em citocinas, sugerindo possível efeito protetor contra fatores inflamatórios.[52]

Para complementar, a vitamina E também é relatada como protetora de funções celulares que podem sofrer declínio com o processo de senescência celular. Essas correlações foram observadas em uma análise com mioblastos senescentes. Após a administração da vitamina E, observou-se redução significativa de ERO nas amostras celulares, concomitante ao aumento da expressão gênica de enzimas antioxidantes. Esses efeitos indicam melhora da defesa antioxidante em células senescentes, permitindo suas funções fisiológicas e o devido ciclo celular.[53]

Para corroborar essa atuação, um estudo realizado em modelo celular de fibroblastos humanos mostrou que a administração de vitamina E foi responsável por reduzir a senescência das amostras, por regular o ciclo celular.[53]

Diante dos estudos, a suplementação isolada de vitamina C e vitamina E pode diminuir a produção de ERO durante o exercício físico. Entretanto, em alguns períodos de treinamento, o uso de antioxidantes pode ser impertinente ao inibir a resposta adaptativa do exercício.[50,51,54]

A CoQ10 em sua forma reduzida – ubiquinol – é um potente antioxidante lipofílico, sendo capaz de atenuar o estresse oxidativo. Ainda, o ubiquinol regenera a vitamina E, aumenta a disponibilidade de óxido nítrico e também participa da sinalização celular e da expressão gênica.[55]

Estudos feitos com atletas ainda são escassos e com número pequeno de participantes, mas Kon *et al.* avaliaram o efeito antioxidante da CoQ10 em 10 atletas de elite de *kendo* – do sexo masculino – e mostrou que a suplementação de 300 mg de CoQ10 via oral (VO), por 20 dias, foi capaz de reduzir o dano muscular induzido pelo exercício.[56] Entretanto, no estudo de Ostman *et al.* com suplementação de CoQ10 em dose recomendada – 90 mg – não houve diferença significativa entre o grupo suplementado e o grupo placebo nos marcadores de estresse oxidativo e dano muscular.[57]

Até o momento, os estudos são controversos na necessidade de usar suplementos de vitaminas antioxidantes como recursos ergogênicos. A alternativa mais segura e eficaz em atenuar o estresse oxidativo induzido pelo exercício pode ser uma dieta balanceada baseada em alimentos com as quantidades recomendadas de antioxidantes, a fim de melhorar o desempenho no exercício.[54]

Imunologia

Atletas de elite em períodos de treinamento intenso podem ter comprometimento da função das células imunes, sendo suscetíveis a um maior risco de infecções do trato respiratório superior (ITRS). Pesquisas convincentes relatam a importância da ingestão adequada de carboidratos e proteínas para a saúde imunológica ideal em atletas, bem como a atuação de vitaminas e minerais como antioxidantes.[58]

A vitamina A é considerada imprescindível no que se refere a alterações do trato respiratório. Sua atuação está correlacionada com a redução de citocinas pró-inflamatórias, concomitante ao aumento no estímulo para produção de IgA e modulação de linhagens celulares que fazem parte do trato respiratório, promovendo proteção das células epiteliais. Embora essa atuação ainda não seja bem documentada em atletas, o consumo de fontes dessa vitamina – principalmente alimentos alaranjados – pode ser uma interessante estratégia imunomoduladora.[59]

A vitamina E é sugerida para a modulação do sistema imunológico de atletas – que são acometidos por distúrbios imunológicos pelas alterações bioquímicas decorrentes do tipo de exercício, nível de adaptação, entre outros fatores – especialmente quando associada a outros nutrientes imunomoduladores, como a vitamina C.[60]

Há evidências de que a vitamina D aumenta a expressão gênica de peptídeos antimicrobianos reguladores da imunidade inata e adquirida, e ainda regula negativamente a expressão de citocinas inflamatórias.[58] Um estudo que envolveu atletas, em período de inverno, também identificou que a administração de vitamina D aumentou os níveis de IgA salivar, promovendo maior proteção da mucosa. Esse resultado indica que a vitamina D pode reduzir o risco de infecções do trato respiratório, que são aumentadas durante o inverno.[61]

O zinco é regulador em vários processos envolvidos na imunidade inata e adaptativa nos níveis de sobrevivência, proliferação e maturação. A variação na disponibilidade de zinco no organismo afeta células de defesa, incluindo monócitos, *natural killer*, células T e B. Embora a suplementação desse mineral seja interessante quando se trata de treinamentos intensos e prolongados, a fim de minimizar os efeitos imunossupressores decorrentes do exercício, é pouco provável o benefício da suplementação em atletas e mais estudos são necessários.[62,63]

Ainda, um estudo realizado com atletas de rúgbi mostrou que a suplementação de 500 mg/dia de magnésio por 4 semanas atenuou o eixo hipotálamo-hipófise-adrenal, concomitantemente à imunossupressão pelo exercício extenuante, durante o período de competição. Assim, o magnésio pode ser uma alternativa para imunomodulação e modulação do eixo de liberação de cortisol. Entretanto, é importante ressaltar que essa dosagem se encontra acima do valor permitido para prescrição segundo a Anvisa, sendo necessária a adequação conforme as legislações vigentes.[64]

Além da dieta balanceada entre macronutrientes, a garantia de ingestão adequada de vitaminas e minerais envolvidos no sistema imunológico minimiza os efeitos de muitos fatores que contribuem para a imunossupressão induzida pelo exercício, principalmente em períodos de treinamento intenso.

Referências bibliográficas

1. Frontera WR, Ochala J. Skeletal muscle: a brief review of structure and function. Calcif Tissue Int. 2015 Mar;96(3):183-95.

2. Hew-Butler T, Ayus JC, Kipps C *et al.* Statement of the Second International Exercise-Associated Hyponatremia Consensus Development Conference, New Zealand, 2007. Clin J Sport Med. 2008;18(2):111-21.

3. Hew-Butler T, Rosner MH, Fowkes-Godek S *et al.* Statement of the Third International Exercise-Associated Hyponatremia Consensus Development Conference, Carlsbad, California, 2015. Clin J Sport Med. 2015;25(4):303-20.

4. Thomas DT, Erdman KA, Burke LM. Position of the Academy of Nutrition and Dietetics, Dietitians of Canada, and the American College of Sports Medicine: nutrition and athletic performance. J Acad Nutr Diet. 2016;116(3):501-28.

5. Katch FI, Katch VL, Mcardle WD. Fisiologia do exercício: nutrição, energia e desempenho humano. 8.ed. Rio de Janeiro: Guanabara Koogan; 2016.

6. Rivera-Brown AM, Frontera WR. Principles of exercise physiology: responses to acute exercise and long-term adaptations to training. PM R. 2012;4(11):797-804.

7. Wakabayashi T. Mechanism of the calcium-regulation of muscle contraction – in pursuit of its structural basis. Proc Jpn Acad Ser B Phys Biol Sci. 2015;91(7):321-50.

8. Lehninger TM, Nelson DL, Cox MM. Princípios de Bioquímica. 6.ed. Porto Alegre: Artmed; 2014.

9. Baar K. Nutrition and the adaptation to endurance training. Sports Med. 2014;44(Suppl. 1):S5-12.

10. Rossi KA. Nutritional aspects of the female athlete. Clin Sports Med. 2017;36(4):627-53.

11. Wang R, Chen C, Liu W *et al.* The effect of magnesium supplementation on muscle fitness: a meta-analysis and systematic review. Magnes Res. 2017;30(4):120-32.

12. Hintze G, Graf D. Osteoporosis. Med Monatsschr Pharm. 2016;39(6):228-34.

13. Dorozhkin SV. Calcium orthophosphates ($CaPO_4$): occurrence and properties. Morphologie. 2017;101(334):125-42.

14. Closa-Monasterolo R, Zaragoza-Jordana M, Ferré N *et al.* Adequate calcium intake during long periods improves bone mineral density in healthy children. Data from the Childhood Obesity Project. Clin Nutr. 2018;37(3):890-6.

15. Koundourakis NE, Avgoustinaki PD, Malliaraki N *et al.* Muscular effects of vitamin D in young athletes and non-athletes and in the elderly. Hormones (Athens). 2016;15(4):471-88.

16. Ceglia L, Niramitmahapanya S, da Silva Morais M *et al.* A randomized study on the effect of vitamin D3 supplementation on skeletal muscle morphology and vitamin D receptor concentration in older women. J Clin Endocrinol Metab. 2013;98(12):E1927-35.

17. Ebid AA, El-Shamy SM, Amer MA. Effect of vitamin D supplementation and isokinetic training on muscle strength, explosive strength, lean body mass and gait in severely burned children: a randomized controlled trial. Burns. 2017;43(2):357-65.

18. Wyon MA, Wolman R, Nevill AM *et al.* Acute effects of vitamin D3 supplementation on muscle strength in judoka athletes: a randomized placebo-controlled, double-blind trial. Clin J Sport Med. 2016;26(4):279-84.

19. Owens DJ, Sharples AP, Polydorou I *et al.* A systems-based investigation into vitamin D and skeletal muscle repair, regeneration, and hypertrophy. Am J Physiol Endocrinol Metab. 2015;309(12):E1019-31.

20. Mortensen C, Mølgaard C, Hauger H *et al.* Winter vitamin D3 supplementation does not increase muscle strength, but modulates the IGF-axis in young children. Eur J Nutr. 2019;58(3):1183-92.

21. Guyton AC, Hall JE. Tratado de Fisiologia Médica. 11.ed. Rio de Janeiro: Elsevier, 2006.

22. Rivera-Brown AM, Frontera WR. Principles of exercise physiology: responses to acute exercise and long-term adaptations to training. PM R. 2012;4(11):797-804.

23. Frontera WR, Ochala J. Skeletal muscle: a brief review of structure and function. Calcif Tissue Int. 2015;96(3):183-95.

24. Manzetti S, Zhang J, van der Spoel D. Thiamin function, metabolism, uptake, and transport. Biochemistry. 2014;53(5):821-35.

25. Huang WC, Huang HY, Hsu YJ *et al.* The effects of thiamine tetrahydrofurfuryl disulfide on physiological adaptation and exercise performance improvement. Nutrients. 2018;10(7).

26. Choi SK, Baek SH, Choi SW. The effects of endurance training and thiamine supplementation on antifatigue during exercise. J Exerc Nutrition Biochem. 2013;17(4):189-98.

27. Depeint F, Bruce WR, Shangari N *et al.* Mitochondrial function and toxicity: role of the B vitamin family on mitochondrial energy metabolism. Chem Biol Interact. 2006;163(1-2):94-112.

28. Nasrallah CM, Horvath TL. Mitochondrial dynamics in the central regulation of metabolism. Nat Rev Endocrinol. 2014;10(11):650-8.

29. Hargreaves IP. Coenzyme Q10 as a therapy for mitochondrial disease. Int J Biochem Cell Biol. 2014; 49:105-11.

30. Pedlar CR, Brugnara C, Bruinvels G *et al.* Iron balance and iron supplementation for the female athlete: a practical approach. Eur J Sport Sci. 2018;18(2):295-305.

31. Grotto HZW. Fisiologia e metabolismo do ferro. Rev Bras Hematol Hemoter. 2010;32(2):8-17.

32. Fisberg M, Braga JAP, Barbosa JAP *et al.* Funções plenamente reconhecidas de nutrientes – Ferro. São Paulo: ILSI Brasil; 2008.

33. Latunde-Dada GO. Iron metabolism in athletes – achieving a gold standard. Eur J Haematol. 2013; 90(1):10-5.

34. Rossi KA. Nutritional aspects of the female athlete. Clin Sports Med. 2017;36(4):627-53.

35. Woolf K, Hahn NL, Christensen MM *et al.* Nutrition assessment of B-vitamins in highly active and sedentary women. Nutrients. 2017;9(4):329.

36. Rogerson D. Vegan diets: practical advice for athletes and exercisers. J Int Soc Sports Nutr. 2017;14:36.

37. Kennedy DO. B vitamins and the brain: mechanisms, dose and efficacy – a review. Nutrients. 2016;8(2):68.

38. Anderson RA, Polansky MM, Bryden NA. Strenuous running: acute effects on chromium, cooper, zinc, and selected clinical variables in urine and serum of male runners. Biol Trace Elem Res. 1984;6:327-36.

39. Vincent JB. New evidence against chromium as an essential trace element. J Nutr. 2017;147(12):2212-9.

40. Gomes MR, Rogero MM, Tirapegui J. Considerações sobre cromo, insulina e exercício físico. Rev Bras Med Esporte. 2005;11(5):262-6.

41. Kobla HV, Volpe SL. Chromium, exercise, and body composition. Crit Rev Food Sci Nutr. 2000;40:291-308.

42. Powers SK, Ji LL, Kavazis AN *et al.* Reactive oxygen species: impact on skeletal muscle. Compr Physiol. 2011;1(2):941-69.

43. Gomez-Cabrera MC, Domenech E, Romagnoli M *et al.* Oral administration of vitamin C decreases muscle mitochondrial biogenesis and hampers training-induced adaptations in endurance performance. Am J Clin Nutr. 2008;87(1):142-9.

44. Azizbeigi K, Stannard SR, Atashak S *et al.* Antioxidant enzymes and oxidative stress adaptation to exercise training: comparison of endurance, resistance,

and concurrent training in untrained males. J Exerc Sci Fit. 2014;12(1):1-6.

45. Chu A, Holdaway C, Varma T *et al.* Lower serum zinc concentration despite higher dietary zinc intake in athletes: a systematic review and meta-analysis. Sports Med. 2018;48(2):327-36.

46. de Oliveira K de J, Donangelo CM, de Oliveira AV Jr *et al.* Effect of zinc supplementation on the antioxidant, copper, and iron status of physically active adolescents. Cell Biochem Funct. 2009;27(3):162-6.

47. Maynar M, Muñoz D, Alves J *et al.* Influence of an acute exercise until exhaustion on serum and urinary concentrations of molybdenum, selenium, and zinc in athletes. Biol Trace Elem Res. 2018;186(2): 361-9.

48. Tassier F, Margaritis I, Richard MJ *et al.* Selenium and training effects on the glutathione system and aerobic performance. Med Sci Sports Exerc. 1995;27(3):390-6.

49. Simioni C, Zauli G, Martelli AM *et al.* Oxidative stress: role of physical exercise and antioxidant nutraceuticals in adulthood and aging. Oncotarget. 2018;9(24):17181-98.

50. Gomez-Cabrera MC, Domenech E, Romagnoli M *et al.* Oral administration of vitamin C decreases muscle mitochondrial biogenesis and hampers training-induced adaptations in endurance performance. Am J Clin Nutr. 2008;87(1):142-9.

51. Braakhuis AJ. Effect of vitamin C supplements on physical performance. Curr Sports Med Rep. 2012; 11(4):180-4.

52. Santos SA, Silva ET, Caris AV *et al.* Vitamin E supplementation inhibits muscle damage and inflammation after moderate exercise in hypoxia. J Hum Nutr Diet. 2016;29(4):516-22.

53. Zainuddin A, Chua KH, Tan JK *et al.* γ-Tocotrienol prevent cell cycle arrest in aged human fibroblast cells through p16INK4a pathway. J Physiol Biochem. 2017;73(1):59-65.

54. Draeger CL, Naves A, Marques N *et al.* Controversies of antioxidant vitamins supplementation in ex-

ercise: ergogenic or ergolytic effects in humans? J Int Soc Sports Nutr. 2014;11(1):4.

55. Bhagavan HN, Chopra RK. Coenzyme Q10: absorption, tissue uptake, metabolism and pharmacokinetics. Free Radic Res. 2006;40(5):445-53.

56. Kon M, Tanabe K, Akimoto T *et al.* Reducing exercise-induced muscular injury in kendo athletes with supplementation of coenzyme Q10. Br J Nutr. 2008;100(4):903-9.

57. Ostman B, Sjödin A, Michaëlsson K *et al.* Coenzyme Q10 supplementation and exercise-induced oxidative stress in humans. Nutrition. 2012;28(4): 403-17.

58. Williams NC, Killer SC, Svendsen IS *et al.* Immune nutrition and exercise: narrative review and practical recommendations. Eur J Sport Sci. 2018;5:1-13.

59. Penkert RR, Jones BG, Hacker H. Vitamin A differentially regulates cytokine expression in respiratory epitelial and macrophage cell lines. Cytokine. 2017; 91:1-5.

60. Kurt SP, Murphy JD, Ferguson CS. Improved lung function following dietary antioxidant supplementation in exercise-induced asthmatics. Respir Physiol Neurobiol. 2016;220:95-101.

61. He CS, Fraser WD, Tang J *et al.* The effect of 14 weeks of vitamin D3 supplementation on antimicrobial peptides and proteins in athletes. J Sports Sci. 2016;34(1):67-74.

62. Bonaventura P, Benedetti G, Albarede F *et al.* Zinc and its role in immunity and inflammation. Autoimmun Rev. 2015;14(4):277-85.

63. de Oliveira K de J, Donangelo CM, de Oliveira AV Jr *et al.* Effect of zinc supplementation on the antioxidant, copper, and iron status of physically active adolescents. Cell Biochem Funct. 2009;27(3):162-6.

64. Dmitrašinović G, Pešić V, Stanić D *et al.* ACTH, cortisol and IL-6 levels in athletes following magnesium supplementation. J Med Biochem. 2016;35(4): 375-84.

Parte 4

Avaliação Nutricional Funcional Aplicada ao Treinamento Desportivo

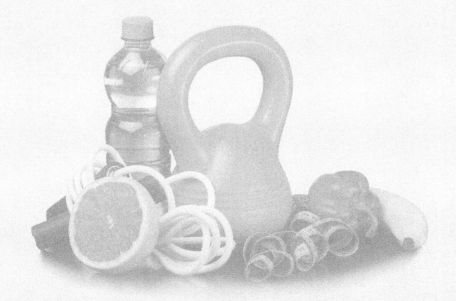

10 Cálculo de Gasto e Disponibilidade Energética, 167

11 Composição Corporal do Adulto, 178

12 Hidratação, 211

13 Exames Laboratoriais no Esporte, 215

capítulo **10**

Cálculo de Gasto e Disponibilidade Energética

Jean Carlos Silvestre e Gustavo Barquilha

Introdução

Um dos momentos mais importantes dentro de um atendimento nutricional é certamente a avaliação nutricional. Ela compõe diversos métodos que devem ser seguidos, entre outros, a coleta de dados vinda dos inquéritos alimentares e toda sua prescrição posterior no que diz respeito ao planejamento alimentar.[1,2] Portanto, o nutricionista deve se atentar aos processos descritos neste capítulo, para facilitar seu atendimento em consultório e conseguir adequar o planejamento do paciente, com máxima chance de acerto em relação a todas as estimativas e os cálculos.

É muito importante o nutricionista ter em mente que a coleta precisa de informações pode ser uma estratégia excelente no momento da consulta. Mesmo que se tenha métodos imprecisos para calcular a ingestão habitual de energia e nutrientes do indivíduo, bem como suas necessidades energéticas e de macro e micronutrientes, a precisão da coleta de dados pode diminuir muito as chances de erro no momento da prescrição e influenciar a melhora ou a piora da saúde do sujeito, assim como os resultados estéticos, visando à composição corporal. Um dos modos para se obter a melhor coleta de dados é não ter pressa em terminar a consulta. Deve-se programar um atendimento com tempo adequado, pois, se muito rápido, tende a ser impreciso e prejudicar o planejamento nutricional.[3]

Para facilitar o entendimento, primeiro serão abordados os métodos de avaliação dietética, demonstrando suas vantagens e desvantagens. Em seguida, serão apresentados os métodos para cálculo do gasto energético, dos mais aos menos precisos. Por fim, serão trazidos alguns exemplos práticos para que o leitor consiga fixar melhor o conteúdo do capítulo e, principalmente, aplicá-lo em sua prática clínica.

Avaliação dietética

O objetivo é identificar o consumo alimentar do paciente. É importante o leitor ter essa etapa bem clara, porque se o nutricionista aplicar um dos métodos de avaliação e não identificar o consumo alimentar, as suposições como carências nutricionais, hábitos e aversões alimentares acabarão se tornando equivocadas e gerando um prejuízo na prescrição dietética. Portanto, qualquer que seja o método, o profissional tem um papel importante ao explicá-lo para o paciente, para que consiga extrair muito bem as informações.[4]

Um exemplo de problema na identificação do consumo alimentar pode ocorrer durante a aplicação do recordatório de 24 h, que, se ocorrer no consultório em uma segunda-feira, pode gerar informações imprecisas, uma vez que as 24 h antecedentes do paciente incluirão o domingo, no qual boa parte da população adota uma alimentação diferente da habitual. Desse modo, as informações obtidas podem não refletir o consumo usual do paciente, bem como suas carências, preferências e aversões alimentares.

Dentre os métodos de avaliação dietética, há inquéritos prospectivos e retrospectivos, que avaliam o consumo alimentar atual e passado:

- Prospectivos: registro alimentar
- Retrospectivos: recordatório de 24 h e questionário de frequência alimentar.

Todos os inquéritos alimentares contam com desvantagens no que concerne às informações prestadas pelo paciente, como erros de mensuração, falta de confiabilidade (valores super ou subestimados), ausência de avaliação do consumo habitual, deficiência em relação ao conhecimento dos alimentos e das medidas, falta de atenção e interesse em responder ao inquérito e, mesmo, diferenças entre os consumos alimentares vindo de sexos e países diversos.[5,6]

Todavia, algumas diferenças categorizam os tipos de inquérito como estratégia adequada. Os métodos prospectivos, por exemplo, não dependem da memória do paciente, visto que avaliam o consumo atual. O risco consiste na possibilidade de o indivíduo omitir o consumo de algum alimento para modificar seu hábito alimentar. Entre as vantagens do método retrospectivo estão: rápida aplicação e não influenciar o consumo alimentar dos pacientes, já que estes só relembram o consumo passado. A dificuldade reside no fato de que os dados alimentares dependem da memória do indivíduo, tornando desvantajoso aplicar o método em algumas populações. Além disso, os métodos retrospectivos nem sempre refletem o hábito alimentar dos pacientes (como no exemplo anterior do recordatório de 24 h).

O capítulo não focará em como deve ser aplicado cada método, uma vez que o objetivo é mostrar a importância deles na prescrição do gasto calórico. Entretanto, é possível tomar algumas medidas que minimizam os erros associados aos inquéritos alimentares e às suas aplicações:

- Recordatório de 24 h: é importante aplicá-lo sempre com o objetivo de captar o consumo usual. Isso implica explicar ao paciente que ele deve relatar a ingestão alimentar de 24 h referente a um dia habitual
- Registros alimentares: deve ser aplicado durante vários dias (3, 5 ou 7) para trazer mais informação sobre o paciente. Embora possam ocorrer erros decorrentes do cansaço do indivíduo em responder ao volume de informações, o profissional pode encontrar um número reduzido de dias que capte o verdadeiro hábito alimentar do paciente
- Outras avaliações: comparar as necessidades energéticas com o consumo habitual do indivíduo, bem como avaliar as alterações de peso e da composição corporal para analisar o balanço energético. Estes dados são interessantes em uma consulta já que possibilitam ao nutricionista minimizar os erros implícitos nos inquéritos e nas fórmulas para cálculos do gasto energético.

Gasto energético

Após a aplicação dos inquéritos como forma de identificar o hábito alimentar, carências nutricionais, preferências e aversões alimentares do indivíduo, deve-se seguir com o cálculo do gasto energético dos pacientes. Vale ressaltar que, neste momento, é importante atentar para a precisão na captação de informações e entender quem é o paciente, como funciona sua rotina, quais as características do seu treino, bem como o nível de condicionamento físico dele, além de outras informações. Esses dados são importantes para o cálculo do gasto energético, mas, principalmente, para os retornos que serão obtidos do paciente. Um exemplo são as diferenças entre indivíduos fisicamente ativos e atletas, nos quais são diversas a rotina de exercícios[7-9], a intensidade deles[10,11] e a utilização de substratos energéticos[12,13], o que torna importante uma prescrição de energia adequada para não prejudicá-los nos resultados desejados.[14,15]

Segundo Melo et al.[16], o gasto energético diário (GED) é formado por: taxa metabólica de repouso (TMR), necessário para as funções vitais do organismo; efeito térmico da atividade (TEA), que engloba as atividades físicas do cotidiano e o exercício físico; e efeito térmico dos alimentos (TEF), relacionado com a digestão, a absorção e o metabolismo dos alimentos. Em indivíduos saudáveis, a TMR corresponde aproximadamente a 60 a 70% do gasto diário, o TEA entre 5 e 15% e o TEF de 15 a 30%, sendo este último o componente que mais varia entre os indivíduos.[16]

Já Trexler et al.[17], em revisão de literatura específica sobre atletas, dividiram o GED em: gasto energético basal, quem compreende até 70% do GED; gasto energético das atividades cotidianas (excluindo a atividade física), que corresponde a até 15% do GED; TEF, com 10% do GED; e gasto energético da atividade física (GEAF), que compreende até 5% do GED.

Fatores de influência

Observando os dados citados anteriormente, verifica-se claramente uma superioridade do metabolismo de repouso no dispêndio energético diário. Portanto, torna-se clara a importância da atividade física no processo de aumento do gasto calórico diário, pois já está bem estabelecido que a atividade física pode aumentar tanto o metabolismo basal quanto o gasto calórico durante o exercício e após, no período de recuperação.[17]

Por outro lado, a perda de peso também pode causar um processo (termogênese adaptativa) no qual o GED pode diminuir ao longo do tempo.[18] Essa adaptação pode, em partes, explicar a dificuldade de perder peso após uma intervenção dietética e também a maior facilidade de ganhar peso corporal outra vez em indivíduos que perderam peso.[17]

Outro ponto importante é a possibilidade de diminuição do GED decorrente da redução do metabolismo basal, principalmente quando se diminui o tecido metabolicamente ativo (massa magra), e também do GEAF em indivíduos que perderam massa corporal total, pois a redução da massa corporal reduzirá a energia necessária para completar uma determinada quantidade de atividade física.[19] Neste sentido, faz-se necessário a correta prescrição do treinamento físico para auxiliar na manutenção da massa magra (com a intervenção dietética) e também provocar o aumento do gasto energético do exercício por meio da manipulação das variáveis do treinamento.

Atividade física

Como visto anteriormente, a atividade física pode influenciar no aumento do GED. Entretanto, quanto mais precisa a prescrição da atividade, maior o êxito no aumento do GED e consequentemente na perda de peso. Algumas das variáveis mais importantes na prescrição da atividade física são o tipo de exercício [aeróbico, anaeróbico ou misto (treinamento concorrente)] e a relação intensidade × volume de treinamento.[20,21] Quando manipuladas, essas variáveis promoverão alterações na utilização do substrato energético durante o exercício, no excesso de consumo de oxigênio pós-exercício (EPOC, do inglês *excess posterxercise oxygen consumption*) e na TMR.[17]

Para simplificar, é possível dividir a influência da atividade física em adaptações agudas e crônicas. Nas adaptações agudas, sabe-se que, após o término da atividade, o consumo de O_2 não retorna imediatamente aos valores basais (situação conhecida como EPOC).[22] Ainda segundo Foureaux *et al.*[22], uma série de adaptações podem aumentar o EPOC:

- Ressíntese de adenosina trifosfato (ATP)/fosfocreatina (CP)
- Redistribuição comportamental dos íons (aumento na atividade da bomba de sódio e potássio)
- Remoção do lactato
- Restauração do dano tecidual
- Restauração do aumento da frequência cardíaca (FC) e da temperatura corporal
- Ciclo de Krebs com maior utilização de ácidos graxos livres
- Efeitos de vários hormônios, como cortisol, insulina, hormônios adrenocorticotróficos (ACTH), da tireoide e do crescimento (GH)
- Ressíntese de hemoglobina e mioglobina
- Aumento da atividade simpática
- Elevação da respiração mitocondrial pelo aumento da concentração de norepinefrina
- Ressíntese de glicogênio, aumento da temperatura.

Treinamento aeróbico

Exercícios aeróbicos de alta intensidade têm sido considerados os mais indicados para produzir elevações maiores no EPOC quando comparado com exercícios aeróbicos de intensidades menores, visto que causam mais estresse metabólico e maior dispêndio de energia para retornar à condição de homeostase.[21,23] Todavia, em um estudo interessante, Tucker *et al.*[24] compararam, em dias separados, três modelos diferentes de intensidades em um cicloergômetro:

- Treinamento intervalado de alta intensidade (HIIT, do inglês *high intensity interval training*), que consistia em quatro séries de 4 min a 95% da FC pico, separados por 3 min de recuperação ativa
- *Sprints* máximos (SIT), que consistia em seis séries de 30 s, separados por 4 min de recuperação ativa
- Exercícios contínuos (SSE, do inglês *steady state exercise*), que consistia em 30 min de atividade contínua a 80% da FC pico
- Resumidamente, o SIT promoveu maior EPOC (aumento do VO_2) após o exercício, enquanto o SSE o fez durante o exercício. Contudo, o resultado mais importante foi que, no gasto energético total, quando considerado o consumo durante e após o exercício, o aumento do VO_2 foi maior no treinamento contínuo. Portanto, por mais que o EPOC seja importante para o GED, o cálculo correto deve ser: gasto durante + gasto após a atividade física. Por outro lado, alguns aspectos também devem ser levados em consideração, como o tempo total do treino (intervalado de alta intensidade; tanto SIT como HIIT são caracterizados como atividades de curta duração) e o desconforto causado (no estudo de Tucker *et al.*[24], o treino SIT provocou desconforto em três indivíduos, impossibilitando a participação deles no estudo).

Treinamento de força

O treinamento de força (TF) vem ganho cada vez mais destaque no processo de emagrecimento, especialmente em decorrência de sua importância na manutenção da massa muscular e da TMR, mesmo em dietas hipocalóricas. Entretanto, o TF também pode contribuir com o aumento do gasto energético durante e principalmente após o exercício (EPOC).[25]

Pinto et al.[26] citam, em sua revisão de literatura, algumas recomendações para a montagem de um programa de TF tradicional: intensidades entre 60 e 80% de 1 repetição máxima (RM), 8 a 10 repetições por série e duas a três séries com intervalos entre 1 e 2 min entre as séries. Outro fator que parece influenciar o gasto energético do TF é a massa muscular envolvida no exercício; ou seja, quanto maior a massa muscular envolvida no exercício, maior o gasto energético do exercício.[27]

Os aumentos mais significativos no gasto energético após um protocolo de TF parecem ser decorrentes do maior estresse metabólico.[28] Em virtude disso, o treinamento em circuito, aquele realizado com pouco ou nenhum intervalo de recuperação entre as séries/os exercícios, tem sido um dos modelos de TF mais utilizados quando o objetivo é aumentar o EPOC em programas de TF voltados para o emagrecimento.[29]

De fato, estudos têm demonstrado que intervalos mais curtos de recuperação promovem incrementos maiores no EPOC quando comparado com intervalos maiores de recuperação.[30,31] Além disso, Siqueira et al.[32] demonstraram que o lactato sanguíneo foi maior em um grupo que realizou um treinamento em circuito, que consistia em três séries de oito exercícios cada com intervalo de 30 s entre as séries, quando comparado com os mesmos exercícios realizados de maneira convencional, com intervalos de 180 s entre cada uma das três séries por exercício, demonstrando maior estresse metabólico com o treinamento em circuito.

Treinamento concorrente

Uma prática comum quando o objetivo é aumentar o gasto energético do exercício e consequentemente o emagrecimento é praticar exercícios de força e aeróbico na mesma sessão de treino, sendo este modelo chamado de treinamento concorrente (TC). Existe muita discussão acerca da validade deste método de treinamento quando o objetivo é aumentar a força e a massa muscular, com autores sugerindo que o exercício aeróbico associado com o TF prejudica os ganhos de força e massa muscular quando realizado concomitantemente, enquanto outros autores discordam.[33,34] Já com relação à capacidade aeróbica, os estudos são incisivos ao demonstrarem que a adição de um programa de potência e força muscular com altas cargas melhoram o desempenho de endurance.[35]

Com relação ao gasto energético, o TC parece ser uma estratégia interessante principalmente para o emagrecimento.[34] Muitos estudos tentam elucidar a influência da ordem dos exercícios no gasto energético. Por exemplo, Kang et al.[36] demonstraram que um treino de força de alta intensidade (seis exercícios, três séries de oito repetições a 90% de 8RM) precedido de 20 min de esforço a 50% do VO_2 pico em um cicloergômetro foi mais efetivo em promover gastos energéticos maiores quando comparado com um protocolo semelhante de treinamento, diferenciando-se apenas na intensidade do treino de força (60% de 8RM).

Com relação à ordem dos exercícios, Taipale et al.[37] demonstram que treinar força antes do endurance pode elevar o gasto energético. Entretanto, em estudo recente, Ferrari et al.[38] não encontraram diferença na ordem de execução dos exercícios (aeróbico vs. força ou força vs. aeróbico) no gasto energético. Essa discrepância pode ser decorrente das diferenças metodológicas para prescrição das variáveis do TF e de endurance. Outro fator interessante é o tipo de exercício aeróbico utilizado no TC, pois a corrida parece exercer maiores aumentos no gasto energético quando comparado com o ciclismo.[38]

Estudos também têm demonstrado as diferentes respostas entre indivíduos atletas e não atletas. Em um trabalho recente, pesquisadores do Reino Unido observaram que, entre os 1.121 atletas investigados, diferentes modalidades podem influenciar significativamente na oxidação máxima de gordura. O estudo ressaltou a importância de se atentar para o cálculo preciso do gasto energético, de acordo com a especificidade da modalidade do atleta[39] e as distinções entre os sexos (característica que pode gerar diferenças de até 12% na oxidação de gorduras durante o exercício).[40] Assim, a quantificação precisa das informações tem papel importante nas prescrições e nas adaptações, bem como nas respostas fisiológicas.[41] Ainda, estudos clássicos para analisar a participação dos sistemas energéticos nos exercícios físicos demonstraram grande envolvimento do sistema aeróbico nas modalidades de alta intensidade [133% do consumo máximo de oxigênio (VO_2 máx.)], com dependência restante dos sistemas anaeróbicos. Em um estudo, observou-se que, em corridas curtas de 800 m, os atletas recrutavam 66% do sistema aeróbico e o restante do anaeróbico, o que mostra a importância do nutricionista perguntar o tipo de treino do cliente e interpretar as respostas fisiológicas que serão geradas.[42]

Disponibilidade de energia

Para calcular o gasto energético dos indivíduos, deve-se considerar o conceito de disponibilidade de energia (EA, do inglês *energy availability*), no qual se mensura o total de energia disponível para o corpo realizar todas as demais funções após a subtração do gasto energético do exercício.[43] O conceito foi estudado por Anne Loucks, pesquisadora residente de Ohio, nos EUA, local onde identificou que atletas com EA equivalente a 45 kcal/kg de massa magra/dia apresentavam balanço energético favorável e melhora na saúde, enquanto aqueles com redução crônica de EA (cerca de 30 kcal/kg de massa magra/dia) mostravam deficiências das funções fisiológicas.[43]

As diretrizes do American College of Sports Medicine (ACSM) indicam que a diminuição da EA pode decorrer de dois fatores: consumo energético insuficiente por dieta inadequada e alto gasto energético resultante do exercício físico.[44] Esta redução crônica na EA pode gerar desequilíbrio no apetite dos indivíduos e perda de massa magra descontrolada em um curto período de tempo, além de causar futuros quadros de *overtraining* e diversos prejuízos à saúde.[45,46]

Prejuízos da baixa disponibilidade de energia

Quando o indivíduo é exposto a baixa EA por longos períodos, essa estratégia pode causar diversos prejuízos à saúde, como descontrole hormonal (p. ex., diminuição da secreção de leptina na EA equivalente a 15 kcal/kg de massa magra/dia)[47], metabólico, funcional e transtornos alimentares.[48,49]

Diversos autores têm demonstrado os efeitos colaterais da baixa EA em diferentes públicos, a chamada síndrome de RED-S ou síndrome da deficiência relativa de energia no esporte. Entre as atividades prejudicadas é possível citar: a função fisiológica da taxa metabólica, a função menstrual, a síntese de proteínas, a imunidade, bem como as saúdes óssea e cardiovascular.[50] Ainda, entre os diversos efeitos colaterais está a tríade da mulher atleta.[49] Em 2014, o Comitê Olímpico Internacional (COI) apresentou publicações científicas que demonstram os prejuízos da tríade da mulher atleta no que concerne à síndrome de RED-S[51], por exemplo:

- Diminuição do desempenho físico
- Decréscimo da força muscular
- Redução dos estoques de glicogênio muscular e hepático
- Elevação dos quadros de depressão
- Aumento da irritabilidade
- Diminuição da concentração
- Redução da coordenação motora
- Julgamento prejudicado
- Diminuição das respostas benéficas do treino
- Aumento do risco de lesões.

Cálculos

Disponibilidade de energia

Para estimar a EA de um indivíduo, deve-se primeiramente calcular a sua composição corporal, para obter o percentual de gordura e a quantidade de massa magra. Também é necessário calcular o gasto calórico decorrente do exercício e a ingestão diária de calorias. Em resumo:

- Peso corporal (kg)
- Percentual de gordura corporal (GC)
- Percentual e quilogramas de massa magra corporal (MM)
- Ingestão energética diária (IED)
- Gasto energético da atividade física (GEAF).

A fórmula para estimar a EA é:

$$EA = (IED - GEAF) \div MM \text{ (kg)}$$

Para exemplificar, o indivíduo tem 60 kg de peso corporal, 20% de GC e 80% de MM (i. e., 48 kg de MM). Sua IED é de 2.400 kcal/dia e seu gasto calórico com exercício é de 500 kcal/dia. Portanto, o cálculo será:

$$EA = (2.400 - 500) \div 48 = 1.900 \div 48 = $$
$$39,6 \text{ kcal/kg MM/dia.}$$

Estimativa do gasto energético

Quando se fala em valores energéticos, deve-se ter em mente que os seres humanos passam por dois processos todos os dias:

- Balanço energético positivo (p. ex., ato de comer)
- Balanço energético negativo (p. ex., exercitar-se).[52]

Diversos métodos são usados para calcula a TMR e o gasto energético decorrente do exercício.[53] Alguns são mais precisos porque empregam equipamentos mais sofisticados. Contudo, muitas vezes, na prática clínica, o acesso a equipamentos é restrito e inviável do ponto de vista financeiro, por isso é possível utilizar métodos menos precisos, como cálculos matemáticos.

De acordo com as diretrizes do ACSM, o gasto energético total (GET) pode ser calculado do seguinte modo:

$$GET = TMR + TEF + TEA$$

Em que:

- TMR = taxa metabólica de repouso
- TEF = efeito térmico dos alimentos
- TEA = efeito térmico da atividade.

Taxa metabólica de repouso

Definida como o gasto de energia necessário para que o corpo mantenha suas funções vitais, como batimentos cardíacos, respiração celular, regulação da homeostase corporal etc.[54-56] A TMR difere entre os indivíduos, representando 60 a 80% do gasto energético total de sedentários e 38 a 47% (ou mais) para atletas.[57] Outros fatores também podem influenciar a TMR, como peso, massa livre de gordura, etnia, idade, sexo, atividade física, alimentação e jejum, período menstrual, sono, estresse metabólico etc.[58,59]

Portanto, utilizar fórmulas adequadas para calcular a TMR é importante para a prescrição nutricional em consultório. Entre as fórmulas, é possível elencar: Harris e Benedict[60], Cunningham[61], Organização das Nações Unidas para Alimentação e Agricultura/Organização Mundial da Saúde (FAO/OMS)[62] e Mifflin *et al.*[63]

Para as fórmulas descritas a seguir, utilizar-se-á um exemplo em comum: homem de 25 anos, 170 cm, 70 kg, 20% de GC, correspondente a 80% de MM (56 kg).

Equação preconizada por Harris e Benedict

Representada pelas fórmulas:[60]

- Mulheres: TMR = 655 + (9,56 × P) + (1,85 × E) – (4,68 × I)
- Homens: TMR = 66,5 + (13,75 × P) + (5 × E) – (6,78 × I).

Em que:

- P = peso (kg)
- E = estatura (cm)
- I = idade (anos).

Para a fórmula proposta, deve-se utilizar o peso corporal total, sem distinguir GC da MM. A estatura dos indivíduos deve ser inserida em centímetros. De acordo com o exemplo, a fórmula ficará:

- Homens: TMR = 66,5 + (13,75 × P) + (5 × E) – (6,78 × I)
- TMR = 66,5 + (13,75 × 70) + (5 × 170) – (6,78 × 25)
- TMR = 66,5 + (962,5) + (850) – (169,5)
- TMR = 1.709,5 kcal.

Equação preconizada por Cunningham

Esta equação não inclui o peso corporal total dos indivíduos, mas a quantidade de massa livre de gordura (LBM, do inglês *lean body mass*) ou MM, conforme a fórmula:[61]

$$TMR = 500 + 22 \, (LBM)$$

Assim, utilizando o mesmo exemplo anterior, tem-se:

- TMR = 500 + 22 (LBM)
- TMR = 500 + 22 (56)
- TMR = 500 + 1.232
- TMR = 1.732 kcal.

Equação preconizada pela FAO/OMS

A equação proposta pela OMS inclui o peso corporal total dos indivíduos. Entretanto, a estatura deve ser inserida em metros, diferentemente da equação proposta por Harris e Benedict. A fórmula é empregada de acordo com a idade e o sexo:[62]

- Homens:
  - 10 a 18 anos: 16,6 P + 77 E + 572
  - 18 a 30 anos: 15,4 P +27 E+ 717
  - 30 a 60 anos: 11,3 P + 16 E + 901
  - > 60 anos: 8,8 P + 11 E +1.071
- Mulheres:
  - 10 a 18 anos: 7,4 P + 482 E + 217
  - 18 a 30 anos: 13,3 P + 334 E + 35
  - 30 a 60 anos: 8,7 P – 25 E + 862
  - > 60 anos: 9,2 P + 637 E – 302.

Em que:

- P = peso (kg)
- E = estatura (m).

Portanto, para o exemplo já apresentado, tem-se:

- TMR = (15,4 × P) + (27 × A) + 717
- TMR = (15,4 × 70) + (27 × 1,7) + 717
- TMR = (1.078) + (45,9) + 717
- TMR = 1.849,9 kcal.

Equação preconizada por Mifflin

A equação utiliza o peso corporal total, a estatura em centímetros e a idade em anos:[63]

- Homens: TMR = (10 × P) + (6,25 × E) – (5 × I) + 5
- Mulheres: TMR = (10 × P) + (6,25 × E) – (5 × I) + 161.

Em que:

- P = peso (kg)
- E = estatura (cm)
- I = idade (anos).

Desse modo, para o exemplo já utilizado, tem-se:

- Homens: TMR = (10 × P) + (6,25 × E) – (5 × I) + 5
- TMR = (10 × 70) + (6,25 × 170) – (5 × 25) + 5
- TMR = (700) + (1.062,5) – (125) + 5
- TMR = 1.642,5 kcal.

Comparação das fórmulas

Ainda levando em consideração o exemplo comum, as fórmulas apresentam o seguinte resultado para a TMR:

- Harris & Benedict[60]: 1.709,5 kcal
- Cunningham[61]: 1.732 kcal
- FAO/OMS[62]: 1.849,9 kcal
- Mifflin[63]: 1.642,5 kcal.

Portanto, ao comparar as fórmulas para o mesmo indivíduo, percebem-se divergências de até 12,6% (FAO/OMS[62] e Mifflin[63]), o que causaria uma diferença de 200 kcal no dia.

Embora estudos[64] mostrem maior confiabilidade na equação proposta por Mifflin *et al.*[63], ainda há muita confusão na prática clínica, uma vez que vários estudos científicos também indicam outras fórmulas. O ACSM, por exemplo, recomenda usar as fórmulas propostas por Harris e Benedict[60] ou Cunningham.[61] Além disso, a fórmula da OMS se encaixa muito bem em certos públicos. Logo, cabe ao nutricionista desenvolver um olhar clínico e escolher a melhor fórmula para cada indivíduo, acompanhando suas respostas nas consultas (p. ex., melhora da composição corporal em ganho de MM e diminuição de GC).

Efeito térmico da atividade

Inclui três fatores: gasto energético planejado, atividade física espontânea e termogênese não associada ao exercício. Para os cálculos, o ACSM recomenda três métodos:

- Estimativa dos equivalentes metabólicos (MET)[65-67]
- *US Dietary Guidelines*[68]
- Ingestão diária recomendada (DRI, do inglês *dietary reference intakes*).[69]

Para atletas, recomenda-se utilizar MET. Para não atletas, pode-se adotar os outros dois métodos. Segundo o ACSM, essa distinção ocorre pela diferença entre peso e composição corporal, bem como pelos diferentes níveis de atividade física destes públicos. Portanto, a revisão científica da International Society of Sports Nutrition[17] auxilia na prescrição diária, visto que determina a correspondência dos gastos energéticos: o TEF equivale a 10% do GET, a termogênese não associada ao exercício (atividades cotidianas) representa 15% e a termogênese do exercício 5%.

Desse modo, com relação aos gastos energéticos decorrentes do exercício, serão utilizados dois exemplos: fatores de atividade física (FA) e equivalentes metabólicos.

Os MET representam os equivalentes metabólicos para qualquer atividade em múltiplos da taxa de consumo de oxigênio (O_2) em repouso. Ou seja, 1 MET equivale ao consumo estimado de O_2 de 3,5 mℓ O_2/kg de peso corporal/min ou 1 kcal/kg de peso corporal/h. Este dado se refere aos equivalentes metabólicos ou gasto energético em repouso; porém, nas diretrizes, também é possível fazer essa estimativa em outras situações do cotidiano, como quando o indivíduo está sentado, caminhando, lavando louça e mesmo se exercitando (corrida, natação e *CrossFit®*).

Em muitos laboratórios de pesquisa, e mesmo em consultórios ou centros de treinamento, os indivíduos conseguem calcular os MET dos esportistas por meio de equipamentos sofisticados, como o ergoespirômetro, no qual o esportista basicamente veste uma "máscara" e inicia uma sessão de treino. Sua respiração é analisada pelo aparelho, que avalia a quantidade de oxigênio consumida durante o exercício. Para se estimar os MET daquela sessão de treino, divide-se a quantidade de oxigênio consumida (em mℓ/kg/min) por 3,5. Por exemplo: mulher de 65 kg, em uma bicicleta ergométrica.

- VO_2 relativo = 32 mℓ/kg/min.

Portanto:

- $MET = VO_2$ (mℓ/kg/min) $\div$ 3,5
- $MET = 35$ mℓ/kg/min $\div$ 3,5 = 9,14 MET.

Todavia, somente os dados dos equivalentes metabólicos pouco servem para a prática clínica. Como dito anteriormente, é possível transformá-los em equivalentes metabólicos para energia (kcal). A partir dos MET calculados, consegue-se estimar o gasto energético da sessão de treino, contribuindo de uma maneira mais significativa para a prática clínica. Utilizando o mesmo exemplo anterior:

- Mulher de 65 kg em uma bicicleta ergométrica
- VO_2 relativo = 32 mℓ/kg/min
- Realizou atividade por 30 min.

Portanto:

- 1 MET = 3,5 mℓ O_2/kg/min
- $9,14 \times 3,5 \times 65 = 2.079,35$ mℓ O_2/min
- Como 1 ℓ de O_2 corresponde a 5 kcal: $2.079,35 \div 1.000 = 2,08 \times 5 = 10,4$ kcal/min
- Durante 30 min, então: $10,4 \times 30 = 312$ kcal.

Desse modo, toda sessão de 30 min de treino na bicicleta ergométrica desta mulher, enquanto ela mantiver o mesmo peso corporal, terá um gasto energético de 312 kcal.

Contudo, os próprios autores que estruturaram os equivalentes metabólicos sugerem fórmulas mais simples para o cálculo energético[66], estimando o gasto calórico por minuto (kcal/min) e depois contabilizando o tempo da sessão de exercício. De acordo com o exemplo anterior, ficaria:

- Mulher de 65 kg em uma bicicleta ergométrica. A atividade é composta por 9,14 MET durante 30 min
- Kcal/min = (MET $\times$ PESO (kg) $\div$ 60 min
- Kcal/min = (9,14 $\times$ 65) $\div$ 60 min
- Kcal/min = 9,90.

Ou seja, a mulher tem um gasto energético de 9,90 kcal/min durante o treino. Entretanto, ela executou o exercício por 30 min, então o cálculo para descobrir o seu GET é:

- Kcal/min = 9,90
- Kcal/min = 9,90 $\times$ 30
- Kcal = 297,05.

Deste modo, obtêm-se as equações para o cálculo das sessões de exercícios, que acrescenta outras operações, como TMR, FA e TEF.

Com os equivalentes metabólicos, pode-se ter uma estimativa do dispêndio energético durante os diversos exercícios e calcular de forma individualizada os gastos calóricos, de modo a trazer uma maior precisão no cálculo do GET e, consequentemente, do planejamento nutricional dos pacientes.

Exemplos práticos

Para finalizar, serão apresentados dois exemplos práticos que condensam todas as informações de gasto energético e utilizam os equivalentes metabólicos.

Sexo feminino

Mulher de 28 anos, com 60 kg e 160 cm de estatura. Atividade ocupacional: recepcionista (fator de atividade: 1,2). Faz 45 min de aula em academia 5 vezes/semana. De acordo com o compêndio[66,67], o treino equivale a 6 MET. A fórmula da TMR ficará:

- TMR (Harris e Benedict[60]) = 655 + (9,56 × P) + (1,85 × E) – (4,68 × I)
- TMR = 655 + (9,56 × 60) + (1,85 × 160) – (4,68 × 28)
- TMR = 655 + 573,6 + 296 – 131,04
- TMR = 1.393,56 kcal.

Para calcular o GET:

- GET = (TMR × FA) + ETA + gasto no exercício
- GET = (1.393,56 × 1,2) + ETA + gasto no exercício
- ETA = 139,35 kcal (visto corresponder a 10% da TMR).

O gasto no exercício é calculado de acordo com os MET:

- Kcal/min = (6 × 60) ÷ 60
- Kcal/min = 6 kcal, então em 45 min de exercício: 6 × 45 = 270 kcal/dia.

O que resulta em:

- GET = (1.393,56 × 1,2) + 139,35 + 270
- GET = 2.081,62 kcal/dia.

Sexo masculino

Homem de 31 anos, 76 kg e 177 cm de estatura, com percentual de gordura de 7%. Atividade ocupacional: professor (fator de atividade: 1,2). Faz treinos de musculação por 45 min 4 vezes/semana. De acordo com o compêndio, o treino equivale a 5,5 MET. Portanto:

- TMR (Cunningham[61]) = 500 + 22 (LBM)
- Como o peso equivale a 76 kg e o percentual de gordura é 7, verifica-se 70,68 kg de MM
- TMR = 500 + 22 (70,68)
- TMR = 2.054,96 kcal.

Para calcular o GET:

- GET = (TMR × FA) + ETA + gasto no exercício
- GET = (2.054,96 × 1,2) + ETA + gasto no exercício
- ETA = 205,5 kcal (visto corresponder a 10% da TMR).

O gasto no exercício é calculado de acordo com os MET:

- Kcal/min = (5,5 × 76) ÷ 60
- Kcal/min = 7 kcal, então em 45 min de exercício: 7 × 45 = 315 kcal/dia.

O que resulta em:

- GET = (2.054,96 × 1,2) + 205,5 + 315
- GET = 2.986,45 kcal/dia.

Considerações finais

A partir dos gastos energéticos virão os ajustes em calorias para os objetivos dos indivíduos (diminuição da GC, aumento da MM, melhora do rendimento esportivo etc.)

Neste sentido, o capítulo resgatou a importância do cálculo energético preciso para os diferentes públicos e métodos, uma vez que uma boa prescrição nutricional pode auxiliar de modo significativo na diminuição do quadro de obesidade e, por consequência, das complicações cardiometabólicas[70-72], bem como ajudar o atleta a obter excelentes resultados em termos de saúde e desempenho físico.[44]

Referências bibliográficas

1. Institute of Medicine. Dietary reference intakes for energy, carbohydrate, fiber, fat, fatty acids, cholesterol, protein, and amino acids. Washington, DC: The National Academies Press; 2005. 1358 p.
2. Otten JJ, Hellwig JP, Meyers LD et al. Dietary reference intakes: the essential guide to nutrient requirements. Washington, DC: The National Academies Press; 2006. 1344 p.
3. Gil A, Martinez de Victoria E, Olza J. Indicators for the evaluation of diet quality. Nutr Hosp. 2015;31 (Suppl. 3):128-44.
4. Sarmento RA, Riboldi BP, da Costa Rodrigues T et al. Development of a quantitative food frequency questionnaire for Brazilian patients with type 2 diabetes. BMC Public Health. 2013;13:740.
5. Burke BS. The dietary history as a tool in research. Journal of the American Dietetic Association. 1947; 23:1041-6.
6. Bezerra IN, Goldman J, Rhodes DG et al. Difference in adult food group intake by sex and age groups comparing Brazil and United States nationwide surveys. Nutr J. 2014;13:74.

7. Guthold R, Stevens GA, Riley LM *et al.* Worldwide trends in insufficient physical activity from 2001 to 2016: a pooled analysis of 358 population-based surveys with 1·9 million participants. The Lancet Global Health. 2018;6(10):e1077-e86.

8. Manini TM, Everhart JE, Patel KV *et al.* Daily activity energy expenditure and mortality among older adults. JAMA. 2006;296(2):171-9.

9. Bijnen FC, Caspersen CJ, Feskens EJ *et al.* Physical activity and 10-year mortality from cardiovascular diseases and all causes: The Zutphen Elderly Study. Arch Intern Med. 1998;158(14):1499-505.

10. Croci I, Hickman IJ, Wood RE *et al.* Fat oxidation over a range of exercise intensities: fitness versus fatness. Appl Physiol Nutr Metab. 2014 Dec;39(12): 1352-9.

11. Takagi S, Sakamoto S, Midorikawa T *et al.* Determination of the exercise intensity that elicits maximal fat oxidation in short-time testing. Journal of Sports Sciences. 2014;32(2):175-82.

12. van Loon LJ. Use of intramuscular triacylglycerol as a substrate source during exercise in humans. Journal of Applied Physiology. 2004;97(4):1170-87.

13. Brouns F, van der Vusse GJ. Utilization of lipids during exercise in human subjects: metabolic and dietary constraints. The British Journal of Nutrition. 1998;79(2):117-28.

14. Ahmed S, Singh D, Khattab S *et al.* The effects of diet on the proportion of intramuscular fat in human muscle: a systematic review and meta-analysis. Frontiers in Nutrition. 2018;5:7.

15. Purdom T, Kravitz L, Dokladny K *et al.* Understanding the factors that effect maximal fat oxidation. J Int Soc Sports Nutr. 2018;15:3.

16. Melo CM, Tirapegui J, Ribeiro SML. Gasto energético corporal: conceitos, formas de avaliação e sua relação com a obesidade. Arq Bras Endocrinol Metab. 2008;52(3):452-64.

17. Trexler ET, Smith-Ryan AE, Norton LE. Metabolic adaptation to weight loss: implications for the athlete. J Int Soc Sports Nutr. 2014;11(1):7.

18. Rosenbaum M, Leibel RL. Adaptive thermogenesis in humans. Int J Obes. 2010; 34(Suppl. 1):S47-S55.

19. Doucet E, Imbeault P, St-Pierre S *et al.* Greater than predicted decrease in energy expenditure during exercise after body weight loss in obese men. Clin Sci. 2003;105:89-95.

20. Melanson EL, Sharp TA, Seagle HM *et al.* Twenty-four-hour metabolicresponses to resistance exercise in women. J Strength Cond Res. 2005;19(1):61-6.

21. Laforgia J, Withers RT, Shipp NJ *et al.* Comparison of energy expenditure elevations after submaximal and supramaximal running. J Appl Physiol. 1997;82 (2):661-6.

22. Foureaux G, Pinto KMC, Damaso A. Efeito do consumo excessivo de oxigênio após exercício e da taxa metabólica de repouso no gasto energético. Rev Bras Med Esporte. 2006;12(6):393-8.

23. Kaminsky LA, Padjen S, LaHam-Seger J. Effect of split exercise sessions on excess post-exercise oxygen consumption. Br J Sports Med. 1990;24(2):95-8.

24. Tucker WJ, Angadi S, Gaesser G. Excess postexercise oxygen consumption after high-intensity and sprint interval exercise, and continuous steady-state exercise. Journal of Strength and Conditioning Research, 2016;30(11):3090-7.

25. Thornton MK, Potteiger JA. Effects of resistance exercise bouts of different intensities but equal work on EPOC. Med Sci Sports and Exerc. 2002;34(4):715-22.

26. Pinto RS, Lupi R, Brentano MA. Respostas metabólicas ao treinamento de força: uma ênfase no dispêndio energético. Rev Bras Cineantropom Desempenho Hum. 2011;13(2):150-7.

27. Farinatti P, Castinheiras Neto AG, Amorim PR. Oxygen consumption and substrate utilization during and after resistance exercises performed with different muscle mass. International Journal of Exercise Science. 2016;9(1):77-88.

28. Paoli A, Moro T, Marcolin G *et al.* High-intensity interval resistance training (HIRT) influences resting energy expenditure and respiratory ratio in non-dieting individuals. J Transl Med. 2012;10:237.

29. Wilmore JH, Parr RB, Ward P *et al.* Energy cost of circuit weight training. Med Sci Sports. 1978;10(2): 75-8.

30. Haltom RW, Kraemer RR, Sloan RA *et al.* Circuit weight training and its effects on excess postexercise oxygen consumption. Med Sci Sports Exerc. 1999; 31(11):1613-8.

31. Ratamess NA, Falvo MJ, Mangine GT *et al.* The effect of rest interval length on metabolic responses to the bench press exercise. Eur J Appl Physiol. 2007; 100(1):1-17.

32. Siqueira LOC, Prado MM, Simionato AR *et al.* Resposta aguda do lactato sanguíneo a diferentes protocolos de treinamento com pesos. Revista Brasileira de Medicina do Esporte. 2018;24(1):26-30.

33. De Souza EO, Tricoli V, Roschel H *et al.* Molecular adaptations to concurrent training. Int J Sports Med. 2013;34(3):207-13.

34. Wilson JM, Marin PJ, Rhea MR *et al.* Concurrent training: a meta-analysis examining interference of aerobic and resistance exercise. J Strength Cond Res. 2012;26(8):2293-307.

35. Rønnestad BR, Mujika I. Optimizing strength training for running and cycling endurance performance: a review. Scand J Med Sci Sports. 2014;24:603-12.

36. Kang J, Rashti SL, Tranchina CP *et al.* Effect of preceding resistance exercise on metabolism during subsequent aerobic session. Eur J Appl Physiol. 2009;107(1):43-50.

37. Taipale RS, Mikkola J, Nummela AT *et al.* Combined strength and endurance session order: differences in force production and oxygen uptake. Int J Sports Physiol Perform. 2015;10(4):418-25.

38. Ferrari R, Alberton C, Pinto S *et al.* Oxygen consumption during concurrent training: influence of intra-session exercise sequence and aerobic exercise modality. Biol Sport. 2018;35(3):247-52.

39. Randell RK, Rollo I, Roberts TJ *et al.* Maximal fat oxidation rates in an athletic population. Medicine and Science in Sports and Exercise. 2017;49(1):133-40.

40. Venables MC, Achten J, Jeukendrup AE. Determinants of fat oxidation during exercise in healthy men and women: a cross-sectional study. Journal of Applied Physiology. 2005;98(1):160-7.

41. Miller SL, Wolfe RR. Physical exercise as a modulator of adaptation to low and high carbohydrate and low and high fat intakes. European Journal of Clinical Nutrition. 1999;53(Suppl. 1):S112-9.

42. Spencer MR, Gastin PB. Energy system contribution during 200- to 1500-m running in highly trained athletes. Medicine and Science in Sports and Exercise. 2001;33(1):157-62.

43. Loucks AB, Kiens B, Wright HH. Energy availability in athletes. Journal of Sports Sciences. 2011; 29(Suppl. 1):S7-15.

44. Thomas DT, Erdman KA, Burke LM. American College of Sports Medicine Joint Position Statement. Nutrition and athletic performance. Medicine and Science in Sports and Exercise. 2016;48(3):543-68.

45. Cardoos N. Overtraining syndrome. Current Sports Medicine Reports. 2015;14(3):157-8.

46. Schwellnus M, Soligard T, Alonso JM *et al.* How much is too much? (Part 2) International Olympic Committee consensus statement on load in sport and risk of illness. British Journal of Sports Medicine. 2016;50(17):1043-52.

47. Koehler K, Hoerner NR, Gibbs JC *et al.* Low energy availability in exercising men is associated with reduced leptin and insulin but not with changes in other metabolic hormones. Journal of Sports Sciences. 2016;34(20):1921-9.

48. Slater J, Brown R, McLay-Cooke R *et al.* Low energy availability in exercising women: historical perspectives and future directions. Sports Medicine. 2017; 47(2):207-20.

49. Williams NI, Statuta SM, Austin A. Female athlete triad: future directions for energy availability and eating disorder research and practice. Clinics in Sports Medicine. 2017;36(4):671-86.

50. Statuta SM, Asif IM, Drezner JA. Relative energy deficiency in sport (RED-S). British Journal of Sports Medicine. 2017;51(21):1570-1.

51. Mountjoy M, Sundgot-Borgen J, Burke L *et al.* The IOC consensus statement: beyond the female athlete triad–Relative Energy Deficiency in Sport (RED-S). British Journal of Sports Medicine. 2014;48(7):491-7.

52. Berryman CE, Sepowitz JJ, McClung HL *et al.* Supplementing an energy adequate, higher protein diet with protein does not enhance fat-free mass restoration after short-term severe negative energy balance. Journal of Applied Physiology. 2017;122(6): 1485-93.

53. Maunder E, Plews DJ, Kilding AE. Contextualising maximal fat oxidation during exercise: determinants and normative values. Frontiers in Physiology. 2018;9:599.

54. Henry CJ. Basal metabolic rate studies in humans: measurement and development of new equations. Public Health Nutrition. 2005;8(7):1133-52.

55. Haugen HA, Chan LN, Li F. Indirect calorimetry: a practical guide for clinicians. Nutrition in Clinical Practice. 2007;22(4):377-88.

56. Battezzati A, Vigano R. Indirect calorimetry and nutritional problems in clinical practice. Acta Diabetologica. 2001;38(1):1-5.

57. Manore M, Thompson J. Energy requirements of the athlete: assessment and evidence of energy efficiency. Clinical Sports Nutrition. 2000;124-45.

58. Bosy-Westphal A, Eichhorn C, Kutzner D *et al.* The age-related decline in resting energy expenditure in humans is due to the loss of fat-free mass and to alterations in its metabolically active components. The Journal of Nutrition. 2003;133(7):2356-62.

59. Horgan GW, Stubbs J. Predicting basal metabolic rate in the obese is difficult. European Journal of Clinical Nutrition. 2003;57(2):335-40.

60. Harris JA, Benedict FG. A biometric study of human basal metabolism. Proc Natl Acad Sci U S A. 1918;4(12):370-3.

61. Cunningham JJ. A reanalysis of the factors influencing basal metabolic rate in normal adults. The American Journal of Clinical Nutrition. 1980;33(11): 2372-4.
62. ONU. Necesidades de energía y proteínas: informe de una Reunión Consultiva Conjunta FAO/OMS/ONU de Expertos, [Roma, 5-17 de octubre de 1981]. Food and Agriculture Organization of the United Nations; 1985. 220 p.
63. Mifflin MD, St Jeor ST, Hill LA et al. A new predictive equation for resting energy expenditure in healthy individuals. The American Journal of Clinical Nutrition. 1990;51(2):241-7.
64. Frankenfield D, Roth-Yousey L, Compher C. Comparison of predictive equations for resting metabolic rate in healthy nonobese and obese adults: a systematic review. J Am Diet Assoc. 2005;105(5):775-89.
65. Guebels CP, Kam LC, Maddalozzo GF et al. Active women before/after an intervention designed to restore menstrual function: resting metabolic rate and comparison of four methods to quantify energy expenditure and energy availability. International Journal of Sport Nutrition and Exercise Metabolism. 2014;24(1):37-46.
66. Ainsworth BE, Haskell WL, Whitt MC et al. Compendium of physical activities: an update of activity codes and MET intensities. Medicine and Science in Sports and Exercise. 2000;32(Suppl. 9):S498-504.
67. Ainsworth BE, Haskell WL, Herrmann SD et al. 2011 Compendium of physical activities: a second update of codes and MET values. Medicine and Science in Sports and Exercise. 2011;43(8):1575-81.
68. U.S. Department of Health and Human Services. Dietary guidelines for Americans. US Department of Agriculture. 2015;8:144.
69. Trumbo P, Schlicker S, Yates AA et al. Dietary reference intakes for energy, carbohydrate, fiber, fat, fatty acids, cholesterol, protein and amino acids. J Am Diet Assoc. 2002;102(11):1621-30.
70. Aiello AM, Marques de Mello L, Souza Nunes M et al. Prevalence of obesity in children and adolescents in Brazil: a meta-analysis of cross-sectional studies. Current Pediatric Reviews. 2015;11(1):36-42.
71. Cercato LM, White PA, Nampo FK et al. A systematic review of medicinal plants used for weight loss in Brazil: is there potential for obesity treatment? Journal of Ethnopharmacology. 2015;176:286-96.
72. Castro JA, Nunes HE, Silva DA. Prevalence of abdominal obesity in adolescents: association between sociodemographic factors and lifestyle. Revista Paulista de Pediatria. 2016;34(3):343-51.

capítulo **11**

Composição Corporal do Adulto

Diego Augusto Santos Silva, Luiz Rodrigo Augustemak de Lima,
Eliane Cristina de Andrade Gonçalves, Mikael Seabra Moraes,
Priscila Custódio Martins, Tiago Rodrigues de Lima,
Braian Cordeiro e Valden Capistrano

Introdução

O estudo da composição corporal humana é um ramo da biologia humana que enfoca a quantificação *in vivo* dos componentes do corpo, as relações quantitativas entre componentes e as mudanças quantitativas nesses componentes relacionadas a vários fatores de influência.[1]

A ideia de que o corpo humano é formado por diferentes tecidos data da época do pai da Medicina, Hipócrates, por volta de 440 a.C., o qual advogava que o corpo era formado por diferentes tecidos. No entanto, naquela época a realização de estudos mais aprofundados era impossibilitada pela falta de aparato tecnológico.[2]

O químico alemão Justus von Liebig (1803 a 1873) foi o pioneiro que descobriu que as substâncias presentes na comida estavam no corpo humano. Ele também descobriu que os fluidos corporais continham mais sódio e menos potássio do que os tecidos. O trabalho dele, baseado na análise química, marcou o começo dos estudos modernos sobre a composição corporal humana.[2]

Desde então, o estudo da composição corporal ganhou um robusto corpo de evidências que levou a sua classificação em três áreas de investigação: regras da composição corporal; estudos de metodologia; estudo das alterações da composição corporal.[2]

As regras da composição corporal foram o primeiro campo de investigação, cujo principal objetivo era quantificar e estabelecer relações entre os diferentes componentes do corpo. O estudo com cadáveres foi fundamentalmente importante nessa área de investigação. Em 1843, Schwann foi um dos primeiros a mensurar cadáveres buscando encontrar algum tipo de relação entre os diferentes componentes. Essa iniciativa permitiu que estudos e análises químicas subsequentes estabelecessem tais relações.[2]

Um dos objetivos dos estudos sobre metodologia da composição corporal é encontrar técnicas de mensuração da composição corporal. O primeiro componente corporal estimado por um método *in vivo* foi o músculo esquelético. A excreção diária de creatinina urinária foi utilizada em 1909, por Shaffer e Coleman, como índice de massa total do músculo esquelético.[2]

A terceira área de estudo enfoca as alterações na composição corporal em decorrência de algum fator que pode ser intrínseco ou extrínseco.[2] A idade, como um fator intrínseco, foi o primeiro a ser identificado como modificador da composição corporal humana. Albert von Bezold, em 1857[2], descobriu que o crescimento de animais era acompanhado de um aumento na proporção de cinzas e de uma diminuição na proporção de água. Hoje, esse campo está voltado, por exemplo, ao efeito que as dietas ou a modificação de hábitos alimentares, o exercício físico ou os medicamentos provocam na composição corporal.[2]

Avaliação da composição corporal

Método direto

A dissecação de cadáveres é considerada a metodologia de referência, ou direta, na avaliação da composição corporal. Essa técnica consiste em dividir os diferentes tecidos que formam o corpo humano e pesá-los, diretamente. Assim, o tecido muscular do cadáver é cortado e pesado. Esse campo de investigação foi muito importante nos primeiros estudos sobre as regras da composição corporal, para identificar os pressupostos existentes entre os tecidos.

Por sua pouca praticidade, essa técnica é de difícil aplicação em cadáveres. O advento tecnológico permitiu o desenvolvimento de outras técnicas, conhecidas como indiretas e duplamente indiretas, mais viáveis do que a dissecação de cadáveres.

Métodos indiretos

São aqueles em que não há separação dos componentes, ou seja, não se corta o tecido para mensurá-lo. Os métodos indiretos foram desenvolvidos a partir de princípios químicos e físicos que visavam a extrapolação das quantidades de gordura e de massa magra. A partir dessa extrapolação, analogias foram feitas de acordo com pressupostos deduzidos por estudos com cadáveres e as técnicas foram validadas. Isso possibilitou que o estudo da composição corporal por profissionais de saúde pudesse empregar técnicas indiretas de avaliação. Algumas dessas técnicas são descritas a seguir.

Ressonância magnética

A história da ressonância magnética nuclear iniciou-se em 1937, com os estudos do físico Isidor Isaac Rabi. Foi proposta a tecnologia capaz de definir a intensidade dos momentos magnéticos nucleares em que dois campos magnéticos (não homogêneos) fortes desviam um feixe molecular em sentidos opostos, produzindo um foco. No ano de 1946, após alguns avanços dos estudos de Rabi, os físicos Edward Mills Purcell e Félix Bloch anunciaram a descoberta do efeito da ressonância magnética nuclear.

O termo "ressonância magnética nuclear" deriva das características de alguns átomos no estado fundamental que, na presença de um campo magnético, tornam-se ressonantes à frequência magnética do campo, ou seja, oscilam com maior amplitude em frequências específicas. Apesar do nome (ressonância magnética nuclear) ser apropriado para os fenômenos físicos, a denominação "nuclear" tem caído em desuso por ser sugestivo de "ameaça radioativa", o que na verdade diverge da real condição não ionizante.

Pode-se considerar a ressonância magnética uma manifestação física que permite obter informação estrutural e dinâmica sobre a matéria em estudo, consistindo basicamente na averiguação de suas propriedades magnéticas. A utilização dessa técnica espectroscópica (levantamento de dados físico-químicos por meio da transmissão da energia radiante incidente em uma determinada amostra) se destacou por fornecer imagens em três dimensões (3D), com alta resolução, e de diferentes perfis de tecidos humanos. Essas são as chamadas imagens de ressonância magnética.

Embora o fenômeno físico da ressonância magnética tenha sido descrito em 1946, por Block e Purcell, a primeira aplicação da imagem de ressonância magnética como método de medição da composição corporal foi realizada por Foster et al.[3] e Hayes et al.[4], para quantificação do tecido adiposo subcutâneo. Posteriormente, muitos grupos demonstraram a viabilidade da técnica na determinação de diversas dimensões corporais, como o tecido adiposo regional e a massa muscular esquelética, usando diferentes protocolos de ressonância magnética.

A imagem de ressonância magnética representa um avanço importante no estudo da composição do corpo humano. É considerada um dos métodos mais precisos disponíveis para a quantificação in vivo do tecido adiposo (total e regional) e do músculo esquelético, propiciando uma compreensão singular das associações existentes entre os diferentes padrões de adiposidade (tecidos adiposos subcutâneo, visceral e intramuscular). Seu uso possibilitou ampliar significativamente o conhecimento acerca da complexa relação existente entre a composição do corpo humano e vários tipos de doenças, além de fornecer uma avaliação detalhada da qualidade de tecidos como o do osso, do músculo esquelético e do fígado.[5] Outra aplicação da técnica está na dissecação do compartimento de massa livre de gordura, para quantificação in vivo de órgãos específicos que apresentam taxa metabólica elevada, como fígado, rins, coração, baço, pâncreas e cérebro, aumentando assim a compreensão sobre o gasto energético em repouso.[6]

Princípio básico

Entender melhor como é gerada a imagem por ressonância magnética requer certo conhecimento sobre os átomos que compõem um tecido. O átomo é a menor partícula indivisível de um elemento químico. Ele pode ser separado em duas regiões: núcleo, composta por prótons (com cargas elétricas positivas) e nêutrons (sem carga elétrica); e a eletrosfera, onde estão os elétrons (de carga elétrica negativa). Alguns núcleos atômicos são capazes de absorver e emitir energia de radiofrequência quando expostos a um campo magnético. Os principais átomos que compõem um tecido humano são: hidrogênio, oxigênio, carbono, fósforo, cálcio, flúor, sódio, potássio e nitrogênio. Embora os outros núcleos tenham propriedades que permitam o uso da ressonância magnética, o hidrogênio é o mais utilizado, não só por ser o átomo mais abundante no corpo humano (representando cerca de 10% do peso corporal) como também pelo maior momento magnético de seu próton, o qual confere mais sensibilidade à ressonância magnética. Além disso, em termos de ressonância magnética, o hidrogênio presente no tecido normal e o hidrogênio contido no tecido patológico exibem características bastante diferenciadas.

O aparelho da ressonância magnética emite sinais de radiofrequência direcionados ao hidrogênio. O alvo específico desses sinais é a área de interesse avaliada no exame, de modo que os prótons dessa região absorvem a energia necessária para girar em outra direção. Dito de outro modo, os sinais de radiofrequência forçam os prótons a girar em uma frequência e direção específicas. Esses sinais são recebidos e enviados para o tecido corporal por meio de uma bobina, que normalmente é projetada para diferentes partes do corpo (p. ex., joelho, cabeça, pescoço, tronco), adaptando-se ao contorno do alvo cuja imagem será gerada. Como consequência, são acionados os magnetos gradientes, que estão organizados dentro do magneto principal do aparelho. Ao serem rapidamente ligados e desligados de determinadas maneiras, esses magnetos alteram o campo magnético principal em um nível bem localizado, permitindo selecionar com exatidão a área que se quer avaliar. Quando o sinal da radiofrequência é desligado, os prótons de hidrogênio retornam lentamente aos alinhamentos iniciais no campo magnético, ao mesmo tempo em que liberam o excesso de energia armazenada. Essa movimentação faz com que os prótons de hidrogênio emitam um sinal que é identificado pela bobina e enviado para o computador da sala de comando. A conversão dos dados matemáticos em uma imagem é feita pela transformada de Fourier (função matemática utilizada para decompor um sinal).

A maioria dos exames de imagem utiliza contraste injetável, em certos procedimentos. Esse contraste, similar a um corante, é uma substância química ingerida por via oral ou administrada por via intravenosa, cuja aplicação se destina a diferenciar tecidos e órgãos. No exame da ressonância magnética, o contraste altera o campo magnético local do tecido examinado, e os tecidos "normais" reagem de modo diferente dos tecidos "anormais". Assim, essa pequena alteração gera sinais distintos conforme o estado do tecido. Esses sinais são transferidos para as imagens, permitindo a visualização das anomalias presentes nos tecidos, bem como a identificação dos processos patológicos.

Nas imagens de ressonância magnética, o tecido adiposo aparece branco (Figura 11.1) e isso o diferencia dos outros tecidos, que aparecem pretos ou cinzentos. A área de tecido adiposo é calculada automaticamente, mediante delimitação por um observador experiente. A multiplicação do valor dessa área pela distância entre os cortes fornece o volume de tecido adiposo. Para calcular a massa gorda, é necessário conhecer a quantidade de gordura por centímetro cúbico de tecido adiposo.

Tipos de equipamentos

Existem diferentes tipos de equipamentos de ressonância magnética. Os equipamentos são diferenciados pela intensidade do campo magnético, que é a unidade de medida do campo magnético expressa em Teslas (T). No Brasil, a maioria dos equipamentos de ressonância magnética

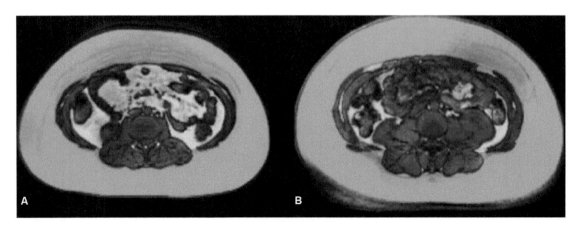

Figura 11.1 Imagens de ressonância magnética do tecido adiposo. **A.** Tecido adiposo subcutâneo. **B.** Tecido adiposo visceral.

têm campo magnético de 3 T, 1,5 T, 1 T ou menos, e em geral são de campo aberto ou periféricos, sem o tubo característico dos aparelhos de ressonância magnética convencionais. Isso facilita a realização do exame em pessoas claustrofóbicas ou obesas.

No ano de 2015, a Faculdade de Medicina da Universidade de São Paulo recebeu o primeiro equipamento de ressonância magnética com campo de 7 T da América Latina – o modelo *Magnetom* 7T MRI. A precisão das imagens geradas por um equipamento de 7 T é mais de 5,4 vezes superior à dos equipamentos de 3 T, e 21 vezes superior à dos aparelhos de 1,5 T utilizados em hospitais. Um aumento de 2 vezes no campo magnético quadruplica a precisão das imagens geradas. O centro de pesquisas *NeuroSpin* do centro *Paris-Saclay*, localizado na França, comporta atualmente o equipamento de ressonância magnética para estudos em seres humanos mais potente do mundo, com um campo de 11,7 T. Esse equipamento foi fabricado para obter imagens cerebrais 100 vezes mais detalhadas do que as imagens fornecidas pelas máquinas com campos magnéticos de 1,5 ou 3 T.

Pesquisas com a técnica de ressonância magnética

Muitos estudos de ressonância magnética têm o objetivo de avaliar e monitorar a composição do corpo humano, como já visto, de modo geral em termos de massa muscular e tecido adiposo. Quando comparada às medidas diretas obtidas em cadáveres, a ressonância magnética fornece dados acurados referentes aos conteúdos dos tecidos muscular e adiposo. Um estudo a utilizou para medir o conteúdo de tecido adiposo intra-abdominal, retroperitoneal e subcutâneo em três cadáveres não embalsamados. Subsequentemente, os cadáveres foram dissecados e o tecido adiposo dos três compartimentos foi pesado. Na comparação com os pesos, a ressonância magnética se mostrou uma técnica acurada.[7] Em outro estudo, a ressonância magnética foi utilizada para medir a área de corte transversal do músculo esquelético livre de gordura, do tecido adiposo intramuscular e do tecido adiposo subcutâneo. Foram avaliados aproximadamente 120 braços e pernas de cadáveres. Os membros foram dissecados e os tecidos de interesse foram pesados. Os valores fornecidos pela ressonância magnética foram comparados com aqueles obtidos pela análise direta.[8] A ressonância magnética é considerada o padrão-ouro para calibração de outros métodos de estimação da gordura corporal e do músculo esquelético em seres humanos.[9]

Estudos revelaram que o tecido adiposo subcutâneo possui compartimentos superficiais e profundos[10] separados por um fino plano facial. Em uma pesquisa realizada com adultos sem diagnóstico de doença e com peso normal, imagens de ressonância magnética mostraram que o compartimento de tecido adiposo subcutâneo profundo está mais fortemente correlacionado com anormalidades metabólicas, em comparação aos outros compartimentos.[11] Esse achado significa que os compartimentos do tecido adiposo podem responder de maneira diferente em termos de composição corporal, influenciando negativamente certos tratamentos nutricionais. Outro estudo empregando a técnica de ressonância avaliou a retenção de líquidos em mulheres (atletas não profissionais) ao longo do ciclo menstrual, e correlacionou as imagens de ressonância magnética com o desempenho atlético. Os resultados demonstraram que a retenção de líquidos nas pernas aumentou significativamente durante a fase da menstruação. Nessa fase, a agilidade (avaliada pelo teste *side step*) diminuiu de forma significativa e apresentou correlação negativa com a retenção de líquido nas pernas, demonstrando que esses fatores podem influenciar negativamente o desempenho físico das mulheres.[12] Em uma tentativa de esclarecer as características da composição corporal de atletas (sexo masculino) de judô adultos comparativamente a de atletas de outros esportes, avaliou-se a gordura visceral por meio de imagens obtidas por ressonância magnética. As imagens demonstraram que os judocas tinham maior área de secção transversal de gordura corporal, em comparação aos outros atletas.[13] Em todos os estudos supracitados, os achados demonstram que a ressonância magnética é fundamentalmente importante nos estudos sobre a composição corporal.

Considerações sobre o uso da ressonância magnética

Ao contrário de outros métodos como a absorciometria por dupla emissão de raios X (DXA) ou a tomografia computadorizada, a ressonância magnética não expõe o paciente a radiações ionizantes potencialmente nocivas, o que torna seu uso mais atraente em pesquisas sobre composição corporal envolvendo crianças e adolescentes. Além disso, crianças na faixa etária de 6 a 48 meses são mais suscetíveis aos efeitos prejudiciais das radiações ionizantes.

Outra vantagem para o estudo da composição do corpo humano está no fato de a avaliação dos níveis teciduais de fósforo por ressonância magnética possibilitar a quantificação dos níveis de adenosina trifosfato (ATP), fosfocreatina e fósforo inorgânico, permitindo o monitoramento das funções metabólicas de tecidos e órgãos em resposta a certos tratamentos (p. ex., terapias nutricionais).

Embora a ressonância magnética seja ideal para diagnosticar e avaliar a composição corporal e outros aspectos relacionados à saúde, seu uso apresenta algumas desvantagens. No âmbito da pesquisa, a principal desvantagem é o alto custo desse tipo de equipamento nas pesquisas de campo. Além disso, a ressonância magnética é inviável para avaliar indivíduos obesos (IMC > 40 kg/m^2), devido ao campo de visão limitado a 48 × 48 cm da maioria dos *scanners*. Outra desvantagem é o barulho intenso que incomoda o paciente ao longo de todo o exame. Os ruídos de batidas contínuas e relativamente rápidas é criado pelo aumento da corrente elétrica passando nos fios dos magnetos gradientes que enfrentam a resistência do campo magnético principal. Por isso, antes de iniciar o exame, o paciente recebe protetores de ouvido que servem para abafar o som e, assim, minimizar o incômodo. Além disso, esse exame não é recomendado para usuários de dispositivos cardíacos eletrônicos implacáveis, como o marca-passo, que são feitos de materiais ferromagnéticos e podem ser danificados ou causar danos ao paciente em função da exposição ao campo magnético da ressonância. Os portadores de dispositivos ortopédicos como pinos, placas ou articulações artificiais também devem evitar o exame, porque esses objetos podem causar graves distorções nas imagens.

Absorciometria por dupla emissão de raios X

Usada na avaliação da composição corporal total e dos segmentos individuais do corpo (braços, pernas e tronco), a DXA é uma ferramenta de alta tecnologia que fraciona os componentes corporais em massa óssea, massa gorda, massa livre de gordura e osso. A DXA é a avaliação clínica de referência para o diagnóstico de osteoporose, avaliação e previsão do risco de fratura osteoporótica no futuro, e monitoramento da densidade mineral óssea (DMO). Além da densitometria óssea, essa técnica vem sendo cada vez mais utilizada em outras aplicações, como as estimativas da gordura corporal e da massa livre de gordura e osso.[14,15]

Desde que foi criada, há pouco mais de 30 anos, a DXA passou continuamente por diversas inovações tecnológicas. Antes da sua invenção, no período de 1950 a 1987, a densitometria óssea era estimada por absorciometria de único fóton (*Single Photon Absorptiometry – SPA*) e por absorciometria de fótons duplos (*Dual Photon Absorptiometry – DPA*).

A SPA foi originalmente introduzida em 1963, por John Cameron e James Sorenson[16], e emprega um feixe de fótons de energia única gerados por radioisótopos com fontes seladas (iodo-125 ou amerício-241). O detector de cintilação (variação constante do fóton), localizado no lado oposto ao membro, mede a atenuação da energia do fóton nos ossos e tecidos moles, compara com o padrão de calibração e calcula a quantidade de minerais ósseos.[17] Comparada ao raios X, a SPA é mais sensível para as estimativas proximais e distais do conteúdo de minerais do esqueleto apendicular (rádio, ulna, metacarpo e calcâneo). Por isso, em 1968, equipamentos de SPA começaram a ser comercialmente fabricados pela empresa Orland Corporation (atual Norland at Swissray), nos EUA. Posteriormente, em 1970, Richard Mazess desenvolveu seu próprio equipamento de SPA e o comercializou pela sua empresa, a Lunar Radiation Corpo-

ration (atual GE Healthcare Madison), localizada também nos EUA.[17,18] Com o tempo, descobriu-se que os aparelhos de SPA apresentavam limitações na determinação do conteúdo de minerais de ossos imersos (coluna vertebral ou fêmur) e de ossos circundados por materiais equivalentes ao tecido mole. Além disso, a atenuação causada pelas partes moles (p. ex., água) não é corrigida, restringindo as medições de SPA aos ossos do esqueleto apendicular. Isso levava à necessidade de utilizar equações para estimar o conteúdo mineral ósseo (CMO) e a DMO.

As limitações da SPA conduziram ao próximo avanço na medição da densidade óssea com o surgimento da DPA. Diferente da SPA, a DPA usava duas fontes radioativas de energia distintas (iodo-125 e amerício-241). Posteriormente, passou a ser usado o isótopo gadolínio-153, que emite fótons de duas energias distintas (44 e 100 keV), o que permitiu obter estimativas da DMO para as vértebras lombares e o fêmur proximal.[16] Essa nova tecnologia viabilizava a correção da contribuição dos tecidos moles na atenuação de energia e isso ampliou a sua aplicação, com o fornecimento de estimativas da composição do corpo inteiro.[19-22] O desenvolvimento, padronização e validação da DPA foram descritos por vários autores.[19,20] No entanto, a DPA também apresentava limitações que incluíam longos tempos de varredura (até 45 min para o fêmur proximal), baixa resolução da imagem, falta de precisão, degradação rápida da fonte radioativa (1 ano), gastos excessivos com manutenção, e aplicação restrita à avaliação dos minerais ósseos.[17]

Em 1987, a empresa Hologic Horizon, fundada em 1985, por David Ellenbogen e Jay Stein, apresentou o primeiro sistema de DXA da indústria. As limitações da DPA levaram ao desenvolvimento da DXA, no qual a fonte radioativa foi substituída por um tubo de raios X acoplado a um filtro para conversão do feixe de raios X cromáticos em picos de baixa e alta energia, diminuindo os tempos de varredura (cerca de 6 min) e os custos de manutenção. Além disso, a DXA alcançava maior precisão na medição e estimação da composição dos tecidos moles para correção da variação regional do teor de gordura. Isso resultou em uma aferição mais eficiente da DMO. Esses avanços levaram ao uso generalizado de DXA nos estudos de composição corporal, para estimar a massa óssea, massa gorda e massa livre de gordura e osso. Atualmente, a SPA e a DPA raramente são usadas, enquanto a DXA é o método de referência para a medida da DMO tanto na prática clínica como na pesquisa.

Princípio básico

A DXA se baseia no princípio físico de medição da transmissão através do corpo por raios X, em dois níveis diferentes de energia (alta e baixa). As energias do feixe de raios X são atenuadas durante a passagem através dos tecidos e a atenuação é influenciada pela intensidade da energia, densidade e espessura dos tecidos humanos. A redução do feixe de raios X diminui à medida que a energia do fóton aumenta. Materiais de baixa densidade, como os tecidos moles, permitem a passagem de mais fótons. Assim, a perda da intensidade dos feixes de raios X que ocorre nas matérias de baixa densidade é bem menor do que nos materiais de alta densidade, como o osso. A diferença das perdas de intensidade dos dois picos de energia de raios X é específica para cada tecido. A DXA mede a razão dos coeficientes de atenuação nos dois picos de energia diferentes (valor R). O valor R é constante para o osso e a gordura, enquanto o valor R para o tecido mole é variável e depende da composição do tecido avaliado (valores R menores correspondem a um alto teor de gordura).[23]

Tipos de equipamentos

Os modelos de equipamentos de DXA são diferenciados, com base no formato do feixe utilizado para a determinação da composição corporal. Podem ser dos seguintes tipos: feixe lápis (*pencil beam*), feixe de leque (*fan beam*), ou feixe de leque estreito (*narrow fan beam*; Figura 11.2).

Os aparelhos de DXA com feixe de lápis (*pencil beam*) usam um feixe de raios X em forma de lápis altamente colimado com um único detector. A digitalização requer que o sistema fonte-detector se mova de forma retilínea de um lado para o outro (sentido lateral) e, em seguida, para frente (sentido longitudinal). Isso torna o tempo de aquisição das medidas relativamente longo (ver Figura 11.2 A).

Nos equipamentos com feixe em formato de leque (*fan beam*), o colimador tem forma de fenda e o sistema detector consiste em um arranjo de multielementos que possibilita a varredura com o sistema se movendo em uma única direção (longitudinal). Essa ferramenta proporciona melhor resolução e tempo de varredura mais breve, em compensação usa uma dose maior de radiação e não evita a ampliação dos tecidos escaneados causada pela proximidade entre o corpo e a fonte de raios X, o que afeta significativamente a medição da densidade óssea (ver Figura 11.2 B).

Criado para superar as limitações dos outros formatos de feixe, o feixe em leque estreito (*narrow fan beam*) tem a precisão do feixe em lápis e a velocidade do sistema de feixe em leque (ver Figura 11.2 C). Os equipamentos de DXA com feixe em leque estreito fornecem dados mais confiáveis de medida da DMO e dos tecidos moles.[24] Atualmente, os dois principais fabricantes de DXA são a Hologic Horizon e a GE Lunar DXA, localizadas nos EUA. Ambas comercializam os modelos de DXA de varredura completa para avaliação da composição corporal, com imagem de alta resolução, baixa exposição radiativa e tempo de aquisição reduzido do teste.[23]

Para garantir o controle de qualidade das medidas e diminuir as interferências externas, existem alguns pré-requisitos. O equipamento de DXA deve ser instalado em um espaço com área mínima de 10,5 m² (de modo ideal, as dimensões do local são 3,5 m de largura por 3,5 m de comprimento; para o modelo compacto, pode ser 3,5 ou 2,5 m de largura por 2,5 m de comprimento). A baixa emissão de radiação dispensa o uso de proteção radiológica (paredes baritadas), contudo os instrumentos são

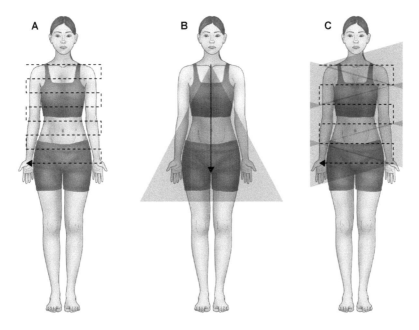

Figura 11.2 Tipos de feixes utilizados nos diferentes modelos de equipamentos de DXA. **A.** Feixe de lápis. **B.** Feixe de leque. **C.** Feixe de leque estreito.

altamente sensíveis a emissões externas. Se houver alguma fonte de radiação próxima, deve-se assegurar que não haja nenhuma interferência. Além disso, a temperatura do ambiente onde o equipamento de DXA está instalado deve ser mantida entre 18 e 25°C. Dependendo do clima da região geográfica, é altamente recomendável a instalação de ar-condicionado no local. A umidade da sala deve estar na faixa de 20 a 80% (não condensante).

Preparação, instruções e realização do exame

O exame requer pouca cooperação do paciente, embora seja preciso seguir algumas recomendações. No momento do exame, o paciente deve vestir roupas esportivas (shorts, top de lycra, entre outros) ou um avental fornecido pelo estabelecimento, bem como retirar todos os objetos de uso pessoal que possam atenuar o feixe de raios X (p. ex., objetos com zíper, molas, fivelas, botões, além de brincos, anéis, *piercing* etc.). Antes de iniciar o exame, o operador deve estar atento a dois aspectos: gestantes não podem ser submetidas ao exame, porque o feto não deve ser exposto à radiação; e o paciente não pode ter recebido radionuclídeos ou agentes radiopacos nos últimos 5 dias (caso isso tenha ocorrido, a medição deverá ser adiada por no mínimo 72 h).

Durante a realização do exame, o operador deve garantir que o paciente não ultrapasse os limites do leito. As partes do corpo que eventualmente ultrapassam os limites demarcados são desconsideradas na análise e isso resulta em medidas subestimadas dos componentes avaliados. Apesar da baixa frequência radioativa da DXA, recomenda-se que o operador se posicione a 1 m de distância do tubo de raios X, para evitar a exposição excessiva à radiação.

Principais exames, interpretação de resultados e novas aplicações

A DXA é classicamente usada na avaliação do estado metabólico do osso, fornecendo valores de CMO, DMO, escore T e escore Z para região lombar, fêmur, antebraço, e análise de corpo inteiro. O CMO fornece o valor em gramas da quantidade de minerais ósseos detectados no corpo inteiro ou em determinados segmentos do corpo, como braços, pernas e coluna vertebral. A DMO mede a densidade dos minerais contidos em uma área específica de osso e é dada pela razão CMO/área total, com o CMO expresso em gramas e a área total expressa em cm². De maneira simplificada, o CMO representa o peso ósseo do indivíduo, enquanto a DMC representa o quão "forte" ou denso está o osso.[25]

O escore T é a diferença entre a DMO do paciente e o valor médio de DMO de adultos jovens da população de referência dividido pelo desvio-padrão (DP) de referência. Um escore T igual a -2 significa que a DMO do paciente está 2 DP abaixo da DMO de um adulto jovem da população de referência. Semelhante ao escore T, o escore Z envolve o mesmo cálculo, porém compara a DMO do paciente com a DMO média de uma população de indivíduos da mesma idade, sexo e cor da pele. Assim, um Z igual a -2 significa que a DMO do paciente está 2 DP abaixo da DMO dessa população de referência.

A partir da aplicação dessas definições, a DXA realiza a função clássica de diagnóstico e manejo de distúrbios ou doenças metabólicas do osso, como osteopenia e osteoporose. Contudo, a DXA tem sido utilizada em novas aplicações clínicas, como a análise dos parâmetros estruturais da geometria do quadril (comprimento do eixo, área transversal, momento de inércia transversal, índice de força femoral), avaliação de fratura vertebral, determinação do índice ósseo trabecular (IOT) e detecção de calcificação aórtica abdominal.[26]

Pesquisas que utilizaram a técnica

Os primeiros estudos que aplicaram os princípios da DXA (medição bidimensional) na análise da composição corporal foram publicados pelo dr. Richard Cameron, em 1963[16], e pelo dr. Richard Mazzes, em 1981.[19] A partir de 1987 (o ano em que a DXA foi criada), foram relatados diversos estudos que utilizaram a DXA como método de avaliação da composição corporal. Alguns desses estudos, que investigaram grupos populacionais diferentes (crianças e adolescentes, adultos saudáveis ou com patologias, atletas e idosos), foram sumarizados e descritos a seguir (Tabela 11.1).

Considerações sobre o uso da DXA

A DXA é utilizada na avaliação de três componentes corporais: massa óssea, massa gorda, massa livre de gordura e osso. Inicialmente, a densitometria óssea era feita por SPA e DPA. Com o avanço da tecnologia, a DXA foi desenvolvida para a determinação dos ossos e tecidos moles. A nova técnica de imagem fornece resultados de alta confiabilidade e reprodutibilidade, em comparação à pesagem hidrostática, e sua utilidade clínica é reforçada pelas aplicações novas e emergentes que vão além da DMO. Trata-se de uma técnica promissora, ainda que precisem ser superados os desafios de alto custo e acesso limitado em algumas regiões.

Pesagem hidrostática

Outra técnica de avaliação indireta da composição corporal. Apresenta excelente correlação (r = 0,99) com a dissecação de cadáveres.[31] Sua análise considera dois componentes corporais distintos: a massa de gordura e a massa livre de gordura.[32] Esses dois componentes têm aplicações tanto na área do esporte quanto na área da saúde, daí a importância dessa técnica para a avaliação da composição corporal humana.[32]

Capítulo 11 • Composição Corporal do Adulto **185**

Tabela 11.1 Estudos que utilizaram DXA para avaliar a composição corporal.

Referências	Equipamento	Participantes	Composição corporal DXA	Região corporal	Principais achados
(Ponti et al.[27])	Lunar iDXA 2005	71 Mulheres obesas (IMC> 30 kg/m²)	Massa gorda, massa livre de gordura e osso, conteúdo mineral ósseo e tecido adiposo visceral androide	Corpo inteiro	Os programas de tratamento foi eficaz na perda de massa gorda e de gordura visceral androide em mulheres obesas avaliadas por DXA
(Pitchford et al.[28])	GE Lunar Prodigy Advance [DPX-IQ 240] densitometer	22 adolescentes com síndrome de Down e 17 controles (sem síndrome de Down)	Percentual de gordura corporal e massa gorda	Corpo inteiro, braços, pernas e tronco	A atividade física moderada a vigorosa medida por acelerômetro está associada a maior adiposidade corporal medida com DXA, entre adolescentes com síndrome de Down
(Turnagöl[29])	Lunar Prodigy Pro: GE Encore v14.1 software (narrow fan beam)	40 atletas universitários de futebol americano	Massa gorda, massa magra, IMC, DMO, índices a partir dessas variáveis	Corpo inteiro e lombar	Jogadores da primeira linha de defesa e de ataque tinham maior massa corporal, massa magra e IMC comparado aos das demais posição
(Ushida et al.[30])	DPX MD+ (GE-Lunar Corporation	403 homens brasileiros saudáveis	Massa gorda, massa magra, percentual de gordura corporal, razão androide/genoide, DMO e CMO	Corpo inteiro	Com o avanço da idade, homens brasileiros têm diminuição significativa nos parâmetros de massa magra e um aumento na massa de gordura, principalmente a razão androide/genoide

IMC: índice de massa corporal; DMO: densidade mineral óssea; CMO: conteúdo mineral ósseo; DXA: absorciometria por dupla emissão de raios X.

O componente massa de gordura engloba todos os lipídios extraíveis na dissecação cadavérica.[32] A massa livre de gordura, por sua vez, consiste em água, proteína e minerais.[32] As constituições desses componentes indica que o estudo da composição corporal humana tem forte relação com a nutrição e com a prática de atividade física, uma vez que ambas as intervenções afetam o balanço energético e podem promover modificações tanto na massa de gordura como na massa livre de gordura.

A pesagem hidrostática, como o próprio nome sugere, envolve a mensuração do peso corporal submerso. O peso do corpo submerso fornece informações relevantes, com base no princípio de Arquimedes. Segundo esse princípio, *todo corpo mergulhado em um fluido (líquido ou gás) sofre, por parte do fluido, a ação de uma força vertical para cima, cuja intensidade é igual ao peso do fluido deslocado pelo corpo*. Em outras palavras, a técnica consiste em pesar o corpo dentro da água para obter o volume corporal e calcular a densidade corporal com base na relação entre massa e volume. No procedimento de pesagem hidrostática, a pessoa entra em um tanque cheio de água morna e, após submergir totalmente, realiza uma expiração completa, enquanto o peso submerso é registrado pelos técnicos. Como esse procedimento envolve

adaptação ao meio líquido, são realizadas várias repetições para obter a média das três maiores medidas do peso submerso que será usada na fórmula.[32] O volume corporal é calculado a partir da seguinte equação:

$$\text{Volume corporal} = (\text{peso real} - \text{peso submerso}) \div \text{densidade da água}$$

O peso real diz respeito ao peso corporal do paciente; o peso submerso é fornecido pela pesagem hidrostática; e a densidade da água é um valor conhecido que varia conforme a temperatura da água (Tabela 11.2).

O próximo passo para obter a densidade corporal a partir do volume corporal é estimar o volume residual. O exemplo a seguir ilustra o passo a passo para determinação do percentual de gordura por meio da técnica de pesagem hidrostática.

- Considerar as seguintes medidas de um homem de 25 anos:
  - Estatura: 178,6 cm
  - Massa corporal: 83,5 kg
  - Peso submerso: 3,3 kg
  - Densidade da água: 0,9959 g/mℓ.

Com essas informações é possível calcular o volume residual, por meio da seguinte equação:

Tabela 11.2 — Densidade da água conforme a temperatura.

Temperatura (°C)	Densidade (g/mℓ)
21	0,9980
22	0,9978
23	0,9975
24	0,9973
25	0,9971
26	0,9968
27	0,9965
28	0,9963
29	0,9960
30	0,9957
31	0,9954
32	0,9951
33	0,9947
34	0,9944
35	0,9941
36	0,9937
37	0,9934
38	0,9930
39	0,9926
40	0,9922

$$\text{Volume residual} = [0,0115 \times (\text{idade, em anos})] + [0,019 \times (\text{estatura, em cm})] - 2,240$$

Assim, empregando a equação do volume residual e com base nos valores fictícios apresentados anteriormente, tem-se:

- Volume residual = [0,0115 × (idade)] + [0,019 × (estatura)] – 2,240
- Volume residual = [0,0115 × (25)] + [0,019 × (178,6)] – 2,240
- Volume residual = 0,2875 + 3,3934 – 2,240
- Volume residual = 1,4409 ℓ.

Sabendo o volume residual, pode-se estimar a densidade corporal por meio da seguinte equação:

$$\text{Densidade corporal} = \text{peso real (em g)}/\{[(\text{peso real (em g)} - \text{peso submerso (em g)}/\text{densidade da água (em g/m}\ell)] - (\text{volume residual (em m}\ell) + 100)\}$$

Portanto, usando a equação da densidade corporal e com base nos valores fictícios apresentados anteriormente, tem-se:

- Densidade corporal (g/mℓ^3) = peso real (em g)/{[(peso real (em g) – peso submerso (em g)/densidade da água (em g/mℓ)] – (volume residual (em mℓ) + 100)}
- Densidade corporal = 83.500/{[(83.500 – 3.300)/0,9959] – (1,4409 + 100)}

- Densidade corporal = 83.500/{80.530,17 – 101,44}
- Densidade corporal = 83.500/80.428,73
- Densidade corporal = 1,0381 g/mℓ.[3]

Conhecendo a densidade corporal, pode-se estimar o percentual de gordura corporal (% GC) por meio das equações de Siri[33] ou de Brozek et al.[34]:

Equação de Siri[33]:

$$\% \text{ GC} = (495/\text{densidade corporal}) - 450$$

Equação de Brozek et al.[34]:

$$\% \text{ GC} = (457/\text{densidade corporal}) - 450$$

Assim, usando a equação do % GC e com base nos valores fictícios apresentados anteriormente, tem-se:

- Equação de Siri:[33]
  - % GC = (495/densidade corporal) – 450
  - % GC = (495/1,0381) – 450
  - % GC = 26,83
- Equação de Brozek et al.:[34]
  - % GC = (457/densidade corporal) – 414
  - % GC = (457/1,0381) – 414
  - % GC = 26,22.

A partir desse exemplo, devem ser consideradas as seguintes reflexões:

- Na avaliação de uma pessoa do sexo feminino, a equação usada no cálculo do volume residual deve ser: *volume residual = [0,2010 × (idade, em anos)] + [0,023 × (estatura, em cm)] – 2,978*
- As duas equações apresentadas para estimar o % GC (Siri[33] e Brozek et al.[34]) são utilizadas extensivamente na literatura, e o profissional de saúde pode optar por uma delas para estimar o % GC do paciente
- Atletas ou indivíduos de outros grupos populacionais com baixo % GC, como modelos e anoréxicos, podem apresentar densidade corporal muito elevada (*i.e.*, acima de 1,09 g/mℓ^3). Nesses casos, o profissional de saúde pode encontrar valores negativos de % GC, por isso é recomendável usar outra técnica para avaliação da composição corporal.

Pletismografia por deslocamento de ar

A plestimografia estima o volume corporal por meio do deslocamento de ar, empregando a relação inversa entre pressão e volume, com base na lei de Boyle.[35]

O aparelho de plestimografia, feito de fibra de vidro, é acoplado a um computador que registra as variações no volume de ar e na pressão dentro da câmara vazia e ocupada, fazendo os devidos ajustes das variáveis pulmonares para a estimativa do volume corporal. No momento da avaliação, é importante que o paciente esteja descalço e usando o mínimo de roupa possível, para evitar alterações na medição. Esse método de determinação da composição corporal é de execução simples, menos dependente da cooperação do paciente e mais rápido (3 a 5 min).[36,37]

Métodos duplamente indiretos

São considerados menos precisos do que os métodos indiretos simples, a partir dos quais em geral são validados. Como envolvem técnicas mais econômicas do que as técnicas indiretas, é provável que venham a se tornar mais viáveis na prática clínica ou em trabalhos de campo. A antropometria, a análise de bioimpedância elétrica e as medidas de ultrassom podem ser consideradas técnicas duplamente indiretas.

Metodologia por dobras cutâneas | Padronização Isak

A antropometria é um ramo das ciências biológicas que estuda os caracteres mensuráveis da morfologia humana, baseando-se na utilização de técnicas simples e de aplicação universal, pouco dispendiosa e não invasiva. Permite avaliar a forma, a proporção, o tamanho e a composição corporal dos indivíduos, com aplicação direta no estudo das alterações morfológicas decorrentes do processo de crescimento e maturação, bem como das práticas alimentares e do exercício físico. Sua importância é indiscutível para os profissionais da área da saúde.

Na prática, a operacionalização das medidas é um desafio que requer padronização e atualização constante das informações. Assim, no ano de 1986, foi criada a *International Society for the Advancement of Kinanthropometry* – ISAK[38], com o propósito de elaborar e manter uma rede internacional de profissionais continuamente atualizados no que diz respeito à prática e ao conhecimento científico. A ISAK[38] foi criada para garantir a uniformização da marcação dos pontos de referência e das técnicas de obtenção das medidas antropométricas. Padrões internacionais de avaliação antropométrica foram desenvolvidos a partir de metodologias consolidadas e de um esquema de acreditação internacional em antropometria, tendo como base o conceito de hierarquia de três níveis para formação de técnicos (níveis 1 e 2) e instrutores (nível 3) antropometristas.[38]

A seguir, as padronizações da ISAK[38] para massa corporal, estatura e dobras cutâneas são resumidamente descritas.

Massa corporal

- Definição: medida antropométrica que expressa a dimensão da massa ou volume corporal. É a somatória das massas orgânica e inorgânica, existente nas células,

tecidos de sustentação, órgãos, músculos, ossos, gorduras, água e vísceras
- Equipamento de medição: balança
- Método: inicialmente, é preciso verificar se a balança está no marco zero. Vestido com o mínimo de roupa possível, o paciente sobe na plataforma, apoiando cuidadosamente um pé de cada vez e posicionando-se no centro. O paciente fica em pé sem se apoiar em nada, com o peso distribuído sobre os dois pés e olhando para frente. A leitura da balança deve ser feita de frente, olhando de cima para baixo (Figura 11.3).

Estatura

- Definição: é a distância perpendicular entre os planos transversais que passam pelo vértex (ponto superior da cabeça) e pela base inferior dos pés (solo)
- Equipamento de medição: estadiômetro
- Método: o paciente deve estar na posição bípede, os calcanhares unidos, e com as nádegas e a parte superior das costas tocando no instrumento de medida. O avaliador posiciona a cabeça do paciente no plano de Frankfort, alinhada à órbita inferior dos olhos até o trago da orelha, de modo a manter uma linha paralela imaginária com o solo. O paciente, então, faz uma inspiração profunda, enquanto o avaliador pressiona a região mastoídea para cima e determina a estatura (Figura 11.4).

Dobras cutâneas

▶ *Tríceps*
- Definição: prega obtida paralelamente ao eixo longitudinal do braço, no local da prega tricipital
- Posição do paciente: o indivíduo avaliado deve se posicionar em pé, com o membro superior direito relaxado e estendido junto à lateral do corpo, com a articulação do ombro em rotação externa, na posição de semipronação
- Método: é conveniente palpar o local (superfície posterior do braço, na linha média acrômio-radial, projetada perpendicular ao eixo longo do braço) antes de fazer a medição (Figura 11.5).

▶ *Subescapular*
- Definição: prega obtida obliquamente, de cima para baixo, no local da prega subescapular
- Posição do paciente: em pé, com os membros superiores pendentes ao longo do corpo
- Método: o alinhamento da prega é determinado pelo alinhamento natural da prega cutânea (Figura 11.6).

▶ *Bíceps*
- Definição: prega obtida paralelamente ao eixo longitudinal do braço, no local da prega bicipital
- Posição do paciente: em pé, com o membro superior direito relaxado e estendido junto à lateral do corpo,

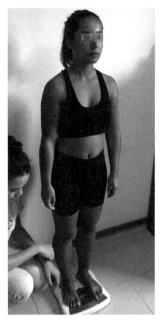

Figura 11.3 Mensuração da massa corporal.

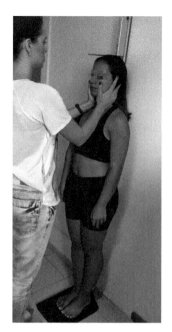

Figura 11.4 Mensuração da estatura.

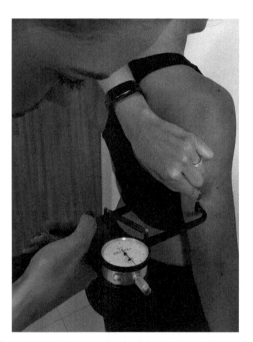

Figura 11.5 Mensuração da dobra cutânea do tríceps.

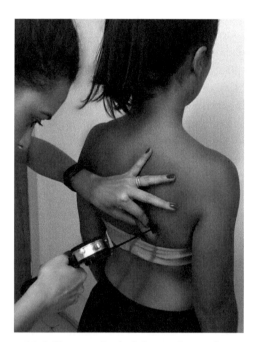

Figura 11.6 Mensuração da dobra cutânea subescapular.

com a articulação do ombro em rotação externa, na posição de semipronação
- Método: é conveniente palpar o local (onde uma linha vertical que passa pelo meio do músculo do abdome, em vista frontal, encontra a linha média projetada acrômio-radial) antes da medição (Figura 11.7).

▶ *Iliocristal*
- Definição: prega obtida quase na horizontal, no local da prega iliocristal
- Posição do paciente: em pé, com o membro superior direito em abdução ou fletido sobre o peito

- Método: o alinhamento da prega é ligeiramente inclinado, de cima para baixo e no sentido posterior-anterior, seguindo o alinhamento natural das pregas de pele (Figura 11.8).

▶ *Supraespinal*
- Definição: prega obtida mediana e obliquamente, de cima para baixo, no local da prega supraespinal
- Posição do paciente: em pé, com os membros superiores pendentes ao longo do corpo
- Método: o alinhamento da prega é mediano, de cima para baixo, com inclinação anterior de aproximada-

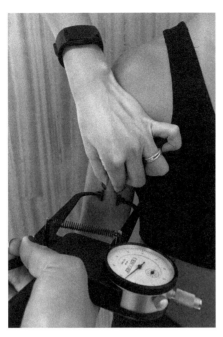

Figura 11.7 Mensuração da dobra cutânea do bíceps.

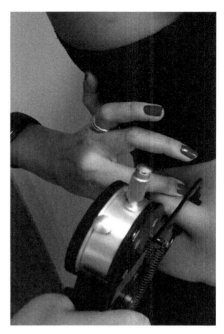

Figura 11.8 Mensuração da dobra cutânea iliocristal.

mente 45°, seguindo o alinhamento natural das pregas de pele (Figura 11.9).

▶ *Abdominal*
- Definição: prega obtida verticalmente, no local da prega abdominal
- Posição do paciente: em pé, com os membros superiores pendentes ao longo do corpo
- Método: segurar com firmeza uma grande quantidade de prega, porque o tecido muscular em geral é pouco desenvolvido nessa área. Não colocar os dedos ou o adipômetro no interior do umbigo (Figura 11.10).

▶ *Coxa*
- Definição: prega obtida paralelamente ao eixo longitudinal da coxa, no ponto médio
- Posição do paciente: sentado na extremidade da caixa antropométrica, com o tronco ereto. As mãos devem segurar a parte posterior da coxa, com o membro inferior direito em extensão e o calcanhar apoiado no chão

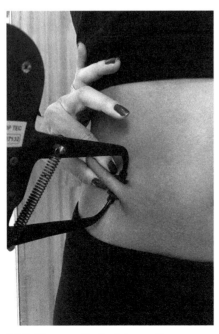

Figura 11.9 Mensuração da dobra cutânea supraespinal.

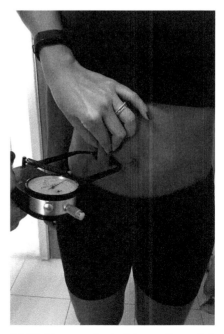

Figura 11.10 Mensuração da dobra cutânea abdominal.

- Método: o medidor é colocado no lado direito e lateralmente em relação à coxa do paciente (Figura 11.11).

▶ *Panturrilha*
- Definição: prega obtida verticalmente no local do maior perímetro da perna
- Posição do paciente: em pé, relaxado, com o pé direito colocado em cima da caixa antropométrica; joelho direito fletido a 90°
- Método: a prega é paralela ao eixo longitudinal da perna (Figura 11.12).

Estimativa dos componentes corporais por antropometria

A partir das coletas das medidas antropométricas, é possível estimar os diferentes componentes corporais como a massa de gordura corporal, a massa muscular e a massa óssea. Usando uma técnica relativamente econômica e simples, todo profissional de saúde em sua respectiva área de atuação pode avaliar e acompanhar as mudanças dos componentes corporais, e assim direcionar as intervenções nutricionais, a prescrição de exercícios físicos e/ou o uso de suplementos ou medicamentos.

Um dos grandes desafios para quem trabalha com análise da composição corporal é escolher uma equação para estimar a massa gorda ou, como é popularmente conhecida, o % GC. Em geral, a estimação desse componente requer o cálculo da densidade corporal (o quão denso é o corpo do indivíduo). Essa informação possibilita a conversão para % GC. Na literatura, são descritas equações que calculam diretamente o % GC, embora sejam pouco utilizadas devido ao erro de estimativa elevado. Sendo assim, a estratégia de calcular a densidade corporal e convertê-la para % GC parece ser a mais utilizada.

A literatura apresenta inúmeras equações para estimativa da densidade corporal. A Tabela 11.3 lista equações que usam informações antropométricas na estimação. Tais equações são utilizadas em muitos *softwares* de avaliação física, além de serem adotadas na prática clínica e científica ao redor do Brasil. O início da década de 1990, no século passado, foi o período de desenvolvimento de equações de estimativa da densidade corporal no Brasil. O trabalho pioneiro do prof. Dartagnan Pinto Guedes[39], que resultou em equações específicas para o cálculo da densidade corporal, usou uma amostra de universitários jovens para desenvolver as equações. Na sequência, o prof. Edio Luiz Petroski adicionou informações às equações desenvolvidas no Brasil e publicou suas equações generalizadas para estimativa do % GC. Essas fórmulas são chamadas generalizadas, porque utilizam informações de pessoas de idades e sexos diferentes, ampliando o alcance das equações desenvolvidas no país. Por essa razão, o prof. Petroski é considerado o grande nome da antropometria no Brasil.[40,41]

As equações internacionalmente mais conhecidas são as equações de Jackson e Pollock.[42,43] Essas equações foram desenvolvidas considerando a população dos EUA e estão presentes em muitos *softwares* de avaliação física. Embora sejam as equações mais utilizadas para estimar a densidade corporal, discute-se a possibilidade de subestimação do percentual de gordura, bem como a maior dificuldade para acessar determinados pontos anatômicos (implicando em

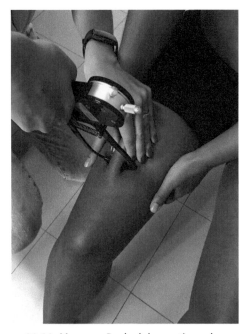

Figura 11.11 Mensuração da dobra cutânea da coxa.

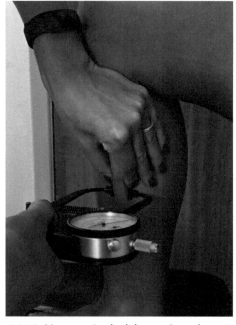

Figura 11.12 Mensuração da dobra cutânea da panturrilha.

Capítulo 11 • Composição Corporal do Adulto **191**

Tabela 11.3 Equações de estimativa da densidade corporal para homens e mulheres.

Autor (ano)	Idade	País	Equação	R^2	EPE
Masculino					
Guedes[39]	17 a 27	Brasil	$D = 1,17136 - 0,06706 \log10 \times (DCab + DCtr + DCsi)$	0,89	0,0058
Rodriguez-Añez[44]	18 a 23	Brasil	$D = 1,1176 - 0,00321516 \times (DCAabv) + 0,00007114121 \times (DCabv)^2 + 0,001439883 \times (Ppes) - 0,000901408 \times (Pab)$	0,74	0,0045
Petroski[40]	18 a 66	Brasil	$D = 1,10726863 - 0,00081201 \times (DCse + DCtr + DCsi + DCpan) + 0,00000212 \times (DCse + DCtr + DCsi + DCpan)^2 - 0,0041761 \times (ID)$	0,87	0,0075
Petroski[40]	18 a 66	Brasil	$D = 1,10098229 - 0,00145899 \times (DCtr + DCax) + 0,00000701 \times (DCtr + DCax)^2 - 0,00032770 \times (ID)$	0,88	0,0072
Jackson & Pollock[42]	18 a 61	EUA	$D = 1,0990750 - 0,0008209 \times (DCpe + DCab + DCcx) + 0,0000026 \times (DCpe + DCab + DCcx)^2 - 0,0002017 \times (ID) - 0,00005675 \times (Pab) + 0,00018586 \times (Pant)$	0,91	0,0072
Jackson & Pollock[42]	18 a 61	EUA	$D = 1,11200000 - 0,00043499 \times (DCpe + DCax + DCtr + DCse + DCab + DCsi + DCcx) + 0,00000055 \times (DCpe + DCax + DCtr + DCse + DCab + DCsi + DCcx)^2 - 0,00028826 \times (ID)$	0,90	0,0078
Sloan[45]	18 a 26	África do Sul	$D = 1,1043 - 0,001327 \times (DCcx) - 0,001310 \times (DCse)$	0,86	N.I.
Feminino					
Guedes[39]	18 a 29	Brasil	$D = 1,16650 - 0,07063 \log10 \times (DCsi + DCcx + DCse)$	0,85	0,0053
Salem et al.[46]	18 a 45	Brasil	$D = 1,058 a 0,000763 \times (DCbi + DCtr) + 0,002948 \times (Pant) - 0,000836 \times (Pcint)$	0,78	0,0059
Petroski[40]	18 a 51	Brasil	$D = 1,02902361 - 0,00067159 \times (DCse + DCtr + DCsi + DCpan) + 0,00000242 \times (DCse + DCtr + DCsi + DCpan)^2 - 0,00026073 \times (ID) - 0,00056009 \times (MC) + 0,00054649 \times (EST)$	0,85	0,0068
Petroski[40]	18 a 51	Brasil	$D = 1,19547130 - 0,07513507 \log10 \times (DCax + DCsi + DCcx + DCpant) - 0,00041072 \times (ID)$	0,85	0,0068
Jackson & Pollock[42]	18 a 55	EUA	$D = 1,0994921 - 0,0009929 \times (DCtr + DCsi + DCcx) + 0,0000023 \times (DCtr + DCsi + DCcx)^2 - 0,0001392 \times (ID)$	0,84	0,0086
Jackson & Pollock[42]	18 a 55	EUA	$D = 1,0970 - 0,00046971 \times (DCse + DCtr + DCpe + DCax + DCsi + DCab + DCcx) + 0,00000056 \times (DCse + DCtr + DCpe + DCax + DCsi + DCab + DCcx)^2 - 0,00012828 \times (ID)$	0,85	0,0083
Kacth & MacArdle[47]	18 a 27	EUA	$D = 1,14465 + 0,00150 \times (Pbra) - 0,00105 \times (Pab) + 0,00448 \times (Pant) - 0,00168 \times (Pcx)$	0,80	0,0094

R^2: coeficiente de determinação; EPE: erro padrão de estimativa; N.I.: não informado na equação; D: densidade corporal (kg/m^3); ID: idade (anos); MC: massa corporal (kg); EST: estatura (cm); DC: dobras cutâneas (mm); P: perímetros (cm); DCtr: dobra cutânea tricipital; DCsi: dobra cutânea suprailíaca; DCab: dobra cutânea abdominal; DCse: dobra cutânea subescapular; DCcx: dobra cutânea da coxa; DCabv: dobra cutânea abdominal vertical; DCpan: dobra cutânea da panturrilha; DCax: dobra cutânea axilar média; DCpe: dobra cutânea peitoral; Ppes: perímetro do pescoço; Pab: perímetro abdominal; Pant: perímetro do antebraço; Pcint: perímetro da cintura; Pbra: perímetro do braço; Pcx: perímetro da coxa.

maior erro intra-avaliador), como o peitoral e o axilar médio. Ainda hoje se discute qual equação é a melhor.

Cada uma das equações foi desenvolvida em um determinado país e para uma faixa etária específica. Nesse sentido, no Brasil, um profissional de saúde que escolha alguma dessas equações deve considerar os seguintes aspectos: a população de referência da equação, o coeficiente de correlação e o erro padrão de estimativa (EPE) da equação, e a viabilidade das medidas sugeridas pela equação.

No que se refere à população de referência, é preciso ter em mente que as diferentes equações foram desenvolvidas em diversos países, por isso recomenda-se optar sempre por uma equação desenvolvida ou validada para a população brasileira. Entretanto, no Brasil, como muitos *softwares* adquiridos pelos profissionais de saúde são importados ou adaptados, as equações nacionais nem sempre são usadas. Esta pode ser considerada a primeira limitação da importação de *softwares* de avaliação física. Isso se deve às diferenças culturais, de costumes e de hábitos diários entre as populações dos diferentes países. Tais diferenças se refletem diretamente na composição corporal da população. Os EUA, por exemplo, é reconhecido pela grande quantidade de pessoas obesas e uma equação desenvolvida para a população norte-americana é muito pouco representativa da população brasileira ou da população de um país de baixa renda do continente africano, por exemplo. Quanto ao coeficiente de correlação (R) e o EPE, é recomendável optar pela equação com maior R e menor EPE, porque isso significa que, durante o processo de validação, quando da comparação com o método de referência (geralmente os métodos indiretos), a equação apresentou comportamento semelhante ou apenas um pouco diferente.

As famosas equações de Jackson e Pollock[42,43], por exemplo, permitem duas alternativas: uma equação que emprega três dobras cutâneas ou uma equação para sete dobras cutâneas. A princípio, pode-se imaginar que a equação de sete dobras cutâneas é a mais apropriada, porque usa mais dobras cutâneas. No entanto, observa-se que ambas equações apresentam valores de R e EPE muito próximos. Isso indica que as duas equações produziram resultados semelhantes, por isso, na prática, pode-se optar por uma ou outra. O mesmo raciocínio serve para as equações sugeridas por Petroski.[40,41] Embora as constantes e dobras cutâneas para a estimativa da densidade corporal sejam distintas para essas equações, seus valores de R e EPE são próximos, o que resulta em valores de densidade corporal também próximos. Assim, é preciso ter em mente que a equação utilizada na avaliação inicial do paciente deve ser usada também nas reavaliações seguintes. Em hipótese nenhuma se deve mudar a equação e, se isso acontecer, torna-se impossível comparar com a avaliação física anterior, porque não se podem comparar equações distintas.

Uma vez calculada a densidade corporal, o % GC pode ser estimado por meio da equação de Siri[33]: % GC = $[(4,95/Dc) - 4,5] \times 100$; onde % GC é o percentual de gordura corporal (%), e Dc é a densidade corporal (g/mℓ) estimada pelas equações apresentadas na Tabela 11.3.

Somatório das dobras cutâneas

As dobras cutâneas são as medidas antropométricas que apresentam relação com a gordura corporal, por isso são empregadas nas diferentes equações de estimativa da densidade corporal para posterior estimativa do % GC. Essa estratégia, embora seja utilizada na prática clínica e em pesquisas científicas, apresenta limitações que vão desde a escolha da equação adequada para a população de estudo até a margem de erro (EPE) da equação. Os pesquisadores sugerem a utilização do somatório de dobras cutâneas para o acompanhamento da composição corporal do paciente.

A adoção dessa estratégia permite ao profissional de saúde acompanhar de perto a análise da gordura corporal subcutânea localizada em diferentes partes do corpo, sem se preocupar em colocar esse valor em uma fórmula. Assim, é possível acompanhar se determinada estratégia nutricional ou prescrição de exercício físico, ou ainda uma

suplementação/medicação, está modificando a gordura subcutânea dos membros superiores e inferiores ou do tronco por exemplo. O diagnóstico é mais preciso, enquanto a margem de erro da estimativa é a mesma do profissional de saúde com sua característica habilidade para medir a dobra cutânea. Se for usada uma equação de estimativa da densidade corporal, a margem de erro continuará sendo a do profissional de saúde, mas acrescida da margem de erro da equação de estimativa escolhida. Ou seja, embora o valor do % GC seja conhecido, os erros se sobrepõem na estimativa da composição corporal.

Bioimpedância elétrica

Ao longo dos anos, diferentes técnicas foram empregadas para a avaliação da composição corporal. O crescente interesse pela investigação dos componentes do corpo humano resulta da relação entre a composição corporal e diferentes doenças crônicas não transmissíveis tanto com o desempenho no esporte como com a qualidade de vida de modo geral. Dentre os métodos de avaliação da composição corporal, a bioimpedância elétrica (BIA) vem sendo amplamente utilizada, seja no contexto clínico, esportivo ou científico. Como todos os métodos de avaliação da composição corporal, a BIA depende de pressupostos em relação às propriedades elétricas do corpo, sua composição, o estado de hidratação, a densidade corporal, a idade, o sexo, a cor da pele e a condição física dos pacientes.

As propriedades elétricas dos tecidos corporais são estudadas desde 1871, mas foi somente em 1970 que os primeiros fundamentos foram descritos. Durante as décadas de 1930 e 1940, foram conduzidos os primeiros estudos com BIA, relacionando impedância com fluxo sanguíneo. Posteriormente, Thomasset[44] e Hoffer et al.[45] estudaram a relação entre impedância, água corporal total e massa magra corporal. No entanto, os primeiros modelos de BIA emitiam correntes elétricas em frequência única (50 kHz), penetrando somente a superfície das membranas celulares. A partir de 1990, surgiram os primeiros modelos de BIA multifrequência, que realizam uma análise rápida e não invasiva, fornecendo a leitura de um sinal de tensão a partir das correntes elétricas.

Princípio básico

Bioimpedância é o termo utilizado para a resposta de um organismo vivo à passagem de corrente elétrica nele aplicada externamente. Eletrodos emissores (distais) aplicam a corrente de excitação alternada, de baixa amplitude (800 μA) e alta frequência (50, 100, 1000 kHz). Essa corrente de excitação utiliza os fluidos celulares como condutores, e as membranas celulares como capacitores, gerando uma queda de tensão provocada por oposição à corrente elétrica. Essa oposição, chamada de impedância (Z), é detectada por eletrodos receptores (proximais) e tem dois vetores: a resistência (R) e a reactância (Xc). A resistência pode ser considerada o estimador da composição corporal, porque explora a diferença de condutividade entre o tecido magro e a gordura que age como isolante, oferecendo resistência à passagem da corrente elétrica.[46] A reactância é a propriedade de armazenar energia elétrica na forma de campo eletrostático. De forma básica, essa corrente elétrica é transmitida pelos íons diluídos nos fluidos corporais, especificamente os íons sódio e potássio. Os tecidos magros (músculos e vísceras) são bons condutores por conterem grande quantidade de água e eletrólitos, ou seja, apresentam baixa resistência à passagem da corrente elétrica. Por outro lado, a gordura, os ossos e a pele constituem meios de baixa condutividade, apresentando elevada resistência.[47]

No corpo humano, as membranas celulares podem armazenar energia por um curto período de tempo, "atrasando" a corrente. Esse "atraso" no fluxo da corrente elétrica, causado pela capacitância, gera queda na tensão da corrente ou mudança de fase, definida como ângulo de fase (AF) ou arco tangente da relação Xc × R. A relação geométrica entre Z, R, Xc e AF depende da frequência da corrente elétrica administrada (Figura 11.13). Em baixas frequências (1 kHz), a impedância das membranas celulares é muito alta para que a corrente consiga penetrar no conteúdo celular, desse modo as membranas funcionam como resistores e apenas o fluido extracelular pode ser medido. O componente capacitivo do sistema é um circuito aberto, com Xc igual a zero e Z puramente resistiva (R_0). Conforme aumenta a frequência, Xc aumenta na proporção de R, formando o ângulo de fase. Em frequências maiores, a corrente elétrica passa por meio das membranas celulares e isso possibilita obter as medidas de Z dentro e fora das células, bem como determinar o balanço hídrico intra- e extracelular; como consequência, há redução na Xc, aumento na R e diminuição do AF. Assim, os valores obtidos com Z, R e Xc a diferentes frequências são usados pelo aparelho para calcular a quantidade de água corporal total e sua distribuição intra- e extracelular, assumindo-se uma hidratação constante e determinando primeiramente a massa magra seguida dos demais componentes.

O ângulo de fase é um método linear para medir a relação entre resistência e reatância, podendo variar de zero (circuito resistivo, sistema sem membrana celular) a 90° (circuito capacitivo, sistema só com membrana celular, sem fluidos). Esse ângulo, sendo dependente da capacitância, está associado com a qualidade, o tamanho e a integridade celular. A sua variação indica alterações na composição corporal, na função da membrana ou no estado de saúde.[48]

Tipos de equipamentos

Existem diferentes modelos de BIA disponíveis no mercado. A frequência emitida pelo aparelho pode ser única, ou seja, a medição da bioimpedância é feita com uma corrente de frequência igual a 50 kHz e permite calcular os conteúdos de água corporal intra- e extracelular, bem como a massa magra. Alternativamente, a análise pode ser multifrequencial, empregando mais de uma frequência nas faixas de 0, 1, 5, 50, 100, 200 e 500 kHz. A análise multifrequencial é considerada mais adequada do que a BIA de frequência única para certos tipos de exames, como a quantidade de água intra- e extracelular, em indivíduos sem patologia diagnosticada, obesos ou com insuficiência renal crônica. Outra variação da técnica é a BIA segmentada, em que a corrente elétrica capta o valor da bioimpedância por segmento do corpo humano, com o objetivo de separar os diferentes componentes anatômicos.

Há também a espectroscopia de bioimpedância, conhecida como BIS. Esse método é um dos mais usados devido à sua gama de atuação. Envolve modelos computacionais e equações mistas para o cálculo dos limiares das impedâncias (com frequências máxima e mínima) e das relações entre impedância e as partes do corpo. Esse processo emprega o modelamento de Cole, além do gráfico de Cole-Cole.[49] Uma das principais limitações da BIA é o uso de equações para estimar os diferentes componentes da composição corporal, uma vez que tais equações foram validadas em populações com características próprias e isso pode induzir erros na aplicação em outras populações. Uma possibilidade é a análise de vetor de bioimpedância elétrica (BIVA). A BIVA requer a comparação do grupo afetado ou de vetores individuais com uma população de referência não afetada correspondente ao sexo. O vetor de referência médio é plotado com intervalos ou previsão de elipses que incluem percentis bivariados de 50, 75 e 95%. A delimitação da elipse de tolerância em 75% é um indicador do limite da hidratação normal do tecido, de modo que os vetores fora do polo superior dessa elipse indicam desidratação, enquanto os vetores fora do

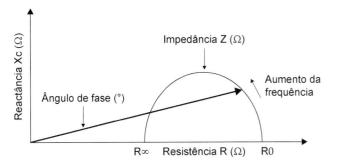

Figura 11.13 Derivação gráfica do ângulo de fase e seu relacionamento com resistência (R), reactância (Xc), impedância (Z) e frequência da corrente aplicada.

polo inferior da elipse caracterizam uma sobrecarga de fluidos corporais. A maioria das aplicações clínicas da BIVA são destinadas à caracterização do estado de hidratação, da massa celular corporal e da função celular em populações doentes, porém seu uso em atletas e indivíduos sem doença diagnosticada também é viável.

Para que a corrente elétrica atravesse o corpo, são utilizados eletrodos em quantidades que variam de acordo com o modelo da BIA. A técnica pode ser bipolar, tetrapolar ou octapolar. A BIA bipolar usa dois eletrodos e é limitada à medição dos membros superiores ou inferiores. Essa técnica bipolar pode subestimar ou superestimar os componentes investigados, porque a corrente elétrica que atravessa o corpo tem relação direta com o comprimento do condutor, e relação inversa com sua área transversal. A BIA tetrapolar analisa o lado direito do corpo e duplica os dados para o lado esquerdo, considerando que o corpo humano é simétrico. Entretanto, como o corpo é assimétrico, essa técnica pode fornecer resultados não fidedignos. Os eletrodos são fixados no pé (entre os maléolos medial e lateral, e no arco transverso da superfície superior) e na mão (proeminências distais do rádio e da ulna, e na falange da superfície dorsal) do paciente em decúbito dorsal. Por fim, a BIA octapolar usa oito eletrodos, quatro dos quais são incorporados nas alças (polegar e palma), enquanto os outros quatro são colocados na parte inferior do pé e no calcanhar do paciente em posição ortostática. Esse arranjo permite medir a impedância do corpo inteiro. A técnica considera que o corpo é formado por cinco cilindros, com cada parte do corpo exercendo resistência à corrente elétrica, em função de sua diferenciação na quantidade de água corporal.

Cuidados pré-teste

A BIA é considerada uma técnica duplamente indireta, por ter sido validada a partir de um método indireto, a DXA. Possui alta reprodutibilidade[50] e acurácia[48] em diferentes populações. Considerada de baixo custo (comparada à DXA e à pletismografia por deslocamento de ar), está disponível em consultórios clínicos e laboratórios de pesquisa. O procedimento de avaliação é rápido (em torno de 5 min) e dispensa a realização de esforço físico pelo paciente, mas a confiabilidade dos resultados exige a realização de procedimentos pré-análise. Esses procedimentos são a calibração regular da balança; o posicionamento do paciente conforme a recomendação do fabricante; um jejum de 4 h e abstinência alcoólica de 48 h, antes do exame; a abstinência de atividade física vigorosa e de sauna, por 24 h, antes do exame; o esvaziamento da bexiga antes do início do exame; uma temperatura ambiente em torno de 22°C; e não estar no período menstrual. O procedimento é vedado aos usuários de marca-passo e às gestantes.

Entre os componentes mensurados pela técnica, destacam-se a água corporal total e seus compartimentos intra e extracelulares, massa livre de gordura, massa magra e massa gorda, proteínas, minerais, massa celular corporal, e os valores brutos de Z, Xc e R, os quais podem gerar o AF. As medidas da água corporal total e da massa magra permitem detectar a desidratação, que pode causar cãibras, exaustão térmica ou síncope (perda dos sentidos). A análise do conteúdo de água corporal total também pode detectar a hiper-hidratação, indicativa da presença de edemas e útil na avaliação da terapia diurética em pacientes tratados por hemodiálise. A água intracelular, localizada no interior das células, está ligada ao processo de formação da massa muscular. A água extracelular, localizada fora das células, está associada à retenção de líquidos corporais e, em quantidades exacerbadas, pode ocasionar danos à saúde. Os maiores componentes estruturais das células, os anticorpos, as enzimas e os hormônios são, todos, proteínas. Estas são essenciais para o crescimento, restauração e manutenção dos tecidos corporais, bem como para a produção de hemoglobina, além de atuarem como fonte de energia para o funcionamento adequado do corpo. Por esse motivo, sua avaliação pode fornecer informações sobre o estado de saúde dos pacientes. A massa celular corporal e o AF são marcadores de integridade celular que auxiliam no prognóstico de doenças. A Tabela 11.4 lista estudos realizados com diferentes populações.

Considerações sobre o uso da BIA

A BIA é um método simples, rápido e não invasivo, que pode ser utilizado em diferentes contextos. Os estudos revelam a acurácia da técnica na determinação do fracionamento dos componentes corporais, como marcadores do estado nutricional e para a avaliação do dano celular.

Ultrassom

A tecnologia ultrassônica pode determinar a espessura de diferentes tecidos (gordura e músculo) e fornecer imagens dos tecidos mais profundos, incluindo as áreas em corte transversal de músculos.[69] Embora seja conhecida a aplicação de técnicas ultrassônicas no contexto clínico, como no diagnóstico biomédico relacionado à gestação, o uso de ultrassom para medir gordura e espessuras musculares em seres humanos é pouco conhecido, ainda que esse procedimento seja realizado desde a década de 1960.[70,71]

Princípios básicos

O ultrassom é uma onda sonora mecânica com frequências acima da faixa da audição humana (> 20 KHz). Ao se propagar em um meio como o tecido biológico humano, a onda ultrassônica produz regiões temporá-

Capítulo 11 • Composição Corporal do Adulto **195**

Tabela 11.4 Estudos com a técnica da bioimpedância elétrica em diferentes populações.

Referência	Instrumento	Parâmetros bioelétricos	Amostra	Principais achados
Atletas de elite				
Melchiorri et al.[55]	Akern BIA, unifrequencial	ACT, AIC, AEC, AF, MCC	21 atletas adultos do polo aquático	Não houve diferença do AF entre os grupos de atletas e não treinados
Mala et al.[56]	BIA 2000 M, unifrequencial	R, Xc, ACT, AIC, AEC, BIVA, AF, MCC, AEC/MCC	10 atletas adultos do judô	Os parâmetros bioelétricos mudaram após a redução da massa corporal. Os valores de R e AF diminuíram, enquanto Xc aumentou. Além disso, a ACT diminuiu
Mascherini et al.[57]	NI	R, Xc, ACT, AIC, AEC, BIVA, AF, MCC	18 atletas adultos de futebol	O comprimento do vetor da BIVA e o AF aumentaram no meio da temporada em comparação com o treinamento pré e pós-temporada
Bunc et al.[58]	BIA 2000 M, multifrequencial	AEC, MCC, AEC/MCC	45 atletas adultos de futebol profissional	A MCC apresentou maiores concentrações no meio da temporada em comparação com a pré-temporada, início e fim da temporada
Coufalová et al.[59]	InBody 720, multifrequencial	ACT, AIC, AEC, MCC	Nove atletas adultos de judô	Houve redução da ACT, AIC, AEC, MCC no período pós-competição em relação ao momento pré-competição
Indivíduos sem diagnóstico de patologias				
Mathias-Genovez et al.[60]	BIA 103-A Detroit, MI, multifrequencial	R, Xc, AF, BIVA	567 adolescentes	O AF foi maior nas faixas etárias de 13 a 14 anos de idade para meninos e de 11 a 12 anos de idade para meninas
Rodríguez-Rodríguez et al.[61]	SECA mBCA 515, unifrequencial	R, Xc, AF, BIVA	223 adultos	R e Xc foram inversamente associados a força muscular, enquanto o AF foi diretamente associado a maiores níveis de força muscular
Tanabe et al.[62]	Xitron Hydra 4200, unifrequencial	BIVA	255 crianças	BIVA média mostrou migração em grupos etários, com Xc maiores e progressivas e menores R à medida que a idade aumentava
Ribeiro et al.[63]	Biodynamics 450, unifrequencial	R, Xc, AF, BIVA	30 mulheres idosas	Menor massa magra foi diretamente associada a menores valores do AF
Indivíduos com condições especiais				
Belarmino et al.[64]	Modelo Bodystat 4000, unifrequencial	AF	134 pacientes com cirrose hepática	Em pacientes com cirrose, o AF foi associado de forma independente com a mortalidade e identificou pacientes com pior perfil metabólico, nutricional e progressão da doença
Pileggi et al.[65]	NI	AF	Sete pacientes com osteogênese imperfeita	O AF dos pacientes com osteogênese imperfeita foi significativamente menor do que o do grupo controle (crianças sem o diagnóstico de doenças)
Norman et al.[66]	BIA Nutriguard M, multifrequencial	AF	433 pacientes com câncer	AF abaixo do quinto percentil de referência é preditivo de redução da força muscular, diminuição da qualidade de vida e aumento da mortalidade em pacientes com câncer
Schwenk et al.[67]	BIA 2000–1 device, unifrequencial	AF	257 pacientes HIV+	AF mais elevado foi associado a menor risco de mortalidade, ajustado para carga viral e contagem de células CD4+
Piccoli et al.[68]	BIA-109 RJL, unifrequencial	ACT, Edema, BIVA	540 indivíduos adultos com excesso de peso	O edema foi identificado em 91% de indivíduos obesos com a análise da BIVA. Um padrão de BIVA diferente foi associado à perda de peso na obesidade devido à remoção de líquidos

R: resistência; Xc: reactância; ACT: água corporal total, AIC: água intracelular; AEC: água extracelular; AF: ângulo de fase; BIVA: análise de vetor da bioimpedância; MCC: massa celular corporal; AEC/MCC: relação água extracelular e massa celular corporal; NI: não informado.

rias de compressão e rarefação.[72] Quando o movimento oscilatório das partículas (formação das ondas sonoras) segue paralelamente em direção à onda previamente propagada, diz-se que o modo de propagação do ultrassom é longitudinal (Figura 11.14). Esse é o modo habitual de propagação do ultrassom ao longo dos tecidos. Contrariamente, quando o movimento das partículas se torna perpendicular ao movimento da onda, é gerada uma onda de ruptura (cisalhamento).[73] O meio líquido suporta apenas ondas longitudinais, entretanto os sólidos podem suportar ondas de cisalhamento e ondas longitudinais. Esses dois tipos de ondas podem se propagar dentro ou através de determinados meios, e também há ondas que se propagam ao longo de um meio contendo duas estruturas, como músculo e osso. Estas últimas são denominadas ondas de superfície ou ondas de Rayleigh, e se propagam por trajetórias elípticas.[73]

A geração de ondas ultrassônicas frequentemente é realizada por meio de transdutor piezoelétrico. Esse transdutor é confeccionado com materiais específicos, entre os quais a cerâmica, e utilizado para converter sinal elétrico em vibração mecânica por meio do contato entre o dispositivo e o objeto avaliado.[69] A necessidade de contato do dispositivo com o tecido é a principal diferença entre o ultrassom e as técnicas de densitometria óssea.[69]

Tipos de equipamentos

Existem dois tipos de ultrassom, os de modalidade "A" (mais simples) e os de modalidade "B" (mais complexo). No ultrassom modalidade "A", não há produção de imagem dos tecidos subjacentes; o tempo necessário para conduzir as ondas sonoras através dos tecidos de volta ao dispositivo produz uma classificação de distância que indica a espessura da gordura ou músculo.[72] Contrariamente, embora a utilização do ultrassom modalidade "B" envolva técnicas apuradas de manuseio, a imagem bidimensional gerada pelo instrumento permite identificar especificidades dos tecidos avaliados.[74] No entanto, assim como para os outros métodos de quantificação do volume muscular por imagem, como ressonância magnética e tomografia computadorizada, que fornecem classificações apuradas para a identificação de propriedades dos tecidos e músculos, o custo elevado e os riscos à saúde decorrentes da exposição radioativa se configuram como fatores limitantes.[69] Um ponto positivo do método é a facilidade no transporte e deslocamento do instrumento ultrassônico, em comparação aos outros métodos de imagem.[69]

Apesar da crescente utilização da técnica ultrassônica para avaliar regiões anatômicas humanas, não há diretrizes universalmente aceitas para a determinação do tecido adiposo subcutâneo com ultrassom.[69] Um estudo realizado com adultos na Irlanda identificou que a compressão máxima produzida na passagem do transdutor pelo avaliador provocou uma redução de 25 a 37% na espessura do tecido adiposo subcutâneo, dependendo do sentido da avaliação.[74] Contudo, quando o tecido adiposo subcutâneo foi avaliado do sentido longitudinal para o vertical, não houve diferenças na espessura do tecido avaliado.[74]

Pesquisas que utilizaram a técnica

A avaliação do tecido adiposo subcutâneo foi investigada e comparada a outros métodos, em diversos estudos. Em uma pesquisa realizada nos EUA com a participação de 29 universitários (jogadores de futebol americano), um protocolo baseado na utilização de imagens obtidas na análise do tecido adiposo subcutâneo por ultrassom modalidade "B" demonstrou uma correlação positiva para predição da gordura corporal total, em comparação ao

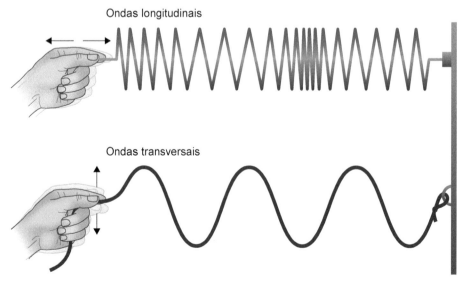

Figura 11.14 Propagação de ondas longitudinais e transversais.

modelo baseado no somatório de sete dobras cutâneas (r = 0,984; p < 0,001) e ao modelo de três compartimentos [água corporal total (bioimpedância espectroscópica), densidade corporal (pletismografia de deslocamento de ar) e massa corporal] (r = 0,878; p < 0,001).[75]

Outro estudo realizado naquele mesmo país, dessa vez com adultos e idosos, para investigar a confiabilidade da utilização do ultrassom na avaliação do tecido muscular, identificou valores elevados de correlação para espessura muscular do reto femoral (r = 0,72; p < 0,001) e bíceps braquial (r = 0,99; p < 0,001), em comparação ao diagnóstico muscular obtido por ressonância magnética. Isso indicou que a avaliação da espessura e do tamanho do músculo por ultrassom pode ser um método alternativo e confiável para a avaliação muscular.[76]

Além dos resultados supracitados, a determinação do percentual de gordura corporal total usando ultrassom apresentou elevada correlação (r = 0,879; p < 0,001) com o percentual de gordura corporal total estimado por DXA, em um estudo que envolveu a participação de 67 atletas de elite de diversas modalidades, na Irlanda. Isso indica que a utilização do ultrassom para avaliar a composição corporal de atletas, além de não expor os indivíduos à radiação, apresenta elevada usabilidade.[77]

Considerações finais sobre o uso do ultrassom

Diante do amplo corpo de evidências positivas da confiabilidade, reprodutibilidade e precisão do ultrassom na determinação do conteúdo de gordura subcutânea e visceral, bem como da espessura muscular, a utilização do ultrassom se configura como eficiente alternativa para análise da composição corporal, em comparação aos métodos laboratoriais típicos.

Somatotipo

O conceito de somatotipo foi desenvolvido no início do século 5 a.C., por médicos gregos que investigavam a interrelação entre morfologia e suscetibilidade a doenças.[78] A partir de então, esse conceito foi aprofundado por diversos médicos e pesquisadores, entre os quais Aristóteles no século 4 a.C., Halle em 1797, Rostan em 1828, e di Giovanni no final do século 19.[78] Em 1940, o psicólogo William Herbert Sheldon examinou e fotografou diversos corpos humanos e aperfeiçoou o método de somatotipia. A somatotipia consiste na descrição e avaliação do corpo com base em três escalas de composição corporal distintas: endomorfo (indivíduo gordo e pesado, com o corpo em forma de barril), mesomorfo (indivíduo com ossos pouco evidentes, magro e com músculos densos) e ectomorfo (indivíduo com característica longilínea, magro, ossos angulares e quase sem gordura; Figura 11.15).[79]

O método de Heath e Carter[80] é o mais utilizado para classificação do somatotipo. Baseia-se em variações individuais da espécie humana e em conceitos geométricos, adotando escalas universais e critérios de aplicação para homens e mulheres, de diferentes faixas etárias.[80] Existem três formas de obtenção do somatotipo: 1) método antropométrico, utilizado para estimar o critério de somatotipo; 2) método fotoscópico, usando classificações por meio de fotografias padrão; 3) método antropométrico e fotoscópico, combinando antropometria e classificações de fotografias. O estudo da configuração morfológica por meio da somatotipia permite identificar a biotipologia de indivíduos de ambos os sexos e de todas as faixas etárias.[81]

Método de Heath e Carter

Antes de iniciar as análises do somatotipo pelo método antropométrico, o avaliador deve dispor de um estadiômetro de madeira ou escala de estatura (graduada em cm e mm), balança, paquímetro deslizante (precisão de 0,1 cm), fita métrica metálica ou de fibra (precisão de 0,1 cm) e compasso "Harpenden" para dobras cutâneas. Para o cálculo do somatotipo, é necessário obter 10 medidas: estatura em extensão, massa corporal, quatro medidas de dobras cutâneas (tríceps, subescapular, supraespinal e panturrilha medial), duas medidas de comprimento ósseo (biepicondilar de úmero e fêmur) e duas medidas de membros (braço relaxado e tensionado; e panturrilha).[82]

A classificação do somatotipo consiste na atribuição de três algarismos, um para cada componente (endomor-

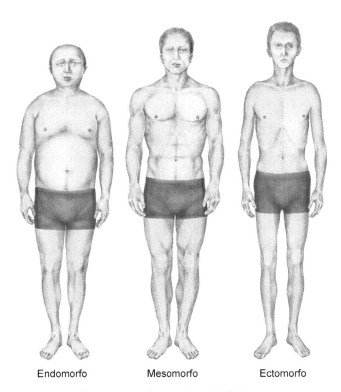

Figura 11.15 Somatotipos de Sheldon.

fo, mesomorfo e ectomorfo). Esses três algarismos indicam o grau da presença de cada um dos três componentes no indivíduo, com o número "1" indicando a menor quantidade observada do componente, até o número "7" indicando o domínio extremo do componente. Por exemplo, na classificação 3-5-2, descrita como três, cinco, dois, os números indicam a magnitude de cada um dos três componentes. Para cada componente, classificações de ½ a 2 ½ são consideradas baixas; de 3 a 5 são moderadas; de 5 ½ a 7 são altas; e de 7 ½ em diante são muito altas.[82]

Para calcular os valores de somatotipo antropométrico, o avaliador poderá inserir os dados coletados em um formulário de classificação de somatotipo, ou em equações de regressão específicas derivadas desse formulário.[82] Neste capítulo, serão apresentadas as fórmulas para o cálculo de cada componente.

- Primeiro componente:
  - Endomorfia = -0,7182 + 0,1451(X) – 0,00068(X)^2 + 0,0000014(X)^3
  - Em que X = somatório das dobras cutâneas tricipital, subescapular e suprailíaca. Para utilizar a endomorfia corrigida pela altura, deve-se primeiro multiplicar "X" por (170,18/estatura em cm)
- Segundo componente:
  - Mesomorfia = (0,858 × diâmetro do úmero) + (0,601 × diâmetro do fêmur) + (0,188 × circunferência corrigida do braço) + (0,161 × circunferência corrigida da panturrilha) – (estatura em cm × 0,131) + 4,50
  - Em que a circunferência corrigida do braço = circunferência medida – dobra cutânea tricipital em cm; e a circunferência corrigida da panturrilha = circunferência medida – dobra cutânea panturrilha medial em cm
  - Correções dos perímetros:
    - ♦ Braço = perímetro do braço – (dobra tríceps/10)
    - ♦ Perna = perímetro da panturrilha – (dobra panturrilha/10)
- Terceiro componente (ectomorfia): três diferentes equações são utilizadas para calcular a ectomorfia, de acordo com a razão estatura/peso$\sqrt[3]{}$:
  - Se a razão estatura/peso $\sqrt[3]{}$ for maior ou igual a 40,75, então a equação utilizada será: ectomorfo = 0,732 (razão estatura/peso$\sqrt[3]{}$) – 28,58
  - Se a razão peso/estatura $\sqrt[3]{}$ for menor que 40,75, mas maior que 38,25, então a equação será: ectomorfo = 0,463 razão altura/peso$\sqrt[3]{}$ – 17,63
  - Se a razão altura/peso$\sqrt[3]{}$ for igual ou menor que 38,25, então a equação utilizada será: ectomorfia = 0,1.

A adoção da classificação da composição corporal por somatotipo apresenta diversas vantagens, como a possibilidade de representar, mediante gráfico padrão de realidade tridimensional (somatocarta), a posição de cada somatotipo em relação aos demais. Tradicionalmente, os três números referentes à classificação do somatotipo são inseridos em um formulário de duas dimensões, utilizando as coordenadas X e Y fornecidas pela classificação. Essas coordenadas são calculadas da seguinte maneira:

$$X = ectomorfo – endomorfo$$

$$Y = 2 \times mesomorfo – (endomorfo + ectomorfo)$$

Exemplo 1

- Objetivo: determinar o primeiro componente – endomorfia
- Características do sujeito:
  - Dobra cutânea de tríceps: 22 mm
  - Dobra cutânea subescapular: 11 mm
  - Dobra cutânea suprailíaca: 9 mm
  - Estatura: 180 cm
- Passo 1: somar as dobras cutâneas de tríceps, subescapular e suprailíaca
  - Σ = 22 + 11 + 9
  - Σ = 42 mm
- Passo 2: corrigir a endomorfia pela estatura
  - Σ_{ce} = Σ × 170,18/estatura
  - Σ_{ce} = 43,3 × 170,18/180
  - Σ_{ce} = 40,93
- Passo 3: aplicar a fórmula
  - Endomorfia = -0,7182 + 0,1451(Σ_{ce}) – 0,00068(Σ_{ce})^2 + 0,0000014(Σ_{ce})^3
  - Endomorfia = -0,7182 + 0,1451(40,93) – 0,00068 (40,93)^2 + 0,0000014(40,93)^3
  - Endomorfia = -0,7182 + 5,9389 – 1,1391 + 0,095
  - Endomorfia = 4,17.

Exemplo 2

- Objetivo: determinar o segundo componente – mesomorfia
- Características do sujeito:
  - Diâmetro do úmero: 7 cm
  - Diâmetro do fêmur: 9 cm
  - Estatura: 170 cm
  - Circunferência do braço: 31 cm
  - Circunferência da perna: 37 cm
  - Dobra cutânea tríceps: 22 mm
  - Dobra cutânea panturrilha: 26 mm
- Passo 1: converter os valores das dobras cutâneas, de mm para cm. Corrigir circunferência de braço e perna
  - Circunferência do braço (cm) – dobra cutânea do tríceps (cm)
  - Circunferência da perna (cm) – dobra cutânea da panturrilha (cm)
- Passo 2: aplicar a fórmula
  - Mesomorfia = (0,858 × 7) + (0,601 × 9) + (0,188 × 31) + (0,161 × 37) – (170 × 0,131) + 4,50

- Mesomorfia = 6,006 + 5,409 + 5,828 + 5,957 – 22,27 + 4,50
- Mesomorfia: 5,43.

Exemplo 3

- Objetivo: determinar o terceiro componente – ectomorfia
- Características do sujeito:
  - Estatura: 180 cm
  - Massa corporal: 80 kg
- Passo 1: determinar a razão estatura/peso$\sqrt[3]{}$
  - Estatura/peso$\sqrt[3]{}$ = 180/$\sqrt[3]{}$80
  - Estatura/peso$\sqrt[3]{}$ = 41,86
- Passo 2: identificar a fórmula a ser utilizada
  - 41,86 é maior que 40,75, logo:
    - Ectomorfia = 0,732 (altura/peso$\sqrt[3]{}$) – 28,58
    - Ectomorfia = 0,732 (41,86) – 28,58
    - Ectomorfia = 2,06.

Resultado da análise do perfil somatotipológico

As categorias de somatotipos e suas respectivas nomenclaturas são:

- Central: componentes iguais entre si
- Endoectomórfico: o endomorfismo é dominante e o ectomorfismo é maior do que o mesomorfismo
- Endomorfismo balanceado: o endormorfismo é dominante, enquanto o mesomorfismo e ectomorfismo são iguais (diferença inferior a 0,5)
- Endomesomórfico: o endomorfismo é dominante e o mesomorfismo é maior que o ectomorfismo
- Endomorfomesomorfo: o endomorfismo e o mesomorfismo são iguais (não diferem em mais de 0,5), enquanto o ectomorfismo é menor
- Mesoendomórfico: o mesomorfismo é dominante e o endomorfismo é maior que o ectomorfismo
- Mesomorfismo balanceado: o mesomorfismo é dominante, enquanto o endomorfismo e ectomorfismo são iguais (diferença inferior a 0,5)
- Mesoectomórfico: o mesomorfismo é dominante e o ectomorfismo é maior que o endomorfismo
- Ectomorfomesomórfico: o ectomorfismo e o mesomorfismo são iguais (não diferem em mais que 0,5), enquanto o endomorfismo é menor
- Ectomesomórfico: o ectomorfismo é dominante e o mesomorfismo é maior que o endomorfismo
- Ectomorfismo balanceado: o ectomorfismo é dominante, enquanto o endomorfismo e o mesomorfismo são iguais ou menores (0,5)
- Ectoendomórfico: o ectomorfismo é dominante, e o endomorfismo é maior que o mesomorfismo

- Ectomorfoendomorfo: endomorfismo e o ectomorfismo são iguais (diferença inferior a 0,5), enquanto o mesomorfismo é menor.

Pesquisas que empregaram o somatotipo

Valores específicos da somatotipia apresentaram associação com diferentes patologias, como câncer de mama, cardiopatias, doenças lombares e obesidade.[83]

A relação entre fatores de risco cardiovascular e componentes do somatotipo foi investigada por Malina et al.[84], em um estudo envolvendo 642 adultos. Os fatores de risco incluídos foram pressão arterial sistólica, pressão arterial diastólica, glicemia em jejum e perfil lipídico. As correlações entre os fatores de risco e cada componente do somatotipo foram calculadas, após controlar as análises com os outros dois componentes do somatotipo. Correlações de baixa e média magnitude foram observadas, variando de -0,23 a +0,23 nos homens e de -0,20 a +0,30 nas mulheres. No grupo de indivíduos da faixa etária mais alta, foi identificada uma forte relação entre o somatotipo e os fatores de risco. Entretanto, houve efeito do sexo nas correlações. As mulheres da faixa etária mais alta e com perfil endomorfo foram mais propensas a apresentarem relação positiva com fatores de risco cardiovascular, enquanto os homens da faixa etária mais alta e com perfil ectomorfo apresentaram tendência negativa para os fatores de risco.[84]

No estudo que conduziu a análise morfológica de 50 adolescentes (14 a 16 anos de idade) com sobrepeso e obesidade, na cidade de Temuco, Chile, verificou-se o predomínio do componente endomesomórfico, indicando a alta concentração de massa gorda dos participantes.[85] Além disso, em comparação aos meninos, as meninas apresentaram mais características endomórficas.[85]

No âmbito esportivo, foram realizados diversos estudos com o objetivo de determinar o perfil físico ideal para cada modalidade esportiva.[86,87] A justificativa é o fato de grande parte dos esportes estarem associados a características morfológicas e neuromotoras específicas para suas necessidades, evidenciando a influência direta da somatotipia sobre o desempenho.

Petroski et al.[88] analisaram as características antropométricas e morfológicas de atletas da seleção brasileira masculina de voleibol em um período de 11 anos. O estudo identificou como classificações antropométricas mais frequentes a mesomorfo-ectomorfo (5 anos) e a mesoectomorfo (3 anos), sugerindo que a estatura elevada e o baixo componente de gordura corporal foram as características consideradas nas convocações dos atletas.[88]

Considerações finais sobre o uso do somatotipo

O somatotipo é uma ferramenta que pode auxiliar profissionais da área da saúde na identificação do tipo físico de seus clientes/alunos. Essa informação é útil porque revela o componente (endomorfia, mesomorfia ou ectomorfia) prevalente no indivíduo, e indica a estratégia de intervenção a ser priorizada. O somatotipo é calculado facilmente e uma pessoa pode modificar os componentes com a adoção de dietas e a prática de exercícios. Além disso, pode ser empregado em indivíduos de diferentes faixas etárias, o que demonstra o alcance dessa estratégia.

Composição corporal no período da infância ao fim da adolescência

A quantificação da composição corporal fornece uma valiosa informação aos profissionais da saúde, porque permite conhecer as variações que ocorrem nos músculos, ossos e depósitos de gordura corporal. Nesse sentido, a análise da composição corporal é importante para monitorar a progressão de doenças, a eficácia de tratamentos, bem como a adequação a dietas e ao exercício físico, e também como ferramenta de predição de riscos de doenças.[89] Embora a quantificação do conteúdo da massa livre de gordura seja importante, devido às variações durante o crescimento e desenvolvimento, a análise adequada da gordura corporal é fundamental nos dias de hoje, em que a obesidade infantil atinge o mundo inteiro. O estado crônico de excesso de gordura corporal precede alterações metabólicas e cardiovasculares, além de acabar em morbidade e mortalidade na idade adulta. Para o monitoramento da gordura corporal de uma forma prática, econômica e inócua, a antropometria é a técnica preferida para avaliações populacionais ou mesmo no uso clínico. Contudo, certos aspectos metodológicos da técnica, como validade e reprodutibilidade, assim como particularidades do crescimento e desenvolvimento desde a infância até a idade adulta, são fatores importantes a serem considerados no uso das equações de predição da gordura corporal baseada em medidas antropométricas.

Alterações morfológicas esperadas

O estudo da composição corporal é consolidado por pelo menos três áreas de estudo: fatores biológicos (p. ex., avanço da idade, dimorfismo sexual, processos patológicos); técnicas de mensuração (p. ex., antropometria, bioimpedância, densitometria); e fracionamento e regras da composição corporal, que aborda os pressupostos teóricos da estimativa dos componentes e da organização da estrutura corporal.[90] O entendimento desses conteúdos metodológicos, ainda que básico, é importante para a compreensão das particularidades da composição corporal de crianças e adolescentes.

Como fator biológico imprescindível ao ciclo da vida, muitas alterações fisiológicas ocorrem em todos os sistemas do organismo, em consonância com o crescimento e desenvolvimento humano, implicando em mudanças observáveis na composição corporal. Em linhas gerais, as alterações morfológicas que ocorrem da infância à adolescência são produtos da complexa interação entre crescimento e maturação, difíceis de serem compreendidas isoladamente. O crescimento somático ou linear é definido como a atividade biológica que promove aumento no tamanho do corpo como resultado dos aumentos do número de células (hiperplasia), do tamanho celular (hipertrofia) e do conteúdo intracelular.[91] Logo, a maturação costuma ser descrita como o processo de amadurecimento ou a progressão para o estado maduro.[91] Inevitavelmente, ao longo de 2 décadas de vida, a composição corporal muda em tamanho e conteúdo, e essas modificações podem ser medidas nos níveis atômico, molecular, celular, tecidual e corporal total.[92]

As mudanças na composição corporal em função do crescimento e da maturação têm impacto significativo sobre a densidade corporal, o que influencia na estimativa da massa gorda e da massa livre de gordura. Essa abordagem bicompartimental, tradicionalmente adotada para os adultos, tem utilidade limitada em crianças e adolescentes, porque os valores das densidades de massa gorda e, especialmente, de massa livre de gordura não são constantes durante o crescimento e a maturação. Wells et al.[93] forneceram valores atualizados de densidade corporal e hidratação em crianças e adolescentes (Tabela 11.5), os quais mostram o processo de maturação química desde a infância até a idade adulta, particularmente na massa livre de gordura, indicando uma evolução não linear e também a existência de diferenças entre os sexos.[93] Conforme é possível observar na Tabela 11.5, por exemplo, a densidade corporal aumenta de 1,0821 para 1,1037 kg/L no sexo feminino. Esse aumento indica que a composição corporal muda em função da idade, sobretudo com um acréscimo de proteína e minerais em detrimento da água corporal, haja vista uma diminuição de 77,3 para 73,7% na hidratação na idade adulta.[93]

Essa informação permite concluir que, devido às mudanças ocorridas na densidade corporal em função da idade, bem como às particularidades de cada sexo, não se pode utilizar universalmente os valores constantes de densidade corporal estabelecidos para os adultos. Ainda, deve-se admitir a limitação do modelo bicompartimental de fracionamento da composição corporal para uso na análise e quantificação das alterações morfológicas na gordura corporal, principalmente na massa livre de gordura, durante o período da infância até o fim da adolescência.[94]

Talvez, a massa gorda seja o componente mais suscetível a alterações na composição corporal ao longo do processo de crescimento e desenvolvimento saudável. Ela tem recebido maior atenção nas últimas décadas, devido

Tabela 11.5 Valores médios de densidade e hidratação, estratificados por sexo, de crianças e adolescentes.

Idade (anos)	Masculino (n = 261)		Feminino (n = 272)	
	Média (desvio-padrão)			
	Densidade (kg.ℓ^{-1})	Hidratação (%)	Densidade (kg.ℓ^{-1})	Hidratação (%)
4 a 5,9	1,0826 ± 0,0080	76,6 ± 2,4	1,0821 ± 0,0070	77,3 ± 2
6 a 7,9	1,0865 ± 0,0064	76,1 ± 1,8	1,0899 ± 0,0058	75,3 ± 1,7
8 a 9,9	1,0887 ± 0,0049	75,8 ± 1,4	1,0905 ± 0,0058	75,2 ± 1,7
10 a 11,9	1,0917 ± 0,0043	75,2 ± 1,4	1,0926 ± 0,0052	75,0 ± 1,7
12 a 13,9	1,0914 ± 0,0055	75,2 ± 1,6	1,0951 ± 0,0051	74,8 ± 1,5
14 a 15,9	1,0923 ± 0,0066	75,0 ± 1,6	1,0996 ± 0,0050	74,1 ± 1,5
16 a 17,9	1,0992 ± 0,0055	73,1 ± 1,6	1,1021 ± 0,0041	73,7 ± 1,7
18 a 19,9	1,0995 ± 0,0065	73,4 ± 2	1,1034 ± 0,0056	73,5 ± 1,5
20 a 22,9	1,1013 ± 0,0055	73,6 ± 1,5	1,1037 ± 0,0057	73,7 ± 1

Valores adaptado de Wells *et al*.[93]

ao reconhecimento de que o excesso de massa gorda – que define a obesidade – traz riscos para a saúde. A massa gorda absoluta (kg de gordura corporal) aumenta nos primeiros dois ou três anos de vida, e sofre uma ligeira alteração até os 5 ou 6 anos, quando as diferenças entre os sexos são muito pequenas. No entanto, a partir dessa idade, a massa gorda absoluta aumenta rapidamente nas meninas, em comparação ao observado nos meninos. Durante a fase da adolescência, no sexo feminino, a massa gorda absoluta continua aumentando até atingir um platô, por volta dos 13 aos 15 anos.[94,95] Em contraste, nos meninos, o aumento na massa gorda absoluta continua até o início do estirão de crescimento.[1] Em ambos os sexos, ocorre um discreto aumento da massa gorda absoluta no final da adolescência e início da idade adulta, contudo a proporção de massa gorda se mantém 1,5 vez maior no sexo feminino. Assim, é notável desde a infância uma associação do sexo feminino com valores de massa gorda mais altos, em todas as idades, comparativamente aos valores observados no sexo masculino.[94,95]

O crescimento e maturação da massa livre de gordura acompanham o padrão de estatura e peso. Nesse compartimento da composição corporal, as diferenças entre os sexos tornam-se evidentes no evento do estirão de crescimento, especialmente nos meninos. Os valores de massa livre de gordura do adulto jovem são alcançados mais precocemente nas meninas, por volta dos 15 aos 16 anos, enquanto nos meninos isso parece ocorrer por volta dos 19 aos 20 anos de idade ou ainda mais tarde. Ao final da adolescência, os valores de massa livre de gordura são 1,4 vez maior no sexo masculino, em comparação aos valores femininos.[96] Embora contribua menos para as variações na densidade da massa livre de gordura, a estimativa da massa óssea de crianças e adolescentes ganhou maior atenção após ter sido evidenciado que o acúmulo mineral ósseo durante fases de crescimento e desenvolvimento atua como determinante do risco de osteoporose na fase tardia da vida.[96] As concentrações de CMO e DMO total, assim como nas diferentes regiões do corpo, aumentam com o avanço da idade segundo uma relação não linear, com a maior taxa de acréscimo mineral ocorrendo após o estirão de crescimento.[94,97] A análise do componente ósseo é possível em abordagens multicompartimentais de fracionamento da composição corporal.

Assim, atualmente, os estudos têm utilizado abordagens de técnicas mistas que, quando combinadas, fornecem dados de diferentes parâmetros da composição corporal, a partir de modelos multicompartimentais.[1,98,99] Isso é importante, porque atende às variações físico-químicas que ocorrem principalmente na massa livre de gordura em crianças e adolescentes. Enquanto esses estudos usam métodos sofisticados de avaliação da composição corporal, outros se preocupam em validar o modelo antropométrico para estimativa da composição corporal em crianças e adolescentes, cientes das enormes vantagens propiciadas por sua utilização.

Método antropométrico

A antropometria (*anthropos* = homem, *metria* = medida) é um conjunto de técnicas padronizadas de medição sistemática do corpo humano e suas partes.[91] Esse procedimento frequentemente é visto como uma ferramenta básica da antropologia biológica, para quantificação das dimensões do corpo e estimava da composição corporal, ou seja, do conteúdo dos compartimentos corporais.

Por outro lado, as disciplinas da área da saúde têm amplo interesse pela compreensão das modificações da composição corporal. Esse interesse é devido, em grande parte, às inúmeras evidências de que componentes como a massa gorda e a massa óssea estão associados a doenças crônicas não transmissíveis e ao risco de osteoporose, respectivamente.[100,101] Possivelmente, a atração exercida pelo modelo antropométrico ocorra em função da maior vantagem para o estudo da composição corporal, em termos de variações dos fatores biológicos, bem como pela praticidade, baixo custo e ausência de risco à saúde. O método antropométrico baseia-se em medidas obtidas com relativa facilidade após a padronização. De forma resumida, tais medidas incluem a massa corporal, a estatura, os perímetros corporais, os diâmetros ósseos e as dobras cutâneas, as quais são obtidas com equipamentos de baixo custo como balança, estadiômetro, fita antropométrica, paquímetro e compasso de dobras cutâneas, respectivamente.[38]

O número de medições que podem ser feitas em um indivíduo é praticamente ilimitado. Esse aspecto causa preocupação acerca das características psicométricas das variáveis antropométricas utilizadas no estudo da composição corporal. Embora comumente seja utilizado um protocolo padronizado para avaliação da composição corporal, como nos procedimentos internacionalmente disseminados pela *International Society for the Advancement of Kinanthropometry*[38], as medidas antropométricas sofrem grande influência da capacidade técnica do avaliador. Assim, os dois aspectos psicométricos de extrema importância para garantir a qualidade metodológica das medidas antropométricas são a validade e a reprodutibilidade.

A validade é definida como o grau com que a medida antropométrica avaliada mede o compartimento a que se propõe medir. Comumente, a validade de técnicas de composição corporal é testada tendo como parâmetro a medida em questão obtida por uma técnica de referência bem estabelecida na literatura, como a DXA e a PDA. Dados do Núcleo de Pesquisa em Cineantropometria e Desempenho Humano, da Universidade Federal de Santa Catarina (NUCIDH/UFSC; Tabela 11.6) mostraram a associação das medidas antropométricas aos métodos de referência – especificamente, as dobras cutâneas à massa gorda; o perímetro do braço à massa livre de gordura; e os diâmetros ósseos à massa óssea.

A reprodutibilidade ou fidedignidade se refere à consistência ou repetibilidade de uma medida em sucessivas tentativas realizadas em momentos diferentes. Em outras palavras, a reprodutibilidade é o grau de concordância entre duas ou mais medidas obtidas de um mesmo indivíduo, em um curto espaço de tempo. A expectativa é que a variação entre duas ou mais medidas antropométricas em um determinado momento seja pequena, considerando a ausência de qualquer intervenção sobre a composição corporal. O erro técnico de medida ou erro de medição é outro parâmetro utilizado para verificar a reprodutibilidade da medida antropométrica. O erro técnico de medida é calculado por uma equação (1) em que, segundo Malina[104], é extraída a raiz quadrada da soma dos quadrados das diferenças entre medidas repetidas dividida pelo dobro do número de indivíduos analisados:

$$\sigma_e = \sqrt{\sum d^2 / 2n}$$

Tabela 11.6 Correlação linear de Pearson entre as medidas antropométricas e a composição corporal, obtidas por métodos de referência, de crianças e adolescentes.

	DXA		PDA[¶]	
Composição corporal	r	valor p	r	valor p
Massa gorda (%)[*]				
Dobra cutânea tricipital	0,87	< 0,0001	0,63	< 0,0001
Dobra cutânea abdominal	0,72	< 0,0001	0,65	< 0,0001
Dobra cutânea subescapular	0,80	< 0,0001	0,54	< 0,0001
Dobra cutânea panturrilha	0,77	< 0,0001	0,69	< 0,0001
Massa livre de gordura[†]				
Perímetro do braço	0,71	< 0,0001	0,76	< 0,0001
Conteúdo mineral ósseo[§]				
Diâmetro do fêmur	0,78	< 0,0001	-	-
Diâmetro do úmero	0,80	< 0,0001	-	-

*Dados de massa gorda (n = 48) foram adaptados de Lima *et al.*[102]
†Dados não publicados (n = 48) de estudos do NUCIDH/UFSC.
§Dados de massa óssea (n = 48) foram adaptados de Lima *et al.*[103]
¶Dados não publicados (n = 65) de estudos do NUCIDH/UFSC.

Em que:

- Σd^2 = soma dos quadrados das diferenças entre medidas repetidas
- N = número de indivíduos avaliados.

A Tabela 11.7 mostra os valores de reprodutibilidade e o erro técnico de medida das medidas antropométricas obtidas em estudos do NUCIDH/UFSC. Os valores apresentados para cada medida antropométrica permitem verificar se há concordância entre duas medidas sucessivas, além de quantificarem a potencial contribuição do erro técnico. Isso é importante para a interpretação do crescimento e desenvolvimento propriamente ditos, ou na análise dos resultados de uma intervenção. A *International Society for the Advancement of Kinanthropometry*[38] recomenda um erro técnico de medida inferior a 1% para a massa corporal e os perímetros, e inferior a 5% para as dobras cutâneas.[105]

Medidas antropométricas utilizadas na estimativa da gordura corporal

A análise da gordura corporal a partir de medidas antropométricas representa uma grande seara de estudos de composição corporal. A estimativa da gordura corporal a partir da antropometria, inicialmente, baseava-se na relação inversa entre os valores de densidade corporal determinada por pesagem hidrostática e a espessura das dobras cutâneas.[108] No entanto, como já explicitado, o processo de crescimento e desenvolvimento provoca alterações significativas na densidade corporal que, consequentemente, prejudicam a aplicação de pressupostos estabelecidos em adultos[33,34], sobretudo em modelos bi-compartimentais. Considerando as limitações da abordagem de dois ou mais compartimentos corporais, as medidas antropométricas são utilizadas como preditores da composição corporal, em equações de regressão.

Em uma revisão sistemática desenvolvida por Silva *et al.*[109], foram identificados 10 estudos que se propuseram a analisar a gordura corporal em crianças e adolescentes, usando uma abordagem multicompartimental. Foram revisados estudos conduzidos entre os anos de 1997 e 2010; de um total de 10 trabalhos, foram encontradas seis pesquisas que empregaram diferentes modelos de quatro-compartimentos (4C) e técnicas para o estudo da gordura corporal.[109] Na avaliação da composição corporal, os estudos utilizaram técnicas como DXA, DPA, pesagem hidrostática, condutividade elétrica total, impedância bioelétrica e espessura de dobras cutâneas. Inevitavelmente, os resultados de validação da estimativa da gordura corporal apresentaram uma ampla variação, que pode ser explicada pela utilização de técnicas baseadas em pressupostos distintos para estimativa da composição corporal, além das variações de idade, etnia, sexo, maturação sexual e índice de massa corporal constatadas entre os participantes dos estudos analisados.[109] Dessa forma, ainda que a análise multicompartimental seja a melhor forma de compreender as variações que ocorrem tanto nos tecidos gordos como nos tecidos livres de gordura, a utilização de múltiplas técnicas combinadas impõe adicionalmente as limitações inerentes de cada técnica, além de ser restrita apenas ao ambiente de pesquisa, devido ao custo operacional e à demanda por espaço e recursos humanos especializados.[109]

Embora seja considerada duplamente indireta na estimativa da composição corporal, a técnica antropométrica é a preferida em estudos populacionais e na prática profissional.[92,109] Ao longo de quatro décadas de pesquisa,

Tabela 11.7 Reprodutibilidade (coeficiente de correlação intraclasse) e erro técnico de medida de variáveis antropométricas de crianças e adolescentes.

Variáveis antropométricas	Reprodutibilidade		Erro técnico de medida	
	NUCIDH/UFSC[106]	Estudos comparativos[104,107]	NUCIDH/UFSC[106]	Estudos comparativos[104,107]
Estatura	0,99 (0,99 a 0,99)	1	0,19 (cm)	0,60/0,49
Massa Corporal	0,99 (0,99 a 1,00)	1	0,51 (kg)	0,70
DC Tríceps	0,99 (0,97 a 0,99)	0,82	0,41 (mm)	0,60/0,80
DC Subescapular	0,98 (0,96 a 0,99)	0,99	0,27 (mm)	0,70/1,83
DC Abdominal	0,99 (0,97 a 0,99)	0,97	0,44 (mm)	0,70
DC Panturrilha	0,99 (0,96 a 0,99)	1	0,50 (mm)	1,10/1,44
Perímetro da Cintura	0,99 (0,98 a 0,99)	0,76	0,52 (cm)	1,20/1,31
Perímetro do Braço	0,99 (0,98 a 0,99)	0,77	0,22 (cm)	0,40/0,35
Diâmetro do Úmero	0,99 (0,97 a 0,99)	-	0,44 (mm)	0,12
Diâmetro do Fêmur	0,99 (0,97 a 0,99)	-	0,55 (mm)	0,11

NUCIDH/UFSC: Lima[106]; Rio de Janeiro: Silva[107]; EUA: Malina[104].

Dados de reprodutibilidade estão expressos em coeficiente de correlação intraclasse e intervalo de confiança de 95%.

Dados de erro técnico de medida estão apresentados na unidade de medida de cada variável antropométrica.

grande parte da discussão se voltou para os processos de desenvolvimento de equações preditivas, em estudos de validação, e para os processos de validação ou calibração cruzada.[92,109,110] Em sua detalhada revisão, Silva et al.[109] observaram que a antropometria, especialmente a espessura de dobras cutâneas, foi utilizada como preditor da gordura corporal em equações de regressão de estudos com abordagem multicompartimental. Entre os estudos analisados, apenas Slaughter et al.[111] propuseram soluções para a estimativa da gordura corporal de crianças e adolescentes saudáveis, contando com a ampla variabilidade de idade, sexo, etnia, maturação e nível de adiposidade, validadas originalmente como "abordagem de 4C". As equações explicaram 76 a 82% do percentual de gordura corporal, a partir das dobras cutâneas do tríceps e subescapular ou panturrilha média (Tabelas 11.8 e 11.9)

Outras equações são tradicionalmente utilizadas na estimativa da gordura corporal de crianças e adolescentes, como as propostas por Boileau et al.[112], Lohman[113] e Deurenberg et al.[115], baseadas também na espessura das dobras cutâneas tricipital, bicipital, suprailíaca e subescapular (ver Tabela 11.8). Embora essas equações tenham sido um avanço em termos de validação da antropometria, considerando a imaturidade química de crianças e adolescentes, as constantes utilizadas não são representativas de toda a variação que ocorre na massa livre de gordura até a idade adulta. O mesmo acontece com as variações relacionadas à etnia. Para a população brasileira, Pires-Neto et al.[114] propuseram a utilização de diferentes constantes (ver Tabela 11.8), por idade, sexo e etnia, não contempladas nos trabalhos de Boileau et al.[112] e Lohman.[113]

O desenvolvimento de novas equações e a validação cruzada de equações existentes são processos fundamentais para o avanço da área. Segundo Silva et al.[109], o desenvolvimento de equações preditivas a partir das abordagens de 4C, para fracionamento da composição corporal, se faz necessário para considerar os efeitos da idade, sexo e etnia influenciando a densidade da massa livre de gordura. Isso pode ser particularmente importante para quantificar as mudanças dinâmicas na composição corporal (dietas, exercício, patologias) que ocorrem no período da infância à adolescência, tendo como principais preditores as medidas antropométricas. Em ambas as revisões de Silva et al.[90,109] e conforme apontado por Lohman et al.[110], a equação de Slaughter et al.[111] parece ser a mais apropriada para estimar a gordura corporal em crianças e adolescentes. Essa adequação se deve à praticidade e à validade, à capacidade de incorporar variações relacionadas com idade, sexo, maturação, etnia e nível de adiposidade, e ainda ao fato de o desenvolvimento da equação ter sido baseado numa abordagem de 4C.

A interpretação dos valores percentuais de gordura corporal e os pontos de corte que discriminam alterações

---

Tabela 11.8 Equações para a estimativa da gordura corporal relativa (% GC) de crianças e adolescentes baseadas em medidas antropométricas.

Autor	Sexo	Idade/maturação	Equação
Slaughter et al.[111]	M	8 a 18 anos	$\%GC = 0{,}735 \times (DCTR + DCPM) + 1$
	F	8 a 18 anos	$\%GC = 0{,}610 \times (DCTR + DCPM) + 5{,}1$
Slaughter et al.[111]	M	8 a 18 anos	$\%GC = 1{,}21 \times (DCTR + DCSE) - 0{,}008 \times (DCTR + DCSE)^2 - C1$
	F	8 a 18 anos	$\%GC = 1{,}33 \times (DCTR + DCSE) - 0{,}013 \times (DCTR + DCSE)^2 - 2{,}5$
Slaughter et al.[111], se DCTR + DCSE > 35 mm	M	8 a 18 anos	$\%GC = 0{,}783 \times (DCTR + DCSE) + 1{,}6$
	F	8 a 18 anos	$\%GC = 0{,}546 \times (DCTR + DCSE) + 9{,}7$
Boileau et al.[112]	M	8 a 19 anos	$\%GC = 1{,}35 \times (DCTR + DCSE) - 0{,}012 \times (DCTR + DCSE)^2 - 4{,}4$
	F	8 a 19 anos	$\%GC = 1{,}35 \times (DCTR + DCSE) - 0{,}012 \times (DCTR + DCSE)^2 - 2{,}4$
Lohman[113]	M	8 a 19 anos	$\%GC = 1{,}35 \times (DCTR + DCSE) - 0{,}012 \times (DCTR + DCSE)^2 - C2$
	F	8 a 19 anos	$\%GC = 1{,}35 \times (DCTR + DCSE) - 0{,}012 \times (DCTR + DCSE)^2 - C2$
Deurenberg et al.[114]	M	Pré-púbere	$\%GC = 26{,}56 \times (DCBI + DCTR + DCSE + DCSI) \log 10 - 22{,}23$
	M	Púbere	$\%GC = 18{,}70 \times (DCBI + DCTR + DCSE + DCSI) \log 10 - 11{,}91$
	M	Pós-púbere	$\%GC = 18{,}88 \times (DCBI + DCTR + DCSE + DCSI) \log 10 - 15{,}58$
	F	Pré-púbere	$\%GC = 29{,}85 \times (DCBI + DCTR + DCSE + DCSI) \log 10 - 25{,}87$
	F	Púbere	$\%GC = 23{,}94 \times (DCBI + DCTR + DCSE + DCSI) \log 10 - 18{,}89$
	F	Pós-púbere	$\%GC = 39{,}02 \times (DCBI + DCTR + DCSE + DCSI) \log 10 - 43{,}49$

M: masculino; F: feminino; DCTR: dobra cutânea do tríceps; DCPM: dobra cutânea da panturrilha medial; DCSE: dobra cutânea subescapular; DCBI: dobra cutânea do bíceps; DCSI: dobra cutânea suprailíaca.
C1: Constantes para Slaughter (cor branca e pré-púbere = 1,7; cor preta e pré-púbere = 3,2; cor branca e púbere = 3,4; cor preta e púbere = 5,2; cor branca e pós-púbere = 5,5; cor preta e pós-púbere = 6,8).
C2: Constantes para Lohman (Tabela 11.9).

Capítulo 11 • Composição Corporal do Adulto **205**

Tabela 11.9 Constantes (C2) para as equações de Boileau *et al.*[112] e Lohman[113], com valores intermediários propostos por Pires-Neto *et al.*[114]

Sexo/cor	Idade (anos)											
	6	7	8	9	10	11	12	13	14	15	16	17
Masculino/Branco	3,1	3,4[b]	3,7	4,1	4,4[a]	4,7	5	5,4[b]	5,7	6,1	6,4[b]	6,7
Masculino/Preto	3,7	4	4,3	4,7	5	5,3	5,6	6	6,3	6,7	7	7,3
Feminino/Branco	1,2	1,4[b]	1,7	2	2,4[a]	2,7	3	3,4[b]	3,6	3,8	4,0[b]	4,4
Feminino/Preto	1,4	1,7	2	2,3	2,6	3	3,3	3,6	3,9	4,1	4,4	4,7

Adaptado de Pires-Neto *et al.*[114]
[a] Constantes originalmente propostas por Boileau *et al.*[112]
[b] Constantes originalmente propostas por Lohman.[113]

metabólicas ou cardiovasculares, por sua vez prejudiciais à saúde de crianças e adolescentes, representam um campo fértil ainda não totalmente aproveitado. Em síntese, a interpretação pode ser referenciada a uma norma ou a um critério. A interpretação referenciada à norma representa uma comparação relativa da posição de um indivíduo em relação a um grupo ou população de referência. Contudo, a interpretação referenciada ao critério representa a atribuição de um juízo de valor para determinado percentual de gordura corporal, admitindo algum ponto de corte que identifique alterações significativas na saúde decorrentes da reserva diminuída ou aumentada de gordura corporal. Para a primeira forma de interpretação, é necessário recorrer aos estudos populacionais. O *National Health and Nutrition Examination Survey* (NHANES) IV é um exemplo de estudo norte-americano com amostragem representativa de abrangência nacional.[116] Nesse estudo, as dobras cutâneas do tríceps e subescapular foram medidas em mais de 8.000 crianças e adolescentes.

Em seguida, os valores brutos de espessura de dobras cutâneas foram aplicados às equações de Slaugther *et al.*[111] A partir de análises estatísticas, Laurson *et al.*[116] disponibilizaram os percentis de gordura corporal para crianças e adolescentes (Tabela 11.10). Esses dados mostraram que os valores medianos variaram nos meninos e meninas, respectivamente, de 18 e 20,8% no final da infância, para 17 e 27,8% no final da adolescência.

Para a segunda forma de interpretação, a da gordura corporal referenciada ao critério, o nomograma de Lohman é uma ferramenta de fácil utilização, disponível em diversos manuais e livros técnicos[114], que fornece pontos de corte classificatórios de percentual gordura corporal ou espessura de dobras cutâneas do tríceps e subescapular. A faixa ótima de gordura corporal foi estabelecida entre 10 e 20% para o sexo masculino, e entre 15 e 25% para o sexo feminino. Contudo, esses pontos de corte carecem da validade clínica e discriminatória conferida por alterações metabólicas ou cardiovasculares. Ainda, Laursen *et al.*[116]

Tabela 11.10 Percentual de gordura corporal de crianças e adolescentes norte-americanos participantes do NHANES IV, expresso em percentis para idade.

Idade (anos)	P2	P5	P10	P25	P50	P75	P85	P90	P95	P98
Sexo masculino										
5	8,5	9,2	10	11,6	14	17,2	19,6	21,5	24,9	30,1
6	8,1	8,9	9,8	11,5	14,2	17,9	20,6	22,8	26,8	33
7	7,9	8,8	9,7	11,6	14,6	18,8	21,9	24,4	29,1	36,2
8	7,9	8,9	10	12,2	15,5	20,4	24	27	32,4	40,8
9	8,1	9,2	10,4	12,9	16,8	22,5	26,6	30,1	36,4	46
10	8,3	9,5	10,8	13,7	18	24,5	29,2	33,2	40,4	51,2
11	8,2	9,5	10,9	14	18,8	25,8	31	35,4	43,3	55,1
12	7,8	9,1	10,6	13,7	18,6	26	31,4	35,9	44,2	56,6
13	7,2	8,5	9,9	12,9	17,8	25,1	30,5	35	43,3	55,7
14	6,5	7,7	9,1	11,9	16,6	23,6	28,8	33,2	41,2	53,2
15	6	7,2	8,4	11,2	15,6	22,3	27,3	31,5	39,3	51
16	5,9	7,1	8,3	11,1	15,5	22,2	27,3	31,6	39,5	51,3
17	6,1	7,3	8,6	11,4	16,1	23,2	28,5	33	41,3	53,9
18	6,4	7,7	9	12,1	17	24,6	30,3	35,1	44,1	57,6

(*continua*)

Idade (anos)	P2	P5	P10	P25	P50	P75	P85	P90	P95	P98
Sexo feminino										
5	9,4	10,2	11,1	12,8	15,4	18,9	21,3	23,3	26,9	32,3
6	9,4	10,4	11,3	13,2	16	19,8	22,5	24,6	28,5	34,3
7	9,6	10,6	11,6	13,7	16,8	21	23,9	26,3	30,5	36,5
8	9,9	11	12,2	14,5	17,9	22,6	25,8	28,4	32,9	39,3
9	10,4	11,7	13	15,6	19,4	24,5	28	30,8	35,6	42,3
10	11	12,4	13,8	16,7	20,8	26,4	30,1	33	37,9	44,7
11	11,5	13	14,5	17,6	22	27,8	31,6	34,5	39,4	46
12	12	13,6	15,2	18,5	23,1	28,9	32,6	35,5	40,3	46,5
13	12,6	14,3	16	19,4	24	29,8	33,5	36,3	40,8	46,7
14	13,2	14,9	16,7	20,2	24,8	30,6	34,1	36,8	41,1	46,6
15	13,8	15,6	17,4	20,9	25,5	31,1	34,6	37,1	41,2	46,2
16	14,4	16,3	18,1	21,6	26,2	31,7	35	37,4	41,2	46
17	15	16,9	18,8	22,4	27	32,3	35,5	37,9	41,5	46
18	15,6	17,6	19,5	23,2	27,8	33,1	36,3	38,6	42,2	46,5

Tabela 11.10 Percentual de gordura corporal de crianças e adolescentes norte-americanos participantes do NHANES IV, expresso em percentis para idade. (*Continuação*)

Adaptada de Laurson *et al.*[116]

explicam que os pontos de corte devem ser estabelecidos com base no aumento do risco à saúde relacionado ao aumento da gordura corporal, e não na distribuição de sobrepeso e obesidade na população, geralmente definidos pelos percentis 85 e 95, respectivamente.

Considerando esse aspecto, Willians *et al.*[117], a partir dos dados obtidos de 3.320 crianças e adolescentes no *Bogalusa Heart Study*, analisaram a associação entre diferentes níveis de percentual de gordura corporal e desfechos metabólicos e cardiovasculares, incluindo as concentrações de colesterol total, lipoproteínas e pressão arterial. Os autores constataram que crianças e adolescentes com percentuais de gordura acima de 25% (meninos) e 30% (meninas), estimados a partir das dobras cutâneas do tríceps e subescapular, tinham chances 2,8 a 7 (meninos) e 2,7 a 3,8 vezes (meninas) maiores de terem qualquer desfecho metabólico ou cardiovascular alterado, em comparação aos seus pares magros (< 10% para os meninos, e < 20% para as meninas).

Considerações finais

O processo de crescimento e desenvolvimento conduz a alterações morfológicas que podem ser mensuradas ao nível corporal total, usando a técnica antropométrica. Embora o foco desta seção tenha se restringido ao uso da antropometria para estimar a gordura corporal, essa técnica é comprovadamente útil para medir outros componentes da massa livre de gordura. Os procedimentos padronizados de medidas antropométricas são importantes para garantir a qualidade metodológica. Assim, a antropometria representa uma técnica válida, reprodutível e de baixo custo para a análise da composição corporal. Embora os pontos de corte de gordura corporal ainda estejam em processo de definição, é amplamente reconhecido que o aumento na espessura das dobras cutâneas representa o aumento da gordura corporal avaliado.

Referências bibliográficas

1. Wang ZM, Pierson Jr RN, Heymsfield SB. The five-level model: a new approach to organizing body-composition research. Am J Clin Nutr. 1992;56(1):19-28.

2. Wang Z, Wang ZM, Heymsfield SB. History of the study of human body composition: a brief review. Am J Hum Bio. 1999;11(2):157-65.

3. Foster MA, Hutchison JMS, Mallard JR *et al.* Nuclear magnetic resonance pulse sequence and discrimination of high- and low-fat tissues. Magn Reson Imag. 1984;2(3):187-92.

4. Hayes PA, Sowood PS, Belyanin A *et al.* Sub-cutaneous fat thickness measured by magnetic resonance imaging, ultrasound, and calipers. Med Sci Sports Exerc. 1998;20(3):303-9.

5. Ross R, Janssen I. Computed tomography and magnetic resonance imaging Human Body Composition. 2.ed. Champaign: Human Kinetics; 2005.

6. Gallagher D, Albu J, He Q *et al.* Small organs with a high metabolic rate explain lower resting energy ex-

penduture in African American than in white adults. Am J Clin Nutr. 2006;83(5):1062-7.

7. Abate N, Burns D, Peshock RM *et al.* Estimation of adipose tissue mass by magnetic resonance imaging: validation against dissection in human cadavers. J Lipid Res.1994;35(8):1490-6.

8. Mitsiopoulos N, Baumgartner RN, Heymsfield SB *et al.* Cadaver validation of skeletal muscle measurement by magnetic resonance imaging and computerized tomography. J App Phys. 1998;85(1):115-22.

9. Ross R, Goodpaster B, Kelley D *et al.* Magnetic resonance imaging in human body composition research. From quantitative to qualitative tissue measurement. Ann N Y Acad Sci. 2000;904:12-7.

10. Walker GE, Verti B, Marzullo P *et al.* Deep subcutaneous adipose tissue: a distinct abdominal adipose depot. Obesity. 2007;15(8):1933-43.

11. Lundbom J, Hakkarainen A, Lundbom N *et al.* Deep subcutaneous adipose tissue is more saturated than superficial subcutaneous adipose tissue. Int J Obes. 2013;37(4):620-2.

12. Sawai A, Tochigi Y, Kavaliova N *et al.* MRI reveals menstrually-related muscle edema that negatively affects athletic agility in young women. PLoS One. 2018;13(1).

13. Murata H, Oshima S, Torii S *et al.* Characteristics of body composition and cardiometabolic risk of Japanese male heavyweight Judo athletes. J Physiol Anthropol. 2016;35:10.

14. Rothney MP, Brychta RJ, Schaefer EV *et al.* Body composition measured by dual-energy X-ray absorptiometry half-body scans in obese adults. Obesity. 2009;17(6):1281-6.

15. Miller PD. The history of bone densitometry. Bone. 2017;104:4-6.

16. Cameron JR, Sorenson J. Measurement of bone mineral in vivo: an improved method. Science. 1963; 142(3.589):230-2.

17. Lewiecki EM, Binkley N. DXA: 30 years and counting: introduction to the 30th anniversary issue. Bone. 2017;104:1-3.

18. Heymsfield S, Lohman T, Wang Z *et al.* Human body composition. 2.ed. Champaign: Human Kinetics; 2005.

19. Mazess RB, Peppler WW, Harrison JE *et al.* Total body bone mineral and lean body mass by dual-photon absorptiometry III. Comparison with trunk calcium by neutron activation analysis. Calcif Tis Int. 1981;33(4):365-8.

20. Gotfredsen A, Jensen J, Borg J *et al.* Measurement of lean body mass and total body fat using dual photon absorptiometry. Metabolism. 1986;35(1):88-93.

21. Heymsfield SB, Wang J, Heshka S *et al.* Dual-photon absorptiometry: comparison of bone mineral and soft tissue mass measurements in vivo with established methods. Am J Clin Nutr. 1989;49(6):1283-9.

22. Wang J, Heymsfield SB, Aulet M *et al.* Body fat from body density: underwater weighing vs. dual-photon absorptiometry. Am J Physiol Endocrinol Metabol. 1989;256(6):E829-34.

23. Bazzocchi A, Ponti F, Albisinni U *et al.* DXA: technical aspects and application. Eur J Radiol. 2016; 85(8):1481-92.

24. Toombs RJ, Ducher G, Shepherd JA *et al.* The impact of recent technological advances on the trueness and precision of DXA to assess body composition. Obesity. 2012;20(1):30-9.

25. Alberta Health Services. Health care Glossary. 2017. Disponível em: https://www.albertahealthservices.ca/about/Page12677.aspx. Acesso em: 11 abr 2018.

26. Andreoli A, Scalzo G, Masala S *et al.* Body composition assessment by dual-energy X-ray absorptiometry (DXA). Radiol Med. 2009;114(2):286-300.

27. Ponti F, Soverini V, Plazzi A *et al.* DXA-assessed changes in body composition in obese women following two different weight loss programs. Nutrition. 2018;46:13-9.

28. Pitchford EA, Adkins C, Hasson RE *et al.* Association between physical activity and adiposity in adolescents with down syndrome. Med Sci Sports Exerc. 2018;50(4):667-74.

29. Turnagöl HH. Body composition and bone mineral density of collegiate American football players. J Hum Kinet. 2016;51(1):103-12.

30. Ushida M, Pinheiro MM, Castro CHM *et al.* Body composition analysis by DXA (dual X-ray absorptiometry) in Brazilian men: normative data. J Bone Min Metabol. 2017;35(5):554-61.

31. Wagner DR, Heyward VH. Techniques of body composition assessment: a review of laboratory and feld methods. Res Quart Exerc Sport. 1999;70(2):135-49.

32. Lukaski C. Methods for assessment of human body composition: traditional and new. Am J Clin Nutr. 1987;46(4):537-56.

33. Siri WE. Body composition from fluid spaces and density: analysis of methods. 1961. Nutrition. 1993; 9(5):480-91.

34. Brozek J, Grande F, Anderson JT *et al.* Densitometric analysis of body composition: revision of some quantitative assumptions. Ann N Y Acad Sci. 1963; 110:113-40.

35. Mccrory MA, Gomez TD, Bernauer EM *et al.* Evaluation of a new air displacement plethysmograph

for measuring human body composition. Med Sci Sports Exerc. 1995;27(12):1686-91.

36. Fields DA, Hunter GR, Goran MI. Validation of the BOD POD with hydrostatic weighing: influence of body clothing. Int J Obes Relat Metabol Disord. 2000;24(2):200-5.

37. Demerath EW, Guo SS, Chumlea WC et al. Comparison of percent body fat estimates using air displacement plethysmography and hydrodensitometry in adults and children. Int J Obes Relat Metabol Disord. 2002;26(3):389-97.

38. Stewart AD, Marfell-Jones MJ, Olds T et al. International standards for anthropometric assessment. Lower Hutt (NZ): International Society for the Advancement of Kinanthropometry; 2011.

39. Guedes DP, Guedes JERP. Proposição de equações para predição de quantidade de gordura corporal em adultos jovens. Semina. 1991;12(2):61-70.

40. Petroski EL, Pires-Neto CS. Validação de equações antropométricas para a estimativa da densidade corporal em mulheres. Rev Bras Ativ Fis Saúde. 1995;1(2):65-73.

41. Petroski EL, Pires-Neto CS. Validação de equações antropométricas para a estimativa da densidade corporal em homens. Rev Bras Ativ Fis Saúde. 1996; 1(3):5-14.

42. Jackson AS, Pollock ML, Ward A. Generalized equations for predicting body density of women. Med Sci Sports Exerc. 1980;12(3):175-81.

43. Jackson AS, Pollock ML. Generalized equations for predicting body density of men. Br J Nutr. 1978; 40(3):497-504.

44. Rodriguez-Añez CR. Desenvolvimento de equações para a estimativa da densidade corporal de soldados e cabos do exército brasileiro. Santa Maria. Dissertação [Mestrado em Educação Física] – UFSM; 1997.

45. Sloan AW. Estimation of body fat in young men. J App Physiol. 1967;23(3):311-5.

46. Salem M, Fernandes Filho J, Pires-Neto CS. Desenvolvimento e validação de equações antropométricas específicas para a determinação da densidade corporal de mulheres militares do exército brasileiro. Rev Bras Med Esporte. 2004;10(3):141-6.

47. Katch FI, Mcardle WD. Prediction of body density from simple anthropometric measurements in college-age men and women. Hum Biol. 1973;45(3):445-55.

48. Thomasset M. Bioelectric properties of tissue. Impedance measurement in clinical medicine. Significance of curves obtained. Lyon Med. 1962;94:107-18.

49. Hoffer EC, Meador CK, Simpson DC. Correlation of whole-body impedance with total body water volume. J App Physiol. 1969;27(4):531-4.

50. Lukaski HC. Assessment of body composition using tetrapolar bioelectrical impedance analysis. In: Whitehead RG, Prentice A. New techniques in nutritional research. San Diego: Academic Press; 1991. p.303-17.

51. Kyle U, Bosaeus I, De Lorenzo AD et al. Bioelectrical impedance analysis–part I: review of principles and methods. Clin Nutr. 2004;23(5):1226-43.

52. Norman K, Stobäus N, Pirlich M et al. Bioelectrical phase angle and impedance vector analysis–clinical relevance and applicability of impedance parameters. Clin Nutr. 2012;31(6):854-61.

53. Cole KS. Permeability and impermeability of cell membranes for ions. In: Cold Spring Harbor Symposia on Quantitative Biology. V.8. Cold Spring Harbor: Cold Spring Harbor Laboratory Press; 1940. p. 110-122.

54. Kyle U, Earthman CP, Pichard C et al. Body composition during growth in children: limitations and perspectives of bioelectrical impedance analysis. Eur J Clin Nutr. 2015;69(12):1298-305.

55. Melchiorri G, Viero V, Sorge R et al. Body composition analysis to study long-term training effects in elite male water polo athletes. J Sports Med Phys Fitness. 2018;58(9):1269-74.

56. Mala L, Maly T, Zahalka F et al. Changes in body composition due to weight reduction by elite youth judo athletes in short period pre-competition. SMAES. 2016;12(1).

57. Mascherini G, Gatterer H, Lukaski H et al. Changes in hydration, body-cell mass and endurance performance of professional soccer players through a competitive season. J Sports Med Phys Fitness. 2015;55(7-8):749-55.

58. Bunc V, Hráský P, Skalská M. Changes in body composition, during the season, in highly trained soccer players. Open Sports Sci J. 2015;8(1).

59. Coufalová K, Mali T, Cochrane D et al. Changes in body composition, anthropometric indicators and maximal strength due to weight reduction in judo. Archives of Budo. 2014;10(1):161-8.

60. Mathias-Genovez MG, Oliveira CC, Camelo Jr et al. Bioelectrical impedance of vectorial analysis and phase angle in adolescents. J Am Coll Nutr. 2016; 35(3):262-70.

61. Rodríguez-Rodríguez F, Cristi-Montero C, González-Ruíz K et al. Bioelectrical impedance vector analysis and muscular fitness in healthy men. Nutrients. 2016;8(7):407.

62. Tanabe RF, Azevedo ZMA, Fonseca VM et al. Distribution of bioelectrical impedance vector values in multi-ethnic infants and pre-school children. Clin Nutr. 2012;31(1):144-8.

63. Ribeiro SML, Miyamoto MV, Melo CM *et al.* Análise vetorial de bioimpedância e estado nutricional de idosas de acordo com o índice de massa corporal. Rev Bras Cineantropom Desempenho Hum. 2011; 13(6):415-21.

64. Belarmino G, Gonzalez MC, Torrinhas RS *et al.* Phase angle obtained by bioelectrical impedance analysis independently predicts mortality in patients with cirrhosis. World J Hepatol. 2017;9(7):401-8.

65. Pileggi VN, Scalize ARH, Junior JSC. Ângulo de fase e critérios da Organização Mundial de Saúde na avaliação do estado nutricional em crianças com osteogênese imperfeita. Rev Paul Pediatr. 2016;34(4): 484-8.

66. Norman K, Wirth R, Neubauer M *et al.* The bioimpedance phase angle predicts low muscle strength, impaired quality of life, and increased mortality in old patients with cancer. J Am Med Dir Assoc. 2015; 16(2):173.

67. Schwenk A, Beisenherz A, Römer K *et al.* Phase angle from bioelectrical impedance analysis remains an independent predictive marker in HIV-infected patients in the era of highly active antiretroviral treatment. Am J Clin Nutr. 2000;72(2):496-501.

68. Piccoli A, Brunani A, Savia G *et al.* Discriminating between body fat and fluid changes in the obese adult using bioimpedance vector analysis. Int J Obesity. 1998;22(2):97-104.

69. Wagner DR. Ultrasound as a tool to assess body fat. J Obes. 2013;2013:280713.

70. Bullen BA, Quaade F, Olessen E *et al.* Ultrasonic reflections used for measuring subcutaneous fat in humans. Hum Biol. 1965;37(4):375-84.

71. Booth RD, Goddard B, Paton A. Measurement of fat thickness in man: a comparison of ultrasound, Harpenden calipers and electrical conductivity. Brit J Nutr. 1966;20(4):719-25.

72. Borkan GA, Hults DE, Cardarelli J *et al.* Comparison of ultrasound and skinfold measurements in assessment of subcutaneous and total fatness. Am J Phys Anthropol. 1982;58(3):307-13.

73. Mcardle WD, Katch FI, Katch VL. Fisiologia do exercício: energia, nutrição e desempenho humano. 2.ed. Rio de Janeiro: Guanabara-Koogan;1985.

74. Toomey C, McCreesh K, Leahy S *et al.* Technical considerations for accurate measurement of subcutaneous adipose tissue thickness using B-mode ultrasound. Ultrasound. 2011;19(2):91-6.

75. Hyde PN, Kendall KL, Fairman CM *et al.* Use of B-mode ultrasound as a body fat estimate in collegiate football players. J Strength Cond. Res. 2016; 30(12):3525-30.

76. Bemben MG. Use of diagnostic ultrasound for assessing muscle size. J Strength Cond. Res. 2002; 16(1):103-8.

77. O'Neil D, Cronin O, O'Neil SB *et al.* Application of a sub-set of skinfold sites for ultrasound measurement of subcutaneous adiposity and percentage body fat estimation in athletes. Int J Sports Med. 2016;37(5):359-63.

78. Tsang B, Chan C, Taylor G. Kinanthropometry study of the physique of disciplined personnel. Int J Clothing Sci Technol. 2000;12(2):144-60.

79. Carter JL, Heath BH. Somatotyping: development and applications. Cambridge: Cambridge University Press; 1990.

80. Heath BH, Carter J. A modified somatotype method. Am J Phys Anthropol. 1967;27(1):57-74.

81. Katzmarzyk P, Malina RM, Song TM *et al.* Physique and echocardiographic dimensions in children, adolescents and young adults. Ann Hum Biol. 1998; 25(2):145-57.

82. Carter JEL. The Heath-Carter anthropometric somatotype-instruction manual. 2002; p. 3-4. Disponível em: htth/cmvwsomatotypeorg/Heath–CarterManual. pdf. Acesso em: 31 jan. 2013.

83. Magnusson C, Baron J, Persson I *et al.* Body size in different periods of life and breast cancer risk in post-menopausal women. Int J Cancer. 1998;76(1): 29-34.

84. Malina RM, Katzmarzyk PT, Song TMK *et al.* Somatotype and cardiovascular risk factors in healthy adults. Am J Hum Biol. 1997;9(1):11-9.

85. Silava H *et al.* Análisis del IMC y somatotipo en una muestra de adolescentes con sobrepeso y obesidad en Temuco-Chile. Int J Morphol. 2008;26(3):707-11.

86. De Lima LA, Sigwalt A, Rech C *et al.* Somatotipo e composição corporal de atletas feminino de pólo aquático do Brasil. Rev Edu Física/UEM. 2007;18(2): 191-98.

87. Holway FE, Garavaglia R. Kinanthropometry of group I rugby players in Buenos Aires, Argentina. J Sports Sci. 2009;27(11):1211-20.

88. Petroski EL, Fraro JD, Fidelix YL *et al.* Características antropométricas, morfológicas e somatotípicas de atletas da seleção brasileira masculina de voleibol: estudo descritivo de 11 anos. Rev Bras Cineantropom Desempenho Hum. 2013;15(2):184-92.

89. Wells JC, Fewtrell MS. Is body composition important for paediatricians? Arch Dis Child. 2008;93(2): 168-72.

90. Silva DR, Ribeiro AS, Pavão FH *et al.* Validity of the methods to assess body fat in children and adolescents using multi-compartment models as the refer-

91. ence method: a systematic review. Rev Assoc Med Bras. 2013;59(5):475-86.

91. Malina RM, Bouchard C, Bar-Or O. Crescimento, maturação e atividade física. 2.ed. São Paulo: Phorte; 2009.

92. Zemel B, Barden E. Measuring body composition. In: Hauspie RC, Cameron N, Molinari L. Methods in Human Griwth Research. Cambridge: Cambridge University Press; 2004. p. 141-78.

93. Wells JCK, Williams JE, Chomtho S et al. Pediatric reference data for lean tissue properties: density and hydration from age 5 to 20 y. Am J Clin Nutr. 2010;91(3):610-8.

94. Ellis KJ. Body composition of a young, multiethnic, male population. Am J Clin Nutr. 1997;66(6): 1323-31.

95. Malina RM, Bouchard C. Modelos e métodos para o estudo da composição corporal. In: Malina RM, Bouchard C. Atividade física do jovem ao atleta: do crescimento à maturação. São Paulo: Roca; 2002. p. 83-95.

96. NIH Consensus Development Panel on Osteoporosis Prevention Diagnosis and Therapy. Osteoporosis prevention, diagnosis, and therapy. JAMA. 2001; 285(6):785-95.

97. Ellis KJ, Abrams SA, Wong WW. Body composition of a young, multiethnic female population. Am J Clin Nutr. 1997;65(3):724-31.

98. Ellis KJ. Human body composition: in vivo methods. Physiol Rev. 2000;80(2):649-80.

99. Wang Z, Shen W, Whiters RT et al. Multicomponent molecular-level models of body composition analysis. In: Heymsfield SB, Lohman TG, Wang Z et al. Human body composition. Champaign: Human Kinetics; 2005. p. 163-76.

100. Lamb MM, Ogden CL, Carroll MD et al. Association of body fat percentage with lipid concentrations in children and adolescents: United States, 1999-2004. Am J Clin Nutr. 2011;94(3):877-83.

101. Theintz G, Buchs B, Rizzoli R et al. Longitudinal monitoring of bone mass accumulation in healthy adolescents: evidence for a marked reduction after 16 years of age at the levels of lumbar spine and femoral neck in female subjects. J Clin Endocrinol Metabol. 1992;75(4):1060-5.

102. Lima LRA, Martins PC, Junior CASA et al. Are traditional body fat equations and anthropometry valid to estimate body fat in children and adolescents living with HIV? Braz J Infect Dis. 2017;21(4):448-56.

103. Lima LRA, Krug RR, Silva RCR et al. Prediction of areal bone mineral density and bone mineral content in children and adolescents living with HIV based on anthropometric variables. J Clin Densitom. 2016;19(4):457-64.

104. Malina RM. Anthropometry. In: Maud PJ, Foster C. Physiological assessment of human fitness. Champaign: Human Kinetics; 1995. p. 205-219.

105. Pederson D, Gore C. Erros de medição em antropometria. In: Norton K, Olds T. Antropométrica. Porto Alegre: Artmed; 2005. p. 91-104.

106. Lima LRA. Análise da composição corporal e parâmetros da infecção pelo vírus da imunodeficiência humana em crianças e adolescentes. Florianópolis. Dissertação [Mestrado em Educação Física] – Universidade Federal de Santa Catarina; 2011.

107. Silva RCR. Coronary heart disease risk factors and health-related fitness of adolescents in Niterói, Rio de Janeiro, Brazil. East Lansing. Tese [Doutorado] – Michigan State University; 1998.

108. Lohman TG. Applicability of body composition techniques and constants for children and youths. Exerc Sport Sci Rev. 1986;14:325-57.

109. Silva AM, Fields DA, Sardinha L. A PRISMA-driven systematic review of predictive equations for assessing fat and fat-free mass in healthy children and adolescents using multicomponent molecular models as the reference method. J Obesity. 2013;148696.

110. Lohman TG, Hingle M, Going SB. Body composition in children. Pediatr Exerc Sci. 2013;25(4):573-90.

111. Slaughter MH, Lohman TG, Boileau RA et al. Skinfold equations for estimation of body fatness in children and youth. Hum Biol. 1988;60(5):709-23.

112. Boileau RA, Lohman TG, Slaughter MH. Exercise and body composition of children and youth. Scandin J Sports Sci. 1985;7(1):17-27.

113. Lohman TG. Assessment of body composition in children. Pediatr Exerc Sci. 1989;1(1):19-30.

114. Pires-Neto CS, Petroski EL, Glaner MF. Aspectos metodológicos e o uso de equações antropométricas para estimar a gordura corporal relativa de crianças e adolecentes saudáveis. In: Petroski EL. Biométrica. Jundiaí: Fontoura; 2010.

115. Deurenberg P, Pieters JJ, Hautvast JG. The assessment of the body fat percentage by skinfold thickness measurements in childhood and young adolescence. Br J Nutr. 1990;63(2):293-303.

116. Laurson KR, Eisenmann JC, Welk GJ. Body fat percentile curves for U.S. children and adolescents. Am J Prev Med. 2011;41(4 Suppl. 2):S87-92.

117. Williams DP, Going SB, Lohman TG et al. Body fatness and risk for elevated blood pressure, total cholesterol, and serum lipoprotein ratios in children and adolescents. Am J Public Health. 1992;82(3):358-63.

capítulo 12

Hidratação

Lilian Cardoso Vieira

Introdução

Durante a prática do exercício e após a sua execução, a hidratação é um ponto-chave para o restabelecimento das funções vitais do organismo e a recuperação muscular. Além disso, a ajuda ergogênica nutricional mais importante para os atletas é a água, e a limitação da desidratação durante treinos e competições constitui uma das formas mais eficazes de manter a capacidade de exercício.[1-3]

A perda de fluídos corporais ocorre pela produção de urina, movimentos intestinais, suor e respiração. Em média, essas perdas chegam a cerca de 2,5 ℓ por dia, mas podem oscilar sob diferentes aspectos como temperatura do ambiente, umidade do ar, intensidade e duração de exercícios físicos e durante episódios de diarreia ou vômito.[4] Sob temperatura alta, o exercício induz uma perda diária de 4 a 10 ℓ de líquido e 3.500 a 7.000 mg de sódio e tanto a água como o sódio precisam ser substituídos até restabelecer os níveis normais. Quando há uma necessidade de reidratação em menos de 24 h ou um quadro de desidratação grave (perda igual ou maior que 5% da massa corporal), a estratégia de hidratação e reposição de eletrólitos deve ser superestimada e imediata afim de evitar danos mais drásticos à saúde do atleta.[1,5]

O exercício de *endurance* é mais afetado que o de alta intensidade e a força muscular não é acometida negativamente até a perda de água atingir 5% ou mais da massa corporal.[6]

Recomendações atuais sobre hidratação no esporte

As estratégias para melhorar a *performance* em treinos e competições incluem aumentar ou substituir os principais combustíveis do exercício e fornecer substratos. Em alguns casos, a reposição nutricional pré-evento pode precisar corrigir os efeitos de outras atividades realizadas pelo atleta durante a preparação do evento, como desidratação ou alimentação restritiva associada a oscilações de massa corporal em esportes que contenham categoria de peso. Um objetivo secundário é alcançar o conforto intestinal durante todo o evento, evitando também a fome ou o desconforto e distúrbios gastrintestinais que podem reduzir diretamente o rendimento e interferir no suporte nutricional contínuo. Outro objetivo é continuar a fornecer suporte nutricional para a saúde e maior adaptação ao exercício, particularmente no caso de eventos competitivos que se estendam por dias e semanas (p. ex., torneios e regatas).[7]

Parte 4 • Avaliação Nutricional Funcional Aplicada ao Treinamento Desportivo

A orientação para a quantidade de ingestão de água deve levar em conta vários aspectos como temperatura e umidade ambiente, além da modalidade esportiva. Nos esportes de atletismo identifica-se uma diferença clássica. Em um extremo estão eventos como saltos em que o risco da desidratação durante um evento é baixo. Por outro lado, os eventos de distância e ultradistância estão associados a grandes taxas e volumes absolutos de perda de suor decorrentes do exercício prolongado de alta intensidade, clima quente e/ou úmido ou combinações de todos esses aspectos.[8,9] Em esportes de *endurance*, já se sabe que o rendimento será bruscamente acometido caso se inicie a atividade com uma diminuição igual ou superior a 3% da massa corporal por conta da perda hídrica.[10]

Desse modo, em todas as modalidades indica-se repor líquidos, ingerindo-os lentamente na quantidade de 5 a 10 mℓ/kg de peso corporal por 2 a 4 h antes de iniciar um treino ou uma competição. O sódio consumido em bebidas e alimentos neste momento pode ajudar a manter a retenção do líquido ingerido.[7,10,11]

Durante a prática do exercício ou da competição, o atleta deve se preocupar em ingerir líquido suficiente para que o déficit de perda líquida não seja superior a 2% do peso corporal (Tabela 12.1). Dependendo da intensidade do exercício, modalidade do esporte, duração, condicionamento físico, aclimatação ao calor e outras condições ambientais, as taxas de transpiração irão variar de 0,3 a 2,4 ℓ/h.[7,12]

A recomendação para a ingestão de líquido durante treinos e competições é de 0,4 a 0,8 ℓ por hora, embora isso deva ser personalizado para a tolerância e adaptação fisiológica do atleta, suas oportunidades de beber líquidos, a modalidade esportiva e os benefícios de consumir outros nutrientes (p. ex., carboidrato) na forma de bebida. A ingestão de bebidas frias (0,5°C) pode ajudar a reduzir a temperatura corporal e melhorar o desempenho no calor. O sabor de uma bebida pode aumentar a palatabilidade e melhorar a aceitação durante o exercício. O fracionamento da ingestão hídrica a cada 15 a 20 min pode ser também um fator benéfico.[7,11,12]

Em esportes como o futebol, praticado em campo ao ar livre e com duração de 45 min corridos sem pausa cada tempo, o recomendado, em temperaturas extremas, é iniciar o jogo bem hidratado, tomar água *ad libidum* (à vontade) no intervalo e corrigir a perda hídrica após o jogo. Preocupada que a queda superior a 2% da massa corporal afete os rendimentos físico, psicomotor e cognitivo, a Fédération Internationale de Football Association (FIFA) autorizou a pausa para hidratação (geralmente duas, após 30 e 75 min de jogo, respectivamente) a fim de evitar efeitos prejudiciais para a saúde de jogadores e árbitros, como a desidratação grave. Essa medida foi tomada, pela primeira vez, nos Jogos Olímpicos de Pequim 2008 durante a final masculina que ocorreu às 12 h sob forte exposição ao sol. Na Copa do Mundo do Brasil em 2014, essas paradas foram mais frequentes, quando a temperatura durante os jogos atingia a mínima de 32°C.[13,14]

Os atletas mais competitivos de provas de *endurance* e *ultraendurance* de alto rendimento apresentam uma maior adaptação e condicionamento à perda hídrica, ultrapassando os padrões saudáveis. Alguns fatores influenciam o ato de se hidratar durante atividades competitivas contínuas, muitas das quais estão fora do controle do atleta como regras e táticas do evento, disponibilidade regulada de fluido, necessidade de manter ótima técnica ou velocidade, receio de perder tempo e conforto gastrintestinal.[12] Todavia, é importante ressaltar os perigos da hipoidratação e não cogitar estratégias de hidratação para o atleta amador, já que um déficit hídrico corporal intenso pode colocar a vida em risco.

O excesso de hidratação (hiperidratação) durante algumas modalidades de exercício também é preocupante. A ingestão excessiva de água é a principal causa de hiponatremia (sódio sanguíneo com valores menores de 135 mmol/ℓ) em provas de longa duração. Os principais sintomas incluem retenção de líquido, inchaço, náuseas, dor de cabeça, vômitos e, se o nível de sódio sanguíneo não for corrigido, o quadro pode evoluir para convulsões, delírios e perda de consciência. A situação se agrava quando há perdas excessivas principalmente de sódio no suor e na urina. A orientação é não exagerar na ingestão de água, usando a sede como indicativo da necessidade de se hidratar durante e imediatamente após o exercício, quando este for realizado em climas temperados com duração inferior a 17 h.[7,15,16]

A hiperidratação costuma ser vista em atletas recreativos, uma vez que seu esforço e taxas de suor são menores do que os de atletas competitivos, enquanto a oportunidade de ingestão hídrica e a crença de que ela é constantemente necessária podem ser maiores. As mulheres também apresentam mais risco em decorrência do menor tamanho corporal e de taxas de transpiração mais baixas em comparação com o homem.[7]

A literatura ainda é controversa sobre a reposição de sódio via suplementação durante treinos e provas mais intensas e duradouras. O indicado é repor pequenas quantidades em atletas com grande perda de suor em exercícios que ultrapassam 2 h (Tabela 12.2).[5,11]

Tabela 12.1	Relação do estado de hidratação com o percentual de peso perdido.
Estado	**Percentual de peso perdido**
Boa hidratação	-1 a 1%
Pouca desidratação	-1 a -3%
Desidratação	-3 até -5%
Desidratação grave	> -5%

Tabela 12.2	Orientação geral para hidratação durante a atividade física.	
Exercício	**Quantidade de líquido ideal para ingestão**	**Dicas para melhorar a hidratação**
Antes	5 a 10 ml/kg de peso	Fracionar e tomar entre 2 e 4 h antes. Associar alimentos com sódio
Durante	0,4 a 0,8 ℓ/h	Fracionar a cada 15 a 20 min, temperatura fria, melhorar palatabilidade se o atleta preferir
Após	125 a 150% do líquido perdido. Pesar antes e depois	Associar suplementos ou alimentos com sódio

Após o exercício, existe a necessidade de repor líquidos e eletrólitos eliminados, principalmente sódio, para a manutenção dos processos fisiológicos. Como as perdas por suor e urina persistem durante a fase pós-exercício, a reidratação efetiva requer a ingestão de um volume maior de líquido (125 a 150%) do que o déficit final de fluído (diferença entre o peso corporal antes e após a sessão de treino ou competição). A ingestão de sódio principalmente via alimentar ou líquida ajuda a reter os líquidos ingeridos, especialmente fluídos extracelulares, inclusive o volume plasmático.[5,11] A ingestão excessiva de álcool no período de recuperação atrapalha a reidratação em virtude do efeito diurético, já a cafeína parece não interferir no processo quando consumida em quantidades moderadas (até 180 mg).[11]

É de extrema importância o atleta conhecer e identificar as características de sua competição para traçar as melhores estratégias de hidratação. Elas devem ser testadas em treinamento e reajustadas às condições climáticas do dia.[8]

Avaliação da desidratação e agravamento do quadro

A medição de rotina do peso corporal antes e após o exercício, levando em consideração as perdas urinárias e o volume da bebida, pode ajudar o atleta a estimar as perdas de suor durante atividades esportivas para personalizar suas estratégias de reposição de líquidos. Sem outros fatores que alterem o peso do corpo durante o exercício (p. ex., perda significativa de substrato durante eventos muito prolongados), a redução de 1 kg de peso corporal representa aproximadamente 1 ℓ de perda de suor.[11] É importante os atletas fazerem essa avaliação de tempos em tempos para saber como gerenciar os fluídos em diferentes situações de exercícios. Isso ajudará a formular e avaliar as estratégias de hidratação.[4]

A produção de urina é facilmente mensurada e pode considerar as diferenças em atividade física diária, clima, carga de soluto na dieta e outros fatores que influenciam as necessidades hídricas. Atualmente, fatores como a osmolalidade da urina, gravidade específica e cor podem ser usados por pesquisadores, médicos e indivíduos como indicadores simples de hidratação ideal.[17] No sangue, o aumento de elementos, como o hematócrito e a dosagem de hemoglobina, podem identificar um quadro de desidratação.[18]

A desidratação que afeta atletas durante exercícios de alta intensidade ou de longa duração pode se agravar em decorrência do calor e de mudanças fisiológicas causadas pelo esforço intenso e resultar na piora da *performance*, além de influenciar quadros mais graves como colapso fisiológico durante ou logo após a atividade. Alguns indivíduos por não estarem aclimatados são mais propensos a este quadro, que ocorre principalmente em altas temperaturas. Entre os motivos para o colapso fisiológico estão o uso de alguns medicamentos, iniciar o exercício desidratado ou doenças recentes. O quadro é definido por temperatura retal superior a 40°C, acompanhado de sintomas ou sinais de falha do sistema de órgãos, como disfunção do sistema nervoso central. O reconhecimento precoce por meio da observação do comportamento do atleta, que pode apresentar fadiga ou estresse fora do comum, é de extrema importância para identificar a instalação da enfermidade. Identificados esses sintomas, o resfriamento imediato com técnicas como imersão em água gelada, resfriamento condutivo com gelo ou aplicação de toalhas geladas no corpo podem reduzir a gravidade do problema e o risco de morte associado. Quando os atletas apresentam esse quadro principalmente em climas quentes, o termo colapso por exaustão ao calor é frequentemente aplicado.[11]

Referências bibliográficas

1. Hansen EA, Emanuelsen A, Gertsen RM *et al.* Improved marathon performance by in-race nutritional strategy intervention. Int J Sport Nutr Exerc Metab. 2014;24(6):645-55.
2. Zoorob R, Parrish ME, O'Hara H *et al.* Sports nutrition needs before, during, and after exercise. Prim Care. 2013;40(2):475-86.
3. Décombaz J. Nutrition and recovery of muscle energy stores after exercise. Sportmedizin und Sporttraumatologie. 2003;51(1):31-8.
4. Burke L, Cox G. The complete guide to food for sports performance: a guide to peak nutrition for your sport. 3.ed. Crows Nest: Alle & Unwin; 2010.

5. Shirreffs SM, Sawka MN. Fluid and electrolyte needs for training, competition, and recovery. J Sports Sci. 2011;29(Suppl.1):S39-S46.

6. Maughan RJ. Sports nutrition. In: Caballero B, Allen L, Prentice A. Encyclopedia of Human Nutrition. 2.ed. Loughborough: Elsevier; 2005.

7. Thomas DT, Erdman KA, Burke LM. American College of Sports Medicine Joint Position Statement. Nutrition and athletic performance. Med Sci Sports Exerc. 2016;48(3):543-68.

8. Casa DJ, Cheuvront SN, Galloway SD *et al.* Fluids needs for training, competition and recovery in track-and-field athetes. Int J Sport Nutr Exerc Metab. 2019;29(2):175-80.

9. Burke LM, Castell LM, Casa DJ *et al.* International Association of Athletics Federations Consensus Statement 2019: nutrition for athletics. Int J Sport Nutr Exerc Metab. 2019;29(2):73-84.

10. Goulet ED. Dehydration and endurance performance in competitive athletes. Nutr Rev. 2012;70(Suppl. 2):S132-6.

11. American College of Sports Medicine; Sawka MN, Burke LM *et al.* American College of Sports Medicine position stand. Exercise and fluid replacement. Med Sci Sports Exerc. 2007;39(2):377-90.

12. Garth AK, Burke LM. What do athletes drink during competitive sporting activities? Sports Med. 2013; 43(7):539-64.

13. Schenk K, Bizzini M, Gatterer H. Exercise physiology and nutritional perspectives of elite soccer refereeing. Scand J Med Sci Sports. 2018;28(3):782-93.

14. Houssein M, Lopes P, Fagnoni B *et al.* Hydration: the new fifa world cup's challenge for referee decision making? J Athl Train. 2016;51(3):264-6.

15. Hew-Butler T, Rosner MH, Fowkes-Godek S *et al.* Statement of the Third International Exercise-Associated Hyponatremia Consensus Development Conference, Carlsbad, California, 2015. Clin J Sport Med. 2015;25(4):303-20.

16. Jeukendrup AE. Nutrition for endurance sports: marathon, triathlon, and road cycling. J Sports Sci. 2011;29(Suppl. 1):S91-9.

17. Perrier ET. Shifting focus: from hydration for performance to hydration for health. Ann Nutr Metab. 2017;70(Suppl. 1):4-12.

18. Nunes LAS. Exames laboratoriais no esporte: guia prático para interpretação dos exames laboratoriais de atletas e praticantes de atividade física. 2.ed. Campinas: Poloprinter; 2019.

capítulo

13

Exames Laboratoriais no Esporte

Lázaro Alessandro Soares Nunes

Introdução

O treinamento esportivo consiste na somatória de repetidas sessões de exercícios realizadas de modo sistematizado e em uma sequência programada (periodizada), que objetiva gerar um processo adaptativo contínuo, relacionado diretamente com a síntese de proteínas. Sobrecargas progressivas de esforço são aplicadas durante as sessões de treinamento e provocam alterações agudas na homeostasia celular. O restabelecimento do equilíbrio interno pós-esforço promove melhora nos níveis de atividade celular quando comparados ao pré-treino. O treinamento físico pode ser manipulado por meio de variáveis como carga (intensidade, velocidade), duração, pausa entre estímulos, ação muscular, velocidade de execução do movimento, frequência dos exercícios/semana, número de sessões/dia, número de exercícios/sessão, amplitude dos movimentos e combinação dos exercícios na sessão. O efeito cumulativo de várias sessões de exercícios na expressão gênica causa alterações fenotípicas do músculo e, consequentemente, aumento do rendimento em diversas capacidades biomotoras.[1]

O estresse mecânico induzido durante o treino é um dos principais responsáveis pelo dano muscular.[2] Ele está associado com a resposta de fase aguda inflamatória e aumento da migração de células do sistema imunológico para o músculo. Após o estímulo do exercício, neutrófilos e macrófagos se infiltram no tecido e aumentam a produção de radicais livres de espécies reativas de oxigênio (ERO) e de nitrogênio (ERN), citocinas e outras moléculas inflamatórias.[3] Entretanto, é importante ressaltar que as respostas adaptativas, que serão convertidas em aumento do desempenho, dependem de um período adequado de repouso entre as sessões de treinamento para resultar em alterações celulares positivas.[4]

O treino e os fatores nutricionais são altamente relacionados. Repetidas sessões requerem uma dieta equilibrada capaz de fornecer energia suficiente para sustentar o trabalho muscular durante o treinamento. As alterações celulares que causam aumento do desempenho resultam de intenso processo de síntese proteica, altamente influenciado pela ingestão de alimentos que fornecem nutrientes essenciais para o processo e para a recuperação das reservas energéticas.[5]

Monitoramento do treino por biomarcadores

Atletas profissionais de rendimento são submetidos a uma rotina anual de treinos e competições intercaladas com períodos de recuperação nem sempre adequados. O principal problema é que o calendário competitivo geralmente não possibilita aos atletas o tempo mínimo requerido para uma preparação física adequada. Como consequência, os atletas podem sofrer com o desequilíbrio entre cargas de esforço excessivas e a recuperação inadequada, aumentando o risco de lesões e afastamentos.[6]

O treinamento intensificado é uma estratégia comum no esporte de alto rendimento, uma vez que o aumento no desempenho pode ser extremamente significativo em um tempo reduzido de treino. Pode ser manipulado por elevações substanciais nas cargas, na duração, na frequência, na intensidade ou em mais de uma variável simultaneamente, mas, sobretudo, por redução do período regenerativo. Em contrapartida, já está bem documentado que para alguns essa intervenção pode induzir intolerância ao treino, caracterizada principalmente pela perda do nível de desempenho anteriormente atingido.[7,8]

Cada sessão de treinamento resulta em diferentes graus de microtrauma nos tecidos muscular, conectivo e ósseo, sinalizando uma resposta inflamatória aguda cuja finalidade é promover o reparo e a regeneração muscular. Esses microtraumas são conhecidos na literatura como adaptativos (MTA). Um MTA pode ser considerada a fase inicial de um processo benigno relacionado com adaptações positivas no músculo. Entretanto, pode progredir para uma lesão subclínica no atleta que treina com frequência de maneira extenuante.[9] O ponto-chave desse processo é escolher o melhor ajuste de treinamento físico que possibilite uma sequência de estímulos e recuperação ideais entre as sessões para aumentar o desempenho com baixo gasto energético e sem risco de lesões.[9]

Na prática da Medicina do Esporte, é cada vez mais comum utilizar biomarcadores sanguíneos para individualizar cargas de treino ou períodos de descanso com o intuito de prevenir lesões musculares.[6,10] Além disso, as análises sanguíneas podem fornecer diferentes informações sobre o estado nutricional do atleta[5], capacidade de transporte de oxigênio[11], ganho ou perda de massa muscular, patologias inerentes à modalidade praticada (infecções respiratórias, anemias e distúrbios do metabolismo do ferro [12-14]) e detecção de *doping* sanguíneo.[15]

Análises hematológicas

O sangue é composto de uma parte líquida, denominada plasma, e também por células suspensas nesse líquido. O plasma é um meio aquoso onde estão solubilizadas as proteínas (albumina, globulinas, fatores de coagulação e anticorpos), lipoproteínas transportadoras de lipídios (colesterol e triglicerídios), carboidratos, aminoácidos, eletrólitos (sódio, potássio, cálcio e cloretos), metabólitos (ureia, creatinina, lactato e ácido úrico) e hormônios.[16]

Os eritrócitos ou glóbulos vermelhos são as células responsáveis pelo transporte de oxigênio do pulmão para os tecidos por terem, em seu interior, a proteína hemoglobina. Os leucócitos ou glóbulos brancos são as células responsáveis pelo sistema de defesa do organismo e as plaquetas ou trombócitos são fragmentos de células que atuam no processo de coagulação sanguínea.[17]

O sistema hematopoético caracteriza-se por uma constante renovação de células, por consequência é necessário um grande esforço energético para manter as populações de leucócitos, plaquetas e eritrócitos. O organismo responde de forma apropriada a estímulos como hipoxia, sangramentos ou infecções, aumentando as populações celulares específicas.[17]

A medula óssea é o principal local de produção de células sanguíneas. Nela encontram-se as células-tronco hematopoéticas, que vão se diferenciar em células progenitoras. A Figura 13.1 mostra um esquema resumido das linhagens celulares formadas a partir da célula-tronco hematopoética, que pode receber estímulos e se diferenciar em uma célula progenitora da linhagem linfática ou progenitora da linhagem mieloide. Tanto os progenitores mieloides como os linfoides originam células adultas que se encontram na corrente sanguínea e executam funções distintas.

O hemograma é o exame que avalia a quantidade e a qualidade das células sanguíneas. O leucograma é a parte do hemograma que analisa os leucócitos, que atuam na defesa do organismo contra infecções e agressões externas e também no processo de adaptação do músculo aos estímulos do treinamento.[2,19] Os mecanismos de defesa do hospedeiro são constituídos por imunidade inata, responsável pela proteção inicial contra infecções, e imunidade adquirida, que se desenvolve mais lentamente em resposta a um antígeno e é responsável pela defesa tardia e mais específica contra as infecções por meio da produção de anticorpos e células de memória.[19] A Tabela 13.1 mostra as principais células adultas encontradas na corrente sanguínea, suas respectivas funções e algumas causas de seu aumento ou diminuição.

Os neutrófilos segmentados, também chamados de leucócitos polimorfonucleares, são as primeiras células sanguíneas recrutadas para o sítio inflamatório. Eles reconhecem e englobam os agentes agressores de maneira pouco específica. Constituem as células mais abundantes no sangue, representando 50 a 60% do total circulante.[20] Em infecções mais graves, a célula precursora do segmentado (neutrófilo bastonete) pode aumentar na circulação,

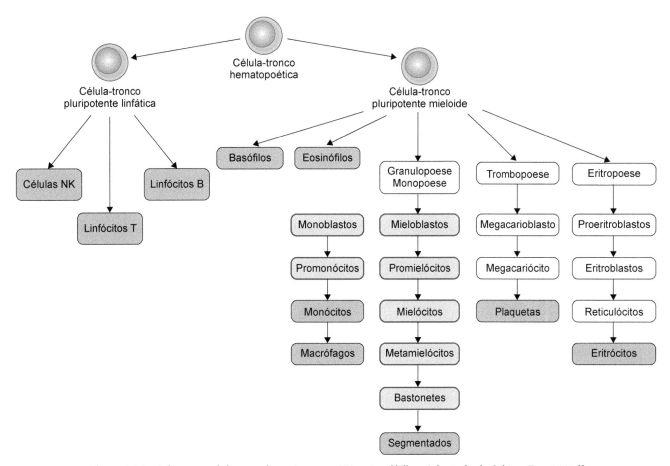

Figura 13.1 Linhagens celulares na hematopoese. NK: *natural killers*. Adaptada de Orkin e Zon, 2008.[18]

Tabela 13.1 Subgrupos de leucócitos e suas respectivas funções.

Tipo celular	Função	Causas do aumento	Causas da diminuição
Neutrófilo	Componente da resposta imune inata; realiza fagocitose; produz ERO e enzimas hidrolíticas; atua na degradação da fibra muscular como parte do processo de adaptação	Atividade física (efeito transitório); infecções bacterianas; processos inflamatórios; leucemias	Deficiências nutricionais; leucemias; anemia aplásica; infecções (hepatite, tuberculose, mononucleose); imunossupressão
Eosinófilo	Destrói parasitas; participa da reação de fase tardia da hipersensibilidade imediata e de processos alérgicos	Parasitoses; alergias; asma; dermatoses; doença de Hodgkin; atividade física (efeito transitório)	Uso de esteroides; infecção aguda (viral ou bacteriana); tuberculose
Basófilo	Secreta histamina e fator ativador de plaquetas; medeia a resposta inflamatória; participa da reação de hipersensibilidade imediata	Alergias; doenças mieloproliferativas	Uso de esteroides
Linfócito T	Participa da resposta imune específica	Infecções virais; bacterianas e fúngicas (mais raro)	Imunodeficiência; estresse; uso de corticosteroides
Linfócito B	Sintetiza anticorpos (imunoglobulinas)	–	Imunodeficiência; estresse; uso de corticosteroides; quimioterapia
Monócito/macrófago	Realiza fagocitose; produz citocinas que atuam na inflamação (IL-1β, IL-12 e TNF-alfa); atua na regeneração tecidual	Infecções virais (mononucleose e hepatites); toxoplasmose; infecções bacterianas; tuberculose; exercício agudo	Imunodeficiência

IL: interleucina; TNF-alfa: fator de necrose tumoral alfa. Adaptada de Lee *et al.*, 1998.[17]

em um processo conhecido como desvio à esquerda. A principal função dos neutrófilos é remover os elementos indesejáveis relacionados com a lesão tecidual. Para executar essa função, os neutrófilos são ativados e liberam enzimas hidrolíticas e proteases lisossomais que atuam degradando proteínas. Além disso, formam ERO como resultado da ação da enzima NADPH oxidase, por meio de um processo conhecido como *burst* respiratório e também pela ativação da enzima mieloperoxidase.[21]

Os monócitos formam a segunda subpopulação de leucócitos a aparecer no sítio da inflamação. São menos abundantes que os neutrófilos, atuam ingerindo microrganismos no sangue e nos tecidos. Quando estas moléculas saem da circulação e migram para o tecido se diferenciam em macrófagos[21]; portanto, os monócitos sanguíneos e os macrófagos dos tecidos constituem dois estágios de uma mesma linhagem celular, geralmente chamada de sistema fagocitário mononuclear.[19] Neutrófilos migram para o músculo esquelético durante as primeiras horas pós-exercício, agindo na degradação da fibra e permanecem até 24 h. Os macrófagos atuam no processo de destruição e regeneração do músculo a partir de 24 h após o estímulo e podem permanecer por alguns dias.[22,23]

Exercícios de alta intensidade e longa duração (maratonas e ultramaratonas) promovem elevação temporária de neutrófilos e linfócitos, os níveis podem permanecer elevados de 24 a 48 h após o estímulo.[24] O número total de leucócitos circulantes pode estar diminuído nas semanas seguintes depois da competição, caracterizando um quadro de imunossupressão que aumenta o risco de infecções oportunistas.[25] A Figura 13.2 apresenta os valores da contagem de leucócitos em atletas de futebol (categoria sub-20) durante o período de preparação para uma competição. Caso se considere 5 a 10,8 × 10³ cel/mm³ como valor de referência para esta população[26], é possível observar que alguns atletas (8, 11, 12, 13, 15, 17, 21 e 23) apresentam contagem de leucócitos diminuída (leucopenia), que se traduz em risco aumentado de infecções e dificuldade de adaptação ao treinamento. Por outro lado, atletas próximos do limite superior de referência apresentam risco de lesão.

Os linfócitos respondem ao esforço físico de maneira bifásica, com aumento durante e imediatamente após a atividade física, seguido de queda nas primeiras horas pós-esforço. A diminuição da contagem de linfócitos [principalmente linfócitos T e células *natural killers* (NK)] pode causar um quadro de imunossupressão transitória.[22] Este quadro parece estar relacionado com a maior incidência de infecções no trato respiratório superior de atletas após exercício exaustivo e prolongado, em um fenômeno conhecido na literatura como "janela aberta".[25,27]

A Tabela 13.2 apresenta um resumo dos principais patógenos que podem acometer os atletas em períodos de treinamento intensivo. A Figura 13.3 mostra os valores de linfócitos em jogadores de futebol categoria até 17 anos. Alguns atletas apresentam contagem de linfócitos próximas do intervalo inferior do valor de referência (1,3 × 10³ cel/mm³), e estratégias nutricionais adequadas podem melhorar este quadro de imunodeficiência e diminuir o risco de infecções oportunistas.[28]

A literatura relacionada com o exercício indica respostas pró-inflamatórias distintas para atividades físicas aguda e crônica.[29] Em geral, a atividade física aguda promove leucocitose transitória (neutrofilia, monocitose e linfocitose), seguida por estado parcialmente imunossuprimido. Outras substâncias associadas às funções dos leucócitos, inclusive citocinas inflamatórias e proteínas de fase aguda inflamatória (proteína C reativa, alfa-1-glicoproteína ácida e amiloide sérico A) também estão aumentadas. Estes valores geralmente retornam às con-

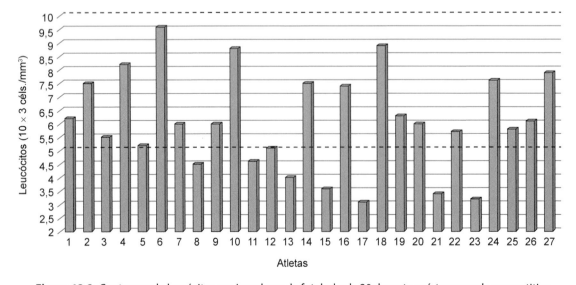

Figura 13.2 Contagem de leucócitos em jogadores de futebol sub-20 durante pré-temporada competitiva.

Tabela 13.2	Agentes etiológicos identificados em atletas de elite e triatletas com sintomas de infecção do trato respiratório superior.
Agente etiológico	**Número de casos relatados**
Rinovírus	13
Reativação do vírus Epstein-Barr (EBV)	9
Influenza (A e B)	8
Parainfluenza	7
Infecção primária pelo EBV	5
Citomegalovírus	5
Pneumococo	3
Adenovírus	2
Coronavírus	2
Mycoplasma pneumoniae	2
Streptococcus pyogenes	1
Toxoplasmose	1

Número total de atletas avaliados: 174.
Adaptada de Walsh *et al.*, 2011.[31]

centrações basais dentro de 3 a 24 h.[14] Em contraste, a atividade física crônica (treinamento) parece resultar em um desequilíbrio entre estados anti- e pró-inflamatórios. Esse desequilíbrio promove adaptação tecidual e protege o organismo contra o desenvolvimento de doenças inflamatórias crônicas.[29,30]

A literatura sugere pequenas diferenças clínicas na função imune de indivíduos fisicamente ativos quando comparados aos sedentários.[25] Alguns estudos reportam menor frequência de infecções do trato respiratório superior em pessoas que são moderadamente ativas em comparação com aquelas com estilo de vida sedentário.[25]

O treinamento físico pode ainda melhorar o transporte de oxigênio aos tecidos, fazendo com que o hemograma se torne útil na avaliação do atleta durante treinos e competições.[6,32]

O eritrograma é a parte do hemograma que avalia o número de eritrócitos, volume e conteúdo de hemoglobina. Os eritrócitos são as células mais numerosas do sangue, ocupando cerca de 50% do volume total sanguíneo em homens adultos.[17] A eritropoese (formação do eritrócito) é estimulada principalmente pelo hormônio glicoproteico eritropoetina (EPO) produzido sobretudo nos rins. Além do EPO, fatores nutricionais como vitaminas do complexo B, ácido fólico e ferro são necessários para a eritropoese adequada.[17] A Figura 13.1 mostra a sequência de maturação do eritrócito.

O reticulócito corresponde ao estágio final de produção do eritrócito na medula óssea. Esta célula imatura é formada quando o eritroblasto ortocromático expulsa seu núcleo, porém restos de ácido ribonucleico (RNA) ainda permanecem em seu interior. A elevação do número de reticulócitos no sangue reflete processo de renovação dos eritrócitos ou eventos hemolíticos (p. ex., anemia e doença hemolíticas, hemólise intravascular). A contagem de reticulócitos no sangue periférico é útil na avaliação da resposta ao tratamento da anemia ferropriva e também na investigação do *doping* por EPO.[33]

Embora o eritrócito seja uma célula anucleada e desprovida de mitocôndrias, seu citoplasma tem todo o aparato enzimático para a produção da energia necessária para assegurar a integridade da membrana celular, manter as concentrações iônicas (interna e externa), converter dióxido de carbono (CO_2) em íon bicarbonato (a principal via de transporte de CO_2 dos tecidos para os pulmões), além de prevenir a oxidação da hemoglobina

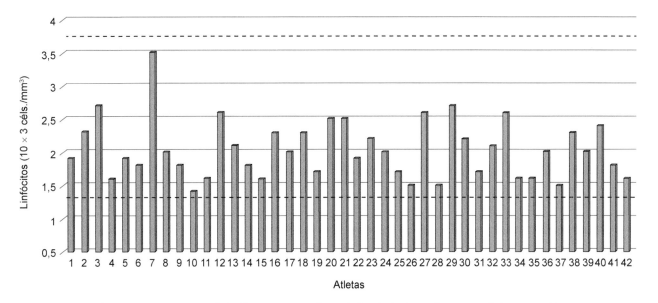

Figura 13.3 Contagem de linfócitos em jogadores de futebol sub-17 durante período competitivo.

impedindo que se converta na sua forma não funcional, a meta-hemoglobina.[17]

O principal componente proteico dos eritrócitos é a hemoglobina, responsável pelo transporte de oxigênio para os tecidos. O oxigênio se liga reversivelmente à hemoglobina nos alvéolos pulmonares e é liberado nos tecidos em função da saturação mais baixa de oxigênio. A curva de dissociação da hemoglobina de um indivíduo normal apresenta uma forma sigmoide característica. Vários são os fatores que influenciam no deslocamento desta curva por alterar a afinidade entre a hemoglobina e o oxigênio, facilitando a liberação deste para os tecidos. Entre eles, estão a própria pressão parcial de oxigênio (PO_2) tecidual, pH e concentração de 2,3-bisfosfoglicerato (2,3-BPG), seu principal modulador alostérico negativo.[17]

O exercício físico agudo aumenta a viscosidade do sangue, provocando hemoconcentração que resulta da transferência de plasma para o espaço intersticial. Esse efeito é seguido de expansão do volume plasmático entre 24 e 48 h após o exercício, portanto as análises sanguíneas realizadas em atletas devem respeitar um período mínimo de 48 h em repouso para evitar efeitos agudos da atividade física sobre os parâmetros analisados.[34]

Estudos longitudinais, embora em menor número, têm relatado que atletas de *endurance* possuem menores valores de hematócrito, hemoglobina e eritrócitos em comparação aos atletas praticantes de treino de força ou indivíduos sedentários.[32,35] Sugere-se que este efeito ocorre principalmente em decorrência da expansão de volume plasmático induzida pelo exercício, que estabiliza em poucos dias de treinamento, mascarando o aumento dos eritrócitos.[36] A hipervolemia e o efeito dilucional do sangue induzidos pelo treinamento de *endurance* podem ser vantajosos para a dissipação do calor, maior débito cardíaco e menor número de batimentos por minuto durante o exercício.[36] A diminuição na viscosidade do sangue também aumenta a microcirculação em virtude de uma menor resistência do fluxo sanguíneo, o que melhora a liberação de oxigênio na musculatura.[37]

O eritrograma pode ser útil na avaliação das adaptações positivas ao treinamento, principalmente de *endurance*. Em conjunto com a dosagem de ferro, ferritina e transferrina são exames úteis no diagnóstico da anemia do esporte, condição que, na maioria das vezes, pode prejudicar o desempenho do atleta.[12]

Uma das causas mais comumente relacionadas com anemia do esporte é a hemólise induzida pelo exercício.[38] Esse fenômeno está associado à destruição acelerada dos eritrócitos e à elevada taxa de renovação destas células em atletas de *endurance*. Entretanto, esse fenômeno também pode ser comumente observado em atletas de outras modalidades (p. ex., natação, levantamento de peso, ciclismo e remo).[38] Um dos mecanismos propostos na literatura para a hemólise seria a compressão dos vasos sanguíneos causada pela contração muscular vigorosa envolvida nessas modalidades[39]; o alto impacto dos pés no solo durante a corrida também está relacionado com maior grau da condição.[38]

A hemólise é também uma das causas comuns de perda de ferro no atleta (Figura 13.4). Os eritrócitos destruídos liberam hemoglobina livre no plasma e também ferro. O ferro livre pode provocar dano oxidativo às células pela formação de radicais livres por reações de Fenton e Harber-Weiss.[40] Para limitar o dano oxidativo, a hemoglobina livre é convertida em dímeros que se ligam à haptoglobina, uma glicoproteína que tem forte afinidade pelos dímeros de hemoglobina livre e realiza a depuração do conteúdo perdido pelo eritrócito hemolisado.[41] O complexo haptoglobina/hemoglobina tem dois destinos principais:

- Os macrófagos, que metabolizarão o grupo heme, produzindo bilirrubina não conjugada (bilirrubina indireta) que será liberada na circulação. Por ser pouco solúvel no plasma, a bilirrubina se ligará à albumina e então será transportada para o fígado, onde será conjugada (bilirrubina direta) e eliminada pelo trato biliar[41]
- Seguir para o fígado, liberando o grupo heme para ser metabolizado. O ferro liberado da decomposição do grupo heme, por sua vez, é transportado no plasma pela proteína transferrina, mantendo-o em uma forma solúvel e não tóxica para o organismo. O ferro pode ainda ser armazenado no fígado ligado à proteína ferritina.[39]

Portanto, um episódio hemolítico no atleta pode causar: aumento da hemoglobina livre e da bilirrubina indireta no plasma, diminuição da haptoglobina plasmática e hemoglobinúria (presença de hemoglobina na urina).[39] Outros componentes do eritrograma são: concentração de hemoglobina (quantificação da massa de hemoglobina presente nos eritrócitos em determinado volume de sangue), hematócrito (volume de eritrócitos em relação ao volume de sangue), volume corpuscular médio (volume médio dos eritrócitos, avalia o tamanho da célula em fentolitros), hemoglobina corpuscular média (razão entre a quantidade de hemoglobina e o número de eritrócitos circulantes) e a amplitude de distribuição da largura dos eritrócitos (RDW). Esses parâmetros são úteis na avaliação dos estados de anemia.[26]

Valores de hemoglobina, hematócrito, volume corpuscular médio (VCM) e hemoglobina corpuscular média (HCM) diminuídos, com aumento da RDW, podem indicar deficiência de ferro no atleta.[43] Além da hemólise, outras causas comuns de deficiência de ferro incluem: sangramento gastrintestinal, hematúria, perdas pelo suor, dieta inadequada, má absorção e demanda nutricional elevada.[39,43]

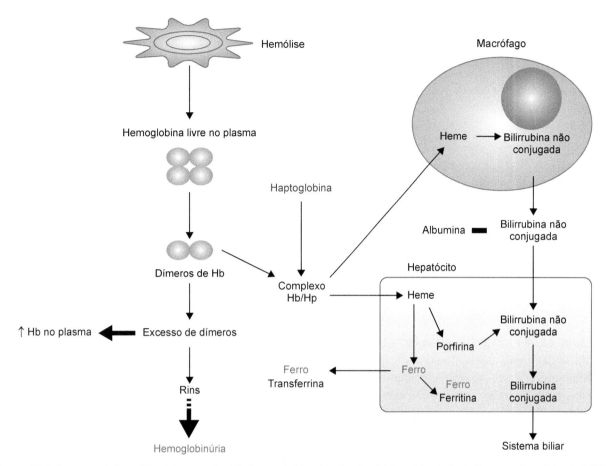

Figura 13.4 Processo de hemólise intravascular. Hb: hemoglobina; Hp: haptoglobina. Adaptada de Baynes e Dominiczak, 2005.[42]

A deficiência de ferro em atletas pode ser classificada em três estágios de acordo com a gravidade. A Tabela 13.3 mostra os valores de ferritina, hemoglobina e saturação de transferrina no estágio 1 (depleção de ferro na medula óssea, fígado e baço sem anemia), estágio 2 (eritropoese deficiente em virtude do baixo suprimento de ferro para medula óssea) e estágio 3 (anemia por deficiência de ferro).[39]

A análise do percentual de saturação da transferrina com o ferro fornece um indicativo da quantidade de ferro disponível na circulação, enquanto a dosagem de ferritina constitui-se em um bom indicador dos estoques de ferro hepático disponíveis para a eritropoese. Entretanto, é importante excluir inflamação para a interpretação correta dos níveis plasmáticos de ferritina em praticantes de atividade física, visto que durante a resposta de fase aguda inflamatória, as concentrações desta proteína se elevam sem apresentar correlação com os estoques de ferro.[26]

Alguns equipamentos hematológicos fornecem a contagem de reticulócitos (célula precursora do eritrócito maduro), parâmetro este que é muito útil na avaliação da hemólise inerente ao treino, resposta ao tratamento de anemias e detecção indireta do *doping* sanguíneo.[26,33] Outro parâmetro disponível para avaliar os estoque de ferro medular em indivíduos com inflamação é o conteúdo de hemoglobina dos reticulócitos (Ret-He). Este parâmetro avalia a quantidade de hemoglobina presente somente nos reticulócitos, fornecendo uma avaliação mais fidedigna do metabolismo do ferro quando a ferritina perde sensibilidade por conta do processo inflamatório instalado.[26]

A literatura mostra que os casos mais graves de deficiência de ferro, resultantes em anemia, são responsáveis

Tabela 13.3 Valores de ferritina, hemoglobina e saturação de transferrina na deficiência de ferro.

Componentes	Estágio 1	Estágio 2	Estágio 3
Ferritina (µg/ℓ)	< 35	< 20	< 12
Hemoglobina (g/dℓ)	> 11,5	> 11,5	< 11,5
Saturação de transferrina (%)	> 16	< 16	< 16

Adaptada de Peeling *et al.*, 2008.[39]

pela diminuição do desempenho de atletas.[32] A situação mais comum entre atletas de *endurance* é a depleção de ferro (estágio 1); porém, ainda não está bem esclarecido na literatura qual o efeito desta condição sobre o desempenho e se a suplementação oral de ferro promove melhora significativa.[39]

Biomarcadores de lesão tecidual

O exercício físico de diferentes tipos e intensidades pode influenciar as concentrações plasmáticas de vários constituintes.[10,36,44] O monitoramento de alguns metabólitos e da atividade de enzimas musculares no sangue de atletas pode fornecer informações importantes para prevenir lesões e verificar as adaptações ao treinamento[6], além de serem muito úteis na adequação nutricional do atleta, evitando distúrbios nutricionais que podem prejudicar o desempenho.[5]

O aumento na produção de radicais livres (ERO e ERN que derivam da alta atividade muscular) contribui para o dano muscular e está associado com a resposta de fase aguda inflamatória e subsequente elevação na síntese de citocinas e proteínas inflamatórias.[3,45] O exercício eleva a produção de radicais livres principalmente pelo aumento do consumo de oxigênio e células fagocitárias ativadas que são recrutadas para o músculo. As espécies reativas podem reagir com ácido desoxirribonucleico (DNA), proteínas e ácidos graxos poli-insaturados, modificando a estrutura da membrana e provocando alteração da função celular.[46] Além disso, podem atacar os lipídios de membrana, produzindo os peróxidos lipídicos e alterando a permeabilidade das células.[47] A Figura 13.5 mostra a ação do estresse mecânico e de radicais livres sobre a membrana da célula muscular esquelética e o consequente extravasamento de enzimas e proteínas intracelulares para a circulação sistêmica.

O dano ao tecido muscular pode ser causado direta ou indiretamente. O dano direto decorre sobretudo de lesões por contato[48,49], mas o principal responsável é o estresse mecânico durante os treinamentos.[21] O dano indireto pode ser originário de diversas situações que reduzem a permeabilidade da membrana (p. ex., drogas, toxinas, alterações de eletrólitos, infecções bacterianas ou virais e desordens no metabolismo dos carboidratos).[50] A lesão muscular está relacionada com desorganização da estrutura miofibrilar e ruptura de linhas Z, matriz extracelular, lâmina basal e sarcolema, possibilitando que algumas proteínas intracelulares sejam liberadas na corrente sanguínea.[51] Dentre elas, é possível citar: creatinoquinase (CK), lactato desidronegase (LDH), aspartato aminotransferese (AST) e mioglobina. Essas proteínas possuem funções distintas no metabolismo

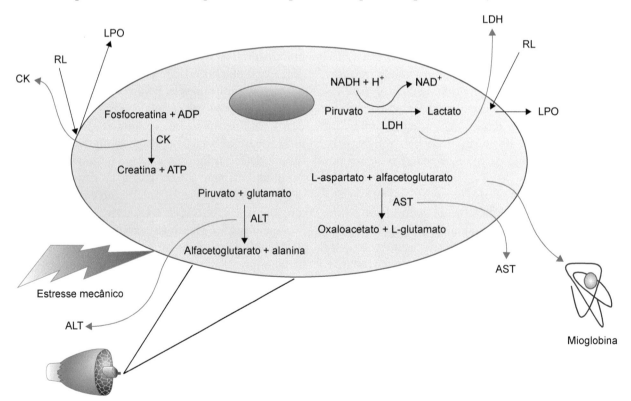

Figura 13.5 Lesão na célula muscular por ação dos radicais livres e estresse mecânico e o consequente extravasamento de proteínas intracelulares para a circulação sistêmica. ADP: adenosina difosfato; ALT: alanina aminotransferase; AST: aspartato aminotransferase; ATP: adenosina trifosfato; CK: creatinoquinase; LDH: lactato desidrogenase; LPO: peróxidos lipídicos; NAD$^+$: dinucleótido de nicotinamida e adenina oxidado; NADH: dinucleótido de nicotinamida e adenina reduzido; RL: radicais livres.

energético intracelular (ver Figura 13.5), porém são utilizadas na clínica como marcadores plasmáticos de estado funcional do músculo. O aumento em sua atividade ou concentração plasmática pode funcionar como indicador de dano muscular ou adaptação muscular ao treino.[10,52]

A enzima CK é uma proteína globular dimérica com massa molecular de 43 a 45 kDa por unidade. Catalisa a refosforilação de adenosina difosfato (ADP) e adenosina trifosfato (ATP), usando a fosfocreatina (CP) como reservatório de fosforilação. Três isoformas desta enzima estão presentes no citoplasma do músculo esquelético (CK-MM), miocárdio (CK-MB) e cérebro (CK-BB) e outras duas isoformas são encontradas na mitocôndria.[16] Por causa de sua distribuição em diferentes tecidos, ela fornece informações distintas sobre o dano tecidual: CK-MM é um marcador de dano muscular esquelético; CK-MB, um marcador de infarto agudo do miocárdio; CK-BB, um marcador de dano cerebral.[50]

Estudos com sujeitos praticando exercícios específicos de curta duração mostram que o tempo de liberação da CK na corrente sanguínea e sua depuração do plasma dependem do nível de treinamento, tipo, intensidade e duração do exercício. Valores de CK no plasma 8 h após uma sessão de treinamento de força chegam praticamente ao dobro dos valores basais.[53] Depois de uma sessão aguda de exercício pliométrico, os níveis plasmáticos de CK atingem valores máximos entre 48 e 72 h de recuperação.[54]

Embora amplamente utilizada como biomarcador de lesão muscular esquelética, os valores da CK no plasma de indivíduos fisicamente ativos e atletas submetidos ao mesmo regime de treinos e competições mostram alta variabilidade intraindividual e distribuição não gaussiana.[44] A CK tem diferenças marcantes entre os sexos, com menores valores basais nas mulheres em comparação aos homens. Os níveis de estrogênio podem ser um importante fator na manutenção da estabilidade da membrana pós-exercício.[55] Além disso, a CK pode ser influenciada diretamente por massa muscular e etnia. Os valores de referência para a atividade da CK no plasma em jogadores de futebol (< 975 U/ℓ)[10] e indivíduos fisicamente ativos (< 1.309 U/ℓ)[56] são marcadamente mais elevados que os valores previamente descritos na literatura para não praticantes de atividade física (< 207 U/ℓ).[57]

A Figura 13.6 mostra os valores de CK de jogadores de futebol sub-20 1 semana antes e 30 dias após o início dos treinos. Caso se considere o limite de referência < 975 U/ℓ, é possível observar que alguns atletas apresentam elevação da CK na primeira coleta (3, 13, 14 e 15) e os valores se normalizam na segunda. Estes resultados mostram o efeito adaptativo ao treinamento e a efetividade das estratégias nutricionais empregadas para preservar e minimizar o risco de lesão.

LDH é uma enzima essencialmente citoplasmática de transferência de hidrogênio, que catalisa a interconversão de piruvato e lactato (ver Figura 13.5) com interconversão concomitante de dinucleótido de nicotinamida e adenina reduzido (NADH) + hidrogênio molecular (H$^+$) e dinucleótido de nicotinamida e adenina oxidado (NAD$^+$).[50] Existem cinco isoenzimas de LDH: a LDH1 e a LDH2 predominam no músculo cardíaco, nos rins e nos eritrócitos, a LDH3 nos pulmões e a LDH4 e a LDH5 no fígado e no músculo esquelético. Em virtude de sua ampla distribuição tecidual, a elevação sérica de LDH ocorre em várias situações clínicas (p. ex., infarto do miocárdio, hemólise, anemia megaloblástica, alterações hepáticas, renais e lesões do músculo esquelético). Os ensaios bioquímicos disponíveis geralmente quantificam a atividade de LDH total. A separação por eletroforese em gel de agarose ou acetato de celulose é o procedimento mais comum para desassociar as diferentes isoenzimas de LDH.[16]

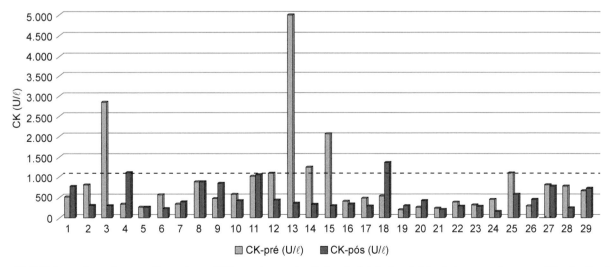

Figura 13.6 Valores da enzima creatinoquinase (CK) no plasma de atletas de futebol no início da temporada competitiva (pré) e 30 dias após início dos treinos (pós).

O exercício físico agudo induz aumento significativo em LDH dependente da intensidade e da duração do esforço.[24] Os valores encontrados no sangue de atletas em repouso são mais elevados (180 a 418 U/ℓ) em comparação a indivíduos não praticantes de atividade física (125 a 220 U/ℓ) e podem variar de acordo com o método de análise, idade, etnia e massa muscular.[16,58]

As aminotransferases [p. ex., alanina aminotransferase (ALT) e aspartato aminotransferase (AST)] são exemplos de enzimas que catalisam a interconversão de aminoácidos a oxoácidos pela transferência de grupos amino.[16] A AST tem isoformas mitocondriais e citoplasmáticas e localiza-se principalmente no interior das células do músculo esquelético, miocárdio, fígado, eritrócitos e rins. A ALT é apenas citoplasmática, situada primariamente no fígado e nos rins, sofrendo pouca influência do exercício físico.[59] A atividade da AST eleva-se logo em seguida à sobrecarga muscular e permanece alta por até 24 h.[60] A quantificação da ALT, AST e o cálculo da relação AST/ALT são bons indicadores para monitoramento de pacientes com doença hepática crônica. Valores elevados de ALT estão relacionados com hepatite aguda, principalmente por vírus, álcool, esteatose hepática e uso de esteroides anabólicos.[50,61]

Na lesão hepática induzida pelo paracetamol (analgésico comumente utilizado por atletas) e quando há aumento na atividade das aminotransferases, a gamaglutamil transferase (GGT) pode estar elevada.[62] A GGT é uma enzima microssomal cuja atividade amplia em pessoas que ingerem álcool, barbitúricos e outras drogas em virtude da indução da síntese enzimática como resposta fisiológica à exposição. A sua quantificação é bastante útil no diagnóstico de hepatite de origem alcoólica e aproximadamente 60 a 80% dos pacientes usuários crônicos de álcool exibem níveis séricos elevados de GGT.[16]

Além das enzimas, algumas proteínas de baixo peso molecular, como a mioglobina e as troponinas, podem estar elevadas no plasma após o dano tissular.[50] A mioglobina é uma hemeproteína que atua principalmente no armazenamento de oxigênio nos tecidos (cardíaco e esquelético). Seus valores são significativamente mais elevados em praticantes de atividade física regular (< 133 ng/mℓ) em comparação aos sedentários (< 85,0 ng/mℓ).[56] Após exercícios extenuantes, pode ocorrer lesão muscular disseminada (rabdomiólise), e a mioglobina e outras proteínas intracelulares são liberadas como resultado da degradação da célula muscular. A mioglobina é basicamente eliminada pelos rins.[63] Concentrações aumentadas desta proteína no soro e na urina estão associadas a maior risco de insuficiência renal aguda e alta mortalidade. Esse risco aumenta principalmente nos casos de uso de esteroides anabólicos androgênicos.[63] Como a CK, a mioglobina pode ser utilizada como um marcador de sobrecarga muscular durante o treinamento. Ela apresenta boa correlação com a CK e os neutrófilos circulantes liberados em resposta ao estresse do treino.[64]

Em resumo, monitorar as alterações séricas nas enzimas de origem muscular pode ser uma maneira indireta de acompanhar os efeitos adaptativos do treinamento e prevenir lesões musculares decorrentes da sobrecarga. Além disso, as enzimas possuem ampla distribuição em diferentes tecidos e podem fornecer informações úteis na avaliação clínica de patologias presentes no atleta, como lesões hepáticas, cardíacas e processos hemolíticos.

Biomarcadores de estresse metabólico

O processo inflamatório local prolongado e a ação não controlada dos neutrófilos podem danificar outras células próximas ao sítio inflamatório em virtude do aumento da produção de ERO, comprometendo a integridade das células musculares e contribuindo para a instalação de um estado inflamatório sistêmico.[21] Para tentar conter a ação deletéria das ERO, as células teciduais e os fluídos biológicos contêm antioxidantes enzimáticos e não enzimáticos.[46]

O ácido úrico é o principal antioxidante não enzimático presente nos fluídos biológicos como sangue e saliva, respondendo por cerca de 70% da capacidade antioxidante total.[65,66] Ele é o produto final da degradação das purinas, sua síntese é catalisada pela enzima xantina oxidase e a excreção acontece principalmente por via renal. A concentração de ácido úrico nos diferentes fluídos biológicos é influenciada por fatores como ingestão aumentada de purinas e atividade física.[67] Em indivíduos fisicamente ativos, as concentrações são ligeiramente mais elevadas (4 a 8,3 mg/dℓ) quando comparadas a indivíduos saudáveis não praticantes de atividade física (3,8 a 7,9 mg/dℓ).[59,68] Por apresentar concentrações facilmente mensuráveis na saliva, o ácido úrico salivar tem sido utilizado no monitoramento dos efeitos da hemodiálise[67], na avaliação de pacientes com gota[69] e para *monitorar a capacidade antioxidante de atletas em treinamento*.[70]

O exercício agudo resistido ou aeróbico pode alterar a concentração plasmática e salivar de ácido úrico de forma proporcional à intensidade do exercício, tornando-se uma opção menos invasiva para avaliar atletas.[71,72] A Figura 13.7 apresenta o valor médio de ácido úrico salivar coletado de 16 jogadores antes e após uma partida de futebol. Após o jogo, os valores de ácido úrico salivar estão significativamente diminuídos, refletindo o aumento da produção de ERO durante o exercício e o consumo deste importante antioxidante.

O sistema antioxidante também é composto por outras moléculas de baixo peso molecular além do ácido úrico (p. ex., ácido ascórbico, albumina, ceruloplasmina, ferriti-

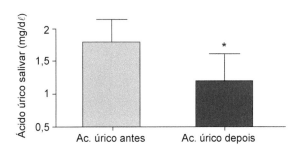

Figura 13.7 Valores de média e erro padrão para ácido úrico salivar de 16 atletas antes e após uma partida de futebol categoria sub-20. * p < 0,05.

na, bilirrubina e vitamina E) e enzimas (p. ex., superóxido dismutase [SOD], catalase, glutationa peroxidase [GPX] e glutationa reduzida [GSH]).[73] Entretanto, a medida isolada dos antioxidantes não enzimáticos é mais trabalhosa e menos representativa da capacidade antioxidante total, além de não ser capaz de reproduzir a possível interação entre os diferentes antioxidantes. Neste sentido, existem vários métodos disponíveis para quantificar a capacidade antioxidante total em amostras de sangue ou saliva.[72,74,75] Os ensaios podem ser úteis no monitoramento de atletas em períodos de treino ou competição. Atletas e indivíduos fisicamente ativos têm valores de capacidade antioxidante total mais elevados em comparação aos não praticantes de atividade física, o que lhes confere maior proteção contra os efeitos deletérios da ERO produzidas durante o exercício.[66,76] Deste modo, a diminuição na capacidade antioxidante total pode indicar a instalação de um processo de estresse oxidativo no atleta. Por outro lado, elevação na capacidade antioxidante pode refletir respostas adaptativas positivas ao treinamento.[77]

Outros metabólitos plasmáticos, como ureia e creatinina, também são usados para monitorar os efeitos do treinamento. A ureia é o produto final da degradação das proteínas. Ela é sintetizada no fígado a partir da amônia derivada do nitrogênio dos aminoácidos. A ureia é formada a partir do ciclo da ureia por enzimas exclusivamente hepáticas. Parte de sua síntese acontece na mitocôndria, já as etapas restantes no citosol da célula.[16]

Por ser excretada quase exclusivamente pelos rins, a ureia plasmática é utilizada na clínica como um marcador de função renal. Os principais fatores que influenciam o aumento das concentrações durante o período de treinamento são: elevação da ingestão e *turnover* proteico, redução na ingestão de água e reposição inadequada de glicogênio após exercício.[77] Embora as concentrações plasmáticas de ureia respondam ao treinamento, os valores de referência para indivíduos fisicamente ativos (18 a 50 mg/dℓ) são similares a uma população saudável não exercitada, mostrando diferenças apenas no limite inferior do intervalo de referência (IR).[59] A dosagem plasmática de ureia pode ser usada como um marcador de catabolismo proteico durante períodos de treinamento. Monitorar simultaneamente as concentrações de ureia e a atividade da CK pode ser útil para detectar no início a intolerância ao treino.[78]

A creatinina é o anidrido cíclico da creatina, gerada como produto final da decomposição da CP. A Figura 13.8 mostra a reação de interconversão da CP em creatina catalisada pela enzima CK, que fornece energia (ATP) rápida para a contração muscular.

Diariamente, 1 a 2% da creatina livre é convertida espontânea e irreversivelmente em creatinina de modo constante e proporcional à massa muscular do indivíduo, depois é excretada pelos rins.[16] A concentração sérica de creatinina é bastante aceita como marcador de função renal na clínica médica[79] e, como a massa muscular, pode sofrer influência de idade, sexo, etnia e atividade física.[80] O exercício físico agudo pode alterar as concentrações séricas de creatinina dependendo da gravidade e da duração do exercício. Este aumento é transitório mesmo após esforços extenuantes.[79]

As concentrações séricas de creatinina em atletas profissionais podem variar de acordo com a modalidade praticada, a carga de treinos, a predominância de metabolismo aeróbico/anaeróbico, a frequência e a duração das competições e o período anual de treinos.[81] A Tabela 13.4 mostra os valores séricos de creatinina (média ± desvio-padrão) em diferentes modalidades quando comparado com indivíduos não praticantes de atividade física de mesmo sexo e faixa etária.

Os valores de referência comumente adotados na clínica para indivíduos saudáveis e não praticantes de atividade física do sexo masculino (0,7 a 1,3 mg/dℓ) não devem ser utilizados para comparação dos resultados de atletas em decorrência da possibilidade de interpretações inadequadas.[79] Em indivíduos do sexo masculino, fisicamente ativos e representativos da população brasileira,

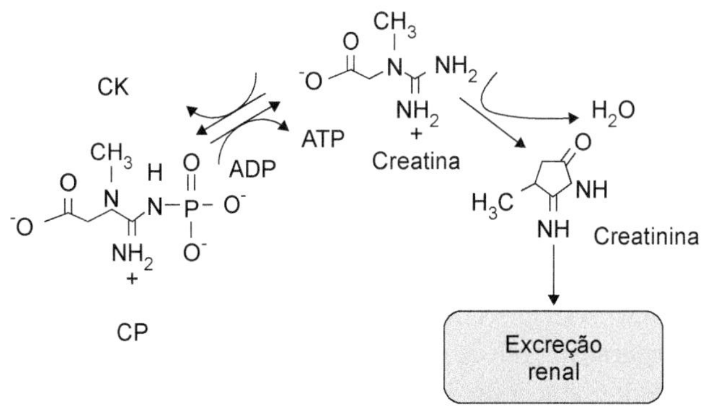

Figura 13.8 Formação e excreção da creatinina a partir da fosfocreatina. ADP: adenosina difosfato; ATP: adenosina trifosfato; CK; creatinoquinase; CP: fosfocreatina. Adaptada de Burtis e Bruns, 2014.[16]

Tabela 13.4 Valores séricos de creatinina (média ± desvio-padrão) em atletas do sexo masculino comparados a indivíduos não praticantes de atividade física.

Modalidade	Creatinina sérica em atletas (mg/dℓ)	Creatinina sérica em não praticantes de atividade física (mg/dℓ)	Valor de p
Ciclismo profissional[82]	0,93 ± 0,07	1 ± 0,10	< 0,01
Rúgbi[82]	1,30 ± 0,11	1 ± 0,10	< 0,01
Jogadores de futebol profissional[82]	1,27 ± 0,09	1 ± 0,10	< 0,01
Triatlo[81]	0,99 ± 0,07	1 ± 0,10	< 0,01
Basquete[81]	1,15 ± 0,07	1 ± 0,10	< 0,01

este valor é significativamente mais elevado (0,88 a 1,50 mg/dℓ).[16] É importante ressaltar que os valores apresentados na Tabela 13.4 foram obtidos a partir de estudos com sujeitos de diferentes etnias, o que reforça a necessidade de se adotar IR específicos para cada população.

Atletas de diferentes modalidades têm concentrações séricas de creatinina mais elevadas, sobretudo pela maior média de massa muscular.[83] A massa muscular é o componente mais importante do *pool* de creatina e consequentemente da produção desta.[78] Por apresentar boa correlação com a massa muscular, a creatinina sérica pode ser utilizada durante os períodos de treinamento para avaliar a perda ou o ganho de massa do atleta. Como é excretada de maneira relativamente constante, a dosagem de creatinina urinária tem grande utilidade para validar testes anti-*doping*.[79,81]

Interpretação dos resultados laboratoriais

Intervalos de referência populacionais

Os resultados dos testes laboratoriais são usados com frequência na clínica para diagnosticar, monitorar ou prevenir diferentes patologias. A maneira de interpretação mais utilizada é comparar os valores dos parâmetros do indivíduo com IR, obtidos a partir de uma população definida. Os IR são valores para um teste de laboratório, obtidos a partir de uma população específica, em geral descritos por limites de referência superior e inferior.

A International Federation of Clinical Chemistry and Laboratory Medicine (IFCC) estabeleceu, em 1986, a terminologia "procedimentos analíticos e análises estatísticas" para o cálculo dos IR.[84] A Figura 13.9 mostra o procedimento recomendado pela IFCC para estabelecer IR.

Um indivíduo de referência é aquele escolhido para comparação com base em critérios definidos.[84] Para estudos em Ciência do Esporte, é importante considerar que o treinamento físico promove alterações significativas no número de células sanguíneas, atividades de enzimas e concentração de proteínas e metabólitos.[34,44] As características do treinamento ou da modalidade esportiva pode promover diferentes respostas adaptativas capazes de refletir em cada analito (o constituinte que será analisado). Por exemplo, atletas de *endurance* têm menor hematócrito, hemoglobina e contagem de eritrócitos em comparação com indivíduos que realizam treinamento de força.[32] Além disso, os marcadores bioquímicos e hematológicos podem ser influenciados por idade, massa corporal, genótipo, etnia, sexo, dieta, ritmo circadiano[85] e variação biológica.[44] Portanto, a seleção de um indivíduo de referência deve incluir as características de treinamento ou modalidade esportiva.

A população de referência é composta de todos os possíveis indivíduos de referência de um grupo da amostra de referência. A IFCC recomenda um mínimo de 120 indivíduos para obter estimativas confiáveis e intervalos de confiança.[84] Isso pode ser um inconveniente quando se decide estimar IR para modalidades específicas, como futebol

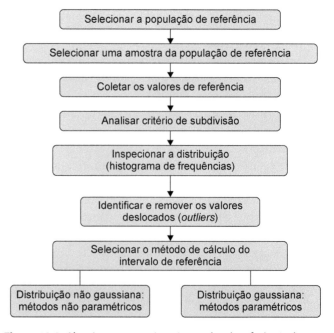

Figura 13.9 Algoritmo para estimar intervalos de referência de acordo com as normas da International Federation of Clinical Chemistry. Adaptada de Solberg, 1987.[84]

e vôlei ou esportes individuais. Além disso, quando o grupo de referência é composto por atletas profissionais, é importante considerar possíveis variações sazonais nos parâmetros sanguíneos durante o período de treinamento e competição.[86]

Os valores de referência são aqueles obtidos a partir de indivíduos de referência para um determinado analito.[84] Os valores de referência são sensíveis à variação pré-analítica e analítica; portanto, técnicas padronizadas de coleta, processamento e análise de amostras devem ser utilizadas para minimizar as fontes de erro.[87]

Após as análises das amostras de referência, um histograma deve ser gerado para inspecionar a distribuição dos dados para identificação e remoção dos valores deslocados (*outliers*). A Figura 13.9 mostra que a escolha do método de cálculo estatístico do IR depende da distribuição dos dados (gaussiana ou não gaussiana). A Figura 13.10 mostra o exemplo de um histograma de frequências apresentando distribuição gaussiana com os percentis 2,5 e 97,5 (limite mínimo e máximo, respectivamente) e os intervalos de confiança 90% correspondentes.

Uma das dificuldades de se verificar os efeitos dos treinos sobre os parâmetros sanguíneos é a escassez de IR obtidos de uma população de referência fisicamente ativa seguindo as normas da IFCC. Ainda são poucos analitos que têm valores de referência definidos para população fisicamente ativa ou atletas.[10,26,66] Desse modo, outra alternativa para interpretação dos resultados é a comparação individual de análises do mesmo indivíduo.

Diferença crítica

A comparação dos valores individuais dos parâmetros sanguíneos com IR obtidos a partir de uma população de referência fisicamente ativa tem certas limitações, uma delas é que os resultados dos testes de laboratório podem ser influenciados pela variação biológica inerente a cada analito.[89] A variação biológica deve ser sempre considerada em estudos longitudinais com análises de sangue em série do mesmo indivíduo.

A concentração de um analito pode oscilar individual e aleatoriamente para cada paciente/pessoa ao longo do tempo. Em condições estáveis, esta variação geralmente

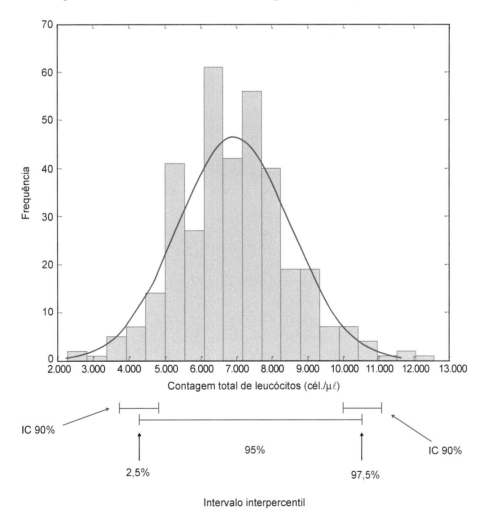

Figura 13.10 Histograma de frequências para uma distribuição gaussiana da contagem de leucócitos. Intervalo interpercentil: 2,5% (limite mínimo) e 97,5% (limite máximo). Adaptada de Solberg, 1995.[88]

apresenta uma distribuição gaussiana.[89] O cálculo da média e desvio-padrão desta oscilação individual possibilita conhecer a variação biológica intraindividual (VB$_I$). Para facilitar a comparação dos analitos entre indivíduos, calcula-se o coeficiente de variação biológico intraindividual (CV$_I$%) pela fórmula:

CV$_I$ % = desvio-padrão ÷ média intraindividual × 100

A seguir, exemplo de variação biológica na atividade da enzima CK em amostras de soro coletadas mensalmente em um atleta de *endurance*:

- 1º resultado: 1.214
- 2º resultado: 1.055
- 3º resultado: 667
- 4º resultado: 557
- 5º resultado: 560
- Média intraindividual (μ): 667
- Desvio-padrão: 304
- CV$_I$: 46.

Os dados mostram que o mesmo indivíduo pode se situar em diferentes posições do IR sem apresentar alterações significativas.[44]

Outro componente importante do resultado é a variação biológica entre sujeitos (VB$_G$). Ela possibilita estimar o coeficiente de variação entre sujeitos (CV$_G$), obtido por média e desvio-padrão entre diferentes sujeitos. Por exemplo, se a média de valores de CK para 10 jogadores de futebol durante uma coleta no período de treinamento for de 390 U/ℓ e o desvio-padrão de 266 U/ℓ, o CV$_G$% calculado será 68%. Isso significa que os valores de CK podem oscilar cerca de 46% para o mesmo atleta e até 68% entre atletas diferentes. Tanto o CV$_I$ quanto o CV$_G$ podem ser estimados ou compilados de bancos de dados disponíveis para vários analitos em indivíduos saudáveis e não praticantes de atividade física.[89]

Além da biológica, as variações pré-analítica e analítica também podem influenciar nos resultados obtidos. A variação pré-analítica pode ser minimizada pela adoção de instruções padronizadas aos indivíduos antes da coleta e por protocolos escritos para a coleta, o transporte e o processamento das amostras. Todas as técnicas de medição analítica (manual ou automática) têm algumas fontes de variabilidade intrínseca. Essa variabilidade não pode ser completamente eliminada, mas pode ser minimizada por adoção de práticas de qualidade do laboratório e escolha correta de equipamentos, reagentes e metodologias.

A variação analítica pode ser estimada pelo cálculo do coeficiente de variação analítica (CV$_A$), obtido por média e desvio-padrão dos resultados do controle interno da qualidade. Pode ser reduzida pela correta manutenção do equipamento e monitorada com a utilização de amostras controles. O protocolo de controle interno da qualidade (CIQ) deve incluir a análise de amostras controles que simulam a matriz empregada nos valores de referência.[90,91] A análise estatística dos resultados do controle pode ser feita por elaboração do gráfico de Levey-Jennings para cada analito e aplicação das regras múltiplas de Westgard. Neste caso, é necessário utilizar no mínimo dois níveis de concentração diferentes para o CIQ.[91]

A análise de resultados de amostras consecutivas pela comparação com IR populacionais é útil quando CV$_I$ > CV$_G$.[90] Entretanto, a maioria dos analitos quantificados no laboratório clínico tem CV$_I$ < CV$_G$. A razão entre CV$_I$ e CV$_G$ é chamada de índice de individualidade (II). Quanto menor o II, maior a individualidade (CV$_I$ < CV$_G$) inerente do analito testado.[90] De maneira geral, quando o II for > 1,4 (CV$_I$ > CV$_G$), a comparação do resultado de um exame laboratorial com valores obtidos de população de referência é favorecida.[89] A Figura 13.11 ilustra um analito com II < 0,6 (volume corpuscular médio). A Figura 13.12 mostra outro analito com II > 1,4 (proteína C reativa).

Ao analisar os dados da Figura 13.11, é possível observar que analitos com II < 0,6 precisam de alterações individuais muito significativas para serem detectados pelos IR tradicionais (percentil inferior e superior). Neste caso, somente indivíduos próximos ao limite mínimo e máximo do IR serão detectados facilmente por esta ferramenta de interpretação. Por outro lado, na Figura 13.12, observa-se que analitos com II > 1,4 têm variações individuais mais extensas e facilmente detectadas por IR convencionais.

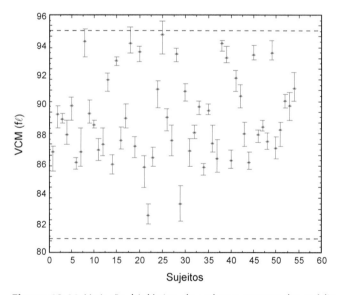

Figura 13.11 Variação biológica do volume corpuscular médio (VCM). Números mostram média e valores mínimo e máximo para cada indivíduo em quatro momentos distintos. Linhas pontilhadas horizontais representam o intervalo de referência (percentil inferior: 2,5; percentil superior: 97,5) obtidos de sujeitos (n = 300) da mesma população fisicamente ativa. Adaptada de Westgard, 2002.[92]

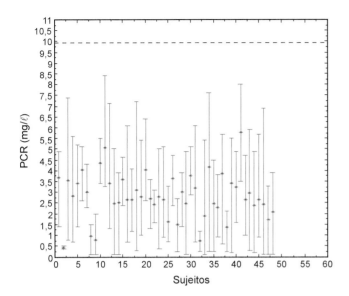

Figura 13.12 Variação biológica para as concentrações de proteína C reativa (PCR) em indivíduos fisicamente ativos. Números mostram média e valores mínimo e máximo para cada indivíduo em quatro momentos distintos. Linha pontilhada horizontal representa o intervalo de referência superior (percentil: 97,5) para a mesma população fisicamente ativa. Adaptada de Westgard, 2002.[92]

O monitoramento de atletas por meio de biomarcadores sanguíneos demanda várias análises de sangue ao longo do ano. Nesse caso, para que a interpretação dos resultados provenientes de análises consecutivas de um mesmo sujeito ofereça maior sensibilidade, propõe-se considerar a variação analítica e biológica inerente ao teste, que estão contidas nos cálculos da diferença crítica ou *reference change value* (RCV) para cada analito. O RCV define o percentual de alteração que deve ser excedido em um teste subsequente para que exista uma diferença significativa entre duas medidas consecutivas. O termo RCV foi introduzido por Harris e Yasaka[93] e pode ser obtido pela fórmula:

$$RCV = 2^{1/2} \times Zp \times (CV^2_A + CV^2_I)^{1/2}$$

Em que:

- $2^{1/2}$ é a probabilidade de mudança bidirecional
- Zp denota o desvio-padrão correspondente ao nível de significância estatística (1,96 = 95% e 2,58 = 99%).[89,93]

Alguns pesquisadores têm se dedicado a estabelecer os valores de RCV para vários analitos em indivíduos saudáveis não fisicamente ativos[94] ou com determinadas patologias.[95] Recentemente, os componentes da variação biológica e RCV em praticantes de atividade física regular e periodizada foram estabelecidos para as análises mais utilizadas nas avaliações de atletas durante treinamentos.[44]

O RCV já foi utilizado na avaliação da toxicidade induzida por medicamentos[96], no monitoramento pós-operatório de transplantes renais[97] e na avaliação de níveis séricos de vitaminas lipossolúveis e hidrossolúveis.[98]

A utilização do RCV para indivíduos fisicamente ativos pode aumentar a sensibilidade/especificidade das análises bioquímicas como marcadoras dos efeitos do treino, possibilitando uma análise mais aprofundada e individualizada. O RCV permite avaliar a mudança unidirecional (apenas aumento ou diminuição significativo do resultado) ou bidirecional (aumento e diminuição significativos do resultado).

Nos últimos anos, aumentou a preocupação de pesquisadores da área da Ciência do Esporte em monitorar analitos no sangue de atletas a fim de prevenir os estados de intolerância ao treino e a síndrome do *overtraining*. No entanto, na literatura ainda são escassos estudos realizados com praticantes de atividade física regular ou atletas que considerem a variação biológica; na maioria das vezes o componente de variação analítico também é negligenciado.

Recentemente, a Union Cycliste Internationale (UCI) e a World Anti-Doping Agency (WADA) introduziram a obrigatoriedade do passaporte biológico do atleta.[15] Trata-se de um modo indireto de detectar o uso de eritropoetina recombinante ou transfusão de sangue como *doping* por meio da avaliação individualizada da variação biológica de vários parâmetros hematológicos.[99] Os valores de RCV, estabelecidos a partir de sujeitos fisicamente ativos em população fisicamente ativa representativa da população brasileira, possibilita detectar esta modalidade de *doping* pela avaliação do hemograma do atleta em análises seriadas ao longo da temporada.

Por se tratar de um conceito muito recente, a aplicação do RCV na interpretação dos resultados de sangue será exemplificada em duas situações: aumento significativo dos valores de um mesmo indivíduo, porém dentro de valores de referência populacionais (Tabela 13.5) e diminuição significativa dos valores do mesmo indivíduo (Tabela 13.6).

Em resumo, a utilização conjunta do IR obtido a partir de populações definidas e o RCV são importantes ferramentas para a correta interpretação de resultados de biomarcadores sanguíneos no monitoramento de atletas em treinamento e competições. A correta utilização dessas duas ferramentas pode aumentar a sensibilidade e a especificidade na interpretação desses resultados, não apenas na verificação de adaptações positivas ao treinamento, mas também na prevenção do estado de intolerância ao treino, patologias e alterações nutricionais que podem prejudicar o desempenho do atleta.

230 Parte 4 • Avaliação Nutricional Funcional Aplicada ao Treinamento Desportivo

Tabela 13.5	Exemplo de aumento significativo dos valores de creatinoquinase com utilização do RCV, porém dentro de valores de referência populacionais.

Situação

Um atleta de *endurance*, do sexo masculino, em fase preparatória para competição, é submetido a duas avaliações sanguíneas em intervalos de 15 dias. As coletas foram sempre feitas 48 h após a última sessão de treinamentos para evitar as influências agudas do exercício sobre os parâmetros. Os resultados da atividade da CK no plasma são:
- Análise 1 = 240 U/ℓ
- Análise 2 (15 dias após a análise 1) = 882 U/ℓ

Comentários

Deve-se primeiro calcular a diferença percentual entre as duas análises (2 – 1); portanto, a diferença absoluta é: 882 – 240 = 642 U/ℓ. Transformando essa diferença em porcentagem, obtêm-se 267,5% de aumento em relação à primeira análise. O RCV 95% para CK equivale a 119,3%.[44] Como diferença percentual encontrada entre as análises do atleta (267,5%), é maior que o RCV. Considera-se, desse modo, que houve elevação significativa entre as duas medidas consecutivas. Essa elevação pode significar um risco real de lesão muscular, visto que aumentos da atividade plasmática de CK são utilizados como marcador de lesão muscular durante treinos.[10] Entretanto, é importante observar que caso se analise esses dois resultados comparando-os apenas com o IR tradicional (< 1.309 U/ℓ) para indivíduos fisicamente ativos, não se conseguirá discriminar este tipo de alteração significativa

Tabela 13.6	Exemplo de diminuição significativa dos valores de hemoglobina com utilização do RCV, porém dentro de valores de referência populacionais.

Situação

Um atleta de *endurance*, do sexo masculino, em fase preparatória para competição, relata cansaço excessivo após sessão de treinos. Seu desempenho caiu em relação à última avaliação física realizada há 3 meses. Não relata episódios de dor muscular pós-treinos. Os resultados da dosagem de hemoglobina mostram:
- Análise 1 = 15 g/dℓ
- Análise 2 (3 meses após a análise 1) = 13,5 g/dℓ

Comentários

Como no exemplo anterior, calcula-se a diferença percentual entre as duas análises (2 – 1); desta forma, a diferença absoluta é: 13,5 – 15 = – 1,5 g/dℓ. Transformando essa diferença em porcentagem, obtêm-se 10%. O valor é negativo, o que indica uma diminuição dos valores de hemoglobina em relação à primeira análise. O RCV 95% para hemoglobina equivale a 8%.[44] Como diferença percentual encontrada entre as análises do atleta (– 10%), ultrapassou o valor de RCV (utilizado para avaliar mudanças bidirecionais, ou seja, aumento e diminuição). Portanto, houve redução significativa da hemoglobina entre as duas medidas consecutivas. Esta diminuição pode estar relacionada com os sintomas observados pelo atleta, visto que a hemoglobina é a proteína presente nos eritrócitos e no componente responsável por transportar o oxigênio aos tecidos. Importante observar que se analisado os dois resultados apenas com a ferramenta tradicional, que é o IR (13 a 16,1 g/dℓ), não se conseguirá identificar esse estado patológico que influencia diretamente no desempenho do atleta

Referências bibliográficas

1. Toigo M, Boutellier U. New fundamental resistance exercise determinants of molecular and cellular muscle adaptations. Eur J Appl Physiol. 2006;97(6):643-63.

2. Fielding RA, Manfredi TJ, Ding W *et al.* Acute phase response in exercise. III. Neutrophil and IL-1 beta accumulation in skeletal muscle. Am J Physiol Integr Comp Physiol. 1993;265(1):R166-72.

3. Aoi W, Naito Y, Takanami Y. Oxidative stress and delayed-onset muscle damage after exercise. Free Radic Biol Med. 2004;37(4):480-87.

4. Hohl R, Ferraresso RLP, De Oliveira RB *et al.* Development and characterization of an overtraining animal model. Med Sci Sports Exerc. 2009;41(5):1155-63.

5. Hawley JA, Burke LM, Phillips SM *et al.* Nutritional modulation of training-induced skeletal muscle adaptations. J Appl Physiol. 2011;110(3):834-45.

6. Nunes LAS, Lazarim FL, Brenzikofer R *et al.* Applicability of the reference interval and reference change value of hematological and biochemical biomarkers to sport science. Rijeka; 2012.

7. Halson SL, Jeukendrup AE. Does overtraining exist? An analysis of overreaching and overtraining research. Sports Med. 2004;34(14):967-81.

8. Coutts AJ, Reaburn P, Piva TJ *et al.* Monitoring for overreaching in rugby league players. Eur J Appl Physiol. 2007;99(3):313-24.

9. Smith LL. Cytokine hypothesis of overtraining: a physiological adaptation to excessive stress? Med Sci Sports Exerc. 2000;32(2):317-31.

10. Lazarim FL, Antunes-Neto JMF, da Silva FOC *et al.* The upper values of plasma creatine quinase of professional soccer players during the Brazilian National Championship. J Sci Med Sport. 2009;12(1):85-90.

11. Kuipers H, Moran J, Mitchell D *et al.* Blood testing in sport: hematological profiling. Int J Sports Med. 2010;31:542-7.

12. Mercer KW, Densmore JJ. Hematologic disorders in the athlete. Clin Sports Med. 2005;24(3):599-621.

13. Robinson Y, Cristancho E, Böning D. Intravascular hemolysis and mean red blood cell age in athletes. Med Sci Sports Exerc. 2006;38(3):480-3.

14. Gleeson M. Immune system adaptation in elite athletes. Curr Opin Clin Nutr Metab Care. 2006;9(6):659-65.

15. Sottas P, Robinson N, Saugy M. The athlete's biological passport and indirect markers of blood doping. Handb Exp Pharmacol. 2010;195:305-26.

16. Burtis CA, Bruns DE. Tietz fundamentals of clinical chemistry and molecular diagnostics. 7.ed. St Louis: Elsevier Saunders; 2014.

17. Lee RG, Bithell TC, Foerster J *et al.* Wintrobe hematologia clínica. São Paulo: Manole; 1998.

18. Orkin SH, Zon LI. Hematopoiesis: an evolving paradigm for stem cell biology. Cell. 2008;132(4):631-44.

19. Abbas AK, Lichtman AH. Basic immunology. 2.ed. Philadelphia: Saunders; 2004.

20. Toumi H, Best TM. The inflammatory response: friend or enemy for muscle injury? Br J Sports Med. 2003;37(4):284-6.

21. Tidball JG. Inflammatory processes in muscle injury and repair. Am J Physiol Regul Integr Comp Physiol. 2005;288(2):R345-53.

22. Peake J, Nosaka K, Suzuki K. Characterization of inflammatory responses to eccentric exercise in humans. Exerc Immunol Rev. 2005;11:64-85.

23. Butterfield TA, Best TM, Merrick MA. The dual roles of neutrophils and macrophages in inflammation: a critical balance between tissue damage and repair. J Athl Train. 2006;41(4):457-65.

24. Bessa A, Nissenbaum M, Monteiro A *et al.* High-intensity ultraendurance promotes early release of muscle injury markers. Br J Sports Med. 2008;42(11):889-93.

25. Gleeson M. Immune function in sport and exercise. J Appl Physiol. 2007;103(2):693-9.

26. Nunes LAS, Grotto HZW, Brenzikofer R *et al.* Hematological and biochemical markers of iron status in a male, young, physically active population. Biomed Res Int. 2014;2014:1-7.

27. Kakanis MW, Peake J, Brenu EW *et al.* The open window of susceptibility to infection after acute exercise in healthy young male elite athletes. Exerc Immunol Rev. 2010;16:119-37.

28. Gleeson M. Can nutrition limit exercise-induced immunodepression? Nutr Rev. 2006;64(3):119-31.

29. Catanho da Silva FO, Macedo DV. Exercício físico, processo inflamatório e adaptação: uma visão geral. Rev Bras Cineantr Desemp Hum. 2011;13(4):320-8.

30. Mathur N, Pedersen BK. Exercise as a mean to control low-grade systemic inflammation. Mediators Inflamm. 2008;2008:109502.

31. Walsh NP, Gleeson M, Shephard RJ *et al.* Position statement. Part one: immune function and exercise. Exerc Immunol Rev. 2011;17:6-63.

32. Schumacher YO, Schmid A, Grathwohl D *et al.* Hematological indices and iron status in athletes of various sports and performances. Med Sci Sports Exerc. 2002;34(5):869-75.

33. Banfi G. Reticulocytes in sports medicine. Sports Med. 2008;38(3):187-211.

34. Sawka MN, Convertino VA, Schnieder SM *et al.* Blood volume: importance and adaptations to exercise training, environmental stresses, and trauma/sickness. Med Sci Sport Exerc. 2000;32(2):332-48.

35. Fallon KE, Sivyer G, Sivyer K *et al.* Changes in haematological parameters and iron metabolism associated with a 1600 kilometre ultramarathon. Br J Sports Med. 1999;33(1):27-31.

36. Convertino VA. Blood volume response to physical activity and inactivity. Am J Med Sci. 2007;334(1):72-9.

37. El-sayed MS, Sale C, Jones PGW *et al.* Blood hemostasis in exercise and training. Med Sci Sport Exerc. 2000;32(5):918-25.

38. Telford RD, Sly GJ, Hahn AG *et al.* Footstrike is the major cause of hemolysis during running. J Appl Physiol. 2003;94(1):38-42.

39. Peeling P, Dawson B, Goodman C *et al.* Athletic induced iron deficiency: new insights into the role of inflammation, cytokines and hormones. Eur J Appl Physiol. 2008;103(4):381-91.

40. Kehrer JP. The Haber-Weiss reaction and mechanisms of toxicity. Toxicology. 2000;149(1):43-50.

41. Shih AWY, Mcfarlane A, Verhovsek M. Haptoglobin testing in hemolysis: measurement and interpretation. Am J Hematol. 2014;89(4):443-7.

42. Baynes JW, Dominiczak MH. Bioquimica médica. 2.ed. Rio de Janeiro: Elsevier; 2005.

43. Zoller H, Vogel W. Iron supplementation in athletes–first do no harm. Nutrition. 2004;20(7-8):615-9.

44. Nunes LAS, Brenzikofer R, de Macedo DV. Reference change values of blood analytes from physically active subjects. Eur J Appl Physiol. 2010;110(1):191-8.

45. Patwell DM, McArdle A, Morgan JE et al. Release of reactive oxygen and nitrogen species from contracting skeletal muscle cells. Free Radic Biol Med. 2004; 37(7):1064-72.

46. Finaud J, Lac G, Filaire E. Oxidative stress: relationship with exercise and training. Sports Med. 2006; 36(4):327-58.

47. Nikolaidis MG, Paschalis V, Giakas G et al. Favorable and prolonged changes in blood lipid profile after muscle-damaging exercise. Med Sci Sports Exerc. 2008;40(8):1483-9.

48. Brancaccio P, Lippi G, Maffulli N. Biochemical markers of muscular damage. Clin Chem Lab Med. 2010;48(6):757-67.

49. Vanholder R, Sever MS, Erek E et al. Rhabdomyolysis. J Am Soc Nephrol. 2000;11(8):1553-61.

50. Brancaccio P, Maffulli N, Buonauro R et al. Serum enzyme monitoring in sports medicine. Clin Sports Med. 2008;27(1):1-18.

51. Clarkson PM, Hubal MJ. Exercise-induced muscle damage in humans. Am J Phys Med Rehabil. 2002;81(Suppl. 11):S52-69.

52. Brancaccio P, Maffulli N, Limongelli FM. Creatine quinase monitoring in sport medicine. Br Med Bull. 2007;81-82:209-30.

53. Serrão FV, Foerster B, Spada S et al. Functional changes of human quadriceps muscle injured by eccentric exercise. Braz J Med Biol Res. 2003;36(6): 781-6.

54. Ispirlidis I, Fatouros IG, Jamurtas AZ et al. Time-course of changes in inflammatory and performance responses following a soccer game. Clin J Sport Med. 2008;18(5):423-31.

55. Tiidus PM. Estrogen and gender effects on muscle damage, inflammation, and oxidative stress. Can J Appl Physiol. 2000;25(4):274-87.

56. Nunes LAS, Lazarim FL, Papaleo F et al. Muscle damage and inflammatory biomarkers reference intervals from physically active population. Clin Chem. 2011;57(October 2011):A35.

57. Strømme JH, Rustad P, Steensland H et al. Reference intervals for eight enzymes in blood of adult females and males measured in accordance with the International Federation of Clinical Chemistry reference system at 37°C: part of the Nordic Reference Interval Project. Scand J Clin Lab Invest. 2004;64(4): 371-83.

58. Lippi G, Salvagno GL, Montagnana M et al. Influence of physical exercise and relationship with biochemical variables of NT-pro-brain natriuretic peptide and ischemia modified albumina. Clin Chim Acta. 2006;367(1-2):175-80.

59. Nunes LA, Macedo DV. Reference intervals for biochemical parameters in physically active young men. Clin Chem Lab Med. 2008;46:S1-859.

60. Lippi G, Schena F, Salvagno GL et al. Acute variation of biochemical markers of muscle damage following a 21-km, half-marathon run. Scand J Clin Lab Invest. 2008;68(7):667-72.

61. Burke MD. Liver function: test selection and interpretation of results. Clin Lab Med. 2002;22(2): 377-90.

62. Feucht CL, Patel DR. Analgesics and anti-inflammatory medications in sports: use and abuse. Pediatr Clin North Am. 2010;57(3):751-74.

63. Bagley WH, Yang H, Shah KH. Rhabdomyolysis. Intern Emerg Med. 2007;2(3):210-8.

64. Suzuki K, Totsuka M, Nakaji S et al. Endurance exercise causes interaction among stress hormones, cytokines, neutrophil dynamics, and muscle damage. J Appl Physiol. 1999;87(4):1360-7.

65. Lippi G, Montagnana M, Franchini M et al. The paradoxical relationship between serum uric acid and cardiovascular disease. Clin Chim Acta. 2008;392 (1-2):1-7.

66. Nunes LAS, Brenzikofer R, Macedo DV. Reference intervals for saliva analytes collected by a standardized method in a physically active population. Clin Biochem. 2011;44(17-18):1440-4.

67. Blicharz TM, Rissin DM, Bowden M et al. Use of colorimetric test strips for monitoring the effect of hemodialysis on salivary nitrite and uric acid in patients with end-stage renal disease: a proof of principle. Clin Chem. 2008;54(9):1473-80.

68. Rustad P, Felding P, Franzson L et al. The Nordic Reference Interval Project 2000: recommended reference intervals for 25 common biochemical properties. Scand J Clin Lab Invest. 2004;64(4):271-84.

69. Owen-Smith B, Quiney J, Read J. Salivary urate in gout, exercise, and diurnal variation. Lancet. 1998; 351(9120):1932.

70. Cazzola R, Russo-Volpe S, Cervato G et al. Biochemical assessments of oxidative stress, erythrocyte membrane fluidity and antioxidant status in professional soccer players and sedentary controls. Eur J Clin Invest. 2003;33:924-30.

71. González D, Marquina R, Rondón N et al. Effects of aerobic exercise on uric acid, total antioxidant activity, oxidative stress, and nitric oxide in human saliva. Res Sport Med. 2008;16(2):128-37.

72. Nunes LAS, Brenzikofer R, Macedo DV. Reference intervals for saliva analytes collected by a standardi-

zed method in a physically active population. Clin Biochem. 2011;44(17-18):1440-4.

73. Nagler RM, Klein I, Zarzhevsky N et al. Characterization of the diferentiated antioxidant profile of human saliva. Free Radic Biol Med. 2002;32(3):268-77.

74. Cao G, Prior RL. Comparison of different analytical methods for assessing total antioxidant capacity of human serum. Clin Chem. 1998;44(6):1309-15.

75. Prior RL, Cao G. In vivo total antioxidant capacity: comparison of different analytical methods. Free Radic Biol Med. 1999;27(99):1173-81.

76. Carlsohn A, Rohn S, Bittmann F et al. Exercise increases the plasma antioxidant capacity of adolescent athletes. Ann Nutr Metab. 2008;53(2):96-103.

77. Hartmann U, Mester J. Training and overtraining markers in selected sport events. Medicine. 2000; 32(1998):209-15.

78. Urhausen A, Kindermann W. Diagnosis of overtraining: what tools do we have? Sport Med. 2002; 32(2):95-102.

79. Banfi G, Del Fabbro M, Lippi G. Serum creatinine concentration and creatinine-based estimation of glomerular filtration rate in athletes. Sports Med. 2009;39(4):331-7.

80. Banfi G, Del Fabbro M, Lippi G. Relation between serum creatinine and body mass index in elite athletes of different sport disciplines. Br J Sports Med. 2006;40(8):675-8.

81. Lippi G, Brocco G, Franchini M et al. Comparison of serum creatinine, uric acid, albumina and glucose in male professional endurance athletes compared with healthy controls. Clin Chem Lab Med. 2004;42(6):644-7.

82. Banfi G, Del Fabbro M. Serum creatinine values in elite athletes competing in 8 different sports: comparison with sedentary people. Clin Chem. 2006; 52(2):330-1.

83. Lippi G, Banfi G, Salvagno GL et al. Glomerular filtration rate in endurance athletes. Clin J Sport Med. 2008;18(3):286-8.

84. Solberg HE. International Federation of Clinical Chemistry (IFCC), Scientific Committee, Clinical Section, Expert Panel on Theory of Reference Values, and International Committee for Standardization in Haematology (ICSH), Standing Committee on Reference Values. Approved Recommendation (1986) on the theory of reference values. Part 1. The concept of reference values. J Clin Chem Clin Biochem. 1987;25(5):337-42.

85. Ritchie RF, Palomaki G. Selecting clinically relevant populations for reference intervals. Clin Chem Lab Med. 2004;42(7):702-9.

86. Banfi G, Lundby C, Robach P et al. Seasonal variations of haematological parameters in athletes. Eur J Appl Physiol. 2011;111(1):9-16.

87. Fraser CG. Test result variation and the quality of evidence-based clinical guidelines. Clin Chim Acta. 2004;346(1):19-24.

88. Solberg HE. RefVal: a program implementing the recommendations of the International Federation of Clinical Chemistry on the statistical treatment of reference values. Comput Methods Programs Biomed. 1995;48(3):247-56.

89. Ricós C, Cava F, García-Lario JV et al. The reference change value: a proposal to interpret laboratory reports in serial testing based on biological variation. Scand J Clin Lab Investig. 2004;64(3):175-84.

90. Fraser CG. Biological variation: from principles to practice. Washington: AACC Press; 2001.

91. Westgard JO. Basic QC Practices. 2.ed. Madison, WI: Westgard QC; 2002. 320 p.

92. Nunes LAS. Parâmetros bioquímicos e hematológicos na saliva e sangue de indivíduos fisicamente ativos. 2011. 137 p. Tese (doutorado) - Universidade Estadual de Campinas, Instituto de Biologia, Campinas, SP.

93. Harris EK, Yasaka T. On the calculation of a "reference change" for comparing two consecutive measurements. Clin Chem. 1983;29(1):25-30.

94. Macy EM, Hayes TE, Tracy RP. Variability in the measurement of C-reactive protein in healthy subjects: implications for reference intervals and epidemiological applications. Clin Chem. 1997;43(1):52-8.

95. Jensen E, Petersen PH, Blaabjerg O et al. Biological variation of thyroid autoantibodies and thyroglobulin. Clin Chem Lab Med. 2007;45(8):1058-64.

96. Wu AHB, Smith A, Wians F. Interpretation of creatine quinase and aldolase for statin-induced myopathy: reliance on serial testing based on biological variation. Clin Chim Acta. 2009;399(1):109-11.

97. Skadberg Ø, Sandberg S, Røraas T et al. The variation in high sensitive cardiac troponin concentration during haemodialysis treatment is not similar to the biological variation observed in stable end stage renal disease patients. Scand J Clin Lab Invest. 2016;76(8):645-52.

98. Talwar DK, Azharuddin MK, Williamson C et al. Biological variation of vitamins in blood of healthy individuals. Clin Chem. 2005;51(11):2145-50.

99. Schumacher YO, Saugy M, Pottgiesser T et al. Detection of EPO doping and blood doping: the haematological module of the Athlete Biological Passport. Drug Test Anal. 2012;4(11):846-53.

Parte 5
Sistemas Orgânicos e Resposta ao Exercício

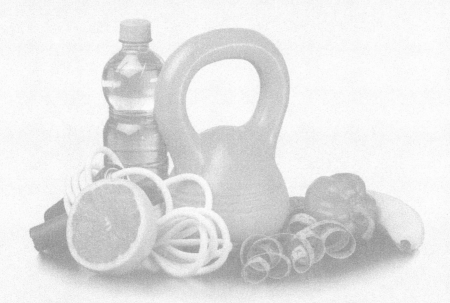

14 Saúde Intestinal do Atleta, 237

15 Sistema Hepático de Biotransformação e Eliminação, 248

16 Sistema Imune e Imunomodulação em Atletas/Desportistas, 257

17 Reparação Nutricional do Dano Muscular Induzido por Exercício e *Performance*, 288

18 Sistema Endócrino e Modulação Nutricional, 300

Saúde Intestinal do Atleta

Ana Beatriz Baptistella

Introdução

O trato gastrintestinal humano contém uma comunidade microbiana diversa e abundante que reúne mais de 100 trilhões de microrganismos. A densidade das células bacterianas no cólon tem sido estimada entre 10^{11} e 10^{12} por mililitro, o que faz com que o cólon seja um dos *habitats* microbianos mais densamente populoso conhecido no mundo. Dentre os microrganismos encontrados estão bactérias, vírus, fungos, protozoa e arquea que vivem simbioticamente com o hospedeiro.[1,2] O microbioma intestinal codifica mais de 3 milhões de genes que produzem milhares de metabólitos, enquanto o genoma humano consiste em aproximadamente 23 mil genes. Em função dessa quantidade de bactérias, estima-se que há mais delas no intestino do que células no corpo, visto que a microbiota intestinal apresenta um conjunto genético cento e cinquenta vezes maior que o genoma humano, com 99% dos genes provenientes de bactérias de 1.000 a 1.150 espécies diferentes.[3]

Estima-se que cada indivíduo possui cerca de 160 espécies distintas em seu intestino.[3,4] Entretanto, é importante considerar que a composição é específica e única; cada ser humano apresenta uma microbiota intestinal própria que desempenha funções específicas no metabolismo de nutrientes, manutenção da integridade da mucosa intestinal, imunomodulação e proteção contra patógenos.[2]

Considerando as características da microbiota intestinal como grande diversidade, estabilidade e resiliência, bem como a interação simbiótica com o organismo hospedeiro, é possível definir esse conjunto como um superorganismo com funções metabólicas e imunológicas.[5,6] As bactérias intestinais são reguladores-chaves do processo digestivo, atuando na extração, síntese e absorção de muitos nutrientes e metabólitos, inclusive ácidos biliares, lipídios, aminoácidos, vitaminas e ácidos graxos de cadeia curta (AGCC).[2] Além disso, a microbiota tem papel fundamental na função imune contra colonização de bactérias patogênicas, por inibir seu crescimento pela produção de bacteriocinas, e previne a invasão bacteriana por meio da manutenção da integridade do epitélio intestinal.[7] Esse efeito na prevenção da colonização patogênica se dá por diferentes mecanismos: metabolismo de nutrientes, modificação do pH, secreção de peptídios antimicrobianos e efeitos nas vias de sinalização celular. Já se identificou o papel crítico das bactérias comensais e seus subprodutos na regulação do desenvolvimento, homeostase e função da resposta imunológica inata e adaptativa.[8] É paradoxo notar que as funções da microbiota são altamente preservadas entre os indivíduos; entretanto, cada microbiota intestinal individual caracteriza-se por uma combinação específica de espécies bacterianas decorrente de variações inter e intraindividuais.[2]

Formação e variação da microbiota

A microbiota humana varia taxonômica e funcionalmente em cada parte do trato digestório, além de sofrer variações dependendo de alguns fatores. Já se sabe também que há uma evolução ao longo da vida do hospedeiro e a composição pode ser alterada por estímulos exógenos e endógenos.[4] A seguir, serão descritos os principais fatores capazes de influenciar a colonização bacteriana.

Região anatômica

Fatores como fisiologia, pH, presença de O_2, velocidade de trânsito gastrintestinal, disponibilidade de substrato e secreções do hospedeiro influenciam diretamente a composição da microbiota. Em virtude do rápido tempo de trânsito intestinal e da alta concentração de sais biliares, o intestino delgado apresenta um ambiente menos favorável à colonização; já o intestino grosso, com seu pH neutro a moderadamente ácido e menor velocidade de trânsito intestinal, é o ambiente ideal para uma alta densidade microbiana (com predominância de bactérias anaeróbicas).[2]

Fatores da infância

A idade gestacional tem sido considerada o principal fator determinante da colonização microbiana, visto que bebês prematuros têm composição diferente dos nascidos a termo. Isso porque os bebês prematuros, após o parto, são expostos a fatores ambientais (como ambiente hospitalar, uso de antibióticos e alimentação enteral) que influenciam a colonização bacteriana.[2] Vale lembrar que, contrário ao paradigma do "útero estéril", já foram encontradas bactérias no cordão umbilical, fluido amniótico, membranas fetais e mecônio de bebês saudáveis nascidos a termo.[9] Assim, o padrão da microbiota materna também influencia a colonização inicial dos recém-nascidos.

Já se sabe também que o tipo de parto influencia a colonização intestinal, visto que o parto normal (natural) proporciona ao recém-nascido o contato com as bactérias do trato vaginal materno, indicando forte correlação. Por outro lado, bebês nascidos de cesárea sofrem influência das bactérias presentes no ambiente hospitalar e na pele materna, resultando em uma microbiota menos diversa.[10]

Outro fator importante nessa colonização é o aleitamento materno. O leite humano possui alguns oligossacarídios com efeito prebiótico que modulam a microbiota e reduzem o crescimento de bactérias patogênicas.[2] Bebês que recebem fórmulas infantis apresentam uma microbiota com maior contagem de *Escherichia coli*, *Bacteroides* e *Clostridium difficile* quando comparados àqueles sob aleitamento materno exclusivo.[11]

Assim, considerando-se esses fatores, os estudos indicam que a microbiota é moldada já na primeira infância. Bebês nascidos a termo, de parto normal e que recebem aleitamento materno de uma mãe com microbiota saudável apresentam uma microbiota com mais diversidade.[2]

Idade

A diversidade microbiana aumenta com a idade até alcançar a estabilidade na vida adulta, composta por três filos principais – Firmicutes (*Lachnospiraceae* e *Ruminococcaceae*), Bacteroidetes (*Bacteroidaceae*, *Prevotellaceae* e *Rikenellaceae*) e Actinobacteria (*Bifidobacteriaceae* e *Coriobacteriaceae*) – resultantes de fatores genéticos, ambientais, dietéticos, fisiológicos e de estilo de vida.[12] Aproximadamente aos 3 anos de idade, a composição e a diversidade da microbiota intestinal infantil já são bem semelhantes as de um indivíduo adulto.[13]

Uso de antibióticos

A composição da microbiota pode ser mais ou menos afetada pelo uso de antibióticos, que apresentam diferentes efeitos locais; entretanto, já se sabe que esses medicamentos modificam-na levando ao aumento ou aparecimento de certas espécies e à redução e/ou destruição de outras.[14]

Antibióticos de amplo espectro causam desequilíbrio entre Firmicutes e Bacteroidetes (os dois filos predominantes na microbiota), com redução da diversidade e abundância bacteriana durante os tratamentos.[2] Vale lembrar que cada classe de antibióticos tem diferentes propriedades e mecanismos de excreção, o que resulta em diferentes padrões de alteração na microbiota.[15] Portanto, a mudança na composição da microbiota depende da classe do antibiótico, da dose, do período de utilização, da ação farmacológica e da bactéria-alvo.

Hábitos dietéticos

A dieta tem a capacidade de influenciar a composição da microbiota de maneira rápida e reprodutível. David *et al.*[16] demonstraram que alterações na dieta com relação a teor de fibras, proteínas e gorduras são capazes de gerar mudanças significativas no equilíbrio microbiano em apenas 1 dia. Os resultados indicaram ainda alteração na capacidade fermentativa da microbiota.

Exercício físico

Pode influenciar positivamente a composição da microbiota, sobretudo se frequente. A prática diária de atividade aumenta a diversidade bacteriana, principalmente as bactérias que produzem mais AGCC capazes de influenciar de modo positivo a expressão das proteínas *tight junctions*, essenciais para a manutenção da barreira mucosa, o que reduz o risco de inflamação local e permeabilidade intestinal (relacionada com diversos distúrbios metabólicos decorrentes do aumento da absorção de substâncias potencialmente tóxicas e inflamatórias).[2]

O exercício físico tem sido associado ainda a uma microbiota de caráter anti-inflamatório, conforme estudos *in vitro* e ensaios clínicos. Estudando ratos, Campbell *et al.*[17] observaram que o exercício foi associado com menor expressão de marcadores inflamatórios [interleucina (IL)-6 e ciclo-oxigenase-2] mesmo com o consumo de uma dieta *high fat*. Por outro lado, quando essa dieta foi oferecida a animais sedentários, observou-se alteração na composição microbiana, inflamação e perda da integridade intestinal.

Em humanos, o exercício tem sido associado a aumento na diversidade bacteriana, tanto em atletas como em praticantes de atividade física. Atletas de rúgbi (uma atividade extrema) apresentaram elevação significativa no número de filos quando comparados ao grupo controle (22 × 11, respectivamente) no estudo de Clarke *et al.*[18] Resultados semelhantes foram observados em mulheres na pré-menopausa que praticavam atividade física 3 vezes/semana. Quando comparadas ao grupo sedentário, as mulheres ativas apresentaram contagem maior de *Faecalibacterium prausnitzii* e *Akkermansia muciniphila* (bactérias com ação anti-inflamatória).[19] Portanto, esses estudos indicam que a prática de atividade física tem efeitos benéficos importantes na colonização bacteriana tanto em atletas como em praticantes. Todavia, é importante considerar que há algumas condições associadas ao treino que pode impactar de maneira negativa a integridade da mucosa intestinal e o equilíbrio microbiano, conforme descrito adiante.

Interação microbiota-hospedeiro

O trato gastrintestinal representa a *interface* entre o hospedeiro e o ambiente, e o intestino delgado tem uma grande área de superfície para controlar as funções de digestão e absorção de nutrientes. Considerando que o intestino é o local com a mais alta concentração de bactérias, o hospedeiro desenvolveu uma "estratégia" para tolerar os microrganismos benéficos e patogênicos, além de um eficiente mecanismo de defesa contra supercrescimento bacteriano e de patógenos.[20]

Barreira mucosa

O intestino é revestido pelo muco protetor, com uma camada interna densa e uma externa aderente que aumenta ao longo do trato digestório, mais espessa no cólon. A camada interna de muco representa o primeiro mecanismo de defesa altamente eficiente. Em função de sua densidade, previne a penetração bacteriana, "isolando" o epitélio das grandes quantidades de bactérias do lúmen.[21] O muco protetor é composto por mucina (produzida pelas células de Globet), rica em diversos oligossacarídios, desenvolvendo um papel significativo na seleção das bactérias intestinais comensais.[22]

Alguns microrganismos têm a capacidade de aderir a esse muco, dentre eles *Lactobacillus reuteri*, *Lactobacillus plantarum* e *Lactobacillus rhamnosus*, por possuírem proteínas ligadoras de mucina; alguns microrganismos patogênicos também têm essa capacidade (*Helicobacter pylori*, *Clostridium jejuni* e norovírus). A *Akkermancia muciniphila* (já citada por seu caráter anti-inflamatório) atua na degradação da mucina, tornando-se importante para a integridade intestinal.[23]

Barreira intestinal epitelial

O epitélio intestinal separa o lúmen intestinal da lâmina própria. É composto principalmente por enterócitos e células de Globet, de Paneth e enteroendócrinas (a junção dessas células constitui a barreira física que controla o transporte paracelular de moléculas).[21]

As *tight junctions* são compostas por várias proteínas transmembranais (ocludina, claudina, moléculas de adesão) e a regulação dessas proteínas está diretamente associada com a integridade epitelial.[24] A inflamação da mucosa tem sido associada com aumento da permeabilidade vascular e paracelular, característica comum à síndrome de *Leaky gut*.

Disbiose

Pode ser definida como uma alteração na composição da microbiota intestinal em que microrganismos de baixa virulência se tornam patogênicos em virtude do desequilíbrio quantitativo e qualitativo instalado, afetando negativamente a saúde do ser humano, podendo ser causa ou consequência de diversas desordens.[2]

Vários estudos têm apontado a relação entre a disbiose e a ocorrência de enfermidades como:

- Síndrome do intestino irritável[25,26]
- Doença celíaca[27]
- Doença inflamatória intestinal[28]
- Câncer colorretal[29]
- Obesidade[30]

- Diabetes[31]
- Doença de Alzheimer[32]
- Doença de Parkinson[33]
- Transtornos do espectro autista[34]
- Estresse.[35]

Entre as principais causas da disbiose, destacam-se:

- Excesso de consumo de proteína animal[36]
- Dieta rica em gorduras[37,38]
- Consumo de ácidos graxos trans[39]
- Dieta pobre em fibras prebióticas.[40]

Atleta

Estima-se que 30 a 50% dos atletas apresentam alterações gastrintestinais em algum momento da vida[41], o que constitui uma das principais causas na queda do rendimento, especialmente entre atletas de *endurance* e *ultraendurance*. *Status*, tipo e intensidade do treinamento, além de alimentação antes e durante o exercício, parecem desempenhar um papel importante na etiologia do dano gastrintestinal.

Além disso, alguns fatores aumentam a ocorrência da hiperpermeabilidade intestinal, o que eleva o risco de disbiose e, consequentemente, de distúrbios gastrintestinais.

Dieta

Além dos fatores intrínsecos à atividade física que podem desestabilizar o equilíbrio intestinal, algumas estratégias nutricionais também podem estar associadas à incidência de problemas gastrintestinais: baixo consumo de fibras, excesso de ingestão de gorduras, dietas *high protein* e *high fat*, bem como consumo de bebidas com altas concentrações de carboidratos. Como consequência desses padrões, pode ocorrer uma sensação de empachamento com redução do esvaziamento gástrico durante o exercício prolongado, associada à diarreia decorrente de alterações osmóticas.[42]

Medicamentos

O uso de medicamentos, especialmente analgésicos e anti-inflamatórios não esteroides (AINE), é uma realidade em diversas modalidades, especialmente nos períodos de competição. Entre os efeitos colaterais já identificados dos AINE, têm-se: irritação da mucosa do estômago; alteração da secreção gástrica; erosão da mucosa gastrintestinal; dano e disfunção no trato digestório.[43] Como consequência desses efeitos, ocorre aumento da permeabilidade intestinal associado a sintomas físicos já muito conhecidos por indivíduos que usam AINE regularmente.

Aditivos químicos

O atleta e o praticante de atividade física podem estar diariamente expostos a diversos aditivos químicos presentes, principalmente, nos suplementos alimentares. As substâncias mais comumente utilizadas são: estabilizantes, coran-

tes, edulcorantes, conservantes, antioxidantes, emulsificantes, espessantes, aromatizantes e gelificantes. A seguir, uma lista dos principais aditivos encontrados em suplementos nutricionais brasileiros para atletas:

- Aroma sintético idêntico ao natural (limão, laranja, tangerina, morango, maracujá)
- Acidulante ácido cítrico
- Espessante goma xantana
- Edulcorantes artificiais (sucralose, acessulfame-K)
- Antiumectante dióxido de silício
- Corantes artificiais (vermelho ponceau, rosa cereja, amarelo tartrazina, vermelho 40, azul brilhante, azorrubina, amarelo de quinoleína, caramelo IV, bordeaux, azul indigotina)
- Corantes sintéticos idênticos ao natural (caramelo IV)
- Corantes naturais (carmim de cochonilha, urucum)
- Conservantes (citrato de sódio, citrato de potássio, benzoato de sódio)
- Ácido tartárico
- Corante inorgânico (dióxido de titânio)
- Estabilizante croscarmelose sódica.

O contato crônico com essas substâncias – como ocorre quando o atleta consome diariamente pequenas doses de suplementos – tem sido associado a desequilíbrios na microbiota. Adoçantes como sucralose, aspartame e sacarina já são considerados potentes disruptores do equilíbrio microbiano (e esse efeito se dá justamente pelo consumo de baixas doses por longos períodos).[44]

Estudos *in vitro* têm demonstrado que espessantes (como carragena, carboximetilcelulose e polisorbato) também podem alterar o equilíbrio intestinal. Dentre os efeitos já observados, destacam-se inflamação intestinal, colite, alteração da microbiota, redução na expressão de mucina e aumento da permeabilidade intestinal.[45-47]

O corante dióxido de titânio tem sido relacionado com aumento nos níveis de IL-8 em modelo com células intestinais, indicando resposta inflamatória.[48] Outro estudo experimental mostrou que a exposição crônica a esse composto promoveu redução na força elétrica das *tight junctions*, independentemente da dose, causando aumento da permeabilidade intestinal com prejuízo na absorção de nutrientes (especificamente ferro e zinco). Os autores observaram que nanopartículas de dióxido de titânio induziram redução nas microvilosidades absortivas nas células epiteliais intestinais, mostrando que as células epiteliais são afetadas em nível funcional pela exposição fisiológica relevante a nanopartículas comumente encontradas nos alimentos.[49]

Outro suplemento muito utilizado pelos atletas é a maltodextrina. Estudos experimentais têm colocado essa substância como um disruptor da microbiota, visto que ela altera as respostas antimicrobianas intestinais, suprime a defesa antibacteriana intestinal e promove crescimento e colonização de *Salmonella* e *E. coli* (elevando o risco de gastrenterites e inflamações intestinais).[50,51]

Portanto, do ponto de vista intestinal, é importante o nutricionista avaliar a qualidade dos suplementos prescritos, bem como a real necessidade e a frequência de uso, para reduzir o risco de possíveis impactos prejudiciais à microbiota.

Treino

Durante a atividade física, há um dano mecânico em função do impacto característico que pode promover microfissuras na mucosa intestinal, aumentando o risco de hiperpermeabilidade intestinal. Além disso, há aumento fisiológico nos níveis de cortisol, substância que pode alterar o equilíbrio do intestino, visto ser capaz de influenciar as células imunológicas/citocinas, alterar a permeabilidade, bem como a barreira intestinal e a composição da microbiota.[52]

O quadro de desidratação também pode ser extremamente prejudicial, já que pode causar lesão de células epiteliais, prejudicando o equilíbrio da barreira mucosa e a integridade do intestino.

O estresse térmico característico da atividade física pode enfraquecer as *tight junctions* e também elevar o risco de hiperpermeabilidade intestinal.[53]

Síndrome gastrintestinal induzida pelo exercício

Durante a prática de atividade física, há uma redistribuição do fluxo sanguíneo para suprir as necessidades de tecidos metabolicamente ativos (cérebro, pulmão e coração), atender às demandas do sistema muscular (para suprir a necessidade de oxigênio) e responder ao sistema cardiovascular para auxiliar a dissipar o calor por meio do suor. Nessa condição há um desvio do fluxo sanguíneo na área esplênica, reduzindo de maneira significativa o fluxo da região. Com isso, há hipoxia com depleção local de adenosina trifosfato (ATP) e acidose (essa queda de oxigênio causa perda da integridade celular e lesão nos enterócitos).

Após o exercício, quando a circulação esplênica for restaurada, pode ocorrer dano por reperfusão, caracterizado por inflamação e formação de espécies reativas de oxigênio. O intestino tem baixa tolerância à hipoxia e é particularmente sensível a episódios de hipoperfusão em virtude da arquitetura vascular das vilosidades, o que pode levar à lesão na mucosa e à perda da integridade da barreira intestinal, seguida por quadro de hiperpermeabilidade intestinal, translocação bacteriana e inflamação intestinal. Apesar dessas evidências, os estudos precisam elucidar se o dano à mucosa induzido pelo exercício pode prejudicar a captação de nutrientes, influenciando a *performance* e reduzindo a recuperação pós-exercício.[54] A Figura 14.1 apresenta a sequência de eventos envolvidos na síndrome gastrintestinal induzida por exercício.

Estudos com atletas de diferentes modalidades (maratonistas, ciclistas e triatletas) já demonstraram que após a atividade física, especialmente aquelas entre 60 e 70% do consumo máximo de oxigênio (VO$_2$ máx.), em temperatura ambiente acima de 23°C, há aumento nos níveis plasmáticos de endotoxinas e fragmentos bacterianos, além de elevação na razão urinária lactulose/ramnose – todos marcadores de lesão intestinal.[53]

Estima-se que essa síndrome atinja cerca de 4% dos atletas que praticam maratona e ciclismo, 31% dos triatletas e até 96% dos ultramaratonistas, indicando associação direta com a intensidade e a duração do exercício.[55]

Diante do exposto e considerando que as complicações intestinais podem forçar os atletas a reduzirem a intensidade do exercício, prejudicando sua *performance*, e que o trato digestório tem papel crítico na oferta de carboidratos e fluidos durante a atividade física prolongada (podendo representar um determinante principal da *performance*), sugere-se que tanto o atleta quanto o praticante de atividade física estão expostos a fatores inerentes ao treino, que podem, de alguma maneira, prejudicar a estabilidade da mucosa intestinal, aumentando o risco de hiperpermeabilidade intestinal e, consequentemente, de inflamação sistêmica. Nesse sentido, é imperativo que essa população receba cuidados nutricionais específicos para o intestino visando a minimizar possíveis efeitos e que sejam estabelecidas estratégias para reduzir a exposição a possíveis fatores deletérios presentes na dieta (p. ex., suplementos ricos em aditivos químicos).

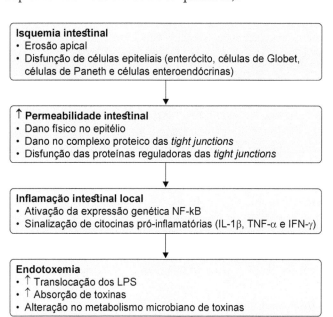

Figura 14.1 Síndrome gastrintestinal induzida por exercício. IFN-γ: interferon-gama; IL-1ß: interleucina 1 beta; LPS: lipopolissacarídio; NF-kB: fator nuclear kappa B; TNF-α: fator de necrose tumoral alfa. Adaptada de Dokladny *et al.*, 2016.[53]

Estratégias nutricionais para manutenção da saúde intestinal do atleta

Conforme exposto, o intestino do atleta está sujeito a fatores ambientais e inerentes ao treino que podem prejudicar o equilíbrio intestinal. Essa situação é particularmente preocupante caso se considere a exposição crônica e frequente a tais fatores associada à alimentação e à suplementação inadequadas, baixa qualidade do sono e periodização imprópria do treino. Portanto, o planejamento dietético do atleta e praticante de atividade física deve ter como objetivo reduzir a exposição a possíveis fatores negativos (como aditivos químicos, irritantes da mucosa e adoçantes) e fornecer nutrientes necessários para a recuperação contínua da mucosa.

Nutrientes para reparo da mucosa

Glutamina

Esse aminoácido é oxidado no ciclo de Krebs com a finalidade de produzir ATP para células de rápida proliferação (inclusive enterócitos), além de ativar a sinalização da via Alvo da rapamicina em mamíferos (mTOR) e aumentar a síntese proteica nos enterócitos, o que promove o desenvolvimento intestinal, regulando a expressão das proteínas nas *thight junctions* e regulando a imunidade intestinal.[56]

Pesquisadores do Reino Unido já demonstraram que a suplementação de glutamina (em doses que variaram de 0,25 a 0,9 g/kg de massa livre de gordura) é capaz de reduzir marcadores de hiperpermeabilidade intestinal em homens fisicamente ativos submetidos a exercício a 70% do VO_2 máx. em temperatura ambiente de 30°C.[57]

Vitaminas A e D

A deficiência desses nutrientes já foi relacionada com redução da diversidade microbiana e aumento da suscetibilidade à infecção e à lesão na mucosa. Essas duas vitaminas regulam o epitélio intestinal e o sistema imune da mucosa, influenciando a composição da microbiota e a homeostase intestinal em função de alguns mecanismos já identificados: regulação da expressão das *tight junctions* nas células epiteliais intestinais; suporte para células linfoides inatas que produzem IL-22, supressão de interferon-gama (IFN-gama) e IL-17 e indução das células T reguladoras.[58]

Ômega-3

Em função do seu efeito anti-inflamatório, estudos recentes têm indicado que esse ácido graxo pode reduzir a destruição das *tight junctions* em casos de inflamação intestinal associada com disbiose.[59,60]

Prebióticos

Definidos como ingredientes alimentares naturais não diferidos e fermentados, utilizados como substrato energético pela microbiota, influenciando assim seu crescimento e atividade.[61] Existem vários compostos já identificados com prebióticos, entre eles, as fibras alimentares são as mais estudadas. Isso porque certos nutrientes resistem à hidrólise pelas enzimas digestivas no intestino delgado, sendo fermentadas por bactérias colônicas. Entre aqueles já estudados, encontram-se amido resistente, celulose, hemicelulose, pectina, goma, mucilagens, inulina e oligossacarídios (p. ex., fruto-oligossacarídio).

Resultante da fermentação por bactérias colônicas, formam-se os AGCC – especificamente acetato, propionato e butirato –, utilizados como fonte energética. O acetato é metabolizado principalmente em músculos, rins, coração e cérebro; já o propionato sofre metabolismo hepático e é um substrato neoglicogênico que inibe a síntese de colesterol e regula a lipogênese no tecido adiposo. O butirato é principalmente metabolizado por bactérias colônicas comensais, onde atua como substrato preferencial e regula o crescimento e a diferenciação celular.[62]

Além dessas funções, os AGCC influenciam a manutenção do pH luminal, inibem o crescimento de bactérias patogênicas, induzem a motilidade intestinal, estimulam a apoptose de células cancerígenas e atuam na redução da produção de citocinas pró-inflamatórias e no aumento de células T reguladoras.[62]

O consumo de alimentos prebióticos por atletas e praticantes de atividade física é importante, pois já se sabe que o butirato pode influenciar de maneira indireta a biogênese mitocondrial. Atletas de *endurance* apresentam maior número e volume de mitocôndrias no músculo esquelético.

O aumento na biogênese mitocondrial melhora a *performance* muscular em virtude do aumento na capacidade de fosforilação oxidativa e betaoxidação, melhorando a produção energética. Já foi identificada uma comunicação bidirecional entre microbiota e mitocôndria, dependente da produção de AGCC; especificamente, o butirato é capaz de induzir a expressão genética de coativador-1 alfa do receptor ativado por proliferadores de peroxissoma gama (PGC-1 alfa) no músculo esquelético, influenciando a função mitocondrial e a produção energética.[63]

Portanto, é importante ofertar continuamente aos atletas e praticantes de atividade física alimentos prebióticos que exercerão um efeito protetor na saúde intestinal. A Tabela 14.1 apresenta os principais alimentos já identificados.

Probióticos

São definidos como microrganismos vivos que, quando administrados em quantidades adequadas, conferem efei-

Tabela 14.1	Alimentos prebióticos e efeitos na saúde.
Alimento	**Efeito**
Banana-verde[64]	Fonte de amido resistente tipo 2 capaz de resistir à digestão por alfa-amilase. O amido resistente tem a capacidade de modular a microbiota, os peptídios intestinais e os mediadores inflamatórios
Batata Yacon[65,66]	Rica em inulina e fruto-oligossacarídio, seu consumo já foi associado a aumento dos níveis de imunoglobulina A, primeira linha de defesa contra agentes microbianos na mucosa intestinal, inibindo a colonização das bactérias patogênicas. Em indivíduos constipados, seu consumo associado ao suco de laranja promoveu aumento no número de evacuações e na contagem de bifidobactérias
Aveia integral[67]	O consumo diário de 45 g durante 6 semanas foi associado a aumento da contagem total de bactérias (inclusive bifidobactérias e lactobacilos)
Cúrcuma[68,69]	A microbiota humana é capaz de biotransformar a curcumina de diferentes maneiras, resultando em metabólitos ativos com efeitos locais e sistêmicos. Estudos experimentais têm indicado efeitos, como aumento na produção de butirato, melhora na função de barreira e redução das alterações nas *tight junctions*. Todavia, são necessários estudos clínicos para comprovar esses efeitos

tos benéficos ao organismo hospedeiro; podem ainda ter múltiplas interações com o vetor, inclusive inibição competitiva de outras bactérias, efeitos na função barreira da mucosa e estimulação das células dendríticas (resultando em ativação de vias anti-inflamatórias).[70] A Figura 14.2 apresenta um resumo com as principais funções dos probióticos na saúde intestinal.

Os atletas e praticantes de atividade física estão sujeitos ao desenvolvimento de diversas desordens em função da carga de treino exaustiva, intensidade do exercício, recuperação inadequada e má nutrição.[72] Dentre as mais comuns nessa população, destacam-se: imunossupressão, doenças respiratórias e distúrbios gastrintestinais. Assim, a suplementação de probióticos tem ganhado destaque visto que pode exercer efeitos benéficos[72] e reduzir os riscos de desenvolvimento dessas enfermidades e, por consequência, influenciar de maneira indireta a *performance* dos atletas.[73]

Uma recente revisão sistemática avaliou os efeitos da suplementação de probióticos em indivíduos fisicamente ativos.[74] A seguir, os principais resultados obtidos:

- Sintomas do trato respiratório: com a suplementação de probióticos, os estudos clínicos indicaram redução na duração de doenças respiratórias, menos frequência de sintomas e diminuição da gravidade
- Transtornos gastrintestinais: os resultados são menos expressivos, com menor duração dos episódios de sintomas gastrintestinais, redução da gravidade (em homens submetidos a treinamentos de alta carga) e melhora da permeabilidade intestinal
- Imunossupressão e inflamação: entre atletas de diferentes modalidades, a suplementação de probióticos promoveu aumento nos níveis de imunoglobulina A.[75] A suplementação parece também melhorar marcadores inflamatórios, como IL-6, IL-16, IFN-gama e proteína C reativa.

Com relação a *performance*, as evidências são fracas, visto que se reconhece que ela depende de diversas variáveis e não pode ser única e exclusivamente atribuída à suplementação de probióticos. Entre os resultados encontrados, destacam-se maior tempo de exaustão, redução da degradação de triptofano, melhora da dor e recuperação muscular e melhor produção do pico de força. Apesar desses resultados, vale ressaltar que não há um consenso sobre os reais efeitos benéficos da suplementação de probióticos em atletas.

Considerações finais

Como demonstrado ao longo deste capítulo, a manutenção da saúde intestinal depende do equilíbrio da microbiota, que tem papel fundamental no desenvolvimento do sistema imune inato e adaptativo, na motilidade intestinal, na homeostase da barreira intestinal e no metabolismo energético.[74] Diversos fatores dietéticos podem influenciar esse equilíbrio e promover o estado de disbiose, associado a diversos distúrbios metabólicos, inclusive doenças crônicas não transmissíveis. Os atletas e praticantes de atividade física representam uma população de maior risco, visto que o exercício físico de alta intensidade pode afetar negativamente a barreira intestinal por reduzir o fluxo sanguíneo esplênico em até 80% e aumentar a permeabilidade intestinal. Além disso, o exercício intenso pode desencadear respostas inflamatórias e imunológicas e aumentar as espécies reativas de oxigênio, o que prejudica o equilíbrio intestinal.

Portanto, no planejamento dietético dos atletas e praticantes de atividade física é importante que o nutricionista sempre utilize alimentos e suplementos (quando necessário) que possam ajudar a manter a saúde intestinal e reduzir o risco dos efeitos deletérios associados ao exercício físico, para contribuir com a melhora da *performance*.

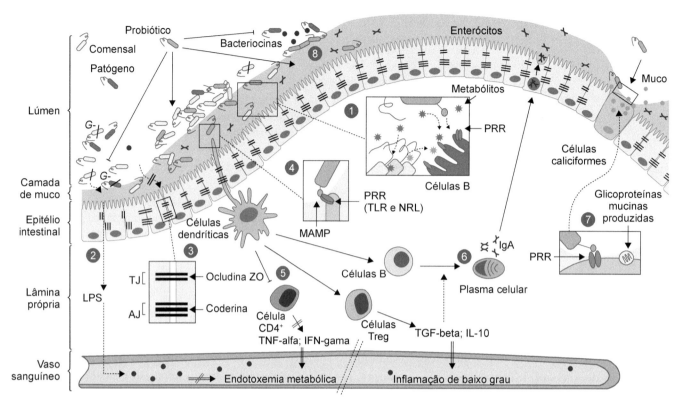

Figura 14.2 Probióticos e manutenção da microbiota e da integridade da barreira intestinal. Mecanismos de ação: 1. Há uma comunicação entre os probióticos suplementados, as bactérias nativas/comensais e as células epiteliais. Os probióticos produzem metabólitos que podem aumentar a diversidade da microbiota e a disponibilidade de nutrientes para as células epiteliais. As bactérias nativas se multiplicam e também produzem metabólitos que podem ser utilizados pelas células circundantes. 2. Em caso de transtornos metabólicos, a permeabilidade intestinal é alterada causando inflamação de baixo grau e endotoxemia metabólica. 3. Os probióticos podem aumentar a produção de proteínas das *tight junctions*, melhorando a permeabilidade intestinal e inibindo a passagem de fragmentos bacterianos para a circulação sistêmica, o que reduz a endotoxemia metabólica. 4. Os probióticos expressam ainda os padrões moleculares associados a microrganismos (MAMP), que podem se ligar a receptores localizados na superfície das células intestinais do hospedeiro (1) e das células dendríticas, induzindo a ativação/inibição das vias de sinalização. 5. Os probióticos podem estimular as células dendríticas levando à inibição da proliferação de células D4+ pró-inflamatórias e à ativação de vias anti-inflamatórias (proliferação de células Treg, resultando na produção de citocinas anti-inflamatórias e IgA). 6. A IgA presente principalmente na mucosa reforça o papel protetor da barreira mucosa. 7. A produção de muco também pode ser elevada pelos probióticos que estimulam as células de Goblet, resultando na ativação da expressão de genes de mucina, com a produção de glicoproteínas. Uma vez produzidas, essas proteínas são excretadas e formam a camada mucosa, que age como uma barreira contra a colonização de patógenos. 8. Os probióticos podem também induzir a barreira física contra patógenos ou produzir bacteriocinas que inibem a invasão de microrganismos indesejáveis. AJ: *adherence junctions*; G: bactérias Gram; IFN-γ: interferon-gama; IL-10: interleucina 10; LPS: lipopolissacarídio; NLR: receptor *NOD-like*; PRR: receptores de reconhecimento de padrões; TGF-β: fator de crescimento beta; TJ: *tight junctions*; TLR: receptor *toll-like*; TNF-α: fator de necrose tumoral alfa; ZO: zonulina. Adaptada de Le Barz *et al.*, 2015.[71]

Referências bibliográficas

1. Ticinesi A, Lauretani F, Tana C et al. Exercise and immune system as modulators of intestinal microbiome: implications for the gut-muscle axis hypothesis. Exerc Immunol Rev. 2019;25:84-95.
2. Rinninella E, Raoul P, Cintoni M et al. What is the healthy gut microbiota composition? A changing ecosystem across age, environment, diet, and diseases. Microorganisms. 2019;7(1).
3. Qin J, Li R, Raes J et al. A human gut microbial gene catalogue established by metagenomic sequencing. Nature. 2010;464(7285):59-65.
4. Cerdá B, Pérez M, Pérez-Santiago JD et al. Gut microbiota modification: another piece in the puzzle of the benefits of physical exercise in health? Front Physiol. 2016;7:51.
5. Gill SR, Pop M, Deboy RT et al. Metagenomic analysis of the human distal gut microbiome. Science. 2006;312:1355-9.

6. Thursby E, Juge N. Introduction to the human gut microbiota. Biochem J. 2017;474:1823-36.

7. Khosravi A, Mazmanian SK. Disruption of the gut microbiome as a risk factor for microbial infections. Curr Opin Microbiol. 2013;16:221-7.

8. Brestoff JR, Artis D. Commensal bacteria at the interface of host metabolism and the immune system. Nat Immunol. 2013;14:676-84.

9. Funkhouser LJ, Bordenstein SR. Mom knows best: the universality of maternal microbial transmission. PLoS Biol. 2013;11(8):e1001631.

10. Biasucci G, Benenati B, Morelli L *et al.* Cesarean delivery may affect the early biodiversity of intestinal bacteria. J Nutr. 2008;138(9):1796S-800S.

11. Azad MB, Konya T, Maughan H *et al.* Gut microbiota of healthy Canadian infants: profiles by mode of delivery and infant diet at 4 months. CMAJ. 2013; 185(5):385-94.

12. Tidjani Alou M, Lagier JC, Raoult D. Diet influence on the gut microbiota and dysbiosis related to nutritional disorders. Hum Microbiome J. 2016;1:3-11.

13. Yatsunenko T, Rey FE, Manary MJ *et al.* Human gut microbiome viewed across age and geography. Nature. 2012;486:222-7.

14. Pérez-Cobas AE, Artacho A, Knecht H *et al.* Differential effects of antibiotic therapy on the structure and function of human gut microbiota. PLoS One. 2013;8(11):e80201.

15. Iizumi T, Battaglia T, Ruiz V *et al.* Gut microbiome and antibiotics. Arch Med Res. 2017;48(8):727-34.

16. David LA, Maurice CF, Carmody RN *et al.* Diet rapidly and reproducibly alters the human gut microbiome. Nature. 2014;505(7484):559-63.

17. Campbell SC, Wisniewski PJ, Noji M *et al.* The effect of diet and exercise on intestinal integrity and microbial diversity in mice. PLoS One. 2016;11(3):e0150502.

18. Clarke SF, Murphy EF, O'Sullivan O *et al.* Exercise and associated dietary extremes impact on gut microbial diversity. Gut. 2014;63(12):1913-20.

19. Bressa C, Bailén-Andrino M, Pérez-Santiago J *et al.* Differences in gut microbiota profile between women with active lifestyle and sedentary women. PLoS One. 2017;12(2):e0171352.

20. Sommer F, Backhed F. The gut microbiota–masters of host development and physiology. Nat Rev Microbiol. 2013;11:227-38.

21. Dieterich W, Schink M, Zopf Y. Microbiota in the gastrointestinal. Tract Med Sci. 2018;6:116.

22. Juge N. Microbial adhesins to gastrointestinal mucus. Trends Microbiol. 2012;20:30-9.

23. Geerlings SY, Kostopoulos I, de Vos WM *et al.* Akkermansia muciniphila in the human gastrointestinal tract: when, where, and how? Microorganisms. 2018;6(3).

24. Chelakkot C, Ghim J, Ryu SH. Mechanisms regulating intestinal barrier integrity and its pathological implications. Exp Mol Med. 2018;50:103.

25. Carroll IM, Chang YH, Park J *et al.* Luminal and mucosal-associated intestinal microbiota in patients with diarrhea-predominant irritable bowel syndrome. Gut Pathog. 2010;2:19.

26. Krogius-Kurikka L, Lyra A, Malinen E *et al.* Microbial community analysis reveals high level phylogenetic alterations in the overall gastrointestinal microbiota of diarrhoea-predominant irritable bowel syndrome sufferers. BMC Gastroenterol. 2009;9:95.

27. Marasco G, Di Biase AR, Schiumerini R *et al.* Gut microbiota and celiac disease. Dig Dis Sci. 2016;61:1461-72.

28. Machiels K, Joossens M, Sabino J *et al.* A decrease of the butyrate-producing species Roseburia hominis and Faecalibacterium prausnitzii defines dysbiosis in patients with ulcerative colitis. Gut. 2014;63(8):1275-83.

29. Wang T, Cai G, Qiu Y *et al.* Structural segregation of gut microbiota between colorectal cancer patients and healthy volunteers. ISME J. 2012;6(2):320-9.

30. Rizzatti G, Lopetuso LR, Gibiino G *et al.* Proteobacteria: a common factor in human diseases. Biomed Res Int. 2017:9351507.

31. Li X, Watanabe K, Kimura I. Gut microbiota dysbiosis drives and implies novel therapeutic strategies for diabetes mellitus and related metabolic diseases. Front Immunol. 2017;8:1882.

32. Vogt NM, Kerby RL, Dill-McFarland KA *et al.* Gut microbiome alterations in Alzheimer's disease. Sci Rep. 2017;7(1):13537.

33. Keshavarzian A, Green SJ, Engen PA *et al.* Colonic bacterial composition in Parkinson's disease. Mov Disord. 2015;30(10):1351-60.

34. Li Q, Han Y, Dy ABC *et al.* The gut microbiota and autism spectrum disorders. Front Cell Neurosci. 2017;11:120.

35. Bhattarai Y, Muniz Pedrogo DA, Kashyap PC. Irritable bowel syndrome: a gut microbiota-related disorder? Am J Physiol Gastrointest Liver Physiol. 2017;312(1):G52-62.

36. Singh RK, Chang HW, Yan D *et al.* Influence of diet on the gut microbiome and implications for human health. J Transl Med. 2017;15(1):73.

37. Villanueva-Millán MJ, Pérez-Matute P, Oteo JA. Gut microbiota: a key player in health and disease. A review focused on obesity. J Physiol Biochem. 2015;71(3):509-25.

38. Deopurkar R, Ghanim H, Friedman J et al. Differential effects of cream, glucose, and orange juice on inflammation, endotoxin, and the expression of Toll-like receptor-4 and suppressor of cytokine signaling-3. Diabetes Care. 2010;33(5):991-7.

39. Okada Y, Tsuzuki Y, Sato H et al. Trans-fatty acids exacerbate DSS-induced colitis through up-regulation of macrophage-derived proinflammatory cytokines involved in T helper cell polarization. Clin Exp Immunol. 2013;174(3):459-71.

40. Chiba M, Nakane K, Komatsu M. Westernized diet is the most ubiquitous environmental factor in inflammatory bowel disease. Perm J. 2019;23:18-107.

41. de Oliveira EP, Burini RC, Jeukendrup A. Gastrointestinal complaints during exercise: prevalence, etiology, and nutritional recommendations. Sports Med. 2014;44 (Suppl.1):S79-85.

42. Jeukendrup AE. Training the gut for athletes. Sports Med. 2017;47(Suppl. 1):101-10.

43. Costa RJS, Snipe RMJ, Kitic CM et al. Systematic review: exercise-induced gastrointestinal syndrome-implications for health and intestinal disease. Aliment Pharmacol Ther. 2017;46(3):246-65.

44. Nettleton JE, Reimer RA, Shearer J. Reshaping the gut microbiota: impact of low calorie sweeteners and the link to insulin resistance? Physiol Behav. 2016;164(Pt B):488-93.

45. Chassaing B, Koren O, Goodrich JK et al. Dietary emulsifiers impact the mouse gut microbiota promoting colitis and metabolic syndrome. Nature. 2015;519(7541):92-6.

46. Singh RK, Wheildon N, Ishikawa S. Food additive P-80 impacts mouse gut microbiota promoting intestinal inflammation, obesity and liver dysfunction. SOJ Microbiol Infect Dis. 2016;4(1).

47. Martino JV, Van Limbergen J, Cahill LE. The role of carrageenan and carboxymethylcellulose in the development of intestinal inflammation. Front Pediatr. 2017;5:96.

48. Tada-Oikawa S, Ichihara G, Fukatsu H et al. Titanium dioxide particle type and concentration influence the inflammatory response in caco-2 cells. Int J Mol Sci. 2016;17(4):576.

49. Guo Z, Martucci NJ, Moreno-Olivas F et al. Titanium dioxide nanoparticle ingestion alters nutrient absorption in an in vitro model of the small intestine. NanoImpact. 2017;5:70-82.

50. Nickerson KP, Chanin R, McDonald C. Deregulation of intestinal anti-microbial defense by the dietary additive, maltodextrin. Gut Microbes. 2015; 6(1):78-83.

51. Nickerson KP, Homer CR, Kessler SP et al. The dietary polysaccharide maltodextrin promotes Salmonella survival and mucosal colonization in mice. PLoS One. 2014;9(7):e101789.

52. Cryan JF, Dinan TG. Mind-altering microorganisms: the impact of the gut microbiota on brain and behaviour. Nat Rev Neurosci. 2012;13(10):701-12.

53. Dokladny K, Zuhl MN, Moseley PL. Intestinal epithelial barrier function and tight junction proteins with heat and exercise. J Appl Physiol. 2016;120(6): 692-701.

54. van Wijck K, Lenaerts K, Grootjans J et al. Physiology and pathophysiology of splanchnic hypoperfusion and intestinal injury during exercise: strategies for evaluation and prevention. Am J Physiol Gastrointest Liver Physiol. 2012;303:G155-68.

55. Costa RJS, Snipe RMJ, Kitic CM et al. Systematic review: exercise-induced gastrointestinal syndrome-implications for health and intestinal disease. Aliment Pharmacol Ther. 2017;46(3):246-65.

56. Wang B, Wu G, Zhou Z et al. Glutamine and intestinal barrier function. Amino Acids. 2015;47(10): 2143-54.

57. Pugh JN, Sage S, Hutson M et al. Glutamine supplementation reduces markers of intestinal permeability during running in the heat in a dose-dependent manner. Eur J Appl Physiol. 2017;117(12):2569-77.

58. Cantorna MT, Snyder L, Arora J. Vitamin A and vitamin D regulate the microbial complexity, barrier function, and the mucosal immune responses to ensure intestinal homeostasis. Crit Rev Biochem Mol Biol. 2019;54(2):184-92.

59. Hao LJ, Lin Y, Zhang W et al. Effect of eicosapentaenoic acid on mRNA expression of tight junction protein ZO-1 in intestinal epithelial cells after Escherichia coli LF82 infection. Zhongguo Dang Dai Er Ke Za Zhi. 2017;19(6):693-8.

60. Xiao G, Yuan F, Geng Y. Eicosapentaenoic acid enhances heatstroke-impaired intestinal epithelial barrier function in rats. Shock. 2015;44(4):348-56.

61. Khangwal I, Shukla P. Prospecting prebiotics, innovative evaluation methods, and their health applications: a review. Biotech. 2019;9(5):187.

62. Tsai YL, Lin TL, Chang CJ et al. Probiotics, prebiotics and amelioration of diseases. J Biomed Sci. 2019; 26(1):3.

63. Clark A, Mach N. The Crosstalk between the gut microbiota and mitochondria during exercise. Front Physiol. 2017;8:319.

64. Yang X, Darko KO, Huang Y *et al*. Resistant starch regulates gut microbiota: structure, biochemistry and cell signalling. Cell Physiol Biochem. 2017;42(1): 306-18.

65. Vaz-Tostes Md, Viana ML, Grancieri M *et al*. Yacon effects in immune response and nutritional status of iron and zinc in preschool children. Nutrition. 2014; 30(6):666-72.

66. de Souza Lima Sant'Anna M, Rodrigues VC, Araújo TF *et al*. Yacon-based product in the modulation of intestinal constipation. J Med Food. 2015;18(9): 980-6.

67. Connolly ML, Tzounis X, Tuohy KM *et al*. Hypocholesterolemic and prebiotic effects of a wholegrain oat-based granola breakfast cereal in a cardio-metabolic "at risk" population. Front Microbiol. 2016;7:1675.

68. Wang J, Ghosh SS, Ghosh S. Curcumin improves intestinal barrier function: modulation of intracellular signaling, and organization of tight junctions. Am J Physiol Cell Physiol. 2017;312:C438-45.

69. Ohno M, Nishida A, Sugitani Y *et al*. Nanoparticle curcumin ameliorates experimental colitis via modulation of gut microbiota and induction of regulatory T cells. PLoS One. 2017;12(10):e0185999.

70. Marchesi JR, Adams DH, Fava F *et al*. The gut microbiota and host health: a new clinical frontier. Gut. 2016;65(2):330-9.

71. Le Barz M, Anhê FF, Varin TV *et al*. Probiotics as complementary treatment for metabolic disorders. Diabetes Metab J. 2015;39(4):291-303.

72. Leite GSF, Resende AS, West NP *et al*. Probiotics and sports: is it a new magic bullet? Nutrition. 2019; 60:152-60.

73. Colbey C, Cox AJ, Pyne DB *et al*. Upper respiratory symptoms, gut health and mucosal immunity in athletes. Sports Med. 2018;48(Suppl. 1):65-77.

74. Möller GB, da Cunha Goulart MJV, Nicoletto BB *et al*. Supplementation of probiotics and its effects on physically active individuals and athletes: systematic review. Int J Sport Nutr Exerc Metab. 2019;29(5): 481-92.

75. Gleeson M, Bishop NC, Oliveira M *et al*. Daily probiotic's (lactobacillus casei shirota) reduction of infection incidence in athletes. Int J Sport Nutr Exer Metab. 2011;21(2011):55-64.

capítulo

15

Sistema Hepático de Biotransformação e Eliminação

Ana Beatriz Baptistella

Introdução

O fígado é um órgão vital, com diversas funções fisiológicas necessárias para a manutenção do metabolismo, imunidade, digestão, destoxificação e armazenamento de nutrientes. Atua na produção de bile e proteínas plasmáticas, além de metabolizar carboidratos, lipídios, aminoácidos e sintetizar a ureia. Trata-se do principal órgão responsável pelo processo de destoxificação de xenobióticos, inclusive drogas e compostos tóxicos endógenos e exógenos.[1] É o único órgão que recebe duplo suprimento sanguíneo pela veia porta (aproximadamente 75%) e pela artéria hepática (aproximadamente 25%), além de estar entrelaçado com praticamente todos os sistemas do corpo, estando assim sujeito a diversas patologias.

Em situações de alta demanda metabólica, ele libera a energia armazenada, enquanto reabastece os estoques de energia em situações de abundância nutricional após uma refeição. Entre suas funções destacam-se seu papel na conversão de metabólitos em macronutrientes, aminoácidos em proteínas e a transformação de energia potencial em energia química.[2] Ainda, está envolvido no armazenamento de glicogênio, produção de hormônios e metabolismo de lipídios, glicose e álcool.[3]

Em virtude de sua comunicação direta com o intestino, funcionando como um filtro metabólico entre o intestino e a circulação sanguínea, o fígado está altamente exposto a danos e disfunções, fato que justifica sua alta capacidade de regeneração.[4] Os hepatócitos, unidades funcionais do fígado, correspondem a 70 a 85% da massa celular desse órgão, sendo mais suscetíveis ao dano celular.[3] Alterações na capacidade dessas células de executar suas funções biológicas podem aumentar o risco de patologias hepáticas, diabetes e câncer, entre outras.[5] Portanto, para evitar possíveis distúrbios, os hepatócitos requerem quantidades substanciais de adenosina trifosfato (ATP) para orquestrar sua participação em todos os processos biológicos, produzida pelas inúmeras mitocôndrias presentes no meio intracelular – o que indica uma alta necessidade nutricional para tais processos biológicos. O fígado tem papel em praticamente todos os sistemas endógenos:[6]

- Interage com os sistemas endócrino e gastrintestinal, auxiliando na digestão e no metabolismo
- Estoca vitaminas lipossolúveis, ferro e cobre
- Auxilia na homeostase do colesterol
- Atua na síntese do fator de coagulação e de proteínas
- Tem papel na quebra da fração heme, atuando na desconjugação e conjugação da bilirrubina
- Age no metabolismo de hormônios sexuais e produz proteínas carreadoras, importantes para a função reprodutiva e desenvolvimento
- Tem importante papel no sistema imunológico por meio das células de Kupffer e *natural killers*.

Entre suas funções já reconhecidas, merecem destaque:

- Produção de bile: elaborada nos hepatócitos, a bile é composta por água, eletrólitos, sais biliares, colesterol, bilirrubina e fosfolipídios, entre outras substâncias, tornando-se essencial no processo de absorção e digestão de lipídios
- Metabolismo e armazenamento de vitaminas lipossolúveis: após absorção via quilomícrons ou lipoproteína de muito baixa densidade (VLDL), essas vitaminas alcançam o fígado onde serão estocadas e metabolizadas
- Metabolismo de bilirrubina
- Atua na conversão periférica dos hormônios da tireoide, consistindo em sítio de deiodinação de tiroxina (T4) a tri-iodotironina (T3)
- Gerencia a síntese de diversas proteínas plasmáticas, inclusive albumina, globulinas ligadoras, proteína C e todos os fatores de coagulação
- Metaboliza e destoxifica xenobióticos.

Destoxificação de xenobióticos

O processo de destoxificação tem função essencial de neutralizar e degradar substâncias tóxicas às quais o organismo humano está exposto diariamente, convertendo as toxinas em compostos inativos e inócuos. Para tanto, são necessárias reações de biotransformação em que o fígado transforma xenobióticos da forma lipofílica em hidrofílica por meio de reações químicas realizadas no retículo endoplasmático dos hepatócitos, divididas em três etapas: fase I (conhecida como biotransformação enzimática), fase II (conhecida como conjugação enzimática) e fase III (via de transporte). Tais reações têm um alto custo energético e nutricional, o que torna necessária uma variedade de macro- e micronutrientes de modo contínuo para a expressão e a síntese de enzimas envolvidas nas diferentes reações bioquímicas.[7]

As reações de fase I originam um soluto mais hidrofílico via reações de oxidação, redução e hidrólise, por meio da ação das enzimas da família citocromo P450 (CYP450) principalmente. O produto derivado de tais reações é conhecido como "metabólito intermediário reativo" e será metabolizado pelas enzimas de fase II por meio de reações de conjugação – formando um metabólito mais hidrofílico para subsequente transporte e excreção, compreendendo a fase III.

Esse processo ocorre prioritariamente no fígado; entretanto, outros órgãos estão envolvidos, como rins e intestino. A eficiência desse processo é diretamente influenciada por fatores como idade, gênero, interações medicamentosas, doenças metabólicas, quadros inflamatórios, características genéticas e qualidade da alimentação (visto que, conforme citado, tais reações demandam grandes quantidades de macro- e micronutrientes). A seguir, cada uma dessas fases será abordada em detalhes.

Reações de fase I

Objetiva alterar a estrutura química da toxina pela reação com o oxigênio, por meio de oxidação, redução, hidroxilação ou hidrólise principalmente em hepatócitos e enterócitos. Como resultado, as toxinas são transformadas em substâncias mais polares e menos lipossolúveis.[7]

Essas reações bioquímicas são catalisadas pelas enzimas da superfamília de hemeproteínas do CYP450, que estão envolvidas também em outras funções como biossíntese de hormônios esteroidais, metabolismo de ácidos graxos poli-insaturados (como ácido araquidônico e prostaglandinas), ativação de vitaminas A e D a seus hormônios biologicamente ativos, síntese de diversos metabólitos secundários, entre outras funções. Atualmente, estima-se que existem mais de 2.000 genes envolvidos na expressão dessas enzimas hepáticas, representando a maior família de proteínas listada no genoma humano.[8]

As enzimas do citocromo estão presentes em todos os tecidos orgânicos, com altas concentrações no fígado e no intestino delgado. São proteínas ligadas à membrana, presentes na fração microssomal do fígado, com papel crucial na biossíntese de ácido biliar e no metabolismo de xenobióticos. Essas enzimas também estão presentes nas membranas mitocondriais internas de tecidos esteroidogênicos como córtex adrenal, testículos, ovários, mama e placenta, onde estão envolvidas na síntese e na degradação de hormônios esteroides endógenos. Em adição, o citocromo atua no metabolismo de vitaminas, na oxidação de ácidos graxos insaturados e na biossíntese do colesterol.[9] Considerando suas funções, as enzimas do CYP450 desempenham papel central no metabolismo celular e na manutenção da homeostase celular. Diversos fatores podem influenciar a expressão e a função do CYP450, inclusive fatores fisiológicos (idade, sexo, hormônios, ambiente e polimorfismos genéticos), bem como estados patológicos (como câncer e inflamações).

Uma dieta com quantidades adequadas de macronutrientes, fitoquímicos, vitaminas e minerais é necessária para a expressão e a ação das enzimas do CYP450, visto que tais nutrientes estão diretamente envolvidos na modulação epigenética.[10]

Como resultado das reações mediadas pelas enzimas do CYP450, tem-se a formação de um metabólito intermediário reativo, muitas vezes potencialmente mais tóxico e/ou carcinogênico do que a toxina original, o que torna as reações de fase II essenciais para neutralizar esses metabólitos.[7] Esses metabólitos intermediários, se não forem adequadamente conjugados, podem desencadear dano celular por se ligarem covalentemente a proteínas, lipídios e ácidos nucleicos dentro das células.

A fase I resulta ainda na produção de uma quantidade importante de espécies reativas de oxigênio; nesse sentido, é essencial o aporte nutricional adequado de antioxidantes, incluindo: carotenoides, vitamina C, vitamina E, selênio, cobre, zinco, manganês, coenzima Q10, bioflavonoides e fitoquímicos presentes nos alimentos de origem vegetal (Figura 15.1). Mas vale lembrar que para atletas e praticantes de atividade física, não existe um consenso com relação a suplementação de antioxidantes no que se refere à recuperação e à manutenção do processo de destoxificação. Assim, o equilíbrio antioxidante deverá ser obtido por meio da ingestão de alimentos ricos em nutrientes com efeitos antioxidantes.

Diversos nutrientes e fitoquímicos podem otimizar esta fase. Dentre estes, os glicosinolatos – presentes nas crucíferas – são considerados indutores de fase I, pois estimulam a expressão gênica das enzimas da família do CYP450, mais precisamente CYP1A1 e 1A2.[11,12] Com atuações semelhantes, o resveratrol (encontrado naturalmente na casca de uvas (*Vitis vinífera*) e a curcumina (principal constituinte da *Curcuma longa*) também são considerados indutores da fase I.[13] Portanto, é essencial uma alimentação equilibrada em frutas, verduras e legumes, com boas fontes de macronutrientes para o adequado funcionamento das reações de fase I.

Reações de fase II

Após a formação dos metabólitos intermediários reativos pelas reações de fase I, é necessária sua neutralização por meio das reações de fase II – as reações de conjugação. Assim, esses metabólitos serão conjugados a substâncias como ácido glicurônico, sulfato, glutationa, aminoácidos (como taurina, glicina, arginina, glutamina, serina e prolina) e grupamentos metil e acetil. Como resultado, tem-se toxinas biotransformadas e hidrossolúveis que serão excretadas via bile, fezes e urina.[7] Essas reações são catalisadas por enzimas transferases, como glutationa S-transferase, UDP-glicuronil transferase e sulfotransferases.[14]

Nesse sentido, é essencial garantir boa ingestão de proteínas e aminoácidos envolvidos no processo de sulfatação dos metabólitos ativos formados na fase I, sendo cisteína, metionina, taurina e aminoácidos de cadeia ramificada sugeridos para este objetivo.[15]

A síntese das enzimas de conjugação é dependente da ativação do fator nuclear eritroide 2 relacionado com o fator 2 (Nrf2), que tem papel central na manutenção da homeostase celular em resposta ao estresse oxidativo e eletrofílico. Sob condições normais e estáveis, o Nrf2 está

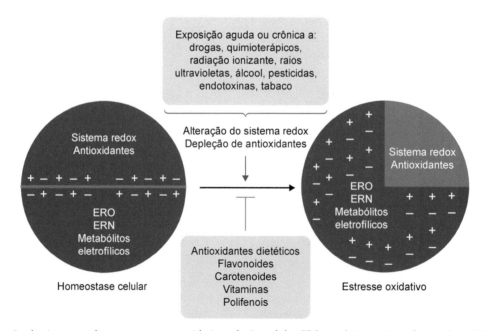

Figura 15.1 Alteração do sistema redox causa estresse oxidativo e lesão celular. ERO: espécies reativas de oxigênio; ERN: espécies reativas de nitrogênio.

localizado no citoplasma ligado à proteína Keap1 e fica disponível para ubiquinação e degradação proteossomal. Já sob condições de estresse oxidativo, o Nrf2 escapa da degradação mediada pela Keap1 e se acumula no núcleo onde se liga a elementos de domínio regulador [elementos de resposta antioxidante (ARE)] dos genes antioxidantes e de destoxificação, induzindo sua expressão, o que resulta em aumento da expressão de enzimas antioxidantes e de cerca de 200 enzimas de fase II de destoxificação.[16,17] Vale lembrar que a prática de exercício físico tem alto potencial de estimular o Nrf2. Uma carga aguda de exercício aeróbico é capaz de ativar o Nrf2 tanto em adultos jovens quanto idosos.[18] Mais recentemente, demonstrou-se que o exercício agudo aeróbico induz ativação do Nrf2 independentemente da intensidade em adultos jovens, mas a alta intensidade resultou em maior atividade de enzimas antioxidantes (glutationa redutase).[17]

Dentre os fitoquímicos, alguns têm a capacidade de ativar o Nrf2, aumentando a expressão enzimática, como: sulforafano (presente no brócolis), epigalocatequina-3-galato (presente no chá-verde), curcumina (presente na cúrcuma) e resveratrol (encontrado nas uvas roxas).[19] Assim, uma alimentação rica em frutas e vegetais, associada a ótima saúde intestinal, pode modular a expressão do Nrf2, reduzindo o risco de desenvolvimento de diversas doenças crônicas.[20]

Reações de fase III

Após a inativação das toxinas, é necessário que as mesmas alcancem as vias usuais de excreção (tratos urinário e digestório). Para tanto, a toxina excretável será transportada para a corrente sanguínea por meio da ação da P-glicoproteína – uma proteína transportadora dependente de ATP, seletivamente expressa em pontos de entrada de xenobióticos onde, agindo como uma bomba de efluxo, previne sua entrada em órgãos sensíveis, e atua na eliminação das toxinas após as reações de fases I e II.[21,22]

Alguns fatores podem interferir na função deste sistema de eliminação. Um estudo experimental identificou que o consumo excessivo de açúcar pode afetar a atividade da P-glicoproteína em nível intestinal, reduzindo a eliminação de xenobióticos neste sistema. Alguns medicamentos também interferem na funcionalidade da P-glicoproteína, ação que determina a efetividade do tratamento.[23] Por outro lado, nutrientes e fitoquímicos podem aumentar a sua expressão, como cúrcuma, pimenta-preta, pimenta vermelha, gengibre, brássicas, cebola e chá-verde.[24]

Diariamente o organismo humano está exposto a diversos compostos potencialmente tóxicos à saúde humana, como aditivos alimentares, agrotóxicos, nicotina, metais tóxicos, poluentes de ar, migrantes de embalagens, entre outros. Essas toxinas são capazes de ativar respostas imunológicas e inflamatórias, resultando em alterações na homeostase orgânica[25], associadas com patologias como obesidade, diabetes[26], resistência à insulina[27] e doenças cardiovasculares.[28] Ainda, algumas toxinas apresentam potencial de mimetizar a ação de hormônios e neurotransmissores e, com isso, alterar a homeostase do sistema neuroendócrino. Sabe-se que alterações tireoidianas, infertilidade, distúrbios menstruais e problemas neurológicos podem ser agravados pelo excesso de toxinas no tecido em questão.[29-31]

Por esse motivo, é essencial manter um sistema de destoxificação ativo que tenha a capacidade de metabolizar e eliminar adequadamente todas essas toxinas, reduzindo o risco de desenvolvimento de doenças crônicas. Para isso, uma alimentação equilibrada e individualizada irá fornecer todos os nutrientes envolvidos nas vias de biotransformação e eliminação de toxinas.

Destoxificação do atleta

Durante a atividade física, o atleta está exposto a contaminantes presentes "naturalmente" no ambiente; entretanto, por fatores associados à atividade física, pode ocorrer maior exposição a esses contaminantes (Figura 15.2).

Além disso, é importante lembrar que durante o exercício físico pode ocorrer aumento da demanda por

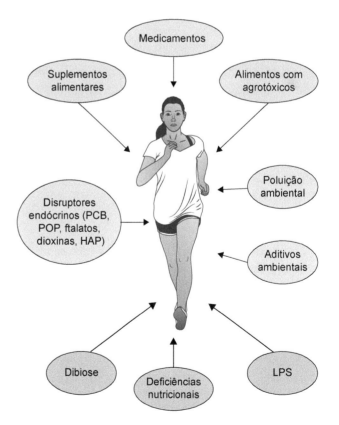

Figura 15.2 Principais fontes de exposição a contaminantes associadas ao treino. HAP: hidrocarbonetos aromáticos policíclicos; LPS: lipopolissacarídio; PCB: bifenilpoliclorafo; POP: poluentes orgânicos persistentes.

glutationa para neutralizar o estresse oxidativo, principalmente nos tecidos metabolicamente ativos (coração, pulmão e músculos). Entretanto, considerando-se que a glutationa é uma molécula essencial para as reações de fase II do processo de destoxificação, é necessário garantir níveis adequados de seus precursores (glutamina, glicina e cisteína) para suprir a demanda metabólica gerada durante o exercício, bem como garantir sua ação no processo de destoxificação.

A falta de cofatores para a síntese de glutationa, especialmente a cisteína (considerada o aminoácido limitante), pode resultar em depleção de suas reservas hepáticas, que por consequência poderia levar a manifestações clínicas do estresse oxidativo associado ao esforço, com comprometimento do processo de destoxificação. Essa situação ainda é capaz de comprometer o sistema antioxidante endógeno bem como a integridade celular e das mitocôndrias, aumentando o risco de doenças e prejudicando a *performance* (de forma indireta).

A seguir, serão apresentados os fatores associados ao exercício que podem influenciar o nível de exposição a contaminantes ambientais: estresse térmico e absorção cutânea e pulmonar de xenobióticos; poluentes do ar; medicamentos; aditivos químicos; cafeína.

Estresse térmico e absorção cutânea e pulmonar de xenobióticos

A exposição ao calor, associada à umidade, em decorrência da prática de atividade física, tem sido relacionada com aumento na absorção cutânea e pulmonar de xenobióticos, gerando aumento na toxicidade e na concentração de fluidos biológicos. O aumento na absorção das toxinas está diretamente relacionado com a intensidade do estresse térmico, níveis de exposição e características físico-químicas das toxinas. Portanto, o atleta está sujeito a maior exposição a alguns contaminantes ambientais.[32,33]

Poluentes do ar

Durante a prática de exercício, há ainda maior exposição a toxinas presentes no ar inalado. Durante a atividade física, um atleta inspira até 20 vezes mais ar do que um indivíduo não praticante. Com isso, a exposição a gases tóxicos e poluentes ambientais aumenta.

Alguns estudos experimentais já indicaram redução da *performance* em situações com alta exposição a poluentes ambientais e gases tóxicos que podem causar comprometimento pulmonar. A prática de atividade física em locais urbanos poluídos pode resultar em aumento nas concentrações de matéria particulada ultrafina, quando comparada à atividade física realizada em ambiente rural, com menores níveis de contaminação ambiental.[34] Essa exposição ambiental poderia levar a um aumento na

inflamação pulmonar com diferentes desfechos metabólicos que resultam em elevação do risco cardiovascular.[35]

Diante disso, algumas recomendações são propostas considerando-se o local de realização do treino: se exercitar longe de área com alto tráfego de veículos; durante o verão, treinar no período da manhã, quando a qualidade do ar é melhor; manter uma distância mínima de 400 m de rodovias mais poluídas; procurar horários com menos trânsito.[35]

Medicamentos

Dependendo da modalidade do treino, especialmente nos exercícios de *endurance*, pode ser necessário utilizar medicamentos anti-inflamatórios não esteroides (AINE).

Alguns atletas também utilizam paracetamol como analgésico para aliviar as dores, mas esse medicamento tem impactos importantes na função hepática: aumento do estresse oxidativo, indução da peroxidação lipídica e redução da atividade das enzimas antioxidantes com depleção dos estoques de glutationa (o que pode ter um impacto importante na funcionalidade das reações de fase II do processo de destoxificação que dependem da conjugação com a glutationa).[36]

Vale lembrar que as reações de conjugação com a glutationa são responsáveis pela destoxificação da maior parte dos contaminantes ambientais; portanto, a redução de seus estoques poderá aumentar a carga tóxica endógena.

Aditivos químicos

Estima-se que cerca de 60% dos atletas e praticantes de atividade física em todo o mundo utilizam algum tipo de suplemento alimentar diariamente.[37] A grande maioria desses suplementos possui em sua composição uma grande quantidade de aditivos químicos: edulcorantes, estabilizantes, corantes, conservantes, antioxidantes, emulsificantes, espessantes, gelificantes e aromatizantes. Algumas dessas substâncias já apresentaram efeitos prejudiciais, como o dióxido de titânico – um corante inorgânico presente em diversos produtos alimentícios. Em estudos *in vitro*, essa substância foi associada com aumento da atividade das enzimas hepáticas bem como inflamação hepática com acúmulo de resíduos no fígado.[38] Outro estudo demonstrou que esse corante pode reduzir a resistência da barreira intestinal por alterar a estrutura das *tight junctions*, induzindo redução nas microvilosidades absortivas nas células epiteliais intestinais. Os resultados mostram que as células epiteliais são afetadas em nível funcional por exposição fisiológica relevante a nanopartículas comumente encontradas nos alimentos.[39] Já o corante caramelo, presente em algumas bebidas energéticas utilizadas por atletas, aumenta a exposição ao 4-metilimidazole, que apresenta potencial carcinogênico formado durante a sua produção.[40]

Por fim, vale lembrar que diversos suplementos utilizados pelos atletas contêm adoçantes em sua composição – considerados disruptores do equilíbrio e da diversidade da microbiota intestinal, prejudicando a saúde intestinal do atleta e aumentando o risco de exposição a toxinas, já que alterações na microbiota podem afetar o processo de destoxificação hepática.[41]

Cafeína

Tem diversos efeitos importantes no metabolismo conforme discutido em outros capítulos. Entretanto, do ponto de vista de destoxificação deve-se considerar que essa substância tem a capacidade de induzir enzimas de fase I do CYP450 (especificamente a CYP1A2).

A ativação dessa via pode incrementar a ativação metabólica de xenobióticos promutagênicos, como hidrocarbonetos aromáticos policíclicos. Nesse sentido, a cafeína pode desempenhar uma ação sinérgica com poluentes ambientais dos CYP450, elevando a geração de reativos intermediários na fase I, aumentando a exposição a carga tóxica e depletando os estoques em enzimas envolvidas nas reações de fase II.

A utilização da cafeína deve ser sempre acompanhada de um suporte nutricional que favoreça a destoxificação, em especial a fase II, e tal conduta é particularmente importante para atletas que treinam ao ar livre, onde pode haver grande concentração de hidrocarbonetos aromáticos policíclicos, além de outros poluentes.[42,43]

Por outro lado, vale lembrar que o exercício físico, conforme citado anteriormente, é um potente ativador do Nrf2 e essencial para garantir o adequado processo de destoxificação. Assim, é importante treinar para destoxificar e também destoxificar para treinar.

Alimentos com caráter destoxificante

A exposição a contaminantes ambientais potencialmente tóxicos ocorre de forma involuntária e diária, visto que há estudos sobre resíduos de contaminantes no ar, na água e nos alimentos. Deste modo, é imperativo para a manutenção da saúde garantir um adequado processo de destoxificação de forma contínua e diária com o objetivo de manter o "equilíbrio" da carga tóxica, reduzindo o risco de acúmulo de toxinas endógenas e da sobrecarga hepática.

Para tanto, o consumo de uma dieta individualizada que atenda às necessidades de macro- e micronutrientes é necessário de modo a garantir a ótima funcionalidade hepática. Não há recomendações nutricionais específicas para potencializar o processo de destoxificação; entretanto, diversos alimentos têm a capacidade de modular a atividade das enzimas de fases I e II, conforme destacado na Tabela 15.1.

A Tabela 15.2 apresenta um resumo dos principais micronutrientes necessários para o processo de destoxificação hepática.

Portanto, com base no exposto, fica claro que para manter a saúde do atleta e garantir sua *performance* é essencial oferecer uma alimentação com caráter destoxificante, rica em vitaminas, minerais e compostos bioativos, que atenda às necessidades individuais garantindo um ótimo processo de destoxificação hepática – visto que o atleta está diariamente exposto a diversos contaminantes ambientais que já foram associados com aumento do risco de desenvolvimento de diversas doenças crônicas.

Tabela 15.1 Alimentos com capacidade de modular a atividade das enzimas de fases I e II.

Alimento	Efeito
Aveia (betaglucanas)[44]	Modulação das enzimas hepáticas e redução da inflamação hepática
Brássicas[45]	Seus compostos enxofrados modulam enzimas de fases I e II por meio da ativação do Nrf2 e têm sido associados com redução do risco de câncer
Própolis[44,46]	Estudo *in vitro* demonstrou que seus bioflavonoides melhoram a atividade da glutationa S-transferase (enzima de fase II), além de modular enzimas hepáticas
Catequinas do chá-verde[47]	Estimulam enzimas de fases I e II, além de apresentarem efeito antioxidante e anti-inflamatório
Camomila[47]	Modula enzimas do CYP1A2 e hepáticas
Capim-limão[48]	Seus monoterpenos são indutores de glutationa S-transferase
Alecrim[49]	Promove ativação do Nrf2 aumentando a expressão de glutationa S-transferase
Alho[50]	Em função do conteúdo de s-alilcisteína, promove aumento do conteúdo intracelular de glutationa e modula enzimas de fase II
Gengibre[51]	Modula enzimas de fase II e tem efeito anti-inflamatório
Cúrcuma[52]	Tem potentes ações antioxidante, anti-inflamatória e antimutagênica, além de induzir a produção de glutationa e a atividade da glutationa S- transferase. É capaz ainda de inibir seletivamente a atividade de algumas enzimas do CYP450

Tabela 15.2 Micronutrientes necessários para destoxificação hepática.

Nutriente	Fonte alimentar	Efeito
Vitamina B_1	Praticamente todos os alimentos, porém em baixas quantidades. Mais comum em cereais integrais e levedo de cerveja	Cofator na síntese do CYP450 (síntese dos nucleotídios FMN/FAD; cadeia transportadora de elétrons)
Vitamina B_2	Carnes, vegetais verdes-escuros, ovos, abacate, cogumelos e peixes	Cofator na síntese do CYP450 e da glutationa redutase
Vitamina B_5	Ovos, peixe, frango, cereais integrais e legumes (couve-flor, brócolis, batata-doce e tomate)	Precursor da coenzima A, necessária nas reações de conjugação com glutationa, na fase II do processo de destoxificação
Vitamina A	Gema de ovo, manteiga, fígado, leite integral e fontes de betacaroteno, como vegetais folhosos verdes-escuros, frutas amarelo-alaranjadas	Atua na ativação do NRf2 promovendo aumento da expressão de enzimas antioxidantes e de destoxificação
Vitamina E	Óleos vegetais, sementes e oleaginosas, vegetais folhosos, cereais integrais, abacate, espinafre e aspargos	Principal antioxidante lipossolúvel
Vitamina C	Frutas e vegetais frescos	Principal antioxidante hidrossolúvel
Ácido lipoico	Espinafre, batata, brócolis, tomate e ovos	Atua na ativação do NRf2 e tem ação antioxidante (hidro e lipossolúvel), reciclando outros antioxidantes como a coenzima CoQ10, vitaminas C e E, além de atuar como poupador de GSH
Magnésio	Oleaginosas, legumes, cereais, vegetais folhosos verdes-escuros	Cofator das etapas iniciais de formação da glutationa
Zinco	Carnes, ovos, alimentos marinhos e cereais integrais	Regulador de metaloenzimas envolvidas na destoxificação de metais pesados e cofator do superóxido dismutase
Selênio	Cereais integrais, castanha-do-pará, alho, alimentos de origem marinha	Ação antioxidante e cofator da glutationa peroxidase
Manganês	Cereais integrais, vegetais, oleaginosas, abacaxi, feijões e ervilha	Cofator enzimático: superóxido dismutase dependente de manganês e de enzimas de fases I e II (oxidorredutases e transferases)
Molibdênio	Cereais integrais, vegetais verdes folhosos, legumes e feijões	Cofator enzimático: aldeído desidrogenase, xantina oxidorredutase e sulfito oxidase

FAD: dinucleótido de flavina e adenina; FMN: mononucleótido de flavina; GSH: glutationa reduzida.

Referências bibliográficas

1. Chen Y, Xiao J, Zhang X. MicroRNAs as key mediators of hepatic detoxification. Toxicology. 2016;368-369:80-90.

2. Trefts E, Williams AS, Wasserman DH. Exercise and the regulation of hepatic metabolism. Prog Mol Biol Transl Sci. 2015;135:203-25.

3. Auger C, Alhasawi A, Contavadoo M et al. Dysfunctional mitochondrial bioenergetics and the pathogenesis of hepatic disorders. Front Cell Dev Biol. 2015;3:40.

4. Louvet A, Mathurin P. Alcoholic liver disease: mechanisms of injury and targeted treatment. Nat Rev Gastroenterol Hepatol. 2015;12(4):231-42.

5. Degli Esposti D, Hamelin J, Bosselut N et al. Mitochondrial roles and cytoprotection in chronic liver injury. Biochem Res Int. 2012;2012:387626.

6. Kalra A, Tuma F. Physiology, Liver. NCBI Bookshelf. 2018.

7. Cline JC. Nutritional aspects of detoxification in clinical practice. Altern Ther Health Med. 2015;21(3): 54-63.

8. Estabrook RW. A passion for p450 s (remembrances of the early history of research on cytochrome p450). Drug Metab Dispos. 2003;31(12):1461-73.

9. Manikandan P, Nagini S. Cytochrome P450 structure, function and clinical significance: a review. Curr Drug Targets. 2018;19(1):38-54.

10. Alexander BJ, Ames BN, Baker SM *et al.* Textbook of Functional Medicine. Federal Way, WA: Institute for Functional Medicine; 2010.

11. Watson GW, Beaver LM, Williams DE *et al.* Phytochemicals from cruciferous vegetables, epigenetics, and prostate cancer prevention. AAPS J. 2013; 15(4):951-61.

12. Kapusta-Duch J, Kopec A, Piatkowska E *et al.* The beneficial effects of brassica vegetables on human health. Rocz Panstw Zakl Hig. 2012;63(4):389-95.

13. Hodges RE, Minich DM. Modulation of metabolic detoxification pathways using foods and food-derived components: a scientific review with clinical application. J Nutr Metab. 2015;2015:760689.

14. Lee KW, Chan SL. Hepatotoxicity of targeted therapy for cancer. Expert Opin Drug Metab Toxicol. 2016;12(7):789-802.

15. Jiao Y, Ma S, Li J *et al.* N-acetyl cysteine (NAC)-directed detoxification of methacryloxylethyl cetyl ammonium chloride (DMAE-CB). PLoS One. 2015; 10(8):e0135815.

16. Bocci V, Valacchi G. Nrf2 activation as target to implement therapeutic treatments. Front Chem. 2015; 3:4.

17. Done AJ, Newell MJ, Traustadóttir T. Effect of exercise intensity on Nrf2 signalling in young men. Free Radic Res. 2017;51(6):646-55.

18. Done AJ, Gage MJ, Nieto NC *et al.* Exercise-induced Nrf2-signaling is impaired in aging. Free Radic Biol Med. 2016;96:130-8.

19. Milani P, Ambrosi G, Gammoh O *et al.* SOD1 and DJ-1 converge at Nrf2 pathway: a clue for antioxidant therapeutic potential in neurodegeneration. Oxid Med Cell Longev. 2013;2013:836760.

20. Senger DR, Li D, Jaminet SC *et al.* Activation of the Nrf2 cell defense pathway by ancient foods: disease prevention by important molecules and microbes lost from the modern western diet. PLoS One. 2016;11(2):e0148042.

21. Döring B, Petzinger E. Phase 0 and phase III transport in various organs: combined concept of phases in xenobiotic transport and metabolism. Drug Metab Rev. 2014;46(3):261-82.

22. Martinez L, Arnaud O, Henin E *et al.* Understanding polyspecificity within the substrate-binding cavity of the human multidrug resistance P-glycoprotein. FEBS J. 2014;281(3):673-82.

23. Novak A, Godoy YC, Martinez SA *et al.* Fructose-induced metabolic syndrome decreases protein expression and activity of intestinal P-glycoprotein. Nutrition. 2015;31(6):871-6.

24. Zhang W, Han Y, Lim SL *et al.* Dietary regulation of P-gp function and expression. Expert Opin Drug Metab Toxicol. 2009;5(7):789-01.

25. Baillie-Hamilton PF. Chemical toxins: a hypothesis to explain the global obesity epidemic. J Altern Complement Med. 2002;8(2):185-92.

26. Hyman MA. Environmental toxins, obesity, and diabetes: an emerging risk fact. Altern Ther Health Med. 2010;16(2):56-8.

27. Guo S. Insulin signaling, resistance, and the metabolic syndrome: insights from mouse models into disease mechanisms. J Endocrinol. 2014;220(2): t1-23.

28. Anthony D, George P, Eaton CB. Cardiac risk factors: environmental, sociodemographic, and behavioral cardiovascular risk factors. FP Essent. 2014; 421:16-20.

29. Katib A. Mechanisms linking obesity to male infertility. Cent European J Urol. 2015;68(1):79-85.

30. Mazzetti AP, Fiorile MC, Primavera A *et al.* Glutathione transferases and neurodegenerative diseases. Neurochem Int. 2015;82:10-8.

31. Torino F, Barnabei A, Paragliola R *et al.* Thyroid dysfunction as an unintended side effect of anticancer drugs. Thyroid. 2013;23(11):1345-66.

32. Truchon G, Zayed J, Bourbonnais R *et al.* Studies and research projects. Thermal stress and chemicals. Knowledge review and the highest risk occupations in Québec. The Institut de recherche Robert-Sauvé en santé et en sécurité du travail (IRSST); 2014.

33. Gordon CJ, Leon LR. Thermal stress and the physiological response to environmental toxicants. Rev Environ Health. 2005;20(4):235-63.

34. Bos I, De Boever P, Vanparijs J *et al.* Subclinical effects of aerobic training in urban environment. Med Sci Sports Exerc. 2013;45(3):439-47.

35. Giorgini P, Rubenfire M, Bard RL *et al.* Air pollution and exercise: a review of the cardiovascular implications for health care professionals. J Cardiopulmonary Rehab Prev. 2016;36(2):84-95.

36. Xue H, Xie W, Jiang Z *et al.* 3,4-dihydroxyphenylacetic acid, a microbiota-derived metabolite of quercetin, attenuates acetaminophen (APAP)-induced liver injury through activation of Nrf-2. Xenobiotica. 2016;46(10):931-9.

37. Knapik JJ, Steelman RA, Hoedebecke SS *et al.* Prevalence of dietary supplement use by athletes: systematic review and meta-analysis. Sports Med. 2016;46: 103-23.

38. Younes NR, Amara S, Mrad I *et al.* Subacute toxicity of titanium dioxide (TiO2) nanoparticles in male rats: emotional behavior and pathophysiological examination. Environ Sci Pollut Res Int. 2015;22(11): 8728-37.

39. Guo Z, Martucci NJ, Moreno-Olivas F *et al.* Titanium dioxide nanoparticle ingestion alters nutrient absorption in an in vitro model of the small intestine. NanoImpact. 2017;5:70-82.

40. Smith TJ, Wolfson JA, Jiao D *et al.* Caramel color in soft drinks and exposure to 4-methylimidazole: a quantitative risk assessment. PLoS One. 2015;10(2): e0118138.

41. Nettleton JE, Reimer RA, Shearer J. Reshaping the gut microbiota: impact of low calorie sweeteners and the link to insulin resistance? Physiol Behav. 2016;164(Pt B):488-93.

42. Anzenbacher P, Anzenbacherova E. Cytochromes P450 and metabolism of xenobiotics. Cell Mol Life Sci. 2001;58:737-47.

43. Porta M, Vioque J, Ayude D *et al.* Coffee drinking: the rationale for treating it as a potential effect modifier of carcinogenic exposures. Eur J Epidemiol. 2003;18:289-98.

44. Madrigal-Santillán E, Madrigal-Bujaidar E, Álvarez-González I *et al.* Review of natural products with hepatoprotective effects. World J Gastroenterol. 2014;20(40):14787-804.

45. Soundararajan P, Kim JS. Anti-carcinogenic glucosinolates in cruciferous vegetables and their antagonistic effects on prevention of cancers. Molecules. 2018;23(11).

46. Türkez H, Yousef Mi, Geyikoglu F. Propolis prevents aluminium-induced genetic and hepatic damages in rat liver. Food Chem Toxicol. 2010;48(10): 2741-6.

47. Ni CX, Gong H, Liu Y *et al.* Green tea consumption and the risk of liver cancer: a meta-analysis. Nutr Cancer. 2017;69(2):211-20.

48. Bhalla Y, Gupta VK, Jaitak V. Anticancer activity of essential oils: a review. J Sci Food Agric. 2013;93(15): 3643-53.

49. Lin CY, Wu CR, Chang SW *et al.* Induction of the pi class of glutathione S-transferase by carnosic acid in rat Clone 9 cells via the p38/Nrf2 pathway. Food Funct. 2015;10;6(6):1936-43.

50. Borlinghaus J, Albrecht F, Gruhlke MC *et al.* Allicin: chemistry and biological properties. Molecules. 2014; 19(8):12591-618.

51. Mukkavilli R, Gundala SR, Yang C *et al.* Modulation of cytochrome P450 metabolism and transport across intestinal epithelial barrier by gingerbiophenolics. PLoS One. 2014;9(9):e108386.

52. Hsieh YW, Huang CY, Yang SY *et al.* Oral intake of curcumin markedly activated CYP 3A4: in vivo and ex-vivo studies. Sci Rep. 2014;4:6587.

capítulo 16

Sistema Imune e Imunomodulação em Atletas/Desportistas

*Paulo Mendes, Camila Mercali, Lara Gabriela Cerqueira,
Letícia Mazepa e Luama Araújo*

Introdução

O sistema imunológico é um sistema complexo, fundamental à defesa corporal contra infecções, influenciando outros sistemas e processos do organismo como reparação tecidual, metabolismo, saúde mental e sono/fadiga. O estudo da imunologia do exercício tem crescido ao longo dos últimos 40 anos, ao lado da busca por estratégias que possam favorecer o controle desse sistema e adequar seu funcionamento.

Este capítulo pretende esclarecer a relação entre o sistema imune e o exercício físico, além de fornecer estratégias nutricionais para manutenção do funcionamento imunológico adequado em atletas e desportistas.

Sistema imunológico

Existem dois componentes básicos que formam o sistema imunológico: a imunidade inata e a imunidade adaptativa.

O sistema imune inato é composto por elementos que fazem a primeira linha de defesa do organismo, incluindo pele, membranas mucosas, proteínas séricas e leucócitos que fagocitam moléculas não específicas. Após a entrada do patógeno no corpo, a resposta inflamatória é iniciada e prossegue com uma intrincada cascata de eventos. Inicialmente, proteínas circulantes e células sanguíneas interagem com o organismo invasor e aumentam o fluxo sanguíneo no tecido afetado.[1,2] Essa reação, essencialmente, aumenta a liberação de elementos do sistema imunológico necessários para propagar a resposta inflamatória, e resulta nos quatro sinais clássicos da inflamação: rubor, calor, tumor (edema) e dor. Esses elementos ou mediadores inflamatórios perpetuam o aumento do fluxo sanguíneo e aumentam a permeabilidade capilar, o que, consequentemente, permite a difusão de moléculas maiores a partir do endotélio na tentativa de eliminar os patógenos. Dentre as moléculas da imunidade inata, podem ser citadas: sistema complemento; fatores quimiotáticos; leucócitos mono- e polimorfonucleares; e componentes do sistema imune adaptativo como anticorpos imunoespecíficos.[1,3,4]

Os patógenos que conseguem escapar à imunidade inata entram em contato com o sistema imune adaptativo e, uma vez ativada a imunidade adaptativa, há geração de células que reconhecem especificamente aqueles patógenos. Diferentemente do sistema imune inato, o sistema imune adaptativo se desenvolve de modo gradual, mas exibe memória, favorecendo uma resposta mais rápida e eficiente no caso de uma segunda exposição ao mesmo patógeno.[1-3,5]

O sistema imune adaptativo provê suas habilidades de defesa contra invasores de três maneiras: reconhecendo marcadores antigênicos de patógenos específicos; promovendo um "sequestro" celular e molecular nos organismos invasores; e recordando dos invasores anteriormente encontrados, o que potencializa e acelera as respostas em uma segunda exposição ao mesmo agente ou antígeno. Os principais componentes do sistema imune adaptativo são os anticorpos, as células T e as células B.[1,2] Esses componentes atuam, respectivamente, como reconhecedores de antígenos, efetores da resposta imune e na formação da memória imunológica. Para essa complexa cascata ocorrer, é necessária uma ativação inicial denominada expansão clonal. Após um antígeno específico ter sido reconhecido por um receptor de célula B, há geração de uma progênie de linfócitos B e T (específica para o antígeno indutor). As células B filhas podem proliferar e se diferenciar em células plasmáticas capazes de produzir anticorpos (denominadas plasmócitos) ou em células de memória que funcionam como células sentinelas de reconhecimento.[1,2,4]

Quando o corpo é exposto aos patógenos, podem ocorrer dois tipos de resposta imune: celular ou humoral. A primeira é mediada por células T, enquanto a segunda é efetuada por linfócitos B.[2]

A resposta imune celular é realizada por uma variedade de linfócitos T. Embora não secretem anticorpos, esses linfócitos geram células programadas com capacidade de resposta específica. Os linfócitos T são divididos em dois tipos: $CD4^+$ (células T auxiliares ou T *helper*) e $CD8^+$ (células T citotóxicas). Os linfócitos T auxiliares suprimem ou ativam certos mecanismos celulares envolvendo outras células, enquanto as células T $CD8^+$ lisam patógenos, o que resulta em morte celular. A ativação de células T também provê habilidade de secretar citocinas citotóxicas ou imunomoduladoras, como o fator de necrose tumoral (TNF) e a interleucina (IL)-2.[1-4]

Por sua vez, a resposta imune humoral é ditada pela versatilidade das células B, que proliferam e se diferenciam em plasmócitos ou em células de memória, conforme já mencionado. Os plasmócitos têm a habilidade de produzir anticorpos (também denominados imunoglobulinas) antígeno-específicos, os quais podem ser encontrados em uma variedade de fluidos corporais conferindo defesa externa (p. ex., saliva) e interna (p. ex., soro). As imunoglobulinas (Ig) podem ser de diferentes classes: IgG (confere imunidade contra bactérias e outros microrganismos); IgA (considerada uma Ig secretória por ser uma proteína sintetizada no epitélio); IgM (primeira Ig a ser liberada após o desafio antigênico inicial, conferindo resistência precoce no curso de uma infecção); IgD (secretada em quantidades muito pequenas e normalmente expressa com a IgM); e IgE (importante molécula na resposta alérgica, uma vez que se liga preferencialmente a células que estocam e liberam mediadores de alergia e anafilaxia, como mastócitos e basófilos).[2,3,5]

É importante lembrar que esses sistemas são descritos separadamente; no entanto, estão intrincadamente relacionados *in vivo* e funcionam de maneira adequada apenas quando ligados entre si.

Exercício

Uma variedade de dados clínicos, científicos e epidemiológicos reforçam o conceito de impactos positivos e negativos do exercício sobre o sistema imunológico. Esses efeitos são bastante variáveis e dependem da natureza e da intensidade do exercício. O exercício físico moderado é capaz de alterar a concentração plasmática de mediadores da inflamação, transitoriamente, e essa resposta, de maneira geral, promove resultados positivos sobre a imunidade do indivíduo.[6,7] No caso do exercício intenso e sem tempo de recuperação adequado, essa resposta pode ser contrária, levando à redução da capacidade imunológica e ao risco aumentado de infecções. As infecções do trato respiratório superior (ITRS) estão entre as principais causas de redução do desempenho em atletas de elite, de onde se conclui que estes parecem apresentar menor resistência a tais infecções.[6-9]

Um clássico paradigma na imunologia do exercício é conhecido como "janela de oportunidade" de imunodepressão, a qual pode ocorrer durante o período de recuperação de um exercício intenso. De modo especial, esse paradigma propõe que, após o exercício intenso, algumas variáveis imunológicas [como linfócitos e células *natural killer* (NK), bem como a produção de anticorpos] caem a níveis inferiores aos valores anteriores ao início do exercício. Assim, há maior suscetibilidade à infecção (ou à reativação do estado latente) por agentes microbianos e virais.[10,11]

Durante o exercício, a concentração das principais subpopulações de leucócitos tende a aumentar como resultado do estresse hemodinâmico e/ou da ação de catecolaminas em receptores $beta_2$-adrenérgicos dos leucócitos. O período de recuperação pós-exercício é marcado por efeitos opostos sobre o número de linfócitos e neutrófilos no sangue.[5,6,12] O número de neutrófilos, e consequentemente a contagem de leucócitos totais, continua aumentando durante o período de recuperação (acima de 6 h após o término do exercício). Esse aumento de leucócitos é notado, especialmente, com o exercício prolongado. A manutenção desse quadro pode levar ao surgimento de neutrofilia, caracterizada pelo aumento dos precursores neutrofílicos imaturos e menos diferenciados na corrente sanguínea, principalmente em resposta ao aumento nos níveis plasmáticos de agentes solúveis, incluindo glicocorticoides, hormônio do crescimento (GH) e citocinas [p. ex., IL-6 e fator estimulador do crescimento de colônias de granulócitos (CSF-G)]. Essa neutrofilia é semelhante àquela causada por infecção bacteriana ($> 7 \times 10^6/m\ell$); no entanto, um período de recuperação de 24 h é suficiente para a normalização do número de neutrófilos. Durante o exercício agudo, por outro lado, também há aumento acentuado nos níveis circulantes de prolactina, GH, proteínas de choque térmico (HSP, do inglês *heat shock protein*) e outros fatores que possuem efeitos imunomoduladores, atuando diretamente na função e circulação dos leucócitos, contribuindo assim para os efeitos anti-inflamatórios induzidos pelo exercício.[3-6]

Em contraste, o número de linfócitos diminui rapidamente após o exercício. Após o exercício prolongado e/ou de alta intensidade, o número de linfócitos geralmente cai abaixo do valor pré-exercício, dentro de apenas 30 min. Essa linfopenia pode atingir níveis típicos de linfopenia clínica ($< 1 \times 10^6/m\ell$), mas a contagem de linfócitos geralmente é restaurada ao nível clinicamente normal de repouso dentro de um período de recuperação de 4 a 6 h. Após o exercício prolongado (p. ex., 2 h de ciclismo), a concentração de células NK (responsáveis pela maior parte da linfocitose induzida pelo exercício) pode estar diminuída em cerca de 40% em relação aos valores basais, até 7 dias depois de exercício. A linfopenia exercício-induzida reflete o movimento preferencial dos subtipos de linfócitos com funções efetoras para fora do sangue. Assim, há o egresso preferencial de células NK, linfócitos T CD8+ e linfócitos T gama-delta, altamente diferenciados, com fenótipos associados ao potencial migratório e à capacidade efetora. Essa migração de linfócitos é estimulada, principalmente, por glicocorticoides e auxiliada por moléculas de adesão e receptores de quimiocinas. Na maioria das vezes, esses linfócitos se translocam para sítios periféricos onde há potencial de encontro com antígenos, como pulmões e intestino.[3,8,9,12]

O exercício físico parece estimular células T efetoras, permitindo que estas migrem para os tecidos periféricos que exigem maior vigilância imunológica após o estresse físico. Comparado ao observado no repouso, o percentual de linfócitos circulantes expressando citocinas efetoras é menor após o exercício prolongado, porém não se sabe se esse declínio é reflexo do comprometimento celular individual, ou se é resultante do movimento preferencial de célu-

las efetoras para os tecidos periféricos.[3,8] Outro possível efeito do exercício sobre o sistema imunológico é a estimulação da apoptose de linfócitos senescentes e funcionalmente idosos, para que novos linfócitos sejam recrutados.[3]

O exercício físico também é capaz de estimular o recrutamento de monócitos. Os monócitos assim mobilizados pelo exercício se infiltram no tecido muscular e se diferenciar em macrófagos residentes, os quais facilitam o reparo e a regeneração, especialmente após exercício extenuante e dano muscular intenso. Em resposta ao exercício moderado, a expressão de receptores de reconhecimento de patógenos tende a diminuir em monócitos. De forma contrária, o exercício intenso (p. ex., 60 km de pedalada) aumenta a expressão de receptor *toll-like* (TLR)-2 e TLR-4 em monócitos, o que pode indicar um estado pró-inflamatório aumentado.[4,10,13]

Em adição à redistribuição celular, a fase de recuperação do exercício – especialmente após exercícios prolongados de *endurance* – é marcada por alterações interessantes na capacidade funcional de diversas populações de leucócitos.[8] Em especial, a atividade antibacteriana de neutrófilos é fortemente influenciada pela intensidade e duração do exercício. Assim, 1 h de ciclismo a 50% do consumo máximo de oxigênio (VO$_2$ máx.) aumenta a atividade oxidativa de neutrófilos, enquanto o mesmo período de 1 h de ciclismo a 80 % do VO$_2$ máx. tem efeito oposto. Durante os estágios iniciais da recuperação pós-exercício, a atividade bactericida dos neutrófilos continua aumentando decorridos 40 min a 1 h de exercício em intensidade moderada, mas permanece prejudicada após o exercício exaustivo ou prolongado.[4,8,9]

Após exercícios de duração relativamente curta, a citotoxicidade de células NK tende a permanecer inalterada durante o período de recuperação, mas normalmente declina com exercícios muito prolongados. Já a proliferação de células T em resposta à estimulação por mitógeno parece ser reduzida, independentemente do tipo, duração e intensidade do exercício. No entanto, a atividade física prolongada pode reduzir a concentração tecidual e a migração de linfócitos T; a secreção lipopolissacarídeo (LPS)-induzida de citocinas por monócitos; e o percentual de células T produtoras de citocinas efetoras em resposta ao estímulo mitogênico.[4,6,8]

Assim, o período de recuperação após exercícios de moderada intensidade não promove mudanças significativas na função imune celular; enquanto os exercícios prolongados ($> 1,5$ h) de alta intensidade parecem reduzir a capacidade funcional dos principais subtipos celulares do sistema imune. Essas alterações podem ser responsáveis por uma maior suscetibilidade dos atletas a infecções após uma competição ou sessão de treino intenso.[12]

Conforme já descrito, os praticantes de atividades físicas extenuantes (inclusive os atletas) têm risco aumentado de desenvolver ITRS, e isso parece ser uma das consequências da síndrome de *overtraining*. A síndrome de *overtraining* ocorre caracteristicamente com programas de treinamento exaustivo (com excesso de volume e/ou intensidade de treinamento) em que o período de recuperação é insuficiente, resultando no prejuízo do desempenho por tempo prolongado (semanas ou meses). Essa síndrome é diferente da síndrome de *overreaching*, em que o prejuízo do desempenho tem curta duração.[6,12,14]

Estudos de curto prazo (2 a 4 semanas) mostraram diminuição na taxa de degranulação de neutrófilos, proliferação de linfócitos e produção de anticorpos em indivíduos com *overreaching*. A contagem de neutrófilos, a concentração de citocinas plasmáticas, a razão de linfócitos T CD4+/CD8+ e a concentração de IgA salivar são menos variáveis (ou permanecem inalteradas) em resposta ao *overreaching* funcional. Atletas que exibem sinais de *overreaching* não funcional e/ou ITRS frequentes normalmente cursam com baixa concentração de IgA salivar, baixa produção de citocinas por monócitos, neutrófilos e células dendríticas (DC), e maior número de linfócitos CD25+ ativados. No entanto, alterações na contagem diferencial de células sanguíneas, subpopulações de linfócitos e contagem de células NK após períodos prolongados de treinamento intensificado são variáveis.[12,14,15]

Revisões sobre os efeitos anti-inflamatórios do exercício enfatizaram três mecanismos majoritários: redução da massa adiposa visceral, aumento da produção de citocinas anti-inflamatórias oriundas da contração muscular (miocinas)[16,17], e redução da expressão de receptores TLR de monócitos e macrófagos.[18] Além disso, estudos com camundongos revelaram que os efeitos anti-inflamatórios do exercício também podem desencadear outros mecanismos, como a inibição da infiltração de monócitos/macrófagos no tecido adiposo e da conversão fenotípica de macrófagos M2 em M1.[19] Embora seja difícil realizar esse tipo de análise em seres humanos, a avaliação do sangue periférico humano após o exercício mostrou a redução do número circulante de monócitos pró-inflamatórios[20] e o aumento do número de células T reguladoras (Treg) circulantes envolvidas no processo anti-inflamatório.

O acúmulo de gordura corporal – especialmente no abdome e fígado – está associado ao aumento da mortalidade por causas diversas[21] e ao desenvolvimento de diabetes melito (DM)[22], doenças cardiovasculares[23], demência[24] e vários tipos de cânceres.[25] A expansão do tecido adiposo resulta no aumento da produção de adipocinas pró-inflamatórias – como TNF-alfa, proteína de ligação ao retinol 4 (RBP4), lipocalina 2, IL-6, IL-18, quimiocina C-C ligante 2 (CCL2) ou proteína quimiotática de monócito -1 (MCP1),

quimiocina C-X-C ligante 5 (CXCL5) ou ativador de neutrófilos derivado do epitélio-78 (ENA-78) e proteína semelhante à angiopoietina 2. Por outro lado, as quantidades de citocinas anti-inflamatórias (p. ex., adiponectina e SFRP5, proteína secretada frisado-relacionada 5) são reduzidas.[26] Isso leva ao desenvolvimento de um estado persistente de inflamação sistêmica de baixo grau.[27]

O exercício regular pode auxiliar na redução da circunferência abdominal e causar consideráveis alterações nas gorduras abdominal e visceral, tanto em homens quanto em mulheres, independentemente da idade.[28] Além disso, o exercício físico regular resulta em níveis circulantes mais altos de adiponectina e níveis mais baixos de várias adipocinas pró-inflamatórias, como IL-6, TNF-alfa, RBP4 e IL-12.[29-31] Assim, o aumento da atividade física pode provocar redução na inflamação sistêmica[27] via diminuição na secreção de adipocinas pró-inflamatórias, como resultado direto da redução da quantidade de gordura visceral.

A principal miocina proveniente da contração muscular é a IL-6. Em repouso, aproximadamente 30% da IL-6 circulante é proveniente do tecido adiposo[32], mas apenas cerca de 10% desse total podem ser atribuídos aos adipócitos[33], uma vez que o restante é oriundo principalmente dos macrófagos teciduais residentes. Outras fontes circulantes de IL-6 incluem leucócitos sanguíneos (predominantemente monócitos), cérebro e fígado. Durante e após o exercício intenso, o músculo esquelético ativado aumenta acentuadamente os níveis celulares e circulantes de IL-6.[34] Com o exercício prolongado ($\geq$ 2,5 h), os níveis de IL-6 podem aumentar mais de 100 vezes, embora aumentos modestos sejam observados em atividades com menor duração[35] ou de caráter intermitente.[36] O aumento da IL-6 durante o exercício é transitório, retornando normalmente aos níveis de repouso dentro de 1 h após o exercício. Um dos maiores estímulos fisiológicos para a transcrição, síntese e liberação de IL-6 parece ser a queda do conteúdo total de glicogênio muscular.[37,38] O aumento dos níveis intracelulares de cálcio aliado ao aumento da formação de espécies reativas de oxigênio (ERO) também é capaz de ativar fatores de transcrição associados a essa miocina.[35]

O aumento transitório da IL-6 durante o exercício parece ser responsável pelo subsequente aumento nos níveis das citocinas anti-inflamatórias IL-10 e antagonista do receptor de IL-1 (IL-1RA), além de estimular a liberação de cortisol nas glândulas suprarrenais.[38] Tal fato é confirmado pela observação de que a infusão intravenosa de IL-6 mimetiza os efeitos anti-inflamatórios agudos de uma sessão de exercício, no que diz respeito à elevação dos níveis de IL-10, IL-1RA e cortisol no plasma.[38] É importante ressaltar que a ação da IL-6 e a subsequente cascata de citocinas anti-inflamatórias não são os únicos mecanismos responsáveis pelos benefícios à saúde associados ao exercício. Não há elevações da IL-6 em exercícios com durações curtas e/ou de baixa intensidade, mesmo assim é possível obter melhorias fisiológicas (p. ex., redução do risco de doenças cardíacas e resistência insulínica) com esse tipo de exercício, ainda que os estímulos físicos sejam mais amenos.[39,40]

O IL-1RA é secretado principalmente por monócitos/macrófagos e inibe as ações pró-inflamatórias da IL-1beta.[41] Sabe-se que a IL-10 é produzida principalmente por células Treg, mas também por células T *helper* 2 (TH2), células TH1, células TH17, monócitos/macrófagos, DC, células B e células T CD8+.[42] Independentemente da fonte celular, a função principal da IL-10 parece ser a regulação negativa das respostas imunes adaptativas[43] e a minimização do dano tecidual induzido pela inflamação. Dito de forma detalhada, a IL-10 regula negativamente a expressão de moléculas do complexo principal de histocompatibilidade (MHC), moléculas de adesão intercelular-1 (ICAM1) e moléculas coestimulatórias (CD80 e CD86) de células apresentadoras de antígeno. Além disso, a IL-10 promove a regulação negativa ou inibição completa da expressão de várias citocinas pró-inflamatórias e outros mediadores solúveis, comprometendo ainda mais a capacidade das células T efetoras de sustentar as respostas inflamatórias.[42,43] Portanto, a IL-10 é uma potente citocina promotora do estado anti-inflamatório.

Os níveis circulantes de IL-10 são menores em indivíduos obesos, e o tratamento agudo com IL-10 é capaz de prevenir a resistência à insulina induzida por lipotoxicidade.[44] Além disso, a IL-10 melhora a sensibilidade à insulina, protegendo o músculo esquelético contra a infiltração de macrófagos M1 e contra os efeitos deletérios de citocinas inflamatórias sobre a sinalização dos receptores de insulina.[44]

Evidências de estudos epidemiológicos demostram que um estilo de vida fisicamente ativo reduz a incidência de doenças transmissíveis (infecções bacterianas e virais) e não transmissíveis (DM, câncer, hipertensão arterial sistêmica), sugerindo um aumento da imunocompetência em função da rotina de exercícios físicos. Finalmente, evidências reconhecem que a atividade física regular pode limitar e até retardar o envelhecimento do sistema imunológico.[45]

Alergias e intolerâncias alimentares

Quadros de alergias alimentares (AA) e intolerâncias alimentares (IA) associados à prática de exercícios físicos são, de alguma forma, preditivos de ineficiência ou desarranjo imunológico produzido diretamente ou em resposta ao agente. Diante das inúmeras alterações orquestradas pelo estresse metabólico que ocorre no exercício, algumas

mudanças no curso das reações imunes podem gerar respostas "descarrilhadoras". Assim, a defesa que deveria ser efetora acaba se tornando excessiva e produzindo efeitos colaterais.

Tolerância oral

A tolerância oral (TO) é a ferramenta que nos protege de sensibilizações alimentares. Quando a TO não é induzida, o organismo reconhece os constituintes alimentares como corpos estranhos e desencadeia as chamadas reações de hipersensibilidade alimentar (HA). A HA pode ser mediada ou não por IgE.[46]

A TO aos alimentos parte do contato do alérgeno alimentar com o epitélio gastrintestinal. A participação do tecido linfático associado ao intestino (GALT) é especialmente fundamental para o equilíbrio imune nessa região, e seu papel é essencial para evitar a sensibilização aos alimentos. O GALT é formado por placas de Peyer, linfócitos e plasmócitos na lâmina própria, linfócitos intraepiteliais interligados aos enterócitos, e gânglios linfáticos mesentéricos.[47]

Os antígenos são captados no epitélio intestinal pelas DC que liberam fator transformador do crescimento-beta (TGF-beta) nos linfonodos mesentéricos e expressam enzimas capazes de converter vitamina A em ácido retinoico. Tanto o ácido retinoico quanto o TGF-beta estimulam a diferenciação de células T *naive* em Treg, daí a importância do suprimento adequado de vitamina A para a prevenção de processos alérgicos. Ao mesmo tempo, as Treg expandidas na lâmina própria, associadas à resposta Th1/Th2 diminuída, favorecem a produção de IL-10 que suprime a atividade de IgE e induz IgG4 e IgA. Além da TO aos alimentos, o sistema imunológico intestinal também deve exercer resposta tolerogênica à microbiota local, uma vez que sua constituição influencia na resposta às células T.[46]

Os termos "alergia" e "intolerância" são rotineiramente confundidos pelos leigos na área. Isso ocorre porque esses dois termos se enquadram de maneira semelhante como HA, no entanto são literalmente distintos em termos da imunomediação no organismo. A grande diferença está na derivação das reações – a alergia tem origem imunomediada, enquanto a intolerância não é imunomediada, mas desencadeia respostas imunológicas resultantes do desarranjo. Algumas reações tóxicas podem equivocadamente parecer reações de HA, sobretudo quando o componente tóxico está presente em alimentos-alvo. Um exemplo são os frutos do mar, que estão sujeitos à contaminação por metais. Também devem ser considerados separadamente os conceitos de "aversão alimentar" que, de modo conveniente, podem ser usados por alguém para forjar uma HA.[47-49]

A influência da elevada demanda energética do exercício se faz notar na frequência aumentada e/ou no volume aumentado de exposição a alimentos com potencial desencadeador de HA. Sem a devida orientação, um indivíduo é mais propenso à sensibilização por monotonia alimentar. Aliado a isso, o estresse entérico que ocorre com os exercícios extenuantes torna esse indivíduo suscetível ao dano à borda em escova, uma condição secundária de HA envolvendo algumas enzimas dissacaridases e o possível comprometimento da digestibilidade de carboidratos.

Coincidentemente ou não, o número de casos de HA registrados cresceu em paralelo às mudanças de hábito humanas que levaram ao desequilíbrio da microbiota intestinal e à redução da exposição aos processos de imunização. Os indivíduos acometidos pelas hipersensibilidades podem sofrer grave privação de alguns nutrientes em consequência da exclusão alimentar para alívio e prevenção dos sintomas.[50] O suporte nutricional de adequação às necessidades no contexto do exercício e da modulação imunológica é essencial para a facilitação da recuperação física e manutenção do desempenho.

Alergias alimentares

As AA podem ser enquadradas nos tipos de hipersensibilidades I a IV, propostos por Coombs e Gell, cuja diferenciação se baseia nos recursos de imunomediação e sintomatologia. A prevalência de AA varia de 5 a 10% em crianças e de 2 a 5% em adultos. De acordo com a European Academy of Allergy and Clinical Immunology (EAACI), a AA é uma reação adversa provocada por alimentos que pode ser mediada por IgE, células-IgE independentes, ou ambas.[49]

A sintomatologia é de manifestação rápida e pode variar de uma simples urticária a quadros fatais de anafilaxia. As manifestações incluem diarreia, constipação intestinal, vômitos, distensão e dor abdominal, mas não se restringem ao trato digestivo; dependem da gravidade da AA e podem envolver outros sistemas, incluindo o respiratório (rinite, asma, coriza), o musculoesquelético (fadiga, artrites) e o neural (cefaleias). Os principais alimentos envolvidos são ovos, leite, amendoim, nozes, gergelim, trigo, soja e frutos do mar.[49]

As AA podem ser causadas por diferentes nutrientes, mas sua ocorrência é mais provável com estruturas proteicas. Naturalmente, as proteínas alimentares ingeridas são transformadas em fragmentos menores que são absorvidos pelos enterócitos. Esse processo ocorre por reações enzimáticas e resulta em oligo-, tri- e dipeptídios. No entanto, parte da proteína alimentar ingerida pode não sofrer proteólise, em consequência de gastroparesia, hipocloridria ou ineficiência enzimática. Na reação alérgica, as proteínas penetram o enterócito e são reconhecidas como alérgenos pelo GALT. Essa situação também ocorre quan-

do há inflamação na barreira entérica e aumento da permeabilidade, permitindo o acesso desses alérgenos.[47] O contato do alimento com o intestino é mediado por células T específicas. Os mecanismos de ação sugeridos para explicar o que ocorre em situações de AA incluem: apoptose de células T antígeno-específicas quando do contato com o alimento em volume e frequência aumentados; ou defeito na produção de células Treg, de modo que o epitélio intestinal não apresenta o antígeno por falha funcional, inclusive quando há disbiose e consequente dano celular.[51,52]

Os recursos tecnológicos disponíveis para o diagnóstico de AA evoluem a cada dia, mas a história médica continua sendo primordial para determinar a condição e conta com o auxílio de ferramentas simples como o registro alimentar *vs.* sintomatologia. O método considerado padrão-ouro no diagnóstico das AA é o teste de desafio alimentar duplo-cego, em uso desde 1976.[48] Esse teste, porém, não especifica a imunomediação.[52] Um estudo retrospectivo sugeriu que cerca de 95% das AA apresentam forte correlação com os níveis séricos de IgE específica para o alimento.[53] Em verdade, o padrão-ouro é clinicamente pouco prático e existem muitas alternativas para facilitar o diagnóstico. Sendo assim, os testes cutâneos e a detecção de IgE associados ao histórico sintomatológico são alternativas mais flexíveis.[49,54]

Na prática esportiva, seja competitiva ou não, os transtornos respiratórios frequentes por conta do esforço físico são comuns, principalmente em modalidades de *endurance*. Contudo, em indivíduos alérgicos, o exercício pode ser um grande desencadeador de síndromes de hipersensibilidade exercício-induzidas, as quais incluem: asma/broncoconstrição exercício-induzida; rinite associada ao exercício; urticária induzida pelo exercício; e anafilaxia induzida pelo exercício (AIE).[55] Os atletas olímpicos devem ter registros médicos específicos em atendimento aos requisitos da World Anti-Doping Agency (WADA), para que os medicamentos utilizados nessas condições alérgicas não sejam incluídos como *doping*.[56] A seguir, é descrita uma variante da AIE cujo desfecho envolve dependência do componente alimentar.

Anafilaxia induzida por exercício dependente de alimento

Alguns indivíduos podem apresentar uma forma distinta de alergia, como uma AIE decorrente de mecanismos pouco estabelecidos, ainda que comprovadamente envolvendo uma resposta alérgica mediada por IgE.[49] Esse distúrbio apresenta uma variação que ocorre em 30 a 50% dos casos, descrita como AIE dependente de alimento específico (AIEDA) ou não específico (AIEDA-NE). Essa desordem pode ser ocasionada pela ingestão alimentar no pré- e/ou pós-exercício. Os fenômenos são considerados raros na população, surgem entre 4 e 74 anos de idade, e podem ser fatais. A anafilaxia geralmente ocorre durante ou após o exercício, o qual não precisa ser de alta intensidade para desencadear a manifestação. Em algumas situações, são necessários fatores externos como temperaturas extremas e ingestão de medicamentos para que o quadro seja instalado, mas sempre dependerá do estímulo alimentar associado ao exercício.[57]

A liberação de histamina durante o exercício é característica-chave da fisiopatologia da AIEDA.[58] Relatos na literatura revelam ainda que o fator liberador de histamina (FLH), ao interagir com um subconjunto de moléculas de IgE, ativa mastócitos FLH-reativos e pode amplificar a AA.[59] Outras teorias pouco conhecidas propostas incluem: um aumento da permeabilidade intestinal, que ocorre naturalmente durante o exercício, na expectativa de aumentar a absorção (associado a medicamentos, esse efeito pode ser potencializado); um aumento de transglutaminase intestinal; o deslocamento de mastócitos intestinais sensibilizados para o tecido-alvo, devido à redistribuição do fluxo sanguíneo; além da osmolaridade plasmática e do pH.[58,60] Todavia, o posicionamento da EAACI considera tais evidências fracas demais para o fechamento da fisiopatologia dessa condição clínica.[61]

O diagnóstico da AIEDA pode ser feito com o teste de tolerância associado ao exercício. Entretanto, ainda que não seja o padrão-ouro, o método diagnóstico mais recentemente proposto é a determinação de IgE específica para gliadina-ômega-5, o alérgeno mais discutido nessa situação clínica.[49]

Portadores de AIEDA podem ter baixa reatividade imunológica, por isso dependem de alimento como gatilho adicional para que o corpo desencadeie todos os sintomas. Os alimentos desencadeadores podem ser determinados conforme a população estudada. O hábito alimentar cultural interfere na adaptação imunológica; no entanto, alguns alimentos são mais comuns na maioria dos casos.[62,63] O trigo foi apresentado como alimento-alvo na AIEDA, uma vez que a associação é recorrente em indivíduos com histórico de anafilaxia no contexto do exercício físico. Para tentar compreender o mecanismo desencadeante, pesquisadores avaliaram a relação entre os níveis séricos de gliadina-ômega-5 e os sintomas alérgicos provocados pelo exercício ou pelo ácido acetilsalicílico nessa população, e observaram uma passagem aumentada desse fragmento através da barreira intestinal nas duas situações. Após o exercício, a gliadina é encontrada no plasma de indivíduos com ou sem AIEDA, atestando que o aumento na permeabilidade intestinal que ocorre no exercício é a via de acesso para a resposta imunológica.[62]

Apesar da IgE ser a imunoglobulina mais destacada na resposta humoral da AIEDA, o envolvimento da IgA no processo foi proposto. Além disso, a diminuição da expressão de IL-10 resultante da estimulação pela gliadina favorece a resposta de células T específicas. Outra hipótese sugerida, com base em testes *in vivo* e *in vitro*, é a formação de grandes complexos alergênicos resultantes da reticulação de peptídios de gliadina-ômega-5 por transglutaminases teciduais ativadas na mucosa durante o exercício. Com isso, há maior conjugação de fragmentos às moléculas de IgE e consequente formação dos complexos desencadeadores dos sintomas.[63]

A AIEDA-NE é a condição provocada pela prática de exercício após a ingestão de uma refeição inespecífica. Embora a gliadina-ômega-5 e a glutenina presentes no trigo sejam muito estudadas como gatilhos imunológicos, outros nutrientes também são sinalizados pela literatura. Com base em testes cutâneos e nos níveis séricos de IgE específica, alguns estudiosos perceberam que, em uma região da Itália, alimentos ricos em proteínas transportadoras de lipídios (PTL) podem ser importantes desencadeadores dos sintomas alérgicos. As PTL são encontradas em diferentes vegetais e mantêm seu potencial alergênico quando submetidas ao calor.[64] Inclusive, nesse mesmo estudo, a privação dos alimentos desencadeadores por um período de 4 h antes do início do exercício impediu a ocorrência de reações adversas durante a prática. Além da possibilidade de que um indivíduo seja sensível a dois ou mais alérgenos alimentares, existe uma variedade considerável de alimentos desencadeadores, incluindo:[65]

- Grãos/cereais: trigo (principalmente o alérgeno gliadina-ômega-5), centeio, trigo-sarraceno, cevada, aveia
- Frutos do mar: marisco (causa comum), peixe, moluscos
- Sementes: mostarda, gergelim, amendoim
- Nozes
- Leite de vaca
- Legumes e frutas: laranja, aipo, cebola, uva, tomate
- Carne: carne de porco, carne bovina e javali
- Diversos: vinho, caracol, inhame (taro), feijão-vermelho, cogumelo.

O diagnóstico da AIEDA permite montar estratégias de retomada segura da prática de exercícios sem necessidade de restrição do consumo alimentar. Para fins de controle, sugere-se que a ingestão do alimento identificado e o exercício causal sejam feitos com intervalos de 4 h pré-exercício e 1 h pós-exercício.[65]

Intolerâncias alimentares

A fragilidade causada pelo exercício de alta intensidade torna o organismo mais suscetível a hipersensibilidades, em especial à IA que, apesar de não ter origem imunológica, acarreta distúrbio físico e privação alimentar. A IA comumente é mal classificada e o direcionamento das estratégias nutricionais, ou de conhecimento da população, podem sofrer equívocos. O termo poderia definir qualquer HA, mas passou a ser usado para descrever o quadro não imunomediado, muito mais frequente do que as AA. Geralmente, ocorre em resposta a efeitos farmacológicos (p. ex., alimentos que são fontes de salicilatos, glutamato monossódico, sulfitos, histamina e aditivos), por defeito enzimático (p. ex., sensibilidade ao glúten, intolerância à lactose) ou como resultado de idiossincrasia.[47] Alguns sintomas comuns incluem distensão e dor abdominal, flatulência, diarreia e enjoos.[66] Lidar com essas variáveis em meio a um planejamento de treinamento físico é desencorajador e influencia no rendimento.

A sintomatologia da IA é variável, embora seus efeitos normalmente se concentrem no trato gastrintestinal (TGI), onde se dá o contato inicial. Contudo, outros sistemas podem ser comprometidos e levar ao aparecimento de cefaleias, tontura, cansaço, dores articulares, mialgias e até mudança de comportamento. A IA nem sempre é percebida com os primeiros sinais e sintomas. Muitos indivíduos acabam se adaptando a algumas dessas manifestações, sem perceber seu impacto sobre a qualidade de vida, principalmente por não apresentarem incapacitação nem sintomas fatais como nos casos de AA.[67]

O diagnóstico de IA é complicado, devido à possível associação com disfunções estruturais. As alternativas para o diagnóstico são pouco específicas e incluem exames laboratoriais para avaliar a condição inflamatória, detecção de níveis diminuídos de IgA e ensaios para autoanticorpos. O teste do hidrogênio expirado possibilita identificar intolerâncias a carboidratos, mas também pode indiciar um supercrescimento bacteriano intestinal associado a outras etiologias. Nem sempre os testes sorológicos levam à detecção de distúrbios estruturais, de modo que alguns casos requerem obtenção de biopsia ou exames de imagem.[51] Como a IgG participa do processo de TO, a sua sorologia tem sido usada na avaliação de IA, embora sua aplicabilidade seja controversa para fins de diagnóstico. A investigação em indivíduos obesos intolerantes ao trigo e à lactose não mostrou associação entre IA e níveis de IgG e IgA.[68]

Hipersensibilidade alimentar

Exercício e alterações no trato gastrintestinal

O TGI é o órgão mais suscetível às ameaças ambientais, por isso conta com um aparato imunológico complexo e denso. É cercado por estruturas e recursos imunes que lhe permitem manter a integridade de todo o corpo, daí ser considerado um importante órgão de defesa. As células de Paneth e seus peptídios antimicrobianos são uns dos elementos da barreira de defesa na mucosa intestinal.[46]

Para impedir o acesso de patógenos ao organismo, a barreira entérica possui receptores de reconhecimento de padrões moleculares (p. ex., TLR) que detectam a presença do perigo. Em condições fisiológicas, o conteúdo microbiano intestinal modula a atividade dos TLR, com consequente liberação de citocinas e ativação de células T responsáveis pela TO. Esse processo é regulado graças a padrões moleculares associados a microrganismos (MAMPS).[69]

A modulação da microbiota intestinal é um alvo terapêutico de dessensibilização para quadros de HA. Em intensidade moderada, o próprio exercício físico pode influenciar positivamente no conteúdo microbiano intestinal e servir como ferramenta de saúde. Uma microbiota equilibrada estimula Tregs e neutrófilos, os quais controlam a atividade de patógenos e a expansão de células B, resultando em aumento preferencial de IgA e não ativação de IgE. Isso previne as reatividades alérgicas por ativação IgE-mediada de mastócitos e basófilos no soro.[70]

Estudos com ratos atestam que a esterilização antibiótica promove sensibilização aos alérgenos alimentares, e sugerem que as bactérias comensais podem favorecer a TO.[71]

A microbiota é potencialmente modificada por inúmeros fatores ambientais, desde uma alimentação inadequada até a região onde o indivíduo vive, como mostram estudos que avaliaram a notável diferença existente entre as microbiotas das populações finlandesa e estoniana. Esse achado levou à investigação das diferentes estruturas dos LPS encontrados em bactérias da microbiota que contribuem para a TO. Os resultados sugeriram uma diminuição do risco de HA nos indivíduos que não apresentavam predominância de cepas silenciadoras da resposta imune durante o período de maturação do TGI.[72]

Há um interesse crescente por estudos que avaliem a relação de disbiose intestinal em indivíduos com HA. Esse desequilíbrio microbiano pode levar a distúrbios inflamatórios e dano entérico, tornando o ambiente favorável à passagem de alérgenos. Sabe-se que a microbiota é diferente em crianças alérgicas e não alérgicas, principalmente quanto à presença reduzida do gênero *Akkermansia*[73], que comprovadamente tem papel anti-inflamatório, inibidor de distúrbios metabólicos e promotor de saúde.[74] Em contraposição, os exercícios físicos podem aumentar a presença de *Akkermansia* na microbiota intestinal[75], o que torna benéfico o emprego da prática moderada de exercício para equilibrar a microbiota intestinal e, possivelmente, favorecer a TO alimentar.

São comuns os relatos clínicos de transtornos gastrintestinais em atletas ou iniciantes em atividades esportivas submetidos a treinos mais desafiadores. Embora o exercício físico seja uma ferramenta para a promoção da saúde, as variáveis do treino que o tornam extenuante podem causar danos e afetar negativamente o TGI, resultando em náuseas, vômitos, dores abdominais e diarreias, principalmente no caso de esportes de grande volume como os de *endurance*. Dentre os mecanismos envolvidos, estão o estresse oxidativo intestinal por fatores mecânicos e em resposta à reperfusão sanguínea; a redução do fluxo sanguíneo esplênico devido à priorização dos tecidos musculares; e as atividades neuroendócrinas.[76]

O impacto do exercício extenuante no TGI se reflete em gastroparesia[77], mas também atinge mecanicamente as junções comunicantes dos enterócitos. O exercício prolongado ou de alta intensidade, também por levar à expressão de enzimas fosforiladoras no lúmen intestinal, causa ruptura das proteínas de ligação, instabilidade seletiva, e desenvolvimento de quadros de endotoxemia e hipersensibilidade.[78]

Estratégias moduladoras

A princípio, a estratégia nutricional adotada diante do aparecimento de sinais e sintomas de HA consiste na retirada do alimento desencadeador, para minimizar os desconfortos e a sobrecarga imunológica. Contudo, a imunomodulação por meio da nutrição pode favorecer a reparação do dano tecidual e a reintrodução desse alimento, em casos de IA. As estratégias nutricionais para AA são discutidas em termos de ação preventiva na primeira infância, ou mesmo durante o período gestacional, que é quando ocorrem a formação do TGI e a maturação imunológica. Tais estratégias somente são estendidas para a minimização dos danos subjacentes à sintomatologia, uma vez não há cura por ações baseadas na nutrição. Desse modo, as estratégias aqui enfatizadas estão mais voltadas para a IA do que para AA. Os manejos para IA, principalmente quando secundária aos efeitos do exercício, parecem ser mais aplicáveis no momento de encontro com o paciente, para controle dos sintomas e posterior dessensibilização alimentar.

As dietas pobres em carboidratos fermentáveis, conhecida por FODMAPS (acrônimo em inglês para oligo-, di-, monossacarídios e polióis fermentáveis), são recomendadas para redução dos desconfortos gástricos, mas não necessariamente têm capacidade de minimizar o dano no TGI causado pelo exercício. Por outro lado, os FODMAPS podem propiciar um ambiente entérico adequado para a recuperação tecidual. Essa dieta foi projetada para portadores de síndrome do intestino irritável.[79] A sua aplicabilidade para as condições de IA no desportista pode ser interessante no curto prazo, em casos com exacerbação sintomatológica e/ou danos intestinais decorrentes do esforço físico, principalmente após uma temporada de competições ou evento de disbiose sintomática.[80] É necessário avaliar a duração da estratégia, porque a restrição dietética pode prejudicar também a oferta calórica e de micronutrientes importantes no contexto esportivo de alta demanda energética, além da variedade de carboidratos com características pré-bióticas que contribuem para a manutenção de uma microbiota saudável.

Dietas ricas em fibras são importantes para equilibrar a microbiota por meio da produção de ácidos graxos de cadeia curta (principalmente butirato e acetato, nesse contexto). O efeito pré-biótico dessas dietas favorece a multiplicação de bactérias gram-positivas e, consequentemente, torna o ambiente mais tolerogênico.[81] É preciso monitorar atentamente o momento em que as fibras são ofertadas na dieta, uma vez que seu consumo na refeição antes do exercício pode desencadear o reflexo de defecação e/ou provocar transtorno gástrico.

Algumas experiências bem-sucedidas na terapêutica de dermatites atópicas conduzem à suplementação de probióticos para AA e IA. Essa associação também é indicada pelas evidências de proteção contra o aparecimento de AA em crianças nascidas por cesariana de mães que consumiram probióticos.[82] Ainda, análises realizadas no projeto American Gut Project apontam relação entre disbiose e alergias em adultos, com predominância de determinadas cepas bacterianas em indivíduos alérgicos a nozes e pólen.[83] Considerando a importância do equilíbrio microbiano intestinal, alguns estudiosos sugerem a terapêutica com probióticos como uma alternativa combinada à imunoterapia (tratamento medicamentoso que promove dessensibilização alimentar) para TO, ou suporte preventivo ao surgimento de AA. Contudo, falta embasamento adicional para a aplicação prática dessa estratégia em tal situação.[84] Mesmo assim, essa alternativa pode ser bem empregada para o controle de sintomas gastrintestinais em condições de IA, principalmente as causadas por dano de mucosa e afecção do trato respiratório.

A vitamina A também pode contribuir para o processo de TO, uma vez que sua presença na lâmina própria é essencial para a expansão de células Treg durante o reconhecimento do alimento.[81] O estado das reservas corporais de vitamina D também deve ser verificado, uma vez que níveis baixos dessa vitamina estão relacionados com maior sensibilização por IgE[85] e podem influenciar na regulação negativa da IL10, levando à redução da TO.[86] A suplementação com D3 ou análogo dos receptores de vitamina D (VDR) pode modular a resposta imune, inclusive de IgE.[87]

O aminoácido glutamina serve de substrato energético para células de rápida proliferação, e sua demanda aumenta sob condições de estresse. Os níveis plasmáticos de glutamina diminuem após o exercício; o cortisol encaminha esse aminoácido para neoglicogênese e isso afeta a disponibilidade da glutamina para os leucócitos.[88] Em adição, o enterócito exposto ao ambiente disbiótico sofre constante agressão, de modo que a suplementação de L-glutamina se destina à minimização dos danos e à recuperação tecidual. Entretanto, os efeitos protetores dessa suplementação vão além e podem aumentar o conteúdo de proteínas de junção comunicante, induzir expressão de proteínas HSP e promover a produção de glutationa para proteção do TGI contra o estresse oxidativo resultante do exercício extenuante.[89]

Um tratamento complementar indicado para indivíduos com HA é a fitoterapia. Embora essa área seja pouco explorada em estudos envolvendo seres humanos, algumas evidências obtidas em animais propõem alternativas para maior investigação de algumas ervas com efeitos antialérgicos, incluindo: extrato de folhas de *Perilla frutescens*[90]; extrato alcoólico da casca de *Drymis winteri*[91]; extrato da raiz de *Panax ginseng*[92]; casca de *Phellodendron chinense*; frutos de *Prunus mume*; frutos de *Zanthoxylum schinifolium*; folhas de *Angelica sinensis*; rizoma de *Zingiber officinalis*; galhos de *Cinnamomum cassiae*; rizoma de *Coptis chinensis*; e o corpo frutífero de *Ganoderma lucidum*. Os mecanismos de ação desses fitoterápicos ainda são pouco conhecidos, mas observou-se que o uso combinado foi mais efetivo do que o uso individual de cada agente. Diferentes fitoterápicos atuam em vias distintas, de modo que suas ações se complementam com o uso combinado.[93] Embora as ervas aqui citadas tenham apresentado efeito antialérgico em animais, isso não exclui a possibilidade de hipersensibilidade idiossincrática aos seus constituintes.

Diante dos desconfortos gastrintestinais ocasionados pelo exercício extenuante, a aplicação de estratégias nutricionais promotoras do bem-estar gástrico é bastante conveniente. A raiz de gengibre (*Zingiber officinale*) ganhou destaque por sua ação antiespasmódica intestinal e gastroprotetora. Sua efetividade na proteção contra úlceras gástricas e na redução de náuseas e vômitos em diferentes condições é atribuída aos princípios ativos gingerol e shogaol.[94] Suas raízes podem ser consumidas *in natura* nas refeições, como infusões ou em fitoterápicos.

A Figura 16.1 mostra como o exercício físico influencia no orquestramento imunológico do desportista/atleta, e como as condições imunológicas de hipersensibilidade podem afetar sua *performance* física, possivelmente por causarem desconfortos e restrições alimentares. Em situações de AA e IA, o planejamento nutricional tem papel fundamental na manutenção do exercício físico e na prevenção da sintomatologia associada.

Modulação nutricional do sistema imunológico

O treinamento físico realizado por praticantes recreativos, amadores ou atletas profissionais é capaz de promover diversas alterações transitórias no sistema imunológico ao longo das horas e dias que se seguem às sessões práticas. Diversos nutrientes, fitonutrientes e suplementos têm sido estudados como contramedidas para evitar que tais respostas exercício-induzidas acarretem imunocomprometimentos que culminem, por exemplo, em infecções, contaminações, recuperação inadequada e/ou lesões osteomusculoarticulares. Os resultados desses estudos indicam que as estratégias de imunonutrição podem reforçar a função do sistema imunológico e minimizar as possíveis perturbações causadas pelo estresse fisiológico.

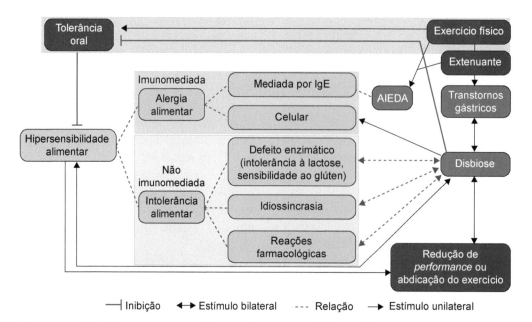

Figura 16.1 Relação do exercício físico com hipersensibilidades alimentares. AIEDA: anafilaxia induzida pelo exercício dependente de alimento específico; IgE: imunoglobulina E.

Carboidratos

A eficiência da suplementação e/ou utilização dos carboidratos no desporto é reconhecida há bastante tempo. As recomendações de ingestão diária de carboidratos para atletas variam conforme o número de horas diárias de treino, e normalmente são quantidades médias de 6 a 12 g/kg de massa corporal, com ingestão adicional de 30 a 60 g/h durante o exercício com duração superior à 1 h.[95] Tais orientações são voltadas, principalmente, à restauração dos estoques de glicogênio muscular e hepático necessários para manter os níveis séricos de glicose durante o exercício e também garantir a disponibilidade de energia suficiente para a contração da musculatura esquelética. No entanto, a disponibilidade de carboidratos também tem o potencial de limitar o grau de imunodisfunção do exercício por meio de ações diretas ou indiretas. Diretamente, a glicose é o principal substrato energético das células imunológicas, portanto pode-se argumentar que a hipoglicemia pós-exercício pode comprometer a função dessas células. O significado dessa situação isolada é questionável, porque as células imunes não dependem exclusivamente da glicose para obter energia, além disso, os mecanismos compensatórios de neoglicogênese podem entrar em ação. Por outro lado, tanto o cortisol como as catecolaminas (epinefrina, norepinefrina) possuem efeitos modulatórios sobre a função imune[96], e o aumento da disponibilidade de carboidratos pode ter efeito indireto sobre a resposta estressora desses hormônios, limitando possíveis deficiências imunológicas induzidas pelo exercício.

Exercícios de intensidade leve a moderada realizados a aproximadamente 70% do VO_2 máx., durante pelo menos 1 h por dia, após 7 dias de dieta restrita em carboidratos (até 10% da ingestão total diária de macronutrientes), estão associados a uma resposta aumentada de epinefrina e cortisol, maior contagem de neutrófilos circulantes e quedas modestas na contagem de linfócitos circulantes. Esses efeitos diminuem durante o exercício realizado após o consumo de uma dieta rica em carboidratos (pelo menos 70% da ingestão total diária de macronutrientes).[97,98] A ingestão de carboidrato em quantidades ideais antes do exercício também está associada a uma resposta diminuída de citocinas (p. ex., IL-6, IL-10 e IL-1RA)[97], provavelmente devido a uma menor necessidade das ações glicorreguladoras da IL-6[99] e por evitar quedas da glicemia. Em contraste, o aumento do conteúdo de carboidrato da dieta aparentemente não exerce nenhum efeito benéfico sobre as funções celulares imunes, seja em repouso ou no pós-exercício.

A associação entre o cortisol e a função das células imunes é bem estabelecida. Estratégias nutricionais que atenuem as elevações do cortisol plasmático induzidas pelo exercício foram consideradas eficazes para minimizar possíveis imunodeficiências causadas por esse hormônio, após o exercício. Apesar das evidências existentes na literatura corroborando amplamente esse cenário, foi demonstrado que os efeitos benéficos do consumo de carboidratos durante o exercício meramente ultrapassam a influência do cortisol.[100,101] O consumo de cerca de 60 g de carboidrato/h durante o exercício prolongado atenua a elevação das citocinas plasmáticas[102] e o trânsito da maioria das subpopulações de leucócitos (com exceção das células NK)[103-105], previne a inibição da degranulação de neutrófilos estimulada por bactérias, e aumenta a eficiência do *burst* respiratório neutrofílico.[106] Green *et al.*[101] examinaram a influência da suplementação de carboidratos sobre a função imune após 2,5 h de exercício no cicloergômetro a 85% do limiar ventilatório individual. Foi observada uma concentração sanguínea de neutrófilos significativamente menor no pós-exercício e durante a recuperação. Bishop *et al.*[107] também observaram diminuição da neutrofilia após conclusão e durante a recuperação do exercício intenso e intermitente, quando doses de uma solução de carboidrato a 6% foram fornecidas.

Adicionalmente, o consumo de carboidratos (*versus* placebo) durante o exercício prolongado previne a diminuição do número absoluto e do percentual de células Th1 (T CD4+) antivirais, além de minimizar a supressão da produção de interferon-gama (IFN-gama) por essas células.[108] O consumo de carboidratos durante o exercício também reduz o impacto na proliferação de linfócitos T após estimulação por mitógenos (MAPK) ou por antígenos virais, até 24 h após o exercício.[103,109] Isso pode estar parcialmente relacionado com a diminuição da apoptose de células T em culturas celulares estimuladas quando o carboidrato é consumido durante o exercício.[110]

Embora a ingestão de carboidratos durante o exercício pareça ser eficaz na minimização de algumas perturbações imunológicas associadas ao exercício extenuante[111], apenas um efeito mínimo foi observado na secreção de IgA salivar[112,113] e na atividade citotóxica de células NK.[114] Por outro lado, o consumo de carboidratos pode aumentar a responsividade das células NK à IL-2, podendo ser útil como auxílio estratégico em determinadas infecções.[115] Um estudo duplo-cego envolvendo ciclistas que foram submetidos a um teste em bicicleta estacionária a uma intensidade entre 75 e 80% do VO_2 máx., com duração de 1 h, avaliou a influência da atividade de células NK estimuladas com IL-2. O grupo que ingeriu carboidrato (15 g/250 mℓ a cada 15 min) apresentou melhor resposta imune de células NK, do que o grupo placebo. Entretanto, o consumo de mais de 60 g de carboidratos por hora não gera benefício significativo[106,116], provavelmente devido à limitação da taxa máxima de oxidação de carboidratos exógenos (cerca de 1 g/min ou 60 g/h) no organismo.[116] Nieman *et al.*[104] não observaram aumento da atividade NK com o fornecimento de carboidrato durante uma corrida de longa duração (2,5 h). Com base nesses resultados, parece que o potencial benefício do consumo de carboidrato exógeno para a atividade de células NK é parcialmente dependente da IL-2 liberada por linfócitos T ativados, mas também pode ser específico para células NK do tipo I.

Até o presente, faltam evidências para apoiar qualquer efeito benéfico da ingestão de carboidratos sobre os sintomas de doenças do trato respiratório superior. Muitos estudos que afirmam que atividade física pode aumentar a probabilidade de infecções do trato respiratório superior apresentam falhas metodológicas significativas; além disso, em sua imensa maioria, são estudos de causa e correlação, e não estudos de causa e efeito. Somado a isso, poucas revisões de fato conduziram análises laboratoriais que permitissem chegar a um desfecho conclusivo. Em um estudo comparativo sobre o consumo de carboidratos (*vs.* placebo) durante uma maratona, envolvendo 93 corredores, constatou-se que 16 corredores relataram doença no período de 15 dias subsequentes à corrida. Desse total, 10 corredores haviam consumido placebo, enquanto seis haviam consumido carboidrato.[113]

Henson *et al.*[117] avaliaram o efeito da suplementação de carboidratos sobre a resposta imunológica de 10 triatletas. Os autores perceberam que o consumo de uma bebida contendo 6% de carboidrato foi significativamente mais efetivo que o consumo de placebo, após um período de 2,5 h de corrida ou ciclismo. Ao final da corrida ou da prática de ciclismo (a cerca de 75% do VO$_2$ máx.), o grupo que consumiu carboidrato apresentou menor alteração nas concentrações sanguíneas de leucócitos e citocinas, bem como níveis menores de atividade de células NK, fagocitose e produção de ERO por granulócitos. Dessa forma, o consumo de carboidratos durante o exercício prolongado e intenso parece contribuir para respostas imunológicas e fisiológicas melhoradas.

A suplementação de carboidratos durante exercícios prolongados e intensos também parece manter a concentração de glutamina plasmática, a qual está relacionada à imunocompetência em atletas. Bacurau *et al.*[118], em um estudo realizado com ciclistas, constataram que o consumo de 1 g de carboidrato/kg/h (equivalente a 10%, contendo 95% de polímeros de glicose e 5% de frutose) manteve a concentração plasmática de glutamina e a imunocompetência. Nesse estudo, os atletas pedalaram durante 20 min a uma velocidade correspondente a 90% do limiar anaeróbico e descansaram por 20 min, repetindo esse esquema 6 vezes. Outro resultado interessante desse trabalho foi que a suplementação com carboidratos evitou a diminuição da proliferação de linfócitos e atenuou o aumento da concentração sérica de cortisol, ao contrário do observado em trabalhos que usaram suplementação isolada de glutamina.[118]

O beta-glucano é outro carboidrato imunomodulador com efeitos positivos sobre o funcionamento de células imunocompetentes. O consumo de 100 mg por atletas de elite, durante um período de 2 meses, foi suficiente para conferir proteção contra a supressão da atividade das células NK induzida pelo exercício extenuante.[119-121]

A ingestão ótima de carboidratos é uma contramedida fracionária ao comprometimento imunológico exercício-induzido, no qual a influência da suplementação durante o exercício e o aporte dietético total devem ser adequadamente controlados para obter o melhor da integridade imunológica, tanto em atletas como em praticantes recreativos. Aparentemente, a ingestão frequente de soluções de carboidrato concentradas (6% ou mais) no decorrer do exercício prolongado é capaz de manter os níveis plasmáticos de glicose, bem como de atenuar as modificações fisiológicas provocadas pelo cortisol, em termos de contagem de leucócitos e alterações de citocinas. Por outro lado, o consumo de carboidratos imediatamente após o exercício parece não exercer qualquer efeito benéfico sobre as alterações na função imune. No que tange à influência do consumo de carboidratos sobre a incidência de ITRS, as evidências relevantes atualmente são inexistentes.

Lipídios

Os ácidos graxos são compostos essenciais e integram praticamente todas as dietas. Em sua maioria, podem ser sintetizados endogenamente pelo metabolismo humano[122], a exemplo dos ácidos graxos saturados e monoinsaturados sintetizados a partir de precursores não lipídicos, como a glicose. É amplamente sabido que os ácidos graxos essenciais ômega-3 são coadjuvantes eficientes na promoção de melhora da função cardíaca e hipertensão arterial sistêmica, quadros depressivos, funções neurocognitivas e marcadores inflamatórios sanguíneos.[123] Quanto à relação entre ácidos graxos ômega-3 e desempenho físico, estudos anteriores prenunciaram a melhora de marcadores associados à resistência, bem como de respostas antioxidantes e anti-inflamatórias, e alguma efetividade contra a dor muscular de início tardio (DOMS, do inglês *delayed onset muscle soreness*). No entanto, até hoje, apenas alguns estudos avaliaram como a gordura e os ácidos graxos afetam a função imunológica em atletas, deixando lacunas quanto às doses ideais.

Os principais papéis dos ácidos graxos são o de fontes de energia e o de constituintes de membrana.[122] Certos ácidos graxos têm papéis adicionais e específicos, como participar na síntese de mediadores lipídicos bioativos (p. ex., prostaglandinas), além de influenciar nos processos de sinalização de membranas, ativar fatores de transcrição e atuar na expressão gênica.[123] Devido a essa ampla gama de mecanismos e efeitos metabólicos, é plausível admitir que os ácidos graxos podem influenciar as funções celulares e, consequentemente, as respostas imunes e inflamatórias.[124]

Poucos estudos compararam os efeitos de dietas ricas em gordura (40 a 70% da ingestão diária de macronutrientes) vs. dietas pobres em gordura (15 a 19% da ingestão diária de macronutrientes) nas repostas imunes, após o exercício.[125-128] Não foram encontradas diferenças significativas entre dietas hiperlipídicas e hipolipídicas em termos de contagem de células e subpopulações linfocitárias[127]; neutrófilos e outras subpopulações de leucócitos[125]; ou resposta de citocinas. No entanto, as dietas hiperlipídicas foram associadas a níveis mais elevados de cortisol antes e após o exercício[126], bem como à diminuição da atividade das células NK, em comparação a dietas hipo- ou isolipídicas.[128] Outros pesquisadores argumentam que a manutenção de condutas dietéticas com conteúdo excessivamente baixo (< 15% da ingestão diária total) aliada a rotinas de treino moderado e/ou intenso também pode levar a um aumento da produção de citocinas pró-inflamatórias[125] ou ao comprometimento da função imune, devido a um balanço energético negativo[126] e à possível deficiência de micronutrientes lipossolúveis essenciais.[129,130] No tocante ao déficit energético, entretanto, é possível contra-argumentar que esse déficit calórico pode ser compensado pela adição de fontes glicídicas e/ou proteicas.[126]

Evidências baseadas em estudos in vitro, estudos experimentais com animais e dados epidemiológicos demonstram que o consumo desbalanceado de ácidos graxos saturados pode promover processos inflamatórios e imunodepressivos[131,132], principalmente devido à presença do ácido araquidônico (contido em carnes, ovos, vísceras, ou sintetizado a partir do ômega-6 oriundo de fontes vegetais como a linhaça).[133] O ácido araquidônico está associado à síntese de mediadores lipídicos inflamatórios, incluindo prostaglandinas e leucotrienos.[134] Vários mediadores obtidos a partir desse ácido suprimem as respostas imunes mediadas por células, incluindo as atividades de células apresentadoras de antígeno e células T auxiliares (Th).[134] Já os ácidos graxos essenciais poli-insaturados ômega-3 – ácido eicosapentaenoico (EPA) e ácido docosa-hexaenoico (DHA) – encontrados principalmente em peixes oleosos e no krill, são fortes agentes anti-inflamatórios e podem melhorar a função imune celular.[125] Sua ação está associada à supressão da produção de prostaglandinas e leucotrienos oriundos do metabolismo do ácido araquidônico, que modulam a produção de citocinas pró-inflamatórias.[135-137] O EPA e o DHA são prontamente incorporados às membranas celulares, onde substituem parcialmente o ácido araquidônico. Essa substituição resulta na diminuição da produção de mediadores lipídicos pró-inflamatórios e imunossupressores derivados do ômega-6.[138] Tanto o EPA quanto o DHA podem exercer efeitos anti-inflamatórios, de maneira independente.[139] É importante ressaltar que EPA e DHA servem de substratos na biossíntese de mediadores que auxiliam a resolução da inflamação (resolvinas, protectinas e maresinas) e aumentam a função imunológica de neutrófilos, macrófagos e células endoteliais. Os mecanismos anti-inflamatórios desses ácidos graxos poli-insaturados (AGPI) incluem redução da ativação do fator de transcrição pró-inflamatório do fator nuclear kappa B (NF-κB) e ativação do receptor ativado por proliferador de peroxissomo-gama (PPAR-gama).[138]

Além dessas características benéficas relacionadas à saúde, evidências limitadas apontam os efeitos anti-inflamatórios relacionados ao exercício, com a suplementação de AGPI ômega-3. Os protocolos de suplementação variaram consideravelmente entre os ensaios, bem como em termos de quantidades e tempo de análise.[140-145] Pouco ou nenhum efeito relevante sobre os marcadores inflamatórios e de estresse oxidativo no pós-exercício costumam ser encontrados. No entanto, observam-se respostas discretas no metabolismo de citocinas com a suplementação isolada de EPA e DHA.[141] Embora misturas dietéticas contendo EPA e DHA tenham se mostrado benéficas em estudos clínicos[146], um estudo recente falhou em mostrar qualquer influência significativa sobre os marcadores imunológicos no pós-exercício, quando EPA e DHA (400 mg de cada) foram combinados com quercetina.[147] Curiosamente, nos estudos apresentados, a relação EPA:DHA usada varia significativamente de 1:1[141] a 1:1[144,147] e de 2:1[145] até 5:1[141,142], embora as diretrizes gerais sugiram uma relação EPA:DHA de 2:1 para atletas.[137]

O consumo de 2 g/dia de óleo de krill (em que cada 500 mg de óleo de krill continha 60 mg de EPA, 30 mg de DHA e 61 μg de astaxantina) durante 6 semanas apresentou um efeito interessante sobre a função imune no pós-exercício. Houve aumento na produção de IL-2 por estímulo de células mononucleares do sangue periférico (PBMC, do inglês peripheral blood mononuclear cell), bem como na atividade de células NK, no período de recuperação pós-exercício. Por outro lado, o estudo falhou em obter resultados positivos sobre outros parâmetros inflamatórios, como os níveis plasmáticos de IL-6, IL-4, IL-10, IL-17 e IFN-gama em resposta ao exercício.[148]

Contrariamente a esses resultados, Gray et al.[142] e Da Boit et al.[149] não observaram efeito significativo do EPA e DHA na resposta de IL-6 plasmática a uma sessão única de exercício, mas identificaram a melhora da resposta de produção de IL-2 por células mononucleares mitógeno-estimuladas e na atividade de células NK, no pós-exercício. Em ambos os estudos, o ômega-3 foi fornecido antes do teste. Tais observações sugerem que os AGPI ômega-3 podem melhorar aspectos da imunidade mediada por células e da imunidade inata, após o exercício.

Outra pesquisa que avaliou o efeito da suplementação de óleo de peixe sobre parâmetros imunológicos no pós-exercício encontrou resultados semelhantes para IL-2, células NK, IL-6, IL-4 e IFN-gama. Segundo os autores, esses resultados podem ser explicados, em parte, pelo aumento de EPA circulante após o consumo tanto de óleo de peixe quanto de óleo de krill.[141] Outros estudos avaliando a suplementação de DHA também mostraram resultado positivo sobre a função imune, no pós-exercício. Os resultados dessas pesquisas mostraram que o consumo de DHA reduziu significativamente a taxa de produção de IL-6 e TNF-alfa, além de ter aumentado a capacidade antioxidante mitocondrial, após 8 semanas de suplementação.[149-154]

Em um estudo comparando os efeitos de uma dieta rica em carboidratos [65% do valor efetivo total (VET)] e de uma dieta rica em lipídios (62% do VET) sobre o treinamento de endurance, durante 7 semanas, percebeu-se que a dieta rica em carboidratos foi mais efetiva na resposta imune, aumentando a atividade das células NK. Entretanto, não foi possível precisar se esse resultado foi decorrente da ausência do carboidrato ou do excesso de algum componente lipídico específico.[128]

Andrade et al.[155] relataram que nadadores de elite suplementados com EPA e DHA durante 45 dias apresentaram aumento na produção de IL-2 e na proliferação de células T mononucleares, quando amostras sanguíneas foram coletadas e estimuladas in vitro com fito-hemaglutinina. Outro estudo falhou em encontrar um efeito benéfico da suplementação com EPA e DHA por 6 semanas, na concentração de IgA salivar em ciclistas treinados, tanto no pré- como no pós-exercício.[121] Também não houve efeitos sobre o número de leucócitos sanguíneos, nem sobre as concentrações de proteína C reativa (PCR), IL-1beta, IL-6 ou IL-8.[142] Em outro estudo, doses altas de AGPI n-3 (3 g de EPA/dia e 1,8 g de DHA/dia) fornecidas durante 6 semanas a corredores do sexo masculino não produziram qualquer efeito sobre as alterações induzidas no número de leucócitos plasmáticos ou nas concentrações de TNF-alfa, IL-1RA, IL-6 e TGF-beta, no pós-maratona (188). Da mesma forma, a ingestão de altas doses de EPA e DHA (2,2 g/dia de cada) durante 6 semanas não promoveu alterações significativas em marcadores inflamatórios após o exercício na esteira, em corredores treinados.[144] Capo et al.[150] relataram poucos efeitos do consumo de EPA e DHA sobre citocinas plasmáticas (IL-6, IL-8

e TNF-alfa) em jogadores de futebol de elite submetidos a uma sessão de exercício.

Um estudo avaliando o efeito da suplementação de óleo de peixe sobre parâmetros imunológicos no pós-exercício encontrou resultados semelhantes para IL-2, células NK, IL-6, IL-4 e IFN-gama. Segundo os autores, esses resultados podem ser parcialmente explicados pelo aumento de EPA circulante que ocorre após o consumo tanto de óleo de peixe quanto de óleo de krill.[156] Outros estudos avaliando a suplementação de DHA também demonstraram resultado positivo sobre a função imune pós-exercício. Os resultados dessas pesquisas mostraram que o consumo de DHA reduziu significativamente a taxa de produção de IL-6 e TNF-alfa, além de aumentar a capacidade antioxidante mitocondrial, após 8 semanas de suplementação[150-157]

A influência dos ácidos graxos saturados e poli-insaturados (ômega-6) é pouco explorada no contexto científico, havendo poucas evidências de sua relação com a função imune e/ou inflamatória no exercício. Por outro lado, vários estudos investigam o efeito dos AGPI ômega-3 (EPA e DHA) sobre a função imune ou a inflamação no exercício, tanto em indivíduos treinados como em indivíduos não treinados. Tais estudos empregam doses variadas, que podem ser moderadas (< 1 g/dia) ou elevadas (4 g/dia), fornecidas por períodos que variam de dias a semanas ou meses, ou de forma pontual. Poucos estudos tiveram delineamentos metodológicos similares, enquanto os desfechos associados aos aspectos imunológicos e inflamatórios são altamente variáveis, embora seja observado um padrão nas respostas de citocinas e marcadores imunes e inflamatórios, dificultando desfechos conclusivos evidentes. De modo geral, o EPA e o DHA parecem amenizar a inflamação induzida pelo exercício, bem como o dano muscular e a dor, em indivíduos destreinados. Ainda não está claro se ambos afetam a inflamação ou a função imune em indivíduos treinados, embora alguns estudos sugiram que sim. Portanto, os desfechos imunológicos e inflamatórios investigados devem ser cuidadosamente avaliados.[155,158]

Proteínas e aminoácidos

Indivíduos que realizam um programa intensivo de exercício físico apresentam maior necessidade de ingestão proteica e, caso recebam nutrição inadequada, podem ter a imunocompetência comprometida, especialmente no que diz respeito à funcionalidade de linfócitos T. A deficiência proteica comprovadamente prejudica a função imunológica e contribui para a suscetibilidade aumentada a infecções. A síntese de imunocomponentes importantes, como citocinas, Ig e proteínas de fase aguda, depende da disponibilidade adequada de aminoácidos. Além disso, as proteínas regulam a ativação e proliferação de linfócitos T, linfócitos B, células NK e macrófagos.[159,160] A gravidade da deficiência dietética de proteínas pode influenciar a magnitude do comprometimento do sistema imunológico.[130] Uma desnutrição proteico-energética pode afetar ambos os sistemas imunes, inato e adaptativo.[159] Portanto, a disponibilidade quantitativa e qualitativa de todos os aminoácidos é essencial para a imunocompetência.[161]

O exercício aumenta a oxidação de aminoácidos, de modo que tanto a síntese como a degradação de proteínas musculares aumentam após o exercício.[162] A taxa de síntese pode permanecer elevada por até 72 h após o exercício.[163] O consenso atual é de que as necessidades de aminoácidos aumentam com o treinamento físico regular, podendo chegar a uma ingestão proteica da ordem de 150 a 200% das recomendações tradicionais.[164]

Glutamina

É o aminoácido mais abundante no músculo e no plasma humanos. Classificada como aminoácido não essencial[130], é sintetizada, armazenada e liberada predominantemente pelo músculo esquelético e, em menor extensão, pelo adipócito, fígado e pulmão. É absorvida por enterócitos, colonócitos, células renais, hepatócitos e células imunes como linfócitos, macrófagos e neutrófilos, além de desempenhar papel importante na síntese de proteínas, incluindo algumas citocinas.[161] Sendo assim, a glutamina é utilizada por células que se dividem rapidamente[165,166], fornecendo nitrogênio para a síntese de nucleotídios de purinas e pirimidinas; permitindo a síntese de DNA, RNA e RNAm, bem como a reparação de DNA. Ardawi e Newsholme[167] observaram alta taxa de utilização de glutamina por linfócitos humanos em repouso. Trabalhos subsequentes in vitro[168] mostraram que disponibilidades menores de glutamina estavam associadas à diminuição na capacidade proliferativa de linfócitos humanos.

Exercícios prolongados estão associados à diminuição das concentrações plasmáticas de glutamina em até 20%[169], sendo levantada a hipótese de que reduções substanciais podem levar diretamente à imunodepressão ("hipótese da glutamina")[130] e a um risco aumentado de manifestação de ITRS.[170] Devido à atratividade dessa teoria e aos efeitos benéficos comprovados da glutamina em algumas situações clínicas[171], os possíveis efeitos desse aminoácido sobre parâmetros imunes relacionados ao exercício têm recebido muita atenção.[172]

A diminuição pós-exercício dos níveis de glutamina costuma ser concomitante à diminuição do número total de linfócitos circulantes, o qual inicialmente sofre um aumento transitório como parte da leucocitose observada após o exercício exaustivo. A função imune celular também pode estar diminuída nessa fase, por

exemplo, em linfócitos e células NK. Em estudos in vitro, o fornecimento de glutamina resultou em diminuição na produção de IL-8 em atletas[173] e pacientes com pancreatite aguda em estudos clínicos.[174] A provisão de glutamina exógena, portanto, pode levar a uma diminuição na secreção de IL-8 requerida para atrair mais neutrófilos ao sítio de dano tecidual, embora isso seja apenas suposição especulativa.

Existem algumas evidências de que a glutamina ou seus precursores [p. ex., aminoácidos de cadeia ramificada (BCAA, do inglês branch chain amino acids)] poderiam diminuir a incidência de ITRS induzida por exercício. No entanto, vários estudos, em sua maioria conduzidos em laboratório, falharam em demonstrar qualquer diferença significativa associada à manutenção de níveis basais ou níveis altos do aminoácido, em vários aspectos da função imune. Estes incluíram atividade de células killer ativadas por linfocina (LAK), contagem de linfócitos, algumas subpopulações de leucócitos, IgA salivar, receptores de células TCD3, células NK, leucocitose, e liberação de elastase no plasma de neutrófilos estimulados por LPS.[175-179] Até o presente, apenas um estudo demonstrou um efeito profilático da suplementação de glutamina na incidência de sintomas de ITRS.[175] Foi relatada uma incidência significativamente menor (32%) de sintomas de ITRS nos 7 dias subsequentes a uma maratona, em corredores suplementados com glutamina (5 g de glutamina em 330 mℓ de água), em comparação aos corredores que receberam placebo. Contudo, esse delineamento do estudo limita a interpretação dos resultados obtidos. A maioria dos estudos subsequentes não confirmou os efeitos benéficos da suplementação de glutamina durante o exercício sobre vários parâmetros imunológicos, incluindo níveis de IgA-secretora[176,180,181], níveis de IL-6 pós-exercício[182,183], proteínas de fase aguda[182], contagem de linfócitos e neutrófilos[184], leucocitose pós-exercício e função neutrofílica.[179] Do ponto de vista prático, a elevação da concentração plasmática de glutamina requer a ingestão de doses superiores a 5 g de glutamina a cada 30 a 60 min, no decorrer do exercício[170], o que dificilmente é viável na imensa maioria dos regimes de treinamento.

Em um estudo recente, Caris et al.[185] observaram que o consumo tanto de glutamina quanto de carboidrato teve efeito positivo na modulação do equilíbrio celular Th1/Th2, após o exercício. Rohde et al.[186] observaram uma diminuição acentuada nas concentrações plasmáticas de glutamina em triatletas, medidas 2 h após o exercício prolongado, paralelamente a alterações na atividade das células LAK. A diminuição das concentrações de glutamina em maratonistas também coincidiu com uma elevação dos marcadores de fase aguda (p. ex., IL-6 e C5a) e também com o aumento da incidência de ITRS autorrelatada.[175,186,187] Entretanto, esses estudos são do tipo causa-associação e não do tipo causa-efeito. Curiosamente, Hiscock et al.[188] mediram o conteúdo intracelular de glutamina em PBMC, e encontraram uma boa disponibilidade do aminoácido após o exercício. Outro estudo realizado com lutadores que estavam entrando em fase de perda de peso e desidratação pré-luta – e consequente imunocomprometimento – avaliou o efeito da suplementação de glutamina (21 g/dia, durante 10 dias) sobre os seguintes marcadores: glutamina plasmática, proteínas totais, cortisol basal e creatinoquinase. Não houve nenhuma diferença entre os grupos placebo e teste.[189] Em relação à leucocitose pós-exercício de *endurance*, Fehrenbach *et al.*[190] descreveram um possível efeito protetor das HSP em atletas. Existem evidências substanciais de que a glutamina é importante para a geração de HSP, tanto *in vitro* como *in vivo*.[191-193] Zuhl e al.[194] observaram efeitos anti-inflamatórios da glutamina via HSP70, sobre a permeabilidade intestinal e as PBMC. Raizel *et al.*[195] mostraram recentemente que o tratamento de ratos com L-glutamina (na forma de L-alanina ou como dipeptídio) induziu efeitos citoprotetores via HSP70, após o exercício de resistência.[196,197]

Apesar de existirem justificativas plausíveis sustentando a suplementação de glutamina, a maior parte dos estudos mostra-se inconclusiva e/ou controversa, fomentando qualquer informação definitiva e conclusiva associada ao incremento da função imune responsiva à suplementação. Recentemente foi sugerido que a disponibilidade de glutamina nos estoques fisiológicos é suficiente para repor as reduções e possíveis comprometimentos glutamina-dependentes no pós-exercício. Portanto, ainda não é possível estabelecer uma conexão direta concreta entre a diminuição dos níveis plasmáticos de glutamina e as alterações do sistema imunológico induzidas pelo exercício prolongado[198], ainda que a diminuição das concentrações de glutamina possa servir de marcador auxiliar da imunodepressão em condições clínicas.

A glutamina é o aminoácido livre mais abundante no plasma e no tecido muscular. Exerce importante função na imunidade dos indivíduos, sendo utilizada em grande quantidade por células de divisão rápida, como eritrócitos e leucócitos, no fornecimento de energia e na síntese de novos nucleotídios. Corresponde a cerca de 50 a 60% dos aminoácidos livres no conteúdo intracelular do músculo esquelético, o qual abriga aproximadamente 80% da glutamina corporal.[88,89]

Os principais órgãos responsáveis pela síntese de glutamina são o músculo esquelético, pulmões, fígado, cérebro e, possivelmente, o tecido adiposo, os quais possuem atividade de enzima glutamina sintetase. Ao mesmo tempo, os principais consumidores desse aminoácido, portanto com elevada atividade de enzima glutaminase, são as células da mucosa intestinal, leucócitos e células do túbulo renal. Nos casos em que o aporte de carboidrato é diminuído, o fígado pode se transformar em consumidor de glutamina.[63,89,199,200]

Estudos mostraram que, durante e após o exercício intenso e prolongado, há redução significativa nas concentrações plasmáticas de glutamina, em decorrência de sua captação excessiva por diversos tecidos. Como resultado, o fornecimento de glutamina para as células do sistema imune (p. ex., neutrófilos, linfócitos, macrófagos) pode se tornar insuficiente e, assim, contribuir para o aumento da suscetibilidade a ITRS em atletas. A maior parte dos estudos avaliando a suplementação de glutamina como coadjuvante na melhora da resposta imune falhou em encontrar resultados positivos. A maioria demonstrou que a suplementação desse aminoácido durante e/ou após o exercício, embora seja capaz de manter a concentração plasmática de glutamina, é insuficiente para melhorar a imunocompetência dos indivíduos. Assim, parece que outros componentes estão envolvidos na queda dos níveis plasmáticos de glutamina, e novos estudos são necessários para elucidar os mecanismos envolvidos.[201,202]

Aminoácidos de cadeia ramificada

Embora os BCAA, incluindo leucina, isoleucina e valina, sejam conhecidos por seus possíveis efeitos benéficos de redução do dano muscular induzido pelo exercício[203], existe pouca evidência científica de seus efeitos sobre a função imunológica no contexto do exercício.

Durante o exercício prolongado, os BCAA são absorvidos pelo músculo e sua concentração plasmática diminui.[204,205] Estudos com animais e estudos *in vitro* mostraram que esses aminoácidos são necessários para a eficiência da função imunológica[206], por servirem de substratos oxidáveis diretos para a síntese de proteínas e glutamina, bem como na ativação de algumas citocinas.[161]

A ingestão de BCAA eleva rapidamente as suas concentrações plasmática e muscular[206-209], o que levou a sugerir que a simples ingestão dos aminoácidos poderia compensar as quedas e promover o aumento concomitante da produção aos níveis de glutamina observados durante e após a prática de exercícios prolongados e/ou intensos[210,211] que, supostamente, estariam associados à imunodepressão exercício-induzida.[175,186] Sendo assim, o consumo de BCAA poderia influenciar indiretamente a resposta imune. No entanto, apesar dos níveis elevados de BCAA no plasma e músculo após sua ingestão, as concentrações musculares de glutamina durante o exercício permanecem inalteradas.[207,212,213] Tais achados contrastam com a constatação de que o fornecimento de 6 g de BCAA ao longo dos 30 dias que antecederam uma prova de triatlo olímpico (1,5 km de natação + 40 km de ciclismo + 10 km de corrida) amenizou a diminuição dos níveis de glutamina pós-triatlo, bem como a síntese de IL-1, IL-2, TNF e IFN-gama.[203] Outro estudo obteve resultados similares após uma corrida de 30 km. Entretanto, isoladamente, esses achados não revelam muita informação acerca da influência prática e direta dos BCAA sobre o sistema imunológico.

Um estudo realizado com ciclistas também avaliou a extensão do efeito da suplementação com BCAA por um período de 10 semanas. Ao final do experimento, os grupos teste e placebo não diferiram quanto à contagem total de neutrófilos.[214]

Outra hipótese concebível sobre os possíveis efeitos dos BCAA, em particular da leucina, nas células do sistema imunológico é a habilidade de estimular a síntese proteica e a produção de citocinas e anticorpos via ação direta sobre o alvo da rapamicina em mamíferos (mTOR).[161] No entanto, ainda não existem evidências que suportem tal hipótese. Os dados disponíveis indicam que os BCAA tendem a manter uma taxa elevada de síntese proteica nessas células, em vez de estimular sua função imunológica.[208,214,215] Apesar das indicações de que a ingestão de BCAA pode reduzir a imunodepressão exercício-induzida, atualmente faltam dados de estudos controlados para recomendar a ingestão de BCAA combinada ao exercício com o intuito de melhorar a função imunológica.

Vitaminas e minerais

Diversos minerais e vitaminas são conhecidos por exercerem efeitos modulatórios sobre o sistema imunológico, incluindo as vitaminas A, E, D, C, B_6, B_{12} e ácido fólico, bem como os minerais zinco, ferro, selênio, manganês, magnésio e cobre. Com exceção do zinco e do ferro, as deficiências isoladas são raras. Em relação ao exercício, as demandas fisiológicas de alguns desses minerais evidentemente são maiores em atletas do que em indivíduos sedentários. Isso é justificado tanto pelo efeito do exercício sobre o metabolismo mineral quanto pela maior perda no suor e na urina. Por outro lado, exceder as doses ideais também pode prejudicar a função imunológica.[161,162] Os delineamentos experimentais da metodologia usada para correlacionar as carências e/ou a suplementação de minerais com o exercício são difíceis de serem conduzidos, controlados e interpretados.

Zinco

É um oligoelemento essencial para a síntese de DNA, crescimento e diferenciação celular, e na defesa antioxidante. Atua como cofator de inúmeras enzimas e fatores transcricionais envolvidos nos processos fisiológicos que ocorrem durante o crescimento, metabolismo e desenvolvimento humano. A deficiência grave de zinco é acompanhada de vários sintomas, incluindo maior suscetibilidade a infecções, que ocorre até mesmo em deficiências leves, principalmente em populações de risco como idosos ou vegetarianos. Em atletas, sua deficiência pode levar à anorexia, perda significativa de peso corporal, fadiga latente com diminuição da resistência, e risco de osteoporose.[216] No âmbito imunológico, essa carência pode resultar em comprometimento da atividade lítica das células NK e das funções mediadas por células T.[217] O zinco parece desempenhar um importante papel anti-inflamatório em macrófagos, inibindo a sinalização do NF-κB. A carência de zinco também está associada à inibição da quimiotaxia e da fagocitose por células polimorfonucleares (PMN), com diminuição da produção de fosfato de dinucleotídio de adenina e nicotinamida (NADPH) e consequente redução da produção das ERO que neutralizam patógenos.[218] A adesão dos monócitos e o amadurecimento de macrófagos e DC também podem ser inibidos em quadros de deficiência de zinco. No sistema imune adaptativo, essa deficiência pode causar atrofia tímica com subsequente linfopenia, redução da diferenciação de células T, aumento da morte de células pré-T, desequilíbrio entre as populações Th1 (diminuído) e Th2, bem como redução da subpopulação Th17.[219] Um estudo verificou que a suplementação com zinco (150 mg, 2 vezes/dia) durante 6 semanas estava associada a uma menor resposta proliferativa de linfócitos e ao comprometimento da atividade fagocítica de neutrófilos.[220]

Durante o exercício, há uma considerável mobilização de zinco para o sangue, o qual é redistribuído para os tecidos logo após o término da atividade física. As perdas de zinco no suor e na urina, além da redução da ingestão dietética, foram identificadas como principais fatores de risco de deficiência em atletas. Vários estudos relataram deficiência de zinco (níveis séricos < 70 µg/dℓ) em atletas de elite, especialmente nas modalidades de *endurance*. Uma metanálise publicada em 2016[221] avaliou a condição dos níveis plasmáticos de zinco durante a recuperação de exercícios aeróbicos. Durante a recuperação, as concentrações séricas significativamente menores do que os valores pré-exercício levaram a cogitar que tais flutuações poderiam estar ligadas aos mecanismos de reparação muscular pós-exercício. No entanto, o impacto dessas alterações no sistema imunológico ainda não foi estabelecido, por isso a suplementação de zinco não é recomendada.

Magnésio

Trata-se de um elemento biológico essencial, predominantemente encontrado nos ossos (cerca de 52%), células musculares (cerca de 28%) e tecidos moles (cerca de 19%). Seus conteúdos no soro e no plasma representam apenas 0,3% e 0,5%, respectivamente. Em geral, o magnésio atua como importante regulador em três processos fisiológicos principais: ativação enzimática no metabolismo energético, estabilização funcional e integrativa das membranas celulares, e sinalização celular nos potenciais de ação.[222] No sistema imune, o magnésio parece atuar como cofator na síntese de imunoglobulinas e na montagem do complexo da C3 convertase, além de auxiliar na aderência de células imunes e participar nos processos de citólise dependente de anticorpo, ativação de macrófagos, ligação da substância P a linfoblastos e ligação do antígeno ao RNA de macrófagos.[223-225] Sua deficiência pode estar associada à inflamação, ativação descontrolada de células imunes e níveis aumentados de mediadores inflamatórios circulantes.[226]

A principal evidência da associação entre o magnésio e a função imune se baseia exatamente na constatação de que sua deficiência pode levar ao aumento da inflamação.[226-232] Altos níveis de citocinas circulantes (p. ex., IL-6) e uma liberação aumentada de proteínas de fase aguda foram observadas em estudos que compararam dietas deficientes em magnésio a condutas de consumo adequado do mineral. Entretanto, a maioria dos estudos realizados nessa área empregou modelos experimentais com animais. Os estudos realizados com seres humanos são menos numerosos. Bussière *et al.*[231] observaram que, *in vitro*, concentrações elevadas de magnésio no meio diminuem a ativação de leucócitos. Correlações inversas entre a ingestão de magnésio e os níveis plasmáticos de PCR também foram observadas.[233-235] Mooren *et al.*[235] forneceram suplementação de magnésio por um período de 2 meses e, então, submeteram os indivíduos a um teste de esforço até a exaustão. Nesse estudo, a suplementação não evitou nenhuma das alterações na função celular imune exercício-associadas.

As semelhanças entre as alterações na função imune induzidas pelo exercício e pela deficiência de magnésio são significativas. Existem evidências de que a imunorregulação durante e após o exercício físico intenso pode ser influenciada por deficiências transitórias de magnésio.[236] Em contraste, foi demonstrado que a suplementação de magnésio não previne as alterações induzidas pelo exercício em parâmetros imunológicos de atletas com *status* balanceado do mineral.[237] Pode-se especular que as alterações na função imunológica associadas ao exercício, especialmente no período logo após o término da atividade física, podem ser agravadas em atletas com deficiência de magnésio.[225] Portanto, a suplementação poderá ser necessária somente após o estabelecimento do diagnóstico clínico ou laboratorial de deficiência de magnésio.

Ferro

Nutriente essencial usado principalmente como cofator enzimático na cadeia respiratória mitocondrial, no ciclo do ácido cítrico e durante a síntese de DNA. Também é a molécula central de ligação ao oxigênio transportado pela hemoglobina e pela mioglobina.[238] É fundamental para o sistema imunológico por ser necessário para a proliferação e diferenciação de linfócitos, além de atuar nas vias efetoras mediadas por células e citocinas[238,239], e produzir diversos efeitos na polarização e funcionalidade dos macrófagos.[240] O excesso de ferro afeta a resposta imune de várias maneiras, podendo inibir a fagocitose de neutrófilos (*in vitro*), diminuir a razão de linfócitos T CD4:CD8, e predispor o indivíduo a doenças infecciosas, especialmente pelo comprometimento da disponibilidade de zinco. Sua deficiência pode estar associada à diminuição da produção de IL-1 por macrófagos, da resposta linfoproliferativa estimulada por mitógenos, da atividade citotóxica de células NK e da resposta de hipersensibilidade tardia.

Em geral, os atletas masculinos tendem a consumir o nível de ingestão diária recomendado (RDA, do inglês *recommended dietary allowance*) ideal para o ferro, ao contrário das atletas do sexo feminino, que costumam ingerir menos do que a ingestão preconizada.[241] O suprimento insuficiente concomitante com perdas de ferro por menstruação, hemólise, sangramento gastrintestinal, estado inflamatório subsequente à atividade física pesada, ou perda no suor, resulta facilmente em comprometimento do balanço de ferro.[242,243] As deficiências de ferro são relatadas principalmente em atletas do sexo feminino que competem nas modalidades de corrida, hóquei de grama, esqui *cross-country* e basquete.[243] Nesses casos, o uso de alimentos enriquecidos e suplementos alimentares podem ser recomendados, sobretudo combinados com fontes de vitamina C.[244] Porém, não há nenhuma demonstração de que a suplementação de ferro no contexto do exercício tem efeito imunológico benéfico.

Vitamina C

Parece ser um importante aliado na manutenção do sistema imune em atletas, devido à intensa geração de ERO decorrente do exercício. Teoricamente, a vitamina C pode neutralizar as ERO produzidas inclusive por neutrófilos e leucócitos durante o processo de fagocitose. Em um estudo realizado por Peter *et al.*, os autores avaliaram os efeitos da suplementação de vitamina C (600 mg/dia, durante as 3 semanas que antecederam a competição) sobre a incidência de ITRS. O resultado do estudo demonstrou que a incidência de ITRS nas 2 semanas seguintes a uma ultramaratona (90 km) foi maior no grupo placebo do que no grupo suplementado (68% e 33%, respectivamente).[245] Em outro estudo, uma dose menor de vitamina C (500 mg) foi fornecida pelo mesmo período de tempo e a incidência de ITRS após uma ultramaratona foi avaliada. O grupo que consumiu vitamina C apresentou menor incidência de ITRS do que o grupo que recebeu placebo (15,9% e 40,4%, respectivamente). Por outro lado, em estudos utilizando 1.000 a 1.500 mg de vitamina C durante um período de tempo menor (cerca de 8 dias), a suplementação não teve efeito positivo sobre os parâmetros imunológicos.[243,245]

Vitamina E

Também é um nutriente com significativa atividade antioxidante. Seu consumo excessivo pode ter um efeito inibidor sobre a função imune do atleta, além de outros efeitos tóxicos. A ingestão de 300 mg de vitamina E durante 3 semanas reduz consideravelmente a capacidade de fagocitose e a proliferação de linfócitos. Em outro estudo, o consumo de 600 mg/dia ao longo dos 2 meses que antecederam uma prova de triatlo Ironman resultou em maior estresse oxidativo e resposta aumentada a citocinas inflamatórias durante o evento, em comparação ao uso de um placebo.[246]

Compostos bioativos

O estudo das propriedades funcionais dos alimentos tem crescido a cada dia, impulsionado pelo avanço da ciência e pelo interesse na integralidade nutricional. Os alimentos funcionais têm efeitos diversos sobre o organismo e parecem ter papel crucial para um melhor desenvolvimento atlético. Vários compostos bioativos e funcionais são listados na literatura, cujos efeitos são comprovadamente positivos para a saúde da população geral. No entanto, ainda pouco se sabe a respeito de suas ações no sistema imunológico de atletas.

Um dos compostos estudados nessa população é a astaxantina. Pesquisas *in vitro* relataram um efeito dose-dependente do consumo de 5 a 100 µM de astaxantina sobre a inibição de óxido nítrico (NO) e ERO intracelulares, bem como ativação de NF-κB induzida por peróxido de hidrogênio. Somando-se a isso, a administração de 50 µM de astaxantina também inibiu completamente o estímulo da óxido nítrico sintetase induzível (iNOS) e seu RNAm. Uma vez que a iNOS está presente principalmente em situações inflamatórias, a astaxantina também foi capaz de reduzir a síntese de citocinas inflamatórias como IL-1beta e TNF. Pesquisas empregando modelos murinos apresentaram resultados semelhantes, com diminuição dos níveis plasmáticos de citocinas inflamatórias e atenuação do dano oxidativo em lipídios e ácidos nucleicos no músculo esquelético e miocárdio.[247-249] Diferentemente, um estudo envolvendo homens treinados que consumiram 4 mg de astaxantina/dia durante 3 semanas falhou em demonstrar qualquer efeito positivo. Ainda em outro estudo com jogadores de futebol profissionais, a mesma dose de astaxantina também não produziu resultados significativos sobre os parâ-

metros inflamatórios e de estresse oxidativo. O mesmo grupo de pesquisa, posteriormente, realizou nova investigação sobre o efeito da suplementação de astaxantina e relatou que a suplementação atenuou a elevação de PCR e diminuiu o dano oxidativo ao DNA em resposta ao exercício. Além disso, a suplementação de astaxantina melhorou a resposta de IgA salivar e atenuou o dano muscular, em comparação ao efeito do placebo.[250]

A coenzima Q10 (CoQ10) é outro importante composto bioativo que atua no controle dos sistemas oxidativo e imunológico. Também conhecido como ubiquinona, esse composto lipossolúvel está presente principalmente em tecidos com alto *turnover* energético, como coração, cérebro, fígado e rins. Um estudo duplo-cego incluindo 18 atletas de artes marciais treinados avaliou o efeito da suplementação de CoQ10 (300 mg/dia) durante 20 dias (14 dias antes do início dos treinos + 6 dias durante os treinos). Os autores notaram que o fornecimento da coenzima suprimiu a expressão de TLR4 induzida pelo exercício intenso, diminuindo assim a ativação de NF-κB e a produção de citocinas inflamatórias.[250]

A quercetina é um poderoso antioxidante que produz efeitos anti-inflamatórios. Atua inibindo a sinalização de NF-κB em diversas células, incluindo macrófagos e PBMC. Também influencia a função imunológica, promovendo aumento da quimiotaxia e atividade de *burst* respiratório de neutrófilos, além de estimular a fagocitose por macrófagos e a atividade lítica das NK. Por fim, auxilia a proliferação de linfócitos estimulada por mitógenos.[251-255] A quercetina adicionada a culturas de células-alvo e agentes patogênicos tem ação antipatogênica contra uma ampla variedade de vírus e bactérias.[252,253] Entretanto, quase todos esses fatores relacionados vêm de desenhos realizados *in vitro*. Outros estudos adicionais tentaram investigar os mecanismos subjacentes, intervalos e doses eficazes para a utilização da quercetina no âmbito imunológico.

Estudos mostraram que a suplementação de *Phlebodium decumanum* foi eficiente na redução de marcadores inflamatórios e no aumento de citocinas anti-inflamatórias induzidas pelo exercício extenuante, tanto em indivíduos treinados quanto não treinados.[256-258] O uso desse suplemento associado à CoQ10 parece ter um efeito mais significativo na modulação do sistema imunológico em resposta ao exercício.[258]

O consumo de espirulina (*Spirulina platensis*) também parece exercer efeito protetor contra a deficiência da função imune associada ao exercício extenuante (especialmente em infecções) em atletas de remo, podendo ainda ter ação benéfica contra a síndrome de *overtraining*. Avaliando a suplementação com 1.500 mg de extrato de espirulina fornecida a 19 remadores profissionais, Juszkiewicz *et al.* perceberam que esse composto pode prevenir o aumento do número de linfócitos Treg no pós-exercício, bem como a diminuição do número de células T gama-delta.[259]

Outro alimento com atividade significativa na melhora da resposta imune no exercício é o ginseng (*Panax ginseng*). Estudos tanto com seres humanos como com animais avaliaram a ação do fitoterápico ou de seus compostos isolados sobre a resposta imune de atletas e desportistas, demonstrando que o *ginseng* parece exercer efeitos benéficos sobre a modulação do sistema imunológico.[260-265]

Outro recurso ergogênico bastante utilizado por praticantes de exercícios físicos é a cafeína, especialmente por sua elevada capacidade de favorecer a melhor *performance*. Em adição, a cafeína parece ter efeitos positivos também sobre o sistema imunológico. Um estudo que avaliou o efeito da suplementação de cafeína relatou o aumento na concentração de IL-10 plasmática, embora seu consumo tenha sido insuficiente para reduzir as concentrações de outras citocinas, entre as quais IL-6 e IL-12.[266,267]

Em outro estudo que avaliou o efeito do consumo integrado de cistina e teanina em indivíduos submetidos a treinos de alta intensidade e alta frequência, constatou-se que a atividade de células NK foi mantida, o que permitiu sustentar a capacidade imunológica e minimizar o risco de imunodepressão nesses indivíduos.[268]

A elevada frequência de ITRS na população de atletas torna interessante a adoção de estratégias que diminuam a incidência das infecções. Os resultados de uma revisão sistemática com metanálise mostraram que os flavonoides são suplementos viáveis para diminuir a incidência de ITRS na população adulta saudável. Entretanto, não há pesquisas avaliando a relação entre a ocorrência de ITRS e o consumo de flavonoide por indivíduos submetidos ao treino de alta intensidade e alta frequência.[269]

A curcumina é um dos compostos mais estudados por sua ação anti-inflamatória e antioxidante, aliada a uma alta capacidade de inibir a peroxidação lipídica e o dano oxidativo do DNA.[270,271] Porém, ainda não foi esclarecido se a curcumina age diretamente como antioxidante *in vivo*. Como a sua biodisponibilidade é limitada em seres humanos, as concentrações plasmáticas e teciduais tendem a ser bastante inferiores em comparação à de outros antioxidantes lipossolúveis, como o alfa-tocoferol (vitamina E).

Ao longo das últimas três décadas, efeitos imunorreguladores foram associados à curcumina, aliados a sua capacidade de modular a ativação de células T, células B, macrófagos, neutrófilos, células NK e DC.[272] A curcumina também diminui a expressão de várias citocinas proinflamatórias, incluindo TNF, IL-1, IL-2, IL-6, IL-8, IL-12 e quimiocinas, muito provavelmente via inativação do NF-kB. Em doses baixas, pode melhorar as respostas de anticorpos dos plasmócitos. Contudo, a maioria dos estudos sobre o efeito da curcumina em seres humanos no contexto do exercício está associada ao estresse oxidativo e não ao efeito imunorresponsivo.[273]

Dados epidemiológicos suportam a existência de uma forte conexão entre a ingestão regular de polifenóis e a redução do risco de mortalidade geral[274], além do amplo espectro de efeitos positivos em condições clínicas neurodegenerativas[275], ganho de peso corporal[276], inflamação crônica[277], diabetes[278] e doenças cardiovasculares.[279,280] Em outras palavras, um consumo aumentado de polifenóis está associado a uma maior probabilidade de envelhecimento saudável.[281] Muitos flavonoides exercem efeitos antivirais, modulam as atividades das células NK e regulam as propriedades das células Treg, além de influenciarem as respostas inflamatórias dos macrófagos M2.[282]

Diversos estudos enfatizam delineamentos experimentais com metodologias usadas para associar o efeito do consumo de polifenóis e da adoção de contramedidas na inflamação exercício-induzida e na DOMS.[283,284] Dosagens variadas têm sido empregadas, incluindo polifenóis puros ou combinados (p. ex., quercetina e resveratrol), extratos vegetais (p. ex., chá-verde, chá-preto, *tart cherry*, romã) e até mesmo o aumento da ingestão de frutas, vegetais ou sucos. A maioria dos estudos incorporam períodos de carga de polifenol que vão de 1 a 3 semanas, antes de analisar o efeito de qualquer intervenção sobre o estresse físico. Em geral, os dados obtidos até agora sustentam que os extratos vegetais ricos em polifenóis e as misturas únicas de nutrientes com polifenóis têm um efeito pequeno, porém significativo, no aumento da capacidade antioxidante, embora as ações produzam efeitos inconsistentes e limitados no sistema imune, principalmente no contexto do exercício físico.[285,286]

Referências bibliográficas

1. Abbas AK, Lichtman AHH, Pillai S *et al.* Imunologia Celular e Molecular. 8.ed. Rio de Janeiro: Elsevier; 2015.
2. Murphy K, Weaver C. Janeway's immunobiology. 9.ed. New York: Garland Science/Taylor & Francis Group; 2016.
3. Fatouros I, Jamurtas A. Insights into the molecular etiology of exercise-induced inflammation: opportunities for optimizing performance. J Inflamm Res. 2016;9:175-86.
4. Brolinson PG, Elliott D. Exercise and the immune system. Clin Sports Med. 2007;26(3):311-9.
5. Fragala MS, Kraemer WJ, Denegar CR *et al.* Neuroendocrine-immune interactions and responses to exercise. Sports Med. 2011;41(8):621-99.
6. Terra R, Silva SAG, Pinto VS *et al.* Efeito do exercício no sistema imune: resposta, adaptação e sina-

lização celular. Rev Bras Med Esporte. 2012;18(3):208-14.

7. Szlezak AM, Szlezak SL, Keane J et al. Establishing a dose-response relationship between acute resistance-exercise and the immune system: protocol for a systematic review. Immunol Lett. 2016;180:54-65.

8. Pedersen BK, Hoffman-Goetz L. Exercise and the immune system: regulation, integration, and adaptation. Physiol Rev. 2000;80(3):1055-81.

9. Beiter T, Hoene M, Prenzler F et al. Exercise, skeletal muscle and inflammation: ARE-binding proteins as key regulators in inflammatory and adaptive networks. Exerc Immunol Rev. 2015;21:42-57.

10. Apostolopoulos V, Borkoles E, Polman R et al. Physical and immunological aspects of exercise in chronic diseases. Immunoth. 2014;6(10):1145-57.

11. Chang TY, Vagelos PR. Isolation and characterization of an unsaturated fatty acid-requiring mutant of cultured mammalian cells. Proc Natl Acad Sci USA. 1976;73(1):24-8.

12. Costa Rosa LFPB, Vaisberg MW. Influências do exercício na resposta imune. Rev Bras Med Esporte. 2012;8(4):167-72.

13. Nieman D, Mitmesser S. Potential impact of nutrition on immune system recovery from heavy exertion: a metabolomics perspective. Nutrients. 2017;9(12):513.

14. Schwellnus M, Soligard T, Alonso JM et al. How much is too much? (Part 2) International Olympic Committee consensus statement on load in sport and risk of illness. Br J Sports Med. 2016;50(17):1043-52.

15. Ortega E. The "bioregulatory effect of exercise" on the innate/inflammatory responses. J Physiol Biochem. 2016;72(2):361-9.

16. Petersen AM, Pedersen BK. The anti-inflammatory effect of exercise. J Appl Physiol. 2005;98:1154-62.

17. Pedersen BK, Febbraio MA. Muscle as an endocrine organ: focus on muscle-derived interleukin-6. Physiol Rev. 2008;88:1379-406.

18. Flynn MG, Mcfarlin BK. Toll-like receptor 4: link to the anti-inflammatory effects of exercise? Exerc Sport Sci Rev. 2006;34:176-81.

19. Kawanishi N, Yano H, Yokogawa Y et al. Exercise training inhibits inflammation in adipose tissue via both suppression of macrophage infiltration and acceleration of phenotypic switching from M1 to M2 macrophages in high-fat-diet-induced obese mice. Exerc Immunol Rev. 2010;16:105-18.

20. Timmerman KL, Flynn MG, Coen PM et al. Exercise training-induced lowering of inflammatory (CD14+-CD16+) monocytes: a role in the anti-inflammatory influence of exercise? Leukoc Biol. 2008;84:1271-8.

21. Pischon H. General and abdominal adiposity and risk of death in Europe. N Engl J Med. 2008;359:2105-20.

22. Bays HE. "Sick fat", metabolic disease, and atherosclerosis. Am J Med. 2009;122:S26-37.

23. Haffner SM. Abdominal adiposity and cardiometabolic risk: do we have all the answers? Am J Med. 2007;120:S10-6.

24. Whitmer RA. Central obesity and increased risk of dementia more than three decades later. Neurol. 2008;71:1057-64.

25. Xue F, Michels KB. Diabetes, metabolic syndrome, and breast cancer: a review of the current evidence. Am J Clin Nutr. 2007;86:S823-35.

26. Ouchi N, Parker JL, Lugus JJ et al. Adipokines in inflammation and metabolic disease. Nature Rev Immunol. 2011;11:85-97.

27. Yudkin JS. Inflammation, obesity, and the metabolic syndrome. Horm Metab Res. 2007;39:707-9.

28. Ross R, Bradshaw AJ. The future of obesity reduction: beyond weight loss. Nature Rev Endocrinol. 2009;5:319-25.

29. Mujumdar PP, Duerksen PJ, Firek AF et al. Long-term, progressive, aerobic training increases adiponectin in middle-aged, overweight, untrained males and females. Scand J Clin Lab Invest. 2011;71:101-7.

30. Benounis O. Two-month effects of individualized exercise training with or without caloric restriction on plasma adipocytokine levels in obese female adolescents. Ann Endocrinol. 2009;70:235-41.

31. Lim S. Insulin-sensitizing effects of exercise on adiponectin and retinol-binding protein-4 concentrations in young and middle-aged women. J Clin Endocrinol Metab. 2008;93:2263-8.

32. Mohamed-Ali V. Subcutaneous adipose tissue releases interleukin-6, but not tumor necrosis factor-α, in vivo. J Clin Endocrinol Metab. 1997;82:4196-200.

33. Fried SK, Bunkin DA, Greenberg AS. Omental and subcutaneous adipose tissues of obese subjects release interleukin-6: depot difference and regulation by glucocorticoid. J Clin Endocrinol Metab. 1998;83:847-50.

34. Pedersen BK, Edward F. Adolph distinguished lecture: muscle as an endocrine organ: IL-6 and other myokines. J Appl Physiol. 2009;107:1006-14.

35. Fischer CP. Interleukin-6 in acute exercise and training: what is the biological relevance? Exerc Immunol Rev. 2006;12:6-33.

36. Meckel Y. The effect of a brief sprint interval exercise on growth factors and inflammatory mediators. J Strength Cond Res. 2009;23:225-30.

37. Keller C. Effect of exercise, training, and glycogen availability on IL-6 receptor expression in human skeletal muscle. J Appl Physiol. 2005;99:2075-9.

38. Pedersen BK, Fischer CP. Beneficial health effects of exercise – the role of IL-6 as a myokine. Trends Pharmacol Sci. 2007;28:152-6.

39. Steensberg A, Fischer CP, Keller C *et al*. IL-6 enhances plasma IL-1ra, IL-10, and cortisol in humans. Am J Physiol Endocrinol Metab. 2003;285: E433-7.

40. Miyashita M, Burns SF, Stensel DJ. Accumulating short bouts of brisk walking reduces postprandial plasma triacylglycerol concentrations and resting blood pressure in healthy young men. Am J Clin Nutr. 2008;88:1225-31.

41. Murphy M, Nevill A, Neville C *et al*. Accumulating brisk walking for fitness, cardiovascular risk, and psychological health. Med Sci Sports Exerc. 2002; 34:1468-74.

42. Freeman BD, Buchaman TG. Interleukin-1 receptor antagonist as therapy for inflammatory disorders. Expert Opin Biol Ther. 2001;1:301-8.

43. Maynard CL, Weaver CT. Diversity in the contribution of IL-10 to cell-mediated immune regulation. Immunol Rev. 2008;226:219-33.

44. Moore KW, De Wall Malefyt R, Coffman RL *et al*. Interleukin-10 and the interleukin-10 receptor. Annu Rev Immunol. 2001;19:683-765.

45. Hong EG. Interleukin-10 prevents diet-induced insulin resistance by attenuating macrophage and cytokine response in skeletal muscle. Diabetes 2009;58: 2525-35.

46. Plunkett CH, Nagler CR. The influence of the microbiome on allergic sensitization to food. J Immunol Baltim Md. 2017;198(2):581-9.

47. Gocki J, Bartuzi Z. Role of immunoglobulin G antibodies in diagnosis of food allergy. Adv Dermatol Allergol. 2016;4:253-6.

48. Sampson HA. Update on food allergy. J Allergy Clin Immunol. 2004;113(5):805-19.

49. Murano A, Werfel T, Hoffmann-Sommergruber K *et al*. EAACI Food Allergy and Anaphylaxis Guidelines: diagnosis and management of food allergy. Allergy. 2014;69(8):1008-25.

50. Mehta H, Ramesh M, Feuille E *et al*. Growth comparison in children with and without food allergies in 2 different demographic populations. J Pediatr. 2014;165(4):842-8.

51. Zopf Y, Hahn EG, Raithel M *et al*. The differential diagnosis of food intolerance. Dtsch Aerzteblatt Online. 2009;106(21):359-70.

52. Ortolani C, Pastorello EA. Food allergies and food intolerances. Best Pract Res Clin Gastroenterol. 2006;20(3):467-83.

53. Sampson HA. Utility of food-specific IgE concentrations in predicting symptomatic food allergy. J Allergy Clin Immunol. 2001;107(5):891-6.

54. Park HJ, Kim JH, Kim JE *et al*. Diagnostic value of the serum-specific IgE ratio of ω-5 gliadin to wheat in adult patients with wheat-induced anaphylaxis. Int Arch Allergy Immunol. 2012;157(2):147-50.

55. Couto M, Silva D, Marques J *et al*. Doenças alérgicas na prática desportiva. Rev Port Imunoalergologia. 2017;25(4):1-7.

56. Fitch KD. An overview of asthma and airway hyper-responsiveness in olympic athletes. Br J Sports Med. 2012;46(6):413-6.

57. Povesi-Dascola C, Caffarelli C. Exercise-induced anaphylaxis: a clinical view. Ital J Pediatr. 2012;38(1): 43.

58. Barg W, Medrala W, Wolanczyk-Medrala A. Exercise-induced anaphylaxis: an update on diagnosis and treatment. Curr Allergy Asthma Rep. 2001; 11(1):45-51.

59. Ando T, Kashiwakura JI, Itoh-Nagato N *et al*. Histamine-releasing factor enhances food allergy. J Clin Invest. 2017;127(12):4541-53.

60. Pravettoni V, Incorvala C. Diagnosis of exercise-induced anaphylaxis: current insights. J Asthma Allergy. 2016;191-8.

61. Ansley L, Bonini M, Delgado L *et al*. Pathophysiological mechanisms of exercise-induced anaphylaxis: an EAACI position statement. Allergy. 2015; 70(10):1212-21.

62. Matsuo H, Morimoto K, Akaki T *et al*. Exercise and aspirin increase levels of circulating gliadin peptides in patients with wheat-dependent exercise-induced anaphylaxis. Clin Exp Allergy. 2005;35(4):461-6.

63. Palousuo K, Varjonen E, Nurkkala J *et al*. Transglutaminase-mediated cross-linking of a peptic fraction of omega-5 gliadin enhances IgE reactivity in wheat-dependent, exercise-induced anaphylaxis. J Allergy Clin Immunol. 2003;111(6):1386-92.

64. Romano A, Scala E, Rumi G *et al*. Lipid transfer proteins: the most frequent sensitizer in Italian subjects

with food-dependent exercise-induced anaphylaxis. Clin Exp Allergy J Br Soc Allergy Clin Immunol. 2012;42(11):1643-53.

65. Du Toit G. Food-dependent exercise-induced anaphylaxis in childhood. Pediatr Allergy Immunol Off Publ Eur Soc Pediatr Allergy Immunol. 2007; 18(5):455-63.

66. Lomer MCE. Review article: the aetiology, diagnosis, mechanisms and clinical evidence for food intolerance. Aliment Pharmacol Ther. 2015;41(3):262-75.

67. Dunngalvin A, Barnett J, Begen FM et al. Development and preliminary validation of the food intolerance Quality of Life Questionnaire (FIQLQ): adult form. Qual Life Res. 2018;27(4):1109-16.

68. Kvehaugen AS, Tveiten D, Farup PG. Is perceived intolerance to milk and wheat associated with the corresponding IgG and IgA food antibodies? A cross sectional study in subjects with morbid obesity and gastrointestinal symptoms. BMC Gastroenterol. 2018;18(1):22.

69. Janeway CA, Medzhitov R. Innate immune recognition. Annu Rev Immunol. 2002;20:197-216.

70. Bermon S, Petriz B, Kajėnienė A et al. The microbiota: an exercise immunology perspective. Exerc Immunol Rev. 2015;21:70-9.

71. Stefka AT, Feehley T, Tripathi P et al. Commensal bacteria protect against food allergen sensitization. Proc Natl Acad Sci USA. 2014;111(36):13145-50.

72. Vatanen T, Kostic AD, D'hennezel E et al. Variation in microbiome LPS immunogenicity contributes to autoimmunity in humans. Cell. 2016;165(4):842-53.

73. Inoue R, Sawai T, Sawai C et al. A preliminary study of gut dysbiosis in children with food allergy. Biosci Biotechnol Biochem. 2017;81(12):2396-9.

74. Derrien M, Belzer C, De Vos WM. Akkermansia muciniphila and its role in regulating host functions. Microb Pathog. 2017;106:171-81.

75. Clarke SF, Murphy EF, O'Sullivan O et al. Exercise and associated dietary extremes impact on gut microbial diversity. Gut. 2014;63(12):1913-20.

76. Peters HPF. Potential benefits and hazards of physical activity and exercise on the gastrointestinal tract. Gut. 2001;48(3):435-9.

77. Biondich AS, Joslin JD. Quantifying the "slosh stomach": a novel tool for assessment of exercise-associated gastroparesis symptoms in endurance athletes. J Sports Med. 2016;2016:1-5.

78. Zuhl M, Schneider S, Lanphere K et al. Exercise regulation of intestinal tight junction proteins. Br J Sports Med. 2014;48(12):980-6.

79. Barrett JS. How to institute the low-FODMAP diet. J Gastroenterol Hepatol. 2017;32(1):8-10.

80. Lis DM, Stellingwerff T, Kitic CM et al. Low FODMAP: a preliminary strategy to reduce gastrointestinal distress in athletes. Med Sci Sports Exerc. 2018;50(1):116-23.

81. Tan J, Mckenzie C, Vuillermin PJ et al. Dietary fiber and bacterial SCFA enhance oral tolerance and protect against food allergy through diverse cellular pathways. Cell Rep. 2016;15(12):2809-24.

82. Kuitunen M, Kukkonen K, Juntunen-Backaman K et al. Probiotics prevent IgE-associated allergy until age 5 years in cesarean-delivered children but not in the total cohort. J Allergy Clin Immunol. 2009; 123(2):335-41.

83. Hua X, Goedert JJ, Pu A et al. Allergy associations with the adult fecal microbiota: analysis of the American Gut Project. EBioMedicine. 2016;3:172-9.

84. Gamazo C, D'Amelio C, Gastaminza G et al. Adjuvants for allergy immunotherapeutics. Hum Vaccines Immunother. 2017;13(10):2416-27.

85. Sharief S, Jariwala S, Kumar J et al. Vitamin D levels and food and environmental allergies in the United States: results from the National Health and Nutrition Examination Survey 2005-2006. J Allergy Clin Immunol. 2011;127(5):1195-202.

86. Zittermann A, Dembinski J, Stehle P. Low vitamin D status is associated with low cord blood levels of the immunosuppressive cytokine interleukin-10. Pediatr Allergy Immunol Off Publ Eur Soc Pediatr Allergy Immunol. 2004;15(3):242-6.

87. Hartmann B, Heine G, Babina M. et al. Targeting the vitamin D receptor inhibits the B cell-dependent allergic immune response. Allergy. 2011;66(4): 540-8.

88. Walsh NP, Blannin AK, Robson PJ et al. Glutamine, exercise and immune function. Links and possible mechanisms. Sports Med Auckl NZ. 1998;26(3): 177-91.

89. Cruzat VF, Petry ÉR, Tirapegui J. Glutamina: aspectos bioquímicos, metabólicos, moleculares e suplementação. Rev Bras Med Esporte. 2009;15(5):392-7.

90. Makino T, Furuta Y, Wakushima H et al. Anti-allergic effect of Perilla frutescens and its active constituents. Phytother Res PTR. 2003;17(3):240-3.

91. Da Cunha FM, Fröde TS, Mendes GL et al. Additional evidence for the anti-inflammatory and anti-allergic properties of the sesquiterpene polygodial. Life Sci. 2001;70(2):159-69.

92. Sumiyoshi M, Sakanaka M, Kimura Y. Effects of red ginseng extract on allergic reactions to food in Balb/c mice. J Ethnopharmacol. 2010;132(1):206-12.

93. Kattan JD, Srivastava KD, Zou ZM et al. Pharmacological and immunological effects of individual herbs in the Food Allergy Herbal Formula-2 (FAHF-2) on peanut allergy. Phytother Res PTR. 2008;22(5): 651-9.

94. Haniadra R, Saldanha E, Sunita V et al. A review of the gastroprotective effects of ginger (Zingiber officinale Roscoe). Food Funct. 2013;4(6):845-55.

95. Thomas DT, Erdman KA, Burke LM. Position of the Academy of Nutrition and Dietetics, Dietitians of Canada, and the American College of Sports Medicine: nutrition and athletic performance. J Acad Nutr Diet. 2016;116:501-28.

96. Khansari DN, Murgo AJ, Faith RE. Effects of stress on the immune system. Immunol Today. 1990;11: 170-5.

97. Bishop NC, Walsh NP, Haines DL et al. Pre-exercise carbohydrate status and immune responses to prolonged cycling: I. effect on neutrophil degranulation. Int J Sport Nutr Exerc Metab. 2001;11:490-502.

98. Mitchell JB, Pizza FX, Paquet A et al. Influence of carbohydrate status on immune responses before and after endurance exercise. J Appl Physiol. 1998; 84:1917-25.

99. Pedersen BK, Steensberg A, Schjerling P. Muscle-derived interleukin-6: possible biological effects. J Physiol. 2001;536:329-37.

100. Bishop NC, Walker GJ, Gleeson M et al. Human T lymphocyte migration towards the supernatants of human rhinovirus infected airway epithelial cells: influence of exercise and carbohydrate intake. Exerc Immunol Rev. 2009;15:127-44.

101. Green KJ, Croaker SJ, Rowbottom DG. Carbohydrate supplementation and exercise-induced changes in T-lymphocyte function. J Appl Physiol. 2003; 95:1216-23.

102. Nehlsen-Cannarella SL, Fagoaga OR, Nieman DC et al. Carbohydrate and the cytokine response to 2.5 h of running. J Appl Physiol. 1997;82:1662-7.

103. Henson DA, Nieman DC, Parker JC et al. Carbohydrate supplementation and the lymphocyte proliferative response to long endurance running. Int J Sports Med. 1998;19:574-80.

104. Nieman DC, Henson DA, Garner EB. Carbohydrate affects natural killer cell redistribution but not activity after running. Med Sci Sports Exerc. 1997; 29:1318-24.

105. Nieman DC, Nehlsen-Cannarella SL, Fagoaga OR et al. Effects of mode and carbohydrate on the granulocyte and monocyte response to intensive, prolonged exercise. J Appl Physiol. 1998;84:1252-9.

106. Scharhag J, Meyer T, Gabriel HHW et al. Mobilization and oxidative burst of neutrophils are influenced by carbohydrate supplementation during prolonged cycling in humans. Eur J Appl Physiol. 2002;87:584-7.

107. Bishop NC, Gleeson M, Nicholas CW et al. Influence of carbohydrate supplementation on plasma cytokine and neutrophil degranulation responses to high intensity intermittent exercise. Int J Sport Nutr Exerc Metab. 2002;12:145.

108. Lancaster GI, Khan Q, Drysdale PT et al. Effect of prolonged exercise and carbohydrate ingestion on type 1 and type 2 T lymphocyte distribution and intracellular cytokine production in humans. J Appl Physiol. 2005;98:565-71.

109. Drayson AE, Gleeson M. Effect of prolonged exercise and carbohydrate ingestion on type 1 and type 2 T lymphocyte distribution and intracellular cytokine production in humans. J Appl Physiol. 2005; 98:565-71.

110. Bishop NC, Walker GJ, Bowley LA et al. Lymphocyte responses to influenza and tetanus toxoid in vitro following intensive exercise and carbohydrate ingestion on consecutive days. J Appl Physiol. 2005;99:1327-35.

111. Green KJ, Croaker SJ, Rowbottom DG. Carbohydrate supplementation and exercise-induced changes in T-lymphocyte function. J Appl Physiol. 2003; 95:1216-23.

112. Nielman DC. Influence of carbohydrate on the immune response to intensive, prolonged exercise. Exerc Immunol Rev. 1998;4:64-76.

113. Bishop NC, BlanninL AK, Armstrong E et al. Carbohydrate and fluid intake affect the saliva flow rate and IgA response to cycling. Med Sci Sports Exerc. 2000;32:2046-51.

114. Nielman DC, Henson DA, Fagoaga OR et al. Change in salivary IgA following a competitive marathon race. Int J Sports Med. 2002;23:69-75.

115. Utter BJ, Davis JM, Fagoaga OR et al. Carbohydrate affects natural killer cell redistribution but not activity after running. Med Sci Sports Exerc. 1997;29: 1318-24.

116. Mcfarlin BK, Flynn MG, Stewart LK et al. Carbohydrate intake during endurance exercise increases natural killer cell responsiveness to IL-2. J Appl Physiol. 2004;96:271-5.

117. Henson DA, Nieman DC, Blodgett AD *et al*. Influence of exercise mode and carbohydrate on the immune response to prolonged exercise. Int J Sport Nutr. 1999;9(2):213-28.

118. Bacurau RFP, Bassit RA, Sawada L *et al*. Carbohydrate supplementation during intense exercise and the immune response of cyclists. Clin Nutr Edinb Scotl. 2002;21(5):423-9.

119. Bobovčák M, Kuniaková R, Gabriž J *et al*. Effect of Pleuran (β-glucan from Pleurotus ostreatus) supplementation on cellular immune response after intensive exercise in elite athletes. Appl Physiol Nutr Metab. 2012;35(6):755-62.

120. Majtan J. Pleuran (Beta-glucan from Pleurotus ostreatus): an effective nutritional supplement against upper respiratory tract infections? Med Sport Sci. 2012;59:57-61.

121. Nieman DC, Henson DA, McMahon M *et al*. β-glucan, immune function, and upper respiratory tract infections in athletes. Med Sci Sports Exerc. 2008; 40(8):1463-71.

122. Wagenmakers AJ, Brouns F, Saris WH *et al*. Oxidation rates of orally ingested carbohydrates during prolonged exercise in men. J Appl Physiol. 1993;75: 2774-80.

123. Burdge GC, Calder PC. Introduction to fatty acids and lipids. World Rev Nutr Diet. 2015;112:1-16.

124. John HL, James HO, Lavie CJ, Harris WS. Omega-3 fatty acids: cardiovascular benefits, sources and sustainability. Nat Rev Cardiol. 2009;6:753-8.

125. Calder PC. Functional roles of fatty acids and their effects on human health. JPEN J Parenter Enteral Nutr. 2015;39:18S-32S.

126. Calder PC. The relationship between the fatty acid composition of immune cells and their function. Prostagl Leukot Essent Fatty Acids. 2008;79:101-8.

127. Meksawan K, Venkatraman JT, Awad AB *et al*. Effect of dietary fat intake and exercise on inflammatory mediators of the immune system in sedentary men and women. J Am Coll Nutr. 2004;23:331-40.

128. Venkatraman JT, Feng X, Pendergast D. Effects of dietary fat and endurance exercise on plasma cortisol, prostaglandin E2, interferon-gamma and lipid peroxides in runners. J Am Coll Nutr. 2001;20:529-36.

129. Pedersen BK, Helge JW, Richter EA *et al*. Training and natural immunity: Effects of diets rich in fat or carbohydrate. Eur J Appl Physiol. 2002;82:98-102.

130. Venkatraman JT, Pendergast D. Effects of the level of dietary fat intake and endurance exercise on plasma cytokines in runners. Med Sci Sports Exerc. 1998;30:1198-204.

131. Walsh NP. Exercise, nutrition and immune function. I. macronutrients and amio acids. In: Gleeson M. Immune function in sport and exercise. Advances in sport and exercise science series. Edinburgh: Churchill Livingstone Elsevier; 2006. p. 161-81.

132. Johnson GH, Fritsche K. Effect of dietary linoleic acid on markers of inflammation in healthy persons: a systematic review of randomized controlled trials. J Acad Nutr Diet. 2012;112:1029-41.

133. Rocha DM, Caldas AP, Oliveira LL *et al*. Saturated fatty acids trigger TLR4-mediated inflammatory response. Atherosclerosis. 2016;244:211-5.

134. Sergeant S, Rahbar E, Chilton FH. Gamma-linolenic acid, dihommo-gamma linolenic, eicosanoids and inflammatory processes. Eur J Pharmacol. 2016; 785:77-86.

135. Dennis EA, Norris PC. Eicosanoid storm in infection and inflammation. Nat Rev Immunol. 2015;15: 511-23.

136. Galli C, Calder PC. Effects of fat and fatty acid intake on inflammatory and immune responses: a critical review. Ann Nutr Metab. 2009;55:123-39.

137. Calder PC. n-3 polyunsaturated fatty acids, inflammation, and inflammatory diseases. Am J Clin Nutr. 2006;83:1505S-19S.

138. Simopoulo AP. Omega-3 fatty acids and athletics. Curr Sports Med Rep. 2007;6:230-6.

139. Calder PC. Marine omega-3 fatty acids and inflammatory processes: effects, mechanisms and clinical relevance. Biochim Biophys Acta. 2015;469-84.

140. Allaire J, Couture P, Leclerc M *et al*. A randomized, crossover, head-to-head comparison of eicosapentaenoic acid and docosahexaenoic acid supplementation to reduce inflammation markers in men and women: the Comparing EPA to DHA (ComparED) Study. Am J Clin Nutr. 2016;104:280-7.

141. Bannenberg G, Serhan CN. Specialized pro-resolving lipid mediators in the inflammatory response: an update. Biochim Biophys Acta. 2010;1801:1260-73.

142. Gray P, Gabriel B, Thies F *et al*. Fish oil supplementation augments post-exercise immune function in young males. Brain Behav Immun. 2012;26:1265-72.

143. Nieman DC, Henson DA, Mcanulty SR *et al*. n-3 polyunsaturated fatty acids do not alter immune and inflammation measures in endurance athletes. Int J Sport Nutr Exerc Metab. 2009;19:536-46.

144. Callister R, Plunkett B, Garg M. Effects of fish oil and lycopene supplements on cytokine response to exercise. In: Exercise immunology–Emerging relevance in clinical medicine, Proceeding of 9th Symposium of the International Society of Exercise and

Immunology; 2009 set 21-23; Tübingen, Alemanha; 2009. p. 59.

145. Bloomer RJ, Larson DE, Fisher-Wellman KH *et al.* Effect of eicosapentaenoic and docosahexaenoic acid on resting and exercise-induced inflammatory and oxidative stress biomarkers: a randomized, placebo controlled, cross-over study. Lipids Health Dis. 2008;8:36.

146. Toft AD, Thorn M, Ostrowski K *et al.* n-3 polyunsaturated fatty acids do not affect cytokine response to strenuous exercise. J Appl Physiol. 2000;89:2401-6.

147. Bakker GC, Van Erk MJ, Pellis L *et al.* An anti-inflammatory dietary mix modulates inflammation and oxidative and metabolic stress in overweight men: a nutrigenomics approach. Am J Clin Nutr. 2010;91:1044-59.

148. Konrad M, Nieman DC, Henson DA *et al.* The acute effect of ingesting a quercetin-based supplement on exercise-induced inflammation and immune changes in runners. Int J Sport Nutr Exerc Metab. 2011; 21:338-46.

149. Da Boit M, Mastalurova I, Brazaite G *et al.* The effect of krill oil supplementation on exercise performance and markers of immune function. Plos One. 2015;10(9):e0139174.

150. Capó X, Martorell M, Llompart I *et al.* Docosahexanoic acid diet supplementation attenuates the peripheral mononuclear cell inflammatory response to exercise following LPS activation. Cytokine. 2014;69(2):155-64.

151. Capó X, Martorell M, Sureda A *et al.* Diet supplementation with DHA-enriched food in football players during training season enhances the mitochondrial antioxidant capabilities in blood mononuclear cells. Eur J Nutr. 2015;54(1):35-49.

152. Capó X, Martorell M, Sureda A *et al.* Docosahexaenoic diet supplementation, exercise and temperature affect cytokine production by lipopolysaccharide-stimulated mononuclear cells. J Physiol Biochem. 2016;72(3):421-34.

153. Capó X, Martorell M, Sureda A *et al.* Effects of dietary docosahexaenoic, training and acute exercise on lipid mediators. J Int Soc Sports Nutr. 2016;13:16.

154. Busquets-Cortés C, Capó X, Martorell M *et al.* Training enhances immune cells mitochondrial biosynthesis, fission, fusion, and their antioxidant capabilities synergistically with dietary docosahexaenoic supplementation. Oxid Med Cell Longev. 2016;2016:1-10.

155. Andrade PMM, Ribeiro BG, Bozza MT *et al.* Effects of the fish-oil supplementation on the immune and inflammatory responses in elite swimmers. Prostagl Leukot Essent Fatty Acids. 2007;77:139-45.

156. Gray P, Gabriel B, Thies F *et al.* Fish oil supplementation augments post-exercise immune function in young males. Brain Behav Immun. 2012;26(8): 1265-72.

157. De Lourdes NRC, Rodacki ALF, Coelho I *et al.* Influence of fish oil supplementation and strength training on some functional aspects of immune cells in healthy elderly women. Br J Nutr. 2015;114(01): 43-52.

158. Albers R, Antoine JM, Bourdet-Sicard R *et al.* Markers to measure immunomodulation in human nutrition intervention studies. Br J Nutr. 2005;94:452-81.

159. Albers R, Bourdet-Sicard R, Braun D *et al.* Monitoring immune modulation by nutrition in the general population: identifying and substantiating effects on human health. Br J Nutr. 2013;110(2):S1-30.

160. Calder PC, Jackson AA. Undernutrition, infection and immune function. Nutr Res Rev. 2000;13:3-29.

161. Gleeson M. Can nutrition limit exercise-induced immunodepression? Nutr Rev. 2006;64(3):119-31.

162. Li P, Yin YL, LI D *et al.* Amino acids and immune function. Br J Nutr. 2007;9:237-52.

163. Phillips SM, Tipton KD, Aarsland A *et al.* Mixed muscle protein synthesis and breakdown after resistance exercise in humans. Am J Physiol. 1997;273: E99-107.

164. Miller BF, Olesen JL, Hansen MRJ *et al.* Coordinated collagen and muscle protein synthesis in human patella tendon and quadriceps muscle after exercise. J Physiol. 2005;567:1021-33.

165. Phillips SM, Van Loon LJC. Dietary protein for athletes: from requirements to optimum adaptation. J Sports Sci. 2011;29(1):S29-38.

166. Krebs H. Glutamine metabolism in the animal body. In: Mora J, Palacios R. Glutamine: metabolism, enzymology, and regulation. New York: Academic Press; 1980.

167. Ardawi MS, Newsholme EA. Metabolism in lymphocytes and its importance in the immune response. Essays Biochem. 1985;21:1-44.

168. Parry-Billings M, Evans J, Calder PC *et al.* Does glutamine contribute to immunosuppression after major burns? Lancet. 1990;336:523-5.

169. Jeukendrup AE, Gleeson M. Sport nutrition: an introduction to energy production and performance. 2nd ed. Champaign: Human Kinetics; 2010.

170. Gleeson M. Dosing and efficacy of glutamine supplementation in human exercise and sport training. J Nutr. 2008;138:2045S-9S.

171. Castell LM. Can glutamine modify the apparent immunodepression observed after prolonged, exhaustive exercise? Nutrition. 2002;18:371-5.

172. Nieman DC. Marathon training and immune function. Sports Med. 2007;37:412-5.

173. Castell L. Glutamine supplementation in vitro and in vivo, in exercise and in immunodepression. Sports Med. 2003;33:323-45.

174. De Beaux AC, O'Riordain MG, Ross JA et al. Glutamine-supplemented total parenteral nutrition reduces blood mononuclear cell interleukin-8 release in severe acute pancreatitis. Nutrition. 1998;14:261-5.

175. Castell LM, Poortmans JR, Newsholme EA. Does glutamine have a role in reducing infections in athletes? Eur J Appl Physiol. 1996;73:488-90.

176. Krzywkowski K, Petersen EW, Ostrowski K et al. Effect of glutamine and protein supplementation on exercise-induced decreases in salivary IgA. J Appl Physiol. 2001;91:832-8.

177. Rohde T, Asp S, Maclean DA et al. Competitive sustained exercise in humans, lymphokine activated killer cell activity, and glutamine--an intervention study. Eur J Appl Physiol. 1998;78:448-53.

178. Rohde T, Maclean DA, Pedersen BK. Effect of glutamine supplementation on changes in the immune system induced by repeated exercise. Med Sci Sports Exerc. 1998;30:856-62.

179. Walsh NP, Blannin AK, Bishop NC, Robson PJ, Gleeson M. Effect of oral glutamine supplementation on human neutrophil lipopolysaccharide-stimulated degranulation following prolonged exercise. Int J Sport Nutr Exerc Metab. 2000;10:39-50.

180. Roshan VD, Barzegarzadeh H. The effect of the short-term glutamine supplementation on exhaustive exercise-induced changes in immune system of active boys. World J Sport Sci. 2009;2:222-30.

181. Krieger JW, Crowe M, Blank SE. Chronic glutamine supplementation increases nasal but not salivary IgA during 9 days of interval training. J Appl Physiol. 2004;97:585-91.

182. Hoffman JR, Ratamess NA, Kang J et al. Examination of the efficacy of acute L-alanyl-L-glutamine ingestion during hydration stress in endurance exercise. J Int Soc Sports Nutr. 2010;7(8).

183. Hiscock N, Petersen EW, Krzywkowski K et al. Glutamine supplementation further enhances exercise-induced plasma IL-6. J Appl Physiol. 2003;95:145-8.

184. Krzywkowski K, Petersen EW, Ostrowski K et al. Effect of glutamine supplementation on exercise-induced changes in lymphocyte function. Am J Physiol Cell Physiol. 2001;281:C1259-65.

185. Caris AV, Lira FS, De Mello MT et al. Carbohydrate and glutamine supplementation modulates the Th1/Th2 balance after exercise performed at a simulated altitude of 4500 m. Nutrition. 2014;30:1331-6.

186. Rohde T, Maclean DA, Hartkopp A et al. The immune system and serum glutamine during a triathlon. Eur J Appl Physiol. 1996;74:428-34.

187. Castell LM, Poortmans JR, Leclercq R et al. Some aspects of the acute phase response after a marathon race, and the effects of glutamine supplementation. Eur J Appl Physiol. 1997;75:47-53.

188. Hiscock N, Morgan R, Davidson G et al. Peripheral blood mononuclear cell glutamine concentration and in vitro proliferation in response to an acute, exercise-induced decrease in plasma glutamine concentration in man. J Phys. 2002;539P:54P.

189. Tritto ACC, Amano MT, De Cillo ME et al. Effect of rapid weight loss and glutamine supplementation on immunosuppression of combat athletes: a double-blind, placebo-controlled study. J Exerc Rehabil. 2018;14(1):83-92.

190. Fehrenbach E, Niess AM. Role of heat shock proteins in the exercise response. Exerc Immunol Rev. 1999;5:57-77.

191. Jordan I, Balaguer M, Esteban ME et al. Glutamine effects on heat shock protein 70 and interleukines 6 and 10: randomized trial of glutamine supplementation versus standard parenteral nutrition in critically ill children. Clin Nutr. 2016;35:34-40.

192. Wischmeyer PEX, Musch MW, Madonna MB et al. Glutamine protects intestinal epithelial cells: role of inducible HSP70. Am J Physiol. 1997;272:G879-84.

193. Xue H, Sufit AJD, Wischmeyer PEX. Glutamine therapy improves outcome of in vitro and in vivo experimental colitis models. J Parenter Enter Nutr. 2011;35:188-97.

194. Zuhl MN, Lanphere KR, Kravitz L et al. Effects of oral glutamine supplementation on exercise-induced gastrointestinal permeability and tight junction protein expression. J Appl Physiol. 2014;116:183-91.

195. Raizel R, Leite JSM, Hypólito TM et al. Determination of the anti-inflammatory and cytoprotective effects of l-glutamine and l- alanine, or dipeptide, supplementation in rats submitted to resistance exercise. Br J Nutr. 2016;116:470-9.

196. Hinchado MD, Giraldo E, Ortega E. Adrenoreceptors are involved in the stimulation of neutrophils by exercise-induced circulating concentrations of

Hsp72: cAMP as a potential "intracellular danger signal." J Cell Physiol. 2012;227:604-8.

197. Ortega E, Giraldo E, Hinchado MD *et al*. Role of Hsp72 and norepinephrine in the moderate exercise-induced stimulation of neutrophils' microbicide capacity. Eur J Appl Physiol. 2006;98:250-5.

198. Hiscock N, Pedersen BK. Exercise-induced immunodepression–plasma glutamine is not the link. J Appl Physiol. 2002;93:813-22.

199. Pedersen BK, Helge JW, Richter EA *et al*. Training and natural immunity: effects of diets rich in fat or carbohydrate. Eur J Appl Physiol. 2000;82(1-2):98-102.

200. Bassit RA, Sawada LA, Bacurau RF *et al*. The effect of BCAA supplementation upon the immune response of triathletes. Med Sci Sports Exerc. 2000; 32(7):1214-9.

201. Song QH, Xu RM, Zhang QH *et al*. Glutamine supplementation and immune function during heavy load training. Int J Clin Pharmacol Ther. 2015;53(5): 372-6.

202. Lagranha CJ, Hirabara SM, Curi R *et al*. Glutamine supplementation prevents exercise-induced neutrophil apoptosis and reduces p38 MAPK and JNK phosphorylation and p53 and caspase 3 expression. Cell Biochem Funct. 2007;25(5):563-9.

203. Negro M, Giardina S, Marzani B *et al*. Branched-chain amino acid supplementation does not enhance athletic performance but affects muscle recovery and the immune system. J Sports Med Phys Fit. 2008;48:347-51.

204. Blomstrand E, Celsing F, Newsholme EA. Changes in plasma concentrations of aromatic and branched-chain amino acids during sustained exercise in man and their possible role in fatigue. Acta Physiol Scand. 1988;133:115-21.

205. Van Hall G, Maclean DA, Saltin B *et al*. Muscle protein degradation and amino acid metabolism during prolonged knee-extensor exercise in humans. Clin Sci. 1999;97:557-567.

206. Calder PC. Branched-chain amino acids and immunity. J Nutr. 2006;136:288S-93S.

207. Blomstrand E, Saltin B. BCAA intake affects protein metabolism in muscle after but not during exercise in humans. Am J Physiol Endocrinol Metab. 2001; 281:E365-74.

208. Van Hall G, Maclean DA, Saltin B *et al*. Mechanisms of activation of muscle branched-chain alpha-keto acid dehydrogenase during exercise in man. J Physiol. 1996;494:899-905.

209. Moberg M, Apró W, Ekblom B *et al*. Activation of mTORC1 by leucine is potentiated by branched-chain amino acids and even more so by essential amino acids following resistance exercise. Am J Physiol Cell Physiol. 2016;310:C874-84.

210. Décombaz J, Reinhardt P, Anantharaman K *et al*. Biochemical changes in a 100 km run: free amino acids, urea, and creatinine. Eur J Appl Physiol. 1979;41:61-72.

211. Rennie MJ, Edwards RH, Krywawych S *et al*. Effect of exercise on protein turnover in man. Clin Sci. 1981;61:627-39.

212. Maclean DA, Graham TE, Saltin B. Branched-chain amino acids augment ammonia metabolism while attenuating protein breakdown during exercise. Am J Physiol. 1994;267:E1010-22.

213. Maclean DA, Graham TE, Saltin B. Stimulation of muscle ammonia production during exercise following branched-chain amino acid supplementation in humans. J Physiol. 1996;493:909-22.

214. Kephart WC, Wachs TD, Mac Thompson R. *et al*. Ten weeks of branched-chain amino acid supplementation improves select performance and immunological variables in trained cyclists. Amino Acids. 2016;48:779-89.

215. Cruzat VF, Krause M, Newsholme P. Amino acid supplementation and impact on immune function in the context of exercise. J Int Soc Sports Nutr. 2014;11:61.

216. Micheletti A, Rossi R, Rufini S. Zinc status in athletes: relation to diet and exercise. Sports Medicine. 2001;31(8):577-82.

217. Prasad AS. Discovery of human zinc deficiency: its impact on human health and disease. Adv Nutr. 2013;4:176-90.

218. Hujanen ES, Seppa ST, Virtanen K. Polymorphonuclear leukocyte chemotaxis 559 induced by zinc, copper and nickel *in vitro*. Biochim Biophys Acta. 1995;1245:(560)145-52.

219. Ibs KH, Rink L. Zinc-altered immune function. J Nutr. 2003;133:1452S-6S.

220. Chandra RK. Excessive intake of zinc impairs immune responses. JAMA. 1984;252(11):1443-6.

221. Chu A, Petocz P, Samman S. Plasma/serum zinc status during aerobic exercise recovery: a systematic review and meta-analysis. Sports Med. 2017;47(1): 127-34.

222. Mooren FC, Krüger K, Völker K *et al*. Oral magnesium supplementation reduces insulin resistance in non-diabetic subjects – a double-blind, placebo-

223. -controlled, randomized trial. Diabetes Obes Metab. 2011;13:281-4.
223. Gleeson M, Bishop NC. Elite athlete immunology: importance of nutrition. Int J Sports Med. 2000; 21(1):S44-50.
224. Galland L. Magnesium and immune function: an overview. Magnesium. 1988;7:290-9.
225. Perraud AL, Knowles HM, Schmitz C. Novel aspects of signaling and ion-homeostasis regulation in immunocytes. The TRPM ion channels and their potential role in modulating the immune response. Mol Immunol. 2004;41:657-73.
226. Mitchell JB, Pizza FX, Paquet A et al. Influence of carbohydrate status on immune responses before and after endurance exercise. J Appl Physiol. 1998; 84:1917-25.
227. Rayssiguier Y, Gueux E, Nowacki W et al. High fructose consumption combined with low dietary magnesium intake may increase the incidence of the metabolic syndrome by inducing inflammation. Magnes Res. 2006;19:237-43.
228. Weglicki WB, Phillips TM. Pathobiology of magnesium deficiency: a cytokine/neurogenic inflammation hypothesis. Am J Physiol. 1992;263:R734-7.
229. Rayssiguier Y, Brussière F, Malpuech-Brugère C et al. Activation of phagocytic cell and inflamatory response during experimental magnesium deficiency. In: Centeno PC, Vernet G, Finkelman RB et al. Metal ions in biology and medicine. Paris: John Libbey Eurotext; 2000.
230. Weglicki WB, Kramer JH, Mak IT et al. Proinflammatory neuropeptides in magnesium deficiency. In: Centeno PC, Vernet G, Finkelman RB et al. Metal ions in biology and medicine. Paris: John Libbey Eurotext; 2000.
231. Bussière FI , Mazur A, Fauquert JL et al. High magnesium concentration in vitro decreases human leukocyte activation. Magnes Res. 2002;15:43-8.
232. Belin RJ, He K. Magnesium physiology and pathogenic mechanisms that contribute to the development of the metabolic syndrome. Magnes Res. 2007; 20:107-29.
233. Guerrero-Romero F, Rodriguez-Moran M. Hypomagnesemia, oxidative stress, inflammation, and metabolic syndrome. Diabetes Metab Res Ver. 2006; 22:471-6.
234. Song Y, Li TY, Van Dam RM et al. Magnesium intake and plasma concentrations of markers of systemic inflammation and endothelial dysfunction in women. Am J Clin Nutr. 2007;85:1068-74.

235. Mooren FC, Golf SW, Volker K. Effect of magnesium on granulocyte function and on the exercise induced inflammatory response. Magnes Res. 2003; 16:49-58.
236. Weiss G. Iron and immunity: a double-edged sword. Eur J Clin Invest. 2002;32(1):70-8.
237. Seligman PA, Kovar J, Gelfand EW. Lymphocyte proliferation is controlled by both iron availability and regulation of iron uptake pathways. Pathobiol. 1992;60:19-26.
238. Nairz M, Schroll A, Demetz E et al. "Ride on the ferrous wheel"–the cycle of iron in macrophages in health and disease. Immunobiol. 2015;220:280-94.
239. Haymes E. Trace minerals and exercise. In: Wolinski I. Nutrition in Exercise and Sport. 3th ed. Boca Raton: CRC Press; 1998. p. 197.
240. Lukaski HC. Vitamin and mineral status: effects on physical performance. Nutrition. 2004;20:632-44.
241. McClung JP, Gaffney-Stomberg E, Lee JJ. Female athletes: a population at risk of vitamin and mineral deficiencies affecting health and performance. J Trace Elem Med Biol. 2014;28:388-92.
242. Brutsaert TD, Hernandez-Cordero S, Rivera J et al. Iron supplementation improves progressive fatigue resistance during dynamic knee extensor exercise in iron-depleted, nonanemic women. Am J Clin Nutr. 2003;77:441-8.
243. Peters EM, Goetzsche JM, Grobbelaar B et al. Vitamin C supplementation reduces the incidence of postrace symptoms of upper respiratory tract infection in ultramarathon runners. Am J Clin Nutr. 1993;57(2):170-4.
244. Nieman DC, Henson DA, McAnulty SR et al. Influence of vitamin C supplementation on oxidative and immune changes after an ultramarathon. J Appl Physiol. 2002;92(5):1970-7.
245. Nieman DC, Henson DA, Butterworth DE et al. Vitamin C supplementation does not alter the immune response to 2.5 hours of running. Int J Sport Nutr. 1997;7(3):173-84.
246. Nieman DC, Henson DA, Mcanulty SR et al. Vitamin E and immunity after the Kona Triathlon World Championship. Med Sci Sports Exerc. 2004;36(8): 1328-35.
247. Shibaguchi T, Yamaguchi Y, Miyaji N et al. Astaxanthin intake attenuates muscle atrophy caused by immobilization in rats. Physiol Rep. 2016;4(15):e12885.
248. Yook JS, Shibato J, Rakwal R et al. DNA microarray-based experimental strategy for trustworthy expression profiling of the hippocampal genes by

248. astaxanthin supplementation in adult mouse. Genomics Data. 2016;7:32-7.

249. Ikeuchi M, Koyama T, Takahashi J et al. Effects of astaxanthin supplementation on exercise-induced fatigue in mice. Biol Pharm Bull. 2006;29(10):2.106-10.

250. Shimizu K, Kon M, Tanimura Y et al. Coenzyme Q10 supplementation downregulates the increase of monocytes expressing toll-like receptor 4 in response to 6-day intensive training in kendo athletes. Appl Physiol Nutr Metab. 2015;40(6):575-81.

251. Heinz SA, Henson DA, Austin MD et al. Quercetin supplementation and upper respiratory tract infection: a randomized community clinical trial. Pharmacol Res. 2010;62:237-242.

252. Heinz SA, Henson DA, Nieman DC et al. A 12 week supplementation with quercetin does not affect natural killer cell activity, granulocyte oxidative burst activity or granulocyte phagocytosis in female human subjects. Br J Nutr. 2010;104:849-57.

253. Henson DA, Nieman DC, Davis JM et al. Post 160 km race illness rates and decreases in granulocyte respiratory burst and salivary IgA output are not countered by quercetin ingestion. Int J Sports Med. 2008;29:856-63.

254. Nieman DC, Henson DA, Maxwell KR et al. Effects of quercetin and EGCG on mitochondrial biogenesis and immunity. Med Sci Sports Exerc. 2009;41: 1467-75.

255. Nieman DC, Williams AS, Shanely RA et al. Quercetin's influence on exercise performance and muscle mitochondrial biogenesis. Med Sci Sports Exerc. 2010;42:338-45.

256. Gonzalez-Jurado JA, Pradas F, Molina ES et al. Effect of phlebodium decumanum on the immune response induced by training in sedentary university students. J Sports Sci Med. 2011;10(2):315-21.

257. Díaz-Castro J, Guisado R, Kajarabille N et al. Phlebodium decumanum is a natural supplement that ameliorates the oxidative stress and inflammatory signalling induced by strenuous exercise in adult humans. Eur J Appl Physiol. 2012;112(8):3119-28.

258. García Verazaluce JJ, Vargas Corzo MC, Aguilar Cordero MJ et al. Efecto del phlebodium decumanum y de la coenzima Q10 sobre el. Nutr Hosp. 2015;1:401-14.

259. Juszkiewicz A, Basta P, Petriczko E et al. An attempt to induce an immunomodulatory effect in rowers with spirulina extract. J Int Soc Sports Nutr. 2018; 15:9.

260. Gaffney BT, Hügel HM, Rich PA. The effects of Eleutherococcus senticosus and Panax ginseng on steroidal hormone indices of stress and lymphocyte subset numbers in endurance athletes. Life Sci. 2001;70(4):431-42.

261. Biondo PD, Robbins SJ, Walsh JD et al. A randomized controlled crossover trial of the effect of ginseng consumption on the immune response to moderate exercise in healthy sedentary men. Appl Physiol Nutr Metab. 2008;33(5):966-75.

262. Senchina DS, Shah NB, Doty DM et al. Herbal supplements and athlete immune function--what's proven, disproven, and unproven? Exerc Immunol Rev. 2009;15:66-106.

263. Megna M, Amico AP, Cristella G et al. Effects of herbal supplements on the immune system in relation to exercise. Int J Immunopathol Pharmacol. 2012;25(1):43S-9S.

264. Wang Q, Liu J, Wang G et al. Effects of Panax notoginseng saponins on immune-neuroendocrine network of SD rats in experimental navigation and intensive exercise. Zhongguo Zhong Yao Za Zhi. 2010; 35(12):1612-8.

265. Hwang HJ, Kwak YS, Yoon GA et al. Combined effects of swim training and ginseng supplementation on exercise performance time, ROS, lymphocyte proliferation, and DNA damage following exhaustive exercise stress. Int J Vitam Nutr Res. 2007;77(4): 289-96.

266. Tauler P, Martinez S, Martinez P et al. Effects of caffeine supplementation on plasma and blood mononuclear cell interleukin-10 levels after exercise. Int J Sport Nutr Exerc Metab. 2016;26(1):8-16.

267. Navalta JW, Fedor EA, Schafer MA et al. Caffeine affects CD8+ lymphocyte apoptosis and migration differently in naïve and familiar individuals following moderate intensity exercise. Int J Immunopathol Pharmacol. 2016;29(2):288-94.

268. Kawada S, Kobayashi K, Ohtani M et al. Cystine and theanine supplementation restores high-intensity resistance exercise-induced attenuation of natural killer cell activity in well-trained men. J Strength Cond Res. 2010;24(3):846-51.

269. Somerville VS, Braakhuis AJ, Hopkins WG. Effect of flavonoids on upper respiratory tract infections and immune function: a systematic review and meta-analysis. Adv Nutr. 2016;7(3):488-97.

270. Bierhaus A, Zhang Y, Quehenberger P et al. The dietary pigment curcumin reduces endothelial tissue factor gene expression by inhibiting binding of AP-1 to the DNA and activation of NF-kappa B. Thromb Haemost. 1997;77:772-82.

271. Cong Y, Wang L, Konrad A. Curcumin induces the tolerogenic dendritic cell that promotes differentia-

272. Jain SK, Rains J, Croad J. Curcumin supplementation lowers TNF-alpha, IL-6, IL-8, and MCP-1 secretion in high glucose-treated cultured monocytes and blood levels of TNF-alpha, IL-6, MCP-1, glucose, and glycosylated hemoglobin in diabetic rats. Antioxid Redox Signal. 2009;11:241-9.

273. Cho JW, Lee KS, Kim CW. Curcumin attenuates the expression of IL-1beta, IL-6, and TNF-alpha as well as cyclin E in TNF-alpha-treated HaCaT cells; NF--kappaB and MAPKs as potential upstream targets. Int J Mol Med. 2007;19:469-74.

274. Ivey KL, Hodgson JM, Croft KD *et al.* Flavonoid intake and all-cause mortality. Am J Clin Nutr. 2015;101:1012-20.

275. Solanki I, Parihar P, Mansuri ML *et al.* Flavonoid-based therapies in the early management of neurodegenerative diseases. Adv Nutr. 2015;6:64-72.

276. Bertoia ML, Rimm EB, Mukamal KJ *et al.* Dietary flavonoid intake and weight maintenance: three prospective cohorts of 124,086 US men and women followed for up to 24 years. Brit Med J. 2016;352:i17.

277. Annuzzi G, Bozzetto L, Costabile G *et al.* Diets naturally rich in polyphenols improve fasting and postprandial dyslipidemia and reduce oxidative stress: a randomized controlled trial. Am J Clin Nutr. 2014;99:463-71.

278. Tresserra-Rimbau A, Guasch-Ferré M, Salas-Salvadó J *et al.* Intake of total polyphenols and some classes of polyphenols is inversely associated with diabetes in elderly people at high cardiovascular disease risk. J Nutr. 2016;146:767-77.

279. Wang X, Ouyang YY, Liu J *et al.* Flavonoid intake and risk of CVD: a systematic review and meta-analysis of prospective cohort studies. Br J Nutr. 2014;111:1-11.

280. Lajous M, Rossignol E, Fagherazzi G *et al.* Flavonoid intake and incident hypertension in women. Am J Clin Nutr. 2016;103:1091-8.

281. Samieri C, Sun Q, Townsend MK *et al.* Dietary flavonoid intake at midlife and healthy aging in women. Am J Clin Nutr. 2014;100:1489-97.

282. Kim YS, Sayers TJ, Colburn NH *et al.* Impact of dietary components on NK and Treg cell function for cancer prevention. Mol Carcinog. 2015;54:669-78.

283. Myburgh KH. Polyphenol supplementation: benefits for exercise performance or oxidative stress? Sports Med. 2014;44(1):S57-70.

284. Nieman DC. Quercetin's bioactive effects in human athletes. Curr Top Nutraceut Res. 2010;8(1)33-44.

285. Nieman DC. Flavonoids. In: Castell LM, Stear SJ, Burke LM. Nutritional supplements in sport, exercise, and health, an A-Z guide. Oxford: Routledge; 2015. p. 121-125.

286. Sureda A, Tejada S, Bibiloni MDM *et al.* Polyphenols: well beyond the antioxidant capacity: polyphenol supplementation and exercise-induced oxidative stress and inflammation. Curr Pharm Bio-technol. 2014;15:373-9.

capítulo **17**

Reparação Nutricional do Dano Muscular Induzido por Exercício e *Performance*

Paulo Mendes, Letícia Mazepa e Camila Mercali

Introdução

O dano muscular induzido por exercício é inato e inerente à atividade física, sendo uma condição caracterizada por ruptura transitória das estruturas miofibrilares, nas quais naturalmente ocorrem redução e/ou perda de força e potência musculares, comprometimento da amplitude concêntrica e/ou excêntrica, edema, extravasamento de enzimas e proteínas miocelulares – como mioglobina, creatinoquinase (CK), lactato desidrogenase – e, por fim, dor muscular de início tardio (DOMS, do inglês *delayed onset muscle soreness*).[1] Sabe-se, também, que essas alterações culminam basicamente de contrações isométricas e excêntricas, pois as concêntricas não são capazes de gerar danos miofibrilares.[2-4] Tais modificações físico-químicas induzidas pelo exercício geram respostas fisiológicas nas células musculoesqueléticas, resultando no início da reparação tecidual subsequente.[1] A variedade e a especificidade de células que interagem entre si no processo reparatório são amplas, com respostas integrativas de: leucócitos (p. ex., neutrófilos, monócitos, *natural killers* e linfócitos), células satélites, células vasculares (p. ex., células periquitos e endoteliais) e outras células estromais (p. ex., fibroblastos).[1]

A DOMS é um sintoma clássico associado ao dano muscular caracterizada por dor, edema, redução na amplitude do movimento, perda de força e potência muscular.[1-3] Esses efeitos tendem a se manifestar de 8 a 24 h após o exercício extenuante[3] e costumam atingir o pico entre 24 e 72 h após a sessão. Contudo, podem permanecer significativos até 6 a 8 dias após o exercício, de acordo com tipo, volume, intensidade e duração da atividade.[4-8]

Os mecanismos precisos que justificam a DOMS são ainda um tanto incertos na literatura, mas se acredita que o microtrauma das miofibras e/ou do tecido conjuntivo[2] e a subsequente inflamação sejam os grandes responsáveis. A origem da DOMS pode estar relacionada tanto com a liberação de prostaglandina E2, que sensibiliza as fibras nervosas aferentes dos tipos III e IV pelos nociceptores, quanto à:

- Ativação da via do fator de crescimento do nervo B2-receptor de bradicinina
- Ativação da linhagem neurotrófica derivada da linhagem de células COX-2-gliais.

Aparentemente, esses fatores neurotróficos são produzidos por fibras musculares e/ou células satélites.[9] Esses agentes podem induzir diretamente a DOMS ao estimular os nociceptores musculares. Também podem atuar indiretamente, ligando-se a receptores extracelulares, e induzir a secreção de neurotrofinas a partir de fibras musculares, o que resulta do mesmo modo na estimulação de nociceptores e consequentemente na DOMS.[1] É provável que a DOMS esteja mais associada à inflamação ocorrida na matriz extracelular das fibras musculares do que aos próprios danos estruturais e inflamação decorrente.[10]

O principal fator que influenciará na recuperação do dano muscular induzido pelo exercício será o dano muscular prévio. Quando ocorre dano muscular seguido de atividade, o músculo tende a adaptar-se e proteger-se a ponto de que os sinais e os sintomas da lesão muscular sejam menos graves e sua recuperação íntegra ao estado basal mais rápida.[11-13] Este é o fenômeno conhecido como "efeito da carga repetida". Esses efeitos protetores são produzidos por contrações musculares excêntricas de baixa intensidade ou isométricas máximas em um comprimento muscular longo[14,15] que não causam (ou apenas provocam menor) sintomas de lesão muscular induzida por exercício. Ainda não está esclarecido se a recuperação do dano muscular induzido pelo exercício difere entre homens e mulheres[16]; no entanto, não parece que a diferença entre os sexos seja grande.

O termo "inflamação" é usado com frequência de forma vaga, imprecisa e inconclusiva referente a um processo benéfico ou não. Na medicina esportiva, a "inflamação" engloba mudanças clínicas, fisiológicas, celulares e moleculares no tecido lesado.[17] Ocasionalmente, a inflamação muscular causada pela lesão induzida por exercício tem sido considerada um processo prejudicial associado ao dano tecidual, dor e recuperação tardia.[18] No entanto, esse ponto de vista é amplo e não leva em conta os variados aspectos da resposta inflamatória. A noção de que a inflamação é um processo-chave para o reparo e a regeneração muscular está ganhando aceitação, pois se pode afirmar que a inflamação intramuscular ocorre de modo coordenado e dinâmico para a adaptação e posterior retorno à homeostase.[19,20]

O acúmulo de leucócitos no tecido muscular é considerado o principal sinal de dano muscular induzido pelo exercício. Uma série de estudos em seres humanos envolvendo variados desenhos metodológicos associados a "danos musculares" distintos forneceu evidências de que, fatalmente, haverá o acúmulo de leucócitos no tecido muscular.[21] Observaram-se leucócitos no músculo esquelético em biopsias musculares coletadas após exercícios de resistência intensos, de alto volume e em indivíduos destreinados[22-26]; também depois de corridas de montanha[27] e de longa distância.[28] Esse acúmulo no músculo exercitado costuma iniciar imediatamente após a atividade. Leucócitos, principalmente neutrófilos, nos microvasos do tecido muscular foram notados entre 1 e 24 h após o exercício excêntrico.[26,29]

Evidências específicas de acúmulo de neutrófilos além de 24 h pós-exercício são limitadas.[13,30-32] Números elevados de monócitos e macrófagos são vistos mais consistentemente no músculo esquelético após 48 h a 7 dias da recuperação[25,30,33,34], o que suporta a evidência de que neutrófilos e monócitos são mobilizados para a circulação após a lesão muscular induzida por exercício.[35-38] Na sequência, eles migram para o músculo onde irão degradar o tecido muscular lesionado por meio da fagocitose e da liberação de enzimas proteolíticas (como elastase e mieloperoxidase), além de liberar espécies reativas de oxigênio e nitrogênio.[18] Esse acúmulo ainda é consistente em estudos que relatam dano muscular "grave" induzido pelo exercício, caracterizado pela diminuição na capacidade de geração de força maior/igual a 50%, e que demanda 7 ou mais dias para recuperação total.[23,26,33,35]

Aliado à infiltração de leucócitos, o dano muscular induzido pelo exercício também está associado a maior expressão de RNAm de citocinas e quimiocinas nas proteínas musculares.[21] São observadas alterações consideráveis na expressão do RNAm de interleucina (IL)-6, no ligante de quimiocina 8 (CXCL8; também conhecido como IL-8) e da proteína quimiotática de monócitos-1 (MCP-1), todas ocorridas em duas janelas de tempo, entre 1 e 4 h e em 24 h após o exercício.

Durante os estágios de reparo e regeneração muscular, vários tipos de células imunes interagem entre si no músculo exercendo funções específicas para corroborar este processo. Nas primeiras horas do período de recuperação, os neutrófilos dominam o perfil celular inflamatório, atuando na remoção dos "dejetos" celulares e propagando a resposta inflamatória com a secreção de citocinas. Os mastócitos também se infiltram no tecido muscular, liberando histamina e citocinas quimiotáticas. Entre 4 e 24 h após o dano muscular, os macrófagos M1 invadem o músculo, secretam citocinas pró-inflamatórias, fagocitam o tecido danificado e iniciam a proliferação dos mioblastos. Após 24 h, os macrófagos pró-inflamatórios (M1) são substituídos por macrófagos anti-inflamatórios (M2) e linfócitos TCD8+ e Treg. Essas células também secretam citocinas anti-inflamatórias, recrutam mais macrófagos M2 e estimulam ainda mais a proliferação de mioblastos com a expansão do número de células satélites. Outras células estromais também são acionadas para ativar e suportar a diferenciação dos mioblastos em miócitos, como as células progenitoras fibroadipogênicas e pericitos. Se essas respostas inflamatórias acontecerem de maneira eficiente, fibras musculares restauradas e regeneradas estarão disponíveis no tecido muscular esquelético até o 7º dia.[20,23,26,35,39]

Antioxidantes

O estresse oxidativo induzido pelo exercício excêntrico aumenta a liberação de espécies reativas de oxigênio, sendo esse mecanismo um dos fatores contribuintes para o início e a progressão do dano muscular.[15] Estresse oxidativo é conhecido como o desequilíbrio entre a produção de radicais livres e o sistema endógeno de defesa antioxidante, levando ao acúmulo de dano oxidativo, com possível desenvolvimento de diversas patologias.[16]

Em metanálise para avaliação dos efeitos de diferentes antioxidantes (AO) na DOMS, verificou-se que, na maioria dos 50 estudos analisados, a suplementação com AO foi levemente benéfica após exercício (6, 24, 48, 72 e 96 h após protocolos de atividade física). Os autores sugeriram que os efeitos dos AO na dor muscular foram pouco significativos. Apenas nove dos 50 estudos referiram efeitos adversos da suplementação, dos quais duas pesquisas confirmaram diarreia e má digestão.[9]

A suplementação com polifenóis parece exercer resultados positivos na redução da percepção dos efeitos da DOMS, bem como nos marcadores biológicos do dano muscular (mioglobina, creatinina e CK). Esse benefício foi observado em indivíduos submetidos a um protocolo de exercícios e suplementados por 5 dias com um complexo rico em polifenóis contendo extrato de mangostão, romã e suco concentrado de sabugueiro.[17] No mesmo ano, a associação de proteína a AO foi comparada à suplementação isolada com proteína e placebo. Quando combinados, proteína e antioxidante resultaram em melhor torque muscular e menor sensação de dor na fase aguda após exercício excêntrico.[18]

Embora as pesquisas a respeito do poder dos AO na redução dos efeitos da DOMS não sejam unânimes, ajustes na rotina alimentar do atleta ou praticante de atividade física poderão incluir recursos, por meio de alimentos ou suplementos, que possam, dentre outros benefícios, contribuir na sua recuperação após o exercício.

Frutas

São comumente conhecidas por suas propriedades funcionais benéficas à saúde humana devido a sua composição de macro e micronutrientes, teor de carboidratos, fibras e uma série de compostos bioativos, como os compostos fenólicos ou polifenóis.[19]

As cerejas, por exemplo, contêm uma variedade de compostos fenólicos que incluem diversas cianidinas (p. ex., antocianidinas e antocianinas), hidroxicinamatos, procianidinas e flavonóis. Muitos estudos têm relacionado essa fruta com melhorias nos marcadores oxidativos e inflamatórios, redução da perda de força e da dor muscular após exercícios intensos, mas ainda não há evidências sobre a melhor forma de suplementação (suco, pó ou cápsulas).[19]

Utilizar suplemento concentrado de cereja (480 mg/dia) por 10 dias antes e até 2 dias após única sessão de exercício intenso (extensão de perna) demonstrou bons resultados na recuperação da força muscular isométrica, menor dor muscular após o exercício e redução do estresse oxidativo nos indivíduos suplementados.[40]

Oito dias de suplementação com cereja concentrada e um protocolo de exercício de *sprint* intermitente foi testado em um grupo de jogadores de futebol semiprofissional. O grupo suplementado apresentou redução da dor tardia e melhor recuperação pós-exercício. Além disso, esse mesmo grupo apresentou melhor resposta inflamatória aguda por meio da dosagem de IL-6.[8]

Outra fruta relacionada com a redução dos efeitos da DOMS é a romã, composta por açúcares, ácidos orgânicos, polifenóis, flavonoides, antocianinas, ácidos graxos, alcaloides, vitaminas (C, B_1, B_2 e betacaroteno) e minerais (potássio e magnésio).[41] Os extratos de romã parecem auxiliar na redução da dor muscular, melhorando a resistência após atividade de alta intensidade quando utilizados em períodos de suplementação curtos e agudos. A suplementação pode ser administrada como suco ou extratos em pó, com a vantagem de apresentar baixa toxicidade.[19] A suplementação com suco de romã foi testada em atletas halterofilistas, administrada 48 h antes, bem como durante a sessão de treino (1 ℓ e meio de suco pré-exercício e 500 mℓ durante o exercício). Os resultados demonstraram melhoria no volume de pesos levantados pelos atletas, na percepção da dor imediatamente após o exercício e menor dor tardia no músculo extensor do joelho. O suco oferecido aos participantes continha 2,56 g de polifenóis a cada 500 mℓ.[22]

Tart Montmorency Cherry

A suplementação com *Tart Montmorency Cherry* (*Tart Cherry*) ganhou boa reputação no meio desportivo em virtude de sua elevada concentração de fitoquímicos e antocianinas, associados a inúmeros benefícios para a saúde: alta capacidade anti-inflamatória e antioxidante, melhora da qualidade do sono, auxílio na reparação muscular, redução do dano muscular pós-exercício e da sensação de dor.[40-42]

Connolly *et al.*[43] relataram que o desenvolvimento de dor nos flexores de cotovelo foi significativamente atenuado em um teste suplementado com suco de cereja *Tart Montmorency* vs. placebo, avaliado por meio de pontuação em uma escala visual analógica (EVA) aferida por 96 h pós-exercício. Além disso, o pico de dor do grupo que ingeriu o suco de cereja aconteceu 24 h após o teste, enquanto no grupo placebo levou 48 h.

Em outra pesquisa, Kuehl *et al.*[44] ministraram suco de cereja *Montmorency* para avaliar seus possíveis efeitos analgésicos. Os participantes completaram um evento de corrida *down hill*, no qual a distância média percorrida era de 26,3 km. Os autores encontraram reduções das escalas de dor imediatamente após a corrida no grupo que suplementado previamente com o suco de cereja *Tart Montmorency*. Não foram avaliados marcadores de estresse inflamatório ou oxidativo.

Em ambas as pesquisas, os autores especularam que as propriedades anti-inflamatórias e antioxidantes do suco de cereja *Montmorency* protegiam contra a dor. Além disso, a dor aguda poderia ser causada principalmente pelo estresse oxidativo, o qual pode ter sido amenizado pela eliminação das espécies reativas de oxigênio, induzida pelos compostos fenólicos presentes no suco.

Outro ensaio avaliou a influência da suplementação de 250 mℓ de suco de cereja *Montmorency* ingerido 2 vezes/dia, durante 5 dias prévios, no dia e por 2 dias seguintes à maratona de Londres. No grupo suplementado, notou-se recuperação mais rápida isométrica da força dos extensores do joelho e redução dos seguintes marcadores inflamatórios: IL-6, proteína C reativa (PCR) e ácido úrico. Ainda, a capacidade antioxidante total foi 10% superior, e as espécies reativas ao ácido tiobarbitúrico (TBARS) foram menores no grupo do suco de cereja em comparação ao placebo. Por outro lado, não foram relatadas diferenças nos escores de dor entre os grupos do suco de cereja *Montmorency* e placebo até 48 h após a maratona.[45]

Bowtell *et al.*[46] estudaram os efeitos de um concentrado de *Tart Montmorency* em atletas de rúgbi, futebol e *taekwondo*. O estudo testou 30 mℓ do suco da cereja, ofertado 2 vezes/dia durante 7 dias prévios, no dia e 2 dias após um programa de exercício composto por 10 séries de 10 repetições de extensão de joelho com carga em 80% de uma repetição máxima (1 RM) *versus* grupo placebo. A recuperação da força dos extensores do joelho foi mais rápida, e o aumento percentual e absoluto das proteínas carbonilas foi estatisticamente menor no grupo que ingeriu o suco concentrado de cereja quando comparados ao grupo placebo.

Bell *et al.*[47] mediram marcadores sanguíneos de inflamação em ciclistas treinados, os quais consumiram suco concentrado de *Tart Montmorency* 7 dias prévios e por 3 dias após teste de 109 min em alta intensidade. Houve reduções significativas nos marcadores oxidativos e inflamatórios, inclusive hidroperóxidos lipídicos e PCR ultrassensível (PCR-u).

Outra revisão descreveu a capacidade antioxidante e anti-inflamatória do suco de *Tart Montmorency*, principalmente por meio do efeito inibitório das enzimas ciclo-oxigenases 1 e 2 exercido pelos flavonoides, em que os autores ainda levantaram o papel potencial no tratamento da fibromialgia e osteoartrite[48], quadros patológicos comuns em atletas de *endurance* e esportes de contato, como *mixed martial arts*, rúgbi e futebol americano.

Lima *et al.*[49] também revisaram os efeitos anti-inflamatórios e antioxidantes do suco de *Tart Montmorency*, apoiando a crescente pesquisa que indica seu papel na atenuação do dano muscular induzido pelo exercício e na recuperação mais rápida após sessões de atividade vigorosa.

Em um estudo randomizado, duplo-cego e *crossover*, nove atletas de polo aquático foram suplementados com *Tart Montmorency* ou placebo durante 6 dias consecutivos. Antes e após a conclusão do período de suplementação, foi realizado teste de desempenho na água. No sexto dia, os participantes simularam uma partida oficial. Amostras de sangue venoso foram coletadas para investigar marcadores de inflamação (IL-6 e PCR) e de estresse oxidativo (ácido úrico e F2-isoprostano), além de um diário para avaliar qualidade total de recuperação e dor muscular tardia dos atletas. Após o período e a aferição dos testes, não foram encontradas diferenças significativas em nenhum marcador ou medida de recuperação entre os dois grupos.[50]

Em outro estudo, Phillip *et al.*[51] investigaram a suplementação de concentrado de *Tart Montmorency* sobre marcadores associados à recuperação após atividade de *sprint* intermitente prolongada. Dezesseis jogadores semiprofissionais de futebol do sexo masculino foram divididos em dois grupos iguais e consumiram suplementação de *Tart Montmorency* ou placebo durante 8 dias consecutivos (30 mℓ 2 vezes/dia). No quinto dia, os participantes completaram versão adaptada do *Loughborough Intermittent Shuttle Test*. Contração isométrica voluntária máxima, *sprints* de 20 m, salto contramovimento, agilidade e dor muscular (DOMS) foram avaliados no início, 24, 48 e 72 h após o exercício. Foram mensurados marcadores inflamatórios [IL-1 beta, IL-6, IL-8, fator de necrose tumoral alfa (TNF-alfa) e PCR-u], de dano muscular (CK) e estresse oxidativo [hidroperóxido lipídico (LOOH)] no início do estudo e 1, 3, 5, 24, 48 e 72 h após o teste. O grupo suplementado teve recuperação mais rápida entre os testes, e as classificações de dor muscular (DOMS) também foram menores neste grupo. Além disso, a resposta inflamatória aguda (IL-6) foi atenuada no grupo teste. Não houve diferença nos efeitos de LOOH e CK entre os grupos.

Abrangentemente, os achados sugerem que a suplementação ou consumo habitual de *Tart Montmorency Cherry* pode ser eficaz na aceleração da recuperação após atividade prolongada e repetitiva, além de maior controle na inflamação e dor tardia, em vários tipos de exercícios extenuantes.

Cúrcuma longa

A cúrcuma (*Curcuma longa*), também conhecida como açafrão-da-terra, é uma raiz da família do gengibre, um tempero que tem recebido atenção por suas aplicações culinárias e medicinais.[23] Possui vários componentes ativos não voláteis, muitos dos quais são carotenoides, inclusive zeaxantina e licopeno.[52] Descobertas experimentais indicam que os principais compostos do açafrão derivados de carotenoides, crocina e crocetina são poderosos antioxidantes, anti-inflamatórios e antinociceptivos[53,54], atuando na modificação das vias das ciclo-oxigenases e lipo-oxigenases, redução da atividade das prostaglandinas e das citocinas inflamatórias.[55]

Relata-se que a ingestão de curcumina pode atenuar as causas da DOMS.[56,57] Estudo publicado em 2014, mostrou efeito significativo em termos de redução dos sintomas de DOMS em humanos com a suplementação oral de açafrão (300 mg/dia durante 7 dias antes e 3 dias após o exercício excêntrico).[55]

Em um estudo com 28 indivíduos saudáveis, mas que não participavam de nenhum tipo de treinamento de resistência, foram aleatoriamente designados para receber curcumina (400 mg/dia) 2 dias antes e 4 dias após participarem de um exercício excêntrico. A suplementação culminou em menores níveis de CK (-48%), TNF-alfa (-25%) e IL-8 (-21%) nos indivíduos suplementados, ao mesmo tempo que não foram observadas diferenças significativas na IL-6, na IL-10 ou na dor do músculo quadríceps. Embora nenhuma diferença tenha sido verificada em relação à dor muscular, sugere-se o uso dessa suplementação como meio de melhorar o cenário inflamatório após o exercício e, consequentemente, otimizar a recuperação e a capacidade funcional dos indivíduos.[25]

Em recente revisão, foram destacados os efeitos benéficos da curcumina: poderes anti-inflamatório e antioxidante, auxiliar na redução da dor e melhora na recuperação muscular.[26] Resultados positivos relacionados com a DOMS também foram verificados na suplementação de 150 mg de curcumina após exercício, com diminuição da dor muscular e dos níveis de CK, alanina aminostransferase e aspartato aminotransferase.[27]

Um estudo de Delecroix *et al.*[58] ofereceu 2.000 mg de curcumina combinados com 20 mg de piperina após uma sessão de treino intenso de atletas profissionais de rúgbi e concluíram que tal suplementação foi capaz de propagar melhores resultados associados aos seguintes marcadores fisiológicos: pico de torque concêntrico e isométrico da extensão dos joelhos; desempenho da corrida de 6 s em uma esteira não motorizada; desempenho de salto em contramovimento; concentração de CK no sangue e dor muscular tardia após o treino.

É importante lembrar que um dos maiores problemas da curcumina é sua baixa biodisponibilidade, possivelmente relacionada com má absorção, fatores metabólicos, e rápida eliminação, o que parecer ser melhorada com a piperina, componente da pimenta preta.[56] A associação da curcumina com piperina parece ter efeito benéfico em alguns fatores do dano muscular.[56]

Gengibre

O gengibre (*Zingiber officinale*) tem sido utilizado pela medicina chinesa e *ayurveda* como coadjuvante no tratamento de artrite, reumatismo e dores musculares. Seu consumo parece exercer efeito anti-inflamatório e analgésico na DOMS.

Estudos sugerem que os benefícios do gengibre estão relacionados com inibição de citocinas pró-inflamatórias, do metabolismo do ácido araquidônico, das ciclo-oxigenases e lipo-oxigenases e consequentemente da síntese de prostaglandinas.[59,60]

A suplementação de 60 mg de extrato de gengibre (em torno de 2 g do produto em pó) 1 h antes do exercício excêntrico demonstrou redução na dor após 24 e 48 h da atividade. Além disso, melhorou os níveis séricos da citocina inflamatória IL-6 (inflamação aguda) após 1, 24 e 48 h do exercício.[61]

Estudo publicado em 2016 avaliou os efeitos do uso tópico de creme de gengibre sob o quadríceps, músculo submetido ao exercício excêntrico. A aplicação local foi feita imediatamente após a atividade e 8 h mais tarde, durante 7 dias consecutivos. Em concentrações de 7 e 14%, o creme promoveu redução da dor muscular, mas em comparação com o grupo placebo não houve alterações significativas em aspectos como força muscular, circunferência da coxa e concentração sérica de CK. Sugere-se que o creme de gengibre a uma concentração de 14% pode ser uma alternativa para reduzir os efeitos da DOMS.[62]

Em outro ensaio sobre o efeito da suplementação com gengibre na dor muscular, 74 adultos que consumiram gengibre por 11 dias tiveram menos dor muscular após levantar pesos. É necessário mencionar que a ingestão de dose única de 2 g de gengibre não atenuou a dor, a inflamação ou a disfunção muscular induzida pelo exercício excêntrico 45 min após a ingestão.[63] Devido à escassez de ensaios bem conduzidos, a evidência para a eficácia do gengibre no alívio da dor continua insuficiente.

Canela

A canela (*Cinnamomum zeylanicum*) possui ações antioxidante e anti-inflamatória, atuando na redução de espécies reativas de oxigênio em virtude de seus teores fenólicos e de flavonoides, também capazes de modificar a expressão gênica, inibindo a ativação do fator nuclear kappa B (NF-kB).[64] É comumente utilizada no tratamento de dispepsia, gastrite, distúrbios circulatórios e doenças de caráter inflamatório.[65] As atividades antialérgicas, antiulcerogênicas, antipiréticas, anestésicas e analgésicas foram verificadas por variados pesquisadores.[66]

Os mecanismos anti-inflamatórios da canela podem estar relacionados com modulação de funções inflamatórias mediadas por macrófagos, como a superprodução de citocinas, óxido nítrico e Prostaglandina E2 (PGE2), ativação de moléculas de adesão, bem como respostas oxidativas.[66,67] Estudo com 49 mulheres praticantes de *taekwondo*, com idades entre 13 e 25 anos, avaliou a influência do consumo de 3 g de gengibre, 3 g de canela e placebo nos níveis de IL-6 e na dor muscular tardia. Após 6 semanas de teste, não foram notadas alterações significativas entre os grupos nas concentrações de IL-6, mas houve queda significativa na dor muscular relatada nos grupos que utilizaram canela e gengibre, quando comparadas ao grupo placebo.[68] Em conformidade com esse resultado, outra pesquisa constatou que o consumo oral de 420 mg de canela por dia, 7 dias antes do exercício concêntrico e 3 dias após o treino, foi eficaz no controle dos sintomas associados à DOMS.[69]

Ômega-3

Já se evidenciou a associação entre o uso da suplementação de ômega-3 e seus benefícios no tratamento de doenças inflamatórias[70], e as investigações têm encontrado benefícios associados aos efeitos dessa suplementação na recuperação muscular.

A suplementação de 6 g de óleo de peixe [5:1 de ácido eicosapentaenoico (EPA) e ácido docosa-hexaenoico (DHA), 3.000 mg de EPA e 600 mg de DHA] por 1 semana, em mulheres submetidas a um protocolo de exercício de resistência, demonstrou atenuação na dor muscular póstreino. Embora a diferença entre o grupo suplementado e o placebo não tenha sido significativa, sugere-se que essa possa ser uma alternativa para aliviar os efeitos da DOMS em mulheres destreinadas, uma vez que o EPA e o DHA têm propriedades anti-inflamatórias que atenuam o processo de inflamação provocado pelo dano muscular.[71]

O uso de 3 g de ômega-3 durante 7 dias precedentes a exercício excêntrico de alta intensidade demonstrou redução na dor muscular.[72] Por outro lado, indivíduos suplementados com 360 mg de EPA por 3 semanas e submetidos à um protocolo de exercícios não obtiveram benefícios relacionados com dor muscular e dosagem sérica de IL-6.[73]

Fatores como hormônios e gênero podem influenciar no grau do dano e da recuperação muscular.[74] O estradiol é um dos hormônios que merece destaque em decorrência de seu potencial antioxidante, encontrado em altos níveis na fase luteínica do ciclo menstrual. Dessa forma, nessa etapa, o estrogênio confere um efeito citoprotetor do sarcolema, protegendo do dano induzido pelo exercício extenuante.[75] Embora o efeito antioxidante do estrogênio ainda não esteja bem elucidado, evidências demonstram que, em mulheres, o ciclo menstrual pode ter influência no dano muscular, sendo que níveis elevados de estrogênio são capazes de atenuar o referido dano e a inflamação.[74]

Um estudo avaliou mulheres submetidas a exercício excêntrico em diferentes fases do ciclo menstrual (fases folicular e luteínica) a fim de verificar a possível influência dos níveis de estrogênio no dano muscular, no estresse oxidativo e nos marcadores inflamatórios. Além disso, o mesmo estudo avaliou a influência da suplementação de óleo de peixe (6 g/dia) na DOMS, uma vez que tem sido proposto o efeito anti-inflamatório do ômega-3 como fator benéfico na melhoria dos sintomas da dor muscular tardia.[35,38,39] A superóxido dismutase e o TNF-alfa estiveram aumentados na fase folicular quando comparados com a fase luteínica, sugerindo que os altos níveis de estrogênio podem ter relação positiva na proteção celular do sarcolema. Todavia, a suplementação de óleo de peixe não demonstrou benefícios relacionados com os efeitos da DOMS.[74]

Entre os resultados benéficos dos ácidos graxos ômega-3, destacam-se melhora do perfil lipídico, redução do estresse oxidativo, da inflamação e da dor pós-exercício. Na busca por um melhor desempenho esportivo, é interessante estimular o consumo de fontes alimentares ricas nesse nutriente[76], e a viabilização da suplementação pode ser um método capaz de otimizar esses resultados.

Alho

O alho (*Allium sativum*) é utilizado como estimulante do sistema imunológico pela medicina oriental há séculos; porém, sua utilização também pode ser observada em tratamentos associados à fadiga. Contudo, seu mecanismo ainda permanece obscuro. Em estudos com animais, o alho tem demonstrado promover alguma resistência em determinados tipos de exercício. Já em ensaios com humanos, constatou-se melhora sintomática em indivíduos com grau de fadiga física leve/moderado, com fadiga sistêmica decorrente das baixas temperaturas ou cansaço de causa idiopática.[77]

A alicina, composto resultante do metabolismo do alho, foi suplementada para reduzir o dano muscular proveniente do exercício excêntrico. Su et al.[78] sugeriram que as capacidades anti-inflamatórias e antioxidante da alicina diminuiriam a resposta inflamatória e o dano muscular após o exercício excêntrico. Dependendo da sua forma ingerida, o alho pode ter capacidades de reforço imunológico ou antioxidantes.[79]

Atualmente, os dados disponíveis sugerem que o alho pode ter efeito ergogênico considerável; porém, até o presente momento, mais estudos são necessários para elucidar sua possível aplicação.

Cafeína

O mecanismo de ação mais plausível para a cafeína na redução da DOMS e sua hipoalgesia é por competição não seletiva pelo bloqueio dos receptores de adenosina A1 e A2.[80] Tanto a cafeína quanto a teofilina têm sido observadas por seus efeitos analgésicos, enquanto a paraxantina e a teobromina não têm resultados similares.

A cafeína implementa seu efeito farmacológico bloqueando os receptores de adenosina A1, A2A e A2B, com pouca ou nenhuma afinidade com os receptores A3.[81] Esses receptores estão localizados em nervos aferentes periféricos[82], no corno dorsal da medula espinal, bem como em áreas cerebrais superiores associadas ao processamento da dor.

A suplementação de cafeína (5 mg/kg de peso corporal) antes de um teste aeróbico (teste de Wingate) promoveu aumento menor do lactato após o exercício nas atletas suplementadas em comparação com o grupo placebo. Reduções na dor muscular isquêmica do antebraço foram encontradas com a dose de 200 mg de cafeína. A cafeína também mostrou efeitos moderados hipoalgésicos na dor do músculo quadríceps durante o exercício de ciclismo com doses pré-exercício de 5 e 10 mg/kg.[83,84]

Aminoácidos e proteínas

O aumento das taxas de síntese de proteína muscular durante o período de recuperação é vital para a regeneração do músculo e hipertrofia. Estratégias capazes de otimizar o aporte proteico após sessões de exercícios auxiliam no aumento da síntese proteica e, consequentemente, podem melhorar processos regenerativos que beneficiarão atletas e indivíduos fisicamente ativos.[85]

Os aminoácidos são conhecidos por sua importância na estimulação da síntese de proteínas musculares.[86] Atletas suplementados com 10 g de aminoácidos de cadeia ramificada (BCAA) 2 vezes/dia durante 4 semanas apresentaram menor dano muscular e melhor recuperação após o protocolo de exercícios.[87] Resultados positivos também foram obtidos quando atletas de força receberam suplementação de 0,087 g/kg de peso corporal de BCAA (razão de 2:1:1 de leucina, isoleucina e valina), resultando em maior taxa de recuperação da força isométrica e menor percepção da dor muscular.[88]

Recentemente, um grupo de indivíduos foi suplementado com 6,6 g de aminoácidos essenciais e cumpriram uma rotina de diversos exercícios por 3 dias consecutivos. Quando comparado com o grupo placebo, foi possível verificar melhor performance ao longo dos 3 dias de exercício.[89]

Greer et al.[90] compararam os efeitos da ingestão isocalórica de carboidrato ou carboidrato com suplementação de BCAA imediatamente antes e 1 h após sessão de 95 min de exercício submáximo a 55% do VO_2 máx. sobre os índices de dano e recuperação musculares em adultos fisicamente inativos. Os pesquisadores observaram durante o período de recuperação de 48 h que os marcadores de dano muscular foram atenuados com o grupo que ingeriu carboidrato e BCAA quando comparado ao grupo que só ingeriu carboidratos. Os níveis plasmáticos de CK e as classificações de dor muscular também foram menores no grupo carboidrato e BCAA, 24 h após o exercício. Embora o pico de torque tenha sido reduzido de modo semelhante entre os grupos, a recuperação do torque de flexão de perna foi mais rápida no grupo carboidrato e BCAA. Esses dados sugerem que a adição de BCAA à bebida de carboidratos consumida antes e após o exercício pode atenuar a lesão e otimizar a reparação muscular.

A utilização de whey protein também parece exercer efeitos benéficos na DOMS. A suplementação proteica (quatro doses de 20 g no dia do exercício e 20 g/dia até 8 dias depois) atenuou a diminuição da força, após protocolo de uma única sessão de exercício excêntrico.[91] A proteína isolada do soro de leite atenuou a redução das forças musculares isométricas e isocinéticas durante a recuperação da lesão muscular induzida por exercício excêntrico.

Rowlands et al.[92] avaliaram a eficácia da suplementação proteica na recuperação e no desempenho de sprint após 2,5 h de ciclismo intervalado de alta intensidade. Imediatamente após e em intervalos de 30 min durante um período de recuperação de 4 h, os participantes consumiram carboidratos isocalóricos e suplementos proteicos com baixo ou alto teores de proteína. O grupo que utilizou o suplemento enriquecido com proteína reduziu os níveis plasmáticos de CK e a dor nas pernas, mas a potência total durante os dez sprints sucessivos não foram diferentes entre os suplementos de proteína alta e baixa.

Taurina

A taurina (2-aminoetilsulfónico) é um aminoácido sulfurado semiessencial, encontrado em alta concentração em vários tecidos e órgãos dos mamíferos, principalmente no músculo esquelético.[93] O teor de taurina no músculo esquelético também é considerado importante para prevenir danos musculares, porém não existe um protocolo definido referente à dose e ao tempo adequados de suplementação. Sua função antioxidante é uma das mais amplamente conhecidas[94], e as principais fontes alimentares são peixes, lula e camarão.[95]

O uso de taurina (0,1 g/kg de peso corporal) 3 dias consecutivos após o exercício excêntrico melhorou o torque muscular do bíceps de homens saudáveis, porém não foi observada alteração significativa na CK.[96]

Em estudo anterior, a taurina também não proporcionou efeitos significativos nos marcadores séricos de dano muscular, mas reduziu os efeitos da DOMS, como dor muscular, níveis séricos de lactato desidrogenase e 8-hidroxi-2-deoxiguanosina, quando combinada com BCAA.[97]

Recentemente, a ingestão pós-treino de 3 g de taurina combinada com achocolatado por triatletas, durante 8 semanas, foi capaz de aumentar os níveis séricos de taurina e reduzir marcadores inflamatórios, como malondialdeído.[98] Em 2015, um estudo também utilizou 3 g de taurina, suplementação iniciada 2 semanas antes do protocolo do exercício até o terceiro dia após o mesmo. Foram observados benefícios relacionados ao grupo suplementado, como redução na dor muscular tardia, porém sem alterações significativas em marcadores séricos de dano muscular como a mioglobina e a CK.

Considerações finais

Os efeitos da DOMS podem ser limitantes no desempenho físico de um atleta, bem como na regularidade da prática de exercícios por indivíduos sedentários.

A maioria das intervenções nutricionais relacionadas com a DOMS está intimamente ligada com a resposta inflamatória e a capacidade antioxidante.[54] Uma vez que os benefícios associados à atividade física regular são bem conhecidos, recursos nutricionais capazes de aperfeiçoarem a recuperação muscular são importantes, não apenas para auxiliar o atleta a se preparar para uma nova competição, mas também dar suporte ao praticante de atividade física para uma nova sessão de treino e adesão à rotina de exercícios.

Referências bibliográficas

1. Hyldahl RD1, Hubal MJ. Lengthening our perspective: morphological, cellular, and molecular responses to eccentric exercise. Muscle Nerve. 2014;49(2): 155-70.

2. Chen TC, Chen HL, Pearce AJ et al. Attenuation of eccentric exercise-induced muscle damage by preconditioning exercises. Med Sci Sports Exerc. 2012; 44(11):2090-8.

3. Lavender AP, Nosaka K. Changes in fluctuation of isometric force following eccentric and concentric exercise of the elbow flexors. Eur J Appl Physiol. 2006;96(3):235-40.

4. Newham DJ, McPhail G, Mills KR et al. Ultrastructural changes after concentric and eccentric contractions of human muscle. J Neurol Sci. 1983; 61(1):109-22.

5. Crameri RM, Aagaard P, Qvortrup K et al. Myofibre damage in human skeletal muscle: effects of electrical stimulation versus voluntary contraction. J Physiol. 2007;583(Pt 1):365-80.

6. Fridén J, Sjöström M, Ekblom B. Myofibrillar damage following intense eccentric exercise in man. Int J Sports Med. 1983;4(3):170-6.

7. Jones DA, Newham DJ, Round JM et al. Experimental human muscle damage: morphological changes in relation to other indices of damage. J Physiol. 1986;375:435-48.

8. Varga T, Mounier R, Horvath A et al. Highly dynamic transcriptional signature of distinct macrophage subsets during sterile inflammation, resolution, and tissue repair. J Immunol. 2016;196(11):4771-82.

9. Mizumura K, Taguchi T. Delayed onset muscle soreness: Involvement of neurotrophic factors. J Physiol Sci. 2016;66(1):43-52.

10. Damas F, Nosaka K, Libardi CA et al. Susceptibility to exercise-induced muscle damage: a cluster analysis with a large sample. Int J Sports Med. 2016 Jul;37(8):633-40.

11. Nosaka K, Sakamoto K, Newton M et al. How long does the protective effect on eccentric exercise-induced muscle damage last? Med Sci Sports Exerc. 2001;33(9):1490-5.

12. Paulsen G, Lauritzen F, Bayer ML et al. Subcellular movement and expression of HSP27, B-crystallin, and HSP70 after two bouts of eccentric exercise in humans. J Appl Physiol (1985). 2009;107(2):570-82.

13. Stupka N, Tarnopolsky MA, Yardley NJ et al. Cellular adaptation to repeated eccentric exercise-induced muscle damage. J Appl Physiol (1985). 2001; 91(4):1669-78.

14. Chen TC, Chen HL, Pearce AJ et al. Attenuation of eccentric exercise-induced muscle damage by pre-

conditioning exercises. Med Sci Sports Exerc. 2012; 44(11):2090-8.

15. Lin MJ1, Chen TC, Chen HL *et al.* Low-intensity eccentric contractions of the knee extensors and flexors protect against muscle damage. Appl Physiol Nutr Metab. 2015;40(10):1004-11.

16. Enns DL, Tiidus PM. The influence of estrogen on skeletal muscle: sex matters. Sports Med. 2010;40(1): 41-58.

17. Scott A, Khan KM, Roberts CR *et al.* What do we mean by the term "inflammation"? A contemporary basic science update for sports medicine. Br J Sports Med. 2004;38(3):372-80.

18. Toumi H, Best TM. The inflammatory response: friend or enemy for muscle injury? Br J Sports Med. 2003;37(4):284-6.

19. Chazaud B. Inflammation during skeletal muscle regeneration and tissue remodeling: application to exercise-induced muscle damage management. Immunol Cell Biol. 2016;94(2):140-5.

20. Tidball JG, Dorshkind K, Wehling-Henricks M. Shared signaling systems in myeloid cell-mediated muscle regeneration. Development. 2014;141(6):1184-96.

21. Paulsen G, Mikkelsen UR, Raastad T *et al.* Leucocytes, cytokines and satellite cells: what role do they play in muscle damage and regeneration following eccentric exercise? Exerc Immunol Rev. 2012;18: 42-97.

22. Beaton LJ, Tarnopolsky MA, Phillips SM. Contraction-induced muscle damage in humans following calcium channel blocker administration. J Physiol. 2002;544 (Pt 3):849-59.

23. Child R, Brown S, Day S *et al.* Changes in indices of antioxidant status, lipid peroxidation and inflammation in human skeletal muscle after eccentric muscle actions. Clin Sci (Lond). 1999;96(1):105-15.

24. Crameri RM, Aagaard P, Qvortrup K *et al.* Myofibre damage in human skeletal muscle: effects of electrical stimulation *versus* voluntary contraction. J Physiol. 2007;583(Pt 1):365-80.

25. Mahoney DJ, Safdar A, Parise G *et al.* Gene expression profiling in human skeletal muscle during recovery from eccentric exercise. Am J Physiol Regul Integr Comp Physiol. 2008;294(6):R1901-10.

26. Paulsen G, Egner IM, Drange M *et al.* A COX-2 inhibitor reduces muscle soreness, but does not influence recovery and adaptation after eccentric exercise. Scand J Med Sci Sports. 2010;20(1):e195-207.

27. Malm C, Sjödin TL, Sjöberg B *et al.* Leukocytes, cytokines, growth factors and hormones in human skeletal muscle and blood after uphill or downhill running. J Physiol. 2004 May 1;556(Pt 3):983-1000.

28. Marklund P, Mattsson CM, Wåhlin-Larsson B *et al.* Extensive inflammatory cell infiltration in human skeletal muscle in response to an ultraendurance exercise bout in experienced athletes. J Appl Physiol (1985). 2013;114(1):66-72.

29. Raastad T1, Risoy BA, Benestad HB *et al.* Temporal relation between leukocyte accumulation in muscles and halted recovery 10-20 h after strength exercise. J Appl Physiol (1985). 2003;95(6):2503-9.

30. MacNeil LG, Baker SK, Stevic I *et al.* 17-Estradiol attenuates exercise-induced neutrophil infiltration in men. Am J Physiol Regul Integr Comp Physiol. 2011;300(6):R1443-51.

31. Peterson JM, Trappe TA, Mylona E *et al.* Ibuprofen and acetaminophen: effect on muscle inflammation after eccentric exercise. Med Sci Sports Exerc. 2003;35(6):892-6.

32. Stupka N, Lowther S, Chorneyko K *et al.* Gender differences in muscle inflammation after eccentric exercise. J Appl Physiol (1985). 2000;89(6):2325-32.

33. Jones DA, Newham DJ, Round JM *et al.* Experimental human muscle damage: morphological changes in relation to other indices of damage. J Physiol. 1986;375:435-48.

34. Marklund P, Mattsson CM, Wåhlin-Larsson B *et al.* Extensive inflammatory cell infiltration in human skeletal muscle in response to an ultraendurance exercise bout in experienced athletes. J Appl Physiol (1985). 2013;114(1):66-72.

35. Paulsen G, Crameri R, Benestad HB *et al.* Time course of leukocyte accumulation in human muscle after eccentric exercise. Med Sci Sports Exerc. 2010; 42(1):75-85.

36. Neubauer O, König D, Wagner KH. Recovery after an Ironman triathlon: sustained inflammatory responses and muscular stress. Eur J Appl Physiol. 2008;104: 417-26.

37. Neubauer O, Sabapathy S, Lazarus R *et al.* Transcriptome analysis of neutrophils after endurance exercise reveals novel signaling mechanisms in the immune response to physiological stress. J Appl Physiol (1985). 2013;114(12):1677-88.

38. Peake JM, Suzuki K, Wilson G *et al.* Exercise-induced muscle damage, plasma cytokines, and markers of neutrophil activation. Med Sci Sports Exerc. 2005;37(5):737-45.

39. Chazaud B. Inflammation during skeletal muscle regeneration and tissue remodeling: application to

exercise-induced muscle damage management. Immunol Cell Biol. 2016;94:140-5.

40. Bell PG, McHugh MP, Stevenson E *et al*. The role of cherries in exercise and health. Scand J Med Sci Sports. 2014;24(3):477-90.

41. Howatson G, McHugh MP, Hill JA *et al*. Influence of tart cherry juice on indices of recovery following marathon running. Scand J Med Sci Sports. 2010; 20(6):843-52.

42. Kuehl KS, Perrier ET, Elliot DL *et al*. Efficacy of tart cherry juice in reducing muscle pain during running. J Int Soc Sports Nutr. 2010;7:17.

43. Connolly DA, McHugh MP, Padilla-Zakour OI *et al*. Efficacy of a tart cherry juice blend in preventing the symptoms of muscle damage. Br J Sports Med. 2006; 40(8):679-83.

44. Kuehl KS, Perrier ET, Elliot DL *et al*. Efficacy of tart cherry juice in reducing muscle pain during running: a randomized controlled trial. J Int Soc Sports Nutr. 2010 May 7;7:17.

45. Howatson G, McHugh MP, Hill JA *et al*. Influence of tart cherry juice on indices of recovery following marathon running. Scand J Med Sci Sports. 2010; 20(6):843-52.

46. Bowtell JL, Sumners DP, Dyer A *et al*. Montmorency cherry juice reduces muscle damage caused by intensive strength exercise. Med Sci Sports Exerc. 2011;43(8):1544-51.

47. Bell PG, Walshe IH, Davison GW *et al*. Montmorency cherries reduce the oxidative stress and inflammatory responses to repeated days high-intensity stochastic cycling. Nutrients. 2014;6(2):829-43.

48. Kuehl KS. Cherry juice targets antioxidant potential and pain relief. Med Sport Sci. 2012;59:86-93.

49. Coelho Rabello Lima L, Oliveira Assumpção C, Prestes J *et al*. Consumption of cherries as a strategy to attenuate exercise-induced muscle damage and inflammation in humans. Nutr Hosp. 2015;32(5): 1885-93.

50. Strobel NA, Peake JM, Matsumoto A *et al*. Antioxidant supplementation reduces skeletal muscle mitochondrial biogenesis. Med Sci Sports Exerc. 2011; 43(6):1017-24.

51. Bell PG, Stevenson E, Davison GW *et al*. The effects of Montmorency Tart Cherry concentrate supplementation on recovery following prolonged, intermittent exercise. Nutrients. 2016;8(7).

52. Abdullaev FI. Cancer chemopreventive and tumoricidal properties of saffron (Crocus sativus L.). Exp Biol Med (Maywood). 2002;227(1):20-5.

53. Asdaq SM, Inamdar MN. Potential of crocus sativus (saffron) and its constituent, crocin, as hypolipidemic and antioxidant in rats. Appl Biochem Biotechnol. 2010;162(2):358-72.

54. Poma A, Fontecchio G, Carlucci G *et al*. Anti-inflammatory properties of drugs from saffron crocus. Antiinflamm Antiallergy Agents Med Chem. 2012;11(1):37-51.

55. Meamarbashi A, Rajabi A. Preventive effects of 10-day supplementation with saffron and indomethacin on the delayed onset muscle soreness. Clin J Sport Med. 2015;25(2):105-12.

56. Nicol LM, Rowlands DS, Fazakerly R *et al*. Curcumin supplementation likely attenuates delayed onset muscle soreness (DOMS). Eur J Appl Physiol. 2015;115(8):1769-77.

57. Tanabe Y, Maeda S, Akazawa N *et al*. Attenuation of indirect markers of eccentric exerciseinduced muscle damage by curcumin. Eur J Appl Physiol. 2015; 115(9):1949-57.

58. Delecroix B, Abaïdia AE, Leduc C *et al*. Curcumin and piperine supplementation and recovery following exercise induced muscle damage: a randomized controlled trial. J Sports Sci Med. 2017;16(1):147-153.

59. Ali BH, Blunden G, Tanira MO *et al*. Some phytochemical, pharmacological and toxicological properties of ginger (Zingiber officinale Roscoe): a review of recent research. Food Chem Toxicol. 2008; 46(2):409-20.

60. Jamurtas AZ, Fatouros IG, Buckenmeyer P. Effects of plyometric exercise on muscle soreness and plasma creatine kinase levels and its comparison with eccentric and concentric exercise. J Strength Cond Res. 2000;14(1):68-74.

61. Hoseinzadeh K, Daryanoosh F, Baghdasar PJ *et al*. Acute effects of ginger extract on biochemical and functional symptoms of delayed onset muscle soreness. Med J Islam Repub Iran. 2015;29:261.

62. Terry R, Posadzki P, Watson LK *et al*. The use of ginger (Zingiber officinale) for the treatment of pain: a systematic review of clinical trials. Pain Med. 2011; 12(12):1808-18.

63. Black CD, O'Connor PJ. Acute effects of dietary ginger on muscle pain induced by eccentric exercise. Phytother Res. 2010;24(11):1620-6.

64. Azab KSh, Mostafa AH, Ali EM *et al*. Cinnamon extract ameliorates ionizing radiation-induced. Ecotoxicol Environ Saf. 2011;74(8):2324-9.

65. Yu HS, Lee SY, Jang CG. Involvement of 5-HT1A and GABAA receptors in the anxiolytic-like effects

of Cinnamomum cassia in mice. Pharmacol Biochem Behav. 2007;87(1):164-70.

66. Kurokawa M, Kumeda CA, Yamamura J *et al.* Antipyretic activity of cinnamyl derivatives and related compounds in influenza virusinfected mice. Eur J Pharmacol. 1998;348(1):45-51.

67. Lee HJ, Hyun EA, Yoon WJ *et al.* In vitro anti-inflammatory and antioxidative effects of Cinnamomum camphora extracts. J Ethnopharmacol. 2006; 103(2):208-16.

68. Mashhadi NS, Ghiasvand R, Askari G *et al.* Influence of ginger and cinnamon intake on inflammation and muscle soreness endued by exercise in iranian female athletes. Int J Prev Med. 2013;4(Suppl. 1):S11-5.

69. Meamarbashi A, Rajabi A. Erythrocyte osmotic fragility test revealed protective effects of supplementation with saffron and cinnamon on the red blood cell membrane. Asian J Exp Biol Sci. 2013;4:322-6.

70. Balvers MG, Verhoeckx KC, Plastina P *et al.* Docosahexaenoic acid and eicosapentaenoic acid are converted by 3T3-L1 adipocytes to N-acyl ethanolamines with anti-inflammatory properties. Biochim Biophys Acta. 2010;1801(10):1107-14.

71. Tinsley GM, Gann JJ, Huber SR *et al.* Effects of fish oil supplementation on postresistance exercise muscle soreness. J Diet Suppl. 2017;14(1):89-100.

72. Jouris KB, McDaniel JL, Weiss EP. The effect of omega-3 fatty acid supplementation on the inflammatory response to eccentric strength exercise. J Sports Sci Med. 2011;10(3):432-8.

73. Houghton D, Onambele GL. Can a standard dose of eicosapentaenoic acid (EPA) supplementation reduce the symptoms of delayed onset of muscle soreness? J Int Soc Sports Nutr. 2012;9(1):2.

74. McKinley-Barnard SK, Andre TL, Gann JJ, Hwang PS, Willoughby DS. The effectiveness of fish oil supplementation in attenuating exercise-induced muscle damage in females during mid-follicular and mid-luteal menstrual phases. J Strength Cond Res. 2018 Jun;32(6):1601-12.

75. Enns DL, Tiidus PM. The influence of estrogen on skeletal muscle. Sports Med. 2010;40(1):41-58.

76. Tsuchiya Y, Yanagimoto K, Nakazato K *et al.* Eicosapentaenoic and docosahexaenoic acids-rich fish oil supplementation attenuates strength loss and limited joint range of motion after eccentric contractions: a randomized, double-blind, placebo-controlled, parallel-group trial. Eur J Appl Physiol. 2016;116(6):1179-88.

77. Morihara N, Nishihama T, Ushijima M *et al.* Garlic as an anti-fatigue agent. Mol Nutr Food Res. 2007; 51(11):1329-34.

78. Su QS, Tian Y, Zhang JG *et al.* Effects of allicin supplementation on plasma markers of exercise-induced muscle damage, IL-6 and antioxidant capacity. Eur J Appl Physiol. 2008;103(3):275-83.

79. Amagase H, Petesch BL, Matsuura H *et al.* Intake of garlic and its bioactive components. J Nutr. 2001; 131(3s):955S-62S.

80. Daly JW, Shi D, Nikodijevic O *et al.* The role of adenosine receptors in the central action of caffeine. Pharmacopsychoecologia. 1994;7(2):201-13.

81. Fredholm BB, Bättig K, Holmén J *et al.* Actions of caffeine in the brain with special reference to factors that contribute to its widespread use. Pharmacol Rev. 1999 Mar;51(1):83-133.

82. Fredholm BB, Bättig K, Holmén J *et al.* Cellular mechanisms by which adenosine induces vasodilatation in rat skeletal muscle: significance for systemic hypoxia. Pharmacol Rev. 1999 Mar;51(1):83-133.

83. De Carvalho FG, Galan BSM, Santos PC *et al.* Taurine: a potential ergogenic aid for preventing muscle damage and protein catabolism and decreasing oxidative stress produced by endurance exercise. Front Physiol. 2017 Sep 20;8:710.

84. Myers DE, Shaikh Z, Zullo TG. Hypoalgesic effect of caffeine in experimental ischemic muscle contraction pain. Headache. 1997 Nov-Dec;37(10): 654-8.

85. Cooke MB, Rybalka E, Stathis CG *et al.* Whey protein isolate attenuates strength decline after eccentrically-induced muscle damage in healthy individuals. J Int Soc Sports Nutr. 2010 Sep 22;7:30.

86. Kato H, Suzuki H, Mimura M *et al.* Leucine-enriched essential amino acids attenuate muscle soreness and improve muscle protein synthesis after eccentric contractions in rats. Amino Acids. 2015; 47(6):1193-201.

87. Shenoy S, Dhawan M, Sandhu JS. Effect of chronic supplementation of branched chain amino acids on exercise-induced muscle damage in trained athletes. J Sports Science. 2017;5:265-73.

88. Waldron M, Whelan K, Jeffries O *et al.* The effects of acute branched-chain amino acid supplementation on recovery from a single bout of hypertrophy exercise in resistance-trained athletes. Appl Physiol Nutr Metab. 2017;42(6):630-636.

89. Johnson A, Szych K, Gomez A *et al.* Delayed onset muscle soreness attenuation by acute consumption

of essential amino acids. Int J Exer Sci Conf Proceed. 2018;2(10):100.

90. Greer BK, Woodard JL, White JP *et al.* Branched--chain amino acid supplementation and indicators of muscle damage after endurance exercise. Int J Sport Nutr Exerc Metab. 2007;17(6):595-607.

91. Draganidis D, Chondrogianni N, Chatzinikolaou A *et al.* Protein ingestion preserves proteasome activity during intense aseptic inflammation and facilitates skeletal muscle recovery in humans. Br J Nutr. 2017;118(3):189-200.

92. Rowlands DS, Thorp RM, Rossler K *et al.* Effect of protein-rich feeding on recovery after intense exercise. Int J Sport Nutr Exerc Metab. 2007;17(6):521-43.

93. Ra SG, Akazawa N, Choi Y *et al.* Taurine supplementation reduces eccentric exercise-induced delayed onset muscle soreness in young men. Adv Exp Med Biol. 2015;803:765-72.

94. Roy A, Sil PC. Tertiary butyl hydroperoxide induced oxidative damage in mice erythrocytes: protection by taurine. Pathophysiology. 2012;19(2):137-48.

95. Huxtable RJ. Physiological actions of taurine. Physiol Rev. 1992;72(1):101-63.

96. McLeay Y, Stannard S, Barnes M. The effect of taurine on the recovery from eccentric exercise-induced muscle damage in males. Antioxidants (Basel). 2017;6(4).

97. Ra SG, Miyazaki T, Ishikura K *et al.* Combined effect of branched-chain amino acids and taurine supplementation on delayed onset muscle soreness and muscle damage in high-intensity eccentric exercise. J Int Soc Sports Nutr. 2013;10(1):51.

98. De Carvalho FG, Galan BSM, Santos PC *et al.* Taurine: a potential ergogenic aid for preventing muscle damage and protein catabolism and decreasing oxidative stress produced by endurance exercise. Front Physiol. 2017;8:710.

capítulo 18

Sistema Endócrino e Modulação Nutricional

Rodrigo Loschi

Sistema endócrino

O sistema endócrino coordena a atividade de células em todo o organismo para manutenção da homeostasia.[1] É definido como uma rede integrada de múltiplos órgãos, de diferentes origens embriológicas, que liberam hormônios e exercem efeitos em células-alvo próximas ou distantes.[2] Constitui-se por três componentes:

- Hormônios: pequenas moléculas ou proteínas produzidas em um tecido, secretadas na circulação periférica e que exercem seus efeitos nos tecidos-alvo distantes. Os hormônios controlam as atividades metabólicas de vários tecidos ou órgãos, são responsáveis, a título de exemplo, por manutenção da pressão e do volume sanguíneos, diferenciação sexual, reprodução, fome e distribuição de nutrientes[3]
- Glândulas endócrinas: secretam hormônios no espaço intersticial para atingir a circulação. As glândulas endócrinas estão distribuídas por todo o corpo (Figura 18.1), e a comunicação entre os órgãos ocorre por liberação de hormônios e neurotransmissores[3]
- Órgão-alvo: contém células responsáveis pela expressão a depender de receptores específicos para cada tipo de hormônio. Tem ação biológica.[3]

Os hormônios podem ser classificados de acordo com sua ação biológica, do trajeto desde a liberação até as células-alvo:

- Efeito endócrino (do grego *endon*, que significa "dentro de", e *krinein*, cujo sentido é "liberar"): os hormônios são liberados no sangue e transportados para as células-alvo de todo o corpo. A insulina e o glucagon são exemplos[1]
- Efeito parácrino: trata-se da sinalização química entre células vizinhas, comum, por exemplo, dentro do ovário[1]
- Efeito autócrino: a célula libera hormônio que afeta sua própria função[1]
- Efeito intrácrino: o hormônio é sintetizado e atua de modo intracelular na célula que o produz.[1]

Todos os hormônios agem por meio de receptores específicos nas células-alvo, ligando-se com alta afinidade a eles. Os receptores podem ser divididos em nucleares e de superfície celular. As consequências intracelulares das interações entre hormônios e receptores são: um segundo mensageiro [p. ex., adenosina 3',5-monofosfato (cAMP), guanosina

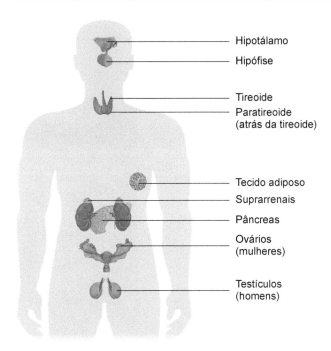

Figura 18.1 Principais glândulas endócrinas. Adaptada de Nelson e Cox, 2014.[3]

monofosfato cíclico (cGMP) ou inositol-trifosfato] atuar como regulador alostérico das enzimas; o receptor do tipo tirosinoquinase ser ativado por hormônio; abertura e/ou fechamento de canais iônicos; um receptor na superfície celular gerar sinalização para o citoesqueleto; e a expressão gênica ser mediada por receptor nuclear.[1,3]

A biogênese hormonal depende de alguns fatores fisiológicos como integridade das glândulas endócrinas e dos demais órgãos que participam, de algum modo, do equilíbrio hormonal (p. ex., fígado, intestino e rins). Por outro lado, sabe-se que os fatores externos têm importância na modulação hormonal, uma vez que podem estimular os eixos essenciais do organismo, que causam reações de *feedback* positivo e negativo.[4,5]

Hormônios

Esteroides

Derivam do colesterol e são sintetizados em gônadas, placenta e córtex da suprarrenal.[6,7] Lipossolúveis e transportados no plasma ligados às proteínas, atravessam a membrana plasmática para ligarem-se a receptores nucleares. Incluem os hormônios andrógenos, como testosterona, di-hidrotestosterona (DHT), desidroepiandrosterona (DHEA), hormônios estrógenos (p. ex., estradiol, estrona e estriol) e hormônios progestágenos (p. ex., progesterona).

Derivados de aminoácidos

São sintetizados a partir do aminoácido tirosina. Incluem as catecolaminas, a norepinefrina, a epinefrina e a dopamina, além dos hormônios tireoidianos que derivam da combinação de resíduos da tirosina.[1]

Hormônios proteicos ou peptídicos

São moléculas compostas por três a 200 resíduos de aminoácidos, sintetizadas na forma de pré-pró-hormônios. Nesta classe, destacam-se a insulina, o glucagon e o hormônio adrenocorticotrófico (ACTH).

Alguns hormônios são denominados glicoproteínas ou hormônios gonadotróficos por conterem carboidratos: hormônios luteinizante (LH), foliculoestimulante (FSH) e tireoestimulante (TSH), bem como gonadotrofina coriônica humana.[1]

Síntese dos hormônios sexuais

Os hormônios esteroides sexuais são sintetizados nas gônadas e suprarrenais a partir do colesterol. A produção de hormônios esteroides envolve mais de 17 enzimas (Figura 18.2).[8]

Os estrogênios circulantes em mulheres com idade reprodutiva são formados por estradiol, estriol e estrona.[8] Os ovários secretam estradiol, seu principal estrogênio, e estrona, que pode se converter a partir da androstenediona. Os androgênios podem ser convertidos a estrogênio a partir da aromatase na pele e no tecido adiposo.[8]

Os ovários produzem 50% da androstenediona e do DHEA[8], já o córtex suprarrenal produz os outros 50%, bem como a forma sufaltada do DHEA (SDHEA).[8] Nas mulheres, 25% da testosterona circulante é gerada nos ovários e 25% nas suprarrenais. O restante decorre da conversão periférica de androstenediona (Figura 18.3).[8]

Transporte dos hormônios

Os hormônios encontram-se no plasma em duas condições: livres ou ligados a proteínas carreadoras ou de ligação.[1,9] Somente a fração de hormônio livre (não ligada) é metabolicamente ativa e gera respostas (*feedback*).[9] Essas proteínas são globulinas sintetizadas pelo fígado, como a globulina ligadora dos hormônios sexuais (SHBG, do inglês *sex hormone-binding globulin*)[10] e a globulina ligadora de tiroxina (TBG, *thyroxine-binding globulin*), que transporta cerca de 75% dos hormônios tireoidianos plasmáticos.[9]

Em mulheres gestantes, os níveis de estradiol reduzem o catabolismo de TBG pelo fígado. Maiores concentrações plasmáticas de TBG possibilitam que os hormônios tireoidianos livres liguem-se a essa proteína, reduzindo os níveis plasmáticos de hormônios tireoidianos livres, o que aumenta a síntese tireoidiana de mais hormônios (*feedback* positivo).[9]

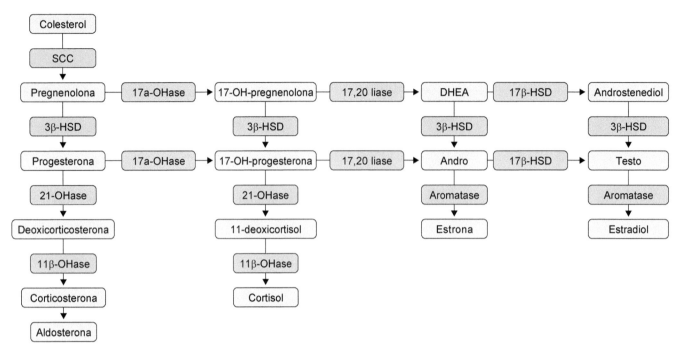

Figura 18.2 Etapas na via da esteroidogênese. 3β-HSD: 3-beta-hidroxiesteroide desidrogenase; 11β-OHase: 11-beta-hidroxilase; 17a-OHase: 17a-hidroxilase; 17β-HSD: 17b-hidroxiesteroide desidrogenase; 21-OHase: 21-hidroxilase; SCC: enzima de clivagem de cadeia lateral; andro: androstenediona; testo: testosterona. Adaptada de Schaffer et al., 2014.[8]

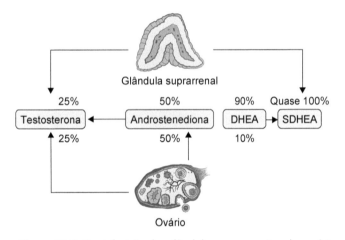

Figura 18.3 Contribuição das glândulas suprarrenais e dos ovários para os níveis de DHEA e SDHEA. Adaptada de Schaffer et al., 2014.[8]

A SHBG sofre influência da insulina, principal hormônio regulador das concentrações circulantes de SHBG.[11] Estudos correlacionam inversamente os níveis de insulina e SHBG.[12-14]

Eixo hormônio do crescimento e fator de crescimento insulina-símile 1

Hormônio do crescimento

Família de hormônios com mais de 100 combinações e isoformas.[15] A isoforma mais comum é a variante de 191 aminoácidos (22-kDa).[16] O exercício parece ser um estimulador eficaz para produzir essas variantes. Após atividades físicas pontuais, pode-se observar elevação aguda, enquanto, como resposta a determinado programa de treinamento, elevações crônicas.[17]

O hormônio do crescimento (GH) favorece o transporte de aminoácidos das membranas celulares para o interior das células, aumenta a tradução de ácido ribonucleico (RNA), fazendo com que a síntese proteica por ribossomos cresça, e estimula a transcrição do ácido desoxirribonucleico (DNA) no núcleo. Também é responsável por reduzir os estímulos de catabolismo proteico.[18]

Sobre a atuação do GH no exercício, algumas características do treinamento estimulam mais evidentemente sua secreção. Libardi et al.[19] observaram que a velocidade da contração excêntrica influencia a secreção de GH; quando mais lenta, os níveis do hormônio aumentam.

Deemer et al.[20] notaram que os exercícios de alta intensidade liberam mais GH que os de moderada intensidade. Os autores observaram aumento na secreção pulsátil de GH e sugerem atividade física de alta intensidade para modulação do hormônio. Mangine et al.[21] corroboraram o resultado quando demonstraram que exercícios de alta intensidade (4 × 3 a 5 repetições com 90% de 1 RM + 3 min de intervalo de descanso) promovem melhora nos parâmetros de força de homens treinados em exercícios resistidos.

Fink et al.[22] também observaram correlações importantes entre exercício e GH. Em um protocolo de treinamento resistido com pausas curtas entre as séries (30 s) e treinamento com baixa carga [20 repetições máximas (RM)], os níveis de GH aumentaram significativamente em comparação ao grupo que fez pausas mais longas e concomitantes a treinamento com alta carga. Entretanto, os autores não verificaram resultado significativo na avaliação antropométrica e reforçam que não conseguiram, neste caso, definir correlação entre GH e hipertrofia.

Em exercícios aeróbicos, as concentrações de GH também podem se elevar. Nindl et al.[23] identificaram um aumento maior do GH após 2 h de exercício aeróbico, e justificaram o resultado pela atuação do hormônio em vias lipolíticas.

O hormônio liberador de GH (GHRH, do inglês *growth hormone releasing hormone*) é secretado no hipotálamo, então libera o GH a partir das células somatotrópicas da hipófise.[16] Inibe-se a produção de GH quando se libera somatostatina (Figura 18.4).[24]

As concentrações de GH também parecem ser influenciadas pela qualidade do sono. Portanto, de forma indireta, estratégias nutricionais que a melhorem podem ser interessantes quando se quer mais atuação do GH.[25]

Fatores de crescimento insulina-símile

Substâncias hormonais com estruturas semelhantes à insulina e anabolicamente muito poderosas. A superfamília do fator de crescimento insulina-símile (IGF) é composta principalmente por dois receptores de superfície celular (IGF1R e IGF2R), dois ligantes IGF-1 e IGF-2, um grupo de seis proteínas de ligação de IGF de alta afinidade (IGFBP-1 a IGFBP-6), bem como por enzimas de degradação IGFBP.[16,24] A produção de IGF começa com a liberação do GH na hipófise anterior, seguida por produção e liberação de IGF-1 no fígado.[15,26] A dosagem sérica do IGF-1 é biomarcador importante para a qualidade de vida.[27]

O IGF-1 é uma molécula sinalizadora de duas cascatas intracelulares essenciais: proteinoquinase ativada por mitógeno (MAPK) e fosfatidilinositol 3-quinase (PI3 K). A atividade mitogênica dessa via ocorre principalmente por fosforilação de quinases reguladas por sinal extracelular (ERK 1/2), que possibilita a proliferação das células.[16] Além disso, a cascata PI3 K regula principalmente a diferenciação celular. A sinalização PI3 K tem três papéis cruciais: fusão de mioblastos em miotubos; efeitos anabólicos na captação de proteínas e glicose; resistência ao desenvolvimento de apoptose.[24] O IGF-2 parece ser mais importante durante a embriogênese.[28]

Um fato interessante é que o IGF-1 mostrou responsividade variável ao exercício resistido, e as concentrações iniciais parecem ser o determinante principal caso se observe elevação do IGF-1 estimulada pelo exercício (estresse).[29,30]

Quanto aos fatores nutricionais, estudos sugerem que a deficiência de magnésio, vitamina D, biotina e manganês possa interferir negativamente na biodisponibilidade e na atuação fisiológica do IGF-1.[31,32]

Eixo tireoide e prolactina

Tireoide

Glândula endócrina que produz e secreta três hormônios: tiroxina (T4), tri-iodotironina (T3) e calcitonina.[24] Os hormônios T4 e T3 são importantes para homeostase do metabolismo endócrino, já a calcitonina é reguladora fundamental para a manutenção dos níveis circulantes de cálcio. A produção e a secreção de hormônios na tireoide é controlada pelo TSH, liberado na adeno-hipófise por meio do hormônio liberador de tireotrofina (TRH), produzido pelo hipotálamo.[1,24]

O T4 é o hormônio com maior concentração circulante no plasma[33]; entretanto, o T3 é o mais potente. A maioria dos tecidos é influenciada metabolicamente pela tireoide. Os hormônios tireoidianos aumentam a fosforilação oxidativa nas mitocôndrias e as catecolaminas, que podem influenciar a taxa metabólica.[24] Os hormônios tireoidianos podem elevar o metabolismo lipídico nos músculos esqueléticos e influenciar a glicogenólise hepática e a degradação das proteínas.[24]

Embora o exercício de curta duração (< 20 min) eleve as concentrações de TSH, é necessária intensidade crítica em um limiar de aproximadamente 50% do consumo máximo de oxigênio (VO_2 máx.) para induzir mudanças significativas na concentração. Mesmo que o TSH aumente, a maioria das pesquisas sobre esse tipo de exercício no curto prazo indica que as concentrações de T4 e T3 totais e livres não são afetadas.[16,24,34]

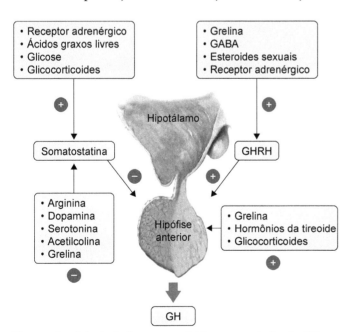

Figura 18.4 Principais fatores envolvidos na regulação do GH no eixo hipotálamo-hipófise. +: estimulação; −: inibição; GABA: ácido gama-aminobutírico; GH: hormônio do crescimento; GHRH: hormônio liberador de GH. Adaptada de Hackney et al., 2016.[24]

McMurray *et al.*[35] desenvolveram um estudo bem controlado para avaliar as respostas tireoidianas imediatamente após uma sessão intensiva de treinamento de resistência, bem como ao longo de 12 h de recuperação (durante a noite). Elevações significativas em T4 e T3 foram observadas logo após o exercício, aparentemente relacionadas com a hemoconcentração.[16] Mais tarde, observaram-se elevações nos níveis de T3, associadas ao aumento do metabolismo durante a recuperação do exercício resistido, provavelmente em decorrência do reparo tecidual.[24]

Baylor e Hackney[36] avaliaram atletas de elite durante 20 semanas de treinamento para uma competição e descobriram que os hormônios T3 e TSH livres em repouso reduziram durante períodos competitivos intensos, embora não tenham ocorrido mudanças significativas na massa corporal. A taxa de *turnover* dos hormônios tireoidianos parece aumentar no atletas em treinamento.[37] É possível que a sensibilidade tecidual ao T3[16,24] seja responsável pela redução do T3 livre observada.

Estudos demonstram que essas alterações nos níveis de hormônios tireoidianos também podem ser decorrentes da deficiência relativa de energia no esporte (REDS, do inglês *relative energy deficiency in sport*) foi introduzida pelo Comitê Olímpico Internacional (COI), em 2014, e refere-se às consequências à saúde e ao desempenho quando há baixa disponibilidade de energia (< 30 kcal/massa livre de gordura), o que pode interferir na taxa metabólica.[38]

Prolactina

Hormônio produzido principalmente e secretado pelas células lactotrópicas da hipófise anterior e por outras fontes como: mama, tecido adiposo, partes do sistema nervoso central e células selecionadas do sistema imunológico. Como a prolactina é liberada em outros locais além da hipófise, não só é classificada como hormônio circulante, mas também como fator autócrino e parácrino.

Por se tratar de um hormônio multifuncional, muitos tecidos humanos expressam os receptores de prolactina. Sua liberação e função, por exemplo, têm sido associadas ao estresse físico-emocional, à regulação do equilíbrio hídrico, ao desenvolvimento do surfactante fetal, à ativação do sistema imunológico e à função reprodutiva. A maioria das pesquisas publicadas sobre a função reprodutiva refere-se à associação da prolactina com a lactogênese em mulheres e com a supressão gonadal (em níveis circulantes excessivos) em ambos os sexos.[16,24]

Na circulação, a prolactina exibe padrão de secreção diurna, com pico dos níveis durante o sono REM (*rapid eyes movement*), à noite.[39] Há uma infinidade de estímulos externos e internos que influenciam os neurônios hipotalâmicos a secretar fatores liberadores (PRF) e inibidores (PIF) de prolactina. Esses agentes, por sua vez, afetam a produção de células lactotrópicas. A prolactina é secretada em episódios, sob o controle inibitório da dopamina (principal PIF). Mecanismos estimulatórios para a secreção de prolactina resultam da desinibição da atividade da dopamina ou da sobreposição de estímulos por meio de um ou mais PRF, dentre os quais: TRH, arginina vasopressina, peptídio intestinal vasativo, ocitocina, estrogênio, polipeptídio ativador da adenilato ciclase hipofisária, opioides endógenos, bradicinina e substância P.[40]

Em uma sessão prolongada de exercícios, a resposta da prolactina é proporcional à intensidade da atividade física.[24] No entanto, a duração do exercício pode aumentar a magnitude da resposta do hormônio.[41,42] Essa alteração na prolactina parece ser fortemente impulsionada pela elevação da temperatura central durante o exercício.[43] Por exemplo, só o ato de resfriar a cabeça e a face reduz a resposta da prolactina à atividade física.[44] Curiosamente, após sessões diurnas de exercício prolongado, os níveis do hormônio aumentam à noite.[45]

Interação entre GH-IGF, tireoide e prolactina

O GH-IGF, a tireoide e a prolactina estão interconectados, pois compartilham certos aspectos de sua regulação. Um aumento na liberação de TRH do hipotálamo não estimula apenas a liberação de TSH, mas também a de GH e prolactina na hipófise.[16] Além disso, os esteroides sexuais (p. ex., estrogênio) fornecem uma ligação regulatória, com efeito também positivo no GH, na tireoide e na prolactina.[16,24,33] Do mesmo modo, situações "estressantes" podem liberar TRH/TSH, bem como GH e prolactina proporcional à magnitude do estresse.[24]

Eixo hipotálamo-hipófise-adrenal

A liberação de cortisol depende de estímulos de *feedback* positivo no hipotálamo e na hipófise. Portanto, a partir de um estímulo, o hipotálamo libera o hormônio liberador de corticotropina (CRH), que estimula a hipófise anterior a liberar ACTH, o que gera, por fim, *feedback* positivo na adrenal, culminado na liberação de cortisol.[1,2]

Exercício representa um potente estímulo fisiológico no eixo hipotálamo-hipófise adrenal (HPA). Dois fatores principais modulam a resposta do eixo HPA ao exercício: intensidade e duração.

A atividade do eixo HPA de sujeitos treinados em condições de repouso é semelhante a de indivíduos saudáveis não treinados. No entanto, quando o eixo HPA é estimulado, sujeitos treinados, principalmente, os que praticam *endurance*, demonstram diminuição da sensibilidade hipotalâmica ao *feedback* negativo dos glicocorticoides. A adaptação à secreção de cortisol repetida e prolongada, induzida pelo exercício, também diminui a sensibilidade do tecido periférico aos glicocorticoides, o que supostamente protege o corpo das graves consequências metabólicas e imunológicas dos níveis aumentados de cortisol.[46]

A importante atuação do cortisol em exercícios de *endurance* é justificada, principalmente, por fatores estressores relacionados com a prática, como as alterações glicêmicas, variações pressóricas, mudanças climáticas, estado nutricional e o próprio estresse do treinamento ou competição.[47,48]

Os outros fatores externos também apresentam forte impacto na secreção do cortisol durante a prática do exercício. Costello *et al.*[49] identificaram que a atividade física realizada em clima quente – em um programa agudo de aclimatação ao calor –, em estado de desidratação, promove aumento considerável nos níveis de cortisol e elevação da interleucina (IL)-6. Entretanto, não se evidenciou efeito crônico. A fase de competição, marcada pelo estresse psicológico, também pode predispor a alterações no cortisol. Um estudo com 16 homens próximos ao período de competição identificou aumento nos níveis de cortisol salivar – coletado no período da manhã –, quando comparado ao período preparatório e ao momento após a competição. Este dado ilustra a sensibilidade do hormônio a situações em que o estresse psicológico está presente.[50]

Um revisão sistemática metanalítica, publicada na conceituada revista *PLoSOne*, indicou que o estresse psicológico exerce influência positiva sobre o aumento nos níveis de cortisol em jogadores de futebol. Os autores reforçam que a ansiedade em atletas competitivos contribui com essa elevação, não tão evidente em atletas não competitivos.[51]

O maior problema é quando o cortisol se mantém constantemente aumentado. Sua elevação, por exemplo, pode alterar a motilidade do intestino e a microbiota intestinal, contribuindo para que se tenha episódios de diarreia.[52]

Resposta ao treinamento resistido

O exercício resistido (força) também é um estímulo potente para o eixo HPA. Em seres humanos, um surto agudo de resistência aumentou a secreção de cortisol e suas concentrações plasmáticas.[53] Dois fatores principais modulam a resposta do eixo HPA ao exercício resistido: intensidade e volume (séries × repetições × intensidade). Os protocolos de resistência, intensidade moderada a alta e volume considerável, que enfatizam massa muscular grande e adotam intervalos de descanso curtos, produzem elevações hormonais agudas maiores (ACTH e cortisol).[53] O papel do cortisol durante o exercício resistido é múltiplo: atender à maior demanda metabólica do treinamento resistido e remodelar os músculos em resposta a um exercício, visto que o cortisol regula o conteúdo proteico muscular, inibindo a síntese proteica e estimulando a provável degradação da proteína via ativação do caminho da ubiquitina.

Além desses efeitos já bem conhecidos, o cortisol também pode influenciar a função neuromuscular (ou seja, atividade neuronal, sinalização intracelular e força muscular) no curto prazo ou por meio de vários mecanismos rápidos.[54] O cortisol pode contribuir para as propriedades musculares do sistema nervoso periférico ao modular rapidamente o influxo de cálcio (Ca^{2+}) nas células musculares esqueléticas.[54]

Algumas evidências sugerem que, com carga muscular semelhante, os níveis de cortisol aumentam menos com ações musculares concêntricas ao longo do tempo em comparação com a ação muscular excêntrica.[46,53]

Contraceptivos orais e cortisol

O etinilestradiol contido nas pílulas contraceptivas orais (CO) aumenta a produção hepática de globulina ligadora de cortisol (CBG, do inglês *cortisol-binding globulin*), elevando a capacidade de ligação do cortisol sérico e sua concentração total.[55]

Apenas quatro estudos examinaram a associação entre CO e cortisol livre e mostraram que o cortisol salivar livre responde a estresse físico, psicológico ou estimulação por ACTH, o que sugere que níveis mais altos de CBG podem induzir respostas do cortisol livre salivar menores.[46,56]

11β-hidroxiesteroide desidrogenase e tecido adiposo

Além do CBG, que modula a disponibilidade extracelular de cortisol, o metabolismo pré-receptor do cortisol, por meio da enzima tecidual específica 11β-hidroxiesteroide desidrogenase (11β-HSD), controla o efeito do cortisol sobre as células-alvo de outro modo.[46] Demonstrou-se que a 11β-HSD converte o cortisol ativo em cortisona inativa em vários tecidos.[57]

A 11β-HSD tipo II (11β-HSD2) tem a função de inativar os glicocorticoides rapidamente, em contraste com a função da 11β-HSD tipo I (11β-HSD1), expressa em fígado, tecido adiposo, cérebro e pulmão, que amplifica a ação dos glicocorticoides no tecido adiposo. A inibição da 11β-HSD1 tornou-se um alvo potencial para terapia de diabetes melito tipo II e obesidade por promover a redução local dos glicocorticoides.[58,59] Estudos *in vitro* e modelos animais demonstraram que a curcumina e as epigalocatequinas presentes no chá-verde foram efetivas para inibir a ação da 11β-HSD1.[58,59]

Catecolaminas | Epinefrina e norepinefrina

Outra alteração neuroendócrina observada em exercícios de *endurance* diz respeito ao aumento das concentrações de epinefrina e norepinefrina, em resposta principalmente ao estresse causado pela sessão de treinamento, o que influencia consequentemente a manutenção das funções vitais durante o período.

Um dos mecanismo que as catecolaminas estimulam é a regulação da lipólise, a partir da estimulação de receptores beta-adrenérgicos.[9] Como resultado, a cascata fosforilativa mediada por cAMP torna-se mais ativa, o que culmina no estímulo à enzima lipase hormônio sensível, responsável pela lipólise (que fornecerá substrato energético) e pela manutenção de algumas funções vitais, como a glicorregulação que ocorre a partir da disponibilidade de glicerol.

Além de atuar na regulação da lipólise, esses hormônios estimulam a gliconeogênese no fígado e no músculo durante o exercício, a vasodilatação muscular e a liberação de ácidos graxos livres e glicose na corrente sanguínea.[9]

Sistema renina-angiotensina-aldosterona e vasopressina

O sistema renina-angiotensina-aldosterona é um complexo endócrino que, quando ativado, responde pelo aumento da retenção hídrica e de eletrólitos, com a finalidade de manter o equilíbrio nos níveis pressóricos. Neste sistema, a renina produzida pelos rins torna-se ativadora da conversão do angiotensinogênio em angiotensina I. Por sua vez, esse metabólito é convertido pela enzima conversora de angiotensina (ECA) em angiotensina II. Concomitantemente, a vasopressina – também conhecida como hormônio antidiurético – exerce importante atuação na retenção hídrica e de eletrólitos.[60]

Este sistema torna-se evidente no âmbito esportivo, especialmente quando ocorre maior perda hídrica e nos casos de desidratação, com prevalência aumentada em exercícios de *endurance*. Deste modo, atividades físicas de longa duração, quando associadas à ingestão hídrica insuficiente, promovem maior risco de elevação da osmolalidade, detectada pelos osmorreceptores e barorreceptores (ativadores dos eixos hormonais para retenção hídrica).[61] Portanto, a adequada ingestão hídrica é fundamental para a saúde do atleta e a *performance* esportiva. Uma revisão sistemática metanalítica avaliou 64 estudos – totalizando 643 participantes – e mostrou que o consumo hídrico melhorou, de maneira significativa, a *performance* esportiva.[62]

Outro ponto importante é o impacto da desidratação – e da maior ativação dos eixos hormonais citados – nas outras vias hormonais. Um estudo conduzido com 18 homens mostrou que a restrição hídrica durante a execução do exercício elevou as concentrações de cortisol e IL-6.[63]

Hipotálamo-hipófise-adrenal e exercício/treinamento

O funcionamento normal do eixo hipotalâmico-hipofisário-gonodal (HPG) é essencial para o início e a manutenção da função reprodutiva.[16] Na região paraventricular do hipotálamo secretam-se neurônios que, por sua vez, liberam o hormônio liberador de gonadotrofinas (GnRH), um neuropeptídio de 10 aminoácidos. A secreção de GnRH modifica a relação entre o LH e a secreção de FSH dos gonadotrópicos da hipófise anterior.[64]

Nos homens, o FSH estimula as células de Sertoli a promover espermatogênese e o LH incita as células de Leydig a produzir testosterona.[1,33,64]

Nas mulheres, o número de receptores de GnRH varia de acordo com a fase do ciclo menstrual e reduz durante a lactação. O receptor de GnRH é suprimido por estradiol, progesterona, LH e FSH, e estimulado por cálcio e proteinoquinase C.[64] O LH é essencial para ovulação, produção de andrógenos nas células da teca e manutenção do corpo lúteo.[1,33,64] O FSH estimula a conversão de andrógenos em estradiol nas células da granulosa e estimula a foliculogênese. A seguir são prestadas informações mais detalhadas.

Homens

A testosterona é um hormônio essencial em atletas do sexo masculino, tanto durante a puberdade quanto na idade adulta. Alterações nos níveis de andrógenos são preocupantes porque eles desempenham um papel importante na adaptação neuromuscular e na manutenção dos músculos, bem como na força e na agressividade para a competição (Figura 18.5).[65]

Quando recebem testosterona exógena, os indivíduos apresentam aumento no tamanho muscular e/ou no desempenho, principalmente se combinados com treinamento de resistência.[66-72]

Estudos demonstram que a atividade física aumenta as testosteronas total e livre em homens de forma aguda.[65,73] No entanto, os efeitos do exercício no médio e no longo prazo são menos claros.[64] Os níveis de testosterona mostraram depender do tempo e da duração do exercício. Grandys *et al.*[74] observaram elevação da testosterona sérica após 5 semanas de treinamento de *endurance* em cicloergômetro em homens saudáveis destreinados.

Em um estudo transversal[75], ciclista treinados ($\geq$ 8 h/semana) apresentaram níveis mais altos de testosterona total (TT) sérica do que atletas recreacionais ($\leq$ 30 min de exercício na maioria dos dias da semana). Em um estudo prospectivo com ciclistas, não houve diferenças nos níveis de FSH, LH ou testosterona antes e depois de um passeio de bicicleta de 300 km.[76]

Safarinejad *et al.*[77] conduziram um estudo randomizado sobre os efeitos do treinamento intensivo *versus* treinamento moderado em homens de 20 a 40 anos. O grupo de alta intensidade (n = 143) apresentou aproximadamente 80% do VO_2 máx. enquanto o grupo de intensidade de modera (n = 143) cerca de 60%. Ambos os grupos

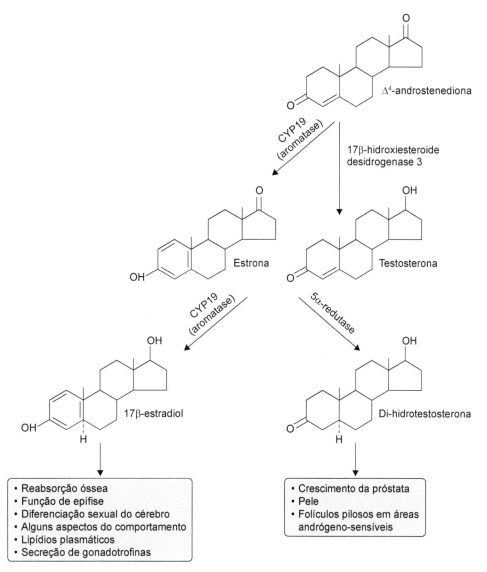

Figura 18.5 Metabolismo ativo da testosterona. Adaptada de Vilar, 2016.[33]

exercitaram-se por 2 h, 5 vezes por semana, durante 60 semanas. Os dois grupos demonstraram níveis menores de testosterona livre, FSH e LH e concentração maior de SHBG e prolactina (as diferenças foram mais pronunciadas no grupo de alta intensidade). O número de horas do exercício de alta intensidade correlacionou-se negativamente de modo significativo com todos os níveis hormonais relatados.

A investigação laboratorial deve ser feita em pacientes com sintomas de hipogonadismo (redução de libido e disfunção erétil, fogachos, ginecomastia, diminuições das ereções espontâneas, do volume testicular, da pilificação axilar e pubiana, da necessidade de se barbear, da massa muscular, da energia e da motivação).[33] A dosagem de TT deve ocorrer no período da manhã, quando os níveis do hormônio são fisiologicamente mais altos.[11,33] Quando associados a sintomas, o níveis de TT geralmente estão abaixo do limite inferior da normalidade ($\leq$ 300 ng/dℓ para adultos jovens)[33], assim como as concentrações de testosterona livre ($\leq$ 6,5 ng/dℓ).[78-81]

Kathrins e Niederberger[82] sugerem a avaliação da aromatase para homens por meio da razão TT/estradiol (ng/dℓ e pg/dℓ, respectivamente). Valores inferiores ou iguais a 10 demonstram aromatase intensa, o que requer terapia com inibidores da aromatase. Caso os valores de estradiol sejam iguais ou superiores a 50 pg/dℓ, considerar terapia com inibidores da aromatase e descartar razão TT/estradiol, independentemente do valor sérico da TT, porque podem resultar em inibição do GnRH e, consequentemente, de LH e FSH.[83]

Mulheres

As consequências no eixo HPG do treinamento no curto prazo não foram amplamente estudadas nas mulheres.[64] Acredita-se que as diferenças nas respostas hormonais entre os sexos dependam das concentrações basais de hormônios (estradiol e testosterona).[84]

Cumming et al.[85] estudaram sete mulheres (com idade entre 18 e 21 anos) e observaram aumentos na TT após um treinamento agudo de resistência. Nindl et al.[86] avaliaram as alterações hormonais de 47 mulheres (idade média de 22 ± 3 anos) após exercício resistido agudo e também constataram aumentos nas testosteronas livre e total. Referentes aos efeitos nos níveis basais de testosterona decorrentes de algumas semanas a meses de treinamento, o resultado foi misto.

Kraemer et al.[87] estudaram oito mulheres durante 8 semanas de exercícios de resistência de alta intensidade e observaram uma elevação pequena, mas significativa, da testosterona antes do exercício na sexta semana quando comparada à inicial. Estudos também mostraram um aumento da testosterona em resposta aguda ao exercício de *endurance*.[88,89]

Tríade da mulher atleta

Consiste em diminuição da disponibilidade de energia, irregularidade menstrual (p. ex., alterações na fase lútea, anovulação, oligomenorreia e amenorreia hipotalâmica) e saúde óssea comprometida [redução da densidade mineral óssea (DMO), com maior risco de fratura].[90,91]

A menor disponibilidade de energia em decorrência do aumento do gasto calórico e/ou ingestão calórica relativamente diminuída causa supressão do eixo HPG, desviando a energia do sistema reprodutivo para processos corporais mais vitais, como manutenção celular e função imunológica. A pulsatilidade do GnRH é interrompida, o que leva a mudanças na sinalização hormonal a tecidos periféricos, bem como à amenorreia hipotalâmica funcional.[90]

Define-se amenorreia hipotalâmica funcional como a ausência de menstruação secundária à supressão do eixo HPG.[92] O estradiol e outros hormônios afetados pela baixa disponibilidade de energia, inclusive IGF-1, cortisol e leptina, são importantes para o metabolismo ósseo. Portanto, reduções na disponibilidade de energia podem ter efeitos negativos na DMO por meio de múltiplas vias.[93]

Relatou-se amenorreia em até 66% das atletas.[90,94] O GnRH tem um efeito direto sobre o padrão de liberação do LH; portanto, a pulsatilidade do LH é reflexo da pulsatilidade do GnRH. Em um estudo, alterações na liberação de LH foram descritas em 78% dos atletas com amenorreia.[95]

O tratamento da tríade da mulher atleta deve começar com pequena redução do exercício (10 a 20%) e aumento da disponibilidade energética (pelo menos 30 a 45 kcal/kg de massa livre de gordura por dia). Se o comportamento da paciente não for compatível com o tratamento, pode ser necessário retirá-la da competição.[90,96]

Ciclo menstrual

Pode variar de 21 a 35 dias, mas a média é de 28 dias para a grande maioria das mulheres. O ciclo menstrual (CM) costuma apresentar três fases: folicular, ovulatória e lútea.[8,97] Durante os ciclos sem gravidez, ocorre sangramento menstrual como ponto culminante mensal do crescimento, da diferenciação e da descamação do endométrio, em resposta às alterações nos níveis sanguíneos de estrogênio e progesterona.[98]

Na fase folicular, que dura normalmente de 12 a 14 dias e culmina na produção de um ovócito maduro, a mulher apresenta baixos níveis séricos de estradiol e progesterona, o que causa a degeneração do revestimento uterino com a menstruação, dando início ao primeiro dia do CM.[8,98]

Depois da fase ovulatória, ocorre a ovulação, quando o folículo dominante libera seu ovócito maduro para ser transportado pelas tubas uterinas e ser fertilizado. No início da fase ovulatória, ocorre aumento das concentrações de LH e FSH, com níveis séricos elevados de estradiol e progesterona.[8,98]

O próximo passo é a fase lútea, com duração de 14 dias. O LH e o FSH diminuem, e o folículo é roto para produzir o corpo lúteo. Caso não haja fertilização, o corpo lúteo degenera-se e diminui as concentrações de progesterona e estradiol, iniciando um novo CM (Figura 18.6).[8,98]

Treinamento de força

A complexidade do ciclo menstrual é considerada uma grande barreira para inclusão de mulheres em ensaios clínicos e levanta questões como: deveriam os treinadores periodizar o treinamento de acordo com o CM? As fases do CM podem interferir no desempenho da força muscular?

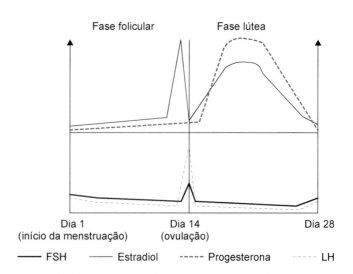

Figura 18.6 Representação das mudanças hormonais que caracterizam as fases do ciclo menstrual. FSH: hormônio foliculoestimulante; LH: hormônio luteinizante. Adaptada de Oosthuyse e Bosch, 2010.[99]

Bruinvels *et al.*[100] relataram que 41,7% das mulheres que praticam exercício acreditam que seu ciclo menstrual impacta negativamente no treinamento físico e no desempenho.

Loureiro *et al.*[101] avaliaram o efeito das diferentes fases do CM no desempenho da força muscular em exercícios resistidos. Para tanto, selecionaram nove mulheres saudáveis e fisicamente ativas, com idade média 27 ± 7 anos, massa corporal 58,2 ± 5 kg, estatura 161,1 ± 4,7 cm e IMC 20,4 ± 2 kg/m^2, que apresentavam CM regulares e usavam CO há 2 anos. Para avaliar a força muscular utilizou-se o teste de 10RM nos exercícios: *leg press* 45°, supino horizontal, cadeira extensora e rosca bíceps. Os testes ocorreram nas três fases do CM. Não se verificou diferenças significativas nas cargas mobilizadas entres os períodos do CM em nenhum dos exercícios avaliados.

Simão *et al.*[102] analisaram a influência das fases do CM na força muscular dos membros superiores e inferiores de 19 mulheres eumenorreicas treinadas (idade: 26 ± 5 anos; massa corporal: 61,1 ± 6,1 kg; estatura: 165,3 ± 5,6 cm). Empregaram o teste de 8RM nos exercícios puxada pela frente no *pulley* e *leg press* 45°, durante a primeira fase da menstruação e nas fases folicular, ovulatória e lútea. Os resultados mostraram diferenças na primeira fase, quando comparada às demais, no exercício *leg press* 45°. Não houve alteração da força muscular no exercício puxada pela frente no *pulley* em nenhuma das fases. Importante ressaltar limitações metodológicas do estudo como: falta de definição do início e do fim de cada fase do CM; ausência de controle alimentar; não treinamento da amostras para realizar os testes.

Treinamento de endurance

Múltiplos estudos têm investigado os efeitos do ciclo menstrual no VO$_2$ máx. em treinamentos de *endurance* e na *performance* anaeróbica. A maioria não encontrou diferenças significativas.[103]

O VO$_2$ máx. e o tempo até exaustão em testes máximos permanecem praticamente inalterados durante as fases do CM.[104,105] Todavia, relata-se redução de 2% do VO$_2$ máx. na fase lútea quando comparada à folicular.[7] Não se observou diferenças significativas no percentual de gordura corporal, na concentração de hemoglobina, na frequência cardíaca máxima, na ventilação máxima, no desempenho anaeróbico ou na força isocinética de flexão e extensão do joelho.[105]

Casazza *et al.*[106] relataram redução de 13% no VO$_2$ máx. em mulheres após 4 meses de uso do CO, o que o levou a concluir que os esteroides ovarianos endógenos interferem pouco no pico de VO$_2$; entretanto, os esteroides exógenos (CO) diminuem a capacidade máxima em mulheres jovens moderadamente ativas.

Campbell *et al.*[103] avaliaram o efeito do CM e da ingestão de carboidratos na cinética da glicose e no desempenho físico. Selecionaram oito mulheres eumenorreicas saudáveis e moderadamente treinadas (idade: 24 ± 2 anos; massa corporal: 61 ± 2,2 kg; VO$_2$ máx.: 53,5 ± 0,9 mℓ.kg.min^{-1}), que pedalaram a 70% do VO$_2$ máx. por 2 h e depois foram submetidas à prova do contrarrelógio, durante as fases folicular e lútea. Elas foram divididas em grupo controle e grupo que recebeu solução com 6% de glicose. O percentual de contribuição dos carboidratos para o gasto energético total foi maior na fase folicular; o desempenho também foi 13% superior nessa fase. As mulheres que receberam solução com 6% de glicose obtiveram melhora do desempenho tanto na fase folicular (19%) quanto na lútea (26%) em comparação ao grupo controle, demonstrando que o metabolismo do substrato energético e o desempenho do exercício são influenciados pelo CM, mas a ingestão de glicose minimiza os efeitos.

Julian *et al.*[107] selecionaram nove jogadoras de futebol profissional e avaliaram a *performance* nas diferentes fases do CM nos seguintes testes: Yo-YO intermitente *endurance* teste (Yo-YO IET), *counter movement jump* (CMJ) e 3 × 30 m *sprints*. O desempenho no Yo-YO IET foi considerado menor (2.833 ± 896 m) durante a fase lútea quando se comparou à fase folicular (3.288 ± 800 m), e não houve diferença significativa nos testes CMJ e *sprints*. Os resultados do estudo mostram redução no desempenho de resistência máxima durante a fase lútea. Os autores sugerem considerar a fase do CM e monitorar a capacidade de resistência da atleta.

Os achados dos estudos sobre CM podem ser confundidos pela alta variabilidade nas concentrações dos hormônios ovarianos; por isso, investigar as relações entre os parâmetros metabólicos e o desempenho depende das concentrações hormonais nas fases do CM. A dosagem do estradiol e da progesterona deve aumentar a sensibilidade dos estudos e identificar as alterações entre CM e desempenho.[99]

Contraceptivos orais

Performance

Os CO constituem a principal forma de controle da natalidade na população geral. O consumo de pílulas anticoncepcionais (PCO) de baixa dosagem aumentou entre as mulheres atletas. Ela reduz a variabilidade do ciclo e o torna consistente por 28 dias.[108]

No início dos anos 1980, somente 5 a 12% das mulheres atletas usavam PCO; enquanto, no fim dos anos 1990, esse número era de 47%.[110]

Os CO contêm várias concentrações de estrogênio (geralmente etinilestradiol) e progesterona (progestógenos) sintéticos. Ao avaliar os efeitos dos CO, deve-se considerar a variação no perfil de esteroides exógenos entre as diferentes combinações. Por exemplo, existem preparações de PCO monofásica, bifásica e trifásica, que, por sua vez, podem variar o tipo de progestógeno, a potência, a androgenicidade e a concentração de hormônios, influenciando o desempenho atlético.[110]

O principal efeito da PCO combinada é a supressão do sistema hipotálamo-hipófise, inibindo a produção endógena de progesterona e estrogênio, bem como a liberação de gonadotrofinas (LH e FSH) no meio do ciclo, o que impede, por sua vez, a ovulação e a gravidez.[111]

Uma metanálise e revisão sistemática, com 42 estudos e um total de 1.495 mulheres saudáveis, entre 18 e 40 anos e que usavam PCO, demonstrou que esta diminui os níveis circulantes de TT e testosterona livre, aumentando as concentrações de SHBG[112], o que suprime os níveis de andrógenos. Associou-se redução significativa de 5 a 15% no VO_2 máx. em mulheres treinadas que ingeriam PCO.[113,114]

Savage e Clarkson[115] avaliaram o dano muscular e a recuperação após 50 contrações musculares excêntricas no exercício flexão de cotovelos. Para tanto, selecionaram 22 mulheres com idade média de 20,8 ± 1,1 e peso de 63,4 ± 2,5. Catorze mulheres não usavam PCO (grupo NPCO) e oito usavam (grupo PCO). As coletas foram realizadas antes, imediatamente, após e 5 dias depois da avaliação. A recuperação de força começou 2 dias após exercício no grupo NPCO. Já no grupo PCO, só a partir de 4 dias depois do exercício (p < 0,05). Observou-se também neste grupo aumento significativo da creatinoquinase (CK) no quarto (3.684 U/ℓ no grupo PCO *versus* 1.812 U/ℓ no gripo NPCO) e no quinto dia (3.142 U/ℓ no grupo PCO *versus* 2.213,8 U/ℓ no grupo NPCO).

Hicks et al.[116] avaliaram o dano muscular em nove mulheres usando PCO e em nove não utilizando. Elas realizaram 12 séries máximas de contração excêntrica na extensão do joelho. A CK foi analisada 48 h antes da avaliação e 48 h, 96 h e 168 h depois da avaliação. A mudança na CK na pré-avaliação foi significativamente maior nas mulheres que usavam PCO quando se comparou às que não usavam (962 ± 968 e 386 ± 474 U/ℓ, respectivamente; p = 0,016).

Tem-se relatado que o estrogênio diminui a fluidez da membrana celular, aumentando a estabilidade desta.[117,118] Esse aumento pode impedir que proteínas musculares (p. ex., CK) vazem para o espaço intersticial e a circulação sistêmica, deixando de atenuar o influxo de neutrófilos e citocinas inflamatórias após dano muscular induzido pelo exercício.[119,120]

Composição corporal

Mayeda et al.[121] avaliaram 150 mulheres, 54 obesas (IMC 30 a 39) e 96 eutróficas (IMC 19 a 24,9), randomizadas por duas doses de PCO: 20 µg de etinilestradiol e 100 µg de levonorgestrel ou 30 µg de etinilestradiol + 150 µg de levonorgestrel durante 4 meses. Os achados mostram que a PCO não está associada a alterações de peso ou composição corporal em mulheres com peso normal e obesas.

Myllyaho et al.[122] avaliaram os efeitos na composição corporal de mulheres que utilizaram PCO (n = 9) e placebo (n = 9) durante 10 semanas de treinamento de alta intensidade combinado com força e *endurance*. Aquelas que nunca usaram PCO aumentaram a massa magra em 2,1% (p < 0,001) e o percentual de gordura reduziu de 23,9 ± 6,7 para 22,4 ± 6 (– 6%, p < 0,05). Não foram observadas mudanças significativas na composição corporal no grupo PCO.

Estudo[123] investigou os efeitos da PCO na composição corporal de 26 atletas de *endurance* (13 com oligo/amenorreia e 13 com menstruação regular) e em 12 mulheres sedentárias (usadas como controle), que consumiram CO monofásico durante 10 meses. Houve aumento de peso e massa gorda apenas nas atletas com oligo/amenorreia e associado à diminuição dos andrógenos ovarianos. O tratamento com CO aumentou a densidade mineral óssea, efeito maior em atletas com baixa densidade mineral óssea no início do estudo.

Esteroides anabolizantes androgênicos

Os hormônios esteroides incluem os hormônios adrenocorticais (cortisol e aldosterona), os metabólitos da vitamina D e os hormônios gonadais (testosterona, estrogênio e progesterona).[124] O termo androgênico tem origem grega: *andro* significa homem e *gennan*, produzir. Portanto, os esteroides androgênicos referem-se aos hormônios sexuais masculinos, dentre os quais: testosterona, androstenediona, DHT, DHEA e SDHEA, todos androgênicos circulantes principais.

Os esteroides anabolizantes androgênicos (EAA) são substâncias sintéticas da testosterona e podem derivar dela (Figura 18.7). São administrados na forma oral ou injetável e utilizados no tratamento de várias doenças.[125] Têm efeito anabólico: aumentam a síntese proteica, a concentração de hemoglobina, a massa muscular esquelética e a força.[4] O uso clínico dos EAA é direcionado para ane-

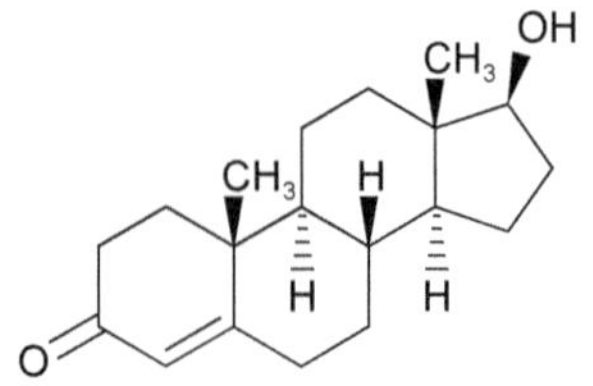

Figura 18.7 Fórmula estrutural da molécula de testosterona. Adaptada de Hammer e McPhee, 2016.[98]

mia, HIV, queimadura, período pós-operatório, osteoporose e distúrbios hormonais (p. ex., hipogonadismo em homens).[125,70]

Durante as últimas décadas, a imagem idealizada de um corpo masculino tornou-se aquele com maior desenvolvimento muscular. Competidores *bodybuilders*, modelos *fitness* e até mesmo bonecos são usados como modelo de imagem. Personagens musculosos, como *Conan, o Bárbaro* e *Rambo* são marcos da década de 1980 e estão relacionados com o aumento do consumo de drogas para elevar o desempenho, inclusive EAA.[126] Uma recente análise estimou que mais de 2,9 milhões de indivíduos nos EUA, a maioria homens, já usaram EAA em algum momento de suas vidas.[127]

Pope *et al.*[127] relataram que a maioria dos usuários não são atletas competitivos, mas levantadores de peso que querem ficar mais musculosos. Na tentativa de ganhar músculos e perder gordura corporal chegam a usar doses suprafisiológicas de EAA, às vezes combinadas com outras substâncias como GH, insulina, clembuterol, hormônios tireoidianos, anti-inflamatórios não esteroides (AINE) e corticoides.[128] Os usuários de EAA adquirem as drogas de fontes não médicas, costumam usar duas ou mais substâncias (via oral ou intramuscular), autoadministram medicamentos, fazem aplicações diárias ou semanais, com ciclo médio de 10 semanas.[129] Os EAA mais consumidos são:[130]

- Esteroides orais:
  - Oxandrolona
  - Estanozolol
  - Metandrostenolona
  - Oximetolona
- Esteroides injetáveis:
  - Testosterona e ésteres testosterona
  - Trembolona (acetato e enantato)
  - Propionato de drostanolona
  - Decanoato de nandrolona
  - Undecilenato de boldenona
  - Insulina, IGF-1 e GH
  - Ésteres de testosterona: (cipionato, durateston®, enantato, propionato).

Abrahin *et al.*[131], em revisão sistemática, mostraram resultados que indicam que a prevalência do uso de EAA no Brasil pode variar de 2,1 a 31,6%, de acordo com a região. O consumo de EAA é maior entre estudantes e professores de Educação Física, em comparação a outros profissionais da saúde, revelando pouco conhecimento dos avaliados sobre alguns efeitos colaterais.[132,133] A Tabela 18.1 mostra a atividade androgênica:anabólica das preparações disponíveis.

Doses suprafisiológicas de testosterona de forma exógena causam inibição da testosterona endógena por mecanismo de *feedback* negativo por meio da inibição do

Tabela 18.1	Atividade androgênica:anabólicas das preparações disponíveis.
Fármaco	**Atividade androgênica/ anabólica**
Testosterona	1:1
Cipionato de testosterona	1:1
Enantato de testosterona	1:1
Metiltestosterona	1:1
Oximetolona	1:3
Oxandrolona	1:3 a 1:13
Decanoato de nandrolona	1:2,5 a 1:4

Adaptada de Katzung, 2017.[135]

eixo HPG, no qual ocorre a inibição de GnRH, LH e FSH. A consequência dessa inibição nos homens é diminuição da produção de esperma, disfunção erétil, atrofia testicular e infertilidade.[135] Nas mulheres, a inibição de LH e FSH causa redução dos níveis circulantes de estrogênio e progesterona, inibição da foliculogênese e da ovulação, alterações no ciclo menstrual e possível amenorreia.[136] A Figura 18.8 ilustra a inibição do eixo hipófise-gonadal pelo mecanismo de *feedback*.

O excesso de testosterona exógena pode causar conversão da testosterona para estradiol ou DHT por meio da enzima aromatase ou 5-alfarredutase, respectivamente. A aromatase está presente no tecido adiposo e no fígado, onde ocorre a conversão de testosterona para estradiol.[137] Nos homens, essa conversão pode resultar em até 85% de estradiol circulante, que, quando em excesso, pode causar ginecomastia.[138] A 5-alfarredutase catalisa a conversão de testosterona para DHT, que tem grande característica sexual e age por meio do mesmo receptor de androgênio.[139] O aumento de DHT está relacionado com queda de cabelo e acne em alguns pacientes.[140,141]

Rasmuseen *et al.*[142] avaliaram o perfil hormonal de 37 usuários de EAA, 33 ex-usuários e 30 participantes saudáveis, com idade entre 18 e 50 anos, envolvidos com treinamento de força. Os ex-usuários de EAA exibiram níveis de testosterona plasmática reduzidos quando comparados ao grupo saudável e mais sintomas de depressão, fadiga, disfunção erétil e diminuição da libido (sintomas sugestivos de hipogonadismo). Os usuários de EAA exibiram níveis diminuídos de hormônio anti-mülleriano (AMH) e inibina B, o que indica espermatogêneses prejudicada e compromete o quadro de fertilidade.

EAA podem gerar vários efeitos colaterais como alteração no perfil lipídico, distúrbios do humor, insônia, acne, hipogonadismo, hirsutismo, ginecomastia, queda de cabelo e comprometimento da função hepática.[143-146]

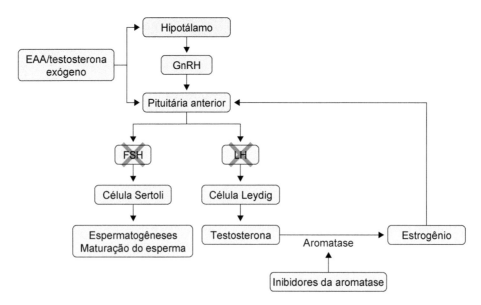

Figura 18.8 Mecanismo de inibição do eixo hipotalâmico-hipofisário-gonadal em homens por uso de esteroides anabolizantes androgênicos (EAA). FSH: hormônio foliculoestimulante; GnRH: hormônio liberador de gonadotrofinas; LH: hormônio luteinizante (LH). Adaptada de Crosnoe-Shipley et al., 2015.[135]

Uma recente metanálise[147] concluiu que a maioria dos usuários de EAA demostra quadro de hipogonadismo com níveis persistentemente baixos de gonadotrofinas e testosterona por várias semanas até meses depois da retirada do EAA. Esses efeitos resultam em comprometimento da função reprodutiva e da fertilidade dos usuários. Por isso é fundamental orientar sobre efeitos colaterais e a importância de supervisão de equipe multiprofissional.

Estudo retrospectivo[148] no Instituto Nacional de Criminalística do Departamento da Polícia Federal do Brasil avaliou a incidência de contrabando de esteroides anabolizantes entre 2006 a 2011. Foram aprendidos 3.676 produtos, um terço deles vindos do Paraguai e 14,3% do Brasil. Estanozolol, testosterona e nandrolona foram as substâncias mais declaradas nos rótulos. Análise química qualitativa de 2.818 produtos apreendidos demonstrou que 31,7% eram falsificados: 28,3% dos produtos tinham apenas substâncias não declaradas. Esses resultados indicam a necessidade de um esforço contínuo do governo para diminuir a disponibilidade dessas drogas no país.

Moduladores seletivos dos receptores de andrógeno

As últimas duas décadas foram dedicadas à descoberta e à caracterização dos moduladores seletivos dos receptores de andrógeno (SARM, do inglês *selective androgen receptor modulators*), que têm sido propostos como tratamento para várias doenças, inclusive perda da massa muscular, câncer de mama e osteoporose.[149]

O receptor androgênico (RA) é um dos 49 membros da família de receptores de esteroide dos fatores de transcrição ativados por ligantes e desempenham papéis essenciais em diversos tecidos.[150] São ativados por ligantes de largo espectro, inclusive hormônios, fatores de crescimento, peptídios e moléculas sintéticas.[151] A família de receptores hormonais é organizada em três classes:

- Classe I: composta por receptores hormonais como andrógenos, progestinas, estrógenos e corticosteroides
- Classe II: composta por receptores para vitaminas e hormônios tireoidianos
- Classe III: composta por receptores para ácidos biliares.[149]

A sinalização hormonal é modulada por expressão de várias enzimas metabólicas[152,153], expressão de segundos mensageiros, fosforilação de receptores nucleares, expressão de coativadores e atividade de várias quinases e fatores de crescimento.[154,155] Os RA e seus ligantes endógenos – os andrógenos – são importantes para o desenvolvimento e a manutenção de músculos, ossos, órgãos sexuais e outros tecidos.[156] Contudo, também promovem patologia de próstata, coração e fígado. Os riscos da terapia de reposição de testosterona (TRT) são dislipidemia, alterações hematológicas e hipertrofia prostática benigna.[149,157]

As características patológicas de testosterona e DHT despertaram o interesse para o desenvolvimento de fármacos agonistas seletivos teciduais de RA[149], que podem ativar potencialmente RA em tecidos selecionados e poupar outros, como próstata, coração e fígado.

A maioria dos SARM desenvolvida até o momento não é esteroide e tem capacidade de ativar o RA no músculo e no osso, mas não na próstata.[149,158] Seu uso em mulheres com osteoporose, sarcopenia e caquexia poderia tratar os estados patológicos sem os efeitos colaterais virilizantes dos androgênios.[159]

Narayanan et al.[160] realizaram uma variedade de estudos in vitro para comparar e definir os mecanismos moleculares de uma arilpropionamida SARM, S-22, em comparação com DHT. Os pesquisadores demonstraram que SARM e DHT utilizam vias de sinalização distintas para promover seus efeitos genômicos e não genômicos. O S-22 induziu a rápida fosforilação de várias quinases por vias distintas dos esteroides. Suas ações também foram mediadas por vias Src quinase, MEK-1/2 ou MEK-3, ERK e p38 MAPK. Já o DHT mediou vias IP3, PLC, PI3 K, PKC, ERK e JNK.[160]

A cascata de sinalização intracelular é importante para sensibilizar o ligante até a tradução de genes e causa modificações pós-translacionais, fosforilação e ubiquitinação, importantes para a função do receptor.[149,160]

Descoberta e potencial clínico

Em 1998, Dalton et al.[161] descobriram que as arilpropionamidas, com estrutura semelhante à bicalutamida, poderiam ativar a atividade transcricional do RA, impulsionando o desenvolvimento da classe de SARM.[162]

Até o momento, os SARM mais estudados são os análogos de arilpropionamida (Ostarine® e Andarine®), os agonista de receptores ativados por proliferadores de peroxissoma (PPAR, do inglês peroxisome proliferator receptors) beta/gama (conhecidos como Cardarine®; GW501516), os agonista da grelina (chamados de Ibultamoren®; MK-0677) e o GLPG0492.[158,163,164]

Segundo Bhasin et al.[158], os SARM induziram ganhos modestos de massa livre de gordura (1 a 1,5 kg) em voluntários saudáveis ao longo de 4 a 6 semanas, que não se comparam aos ganhos de massa muscular esquelética relatados com doses suprafisiológicas de testosterona: indivíduos saudáveis ganharam 5 a 7 kg de massa livre de gordura com doses semanais de 600 mg de enantato de testosterona durante 10 semanas.[70]

Até o momento, nenhum SARM recebeu aprovação clínica completa[165,166], algumas pesquisas chegaram à fase II. Com base nas suas propriedades anabólicas, em 2008, os SARM foram adicionados à lista de proibição da World Anti-Doping Agency (WADA), visto conter substâncias que podem ser usadas indevidamente no esporte.[163]

Van et al.[167] avaliaram 44 produtos vendidos na internet como SARM. Destes, apenas 52% continham uma ou mais substâncias consideradas SARM e 39% apresentavam outra droga não aprovada. Em quatro produtos não se detectou nenhum composto ativo. A quantidade dos compostos listados no rótulo diferiu das análises em 26 produtos.

Atualmente, existe uma forte tendência de atletas amadores e profissionais consumirem SARM para aumentar a performance e o ganho de massa muscular, bem como reduzir a gordura corporal. Todavia, nenhum estudo avaliou seu consumo e sua performance em humanos, o que torna, por enquanto, sua adoção para essa finalidade sem sentido. Trata-se de um medicamento e é proibido pela WADA.

Pré-hormonais

Classificam-se como suplementos pré-hormonais produtos que contêm compostos capazes de aumentar a produção de testosterona sem causar efeitos colaterais; entretanto, não é isso que alguns estudos demonstram.[168,169] Uma pesquisa[21] realizada de 2007 a 2013 pelo Instituto Nacional de Criminalística, um departamento da Polícia Federal, analisou quimicamente 5.470 suplementos alimentares, inclusive pré-hormonais (M-Drol e DHEA), cuja origem declarada era os EUA (92,2%). Observou-se que 41,1% dos produtos eram adulterados, principalmente por conter drogas não declaradas, como esteroides anabolizantes, anorexígenos e produtos para disfunção erétil, todos enquadrados como medicamentos no Brasil.

Todavia, no mercado nacional, existem produtos legalizados de acordo com as normas da Agência Nacional de Vigilância Sanitária (Anvisa) e que apresentam em sua composição zinco, boro, magnésio e vitamina B_6, sem oferecer risco ao consumidor. Devem ser indicados em casos de carência nutricional.

O profissional de saúde deve educar o público e orientar seu paciente sobre os potenciais riscos de utilizar produtos não regulamentados pela Anvisa.

Fitoterápicos | Modulação hormonal

História e legislação

A fitoterapia – do grego phyton, que significa "vegetal", e therapeia, "tratamento" – é utilizada atualmente para tratar doenças.[170] Os registros da utilização de plantas como remédio datam da era paleolítica, os primeiros apontamentos pertencentes a China e Egito, 3000 anos a.C.

Na China, Huang Di, conhecido como o Imperador Amarelo, sistematizou as bases da medicina chinesa, como a acupuntura e a dietética, no livro A Medicina Clássica do Imperador Amarelo, registrando 365 drogas, entre elas o uso de plantas medicinais, como o chá (Thea sinensis) e a efedra (Ephedra sinica).[171]

Segundo a Organização Mundial da Saúde (OMS), aproximadamente 80% da população de países em desenvolvimento aderem às práticas tradicionais na atenção primária à saúde e, desse total, 85% usam plantas medicinais.[172]

O nutricionista pode indicar fitoterápicos, de acordo com a Resolução CFN nº 525/2013, que regulamenta a prática e atribui a competência para prescrever plantas medicinais, fármacos vegetais e fitoterápicos como complemento à prescrição dietética, desde que devidamente embasado por estudos científicos.[173]

De acordo com a Resolução CFN nº 556 de 11 de abril de 2015, prescrever medicamentos, produtos tradicionais e de preparações magistrais à base de fitoterápicos, como complemento da prescrição dietética, é permitida ao nutricionista desde que porte o título de especialista em Fitoterapia.[174] A prescrição de plantas e chás medicinais é permitida a todos os nutricionistas, mesmo sem o título.[174]

O nutricionista não pode prescrever produtos que exijam prescrição médica, conforme Instrução Normativa nº 02 de 13 de maio de 2014.[175] São eles:

- *Arctostaphylos uva-ursi* (uva-ursi)
- *Actea racemosa* (cimicífuga)
- *Echinacea purpurea* (Equinacea)
- *Ginkgo biloba* (Ginko)
- *Hypericum perforatum* (hipérico)
- *Mentha piperita* (hortelã) nos casos de síndrome do cólon irritável
- *Piper methysticum* (kava-kava)
- *Plantago ovata* (plantago) no casos de síndrome do cólon irritável
- *Serenoa repens* (*Saw palmetto*)
- *Tanacetum parthenium* (tanaceto)
- *Valeriana officinalis* (valeriana).

A prescrição deverá conter o nome do paciente, a data da prescrição e a identificação completa do profissional prescritor (nome e número do CRN, assinatura, carimbo, endereço e forma de contato), bem como as seguintes especificações:[173]

- Nomenclatura botânica (é opcional indicar também o nome popular)
- Parte utilizada
- Forma de utilização e modo de preparo
- Posologia
- Tempo de uso.

Expressão hormonal

A maioria dos usuários de EAA demostra quadro de hipogonadismo com níveis persistentemente baixos de gonadotrofinas e testosterona, com duração de várias semanas a meses após retirar o agente.[147]

Uma das estratégias nutricionais para modular aromatase é reduzir o percentual de gordura para valores adequados de acordo com a faixa etária. Sabe-se que o tecido adiposo é um órgão endócrino e que a produção de estrógenos por ação parácrina depende da atividade da aromatase; portanto, a conversão de testosterona para estradiol aumenta com a obesidade.[177]

Segundo estudos *in vitro* e em animais, os flavonoides, reconhecidos como antioxidantes, anti-inflamatórios e antitumorais, apresentaram também propriedades capazes de inibir a aromatase e os fatores de crescimento, bem como modular a sinalização dos receptores de androgênio e estrogênio e a atividade antiangiogênica, embora careça de estudos com seres humanos.[178] Dentre os flavonoides com mais destaque, é possível citar: quercetina, crisina, fisetina e compostos presentes nos alimentos, como resveratrol, elagitaninos, curcumina, epigalocatequina-galato (EGCG), indol-3-carbinol e licopeno.[179] Na prática nutricional, a inclusão de alimentos ricos em flavonoides e compostos garantirá saúde ao paciente, já que se tratam de alimentos funcionais, como frutas, vegetais, vinho, chocolate, chás etc.

Eurycoma longifolia

Apresenta propriedades interessantes. Fazem parte da sua composição os agentes *eurycomaside*, *eurycolactone*, *eurycomalactone*, *eurycomanone*, alcaloides e quassinoides, o que promete aumentar o LH, o FSH e a testosterona, além de reduzir o estradiol.[180]

Em estudo, Talbot *et al.*[181] avaliaram o perfil hormonal e o estresse de 63 participantes que consumiram 200 mg/dia de *Eurycomia longifolia* (EL) durante 4 semanas. O fitoterápico aumentou a testosterona e diminuiu o cortisol da saliva, o que reduziu a escala visual dos seguintes marcadores: raiva, tensão e estado de confusão. A melhora do quadro foi relacionada com os *eurypeptídios* que mostram efeito adaptógeno contra o estresse.

Henkel *et al.*[182] avaliaram o perfil hormonal de 42 participantes que ingeriram 400 mg de EL, 1 vez/dia, durante 5 semanas. O resultado mostrou diminuição da SHBG e aumento de TT e testosterona livre.

Doses de até 3.000 mg/kg de EL, na forma de extrato aquoso, administradas a ratos não mostrou alteração renal e hepática.[183]

Uma revisão sistemática[184], utilizando 11 estudos clínicos randomizados e placebo-controlados, analisou os efeitos da suplementação com EL na saúde sexual de homens. O fitoterápico mostrou efeitos benéficos em todos os estudos. Os resultados foram elevação da espermatogênese e do volume ejaculado, melhora da fertilidade, estímulo do corpo carvenoso com aumento da ereção peniana, diminuição da SHBG e crescimento da libido sexual em decorrência da elevação da testosterona livre.

Chen *et al.*[185] avaliou as funções renal e hepática, além da razão testosterona/epitestosterona na urina, todos indicativos de *dopping*, em 13 homens saudáveis suplementados com 400 mg/dia de EL durante 6 semanas. Os resultados não mostraram nenhuma alteração, portanto sua utilização não viola as políticas de *doping* do COI. A posologia indicada consiste em:[186]

- Parte utilizada: raízes
- Extrato seco: 200 a 400 mg/dia.

Mucuna pruriens

Muito usada para quadro de hipofunção sexual por prometer aumentar os níveis séricos de testosterona. Em sua composição estão alcaloides (p. ex., mucunina, mucunadina, prurienina e prurieninina), proteínas, betassitosterol, ácido ascórbico e L-DOPA.[187]

Um estudo avaliou 75 homens saudáveis, como grupo-controle, e 75 homens com infertilidade, como grupo de suplementação de *Mucuna pruriens,* aos quais se administrou 5 g do pó da semente da planta 1 vez/dia durante 12 semanas. O fitoterápico mostrou efeito estimulante do GnRH, com aumento do LH e do FSH, além de diminuição da prolactina. O mecanismo para reduzir a prolactina fundamenta-se na elevação da TT e dos níveis séricos de dopamina, que atua como antagonista da prolactina, bem como em melhora no espermograma de homens.[188] A posologia indicada consiste em:[186]

- Parte utilizada: semente
- Pó da semente: 5 g ao dia
- Extrato seco: 400 mg, 1 a 2 vezes/dia
- Contraindicação: uso concomitante com fármacos inibidores da monoamina oxidase
- Efeitos adversos da L-DOPA: dor de cabeça, priapismo, náuseas e transtornos gastrintestinais.

Mentha spicata Labiate (hortelã)

O consumo de duas xícaras de chá de hortelã, 2 vezes/dia, por mulheres com síndrome dos ovários policísticos (SOP) durante 30 dias reduziu a TT e a testosterona livre, além de diminuir a pontuação no *Dermatology Quality of Life Index* (DQLI).[189] Uma consequência da SOP é o hirsutismo, causado pelo excesso de andrógenos circulantes, característico de mulheres que abusam de EAA. O chá de hortelã parece ter ação antiandrogênica, inibindo a expressão de receptores nucleares de andrógenos.[190] A posologia indicada consiste em:[186]

- Tintura: 2 a 3 mℓ
- Infusão do fármaco vegetal: 1 a 3 g, até 3 vezes/dia.

Trigonella foenum-graecum (feno-grego)

As sementes de *Trigonella foenum-graecum* contêm saponinas esteroidais, especificamente furostanol glicosídios, para complexar o colesterol contido na membrana celular.[186]

Um estudo duplo-cego, randomizado, avaliou o perfil hormonal e a função sexual de 120 homens saudáveis (43 a 75 anos) suplementados com 600 mg/dia de extrato de sementes de *Trigonella foenum-graecum* durante 12 semanas.

Os resultados mostraram melhora na qualidade sexual com o uso do fitoterápico, inclusive aumento do desejo sexual, excitação e maiores ereções matinais. Para avaliar a qualidade sexual, utilizou-se a *Derogatis Interview for Sexual Functioning-Self Report* (DISF-SR).[191] Além disso, o grupo tratado com *Trigonella foenum-graecum* mostrou aumentos pequenos, mas significativos, da TT e da testosterona livre em todas as faixas etárias.[191] O possível mecanismo de ação descrito pelos autores seria a elevação da testosterona sérica por estimulação do GnRH e do LH, o que aumenta a produção de testosterona testicular e a síntese da testosterona, além de dificultar a diminuição desta.[191] Importante ressaltar que os pesquisadores não avaliaram os níveis plasmáticos de LH e FSH para confirmar a hipótese. A suplementação com *Trigonella foenum-graecum* foi bem tolerada pelo grupo tratado, embora ≤ 5% dos indivíduos tenham apresentado cefaleia.

Wilbonr *et al.*[192] demonstraram que homens universitários suplementados com 500 mg/dia de *Trigonella foenum-graecum* durante 8 semanas apresentaram aumento da TT e da testosterona livre com redução do estradiol, o que sugere que se trate de um inibidor da aromatase. A posologia indicada consiste em:[186]

- Parte utilizada: sementes
- Extrato seco: 300 a 600 mg/dia.

Bulbine natalensis (Bulibine latifólia)

Utiliza-se o caule da *Bulbine natalensis* no Sul da África para gerir a disfunção sexual em homens. O extrato contém altas concentrações de alcaloides, saponinas, taninos, glicosídios cardíacos e antraquinona.[193]

Um estudo[194] com ratos machos avaliou o comportamento sexual e o perfil hormonal com suplementação do extrato de *Bulbine natalensis* nas doses de 25 e 50 mg/kg/dia durante 7 dias, o que resultou em aumento significativo (p < 0,05) da frequência de acasalamento, latência ejaculatória e elevação das concentrações de LH. A posologia consiste em:[186]

- Parte utilizada: raízes e caule
- Doses: até o momento, não existem estudos duplo-cegos, randomizados, placebo-controlados em seres humanos que avaliem os efeitos observados em ratos; portanto, não é possível replicar os dados. Necessita de mais estudos.

Tribulus terrestris

No meio esportivo, é utilizada por praticantes e atletas visando ao aumento da testosterona e da *performance*. Em sua composição, estão flobaceno, flavonoides, taninos, óleos essenciais, ácido oleico, ácido elaídico e saponosídeos.[195] As saponinas esteroidais, principalmente a protodioscina, estão relacionadas com o possível aumento da testosterona. A protodioscina pode atuar na melhora da ereção sexual quando convertida em DHEA e, consequentemente, em testosterona.[196]

Antonio et al.[197], em um estudo duplo-cego, placebo-controlado, avaliaram os efeitos na composição corporal e no aumento da força (teste de 1RM) de 15 homens treinados suplementados com 3,21 mg/kg de Tribulus terrestris (TT) com 45% de saponinas durante 8 semanas. O resultado não mostrou nenhuma melhora significativa na composição corporal, tampouco aumento de força entre os grupos.

Santos et al.[198], em um estudo duplo-cego, placebo-controlado, com 30 homens com ≥ 40 anos, queixando-se espontaneamente de disfunção erétil, avaliaram os efeitos da suplementação com 800 mg/dia do extrato de TT, durante 8 semanas, na função sexual e no possível aumento da testosterona sérica. Na dose e no intervalo do estudo, a TT não se mostrou eficaz para nenhum dos objetivos.

Uma revisão sistemática de estudos com animais e seres humanos, publicada em 2014, avaliando os efeitos afrodisíacos e o aumento da testosterona na suplementação com extrato de TT concluiu que, em estudos com animais, houve aumento significativo da testosterona após a ingestão do fitoterápico, mas o mesmo efeito não foi observado em seres humanos.[199]

Lepidium meyenii (maca peruana)

Trata-se de uma planta da família Brassicaceae, que cresce na região andina do Peru, onde é utilizada por suas funções afrodisíacas.[186]

Zenico et al.[200] avaliaram o consumo de 1.200 mg do extrato seco de Lepidium meyenii (LM), 2 vezes/dia, durante 12 semanas, por 50 homens inférteis. Com metodologia duplo-cega, randomizada e placebo-controlada, o estudo mostrou melhora significativa na função sexual dos indivíduos que consumiram LM, porém sem alterações nos níveis séricos de TT, testosterona livre, LH, FSH e prolactina.

Outro estudo duplo-cego, placebo-controlado e randomizado corroborou os achados de Zenico et al.[200] quando demonstrou que o consumo de 3,5 g dia de LM em pó, durante 12 semanas, não esteve relacionado com alterações hormonais em mulheres na pós-menopausa.[201] Outros dois estudos clínicos randomizados realizados com homens saudáveis também corroboram que o consumo de LM não promoveu alterações hormonais.[202,203]

Withania somnifera (Ashawagandha)

Oriunda da região da Índia e do Nepal, pertence à família Solaneaceae; trata-se de uma das principais plantas da medicina ayurvédica, usada como tônico e adaptógeno.[186]

Ambiye et al.[204] realizaram um estudo duplo-cego, randomizado e placebo-controlado com 46 homens inférteis, com idades entre 22 e 40 anos, durante 12 semanas. Vinte e um voluntários receberam 675 mg do extrato Withania somnifera (WS) padronizado com, no mínimo, 5% de whitanolídios, em três tomadas. O grupo que recebeu a WS, além de apresentar melhora de contagem, volume e motilidade dos espermatozoides, mostrou aumento significativo de 17% nos níveis de testosterona e de 34% nos níveis de LH, que tem como propriedade estimular a produção de testosterona pelas células de Leydig.

Wankhede et al.[205] selecionaram 50 homens treinados para estudo. Destes, 25 indivíduos consumiram 600 mg do extrato de WS padronizado com 5% de whitanolídios, em duas tomadas de 300 mg cada. O grupo suplementado mostrou aumento da força muscular, da circunferência do braço e do peitoral, redução da CK e do percentual de gordura e elevação dos níveis de testosterona.

Referências bibliográficas

1. Molina P. Fisiologia endócrina. 4.ed. Porto Alegre: AMGH; 2014.
2. Hall JE. Guyton e Hall: fundamentos de fisiologia. 12.ed. Rio de Janeiro: Elsevier; 2011.
3. Nelson DL, Cox MM. Princípios de bioquímica de Lehninger. 6.ed. Porto Alegre; Artmed; 2014.
4. Naves A. Nutrição clínica funcional: modulação hormonal. São Paulo: VP Editora; 2010.
5. Devlin TM. Manual de bioquímica com correlações clínicas. 6.ed. São Paulo: Edgard Blucher; 2007.
6. Aires MM. Fisiologia. Rio de Janeiro: Guanabara Koogan; 2008.
7. Maciel RM, Mendonça BB, Saad JA. Endocrinologia. São Paulo: Atheneu; 2007.
8. Schaffer JI, Hoffman BL, Schorge JO. Ginecologia de Williams. Porto Alegre: AMGH; 2014.
9. Paschoal V, Naves A. Tratado de nutrição esportiva funcional. São Paulo: Roca; 2016.
10. Rosner W. Free estradiol and sex hormone-binding globulin. Steroids. 2015;99(Pt A):113-6.
11. Bahia L, Dimetz T, Gazolla H et al. Interrelações entre SHBG e esteroides sexuais com medidas antropométricas, pressão arterial e lipídeos em mulheres com e sem diabetes mellitus tipo 2. Arq Bras Endocrinol Metab. 2000;44(3).
12. Escobar-Morreale HF. Polycystic ovary syndrome: definition, aetiology, diagnosis and treatment. Nat Rev Endocrinol. 2018;14(5):270-84.
13. Soler JT, Folsom AR, Kaye SA et al. Associations of abdominal adiposity, fasting insulin, sex hormone

binding globulin, and estrone with lipids and lipoproteins in post-menopausal women. Atherosclerosis. 1989;79(1):21-7.

14. Haffner SM, Dunn JF, Katz MS. Relationship of sex hormone-binding globulin to lipid, lipoprotein, glucose, and insulin concentrations in postmenopausal women. Metabolism. 1992;41(3):278-84.

15. Baumann G. Growth hormone heterogeneity: genes, isohormones, variants, and binding proteins. Endocr Rev. 1991;12:424-49.

16. Lanfranco F, Strasburger CJ. Sports endocrinology. New York: Karger; 2016.

17. Kraemer WJ, Nindl BC, Marx JO et al. Chronic resistance training in women potentiates growth hormone in vivo bioactivity: characterization of molecular mass variants. Am J Physiol Endocrinol Metab. 2006;291(6):E1177-87.

18. Birzniece V, Nelson AE, Ho KK. Growth hormone and physical performance. Trends Endocrinol Metab. 2011;22(5):171-8.

19. Libardi CA, Nogueira FR, Vechin FC et al. Acute hormonal responses following diferente velocities of eccentric exercise. Clin Physiol Funct Imaging. 2013;33(6):450-4.

20. Deemer SE, Castleberry TJ, Irvine C et al. Pilot study: na acute bout of high intensity interval exercise increases 12.5 h GH secretion. Physiol Rep. 2018;6(2).

21. Mangine GT, Hoffman JR, Gonzalez AM et al. The effect of training volume and intensity on improvements in muscular strength and size in resistance-trained men. Physiol Rep. 2015;3(8):e12472.

22. Fink J, Kikuchi N, Nakazato K. Effects of rest intervals and training loads on metabolic stress and muscle hypertrophy. Clin Physiol Funct Imaging. 2018;38(2):261-8.

23. Nindl BC, Pierce JR, Rarick KR et al. Twenty-hour growth hormone secretory profiles after aerobic and resistance exercise. Med Sci Sports Exerc. 2014; 46(10):1917-27.

24. Hackney AC, Davis HC, Lane AR. Growth hormone-insulin-like growth factor axis, thyroid axis, prolactin, and exercise. Front Horm Res. 2016;47: 1-11.

25. Ceccato F, Bernkopf E, Scaroni C. Sleep apnea syndrome in endocrine clinics. J Endocrinol Invest. 2015;38(8):827-34.

26. Perrini S, Laviola L, Carreira MC et al. The GH/IGF1 axis and signaling pathways in the muscle and bone: mechanisms underlying age-related skele-

tal muscle wasting and osteoporosis. J Endocrinol. 2010;205(3):201-10.

27. Nidl BC, Pierce JR. Insulin-like growth factor I as a biomarker of health, fitness, and training status. Med Sci Sports Exerc. 2010;42(1):39-49.

28. Frascas F, Pandini G, Scalia P et al. Insulin receptor isoform A, a newly recognized, high-affinity insulin-like growth factor II receptor in fetal and cancer cells. Mol Cell Biol. 1999;19(5):3278-88.

29. Kraemer WJ, Marchitelli L, Gordon SE et al. Hormonal and growth factor responses to heavy resistance exercise protocols. J Appl Physiol. 1990;69(4): 1442-50.

30. Kraemer WJ, Gordon SE, Fleck SJ et al. Endogenous anabolic hormonal and growth factor responses to heavy resistance exercise in males and females. Int J Sports Med. 1991;12(2):228-35.

31. Ameri P, Giusti A, Boschetti M et al. Interactions between vitamin D and IGF-1: from physiology to clinical practice. Clin Endocrinol. 2013;79(4):457-63.

32. Maggio M, Ceda GP, Lauretani F et al. Magnesium and anabolic hormones in older men. Int J Androl. 2011;34(6 Pt 2):e594-600.

33. Vilar L. Endocrinologia clínica. 6.ed. Rio de Janeiro: Guanabara Koogan; 2016.

34. Mcmurray RG, Hackney AC. Interactions of metabolic hormones, adipose tissue and exercise. Sports Med. 2005;35(5):393-412.

35. McMurray RG, Eubank TK, Hackney AC. Nocturnal hormonal responses to resistance exercise. Eur J Appl Physiol Occup Physiol. 1995;72(1-2):121-6.

36. Baylor LS, Hackney AC. Resting thyroid and leptin hormone changes in women following intense, prolonged exercise training. Eur J Appl Physiol. 2003; 88(4-5):480-4.

37. Balsam A, Leppo LE. Effect of physical training on the metabolism of thyroid hormones in man. J Appl Physiol. 1975;38(2):212-5.

38. Elliott-Sale KJ, Tenforde AS, Parziale AL et al. Endocrine effects of relative energy deficiency in sport. Int J Sport Nutr Exerc Metab. 2018;28(4):335-49.

39. Ben-Jonathan N, Hugo ER, Brandebourg TD et al. Focus on prolactin as a metabolic hormone. Trends Endocrinol Metab. 2006;17(3):110-6.

40. Rojas Vega S, Hollmann W, Strüder HK. Influences of exercise and training on the circulating concentration of prolactin in humans. J Neuroendocrinol. 2012;24(3):395-402.

41. Daly W, Seegers CA, Rubin DA et al. Relationship between stress hormones and testosterone with

prolonged endurance exercise. Eur J Appl Physiol. 2005;93(4):375-80.

42. Radomski MW, Cross M, Buguet A. Exercise-induced hyperthermia and hormonal responses to exercise. Can J Physiol Pharmacol. 1998;76(5):547-52.

43. Hackney AC. Characterization of the prolactin response to prolonged endurance exercise. Acta Kinesiol Univ Tartu. 2008;13:31-8.

44. Ansley L, Marvin G, Sharma A *et al.* The effects of head cooling on endurance and neuroendocrine responses to exercise in warm conditions. Physiol Res. 2008;57:863-72.

45. Hackney AC, Ness RJ, Schrieber A. Effects of endurance exercise on nocturnal hormone concentrations in males. Chronobiol Int. 1989;6(4):341-6.

46. Duclos M, Tabarin A. Exercise and the hypothalamo-pituitary-adrenal axis. Front Horm Res. 2016;47:12-26.

47. Mastorakos G, Pavlatou M, Diamanti-Kandarakis E *et al.* Exercise and stress system. Hormones. 2005;4(2):73-89.

48. Steinacker JM, Lormes W, Reissnecker S *et al.* New aspects of the hormone and cytokine response to training. Eur J Appl Physiol. 2004;91(4):382-91.

49. Costello JT, Rendell RA, Furber M *et al.* Effects of acute or chronic heat exposure, exercise and dehydration on plasma cortisol, IL-6 and CRP levels in trained males. Cytokine. 2018;110:277-83.

50. Kallen VL, Stubbe JH, Zwolle HJ *et al.* Capturing effort and recovery: reactive and recuperative cortisol responses to competition in well-trained rowers. BMJ Open Sport Exerc Med. 2017;3(1):e000235.

51. Slimani M, Baker JS, Cheour F *et al.* Steroid hormones and psychological responses to soccer matches: insights from a systematic review and meta-analysis. PLoSOne. 2017;12(10):e0186100.

52. Weerth C de. Do bacteria shape our development? Crosstalk between intestinal microbiota and HPA axis. Neurosci Biobehav Rev. 2017;83:458-71.

53. Kraemer RR, Castracane VD. Endocrine alterations from concentric vs. eccentric muscle actions: a brief review. Metabolism. 2015;64(2):190-201.

54. Crewther BT, Cook C, Cardinale M. *et al.* Two emerging concepts for elite athletes: the short-term effects of testosterone and cortisol on the neuromuscular system and the dose-response training role of these endogenous hormones. Sports Med. 2011;41(2):103-23.

55. Kirschbaum C, Kudielka BM, Gaab J *et al.* Impact of gender, menstrual cycle phase, and oral contraceptives on the activity of the hypothalamus-pi-tuitary-adrenal axis. Psychosom Med. 1999;61(2):154-62.

56. Boisseau N, Enea C, Diaz V, Dugué B *et al.* Oral contraception but not menstrual cycle phase is associated with increased free cortisol levels and low hypothalamo-pituitary-adrenal axis reactivity. J Endocrinol Invest. 2013;36(11):955-64.

57. Seckl JR, Walker BR. 11beta-hydroxysteroid dehydrogenase type 1- a tissue-specific amplifier of glucocorticoid action. Endocrinology. 2001;142(4):1371-6.

58. Hu GX, Lin H, Lian QQ *et al.* Curcumin as a potent and selective inhibitor of 11β-hydroxysteroid dehydrogenase 1: improving lipid profiles in high-fat-diet-treated rats. PLoS One. 2013;8(3):e49976.

59. Hintzpeter J, Stapelfeld C, Loerz C *et al.* Green tea and one of its constituents, Epigallocatechine-3-gallate, are potent inhibitors of human 11β-hydroxysteroid dehydrogenase type 1. PLoS One. 2014;9(1):e84468.

60. Daugherty A, Lu H, Rateri DL *et al.* Augmentation of the renin-angiotensin system by hypercholesterolemia promotes vascular diseases. Future Lipidol. 2008;3(6):625-36.

61. Trangmar SJ, González-Alonso J. New insights into the impact of dehydration on blood flow and metabolism during exercise. Exerc Sport Sci Rev. 2017;45(3):146-53.

62. McCartney D, Desbrow B, Irwin C *et al.* The effect of fluid intake following dehydration on subsequent athletic and cognitive performance: a systematic review and meta-analysis. Sports Med Open. 2017;3(1):13.

63. Kallen VL, Stubbe JH, Zwolle HJ *et al.* Capturing effort and recovery: reactive and recuperative cortisol responses to competition in well-trained rowers. BMJ Open Sport Exerc Med. 2017;3(1):e000235.

64. Sokoloff CN, Misra M, Ackerman KE. Exercise, training, and the hypothalamic-pituitary-gonadal axis in men and women. Front Horm Res. 2016;47:27-43.

65. Di Luigi L, Romanelli F, Sgrò P *et al.* Andrological aspects of physical exercise and sport medicine. Endocrine. 2012;42:278-84.

66. Friedl KE, Dettori JR, Hannan CJ Jr. *et al.* Comparison of the effects of high dose testosterone and 19-nortestosterone to a replacement dose of testosterone on strength and body composition in normal men. J Steroid Biochem Mol Biol. 1991;40:607-12.

67. Bhasin S, Woodhouse L, Casaburi R *et al.* Testosterone dose-response relationships in healthy you-

ng men. Am J Physiol Endocrinol Metab. 2001;281: E1172-81.

68. Sinha-Hikim I, Cornford M, Gaytan H *et al.* Effects of testosterone supplementation on skeletal muscle fiber hypertrophy and satellite cells in community-dwelling older men. J Clin Endocrinol Metab. 2006;91:3024-33.

69. Storer TW, Magliano L, Woodhouse L *et al.* Testosterone dose-dependently increases maximal voluntary strength and leg power, but does not affect fatigability or specific tension. J Clin Endocrinol Metab. 2003;88:1478-85.

70. Bhasin S, Storer TW, Berman N *et al.* The effects of supraphysiologic doses of testosterone on muscle size and strength in normal men. N Engl J Med. 1996;335:1-7.

71. Rogerson S, Weatherby RP, Deakin GB *et al.* The effect of short-term use of testosterone enanthate on muscular strength and power in healthy young men. J Strength Cond Res. 2007;21:354-61.

72. Blazevich AJ, Giorgi A. Effect of testosterone administration and weight training on muscle architecture. Med Sci Sports Exerc. 2001;33:1688-93.

73. Vingren JL, Kraemer WJ, Ratamess NA *et al.* Testosterone physiology in resistance exercise and training: the up-stream regulatory elements. Sports Med. 2010;40:1037-53.

74. Grandys M, Majerczak J, Duda K *et al.* Endurance training of moderate intensity increases testosterone concentration in young, healthy men. Int J Sports Med. 2009;30:489-95.

75. Fitzgerald LZ, Robbins WA, Kesner JS *et al.* Reproductive hormones and interleukin-6 in serious leisure male athletes. Eur J Appl Physiol. 2012;112: 3765-73.

76. Saka T, Sofikerim M, Demirtas A *et al.* Rigorous bicycling does not increase serum levels of total and free prostate-specific antigen (PSA), the free/total PSA ratio, gonadotropin levels, or uroflowmetric parameters. Urology. 2009;74:1325-30.

77. Safarinejad MR, Azma K, Kolahi AA. The effects of intensive, long-term treadmill running on reproductive hormones, hypothalamus-pituitary-testis axis, and semen quality: a randomized controlled study. J Endocrinol. 2009;200:259-71.

78. Ross A, Bhasin S. Hypogonadism: its prevalence and diagnosis. Urol Clin North Am. 2016;43:16376.

79. McBride JA, Carson CC, Coward RM. Diagnosis and management of testosterone deficiency. Asian J Androl. 2015;17:17786.

80. Anawalt BD, Hotaling JM, Walsh TJ *et al.* Performance of total testosterone measurement to predict free testosterone for the biochemical evaluation of male hypogonadism. J Urology. 2012;187:136973.

81. Chan I, Fui MN, Zajac JD *et al.* Assessment and management of male androgen disorders: an update. Aust Fam Phys. 2014;43:27782.

82. Kathrins M, Niederberger C. Diagnosis and treatment of infertility-related male hormonal dysfunction. Nat Rev Urol. 2016;13(6):309-23.

83. Giahi L, Mohammadmoradi S, Javidan A *et al.* Nutritional modifications in male infertility: a systematic review covering 2 decades. Nutr Rev. 2016; 74(2):118-30.

84. Hakkinen K, Hakkinen A. Neuromuscular adaptations during strength training in middle-aged and elderly males and females. Electromyogr Clin Neurophysiol. 1995;35(3):137-47.

85. Cumming DC, Wall SR, Galbraith MA *et al.* Reproductive hormone responses to resistance exercise. Med Sci Sports Exerc. 1987;19:234-8.

86. Nindl BC, Kraemer WJ, Gotshalk LA *et al.* Testosterone responses after resistance exercise in women: influence of regional fat distribution. Int J Sport Nutr Exerc Metab. 2001;11:451-65.

87. Kraemer WJ, Staron RS, Hagerman FC *et al.* The effects of short-term resistance training on endocrine function in men and women. Eur J Appl Physiol Occup Physiol. 1998;78:69-76.

88. Consitt LA, Copeland JL, Tremblay MS. Hormone responses to resistance vs. endurance exercise in pre-menopausal females. Can J Appl Physiol. 2001; 26:574-87.

89. Enea C, Boisseau N, Ottavy M *et al.* Effects of menstrual cycle, oral contraception, and training on exercise-induced changes in circulating DHEA-sulphate and testosterone in young women. Eur J Appl Physiol. 2009;106:365-73.

90. Nattiv A, Louck AB, Manore MM *et al.* American College of Sports Medicine position stand. The female athlete triad. Med Sci Sports Exerc. 2007;39: 1867-82.

91. Ackerman KE, Cano Sokoloff N, DE Nardo Maffazioli G *et al.* Fractures in relation to menstrual status and bone parameters in young athletes. Med Sci Sports Exerc. 2015;47:1577-86.

92. Gordon CM. Clinical practice. Functional hypothalamic amenorrhea. N Engl J Med. 2010;363:365-71.

93. Ackerman KE, Misra M. Neuroendocrine abnormalities in female athletes. In: Gordon CM, LeBoff

M. The female athlete triad. A clinical guide. Berlin: Springer; 2014.

94. Nichols JF, Rauh MJ, Lawson MJ *et al.* Prevalence of the female athlete triad syndrome among high school athletes. Arch Pediatr Adolesc Med. 2006; 160:137-42.

95. Perkins RB, Hall JE, Martin KA. Neuroendocrine abnormalities in hypothalamic amenorrhea: spectrum, stability, and response to neurotransmitter modulation. J Clin Endocrinol Metab. 1999;84:1905-11.

96. De Souza MJ, Nattiv A, Joy E *et al.* 2014 Female Athlete Triad Coalition Consensus Statement on Treatment and Return to Play of the Female Athlete Triad: 1st International Conference held in San Francisco, California, May 2012, and 2nd International Conference held in Indianapolis, Indiana, May 2013. Br J Sports Med. 2014;48:289.

97. Janse de Jonge XA. Effects of the menstrual cycle on exercise performance. Sports Med. 2003;33(11): 833-51.

98. Hammer GD, McPhee SJ. Fisiopatologia da doença: uma introdução à medicina clínica. 7.ed. Porto Alegre: AMGH; 2016.

99. Oosthuyse T, Bosch AN. The effect of the menstrual cycle on exercise metabolism: implications for exercise performance in eumenorrhoeic women. Sports Med. 2010;40(3):207-27.

100. Bruinvels G, Burden R, Brown N *et al.* The prevalence and impact of heavy menstrual bleeding (menorrhagia) in elite and non-elite athletes. PLoS One. 2016;11:e0149881.

101. Loureiro S, Dias I, Sales D *et al.* Efeito das diferentes fases do ciclo menstrual no desempenho da força muscular em 10RM. Rev Bras Med Esporte. 2011;17.

102. Simão R, Maior AS, Nunes APL *et al.* Variações na força muscular de membros superiores e inferior das diferentes fases do ciclo menstrual. R Bras Ci Mov. 2007;15(3):47-52.

103. Campbell SE, Angus DJ, Febbraio MA. Glucose kinetics and exercise performance during phases of the menstrual cycle: effect of glucose ingestion. Am J Physiol Endocrinol Metab. 2001;281(4):E817-25.

104. Jurkowski JEH, Jones NL, Toews CJ *et al.* Effects of menstrual cycle on blood lactate, O2 delivery, and performance during exercise. J Appl Physiol. 1981;51:1439-99.

105. Lebrun CM, McKenzie DC, Prior JC *et al.* Effects of menstrual cycle phase on athletic performance. Med Sci Sports Exerc. 1995;27:437-44.

106. Casazza GA, Suh SH, Miller BF *et al.* Effects of oral contraceptives on peak exercise capacity. J Appl Physiol. 2002;93:1698-702.

107. Julian R, Hecksteden A, Fullagar HH *et al.* The effects of menstrual cycle phase on physical performance in female soccer players. PLoS One. 2017;12(3):e0173951.

108. Burrows M, Peters CE. The influence of oral contraceptives on athletic performance in female athletes. Sports Med. 2007;37(7):557-74.

109. Prior JC, Vigna Y. Gonadal steroids in athletic women. Contraceptives, complications and performance. Sports Med. 1985;2:287-95.

110. Brynhildsen J, Lennartsson H, Klemetz M *et al.* Oral contraceptive use among female elite athletes and age-matched controls and its relation to low back pain. Acta Obstet Gynecol Scand. 1997;76(9): 873-8.

111. Rechichi C, Dawson B, Goodman C. Athletic performance and the oral contraceptive. Int J Sports Physiol Perform. 2009;4(2):151-62.

112. Zimmerman Y, Eijkemans MJ, Coelingh Bennink HJ *et al.* The effect of combined oral contraception on testosterone levels in healthy women: a systematic review and meta-analysis. Hum Reprod Update. 2014;20(1):76-105.

113. Notelovitz M, Zauner C, McKenzie L *et al.* The effect of low dose oral contraceptives on cardiorespiratory function, coagulation, and lipids in exercising young women: a preliminary report. Am J Obstet Gynecol. 1987;156:591-8.

114. Suh SH, Casazza GA, Horning MA *et al.* Effects of oral contraceptives on glucose flux and substrate oxidation rates during rest and exercise. J Appl Physiol. 2003;94(1):285-94.

115. Savage KJ, Clarkson PM. Oral contraceptive use and exercise-induced muscle damage and recovery. Contraception. 2002;66(1):67-71.

116. Hicks KM, Onambélé-Pearson G, Winwood K *et al.* Oral contraceptive pill use and the susceptibility to markers of exercise-induced muscle damage. Eur J Appl Physiol. 2017;117(7):1393-402.

117. Carter A, Dobridge J, Hackney A. Influence of estrogen on markers of muscle tissue damage following eccentric exercise. Hum Physiol. 2001;7:626-30.

118. Wiseman H, Quinn P, Halliwell B. Tamoxifen and related compounds decrease membrane fluidity in liposomes. Mechanism for the antioxidant action of tamoxifen and relevance to its anticancer and cardioprotective actions? FEBS Lett. 1993;330(1):53-6.

119. MacNeil LG, Baker SK, Stevic I. 17β-estradiol attenuates exercise-induced neutrophil infiltration in men. Am J Physiol Regul Integr Comp Physiol. 2011;300(6):R1443-51.

120. Silvestri A, Gebara O, Vitale C *et al*. Increased levels of C-reactive protein after oral hormone replacement therapy may not be related to an increased inflammatory response. Circulation. 2003;107(25):3165-9.

121. Mayeda ER, Torgal AH, Westhoff CL Weight and body composition changes during oral contraceptive use in obese and normal weight women. J Womens Health. 2014;23(1):38-43.

122. Myllyaho MM, Ihalainen JK, Hackney AC *et al*. Hormonal contraceptive use does not affect strength, endurance, or body composition adaptations to combined strength and endurance training in women. J Strength Cond Res. 2018.

123. Rickenlund A, Carlström K, Ekblom B *et al*. Effects of oral contraceptives on body composition and physical performance in female athletes. J Clin Endocrinol Metab. 2004;89(9):4364-70.

124. Koeppen BM, Stanton BA. Berne & Levy: fisiologia. 6.ed. Elsevier; 2009.

125. Aversa A, Morgentaler A. The practical management of testosterone deficiency in men. Nat Rev Urol. 2015;12(11):641-50.

126. Kanayama G, Pope HG Jr. History and epidemiology of anabolic androgens in athletes and non-athletes. Mol Cell Endocrinol. 2018;464:4-13.

127. Pope HG Jr., Khalsa JH2, Bhasin S. Body image disorders and abuse of anabolic-androgenic steroids among men. JAMA. 2017;317(1):23-4.

128. Pope HG Jr., Wood RI, Rogol A *et al*. Adverse health consequences of performance-enhancing drugs: an endocrine society scientific statement. Endocr Rev. 2014;35(3):341-75.

129. Willian NT. Anabolic steroids and the athlete. 2.ed. McFarland; 2002.

130. Reardon CL, Creado S. Drug abuse in athletes. Subst Abuse Rehabil. 2014;5:95-105.

131. Abrahin OSC, Souza NSF, Sousa EC *et al*. Prevalência do uso e conhecimento de esteroides anabolizantes androgênicos por estudantes e professores de educação física que atuam em academias de ginástica. Rev Bras Med Esporte. 2013;19(1):27-30.

132. Abrahin OS, Sousa EC, Santos AM. Prevalence of the use anabolic-androgenic steroids in Brazil: a systematic review. Subst Use Misuse. 2014;49(9):1156-62.

133. Abrahin OSC, Moreira JKR, Nascimento VC *et al*. Análise sobre os estudos científicos do uso de esteroides anabolizantes no Brasil: um estudo de revisão. FIEP Bulletin. 2011;81(2):331-5.

134. Katzung BG. Farmacologia básica e clínica. 13.ed. Porto Alegre: AMGH; 2017.

135. Crosnoe-Shipley LE, Elkelany OO, Rahnema CD *et al*. Treatment of hypogonadotropic male hypogonadism: case-based scenarios. World J Nephrol. 2015;4(2):245-53.

136. Ip EJ, Barnett MJ, Tenerowicz MJ *et al*. Women and anabolic steroids: an analysis of a dozen users. Clin J Sport Med. 2010;20(6):475-81.

137. Hooper DR, Kraemer WJ, Focht BC *et al*. Endocrinological roles for testosterone in resistance exercise responses and adaptations. Sports Med. 2017; 47(9):1709-20.

138. Mieritz MG, Christiansen P, Jensen MB *et al*. Gynaecomastia in 786 adult men: clinical and biochemical findings. Eur J Endocrinol. 2017;176(5):555-66.

139. Swerdloff RS, Dudley RE2, Page ST *et al*. Dihydrotestosterone: biochemistry, physiology, and clinical implications of elevated blood levels. Endocr Rev. 2017;38(3):220-254.

140. Adil A, Godwin M. The effectiveness of treatments for androgenetic alopecia: a systematic review and meta-analysis. J Am Acad Dermatol. 2017; 77(1):136-41.e5.

141. Ju Q, Tao T, Hu T *et al*. Sex hormone and acne. Clin Dermatol. 2017;35(2):130-7.

142. Rasmussen JJ, Selmer C, Østergren PB *et al*. Former abusers of anabolic androgenic steroids exhibit decreased testosterone levels and hypogonadal symptoms years after cessation: a case-control study. PLoS One. 2016;11(8):e0161208.

143. Lindqvist Bagge AS, Rosén T, Fahlke C *et al*. Somatic effects of AAS abuse: a 30-years follow-up study of male former power sports athletes. J Sci Med Sport. 2017;20(9):814-8.

144. Solimini R, Rotolo MC, Mastrobattista L *et al*. Hepatotoxicity associated with illicit use of anabolic androgenic steroids in doping. Eur Rev Med Pharmacol Sci. 2017;21(1 Suppl.):7-16.

145. Hartgens F, Kuipers H. Effects of androgenic-anabolic steroids in athletes. Sports Med. 2004;34(8): 513-54.

146. Christou MA, Tigas S. Recovery of reproductive function following androgen abuse. Curr Opin Endocrinol Diabetes Obes. 2018;25(3):195-200.

147. Christou MA, Christou PA, Markozannes G *et al*. Effects of anabolic androgenic steroids on the reproductive system of athletes and recreational users:

148. da Justa Neves DB, Marcheti RG, Caldas ED. Incidence of anabolic steroid counterfeiting in Brazil. Forensic Sci Int. 2013;228(1-3):e81-3.

149. Narayana R, Coss CC, Dalton JT. Development of selective androgen receptor modulators (SARMs). Mol Cell Endocrinol. 2018;15:465:134-42.

150. Tsai MJ, O'Malley BW. Molecular mechanisms of action of steroid/thyroid receptor superfamily members. Annu Rev Biochem. 1994;63:451-86.

151. Power RF, Conneely OM, O'Malley BW. New insights into activation of the steroid hormone receptor superfamily. Trends Pharmacol Sci. 1992;13:318-23.

152. Penning TM, Burczynski ME, Jez JM *et al.* Human 3alpha-hydroxysteroid dehydrogenase isoforms (AKR1C1-AKR1C4) of the aldo-keto reductase superfamily: functional plasticity and tissue distribution reveals roles in the inactivation and formation of male and female sex hormones. Biochem J. 2000; 351:67-77.

153. Schindler AE. Metabolism of androstenedione and testosterone in human fetal brain. Prog Brain Res. 1975;42:330.

154. Liao G, Chen LY, Zhang A *et al.* Regulation of androgen receptor activity by the nuclear receptor corepressor SMRT. J Biol Chem. 2003;278:5052-61.

155. Shang Y, Myers M, Brown M. Formation of the androgen receptor transcription complex. Mol Cell. 2002;9:601-10.

156. Mooradian AD, Morley JE, Korenman SG. Biological actions of androgens. Endocr Rev. 1987;8(1):1-28.

157. Aversa A, Morgentaler A. The practical management of testosterone deficiency in men. Nat Rev Urol. 2015;12(11):641-50.

158. Bhasin S, Jasuja R. Selective androgen receptor modulators as function promoting therapies. Curr Opin Clin Nutr Metab Care. 2009;12(3):232-40.

159. Holterhus PM, Piefke S, Hiort O. Anabolic steroids, testosterone-precursors and virilizing androgens induce distinct activation profiles of androgen responsive promoter constructs. J Steroid Biochem Mol Biol. 2002;82:269-75.

160. Narayanan R, Coss CC, Yepuru M *et al.* Steroidal androgens and nonsteroidal, tissue-selective androgen receptor modulator, S-22, regulate androgen receptor function through distinct genomic and nongenomic signaling pathways. Mol Endocrinol. 2008;22(11):2448-65.

161. Dalton JT, Mukherjee A, Zhu A *et al.* Discovery of nonsteroidal androgens. Biochem Biophys Res Commun. 1998;244:1-4.

162. He T, Yin D, Perera M *et al.* Novel nonsteroidal ligands with high binding affinity and potent functional activity for the androgen receptor. Eur J Med Chem. 2002;37(8):619-34.

163. Thevis M, Schanzer W. Detection of SARMs in doping control analysis. Mol Cell Endocrinol. 2018;464: 34-45.

164. Narayanan R, Mohler ML, Bohl CE *et al.* Selective androgen receptor modulators in preclinical and clinical development. Nucl Recept Signal. 2008; 6:e010.

165. Clark RV, Walker AC, Andrews S *et al.* Safety, pharmacokinetics and pharmacological effects of the selective androgen receptor modulator, GSK2881078, in healthy men and postmenopausal women. Br J Clin Pharmacol. 2017;83(10):2179-94.

166. Basaria S, Collins L, Dillon EL *et al.* The safety, pharmacokinetics, and effects of LGD-4033, a novel nonsteroidal oral, selective androgen receptor modulator, in healthy young men. J Gerontol A Biol Sci Med Sci. 2013;68(1):87-95.

167. Van Wagoner RM, Eichner A, Bhasin S *et al.* Chemical composition and labeling of substances marketed as selective androgen receptor modulators and sold via the internet. JAMA. 2017;318(20):2004-10.

168. da Justa Neves DB, Caldas ED. Dietary supplements: international legal framework and adulteration profiles, and characteristics of products on the Brazilian clandestine market. Regul Toxicol Pharmacol. 2015;73(1):93-104.

169. da Justa Neves DB, Marcheti RG, Caldas ED. Incidence of anabolic steroid counterfeiting in Brazil. Forensic Sci Int. 2013;228(1-3):e81-3.

170. Alves AR, Silva MJP. O uso da fitoterapia no cuidado de crianças com até cinco anos em área central e periférica da cidade de São Paulo. Revista Escola de Enfermagem, USP. 2003;37(4):85-91.

171. Saad GA, Léda PHO, Sá IM *et al.* Fitoterapia contemporânea: tradição e ciência na prática clínica. 2.ed. Rio de Janeiro: Guanabara Koogan; 2016.

172. Panizza ST. Como prescrever ou recomendar plantas medicinais e fitoterápicos. 1.ed. São Luiz: Combrafito; 2010.

173. Conselho Federal de Nutricionista (CFN). Resolução nº525 de 25 de junho de 2013. Alterada pela Resolução CFN nº 556/2015. Disponível em: http://www.cfn.org.br/wp-content/uploads/resolucoes/Res_525_2013.htm. Acesso em: 14 de out 2018.

174. Conselho Federal de Nutricionista (CFN). Resolução n°556 de 11 de abril de 2015. Disponível em: http://www.cfn.org.br/wp-content/uploads/resolucoes/Res_556_2015.htm Acesso em: 14 out 2018.

175. Brasil. Agência Nacional de Vigilância Sanitária (Anvisa). Instrução normativa n° 02 de 13 de maio de 2014. Publica a "lista de medicamentos fitoterápicos de registro simplificado" e a "lista de produtos tradicionais fitoterápicos de registro simplificado". Disponível em: http://bvsms.saude.gov.br/bvs/saudelegis/anvisa/2014/int0002_13_05_2014.pdf. Acesso em: 14 out 2018.

176. Giahil L, Mohammadmoradi S, Javidan A et al. Nutritional modifications in male infertility: a systematic review covering 2 decades. Nutr Rev. 2016;74(2): 118-30.

177. O'Reillm W, House PJ, Tomlinson JW. Understanding androgen action in adipose tissue. J Steroid Biochem Mol Biol. 2014;143:277-84.

178. Hui C, Qi X, Qianyoung Z et al. Flavonoids, flavonoid subclasses and breast cancer risk: a meta-analysis of epidemiologic studies. PLoS One. 2013;8(1).

179. Feitelson MA, Arzumanyan A, Kulathinal RJ et al. Sustained proliferation in cancer: mechanisms and novel therapeutic targets. Semin Cancer Biol. 2015; 35(Suppl.):25-54.

180. George A, Henkel R. Phytoandrogenic properties of Eurycoma longifolia as natural alternative to testosterone replacement therapy. Andrologia. 2014;46(7): 708-21.

181. Talbott SM, Talbott JA, George A et al. Effect of Tongkat Ali on stress hormones and psychological mood state in moderately stressed subjects. J Int Soc Sports Nutr. 2013;10(1):28.

182. Henkel RR, Wang R, Bassett SH et al. Tongkat Ali as a potential herbal supplement for physically active male and female seniors--a pilot study. Phytother Res. 2014;28(4):544-50.

183. Rehman SU, Choe K, Yoo HH. Review on a traditional herbal medicine, Eurycoma Longifolia jack (Tongkat Ali): its traditional uses, chemistry, evidence-based pharmacology and toxicology. Molecules. 2016;21(3):331.

184. Thu HE, Mohamed IN, Hussain Z et al. Eurycoma Longifolia as a potential adoptogen of male sexual health: a systematic review on clinical studies. Chin J Nat Med. 2017;15(1):71-80.

185. Chen CK, Mohamad WM, Ooi FK et al. Supplementation of Eurycoma longifolia jack extract for 6 weeks does not affect urinary testosterone: epitestosterone ratio, liver and renal functions in male recreational athletes. Int J Prev Med. 2014;5(6):728-33.

186. Marques N, Loschi R. Fitoterapia funcional aplicada à prática esportiva. 1.ed. São Paulo: Valéria Paschoal Editora; 2017.

187. Ahmad MK, Mahdi AA, Shukla KK et al. Effect of Mucuna pruriens on semen profile and biochemical parameters in seminal plasma of infertile men. Fertil Steril. 2008;90(3):627-35.

188. Ahmad MK, Mahdi AA, Shukla KK et al. Mucuna pruriens improves male fertility by its action on the hypothalamus-pituitary-gonadal axis. Fertil Steril. 2009;92(6):1934-40.

189. Grant P. Spearmint herbal tea has significant anti-androgen effects in polycystic ovarian syndrome. A randomized controlled trial. Phytother Res. 2010;24(2):186-8.

190. Marques N. Fitoterapia clínica funcional. 2.ed. São Paulo: Valéria Paschoal Editora; 2014.

191. Rao A, Steels E, Inder WJ et al. Testofen, a specialised Trigonella foenum-graecum seed extract reduces age-related symptoms of androgen decrease, increases testosterone levels and improves sexual function in healthy aging males in a double-blind randomised clinical study. Aging Male. 2016;19(2): 134-42.

192. Wilborn C, Taylor L, Poole C et al. Effects of a purported aromatase and 5α-reductase inhibitor on hormone profiles in college-age men. Int J Sport Nutr Exerc Metab. 2010;20(6):457-65.

193. Yakubu MT, Afolayan AJ. Anabolic and androgenic activities of Bulbine natalensis stem in male Wistar rats. Pharm Biol. 2010;48(5):568-76.

194. Yakubu MT, Afolayan AJ. Effect of aqueous extract of Bulbine natalensis (Baker) stem on the sexual behaviour of male rats. Int J Androl. 2009;32(6):629-36.

195. Kalluf L. Fitoterapia funcional: dos princípios ativos à prescrição de fitoterápicos. 2.ed. São Paulo: Ação Set; 2015.

196. Milasius K, Dadeliene R, Skernevicius J et al. The influence of the Tribulus terrestris extract on the parameters of the functional preparedness and athletes' organism homeostasis. Fiziol Zh. 2009;55(5): 89-96.

197. Antonio J, Uelmen J, Rodriguez R et al. The effects of Tribulus terrestris on body composition and exercise performance in resistance-trained males. Int J Sport Nutr Exerc Metab. 2000;10(2):208-15.

198. Santos CA Jr., Reis LO, Destro-Saade R et al. Tribulus terrestris versus placebo in the treatment of erectile dysfunction: a prospective, randomized, double blind study. Actas Urol Esp. 2014;38(4):244-8.

199. Qureshi A, Naughton DP, Petroczi A. A systematic review on the herbal extract Tribulus ter-

restris and the roots of its putative aphrodisiac and performance enhancing effect. J Diet Suppl. 2014;11(1):64-79.

200. Zenico T, Cicero AFG, Valmorri L *et al.* Subjective effects of Lepidium meyenii (Maca) extract on well-being and sexual performance in patients with mild erectile dysfunction: a randomized, double-blind clinical trial. Andrologia. 2009;41:95-9.

201. Brooks NA, Wilcox G, Walker KZ *et al.* Beneficial effects of Lepidium meyenii (Maca) on psychological symptoms and measures of sexual dysfunction in postmenopausal women are not related to estrogen or androgen content. Menopause. 2008;15(6): 1157-62.

202. Gonzales GF, Córdova A, Vega K *et al.* Effect of Lepidium meyenii (Maca) on sexual desire and its absent relationship with serum testosterone levels in adult healthy men. Andrologia. 2002;34(6):367-72.

203. Gonzales GF, Córdova A, Vega K *et al.* Effect of Lepidium meyenii (Maca), a root with aphrodisiac and fertility-enhancing properties, on serum reproductive hormone levels in adult healthy men. J Endocrinol. 2003;176(1):163-8.

204. Ambiye VR, Lagade D, Dongre S *et al.* Clinical evaluation of the spermatogenic activity of the root extract of ashwagandha (Withania somnifera) in oligospermic males: a pilot study. Evid Based Complement Alternat Med. 2013;2013:571420.

205. Wankhede S, Langade D, Joshi K *et al.* Examining the effect of Withania somnifera supplementation on muscle strength and recovery: a randomized controlled trial. J Int Soc Sports Nutr. 2015;12:43.

Parte 6

Planejamento Alimentar Esportivo

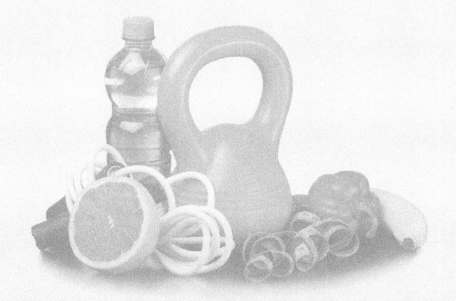

19 Modalidades de *Endurance* e Ultra-*Endurance*, 327

20 Fisiculturismo, 340

21 Atletismo, 357

22 Esportes Intermitentes, 367

23 Esportes Aquáticos, 381

capítulo **19**

Modalidades de *Endurance* e Ultra-*Endurance*

Maiara Lima

Introdução

Exercícios de *endurance* e ultra-*endurance*, também conhecidos respectivamente como resistência e ultrarresistência, são considerados eventos de duração média a longa, o que torna as exigências fisiológicas tão intensas que a nutrição se faz essencial. Para tanto, considera-se como tripé mais importante para atletas: nutrição, hidratação e recuperação. Ultramaratonas são eventos caracterizados por longas distâncias (> 42.195 km), ocorrem com frequência em regiões inóspitas com variação de terreno e temperatura.[1,2]

Interessante análise demonstrou que os esportes de *endurance* e ultra-*endurance* estão aumentando rapidamente em popularidade, com recente crescimento exponencial no número e no tipo de evento, bem como na quantidade de participantes. Esses eventos atraem muitos concorrentes recreativos e também atletas de resistência de elite. Contudo, um grande número de participantes recém-chegados no esporte não recebeu conhecimento e preparo prévios sobre o que devem testar nos treinos e nos dias de competições. Ainda desconhecem, portanto, suas necessidades nutricionais e energéticas.[3-5]

Demandas nutricionais e energéticas

O exercício de ultra-*endurance* é considerado um dos maiores desafios fisiológicos, e estratégias nutricionais adequadas são essenciais para o sucesso na participação desses eventos.[6,7] Entretanto, a dificuldade para seguir as recomendações necessárias, tanto em provas de *endurance* quanto ultra-*endurance*, pode ser atribuída a vários fatores:

- Falta de educação nutricional
- Normas esportivas da prova na qual participarão
- Desenvolvimento de sintomas físicos, inclusive lesões, distúrbios gastrintestinais e supressão do apetite
- Desafios logísticos com implicações para a preparação de alimentos em termos de tempo e disponibilidade.[8,9]

A depleção de energia entre as sessões de treinamento pode reduzir o tempo de recuperação, aumentar as chances de infecções por queda do sistema imune e prejudicar o desempenho. Essa característica é comum entre os atletas de ultramaratonas com dias de provas consecutivos.[8] Exercício aeróbio contínuo por muitas horas requer combustíveis metabólicos suficientes para sustentar um alto nível de gasto energético, com carboidratos (CHO) como o componente mais importante da ingestão de energia.[6] Durante o exercício prolongado, a fadiga frequentemente se associa a esgotamento das reservas de glicogênio muscular, e a ingestão de CHO durante o exercício melhora a resistência.[10-12]

Mesmo com os conhecimentos técnicos e teóricos disponíveis, é pouco provável o atleta conseguir repor todas as energias gastas nos dias consecutivos da competição. Investigações recentes estimaram que os atletas de ultra-*endurance* devam manter suas ingestões energéticas em torno de 36 a 54% do gasto energético total. Esse déficit calórico causa utilização intensa das reservas de energia (principalmente da gordura), o que torna ainda mais importante eles não chegarem com percentuais de gordura extremamente baixos em provas que ocorrem por vários dias.[13]

Martinez et al.[14] avaliaram e compararam a ingestão de energia e macronutrientes dos participantes de três diferentes corridas de ultra-*endurance* na montanha (44, 67 e 112 km; Figura 19.1): 52,1% dos participantes consumiram menos de 30 g de CHO · h^{-1}, sem diferenças significativas entre as competições. Apenas 6,6% dos participantes consumiram 60 g de CHO · h^{-1} ou mais. Nenhum deles atingiu 90 g · h^{-1}. Além disso, para atletas do ultra, as maiores taxas de ingestão de CHO correlacionaram-se com finalização mais rápida da prova.

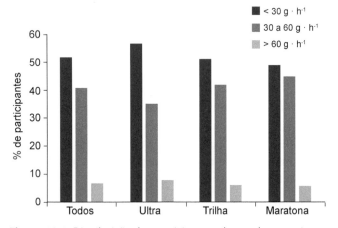

Figura 19.1 Distribuição dos participantes de acordo com a ingestão de CHO durante as competições. Os valores são expressos em porcentagem de participantes. Não foram encontradas diferenças significativas entre as competições (teste do qui-quadrado). Todos os atletas: 213; Ultra: 51; Trilha: 109; Maratona: 53.

Esse resultado confronta teoria com prática esportiva e mostra que muitas recomendações sugeridas pela ciência ainda estão longe de serem implementadas. Cria-se a urgência de capacitar nutricionistas aptos a compreender a relevância do tema e capazes de adotar estratégia para estimular o ensino e a compreensão sobre a importância de se fazer recomendações adequadas a atletas de ultra-*endurance* e *endurance*.

Ainda considerando o estudo de Martinez et al.[14], os alimentos preferidos nas provas (Tabela 19.1) foram sanduíches e frutas (principalmente banana). Entre as bebidas, 86,5% dos participantes consumiram água, 61,7% bebidas com CHO e eletrólitos. As bebidas cafeinadas (tipo cola) foram ingeridas por uma porcentagem maior de participantes das ultramaratonas. Cerca de 81% dos atletas consumiram géis de CHO (uso semelhante nas três competições).

Como efeito para o metabolismo, o exercício de *endurance* aumenta a biogênese mitocondrial, promove mudanças na composição das fibras do tipo I e melhora o metabolismo oxidativo das gorduras. A disponibilidade do substrato de glicogênio muscular pode modular adaptações fisiológicas induzidas pelo exercício de *endurance*, modulando a expressão de coativador-1 alfa do receptor ativado por proliferadores de peroxissoma gama (PGC-1 alfa) e p53.[15] Com base nessas evidências, os atletas passaram a demonstrar interesse de treinar em condições de baixo teor de glicogênio muscular, com pouca disponibilidade de glicose adquirida na alimentação ou por suplementação intratreino. No entanto, esses estudos em geral não conseguiram mostrar os benefícios na *performance* física.

Problemas causados por desgaste físico e alimentação inadequada

Deficiência energética relativa no esporte

Historicamente, as mulheres tendem a apresentar mais distúrbios alimentares, principalmente quando se objetiva baixo peso e emagrecimento rápido. Em geral, estratégias agressivas causam um desequilíbrio no balanço energético. No passado, considerava-se que esse balanço negativo só ocorria em atletas do sexo feminino, pois os sintomas de alteração menstrual e densidade mineral óssea eram mais evidentes.[13]

Em 2014, Mountjoy et al.[16], por meio do Comitê Olímpico Internacional (COI), convocaram um grupo de especialistas para atualizar e tratar do tema tríade da mulher atleta. Uma revisão crítica descobriu que a síndrome é muito mais ampla do que se pensava. Em resposta, para tornar o fenômeno mais abrangente e conhecido, o COI introduziu um novo termo: "deficiência energética relativa no esporte" (RED-S, do inglês *relative energy deficiency*

Tabela 19.1 Percentual de participantes que consomem os principais alimentos e bebidas.

Alimentos e bebidas	Todos (n = 213)	Ultra (n = 51)	Trilha (n = 109)	Maratona (n = 53)
Água	86,5	94,8	86,4	79
Bebidas com eletrólitos de CHO	61,7	60,3	64,4	58
Bebidas com cola	44,9	68,9	46,6	19,3
Banana	68	74,1	68,6	61,3
Laranja	52	55,1	55,9	41,9
Pera	8,4	12	5,9	9,6
Maçã	11,6	13,8	14,4	4,3
Barras de energia	46,2	43,1	47,4	46,7
Géis de energia	81,1	75,9	83	82,2
Vitaminas mastigáveis	30,2	34,5	34,7	17,7
Sanduíches	79,4	91,4	83,9	59,7
Nozes	41,2	41,4	49,2	25,8
Salada de macarrão/arroz	56,3	86,2	57,6	25,8

Os valores são expressos de acordo com a porcentagem de participantes.
Adaptada de Martinez et al., 2017.[14]

in sport). Refere-se à incapacidade de funcionamento fisiológico, imunológico, hematológico, metabólico etc., quando ambos os sexos treinam com deficiência energética (Figuras 19.2 e 19.3).

Distúrbios gastrintestinais

Outras alterações que ocorrem no *endurance* e no ultra-*endurance* são provenientes do exercício de alta intensidade que altera a integridade da barreira gastrintestinal. Um mecanismo primário é a isquemia intestinal, resultante da redistribuição do sangue da área esplâncnica para os tecidos musculares. A hipoperfusão esplâncnica origina uma cascata de eventos responsivos, inclusive lesões epiteliais, aumento da permeabilidade, translocação bacteriana e inflamação sistêmica. O estresse e a lesão gastrintestinal recorrentes, comum entre os atletas de *endurance*, podem criar um ambiente que resulta em maior suscetibilidade a reações adversas intestinais.[17,18]

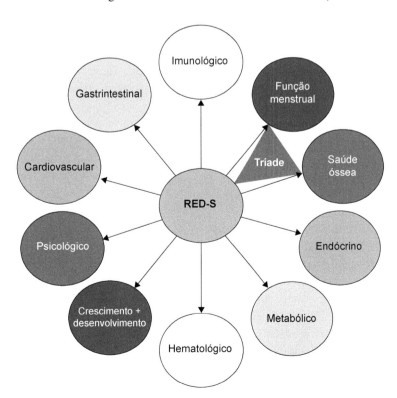

Figura 19.2 Consequências da deficiência energética relativa para a saúde.

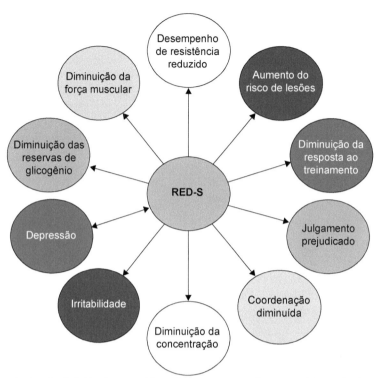

Figura 19.3 Consequências da deficiência energética relativa para a *performance*. Adaptada de Mountjoy *et al.*, 2014.[16]

As diversas cepas que o ser humano abriga no intestino influenciam as funções do trato gastrintestinal (TGI), o sistema imunológico e a produção de metabólitos de diversos modo a influenciar o exercício. Por definição, os probióticos são cepas de bactérias que sobrevivem ao ácido gástrico ambiente, colonizam o TGI e protegem o corpo de bactérias patogênicas, o que pode melhorar a saúde do hospedeiro (atleta). Um suporte de probiótico melhora a resiliência do TGI contra a isquemia e é interessante para atletas de eventos prolongados de *endurance*, que apresentam maior ocorrência de distúrbios no TGI e na imunidade.[19]

Pyne *et al.*[20] chegaram à conclusão de que atletas propensos a problemas do TGI, ou que viajam para regiões nas quais eles são mais prováveis, podem se beneficiar modestamente dos probióticos, mas a suplementação precisa começar bem antes das competições e são necessárias mais pesquisas antes de os probióticos serem recomendados com confiança.

Propõem-se que o mecanismo dos probióticos responsável pela prevenção de problemas do TGI e isquemia consiste na melhora da mucosa e de barreiras epiteliais e na produção de mediadores anti-inflamatórios. Importante compreender que os probióticos não eliminam a hipoperfusão acarretada pelo treino, mas reduzem a gravidade e a duração dos sintomas gastrintestinais e da endotoxemia induzida pela atividade extenuante.[21] Mesmo com todos os benefícios já apresentados, são necessárias mais pesquisas para estabelecer se o uso de probióticos melhora ou não o desempenho esportivo.

Ademais, a desidratação e a sobrecarga de líquidos são outras duas grandes barreiras que precisam ser superadas. A miríade de estressores, como condições ambientais extremas (excesso de frio ou calor) e esforço físico intenso, impede a correta hidratação e alimentação. Ainda é importante lembrar que, em provas nas quais o "tempo limite" é determinado, os atletas não podem dormir, o que resulta em outro fator de estresse. Além disso, o racionamento de alimentos em provas de sobrevivência torna ainda mais necessário um planejamento nutricional prévio para atletas de ultra-*endurance*, no qual serão testadas estratégias de alimentação e hidratação.[2,22]

Ao compreender melhor as demandas energéticas e as dificuldades fisiológicas e psicológicas enfrentadas por esses atletas, torna-se mais plausível organizar estrategicamente a conduta nutricional e escolher alimentos e suplementos que mantenham a melhor condição da saúde e a *performance*.

Lesões causadas por corrida

A corrida tem se tornado cada vez mais popular nos países ocidentais. Embora se atribua a ela vários benefícios à saúde, lesões também ocorrem com frequência[23,24], a maioria nas extremidades inferiores (principalmente no joelho), com incidência variando entre 19,4 e 79,3%. Essa ampla variação decorre provavelmente das diferenças nas populações estudadas e nas definições de lesão.

Vários estudos avaliaram os fatores de risco, os principais detectados são: histórico de lesões prévias e aumento do volume de treinamento por semana em corredores do sexo masculino.[25] Além disso, a crença comum é que fatores como índice de massa corporal (IMC), experiências do atleta, tipos de sapatos e características do treinamento (duração, frequência da corrida, distância percorrida, velocidade, aquecimento e hábitos do exercício) estejam associados ao aumento do risco de lesões, mas sem comprovação estatística significativa.[25]

Ristolainen *et al.*[26] observaram que características do treinamento, como volume, frequência, duração e intensidade, podem influenciar o risco de lesões. Maarten *et al.*[27] encontraram fatores de risco específicos para o sexo masculino. No geral, as mulheres têm menor risco de desenvolver lesões relacionadas com a corrida. Além disso, lesões prévias, pouca experiência como corredor (0 a 2 anos), reiniciar a prática da corrida e percorrer uma distância semanal superior a 64 quilômetros são fatores associados a maior risco de lesão em homens do que em mulheres.

Poppel *et al.*[28] descobriram que os modelos de risco para corredores de curta e longa distância não diferem muito. A lesão prévia é o fator de risco genérico mais importante, assim como a distância semanal percorrida no treinamento.

Para evitar lesões, parece importante considerar: idade, contusões prévias e volume de treinamento semanal. Quando o volume de treinamento semanal é maior, isso parece proteger o atleta na execução de provas com distâncias mais longas.

Ciclismo

Em um estudo de Galanti *et al.*[29] visando analisar o consumo de micronutrientes, observou-se que a ingestão de cálcio é baixa especialmente nos ciclistas, cerca de metade do recomendado, assim como a de ácido fólico e vitamina B_6. Em contrapartida, as ingestões de potássio e de vitamina C são altas, possivelmente em decorrência da perda de eletrólitos e por se associar o consumo da vitamina C com imunidade. A maioria dos atletas mostrou um consumo energético equilibrado entre as principais refeições e lanches, exceto no café da manhã, que embora adequado em nutrientes, foi escasso em alimentos que geram energia, principalmente para manter o objetivo de ficar abaixo do peso. Comparando a distribuição energética, os macronutrientes que mais contribuem para os valores finais são CHO e proteínas.[29]

Ademais, os atletas relataram considerar de importância primordial a manutenção da boa saúde e um desempenho esportivo aceitável. Setenta por cento dos ciclistas receberam aconselhamento alimentar, a maioria fornecido por pais, médicos ou treinadores. Buscar bons hábitos nutricionais e alimentares tem se tornado relevante nos esportes, principalmente em virtude de seus efeitos no desempenho. Recomendações gerais precisam ser ajustadas por especialistas em nutrição esportiva. Investigar esses hábitos é importante na análise do estilo de vida dos atletas e para futuras intervenções.[29]

Combinar proteína e carboidrato (PC), durante e imediatamente após o exercício de ciclismo, foi associado a melhoras na função e na morfologia do músculo esquelético após o treinamento intenso.

Em outro estudo, analisando o desempenho de ciclistas, o grupo que consumiu PC mostrou resultados melhores durante os últimos estágios dos 8 dias de competição quando comparados àqueles que apenas ingeriram CHO.[20,30] Também apresentou atenuação das mudanças na temperatura corporal e tendência a menor frequência cardíaca durante o exercício. Esses benefícios parecem demonstrar que as respostas cardiovasculares se alteram com o consumo de PC. Essa hipótese foi reforçada ao se acompanhar indivíduos não treinados que ingeriram suplementação não combinada de proteína + carboidrato (NPC). Quando comparados aos que consumiram placebo, observou-se aumento da albumina e do volume plasmáticos, resultando em expansão do volume sistólico e diminuição da frequência cardíaca durante o exercício.[20,30]

König *et al.*[31] quiseram comparar os efeitos da isomaltulose e da maltodextrina (MDX) como substrato energético durante o exercício de ciclismo. O protocolo proposto foi 90 min de ciclismo [60% do consumo máximo de oxigênio (VO_2 máx.)] seguido por prova de contrarrelógio. Foram recrutados 20 atletas do sexo masculino para dois ensaios experimentais, com ingestão de 75 g de isomaltulose ou MDX 45 min antes do início da atividade. Os dados mostram que a ingestão de isomaltulose foi associada a maiores concentrações de glicose durante os 90 min de bicicleta. A queda na glicemia após o início do exercício, ou seja, a "resposta glicêmica de rebote induzida pelo exercício", foi substancialmente atenuada com a isomaltulose quando comparada com a MDX, o que pode ser explicada por menor glicemia e insulina após a ingestão de isomaltulose no pré-exercício, cinética de liberação lenta dos monossacarídios da glicose e da frutose que contribuem para um fornecimento de energia mais constante e maior quantidade de gordura oxidada.[31]

Além de o CHO fornecer energia durante o exercício, há também evidências de que as concentrações de glicose melhoram o desempenho mental durante as provas. Portanto, pode-se especular que quanto maiores os níveis de glicose durante o exercício de resistência de 90 min, melhor o desempenho cognitivo e a redução da fadiga mental, o que impacta positivamente na resistência durante a prova do contrarrelógio.[32] Os melhores tempos de execução da prova do contrarrelógio também estão associados ao grupo que consumiu a isomaltulose, o que demonstra seu efeito na *performance* física.[31]

Corridas de aventura

A corrida de aventura (AR) é uma modalidade multiesportiva composta por corrida, *mountain bike*, canoagem, nado, escaladas, entre outros exercícios. Durante o evento, atletas carregam mochilas de diferentes pesos (5 a 10 kg) com equipamentos obrigatórios e percorrem distâncias que podem variar entre 20 e 100 km. As competições de corrida de longa distância têm se tornado cada vez mais populares na última década. A carga transportada por atletas (água, roupa, alimentação, itens de sobrevivência) causa um desgaste energético maior quando se compara a mesma distância percorrida sem peso.[33,34] Portanto, os aspectos nutricionais são muito estudados nas AR, dada sua demanda energética exigente característica. Um balanço energético negativo grave pode produzir efeitos adversos nos sistemas imunológico, renal e muscular.[35,36] Por isso, é importante conhecer as necessidades metabólicas requeridas quando o participante utiliza cargas (além de seu próprio peso). A crescente popularidade dessa prática esportiva vem exigindo mais profissionais capacitados para lidar com a relação carga de trabalho e desempenho na corrida.[37]

Quando se aborda o nível e as metodologias dos treinamentos é relevante aplicar métodos de treino intervalado e contínuo para adaptações semelhantes àquelas exigidas nas provas. Por exemplo, quando o exercício progressivo de transporte de carga faz parte do programa de treinamento, os efeitos do treino são evidentes quando comparados ao treinamento aeróbico isolado.[36]

Em seu estudo, Fagundes *et al.*[38] observaram que as diferenças no nível de intensidade do treinamento eram mais perceptíveis com 15% de carga do que 7%, em decorrência do mecanismo de economia de energia quando se lida com baixas cargas. A pesquisa abordou duas questões principais:

1. O transporte de carga tem efeito no VO_2 máx., nos limiares ventilatórios e, por consequência, nos atletas de AR?
2. Se as cargas afetam essas variáveis, é possível definir equações preditivas para estimar a intensidade do treinamento baseada na carga extra?

Do ponto de vista prático, o estudo de Fagundes *et al.*[38] fornece um modelo com relação de 1 para 1% entre velocidade e carga extra (em porcentagem de massa corporal). Em outras palavras, a cada porcentagem de aumento da carga da mochila, o atleta de AR precisa reduzir a velocidade na mesma proporção para manter a mesma taxa de esforço físico. Portanto, intervenções que melhoram a economia de corrida (EC; p. ex., treinamento de força) podem aumentar o desempenho de atletas que carregam os próprios mantimentos nas provas.

O modelo de regressão apresentado por Fagundes *et al.*[38] consiste em uma ferramenta prática, pois requer apenas a informação da carga carregada nas mochilas. Sua utilização pode ser estendida para uso clínico com a finalidade de otimizar o desempenho dos atletas, bem como para definir estratégias alimentares e de *pace* por treinadores. O estudo mostra também a grande importância de o nutricionista conhecer os aspectos metabólicos da AR para compreender por que o gasto energético pode aumentar caso a velocidade reduza se houver elevação da carga com bebida, comida, roupas e qualquer item obrigatório das provas. Torna-se cada vez mais relevante para o profissional que deseja promover a saúde dos atletas estar a par das peculiaridades de cada indivíduo e de suas práticas esportivas.

Além da preocupação com o gasto energético, importante ressaltar que essas competições, em decorrência da grande quantidade de carga, causam deformação mecânica para a perna visto que há contração muscular repetitiva.[39] Como resultado do aumento de tensão durante a carga mecânica, o tecido citoesquelético no interior se altera, induzindo deficiências funcionais neuromusculares, danos nas fibras, edema e dor muscular de início tardio.[40] Fibras musculares rompidas aumentam o conteúdo lipídico e alteram as propriedades mecânicas do músculo. Quantificar as propriedades mecânicas de forma não invasiva após o treinamento e as competições podem fornecer informações sobre mudanças microestruturais na musculatura. Isso possibilita melhorar também a compreensão das relações de intensidade de exercício, sintomas (aperto, fraqueza ou dor aguda nos músculos da perna), remodelação muscular e lesão em corredores.[41]

Alterações nas propriedades mecânicas dos músculos associadas ao desempenho e às lesões podem estar relacionadas com aumento da rigidez articular observado tipicamente após atividade física prolongada. Em termos de desempenho, o aumento da rigidez tem relação com redução de velocidade e altura do salto, bem como com a EC (medida pelo consumo de oxigênio). Quanto à lesão, embora não existam estudos prospectivos que a correlacionem diretamente com a rigidez, alguns estudos retrospectivos sugerem que rigidez excessiva pode estar associada às lesões ósseas e pouca rigidez às lesões dos tecidos moles.[39,42]

A distância percorrida e o tempo de recuperação podem afetar diferentes músculos da perna de diversas maneiras (principalmente aqueles sujeitos a mais força, carga e choque). O estudo de Sadeghi *et al.*[39], realizado em indivíduos saudáveis em corridas de curta, média e longa distância, verificou que o tempo de recuperação após a corrida teve efeito significativo nos músculos sóleo, retofemoral e semitendinosos. Os resultados também sugerem que o efeito da distância percorrida varia entre os diferentes músculos ou indivíduos. Sabe-se que o inchaço muscular não colabora necessariamente para a rigidez imediata no pós-exercício, mas pode desempenhar um papel na rigidez muscular subsequente após horas ou dias do treino prolongado.[43] Esses estudos sugerem que a mecânica muscular e o tempo de repouso podem influenciar a dor tardia neste tipo de modalidade. A elastografia (onda de cisalhamento) tem o potencial de quantificar as alterações do módulo de cisalhamento dos músculos sob várias condições de corrida e fornecer informações básicas necessárias para elaborar estratégias apropriadas de treinamento.[39]

Para corrida de longa distância, outros estudos tentam compreender a relação dos principais fatores fisiológicos que sustentam o desempenho. A VO_2 máx., a proporção de VO_2 máx. que pode ser mantida antes do início da acumulação de lactato no sangue (limiar de lactato) e a EC são cruciais para a *performance* esportiva nessa modalidade. Em populações nas quais são pequenas as diferenças nas capacidades atléticas, a combinação de EC e absorção de VO_2 máx. pode representar mais de 90% da variabilidade no desempenho.[44]

Contudo, pode ser difícil melhorar o VO_2 máx. para atletas treinados.[45,46] Pesquisas anteriores consideraram o uso do treinamento de força/pliometria para aumentar a distância percorrida por corredores treinados. Menos força do membro e/ou treinamento pliométrico para programas de corrida de resistência por cerca de 10 semanas melhoraram a EC em 4 a 8%.[47]

Shaw *et al.*[48] concluíram que 8 semanas de treinamento suplementar em declive (com altimetria) não elevou a economia de energia de corredores já bem treinados. Outros estudos dos mesmos autores demonstraram que são necessárias possivelmente 12 semanas ou mais para obter esse benefício. Dada a importância dos treinamentos de resistência muscular para o desempenho, são necessárias mais investigações para elucidar práticas e métodos acessíveis de melhorar a economia energética de atletas já bem treinados.

Recomendações nutricionais

Carboidratos

A ingestão de CHO foi revisada por Burke *et al.*[49] Recomenda-se 8 a 12 g de CHO/kg/dia a depender da intensidade e da duração dos treinamentos do atleta. As práticas atuais sugerem que o consumo de CHO nas dietas regulares de atletas de ultradistância variam de 5 a 7 g/kg/dia durante o treinamento até 7 a 10 g/kg/dia 3 a 4 dias antes da competição.[50]

No estudo de Mahon *et al.*[51], que levou em consideração atletas que participavam de uma ultramaratona na montanha, descobriu-se que, embora mais de 65% deles tenham informado que pretendiam aumentar a ingestão de CHO na semana anterior ao evento, nenhum chegou perto da recomendação, que é de 10 a 12 g/kg/dia nas 48 h que antecedem esse tipo de evento. Isso demonstra que, ainda que se saiba que uma alta ingestão de CHO é necessária para obter um bom desempenho de resistência em provas de longa duração, muitas vezes os atletas não conseguem alcançar os objetivos diários necessários para maximizar o armazenamento de glicogênio em virtude da dificuldade de aplicação prática.[51,52]

Para restaurar as reservas de glicogênio entre as sessões de exercícios, consumir 1 a 1,5 g/kg de CHO a cada 2 h após o exercício, até completar 6 h, parece ser uma estratégia efetiva de recuperação de glicogênio muscular. Além disso, ingerir 90 g/h de CHO durante as provas de ultra-*endurance* também mostrou benefício para o armazenamento muscular e hepático de glicogênio e manter a concentração de glicose no sangue.[12,53] Todavia, outra vez, isso parece ter dificuldades práticas.

Mahon *et al.*[51] descobriram que a média de ingestão de CHO dos corredores de ultramaratona nas montanhas foi de apenas 28 g/h. Outro estudo que levou em consideração uma ultramaratona de 100 km concluiu que a ingestão média dos participantes era de apenas 43 g/h. Indica-se ingerir bebidas com CHO durante os exercícios de longa duração. Nessas bebidas, podem ser encontradas diferentes formas de CHO (p. ex., glicose, maltose, polímeros de frutose e amidos de cadeia ramificada), em uma concentração de 6 a 12%. Esse macronutriente também pode ser fornecido em gel ou barra, pois recentemente se demonstrou que os CHO provenientes de bebida são oxidados em taxas semelhantes aos de géis ou barras de frutas ou cereais.[12,54]

É importante a ciência da necessidade de ingerir CHO durante os treinamentos e os eventos, especialmente aqueles cujo objetivo é ser finalizado em um tempo mínimo. Muitos estudos demonstraram que o consumo global de energia correlaciona-se com tempo de corrida mais rápido em eventos de ultra-*endurance*.[55] Por conseguinte, pode ser útil ingerir uma baixa taxa de índice glicêmico no pré-exercício quando houver possibilidade de haver consumo limitado de CHO durante a atividade. No entanto, pesquisas adicionais são necessárias para confirmação.

Atualmente, os aspectos mais importantes da ingestão de CHO são atingir os requisitos diários e o conforto gastrintestinal, uma vez que a alta ingestão de CHO, necessária para o exercício, pode causar inchaço abdominal, cólicas e diarreia.[49]

Lipídios

A gordura também é essencial e não deve ser negligenciada por atletas de *endurance* e ultra-*endurance*. O consumo deve ser semelhante ao recomendado para a população geral (de 20 a 35% do consumo de energia) para manter o desempenho e a saúde.[56,57] Pesquisa explorou maneiras de aumentar a capacidade do exercício e do desempenho esportivo, reduzindo a dependência das reservas limitadas de glicogênio dos músculos e a necessidade de consumir CHO durante eventos prolongados. A estratégia consistiu em consumir um baixo teor de CHO (< 50 g/dia) e um alto teor de gordura (> 70% do consumo de energia). Após 2 a 3 semanas, o corpo foi capaz de se adaptar ao uso de gordura, em decorrência da maior contribuição, poupando o CHO.[56,57] Com redução da dependência de CHO como fonte de combustível para geração energética, pode ser possível minimizar alguns riscos potencias decorrentes do excesso de consumo de CHO para o TGI. No entanto, depender da gordura limita a intensidade do exercício e pode restringir severamente a capacidade de trabalho anaeróbico[58,59], em razão da diminuição da disponibilidade de CHO para a glicólise, que é a energia mais rápida do corpo para um trabalho intenso. Em um estudo sobre corredores de ultramaratona na montanha, Mahon *et al.*[51] descobriram que aqueles que consumiram quantidades subótimas de CHO apresentaram níveis mais elevados de betacetonas sanguíneas pós-evento e tiveram desempenho negativo. Como a gordura é caloricamente mais densa do que a proteína e o CHO, atletas capazes de levar fontes dela são capazes de se aproximar mais de suas necessidades calóricas em relação aos carboidratos.[60] Essa estratégia pode ser mais apropriada para atletas que competem em ultraeventos com pausas para conforto gástrico.

Apesar da ingestão pré-treino de gordura dietética, especificamente triglicerídios de cadeia média (MCT), especula-se, na literatura, que é possível melhorar o desempenho com base na capacidade dos lipídios de servir como fonte de combustível e poupar glicogênio muscular.[61] Contudo, a maioria dos estudos não encontrou efeito de conservação do glicogênio ou de melhorias do desempenho em provas de *endurance* com distância menor.[62,63] Em atividades de maior duração, as pesquisas são conflitantes. Um estudo de Van Zyl *et al.*[64] observou que o desempenho de ciclistas durante mais de 2 h de exercício, simulando um tempo de percurso de 40 km, foi melhor quando se ingeriu bebidas contendo CHO + MCT em vez de CHO ou MCT sozinhos. Contrariamente, Jeukendrup *et al.*[65] também estudou atividade de ciclagem de longa duração (180 min) e descobriu que a contribuição dos MCT para o gasto energético era pequeno e não forneceu benefício significativo para o desempenho ou a conservação de CHO.

A diferença entre os resultados desses dois estudos deve-se provavelmente à quantidade de MCT ingerida pelos participantes. Van Zyl *et al.*[64] forneceu 86 g totais, enquanto Jeukendrup *et al.*[65] 29 g. No entanto, uma ingestão de 86 g excede o máximo recomendado por muitos autores (30 g), que sugerem que consumos superiores causam desconforto gastrintestinal e diarreia.

Proteínas

A prática de exercícios com baixa disponibilidade de CHO aumenta a degradação da proteína muscular e, se constante, pode causar perda de massa muscular esquelética. As necessidades proteicas de atletas envolvidos em atividades prolongadas são maiores do que as da população em geral em virtude da necessidade de reparar os músculos e sintetizar novas proteínas musculares.[6,10]

Além disso, a proteína também serve como substrato de energia durante a atividade.[66] Seus estoques usuais costumam fornecer até 10% da energia total usada em exercícios de *endurance*.[67] A fração de contribuição é influenciada por muitos fatores, inclusive intensidade, duração e, como visto previamente, disponibilidade de glicogênio/glicose no corpo.[68] A ingestão atual recomendada de proteína é de 1,2 a 2 g/kg para a população atlética geral.[50] Dadas as necessidades calóricas extraordinárias para abastecer suas atividades físicas, é provável que atletas excedam essa recomendação para atender a requisitos energéticos.[67]

Além das necessidades diárias de proteína, outros fatores também são importantes para otimizar as adaptações de desempenho, inclusive tempo e particionamento da ingestão. Para maximizar a síntese de proteínas e, portanto, a remodelação e a recuperação musculares, sugere-se aos atletas de resistência consumir um mínimo de 20 g de proteína em intervalos de 3 a 4 h.[69,70] Espera-se que as necessidades para atletas de ultra-*endurance* sejam ainda maiores, visto o aumento da oxidação total de aminoácidos durante o exercício e a possibilidade de alterações do sistema digestivo.

Conforme a intensidade e a duração do esporte, a taxa de degradação muscular se acelera. Atualmente, os corredores de ultra-*endurance* consomem cerca de 12% de energia como proteína durante a corrida. Postulou-se que adicionar a este consumo proteína suplementar ou aminoácidos durante uma ultracorrida pode melhorar o desempenho por meio da provisão de aminoácidos como fonte de combustível e para atenuar o dano muscular. Todavia, as evidências não sugerem nenhum benefício adicional durante os eventos de execução de ultra-*endurance*.[71]

Em comparação com os exercícios de resistência, o imediatismo da ingestão de proteína dietética após o exercício é crítico para uma recuperação ideal. O consumo de *snacks* ou refeição com um mínimo de 20 g de proteína 30 a 60 min após o exercício prolongado pode estimular a síntese de proteínas musculares.[66]

Vitaminas e minerais

Quando se trata de desempenho atlético, esses micronutrientes são particularmente importantes para produção energética, síntese de hemoglobina, manutenção da saúde óssea, função imune adequada e proteção do corpo contra danos oxidativos. Também ajudam em processos fisiológicos importantes relacionados com síntese, recuperação e adaptação ao exercício.

Os atletas precisam prestar atenção a algumas vitaminas e minerais como cálcio, vitaminas D, C, E e do complexo B, ferro, zinco e magnésio, além de betacaroteno e selênio (por suas propriedades antioxidantes). O cálcio e a vitamina D têm relevância para o crescimento, a manutenção e o reparo do tecido ósseo, bem como para a regulação da condução nervosa e o desenvolvimento e a homeostase do músculo esquelético. A deficiência de ambos aumenta o risco de baixa densidade mineral óssea, assim como de fraturas por estresse provocado pelo exercício.[72] As recomendações atuais para suplementar vitamina D sugerem 1.000 a 2.000 UI por dia para atletas.

As vitaminas do complexo B desempenham um papel na produção de energia e na reparação do tecido muscular. Alguns dados apontam que para saúde e desempenho ótimos, atletas bastante ativos talvez precisem duplicar a ingestão das quantidades recomendadas (Tabela 19.2). Contudo, é provável que estas necessidades sejam atendidas com o aumento da ingestão de energia.[2]

Uma deficiência comumente observada em atletas bastante ativos é a de vitamina B_{12} e folato, o que resulta em anemia e pode aumentar a fadiga e reduzir o desempenho em exercícios de *endurance*.[73]

A deficiência de ferro também causa anemia e reduz a capacidade das hemácias de transportar oxigênio. Por isso, atletas de ultra-*endurance* devem dar atenção especial ao consumo de ferro e fazer exames de sangue regulares para verificar sua ferritina. A absorção de ferro pode ser melhorada pelo consumo de ferro heme encontrado nos produtos à base de carne, já o ferro não heme é obtido de produtos vegetais.[74]

Os níveis de ferritina no sangue de atletas devem ser superiores a 50 μg/ℓ para um ótimo desempenho e, se esse nível não for atingido pela alimentação, podem ser considerados os suplementos de ferro.

O zinco desempenha um papel importante no reparo muscular, no metabolismo energético e no *status* imunológico. Sua deficiência pode resultar em alterações nos hormônios da tireoide. Também pode haver redução da função cardiorrespiratória, força muscular e resistência.[73] Atletas devem ser advertidos para não usar suplementos de zinco que excedam o nível de admissão superior tolerável (UL) de 40 mg/dia[75], pois pode causar diminuições das lipoproteínas e desequilíbrios nutricionais, interferindo na biodisponibilidade de outros minerais, como ferro e cobre.

O magnésio suporta o bom funcionamento do sistemas nervoso e musculoesquelético. Sua deficiência pode causar sintomas múltiplos nos sistemas cardiovascular, esquelético e nervoso.[76] Atletas de ultra-*endurance* correm maior risco de deficiência em virtude do aumento das perdas de urina e de suor induzidas pela redistribuição de magnésio dentro do corpo durante atividade prolongada intensa.[77] Além disso, a recomendação de ingestão de 310 a 420 mg/dia é provavelmente subótima para a maioria dos atletas. Os de ultra-*endurance* devem avaliar os níveis sanguíneos de magnésio regularmente e monitorar sintomas comuns de hipomagnesia, como cãibras musculares. A suplementação deve ocorrer de acordo com um profissional da saúde para evitar toxicidade.

Hidratação

Nas provas de aventura, com duração superior a 4 h, a diurese reduzida é compelida por ativação da secreção de

Tabela 19.2 Níveis séricos ideais para corredores/caminhantes de ultra-*endurance*.

Micronutrientes	Marcador sérico	Nível sérico ideal
Vitamina C	Ácido L-ascórbico	40 a 60 μM
Cálcio	Cálcio	4,5 a 5,5 mEq/ℓ
Vitamina D	25-hidroxivitamina D	75 a 100 nmol/ℓ
Vitamina E	Alfatocoferol	5,5 a 17 μg/mℓ
Folato	Folato plasmático	2,7 a 20 μg/ℓ
Vitamina B_{12}	Holotranscobalamina	35 a 156 pmol/ℓ
Ferro	Ferritina	> 50 ng/mℓ
Magnésio	Magnésio	1,5 a 3 mEq/ℓ
Zinco	Zinco	84 a 159 pg/dℓ

Adaptada de Williamson *et al.*, 2016.[2]

vasopressina e mecanismo de angiotensina-renina-aldosterona durante o exercício. As diminuições nos osmólitos intracelulares provocam a mudança da água para o compartimento extracelular durante o exercício prolongado. Com a complexidade da hidratação ao decorrer desses eventos de maior duração, a hiper-hidratação tem se tornado cada vez mais comum e constitui a complicação mais relatada em triatlos de ultradistância.[78,79]

A hiponatremia que ameaça a vida altera as concentrações de sódio no sangue, aparentemente em decorrência do excesso de hidratação e não da perda de sódio pelo exercício.[79,80] Para evitar o excesso ou a falta de hidratação, pesquisas disponíveis sugerem que a estratégia mais adequada para manter o equilíbrio é "beber de acordo com a sede".[81,82] Sugere-se que uma diminuição de 2% na massa corporal em virtude da desidratação reduz o desempenho e causa desregulação metabólica, intolerância ao calor e aumento da pressão arterial. Contudo, mudanças de peso antes e depois de um evento de ultradistância não é uma indicação precisa do estado de hidratação.[83,84]

É importante ressaltar que, como resultado da desidratação durante o exercício, observa-se maior dependência de CHO como fonte de combustível. A fadiga associada à desidratação, resultante principalmente da hipertermia, também causa menor absorção de ácidos graxos e maior utilização do glicogênio muscular. Por isso, não só é importante manter a hidratação para sustentar uma temperatura corporal ideal, evitando a fadiga imediata, mas também poupar o glicogênio, prevenindo ou retardando o início da fadiga.[85]

Outras recomendações para a manutenção da hidratação durante o evento dizem respeito tanto ao uso de bebidas suplementadas com CHO quanto à ingestão de líquidos. Duas a 4 h antes do evento, recomenda-se consumir 5 a 10 mℓ/kg de água ou bebida suplementada com CHO. Isso dará tempo suficiente para a excreção de qualquer excesso de urina antes da prova.[84]

Referências bibliográficas

1. Fonseca-Engelhardt K da, Knechtle B, Rüst CA *et al.* Participation and performance trends in ultra-endurance running races under vextreme conditions – 'Spartathlon' *versus* 'Badwater'. Extrem Physiol Med. 2013;2(1):15.
2. Williamson E. Nutritional implications for ultra-endurance walking and running events. Extrem Physiol Med. 2016;5:13.
3. Hoffman MD, Wegelin J. The western states 100-mile endurance run: participation and performance trends. Med Sci Sports Exer. 2009;41(12):2191-8.
4. Hoffman MD, Ong JC, Wang G. Historical analysis of participation in 161 km ultramarathons in North America. Int J Hist Sport. 2010;27(11):1877-91.
5. Joslin J, Lloyd JB, Kotlyar T *et al.* NSAID and other analgesic use by endurance runners during training, competition and recovery. South African Journal of Sports Medicine. 2013;25(4):101-4.
6. Jeukendrup A. Nutrition for endurance sports: Marathon, triathlon, and road cycling. J Sports Sci. 2011;29(Suppl. 1):S91-9.
7. Hulton AT, Lahart I, Williams KL *et al.* Energy expenditure in the Race Across America (RAAM). Int J Sports Med. 2010;31(7):463-67.
8. Costa RJ, Teixeira A, Rama L *et al.* Water and sodium intake habits and status of ultra-endurance runners during a multi-stage ultra-marathon conducted in a hot ambient environment: an observational feld based study. Nutr J. 2013;12:13.
9. Hoffman MD, Stuempfle KJ. Is sodium supplementation necessary to avoid dehydration during prolonged exercise in the heat? J Strength Cond Res. 2016;30:615-20.
10. Jeukendrup A. The new carbohydrate intake recommendations. Nestlé Nutrition Institute Workshop Series. 2013;75:63-71.
11. Ormsbee MJ, Bach CW, Baur DA. Pre-exercise nutrition: the role of macronutrients, modified starches and supplements on metabolism and endurance performance. Nutrients. 2014;6(5):1782-808.
12. Pfeiffer B, Stellingwerff T, Hodgson AB *et al.* Nutritional intake and gastrointestinal problems during competitive endurance events. Med Sci Sports Exer. 2012;44(2):344-51.
13. Loucks AB, Kiens B, Wright HH. Energy availability in athletes. J Sports Sci. 2011;29(S1):S7-S15.
14. Martinez S, Aguilo A, Rodas L *et al.* Energy, macronutrient and water intake during a mountain ultra-marathon event: the influence of distance. J Sports Sci. 2018;36(3):333-9.
15. Bartlett JD, Hawley JA, Morton JP. Carbohydrate availability and exercise training adaptation: too much of a good thing? Eur J Sport Sci. 2015;15(1):3-12.
16. Mountjoy M, Sundgot-Borgen J, Burke L *et al.* The IOC consensus statement: beyond the female athlete triad – relative energy defciency in sport (RED-S). Br J Sports Med. 2014;48:491-7.
17. Lambert GP. Intestinal barrier dysfunction, endotoxemia, and gastrointestinal symptoms: the 'canary in the coal mine' during exercise-heat stress? Med Sport Sci. 2008;53:61-73.

18. WZuhl M, Schneider S, Lanphere K et al. Exercise regulation of intestinal tight junction proteins. Br J Sports Med. 2012;48:980-6.

19. West NP, Pyne DB, Peake JM et al. Probiotics, immunity and exercise: a review. Exerc Immunol Rev. 2009;15:107-26.

20. Pyne DB, West NP, Cox AJ et al. Probiotics supplementation for athletes – clinical and physiological effects. Eur J Sport Sci. 2015;15(1):63-72.

21. Haywood BA, Black KE, Baker D et al. Probiotic supplementation reduces the duration and incidence of infections but not severity in elite rugby union players. J Sci Med Sport. 2014;17(4):356-60.

22. Winger JM, Hoffman MD, Hew-Butler TD et al. The effect of physiology and hydration beliefs on race behavior and postrace sodium in 161-km ultramarathon fnishers. Int J Sports Physiol Perform. 2013;8(5):536-41.

23. Aschmann A, Knechtle B, Cribari M et al. Performance and age of African and non-African runners in half- and full marathons held in Switzerland, 2000-2010. Open Access J Sports Med. 2013;4:183-92.

24. Verhagen E. Prevention of running-related injuries in novice runners: are we running on empty? Br J Sports Med. 2012;46(12):836-7.

25. Van Poppel D, Scholten-Peeters GGM, Van Middelkoop M et al. Prevalence, incidence and course of lower extremity injuries in runners during a 12-month follow-up period. Scan J Med Sci Sports. 2014;24(6):943-9.

26. Ristolainen L, Heinonen A, Turunen H et al. Type of sport is related to injury profile: a study on cross country skiers, swimmers, long-distance runners and soccer players. A retrospective 12 month study. Scan J Med Sci Sports. 2010;20:384-93.

27. van der Worp Maarten P, Ten Haaf Dominique SM, van Cingel Robert et al. Injuries in runners: a systematic review on risk factors and sex differences. PLoS One. 2015;10(2):e011493.

28. van Poppel D, Scholten-Peeters GGM, van Middelkoop M et al. Risk models for lower extremity injuries among short- and long distance runners: a prospective cohort study. Musculoskelet Sci Pract. 2018;36:48-53.

29. Galanti G, Stefani L, Scacciati I et al. Eating and nutrition habits in young competitive athletes: a comparison between soccer players and cyclists. Transl Med UniSa. 2014 Dec 19;11:44-7.

30. D'Lugos AC, Luden ND, Faller JM et al. Supplemental protein during heavy cycling training and recovery impacts skeletal muscle and heart rate responses but not performance. Nutrients. 2016;8(9).

31. König D, Zdzieblik D, Holz A et al. Substrate utilization and cycling performance following palatinose™ ingestion: a randomized, double-blind, controlled trial. Nutrients. 2016;8(7).

32. Meeusen R. Exercise, nutrition and the brain. Sports Med. 2014;44:S47-56.

33. Abe D, Fukuoka Y, Muraki S et al. Effects of load and gradient on energy cost of running. J Physiol Anthropol. 2011;30:153-60.

34. Saibene F, Minetti AE. Biomechanical and physiological aspects of legged locomotion in humans. Eur J Appl Physiol. 2003;88:297-316.

35. Borgenvik M, Nordin M, Mattsson CM et al. Alterations in amino acid concentrations in the plasma and muscle in human subjects during 24 h of simulated adventure racing. Eur J Appl Physiol. 2012;112:3679-88.

36. Enqvist JK, Mattsson CM, Johansson PH et al. Energy turnover during 24 hours and 6 days of adventure racing. J Sports Sci. 2010;28:947-55.

37. Simpson D, Post PG, Tashman LS. Adventure racing: the experiences of participants in the everglades challenge. J Humanist Psychol. 2015;54:113-28.

38. Fagundes AdO, Monteiro EP, Franzoni LT et al. Effects of load carriage on physiological determinants inadventure racers. PLoS One. 2017;12(12):e0189516.

39. Sadeghi S, Newman C, Cortes DH. Change in skeletal muscle stiffness after running competition is dependent on both running distance and recovery time: a pilot study. PeerJ. 2018;6:e4469.

40. Pearcey GE, Bradbury-Squires DJ, Kawamoto J-E et al. Foam rolling for delayed-onset muscle soreness and recovery of dynamic performance measures. J Athl Train. 2015;50:5-13.

41. Proske U, Morgan D. Muscle damage from eccentric exercise: mechanism, mechanical signs, adaptation and clinical applications. J. Physiol. 2001;537:333-45.

42. Kalkhoven JT, Watsford ML. The relationship between mechanical stiffness and athletic performance markers in sub-elite footballers. J Sports Sci. 2018;36(9):1022-9.

43. Chleboun GS, Howell JN, Conatser RR et al. Relationship between muscle swelling and stiffness after eccentric exercise. Med Sci Sports Exerc. 1998;30:529-35.

44. McLaughlin JE, Howley ET, Bassett DR Jr. et al. Test of the classic model for predicting endurance running performance. Med Sci Sports Exerc. 2010;42(5):991-7.

45. Hopker J, Coleman D, Passfield L. Changes in cycling efficiency during a competitive season. Med Sci Sports Exerc. 2009;41(4):912-9.

46. Jones AM. The physiology of the world record holder for the women's marathon. Int J Sports Sci Coaching. 2006;1(2):101-16.

47. Sedano S, Marín PJ, Cuadrado G *et al.* Concurrent training in elite male runners. J Strength Cond Res. 2013 Sep;27(9):2433-43.

48. Shaw AJ, Stephen A, Folland JP. The efficacy of downhill running as a method to enhance running economy in trained distance runners. Eur J Sport Sci. 2018 Jun;18(5):630-638.

49. Burke LM, Hawley JA, Wong SH *et al.* Carbohydrates for training and competition. J Sports Sci. 2011;29(S1):S17-27.

50. Thomas DT, Erdman KA, Burke LM. Position of the academy of nutrition and dietetics. Dietitians of Canada, and the American College of Sports Medicine: nutrition and athletic performance. J Acad Nutr Diet. 2016;116(3):501-28.

51. Mahon E, Hackett A, Stott T *et al.* Macronutrient consumption prior to, and during, a mountain marathon. Am J Sports Sci. 2014;2(1):5-12.

52. Burke LM, Cox GR, Culmmings NK *et al.* Guidelines for daily carbohydrate intake: do athletes achieve them? Sports Med. 2001;31(4):267-99.

53. Ivy JL, Katz AL, Cutler CL *et al.* Muscle glycogen synthesis after exercise: effect of time of carbohydrate ingestion. J Appl Physiol. 1985;64(4):1480-5.

54. American College of Sports Medicine; Armstrong LE, Casa DJ *et al.* Exertional heat illness during training and competition. Med Sci Sports Exerc. 2007;39(3):556-72.

55. Glace BW, Murphy CA, McHugh MP. Food intake and electrolyte status of ultramarathoners competing in extreme heat. J Am Coll Nutr. 2002;21(6):553-9.

56. Burke LM, Kiens B, Ivy JL. Carbohydrates and fat for training and recovery. J Sports Sci. 2004;22(1):15-30.

57. Burke LM. Re-examining high-fat diets for sports performance: did we call the 'nail in the coffin' too soon? Sports Med. 2015;45(1):33-49.

58. Phinney SD, Bistrian BR, Evans WJ *et al.* The human metabolic response to chronic ketosis without caloric restriction: preservation of submaximal exercise capability with reduced carbohydrate oxidation. Metab Clin Exp. 1983;32(8):769-76.

59. Volek JS, Noakes T, Phinney SD. Rethinking fat as a fuel for endurance exercise. Eur J Sport Sci. 2015; 15(1):13-20.

60. Howarth KR, Phillips SM, Macdonald MJ *et al.* Effect of glycogen availability on human skeletal muscle protein turnover during exercise and recovery. J Appl Physiol. 1985;109(2):431-8.

61. Clegg ME. Medium-chain triglycerides are advantageous in promoting weight loss although not beneficial to exercise performance. Int J Food Sci Nutr. 2010;61:653-79.

62. Angus DJ, Hargreaves M, Dancey J *et al.* Effect of carbohydrate or carbohydrate plus medium-chain triglyceride ingestion on cycling time trial performance. J Appl Physiol. 2000;88(1):113-9.

63. Horowitz JF, Mora-Rodriguez R, Byerley LO *et al.* Preexercise medium-chain triglyceride ingestion does not alter muscle glycogen use during exercise. J Appl Physiol. 2000;88(1):219-25.

64. Van Zyl CG, Lambert EV, Hawley JA *et al.* Effects of medium-chain triglyceride ingestion on fuel metabolism and cycling performance. J Appl Physiol. 1996;80:2217-25.

65. Jeukendrup AE, Saris WH, Brouns F *et al.* Effects of carbohydrate (CHO) and fat supplementation on CHO metabolism during prolonged exercise. Metab Clin Exp. 1996;45(7):915-21.

66. Moore DR, Camera DM, Areta JL *et al.* Beyond muscle hypertrophy: why dietary protein is important for endurance athletes. Appl Physiol Nutr Metab. 2014;39(9):987-97.

67. Tarnopolsky M. Protein requirements for endurance athletes. Nutrition. 2006;20:662-8.

68. Lemon PW, Mullin JP. Effect of initial muscle glycogen levels on protein catabolism during exercise. J Appl Physiol. 1980;48(4):624-9.

69. Churchward-Venne TA, Burd NA, Phillips SM. Nutritional regulation of muscle protein synthesis with resistance exercise: strategies to enhance anabolism. Nutr Metab. 2012;9(1):40.

70. Moore DR, Areta J, Coffey VG *et al.* Daytime pattern of post-exercise protein intake affects whole-body protein turnover in resistance-trained males. Nutr Metab. 2012;9(1):1.

71. Van Wijck K, Lenaerts K, van Loon LJ *et al.* Exercise-induced splanchnic hypoperfusion results in gut dysfunction in healthy men. PLoS One. 2011; 6(7):e22366.

72. Morgan KT. Nutritional determinants of bone health. J Nutr Elderly. 2008;27(1-2):3-27.

73. Lukaski HC. Vitamin and mineral status: effects on physical performance. Nutrition. 2004 Jul-Aug; 20(7-8):632-44.

74. Hurrell RF, Reddy MB, Juillerat M *et al.* Meat protein fractions enhance nonheme iron absorption in humans. J Nutr. 2006;136(11):2808-12.

75. Institute of Medicine. Dietary reference intakes for vitamin A, vitamin K, arsenic, boron, chromium, copper, iodine, iron, manganese, molybdenum, nickel, silicon, vanadium, and zinc. Washington (DC): National Academy Press; 2001.

76. Iannello S, Belfore F. Hypomagnesemia. A review of pathophysiological, clinical and therapeutical aspects. Panminerva Med. 2001;43(3):177-209.

77. Nielsen FH, Lukaski HC. Update on the relationship between magnesium and exercise. Magnes Res. 2006;19(3):180-9.

78. Rehrer NJ. Fluid and electrolyte balance in ultra-endurance sport. Sports Med. 2001;31(10):701-15

79. Speedy DB, Noakes TD, Schneider C. Exercise-associated hyponatremia: a review. Emerg Med. 2001; 13(1):17-27.

80. Noakes TD, Speedy DB. Case proven: exercise associated hyponatraemia is due to overdrinking, so why did it take 20 years before the original evidence was accepted? Br J Sports Med. 2006;40(7):567-72.

81. Bennett BL, Hew-Butler T, Hoffman MD *et al.* Wilderness medical society practice guidelines for treatment of exercise-associated hyponatremia. Wilderness Environ Med. 2013;24(3):228-40.

82. Getzin AR, Milner C, LaFace KM. Nutrition update for the ultraendurance athlete. Curr Sports Med Rep. 2011;10(6):330-9.

83. Goulet ED. Effect of exercise-induced dehydration on endurance performance: evaluating the impact of exercise protocols on outcomes using a meta-analytic procedure. Br J Sports Med. 2013;47(11):679-86.

84. Hoffman MD, Stuempfle KJ. Hydration strategies, weight change and performance in a 161 km ultramarathon. Res Sports Med. 2014;22(3):213-25.

85. Hargreaves M, Dillo P, Angus D *et al.* Effect of fluid ingestion on muscle metabolism during prolonged exercise. J Appl Physiol. 1996;80(1):363-6.

Fisiculturismo

capítulo **20**

Flávia Sobreira

Introdução

O fisiculturismo é um esporte cuja origem relaciona-se com os campeonatos de levantamento de peso, e começa a ser delineado no início do século XX com Eugen Sandow, que, além de um grande levantador de pesos, também apresentava um físico de excelente qualidade estética. Em 1901, Sandow promoveu o primeiro campeonato de fisiculturismo. Nesse período, não se analisava só a estética dos participantes, mas também suas habilidades em outras atividades.

Hoje em dia, o fisiculturismo é um esporte no qual os atletas são avaliados apenas de acordo com a muscularidade (volume muscular), sua definição e simetria, ou seja, pela estética. Em algumas categorias, como *men's physique*, *bikini fitness* e *wellness*, a beleza facial também é importante.

O atleta fisiculturista busca obter a melhor estética possível por meio de um baixíssimo percentual de gordura e recursos, como a desidratação que possibilita à musculatura ficar extremamente evidente durante os campeonatos.

Existem diversas federações de fisiculturismo, como International Federation of Bodybuilding and Fitness (IFBB), National Amateur Bodybuilders Association (NABA), World Fitness Federation (WFF) e World Bodybuilding and Physique Sports Federation (WBPF), que organizam campeonatos amadores e profissionais. Cada federação tem suas próprias categorias, nas quais o atleta segue determinados critérios. Além daqueles referentes à estrutura corporal, quando a categoria exigir, os atletas devem apresentar com perfeição poses obrigatórias, transição entre essas poses e coreografia. O julgamento dos atletas é feito por árbitros devidamente credenciados por cada federação.

O fisiculturismo é um dos poucos esportes, se não o único, no qual o atleta mantém um controle dietoterápico durante períodos extensos, por isso costuma-se dizer que o fisiculturismo acaba se tornando um estilo de vida. A rotina de preparação de um fisiculturista é dividida em dois períodos chamados de *off-season* (ou *bulking*) e *pre-contest* (*cutting*), abordados detalhadamente mais adiante.

Nos campeonatos, tanto as categorias masculinas quanto femininas podem ser classificadas por altura, peso ou idade. Todavia, não há especificação para o percentual de gordura corporal no momento da competição. Esse critério torna-se subjetivo e associa-se com a aparência de cada fisiculturista. Atletas masculinos chegam a apresentar de 5 a 10% de gordura, algumas atletas femininas de 7 a 13%, mas os valores podem variar para mais ou menos.

É importante mencionar que no fisiculturismo a prática pode, na maioria das vezes, preceder a ciência, ou seja, o conhecimento empírico preceder o científico. Este conhecimento empírico pode ser o que se chama de *"broscience"* e baseia-se principalmente na transmissão de experiências pessoais de uma pessoa ("bro", do inglês irmão, parceiro) para outra. Entre as informações transmitidas estariam dicas de treinamento ou dieta. Com isso em mente, a maioria dos artigos publicados na área são justamente estudos de casos; portanto, o capítulo também foi desenvolvido de acordo com a experiência de ex-atleta da categoria *wellness* e nutricionista de fisiculturistas.

Perfil nutricional do fisiculturista

A alimentação de um fisiculturista não costuma ser muito variada. Leguminosas e frutas, por exemplo, não são consumidas com frequência, mas quando ingeridas é em pouca quantidade. Desse modo, um estudo de caso objetivou a adoção de uma dieta mais variada (qualitativa) no período de 14 semanas antecedentes a uma competição de fisiculturismo com atleta da categoria *men's physique* (natural). A dieta do fisiculturista, que antes consistia majoritariamente por peito de frango, ovo, aveia, brócolis, arroz branco e batata-doce, passou a incorporar outros alimentos como salada de folhas, espinafre, aspargos, castanha-do-pará, macadâmia, amêndoas, peixe cavalinha, salmão, arroz integral, abacate, vinagre de maçã, cogumelos, óleo de coco e queijo *cottage*. Além da mudança qualitativa da dieta, o atleta foi encorajado a incorporar mais períodos de descanso em seu cronograma de treinamento. A estratégia resultou em aumento da capacidade de oxidação da gordura em repouso, redução da gordura corporal e aumento de força em determinados parâmetros.[1] Conclui-se que, uma alimentação de mais qualidade, inclusive pela introdução de alimentos funcionais (p. ex., castanha-do-pará, abacate e maçã), também é importante para essa modalidade esportiva. Importante mencionar que, embora a inserção de uma dieta de mais qualidade tenha promovido resultados promissores com relação à estética e à força no atleta do estudo, na prática clínica (consultório) não é fácil implementar essa mudança nos fisiculturistas, pois, infelizmente, estão habituados ao perfil nutricional monótono, praticado há muito tempo. Para esses atletas, é comum o pensamento "por que mudar o que está dando certo", bem como o medo de que alterar a dieta possa colocar em risco os anos de preparo. Portanto, cabe aos nutricionistas provar que uma mudança nutricional só trará benefícios e não comprometerá os resultados estéticos, pelo contrário.

Off-season e *pre-contest*

Off-season

Trata-se do período, distante das competições, nos quais os atletas buscam manter ou, na maioria das vezes, aumentar sua massa muscular por meio de treinamento, medicamentos e, claro, alimentação. O termo *"bulking"* também é utilizado (pouco fora do Brasil) visto que o período consiste em aumento de massa muscular (*bulk* = massa). No período *off-season*, é primordial o fisiculturista estar em balanço energético positivo, assim a energia extra torna-se disponível para o anabolismo muscular. Também é de extrema importância o consumo de carboidrato. Por se tratar de uma fase anabólica, o atleta também costuma ganhar gordura e, quanto mais gordura corporal, maior o sacríco na fase *"pre-contest"*.

Consumo energético

Conforme mencionado, no período *off-season* o atleta deverá estar em balanço energético positivo. Recomenda-se, portanto, aumentar 15 a 20% do gasto energético total (GET).[2] Na prática clínica, são importantes as avaliações antropométricas periódicas, com intervalo pequeno de tempo (15 a 20 dias), pois, caso o atleta aumente significativamente o percentual de gordura, o nutricionista conseguirá intervir de modo a não comprometer ainda mais a composição corporal. Desse modo, de acordo com as avaliações antropométrica e visual (no fisiculturismo o mais importante é o que se vê, não o que a balança ou o adipômetro mostra), pode-se promover alterações em blocos de 200 a 500 kcal para mais (ganho insuficiente) ou para menos (ganho de gordura excessivo) na dieta. Os ajustes calóricos, na maioria das vezes, baseiam-se no carboidrato, principalmente quando o ganho de massa muscular é pouco significativo. O lipídio também pode sofrer alterações caso se ganhe muita gordura. O segredo é não fazer grandes ajustes de uma só vez, mas pequenos ajustes e acompanhar o resultado nas avaliações. Portanto, no período *off-season*, o consumo calórico entre mulheres pode variar de 2.000 a 2.270 kcal e em homens de 2.230 a 3.200, dependendo da categoria.[3,4]

Carboidrato

O consumo de carboidratos entre fisiculturistas do sexo masculino pode variar de 4 a 7 g/kg de peso e do sexo feminino de 3 a 5 g/kg de peso, dependendo da fase de preparo e da categoria.[5]

No período *off-season*, atletas do sexo masculino costumam consumir de 5 a 7 g/kg de peso de carboidrato de acordo com a categoria.[4-6] Em um estudo com 51 fisiculturistas naturais (*natural bodybuilders*; 35 homens e

16 mulheres), observou-se que atletas do sexo masculino que ficaram entre as cinco primeiras colocações consumiram mais carboidrato (5,1 g/kg de peso) do que aqueles abaixo da quinta colocação (3,7 g/kg de peso).

Entre atletas do sexo feminino a média de consumo de carboidratos no período *off-season* é de 3,4 a 4 g/kg de peso.[3,4] Em contrapartida, no estudo publicado por Rohrig *et al.*, entre mulheres da categoria *woman's physique*, o consumo de carboidratos pode chegar a 5 g/kg de peso, o que demonstra que a ingesta pode realmente variar de acordo com a categoria.[7]

Proteína

A ingestão proteica é elevada, tanto no período *off-season* quanto no *pre-contest*. Apesar da literatura mostrar que consumir mais 2,2 g de proteína/kg/dia não gera efeitos adicionais no processo de hipertrofia[8], o consumo entre fisiculturistas homens e mulheres é quase sempre maior, independentemente da fase de preparo.[1,3,4,7,9-11]

É importante atentar não apenas para a quantidade de proteína consumida, mas também para a distribuição da ingesta ao longo do dia. A literatura sugere que o fracionamento seja de 0,25 a 0,4 g/kg de peso corporal de proteína a cada refeição, distribuídas em um mínimo de quatro refeições (o ideal é que ocorram a cada 3 a 4 h); porém, nesta fase do preparo, é comum entre fisiculturistas consumir de 0,33 a 0,55 g/kg de peso de proteína por refeição.[11]

Lipídio

Sua influência na dieta do fisiculturista dependerá, em parte, da fase em que o atleta se encontra. No período *off-season*, a prioridade será o carboidrato como fonte energética; portanto, o lipídio não será um importante fornecedor de energia para o anabolismo, mas servirá como fonte de ácidos graxos essenciais poli-insaturados, monoinsaturados em virtude da síntese hormonal, visto que o colesterol é precursor de hormônios.

Hamalainen *et al.* relataram que a redução do consumo de 40 para 25% de lipídios do valor efetivo total (VET) reduziu em 15% a testosterona total de homens saudáveis.[12] Em outro estudo, uma dieta *low-fat* (18% do consumo energético), cuja relação poli-insaturado:saturado era de 1:3, causou redução de 13% nos níveis de testosterona total quando comparado ao grupo submetido a dieta *high-fat* (41% do consumo energético), cuja relação poli-insaturado:saturado era de 0:6.[13]

Entre atletas do sexo feminino, o consumo de lipídios no período *off-season* pode variar de 0,7 a 0,9 g/kg de peso; já para atletas do sexo masculino, esse consumo não altera muito (0,6 a 1 g/kg de peso).

Pre-contest

Como o próprio nome já sugere, é o período que antecede o evento competitivo. Costuma ocorrer de 8 a 12 semanas antes da competição, porém pode se estender ou reduzir de acordo com a condição física (estética) atual do atleta. Nesta fase, os fisiculturistas buscam manter a massa muscular e reduzir a gordura corporal a níveis muito baixos (homens de 5 a 7%, mulheres de 8 a 10% conforme a categoria). Majoritariamente, o acompanhamento da mudança de composição corporal é feito por meio da observação visual.[4,14]

No período *pre-contest*, os atletas costumam estar em balanço energético negativo para a gordura corporal ser oxidada. Além do déficit calórico para gerar catabolismo, a modulação dos macronutrientes (p. ex., baixar carboidrato, aumentar proteína e gordura) e o aumento do gasto calórico por meio de exercício (alguns costumam fazer treinamento de força em um período do dia e aeróbico em outro) também são estratégias utilizadas. Os atletas buscam igualmente reduzir a retenção hídrica para que, associado ao baixo percentual de gordura, a musculatura apareça no campeonato. É importante salientar que, por tratar-se de uma fase catabólica, poderá haver perda de massa muscular no período *pre-contest*.

Consumo energético

Após o cálculo para obtenção do GET, indica-se reduzir o consumo energético em blocos de 250 a 500 kcal ou diminuir 20 a 40% do consumo dietético diário. Quando a taxa de perda de peso atingir certo platô, pode-se empregar uma diminuição de 5 a 10 g de gordura ou carboidratos (não de proteínas) na ingestão diária para manter a perda de peso.[9,10] Em mulheres, o consumo calórico nesta fase pode variar de 1.590 a 1.700 kcal e, em homens, de 2.600 a 2.230 kcal, dependendo da categoria.[3,4]

A disponibilidade energética é a quantidade de energia disponível para funções metabólicas básicas, entre elas produção hormonal e construção de massa óssea. Essa energia disponível é obtida por meio do gasto energético causado pelo exercício (quando há atividade física), subtraído do GET diário.[15] Em homens fisiculturistas (natural *bodybuilder*), existe associação entre baixa disponibilidade energética (< 25 kcal/kg de peso de massa livre de gordura) por períodos prolongados (6 meses) e desequilíbrios hormonais, psicológicos e perda de massa muscular.[16] Em mulheres (atletas ou desportistas), valores inferiores a 30 kcal/kg de peso de massa livre de gordura podem causar alterações hormonais, como em hormônios luteinizante (LH), tri-iodotironina (T3), insulina, cortisol, hormônio do crescimento (GH), leptina e fator de crescimento insulina-símile 1 (IGF-1).[17,18]

Carboidrato

No fisiculturismo, é comum reduzir a ingestão de carboidratos no decorrer do preparo para a competição.[1,9,10] Atletas do sexo masculino costumam consumir 2,5 a 3 g de carboidrato/kg de peso, podendo chegar a 1,2 a 1,4 g/kg de peso no período mais próximo ao evento competitivo.[1,9,10] O consumo de carboidratos entre mulheres pode ser de ± 3 g/kg de peso[3,19]; porém, Rohrig *et al.*[7] apresentaram valores de 1,5 a 1,9 g/kg de peso. Em alguns casos (tanto para homens quanto para mulheres), nas semanas mais próximas ao evento competitivo, o consumo de carboidratos pode variar de menos de 100 g/dia a menos de 30 ou 50 g/dia; ou seja, em alguns casos a ingestão glicídica pode chegar a níveis cetogênicos. Quanto ao percentual do VET, o consumo de carboidratos nesta fase pode ficar em torno de 10 a 20%, tanto para atletas do sexo feminino quanto do masculino.[11]

Proteína

Como mencionado anteriormente, no período *pre-contest* o atleta estará majoritariamente em balanço energético negativo para a gordura ser preferencialmente oxidada e, por se tratar de uma fase catabólica, poderá ocorrer perda de massa muscular. Para que a perda não seja significativa ao ponto de comprometer resultados estéticos, é importante um maior consumo proteico (2,3 a 3,1 g/kg de peso ao dia) para maximizar a retenção de massa magra[20] e o fracionamento deste macronutriente a cada 3 a 4 h (0,25 a 0,35 g de proteína/kg de peso a cada refeição e 0,4 g no pós-treino).

A digestão proteica também apresenta, entre os três macronutrientes, maior efeito térmico, que pode ser útil nesta fase de preparo.[21,22] Novas evidências sugerem que ingestões maiores de proteínas (> 3 g/kg/dia) podem impactar positivamente na mudança de composição corporal, promovendo a perda de massa gordurosa.[8] Portanto, para manter a massa magra nesse período de restrição calórica e, ao mesmo tempo, maximizar a perda de gordura, é comum entre fisiculturistas consumir em torno de 3 g de proteína/kg de peso ao dia.[1,3,7,9-11] Um maior consumo de proteínas no período de restrição energética também é interessante, pois promove saciedade.[22]

Evidências sugerem que indivíduos que usam esteroides anabolizantes androgênicos (EAA) têm necessidades de consumo proteico menores. Isso porque ocorre aumento na reutilização de aminoácidos oriundos do catabolismo proteico para a síntese proteica[23], o que pode justificar o motivo pelo qual, em períodos *precontest*, fisiculturistas consigam manter a definição e a muscularidade mesmo quando submetidos a dietas hipocalóricas.

Lipídio

Nesta fase, é importante atentar ao baixo consumo lipídico em virtude da restrição calórica, pois, uma dieta hipolipídica pode resultar em alteração na síntese de hormônios, entre eles testosterona, e comprometer consequentemente o resultado estético.[2] Há evidências científicas de que a ingestão de lipídio entre 20 e 30% do VET melhora os níveis de testosterona em atletas de força[24]; porém, em alguns casos, no contexto de restrição calórica, essa prática pode ser irreal sem comprometer o consumo suficiente de proteínas ou carboidratos.[20]

Entre mulheres fisiculturistas o consumo de lipídios no período *pre-contest* pode variar de 0,5 a 0,7 g/kg de peso ao dia e para os homens 0,3 a 0,6 g/kg de peso ao dia.[4] Com relação ao percentual do VET, recomenda-se para fisiculturistas o consumo de lipídios entre 15 e 20%.[2,11] Podem ser consideradas porcentagens mais baixas em detrimento da ingestão de carboidratos abaixo do valor recomendado, pois dietas com pouco carboidrato podem resultar em redução de insulina e IGF-1, além de estarem mais intimamente relacionadas com a preservação de massa magra do que de testosterona.[11,25]

Refeição pré e pós-treino

Embora visto anteriormente, é significativo ressaltar que distribuir as proteínas ao longo do dia é importante (tanto no pré quanto no pós-treino). A forma de distribuição recomendada já foi abordada. Entre fisiculturistas, o consumo proteico no período pré e pós-treino é de 0,4 a 0,5 g de proteína/kg de peso a cada refeição.[14]

A gramatura de carboidrato consumida antes, durante ou após o treinamento de força dependerá de diversos fatores, entre eles: quantidade de carboidrato que o indivíduo consumiu durante todo seu dia ou mesmo no dia anterior à seção de treinamento; horário do treino; objetivo (em que fase o fisiculturista encontra-se e a categoria); se este indivíduo terá outra seção de treinamento no dia e qual o intervalo entre as sessões; o sexo do atleta etc. Portanto, antes de apresentar as recomendações, é importante destacar que as refeições não podem ser analisadas de modo isolado, mas como uma pequena parte da estratégia nutricional.

Independentemente da modalidade esportiva, indica-se para exercícios com duração menor que 1 h consumir de 1 a 4 g/kg de peso de carboidrato 1 a 4 h antes do exercício.[26] Outra recomendação, porém específica para o treinamento de força, é ingerir 30 a 50 g de carboidrato 30 a 90 min antes do exercício.[27]

A ingestão de carboidratos durante o exercício pode promover euglicemia e elevar os estoques de glicogênio. O consumo de carboidrato sozinho ou em associação à

Parte 6 • Planejamento Alimentar Esportivo

proteína ao decorrer do exercício resistido pode aumentar a força e as reservas de glicogênio, atenuando o dano muscular e propiciando melhores adaptações aguda e crônica ao treinamento.[28] De fato, quando o objetivo for rendimento, recomenda-se consumir carboidrato durante o treino, pois quanto melhor o rendimento, mais trabalho gerará (repetições que serão realizadas) o que propicia o aumento da hipertrofia. Kleiner menciona que não é aconselhável ingerir carboidrato durante o treino quando o objetivo for reduzir a gordura corporal.[27]

Na refeição pós-treino, indica-se consumir 0,5 a 1,2 g/kg de peso.[2,27] Um estudo questionou se o carboidrato consumido na refeição pós-treino maximiza a síntese proteica em decorrência do maior estímulo à liberação de insulina. Um grupo recebeu apenas proteína (25 g de *whey protein*), o outro proteína e carboidrato (25 de *whey protein* e 50 g de maltodextrina). Apesar de ter havido aumento na taxa de liberação da insulina, ela não promoveu mais elevação da taxa de síntese proteica miofibrilar.[29]

Suplementação

Os suplementos mais consumidos entre os fisiculturistas são: *whey protein*, caseína, polivitamínicos, aminoácidos de cadeia ramificada (BCAA), beta-alanina, creatina, cafeína, picolinato de cromo e ômega-3.[11,30-32]

A *whey protein* é ingerida, na maioria das vezes, no café da manhã e no pós-treino. Em contrapartida, a caseína é consumida na última refeição do dia (ao deitar), remetendo à estratégia *pre-sleep protein*.[33]

Apesar das evidências não justificarem o uso massivo de polivitamínicos (vitaminas e minerais) nesta categoria de atletas, deve-se considerar empregá-los em períodos de dietas muito restritivas (para evitar deficiências nutricionais). Todavia, o que se observa é o consumo exacerbado de polivitamínicos independentemente da fase (*off-season* ou *pre-contest*).[34] A suplementação com ácido ascórbico (vitamina C) em doses que variam de 3 a 4 g ao dia é utilizada principalmente no período *pre-contest* para aumentar a diurese e, por consequência, a definição muscular; porém, alguns atletas optam por consumir fármacos como a hidroclorotiazida.

BCAA

De uso comum entre fisiculturistas, a suplementação com BCAA objetiva evitar o catabolismo muscular e/ou estimular a síntese proteica.[11,14] Entretanto, uma revisão[35] concluiu que o uso de BCAA para essas finalidades é injustificado. Para aumentar significativamente a síntese proteica é necessária a disponibilidade de todos os aminoácidos essenciais. Quanto ao catabolismo muscular, é importante enfatizar que a maioria dos atletas ingerem EAA, mantêm

uma dieta hiperproteica (ou extremamente hiperproteica a depender da fase do preparo) e fazem refeições regulares ao longo do dia (5 a 8 refeições ou mesmo mais), compostas majoritariamente por proteínas, o que torna questionável a necessidade de suplementação com BCAA.

Beta-hidroxi-beta-metilbutirato

Trata-se de um metabólito do aminoácido leucina, que, por sua vez, faz parte dos três BCAA essenciais: leucina, valina e isoleucina. Esses aminoácidos compartilham vias metabólicas semelhantes.[36]

Vários estudos demonstraram que a suplementação com beta-hidroxi-beta-metilbutirato (HMB) é bem tolerada e não promove efeitos tóxicos.[37-39] Entre os benefícios propostos estão: aumento da adaptação ao exercício via redução da degradação proteica, estímulo das sínteses proteica e do colesterol, elevação de GH e IGF-1, bem como da proliferação e diferenciação de células satélites, além de inibição da apoptose.[40] Entretanto, são escassos os estudos que mostram os efeitos benéficos do HMB na força e na massa livre de gordura. Também não são claros os efeitos sobre o dano muscular.[41]

A suplementação com HMB é particularmente eficaz em indivíduos treinados e não treinados expostos a períodos de alto estresse físico; portanto, pode ser interessante para atletas fisiculturistas dependendo da fase de treinamento. A baixa eficácia do HMB em atletas de força pode decorrer da supressão da proteólise induzida por adaptação ao treinamento.

Beta-alanina

Aminoácido não essencial, produzido por via hepática e que pode ser adquirido por meio do consumo de peixes e carne.[42] Apesar de ser extremamente parecida, do ponto de vista químico, com a alanina (um aminoácido comum no organismo), a beta-alanina tem diferença química que a caracteriza como um beta-aminoácido. Trata-se portanto de um aminoácido diferente, pois não é proteinogênico (i. e., não forma proteínas).

No organismo, a beta-alanina liga-se a outro aminoácido, a histidina, formando a carnosina, um dipeptídio.[43] A carnosina é encontrada principalmente nos músculos[44], onde sua principal função é neutralizar os ácidos formados durante o exercício intenso; ou seja, tem função tamponante.

Quanto maior a concentração de carnosina no músculo, maior a capacidade de neutralização dos ácidos (principalmente H^+). Uma vez que os ácidos produzidos durante o exercício intenso podem causar fadiga, é interessante aumentar a capacidade de neutralizá-los e retardar, por consequência, esse processo.[43] Diferentemente da carnosina, a carnosinase (enzima que catalisa a quebra da carnosina) não está presente no músculo esquelético, apenas no soro e em outros tecidos.[45] Portanto, a suplementação de carnosina oral é ineficiente para aumentar os níveis de carnosina em seres humanos, uma vez que o composto ingerido é metabolizado antes de atingir o músculo esquelético.[46] Desse modo, para elevar a quantidade de carnosina (tamponante) nos músculos, é necessário aumentar a oferta de beta-alanina, já que a histidina é facilmente obtida pela dieta. É importante destacar que a carnosinase não está presente na maioria dos mamíferos[47], isso deve ser levado em consideração ao avaliar a suplementação com carnosina a partir de modelos animais.

Com relação à estratégia de suplementação, Baguet *et al.*[48] sugerem que 4 a 6 g por dia, consumidos em doses de 2 g ou menos, durante pelo menos 2 semanas (ou seja, seu efeito só ocorre se usado com constância) resulta em 20 a 30% de elevação nas concentrações de carnosina no músculo, porém são observados benefícios maiores após 4 a 12 semanas.[49] Naderi *et al.* sugerem um protocolo semelhante ao anterior, 3 a 6 g por dia, divididos em doses de até 1,6 g, consumidos com refeições que contenham carboidrato.[50] O único efeito colateral relatado é parestesia (formigamento), mas estudos indicam que ele pode ser atenuado se ingeridas doses menores (1,6 g) ou se usada uma fórmula de liberação prolongada.[43]

Stegen *et al.* demonstraram que a ingestão de beta-alanina durante as refeições (se contiver carboidrato e proteína) é mais eficaz para aumentar o conteúdo de carnosina muscular do que se ingerida sozinha. No entanto, quando a comparação ocorreu com comprimidos de liberação lenta, não se observaram diferenças no conteúdo de carnosina muscular.[51]

Embora o uso de beta-alanina esteja se tornando cada vez mais popular entre os fisiculturistas[14], poucos estudos focam no treinamento de força. Recentemente, publicou-se um estudo no qual praticantes de treinamento de força recreacionais receberam 6,4 g/dia de beta-alanina ou placebo durante 4 semanas. Antes e depois da suplementação, foram realizados testes de força nos membros inferiores (*leg press*) e nos superiores (supino), incluindo força isométrica (estática), isocinética (velocidade controlada dos movimentos) ou dinâmica (exercícios habituais de academia). A suplementação com beta-alanina promoveu ganhos de 17% na força isométrica. Entretanto, não foi capaz de melhorar as forças isocinética e dinâmica (típica da musculação recreacional).[52]

O resultado traz a reflexão sobre a real necessidade de praticantes de musculação usarem esse suplemento, pois, se o treinamento de força não produz acidose suficiente (caso da maioria dos praticantes de musculação), o emprego de beta-alanina não é essencial. Embora o uso da beta-alanina por fisiculturistas possa ser uma boa estratégia, é importante ter sempre em mente a real característica do treinamento, porque quanto mais acidótico, maior o efeito da suplementação.

Creatina

Suplemento nutricional ergogênico efetivo disponível para atletas cuja intenção é melhorar o rendimento em exercícios de alta intensidade e aumentar a massa corporal magra. A suplementação com creatina não é só segura, mas traz diversos benefícios terapêuticos tanto para populações saudáveis quanto doentes, inclusive bebês e idosos. Não há provas científicas convincentes de que sua ingestão no curto ou no longo prazo (até 30 g/dia durante 5 anos) tenha efeitos prejudiciais. A creatina monoidratada é a forma mais estudada e clinicamente eficaz em termos de absorção muscular e capacidade de aumentar a *performance* em exercícios de alta intensidade.[53]

A suplementação com creatina é muito utilizada entre fisiculturistas principalmente na fase *off-season* cujo objetivo é aumentar o volume muscular.[11,54] Em contrapartida, não costuma ser usada na fase *pre-contest* justamente por comprometer o aparecimento das definições musculares.[11] Diversos estudos sugeriram efeito positivo sobre a força muscular e a potência, bem como aumento de massa magra com o uso da suplementação de creatina.[55-57]

Especificamente em fisiculturistas, os benefícios da creatina podem estar relacionados com aumento da capacidade de repetir esforços em alta intensidade[57], o que tende a resultar em melhor desempenho no treinamento e mais hipertrofia. A suplementação de creatina também tem sido associada a aumento da sinalização anabólica[58,59], redução dos níveis de miostastina[60] e elevação da atividade das células satélites, do número de mionúcleos[61] e do RNAm para IGF-1, o que causa possivelmente aumentos maiores no tamanho muscular comparado ao placebo.[58,62]

O protocolo considerado mais rápido para elevar os estoques de creatina muscular, conhecido por protocolo de carregamento/saturação de creatina ou *loading*, consiste em 0,3 g/kg (em média 20 g), quatro vezes por dia, durante 5 a 7 dias, seguido de 3 a 5 g/dia (dose única) para manter os estoques elevados.[53,63] Todavia, esse protocolo pode não ser necessário. Hultman *et al.*[64] mostraram que o uso de 3 g de creatina durante 28 dias foi tão efetivo para elevar a creatina muscular quanto o protocolo de saturação; porém, o aumento seria mais gradual (lento), o que poderia impactar menos no desempenho do exercício e/ou nas adaptações ao treinamento até os estoques de creatina estarem totalmente saturados.[53]

Entre os protocolos utilizados por fisiculturistas, é possível citar o protocolo de saturação como um dos principais, empregado por 93 dias.[1,65]

Cafeína

Bastante utilizada por fisiculturistas no período *pre-contest* com o objetivo de reduzir gordura corporal.[4,11,14] Segundo revisão[66], a cafeína, em doses de 3 a 4 mg/kg, parece influenciar o balanço energético, aumentar o gasto e diminuir o consumo energético de homens e mulheres fisicamente ativos ou sedentários, bem como de indivíduos obesos ou eutróficos. Entretanto, os autores da revisão mencionam que a cafeína não apresentou efeito sobre o consumo energético em alguns estudos e, por isso, sugerem cautela, visto que seu efeito sobre esse parâmetro ainda é questionável e requer mais pesquisas.

Além de atuar no estímulo à lipólise, a cafeína também pode induzir a oxidação de gordura, o que a torna um suplemento regulador de peso corporal.[66] Alguns fisiculturistas utilizam a cafeína combinada com a efedrina para otimizar os efeitos de mudança na composição corporal (diminuição de gordura). De fato, estudos mostram que essa combinação promove efeitos melhores; porém, também é potencialmente mais perigosa à saúde.[11] Importante destacar que o processo de perda de gordura é extremamente complexo e não se resume ao uso de um suplemento.

Quanto à melhora do desempenho, diversos estudos apontam ação positiva no treinamento de força.[67-69] Contudo, não recomendam usar o suplemento com esse objetivo.[70,71] É interessante notar que muitos estudos que observaram melhor desempenho no treinamento de força utilizaram doses de cafeína entre 5 e 6 mg/kg (recomenda-se 3 a 6 mg/kg, 50 a 60 min antes do treino).[14,62] Doses maiores que 9 mg/kg de peso corporal não acrescentaram mais benefícios ao desempenho[72] e apresentam probabilidade maior de efeitos colaterais negativos, inclusive náuseas, ansiedade, insônia e inquietação.[73]

Picolinato de cromo

Atletas de fisiculturismo costumam suplementar picolinato de cromo para diminuir o desejo por carboidratos e reduzir a gordura corporal.[11] No entanto, estudos com seres humanos já indicaram que a suplementação não traz efeitos na composição corporal de indivíduos saudáveis, mesmo quando associado a um programa de treinamento físico.[74] Os resultados também são inconclusivos quanto ao perímetro de cintura, a pressão arterial, lipídios [colesterol total, colesterol lipoproteína de alta densidade (HDL-c), colesterol lipoproteína de baixa densidade (LDL-c) e triglicerídios] e glicemia em jejum.[62,75]

Com relação à diminuição do desejo por carboidratos, o picolinato de cromo pode ser benéfico em pacientes com depressão atípica que apresentem compulsão por doces.[76] Considerando que, principalmente no período *pre-contest*, esses atletas são submetidos a dietas extremamente rígidas (não consomem nada além do que foi prescrito) durante cerca de 3 meses, é possível considerar prescrever picolinato de cromo com essa finalidade. É importante destacar que a dose de picolinato de cromo consumida por esses atletas costuma ser significativamente superior ao limite recomendado, o que poderia trazer impactos negativos a saúde.[74,77]

Ômega-3

Peixes e frutos do mar são fontes ideais de ácidos graxos ômega-3. Recomenda-se o consumo de aproximadamente duas a três porções por semana, a fim de obter proteção contra o desenvolvimento de doenças cardiovasculares. A maioria dos fisiculturistas relata ingerir ácidos graxos ômega-3 de forma isolada (suplementação) com esse objetivo.[11]

Embora evidências sugiram que o consumo de alimentos ricos em ômega-3 possa trazer benefícios à saúde, os resultados são controversos quando suplementado isoladamente.[78] Não há eventos adversos relacionados com a suplementação, porém é importante estimular o consumo desse composto dentro da matriz alimentar. Como o alimento apresenta outros nutrientes capazes de proporcionar efeitos sinérgicos e aumentar a biodisponibilidade de ômega-3, a tendência é que os benefícios à saúde sejam potencializados.[78]

Compostos bioativos

Curcumina

Embora o exercício resistido (ou de contrarresistência ou força) seja o meio eficaz de aumentar a massa muscular magra no longo prazo, também pode causar dano muscular e dor no curto prazo, que podem limitar o desempenho em sessões de treinamento subsequentes ou eventos competitivos.[79]

A dor muscular de início tardio (DMIT) consiste em dor ou desconforto após um exercício excêntrico de alta intensidade ou não habitual.[80-82] É causada por dano muscular, que pode ser associado a sintomas de encurtamento muscular, aumento da rigidez passiva, diminuição da força e potência, dor localizada e propriocepção alterada.[83] Os sintomas costumam se manifestar após o exercício e desaparecer após 3 a 4 dias.[84] Reduzir os efeitos negativos da DMIT pode maximizar o treinamento e melhorar o desempenho, bem como prevenir lesões.[85-88]

Milhões de pessoas, inclusive atletas, usam anti-inflamatórios não esteroides (AINE) para ajudar a reduzir a dor e a inflamação. Os AINE atenuam a resposta inflamatória por meio da inibição inespecífica das enzimas ciclo-oxigenase (COX-1 e COX-2), que regulam a produção de prostaglandinas inflamatórias.[89,90] Entretanto, o uso de anti-inflamatórios é controverso, pois alguns estudos demonstraram que o processo de síntese proteica muscular e a função das células satélites na hipertrofia (do músculo esquelético) ficam comprometidas quando as enzimas COX são inibidas[91-95]; em contrapartida, outros estudos não observaram efeito nenhum no processo anabólico pós-exercício.[96-98] Importante mencionar que a dor muscular após o exercício não resulta diretamente da inflamação, mas é consequência da alta sensibilidade dos nociceptores e dos mecanorreceptores aos potentes produtos químicos e subprodutos liberados durante a degeneração muscular.[83,99]

Em virtude desse conflito a respeito do uso de AINE no cenário esportivo, pesquisas têm lançado um novo olhar sobre compostos bioativos presentes em alimentos capazes de atuar no processo de recuperação muscular. A curcumina, um composto fenólico naturalmente amarelo, é o principal princípio ativo presente na raiz da *Curcuma longa L.* (açafrão-da-terra). Como tempero, fornece cor e sabor a diferentes preparações, como o *curry* (uma mistura de especiarias).[100]

A curcumina é um diferuloilmetano, pouco absorvido no trato gastrintestinal em decorrência de sua baixa solubilidade em água.[101] Anteriormente utilizada nas medicinas chinesa[102] e indiana, mostrou ter propriedades anti-inflamatórias, anticarcinogênicas e antioxidantes.[102-104] Este composto bioativo é de especial interesse, pois atua supostamente de modo similar aos AINE, porém com uma supressão menos pronunciada da inflamação.[105]

Como moduladora do processo inflamatório, a curcumina modifica a sinalização da via da COX-2, o que reduz as citocinas inflamatórias [interleucina (IL)-1β, IL-6, IL-8 e fator de necrose tumoral alfa (TNF-alfa)] e prostaglandinas.[106,107] Essa modulação inflamatória pode ser importante, uma vez que as prostaglandinas influenciam a gravidade da DMIT após o dano induzido pelo exercício, e a IL-8 e o TNF-alfa são considerados biomarcadores inflamatórios.[108-110] Por isso, a capacidade da curcumina de reduzir a sinalização da COX-2 torna-a a candidata ideal para tratar o dano muscular induzido por exercício (DMIE) e a DMIT.[111-115]

Um estudo no qual participantes dos sexos masculino e feminino foram suplementados com 400 mg de curcumina, 2 dias antes e 4 dias após um protocolo de exercício com o objetivo de induzir dano muscular [seis séries de 10 repetições a 110% 1 repetição máxima (RM)], resultou em aumentos significativamente menores de creatinoquinase (CK), TNF-alfa e IL-8 em comparação ao placebo. Não se observaram diferenças significativas nas IL-6 e IL-10 ou na dor no músculo quadríceps. O estudo concluiu, portanto, que o consumo de curcumina foi capaz de reduzir a inflamação, mas não a dor muscular do quadríceps

durante a recuperação. A redução da inflamação pode resultar em recuperação mais rápida e melhora da capacidade funcional nas sessões de exercícios subsequentes.[110]

Diferente do estudo anterior, a suplementação com 2,5 g de curcumina duas vezes a dia, 2 dias antes e 3 dias após a prática de exercício excêntrico, foi capaz de reduzir a DMIT, com alguma evidência de melhora na recuperação do desempenho muscular. Portanto, a curcumina pode ser uma ótima estratégia nutricional para melhorar a recuperação dos músculo, reduzir a dor muscular e melhorar consequentemente a capacidade funcional do atleta em treinos subsequentes. Segundo a literatura, recomenda-se 5 g de curcumina ao dia.[62]

Tart Montmorency Cherry

Outro alimento que vem despertando interesse é a *Tart Montmorency Cherry* (*Tart Cherry*). O sucesso da suplementação clínica, particularmente com frutas frescas, concentrados e misturas de suco, estimulou pesquisas relacionando os possíveis efeitos benéficos da *Tart Cherry*, como redução de danos musculares, estresse oxidativo, inflamação e dores musculares, à prática de exercícios.[116,117]

Até o momento, poucos estudos avaliaram os efeitos da suplementação com *Tart Cherry* na resposta a exercícios resistidos (treinamento de força). Um estudo analisou o resultado da suplementação com suco de *Tart Cherry* (*blend*) durante 8 dias na dor muscular induzida por exercício. O protocolo de exercício (duas séries com 20 repetições de flexão do cotovelo) ocorreu no quarto dia de suplementação. Como resultado, o suco foi capaz de reduzir a dor muscular e a perda de força induzida pela atividade física quando comparado ao grupo placebo.[118]

A suplementação com 30 mℓ de suco de *Tart Cherry*, 2 vezes/dia durante 10 dias, também reduziu o estresse oxidativo e melhorou a recuperação da força muscular (isométrica) após protocolo de exercício constituído por 100 repetições (10 séries × 10 repetições) de extensão do joelho na cadeira extensora em indivíduos adaptados ao treinamento de força.[119]

Outro estudo com 23 homens adaptados ao treinamento de força, avaliou a suplementação com 480 mg/dia de *Tart Cherry* liofilizada por 10 dias. Os participantes foram submetidos a um protocolo de exercícios na cadeira extensora e agachamento composto por 10 séries de 10 repetições a 70% 1RM. Avaliação da dor no músculo quadríceps e teste de contração voluntária máxima foram realizados antes do protocolo de exercício, 60 min, 24 h e 48 h depois, bem como coleta de amostras de sangue em jejum. Os resultados mostraram que suplementação no curto prazo foi capaz de atenuar a dor muscular e reduzir TNF-alfa, marcadores do metabolismo proteico (1 e 48 h após o teste), de estresse fisiológico (cortisol, aspartato aminotransferase e alanina aminotransferase) e o decréscimo de força durante a recuperação.[120]

Conforme descrito, a curcumina e a *Tart Cherry* podem constituir ferramentas nutricionais excelentes para auxiliar a recuperação muscular de fisiculturistas, visto que esta categoria de atletas tem um programa de treinamento muito intenso.

Nitrato (suco de beterraba)

O óxido nítrico (NO) tem diversas funções fisiológicas, inclusive hemodinâmica e metabólica.[121,122] Por meio da guanilato ciclase[123,124], age sobre as fibras musculares lisas causando vasodilatação[125] e, por consequência, aumento do fluxo sanguíneo na região[126] e troca gasosa.[127] O NO também induz a expressão gênica[128], aumentando a biogênese[129] e a eficiência mitocondrial.[130] Todos esses efeitos podem favorecer o metabolismo energético oxidativo.

A arginina é precursora do NO em decorrência da reação mediada pela enzima NO-sintase constitutiva (c-NOS) e induzível (i-NOS).[131] De fato, a literatura mostra que a suplementação com arginina aumenta os níveis de NO.[132]

Outro mecanismo para a síntese de NO é desencadeado pelo nitrato inorgânico (NO_3^-). Após a ingestão de alimentos fontes de nitrato, bactérias anaeróbias facultativas e comensais, localizadas na parte posterior da língua, reduzem o nitrato a nitrito (cerca de 25%) por meio da enzima nitrato redutase.[133,134] Ao entrar em contato com o ácido gástrico, o nitrito é convertido em NO e em outros óxidos de nitrogênio por reações não enzimáticas.[135] O nitrato e o nitrito remanescentes podem ser absorvidos no intestino e atingir a circulação sanguínea para, então, serem convertidos a NO bioativo no sangue e nos tecidos em situações de hipoxia fisiológica.[136]

O suco de beterraba é usado como um suplemento por atuar como precursor do NO.[137] Em exercícios de resistência muscular e *sprints* repetidos, parece ajudar na restauração das reservas de fosfocreatina e evitar sua depleção durante o esforço repetitivo. A suplementação com suco da beterraba parece atuar limitando a produção de metabólitos (adenosina difosfato e fosfatos inorgânicos) capazes de causar fadiga muscular, além de melhorar a liberação e a recaptação do cálcio do retículo sarcoplasmático, ajudando na produção de potência muscular.[134] O uso de suco de beterraba durante 6 dias (6,4 mmol/ℓ, equivalente a 400 mg de nitrato) foi capaz de aumentar o número de repetições no supino (três séries com o máximo de repetições a 60% 1RM), o que melhorou o desempenho da seção em 18,9%.[138]

Estudos mostraram benefícios no desempenho 2 a 3 h após o consumo de 5 a 9 mmol/ℓ (equivalente a 310 a 560 mg de nitrato), assim como quando o suco de beterraba foi ingerido por mais de 3 dias.[62] Além da beterraba, existem outros alimentos fontes de nitrato: rúcula, espinafre, aipo, alface e acelga.[139] Para ter uma noção, 400 mg de nitrato equivale a 400 g de beterraba cozida ou 300 g de beterraba ou acelga cruas.

Apesar do nitrato estar entre os suplementos considerados com nível de evidência científica adequado (do mesmo modo que cafeína, creatina, bicarbonato e possivelmente beta-alanina) e apresentar resultados no treinamento de força, não costuma ser consumido por fisiculturistas. Portanto, é interessante mostrar os benefícios do nitrato e estimular o consumo dele por meio dos alimentos, pois, como mencionado anteriormente, a dieta do fisiculturista costuma ser um pouco monótona e cabe aos nutricionistas mostrar que é possível obter resultados ainda melhores pela adoção de uma alimentação mais qualitativa.

Periodização nutricional

É aplicada há tempos no fisiculturismo, principalmente a periodização de carboidratos. Como exemplo, têm-se a publicação do estudo de caso com mulheres fisiculturistas no qual nos dias em que consumiam mais carboidrato (180 a 230 g) eram submetidas a treinos de força e nos dias com ingestão menor (100 a 150 g) praticavam treinos aeróbicos ou não faziam exercício.[3]

Outro exemplo de periodização nutricional foi o de fisiculturistas da categoria *physique*. As atletas consumiram diariamente, durante 4 semanas, em média 305 g de carboidrato, 150 g de proteína e 70 g de lipídio e, então, 2 vezes por semanas aumentavam o consumo calórico para 415 g de carboidrato, 135 g de proteína e 60 de lipídio. No fim da preparação para a competição, as atletas consumiram 70 g de carboidrato, 150 g de proteína e 70 g de lipídio sendo que, a cada 5 dias, aumentavam o consumo de carboidratos para 300 g ao dia e reduziam o consumo de proteína e lipídio para 135 e 25 g ao dia, respectivamente.[7]

A dieta metabólica criada por Mauro Di Pasquale também pode ser considerada um exemplo de periodização de carboidrato. A estratégia consiste em 5 dias de cetose (segunda a sexta) e 2 dias de recarga com carboidratos (sábado e domingo). Segundo Di Pasquale, o protocolo pode ser menos sacrificante por ser socialmente mais viável, tendo em vista que possibilita uma dieta menos restritiva durante os fins de semana. O autor relata também que os dois dias de consumo de carboidrato causa retenção hídrica na fibra muscular (em decorrência da recomposição do glicogênio), o que favorece o melhor desempenho nos treinos no início da semana seguinte, além de promover esteticamente um aspecto mais seco, vascularizado e com maior volume muscular em virtude do influxo de água para o interior da célula (esta característica estética é mais pronunciada em atletas que usam EAA).

Durante os 5 dias de cetose, recomenda-se o consumo de 30 g de carboidrato. Já durante os 2 dias de recarga, deve-se evitar consumir lipídios, mas a quantidade de proteína a ser ingerida permanece a mesma. As estratégias de periodização nutricional, especialmente de carboidratos, que é a mais aplicada no fisiculturismo, são diversas e conhecer cada uma ajuda a estabelecer padrões que se encaixam melhor em cada perfil.

Dieta flexível

A restrição alimentar pode ser definida como uma restrição consciente na ingestão de alimentos com o objetivo de evitar ganhar peso ou promover a perda dele por meio não só do controle do consumo energético, como também do tipo de alimento consumido.[140] O indivíduo sob restrição alimentar é submetido a um esforço cognitivo para resistir ao apetite[140], o que o faz adotar uma posição mental determinada, cujo resultado é a restrição cognitiva.[141] Quando em restrição cognitiva, o indivíduo se autoimpõe uma série de obrigações (p. ex., passar a consumir verduras e legumes que não gosta) e proibições alimentares (p. ex., não consumir um doce) para manter ou perder peso.[140] Todavia, tendem ao excesso alimentar quando expostos a determinados gatilhos: estresse[142], exposição a um alimento "proibido"[143] e estímulos emocionais negativos.[144] Esse fenômeno é descrito como desinibição, uma vez que o gatilho desinibe o autocontrole imposto.[140,145] Estudos revelaram que uma pequena liberação da restrição alimentar já seria o suficiente para desencadear o processo de desinibição, resultando em alimentação excessiva e ato de comer rápido sem estar com fome durante os eventos sociais e estados afetivos negativos.[146] Portanto, ainda se considera controversa a adoção da restrição alimentar, visto que embora seja uma estratégia bem-sucedida no controle de peso, no longo prazo pode causar transtornos alimentares e reganho do peso.[147]

Com base nos eventos citados anteriormente, em 1985 elaborou-se o *Questionário dos Três Fatores Alimentares* (TFEQ, do inglês *the three factor eating questionnaire*), desenvolvido por Stunkard e Messick[148], cujo objetivo era medir a restrição alimentar, a desinibição (excessos) e a percepção da fome. Posteriormente, em outro estudo sobre o TFEQ, verificou-se que a restrição alimentar poderia ocorrer de duas formas: "controle rígido" ou "controle flexível".[149]

Segundo alguns autores[146,149,150], o controle rígido caracteriza-se por uma abordagem dicotômica (tudo ou nada) com relação à alimentação e ao peso corporal e associa-se com maior índice de massa corporal, mais episódios de compulsão alimentar e escores mais altos de desinibição (excessos). Em contrapartida, o controle flexível caracteri-za-se por uma abordagem mais gradual, mais flexível, associado com menor índice de massa corporal, menos episódios de compulsão alimentar e maior probabilidade de perda de peso bem-sucedida. No controle flexível, o indivíduo faz suas próprias escolhas alimentares e suas próprias compensações caso "quebre a dieta".[146,149,150]

Com base nos benefícios propostos pelo controle flexível, Lyle McDonald foi um dos primeiros a falar sobre a dieta flexível, na qual o indivíduo não tem horários para fazer as refeições, nem a "obrigação" de consumir determinados alimentos (ou grupos alimentares) em dado momento; porém, é primordial que atinja uma quantidade diária, previamente calculada, de cada macronutriente na sua dieta. Por isso, não importa se o indivíduo fará três, cinco ou duas refeições, o importante é ele consumir a quantidade de cada macronutriente estipulado em sua dieta. Lyle também aplica na dieta flexível o princípio do 80/20, que consiste no indivíduo fazer o que precisa ser feito em 80% do seu tempo; os outros 20% não importa, pois não comprometem os resultados.[151]

Portanto, segundo o conceito 80/20: 100% equivaleria ao VET, 80% da alimentação seria destinada a alimentos saudáveis e os outros 20% a alimentos que não devem ser consumidos rotineiramente (p. ex., biscoito, sorvete e pizza). Vale destacar que esses 20% também entram no cálculo dos macronutrientes. Por exemplo: VET de 1.700 kcal; 20% do VET equivale a 340 kcal (para destinar à refeição "lixo").

Depois de certo tempo, em virtude da importância de consumir exatamente a quantidade de cada macronutrientes estipulada, a dieta flexível também ficou conhecida como IIFYM (do inglês *if it fits your macro*; em tradução livre: "se couber nos seu macros").

Apesar do conceito flexível, a dieta dos macronutrientes pode apresentar desvantagens potenciais. Por exemplo, levando em consideração a necessidade de controlar os macronutrientes, foram criados diversos aplicativos que funcionam como uma espécie de calculadora de refeições. Esses aplicativos, além de difíceis de serem utilizados, visto que requerem, na maioria, a gramatura de cada alimento (p. ex., quantos gramas de arroz consumiu na refeição), faz o conceito de flexibilidade perder-se.

Outro questionamento é sobre o momento das refeições. Um estudo randomizado, *crossover* (com 1 semana de *washout*), envolvendo 32 mulheres eutróficas, objetivou avaliar os efeitos do almoço realizado entre 13h00 e 16h30. Foi visto que almoçar às 16h30 foi o suficiente para reduzir à tolerância a glicose, o efeito térmico dos alimentos e os níveis de cortisol salivar.[152] Logo, ao contrário do que se preconiza na dieta dos macronutrientes (ou na dieta flexível/IIFYM) o momento em que se faz as refeições também é importante.

Quanto aos 20% destinados à refeição livre, deve-se levar em consideração que normalmente um indivíduo acaba optando por alimentos com muito carboidrato e/ou muita gordura e essa escolha pode trazer prejuízos à saúde. Em um estudo com mulheres e homens eutróficos e obesos, observou-se que o consumo de uma refeição rica em carboidrato e lipídio (hambúrguer, refrigerante, batata frita e torta de maçã de uma empresa de *fast food*) resultou em aumento da expressão do fator nuclear kappa B (NF-κB), fator de transcrição envolvido em processos inflamatórios. Nos indivíduos obesos, a expressão aumentada perdurou por 2 a 3 h após o consumo da refeição.[153]

Em uma revisão sistemática cujo objetivo foi avaliar a magnitude da reposta inflamatória após refeição rica em lipídio, verificou-se que, entre as citocinas pró-inflamatórias [IL-6, proteína C reativa (PCR), TNF-alfa, IL-1β e IL-8], a IL-6 foi a única que aumentou no período pós-prandial. Entre os critérios de inclusão da revisão destacam-se: estudos realizados com mulheres e homens saudáveis, eutróficos, com idade entre 18 e 60 anos e estudos contendo refeições $\geq$ 500 kcal, constituindo $\geq$ 30% de lipídios.[154]

Outra desvantagem dessa estratégia é que muitos indivíduos podem não incorporar uma variedade de frutas e vegetais à sua alimentação, preferindo determinados alimentos, o que resulta em uma dieta pouco qualitativa e monótona. Por fim, deve-se levar em consideração que a dieta flexível desconsidera o *timing* (momento de consumo) e a quantidade de nutrientes, principalmente com relação a proteínas e carboidratos, o que pode inclusive comprometer o rendimento, a recuperação muscular e o processo de hipertrofia no exercício.

Fisiculturistas aderiram à dieta flexível muito antes de ser famosa nas mídias sociais. Possivelmente, ela tornou-se muito popular entre esses atletas por se tratar de um público que já tem uma excelente conscientização sobre a própria alimentação, costuma pesar os alimentos na balança, conhece a composição nutricional deles, entre outros fatores importantes.

Em resumo, a dieta flexível pode ser uma excelente estratégia para melhor a adesão à dieta; porém, assim como qualquer outra estratégia nutricional, deve ser prescrita de modo individual e vir sempre acompanhada de educação quanto à saúde para o paciente adquirir conhecimento e tomar consequentemente decisões corretas no tocante à alimentação, pois quando há "flexibilização" inadequado pode haver prejuízos ao indivíduo.

Referências bibliográficas

1. Robinson SL, Lambeth-Mansell A, Gillibrand G *et al.* A nutrition and conditioning intervention for natural bodybuilding contest preparation: case study. J Int Soc Sports Nutr. 2015;12(1).

2. Lambert CP, Frank LL, Evans WJ. Macronutrient considerations for the sport of bodybuilding. Sports Med. 2004;34(5):317-27.

3. Halliday TM, Loenneke JP, Davy BM. Dietary intake, body composition, and menstrual cycle changes during competition preparation and recovery in a drug-free figure competitor: a case study. Nutrients. 2016;8(11).

4. Chappell AJ, Simper T, Barker ME. Nutritional strategies of high level natural bodybuilders during competition preparation. J Int Soc Sports Nutr. 2018;15(1).

5. Slater G, Phillips SM. Nutrition guidelines for strength sports: sprinting, weightlifting, throwing events, and bodybuilding. J Sports Sci. 2011;29(Suppl. 1):S67-77.

6. Spendlove J, Mitchell L, Gifford J. Dietary intake of competitive bodybuilders. Sports Med. 2015;45(7): 1041-63.

7. Rohrig BJ, Pettitt RW, Pettitt CD. Psychophysiological tracking of a female physique competitor through competition preparation. Int J Exerc Sci. 2017;10(2):301-11.

8. Schoenfeld BJ, Aragon AA. How much protein can the body use in a single meal for muscle-building? Implications for daily protein distribution. J Int Soc Sports Nutr. 2018;15:10.

9. Rossow LM, Fukuda DH, Fahs CA *et al.* Natural bodybuilding competition preparation and recovery: a 12-month case study. Int J Sports Physiol Perform. 2013;8(5):582-92.

10. Kistler BM, Fitschen PJ, Ranadive SM. Case study: natural bodybuilding contest preparation. Int J Sport Nutr Exerc Metab. 2014;24(6):694-700.

11. Gentil P, de Lira CAB1, Paoli A. Nutrition, pharmacological and training strategies adopted by six bodybuilders: case report and critical review. Eur J Transl Myol. 2017;27(1):6247.

12. Hämäläinen E, Adlercreutz H, Puska P *et al.* Diet and serum sex hormones in healthy men. J Steroid Biochem. 1984;20(1):459-64.

13. Dorgan JF, Judd JT, Longcope C. Effects of dietary fat and fiber on plasma and urine androgens and estrogens in men: a controlled feeding study. Am J Clin Nutr. 1996;64(6):850-5.

14. Helms ER, Aragon AA, Fitschen PJ. Evidence-based recommendations for natural bodybuilding contest preparation: nutrition and supplementation. J Int Soc Sports Nutr. 2014;11:20.

15. Loucks AB, Kiens B, Wright HH. Energy availability in athletes. J Sports Sci. 2011;29(Suppl. 1):S7-15.

16. Fagerberg P. Negative consequences of low energy availability in natural male bodybuilding: a review. Int J Sport Nutr Exerc Metab. 2018;28(4):385-402.

17. Loucks AB, Verdun M, Heath EM. Low energy availability, not stress of exercise, alters LH pulsatility in exercising women. J Appl Physiol (1985). 1998;84(1):37-46.

18. Loucks AB, Thuma JR. Luteinizing hormone pulsatility is disrupted at a threshold of energy availability in regularly menstruating women. J Clin Endocrinol Metab. 2003;88(1):297-311.

19. Trexler ET, Hirsch KR, Campbell BI et al. Physiological changes following competition in male and female physique athletes: a pilot study. Int J Sport Nutr Exerc Metab. 2017;27(5):458-66.

20. Helms ER, Zinn C, Rowlands DS et al. A systematic review of dietary protein during caloric restriction in resistance trained lean athletes: a case for higher intakes. Int J Sport Nutr Exerc Metab. 2014;24(2): 127-38.

21. Mettler S, Mitchell N, Tipton KD. Increased protein intake reduces lean body mass loss during weight loss in athletes. Med Sci Sports Exerc. 2010;42(2): 326-37.

22. Westerterp-Plantenga MS, Lemmens SG, Westerterp KR. Dietary protein – its role in satiety, energetics, weight loss and health. Br J Nutr. 2012;108 (Suppl. 2):S105-12.

23. Ferrando AA, Tipton KD, Doyle D et al. Testosterone injection stimulates net protein synthesis but not tissue amino acid transport. Am J Physiol. 1998;275(5):E864-71.

24. Bird S. Strength nutrition: maximizing your anabolic potential. Strength and Conditioning Journal. 2010;32(4):80-6.

25. Mäestu J, Eliakim A, Jürimäe J et al. Anabolic and catabolic hormones and energy balance of the male bodybuilders during the preparation for the competition. J Strength Cond Res. 2010;24(4):1074-81.

26. Thomas DT, Erdman KA, Burke LM. American College of Sports Medicine Joint Position Statement. Nutrition and athletic performance. Med Sci Sports Exerc. 2016;48(3):543-68.

27. Kleiner S. Nutrição para o treinamento de força. 3.ed. Barueri: Manole; 2009.

28. Kerksick CM, Arent S, Schoenfeld BJ et al. International Society of Sports Nutrition Position Stand: nutrient timing. J Int Soc Sports Nutr. 2017;14:33.

29. Staples AW, Burd NA, West DWD et al. Carbohydrate does not augment exercise-induced protein accretion versus protein alone. Med Sci Sports Exerc. 2011;43(7):1154-61.

30. Dascombe BJ, Karunaratna M, Cartoon J et al. Nutritional supplementation habits and perceptions of elite athletes within a state-based sporting institute. J Sci Med Sport. 2010;13(2):274-80.

31. Goston JL, Correia MITD. Intake of nutritional supplements among people exercising in gyms and influencing factors. Nutrition. 2010;26(6):604-11.

32. Hackett DA, Johnson NA, Chow CM. Training practices and ergogenic aids used by male bodybuilders. J Strength Cond Res. 2013;27(6):1609-17.

33. Trommelen J, Van Loon LJC. Pre-sleep protein ingestion to improve the skeletal muscle adaptive response to exercise training. Nutrients. 2016;8(12).

34. Della Guardia L, Cavallaro M, Cena H. The risks of self-made diets: the case of an amateur bodybuilder. J Int Soc Sports Nutr. 2015;12(1).

35. Wolfe RR. Branched-chain amino acids and muscle protein synthesis in humans: myth or reality? J Int Soc Sports Nutr. 2017;14(1).

36. Holeček M. Beta-hydroxy-beta-methylbutyrate supplementation and skeletal muscle in healthy and muscle-wasting conditions: HMB supplementation and muscle. Journal of Cachexia, Sarcopenia and Muscle. 2017;8(4):529-41.

37. Nissen S, Sharp RL, Panton L et al. Beta-hydroxy--beta-methylbutyrate (HMB) supplementation in humans is safe and may decrease cardiovascular risk factors. J Nutr. 2000;130(8):1937-45.

38. Rathmacher JA, Nissen S, Panton L et al. Supplementation with a combination of beta-hydroxy-beta-methylbutyrate (HMB), arginine, and glutamine is safe and could improve hematological parameters. J Parenter Enteral Nutr. 2004;28(2):65-75.

39. Baxter JH, Carlos JL, Thurmond J et al. Dietary toxicity of calcium beta-hydroxy-beta-methyl butyrate (CaHMB). Food Chem Toxicol. 2005;43(12): 1731-41.

40. Szcześniak KA, Ostaszewski P, Fuller JC et al. Dietary supplementation of β-hydroxy-β-methylbutyrate in animals – a review. J Anim Physiol Anim Nutr. 2015;99(3):405-17.

41. Rowlands DS, Thomson JS. Effects of beta-hydroxy-beta-methylbutyrate supplementation during resistance training on strength, body composition, and muscle damage in trained and untrained young men: a meta-analysis. J Strength Cond Res. 2009;23 (3):836-46.

42. Dunnett M, Harris RC. Influence of oral beta-alanine and l-histidine supplementation on the carnosi-

ne content of the gluteus medius. Equine Vet J Suppl. 1999;30:499-504.

43. Trexler ET, Smith-Ryan AE, Stout JR *et al.* International Society of Sports Nutrition Position Stand: beta-alanine. J Int Soc Sports Nutr. 2015;12:30.

44. Abe H. Role of histidine-related compounds as intracellular proton buffering constituents in vertebrate muscle. Biochemistry Biokhimiia. 2000;65(7): 757-65.

45. Sale C, Saunders B, Harris RC. Effect of beta-alanine supplementation on muscle carnosine concentrations and exercise performance. Amino Acids. 2010;39(2):321-33.

46. Gardner ML, Illingworth KM, Kelleher J *et al.* Intestinal absorption of the intact peptide carnosine in man, and comparison with intestinal permeability to lactulose. J Physiol. 1991;439:411-22.

47. Jackson MC, Kucera CM, Lenney JF *et al.* Purification and properties of human serum carnosinase. Clin Chim Acta. 1991;196(2-3):193-205.

48. Baguet A, Reyngoudt H, Pottier A *et al.* Carnosine loading and washout in human skeletal muscles. J Appl Physiol (1985). 2009;106(3):837-42.

49. Bellinger PM. β-alanine supplementation for athletic performance: an update. J Strength Cond Res. 2014; 28(6):1751-70.

50. Naderi A, de Oliveira EP, Ziegenfuss TN *et al.* Timing, optimal dose and intake duration of dietary supplements with evidence-based use in sports nutrition. J Exerc Nutrition Biochem. 2016;20(4):1-12.

51. Stegen S, Blancquaert L, Everaert I. Meal and beta-alanine coingestion enhances muscle carnosine loading. Med Sci Sports Exerc. 2013;45(8):1478-85.

52. Bassinello D, de Salles Painelli V, Dolan E *et al.* Beta-alanine supplementation improves isometric, but not isotonic or isokinetic strength endurance in recreationally strength-trained young men. Amino Acids. 2019;51(1):27-37.

53. Kreider RB, Kalman DS, Antonio J *et al.* International Society of Sports Nutrition position stand: safety and efficacy of creatine supplementation in exercise, sport, and medicine. J Int Soc Sports Nutr. 2017;14:18.

54. Karimian J, Esfahani PS. Supplement consumption in body builder athletes. J Res Med Sci. 2011;16 (10):1347-53.

55. Gualano B, Roschel H, Lancha AH Jr *et al.* In sickness and in health: the widespread application of creatine supplementation. Amino Acids. 2012;43 (2):519-29.

56. Gualano B, Rawson ES, Candow DG *et al.* Creatine supplementation in the aging population: effects on skeletal muscle, bone and brain. Amino Acids. 2016;48(8):1793-805.

57. Lanhers C, Pereira B, Naughton G *et al.* Creatine supplementation and upper limb strength performance: a systematic review and meta-analysis. Sports Med. 2017;47(1):163-73.

58. Willoughby DS, Rosene J. Effects of oral creatine and resistance training on myosin heavy chain expression. Med Sci Sports Exerc. 2001;33(10):1674-81.

59. Willoughby DS, Rosene JM. Effects of oral creatine and resistance training on myogenic regulatory factor expression. Med Sci Sports Exerc. 2003;35(6): 923-9.

60. Saremi A, Gharakhanloo R, Sharghi S *et al.* Effects of oral creatine and resistance training on serum myostatin and GASP-1. Mol Cell Endocrinol. 2010; 317(1-2):25-30.

61. Olsen S, Aagaard P, Kadi F *et al.* Creatine supplementation augments the increase in satellite cell and myonuclei number in human skeletal muscle induced by strength training. J Physiol. 2006;573(Pt 2):525-34.

62. Chilibeck PD, Stride D, Farthing JP *et al.* Effect of creatine ingestion after exercise on muscle thickness in males and females. Med Sci Sports Exerc. 2004; 36(10):1781-8.

63. Maughan RJ. IOC Medical and scientific commission reviews its position on the use of dietary supplements by elite athletes. Br J Sports Med. 2018; 52(7):418-9.

64. Hultman E, Söderlund K, Timmons JA *et al.* Muscle creatine loading in men. J Appl Physiol (1985). 1996;81(1):232-7.

65. Harris RC, Söderlund K, Hultman E. Elevation of creatine in resting and exercised muscle of normal subjects by creatine supplementation. Clin Sci. 1992;83(3):367-74.

66. Harpaz E, Tamir S, Weinstein A *et al.* The effect of caffeine on energy balance. J Basic Clin Physiol Pharmacol. 2017;28(1):1-10.

67. Green JM, Wickwire PJ, McLester JR *et al.* Effects of caffeine on repetitions to failure and ratings of perceived exertion during resistance training. Int J Sports Physiol Perform. 2007;2(3):250-9.

68. Woolf K, Bidwell WK, Carlson AG. The effect of caffeine as an ergogenic aid in anaerobic exercise. J Strength Cond Res. 2009;23(5):1363-9.

69. Duncan MJ, Oxford SW. The effect of caffeine ingestion on mood state and bench press performance to failure. J Strength Cond Res. 2011;25(1):178-85.

70. Williams AD, Cribb PJ, Cooke MB *et al.* The effect of ephedra and caffeine on maximal strength and power in resistance-trained athletes. J Strength Cond Res. 2008;22(2):464-70.

71. Hendrix CR, Housh TJ, Mielke M *et al.* Acute effects of a caffeine-containing supplement on bench press and leg extension strength and time to exhaustion during cycle ergometry. J Strength Cond Res. 2010;24(3):859-65.

72. Bruce CR, Anderson ME, Fraser SF *et al.* Enhancement of 2000-m rowing performance after caffeine ingestion. Med Sci Sports Exerc. 2000;32(11):1958-63.

73. Burke LM. Caffeine and sports performance. Appl Physiol Nutr Metab. 2008;33(6):1319-34.

74. Vincent JB. The potential value and toxicity of chromium picolinate as a nutritional supplement, weight loss agent and muscle development agent. Sports Med. 2003;33(3):213-30.

75. Tian H, Guo X, Wang X *et al.* Chromium picolinate supplementation for overweight or obese adults. Cochrane Database Syst Rev. 2013;(11):CD010063.

76. Docherty JP, Sack DA, Roffman M *et al.* A double-blind, placebo-controlled, exploratory trial of chromium picolinate in atypical depression: effect on carbohydrate craving. J Psychiatr Pract. 2005;11(5):302-14.

77. Golubnitschaja O, Yeghiazaryan K. Opinion controversy to chromium picolinate therapy's safety and efficacy: ignoring "anecdotes" of case reports or recognising individual risks and new guidelines urgency to introduce innovation by predictive diagnostics? EPMA J. 2012;3(1):11.

78. Maehre HK, Jensen IJ, Elvevoll EO *et al.* ω-3 fatty acids and cardiovascular diseases: effects, mechanisms and dietary relevance. Int J Mol Sci. 2015; 16(9):22636-61.

79. Haramizu S, Ota N, Hase T *et al.* Catechins suppress muscle inflammation and hasten performance recovery after exercise. Med Sci Sports Exerc. 2013; 45(9):1694-702.

80. Macintyre DL, Reid WD, McKenzie DC. Delayed muscle soreness. The inflammatory response to muscle injury and its clinical implications. Sports Med. 1995;20(1):24-40.

81. Lund H, Vestergaard-Poulsen P, Kanstrup IL *et al.* The effect of passive stretching on delayed onset muscle soreness, and other detrimental effects following eccentric exercise. Scand J Med Sci Sports. 1998;8(4):216-21.

82. Connolly DAJ, Sayers SP, Mchugh MP. Treatment and prevention of delayed onset muscle soreness. J Strength Cond Res. 2003;17(1):197-208.

83. Proske U, Morgan DL. Muscle damage from eccentric exercise: mechanism, mechanical signs, adaptation and clinical applications. J Physiol. 2001;537(Pt 2):333-45.

84. Clarkson PM, Sayers SP. Etiology of exercise-induced muscle damage. Can J Appl Physiol. 1999; 24(3):234-48.

85. Armstrong RB. Mechanisms of exercise-induced delayed onset muscular soreness: a brief review. Med Sci Sports Exerc. 1984;16(6):529-38.

86. Eston R, Peters D. Effects of cold water immersion on the symptoms of exercise-induced muscle damage. J Sports Sci. 1999;17(3):231-8.

87. Johansson PH, Lindström L, Sundelin G *et al.* The effects of preexercise stretching on muscular soreness, tenderness and force loss following heavy eccentric exercise. Scand J Med Sci Sports. 1999; 9(4):219-25.

88. Sellwood KL, Brukner P, Williams D *et al.* Ice-water immersion and delayed-onset muscle soreness: a randomised controlled trial. Br J Sports Med. 2007; 41(6):392-7.

89. Schoenfeld BJ. The use of nonsteroidal anti-inflammatory drugs for exercise-induced muscle damage: implications for skeletal muscle development. Sports Med. 2012;42(12):1017-28.

90. Urso ML. Anti-inflammatory interventions and skeletal muscle injury: benefit or detriment? J Appl Physiol. 2013;115(6):920-8.

91. Rodemann HP, Goldberg AL. Arachidonic acid, prostaglandin e2 and f2 alpha influence rates of protein turnover in skeletal and cardiac muscle. J Biol Chem. 1982;257(4):1632-8.

92. Palmer RM. Prostaglandins and the control of muscle protein synthesis and degradation. Prostaglandins Leukot Essent Fatty Acids. 1990;39(2):95-104.

93. Trappe TA, White F, Lambert CP *et al.* Effect of ibuprofen and acetaminophen on postexercise muscle protein synthesis. Am J Physiol Endocrinol Metab. 2002;282(3):E551-6.

94. Bondesen BA, Mills ST, Kegley KM *et al.* The COX-2 pathway is essential during early stages of skeletal muscle regeneration. Cell Physiology. 2004;287(2): C475-83.

95. Mikkelsen UR, Langberg H, Helmark IC *et al.* Local NSAID infusion inhibits satellite cell proliferation in

human skeletal muscle after eccentric exercise. J Appl Physiol (1985). 2009;107(5):1600-11.

96. Burd NA, Dickinson JM, Lemoine JK et al. Effect of a cyclooxygenase-2 inhibitor on postexercise muscle protein synthesis in humans. Am J Physiol Endocrinol Metab. 2010;298(2):E354-61.

97. Mikkelsen UR, Schjerling P, Helmark IC et al. Local NSAID infusion does not affect protein synthesis and gene expression in human muscle after eccentric exercise. Scand J Med Sci Sports. 2011;21(5): 630-44.

98. Petersen SG, Miller BF, Hansen M et al. Exercise and NSAIDs: effect on muscle protein synthesis in patients with knee osteoarthritis. Med Sci Sports Exerc. 2011;43(3):425-31.

99. Clarkson PM, Hubal MJ. Exercise-induced muscle damage in humans. Am J Phys Med Rehab. 2002; 81(Suppl. 11):S52-69.

100. Esatbeyoglu T, Huebbe P, Ernst IM et al. Curcumin–from molecule to biological function. Angewandte Chemie. 2012;51(22):5308-32.

101. Goel A, Kunnumakkara AB, Aggarwal BB. Curcumin as "curecumin": from kitchen to clinic. Biochem Pharmacol. 2008;75(4):787-809.

102. Itokawa H, Shi Q, Akiyama T et al. Recent advances in the investigation of curcuminoids. Chin Med. 2008;3:11.

103. Maheshwari RK, Singh AK, Gaddipati J et al. Multiple biological activities of curcumin: a short review. Life Sciences. 2006;78(18):2081-7.

104. Menon VP, Sudheer AR. Antioxidant and anti-inflammatory properties of curcumin. Adv Exp Med Biol. 2007;595:105-25.

105. Vane JR, Botting RM. Anti-inflammatory drugs and their mechanism of action. Inflamm Res. 1998;47 (Suppl. 2):S78-87.

106. Kang G, Kong PJ, Yuh YJ et al. Curcumin suppresses lipopolysaccharide-induced cyclooxygenase-2 expression by inhibiting activator protein 1 and nuclear factor kappab bindings in BV2 microglial cells. J Pharmacol Sci. 2004;94(3):325-8.

107. Gota VS, Maru GB, Soni TG et al. Safety and pharmacokinetics of a solid lipid curcumin particle formulation in osteosarcoma patients and healthy volunteers. J Agric Food Chem. 2010;58(4):2095-9.

108. Breslin WL, Johnston CA, Strohacker K et al. Obese mexican american children have elevated mcp-1, tnf-α, monocyte concentration, and dyslipidemia. Pediatrics. 2012;129(5):e1180-6.

109. Strohacker K, Breslin WL, Carpenter KC et al. Moderate-intensity, premeal cycling blunts postprandial

increases in monocyte cell surface cd18 and cd11a and endothelial microparticles following a high-fat meal in young adults. Appl Physiol Nutr Metab. 2012;37(3):530-9.

110. McFarlin BK, Venable AS1, Henning AL et al. Reduced inflammatory and muscle damage biomarkers following oral supplementation with bioavailable curcumin. BBA Clinical. 2016;5:72-8.

111. Kawanishi N, Kato K, Takahashi M et al. Curcumin attenuates oxidative stress following downhill running-induced muscle damage. Biochem Biophys Res Commun. 2013;441(3):573-8.

112. Drobnic F, Riera J, Appendino G et al. Reduction of delayed onset muscle soreness by a novel curcumin delivery system (Meriva®): a randomised, placebo-controlled trial. J Int Soc Sports Nutr. 2014;11:31.

113. Takahashi M, Suzuki K, Kim HK et al. Effects of curcumin supplementation on exercise-induced oxidative stress in humans. Int J Sports Med. 2014; 35(6):469-75.

114. Nicol LM, Rowlands DS, Fazakerly R et al. Curcumin supplementation likely attenuates delayed onset muscle soreness (DOMS). Eur J Appl Physiol. 2015; 115(8):1769-77.

115. Sciberras JN, Galloway SD, Fenech A et al. The effect of turmeric (curcumin) supplementation on cytokine and inflammatory marker responses following 2 hours of endurance cycling. J Int Soc Sports Nutr. 2015;12(1):5.

116. Howatson G, Mchugh MP, Hill JA et al. Influence of tart cherry juice on indices of recovery following marathon running. Scand J Med Sci Sports. 2010; 20(6):843-52.

117. Bell PG, Mchugh MP, Stevenson E et al. The role of cherries in exercise and health. Scand J Med Sci Sports. 2014;24(3):477-90.

118. Connolly DA, McHugh MP, Padilla-Zakour OI et al. Efficacy of a tart cherry juice blend in preventing the symptoms of muscle damage. Br J Sports Med. 2006;40(8):679-83.

119. Bowtell JL, Sumners DP, Dyer A et al. Montmorency cherry juice reduces muscle damage caused by intensive strength exercise. Med Sci Sports Exerc. 2011;43(8):1544-51.

120. Levers K, Dalton R, Galvan E et al. Effects of powdered montmorency tart cherry supplementation on an acute bout of intense lower body strength exercise in resistance trained males. J Int Soc Sports Nutr. 2015;12:41.

121. Larsen FJ, Weitzberg E, Lundberg JO et al. Effects of dietary nitrate on oxygen cost during exercise. Acta Physiologica. 2007;191(1):59-66.

122. Ferguson SK, Hirai DM, Copp SW et al. Impact of dietary nitrate supplementation via beetroot juice on exercising muscle vascular control in rats. J Physiol. 2013;591(2):547-57.

123. Katsuki S, Arnold W, Mittal C et al. Stimulation of guanylate cyclase by sodium nitroprusside, nitroglycerin and nitric oxide in various tissue preparations and comparison to the effects of sodium azide and hydroxylamine. J Cyclic Nucleotide Res. 1977;3(1):23-35.

124. Ignarro LJ, Adams JB, Horwitz PM et al. Activation of soluble guanylate cyclase by no-hemoproteins involves no-heme exchange. Comparison of heme-containing and heme-deficient enzyme forms. J Biol Chem. 1986;261(11):4997-5002.

125. Furchgott RF, Jothianandan D. Endothelium-dependent and -independent vasodilation involving cyclic gmp: relaxation induced by nitric oxide, carbon monoxide and light. Blood Vessels. 1991;28(1-3):52-61.

126. Erzurum SC, Ghosh S, Janocha AJ et al. Higher blood flow and circulating no products offset high-altitude hypoxia among tibetans. Proc Natl Acad Sci U S A. 2007;104(45):17593-8.

127. Puype J, Ramaekers M, Van Thienen R et al. No effect of dietary nitrate supplementation on endurance training in hypoxia. Scand J Med Sci Sports. 2015;25(2):234-41.

128. Tong L, Heim RA, Wu S. Nitric oxide: a regulator of eukaryotic initiation factor 2 kinases. Free Radic Biol Med. 2011;50(12):1717-25.

129. Dejam A, Hunter CJ, Schechter AN et al. Emerging role of nitrite in human biology. Blood Cells Mol Dis. 2004;32(3):423-9.

130. Pinna M, Roberto S, Milia R et al. Effect of beetroot juice supplementation on aerobic response during swimming. Nutrients. 2014;6(2):605-15.

131. Marletta MA. Nitric oxide synthase: aspects concerning structure and catalysis. Cell. 1994;78(6):927-30.

132. Lundberg JO, Weitzberg E. NO-Synthase Independent NO Generation in Mammals. Biochem Biophys Res Commun. 2010;396(1):39-45.

133. Li H, Duncan C, Townend J et al. Nitrate-reducing bacteria on rat tongues. Appl Environ Microbiol. 1997;63(3):924-30.

134. Domínguez R, Maté-Muñoz JL, Cuenca E et al. Effects of beetroot juice supplementation on intermittent high-intensity exercise efforts. J Int Soc Sports Nutr. 2018;15(1).

135. Lundberg JO, Weitzberg E, Lundberg JM et al. Intragastric nitric oxide production in humans: measurements in expelled air. Gut. 1994;35(11):1543-6.

136. Lundberg JO, Weitzberg E, Gladwin MT. The nitrate-nitrite-nitric oxide pathway in physiology and therapeutics. Nat Rev Drug Discov. 2008;7(2): 156-67.

137. Jones AM. Influence of dietary nitrate on the physiological determinants of exercise performance: a critical review. Appl Physiol Nutr Metab. 2014; 39(9):1019-28.

138. Mosher SL, Sparks SA, Williams EL et al. Ingestion of a nitric oxide enhancing supplement improves resistance exercise performance. J Strength Cond Res. 2016;30(12):3520-4.

139. Poortmans JR, Gualano B, Carpentier A. Nitrate supplementation and human exercise performance: too much of a good thing? Curr Opin Clin Nutr Metab Care. 2015;18(6):599-604.

140. Herman CP, Mack D. Restrained and unrestrained eating. J Pers. 1975;43(4):647-60.

141. Lowe MR, Timko CA. What a difference a diet makes: towards an understanding of differences between restrained dieters and restrained nondieters. Eat Behav. 2004;5(3):199-208.

142. Wallis DJ, Hetherington MM. Stress and eating: the effects of ego-threat and cognitive demand on food intake in restrained and emotional eaters. Appetite. 2004;43(1):39-46.

143. O'Connell C, Larkin K, Mizes JS et al. The impact of caloric preloading on attempts at food and eating-related thought suppression in restrained and unrestrained eaters. Int J Eat Disord. 2005;38(1):42-8.

144. Heo M, Pietrobelli A, Fontaine KR et al. Depressive mood and obesity in US adults: comparison and moderation by sex, age, and race. Int J Obes. 2005; 30(3):513-9.

145. Le Barzic M. [The syndrome of cognitive restraint: from the nutritional standard to eating disorders]. Diabetes Metab. 2001;27(4 Pt 1):512-6.

146. Smith CF, Williamson DA, Bray GA et al. Flexible vs. rigid dieting strategies: relationship with adverse behavioral outcomes. Appetite. 1999;32(3):295-305.

147. Konttinen H, Haukkala A, Sarlio-Lähteenkorva S et al. Eating styles, self-control and obesity indicators. The moderating role of obesity status and dieting history on restrained eating. Appetite. 2009;53(1): 131-4.

148. Stunkard AJ, Messick S. The three-factor eating questionnaire to measure dietary restraint, disinhibition and hunger. J Psychosom Res. 1985;29(1):71-83.

149. Westenhoefer J. Dietary restraint and disinhibition: is restraint a homogeneous construct? Appetite. 1991;16(1):45-55.

150. Stewart TM, Williamson DA, White MA. Rigid vs. flexible dieting: association with eating disorder symptoms in nonobese women. Appetite. 2002;38(1):39-44.

151. McDonald L. A guide to flexible dieting how being less strict with your diet can make it work better. Lyle McDonald Publishing; 2015.

152. Bandín C, Scheer FAJL, Luque AJ et al. Meal timing affects glucose tolerance, substrate oxidation and circadian-related variables: a randomized, crossover trial. Int J Obes. 2015;39(5):828-33.

153. Patel C, Ghanim H, Ravishankar S et al. Prolonged reactive oxygen species generation and nuclear factor-κb activation after a high-fat, high-carbohydrate meal in the obese. J Clin Endocrinol Metab. 2007;92(11):4476-9.

154. Emerson SR, Kurti SP, Harms CA et al. Magnitude and timing of the postprandial inflammatory response to a high-fat meal in healthy adults: a systematic review. Adv Nutr. 2017;8(2):213-225.

Atletismo

Daniel Chreem

Introdução

Dá-se a alcunha de "esporte-base" ao treinamento de diversas modalidades do atletismo em virtude de sua característica de mecânica esportiva simples e natural. Correr, saltar e arremessar são movimentos básicos comumente executados por todos os indivíduos. Mesmo antes do gênero *Homo* derivar-se em diversas espécies, há mais de 2 milhões de anos, os seres humanos que viviam da caça-coleta e da fuga de predadores, executavam diversos movimentos para manter sua trajetória na História. Ou seja, mesmo antes de se estipular quais modalidades comporiam o atletismo e suas respectivas regras, as espécies *sapiens, floresiensis, neandertais* e *erectus* já executavam por natureza movimentos do "esporte-natural". Todavia, tais exercícios tornaram-se mais intensos e competitivos com a aurora de sociedades mais organizadas, como o Antigo Egito e a Grécia Antiga.[1]

Por meio de pinturas em monumentos faraônicos datadas de mais de 4.000 anos, atribui-se aos antigos egípcios a maioria das modalidades esportivas praticadas hoje no atletismo, entre elas: maratona, lançamento de dardo e competições de salto. Os dardos, por exemplo, foram atribuídos ao esporte egípcio em virtude da prática comum dessa sociedade de pescar lançando-os.[2]

Contudo, somente mais tarde, há aproximadamente 2800 anos, as diferentes modalidades de atletismo ganharam conotação mais organizada e festejada na cidade grega de Olímpia. Em meados desta época, os "Jogos Olímpicos" começaram a acontecer em intervalo de 4 anos. Sua criação baseou-se na história mítica de Héracles (do latim *Hercules*), um semideus, filho bastardo de Zeus, símbolo de força, sagacidade, masculinidade e bravura. Acreditava-se que *Hercules* instituíra as competições de corrida para celebrar um dos seus famigerados doze trabalhos. Nos períodos competitivos, eram proibidas guerras e hostilidades entre gregos em juramento às regras do esporte. Atletas obedeciam fielmente em respeito e temor a Zeus.

Os jogos de Olímpia continuaram por anos a fio, com algumas interrupções, até os tempos contemporâneos. Em 1896 d.C., surgiu a inspiração para a criação dos Jogos Olímpicos Modernos, em Atenas.

A International Association of Athletics Federations (IAAF), desenvolvida nos Jogos Olímpicos de Estocolmo em 1912, é até hoje o principal órgão responsável pela profissionalização competitiva do esporte. No Brasil, a direção do esporte é de responsabilidade da Confederação Brasileira de Atletismo (CBAt), órgão filiado à IAAF.[3]

Historicamente, nota-se que o lema olímpico *"citius, altius, fortius"* ou literalmente "mais rápido, mais alto, mais forte" define as competições de atletismo, divididas em modalidades de campo e pista. As modalidades que compõem o atletismo são:

- Campo:
  - Saltos horizontais:
    - Salto em distância
    - Salto triplo
  - Saltos verticais:
    - Salto em altura
    - Salto com vara
  - Lançamentos:
    - Arremesso de peso
    - Lançamento de martelo
    - Lançamento de dardo
    - Lançamento de disco
- Corridas:
  - Velocidade intensa:
    - 100 m rasos
    - 200 m rasos
    - 100 m com barreiras
    - 110 m com barreiras
  - Velocidade prolongada:
    - 400 m rasos
    - 800 m rasos
    - 400 m com barreiras
  - Meio fundo curto:
    - 1.500 m rasos
  - Meio fundo:
    - 3.000 m rasos
    - 3.000 m com obstáculos
  - Meio fundo longo:
    - 5.000 m
  - Fundo
    - 8.000 m *cross*
    - 10.000 m rasos
  - Grande fundo
    - 42.195 m (maratona).

É importante ressaltar que no atletismo moderno também existem provas coletivas utilizando as modalidades gerais, como os revezamentos de corridas (p. ex., 4 × 100 m ou 4 × 400 m) ou eventos combinados (p. ex., heptatlo e decatlo).

Além das competições Olímpicas, diversas etapas internacionais e nacionais são disputadas anualmente por meio das chancelas da IAAF e, no Brasil, pela CBAt. No país, destaca-se o Troféu Brasil de Atletismo, evento mais relevante no calendário do atletismo brasileiro e que engloba os principais atletas da nação.

Com o passar dos anos e das competições, as exigências por mais resultados estimulam atletas a buscar a melhor preparação possível. Deste modo, cuidados com o ajuste da composição corporal, a estocagem de compartimentos energéticos, a utilização de recursos ergogênicos, bem como as melhorias na recuperação e na adaptação neuromuscular são almejados para obter atletas mais aptos aos desafios impostos pelo esporte.

A Nutrição desempenha papel de destaque tanto no preparo quanto na regeneração para o treinamento. Nesse sentido, é importante compreender a Fisiologia dos esportes de atletismo, bem como seus requisitos para obter adequadas biomecânica e cinética da execução dos movimentos coordenados específicos de cada modalidade.

Neste capítulo, discute-se especificamente o direcionamento nutricional funcional em corridas de velocidades intensa e prolongada e em provas de campo.

Bioquímica e fisiologia

Primeiramente, deve-se compreender as diferenças entre as valências físicas que podem ser desenvolvidas no atletismo pelo adequado eixo treinamento-nutrição. Essas características são divididas em força, velocidade, coordenação, flexibilidade, resistência e ritmo, cada uma com peculiaridades e desenvolvimento de adaptação ao atleta.

Em um primeiro contato, é comum ocorrer confusões com os conceitos de fisiologia do exercício, principalmente força, potência, hipertrofia e resistência muscular. De maneira geral, o trabalho de força consiste na máxima tensão que pode ser gerada por um músculo específico ou um grupo muscular. Potência caracteriza-se por máximo trabalho realizado em um dado espaço de tempo. Define-se hipertrofia como aumento da secção transversa e crescimento do volume de tecido muscular, especialmente em sua porção funcional contrátil (sarcômero). Resistência pode ser entendida como o tempo máximo de manutenção da força isométrica ou dinâmica em um determinado exercício, exercendo repetidamente resistência submáxima.

Para melhor compreensão, atletas olímpicos e de levantamento de peso geralmente buscam aumentar a potência e a força, respectivamente. Fisiculturistas almejam hipertrofia muscular esquelética. Por consequência, seu treinamento apresenta características singulares, com maiores volume e repetição, bem como *sets* múltiplos por grupamentos musculares e pouco repouso entre as séries.

A força pode ser subdividida em máxima, rápida e de resistência ou em dinâmica, estática e explosiva. Essas subdivisões são cuidadosamente feitas para que haja especificidade de treino e exercícios para atletas de diferentes modalidades.

Por exemplo, nas corridas de *sprint* (100, 200 e 400 m) e nas provas de salto e de arremesso, a explosão muscular e a força são consideradas componentes cruciais para o êxito esportivo. A periodização do treino de resistência costuma envolver uma transição de movimentos de altos volume e força, bem como baixa velocidade a treinos de maior explosão e menores força e repetição.

A maior parte dos treinamentos periodizados de corredores de velocidade intensa e prolongada, saltadores e arremessadores é voltada para desenvolver força e potência máximas dos maiores grupamentos musculares, utilizando uma vasta variedade de modalidades como pliometria, *sprints*, levantamento de peso, levantamento olímpico e testes de arremesso de peso.

Os compartimentos energéticos de fosfocreatina (via anaeróbica alática) e glicogênio muscular (via anaeróbica láctica) são amplamente recrutados nestas provas, tendo em vista seu caráter explosivo e emergencial. A proporção de utilização de cada reserva e a concentração dos níveis a serem estocados pela dieta devem respeitar as diferenças das modalidades e as fases de treinamento e competição no calendário dos atletas. Na Tabela 21.1, é possível analisar proporcionalmente as vias metabólicas utilizadas nas principais competições de atletismo.

Os esportes de duração inferior a 9 s, como grande parte das corridas de velocidade intensa, saltos e arremessos, utilizam energia do sistema fosfagênio. A demanda rápida por energia mantém as atividades de ressíntese de adenosina trifosfato (ATP) elevadas justamente pela emergência por fosfatos.[5] Uma das consequências é o aumento da produção de amônia via ciclo das purinas, na qual há conversão de adenosina monofosfato (AMP) a inosina (IMP). Em condições controladas, a amônia é destinada para o tecido hepático, onde é transformada em ureia. Todavia, no fim da temporada, atletas podem apresentar hiperamonemia e estímulo à fadiga central.[6]

As competições de velocidade prolongada requerem mais reservas de glicogênio muscular proporcional. Este polissacarídio intramuscular é capaz de provisionar ATP em eventos de aproximadamente 20 a 120 s. O conteúdo de glicogênio muscular ocupa aproximadamente 1 a 2% das células musculares, e cada 1 g de reserva acumula 3 g de água, tornando o ganho de peso uma resposta notável à supercompensação de seus estoques. A glicogenólise intramuscular oferece glicose pronta para degradação dentro do próprio tecido, isso poupa tempo e energia, além de ser estratégica em virtude da grande demanda de glicose sérica (cerca de 60%) para o cérebro.[7]

A partir disso, a contribuição energética predominante passa a ser de origem aeróbica, especialmente por glicose sérica, ácidos graxos e corpos cetônicos. A oxidação de carboidratos e lipídios produz grandes quantidades de ATP, capazes de manter a execução destes exercícios por períodos prolongados. Assim, é interessante verificar e estimular condutas nutricionais capazes de promover maior síntese de proteínas mitocondriais (p. ex., envolvidas no ciclo de Krebs, na betaoxidação e na cadeia de transporte de elétrons) e estoques balanceados de glicogênios hepático (que contribui para a glicemia) e muscular (necessário em momentos de pique ou de aumento da intensidade nas provas).

Além da preocupação com as vias metabólicas e suas respectivas reservas, é fundamental compreender que, no decorrer da atividade, algumas alterações bioquímicas importantes podem gerar, por ordem central ou periférica, consequências para a fadiga do atleta, principalmente a produção de metabólitos e substâncias capazes de alterar o equilíbrio acidobásico intramuscular. Essas mudanças podem receber influências tanto do metabolismo aeróbico quanto anaeróbico.[8,9]

Embora se atribua o aumento da acidez exclusivamente à presença de ácido láctico em alusão à fermentação de piruvato a lactato (via *lactato desidrogenase* no sarcoplasma), existem outros fatores importantes além da necessidade de compreender melhor essa premissa da hiperlactatemia.

Prótons de hidrogênio (H^+) são oriundos das reações de redução de dinucleótido de nicotinamida e adenina oxidado (NAD^+), especificamente na conversão de gliceraldeído-3-fosfato a 1-3-bisfosfoglicerato (Figura 21.1). Com maior

Tabela 21.1 Contribuição proporcional estimada de energia por sistemas energéticos nas principais provas de atletismo.

| Esporte/atividade | % de contribuição de adenosina trifosfato por via metabólica | | |
	Alática	Láctica	Aeróbica
100/200 m	98	2	–
Saltos	90	10	–
Lançamentos	90	10	–
400 m	40	55	5
800 m	10	60	30
1.500 m	5	35	60
5.000 m	2	28	70
Maratona	–	2	98

Adaptada de Powers, 2011.[4]

presença de prótons H⁺ no meio intracelular, ocorre queda no valor de pH do músculo e indução à fadiga periférica. Uma das finalidades da conversão posterior de piruvato a lactato relaciona-se com a conversão de dinucleótido de nicotinamida e adenina reduzido (NADH) + H⁺ em NAD⁺ para alimentar a continuidade da fase de pagamento da glicólise. Com menor formação de lactato, a glicólise também é induzida a reduzir sua atividade, impactando na produção energética.[10]

Adicionalmente, a própria hidrólise de ATP para obter energia na liberação de prótons H⁺ intramusculares pode ser considerada fator primário para desencadear o aumento da acidez local. A Tabela 21.2 apresenta os níveis de risco de distúrbios de acidez para modalidades de atletismo.[4]

Outras possibilidades de aumento de prótons H⁺ e acidez relacionam-se com oxidação de aminoácidos sulfurados, hidrólise de fosfoproteínas e nucleoproteínas e síntese de corpos cetônicos por oxidação incompleta de ácidos graxos. Todas dependentes do *status* nutricional, estado alimentar e condicionamento do atleta.[4,11]

Embora se questione a eficiência da metodologia de periodização dos treinos em blocos ou tradicionais, as evoluções fisiológicas e nutricionais devem considerar geralmente os períodos de pré-temporada, competitivo, descanso ativo e pós-temporada (*off-season*). Essas nuances entre os períodos de desenvolvimento do treino impactam diretamente na conduta do nutricionista esportivo e na interpretação da avaliação nutricional dos atletas.[12,13] A Tabela 21.3 apresenta a organização convencional do calendário de competições do atletismo.[14]

Avaliação nutricional

O desmembramento da avaliação nutricional no atletismo deve seguir protocolo de observação das análises dietéticas, cineantropométricas, bioquímicas e clínicas inerentes às demais atividades esportivas, bem como dos requerimentos energéticos, mas cuidando das peculiaridades inerentes ao músculos ativos, ou seja, aqueles mais recrutados em determinadas atividades de pista e campo.[14,15]

Estratégias nutricionais e dietéticas

Como mencionado, o período de treinamento do atleta no calendário regular de atletismo gera influências importantes na conduta nutricional e dietética. Diferentes intensidades e volumes de treinamento interferem na flutuação das demandas de água, energia, macronutrientes, minerais e vitaminas.

A pré-temporada é o período de treinos mais extenuante e vigoroso do ano. Neste momento, o atleta ajusta tanto sua composição corporal quanto inicia seu melhor condicionamento e adaptações particulares de cada prova. Invariavelmente, os maiores cuidados nesta fase relacionam-se com a oferta de energia e hidratação para melhorias diárias no ótimo desempenho.

Durante mais de 3 meses realizam-se as principais competições do calendário do atletismo (com algumas variações em anos olímpicos). Durante o período competitivo, existe um espaço de tempo muito curto para recuperação entre campeonatos e treinamentos. Portanto, utilizar condutas previamente estabelecidas na pré-temporada auxilia o melhor acompanhamento do atleta durante sua jornada competitiva.

As condutas de educação nutricional, principalmente mudança de hábitos alimentares, preparo das refeições e aprendizado de novas técnicas de cozimento devem ser implementadas na pós-temporada.

Hidratação

A água é considerada o principal recurso ergogênico para o esportista. Sua ingestão traz melhorias no consumo máximo de oxigênio (VO₂ máx.), no débito cardíaco, na pressão arterial, no volume plasmático, na percepção do esforço e na cognição esportiva. A maioria das provas de atletismo ocorrem a céu aberto (*outdoor*), recebendo in-

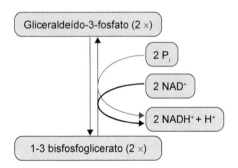

Figura 21.1 Primeira reação de conversão da fase de pagamento da glicólise. A enzima *gliceraldeído-3-fosfato desidrogenase* é responsável pela oxidação e a fosforilação das duas moléculas de gliceraldeído-3-fosfato. Esta reação libera prótons de H⁺ no meio intracelular. NAD⁺: dinucleótido de nicotinamida e adenina oxidado; H⁺: hidrogênio; NADH: dinucleótido de nicotinamida e adenina reduzido.

Tabela 21.2 Risco de distúrbios acidobásicos no tecido muscular nas provas de atletismo.

Corrida	Risco de distúrbio acidobásico
100 m	Baixo
400 m	Alto
800 m	Alto
1.500 m	Moderado a alto
5.000 m	Moderado
10.000 m	Baixo a moderado
Maratona	Baixo

Adaptada de Powers, 2014.[4]

Tabela 21.3	Calendário regular de competições do atletismo pelo mundo.				
Esporte	Pré-temporada	Competitivo	Descanso ativo	Pós-temporada
Atletismo *outdoor*	Janeiro a fevereiro	Março a junho	3 a 4 semanas	Podem competir em provas *indoor*
Atletismo *indoor*	Setembro a novembro	Dezembro a janeiro	Podem competir em provas *outdoor*	Podem competir em provas *outdoor*

Adaptada de Driskell, 2011.[14]

fluências da temperatura e da umidade relativa do ar, o que impacta naturalmente na *performance*. É fundamental a termorregulação adequada do atleta para inibir distúrbios térmicos ou a desidratação e por consequência a hipoidratação.

A taxa média de perda de suor dos atletas é 0,3 a 2,4 ℓ/h, dependendo de variáveis como temperatura, umidade relativa do ar, intensidade, duração, treinabilidade, altitude, *fitness* e aclimatação.

Além da ingestão natural de 35 mℓ/kg de massa corporal por dia, os atletas devem beber 170 a 230 mℓ de fluidos a cada 5 a 15 min de treino. Em períodos de pré-temporada, a ingestão deve subir para cerca de 450 mℓ a cada 30 min de treino. Além disso, como parte da educação nutricional, deve-se orientar os atletas a não depender da sede para fazer a ingestão hídrica visto que a dipsia é considerada o sintoma inicial da desidratação (cerca de 1 a 2% da perda corporal).[16] As diretrizes de consumo hídrico no esporte são:[17,18]

- Antes da prática esportiva: consumir 5 a 10 mℓ/kg de massa corporal 2 a 4 h antes da atividade física
- Durante a prática esportiva: ingerir 0,4 a 0,8 ℓ/h no decorrer do treino. Observações:
  - Flavorização pode facilitar a ingestão
  - Baixas temperaturas auxiliam o resfriamento corporal e o consumo
  - Cuidado com hiperidratação e hiponatremia (sódio plasmático < 135 mmol/ℓ)
  - Ingestão de sódio pode ajudar atletas, principalmente aqueles com altas taxas de sudorese (> 1,2 ℓ/h), suor salgado e exercícios prolongados (> 2 h). A concentração de sódio média deve ser de 1 g/ℓ de suor (50 mmol/ℓ)
- Após a prática esportiva:
  - Minimizar taxas de diurese
  - Não restringir a ingestão de sódio
  - Calcular que, pós-treino convencional, haverá 125 a 150% de perda hídrica
  - Não ingerir bebidas alcoólicas
  - Manter ingestão de cafeína inferior a 180 mg.

Recentemente[19], foi publicado estudo de coorte de atletas de atletismo para analisar as estratégias de preparo para competições IAAF e fatores associados à falta de rigor hídrico. Aproximadamente 96% dos atletas chegaram ao evento com planejamento de ingestão de fluidos, a maioria: 0,5 a 1 ℓ/competição (27,2%) e $\geq$ 2 ℓ/competição (21,8%). Ainda assim, por conta da umidade e do calor dos locais de prova ainda ocorrem distúrbios térmicos. Por isso, associado ao correto consumo de fluidos, recomenda-se também a aclimatação e o pré-resfriamento corporal. Algumas recomendações para o atleta incluem:

- Consumir 450 mℓ de água, *smoothies* ou sucos (100% naturais) logo ao despertar
- Sempre levar uma garrafa (não apenas *squeeze*) de 1,5 a 2 ℓ de água para o local de treino
- Consumir alimentos ricos em água e eletrólitos (p. ex., frutas, iogurtes e tubérculos)
- Monitorar perda de peso (consequentemente de água) durante o treinamento. Procurar sempre repor a diferença de peso reduzido (antes do treinamento e após).

Carboidratos

As principais recomendações de ingestão de carboidratos para prática desportiva de atletas de elite são:[18]

- Requerimento de carboidratos:
  - < 2 g/kg: *low carb*. Depleção glicogênica e aceleração da oxidação de macronutrientes. Indicada para períodos curtos de ajuste da composição corporal ou adaptação de *endurance* com finalidade de desenvolver aparato respiratório celular
  - 3 a 5 g/kg: intensidade baixa (também pode ser usada para redução da massa corporal). Total de atividades inferior a 60 min/dia
  - 5 a 7 g/kg: intensidade moderada. Total de atividades próxima a 60 min/dia
  - 6 a 10 g/kg: intensidade alta. De 1 a 3 h de atividades por dia. Intermitência da intensidade do exercício
  - 8 a 12 g/kg: intensidade muito alta. Mais de 4 h de atividades por dia. Intermitência da intensidade do exercício
- Tipo/*timing*:
  - Levar em consideração a refeição proximal e *overload* para sessão específica:
    - Pré-treino (*fueling*): consumo de 1,5 a 2 g/kg entre 1 e 4 h no pré-treino

- Intratreino (manutenção):
  - Exercícios inferiores a 45 min: sem ingestão de carboidratos
  - Exercícios de alta intensidade (60 a 75 min): bochecho + 5 a 10 g
  - Exercícios de *endurance* (60 a 150 min): bochecho + 30 a 60 g/h
  - Exercícios de ultra-*endurance* > 3 h: bochecho + 90 g/h
  - Pós-treino (recuperação): 1,5 a 2 g imediatamente após finalizar o treinamento
- Caso não haja necessidade emergencial (não competitiva), a ingestão de carboidratos deve ser distribuída de modo a ser mais confortável para o atleta.

Especificamente no atletismo, as diretrizes para ingestão de carboidratos durante as fases de treinamento mais intensas (principalmente na pré-temporada) giram em torno de 5 a 7 g/kg de massa corporal. Nos dias de treinamentos mais leves (para recuperação ativa pós-provas) ou na reabilitação de lesões, a ingestão deve ser reduzida para 3 a 5 g/kg de massa corporal por dia. Esses requisitos baseiam-se na capacidade de aumento do estoque e na recuperação do glicogênio muscular e manutenção da glicemia.[18,20]

Em relação à depleção das reservas de glicogênio, sessões de treinamento de resistência simples podem resultar na perda de 24 a 40% dos estoques de glicogênio no tecido muscular (dependendo da duração, da intensidade e do volume). Além disso, treinos com maior número de repetições e carga/volume moderado resultam em diminuições maiores das reservas de glicogênio muscular. Em suma, recomenda-se consumir 3 a 7 g/kg de massa corporal de carboidratos. Importante ressaltar que a ingestão pode ser inferior para atletas de fundo, aumentando necessariamente a ingestão de lipídios para contribuir com o valor calórico total (VCT), especialmente dependendo da fase de treinamento e composição corporal.[21,22]

É possível identificar plena reposição nas reservas de glicogênio muscular em ofertas de carboidratos no período de até 2 h após o exercício em quantidades iguais ou superiores a 1,2 g/kg de massa corporal ou valores a partir de 0,4 g/kg de massa corporal de carboidratos combinados com cerca de 20 g de proteínas de alto valor biológico.[23-25]

Além disso, alternativas para elaboração dos planejamentos de competição baseados em supercompensação de carboidratos parecem ser interessantes no preenchimento aumentado e pleno dos estoques de carboidratos. As estratégias para supercompensar carboidratos após, pelo menos, 48 a 72 h de dietas de restrição glicídica (inferior a 2 g de carboidratos por quilo de massa corporal por dia) são:

- *Overload* de carboidratos: oferecer 7 a 12 g/kg de massa corporal por dia durante as 96 h após a restrição

- Em competição: se menos de 8 h entre as sessões de competição/treino, fazer rápido *refueling*. Ofertar 1 a 1,2 g/kg/h nas primeiras 4 h
- Preparação pré-evento: se pré-competição com mais de 60 min, ofertar 1 a 4 g/kg de massa corporal 1 a 4 h antes da sessão.

A correta ingestão de carboidratos durante os eventos é capaz de prevenir e recuperar o tecido muscular de condições estressantes de dano à célula. A ingestão de bebidas com carboidratos deve apresentar concentrações de 5 a 8% para oferecer carboidratos adequadamente sem estresse ou desconforto gastrintestinal. Uma análise dos efeitos da ingestão de bebidas esportivas com doses distintas de carboidratos (0, 1,5 e 7%) sobre biomarcadores de dano inflamatório demonstrou menor presença de cortisol e interleucina (IL)-6 nos corredores que ingeriram *drinks* esportivos com concentração de 7%, reforçando condições de melhor utilização glicídica e preservação do tecido magro.[26]

O bochecho de carboidratos vem sendo implementado em diversos estudos com base em mecanismos cerebrais compensatórios, o que poderia melhorar a captação e a utilização glicídica durante o exercício, a percepção de esforço e a sensação de bem-estar.[18,27-29]

A composição dos alimentos também deve ser levada em consideração na ingestão de carboidratos. A preferência é por refeições capazes de liberar gradativamente energia e respostas glicêmica e insulinêmica durante o treino. O índice glicêmico de um indivíduo em resposta ao consumo de carboidratos depende principalmente do nível de adaptação glicídica, disbiose, insulinorresistência e nível de atividade física do atleta.[30] Apesar disso, sob aspecto prático nutricional, é importante considerar refeições contendo alimentos com amidos mais resistentes, menos monossacarídios, maior relação frutose-glicose, mais fibras, maior acidez e mais inibidores de alfa-amilase (p. ex., leguminosas), pois estimulam resposta glicêmica mais lenta. Ademais, preparações de carboidratos combinadas com proteínas e lipídios (p. ex., sanduíches integrais com queijo branco) também auxiliam na redução do índice glicêmico. Algumas recomendações para o atleta incluem:

- Ingerir cerca de 350 g de carboidratos distribuídos ao longo do dia
- Reservar aproximadamente 100 g para consumo 3 h antes do treino. Preferir cereais integrais, tubérculos e leguminosas
- Cerca de 1 h antes do treino, consumir lanche mais leve, com cerca de 30 g de carboidratos, composto preferencialmente por frutas, cereais integrais, torradas integrais ou de arroz, iogurtes ou tubérculos
- Se treinar por mais de 1 h, ingerir soluções em gel ou *drinks* esportivos com 30 a 60 g de carboidratos

- Após o treino, buscar alternativas de sucos, *smoothies*, vitaminas ou refeições ricas em cereais ou tubérculos e consumir aproximadamente 95 g de carboidratos.

Proteínas

O treino de velocistas e atletas de campo tem como base principal o foco no desenvolvimento de valências de capacitação e aumento de massa magra responsáveis por gerar principalmente força e potência. Evidências mais recentes têm sugerido que as adaptações de treinamento ocorrem à medida que os teores de proteínas musculares se modificam a cada sessão de treino.[21] O *boom* de estímulo à síntese proteica ocorre principalmente na fase de recuperação do exercício físico e, portanto, deve ser aproveitado. Todavia, a ingestão proteica deve ser cuidadosamente balanceada e quantificada ao longo do dia para melhorar a capacidade de síntese proteica miofibrilar ótima. Infelizmente, em virtude do grande papel desempenhado pela ingestão de proteínas na hipertrofia muscular, muitos atletas acabam exagerando na dose e, desnecessariamente, aumentam as reações de oxidação dos aminoácidos.[21,31]

Ingerir 1,4 a 2 g de proteínas/kg de massa corporal cobre suficientemente as demandas de *turnover* proteico e balanço nitrogenado beneficiando as adaptações do esporte. Atletas de *endurance*, em especial, podem consumir doses ainda menores que variam de 1,2 a 1,6 g/kg de massa corporal.[18,21] Moore *et al.*[32] demonstraram que quantidades de 1,4 g/kg de massa corporal durante 12 semanas de treinamento resistido foram capazes de aumentar significativamente a massa livre de gordura de atletas destreinados.

Estratégias de fragmentação de consumo proteico em doses de 18 a 36 g de fontes de alto valor biológico e com conteúdo razoável de leucina (acima de 1,8 g) podem otimizar a taxa de síntese proteica muscular e consequentemente a produção de força, potência, resistência e hipertrofia.[33-35] Adicionalmente, o consumo de proteínas com maior conteúdo de aminoácidos essenciais (10 a 12 g) e leucina (1 a 3 g) são mais interessantes para a síntese proteica muscular; portanto, deve-se estimular a escolha de fontes proteicas originárias dos laticínios, da soja e dos ovos.[33,34]

Lipídios

A participação dos lipídios na contribuição das demandas energéticas, na constituição de membranas celulares e na facilitação do transporte e absorção de vitaminas torna fundamental seu balanço no cálculo de dietas para atletas.

No atletismo, as provas de velocidade e de campo apresentam baixo requerimento lipídico durante o exercício. Contudo, deve-se consumir lipídios para ajudar a demanda energética diária de aproximadamente 50 kcal/kg de massa corporal por dia.

Vale ressaltar que as adaptações metabólicas induzidas pelo exercício não parecem maximizar as taxas de oxidação lipídica. Notavelmente, os níveis de betaoxidação das gorduras podem aumentar em decorrência das estratégias dietéticas, como estímulo ao jejum, consumo agudo de lipídios pré-treino (especialmente fontes de ácidos graxos de cadeia média) e de dietas *low carb-high fat* de longo prazo.[18,36]

Para que se assegure estes requisitos, recomenda-se o consumo aproximado de 30% do valor energético da dieta total com lipídios, respeitando a fragmentação das doses de gorduras saturadas (< 10%), monoinsaturadas (10%) e poli-insaturadas (10%) e a relação de ácidos graxos poli-insaturados [(PUFA) 1:3 de ômegas-3 e 6].[18]

Suplementação

Entre os principais recursos ergogênicos nutricionais para atletas de campo e pista, destacam-se os suplementos que apresentam robustez de nível de evidência e grau de recomendação do American College of Sports Medicine: beta-alanina, creatina monoidratada, bicarbonato de sódio e cafeína.[18,21] A Tabela 21.4 resume atribuições, doses de segurança e modelos clínicos de associação dos diversos suplementos.

Olhar funcional

Embora a literatura ainda não contribua com produções originais robustas, a conduta funcional sobre as variadas modalidades de atletismo deve ter como mote a prevenção, o combate e a recuperação dos microdanos e lesões oxidativas naturais que acometem os atletas durante os anos de prática e treinamento. Os estresses mecânico e oxidativo comumente agridem a membrana fosfolipídica da célula muscular, bem como as organelas e as proteínas do sarcoplasma e dos espaços mitocondriais. Esses danos podem diminuir o desempenho atlético, estimular ou agravar lesões, potencializar *overtraining* e envelhecer células musculares de contração ativa. Deste modo, o ajuste antioxidante e de outras características funcionais evita a redução precoce da *performance* dos atletas de elite.[37]

O consumo de suco de beterraba busca estimular a liberação de óxido nítrico (NO) por meio da sua conversão, oriunda do nitrato na matriz alimentar. Como consequência da presença de NO, espera-se a vasodilatação endotelial e melhorar a perfusão dos tecidos musculares cardíaco e esquelético. Todavia, nas modalidades do atletismo, os resultados ainda são inconclusivos no tocante à melhora da *performance*.[38-40] Curiosamente, a suplementação com suco de beterraba e nitrato vem apresentado bons resultados na modalidade fora do atletismo, como canoagem e ciclismo.[41]

364 Parte 6 • Planejamento Alimentar Esportivo

Tabela 21.4 Suplementos de grande eficácia para melhor condicionamento físico de velocistas e demais atletas do atletismo.

Recurso ergogênico	Dose	Modelo clínico de eficácia	Contraindicações/efeitos colaterais
Creatina monoidratada	1 a 5 ou 0,05 g/kg de massa corporal	Estimula hipertrofia, força, potência e resistência muscular	Nefropatas não devem ingerir já que aumenta os metabólitos causadores de dano renal
Beta-alanina	2 a 6 g/dia	Previne o tamponamento intramuscular causado pela acidez local induzida por treinamentos mais intensos. No atletismo, é indicada para corridas de 400 a 800 m	Pode causar prurido e formigamento quando em produtos de rápida absorção
Bicarbonato de sódio	200 a 300 mg/kg de peso	Previne o tamponamento intramuscular causado pela acidez local induzida por treinamentos mais intensos. Indicado para esportes de 1.500 m e fundo	Pode causar distúrbios gastrintestinais (náuseas, diarreia, refluxo, eructação)

Atletas de 1.500 m receberam dose média de 20 mmol/ℓ em 210 mℓ de suco de beterraba sem êxito na resposta do VO$_2$ máx. durante 1 dia (dose aguda) ou 8 dias (dose crônica).[40]

Martin *et al.*[42] ofereceram 70 mℓ de suco de beterraba concentrado contendo aproximadamente 0,3 g de nitrato para atletas de *sprint* com atividades de 8 s seguido por intervalo de recuperação de 30 s. A análise não apontou benefícios para a produção de potência no desempenho do grupo suplementado.

A vitamina E é um antioxidante lipossolúvel eficaz na proteção dos processos de lipoperoxidação celular. Além disso, algumas evidências sugerem-na como protetora das hemácias em condições esportivas de altitudes elevadas.[41] Embora alguns trabalhos sugiram efeitos deletérios na adaptação celular durante o exercício com o uso de vitaminas E e C[43], doses fisiológicas e dentro das recomendações diárias de ingestão podem ser benéficas para atletas com baixo consumo das vitaminas. Doses agudas (inferiores a 200 mg/dia) parecem apresentar efeitos próximos aos eventos (menos de 12 h).

Polifenóis, como resveratrol, têm apresentado resultados animadores em modelos animais utilizando roedores, principalmente por sua influência sobre a indução da biogêneses mitocondrial e consequente melhoria de *performance* em atividades de *endurance*.[44,45]

A falta de associação direta entre melhora da *performance* e carência ou consumo de alimentos e suplementos funcionais específicos no atletismo abre possibilidade para mais ensaios. Matrizes funcionais, como erva-mate e *camelia sinensis*, já demonstraram, ao longo dos anos, respostas de combate oxidativo excelentes por produção de antioxidantes enzimáticos, dietéticos e plasmáticos capazes de estender a vida e a função das células. Portanto, incentiva-se utilizar esses componentes tendo em vista seu poder de manutenção da integridade funcional celular no esporte-base com o intuito de melhorar o desempenho dos atletas e obter maior tempo de carreira em suas diversas modalidades.

Referências bibliográficas

1. Cohen M, Abdalla RJ. Lesões no esporte: diagnóstico, prevenção e tratamento. 2.ed. Rio de Janeiro: Revinter; 2003.
2. The British Museum. The Olympic Games in Ancient Greece: information for teachers. Disponível em: <https://www.britishmuseum.org/sites/default/files/2019-09/british_museum_olympic_games.pdf>. Acesso em: 30 mar 2020.
3. Confederação Brasileira de Atletismo. Regras oficiais de atletismo: 2012-2013. São Paulo: Phorte; 2012.
4. Powers SK, Howley ET. Fisiologia do exercício: teoria e aplicação ao condicionamento e ao desempenho. 9.ed. Barueri: Manole; 2014.
5. McArdle WD, Katch FI, Katch VL. Fisiologia do exercício, nutrição e desempenho humano. 7.ed. Rio de Janeiro: Guanabara Koogan; 2011.
6. Wilkinson DJ, Smeeton NJ, Watt PW. Ammonia metabolism, the brain and fatigue; revisiting the link. Prog Neurobiol. 2010;91(3):200-19.
7. Murray B, Rosenbloom C. Fundamentals of glycogen metabolism for coaches and athletes. Nutr Rev. 2018;76(4):243-59.
8. Lindinger MI, Heigenhauser GJ. Counterpoint: lactic acid is not the only physicochemical contributor to the acidosis of exercise. J Appl Physiol (1985). 2008;105(1):359-61; discussion 361-2.
9. Kantanista A, Kusy K, Dopierała K *et al.* Blood lactate, ammonia and kinematic indices during a speed-

9. endurance training session in elite sprinters. Trends in Sport Sciences. 2016;2(23):73-9.

10. Nelson DL, Cox MM. Lehninger principles of biochemestry. 5.ed. New York: W. H. Freeman; 2005.

11. Brooks GA, Fahey TD, Baldwin KM. Fisiologia do exercício: bioenergética humana e suas aplicações. 4.ed. São Paulo: Phorte; 2014.

12. Issurin V. Block periodization versus traditional training theory: a review. The J Sports Med Phys Fitness. 2008;48(1):65-75.

13. Loturco I, Nakamura FY. Training periodisation: an obsolete methodology? Aspetar Sports Med J. 2016;5(1):110-15.

14. Driskell JA, Wolinsky I. Nutritional assessment of athletes. 2.ed. Boca Raton: CRC Press; 2011.

15. O'Connor H, Olds T, Maughan RJ *et al.* Physique and performance for track and field. J Sports Sci. 2007;25 (Suppl. 1):S49-60.

16. Machado-Moreira CA, Vimieiro-Gomes AC, Silami-Garcia E *et al.* Exercise fluid replacement: is thirst enough? Rev Bras Med Esporte. 2006;12(6).

17. Convertino VA, Armstrong LE, Coyle EF *et al.* American College of Sports Medicine position stand. Exercise and fluid replacement. Med Sci Sports Exerc. 1996;28(1):i-vii.

18. Thomas DT, Erdman KA, Burke LM. American College of Sports Medicine Joint Position Statement. Nutrition and Athletic Performance. Med Sci Sports Exerc. 2016;48(3):543-68.

19. Périard JD, Racinais S, Timpka T *et al.* Strategies and factors associated with preparing for competing in the heat: a cohort study at the 2015 IAAF World Athletics Championships. Br J Sports Med. 2017;51(4):264-70.

20. Stellingwerff T, Maughan RJ, Burke LM. Nutrition for power sports: middle-distance running, track cycling, rowing, canoeing/kayaking, and swimming. J Sports Sci. 2011;29 (Suppl. 1):S79-89.

21. Tipton KD, Jeukendrup AE, Hespel P *et al.* Nutrition for the sprinter. J Sports Sci. 2007;25 (Suppl.1):S5-15.

22. Houtkooper L, Abbot JM, Nimmo M *et al.* Nutrition for throwers, jumpers, and combined events athletes. J Sports Sci. 2007;25 (Suppl. 1):S39-47.

23. Burke LM, Hawley JA, Wong SH *et al.* Carbohydrates for training and competition. J Sports Sci. 2011;29 (Suppl. 1):S17-27.

24. Highton J, Twist C, Lamb K *et al.* Carbohydrate-protein coingestion improves multiple sprint running performance. J Sports Sci. 2013;31(4):361-9.

25. Wilson PB. Does carbohydrate intake during endurance running improve performance? A critical review. J Strength Cond Res. 2016 Dec;30(12):3539-59.

26. Ihalainen JK, Vuorimaa T, Puurtinen R *et al.* Effects of carbohydrate ingestion on acute leukocyte, cortisol, and interleukin-6 response in high-intensity long-distance running. J Strength Cond Res. 2014;28(10): 2786-92.

27. Jensen M, Stellingwerff T, Klimstra M. Carbohydrate mouth rinse counters fatigue related strength reduction. Int J Sport Nutr Exerc Metab. 2015;25(3):252-61.

28. Devenney S, Mangan S, Shortall M *et al.* Effects of carbohydrate mouth rinse and caffeine on high-intensity interval running in a fed state. Appl Physiol Nutr Metab. 2018;43(5):517-21.

29. Simpson GW, Pritchett R, O'Neal E *et al.* Carbohydrate mouth rinse improves relative mean power during multiple sprint performance. Int J Exerc Sci. 2018;11(6):754-63.

30. Zeevi D, Korem T, Zmora N *et al.* Personalized nutrition by prediction of glycemic responses. Cell. 201519;163(5):1079-94.

31. Tarnopolsky M. Protein requirements for endurance athletes. Nutrition. 2004;20(7-8):662-8.

32. Moore DR, Del Bel NC, Nizi KI *et al.* Resistance training reduces fasted- and fed-state leucine turnover and increases dietry nitrogen retention in previously untrained young men. J Nutr. 2007;137(4): 985-91.

33. Phillips SM. Dietary protein requirements and adaptive advantages in athletes. Br J Nutr. 2012;108 (Suppl. 2):S158-67.

34. Beelen M, Burke LM, Gibala MJ *et al.* Nutritional strategies to promote postexercise recovery. Int J Sport Nutr Exerc Metab. 2010;20(6):515-32.

35. Macnaughton LS, Wardle SL, Witard OC *et al.* The response of muscle protein synthesis following whole-body resistance exercise is greater following 40 g than 20 g of ingested whey protein. Am J Clin Nutr. 2014;99(1):86-95.

36. Clegg ME. Medium-chain triglycerides are advantageous in promoting weight loss although not beneficial to exercise performance. Int J Food Sci Nutr. 2010;61(7):653-79.

37. Cruzat VF, Rogero MM, Borges MC *et al.* Current aspects about oxidative stress, physical exercise and supplementation. Rev Bras Med Esporte. 2007;13(5).

38. Sheets AJ, Snyder BS. Effects of acute dietary nitrate consumption on running performance in 'real-world' environment. Inter J Exerc Sci Confer Proceedings. 2013;11(1).

39. Murphy M, Eliot K, Heuertz RM *et al.* Whole beetroot consumption acutely improves running performance. J Acad Nutr Diet. 2012;112(4):548-52.

40. Boorsma RK, Whitfield J, Spriet LL. Beetroot juice supplementation does not improve performance in elite 1500-m runners. Med Sci Sports Exerc. 2014; 46(12):2326-34.

41. Braakhuis AJ, Hopkins WG. Impact of dietary antioxidants on sport performance: a review. Sports Med. 2015;45(7):939-55.

42. Martin K, Smee D, Thompson KG *et al.* No improvement of repeated-sprint performance with dietary nitrate. Int J Sports Physiol Perform. 2014;9(5): 845-50.

43. Paulsen G, Cumming KT, Holden G *et al.* Vitamin C and E supplementation hampers cellular adaptation to endurance training in humans: a double-blind randomized controlled trial. J Physiol. 2014;592(8):1887-901.

44. Dolinsky VW, Jones KE, Sidhu RS *et al.* Improvements in skeletal muscle strength and cardiac function induced by resveratrol during exercise training contribute to enhanced exercise performance in rats. J Physiol. 2012;590(11):2783-99.

45. Wu RE, Huang WC, Liao CC *et al.* Resveratrol protects against physical fatigue and improves exercise performance in mice. Molecules. 2013;18(4):4689-702.

Esportes Intermitentes

Thierry Lemos

Introdução

Quando se observa os Jogos Olímpicos Rio 2016, das 42 modalidades esportivas que participaram do evento, 23 eram esportes intermitentes como: vôlei, futebol, basquete, tênis, handebol, esgrima, *taekwondo* e judô. Uma característica dos esportes intermitentes é exigir exercícios breves de alta intensidade, como um *sprint* para chutar uma bola contra o adversário no futebol ou saltar para fazer um bloqueio no vôlei. Além disso, em muitos esportes intermitentes são cobradas habilidades específicas, como dribles, passes e ataques. Sustentar essas habilidades consiste no ponto-chave para manter o desempenho; por exemplo, Rampinini *et al.*[1] identificaram que os times de futebol com menor perda de desempenho das habilidades tiveram melhores colocações na liga.

Os esportes intermitentes variam de diversas maneiras: nas regras (p. ex., tempo de partida e substituição de jogadores), no tamanho da área de competição, no tempo e na frequência do esforço de alta intensidade, na frequência de partidas e nas habilidades exigidas. Em virtude dessa variação, Baker *et al.*[2] classificaram os esportes intermitentes em: base de *endurance* no campo (p. ex., futebol, hóquei de campo e lacrosse), esportes de quadra (p. ex., vôlei, basquete e tênis), base de força e potência (p. ex., futebol americano e rúgbi) e esportes de rebatida (p. ex., beisebol, *softball* e críquete). Todavia, nessa classificação, não se levou em consideração as modalidades individuais com características intermitentes, como o CrossFit e as lutas (Tabela 22.1).

Contudo, quando se trata de esportes, deve-se considerar toda a preparação física para a competição. Portanto, até mesmo esportes sem predominância intermitente durante sua prática passarão provavelmente por esse método de treinamento para alcançar adaptações metabólicas com objetivos de aumentar a *performance* do atleta. Gibala[3] diz que o treinamento intervalado de alta intensidade (HIIT) é uma estratégia eficiente para induzir adaptações metabólicas relacionadas com aumento da capacidade oxidativa do músculo esquelético, *endurance* e alteração do controle metabólico durante os exercícios aeróbicos.

Metabolismo dos exercícios intermitentes

Atividades que alternam momentos de explosão com curtos períodos de recuperação têm como predominância energética a via glicolítica, com a possibilidade de 40 a 95% dos carboidratos contribuírem como fonte de energia principal durante o exercício (Figura 22.1).[4]

Tabela 22.1 Classificação dos esportes intermitentes.

Classificação	Exemplos	Distinções esportivas
Endurance no campo	Futebol, hóquei no campo e lacrosse	Grande área de jogo, maiores distâncias de cobertura, atividade contínua com velocidades variáveis
Esportes de quadra	Vôlei, basquete, handebol e tênis	Menor área de jogo, duração mais curta, substituição frequente de jogadores, mais de um jogo por dia ou partidas que ocorrem durante vários dias
Força e potência em campo	Futebol americano e rúgbi	Menor distância de cobertura, *sprints* curtos e frequentes, muito contato
Rebatida no campo	Beisebol, *softball* e críquete	Demanda total de energia menor, muitas horas em campo, duração maior do descanso entre os esforços
Individuais	CrossFit, lutas e esgrima	Pequena área de jogo, participação individual, ações de alta intensidade com curto período de recuperação

Adaptada de Baker *et al.*, 2015.[2]

Embora haja predominância da via glicolítica nos esportes intermitentes, exige-se um equilíbrio entre os sistemas energéticos para o melhor desempenho, uma vez que, no início do exercício, há aumento do consumo de oxigênio (VO_2) e de substratos armazenados, principalmente fosfatos de alta energia e glicogênio muscular. Finalizado o exercício ou quando se passa a praticá-lo em intensidades menores, inicia-se o processo contrário, com reposição dos fosfato de alta energia e glicogênio, além de diminuição do VO_2.[5]

Com a atividade intensa, ocorre aumento de hormônios como epinefrina, noraepinefrina e glucagon, bem como redução da liberação de insulina. Com isso, a enzima glicogênio fosforilase promove glicólise tanto no fígado quanto nos músculos ativos. No início do exercício, quando o oxigênio não atende às demandas energéticas, o glicogênio muscular torna-se a fonte primária por proporcionar energia sem a intervenção de oxigênio (Figura 22.2).[4]

O glicogênio e a glicose são convertidos em glicose-6-fosfato, cujo destino é a formação de lactato, resultando em três moléculas de adenosina trifosfato (ATP) por glicogênio e duas moléculas de ATP por glicose. O processo denomina-se glicólise anaeróbia. O ATP produzido pela glicólise anaeróbia não é suficiente para suprir a necessidade gerada pelo exercício de alta intensidade em um período prolongado. Portanto, quando a atividade se prolonga, o consumo de oxigênio aumenta e a intensidade tende a diminuir, tornando o exercício submáximo. Com isso, a geração de ATP ocorrerá via glicólise aeróbia (glicolítica alática), mais eficiente do que a anaeróbia. Nesse ponto, a glicose é convertida em piruvato, que é então transformado em acetil-CoA, sendo utilizado no ciclo de Krebs, dentro da mitocôndria, para produção de energia.[6]

O lactato não deve ser visto como um produto do desgaste metabólico, uma vez que pode ser útil na formação da energia quando acumulado no corpo durante o exercí-

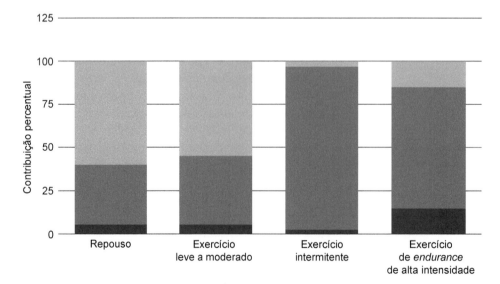

Figura 22.1 Contribuição dos macronutrientes carboidratos (cinza-escuro), gorduras (cinza-médio) e proteínas (cinza-claro) para o metabolismo energético durante o repouso e várias intensidades de exercício.

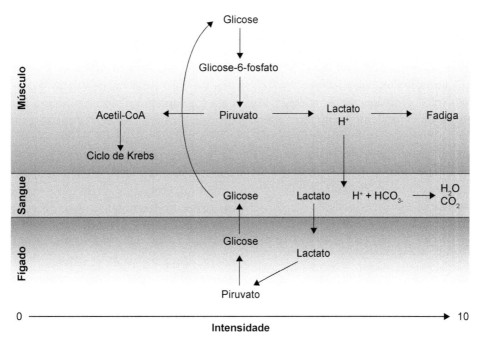

Figura 22.2 A quebra da glicose em glicose-6-fosfato e, posteriormente, em piruvato pode ter dois destinos de acordo com a intensidade do exercício e a disponibilidade de oxigênio. Quando a intensidade é menor e a disponibilidade de oxigênio maior, o piruvato é convertido em acetil-CoA, tendo como destino o ciclo de Krebs. Quando é maior a intensidade e menor a disponibilidade de oxigênio, o piruvato é convertido em lactato, ocorrendo também a formação de H⁺. Se o lactato tiver sua intensidade mantida no limiar, ele pode ser transportado pela corrente sanguínea para o fígado, onde será convertido em piruvato e, posteriormente, em glicose, que será novamente transportada para o músculo, fechando o ciclo de Cori. O excesso de íons H⁺ passa para a corrente sanguínea e é tamponado por HCO_3^-. Caso a intensidade do exercício continue a aumentar, esses processos não conseguirão suprir o excesso de H⁺, causando a fadiga. H⁺: hídron; HCO_3^-: bicarbonato; H_2O: água; CO_2: dióxido de carbono.

cio intenso. Nesse caso, lactato e íons de hídron (H⁺) saem da célula muscular para a corrente sanguínea via transportadores de monocarboxilatos (MCT). O H⁺ é tamponado por bicarbonato (HCO_3^-), formando água (H_2O) e dióxido de carbono (CO_2), expelidos posteriormente pelas vias aéreas. O lactato terá como destino o fígado, convertendo-se em piruvato e então em glicose, que será utilizada novamente pelo músculo na formação de ATP. A ressíntese do lactato em glicose chama-se ciclo de Cori. Todavia, à medida que a intensidade aumenta, torna-se inviável o tamponamento de H⁺ e o ciclo de Cori, causando fadiga no indivíduo.[4]

Adaptações do exercício intermitente

Atletas de modalidades intermitentes e de potência (p. ex., velocistas) apresentam maior capacidade de tolerância à acidose, sem queda do pH, quando comparados a maratonistas ou sujeitos destreinados.[7,8] Cientistas explicam que esse efeito ocorre em decorrência das adaptações celulares promovidas pelos treinamentos de alta intensidade [p. ex., aumento da síntese dos MCT, da concentração de carnosina no músculo esquelético, do consumo máximo de oxigênio (VO_2 máx.) e da quantidade e densidade mitocondrial].[9-13]

Em um estudo com 39 atletas do futebol, Fransson et al.[10] objetivaram examinar as respostas do músculo esquelético e do desempenho. Para tanto, dois grupos foram separados por tipos de treinamento comumente aplicados a essa modalidade. Um grupo fez treinamento de resistência de velocidade (SET), o outro jogou uma partida com seis atletas de cada lado (SSG, do inglês *small-sided games*). Houve aumento da expressão de MCT em 30% para SET e em 61% para SSG, após as 4 semanas de estudo. Outros parâmetros também foram avaliados e apresentaram aumento, como citrato sintase (CS), fosfofrutoquinase (PFK) e beta-hidroxiacil-CoA-desidrogenase (HAD).

Ainda não se conhece os mecanismos que aumentam a carnosina no músculo em decorrência do exercício intermitente. Hirakoba[12] propõe que a hipoxia e a acidose causadas pelo exercício de alta intensidade podem ser responsáveis pelo aumento da carnosina intramuscular, porém as evidências ainda são insuficientes.

Em uma revisão sobre as adaptações fisiológicas ao treinamento intervalado e o papel da intensidade no exercício, Macinnis e Gibala[13] observaram que o aumento do número de mitocôndrias, bem como da densidade delas, têm relação com a ativação das vias de sinalização da biogênese mitocondrial, como a fosforilação de proteína quinase ativada por AMP (AMPK) e proteinoquinase p38 ativada por mitógeno (p38 MAPK), além do aumento da expressão gênica de mRNA do coativador 1alfa do receptor ativado por proliferadores de peroxissoma gama (PGC-1 alfa).

Todas as adaptações fisiológicas promovidas pelo exercício intermitente têm a função de auxiliar na resposta metabólica para desenvolver o desempenho do atleta, visto que o aumento da capacidade de tamponamento auxilia na redução da fadiga, a biogênese mitocondrial provoca melhora na produção de energia decorrente do aumento do número e do tamanho das mitocôndrias e a melhora no VO_2 máx. traduz uma captação mais eficiente de oxigênio, utilizado nas reações exigidas pelo exercício.

Recomendações e estratégias nutricionais

Gasto energético e fornecimento de energia

Existe uma variedade de esportes intermitentes e cada um exige respostas fisiológicas próprias de acordo com as fases de alta intensidade e intervalos de recuperação. Isso torna as demandas energéticas dos esportes distintas, pois fatores como tempo de atividade e intensidade são primordiais para calcular o gasto energético.

É essencial determinar o gasto energético adequado de um atleta, porém existem diversas barreiras que impedem a medição direta, tornando-a uma prática não confiável. E isso principalmente quando se trata de esportes intermitentes, já que não há um protocolo padronizado ou de referência para avaliar o gasto energético. O maior desafio para se obter dados fidedignos está em conseguir um registro preciso da ingestão habitual de energia de fontes autoaferidas e do exercício praticado durante as muitas atividades de treinamento e competições, além de atividades recreativas e complementares relacionadas com o estilo de vida. Ainda assim, mesmo que esses problemas possam ser resolvidos, o cálculo para mensuração do gasto energético envolve equipamentos especializados (p. ex., medição de absortiometria de raios X de dupla energia da composição corporal), boa vontade e conformidade do avaliado (p. ex., manter um registro alimentar e um diário de treinamento íntegros) e tempo para processar as informações.[9]

Encontrar uma maneira confiável de avaliar o gasto energético pode ser determinante para os resultados do atleta. No entanto, o esforço considerável e necessário para obter essa avaliação, bem como suas fragilidades (p. ex. falta de uma ferramenta diagnóstica) impede que especialistas determinem o gasto energético como uma medida universalmente recomendada.[9]

Todavia, mesmo com a diversidade de esportes intermitentes, pode-se utilizar a tabela de equivalentes metabólicos (MET) proposta por Ainsworth[14-16] ou Butte[17] (quando se trata de crianças e adolescentes) para estimar o gasto energético no exercício. Vale ressaltar que, durante a preparação física de um atleta, propõe-se mais de um tipo de exercício, não somente a prática esportiva fim. Por exemplo, no vôlei de praia, os atletas fazem preparação física com treinamento de força e circuitos, além de treinar na quadra; portanto, para cada tipo de exercício, deve-se utilizar o MET específico.

A questão sobre o gasto energético é tão importante no meio esportivo que o Comitê Olímpico Internacional publicou um consenso[9] alertando sobre as possíveis consequências no desempenho quando existe uma deficiência energética relativa no esporte (DER-E; Figura 22.3).

Como visto, os carboidratos são as principais fontes energéticas para sustentar o desempenho do atleta de modalidades do esporte intermitente, portanto se deve dar atenção especial a esse macronutriente.

Em um estudo com jogadores de futebol, Harper *et al.*[18] demonstraram que houve melhora no drible durante o tempo extra (i.e., após 90 min de partida), quando os atletas receberam suplementos de carboidratos 5 min antes de começar o tempo acrescido. Contudo, o carboidrato não apresenta benefícios só nas formas de suplemento ou aguda. Escobar[19] realizou um estudo com 18 praticantes de CrossFit por 9 dias e comparou o desempenho de um grupo com consumo moderado e outro com ingestão elevada de carboidratos. Em um dos grupos (denominado CHO), composto de nove atletas, todos os praticantes consumiram uma dieta de carboidratos com < 6 g/kg de peso corporal do dia 1 ao dia 5, elevada para 6 a 8 g/kg de peso corporal do dia 6 ao dia 8 (grupo CHO). O outro grupo (denominado C), também composto de nove atletas, manteve a dieta de < 6 g/kg de peso corporal. Foram realizados testes de 12 min nos dias 1, 5 e 9. No último dia de teste, os dois grupos mostraram melhora no número de repetições: 5,7 (+ 4,2%) e 15,2 (+ 10,9%) para C e CHO, respectivamente. O autor concluiu que as dietas moderadas em carboidratos mostram-se adequadas para os curtos períodos de treino, entretanto se deve atentar para longos períodos.

O estudo de Escobar[19] está de acordo com as recomendações do American College Sports Medicine[20] (Tabela 22.2) de consumir 5 a 7 g/kg de peso corporal de carboidratos para exercícios de intensidade moderada com até 1 h de duração. Quando exceder o período ou aumentar a intensidade do treinamento, a recomendação passa a ser de 6 a 10 g/kg de peso corporal.

Imunidade e *recovery* (regeneração)

Quando se trata de atletas, é comum mais de uma sessão de treinamento no dia, podendo variar de duas a três sessões de acordo com a modalidade e o período de treinamento.

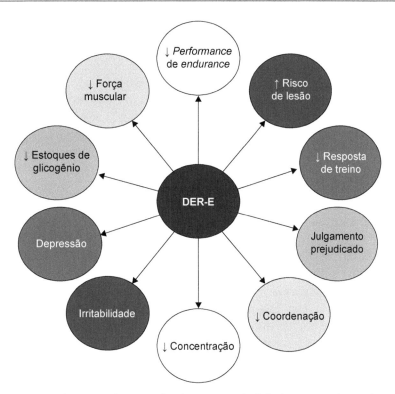

Figura 22.3 Potenciais consequências no desempenho decorrentes da deficiência energética relativa no esporte (DER-E).

Tabela 22.2 Recomendações para a ingestão de carboidratos.

Intensidade	Atividade	Ingestão diária
Baixa	Baixa intensidade ou exercícios de base	3 a 5 g/kg/dia
Moderada	Programa de exercícios moderados (1 h por dia)	5 a 7 g/kg/dia
Alta	Programa de *endurance* de moderada a alta intensidade (1 a 3 h por dia)	6 a 10 g/kg/dia
Muito alta	Exercício extremo de moderada a alta intensidade (4 a 5 h por dia)	8 a 12 g/kg/dia

Adaptada de Thomas *et al.*, 2016.[21]

Para isso, é preciso atentar para cada detalhe da alimentação de modo a potencializar a recuperação entre sessões. Uma recuperação deficiente pode causar queda na imunidade e, principalmente, infecções de vias aéreas.[21]

Para evitar isso, pode-se lançar mão dos carboidratos que, além do fornecimento energético para o treinamento, têm funções primordiais no controle da imunidade do atleta, uma vez que períodos de treinos intensos podem resultar no comprometimento das células do sistema imunológico.[21]

A literatura sugere que o mecanismo de atuação dos carboidratos na resposta imunológica está associada à redução do cortisol plasmático por meio da preservação da glicemia, melhor manutenção das concentrações de glutamina no plasma pós-exercício e atenuação de distúrbios induzidos por exercício nos leucócitos, neutrófilos e linfócitos.[22,23]

Quando as sessões de treinamento são realizadas em jejum ou com baixo nível de glicogênio e sem a ingestão de carboidratos durante o exercício, é provável que haja uma depressão imunológica, especialmente se não for a primeira sessão de treinamento do dia.[24] Portanto, atletas que adotam estratégias "*train low, compete high*" com a intenção de maximizar a adaptação ao treinamento precisam aumentar a atenção durante o período de restrição dos carboidratos.[25]

A restauração de glicogênio é o principal objetivo da recuperação no pós-exercício, principalmente nos intermitentes, nos quais há uma preocupação com o estado e o desempenho do indivíduo na segunda sessão, seja de treinamento ou competição. Considerando-se que a taxa de recuperação do glicogênio é de cerca de 5% a cada hora, a recomendação de consumir cerca de 1 a 1,2 g/kg/h de carboidrato durante as primeiras 4 a 6 h mostra-se útil para maximizar o tempo de reabastecimento.[26] Alimentos ricos em carboidratos de moderado a alto índice glicêmico (IG) parecem ser mais efetivos como substratos para síntese de glicogênio quando comparados aos alimentos com baixo IG.[27]

A hidratação durante o exercício também é uma maneira de prevenir a imunossupressão, já que estado de desidratação eleva o hormônio do estresse.[25] Manter o fluxo de saliva durante o exercício também é interessante, visto que há várias proteínas antimicrobianas nessa secreção, como imunoglobulina A, lisozima, alfa-amilase, lactoferrina e defensinas. É comum, durante a atividade, diminuir a secreção da saliva e, quando combinada com a desidratação, haver redução da taxa de proteínas antimicrobianas[28], mas ingerir regularmente líquidos durante o exercício pode impedir isso.

O desequilíbrio na ingestão de proteínas também reflete na imunidade do atleta intermitente, uma vez que a função imunológica depende de uma rápida replicação celular e regeneração de proteínas, como as citocinas e as imunoglobulinas.[21] Witard[29] mostrou em um estudo que, ao dobrar o consumo de proteínas de 1,5 g/kg de peso corporal para 3 g/kg, mantendo a ingesta de 6 g/kg de carboidratos, durante o treinamento de alta intensidade, é possível restaurar a redistribuição de linfócitos TCD8+, leucócitos e granulócitos para os mesmos níveis observados durante o treinamento de intensidade normal. Percebeu-se também redução de sintomas relacionados com infecções do trato superior.

O consumo de proteínas imediatamente após o treino geralmente está associado ao de carboidratos, uma vez que os alimentos, as bebidas e os suplementos contêm ambos macronutrientes na sua composição. Essa coingestão na proporção de 0,2 a 0,4 g/kg e 0,8 g/kg de proteínas e carboidratos, respectivamente, mostraram benefícios para potencializar a taxa de síntese de glicogênio muscular.[30,31] Importante ressaltar que a proteína no pós-esforço também contribui para o estímulo da síntese mista de proteínas musculares, bem como para inibição da degradação proteica.[30]

Associar nutrientes parece uma ótima opção para otimizar a recuperação e reduzir a dor muscular induzida pelo exercício. Em um estudo com jogadores de rúgbi, Black[32] mostrou que suplementar ômega-3 com uma base proteica na pré-temporada reduziu a dor muscular e melhorou a manutenção da potência no teste de salto contramovimento. Outro estudo[33] objetivou verificar se a coingestão de ômega-3 com *whey protein*, leucina e carboidratos (FO) por 6 semanas reduziria a dor muscular, atenuaria a resposta inflamatória ao exercício e melhoraria o desempenho de jogadores de futebol na modalidade durante o período de recuperação de 72 h, quando comparado a condições do grupo-controle de proteína (PRO) e de carboidrato (CHO). Aplicaram-se testes isocinético, de habilidade no futebol e para avaliar a dor muscular com a intenção de analisar a função muscular.

Foram também verificados marcadores bioquímicos de desgaste muscular [creatinoquinase (CK)] e de inflamação [proteína C reativa (PCR)]. Os pesquisadores aferiram maior redução da dor muscular durante as 72 h no grupo FO quando comparado com os outros. Também houve redução de cerca de 60% e 39% na expressão de CK no grupo FO, quando comparado com os grupos CHO e PRO, respectivamente. Não houve diferenças entre os grupos quanto a função muscular, *performance* e PCR. Acredita-se que o mecanismo relacionado com a redução da dor muscular na suplementação de ômega-3 com outros ativos está no efeito protetivo que o ácido graxo tem em manter a integridade estrutural da membrana celular do músculo. O ômega-3 proveniente do óleo de peixe tem a capacidade de se incorporar na membrana de fosfolipídios das células musculares; portanto, acredita-se que sua presença na membrana muscular melhora a integridade e reduz o extravasamento de proteínas, como CK.[34,35]

Em decorrência de sua ação antioxidante, compostos bioativos também parecem auxiliar na recuperação de esportistas, contribuindo para a redução do estresse oxidativo causado durante o exercício e, por consequência, do dano muscular.[36-38]

O exercício praticado de forma aguda aumenta a peroxidação lipídica em virtude da produção de espécies reativas de oxigênio, mas também resulta em aumento na função dos sistemas antioxidantes nativos. Estudos mostram que indivíduos bem treinados podem desenvolver uma capacidade antioxidante maior do que aqueles não ativos.[39,40]

Vale lembrar que o treinamento esportivo objetiva gerar adaptações bioquímicas e fisiológicas no atleta para aumento do desempenho. Para isso, é necessário que ocorram processos inflamatórios causados pelo estresse do exercício. Portanto, é necessário atenção quando se suplementa antioxidantes. Poucas evidências constataram melhora na *performance* ou na capacidade antioxidante, podendo, em alguns casos, trazer prejuízo.[41,42] Todavia, quando os antioxidantes, principalmente as antocianinas, são consumidos por meio de alimentos, como açaí[37] e suco de cereja[38], observa-se redução na dor e no dano muscular de marcadores bioquímicos relacionados com a lesão do músculo e do estresse oxidativo, com consequente melhora na recuperação do esportista.

Suplementação para *performance*

Na busca pelo aumento da *performance*, o atleta tende a procurar recursos ergogênicos, principalmente por meio da suplementação nutricional. Estima-se que a prevalência internacional de suplementos entre atletas é de 37 a 89%.[20] Contudo, ainda existe uma grande discussão acerca da eficácia de certos suplementos. Em razão disso, em 2016, o American College of Sports Medicine[20] publicou um comunicado apresentando apenas cinco suplementos que, quando utilizados, mostram resultados no aumento da *performance*: creatina, cafeína, bicarbonato de sódio, beta-alanina e nitrato. Desses cinco, três têm funções importantes na redução da fadiga via sistema tampão (creatina, bicarbonato e beta-alanina). A creatina tem ainda a capacidade de aumentar as concentrações de fosfocreatina (CP) no músculo. A cafeína também atua na exaustão, mas no que se refere a diminuir a percepção de fadiga. Os nitratos aumentam a tolerância ao exercício e ao *endurance*, porém não em atletas de elite. A Tabela 22.3 mostra os suplementos com seus respectivos efeitos ergogênicos, mecanismos fisiológicos e preocupação quanto ao uso.

No exercício intermitente, é interessante a suplementação com creatina pelo fato de promover uma aceleração na ressíntese de CP, contribuindo para a recuperação de

Tabela 22.3 Suplementos dietéticos e alimentos esportivos com base em evidências na nutrição esportiva.

Suplemento	Efeito ergogênico	Efeito fisiológico/mecanismo do efeito ergogênico	Preocupações quanto ao uso
Creatina	Melhora o desempenho de sessões repetidas de exercícios de alta intensidade com curtos períodos de recuperação. Tem efeito direto na *performance* da competição. Melhora a capacidade de treinamento	Eleva as concentrações de creatina e CP. Pode também ter outros efeitos, como aumento do armazenamento de glicogênio e impacto direto na síntese de proteína muscular	Associa-se a ganho de peso agudo (0,6 a 1 kg), o que pode ser problemático em esportes sensíveis a isso. Pode causar desconforto gastrintestinal. Há possibilidade de alguns produtos não conterem quantidades ou formulados apropriados de creatina
Cafeína	Reduz a percepção de fadiga. Possibilita que o exercício seja sustentado na intensidade ideal por mais tempo	Trata-se de um antagonista da adenosina com efeitos em muitos alvos corporais, inclusive sistema nervoso central. Promove a liberação de Ca2 + do retículo sarcoplasmático	Tóxico se consumido em grandes doses. Nesse caso, causa efeitos colaterais (tremor, ansiedade, aumento da frequência cardíaca etc.). Segundo as regras de competição do National Collegiate Athletic Association, é proibida a ingestão de grandes doses que produzam níveis urinários de cafeína superiores a 15 µg/mℓ. Alguns produtos não divulgam a dose de cafeína ou podem conter outros estimulantes
Bicarbonato de sódio	Melhora o desempenho de eventos que seriam limitados por distúrbios ácido-base associados a altas taxas de glicólise anaeróbica: 1 a 7 min de atividades de alta intensidade; *sprints* repetidos de alta intensidade e executados durante o exercício de *endurance*	Quando tomado como uma dose aguda durante o pré-exercício, aumenta a capacidade de tamponamento extracelular	Pode causar efeitos colaterais gastrintestinais que causam prejuízo no desempenho
Beta-alanina	Melhora o desempenho de eventos que seriam limitados por distúrbios ácido-base associados a altas taxas de glicólise anaeróbica. É direcionado principalmente para exercício de alta intensidade com duração de 60 a 240 s. Pode melhorar a capacidade de treinamento	Quando ingerido dentro de um protocolo crônico, aumenta a carnosina muscular (tampão intracelular)	Alguns produtos com rápida absorção podem causar parestesia (sensação de formigamento)
Nitrato	Melhora a tolerância ao exercício e o desempenho em atividades de resistência, ao menos em atletas não elite	Eleva as concentrações de nitrito no plasma para aumentar a produção de óxido nítrico com vários efeitos vasculares e metabólicos que reduzem o custo do exercício com O_2	O consumo de alimentos concentrados (p. ex., suco de beterraba) pode causar desconforto intestinal e descoloração da urina. Eficácia parece menos clara em atletas de elite

Adaptada de Thomas *et al.*, 2016.[21]

exercícios agudos, como tiros de velocidade ou entre repetidas sessões de tiros.[43] As recomendações sobre as dosagens da suplementação de creatina variam. Mesmo com efeitos ergogênicos claros na literatura, não há diretrizes contundentes sobre um regime de suplementação.[44] Uma metanálise sobre as doses de creatina mostrou variações entre 0,07 g/kg/dia e 5 g/d, com desfechos favoráveis no treinamento resistido e ganho de massa magra.[45] Outros autores[46] indicam como manutenção uma suplementação de 0,03 g/kg/dia durante 4 a 6 semanas. Cooper *et al.*[47] corroboram, porém também sugerem um protocolo com a finalidade de acelerar a saturação das reservas de creatina no músculo esquelético, com doses de 20 a 25 g de creatina monoidratada por dia ou de 0,3 g/kg/dia dividido em 4 a 5 ingestões diárias.

A cafeína é uma substância ergogênica muito consumida no mundo por estar presente naturalmente em diversos alimentos, bebidas e medicamentos.[48] Seus efeitos no desempenho passam por mecanismos centrais e periféricos como: alteração da percepção da dor e do esforço, ativação de unidades motoras voluntárias e da função contrátil do músculo, liberação e captação de cálcio no retículo sarcoplasmático e aumento da atividade das bombas de sódio e potássio.[49-54] Um estudo[55] com mulheres treinadas que praticam esportes coletivos (futebol, hóquei e *netball*) revelou que a superdosagem de 6 mg/kg de cafeína 60 min antes do exercício aumentou a força e a potência dos extensores e flexores de joelhos antes, durante e após um protocolo de corrida intermitente. Uma dose aguda pré-exercício de 2,5 a 7 mg/kg de cafeína causou melhora no desempenho em esportes intermitentes e treinamentos que dependem do metabolismo não oxidativo.[56] Contudo, recomenda-se não ultrapassar 6 mg/kg.

O que ditará a quantidade de cafeína na prescrição é a tolerância ao suplemento, visto que efeitos colaterais podem ser observados. Alguns indivíduos também podem apresentar uma metabolização lenta da cafeína em decorrência de um polimorfismo no gene *CYP1A2*, que codifica o citocromo P450, responsável pela metabolização da cafeína no fígado.[57]

Um dos mecanismos da fadiga relaciona-se com o acúmulo de cátions de hidrogênio (H^+) no músculo. Esse acúmulo causa redução do pH intracelular, o que diminui a atividade enzimática e, consequentemente, a contratilidade do músculo. Naturalmente, o organismo tem seus sistemas de tamponamento de H+; porém, esses sistemas se tornam insuficientes à medida que se mantém por mais tempo os exercícios de alta intensidade.

O bicarbonato de sódio e a beta-alanina possuem funções semelhantes no que concerne a potencializar o sistema tampão. A diferença é o local de tamponamento: um ocorre no meio extra, outro no meio intracelular.

Uma dose aguda de 0,3 g/kg de bicarbonato de sódio é suficiente para aumentar a *performance* de exercícios intermitentes.[58-60] Todavia, efeitos colaterais como cólicas estomacais, náuseas, vômitos e diarreia são observados em alguns indivíduos, e isso tem implicação negativa no desempenho.[61] Um fator que influencia diretamente o surgimento e a intensidade do efeito colateral é a dosagem suplementada. Portanto, valores acima da recomendação de 0,3 g/kg estão mais associados a efeitos adversos e não trazem benefícios para a *performance* atlética.[62] O bicarbonato de sódio não exige saturação, o que caracteriza uma vantagem quando há competições consecutivas em que não existe tempo para usar beta-alanina.

A beta-alanina apresenta uma ação indireta no tamponamento, atuando no meio intracelular, onde, em união com a histidina, forma a carnosina, responsável pelo efeito tampão. Um questionamento comum é por que não usar de vez a suplementação de carnosina em vez de beta-alanina. A célula muscular não tem receptores para entrada da carnosina, portanto sua formação deve ser exclusiva no citoplasma, onde também ocorre sua ação. Desse modo, a beta-alanina tem a finalidade de aumentar os estoques de carnosina e, para isso, é necessária uma saturação desse aminoácido. A International Society Of Sports Nutrition (ISSN) orienta que 4 a 6 g/dia de beta-alanina por 4 semanas são suficientes para aumentar significativamente os estoques de carnosina. Sua suplementação é segura em indivíduos saudáveis nas doses recomendadas. O único efeito colateral é parestesia (sensação de formigamento); por isso, recomenda-se dividir em doses menores, de até 1,6 g, para atenuar os efeitos.[63]

Uma metanálise[64] com 40 estudos sobre beta-alanina revelou efeitos ergogênicos na suplementação, principalmente em atividades com duração de 0,5 a 10 min. Indivíduos treinados apresentaram efeitos menores do que os não treinados. A cossuplementação de beta-alanina e bicarbonato de sódio mostrou aumento na capacidade de tamponamento intra e extracelular, resultando em melhorias adicionais ao uso de beta-alanina isolado.

Recentes achados têm apontado maior proteção contra o estresse oxidativo quando se eleva a carnosina no músculo, mostrando outro efeito positivo na suplementação de beta-alanina para os atletas de alta intensidade.[65]

Periodização nutricional

Organizar o fornecimento de energia, a quantidade de macro e micronutrientes, a dosagem de recursos ergogênicos e a suplementação de compostos bioativos de maneira a atender a demanda do treinamento que intercala momentos de choque e recuperação tem sido o maior desafio da nutrição esportiva nos últimos tempos. Vários pesquisadores[66-68] publicaram artigos na área, porém a disparidade e as características individuais dos esportes, bem como as periodizações do treinamento, dificultam a criação de protocolos e diretrizes para nortear o nutricionista na criação de uma periodização nutricional. A sugestões que começam a direcionar esse trabalho baseiam-se em recomendações nutricionais de instituições como o American College of Sports Medicine[20] e em metanálises que evidenciaram resultados positivos na *performance*.

Jeukendrup[66] define a periodização nutricional como: "o uso planejado, intencional e estratégico de intervenções nutricionais específicas para melhorar as adaptações visadas por sessões individuais de exercícios ou planos de treinamento periódicos, ou para obter outros efeitos que melhorem o desempenho no longo prazo". Dessa maneira, vale salientar que as estratégias nutricionais aplicadas objetivam a otimização da resposta do treinamento, tornando a nutrição esportiva dependente da demanda do treino. O que, por um lado, é o mais correto a se fazer, uma vez que o suporte para o desempenho no exercício provém dos nutrientes advindos da dieta.

O primeiro passo para formatar uma periodização nutricional é entender a fase e/ou o objetivo do treino no momento. Com essa informação, o nutricionista saberá qual a melhor estratégia. Por exemplo, se o objetivo for especifica-

mente promover o metabolismo de gorduras, pode-se trabalhar um treinamento com baixa disponibilidade de carboidratos; porém, se for aumentar a força, as recomendações de carboidratos precisam ser maiores. A Tabela 22.4 apresenta ações que podem ser utilizadas no planejamento nutricional de acordo com o objetivo do treinamento. Cabe ao nutricionista personalizar essas ações conforme a demanda do treino proposta pelo treinador ao atleta.

O respeito à individualidade biológica do atleta é primordial para a periodização nutricional. Talvez seja por isso que não se recomenda engessar uma proposta na qual cada etapa deva ser respeitada rigorosamente. Fases como *train low*, indicadas na Tabela 22.4, são recomendadas quando há redução na *performance* do atleta não prejudicial para a sequência de seus treinamentos. Por isso se torna importante o contato com a equipe do atleta; embora as condutas nutricionais devam ser de responsabilidade do nutricionista, as decisões não podem ser tomadas isoladamente, com risco de consequências não desejáveis na preparação física.

Todos os períodos nutricionais podem ser alterados, com exceção do *train low* e *train high*, por motivos óbvios. Por exemplo, é altamente recomendado treinar o intestino durante a preparação, principalmente quando o atleta

Tabela 22.4	Proposta de periodização nutricional de acordo com os objetivos do treinamento.		
Período nutricional	**Momento de ação e estratégia nutricional**	**Conduta nutricional e respostas adaptativas**	**Objetivos do treinamento/ momentos indicados**
Treinar com baixo consumo de carboidratos (*train low*)	Duas sessões de treinamento	Não ingestão ou consumo limitado de carboidratos entre as duas sessões. O primeiro treinamento baixará o glicogênio muscular de modo que o segundo ocorra em um estado de baixo teor de glicogênio. Isso pode aumentar a expressão de genes relevantes	Promover o metabolismo lipídico e aumentar a transcrição de AMPK e PGC-1 alfa. Propiciar a resistência aeróbia e o momento de base no treinamento de resistência geral. Reduzir drasticamente o peso de atletas
	Treinamento em jejum	Realizado após jejum noturno. O glicogênio muscular pode estar normal ou alto, mas o glicogênio hepático estará baixo	
	Baixa disponibilidade de carboidratos exógenos	Nenhum ou muito pouco carboidrato é ingerido durante o exercício prolongado. Isso pode exagerar resposta adaptativa ao estresse do treinamento	
	Baixa disponibilidade de carboidratos durante *recovery*	Nenhum ou muito pouco carboidrato é ingerido após o exercício. Isso pode prolongar a resposta ao estresse do treinamento	
	Dormir com baixa disponibilidade de carboidratos	Treinar no fim do dia e ir para a cama com ingestão restrita de carboidratos. Essencialmente, trata-se do mesmo conceito da baixa disponibilidade de carboidrato após o treinamento, mas se estende o período pós-exercício. Os glicogênios muscular e hepático estarão baixos por várias horas durante o sono	
	Dietas *low carb/high fat* ou dieta cetogênica	Baixos estoques de carboidratos no longo prazo	

(continua)

376 Parte 6 • Planejamento Alimentar Esportivo

Tabela 22.4 Proposta de periodização nutricional de acordo com os objetivos do treinamento. (*Continuação*)

Período nutricional	Momento de ação e estratégia nutricional	Conduta nutricional e respostas adaptativas	Objetivos do treinamento/ momentos indicados
Treinar com alta disponibilidade de carboidratos (*train high*)	Treinar com estoques de glicogênios muscular e hepático	Manter a ingestão de carboidratos alta antes do treinamento quando o glicogênio torna-se importante e quando o foco é restaurar o glicogênio após o exercício	Nos esportes intermitentes, essa fase nutricional é prioridade. Também é recomendada para treinamentos de força e potência, de resistência específica e de intensidade aumentada
	Treinar com dieta *high carb*	Manter a ingestão de carboidratos alta diariamente, independentemente do horário do treinamento. Contudo, o consumo pode ser enfatizado de acordo com o treinamento (durante e depois)	
Treinar o intestino	Treinar o conforto estomacal	Aumentar o volume com ou sem exercícios	Desempenho para a competição
	Treinar o esvaziamento gástrico	Repetir refeições para aumentar e melhorar o esvaziamento gástrico de líquidos ou nutrientes (carboidratos) e reduzir o desconforto estomacal	
	Treinar a absorção	Aumentar a ingestão diária de carboidratos e/ou a ingestão durante o exercício para melhorar a capacidade de absorção do intestino e reduzir o desconforto intestinal	
	Nutrição na competição	Treinar todos os aspectos de uma estratégia de nutrição para o dia da competição	
Suplementação	Aumentar a *performance* e o tempo de treinamento	Cafeína: 3 mg/kg antes do treinamento (não ultrapassar 6 mg/kg)	Treinamentos em geral e os mentais e de foco
		Bicarbonato de sódio: 0,3 g/kg 60 min antes do treinamento	Treinamentos de alta intensidade
		Beta-alanina: 4 a 6 g divididos em doses diárias de até 1,6 g por dose	
		Creatina: saturação por 7 dias com dose de 0,3 g/kg dividida 4 a 5 vezes/dia. Manutenção: uma dose de 0,03 g/kg por dia	Treinamento de força e potência, bem como de alta intensidade
	Aumentar biogênese mitocondrial e *recovery*	Epigalocatequina-galato: extrato de chá verde	Treinamentos de resistência muscular e *recovery*
		Resveratrol: mirtilo, suco de uva integral, cacau em pó	
		Quercetina: frutas e vegetais como maçã, uva, morango, cebola, couve e brócolis	
		Ômega-3: 2 a 3 g divididos em doses diárias de 1 g	
		Antocianinas: frutas vermelhas e roxas, açaí e cereja	

estiver na fase competitiva e com alto consumo de fontes de carboidratos. A suplementação pode ser utilizada em todas as fases, desde que respeitados a demanda e o objetivo do treinamento.

Na Tabela 22.4, quando abordados a suplementação de nutrientes relacionados com *recovery* e aumento da biogênese mitocondrial, é possível notar a indicação de alguns alimentos. Isso porque, como descrito anteriormente no capítulo, não se recomenda fazer a suplementação isola-

da de antioxidantes, devendo-se priorizar alimentos ricos nesses compostos.

Na Tabela 22.5, encontram-se recomendações nutricionais para esportes individuais e coletivos de acordo com as fases tradicionais de periodização do treinamento.

Portanto, as principais ferramentas para construir uma periodização nutricional para o atleta intermitente constam nas Tabelas 22.2 a 22.5. Nelas são dispostas informações sobre a quantidade de carboidratos para cada inten-

Tabela 22.5 Recomendações e estratégias nutricionais de acordo com as fases tradicionais de periodização do treinamento.			
Preparação geral	**Preparação específica**	**Competição**	**Lesão/transição e fim de temporada**
Ingestão periodizada de energia, bem como de macro e micronutrientes para obter as mudanças desejadas na composição corporal, mantendo a disponibilidade de energia adequada para a carga de treinamento pesado e a saúde	Alterar a ingestão de energias e nutrientes de acordo com as mudanças do treinamento	Suporte para competição, inclusive recuperação entre as diversas rodadas durante uma sessão e/ou vários dias de competição	Trabalhar com recomendações nutricionais semelhantes às de um indivíduo ativo que se torna sedentário
Suporte geral para treinamento e recuperação entre as sessões, inclusive o momento estratégico para ingerir nutrientes de acordo com as sessões	Prestar suporte específico e de recuperação para sessões importantes ou treinos especializados (p. ex., o ferro é um combustível para treinar quando em altitude)	Práticas de nutrição e suplementação que abordam as demandas/limitações fisiológicas decorrentes do evento	Minimizar as mudanças negativas da composição corporal. Espera-se baixo ganho de peso
Potencial direcionado para o treinamento com baixa disponibilidade de carboidratos com a finalidade de melhorar as adaptações ao treinamento aeróbico	Maior otimização das metas de composição corporal em relação à fase final dessa etapa e da competição	Nutrição para viagens	Suplementos ergogênicos deixaram de ser necessários
Hidratação durante o treinamento em clima quente	Praticar estratégias específicas de nutrição para a competição	Obter a manutenção da composição corporal nas fases de preparação geral e de pré-competição	Nutrição proativa para tratar lesões e reabilitar, se necessário

Adaptada Mujika *et al.*, 2018.[69]

sidade de treinamento (Tabela 22.2), bem como estratégias e condutas nutricionais de acordo com as fases e os objetivos do treinamento (Tabelas 22.4 e 22.5). Importante ressaltar que esse material serve como sugestão, tornando-se de extrema importância a avaliação individualizada, que leva em consideração os antecedentes de vida, gatilhos ambientais, sinais, sintomas e marcadores bioquímicos do atleta.

Referências bibliográficas

1. Rampinini E, Impellizzeri FM, Castagna C *et al.* Technical performance during soccer matches of the Italian Serie A league: effect of fatigue and competitive level. J Sci Med Sport. 2009;12(1):227-33.
2. Baker LB, Rollo I, Stein KW *et al.* Acute effects of carbohydrate supplementation on intermittent sports performance. Nutrients. 2015;7:5733-63.
3. Gibala MJ, McGee SL. Metabolic adaptations to short-term high-intensity interval training. Exerc Sport Sci Rev. 2008;36(2):58-63.

4. Mcardle WD, Katch FI, Katch VL. Nutrição para o esporte e o exercício. 3.ed. Rio de Janeiro: Guanabara Koogan; 2011.
5. Kokubun E, Daniel JF. Relações entre a intensidade e duração das atividades em partida de basquetebol com as capacidades aeróbica e anaeróbica: estudo pelo lactato sanguíneo. Rev Paul Educ Física. 1992;6(2):37-46.
6. Mul JD, Stanford KI, Hirshman MF *et al.* Exercise and regulation of carbohydrate metabolism. Prog Mol Biol Transl Sci.2015;135:17-37.
7. Paschoal V, Naves A. Tratado de nutrição esportiva funcional. 1.ed. Rio de Janeiro: Guanabara Koogan; 2015.
8. Edge J, Bishop D, Goodman C *et al.* Effects of high- and moderate-intensity training on metabolism and repeated sprints. Med Sci Sports Exerc. 2005;37(11): 1975-82.
9. Mountjoy M, Burke L, Ackerman KE *et al.* International Olympic Committee (IOC) Consensus Statement on Relative Energy Deficiency in Sport (RED-S): 2018 Update. Br J Sport Med. 2018;52:687-97.

10. Fransson D, Nielsen TS, Olsson K *et al.* Skeletal muscle and performance adaptations to high-intensity training in elite male soccer players: speed endurance runs *versus* small-sided game training. Eur J Appl Physiol. 2018;118(1):111-21.

11. Derave W, Everaert I, Beeckman S *et al.* Muscle carnosine metabolism and β-alanine supplementation in relation to exercise and training. Sport Med. 2010;40(3):247-63.

12. Hirakoba K. Buffering capacity in human skeletal muscle: a brief review. Bulletin of the Faculty of Computer Science and Systems Engineering Kyushu Institute of Technology (Human Sciences). 1999;12:1-21.

13. MacInnis MJ, Gibala MJ. Physiological adaptations to interval training and the role of exercise intensity. J Physiol. 2017;595(9):2915-30.

14. Ainsworth BE, Haskell WL, Leon AS *et al.* Compendium of physical activities: classification of energy costs of human physical activities. Med Sci Sports Exerc. 1993;25(1):71-80.

15. Ainsworth BE, Haskell WL, Whitt MC *et al.* Compendium of physical activities: an update of activity codes and MET intensities. Med Sci Sports Exerc. 2000;32(9 Suppl):S498-504.

16. Ainsworth BE, Haskell WL, Herrmann SD *et al.* Compendium of physical activities: a second update of codes and MET values. Med Sci Sports Exerc. 2011;43(8):1575-81.

17. Butte NF, Watson KB, Ridley K *et al.* A youth compendium of physical activities. Med Sci Sport Exerc. 2018;50(2):246-56.

18. Harper LD, Briggs MA, McNamee G *et al.* Physiological and performance effects of carbohydrate gels consumed prior to the extra-time period of prolonged simulated soccer match-play. J Sci Med Sport. 2016;19(6):509-14.

19. Escobar KA, Morales J, Vandusseldorp TA. The effect of a moderately low and high carbohydrate intake on crossfit performance. Int J Exerc Sci. 2016;9(3):460-70.

20. Thomas DT, Erdman KA, Burke LM. Nutrition and athletic performance. Med Sci Sport Exerc. 2016;48(3):543-68.

21. Williams NC, Killer SC, Svendsen IS *et al.* Immune nutrition and exercise: narrative review and practical recommendations. Eur J Sport Sci. 2019;19(1):49-61.

22. Bishop N, Walsh N, Haines D *et al.* Pre-exercise carbohydrate status and immune responses to prolonged cycling: II. Effect on plasma cytokine concentration. Int J Sport Nutr Exerc Metab. 2001;11(4):503.

23. Gleeson M, Blannin AK, Walsh NP *et al.* Effect of low- and high-carbohydrate diets on the plasma glu-

tamine and circulating leukocyte responses to exercise. Int J Sport Nutr. 1998;8(1):49-59.

24. Gleeson M. Immunological aspects of sport nutrition. Immunol Cell Biol. 2016;94(2):117-23.

25. Burke LM. Fueling strategies to optimize performance: training high or training low? Scand J Med Sci Sport. 2010;20(suppl. 2):48-58.

26. Burke LM, Kiens B, Ivy JL. Carbohydrates and fat for training and recovery. J Sports Sci. 2004;22(1):15-30.

27. Burke LM, van Loon LJC, Hawley JA. Postexercise muscle glycogen resynthesis in humans. J Appl Physiol. 2017;122(5):1055-67.

28. Fortes MB, Diment BC, Di Felice U *et al.* Dehydration decreases saliva antimicrobial proteins important for mucosal immunity. Appl Physiol Nutr Metab. 2012;37(5):850-9.

29. Witard OC, Turner JE, Jackman SR *et al.* High dietary protein restores overreaching induced impairments in leukocyte trafficking and reduces the incidence of upper respiratory tract infection in elite cyclists. Brain Behav Immun. 2014;39:211-9.

30. Beelen M, Burke LM, Gibala MJ *et al.* Nutritional strategies to promote postexercise recovery. J Phys Act Heal. 2010;20(6):1-17.

31. Berardi JM, Noreen EE, Lemon PWR. Recovery from a cycling time trial is enhanced with carbohydrate-protein supplementation vs. isoenergetic carbohydrate supplementation. J Int Soc Sports Nutr. 2008;5:1-11.

32. Black KE, Witard OC, Baker D *et al.* Adding omega-3 fatty acids to a protein-based supplement during pre-season training results in reduced muscle soreness and the better maintenance of explosive power in professional Rugby Union players maintenance of explosive power in professional Rugby U. Eur J Sport Sci. 2018;0(0):1-11.

33. Philpott JD, Donnelly C, Walshe IH *et al.* Adding fish oil to whey protein, leucine, and carbohydrate over a six-week supplementation period attenuates muscle soreness following eccentric exercise in competitive soccer players. Int J Sport Nutr Exerc Metab. 2018;28(1):26-36.

34. Smith GI, Atherton P, Reeds DN *et al.* Dietary omega-3 fatty acid supplementation increases the rate of muscle protein synthesis in older adults: a randomized controlled trial. Am J Clin Nutr. 2011;93(2):402-12.

35. Clarkson PM, Hubal MJ. Exercise-induced muscle damage in humans. Am J Phys Med Rehabil. 2002;81(11 Suppl):S52-69.

36. Hurst RD, Wells RW, Hurst SM *et al.* Blueberry fruit polyphenolics suppress oxidative stress indu-

ced skeletal muscle cell damage *in vitro*. Mol Nutr Food Res. 2010;54(3):353-63.

37. Carvalho-Peixoto J, Moura MRL, Cunha FA *et al.* Consumption of açai (Euterpe oleracea Mart.) functional beverage reduces muscle stress and improves effort tolerance in elite athletes: a randomized controlled intervention study. Appl Physiol Nutr Metab. 2015;40(7):725-33.

38. Bowtell JL, Sumners DP, Dyer A *et al.* Montmorency cherry juice reduces muscle damage caused by intensive strength exercise. Med Sci Sports Exerc. 2011;43(8):1544-51.

39. Peternelj TT, Coombes JS. Antioxidant supplementation during exercise training: Beneficial or detrimental? Sport Med. 2011;41(12):1043-69.

40. Watson TA, Macdonald-Wicks LK, Garg ML. Oxidative stress and antioxidants in athletes undertaking regular exercise training. Int J Sport Nutr Exerc Metab. 2005;15(2):131-46.

41. Draeger CL, Naves A, Marques N *et al.* Controversies of antioxidant vitamins supplementation in exercise: ergogenic or ergolytic effects in humans? J Int Soc Sports Nutr. 2014;11(1):2-5.

42. Ranchordas MK, Rogerson D, Soltani H *et al.* Antioxidants for preventing and reducing muscle soreness after exercise. Br J Sports Med. 2020;54(2):74-78.

43. Rawson ES, Miles MP, Larson-Meyer DE. Dietary supplements for health, adaptation, and recovery in athletes. Int J Sport Nutr Exerc Metab. 2018;28(2):188-99.

44. Butts J, Jacobs B, Silvis M. Creatine use in sports. Sports Health. 2018;10(1):31-4.

45. Devries MC, Phillips SM. Creatine supplementation during resistance training in older adults – a meta--analysis. Med Sci Sport Exerc. 2014;46(6):1194-203.

46. Hall M, Trojian TH. Creatine supplementation. Curr Sports Med Rep. 2013;12(4):240-4.

47. Cooper R, Naclerio F, Allgrove J *et al.* Creatine supplementation with specific view to exercise/sports performance: an update. J Int Soc Sports Nutr. 2012;9(1):33.

48. Astorino Todd A, Roberson DW. Efficacy of acute caffeine ingestion for short term high intensity exercise performance: a systematic review. J Strength Cond Res. 2010;24(1):257-65.

49. Doherty M, Smith PM. Effects of caffeine ingestion on rating of perceived exertion during and after exercise: a meta-analysis. Scand J Med Sci Sport. 2005;15(2):69-78.

50. Kalmar JM, Cafarelli E. Effects of caffeine on neuromuscular function. J Appl Physiol. 1999;87(2):801-8.

51. Mohr T, Van Soeren M, Graham TE *et al.* Caffeine ingestion and metabolic responses of tetraplegic humans during electrical cycling. J Appl Physiol. 1998;85(3):979-85.

52. Tallis J, James RS, Cox VM *et al.* The effect of physiological concentrations of caffeine on the power output of maximally and submaximally stimulated mouse EDL (fast) and soleus (slow) muscle. J Appl Physiol. 2012;112(1):64-71.

53. Mohr M, Nielsen JJ, Bangsbo J. Caffeine intake improves intense intermittent exercise performance and reduces muscle interstitial potassium accumulation. J Appl Physiol. 2011;111(5):1372-9.

54. Trexler ET, Smith-Ryan AE. Creatine and caffeine: considerations for concurrent supplementation. Int J Sport Nutr Exerc Metab. 2015;25(6):607-23.

55. Ali A, O'Donnell J, Foskett A *et al.* The influence of caffeine ingestion on strength and power performance in female team-sport players. J Int Soc Sports Nutr. 2016;13(1):1-9.

56. Astorino TA, Roberson DW. Efficacy of acute caffeine ingestion for short-term high-intensity exercise performance: a systematic review. J Strength Cond Res. 2010;24(1):257-65.

57. Rahimi R. The effect of CYP1A2 genotype on the ergogenic properties of caffeine during resistance exercise: a randomized, double-blind, placebo-controlled, crossover study. Ir J Med Sci. 2018;2:1-9.

58. Lopes-Silva JP, Da Silva Santos JF, Artioli GG *et al.* Sodium bicarbonate ingestion increases glycolytic contribution and improves performance during simulated taekwondo combat. Eur J Sport Sci. 2018;18(3):431-40.

59. Deb SK, Gough LA, Sparks SA *et al.* Sodium bicarbonate supplementation improves severe-intensity intermittent exercise under moderate acute hypoxic conditions. Eur J Appl Physiol. 2018;118(3):607-15.

60. Krustrup P, Ermidis G, Mohr M. Sodium bicarbonate intake improves high-intensity intermittent exercise performance in trained young men. J Int Soc Sports Nutr. 2015;12(1):1-7.

61. Heibel AB, Perim PHL, Oliveira LF *et al.* Time to optimize supplementation: modifying factors influencing the individual responses to extracellular buffering agents. Front Nutr. 2018;5:35.

62. McNaughton LR. Bicarbonate ingestion: effects of dosage on 60 s cycle ergometry. J Sports Sci. 1992;10(5):415-23.

63. Trexler ET, Smith-Ryan AE, Stout JR *et al.* International society of sports nutrition position stand: beta-alanine. J Int Soc Sports Nutr. 2015;12(1):1-14.

64. Saunders B, Elliott-Sale K, Artioli GG *et al.* β-alanine supplementation to improve exercise capacity and performance: a systematic review and meta-analysis. Br J Sports Med. 2017;51(8):658-69.

65. Carvalho VH, Oliveira AHS, de Oliveira LF *et al* Exercise and β-alanine supplementation on carnosine-acrolein adduct in skeletal muscle. Redox Biol. 2018;18:222-8.

66. Jeukendrup AE. Periodized nutrition for athletes. Sport Med. 2017;47(s1):51-63.

67. Marquet LA, Hausswirth C, Molle O *et al* Periodization of carbohydrate intake: short-term effect on performance. Nutrients. 2016;(12):1-13.

68. Mujika N, Halson S, Burke LM *et al.* An integrated, multifactorial approach to periodization for optimal performance in individual and team sports. Int J Sports Physiol Perform. 2018;13(5):538-61.

Esportes Aquáticos

capítulo **23**

Gustavo Chicaybam Peixoto

Introdução

Os esportes aquáticos necessitam de esforço físico excepcional e podem ser divididos em diversas categorias, a saber: natação em piscina, mergulho esportivo, nado sincronizado, polo aquático, natação em mar aberto etc. Para isso, o praticante de alguma dessas modalidades terá uma necessidade energética específica, assim como uma composição corporal diferenciada em função da execução dos movimentos. Por exemplo, para a modalidade de natação na piscina, cujos tamanhos podem ser 25 ou 50 m, e onde são realizadas as provas de natação de velocidade, exige-se do atleta uma recomendação nutricional específica em função do tempo de execução da atividade. Além disso, para uma *performance* adequada, deve-se levar em conta a resistência criada pela água na execução do movimento, diferentemente dos esportes executados em solo.[1]

A natação de velocidade é um esporte de alta demanda técnica e depende de uma combinação de sistemas energéticos anaeróbicos e aeróbicos. Um programa de treinamento de um atleta profissional de elite pode consistir de uma a três sessões por dia, incluindo diferentes estilos de nado. Além disso, existe o treinamento em solo, que pode compreender exercícios de ioga, musculação e treinamento de resistência. A quantidade de ingestão energética pode ser em torno de 3.600 a 4.800 kcal/dia para homens e de 1.900 a 2.600 kcal/dia para mulheres, valores que podem variar de acordo com o volume e a intensidade do treinamento.[2]

Outro fator importante a ser considerado é que a temperatura do ambiente onde ocorre o treinamento pode influenciar o apetite e, por consequência, a ingestão energética total. Mecanismos de estresse termorregulatório estão envolvidos na dissipação do calor na água fria. A prática de exercício em um ambiente de aproximadamente 10°C parece aumentar a necessidade de ingestão alimentar e diminuir a saciedade quando comparada com exercícios praticados em um ambiente de aproximadamente 20°C. Nessa situação, já foi descrito que pode haver um aumento aproximado de 40% na ingestão energética após o exercício quando comparado com exercícios feitos em temperatura de aproximadamente 33°C.[3] Exercícios praticados no calor (30°C) apresentam redução na sensação de fome e consequente diminuição no consumo alimentar.[4,5] Entretanto, os mecanismos os quais a regulação da temperatura influencia na ingestão energética ainda permanecem desconhecidos, necessitando de mais estudos.

Para os atletas de natação, as recomendações de periodização nutricional devem suportar o treinamento e facilitar as adaptações ao exercício. Durante as fases de treinamento de alto volume e baixa/moderada intensidade, recomenda-se a ingestão de alta densidade energética (3.500 a 5.000 kcal/dia, considerando um atleta de 70 kg). Em dias de treinamento prolongado, recomenda-se aumentar a ingestão de carboidrato (8 a 10 g/kg de peso corporal/dia). Contudo, se for necessário o estímulo à adaptação ao treinamento aeróbico, sugere-se disponibilidade de carboidrato baixa durante o treinamento.[6]

Durante as fases de treinamento de alta intensidade ou de preparação física específica, recomenda-se um suporte nutricional de 3.500 a 4.500 kcal/dia, considerando um atleta de 70 kg, levando em conta a alta qualidade e disponibilidade de carboidrato, assim como o uso de recursos ergogênicos ou suplementos nas fases de pré-competição para melhorar a *performance*, como creatina e beta-alanina.[6]

No decorrer da fase de competição, recomenda-se baixo volume de treinamento de alta intensidade, com redução na ingestão calórica total (2.800 a 4.300 kcal/dia, considerando um atleta de 70 kg). Nessa fase, deve-se monitorar a composição corporal ótima para a competição, usando de artifícios como recursos ergogênicos e protocolos de recuperação para melhor adaptação.[6]

Na fase de recuperação, a recomendação nutricional de ingestão calórica total deve ser diminuída, similar à de um indivíduo sedentário (2.000 a 3.000 kcal/dia, considerando um atleta de 70 kg), levando em conta o menor ganho de peso nesse período, sem necessidade de empregar recursos ergogênicos.[6] Entretanto, cabe destacar que existe diferença entre cada indivíduo e que as recomendações nutricionais devem ser mensuradas por ferramentas adequadas para uma correta prescrição nutricional.

Recomendações nutricionais para natação de velocidade

Carboidratos

O consumo de carboidratos em atletas de natação de velocidade deve ser ajustado de acordo com a intensidade e o volume de treinamento (considerados os principais fatores na ingestão total desse macronutriente), assim como o período de ingesta.

Em provas de velocidade, quando ocorre o aumento da intensidade do exercício, deve-se considerar consumir carboidrato para aumentar os estoques de glicogênio muscular. Para melhorar o desempenho, recomenda-se periodizar a ingestão total de carboidrato durante os dias e as semanas de treinamento para garantir um melhor suprimento energético durante o exercício físico e promover adaptação metabólica. Shaw *et al.*[2] descreveram alguns modelos de periodização de carboidratos para nadadores de velocidade. Alguns autores também já demonstraram que reduzir 10% da ingestão de carboidratos diariamente reflete em queda na *performance* de atletas de alta velocidade em função da grande concentração de lactato produzida nessa modalidade.[7,8]

O consumo correto de carboidratos também está relacionado com efeitos positivos na proteção do sistema imunológico. Exercícios de alta intensidade reduzem as defesas do sistema imune, já o consumo de carboidratos atenua essa redução. Deve-se recomendar a nadadores o consumo de carboidratos antes, durante e após o exercício físico para melhor recuperação do glicogênio muscular com base na variação de 45 a 60% do valor energético total da ingestão diária de referência para carboidratos. Burke *et al.*[9] relatam que, para recuperação rápida e síntese de glicogênio depois do exercício (entre 0 e 4 h após), sugere-se fornecer 1 a 1,2 g/kg de peso corporal de carboidratos, preferencialmente alimentos de alto índice glicêmico. Essa estratégia também pode ser considerada para os intervalos entre competições e/ou treinamentos de alta intensidade e desgaste físico, preservando assim as reservas e a recuperação do glicogênio hepático e muscular. Durante fase posterior da recuperação do exercício (de 4 a 24 h após), a recomendação é seguir as necessidades de cada indivíduo, de 5 a 7 g/kg de peso corporal, dando preferência para alimentos de médio índice glicêmico. Além disso, sugere-se a ingestão conjunta de proteínas de alto valor biológico (0,3 a 0,4 g/kg de peso corporal) para auxiliar no armazenamento de glicogênio e também o uso da cafeína (3 a 6 mg/kg de peso corporal) para potencializar a restauração rápida de glicogênio.[9,10]

Proteínas

A ingestão de proteínas por atletas de natação de velocidade é muito importante para melhorar a adaptação ao exercício. Essa modalidade inclui treinamentos variáveis, como exercícios de *endurance*, intervalados de alta intensidade e de resistência, o que torna necessária a periodização da ingestão de proteína levando em conta o momento de cada exercício.

Para maximizar a síntese proteica em nadadores de velocidade em resposta a um estímulo de exercício, as recomendações preconizadas devem ser adotadas, em torno de 0,3 g/kg de peso corporal (aproximadamente 20 a 25 g de proteína de alta qualidade) por refeição[11], compreendendo as recomendações diárias de referência de aproximadamente 15 a 20% do valor energético total. Para isso, deve ser considerada a ingestão de quatro a cinco refeições ou lanches contendo proteína de alta qualidade para melhorar a resposta de adaptação ao treinamento ao longo do dia e antes de dormir.[2,12] Para uma recuperação rápida após um esforço de alta intensidade no treinamento, ingerir 0,3 g/kg/h de proteína com 0,8 g/kg/h de carboidrato auxilia na maximização da ressíntese de glicogênio e na rápida recuperação no pós-treino.[9,10]

Lipídios

Recomenda-se o consumo de lipídios próximo das necessidades diárias de referência, normalmente de normolipídica a hipolipídica (20 a 25% do valor energético total). Em atletas de natação de velocidade, o substrato energético predominante é o glicogênio muscular, o que torna importante a manutenção dos estoques desse macronutriente. Os lipídios podem contribuir para o armazenamento de triacilglicerol intramuscular. Durante a fase de preparação do atleta, na qual ocorre um aumento do volume de treinamento de *endurance* e moderada intensidade, a ingestão de lipídios pode ser em torno de 1,5 a 2 g/kg de peso corporal para reestabelecimento dos estoques energéticos no músculo, contribuindo para uma melhor capacidade oxidativa durante o exercício. Em períodos de treinamento de baixo volume e de alta intensidade, diminui-se a ingestão de lipídios.

No caso de atletas para os quais há a necessidade de reduzir o percentual de gordura corporal, recomenda-se a ingestão de 0,5 a 1 g/kg de peso corporal por dia.[13] Durante as fases de treinamento, a ingestão de lipídios é importante para a absorção, o transporte e o armazenamento de vitaminas lipossolúveis, membrana celular, integridade da bainha de mielina e serve de substrato para a síntese de hor-

mônios. Cabe ressaltar também a importância da ingestão de ácidos graxos essenciais, mantendo um equilíbrio entre ácidos graxos ômega-6 e ácidos graxos ômega-3, sem ultrapassar 10% da ingestão de ácidos graxos saturados. Estratégias de treinamento com baixo carboidrato e alto lipídio são pouco utilizadas nessa modalidade em função da alta intensidade do exercício e predominância de vias energéticas anaeróbias, além de necessidade de estoques de glicogênio adequado para dar suporte ao treinamento intenso.[13,14] A Tabela 23.1 descreve as principais recomendações de macronutrientes para a natação.

Recursos ergogênicos para *performance*

O uso de recursos ergogênicos na natação tornou-se bastante comum em função da grande necessidade fisiológica do atleta e em função da necessidade de obter melhores resultados no treinamento e nas competições. Diante dessa situação, o Australian Institute of Sport realizou uma pesquisa para saber a incidência do uso de suplementos por atletas de elite de natação.[16] Por meio de um questionário, inquiriu 39 atletas (19 homens e 20 mulheres) e identificou que 97% deles usaram algum alimento ou suplemento esportivo nos últimos 12 meses anteriores à pesquisa. Além disso, 92% ingeriam algum suplemento líquido como se fosse uma refeição. Outro dado que chamou atenção foi o alto percentual de atletas com menos de 21 anos que ingerem creatina (46%) e bicarbonato de sódio (59%) quando comparados a atletas com idade superior (6% consomem creatina e 24%, bicarbonato de sódio). Con-

Tabela 23.1 Recomendação dos diferentes macronutrientes de acordo com o tipo de exercício realizado em natação.

Macronutrientes	Tipo de sessão de exercício	Recomendação
Carboidratos	Baixa intensidade e alto volume	Ingestão diária: 6 g/kg/dia
		Pré-treino: evitar a ingestão de carboidratos até 2 h antes do exercício
		Durante o treino: evitar ingestão de carboidratos
		Pós-treino: 1 g/kg (se treino de alta intensidade no próximo dia)
	Alta intensidade	Ingestão diária: 10 a 12 g/kg/dia
		Pré-treino: 1 a 2 g/kg/dia de 3 a 4 h antes do exercício (evitar ingerir 45 min antes do exercício)
		Durante o treino: 60 a 90 g/h (taxa de 2:1 de glicose:frutose) se o volume de treinamento for alto
		Pós-treino: 1 g/kg (se treino de alta intensidade no próximo dia)
Proteínas	Recomendações diárias	Ingestão diária: 2 g/kg/dia
		Pós-treino: 0,3 g/kg + 1 g/kg de carboidrato (se treino de alta intensidade no próximo dia)
Lipídios	Baixa intensidade e alto volume	Ingestão diária: 1,5 a 2 g/kg/dia ou 30 a 35% do valor energético total
	Alta intensidade	Ingestão diária: 0,5 a 1 g/kg/dia ou 20 a 25% do valor energético total

Adaptada de Domínguez *et al.*, 2017[8]; Burke, 2017.[15]

Parte 6 • Planejamento Alimentar Esportivo

tudo, quando os atletas foram questionados sobre a indicação de uso dessas substâncias, quase 40% afirmaram decorrer de aconselhamento nutricional feito por especialista em nutrição esportiva, o que mostra a importância de um profissional capacitado para melhorar a performance de atletas profissionais.[17]

Alguns recursos ergogênicos podem ser utilizados para melhorar a *performance* de atletas da natação de velocidade, como creatina, beta-alanina, bicarbonato de sódio, cafeína, suco de beterraba, entre outros. Nessa modalidade, utiliza-se predominantemente a via energética anaeróbia, que, resultante da via glicolítica, produz de modo aumentado lactato e íon hidrogênio (H^+). Esse íon é capaz de diminuir o pH muscular em até 6,4 nos treinamentos que levam à exaustão, o que causa sérios problemas na contração muscular e desequilíbrio do sistema de reserva de fosfocreatina. Portanto, o sistema tampão intramuscular contribui para a neutralização e a segurança das altas variações de pH em exercícios de alta intensidade. Dois recursos ergogênicos que podem ser utilizados nessa situação são a beta-alanina, que contribui para a formação de carnosina como tampão intracelular, e o bicarbonato de sódio, que contribui como tampão extracelular.[13]

Beta-alanina e bicarbonato de sódio

A carnosina é um dipeptídio formado pela união de beta-alanina e histidina, localizada no citosol da célula muscular, com grande concentração principalmente de fibras musculares do tipo II, e na qual há predominância do sistema energético anaeróbio.[6] Pode contribuir em aproximadamente 7% para a capacidade de tamponamento; já com a suplementação de beta-alanina, essa capacidade pode dobrar, atingindo aproximadamente 15%.[18] Ainda assim, as concentrações de carnosina aumentaram quando se utilizou 3 a 6 g/dia de beta-alanina durante 4 a 8 semanas (o que pode representar aproximadamente 120 g da ingestão total).[13,19]

O bicarbonato de sódio pode atuar como um tampão extracelular, neutralizando o íon H^+, exportado pelo músculo quando em alta concentração. A suplementação é capaz de elevar as concentrações plasmáticas de bicarbonato de sódio, substância que forma o ácido carbônico quando combinada com o íon H^+, para então se dissociar em gás carbônico e água. Recomenda-se ingerir aproximadamente 0,3 g/kg de peso corporal de bicarbonato de sódio 1 a 3 h antes da sessão de treino de alta intensidade. A ingestão com refeições contendo carboidrato parece aumentar a concentração plasmática de bicarbonato de sódio, preferencialmente se na forma de cápsula de gelatina.[13,19]

Em um estudo com nadadores de 100 e 200 m, utilizando beta-alanina (3,2 g/dia na primeira semana e 6,4 g/dia durante as 3 semanas subsequentes) e, após 4 semanas, empregando a suplementação de bicarbonato de sódio (0,3 g/kg de peso corporal), houve melhora significativa no treinamento, após o teste físico, quando comparado com o grupo-controle ou com a suplementação exclusiva de beta-alanina. O grupo dos atletas de 200 m também mostrou melhora de cerca de 80% (o que representa -1,18 s no teste físico), já o grupo dos atletas de 100 m apresentou melhora de aproximadamente 70% (-0,76 s no teste físico), quando comparado ao que só ingeriram beta-alanina. Entretanto, os autores afirmam que ainda são necessários mais estudos para investigar os possíveis efeitos da beta-alanina, com e/ou sem o uso conjunto de bicarbonato de sódio nos diferentes protocolos e modalidades esportivas afetadas pela acidose muscular, assim como na *performance* de atletas de natação.[20]

Creatina

O consumo de creatina monoidratada também pode ser considerado um recurso ergogênico para atletas da natação de velocidade. Diversos estudos têm definido a creatina como um dos suplementos mais efetivos para melhorar a capacidade física em exercícios de alta intensidade e aumentar a massa muscular, bem como a potência física em atividades de explosão. Além disso, ela está relacionada com melhora na ressíntese de glicogênio muscular, que se torna favorecida quando há ingestão conjunta com carboidrato (p. ex., glicose). Alguns estudos também já relataram que a ingestão de creatina com carboidrato e proteína pode potencializar e aumentar a capacidade de retenção da creatina no músculo. A ingestão de aproximadamente 20 a 30 g/dia, divididas em quatro a seis doses de 5 g, pode aumentar os estoques musculares em 10 a 20% de creatina (massa magra + água). Cabe ressaltar que a creatina é uma molécula osmoticamente ativa, o que pode elevar a retenção hídrica. As doses para manutenção dos estoques de creatina para a maioria dos atletas são em torno de 5 a 10 g/dia. Além disso, pode ajudar a preservar os níveis adequados de glicogênio muscular.[12]

Cafeína

A ingestão de cafeína pode ser considerada também um importante recurso ergogênico para melhorar a *performance* de atletas de natação por possuir efeito termogênico e estimulador do sistema nervoso central, com ação no receptor antagonista de adenosina, aumentando a liberação de catecolaminas e estimulando o potencial de ação muscular.

Alguns estudos demonstraram que a ingestão de cafeína antes do treinamento pode melhorar a *performance* na natação.[21,22] A cafeína pode ser encontrada em diversos produtos alimentícios, como café, chá, chocolate, bebidas energéticas e géis de carboidrato. É rapidamente absorvida no intestino e pode atingir altas concentrações plasmáticas em 15 a 45 min após a ingestão.

A dosagem de cafeína baixa ou moderada (1 a 3 mg/kg/dia) pode ter os mesmos efeitos benéficos que doses altas (5 a 6 mg/kg/dia) se utilizada em protocolos para exercícios de *endurance* e com baixo risco de efeitos colaterais. Demonstrou-se também que a ingestão de 3 mg/kg de peso corporal 1 h antes de uma atividade de curta duração e alta intensidade melhorou a média de tempo de nadadores profissionais, apresentando assim benefícios como recurso ergogênico em exercícios anaeróbicos.[8] A cafeína também tem efeito diurético, mas, se utilizada em dose baixa ou moderada (250 a 300 mg), ele diminui.[23]

Uma alternativa para o consumo de cafeína é adotar bebidas energéticas contendo a substância na composição. Estudo avaliou nadadores de velocidade que ingeriram uma bebida energética contendo cafeína (3 mg/kg de peso corporal) 1 h antes do exercício e os comparou com um grupo que ingeriu a mesma bebida energética sem a cafeína. Após o teste físico de *performance* de natação, o grupo que ingeriu a cafeína apresentou resultados positivos no aumento do pico de força durante 45 s de teste em um ergômetro de natação e também diminuição no tempo necessário para completar uma prova de 50 m rasos (± 2 s). Portanto, o estudo sugere que a *performance* na natação pode ser aprimorada com o uso de bebida energética contendo cafeína em doses moderadas, e que não há necessidade de doses muito altas (mais que 6 mg/kg de peso corporal).[24]

Em um estudo avaliando a ingestão conjunta de cafeína e bicarbonato de sódio, Pruscino *et al.*[25] concluíram que ingerir somente cafeína (6,2 mg/kg de peso corporal) parece beneficiar nadadores de 200 m livre do sexo masculino, se utilizada antes de uma sessão de exercício. Entretanto, o efeito parece limitado caso haja mais sessões de treinamento intenso. Além disso, demonstrou um efeito benéfico quando se consome bicarbonato de sódio (0,3 g/kg de peso corporal) com ou sem ingestão conjunta de cafeína, o que indica um efeito ergogênico positivo no desempenho esportivo, principalmente em exercícios de alta intensidade e curta duração, refletido na redução aproximada de 1 a 1,3 s no teste físico de 200 m rasos.[25]

Suco de beterraba

Outro recurso ergogênico que vem ganhando atenção para melhorar a *performance* de algumas modalidades esportivas, inclusive a natação, é o suco de beterraba (*Beta vulgaris*), importante fonte de nitrato inorgânico (NO_3^-), substância também presente em diversos vegetais. O nitrato pode ser reduzido a nitrito (NO_2^-) por bactérias anaeróbias presentes na boca por meio das enzimas nitrato redutase. Por sua vez, este composto pode formar o oxido nítrico (NO) no estômago e ser absorvido em seguida pela circulação intestinal.

É uma molécula importante que regula a hemodinâmica e as funções metabólicas no músculo, assim como estimula a biogênese mitocondrial. O suco de beterraba pode aumentar a produção de NO no músculo, elevando a vasodilatação e o aporte de O_2 no tecido, principalmente em condições de hipoxia, modulando o custo de produção de adenosina trifosfato (ATP) para a geração de força.[26]

Em função disso, o Australian Institute of Sport[16], em 2016, incluiu o suco de beterraba como um importante suplemento para *performance*, apresentando evidências científicas do seu benefício. Entretanto, ainda sugere que mais pesquisas sejam feitas para determinar protocolos de uso individualizado desse suplemento.[16]

O suco de beterraba apresenta outros benefícios, como melhora da eficiência mitocondrial, expressão de genes para biogênese mitocondrial e captação de glicose pelo músculo, além de poder agir como imunomodulador, assim como realizar funções terapêuticas em condições clínicas como hipertensão, doença pulmonar obstrutiva crônica (DPOC), resistência à insulina e doenças cardiovasculares. Mediante os diversos benefícios desse suplemento, o uso do suco de beterraba é o que parece apresentar melhores resultados em condições aeróbicas.[26,27]

Pinna *et al.*[28] avaliaram se usar 500 mℓ de suco de beterraba por dia (com uma concentração de aproximadamente 5,5 mmol de NO_3^-) durante 1 semana seria capaz de melhorar a *performance* de nadadores do sexo masculino. Os resultados mostraram melhor custo de energia aeróbica e do limiar anaeróbico de atletas. Entretanto, o mecanismo de ação do composto especificamente no exercício aeróbio ainda precisa ser investigado.[28] Alguns estudos relatam que a concentração de 0,1 mmol de nitrato de sódio por kg de peso corporal ou de 300 a 400 mg/dia tanto na forma de suplementação ou de suco de beterraba parece ter efeito positivo na *performance* de atletas, mesmo que pequeno.[23] As principais fontes de NO_3^- são os vegetais (cerca de 85%), e os alimentos com maior quantidade desse componente, em média, são: rúcula (2.597 mg/kg), espinafre (2.137 mg/kg), alface (1.893 mg/kg), rabanete (1.868 mg/kg), beterraba (1.459 mg/kg) e repolho chinês (1.388 mg/kg).[23] A Tabela 23.2 descreve os principais suplementos para uso na natação.

O uso de suplementos alimentares para melhora da *performance* deve ser feito com cautela e sempre com base em evidências científicas, visto se tratar de um recurso importante para o desempenho do atleta.

Cabe ao atleta, em conjunto com sua equipe técnica, decidir quais suplementos adotar, mas com rigor metodológico baseado em pesquisas na área de nutrição esportiva. A literatura ainda é bem escassa em pesquisas com atletas da natação de velocidade, o que limita as re-

Tabela 23.2 Recomendação e mecanismo de ação dos principais suplementos em natação.

Suplemento	Mecanismo de ação	Recomendação
Beta-alanina	Regulador do equilíbrio ácido-base a nível intracelular, por ser precusor de carnosina, que funciona cronicamente como um tampão, neutralizando a produção excessiva de H^+ via glicólise anaeróbia. Reduz fadiga associada ao exercício de alta intensidade	Sobrecarga: 120 a 200 g por 4 a 10 semanas em dias intercalados ($3 \times 3,2$ g/dia por 4 semanas ou $2 \times$ 2,4 g/dia durante 10 semanas) Manutenção: 2 g/dia
Bicarbonato de sódio	Tampão extracelular, neutraliza o H^+ exportado pelo músculo durante a contração muscular via glicólise anaeróbia. Reduz a fadiga associada ao exercício de alta intensidade	0,3 g/kg; doses divididas entre 2 e 2,5 h antes do evento
Creatina	Aumenta o conteúdo e a ressíntese de fosfocreatina em sessões repetidas de alta intensidade, com pequena recuperação nos intervalos das sessões	Sobrecarga: 5 dias, 20 g/dia em doses divididas; ou 28 dias, 3 a 4 g/dia de creatina monoidratada Manutenção: 3 a 5 g/dia
Cafeína	Ativador do sistema nervoso central, estimula a contração muscular e reduz a percepção de esforço ou dor	3 a 6 mg/kg; 1 h antes da competição
Nitrato/suco de beterraba	Precursor de óxido nítrico, melhora o fluxo sanguíneo e a respiração mitocondrial	6 a 8 mmol de nitrato (ou 300 a 400 mg/dia) 2 a 2,5 h antes do evento Pode ser acentuado com sobrecarga de 3 a 5 dias antes do evento

Adaptada de Domínguez *et al.*, 2017[8]; Burke, 2017.[15]

comendações específicas para eles e pode causar problemas nos protocolos de administração do suplemento. Além disso, é necessário relacionar a combinação de suplementos com as necessidades bioquímicas e fisiológicas de cada atleta, com base em exames específicos para a correta interpretação.

Exames genéticos estão sendo cada vez mais utilizados na investigação individual para estabelecer uma melhor consistência no efeito resultante da suplementação ou da conduta nutricional. Ao levar em consideração a individualidade do atleta, com o apoio de equipe multiprofissional e o máximo de informações técnicas sobre seu desempenho e metabolismo, obtém-se o resultado mais próximo do desejável.[15]

Referências bibliográficas

1. Pyne DB, Sharp RL. Physical and energy requirements of competitive swimming events. Int J Sport Nutr Exerc Metab. 2014;24(4):351-9.

2. Shaw G, Boyd KT, Burke LM *et al.* Nutrition for swimming. Int J Sport Nutr Exerc Metab. 2014;24(4): 360-72.

3. White LJ, Dressendorfer RH, Holland E *et al.* Increased caloric intake soon after exercise in cold water. Int J Sport Nutr Exerc Metab. 2005;15(1):38-47.

4. Wasse LK, King JA, Stensel DJ *et al.* Effect of ambient temperature during acute aerobic exercise on short-term appetite, energy intake, and plasma acylated ghrelin in recreationally active males. Appl Physiol Nutr Metab. 2013;38(8):905-9.

5. Charlot K, Faure C, Antoine-Jonville S. Influence of hot and cold environments on the regulation of energy balance following a single exercise session: a mini-review. Nutrients. 2017;9(6):592.

6. Mujika I, Stellingwerff T, Tipton K. Nutrition and training adaptations in aquatic sports. Int J Sport Nutr Exerc Metab. 2014;24(4):414-24.

7. Reilly T, Woodbridge V. Effects of moderate dietary manipulations on swim performance and on blood lactate-swimming velocity curves. Int J Sports Med. 1999;20(2):93-7.

8. Domínguez R, Cuenca E, Da Silva S. Nutritional needs in the professional practice of swimming: a review. J Exerc Nutrition Biochem. 2017;21(4):1-10.

9. Burke LM, van Loon LJC, Hawley JA. Postexercise muscle glycogen resynthesis in humans. J Appl Physiol. 2017;122(5):1055-67.

10. Kerksick CM, Arent S, Schoenfeld BJ *et al.* International society of sports nutrition position stand: nutrient timing. J Int Soc Sports Nutr. 2017;14:33.

11. Jäger R, Kerksick CM, Campbell BI *et al.* International society of sports nutrition position stand: protein and exercise. J Int Soc Sports Nutr. 2017;14:20.

12. Kreider RB, Kalman DS, Antonio J *et al.* International Society of Sports Nutrition position stand:

safety and efficacy of creatine supplementation in exercise, sport, and medicine. J Int Soc Sports Nutr. 2017;14:18.

13. Stellingwerff T, Maughan RJ, Burke LM. Nutrition for power sports: middle-distance running, track cycling, rowing, canoeing/kayaking, and swimming. J Sports Sci. 2011;29 Suppl 1:S79-89.

14. Kerksick CM, Wilborn CD, Roberts MD et al. ISSN exercise & sport nutrition review: research & recommendations. J Int Soc Sports Nutr. 2018;15(1):38.

15. Burke LM. Practical issues in evidence-based use of performance supplements: supplement interactions, repeated use and individual responses. Sports Medicine. 2017 Mar;47(Suppl 1):79-100.

16. Australian Sports Commission. Annual Report 2015-16. Disponível em: https://www.sportaus.gov.au/__data/assets/pdf_file/0009/653094/ASC_2015-16_Annual_Report.pdf. Acesso em: 18 ago 2020.

17. Shaw G, Slater G, Burke LM. Supplement use of elite Australian swimmers. Int J Sport Nutr Exerc Metab. 2016;26(3):249-58.

18. Harris RC, Tallon MJ, Dunnett M et al. The absorption of orally supplied β-alanine and its effect on muscle carnosine synthesis in human vastus lateralis. Amino Acids. 2006;30(3):279-89.

19. Lancha Junior AH, Painelli Vde S, Saunders B et al. Nutritional strategies to modulate intracellular and extracellular buffering capacity during high-intensity exercise. Sports Med. 2015 Nov;45 Suppl 1:S71-81.

20. Painelli V de S, Roschel H, Jesus Fd et al. The ergogenic effect of beta-alanine combined with sodium bi-

carbonate on high-intensity swimming performance. Appl Physiol Nutr Metab. 2013;38(5):525-32.

21. Collomp K, Ahmaidi S, Chatard JC et al. Benefits of caffeine ingestion on sprint performance in trained and untrained swimmers. Eur J Appl Physiol Occup Physiol. 1992;64(4):377-80.

22. MacIntosh BR, Wright BM. Caffeine ingestion and performance of a 1,500-metre swim. Can J Appl Physiol. 1995;20(2):168-77.

23. Derave W, Tipton KD. Dietary supplements for aquatic sports. Int J Sport Nutr Exerc Metab. 2014 Aug; 24(4):437-49.

24. Lara B, Ruiz-Vicente D, Areces F et al. Acute consumption of a caffeinated energy drink enhances aspects of performance in sprint swimmers. Br J Nutr. 2015 Sep 28;114(6):908-14.

25. Pruscino CL, Ross ML, Gregory JR et al. Effects of sodium bicarbonate, caffeine, and their combination on repeated 200-m freestyle performance. Int J Sport Nutr Exerc Metab. 2008;18(2):116-30.

26. Domínguez R, Cuenca E, Maté-Muñoz JL et al. Effects of beetroot juice supplementation on cardiorespiratory endurance in athletes. A systematic review. Nutrients. 2017;9(1):43.

27. Clifford T, Howatson G, West DJ et al. The potential benefits of red beetroot supplementation in health and disease. Nutrients. 2015;7(4):2801-22.

28. Pinna M, Roberto S, Milia R et al. Effect of beetroot juice supplementation on aerobic response during swimming. Nutrients. 2014;6(2):605-15.

Parte 7

Recursos Ergogênicos

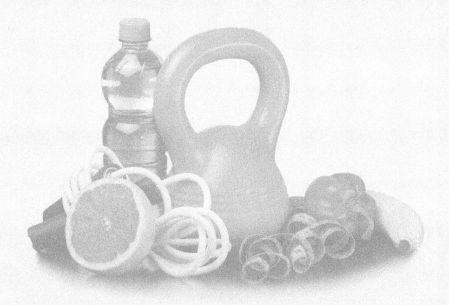

24 Proteínas, 391
25 Compostos de Aminoácidos Essenciais e Não Essenciais, 419
26 Suplementos de Carboidratos, 459
27 Estimulantes e Termogênicos, 470
28 Suplementos para Recuperação Muscular e *Performance*, 479
29 Prescrição e Formulação Magistral, 508

Proteínas

Valden Capistrano, Adriana Sampaio,
Ângela Furtado Martin e Tamyris Farias

Introdução

As proteínas são substâncias nitrogenadas, que servem como principal componente estrutural dos tecidos. Participam da formação de hormônios, enzimas e hemoglobina, além de poderem ser utilizadas como fonte energética, embora não seja essa a sua função principal. Podem ser provenientes de fontes animais ou vegetais e são constituídas de aminoácidos, classificados como:

- Não essenciais: o corpo tem capacidade de produzir
- Essenciais: não podem ser sintetizados pelo organismo, por isso precisam ser fornecidos por meio da dieta
- A ausência de qualquer um desses aminoácidos compromete a capacidade do tecido de crescer, ser mantido e reparado. Sabe-se atualmente que tanto atletas de força quanto de *endurance* necessitam de um aporte proteico maior que a população em geral. Estudos mostram que praticantes de treino de contrarresistência, que consomem dietas hiperproteicas tiveram maior estúmulo à síntese proteica miofibrilar quando comparados com indivídos em dieta normoproteica. A recomendação média para esta população é de 1,7 a 2,2 g/kg/dia. Já para os atletas de *endurance*, com o intuito de fazer a manutenção da massa muscular para assegurar uma *performance* adequada, recomenda-se 1,2 a 1,83 g/kg/dia.

Além disso, dietas hiperproteicas também têm sido muito utilizadas com os objetivos de hipertrofia muscular e perda de peso pela população em geral, por isso trata-se de um macronutriente em bastante evidência. Por essa razão, cada vez mais produtos surgem no mercado, tanto de fontes animais quanto de origem vegetal.

Importante salientar que a distribuição das proteínas ao longo do dia, além de se considerar a qualidade e a digestibilidade delas, é fundamental para promover os seus benefícios nutricionais. Diante disso, torna-se cada vez mais comum a procura e o consumo de suplementos proteicos.

Aplicabilidades das proteínas

Dose para proporcionar síntese proteica muscular máxima

Em 2009, Moore *et al.*[1] realizaram um ensaio clínico com atletas de força pesando em média 80 kg de peso corporal total e observaram que aqueles que receberam 20 g de proteína à base de albumina, contendo 1,7 g de leucina, produziram estimulação máxima na taxa de síntese proteica (TSP) muscular após exercícios de membros inferiores, sem resultado diferente da dose de 40 g de proteína com o dobro de leucina (3,4 g). Contudo, a dose de 40 g promoveu uma incorporação oxidativa irreversível maior por outros tecidos, ou seja, serviu provavelmente como fonte de energia para o atleta (Figura 24.1). A partir desse estudo, começou-se a utilizar a dose de 20 g de proteína após o treino de força.

Ainda em 2009, Norton e Wilson[2] sugeriram que 2 a 3 g de leucina é suficiente para maximizar a síntese proteica e que não adianta aumentar a dose de proteína ou de leucina, pois o platô da síntese proteica já foi atingido.

O estudo de Aguiar et al.[3] confirmou a hipótese de que aumentar a quantidade de leucina em uma dieta hiperproteica, com quantidades adequadas desse aminoácido, não teria maior eficiência no processo de hipertrofia muscular, tampouco melhoraria o desempenho físico. Para isso, atletas foram divididos em dois grupos, que mantiveram dieta de 1,6 g/kg/dia de proteína por 8 semanas, para avaliação do aumento de massa magra e da força muscular. O grupo 1 foi suplementado com 3 g de leucina no pós-treino, e o grupo 2 não recebeu suplementação de leucina adicional. O estudo constatou que não houve diferença significativa na área de secção dos músculos reto femoral e vasto lateral dos dois grupos nem aumento de *performance* (Figura 24.2).

Administração da proteína | Bolus ou em pulso

Segundo estudo de West et al.[4], a melhor forma de administrar proteínas é em bolus, cerca de 25 g por vez, pois causa aumento rápido da concentração extracelular de aminoácidos essenciais, ou só de leucina, o que parece sustentar a maior ativação do sinal e a resposta à síntese proteica muscular, observados após sessão aguda de exercício de contrarresistência, quando comparada com a administração em pulsos (10 doses de 2,5 g). Todavia, ainda se questiona quando administrar o segundo bolus para maximizar a síntese proteica muscular depois do treinamento de contrarresistência, uma vez que, se consumidos muito próximos, podem causar insensibilidade ao estímulo de síntese proteica.

Quando se administra a proteína em bolus, a TSP miofibrilar aumenta já na primeira hora após; em contrapartida, a administração em pulsos só se elevará 3 a 5 h depois, e esse aumento ainda é inferior ao alcançado pelo bolus na primeira hora (Figura 24.3).

Athernon e Smith[5], ainda no ano de 2012, explicaram a "teoria do músculo cheio"; ou seja, são necessários 10 ou 20 g de aminoácidos essenciais para promover o estímulo da síntese proteica muscular (SPM), processo que dura 1,5 a 2 h. Portanto, não adianta administrar outra dose, visto que o acréscimo de proteína ao tecido muscular é limitado fisicamente pelo colágeno inelástico do tecido conjuntivo do endomísio circundante de cada fibra (Figura 24.4).

Para reforçar os dados achados de West et al.[4], Areta et al.[6] realizaram um estudo no qual 24 homens foram submetidos à sessão de exercícios de força e, em seguida, a 12 h de administração de proteínas. Eles foram divididos em três grupos: o primeiro recebeu 80 g de proteínas em duas tomadas de 40 g a cada 6 h (grupo de administração em bolus); o segundo recebeu 80 g de proteínas em quatro tomadas de 20 g a cada 3 h (grupo das doses intermediárias); o terceiro recebeu 80 g de proteínas em oito tomadas de 10 g a cada 1 h e meia (grupo das doses de pulso). Após 12 h de consumo de proteínas, observou-se que a administração intermediária de 20 g a cada 3 h foi superior à administração em pulsos (31%) e em bolus (48%) na TSP muscular (Figura 24.5).

Os dados encontrados reforçam o que Moore et al.[1] descobriram em 2009: 20 g de albumina administrados em homens com peso médio de 80 kg ou 0,25 g de proteína/kg de massa corporal resultaria em uma TSP miofibrilar máxima. Contudo, é necessário investigar uma das limitações do estudo, avaliar o esquema de doses em indivíduos obesos, não apenas naqueles com peso corporal de 70 a 80 kg, por exemplo.[6]

Outra limitação do estudo de Areta et al.[6] e de diversos outros é que os voluntários ficam 10 a 12 h em jejum, exercitam-se nesse estado e só depois consomem a suplementação de proteínas; ou seja, ele não retrata a realidade dos indivíduos que consomem *whey protein* (WP) em situação pós-absortiva durante as 24 h.[6]

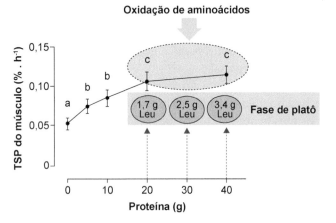

Figura 24.1 Dose de proteína usada para síntese proteica muscular máxima de acordo com Moore et al., 2009.[1] Leu: leucina; TSP: taxa de síntese proteica.

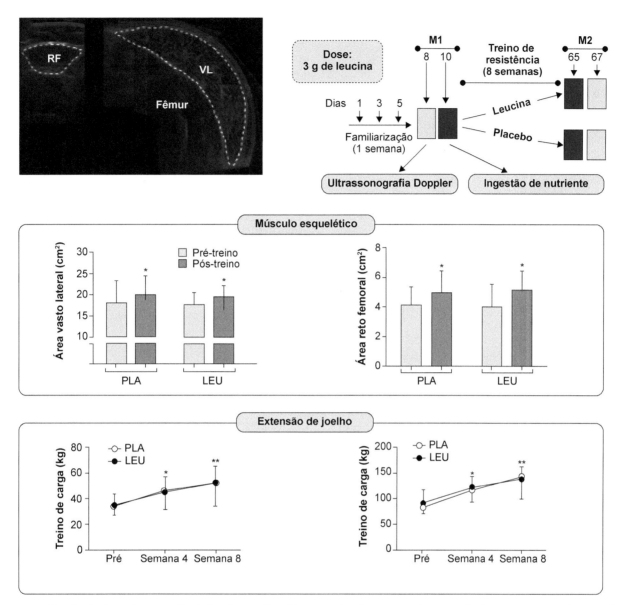

Figura 24.2 Resultado da suplementação de leucina na dieta hiperproteica demonstrando a não eficiência no processo hipertrófico e do desempenho físico. LEU: leucina; PLA: placebo; RF: reto femoral; VL: vasto lateral. Adaptada de Aguiar *et al.*, 2017.[3]

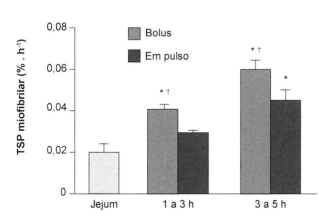

Figura 24.3 Comparativo da eficiência de administração da proteína em bolus e em pulso. TSP: taxa de síntese proteica. Adaptada de West *et al.*, 2011.[4]

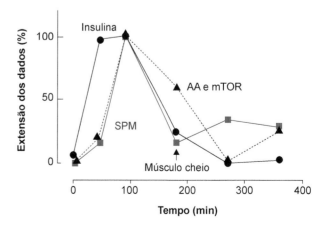

Figura 24.4 Teoria do músculo cheio. AA: aminoácidos; mTOR: alvo de mamíferos da rapamicina; SPM: síntese proteica muscular. Adaptada de Atherton e Smith, 2012.[5]

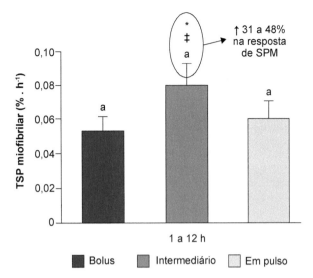

Figura 24.5 Distribuição das proteínas de modo equilibrado, a cada 3 h. SPM: síntese proteica muscular; TSP: taxa de síntese proteica. Adaptada de Areta et al., 2013.[6]

antes de executarem uma sessão de exercício físico até a exaustão. A refeição continha 560 kcal (7 kcal/kg/dia): 70 g de carboidrato (0,85 g/kg/dia), 42 g de proteína (0,55 g/kg/dia) e 12,5 g de gordura (0,15 g/kg/dia). Após a sessão de treino, cada grupo com 12 voluntários recebeu sua suplementação:

- Grupo 1: 0 g de WP
- Grupo 2: 10 g de WP
- Grupo 3: 20 g de WP
- Grupo 4: 40 g de WP.

Os resultados obtidos foram: 20 g apresentou uma TSP muscular superior a 0 e 10 g e igual a 40 g. Se as doses de 20 e 40 g não mostraram diferenças significativas para estimular a SPM, o excedente de proteína foi utilizado por outra rota metabólica e desviado da que seria para a síntese proteica miofibrilar, o que culminou em aumento da concentração de ureia plasmática (Figura 24.6).

Em 2014, outros autores[7] desenvolveram um ensaio clínico, no qual 48 voluntários jovens saudáveis, com pelo menos 6 meses de treinamento físico de levantamento de peso, após 10 a 12 h de jejum fizeram uma refeição 3 h

Efeito da dose menor de proteína na taxa de síntese proteica miofibrilar

Churchward-Venne et al.[8] realizaram um estudo com 40 jovens universitários praticantes de atividade física para in-

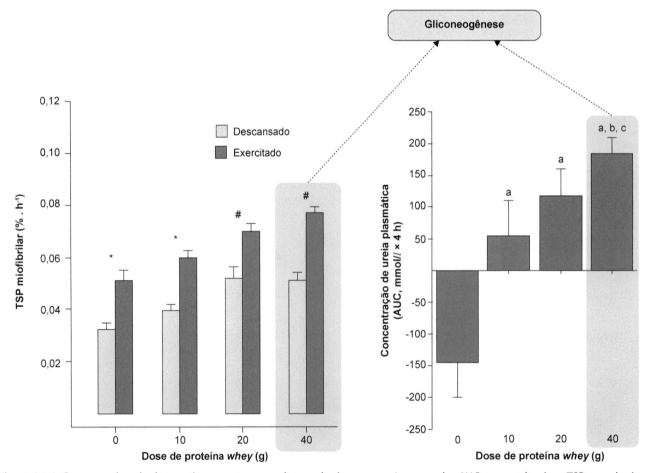

Figura 24.6 Consumo elevado de proteínas sem aumento da taxa de síntese proteica muscular. AUC: curva sob a área; TSP: taxa de síntese proteica. Adaptada de Witard et al., 2014.[7]

vestigar a SPM com doses mais baixas de proteínas do que o grupo que consumiu 25 g (Tabela 24.1 e Figura 24.7). Os voluntários foram divididos em cinco grupos com oito universitários cada, que receberam a suplementação de:

- Grupo 1: 6 g de WP
- Grupo 2: 6 g de WP + 2,25 g de leucina
- Grupo 3: 25 g de WP
- Grupo 4: 6 g de WP + 6,25 g de aminoácidos de cadeia ramificada (ACR; 4,25 g de leucina + 1 g de isoleucina + 1 g de valina)
- Grupo 5: 6 g de WP + 4,25 g de leucina.

Observaram-se TSP miofibrilar semelhantes nos grupos que receberam 25 g de WP e 6 g de WP + 4,25 g de leucina. Os demais grupos tiveram uma taxa de SPM menor.

Esse dado é interessante porque favorece pessoas que, por algum motivo, não conseguem ingerir a dose recomendada de proteína para estimular a síntese proteica, como idosos, pacientes com baixa capacidade gástrica, pacientes bariátricos, pessoas que não gostam do sabor de WP etc.

Diferenças na prescrição de proteína para jovens e idosos

Os idosos apresentam um atraso na ativação da síntese proteica miofibrilar, comparado aos indivíduos jovens, após execução de exercícios de contrarresistência. Drummond et al.[9] realizaram um estudo no qual se verificou que, enquanto a ativação em jovens ocorre na primeira hora após o exercício, a do idoso só acontece depois de 3 a 6 h (Figura 24.8). O fato sugere que a prescrição de proteínas dos idosos deve ser adaptada quanto ao horário do treino para que a síntese proteica seja aproveitada de forma eficiente.

Tabela 24.1 Divisão dos cinco grupos que receberam quantidades de suplementação com perfis de aminoácidos diferentes.

Componentes	6 g de WP	6 g de WP + baixa dose de leucina	25 g de WP	6 g de WP + BCAA	6 g de WP + alta dose de leucina
WP (g)	6,15	6,15	24,57	6,15	6,15
AAE (g)	2,89	5,14	11,54	9,18	7,14
AANE (g)	9,61	7,36	13,03	3,32	5,36
Total de proteína	12,5	12,5	24,57	12,5	12,5
Leucina (g)	0,75	3	3	5	5
Isoleucina	0,34	0,34	1,35	1,35	0,34
Valina	0,35	0,35	1,38	1,38	0,35
BCAA (g)	1,43	3,68	5,73	7,73	5,68
Carboidrato	35	35	22,90	35	35
Gordura	5,68	5,68	5,68	5,68	5,68
Caloria	241	241	241	241	241

AEE: aminoácidos essenciais; AANE: aminoácidos não essenciais; BCAA: aminoácidos de cadeia ramificada. Adaptada de Churchward-Venne et al., 2014.[8]

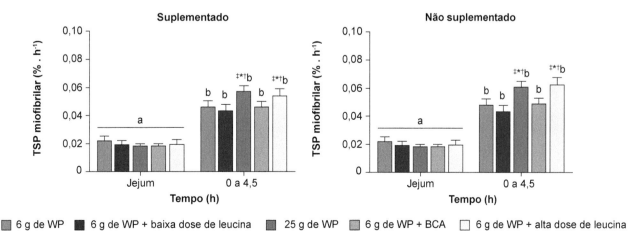

Figura 24.7 Taxa de síntese proteica miofibrilar após a suplementação de cada grupo sem e com intervenção de exercício físico. TSP: taxa de síntese proteica. Adaptada de Churchward-Venne et al., 2014.[8]

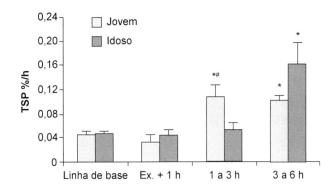

Figura 24.8 Comparação no tempo de ativação da síntese proteica miofibrilar entre indivíduos jovens e idosos após execução de exercícios. Adaptada de Drummond et al., 2008.[9]

Os idosos são incapazes de ativar completamente as vias de sinalização anabolizantes mTORC1, o que diminui a resposta SPM a uma sessão aguda de exercício de contrarresistência, dificultando o ganho de massa e a força muscular com o treinamento. Segundo Churchward-Venne et al.[10], uma maneira de estimular a síntese proteica miofibrilar no idoso, de modo semelhante ao jovem, seria ajustando a dose de proteína para 40 g ou 0,4 g/kg de peso após o exercício físico (Figura 24.9).

Em 2016, Gorissen et al.[11] realizaram um estudo com 60 idosos saudáveis, entre 65 e 80 anos, que receberam 35 g de WP, caseína ou proteína do trigo. Observaram que, nos voluntários que receberam a caseína, ocorreu aumento do teor de aminoácidos plasmáticos pós-prandial mais lento ao longo de 4 h e, como consequência, maior TSP miofibrilar em relação ao grupo de WP e proteína do trigo (Figura 24.10). Esse resultado, provavelmente, decorre do fato de idosos serem incapazes de ativar a mTORC1 completamente, como dito antes, atrasando a estimulação da síntese proteica miofibrilar. Portanto, uma proteína de absorção mais lenta apresentou certa vantagem para essa população.

Caseína e *whey protein* para aumentar a massa magra e o desempenho físico

Em 2017, Fabre et al.[12] realizaram um estudo com 31 homens jovens treinados, que mantiveram dieta hiperproteica (entre 1,5 e 2 g/kg/dia de proteínas), submetidos a treinamento de contrarresistência durante 9 semanas. Eles foram divididos em três grupos: o primeiro recebeu 30 g de proteína com 100% de WP; o segundo recebeu 30 g de proteína com 50% de WP e 50% de caseína; e o terceiro grupo recebeu 30 g de proteína com 80% de caseína e 20% de WP (vale ressaltar que esta é a mesma proporção do leite). Não houve diferenças significativas entre os três grupos quanto a *performance* e composição corporal, o que indica que, independentemente do perfil de proteínas recebido (absorção rápida, média e lenta), o mais importante são os teores de aminoácidos essenciais e de leucina alcançados por todos os participantes do estudo (Figura 24.11).

Diferenças entre proteínas e efeito termogênico

Já se sabe que a ingestão de proteína dietética estimula o gasto energético no momento pós-prandial. Um estudo realizado por Acheson et al.[13] investigou as respostas térmicas e metabólicas de refeições com proteínas, como WP, caseína e soja, e foram comparadas com uma refeição com alto teor de carboidratos. Vinte e três homens magros, saudáveis e sedentários, foram avaliados por meio do método de calorimetria indireta (CI) para estimar a taxa metabólica basal. Os indivíduos compareceram em jejum ao centro de pesquisa entre 7 e 8 h da manhã. A taxa metabólica basal (TMB) de repouso foi medida continuamente por 2 h, e os valores registrados durante os últimos 30 min utilizados para calcular a TMB de 24 h. As necessidades energéticas durante 24 h foram calculadas utilizando-se o fator de ati-

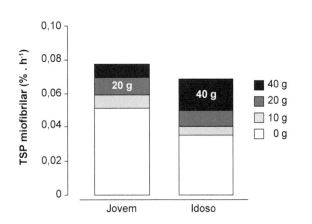

Figura 24.9 Estimulação da síntese proteica máxima em idosos. Adaptada de Churchward-Venne et al., 2016.[10]

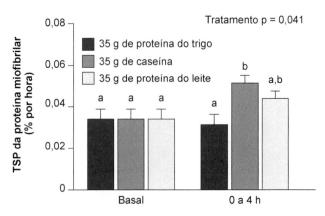

Figura 24.10 Taxa de síntese proteica nos diferentes tipos de proteínas. Adaptada de Gorissen et al.[11]

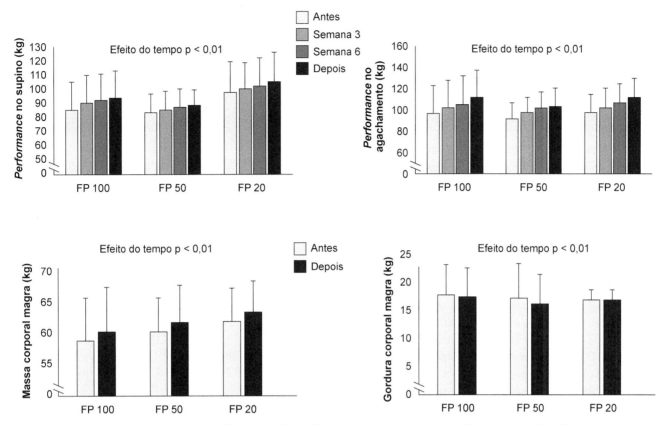

Figura 24.11 Comparação do desempenho físico e da obtenção de massa magra com ingestão de proporções diferentes de caseína e *whey protein*. Adaptada de Fabre et al., 2017.[12]

vidade de 1,4. As refeições do teste foram planejadas para fornecer 20% das necessidades de energia durante as 24 h. Três refeições constituíram-se por 50% de proteínas, 40% de carboidratos e 10% de lipídios, e uma quarta refeição consistiu em quase 100% de carboidratos, todas as refeições dos grupos testados eram isoenergéticas.[13]

Com relação a gasto de energia, jejum e TMB de repouso, não se observaram diferenças significativas entre os grupos, e o gasto energético aumentou de modo considerável após a ingestão de todas as refeições do teste (Figura 24.12). No entanto, os grupos que consumiram as refeições com proteínas obtiveram uma maior termogênese

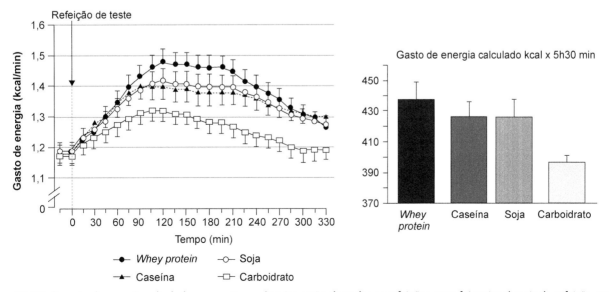

Figura 24.12 O gasto de energia calculado aumentou após a ingestão de todas as refeições, mas foi maior depois da refeição contendo *whey protein*. Entre a caseína e a soja não houve diferenças estatísticas significantes. Adaptada de Acheson et al., 2011.[13]

induzida pela dieta quando comparado ao grupo que consumiu a refeição isocalórica com alto teor de carboidratos. Entre os grupos que consumiram proteínas, observou-se que a WP provocou uma resposta maior em relação ao gasto de energia do que a caseína e a soja, que obtiveram respostas semelhantes.[13]

Um dos mecanismos supostos para a WP ter apresentado melhores resultados quanto à termogênese é a leucina poder estar envolvida no efeito térmico das proteínas, e ela ter a capacidade de induzir a biogênese mitocondrial por meio da ativação de SIRT1, que, posteriormente, induz à fosforilação e à ativação da proteína quinase ativada por AMP (AMPK). O resultado é também a ativação da via da coativador-1 alfa do receptor ativado por proliferadores de peroxissoma gama (PGC-1 alfa), resultando no aumento da função oxidativa (Figura 24.13).[14]

Outra hipótese da alta termogênese induzida por proteínas é a falta de capacidade de armazenamento de aminoácidos no corpo, o alto custo de adenosina trifosfato (ATP) para a síntese de proteínas e os custos metabólicos da síntese de ureia. Outro mecanismo seria o perfil de aminoácidos que cada tipo de proteína apresenta e seu efeito sobre a síntese de proteínas. Como leucina é um aminoácido limitante para que a síntese proteica ocorra de forma máxima, pode-se especular que quanto maior o teor de leucina na refeição, maior a termogênese induzida pelo alimento.

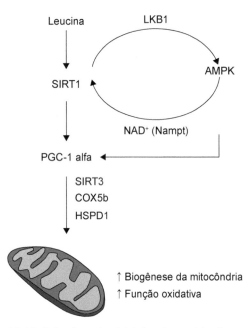

Figura 24.13 Ação do aminoácido leucina na biogênese mitocondrial. SIRT1: sirtuína 1; PCG-1 alfa: coativador-1 alfa do receptor ativado por proliferadores de peroxissoma gama; SIRT3: sirtuína 3; COX5b: subunidade 5B do citocromo C Oxidase; HSPD1: Família de Proteínas de Choque Térmico D Membro 1; LKB1: quinase hepática B1; AMPK: proteína quinase ativada por AMP; NAD⁺: dinucleótido de nicotinamida e adenina oxidado; Nampt: nicotinamida fosforibosiltransferase. Adaptada de Liang et al., 2014.[14]

Um pequeno estudo também apoia a hipótese de que a termogênese induzida pela dieta depende da fonte da proteína. Karst et al.[15] demonstraram que a caseína apresentou um fator térmico superior à proteína do ovo (claras de ovos) e à proteína advinda da gelatina.

Obesidade

Whey protein para perda de peso

Em 2015, uma pesquisa realizada por Hector et al.[16] avaliou homens e mulheres de 35 a 65 anos, com índice de massa corporal (IMC) entre 28 e 50 kg/m², que realizaram uma dieta hipocalórica controlada por 14 dias (−750 kcal/dia).

Os participantes foram distribuídos aleatoriamente para receber suplementação de WP ou soja duas vezes por dia, e o grupo controle recebeu 25 g de maltodextrina. Portanto, a ingestão proteica diária foi de 1,3 g/kg/dia nos grupos da suplementação de WP ou soja e 0,7 g/kg/dia no grupo controle.[16]

Em relação à composição corporal, todos os grupos reduziram suas massas gorda, magra e corporal total e não houve diferença significativa entre eles. Ainda assim, ao se avaliar as concentrações plasmáticas de AA, encontrou-se uma maior oxidação no momento após a intervenção de carboidratos do que nos grupos que receberam WP e soja (Tabela 24.2), evidenciando que o grupo da proteína pode preservar mais massa magra ao longo do tempo.[16]

Com relação à síntese proteica miofibrilar, os dados demonstraram que a suplementação de WP proporcionou maior estimulação e manutenção das taxas pós-prandiais (Figura 24.14).[16]

O estudo apresentado tem algumas limitações em virtude de sua curta duração (14 dias). Por isso, o próprio autor afirma que, para avaliar melhor as mudanças de composição corporal, o estudo deveria ter se estendido por mais tempo, pois, no longo prazo, o grupo suplementado com WP provavelmente conseguiria preservar sua massa magra, enquanto os demais continuariam apresentando depleção dela.[16]

Em 2016, Longland et al.[17] realizaram outra pesquisa com 40 voluntários obesos e saudáveis, que sofreram restrição calórica de 40% do seu ganho energético total (GET; 33 kcal/massa livre de gordura/dia), durante 4 semanas, corrigindo o estudo anterior de Hector et al.[16] O grupo controle recebeu uma bebida contendo 15 g de proteína, enquanto outro grupo uma bebida contendo 49 g. Os participantes foram submetidos a 6 dias de atividades físicas variadas e, ao findar 4 semanas de intervenção, observaram-se mudanças na composição corporal no grupo que recebeu a dieta com 2,4 g/kg/dia de proteínas (com suplementação de proteínas), obtendo maior redução da massa corporal total, maior perda de massa gorda e ganho de massa magra (Figura 24.15).[17]

Tabela 24.2 Parâmetros farmacocinéticos da *whey protein*, soja e carboidratos.

Parâmetros	WP Antes	WP Depois	Soja Antes	Soja Depois	Carboidrato Antes	Carboidrato Depois
Leucina						
AUC_{pos} mM·h	28.600 ± 1.890	26.200 ± 1.100^a	11.000 ± 1.240^b	12.700 ± 1.150^b	46 ± 18^c	573 ± 296^c
$C_{máx}$ mM	361 ± 17^a	352 ± 16^a	248 ± 14^b	242 ± 9^b	110 ± 5	97 ± 6
$T_{máx}$ min	54 ± 8^a	55 ± 3^a	47 ± 2^a	51 ± 3^a	11 ± 2^b	22 ± 4^b
AUC_{neg} mM·h	−4 ± 4^a	−4 ± 4^a	−8 ± 8^a	−5 ± 5^a	−3.270 ± 412^b	−1.420 ± 371^b
ΣEAA						
AUC_{pos} mM·h	45.000 ± 3.720^a	42.200 ± 2.050^a	21.300 ± 3.000^b	25.900 ± 3.510^b	104 ± 42^c	2.580 ± 1.120^c
$C_{máx}$ mM	785 ± 32^a	735 ± 19^a	620 ± 24^b	619 ± 15^b	373 ± 15^c	372 ± 13^c
$T_{máx}$ min	49 ± 2^a	54 ± 2^a	48 ± 12^a	53 ± 2^a	23 ± 3^b	33 ± 4^b
AUC_{neg} mM·h	−33 ± 23^a	−31 ± 31^a	−28 ± 20^a	−40 ± 40^a	−8.420 ± 1.350^b	−3.040 ± 1.100^b
ΣTAA						
AUC_{pos} mM·h	123.000 ± 9.540^a	114.000 ± 5.740^a	50.500 ± 7.870^b	6.880 ± 7.650^b	181 ± 74^c	5.650 ± 2.440^c
$C_{máx}$ mM	2.100 ± 49^a	1.980 ± 51^a	1.620 ± 69^b	1.600 ± 46^b	920 ± 40^c	938 ± 41^c
$T_{máx}$ min	47 ± 3^a	55 ± 3^a	45 ± 3^a	50 ± 3^a	25 ± 4^b	32 ± 3^b
AUC_{neg} mM·h	−91 ± 64^a	−74 ± 74^a	−481 ± 457^a	−106 ± 97^a	−21.400 ± 3.380^b	−7.960 ± 3.060^b

Os valores representam as médias de 6 erros padrões da média (SEM). As médias dentro de uma linha sem uma letra comum diferem entre os grupos, P: 0,05. ΣAAE: soma dos aminoácidos essenciais; ΣAAT: soma do total de aminoácidos; AUC: curva sob a área; AUC$_{neg}$: AUC abaixo do basal; AUC$_{pos}$: AUC acima do basal; C$_{máx}$: concentração máxima; T$_{máx}$: tempo para a concentração máxima. Adaptada de Hector *et al.*, 2015.[16]

Portanto, a suplementação proteica é uma estratégia eficiente para adequar o aporte proteico e fazer a manutenção da restrição calórica em pacientes com sobrepeso e obesidade.

Aminoácidos de cadeia ramificada circulantes em obesos

Pessoas obesas apresentam concentrações maiores de BCAA, principalmente leucina e valina, e isso está associado com resistência à insulina e diabetes melito tipo 2 (DM2), fato confirmado tanto em estudos experimentais com roedores obesos quanto em seres humanos adultos e crianças (Figuras 24.16 e 24.17). Acredita-se que essa maior concentração provenha do catabolismo do tecido muscular, degradação que ocorre como forma de proteger órgãos vitais.

Além disso, em outras pesquisas com mulheres obesas com ou sem DM2, descobriu-se que aquelas com a doença tinham maiores concentrações de leucina plasmática e, consequentemente, de hemoglobina glicada (ver Figura 24.17).[18] Portanto, os níveis circulantes de ACR têm um grande potencial para prever o desenvolvimento de DM2.

O metabolismo anormal dos ACR na obesidade resulta em um acúmulo de metabólitos tóxicos provenientes, prin-

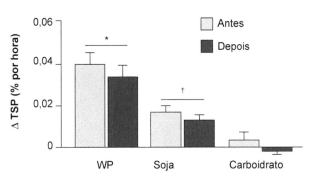

Figura 24.14 Síntese proteica miofibrilar entre os grupos que consumiram *whey protein* (WP), soja e carboidratos. Adaptada de Hector *et al.*, 2015.[16]

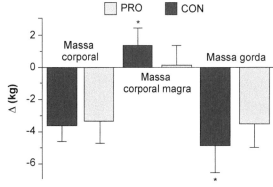

Figura 24.15 Alterações da composição corporal entre os grupos controle e teste. PRO: proteína; CON: controle. Adaptada de Longland *et al.*, 2016.[17]

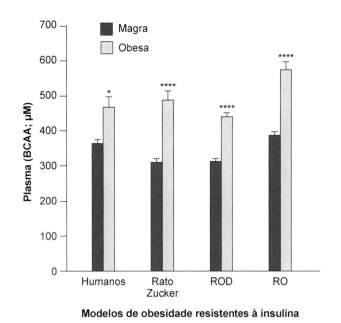

Figura 24.16 Concentração plasmática de aminoácidos da cadeia ramificada. ROD: ratos com obesidade e diabetes; RO: ratos com obesidade. Adaptada de Lynch e Adams, 2014.[18]

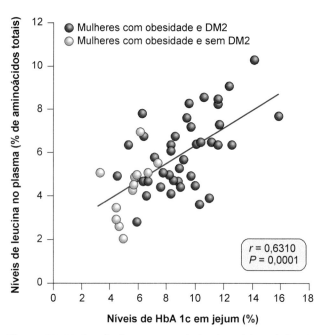

Figura 24.17 Correlação entre os níveis plasmáticos de leucina e hemoglobina glicada. DM2: diabetes melito 2; HbA 1c: hemoglobina glicada. Adaptada de Lynch e Adams, 2014.[18]

cipalmente, da leucina e da valina, que, por sua vez, desencadeiam disfunção mitocondrial e estresse na sinalização associada com a resistência à insulina. Os ACR, principalmente a leucina, interferem na sinalização da insulina por meio da estimulação do alvo da rapamicina em mamíferos, da proteína S6 quinase e da fosforilação do receptor de insulina (IRS-1) em resíduos de serina (Figura 24.18).

Proteína pré-sono (*pre-sleep protein*)

Em 2012, Res *et al*.[20] realizaram uma pesquisa com 16 jovens saudáveis que executaram exercício de resistência no período da noite (às 20 h) e receberam 20 g de proteína e 60 g de carboidrato (CHO) após o treino. Posteriormente, 30 min antes do sono (às 23h30), um grupo ingeriu uma bebida contendo 40 g de caseína (0,5 a 0,6 g/kg/dia de refeição proteica pré-sono), enquanto o outro grupo (controle) recebeu uma bebida sem adição de proteína. Esse foi o primeiro estudo que investigou se a proteína consumida antes do sono poderia melhorar a recuperação pós-exercício e, como resultado, encontrou-se que a ingestão proteica pré-sono:

- Aumentou os níveis de aminoácidos circulantes, sustentados ao longo de toda noite
- Elevou as taxas de síntese proteica do corpo inteiro (22% maiores que no grupo controle)
- Promoveu balanço nitrogenado positivo.

Com isso, conclui-se que a ingestão proteica pré-sono favoreceu uma melhor recuperação muscular pós-exercício (Figura 24.19).[20]

Além disso, um sono adequado é responsável por 1/3 dos resultados nos processos de perda de peso e hipertrofia e, para auxiliar, é possível priorizar o consumo de proteínas pré-sono, pois diminui a degradação proteica enquanto se dorme. Importante salientar que o consumo de 40 g de proteínas 30 a 90 min antes de dormir pode ser tanto por via alimentar quanto suplementar (Figura 24.20).[21]

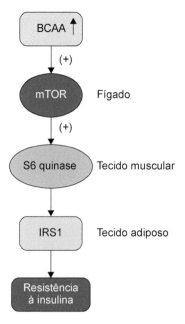

Figura 24.18 Elevadas concentrações de aminoácidos de cadeia ramificada e resistência à insulina. BCAA: aminoácidos de cadeia ramificada; mTor: alvo de mamíferos da rapamicina; IRS1: substrato 1 do receptor de insulina. Adaptada de Chen e Yang, 2015.[19]

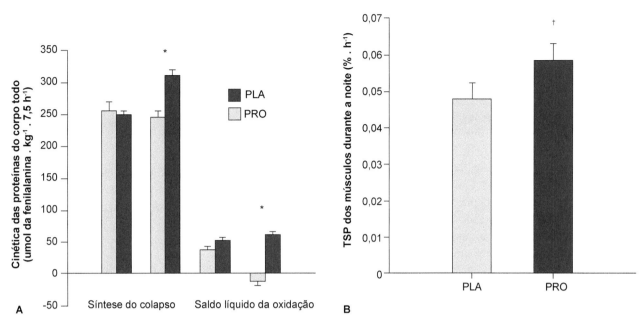

Figura 24.19 Proteína pré-sono e aumento da síntese proteica miofibriliar durante o sono. PLA: placebo; PRO: proteína. Adaptada de Res et al., 2012.[20]

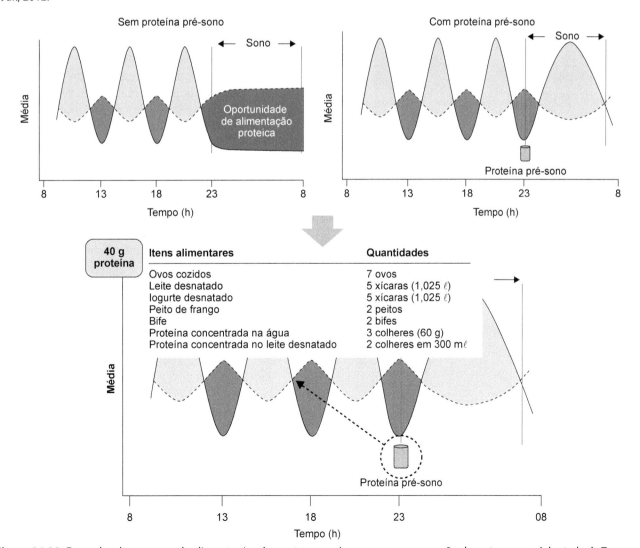

Figura 24.20 Exemplos de consumo de alimentos/suplementos no pré-sono e sua repercussão durante o sono. Adaptada de Trommelen, 2016.[21]

A seguir, serão apresentadas algumas situações para saber se seria interessante ingerir proteínas pré-sono.

Situação 1 | Benefício do consumo de proteína antes de dormir para o jovem treinado

Madzima et al.[22] realizaram um estudo com 11 voluntários jovens, saudáveis e treinados (treinamento moderado a intenso quatro vezes por semana, com duração de 50 min por dia). Administrou 30 g de proteínas antes de dormir – um grupo consumiu caseína, o outro WP – e avaliou o gasto energético por CI. Como resultado, sugeriu-se que, independentemente da proteína administrada como suplemento para pessoas saudáveis e fisicamente ativas, consumir 140 a 150 kcal antes de dormir tem efeitos favoráveis no metabolismo matinal (inclusive aumento deste) no dia seguinte (Figura 24.21).

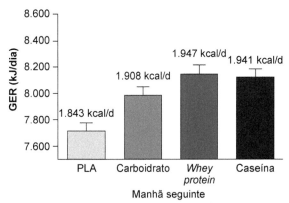

Figura 24.21 Taxa metabólica basal matinal após o consumo de suplementos. GER: gasto de energia em repouso; PLA: placebo. Adaptada de Madzima et al., 2014.[22]

Situação 2 | Benefício do consumo de proteína antes de dormir para o obeso sedentário

Kinsey et al.[23] desenvolveram um estudo com 49 voluntárias jovens, obesas e sedentárias. Dividiu-as em três grupos e forneceu, antes de dormir, 30 g de caseína para o primeiro grupo, 30 g de WP para o segundo e 30 g de carboidrato para o terceiro. Analisaram-se a insulina basal e o índice HOMA-IR. Durante a noite, todos os grupos apresentaram elevação da insulina e, pela manhã, piora na resistência à insulina (Tabela 24.3).

Situação 3 | Benefício do consumo de proteína antes de dormir para o obeso sedentário que iniciou treinamento físico

Ormsbee et al.[24] realizaram um estudo por 4 semanas com 37 voluntárias jovens, obesas e sedentárias, que começaram o treinamento físico [treinamento de contrarresistência com intensidade de 75 a 80% de 1 RM duas vezes por semana e treinamento intervalado de alta intensidade (HIIT) uma vez por semana]. Administrou 30 g de proteínas – um grupo recebeu caseína, o outro WP – 2 h após o jantar e 30 min antes de dormir e avaliou a insulina basal, o índice HOMA-IR e a CI. A conclusão foi que a alimentação proteica noturna durante 4 semanas não influenciou a sensibilidade à insulina quando combinada com o treinamento (Tabela 24.4). Além disso, a ingestão noturna de proteínas promoveu aumento da saciedade matinal.

Importante destacar que uma diferença não significativa estatisticamente pode, na prática clínica, ter um impacto relevante e ajudar nas estratégias nutricionais de emagreci-

Tabela 24.3 Alterações nas concentrações plasmáticas de insulina e nível de resistência à insulina.

Parâmetros	n	Basal Média	DP	Depois do treinamento Média	DP
Insulina (pmol/ℓ)					
PLA	13	100,2	7,8	113,4*	7,8
WH	15	114,6	7,8	144	7,8
CAS	15	154,2	7,8	172,2	7,8
HOM-IR					
PLA	13	3,6	7,8	4,1	0,4
WH	15	3,9	7,8	4,9	0,3
CAS	15	6	7,8	6,8	0,3

* Efeito estatístico: houve um efeito principal do tempo (P: 0,05). DP: desvio-padrão; PLA: placebo; WH: *whey protein*. Adaptada de Kinsey et al., 2014.[23]

Tabela 24.4 Respostas hormonais ao treinamento e à ingestão de macronutriente antes de dormir.

Parâmetros	CHO, n = 10 Antes	Depois	WH, n = 13 Antes	Depois	CAS, n = 14 Antes	Depois
Insulina, µUI/mℓ	17,3 ± 2,3	16,5 ± 1,9	18,4 ± 1	23 ± 3,5	22,5 ± 3,1	22,6 ± 3,7
HOMA-IR	3,8 ± 0,6	3,4 ± 0,4	3,9 ± 0,3	5 ± 0,7	5,2 ± 0,7	5,4 ± 0,9

Adaptada de Ormsbee et al., 2015.[27]

mento e adesão ao esquema alimentar. O grupo que consumiu WP apresentou aumento na taxa metabólica durante o repouso de 424 kcal/dia, enquanto o grupo da caseína mostrou aumento de 237 kcal/dia, superior ao grupo controle. Essa diferença pode impactar em uma prescrição dietética diversa, até mesmo aumentar quantidades de alimentos nas refeições, e proporcionar, como visto no estudo, maior saciedade aos pacientes obesos (Figura 24.22).

Situação 4 | Benefício do consumo de proteína antes de dormir para o obeso sedentário hipertenso que iniciou treinamento físico

Figueroa et al.[25] desenvolveram um estudo, por 4 semanas, com 33 voluntárias jovens, sedentárias, obesas, que iniciaram treinamento físico [treinamento de contrarresistência com intensidade de 75 a 80% de 1 RM duas vezes por semana e treinamento HIIT uma vez por semana]. Administrou 30 g de proteínas – um grupo recebeu caseína, o outro WP) 2 h após o jantar e 30 min antes de dormir e avaliou a hemodinâmica da aorta e a rigidez arterial. A suplementação proteica pré-sono associada com treinamento físico promoveu melhora da função endotelial, bem como redução da pressão arterial sistêmica, da reflexão das ondas e da rigidez arterial.

Situação 5 | Benefício do consumo de proteína antes de dormir para o idoso

Groen et al.[26] elaboraram um estudo com 16 voluntários idosos (média de 74 anos), saudáveis, com estado nutricional eutrófico e normoglicêmicos. Administrou 40 g de proteínas à base de caseína (0,5 a 0,6 g/kg/dia) às 2 h da manhã por meio de uma sonda nasogástrica para garantir que todo o suplemento seria consumido, então avaliou a digestão e a cinética de absorção da proteína. Esse foi o primeiro estudo que investigou a suplementação proteica pré-sono em idosos e, como primeiro resultado, demonstrou digestão e cinética de absorção completamente normais (Figura 24.23).

Como segundo resultado, a administração de 40 g de proteínas propiciou maior saciedade matinal e aumento na TSP miofibrilar, prevenindo, assim, a sarcopenia (Figura 24.24).[26]

Os dados apresentados no estudo de Groen et al.[26] são bastante interessantes; porém, deve-se levar em consideração o paciente idoso atendido na prática clínica, pois ele pode apresentar um estado alterado no trato gastrintestinal, como disbiose ou mesmo alterações no sono. Um quadro clínico de insônia somado a uma refeição rica em proteínas pode promover:

- Maior crescimento de bactérias Gram-negativas e piora do quadro de disbiose
- Competição entre ACR e triptofano pela barreira hematencefálica, o que diminui a formação de serotonina e promove menos relaxamento no paciente.

Portanto, é importante ter discernimento ao adotar uma prescrição para o paciente idoso.

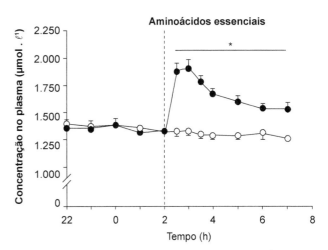

Figura 24.23 Concentração plasmática de aminoácidos essenciais após refeição pré-sono em idosos. Adaptada de Groen et al., 2012.[26]

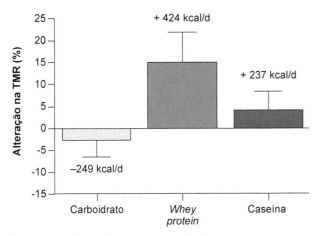

Figura 24.22 Alterações na taxa metabólica entre os grupos que consumiram *whey protein*, carboidrato e caseína. TMR: taxa metabólica em repouso. Adaptada de Ormsbee et al., 2015.[24]

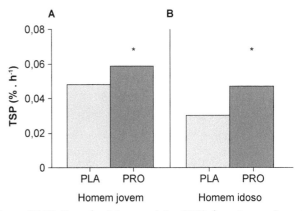

Figura 24.24 Taxa de síntese proteica (TSP) durante a noite após administração de placebo (PLA) ou proteína (PRO) em jovens e idosos. Adaptada de Groen et al., 2012.[26]

Tipos de proteínas

Proteínas do leite

Whey Protein

Em português, *whey protein* significa proteína do soro do leite, um subproduto natural do processo de fabricação de queijos e coalhadas. O leite bovino tem cerca de 3,5% de proteínas, sendo 80% caseína e 20% proteínas de soro do leite. Durante a fabricação do queijo, quando a caseína é removida, resta o soro que contém lactose, proteínas e lipídios.

As proteínas do soro apresentam estruturas globulares com pontes de dissulfeto que possibilita elas terem uma boa estabilidade estrutural; porém, apresentam constituição bastante variada quanto a peso molecular, tamanho e funções biológicas específicas, de acordo com o grupo proteico. O WP pode apresentar diferenças em sua composição nutricional, dependendo do modo como foi obtido (Tabela 24.5).

Tabela 24.5 Composição nutricional em 100 g de *whey protein* concentrada a 80% de proteína.

Nutrientes	Quantidades
Calorias	414 kcal
Carboidratos	8 g
Gorduras	7 g
Proteínas	80 g
Alanina	4,9 mg
Arginina	2,4 mg
Asparagina	3,8 mg
Ácido aspártico	10,7 mg
Cisteína	1,7 mg
Glutamina	3,4 mg
Ácido glutâmico	15,4 mg
Glicina	1,7 mg
Histidina	1,7 mg
Lisina	9,5 mg
Metionina	3,1 mg
Fenilalanina	3 mg
Prolina	4,2 mg
Serina	3,9 mg
Treonina	4,6 mg
Triptofano	1,3 mg
Tirosina	3,4 mg
Isoleucina	4,7 mg
Valina	4,7 mg
Leucina	11,8 mg
Cálcio	600 mg
Sódio	170 mg
Ferro	1,2 mg

O leite também apresenta proteínas (Tabela 24.6) e peptídios secundários (Tabela 24.7) com diversas bioatividades provenientes tanto da proteína do soro do leite quanto da caseína.

Atualmente, há no mercado diversos tipos de WP e essa variação se dá pelas diferenças no processo de extração, digestibilidade, velocidade de absorção, concentração de proteínas, substâncias bioativas, quantidades de gorduras, carboidratos e lactose (Tabela 24.8).

Composição ideal da *whey protein* para a síntese proteica miofibrilar

Deve-se atentar à composição de WP a ser utilizada, já que, no estudo de West et al.[27], para se obter um bom resultado quanto à TSP muscular, a proteína deve ter, em 25 g, um aminograma de 12,8 g de aminoácidos essenciais e 3,5 g de leucina (aminoácido limitante para estimular a síntese proteica). Stipanuk[28] publicou uma revisão na qual afirmou que os processos de síntese proteica parecem ser altamente regulados pela leucina. Cinco anos mais tarde, Stark et al.[29] publicaram outra revisão afirmando a necessidade de 3 g de leucina para promover a síntese proteica máxima em humanos.

Portanto, um aminograma ideal para uma proteína promover a síntese proteica miofibrilar máxima deveria ter em torno de 8 a 11,5 g de aminoácidos essenciais, dentre os quais 4 a 6 g de ACR e, nesses, 2 a 3 g de leucina.

Oxidação de gorduras após o treino por *whey protein*

Realizou-se um estudo transversal, duplo-cego, randomizado, com 22 mulheres não fumantes e sem doenças, entre 40 e 50 anos, que seguiram o protocolo de CI e participaram de três sessões de esforço máximo a 80% da repetição máxima (1 RM). As participantes foram divididas em grupos placebo e receberam uma dose de WP com 30 g de proteínas. O grupo que recebeu WP imediatamente após o treino apresentou redução significativa em sua capacidade de oxidação da gordura.[30] Acredita-se que o motivo foi o aumento da insulina provocado pelo perfil de aminoácidos, principalmente pelo alto teor de leucina da WP ofertada.[30] Algumas aplicabilidades diferentes para o uso de WP são:

- Ações anticarcinogênese, anti-hipertensiva, antioxidante e anti-inflamatória, antimicrobiana, hipolipemiante e de redução do colesterol
- Aumento de força e síntese proteica
- Efeito insulinotrópico
- Imunorregulação
- Melhora da função cognitiva e do desempenho físico
- Modulação da adiposidade e do humor
- Promoção do crescimento e da mineralização óssea
- Redução da gordura corporal.

Capítulo 24 • Proteínas 405

Tabela 24.6 Características das atividades biológicas das proteínas do leite.

Tipo de proteínas	Concentrações (g/ℓ)	Atividade biológica
Caseína	28	Transporta íons (Ca, PO_4, Fe, Zn, Cu) e é precursor de peptídios bioativos
Betalactoglobulina	1,3	Transporta retinol, faz a ligação de ácidos graxos e é antioxidante
Alfalactoalbumina	1,2	Faz a síntese da lactose, transporta cálcio, é imunomoduladora e anticarcinogênica
Imunoglobulinas	0,7	Imunoprotege
Glicomacropeptídios	1,2	Colabora para o crescimento de bifidobactérias, é imunomoduladora e antiviral
Lactoferrina	0,1	É antimicrobiana, antiviral, antioxidante, antitoxina, anti-inflamatória, antitrombótica, imunomoduladora, anticarcinogênica, cicatriza feridas e ajuda na absorção de ferro
Lactoperoxidase	0,03	É antimicrobiana e cicatriza feridas
Lisozima	0,0004	É antimicrobiana, cicatriza feridas e tem efeito sinérgico com a lactoferrina e as imunoglobulinas

Tabela 24.7 Características dos peptídios bioativos, precursores, bioatividades e características bioquímica, fisiológica e nutricional das proteínas do leite.

Peptídio bioativo	Precursor	Bioatividade	Característica bioquímica	Característica fisiológica	Característica nutricional
Caseomorfina	Alfa- e betacaseína	Agonista opioide	–	–	–
Alfalactorfina	Alfalactoalbumina	Agonista opioide	Tetrapeptídio (Tir; Gli; Leu; Fen)	–	–
Betalactoglobulina	Betalactoglobulina	Agonista opioide	Médio peso molecular	Resistência a certas enzimas e absorção no intestino delgado	Apresenta um maior teor de ACR
Alfalactoalbumina	Alfalactoalbumina	–	Baixo peso molecular	Digestão fácil e rápida	Apresenta maior teor de triptofano (6%), afinidade com cálcio e zinco, bem como atividade antimicrobiana
Lactoferricina	Lactoferrina	Antagonista opioide com atividade antimicrobiana, antibacteriana, antiviral, antiparasitária, anti-inflamatório. Promove a proliferação celular e estimula a microbiota intestinal benéfica	Polipeptídio com dois lóbulos globulares localizados nas regiões terminais denominados lóbulo C (acetil) e N (amino)	–	Apresenta afinidade por Fe^{+2}, Fe^{+3}, Cu^{+2}, Zn^{+2}, Mn^{+2}. Pode também ligar-se aos lóbulos da lactoferrina
Casoxinas	Capacaseína	Antagonista opioide	Estabilidade das micelas de caseína	–	–
Casoquininas	Alfa- e betacaseína	Ação anti-hipertensiva por inibição da ECA. Apresenta defesa imunológica e transfere informação neuroendócrina	–	–	–
Lactoquininas	Alfalactoalbumina e betalactoglobulina	Inibição da ECA	–	–	–
Casoplatelinas	Capacaseína e transferrina	Antitrombótico	–	–	–
Imunopeptídios	Alfa- e betacaseína	Imunoestimulante	Alto peso molecular	–	–

(continua)

Tabela 24.7 Características dos peptídios bioativos, precursores, bioatividades e características bioquímica, fisiológica e nutricional das proteínas do leite. (*Continuação*)

Peptídio bioativo	Precursor	Bioatividade	Característica bioquímica	Característica fisiológica	Característica nutricional
Fosfopeptídio de caseína	Alfa- e betacaseína	Transportador de mineral	–	–	–
Lactoferricina	Lactoferrina	Ação antimicrobiana, antiviral e propriedades imunológicas	–	–	–

ECA: enzima conversora da angiotensina.

Tabela 24.8 Tipo de *whey protein*, suas composições e concentrações proteicas.

Tipo	Composição	Concentração proteica	Conteúdo de nutrientes
Doce em pó	Proteína: 11 a 14,5% Lactose: 63 a 75% Gordura: 1 a 1,5% Cinza: 8,2 a 8,8% Umidade: 3,5 a 5%	Variação de 10 a 15% na concentração proteica em 100 g de proteína do soro do leite	Tem componentes como gordura, lactose, minerais etc.
Ácido em pó	Proteína: 11 a 13,5% Lactose: 61 a 70% Gordura: 0,5 a 1,5% Cinza: 9,8 a 12,3% Umidade: 3,5 a 5%	Variação de 10 a 14% na concentração proteica em 100 g de proteína do soro do leite	Tem componentes como gordura, lactose, minerais etc.
Não padronizada	Proteína: 34 a 36% Lactose: 48 a 52% Gordura: 3 a 4,5% Cinza: 6,5 a 8% Umidade: 3 a 4,5%	Variação de 25 a 89% na concentração proteica em 100 g de proteína do soro do leite	Tem componentes como gordura, lactose, minerais etc.
Com padronização proteica (80% de proteína)	Proteína: 80 a 82% Lactose: 4 a 8% Gordura: 4 a 8% Cinza: 3 a 4% Umidade: 3,5 a 4,5%	Variação de 25 a 89% da concentração proteica em 100 g de proteína do soro do leite, porém com padronização a 80% de proteínas	Tem componentes como gordura, lactose, minerais etc.
Isolado	Proteína: 90 a 92% Lactose: 0,5 a 1% Gordura: 0,5 a 1% Cinza: 2 a 3% Umidade: 4,5%	Variação de 90 a 95% na concentração proteica em 100 g de proteína do soro do leite	Tem pouca (se houver) quantidade de gordura, lactose, minerais etc.
Hidrolisado	Proteína: 90 a 92% Lactose: 0,5 a 1% Gordura: 0,5 a 1% Cinza: 2 a 3% Umidade: 4,5%	Variação de 90 a 95% da concentração proteica em 100 g de proteína do soro do leite.	Tem pouca (se houver) quantidade de gordura, lactose, minerais etc.

Caseína

A caseína é a principal proteína do leite, compreende cerca de 80% dela e é constituída por quatro proteínas principais: as1, as2, b e k, com elevada estabilidade térmica. Quando comparada com a WP, proporciona um esvaziamento gástrico mais lento, seus aminoácidos aparecem no sangue de modo mais devagar e seu pico aminoacídico sanguíneo tem menor magnitude, embora sua resposta dure mais tempo.

Essas descobertas levaram ao desenvolvimento do conceito de proteínas de absorção rápida ou lenta.

Além das diferenças na digestão de proteínas e na cinética de absorção, o soro e a caseína também diferem acentuadamente em sua composição de aminoácidos. Ambas têm todos os aminoácidos necessários para estimular a SPM; entretanto, o conteúdo de leucina é consideravelmente maior na WP, o que contribui para melhores respostas anabólicas, já que a leucina é um aminoácido fundamental para ativação dessa via.

Tipton *et al.*[31] desenvolveram um estudo no qual se consumiu bebidas contendo 20 g de caseína ou de WP 1 h após sessão de exercício de força para avaliar o seu efeito sobre o anabolismo proteico muscular. Verificou-se que a ingestão aguda de ambas as proteínas após o exercício resultou em aumento similar no equilíbrio proteico muscular, o que causou um saldo de SPM, mesmo com as diferentes respostas quanto à elevação da concentração sanguínea de aminoácidos. Desse modo, as ingestões de caseína ou WP após o exercício de força estimularam o saldo de SPM por meio do fornecimento de aminoácidos indispensáveis, o que as tornam estratégias nutricionais efetivas para promoção da hipertrofia muscular.

Outra pesquisa desenvolvida por Elliott *et al.*[32] avaliou se a ingestão de leite constituiria uma estratégia nutricional pós-exercício de força capaz de promover o estímulo do anabolismo muscular. Os voluntários foram divididos em três grupos diferentes: o primeiro recebeu 237 g de leite desnatado, o segundo 237 g de leite integral e o terceiro 293 g de leite desnatado (considerada isocalórica em relação ao leite integral). A ingestão das bebidas ocorreu 1 h depois do término de uma sessão de exercícios de força. O saldo de captação de aminoácidos no músculo esquelético foi maior no grupo que ingeriu leite integral quando comparado ao grupo que consumiu leite desnatado (237 e 293 g), o que sugere que a ingestão de leite integral após exercício de força pode ter aumentado a utilização de aminoácidos disponíveis para a síntese proteica. Esse estudo não apresentou diferença entre os grupos sobre a curva de resposta da insulina sérica.

Diante do exposto, é possível observar a grande eficiência da WP para a síntese proteica miofibrilar. Entretanto, é importante atentar para sua composição para que atenda as quantidades de aminoácidos essenciais e principalmente de leucina.

Proteína da carne

Já se sabe que o consumo adicional de proteínas, além da recomendação dietética normal, por indivíduos que praticam treinamentos de contrarresistência regulares, promove benefícios para o tecido muscular, pois acelera sua recuperação depois da atividade física e auxilia no processo hipertrófico. Durante a perda de gordura, essa ingestão adicional auxilia na preservação da massa muscular e aumenta a oxidação do tecido adiposo em virtude da elevação da termogênese e da indução da biogênese mitocondrial. Além disso, sugere-se que esse aumento de consumo também em idosos pode ser um fator importante para prevenir a sarcopenia, o que torna a preservação de massa magra e sua capacidade funcional componentes-chave de um envelhecimento saudável e de manutenção da independência.

A qualidade da proteína também é muito importante e pode ser determinada pela quantidade de aminoácidos essenciais presentes, já que eles podem estimular a síntese proteica e a hipertrofia muscular quando o consumo se associa ao treino de contrarresistência.

A fonte proteica mais estudada ainda é o leite, em sua porção de WP (equivalente a 20% do leite), embora a carne também seja de alta qualidade e contenha aminoácidos essenciais em proporções similares aos presentes no músculo esquelético humano. Por isso, estudos recentes têm focado na proteína da carne com o intuito de analisar a sua eficiência na SPM, na redução do percentual de gordura, no aumento da força, na potência, na recuperação muscular etc.

Apesar de WP conter concentrações maiores de aminoácidos essenciais, principalmente leucina, a proteína da carne também é fonte de ferro, zinco e vitamina B_{12}, micronutrientes importantes principalmente para atletas de *endurance* no suporte à recuperação e à prevenção da deficiência de ferro induzida pelo exercício. O zinco também tem papel importante no crescimento e no reparo tecidual, no suporte imunológico e como antioxidante. Já a vitamina B_{12} colabora para a eritropoese, mantendo a troca e o transporte de oxigênio, o que previne anemias.

Um estudo publicado por Naclerio *et al.*[33] comparou a efetividade da combinação do treino de resistência com três tipos diferentes de suplementação – proteína hidrolisada da carne (*beef protein*), proteína isolada do leite e maltodextrina –, durante 8 semanas, na composição corporal (avaliada por densitometria do corpo inteiro), na espessura muscular (ultrassonografia), nas circunferências dos membros (fita métrica) e na força (medição de 1 RM). Todos os suplementos foram fornecidos na porção de 20 g e diluídos em 250 mℓ de suco de laranja, ofertados aos participantes imediatamente após o treino ou antes do café da manhã, nos dias sem treinamento. Todos os grupos apresentaram elevação de força e espessura muscular, mas apenas a proteína hidrolisada da carne promoveu aparentemente aumento das circunferências de coxa e braço. Além disso, o grupo da proteína hidrolisada da carne mostrou aumento maior na força, na massa livre de gordura e na espessura muscular do bíceps. Todavia, referente a espessura e circunferência musculares, existem algumas limitações: a determinação da espessura muscular inclui a fáscia profunda e a gordura intramuscular, o que pode superestimar a quantidade de músculo; e as medidas de circunferência foram aferidas em apenas um ponto do músculo, o que pode não representar mudanças reais no bíceps e na coxa.

Tratando-se de exercícios de *endurance*, a proteína hidrolisada da carne já foi estudada em comparação com WP e maltodextrina, visando a analisar a influência do suplemento em *performance*, composição corporal, espessura muscular e marcadores sanguíneos (p. ex., ferritina). Os atletas dessa modalidade tendem a desenvolver mais deficiência de ferro – o que pode causar anemia em decorrência de uma demanda maior de ferro causada pelo exercício –, hemólise em virtude do impacto dos pés, suor e sangramento gastrintestinal. O estudo[34] foi realizado com 24 triatletas, entre 36 e 60 anos, durante 10 semanas. Os atletas foram divididos em três grupos de oito integrantes, cada um consumindo 20 g de um determinado suplemento (proteína hidrolisada da carne, WP e maltodextrina) após o treinamento ou antes do café da manhã nos dias sem treino. A composição corporal foi analisada por densitometria do corpo inteiro, o pico de VO_2 por meio do teste de exaustão no cicloergômetro, a espessura muscular pela ultrassonografia e a ferritina por exames de sangue. Todas as análises ocorreram antes do início do estudo e ao seu término. Não houve diferenças significativas na *performance* e na composição corporal nos três grupos. De acordo com o recordatório alimentar, esse resultado pode ter sido influenciado pela baixa ingestão de carboidratos nos três grupos, inferior à recomendação de 5 a 7 g/kg/dia para atletas de *endurance*, e pela baixa ingestão de proteínas por alguns participantes (apenas nove consumiram a quantidade adequada). O grupo que consumiu a proteína hidrolisada da carne apresentou melhora nos parâmetros sanguíneos de ferritina, enquanto os grupos de WP e maltodextrina não. Esse resultado já era esperado, visto que o suplemento de carne tem 16 mg de ferro, ultrapassando inclusive as necessidades de 8 mg/dia para homens.

Um estudo comparativo desenvolvido por Sharp *et al.*[35] verificou o efeito do tipo de proteína em composição corporal, força, potência, percepção de recuperação muscular e sintomas gastrintestinais quando comparado ao grupo controle. Foram estudados 41 indivíduos (homens e mulheres entre 18 e 30 anos), divididos em quatro grupos: 10 consumiram 46 g de WP concentrada, 10 consumiram 46 g de proteína isolada da carne, 11 consumiram 46 g de proteína hidrolisada do frango e 10 consumiram maltodextrina (grupo controle) após treinamento de resistência ou em horário similar, nos dias sem treino, durante 8 semanas. Todas as dietas foram prescritas individualmente na proporção de 50% de carboidratos, 25% de gorduras, 25% de proteínas e total de calorias equivalentes. A avaliação da composição corporal ocorreu por meio do aparelho de densitometria por emissão de raios X de dupla energia (DEXA), a força máxima foi avaliada por 1 RM e a potência por cicloergômetro. Após 8 semanas, os três grupos que consumiram proteínas no pós-treino tiveram aumento da massa magra (entre 1,9 e 2,4 kg) e redução da gordura corporal (entre 1,5 e 1,7 kg), já o grupo controle não. Todos os grupos apresentaram aumento da força, mas sem diferença significativa entre suplementados e controle. Embora o grupo que ingeriu WP tenha apresentado diferença significativa no aumento de potência, o mesmo não se refletiu na percepção de recuperação muscular, apesar de as proteínas serem agentes de regeneração tecidual muscular conhecidos. Também foram analisados sintomas gastrintestinais, como dor, indigestão e inchaço, que podem atrapalhar a *performance* esportiva, sem diferenças significativas entre os grupos, uma vez que todos mencionaram não ter ou ter poucos desconfortos. O estudo demonstrou que o tipo de proteína consumido após o treino de resistência não impacta no resultado. Todos eles (WP, carne e frango) mostraram-se eficientes na melhora da composição corporal e nas adaptações induzidas pelo treino de resistência na dose de 46 g depois do exercício. Isso se dá provavelmente pelo fato de os três tipos de proteínas analisados serem ricos em aminoácidos essenciais, fundamentais para estimular a SPM.

Com o objetivo de investigar a eficácia do protocolo de suplementação de carne no aumento da força e na melhora da composição corporal, Negro *et al.*[36] recrutaram 26 adultos, entre 18 e 30 anos, praticantes de, no máximo, duas sessões de treinamento por semana e os dividiram em dois grupos: um com 12 integrantes, alimentado com 135 g de carne enlatada (aproximadamente 20 g de proteínas) no pós-treino, e outro com 14 integrantes (grupo controle), sem alimentação pós-treino, durante 8 semanas. Após um recordatório alimentar, identificou-se um consumo médio de proteínas de 1 g/kg/dia, e os participantes foram estimulados a manter seus hábitos alimentares para evitar que qualquer mudança influenciasse o resultado do estudo. Todos seguiram um programa de treinamento de resistência específico, três vezes por semana, durante 9 semanas – a primeira semana foi apenas de condicionamento, as oito seguintes, de treino. Para medir a força, utilizou-se o teste de 1 RM na semana de condicionamento, na quarta semana para possíveis ajustes e no fim do estudo. Os dois grupos (alimentado e controle) tiveram redução da massa de gordura e aumento da massa livre de gordura, mas apenas o grupo alimentado apresentou resultado significativo, com uma média de –1,9 ± 2,9 kg de gordura e +2,3 ± 2,5 kg de massa livre de gordura. Diante disso, concluiu-se que a utilização da carne pode ser considerada uma estratégia nutricional eficiente, desde que o total de proteínas do dia esteja adequado.

Outro estudo[37] comparou a ingestão de duas porções diferentes de carnes – 113 g de carne magra (30 g de proteínas, 10 g de aminoácidos essenciais, 220 kcal) e 340 g de carne magra (90 g de proteínas, 30 g de aminoácidos essenciais, 660 kcal) – para analisar a eficiência anabólica e as mudanças na SPM de acordo com as porções de proteínas. Para tanto, recrutaram 17 jovens e 17 idosos, divididos em quatro grupos: jovens consumindo 113 ou 340 g de carne, idosos ingerindo 113 ou 340 g de carne. Foram feitas análises sanguíneas de concentração de fenilalanina, insulina e glicose, além de biopsia do músculo. Não houve diferença na TSP entre os grupos, o que levou à conclusão de que a proteína da carne é eficiente, mas não há a necessidade de consumir uma porção maior que 30 g por refeição.

Já o estudo de Symons et al.[38] avaliou se a resposta anabólica a exercício de contrarresistência, combinado com uma refeição rica em proteínas de alto valor biológico, foi alterada pela idade. Avaliaram-se sete adultos jovens, com 29 ± 3 anos, e sete idosos, com 67 ± 2 anos, todos fisicamente ativos, com características semelhantes (peso, altura, IMC e percentual de gordura corporal). A análise foi feita por meio da taxa sintética fracional associada à biopsia do músculo vasto lateral no estado pós-absortivo e depois do consumo de proteínas, seguido de exercícios de contrarresistência. Todos os participantes consumiram 340 g de carne moída pré-cozida (com 660 kcal, 90 g de proteínas e 33 g de gordura) e fizeram exercícios de aquecimento 60 min depois, seguidos por seis séries de oito repetições de cadeira extensora com 80% da sua repetição máxima, intercaladas por períodos de descanso de 2 min. Após biopsias realizadas em jejum, consumo da refeição proteica e exercício, não se observou diferença significativa entre os grupos, tanto antes quanto após a refeição proteica seguida de exercício, o que demonstrou que a idade não reduziu o aumento agudo de SPM promovida por uma refeição rica em proteínas de alto valor biológico associada a exercícios de contrarresistência. Vale salientar que, de modo geral, os idosos que participaram do estudo não são sarcopênicos nem apresentam problemas no metabolismo proteico, pois o objetivo do estudo foi apenas comparar os resultados de acordo com a idade; portanto, não se sabe se idosos sarcopênicos obteriam o mesmo resultado. Outro ponto a ser levado em consideração é que a dieta anterior ao estudo não foi controlada nem padronizada, resta então entender a influência da dieta habitual no metabolismo das proteínas.

Robinson et al.[39] avaliaram a dose-resposta da síntese proteica miofibrilar com ou sem exercício de resistência depois do consumo de carne para saber se quanto maior a quantidade de carne, maior a síntese proteica miofibrilar. Além disso, analisaram as rotas de oxidação da leucina, que demonstram quando o aminoácido excedeu a capacidade de ser usado para a síntese proteica. Participaram do estudo 35 homens saudáveis, com 59 ± 2 anos, divididos em quatro grupos que consumiram 0 g, 57 g, 113 g, 170 g de carne moída cozida, com 0 g, 12 g, 24 g, 36 g de proteínas, respectivamente, após exercícios unilaterais de contrarresistência

na cadeira extensora. Os participantes consumiram refeições fornecidas nos 2 dias anteriores ao teste, que proporcionaram a ingestão de 1 g de proteína/kg/dia. As maiores taxas de síntese proteica miofibrilar (resultados significativos) foram observadas na porção de 170 g de carne, tanto no músculo exercitado quanto em repouso. O aumento foi de 50% em comparação ao grupo que consumiu 113 g de carne. Portanto, a proteína da carne é capaz de estimular crescimentos robustos na síntese proteica miofibrilar em jovens e idosos. Não houve diferença na oxidação de leucina nos grupos que consumiram 0 ou 57 g, mas ela aumentou significativamente no grupo que ingeriu 113 g e mais ainda no que consumiu 170 g de carne. Essa oxidação indica que o aminoácido excedeu a capacidade de ser utilizado para SPM. Uma possível explicação para a porção de 170 g de carne ter apresentado maior TSP muscular, embora também maior oxidação de leucina, é que provavelmente a habilidade dos músculos para incorporar aminoácidos em proteínas estruturais via SPM estivesse próxima do máximo, como evidenciada pela mudança do aminoácido para a oxidação Não é possível concluir com o estudo que 170 g de carne seria a dose máxima de estímulo de SPM, mas se especula que sim em virtude das respostas de oxidação da leucina nesta porção.

A ingestão diária de proteínas é de extrema importância nos processos de síntese proteica, hipertrofia muscular e melhora da força. Não é apenas a quantidade total de proteínas que deve ser levada em consideração, mas também a distribuição ao longo do dia e a qualidade dessa proteína. Aminoácidos essenciais em quantidades adequadas são de extrema importância nesses processos.

Diante das evidências científicas apresentadas, entende-se que utilizar a proteína da carne pode ser considerada uma estratégia nutricional eficiente, apresentando resultados similares ao WP. A recomendação do tipo de proteínas deve ser feita individualmente, após anamnese, levando em consideração possíveis alergias, intolerâncias ou preferências individuais.

Blend de proteínas

Ao término de um treino, muitas pessoas se perguntam qual é o melhor tipo de proteínas para otimizar a recuperação e auxiliar o processo de hipertrofia muscular. A maior parte dos desportistas e atletas prioriza as proteínas de alta qualidade, parâmetro atualmente avaliado pelo Digestible Indispensable Amino Acid Score (DIAAS), e uma rápida taxa de absorção, como a proporcionada por WP. Essas características podem promover uma rápida elevação dos aminoácidos essenciais, principalmente da leucina (Figura 24.25).

Essas características afetam, de maneira aguda, a resposta à TSP miofibrilar (Figura 24.26). Os participantes de um estudo[41] foram divididos em três grupos, todos consu-

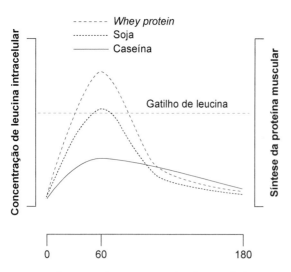

Figura 24.25 Comparação entre proteína do soro do leite, caseína e soja e suas respectivas concentrações intracelulares de leucina e ativação da taxa de síntese proteica miofibrilar. *Whey protein* mostrou ser mais eficiente por apresentar uma concentração maior de leucina. Adaptada de Burd *et al.*, 2009.[40]

miram 21 g de proteínas (WP, caseína e proteína isolada da soja, respectivamente). O grupo que ingeriu WP apresentou TSP muscular maior. A grande diferença entre os grupos foi a quantidade de leucina que cada tipo de proteína apresentava, o que levou a concluir que a disparidade na quantidade desse aminoácido foi o determinante do resultado (WP apresentava 21% a mais de leucina que as outras duas proteínas; ver Figura 24.26).

A partir de estudos como esse, iniciou-se a crença popular de que *blends* de proteínas não apresentariam uma boa qualidade de aminoácidos, já que consistem em uma mistura de alguns tipos de proteínas (p. ex., WP concentrada, isolada, hidrolisada, caseína e albumina) e, por isso, seriam deficientes em leucina e não apresentariam o mesmo efeito sobre a TSP miofibrilar que a WP.

Todavia, os achados científicos não confirmaram essa crença. Em 2013, Reidy *et al.*[42] avaliaram a taxa sintética fracional em homens após o exercício, comparando um grupo que consumiu 19 g de WP com outro que ingeriu 19 g de *blend* de proteínas (contendo WP, caseína e proteína isolada da soja). Ao findar 4 h de análise, observou-se que não houve diferença entre os grupos (Figura 24.27).

A semelhança de resultados entre os dois grupos pode ser atribuída às suplementações apresentarem, além da mesma quantidade de proteínas, quantidades mínimas necessárias de aminoácidos essenciais (8 a 11,5 g por dose) e a mesma quantidade de leucina (2 a 3 g por dose). Com isso, os autores demonstraram que, quando ocorre a correção da concentração de aminoácidos por dose de ingestão, a SPM é similar entre WP e *blend* de proteínas.

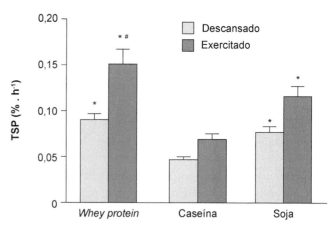

Figura 24.26 Comparação entre as taxas de síntese proteica miofibrilar de *whey protein*, caseína e proteína de soja. Adaptada de Tang *et al.*, 2009.[41]

Em 2016, para confirmar esse achado e demonstrar que *blends* de proteínas são eficientes, realizou-se um estudo[43] sistemático e metanalítico. O objetivo era comparar se proteína do soro do leite e *blend* de proteínas apresentariam diferenças nos ganhos de massa magra ou força muscular quando associados a um treinamento de força durante, pelo menos, 6 semanas. Os resultados encontrados demonstraram que não houve diferença entre tomar proteína do soro do leite ou *blends* de proteínas, constituindo ambas estratégias efetivas para as variáveis analisadas, quando associadas ao treinamento.

Outra indicação clínica para *blends* de proteína seria o controle alimentar por meio da indução da saciedade, tendo em vista que as proteínas de digestão e absorção rápidas (p. ex., WP) normalmente induzem menor saciedade quando comparadas com proteínas de digestão e absorção lentas (p. ex., caseína). Na Tabela 24.9, estão listadas as diferenças entre WP, caseína e proteína da soja nos quesitos desejo por comida, fome, saciedade e plenitude gástrica.

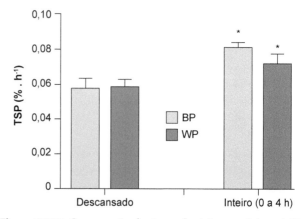

Figura 24.27 Comparação das taxas de síntese proteica miofibrilar entre a suplementação de *whey protein* (WP) e um *blend* de proteínas (BP). Adaptada de Reidy *et al.*, 2013.[42]

Tabela 24.9 Diferenças entre as proteínas quanto a desejo por comida, fome, saciedade e plenitude gástrica.

Sensações de apetite	WP mm	Caseína mm	Soja mm
Desejo de comer	52,6 ± 19,1[b]	41,4 ± 18,3[a]	42,7 ± 16,8[a]
Fome	52,2 ± 18,1[b]	42,3 ± 17,7[a]	43,3 ± 15,9[a]
Plenitude	41,6 ± 18,2[a]	52,5 ± 18[b]	51,8 ± 18[a]
Sede	48 ± 18,2	47,1 ± 18,1	47 ± 20,1[a]
Consumo alimentar prospectivo	55,7 ± 17,9[b]	44,9 ± 18,1[a]	47,7 ± 18,9[a]
Escore de saciedade composto	43,8 ± 18,5[a]	55,2 ± 17,5[b]	54,1 ± 17,4[b]
Gosto	50,4 ± 26,7[b]	32,2 ± 28,7[a]	36,6 ± 25,7[a,b]

Todos os valores são médias de 6 desvios-padrões; n = 23. Um modelo misto considerando a "refeição" como um efeito fixo e o "sujeito" como um efeito aleatório foi usado para estimar o efeito de cada refeição na área sob a curva em 330 min (software SAS versão 9.2; SAS Institute, Cary, NC). Valores com letras sobrescritas diferentes são significativamente diferentes, P: 0,03. Mm: unidade de medida referente a um cálculo para avaliar as sensações de apetite. Adaptada de Acheson *et al.*, 2011.

Diante dos resultados, é possível confirmar que a caseína e a proteína da soja promovem maior saciedade, menos fome e desejo por comida quando comparadas com WP. Portanto, em termos práticos, *blends* de proteína podem ser mais recomendadas que proteínas isoladas para os que necessitam controlar a fome e a saciedade para perder gordura corporal, já que normalmente contêm também proteínas de digestão e absorção mais lentas. Constituem também tratamento auxiliar para os transtornos alimentares cuja característica é a compulsão alimentar.

Com isso, conclui-se que a utilização de *blends* de proteínas também é estratégia eficiente, devendo-se analisar cada caso individualmente; porém, alguns pontos devem ser observados:

- Analisar os tipos de proteínas utilizados na formulação do suplemento. Procurar *blends* que contenham WP hidrolisada, isolada, concentrada, albumina, caseína, ou, pelo menos, uma dessas três proteínas, pois apresentam maiores teores de aminoácidos essenciais, inclusive leucina
- Observar o aminograma:
  - Cada dose do suplemento deve conter, pelo menos, entre 8 e 11,5 g de aminoácidos essenciais
  - Dentre eles, deve haver uma quantidade mínima de 2 g de leucina por dose.

Proteínas vegetais

Atualmente, existem diversas opções de suplementação proteica, como WP, proteína hidrolisada da carne e albumina, mais conhecidos na nutrição esportiva, mas também se conta com opções vegetais, à base de soja, arroz, ervilha, lentilha ou oleaginosas. A escolha do tipo de suplementação mais adequado pode depender de alguns fatores, como intolerância ou alergias específicas, digestibilidade, teor de aminoácidos, preferências individuais etc.

Para avaliar a qualidade de uma proteína, alguns índices utilizados são:[44,45]

- Coeficiente de eficiência proteica
- Valor biológico
- *Escore de Aminoácidos Corrigido pela Digestibilidade Verdadeira das Proteínas* (PDCAAS, do inglês *Protein Digestibility Corrected Amino Acid Score*)
- *Escore de Aminoácidos Indispensáveis Digestíveis* (DIAAS, do inglês *Digestible Indispensable Amino Acid Score*).

É importante salientar que os aminoácidos de cadeia ramificada (BCAA) têm diversas funções, como atuar nos metabolismos proteico, lipídico e na glicemia, função neural, bem como regular a insulina. Além disso, como visto antes, a leucina é o aminoácido limitante para se alcançar a TSP miofibrilar máxima. Por isso, deve-se dar atenção especial às proteínas vegetais, que normalmente contêm quantidade menor de BCAA, a fim de ajustar as doses necessárias de leucina.[46]

Proteína isolada da soja

Um estudo[47] com 56 homens saudáveis, que treinavam 5 dias por semana, comparou a eficiência da proteína do leite, da proteína da soja (17,5 g de proteínas, sendo que o leite contém 1,7 g de leucina e a proteína da soja 1,4 g) e de uma bebida isocalórica à base de maltodextrina (grupo controle), objetivando avaliar o tamanho da fibra muscular, a força máxima e a composição corporal por meio da DEXA. Os participantes foram divididos em três grupos e cada um consumiu um tipo de suplemento após o treino de 1 h. Os resultados mostraram que não houve diferença significativa na força entre os três grupos. As fibras musculares tipo II aumentaram em todos os grupos, mas principalmente naquele que consumiu proteína do leite. As fibras musculares tipo I aumentaram apenas nos grupos que ingeriram proteínas da soja ou do leite (resultado mais significativo) depois do treino. Em relação à composição corporal, houve aumento significativo na massa livre de gordura no grupo que consumiu proteína do leite quando comparado aos grupos controle e da proteína da soja, e não se observou diferença significativa entre os grupos controle e proteína da soja neste parâmetro.

Outra pesquisa[48] analisou a diferença na taxa sintética fracional em participantes que consumiram bebidas isonitrogenadas à base de leite ou soja após um treinamento de contrarresistência. Ao findar o estudo, observou-se que o leite promoveu maior aumento na taxa sintética fracional miofibrilar. É importante salientar que, embora isonitrogenadas, existia uma diferença de 26% na quantidade de leucina entre as bebidas (leite: 1,71 g; soja: 1,26 g), o que talvez possa justificar o melhor resultado no grupo que ingeriu leite (Figura 24.28).

Para comparar o efeito na taxa sintética fracional entre proteínas de rápida (WP e soja) e lenta absorção (caseína), Tang *et al.*[49] dividiram participantes em três grupos e cada um consumiu um tipo de proteína no pós-treino. Após as análises, observou-se aumento nas taxas de aminoácidos essenciais e leucina, o que impactou também no aumento da taxa sintética fracional, maior no grupo da WP, seguido por proteína da soja e, por último, caseína. Vale salientar, mais uma vez, que o teor de leucina foi 21% maior no grupo da WP em comparação à caseína e à soja (Figura 24.29).

Durante nove meses, um estudo[50] comparou, em homens jovens, os ganhos de massa livre de gordura com o consumo de carboidratos, WP ou proteína de soja associado a exercícios de contrarresistência. No fim, observou-se aumento significativo no ganho de massa livre de gordura quando se comparou o grupo que consumiu WP aos grupos que ingeriram carboidrato e proteína de soja. Cabe ressaltar, mais uma vez, que, nesta pesquisa, não houve a adequação da quantidade de leucina, talvez o fator determinante para o resultado.

Com o objetivo de analisar a *performance*, outro trabalho[51] comparou os ganhos de força de três grupos de idosos: um consumiu 27 g de proteína de leite desnatado, outro 27 g de proteína de soja no *shake* e o terceiro grupo (controle) suco de laranja, apenas para equiparar o valor calórico com os outros dois. Os grupos das proteínas do leite e da soja tiveram uma dieta hiperproteica (1,4 g/kg peso), enquanto o grupo controle, uma dieta normoproteica (1,0 g/kg de peso). Os resultados não apontaram diferença significativa no ganho de força entre os grupos controle e da proteína do leite, demonstrando que o mais importante é o aporte calórico e a distribuição proteica ao longo do dia, não a inclusão de uma porção a mais de proteínas na alimentação. Entretanto, o ganho de força foi atenuado no grupo da proteína de soja, um efeito que pode ser causado por isoflavonas, reduzindo os níveis de testosterona depois do exercício.

Para confirmar esse efeito, um estudo[52] com 14 dias de duração analisou 10 homens de 21 anos, treinados, distribuídos em três grupos: o primeiro consumiu 20 g de WP isolado, o segundo 20 g de proteína isolada da soja e o terceiro (grupo controle) maltodextrina, antes de um treino de contrarresistência com 80% da carga máxima individual. Após as análises sanguíneas, observou-se maior redução dos níveis de testosterona pós-exercício no grupo da proteína de soja quando comparado aos grupos que consumiram WP e maltodextrina. Embora a globulina ligadora de hormônios sexuais (SHBG) possa constituir um mecanismo para compreensão das alterações nos valores da testosterona, não houve variações significativas nos níveis de SHBG. Também não houve diferenças significativas nos níveis de estradiol (Figura 24.30).

Esses resultados talvez sejam justificados pelo curto período do estudo, mas, em pesquisas com duração maior, os níveis mais altos de estradiol foram observados em homens saudáveis, com o consumo de 2 mg/dia de isoflavonas por 8 semanas[53] e 6 mg/dia de isoflavonas durante 6 meses.[54]

Outros trabalhos[55-57] também já demonstraram a influência do consumo da proteína de soja na elevação da SHBG, na redução dos níveis de 17beta-desidrogenase hidroxiesteroide e da 5-alfarredutase, enzima que converte testosterona em di-hidrotestosterona, forma mais ativa do hormônio. Em relação aos níveis de cortisol, observou-se que a proteína da soja não atenua a elevação do cortisol depois do exercício físico, assim como o grupo controle, enquanto WP isolada atenuou esses níveis (Figura 24.31).[52]

Mitchell *et al.*[58] avaliaram, em idosos, os níveis de P70S6K, cuja fosforilação é um passo importante para a SPM. Os idosos foram divididos em dois grupos: o primeiro consumiu 30 g de carboidratos e o segundo 30 g de proteína de soja. Os resultados foram comparados com pesquisa anterior que avaliou WP nesse mesmo aspecto. Os índices de P70S6K aumentaram 2 h após o exercício nos grupos que ingeriram WP e proteína de soja, mas 4 h após, apenas WP continuou aumentando a expressão da

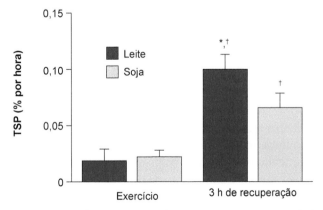

Figura 24.28 Diferença na taxa de síntese proteica entre as bebidas à base de leite e soja.

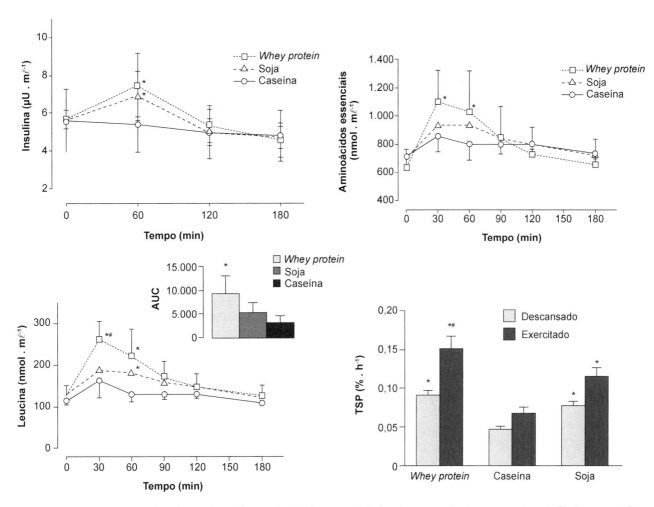

Figura 24.29 Concentrações plasmáticas de insulina, aminoácidos essenciais, leucina e taxa de síntese proteica miofibrilar entre diferentes tipos de proteínas. AUC: curva sob a área.

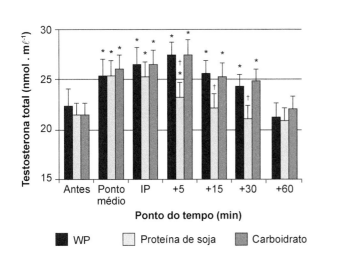

Figura 24.30 Concentração dos níveis de testosterona total após o consumo de *whey protein* (WP), proteína isolada de soja e carboidrato.

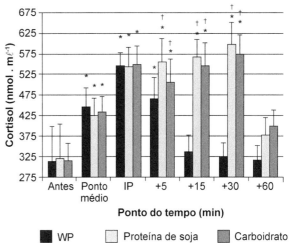

Figura 24.31 Concentração dos níveis de cortisol após o consumo de *whey protein* (WP), proteína isolada de soja e carboidrato.

enzima, o que demonstra uma melhor sinalização para a síntese proteica miofibrilar com o consumo de WP.

Proteína isolada de arroz

Para avaliar se o consumo de proteína isolada de arroz depois do exercício poderia aumentar a recuperação e estimular a melhora da composição corporal em comparação com WP, Joy et al.[59] recrutaram 24 jovens, divididos em dois grupos: um consumiu proteína isolada de arroz, o outro WP, imediatamente após o treino. As doses de suplementação proteica foram de 48 g cada, para adequação da quantidade de leucina (48 g de proteína isolada de arroz equivale a 3,84 g de leucina; 48 g de WP equivale a 5,52 g de leucina; Figura 24.32). Não houve diferença notável no aumento da massa livre de gordura entre os grupos. Quanto à força, os autores também não perceberam diferença significativa, embora o grupo que consumiu WP tenha apresentado 13,1 kg de força a mais no somatório das repetições máximas do supino e da *leg press*. Com isso, cabe a reflexão se esse resultado não tem mesmo significância estatística quando se trata de atletas de alta *performance*. Entretanto, ainda são necessários mais estudos com proteínas vegetais em atletas de elite para poder chegar a uma conclusão.

Proteína isolada de ervilha

Durante 12 semanas, um estudo[60] com 137 homens ativos saudáveis, entre 18 e 35 anos, em treinamento regular de contrarresistência, avaliou o aumento da massa muscular (por meio da espessura do bíceps, medida pela ultrassonografia) e a força (mensurada pelo dinamômetro isocinético). Os participantes foram divididos em três grupos: o primeiro ingeriu placebo, o segundo WP e o terceiro proteína de ervilha. As doses das suplementações proteicas foram de 50 g para que fosse possível alcançar a dose mínima de leucina para estímulo da síntese proteica miofibrilar (50 g de proteína de ervilha = 3,2 g de leucina; 50 g de WP = 4,3 g de leucina). No fim, observou-se aumento de força e da espessura muscular do bíceps nos grupos que consumiram WP e proteína de ervilha, resultados superiores aos apresentados pelo grupo placebo, mas sem diferença significativa entre as proteínas (Figura 24.33).

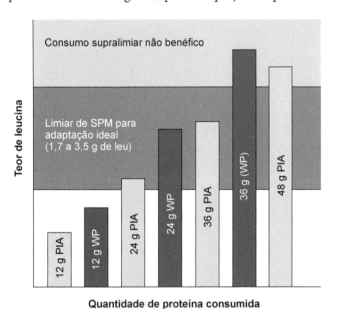

Figura 24.32 Conteúdo ideal de leucina (leu) por dose de proteína isolada de arroz (PIA) e *whey protein* (WP) para estimular a síntese proteica miofibrilar (SPM).

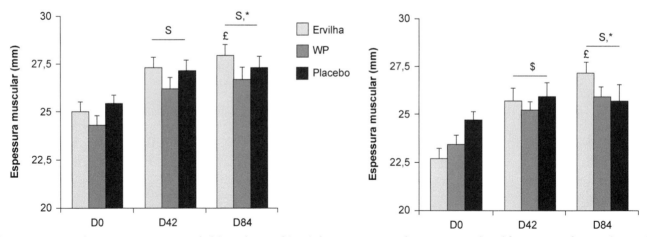

Figura 24.33 A. Alterações na espessura do bíceps braquial (mm) durante o protocolo experimental. S: diferença significativa dentro de cada grupo quando comparado com o D0 (P < 0,0001). £: tendência à significância quando comparado com D42 apenas para o grupo da ervilha (P = 0,09). *: comparação entre grupos em D0 a D84, aproximando-se da significância (P = 0,09). **B.** Análise de sensibilidade da espessura do bíceps braquial (mm) durante o protocolo experimental. Os dados representam indivíduos com desempenho de 1 RM < 25 kg no D0. O tamanho das amostras é n = 17, 31 e 20 para os grupos ervilha, *whey protein* (WP) e placebo, respectivamente. S: diferença significativa dentro de cada grupo quando comparado com D0 (P < 0,05 a < 0,0001). £: diferença significativa em comparação com D42 apenas para o grupo da ervilha (P < 0,05). *: comparação entre grupos em D0 a D84 (P < 0,05).

Considerações finais

Não se pode dizer que as proteínas animais são melhores que as vegetais. Para essa comparação, deve haver uma adequação na quantidade de leucina, pois é ela quem limita o processo de síntese proteica miofibrilar. Os estudos que adequaram as doses conseguiram resultados semelhantes entre os tipos de proteínas, o que demonstra a eficiência tanto das proteínas animais quanto das vegetais.

Referências bibliográficas

1. Moore DR, Robinson MJ, Fry JL *et al.* Ingested protein dose response of muscle and albumin protein synthesis after resistance exercise in young men. Am J Clin Nutr. 2009;89(1):161-8.
2. Norton L, Wilson GJ. Optimal protein intake to maximize muscle protein synthesis Examinations of optimal meal protein intake and frequency for athletes. Agro Food Industry Hi Tech. 2009;20(2):54-7.
3. Aguiar AF, Grala AP, da Silva RA *et al.* Free leucine supplementation during an 8-week resistance training program does not increase muscle mass and strength in untrained young adult subjects. Amino Acids. 2017;49(7):1255-62.
4. West DW, Burd NA, Coffey VG, Baker SK, Burke LM, Hawley JA, Moore DR, Stellingwerff T, Phillips SM. Rapid aminoacidemia enhances myofibrillar protein synthesis and anabolic intramuscular signaling responses after resistance exercise. Am J Clin Nutr. 2011 Sep;94(3):795-803.
5. Atherton PJ, Smith K. Muscle protein synthesis in response to nutrition and exercise. J Physiol. 2012;590(Pt 5):1049–1057.
6. Areta JL, Burke LM, Ross ML *et al.* Timing and distribution of protein ingestion during prolonged recovery from resistance exercise alters myofibrillar protein synthesis. J Physiol. 2013;591(Pt 9):2319-31.
7. Witard OC, Jackman SR, Breen L *et al.* Myofibrillar muscle protein synthesis rates subsequent to a meal in response to increasing doses of whey protein at rest and after resistance exercise. Am J Clin Nutr. 2014;99(1):86-95.
8. Churchward-Venne TA, Breen L, Di Donato DM *et al.* Leucine supplementation of a low-protein mixed macronutrient beverage enhances myofibrillar protein synthesis in young men: a double-blind, randomized trial. Am J Clin Nutr. 2014;99(2):276-86.
9. Drummond MJ, Dreyer HC, Pennings B *et al.* Skeletal muscle protein anabolic response to resistance exercise and essential amino acids is delayed with aging. J Appl Physiol. 2008;104(5):1452-61.
10. Churchward-Venne TA, Holwerda AM, Phillips SM *et al.* What is the optimal amount of protein to support post-exercise skeletal muscle reconditioning in the older adult? Sports Med. 2016;46(9):1205-12.
11. Gorissen SH, Horstman AM, Franssen R *et al.* Ingestion of wheat protein increases in vivo muscle protein synthesis rates in healthy older men in a randomized trial. J Nutr. 2016;146(9):1651-9.
12. Fabre M, Hausswirth C, Tiollier E *et al.* Effects of postexercise protein intake on muscle mass and strength during resistance training: is there an optimal ratio between fast and slow proteins? Int J Sport Nutr Exerc Metab. 2017;27(5):448-57.
13. Acheson KJ, Blondel-Lubrano A, Oguey-Araymon S *et al.* Protein choices targeting thermogenesis and metabolism. Am J Clin Nutr. 2011;93:525-34.
14. Liang C, Curry BJ, Brown PL *et al.* Leucine modulates mitochondrial biogenesis and SIRT1-AMPK signaling in C2C12 myotubes. J Nutr Metab. 2014; 2014:239750.
15. Karst H, Steiniger J, Noack R, Steglich HD. Diet-induced thermogenesis in man: thermic effects of single proteins, carbohydrates and fats depending on their energy amount. Ann Nutr Metab. 1984;28: 245–52.
16. Hector AJ, Marcotte GR, Churchward-Venne TA *et al.* Whey protein supplementation preserves postprandial myofibrillar protein synthesis during short-term energy restriction in overweight and obese adults. J Nutr. 2015;145(2):246-52.
17. Longland TM, Oikawa SY, Mitchell CJ *et al.* Higher compared with lower dietary protein during an energy deficit combined with intense exercise promotes greater lean mass gain and fat mass loss: a randomized trial. Am J Clin Nutr. 2016;103(3):738-46.
18. Lynch CJ, Adams SH. Branched-chain amino acids in metabolic signalling and insulin resistance. Nat Rev Endocrinol. 2014;10(12): 723-36.
19. Chen X, Yang W. Branched-chain amino acids and the association with type 2 diabetes. J Diabetes Investig. 2015;6(4):369-70.
20. Res PT, Groen B, Pennings B *et al.* Protein ingestion before sleep improves postexercise overnight recovery. Med Sci Sports Exerc. 2012;44(8):1560-9.
21. Trommelen J, van Loon LJ. Pre-Sleep Protein Ingestion to Improve the Skeletal Muscle Adaptive Response to Exercise Training. Nutrients. 2016;8(12).
22. Madzima TA, Panton LB, Fretti SK *et al.* Night-time consumption of protein or carbohydrate results in increased morning resting energy expenditure in active college-aged men. Br J Nutr. 2014;111(1):71-7.

23. Kinsey AW, Eddy WR, Madzima TA *et al.* Influence of night-time protein and carbohydrate intake on appetite and cardiometabolic risk in sedentary overweight and obese women. Br J Nutr. 2014;112(3): 320-7.

24. Ormsbee MJ, Kinsey AW, Eddy WR *et al.* The influence of nighttime feeding of carbohydrate or protein combined with exercise training on appetite and cardiometabolic risk in young obese women. Appl Physiol Nutr Metab. 2015;40(1):37-45.

25. Figueroa A, Wong A, Kinsey A *et al.* Effects of milk proteins and combined exercise training on aortic hemodynamics and arterial stiffness in young obese women with high blood pressure. Am J Hypertens. 2014;27(3):338-44.

26. Groen BB, Res PT, Pennings B *et al.* Intragastric protein administration stimulates overnight muscle protein synthesis in elderly men. Am J Physiol Endocrinol Metab. 2012;302(1):E52-60.

27. West DW, Burd NA, Coffey VG *et al.* Rapid aminoacidemia enhances myofibrillar protein synthesis and anabolic intramuscular signaling responses after resistance exercise. Am J Clin Nutr. 2011;94(3): 795-803.

28. Stipanuk MH. Leucine and protein synthesis: mTOR and Beyond. Nut Rev. 2007;65:122-9.

29. Stark M, Lukaszuk J, Prawitz A *et al.* Protein timing and its effects on muscular hypertrophy and strength in individuals engaged in weight-training. J Int Soc Sports Nutr. 2012;9:54.

30. Benton MJ, Swan PD. Effect of protein ingestion on energy expenditure and substrate utilization after exercise in middle-aged women. Int J Sport Nutr Exerc Metab. 2007;17(6):544-55.

31. Tipton KD, Elliott TA, Crie MG *et al.* Ingestion of casein and whey proteins result in muscle anabolism after resistance exercise. Med Sci Sports Exerc. 2004;36(12):2073-81.

32. Elliot TA, Cree MG, Sanford AP et. al. Milk Ingestion Stimulates Net Muscle Protein Synthesis following Resistance Exercise. Medicine & Science in Sports & Exercise: April 2006 - Volume 38 - Issue 4 - p 667-674.

33. Naclerio F, Seijo-Bujia M, Larumbe-Zabala E, Earnest CP. Carbohydrates alone or mixing with beef or whey protein promote similar training outcomes in resistance training males: a double blind, randomized controlled clinical trial. International Journal of Sport Nutrition and Exercise Metabolism. 2017;27(5): 408-20.

34. Naclerio F, Seijo M, Larumbe-Zabala E *et al.* Effects of supplementation with beef or whey protein versus carbohydrate in master triathletes. Journal of the American College of Nutrition. 2017;36(8):593-601.

35. Sharp MH, Lowery RP, Shields KA *et al.* The effects of beef, chicken, or whey protein post-workout on body composition and muscle performance. J Strength Cond Res. 2018;32(8):2233-42.

36. Negro M, Vandoni M, Ottobrini S *et al.* Protein supplementation with low fat meat after resistance training: effects on body composition and strength. Nutrients. 2014;6(8):3030-49.

37. Symons TB, Sheffield-Moore M, Wolfe RR *et al.* A moderate serving of high-quality protein maximally stimulates skeletal muscle protein synthesis in young and elderly subjects. Journal of the American Dietetic Association. 2009;109(9):1582-6.

38. Symons TB, Sheffield-Moore M, Mamerow MM *et al.* The anabolic response to resistance exercise and a protein-rich meal is not diminished by age. The Journal of Nutrition, Health and Aging. 2011;15(5): 376-81.

39. Robinson MJ, Burd NA, Breen L *et al.* Dose-dependent responses of myofibrillar protein synthesis with beef ingestion are enhanced with resistance exercise in middle-aged men. Applied Physiology, Nutrition, and Metabolism. 2013;38(2):120-5.

40. Burd NA, Tang JE, Moore DR *et al.* Exercise training and protein metabolism: influences of contraction, protein intake, and sex-based differences. J Appl Physiol. 2009;106(5):1692-701.

41. Reidy PT, Walker DK, Dickinson JM *et al.* Protein blend ingestion following resistance exercise promotes human muscle protein synthesis. J Nutr. 2013;143(4):410-6.

42. Naclerio F, Larumbe-Zabala E. Effects of whey protein alone or as part of a multi-ingredient formulation on strength, fat-free mass, or lean body mass in resistance-trained individuals: a meta-analysis. Sports Medicine. 2016;46(1):125-37.

43. Rutherfurd SM, Fanning AC, Miller BJ *et al.* Protein digestibility-corrected amino acid scores and digestible indispensable amino acid scores differentially describe protein quality in growing male rats. J Nutr. 2015;145(2):372-9.

44. Hoffman JR, Falvo MJ. Protein – which is best? Journal of Sports Science and Medicine. 2004;3(3): 118-30.

45. Garlick PJ. The role of leucine in the regulation of protein metabolism. The Journal of Nutrition. 2005; 135(6):1553S-6S.

46. Hartman JW, Tang JE, Wilkinson SB *et al.* Consumption of fat-free fluid milk after resistance exercise promotes greater lean mass accretion than does consumption of soy or carbohydrate in young, novice, male weightlifters. The American Journal of Clinical Nutrition. 2007;86(2):373-81.

47. Wilkinson SB, Tarnopolsky MA, MacDonald MJ *et al.* Consumption of fluid skim milk promotes greater muscle protein accretion after resistance exercise than does consumption of an isonitrogenous and isoenergetic soy-protein beverage. The American Journal of Clinical Nutrition. 2007;85(4):1031-40.

48. Tang JE, Moore DR, Kujbida GW *et al.* Ingestion of whey hydrolysate, casein, or soy protein isolate: effects on mixed muscle protein synthesis at rest and following resistance exercise in young men. Journal of Applied Physiology. 2009;107(3):987-92.

49. Volek JS, Volk BM, Gómez AL *et al.* Whey protein supplementation during resistance training augments lean body mass. Journal of the American College of Nutrition. 2013;32(2):122-35.

50. Thomson RL, Brinkworth GD, Noakes M *et al.* Muscle strength gains during resistance exercise training are attenuated with soy compared with dairy or usual protein intake in older adults: a randomized controlled trial. Clinical Nutrition. 2016;35(1):27-33.

51. Kraemer WJ, Solomon-Hill G, Volk BM *et al.* The effects of soy and whey protein supplementation on acute hormonal reponses to resistance exercise in men. Journal of the American College of Nutrition. 2013;32(1):66-74.

52. Hamilton-Reeves JM, Rebello SA, Thomas W *et al.* Isoflavone-rich soy protein isolate suppresses androgen receptor expression without altering estrogen receptor-β expression or serum hormonal profiles in men at high risk of prostate cancer. The Journal of Nutrition. 2007;137(7):1769-75.

53. Dillingham BL, McVeigh BL, Lampe JW *et al.* Soy protein isolates of varying isoflavone content exert minor effects on serum reproductive hormones in healthy young men. The Journal of Nutrition. 2005; 135(3):584-91.

54. Deluca D, Krazeisen A, Breitling R *et al.* Inhibition of 17beta-hydroxysteroid dehydrogenases by phytoestrogens: comparison with other steroid metabolizing enzymes. The Journal of Steroid Biochemistry and Molecular Biology. 2005;93(2-5):285-92.

55. Mousavi Y, Adlercreutz H. Genistein is an effective stimulator of sex hormone-binding globulin production in hepatocarcinoma human liver cancer cells and suppresses proliferation of these cells in culture. Steroids. 1993;58(7):301-4.

56. Evans BA, Griffiths K, Morton MS. Inhibition of 5 alpha-reductase in genital skin fibroblasts and prostate tissue by dietary lignans and isoflavonoids. The Journal of Endocrinology. 1995;147(2):295-302.

57. Mitchell CJ, Gatta PAD, Petersen AC *et al.* Soy protein ingestion results in less prolonged p70S6 kinase phosphorylation compared to whey protein after resistance exercise in older men. Journal of the International Society of Sports Nutrition. 2015;12:6.

58. Joy JM, Lowery RP, Wilson JM *et al.* The effects of 8 weeks of whey or rice protein supplementation on body composition and exercise performance. Nutrition Journal. 2013;12:86.

59. Babault N, Païzis C, Deley G *et al.* Pea proteins oral supplementation promotes muscle thickness gains during resistance training: a double-blind, randomized, Placebo-controlled clinical trial vs. Whey protein. Journal of the International Society of Sports Nutrition. 2015;12:3.

Bibliografia

Haymes EM, Clarkson PM. Minerals and trace minerals. In: Berning JR, Steen SN, editors. Nutrition for sport and exercise. 2.ed. Maryland: Aspen Publishers; 1998. p. 77-107.

Lukaski HC. Vitamin and mineral status: effects on physical performance. Nutrition. 2004;20(7-8):632-44.

Naclerio F, Seijo-Bujia M, Larumbe-Zabala E *et al.* Carbohydrates alone or mixing with beef or whey protein promote similar training outcomes in resistance training males: a double blind, randomized controlled clinical trial. International Journal of Sport Nutrition and Exercise Metabolism. 2017;27(5):408-20.

Naclerio F, Seijo M, Larumbe-Zabala E *et al.* Effects of supplementation with beef or whey protein versus carbohydrate in master triathletes. Journal of the American College of Nutrition. 2017;36(8):593-601.

Negro M, Vandoni M, Ottobrini S *et al.* Protein supplementation with low fat meat after resistance training: effects on body composition and strength. Nutrients. 2014;6(8):3030-49.

Parthimos T, Tsopanakis C, Angelogianni P *et al.* The effect of basketball training on the players' erythrocyte membrane acetylcholinesterase, (Na+,K+)-ATPase and Mg2+-ATPase activities. International Journal of Sports Medicine. 2007;28(8):650-4.

Robinson MJ, Burd NA, Breen L *et al.* Dose-dependent responses of myofibrillar protein synthesis with beef ingestion are enhanced with resistance exercise in middle-aged men. Applied Physiology, Nutrition, and Metabolism. 2013;38(2):120-5.

Sharp MH, Lowery RP, Shields KA *et al.* The effects of beef, chicken, or whey protein post-workout on body composition and muscle performance. Journal of Strength and Conditioning Research. 2018;32(8):2233-42.

Singh A, Failla ML, Deuster PA. Exercise-induced changes in immune function: effects of zinc supplementation. Journal of Applied Physiology. 1994;76(6):2298-303.

Symons TB, Sheffield-Moore M, Mamerow MM *et al.* The anabolic response to resistance exercise and a protein-rich meal is not diminished by age. The Journal of Nutrition, Health and Aging. 2011;15(5):376-81.

Symons TB, Sheffield-Moore M, Wolfe RR *et al.* A moderate serving of high-quality protein maximally stimulates skeletal muscle protein synthesis in young and elderly subjects. Journal of the American Dietetic Association. 2009;109(9):1582-6.

Compostos de Aminoácidos Essenciais e Não Essenciais

capítulo **25**

Braian Cordeiro, Thierry Lemos, Ligiane Marques Loureiro,
Maria Carolina Alves Borba, Victor Hugo de M. C. Amboni e Fabricio Assini

Aminoácidos de cadeia ramificada

Os aminoácidos de cadeia ramificada (BCAA; do inglês, *branched chain amino acids*) consistem em três aminoácidos essenciais: leucina, isoleucina e valina. Eles devem ser obtidos diariamente, a partir de alimentação ou suplementação (Tabela 25.1). Além de atuarem como blocos de construção de proteínas teciduais (representando 35% dos aminoácidos essenciais no músculo), os BCAA têm outras funções metabólicas.[1]

Suspeita-se que os BCAA apresentam diversos efeitos benéficos, podendo retardar a fadiga e estimular a síntese de proteínas musculares. Podem ainda promover a recuperação muscular pós-exercício, permitindo que os indivíduos suplementados com BCAA treinem mais com maior intensidade, o que aumenta os ganhos de massa muscular.[2,3]

Metabolismo

Os aminoácidos de cadeia ramificada não são degradados diretamente no fígado, e a maioria permanece disponível para metabolismo no músculo esquelético e em outros tecidos. O fígado pode oxidar os BCAA após sua conversão em alfacetoácidos nos outros tecidos.[5] As principais etapas do catabolismo dos BCAA estão ilustradas na Figura 25.1. Em primeiro lugar, com a participação da aminotransferase de cadeia ramificada (BCAT, do inglês *branched-chain amino acid aminotransferase*), os BCAA são convertidos em alfacetoácidos de cadeia ramificada (leucina em alfacetoisocaproato, valina em alfacetoisovalerato e isoleucina em

Tabela 25.1	Necessidades diárias de aminoácidos de cadeia ramificada.[4]
BCAA	**Necessidade (mg/kg/dia)**
Isoleucina	10
Leucina	14
Valina	10

alfaceto-p-metilvalerato), por meio da remoção de seu grupo amino. Posteriormente, os alfacetoácidos de cadeia ramificada são descarboxilados pela alfacetoácido desidrogenase de cadeia ramificada (BCKD, do inglês *branched-chain alpha-keto acid dehydrogenase complex*). Por fim, esses metabólitos de BCAA são catabolizados em uma série de reações enzimáticas que originam acetil-CoA (a partir da leucina), succinil-CoA (de valina) e acetil-CoA e succinil-CoA (de isoleucina), produtos finais que entram no ciclo do ácido tricarboxílico (TCA).[6]

Recuperação muscular

Diversos estudos relataram a eficácia de uma suplementação de BCAA na recuperação muscular, porém com uma grande variação da dosagem recomendada. Em um estudo cujo objetivo foi avaliar os marcadores de dano muscular, uma suplementação de 20 g de BCAA/dia + 20 g imediatamente antes e após o exercício resistido foi fornecida por 7 dias antes do treino e por 4 dias após o treino. Observou-se uma redução significativa na dor muscular e no nível plasmático de enzimas intramusculares, além da aceleração do processo de recuperação muscular no pós-treino resistido.[2] Spillane *et al.*[7] verificaram que a adição de BCAA à dieta de um atleta pode permitir que ele treine por mais tempo a uma intensidade maior, além de ajudar na recuperação, promovendo aumentos maiores nos resultados desejados (p. ex., força, resistência, energia, gordura corporal, inclinação, massa etc.).

Shimomura *et al.*[8] observaram que a ingestão oral de BCAA antes ou depois do exercício melhorou a recuperação muscular pós-treino. Waldron *et al.*[9] relataram que a suplementação oral aguda de BCAA com 0,087 g/kg de massa corporal (proporção 2 leucinas:1 isoleucina:1 valina) foi suficiente para aumentar a taxa de recuperação e a dor muscular em comparação com o placebo, após uma sessão de treino de hipertrofia, em atletas que realizavam treino resistido há pelo menos 3 anos. Isso significa que, tomando como base um atleta com 100 kg de peso corporal que ingere suplemento 2 vezes/dia, o consumo de 17,2 g de BCAA/dia é suficiente para acelerar a recuperação do treinamento de hipertrofia. Esse estudo também destacou a importância de controlar a ingestão de calorias e macronutrientes dos indivíduos avaliados em pesquisas desse tipo, devido à potencial influência de fontes alimentares não reconhecidas na recuperação de danos musculares.[9]

Na metanálise feita por Rahimi *et al.*[10], foi concluído que a recuperação muscular com o uso da suplementação de BCAA é mais efetiva do que a recuperação passiva após o treino exaustivo e na presença de danos musculares. As vantagens consistem na redução na dor e na melhora da função muscular, em consequência de atenuação da força muscular e de perda de energia muscular após o exercício. Em outra revisão sistemática feita por Fouré *et al.*[11], recomenda-se uma estratégia de suplementação de BCAA com ingestão superior a 200 mg/kg/dia e duração acima de 10 dias (pelo menos 7 dias antes do aparecimento de

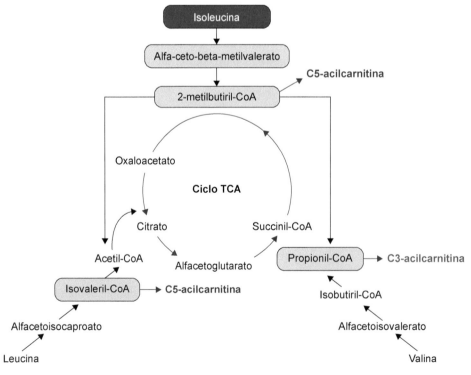

Figura 25.1 Via de catabolismo dos aminoácidos de cadeia ramificada. TCA: ácido tricarboxílico.[6]

lesão muscular causada pelo exercício), para limitar os danos musculares resultantes do exercício. Outros ensaios clínicos randomizados e controlados por placebo se fazem necessários para confirmar os efeitos benéficos dessa estratégia.

No estudo cruzado simples-cego de Gee et al.[12], foi relatado que 11 homens praticantes de treino resistido que consumiram 10 g de BCAA antes + 10 g de BCAA depois do treino apresentaram melhora significativa na *performance* em dois exercícios. Esse estudo também concluiu que o consumo de BCAA antes e após treino de força intenso atenua a diminuição na função muscular.

Todos esses estudos sugerem que os BCAA são auxiliares ergogênicos eficazes para atletas que demandam uma recuperação maximizada da capacidade de produção de energia no treino de força intensivo.

Preservação da massa magra

Dudgeon et al.[13] conduziram um estudo com o objetivo de mostrar a eficácia da suplementação de BCAA aliada a uma dieta com baixo teor de carboidratos no contexto de treino resistido intenso. Observou-se que, sob condições hipocalóricas, os indivíduos que receberam BCAA no pré e no pós-treino (14 g antes + 14 g após o treino resisitido) mantiveram a massa magra e a *performance*, ao mesmo tempo em que perderam gordura.

Em outro estudo, Stoppani et al.[14] alcançaram resultados similares. Uma suplementação com 14 g de BCAA por 8 semanas aliada ao treino resistido promoveu perda de massa adiposa, ganho de massa magra e ganho de força nos exercícios de "*bench press*" (10RM) e "*squat*", comparativamente ao observado com o consumo de 28 g de proteína do soro do leite (*whey*) ou de bebida repositora contendo 28 g de carboidrato.

Sinalização de mTOR

Está bem estabelecido que a ingestão de BCAA estimula a ativação da via de sinalização de mTORC1, que regula a atividade e induz a sinalização celular para síntese proteica muscular (MPS).[15-17] Esse efeito sobre a sinalização via mTORC1 está associado somente a um dos três BCAA, a leucina. Contudo, estudos recentes demonstraram que a presença de valina e isoleucina aumenta a resposta de mTORC1 à leucina.[17]

Em seu estudo, Jackman et al.[18] concluíram que a ingestão isolada de 5,6 g de BCAA, sem a ingestão simultânea de outros aminoácidos, proteínas ou outros macronutrientes, aumentou a estimulação da atividade de mTORC1 e a MPS, conforme demonstrado usando fenilalanina marcada, após o treino resistido em adultos jovens do sexo masculino.

Endurance

O estudo de Kim et al.[19] concluiu que doses de 0,80 mg de BCAA/kg[8,20] promoveram efeitos benéficos em praticantes de *endurance*. O estudo mostra que os BCAA diminuem os níveis de substâncias causadoras de fadiga, bem como de marcadores inflamatórios induzidos pelo exercício [creatinoquinase (CK) e lactato desidrogenase (LDH)], melhorando assim a performance dos participantes.

Resultados similares são relatados no estudo de Gualano et al.[21] Os pesquisadores avaliaram se os BCAA aumentavam a capacidade de exercício e a oxidação lipídica associada à depleção de glicogênio. Nesse estudo cruzado randomizado e duplo-cego, sete voluntários receberam 300 mg de BCAA/kg ou placebo por 3 dias. No segundo dia, os participantes foram submetidos a exercícios indutores de depleção de glicogênio e, no terceiro dia, exercitaram-se até a exaustão. Foi concluído que a suplementação de BCAA promoveu aumento da resistênca tanto à fadiga quanto à oxidação lipídica durante o exercício sob depleção de glicogênio.

Resistência à insulina

Os BCAA são reconhecidos por aumentar a síntese de proteínas por meio da modulação da tradução de proteínas. Isso explica sua utilização por atletas de *endurance* e resistência que buscam hipertrofia muscular, recuperação muscular e preservação da massa magra do corpo. Além dos efeitos anabólicos, os BCAA podem aumentar o conteúdo mitocondrial no músculo esquelético e nos adipócitos, possivelmente por aumentar a capacidade oxidativa. No entanto, níveis circulantes elevados de BCAA foram correlacionados com resistência à insulina, podendo resultar de desregulações de degradação dos BCAA.[22]

Um estudo conduzido por Haufe et al.[23] confirmou dados obtidos em animais, mostrando que o fluxo catabólico de BCAA contribui para a resistência à insulina em mulheres e homens com excesso de peso. Os resultados também sugeriram que a restauração parcial do catabolismo da valina por meio da perda de peso pode contribuir para melhorias na homeostase de glicose, após a dieta.

Na revisão de Gannon et al.[22], foi observado que os efeitos dos BCAA dependem em grande parte do modelo experimental, do tipo de tecido e do equilíbrio energético. Em condições de privação de energia ou homeostase, os BCAA (especialmente a leucina) podem melhorar a eficiência de fenômenos metabólicos, aumentando a absorção de glicose/sensibilidade à insulina, o conteúdo mitocondrial e a preservação muscular (conhecido como catabolismo anabólico). Sob condições de excesso crônico de energia, as células (sobretudo as adiposas) parecem perder a capacidade de degradar BCAA, e isso causa acúmulo desses aminoácidos e de metabólitos relacionados, tanto no meio intracelular quanto na circulação. Como muitos metabólitos durante a doença metabólica (p. ex., lipídios e glicose), o acúmulo de BCAA parece ter valor preditivo da doença metabólica. Com base na regulação da cascata catabólica de BCAA, sugeriu-se que a doença metabólica e a supressão de alvos moleculares como coativador-1 alfa do receptor ativado por proliferadores de peroxissoma gama (PGC-1 alfa) e receptores ativados por proliferador de peroxissoma (PPAR; comuns na doença metabólica) precedem o catabolismo e a acumulação desregulados de BCAA. É importante ressaltar que os benefícios metabólicos conhecidos da suplementação de BCAA são baseados principalmente em evidências obtidas *in vitro*, mas ainda não foram demonstrados de forma consistente por ensaios com seres humanos. Por isso, uma validação adicional continua sendo necessária.

Fadiga central

A fadiga física pode se originar dentro do músculo, quando é conhecida como fadiga periférica, ou dentro do sistema nervoso central, sendo então denominada fadiga central. Em 1986, foi sugerido que alterações nas concentrações plasmáticas de aminoácidos poderiam ter papel na fadiga central, influenciando a síntese, concentração e liberação de neurotransmissores no cérebro, particularmente a 5-hidroxitriptamina (5-HT).[24] A elevação dos níveis cerebrais de serotonina (5-hidroxitriptamina) é um dos mecanismos que contribui para a fadiga do sistema nervoso central durante o exercício.[25] A serotonina está associada às sensações de letargia e cansaço, as quais podem contribuir para a diminuição da motivação.[26]

Há um interesse crescente pelos mecanismos subjacentes à fadiga central, particularmente as alterações no metabolismo da monoamina cerebral e o impacto de aminoácidos específicos sobre a fadiga. O precursor de 5-HT é o aminoácido triptofano, e a síntese de 5-HT no cérebro parece ser regulada pelo suprimento sanguíneo de triptofano livre (FTRP) *versus* outros aminoácidos neutros grandes (incluindo os BCAA), uma vez que estes competem com aquele pelo transporte até o cérebro.[27]

A capacidade dos BCAA de competir com o triptofano para atravessar a barreira hematoencefálica utilizando o mesmo transportador conduziu à hipótese de que sua suplementação poderia reduzir a síntese cerebral de serotonina e prevenir a fadiga central durante o exercício prolongado.[28,29] De fato, o fornecimento de BCAA impediu a liberação exercício-induzida de serotonina no hipocampo de ratos.[30] Estudos com seres humanos também mostraram que a suplementação oral de BCAA diminuiu as classificações do esforço percebido e a fadiga mental no exercício máximo[28], além de melhorar a função cognitiva após uma corrida *cross-country* de 30 km, graças a uma proporção triptofano:BCAA reduzida no plasma.[31]

Chang *et al*.[32] estudaram o efeito do BCAA com arginina sobre a *performance* de "*sprint*" intermitente em partidas de handebol simuladas, durante 2 dias consecutivos. A suplementação contendo BCAA a 0,017 g/kg e arginina a 0,04 g/kg resultou na melhora da *performance* no segundo dia de simulação, possivelmente aliviando a fadiga central. A produção inibida de serotonina, resultante da diminuição da relação triptofano/BCAA, pode desempenhar um papel na redução da fadiga central. Os resultados desse estudo têm aplicações práticas significativas, porque os atletas de esportes em equipe frequentemente competem em dias consecutivos durante os torneios.

Mikulski *et al*.[33] testaram a suplementação de BCAA com ornitina (OA) em 11 homens jovens submetidos ao treino de *endurance*. O teste consistiu em duas sessões (com intervalo de 1 semana entre ambas): exercício submáximo no cicloergômetro, com duração de 90 min, a 60% da absorção máxima de oxigênio; em seguida, exercício graduado até o esgotamento, com fornecimento de suplementação contendo 16 g de BCAA e 12 g de OA (teste BCAA + OA) ou água aromatizada (teste de placebo). Antes do início do teste, durante as duas sessões, e decorridos 20 min do tempo de reação de resposta múltipla de recuperação (MCRT), os valores de esforço percebido, frequência cardíaca e absorção de oxigênio foram medidos e amostras de sangue venoso foram coletadas para análise dos níveis de leucina plasmática, valina, isoleucina, OA, aspartato, FTRP, amoníaco, lactato e glicose. Com base nos resultados, os pesquisadores concluíram que, apesar dos níveis similares de amônia encontrados em ambos testes, o menor MCRT ao final do exercício exaustivo extenuante e o retorno mais rápido aos valores de repouso pré-exercício foram observados apenas no teste BCAA + OA. Os resultados sugerem que a suplementação oral com BCAA + OA adia a fadiga central durante o exercício exaustivo prolongado em homens jovens submetidos ao treino de *endurance*. Porém, estudos mais detalhados ainda são necessários.

Cheng *et al*.[34] investigaram os efeitos da suplementação combinada de BCAA + arginina + citrulina na *performance* de *endurance*, durante 2 dias consecutivos. Nesse estudo cruzado randomizado, uma suplementação contendo 0,17 g de BCAA/kg + 0,05 g de arginina/kg + 0,05 g de citrulina/kg ou um placebo foram fornecidos a sete corredores e a três corredoras de *endurance*, em 2 dias consecutivos. No primeiro dia, os participantes correram 5.000 m, e no segundo dia, 10.000 m. Os resultados mostraram melhora significativa da *performance* com o uso da suplementação, nos 2 dias. Os autores concluíram que essa melhora na *performance* dos atletas, que então conseguiram correr mais rápido com o mesmo grau de esforço percebido, possivelmente foi devida à proporção diminuída de triptofano/BCAA no plasma. Além disso, a elevada síntese de ureia, provavelmente em consequência da suplementação com arginina e citrulina, impediu o desenvolvimento de uma hiperamonemia excessiva no teste de aminoácidos. Portanto, a suplementação melhorou a *performance* no tempo de teste dos corredores de *endurance*, por 2 dias consecutivos, possivelmente devido à inibição da síntese cerebral de serotonina pelos BCAA e à prevenção da hiperamonemia excessiva pelo aumento da formação de ureia.

Beta-alanina

Beta-alanina (BA) é um beta-aminoácido, isômero de posição da alanina e não proteogênico, cuja produção endógena ocorre primariamente no fígado, via degradação de uracila, mas também em outros tecidos (intestino e rim), a partir da degradação de carnosina (CA) pela ação da enzima carnosinase.[35,36] A síntese endógena de beta-alanina (BA) é baixa e não constitui uma fonte significativa para os tecidos.[37] Isso fez com que a suplementação desse aminoácido ganhasse notoriedade no meio esportivo, uma vez que a BA e a histidina presentes no músculo esquelético formam CA por ação da carnosina sintase[36] (Figura 25.2).

A CA foi descoberta no músculo, onde é encontrada em maior concentração, pelo químico russo Gulewitch, em 1900.[38] Desde então, seus supostos efeitos pleiotrópicos têm despertado interesse devido aos potenciais benefícios ergogênicos e terapêuticos.[39] No músculo esquelético, a CA exerce papéis como o tamponamento de prótons, a regulação da liberação e sensibilidade ao cálcio, a proteção contra espécies reativas de oxigênio (ERO), a quelação de íons de metais de transição e suprimento extracelular de histidina para formação de histamina (Figura 25.3).[36] A ação da CA mais estudada no meio esportivo é o tamponamento, uma vez que sua molécula tem uma cadeia lateral de imidazol cuja constante de acidez (pKa) é 6,83 e isso a torna um tampão adequado ao pH fisiológico.[39]

Comprovando essa ideia, Harris *et al.*[37] mostraram que nos indivíduos cuja CA muscular aumentou, a capacidade tamponante era muito maior do que nos demais participantes do estudo.

As concentrações de CA muscular podem ser moduladas pelo exercício[40], uma vez que sua elevação representa uma adaptação ao treino de alta intensidade. Os mecanismos de aumento de CA no músculo em função do exercício intermitente ainda não foram elucidados. Hirakoba[41] propõe que condições de hipóxia e acidose causadas pelo exercício de alta intensidade podem ser responsáveis pelo aumento de CA intramuscular, porém as evidências que sustentam essa possibilidade são indiretas.

Outra possível via de modulação é a dieta. A suplementação de BA com doses diárias de 4 a 6 g por 4 semanas produziu aumentos de até 64%[37] nas concentrações de CA no músculo esquelético; a suplementação fornecida por 10 semanas produziu um aumento de 80%.[42] Outros autores[43] demonstraram que as respostas dos indivíduos variam em função do período de suplementação. Em indivíduos mais responsivos a uma suplementação com 4,8 g/dia por 5 a 6 semanas, a concentração de CA muscular aumenta em média 55%, enquanto os indivíduos menos responsivos apresentaram um aumento médio de 15%. Sugere-se que esse comportamento seja em parte devido às diferenças no conteúdo basal de CA muscular, bem como à composição de fibras musculares esqueléticas.[44]

Há quem possa perguntar: por que usar a suplementação de BA para aumentar a CA muscular, em vez de fornecer a própria CA como suplemento?

O fator fisiológico que inviabiliza a suplementação direta com CA é sua degradação em histidina e BA pela carnosinase no enterócito, após a ingestão. E um fator não fisiológico que pode ser limitante para a prescrição é o alto custo da CA.

Portanto, como dito anteriormente, a CA é sintetizada pela enzima CA sintase a partir dos aminoácidos BA e histidina. Essa enzima apresenta maior afinidade pela histidina do que pela BA, sendo também a concentração de histidina maior do que de BA, tornado assim a formação de CA dependente da disponibilidade de BA.[37] Logo, a maneira mais eficaz de aumentar a síntese endógena de CA é aumentar a disponibilidade intramuscular de BA.

A BA pode ser transportada para o citoplasma da célula muscular pelo transportador de aminoácido PAT1 ou pelo transportador de taurina (TauT). Saunders *et al.*[45] identificaram uma queda na quantidade de TauT com o aumento nas concentrações de CA muscular. Possivelmente, essa redução é um mecanismo de controle da homeostase de carnosina intracelular. Essa constatação levou esses pesquisadores a investigarem se o aumento de CA produzido pela suplementação de BA alteraria o conteúdo de taurina intramuscular, porém tal alteração não ocorreu no músculo esquelético.[46]

Contudo, levanta-se a hipótese de que a *performance* atlética pode ser beneficiada pela oferta dietética de BA com o intuito de aumentar sua disponibilidade no músculo esquelético e, consequentemente, aumentar a concentração de CA no citoplasma, potencializando assim a capacidade tamponante muscular e mimetizando o mecanismo de fadiga da acidose metabólica.

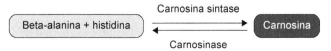

Figura 25.2 Via de síntese e degradação de carnosina.

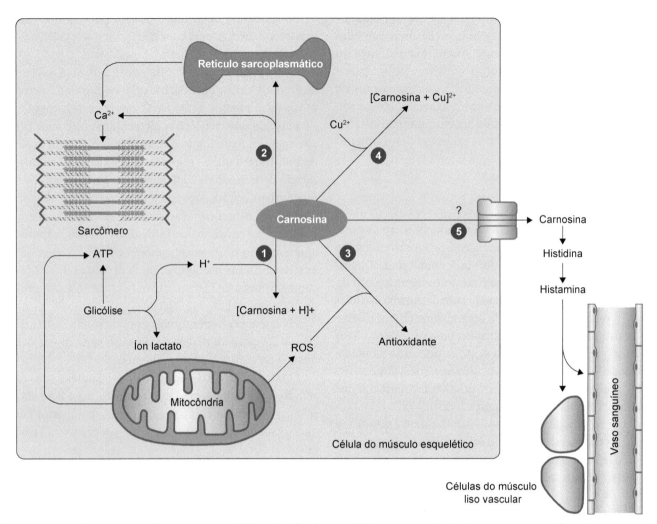

Figura 25.3 Papéis potenciais da carnosina em células de músculo esquelético: 1. capacidade de tamponamento de prótons; 2. regulador da liberação de carnosina e da sensibilidade ao cálcio; 3. proteção contra espécies reativas de oxigênio; 4. quelação de íons de metais de transição; 5. provedor extracelular de histidina/histamina. CA^{2+}: cálcio; ATP: adenosina trifosfato; H$^+$: hídron; Cu^{2+}: cobre. Adaptada de Boldirev et al., 2013.[36]

Efeitos ergogênicos

Os efeitos ergogênicos associados à suplementação de BA não derivam da ação direta do aminoácido, mas de sua disponibilidade para se combinar à histidina e formar CA. O potencial efeito ergogênico dos níveis elevados de CA se faz notar em exercícios de alta intensidade com duração de 60 a 240 s, reforçando seu efeito primário como tamponante de íons no músculo. Uma metanálise que incluiu 15 artigos publicados, envolvendo 360 indivíduos, não relatou nenhum benefício significativo da ingestão de BA na *performance* em exercícios com duração inferior a 60 s, comparativamente ao efeito do placebo.[47]

Diversos estudos adicionais obtiveram resultados semelhantes. Nesses estudos, a suplementação de BA para exercícios de alta intensidade com duração de 1 a 4 min promoveu melhora na *performance* e na capacidade de exercício, com vários protocolos de estímulos intermitentes.[48-52]

Um estudo realizado por Kratz et al.[53] avaliou a *performance* de 23 atletas de judô suplementados diariamente com 6,4 g de BA por um período de 4 semanas. Observou-se que a suplementação promoveu melhora na *performance*, refletida pelo aumento no número de arremessos por série e no número total de arremessos, em comparação ao efeito placebo. Os autores concluíram que a suplementação de BA por 4 semanas foi efetiva na melhora da *performance* de atletas altamente treinados na prática de judô. Esses resultados são opostos aos achados de Bech et al.[54], que avaliaram o efeito da suplementação com 80 mg de BA/kg durante 8 semanas em canoístas de elite. Os pesquisadores não encontraram diferenças significativas entre os grupos suplementado e placebo, nos testes de contração voluntária máxima e de *performance* em 1.000 m e em 5 × 250 m.

Uma metanálise[55] incluindo 40 estudos, totalizando 65 protocolos de exercícios diferentes e 1.461 participantes, evidenciou um efeito ergogênico geral da suplementação de BA no exercício. A duração do exercício foi o fator que mais influenciou a magnitude dos efeitos, e a duração de 0,5 a 10 min resultou em maiores ganhos. Os indivíduos treinados apresentaram efeitos menores do que os indivíduos não treinados. A cossuplementação de bicarbonato de sódio para potencializar a capacidade de tamponamento intra e extracelular foi ainda mais benéfica do que a suplementação isolada de BA.

Estratégias de suplementação

Os suplementos ergogênicos precisam ser empregados de forma estratégica para produzírem efeito máximo. O mesmo ocorre com a suplementação de BA. Como exposto anteriormente, a suplementação com BA mostrou resultados positivos em atividades de alta intensidade com duração de 60 a 240 s.[47] Portanto, independentemente do esporte, a suplementação de BA pode ser recomendada para indivíduos cujo período de treino inclua exercícios de alta intensidade com duração de 1 a 4 min (p. ex., tiros de 400 m).

O início da suplementação de BA também deve ser levado em consideração, uma vez que seu efeito não é agudo e sim acumulativo, pelo aumento de CA muscular. A International Society of Sports Nutrition[55], em uma declaração de posicionamento em relação à BA, indica uma fase de carga com duração de 4 semanas, cujo objetivo é promover aumento significativo nas concentrações de CA muscular, agindo assim como tampão do pH intracelular.

A dose total diária pode variar de 3 a 6 g divididos em doses isoladas de até 2 g.[55,56] A suplementação de BA apresenta um efeito colateral de parestesia (formigamento) em alguns indivíduos que ingerem doses superiores a 800 mg.[37,56] Esse sintoma é amenizado ou anulado com a suplementação por meio de veículos de liberação lenta ou concomitante às refeições.[57] Stegen[58] mostrou que a coingestão de BA na refeição é mais efetiva, sugerindo um possível papel da insulina na carga de CA muscular.

O tempo de *washout* da BA pode variar de acordo com o indivíduo, e a normalização dos valores de CA pode demorar 6 a 15 semanas.[56,59]

Em resumo, a suplementação de BA é benéfica para o aumento da concentração de CA muscular e consequente intensificação do efeito de tamponamento iônico intracelular. Seu uso é indicado para exercícios de alta intensidade com duração de 60 a 240 s, mas parece não afetar a *performance* em atividades com duração superior a 4 min. Recomenda-se que a suplementação seja *performance* fornecida por 4 a 6 semanas, com uma dose diária variando de 3 a 6 g divididos em 2 a 4 doses de até 2 g ao longo do dia, preferencialmente associadas às refeições, de modo a alcançar uma retenção mais efetiva e minimizar a parestesia.

Citrulina

A citrulina ou citrulina malato foi inicialmente desenvolvida para melhorar a *performance* de pacientes que sofriam de astenia, doença caracterizada por uma fraqueza generalizada do tipo exaustão, não necessariamente associada ao exercício físico. Um estudo duplo-cego realizado em 1982 demonstrou que a citrulina malato tinha efeito antiastênico sobre a fadiga muscular dos pacientes.[59] Esse achado gerou entusiasmo entre atletas e aficionados da prática de exercícios físicos, com o vislumbre da possibilidade de melhorar a *performance* e a recuperação muscular entre as sessões ou séries de treino, ou durante o período de recuperação entre exercícios realizados em um mesmo dia.

A L-citrulina é um aminoácido não essencial produzido endogenamente, de dois modos diferentes:

- No trato intestinal, a partir da glutamina e de sua associação com a OA e o carbamil fosfato, em uma reação enzimática catalisada pela ornitina carbamiltransferase[60,61]
- Por meio da conversão da L-arginina em óxido nítrico, na reação catalisada pela enzima óxido nítrico sintetase (NOS; Figura 25.4).[62]

Importante lembrar que, diferentemente da L-arginina[64], a L-citrulina atravessa as células intestinais e hepáticas sem ser catabolizada pela enzima arginase. Isso permite seu transporte até os rins, onde 80% desse aminoácido é catabolizado pelas células dos túbulos proximais.[65]

Sugere-se que o mecanismo de atuação da citrulina tem relação com o aumento da síntese de óxido nítrico[66] e seu possível efeito vasodilatador.[67] A subsequente elevação do fluxo sanguíneo poderia melhorar a distribuição de nutrientes ou a eliminação de produtos derivados do metabolismo energético[68], como lactato, íons H^+ e amônia (ciclo da ureia).[69]

Ressalta-se que a presença da amônia está associada à fadiga muscular, porque potencializa o sistema anaeróbico e, portanto, a acidose muscular. Como a citrulina potencializa a metabolização da amônia, seu uso pode resultar em melhor recuperação muscular intra ou inter-treinos, e ainda prevenir a fadiga.

Ademais, o suplemento de citrulina mais utilizado é o de citrulina malato. A citrulina malato é um intermediário do ciclo do ácido tricarboxílico (ciclo de Krebs) e sua suplementação pode melhorar a produção de energia por via aeróbica.[70] Esse efeito, além de melhorar a produção de oxaloacetato, permite a continuidade do ciclo e diminui a conversão de piruvado em lactato. Dessa forma, o potencial efeito da citrulina malato pode estar relacionado com o sinergismo entre ácido tricarboxílico e oxalacetato no músculo, ao nível celular, seja por meio do fornecimento de adenosina trifosfato (ATP) durante o exercício ou na resín-

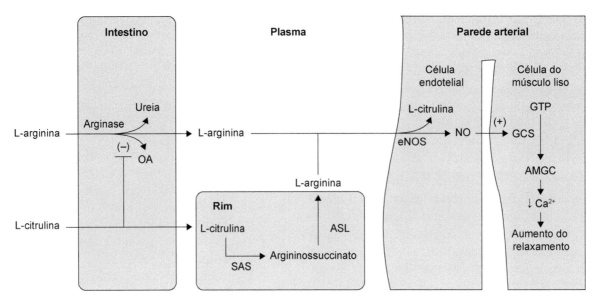

Figura 25.4 Metabolismo da citrulina. AMGC: ativação de monofosfato de guanosina cíclico; ASL: argininosuccinato-liase; Ca[2+]: cálcio; eNOS: óxido nítrico sintase endotelial; GCS: guanilil ciclase solúvel; NO: óxido nítrico; OA: orinitina; SAS: sintetase de argininosuccinato. Adaptada de Figueroa et al., 2017.[63]

tese de fosfocreatina (CP) após o treino, bem como quando se melhora a síntese de bicarbonato decorrente do aumento da perfusão sanguínea e da redução da acidose, mecanismos já documentados por ressonância magnética (RM).[70] Contudo, parte desses estudos diz respeito à associação com a citrulina malato no fornecimento de energia.

Farmacocinética da citrulina suplementada por via oral

O transporte de citrulina através das membranas é bem caracterizado em diferentes tipos de células, incluindo: macrófagos[71], neurônios[72] e músculo liso da aorta de ratos[73] e bois.[74]

No intestino, os primeiros estudos experimentais mostraram que a citrulina é absorvida no íleo de ratos por transporte ativo, mediado por transportadores.[75] Bahri et al.[76] utilizaram cultura de células Caco-2, que apresentam extrema semelhança morfofisiológica com enterócitos, para demonstrar que a absorção intestinal de citrulina é dependente tanto de transporte ativo quanto de difusão facilitada mediada por transportador. Essa dependência amplia as possibilidades de absorção desse aminoácido, mesmo quando consumido em baixas quantidades na dieta.

Após a passagem pelo enterócito, a citrulina atravessa o fígado sem ser significativamente metabolizada e alcança a circulação sistêmica.[77] O principal sítio de distribuição da citrulina é o sistema renal. Van de Poll et al.[65] mostraram que os rins captam 1,5 g de citrulina por dia e a transformam em arginina, a qual retorna à circulação sistêmica através da veia renal. Corroborando essa informação, Rouge et al.[78] mostraram que a perda urinária de citrulina é mínima, sugerindo que sua principal forma de eliminação do corpo seja realmente através da síntese *de novo* de arginina.

Treino resistido

Como já mencionado, a suplementação de citrulina pode ser efetiva na melhora do trabalho e da força, porque potencializa a recuperação muscular ou mesmo o aporte de nutrientes. Entretanto, poucos estudos foram conduzidos com seres humanos, sobretudo com indivíduos bem treinados.

Wax et al.[79] investigaram a suplementação de citrulina malato em um estudo cruzado duplo-cego, avaliando a *performance* de atletas bem treinados em um treino resistido de membro superior. Os participantes receberam 8 g de citrulina ou placebo (maltodextrina) 60 min antes de iniciarem os exercícios. Os pesquisadores concluíram que a suplementação de citrulina malato no pré-exercício melhorou o total de repetições máximas e, consequentemente, o volume de exercícios diário, em comparação com o efeito do placebo. Nesse estudo, todos os 14 atletas avaliados consumiram ambos os produtos testados. Os resultados obtidos por Wax et al.[79] concordam com os de um estudo publicado em 2010 cujos autores relataram que uma única dose de citrulina malato (8 g) melhorou a *performance* média em 19%, conforme demonstrado pelo número de repetições até a exaustão.[80]

Em outro estudo, Wax et al.[81] avaliaram os efeitos da citrulina no treino de membro inferior em indivíduos treinados. Os participantes também receberam 8 g de citrulina 60 min antes de iniciarem as sessões de treino e teste de membros inferiores. Os pesquisadores relatam menor fadiga e maior número de repetições no grupo suplementado. Nesse estudo, os autores não verificaram se houve redução na concentração de lactato ou amônia no grupo suplementado, a qual seria esperada conforme explicado anteriormente. Ainda, embora tenham aplicado testes de potência e força, os pesquisadores também não evidenciaram efeitos positivos em consequência da suplementação. Diante disso, mais trabalhos investigando o tema se fazem necessários.[81]

Os relatos de estudos que utilizaram citrulina de forma aguda são contraditórios. Cutrufello et al.[82], avaliando jovens saudáveis que consumiram 6 g de citrulina 1 a 2 h antes do exercício, falharam em detectar melhora significativa na vasodilatação periférica do braço ou no limiar de lactato. Isso está de acordo com os dados apresentados em outro estudo que investigou o efeito da mesma dose de citrulina fornecida 3 h antes do início do exercício até a falha da contração muscular.[83]

Do mesmo modo, Farney et al.[84] avaliaram um total de 12 indivíduos (homens e mulheres; 6 em cada grupo) que consumiram 8 g de citrulina malato, em um estudo cruzado duplo-cego. Os participantes realizaram testes com exercícios de alta intensidade, incluindo agachamento, agachamento a fundo, salto com agachamento e salto lateral. Os autores relataram uma diminuição estatisticamente significativa do pico de torque (p = 0,003), pico de potência (p = 0,003) e taxa de fadiga (p = 0,001) do pré-para o pós-exercício. Além disso, houve aumento significativo de lactato acumulado do pré para o pós-exercício (p = 0,0001). Por fim, nem o trabalho total nem a frequência cardíaca final foram estatisticamente significativos entre os tratamentos (p > 0,05). Os pesquisadores concluíram que a suplementação de citrulina malato foi ineficaz para melhorar a *performance* ou aliviar a fadiga após uma sessão de exercício de alta intensidade.

Embora o embasamento fisiológico e alguns estudos apontem a possibilidade de a citrulina melhorar a resposta de *performance* em praticantes de treinos resistidos e de força, mais estudos ainda se fazem necessários para que um maior grau de evidência seja obtido.

Endurance

Estudos recentes suportam o efeito ergogênico da citrulina em exercícios de *endurance*. A maioria dos estudos se baseia na utilização de citrulina malato.[85]

O malato é um intermediário do ciclo do ácido tricarboxílico, promotor da oxidação de nutrientes na produção mitocondrial de ATP, por isso pode ser considerado um substrato energético para exercícios que utilizam predominantemente a via aeróbica. Altas taxas de produção de ATP a partir de citrulina malato foram demonstradas em 2002,

por análise de ressonância magnética espectroscópica. O estudo concluiu que a suplementação com citrulina resultou em um aumento de 34% na taxa de oxidação de ATP durante o exercício, e em um aumento de 20% na taxa de recuperação de fosfocreatina após o exercício.[70]

Contudo, outras moléculas podem estar relacionadas à *performance*, além do malato. A citrulina, como já visto, é um excelente precursor de arginina e, consequentemente, do óxido nítrico e seu efeito vasodilatador. Dessa forma, a suplementação de citrulina poderia contribuir para a *performance* em esportes de *endurance* por aumentar a oferta de nutrientes e oxigênio durante o exercício. Além disso, o óxido nítrico melhora a contratibilidade muscular e potencializa tanto a recuperação muscular quanto o consumo de glicose.

Estudos publicados em 2015 e 2016 demonstraram que a suplementação com 6 g de L-citrulina por 7 dias aumentou a oxigenação do músculo vasto lateral em homens jovens durante a prática de ciclismo estático em intensidades moderada e alta, sugerindo que houve melhora da perfusão no decorrer do exercício.[86,87]

Além desses efeitos relacionados ao óxido nítrico, a citrulina participa do ciclo da ureia, no fígado.[88] Durante exercícios intensos ou próximos do limiar do lactato, há aumento na concentração de amônia e inosito monofosfato (IP) no músculo exercitado, e esse aumento está relacionado à fadiga muscular. Para evitar esse ponto crítico e prevenir a queda do pH celular, o ciclo da ureia realiza a eliminação da amônia na forma de ureia.

A seguir, estão descritos alguns estudos que relatam o benefício associado ao uso da L-citrulina. Hickner et al.[89] observaram um aumento na *performance* aeróbico com diminuição do tempo de corrida em esteira, quando indivíduos saudáveis do sexo masculino consumiram 9 g de L-citrulina 24 h antes do teste.

Em um estudo cruzado duplo-cego, um total de 21 corredores amadores que realizaram duas meias maratonas receberam 500 mℓ de suco de melancia enriquecido com 3,45 g de L-citrulina ou placebo (somente o suco de melancia). Os autores avaliaram a frequência cardíaca e a taxa de esforço percebido antes e depois das corridas. A dor muscular e os níveis de marcadores de dano muscular foram avaliados 72 h após a conclusão das corridas. Como resultado, os pesquisadores relataram diminuição da percepção dolorosa no período entre 24 e 72 h após a prova no grupo que recebeu suco com L-citrulina. Na coleta de sangue realizada após a prova, concentrações diminuídas de lactato e glicoce foram encontradas nas amostras oriundas dos indivíduos que consumiram suco com L-citrulina. Em adição, esses indivíduos apresentaram maior atividade de lactato desidrogenase e níveis plasmáticos mais altos de arginina, em comparação com os valores encontrados no grupo placebo.[90] Esses achados estão correlacionados a uma eliminação de amônia mais efetiva, como já explicado.

De modo geral, durante o exercício de *endurance* de intensidade moderada a alta, a oxigenação muscular parece melhorar com suplementações contendo pelo menos 6 g de L-citrulina fornecidos por 7 dias. A melhora da oxigenação muscular sem nenhuma alteração recíproca no consumo de oxigênio (VO_2) indica uma distribuição mais eficiente de oxigênio no interior do leito muscular ativo, de modo a proporcionar uma oferta de oxigênio mais compatível com a demanda metabólica, mas que aparentemente não altera o custo de oxigênio corporal total durante o exercício.[63] Essa é uma possibilidade viabilizada pelo papel da L-citrulina no aumento da produção de óxido nítrico e na vasodilatação periférica.

De fato, todos os estudos observam que a suplementação crônica de L-citrulina eleva os níveis plasmáticos de L-arginina, essencial para a síntese de óxido nítrico. Além disso, na avaliação da produção de óxido nítrico, constatou-se que os níveis plasmáticos de nitrito e óxido nítrico aumentaram em 28 e 90%, respectivamente, após 7 dias de suplementação com L-citrulina.[86] Portanto, é possível que períodos mais longos de utilização ou doses maiores de L-citrulina provoquem maior produção de óxido nítrico endotelial.[87]

Idosos

Em idosos, o ajuste da utilização de oxigênio no início do exercício submáximo é mais lento do que em adultos jovens.[88,91] Como resultado, os idosos precisam contar com o metabolismo anaeróbico no início do exercício, até que o VO_2 aumente e passe a atender à demanda metabólica elevada. Isso resulta em uma produção precoce de metabólitos, desenvolvimento de fadiga[92] e consequente queda da *performance* funcional.[93]

A resposta mais lenta do VO_2 observada durante a transição do repouso para o exercício submáximo em idosos se deve em parte à distribuição inadequada de oxigênio ao músculo ativo.[88] Curiosamente, o aumento da biodisponibilidade do óxido nítrico tem o potencial de melhorar a oxigenação muscular e isso tem implicações para uma cinética mais rápida do VO_2.[94] Por exemplo, o nitrato oriundo da alimentação por um período de 3 dias acelera o aumento do VO_2 (i.e., tempo médio de resposta) no início de uma caminhada submáxima em esteira em adultos de idade mais avançada.[95] O nitrato dietético é eficaz para melhorar a biodisponibilidade do óxido nítrico a partir da redução de um elétron do nitrito. O envelhecimento está associado a uma atividade de arginase elevada[96] e, como essa enzima compete com a NOS por L-arginina, isso limita a produção de óxido nítrico. Portanto, suplementos

que melhoram o *pool* de substratos para a NOS também podem ser eficazes para acelerar o VO_2 no início do exercício submáximo em idosos.[97]

As alterações que ocorrem na pressão arterial com a senescência são evidentes e frequentes. Um estudo realizado com mulheres em pós-menopausa, pré-hipertensas e hipertensas, que receberam 6 g de L-citrulina/d durante 8 semanas, mostrou diminuição nas pressões arteriais sistólica (PAS) e diastólica (PAD).[98] A diminuição da PAS e da PAD foi relatada em pacientes com falência cardíaca, após o fornecimento de L-citrulina por 8 semanas.[99] Entretanto, o fornecimento de L-citrulina não diminuiu a pressão em normotensos, tanto adultos[100] quanto jovens[101], indicando a efetividade dessa suplementação em indivíduos com pressão arterial elevada, bem como segurança (pelo menos no quesito hipotensão) em indivíduos com pressão arterial normal.[63]

Melhora dos sintomas gastrintestinais relacionados com o exercício

Alterações gastrintestinais são comuns durante exercícios extenuantes ou prolongados, e podem incluir dor abdominal, hemorragia, náuseas ou diarreia. A prevalência e intensidade desses sintomas variam e dependem da intensidade e duração do exercício.[102] Os mecanismos fisiológicos subjacentes se baseiam na diminuição da perfusão sanguínea intestinal durante exercício, causada pela redistribuição do sangue para os músculos exercitados, sistema cardiovascular e pele.[103]

Além disso, estudos publicados em 2011 demonstraram a associação da hipoperfusão esplâncnica com uma pequena lesão epitelial e redução da barreira intestinal em homens saudáveis[104], podendo acarretar desconforto abdominal e diminuição da absorção de nutrientes. A consequência é o retardo da recuperação muscular e a queda da *performance* atlética.[105]

A perda da barreira intestinal expõe o tecido submucoso à microbiota, aos sucos pancreáticos prejudiciais ao epitélio e aos produtos digestivos, potencializando as lesão gastrintestinais (GI) e os sintomas subsequentes.[106] Aumentar o fluxo sanguíneo junto à microcirculação intestinal é uma forma de evitar as alterações causadas pelo exercício. Para tanto, é necessário aumentar a disponibilidade local de óxido nítrico.[64]

A citrulina é precursora da arginina e, consequentemente, do óxido nítrico, além de ser transportada de forma mais eficiente a partir do lúmen intestinal.[2] Assim, relata-se que a suplementação de L-citrulina melhora a disponibilidade de L-arginina intestinal e, consequentemente, a produção de óxido nítrico e a perfusão intestinal.[107,108]

Um estudo cruzado duplo-cego, controlado com placebo, investigou a suplementação com 10 g de L-citrulina antes de uma seção de exercício de ciclismo estacionário com duração de 60 min e intensidade de 70% do VO_2 máximo (VO_2 máx.). Os autores demonstraram que os 10 ciclistas que receberam a L-citrulina apresentaram concentrações plasmáticas de citrulina e arginina maiores em comparação com placebo, enquanto a hipoperfusão intestinal durante o exercício foi prevenida. No entanto, não houve diferença quanto à permeabilidade intestinal.[109]

Esses dados levam à conclusão de que a L-citrulina pode ser uma alternativa para a prevenção da queda do fluxo sanguíneo intestinal e da manifestação dos sintomas relacionados. Contudo, os trabalhos relatados ainda são preliminares e são necessários mais estudos com um número maior de participantes ou um tempo de utilização mais prolongado.

Creatina

A creatina foi descoberta em 1832, pelo cientista Michel Eugène Chevreul. Em 1847, Justus Von Liebg observou que animais selvagens apresentavam níveis muito maiores de creatina na musculatura do que os animais domesticados, levantando a hipótese de que essa substância poderia influenciar a atividade muscular.[110,111] Entretanto, a pesquisa contemporânea sobre suplementação de creatina no exercício começou efetivamente no início da década de 1990.[112]

A suplementação de creatina somente ganhou popularidade depois dos Jogos Olímpicos de 1992, em Barcelona, com a publicação da primeira pesquisa científica e os depoimentos de atletas olímpicos bem-sucedidos que usaram a suplementação.[112]

A síntese biológica da creatina acontece a partir dos aminoácidos arginina, glicina e metionina. No rim, o composto guanidinoacetato (GAA) é sintetizado pela junção da glicina com a arginina por ação da enzima arginina-glicina amidinotransferase (AGAT). Em seguida, o GAA é transportado até o fígado, onde sofre a ação das enzimas S-adenosil metionina (SAM) e guanidinoacetato metil-transferase (GAMT); a creatina então é sintetizada na presença da metionina (Figura 25.5).[113]

Outros tecidos capazes de sintetizar a creatina incluem o pâncreas[114] e algumas células do sistema nervoso central (SNC), os quais também expressam as enzimas GAMT e AGAT.[115]

Alternativamente, a creatina também pode ser obtida de forma exógena, pela ingestão de fontes alimentares ricas em proteínas, como frutos do mar e carnes. Uma dieta carnívora de um indivíduo normal fornece de 1 a 2 g de creatina/d, embora o tempo de cozimento, o tipo de carne e o músculo influenciem os valores de creatina após a ingestão.[114]

Como é possível notar, a creatina não é um simples aminoácido, mas um composto nitrogenado não proteico

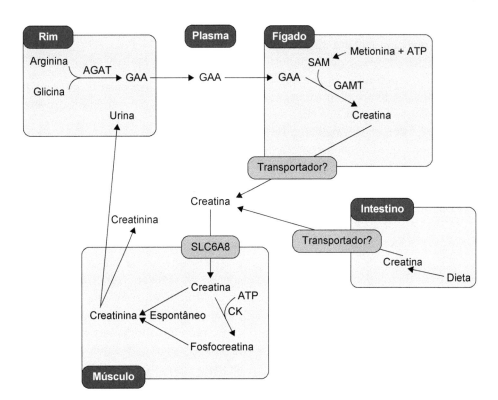

Figura 25.5 História da creatina. AGAT: arginina-glicina amidinotransferase; CK: creatinoquinase; GAA: guanidinoacetato; GAMT: guanidinoacetato metiltransferase; SAM: S-adenosilmetionina; SLC6A8: transpositor de creatina. Adaptada de Brosnan e Brosnan, 2016.[113]

que contém três aminoácidos (arginina, glicina e metionina). É armazenada principalmente no tecido muscular (95%), na forma de fosfocreatina, onde desempenha um papel importante no fornecimento de energia durante a contração muscular, via sistema fosfagênico (ATP-CP).[116]

A suplementação oral de creatina tornou-se um recurso ergogênico popular para quem procura melhorar a *performance* em eventos anaeróbicos[116-119], por aumentar as reservas intramusculares.[120] Esse aumento é produzido por meio da aceleração da taxa de ressíntese de ATP durante e após o exercício, o que melhora a *performance* (maior força e menos fadiga) e encurta o período de recuperação.[116,118,119]

De acordo com a Sociedade Internacional de Nutrição Esportiva, o fornecimento de 5 g de creatina mono-hidratada (ou aproximadamente 0,3 g/kg de peso corporal) com uma frequência de 4 vezes/dia, durante 5 a 7 dias[112], é a forma mais efetiva de suplementação ergogênica nutricional[120], promovendo aumento da absorção muscular pela coingestão com carboidratos ou carboidratos+proteínas. O método mais rápido de aumentar as reservas musculares de creatina é a suplementação com aproximadamente 0,3 g de creatina mono-hidratada/kg/dia, durante 5 a 7 dias, seguida de manutenção com 3 a 5 g/dia para evitar a queda dos níveis. A suplementação com quantidades menores (p. ex., 3 a 5 g/dia) aumentará a reserva muscular de creatina por um período de 3 a 4 semanas. O efeito inicial sobre a *performance* sofre alteração[121], mas não há diferença significativa na *performance* após o período.

Ao ampliar as reservas musculares de fosfocreatina, a suplementação de creatina pode aumentar a regeneração rápida de ATP durante exercícios breves e de alta intensidade, particularmente quando repetidos e com intervalos curtos de recuperação.[122] Apesar de a suplementação de creatina estar mais associada aos esportes que envolvem aumento de massa muscular, força ou atividade intermitente, pesquisas demonstraram que a suplementação de creatina pode atuar no aumento da expressão gênica, no aumento do armazenamento de glicogênio, na prevenção de lesões e na termorregulação, além de ter diversas aplicações clínicas em pacientes com doenças neurodegenerativas.[121,123]

Farmacocinética (absorção, distribuição e eliminação da creatina suplementada por via oral)

A creatina, quando administrada pela via oral, é absorvida tanto no jejuno[124] quanto no íleo[125], graças aos transportadores de Na+/Cl- dependentes de ATP.[126]

Após a absorção, a captação da creatina é mediada pela mesma família de transportadores em uma variedade de células/tecidos. A expressão do ácido rinonucleico

mensageiro (mRNA) para a síntese desses transportadores foi descrita em hemácias, neurônios, músculo cardíaco, músculo esquelético, espermatozoides e na retina.[127]

Embora diversos tecidos tenham capacidade de captar a creatina, o principal sítio de distribuição é o músculo esquelético.[128] Isso é justificado pela diversidade de compostos endógenos que podem modular a captação da creatina nesse tecido. Por exemplo, Odoom *et al.*[129] mostraram que catecolaminas, hormônios da tireoide, insulina e fator de crescimento insulina-símile-1 (IGF-1) aumentam a captação da creatina nas células do músculo esquelético. Em seres humanos, há trabalhos mostrando que a insulina, carboidratos de alto índice glicêmico[130] e a atividade física[112] também provocam um aumento nas concentrações intracelulares de creatina no músculo esquelético.

Após a captação, o retorno da creatina intracelular para o meio extracelular acontece a uma taxa muito lenta, por isso sua entrada nas células musculares lisas é considerada uma forma de "eliminação", no sentido de que a creatina intracelular entra no ciclo creatina/fosfocreatina/creatinina e não retorna à corrente sanguínea. Nos outros tecidos, o retorno da creatina parece ser mais rápido.[128]

Com a administração crônica e a consequente saturação da captação tecidual, a via renal adquire importância. O processo mais significativamente relacionado à excreção renal da creatina é a filtração glomerular. Em situação fisiológica, a quantidade de creatina presente na urina é muito pequena, contudo diferentes trabalhos mostram que a excreção urinária da creatina passa a ser significativa após a suplementação.[131,132]

Recuperação muscular

A suplementação de creatina pode auxiliar na recuperação dos atletas, após o treino intenso, prevenindo danos musculares.[133-135] Alguns pesquisadores[136,137] demonstraram que a suplementação de creatina fornecida antes do início de exercícios intensos promove uma recuperação de glicogênio maior do que aquela obtida exclusivamente com a suplementação de carboidratos.

Cooke *et al.*[138] relataram que a suplementação de creatina por 7 dias melhorou a taxa de recuperação do músculo extensor do joelho em indivíduos com lesão causada por exercício intenso. Demince *et al.*[139], em um estudo com atletas que realizaram exercícios anaeróbicos intermitentes ("*sprint*"), sugerem que a suplementação de creatina pode contribuir para a recuperação de glicogênio, bem como reduzir as inflamações e/ou a liberação da enzima LDH após exercícios intensos, além de possibilitar a tolerância a grandes quantidades de treino. Portanto, a suplementação com creatina pode contribuir para a recuperação e prevenção da fadiga em atletas em treinos intensos, mantendo os níveis de glicogênio adequados.[137]

Em uma revisão conduzida por Rawson *et al.*[140], os efeitos da creatina sobre marcadores de dano muscular exercício-induzido foram descritos. Esses pesquisadores observaram que sete entre 15 estudos relataram os efeitos favoráveis da creatina após o exercício, incluindo: diminuição das proteínas séricas musculares (p. ex., CK, LDH), melhora na recuperação da força, retardo do aparecimento da dor muscular e diminuição dos níveis de marcadores inflamatórios no pós-exercício [p. ex., prostaglandina E2 (PGE2), fator de necrose tumoral-alfa (TNF-alfa), interferon-alfa (INF-alfa), interleucina-1beta (IL-1beta), proteína C reativa (PCR)].

Exercício anaeróbico intermitente

Em um estudo conduzido por Theodorou *et al.*[141], foi avaliado o efeito da suplementação de creatina (Cr) e carboidratos (CHO) sobre a performance no exercício anaeróbico intermitente. Um total de 20 estudantes de educação física do sexo masculino foram distribuídos entre os grupos experimentais (Cr e Cr + CHO) e o grupo-controle (C), e realizaram três testes anaeróbicos Wingate de 30 s alternados com intervalos de 6 min de recuperação. O grupo Cr (n = 7) ingeriu 5 g de creatina, 5 vezes/dia, durante 4 dias. Os indivíduos do grupo Cr + CHO ingeriram a mesma quantidade de creatina e, após cada dose, consumiram 500 mℓ de uma bebida energética contendo 100 g de açúcares simples. Após a análise dos dados, os pesquisadores sugeriram que a ingestão dessa dose de creatina resultou em melhora significativa do *performance* no exercício anaeróbico intermitente, de maneira independente da adição de carboidratos à suplementação.

Exercício resistido

A relação entre uso de creatina, treino resistido e força é conhecida há muito tempo, desde os primeiros estudos sobre creatina. Uma revisão sistemática e metanálise realizada no ano de 2017, incluindo 53 estudos com um total de 563 indivíduos no grupo creatina e outros 575 no grupo-controle, mostrou uma relação positiva para o ganho de força de membros superiores. Essa relação, segundo os autores, foi positiva independentemente do tempo de uso da creatina, da população estudada, do protocolo de treino e da dose de suplemento.[119]

Uma outra metanálise realizada e publicada em 2017 por Kreider *et al.*[121] conclui que a creatina é o suplemento mais efetivo para ganho de massa muscular e força, principalmente por melhorar a qualidade do treino.

Outro estudo realizado por Antonio e Ciccone[142], com 19 jovens do sexo masculino que já praticavam regularmente musculação por 1 ano, avaliou-os durante 4 semanas em uma frequência de treino de, pelo menos, 5 vezes/semana (60 min), demonstrou que o uso de creatina aliado ao treino resistido resultou em aumento de massa magra e melhora na força. Além disso, o estudo mostrou que a suplementação pós-treino com 5 g de creatina pode produzir ganhos superiores de massa magra e força, em comparação ao observado com a suplementação de 5 g no pré-treino. Nunes *et al.*[143] também avaliaram os efeitos da creatina em homens mais jovens praticando treino de resistência, e constataram aumento da hipertrofia muscular com o uso de creatina aliado ao treino.

Exercício aeróbico

Apesar de ter sido demonstrado que a suplementação de creatina é mais eficaz em exercícios anaeróbicos intermitentes e de força (baseados no sistema anaeróbico alático-fosfagênico), existem evidências de seus efeitos positivos nas atividades de resistência aeróbicas. Chwalbiñska-Moneta[144] observou uma diminuição significativa no acúmulo de lactato no sangue durante o exercício de baixa intensidade, bem como um aumento do limiar de lactato em remadores de elite masculinos que consumiram 20 g diárias de creatina por 5 dias.

Graef *et al.*[145] examinaram os efeitos da suplementação de citrato de creatina por 4 semanas aliada ao treino intervalado de alta intensidade, sobre a condição cardiorrespiratória. Uma elevação do limiar respiratório foi observada no grupo suplementado com creatina, porém o consumo de oxigênio foi o mesmo em ambos os grupos.

Tomcik *et al.*[146] avaliaram os efeitos da combinação creatina + carboidrato sobre o metabolismo e a performance por tempo (*time trial*) em competições de ciclismo. Esses pesquisadores concluíram que o fornecimento concomitante de creatina e carboidratos pode ser uma estratégia benéfica para aumentar a potência durante os *sprints* de alta intensidade. Dessa forma, a utilização de creatina pode ser uma alternativa viável mesmo em atividades predominantemente aeróbicas, desde que haja momentos de alternância de intensidades e uma elevada necessidade de manter a relação energética de forma mais rápida, como nos *sprints* e aclives.

Hidratação

Da mesma maneira que os carboidratos, a creatina mono-hidratada tem propriedade osmótica e ajuda a reter uma pequena quantidade de água.[147,148] Diversos estudos demonstram que a suplementação com creatina (com ou sem glicerol) pode ser efetiva como estratégia de hidratação para atletas, e/ou aumentar a tolerância ao exercício sob condições ambientais de umidade e temperatura elevada.[149-154] Por exemplo, Volek *et al.*[154] avaliaram os efeitos da suplementação de creatina sobre as respostas cardiovascular, renal, térmica e hormonal hidrorregulatória em atletas que se exercitaram durante 35 min sob condições de calor; por fim, constatou-se que houve aumento na performance sem alteração nas respostas termorregulatórias. Kilduff *et al.*[150] avaliaram os efeitos da suplementação de creatina (20 g/dia, durante 7 dias) na *performance* de atletas que se exercitaram sob condições de calor (30,3°C), e observaram um aumento na concentração de água intracelular, além de melhora das respostas termorregulatória e cardiovascular. Outros pesquisadores obtiveram resultados similares usando uma suplementação de creatina e glicerol para melhorar a estratégia de hidratação dos atletas.[155,156]

Idosos

Existem evidências que sugerem que o conteúdo de creatina no músculo pode variar em função da idade do indivíduo. Algumas pesquisas sugerem que o conteúdo de creatina no músculo é menor em idosos, quando comparado ao dos jovens.[157] A perda de massa muscular e força com o envelhecimento resulta em um comprometimento funcional significativo. Assim, a suplementação de creatina tem sido aliada ao treino de resistência como uma potencial estratégia de intervenção nutricional para idosos. Os efeitos benéficos da creatina sobre a função muscular e a massa magra em idosos são consistentes e suportados por diversas metanálises.

Uma metanálise realizada em 2014, por Devries e Philips[157], envolveu 357 idosos (64 anos) que receberam dieta suplementada com creatina e realizaram treino de resistência, em média, por 12,6 semanas. Os pesquisadores relataram que os participantes obtiveram maiores ganhos de massa muscular, força e capacidade funcional. Essas descobertas foram corroboradas por outra metanálise, que incluiu 405 participantes idosos (64 anos) que apresentaram maiores ganhos de massa muscular e de força nos membros superiores como resultado de uma suplementação de creatina concomitante ao treino resistido, em comparação com o treino sozinho.[158] Chilibeck *et al.*[159] observaram que o fornecimento de suplementação de creatina (0,1 g/kg/dia) por 12 meses concomitante ao treino de resistência aumentou a força e a densidade mineral óssea do fêmur em mulheres pós-menopáusicas. Esses trabalhos sugerem que a suplementação de creatina pode ajudar a prevenir a sarcopenia e a perda óssea em idosos. Em outro estudo, Pinto *et al.*[160] avaliaram uma suplementação com dose baixa de creatina associada ao treino de contrarresistência, quanto aos efeitos sobre a massa magra, força e massa óssea em idosos. A principal descoberta desse ensaio clínico foi que a combinação da suplementação de creatina com o treino resistido promoveu um aumento mais significativo da massa magra dos idosos, comparativamente ao efeito do treino isolado.

Chilibeck *et al.*[161] conduziram uma revisão sistemática e metanálise de ensaios controlados empregando suplementação de adultos com creatina, e concluíram que o fornecimento da suplementação, particularmente aliado ao treino resistido, serve como potencial intervenção nutricional para melhorar a saúde durante o envelhecimento. Os efeitos benéficos da creatina sobre a função muscular e a massa magra em idosos são consistentes e apoiados por diversas metanálises. Entretanto, alguns autores ainda consideram contraditórios os estudos envolvendo idosos suplementados com creatina.[162,163]

Cafeína

A creatina e a cafeína estão entre os auxiliares ergogênicos nutricionais mais utilizados por atletas competitivos e recreativos.[164,165]

Esse potencial ergogênico já foi comprovado em diversos estudos.[165] No entanto, pesquisas iniciais associando o consumo de cafeína crônica ao carregamento de creatina demonstraram um efeito detrimental da suplementação de creatina, possivelmente devido às suas ações sobre o tempo de relaxamento muscular ou os sintomas gastrintestinais (GI).[166,167] Além disso, outro possível ponto de discussão relatado pelos autores em suas revisões[164] seria certos efeitos contrários associados em relação ao processo de contração e relaxamento muscular, quando se compara creatina e cafeína (Figura 25.6). Aqui, é importante notar que os estudos referidos datam do período de 1990 a 2.000.

Contudo, um estudo mais recente realizado por Trexler *et al.*[165] falhou em demonstrar diferenças significativas na relação de potência ou força com o uso de cafeína. Nesse estudo, um total de 54 indivíduos ativos do sexo masculino foram divididos em quatro grupos, a saber: creatina (CREA; 4 doses de 5 g ao dia), creatina + cafeína (CREA + CAF; 300 mg de cafeína + 300 mg de creatina), creatina + café (CREA + COF; 303 mg de cafeína de café + 303 mg de creatina) ou placebo por 5 dias. Os autores realizaram testes de força (1 RM) com exercícios de supino e *leg press*, teste de potência no cicloergômetro e determinação dos valores de creatinina plasmática. Não houve diferenças quanto à potência ou à força dos avaliados, demonstrando que a cafeína (na forma de suplementação ou bebida) não alterou a *performance* nem a absorção da creatina. Vale ressaltar que, do total de 28 pacientes que receberam creatina + cafeína, houve quatro relatos de distúrbios GI associados à combinação.

Até o presente, os resultados obtidos são inconclusivos para determinar se o uso crônico de cafeína diminui a *performance* do carregamento ou a efetividade da creatina. Com base na evidência disponível, pode ser prudente evitar a ingestão de cafeína de forma crônica e em dose alta,

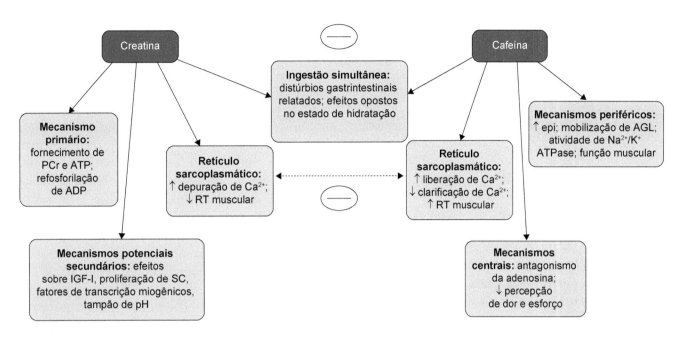

Figura 25.6 Creatina e cafeína: mecanismos e potenciais fontes de interferência. AGL: ácidos graxos livres; ADP: difosfato de adenosina; ATP: trifosfato de adenosina; Ca^{2+}: cálcio; epi: epinefrina; GI: gastrintestinal; IGF-1: fator de crescimento insulina-símile-1; K^+: potássio; Na^{2+}: sódio; PCr: fosfocreatina; SC: células satélites; TR: tempo de relaxamento muscular. Adaptada de Trexler et al., 2015.[164]

para assim minimizar os efeitos GI indesejados. Contudo, ainda não há evidências da influência que esses compostos poderiam ter um sobre o outro nem de que possam prejudicar a *performance*.

Efeitos colaterais

O uso a curto prazo de creatina é considerado seguro e sem efeitos adversos significativos. Entretanto, vale ressaltar que o número de estudos sobre os efeitos colaterais do uso de creatina a longo prazo é limitado.[168]

Estudos clínicos bem controlados mostraram que a suplementação de creatina não aumenta a incidência de lesões musculoesqueléticas[169], desidratação[155,169-174], cãibras musculares[154,174,175] nem distúrbios GI.[169,174,172] Kreider et al.[121] mostraram que a suplementação de creatina a curto e longo prazo, tanto em pacientes saudáveis como em pacientes doentes, desde lactentes a idosos, com doses variando de 0,3 a 0,8 g/kg/dia fornecidas de maneira consistente por até 5 anos, não apresenta efeitos adversos e pode conferir uma série de benefícios.

Por outro lado, um efeito colateral da suplementação de creatina bastante relatado na literatura é o ganho de peso.[122,148,159,174,176-178] Embora vários pesquisadores tenham falhado em encontrar evidências que comprovem a indução de alteração ou disfunção renal[117,147,179-184], há um relato de um estudo de caso conduzido por Taner et al.[185] Os autores descrevem um indivíduo saudável, sem histórico pessoal ou familiar de doenças, que desenvolveu falência renal após receber suplementação de 20 g de creatina por dia, durante 5 dias, seguida de manutenção diária com 3 g de creatina por mais 6 dias. Esse paciente foi hospitalizado e alcançou recuperação completa em 25 dias após a retirada do suplemento. Embora muitas variáveis possam estar associadas a essa situação em particular, é prudente evitar o uso de creatina em pacientes com predisposição ou doença renal preexistente, bem como fazer o acompanhamento com exames laboratoriais durante o período de uso.

Glutamina

A L-glutamina é um aminoácido não essencial, cuja síntese pelo próprio organismo depende exclusivamente da demanda. É formada a partir do grupo amino de BCAA e de precursores de cadeia de carbono, incluindo aminoácidos, glicogênio e glicose. Os BCAA (leucina, isoleucina e valina) são considerados precursores da L-glutamina que, por sua vez, é o aminoácido livre mais abundante no plasma sanguíneo e no tecido muscular. Os tecidos musculoesquelético, hepático, cerebral, pulmonar e, possivelmente, adiposo, todos apresentando atividade da enzima glutamina sintetase, estão envolvidos na síntese de L-glutamina.

Elevadas concentrações de L-glutamina são altamente requisitadas por células em divisão rápida (p. ex., células da medula óssea e da mucosa intestinal), incluindo principalmente as células do sistema imunológico, para o fornecimento de energia e como auxílio na síntese de nucleotídios. Esse aminoácido participa de várias reações importantes para a homeostase do organismo, incluindo a proliferação e o desenvolvimento celular, o equilíbrio ácido-básico entre os tecidos e a doação do esqueleto de carbono para neoglicogênese.

No âmbito do esporte, o aumento do interesse pelo uso de glutamina como suplemento nutricional se deu a partir da década de 1990, quando vários ensaios clínicos demonstrando possíveis benefícios associaram a glutamina, principalmente, às ações anabólica e imunoestimulante.

Segundo alguns pesquisadores, o exercício prolongado causa diminuição nas concentrações intramusculares e plasmáticas de glutamina, e isso leva à hipótese de que essa redução da disponibilidade poderia prejudicar a função imunológica dos atletas e desportistas em geral. Nesse sentido, um estudo demonstrou que o exercício físico de alta intensidade pode diminuir a taxa de liberação de glutamina junto ao músculo esquelético, e/ou aumentar a taxa de captação de glutamina por outros órgãos ou tecidos que a utilizam (p. ex., fígado, rins), limitando sua disponibilidade para as células do sistema imunológico.[186] Diante disso, muitos autores sugeriram a suplementação de glutamina por via oral (VO) para manter as concentrações plasmáticas de glutamina e, assim, evitar o comprometimento imunológico. Porém, ainda não há consenso entre os pesquisadores quanto ao uso de glutamina com essa finalidade, devido aos resultados contraditórios. Uma revisão sistemática e metanálise publicada em 2018 buscou um resultado conclusivo a partir da suplementação de glutamina, avaliando a *performance*, a composição corporal e a função imune em atletas. Foi demonstrado que a suplementação não teve efeito sobre o sistema imunológico, a *performance* aeróbica ou a composição corporal, no contexto esportivo. A suplementação de glutamina resultou em maior redução de peso, todavia sem alterações significativas na composição corporal nem impacto positivo sobre a função imune.[187]

No estudo de Pugh *et al.*[188], foram examinados os efeitos dose-resposta da suplementação aguda de glutamina sobre os marcadores de permeabilidade GI, danos e sintomas secundários de desconforto no trato GI, em resposta à corrida sob condições de alta temperatura. Para tanto, um grupo de 10 indivíduos do sexo masculino saudáveis e ativos foram submetidos a quatro ensaios com exercício – um em que receberam placebo; e outros três com fornecimento de glutamina nas doses de 0,25, 0,5 e 0,9 g/kg/massa livre de gordura (MLG), 2 h antes do exercício. Em cada ensaio, o exercício consistiu em uma corrida na esteira a 70% de VO_2 máx, durante 60 min, em uma câmara com temperatura controlada a 30°C. A permeabilidade GI foi medida usando-se a razão lactulose:ramnose no soro, enquanto a concentração de glutamina plasmática foi avaliada no pré e no pós-exercício.

Sintomas GI subjetivos (inchaço, flatulência e ânsia de vômito) foram avaliados utilizando-se uma escala de desconforto GI, em 45 min e 24 h após o exercício. Foi possível concluir que, em comparação ao placebo, o consumo oral agudo de glutamina atenuou a permeabilidade GI, mesmo com doses inferiores a 0,25 g/kg, embora doses maiores possam ser mais eficazes. Não foi esclarecido se o efeito observado leva à minimização dos sintomas GI subjetivos, mas o estudo mostrou que os atletas que competem sob altas temperaturas podem se beneficiar com a suplementação aguda de glutamina fornecida antes do exercício, para manter a integridade intestinal.

Rahmani-Nia *et al.*[189] conduziram um ensaio clínico para investigar o efeito da suplementação de glutamina na redução dos níveis de biomarcadores da inflamação e na minimização da dor muscular tardia associada à resposta inflamatória, após o exercício intenso. Para tanto, foram estabelecidos dois grupos entre os quais 17 indivíduos saudáveis foram distribuídos; os membros de um grupo receberam suplementação de glutamina (0,1 g/kg), enquanto os do outro receberam placebo. A suplementação foi fornecida 3 vezes/semana, durante 4 semanas. A expectativa dos pesquisadores era que a glutamina tivesse papel relevante na síntese de proteínas e reduzisse tanto os biomarcadores de inflamação como a CK, após as sessões de treino. Porém, o estudo demonstrou que não houve diferença estatisticamente significativa entre os grupos quanto aos níveis plasmáticos CK nem efeito positivo da suplementação sobre os marcadores de lesão muscular, após uma sessão de treino de resistência.[189]

Em um estudo cruzado, duplo-cego, randomizado e controlado com placebo, Zachary *et al.*[190] avaliaram os possíveis efeitos da suplementação de L-glutamina sobre a força muscular do quadríceps e as classificações de dor, após o exercício excêntrico. Foi proposto que a ingestão de glutamina poderia acelerar a taxa de recuperação da produção de força de pico e diminuir os índices de dor muscular, ao longo de um período de recuperação de 72 h. Dezesseis indivíduos saudáveis participaram do estudo (oito homens e oito mulheres). O exercício excêntrico consistiu em oito séries (10 repetições/série) de extensão unilateral do joelho a 125% da força concêntrica máxima, com intervalos de 2 min para descanso. A suplementação consistiu em placebo isocalórico (0,6 g de maltodextrina/kg/dia) ou L-glutamina (0,3 g de L-glutamina/kg/dia + 0,3 g de maltodextrina/kg/dia) fornecida 1 vez/dia por mais de 72 h. A suplementação de L-glutamina resultou em menores taxas de dor decorridas 24 h do exercício, o que permitiu concluir que a suplementação promoveu uma recuperação muscular mais rápida associada à diminuição da dor muscular após o exercício.

Em um estudo clínico, Candow et al.[191] avaliaram o efeito da suplementação oral de glutamina combinada com treino de resistência em 31 adultos jovens distribuídos em dois grupos. No grupo de teste (n = 17), os participantes receberam 0,9 g de glutamina/kg de massa magra/dia, enquanto os participantes incluídos no grupo placebo (n = 14) receberam 0,9 g de maltodextrina/kg de massa magra/dia. Após 6 semanas de treino de resistência corporal, conclui-se que a suplementação de glutamina durante o treino resistido não teve efeito significativo sobre a *performance* muscular, composição corporal ou degradação proteica muscular em jovens adultos saudáveis.[191]

Silveira et al.[192] investigaram a ação da glutamina na minimização do estresse causado pela liberação de cortisol durante o exercício físico prolongado e intenso. Seus resultados foram favoráveis à utilização da suplementação da glutamina, uma vez que o grupo suplementado (5 g de glutamina em jejum, no período da manhã + 5 g de glutamina após o exercício físico; por 30 dias) apresentou níveis de concentração de cortisol mais baixos do que no grupo não suplementado. Ademais, os participantes do grupo suplementado relataram melhora nos sintomas intestinais (p. ex., flatulência e diarreia) com o uso da suplementação de glutamina. Entretanto, da perspectiva de uma análise estatisticamente mais adequada, o número reduzido de participantes desse estudo, bem como as diferenças hormonais existentes entre homens e mulheres podem ter atuado como fatores limitantes para o estabelecimento de conclusões definitivas. Os dados disponibilizados são insuficientes para avaliar a efetividade da glutamina na minimização do estresse causado pelo cortisol em praticantes de exercício físico de alta intensidade.[192]

Considerando a hipótese de que a glutamina e a alanina são lipogênicas e podem prevenir os efeitos do treino resistido em termos de redução da adiposidade e modulação do perfil lipídico, Coqueiro et al.[193] conduziram um estudo experimental para avaliar os efeitos do treino resistido e da suplementação de glutamina + alanina sobre o peso relativo do tecido adiposo epididimal (TAE), tecido adiposo marrom (TAM), perfil lipídico plasmático e adipocinas no TAE. Para tanto, ratos foram submetidos ao treino e suplementados, concomitantemente, durante 21 dias. Ao fim desse período, os pesquisadores observaram que o treino resistido diminuiu o peso relativo de TAE e TAM, enquanto a suplementação aumentou a massa de tecido adiposo. Além disso, o o treino diminuiu os níveis de colesterol total, triglicerídeos e colesterol de baixo peso molecular (LDL-colesterol), enquanto a suplementação aumentou os níveis de colesterol total e LDL-colesterol, prejudicando a modulação do perfil lipídico pelo exercício físico. Assim, os pesquisadores concluíram que o treino resistido diminuiu a adiposidade e modulou o perfil lipídico, enquanto a suplementação de glutamina + alanina

teve efeito contrário, embora tenha aumentado a concentração das citocinas anti-inflamatórias interleucina (IL)-6 e IL-10 no TAE.[193]

Um estudo duplo-cego e controlado com placebo, conduzido por Nakhostin-Roohi e Khorshidi[194], incluiu 28 estudantes de educação física voluntários, na faixa etária de 20 a 30 anos, os quais foram submetidos a regimes de treino (uma sessão de 1 h em pelo menos 3 dias da semana) a intensidades acima 40 mℓ/kg/min de VO$_2$ máx. Os estudantes foram divididos em quatro grupos: glutamina (0,25 g/kg de peso corporal + 250 mℓ de água), maltodextrina (50 g em 250 mℓ de água), glutamina + maltodextrina (0,25 g de glutamina/kg + 50 g de maltodextrina em 250 mℓ de água) e placebo (250 mℓ de água + adoçante comum). Cada participante realizou o teste *Running-based Anaerobic Sprint Test* (RAST) três vezes, com intervalos de 60 min entre os testes. Os parâmetros avaliados incluíram força (máxima e mínima) e fadiga. Os pesquisadores observaram uma redução significativa nas forças mínima e máxima no grupo-placebo, constatando uma diferença significativa entre os grupos placebo e glutamina + maltodextrina na terceira série. Esse resultado indicou que a associação de glutamina com maltodextrina exerce maior influência sobre a *performance* dos atletas; entretanto, não foram observadas diferenças entre os grupos com relação à fadiga. De acordo com os resultados, concluiu-se que a suplementação combinada de glutamina e maltodextrina fornecida 2 h antes do exercício foi mais eficaz na diminuição da força durante a realização dos exercícios anaeróbicos, comparativamente ao observado com o fornecimento isolado de cada componente.

Até o momento, Castell et al.[195] forneceram a única evidência de um efeito profilático anti-infeccioso da suplementação oral de glutamina em atletas. Em estudo randomizado, duplo-cego, controlado por placebo, corredores de ultramaratona e de maratona consumiram uma bebida com placebo ou glutamina (5 g de glutamina em 330 mℓ de água), ingerida imediatamente após e 2 h depois da corrida. Os corredores receberam questionários de autorrelato sobre a ocorrência de sintomas de infecção ao longo do período de 7 dias subsequentes à corrida. Dentre aqueles que receberam glutamina (n = 72), 81% não tiveram sintomas de infecção na semana seguinte à corrida, no entanto esse percentual foi de apenas 49% no grupo-placebo (n = 79). Embora o relato de sintomas de infecções tenha aumentado após a corrida em ambos os grupos, concluiu-se que o fornecimento do suplemento de glutamina nas primeiras 2 h subsequentes à corrida diminuiu a incidência de infecção na semana seguinte ao evento.

A fadiga é um fenômeno de múltiplas causas, definido como a incapacidade de manter a potência e a força, resultando em prejuízo da *performance* física e mental. Conceitualmente, a fadiga pode ser classificada como periférica, também chamada de fadiga muscular, associada a alterações bioquímicas dentro da célula muscular esquelética; ou central, compreendendo distúrbios no sistema nervoso central (SNC) que limitam a *performance* de referência.[196] Kingsbury *et al.*[197] verificaram que atletas de elite com fadiga crônica (por várias semanas) apresentavam concentrações críticas de glutamina no sangue (< 450 µmol/ℓ) e maior prevalência de infecções, em comparação aos atletas sem fadiga. Um aumento na ingestão proteica (a partir de alimentos ricos em glutamina, incluindo carne magra, peixe, queijo, leite em pó e soja) dos atletas fatigados elevou os níveis de glutamina no sangue e melhorou a *performance* física, levantando a questão sobre os possíveis efeitos antifadiga da suplementação de glutamina.

As evidências disponíveis sugerem que o aumento da síntese de serotonina no cérebro prejudica a *performance* em exercícios intermitentes de alta intensidade, e que ami-noácidos específicos (p. ex., glutamina e alanina) podem modular essa condição, retardando a fadiga. Coqueiro *et al.*[198] investigaram os efeitos da suplementação de glutamina + alanina sobre marcadores de fadiga central em ratos submetidos ao treino resistido com carga progressiva, durante um período de 8 semanas. O estudo demonstrou que a suplementação não afetou a *performance* física e que a glutamina e a alanina podem melhorar ou prejudicar os marcadores de fadiga central, dependendo da forma de suplementação.[193]

As alegações que sugerem o uso de suplementos de glutamina para suporte do sistema imunológico, aumento da síntese de glicogênio e efeito anticatabólico encontram pouco respaldo científico de estudos bem controlados envolvendo seres humanos saudáveis e bem nutridos, além de serem bastante contraditórias. Dessa forma, a indicação do uso de suplementos de glutamina com base nas justificativas atuais aparentemente não está associada a qualquer benefício robusto e comprovado, em termos de restauração do equilíbrio hídrico ou prevenção da imunodepressão pósexercício, apesar dos indícios de um possível efeito estimulador da glutamina em processos anabólicos, incluindo a síntese de glicogênio muscular e de proteínas.

Diante do exposto, as evidências disponíveis são inconclusivas e fracas para justificar a recomendação de suplementos de glutamina[1] para atletas, ou apoiar seu uso durante os períodos de treino intensivo, com base na justificativa de recurso ergogênico imunoestimulante e anticatabólico para desportistas, já que os resultados encontrados ainda são bastante contraditórios. A realização de mais estudos com delineamento metodológico efetivo poderá fornecer um volume maior de evidências que permitam estabelecer a melhor forma, dose e indicação segura para o uso da glutamina no âmbito do esporte.

Beta-hidroxi-beta-metilbutirato

O beta-hidroxi-beta-metilbutirato (HMB) é um ácido orgânico derivado do aminoácido essencial leucina, associado a efeitos anabólicos.[199] Ostaszewski *et al.*[200] mostraram que a adição de HMB a meios de cultura contendo fibras musculares de ratos e frangos resultou em um aumento de 20% na síntese proteica e uma diminuição de 80% na proteólise. Em seres humanos, a suplementação de HMB (3 g/dia, durante 3 semanas) resultou em diminuição significativa na excreção de 3-metil-histidina (3-MH) após o exercício de resistência intenso (a 3-HM é um marcador biológico de lesão muscular).[201] Desde então, o HMB tem sido estudado em uma variedade de condições de treino anaeróbico e aeróbico.[202]

Pesquisas realizadas com animais mostraram que o HMB pode aumentar a massa corporal em animais de abate. Como suplemento para seres humanos, o HMB é comercializado como nutriente de efeito anticatabólico, atenuando a degradação proteica e a perda muscular que ocorrem com o envelhecimento, doença ou estresse físico, sendo bastante utilizado em idosos.[203-205]

Metabolismo e atuação

Biologicamente, o primeiro passo para a produção do HMB é a transaminação da leucina em alfacetoisocaproato (KIC) pela enzima transferase dos BCAA. Depois de formado, o KIC é convertido em outros dois produtos, dependendo da enzima que interagir. A ligação à enzima desidrogenase de alfacetoácidos mitocondrial resulta na transformação do KIC em isovaleril-CoA. Por outro lado, a ligação à enzima dioxigenase de cetoisocaproato citoplasmática resulta na conversão de KIC em HMB.[206] É importante salientar que apenas 5% do KIC formado é convertido em HMB, o que significa que um indivíduo deve consumir 600 g de carne pura para produzir 3 g de HMB, diariamente.[202]

Conforme mencionado, o HMB parece aumentar a síntese proteica e diminuir a proteólise. Com relação à síntese proteica, a suplementação com HMB aumenta a fosforilação de mTOR e de duas enzimas que participam de sua cascata enzimática: proteinoquinase ribosomal S6 (S6 K), e proteína 1 ligante do fator de iniciação eucariótico E4 (4E-BP1).[207]

Além disso, Gerlinger-Romero *et al.*[208] observaram um aumento na expressão de mRNA para síntese hipofisária de hormônio do crescimento (GH) e de mRNA para síntese hepática de fator de crescimento insulina-símile 1 (IGF-1) em ratos tratados com HMB por 1 mês.

No contexto da inibição da proteólise, existem trabalhos *in vitro*[209] e *in vivo*[20] que mostram os efeitos do HMB. É importante ter em mente que a degradação proteica intracelular está relacionada à ativação do sistema ubiquitina-proteossomo, e sua atividade aumenta durante os estados catabólicos. Na literatura, existem publicações relatando que o HMB diminui a expressão[209] e a atividade[210] do proteossomo na vigência de estados catabólicos.

Treino resistido

Segundo a revisão sistemática feita por Silva *et al.*[211], a suplementação de HMB parece ter diversos efeitos, incluindo a diminuição dos marcadores de dano e uma melhora perceptível na recuperação muscular; ademais, em um período de 12 semanas de utilização, o HMB incrementou a hipertrofia, força e potência máxima em homens praticantes de treino resistido. Os autores relatam ainda que essa suplementação pode ser eficiente para auxiliar a *performance* aeróbica, incluindo aumento do consumo máximo de oxigênio e da capacidade física no início do limiar de fadiga neuromuscular, desde que associada ao treino intervalado de alta intensidade (HIIT), em indivíduos que praticam atividade física por recreação.

A revisão de Alvares *et al.* mostra que a suplementação de HMB em indivíduos destreinados submetidos a programas de treino resistido pode produzir efeitos ergogênicos sobre a força e a hipertrofia. Porém, os ganhos alcançados parecem ser significativamente maiores somente no início do programa. Após as primeiras semanas de treino resistido, os resultados foram similares em indivíduos suplementados e não suplementados com HMB.[212]

Um efeito semelhante pode ser observado sobre os níveis de hormônios endócrinos analisados em um estudo duplo-cego randomizado e placebo-controlado, que teve duração de 6 semanas (12 sessões de treino) e envolveu 16 indivíduos voluntários. A dose de suplemento foi dividida em três doses de 1 g que foram fornecidas do seguinte modo: uma dose no café da manhã, uma dose 30 min antes do exercício e uma dose na ceia; em dias sem treino, os participantes eram instruídos a tomar uma dose com cada refeição o longo do dia. Os autores concluíram que a suplementação demonstrou eficácia em termos de força e *performance* da potência. Além disso, observaram que a suplementação de HMB na forma livre (HMB-FA) por 6 semanas induziu aumento significativo no nível de hormônios anabólicos, redução dos níveis de hormônios catabólicos e ganhos notáveis em força e *performance* energética.[213]

Uma revisão feita por Silva *et al.* demonstra que a combinação de treino resistido com suplementação de HMB-FA pode atenuar os níveis de marcadores de dano muscular, aumentar as respostas imunológicas e endócrinas agudas e melhorar o treino com indução de ganho de massa muscular e força.[211]

Indivíduos treinados vs. não treinados

Nos estudos científicos que usam suplementos, é bastante evidente uma maior efetividade em indivíduos destreinados ou com pouco tempo de treino, como nas pesquisas sobre o uso do HMB. Relata-se que a eficácia da suplementação de HMB é maior em indivíduos destreinados do que em indivíduos treinados expostos ao mesmo estresse físico por igual período de tempo.[214,215] Segundo Turner *et al.*[216], à medida que o nível de treino do indivíduo aumenta, a porcentagem de efetividade da suplementação ou a melhora alcançada são menores.

Na revisão realizada por Wilson *et al.*[217], observou-se que diversos estudos sobre os efeitos do HMB em indivíduos treinados e não treinados tiveram duração média de 4 semanas, sendo que maioria falhou em adotar uma periodização adequada dos treinos.

As taxas de adaptação em termos de força, potência e hipertrofia em indivíduos treinados e não treinados apresentaram diferenças estatisticamente significativas. Por exemplo, Ahtiainen *et al.*[218] observaram que a suplementação com HMB por 21 semanas aliada ao treino resistido promoveu um aumento de 21% na força em indivíduos destreinados e de 4% em atletas treinados. O HMB parece aumentar as adaptações após os protocolos de treino de alta intensidade. Como a taxa de adaptação é menor em populações treinadas, parece que a otimização dos efeitos do HMB nessa população é maior em protocolos mais longos (> 6 semanas). Na maioria dos estudos envolvendo indivíduos treinados com duração de até 6 semanas, os resultados apresentaram pouca ou nenhuma diferença significativa com o uso de HMB de cálcio (HMB-Ca) ou placebo.[219,220] Por outro lado, os estudos comduração superior a 6 semanas demonstraram efeitos positivos em termos de força e massa magra.[201,221,222]

Alguns autores chegam a relatar que a suplementação de HMB fornecida por mais de 8 semanas produziu menos efeito do que o placebo em indivíduos destreinados[223], comparativamente ao observado com o fornecimento de suplementação por 3 a 4 semanas, com a adoção do modelo de treino de resistência linear.[201,224] Também foi observado que o HMB pode melhorar a hipertrofia muscular e a força dinâmica em indivíduos destreinados, desde que fornecido por menos de 3 semanas; no entanto, é importante perceber que as adaptações ocorrem de forma mais lenta em indivíduos treinados do que em indivíduos destreinados.[218] Assim, para os indivíduos treinados, é provável que a suplementação de HMB seja mais benéfica com o fornecimento por período mais prolongado (> 6 semanas) com o treino.

Outros esportes

Durkalec-Michalski *et al.*[225] realizaram um estudo cruzado randomizado, duplo-cego e placebo-controlado com remadores de elite, avaliando os efeitos da suplementação sobre a capacidade física, composição corporal e parâmetros bioquímicos. Dezesseis remadores de elite masculinos foram instruídos a tomar 3 g de HMB/dia por 12 semanas. O estudo mostrou que a suplementação dos atletas promoveu aumento da capacidade aeróbia, principalmente em função dos valores aumentados de absorção e limiar ventilatório, bem como da redução da massa adiposa.

Em outro estudo cruzado randomizado, duplo-cego e placebo-controlado, Durkalec-Michalski et al.[226] analisaram os efeitos do HMB na capacidade física, composição corporal e parâmetros bioquímicos em atletas altamente treinados de esportes de combate. O estudo teve duração de 12 semanas, ao longo das quais 42 atletas receberam suplementação dividida em 3 doses diárias: após acordar de manhã, após o treino e antes de dormir à noite. Cada dose continha 1.250 mg de HMB-Ca, correspondendo a 1.000 mg de HMB (totalizando 3 g de HMB por dia). Nos dias sem treino, os participantes foram instruídos a tomar 1 dose a cada uma das 3 refeições diárias (café da manhã, almoço e jantar). Como resultado, observou-se uma redução vantajosa da massa adiposa, além de aumento da massa magra, potência de pico anaeróbico, potência média e concentrações de lactato no pós-exercício anaeróbico.

Treino intervalado de alta intensidade

Robinson et al. avaliaram os efeitos da combinação do HIIT com a suplementação de HMB-FA. O estudo duplo-cego e placebo-controlado, que durou 4 semanas, contou com a participação voluntária de 34 indivíduos ativos (26 indivíduos receberam placebo + HMB-FA; e 8 indivíduos serviram de controle). A suplementação consistiu em 3 g de HMB-FA e, como base do teste, foi utilizado um cicloergômetro. Os autores concluíram que o HIIT aliado ao HMB pode ser efetivo para melhorar a *performance* aeróbica, especulando sobre um possível efeito de aumento da biogênese mitocondrial, da oxidação lipídica e do metabolismo. Essa combinação modificou o pico de VO_2, o limiar ventilatório e a potência deste, comparativamente ao efeito apenas do HIIT.[227]

Miramonti et al.[228] também avaliaram os efeitos do HIIT isolado e do HIIT aliado à suplementação de HMB-FA, durante um período de 4 semanas, observando a capacidade de trabalho físico no início do limite da fadiga neuromuscular. Esse estudo duplo-cego controlado com placebo incluiu 37 jovens ativos e também usou um cicloergômetro, seguindo o mesmo protocolo de dosagem descrito por Robinson et al.[227] Os resultados mostraram que a capacidade de trabalho na fadiga neuromuscular melhorou de forma significativa com o uso de HMB-FA, em comparação ao observado no grupo placebo-controle. O HIIT tem se mostrado efetivo para melhorar a *per-*

formance aeróbica e o limiar de fadiga neuromuscular em jovens, entretanto a combinação com a suplementação de HMB-FA aparentemente melhora ainda mais as medidas de *performance*. Os autores sugeriram que o HMB-FA pode favorecer os efeitos do HIIT sobre a capacidade de fadiga neuromuscular, melhorando a recuperação entre as sessões do HIIT e, assim, permitindo maiores adaptações do pico de VO_2 e do metabolismo do lactato em resposta ao treino.[228]

Idosos

Pesquisas sugerem que a nutrição e/ou atividade física podem atenuar a perda muscular associada ao envelhecimento.[214] As estratégias de nutrição e exercício incluem ingestão proteica acima da ingestão diária recomendada (RDA; 1,2 a 1,6 g/kg peso/dia)[229] e treino de resistência.[230,231]

Em uma metanálise de seis ensaios controlados randomizados, foi observado que a suplementação de HMB impediu a perda de massa corporal magra em idosos, sem causar alteração significativa na massa gorda.[232]

Stout et al.[233] analisaram os efeitos da suplementação de HMB-Ca (3 g, 2 vezes/dia) em idosos (≥ 65 anos), de forma isolada ou combinada ao treino resistido, durante 24 semanas. Nesse estudo duplo-cego controlado com placebo, a intervenção foi eficaz para melhorar a força e aumentar a massa magra, o movimento funcional e a qualidade muscular em idosos de ambos os sexos. No entanto, os estudos com idosos apresentam algumas limitações, tais como: baixa adesão aos programas de treino resistido de alta intensidade; descontinuação do treino resistido, o que resulta em perda rápida de benefícios; e em idosos frágeis, o treino resistido pode não ser adequado para reverter a perda da função muscular.[234,235] Porém, o estudo piloto mostrou que os idosos podem alcançar melhoras na composição corporal, qualidade muscular, funcionalidade e força apenas com a utilização do HMB, sem a intervenção do treino resistido. Essa constatação sustenta o potencial da suplementação de HMB como intervenção nutricional para prevenção da sarcopenia e do declínio funcional associado ao avanço da idade.[233]

Em outro estudo, Stout et al.[236] forneceram suplementação de HMB aliada ao treino resistido a 48 idosos com idade entre 66 e 78 anos, por um período de 12 semanas, e avaliaram o efeito desse tratamento sobre a gordura abdominal. A suplementação com 1,5 g de HMB-Ca, 2 vezes/dia, combinada ao exercício resistido promoveu perda significativa de gordura abdominal, comparativamente ao observado somente com a suplementação de HMB ou somente com exercício resistido. O mecanismo por trás desse efeito ainda é desconhecido, entretanto, Bruckbauer et al.[237] afirmam que a suplementação com HMB pode melhorar a capacidade metabólica e a utilização de gordura pelas fibras musculares. Dessa forma, estudos adicionais se fazem necessários para investigar o potencial da combinação do exercício resistido com a suplementação de HMB em termos de promoção de perda de gordura abdominal, tendo em vista os estudos *in vivo* e *in vitro* que relacionaram o HMB à potencialização dos mecanismos de síntese proteica e à inibição da proteólise.

Diversas pesquisas incluídas na revisão de Engelen *et al.*[238] demonstram que a população idosa doente pode se beneficiar do uso de HMB. Há evidências promissoras de que o HMB pode melhorar a densidade óssea, aumentar a eficiência da função cognitiva e reduzir a obesidade abdominal em adultos de idade mais avançada. Os mecanismos de ação exatos e a dosagem ótima para a suplementação de HMB em populações doentes permanecem indeterminados, daí a necessidade de mais pesquisas abordando várias condições clínicas.

Efeitos colaterais

Em seres humanos, o consumo diário de 6 g de HMB durante 1 mês não teve efeito sobre o colesterol, hemoglobina, leucócitos, glicemia, fígado ou função renal.[25] Além disso, duas metanálises (uma apenas com suplementação de HMB, e outra com suplementação de HMB + glutamina + arginina) demonstraram que o HMB é seguro e não resulta em efeitos adversos.[239,240] Baier *et al.*[241] também examinaram os efeitos da ingestão diária de 2 a 3 g de HMB-Ca combinada com aminoácidos em idosos, durante 1 ano, e verificaram que não houve alterações nos níveis sanguíneos ou urinários de marcadores de função hepática ou renal, nem nos níveis de lipídios no sangue.

Embora o HMB seja sintetizado naturalmente pelo organismo, é possível que seus efeitos positivos sobre o equilíbrio proteico nos músculos afetem outros tecidos de maneira adversa. A estimulação da síntese de proteínas e a supressão da proteólise pelo HMB resultam na diminuição da liberação de vários aminoácidos dos músculos para o sangue, além de poderem prejudicar sua própria disponibilidade junto aos tecidos viscerais. Por exemplo, uma menor disponibilidade de glutamina, que atua como substrato essencial para enterócitos e células imunes, poderia levar a uma queda na imunidade ou, por outra via, potencializar o catabolismo.[242,243] A concentração plasmática de glutamina normalmente é baixa em muitos pacientes com doença crítica, e níveis diminuídos de glutamina foram relatados após o tratamento com HMB.[210] Estudos são necessários para examinar se os efeitos positivos do HMB sobre a massa muscular na caquexia estão associados à depleção de glutamina e a efeitos adversos em outros tecidos. Além disso, em um estudo experimental, Gerlinger-Romero *et al.*[208] observaram que a suplementação de HMB pode induzir hiperinsulinemia.

Diante do exposto, conclui-se que estudos clínicos bem projetados são necessários para confirmar a eficácia e o modo de ação do HMB, bem como seus possíveis efeitos colaterais.[199]

Beta-hidroxi-beta-metilbutirato vs. leucina

Estudos publicados nos últimos 20 anos, principalmente envolvendo atletas e praticantes de exercício físico, apontam o HMB como um agente promissor que pode ser usado para aumentar a massa magra e a força muscular, e assim melhorar a *performance* aeróbica e a resistência à fadiga.[199] No entanto, alguns autores discordam e alegam que esses potenciais benefícios podem ser facilmente obtidos com a ingestão de leucina ou proteína de soro de leite, por meio do aumento da síntese de proteínas musculares e da sinalização anabólica.[205]

A dose de 3 g de HMB por dia é usada comumente em estudos clínicos com o objetivo de manter ou melhorar a massa muscular e sua função. Essa dose corresponde à ingestão de aproximadamente 60 g de leucina. Entretanto, o consumo dessa quantidade de leucina pode aumentar a atividade da desidrogenase de cetoácidos de cadeia ramificada (enzima limitante da taxa de catabolismo de BCAA) e a oxidação de todos os BCAA, o que causaria depleção de valina e isoleucina nos fluidos corporais. Esse desequilíbrio nas concentrações de BCAA pode ter efeitos adversos sobre o metabolismo proteico em vários tecidos, por isso a suplementação de HMB não deve ser substituída por leucina.[244]

L-arginina

Considerada um aminoácido básico encontrado em fluidos fisiológicos[245], a L-arginina é um aminoácido semiessencial produzido endogenamente junto ao eixo intestino-rim[246] (Figura 25.7). É encontrado em quantidades relativamente altas em peixes e frutos do mar, melancia, oleaginosas, feijões, algas, carnes, proteína concentrada de arroz e proteína isolada de soja.[247] Por outro lado, sua concentração é baixa no leite e derivados da maioria dos mamíferos (incluindo vacas, seres humanos e porcos).[245]

Cinética

A L-arginina é absorvida no trato GI, por transporte ativo dependente de transportadores (DrugBank). Aproximadamente 40% da arginina administrada por via oral sofre metabolização de primeira passagem tanto no duodeno quanto no fígado[248], possivelmente por ação de bactérias intestinais e arginases hepáticas.[249]

Na circulação sistêmica, a L-arginina é distribuída para uma variedade de tecidos, mais tradicionalmente o endotélio e os neurônios, onde serve de substrato para a NOS

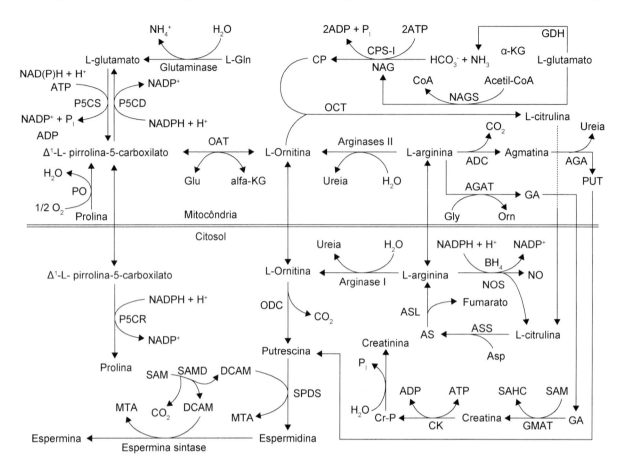

Figura 25.7 Metabolismo da arginina em mamíferos. ADC: arginina descarboxilase; AGA: agmatinase; AGAT: arginina:glicina amidinotransferase; alfa-KG: alfacetoglutarato; ASL: argininosuccinato-liase; ASS: argininosuccinato sintase; AS: argininosuccinato; Asp: aspartato; BH4 (6R)-5,6,7,8-tetra-hidro-L-biopterina; CK: creatinoquinase; CO_2: dióxido de carbono; CP: carbamoilfosfato; Cr-P: creatina-fosfato; CPS-I: carbamoilfosfato sintetase-1 (amônia); DCAM: S-adenosilmetionina descarboxilada; Glu: glutamato; Gln: glutamina; GDH: glutamato desidrogenase; GA: acetato de guanidino; GMAT: N-metiltransferase de guanidinoacetato; MTA: metil-sintase; NO: óxido nítrico; NOS: óxido nítrico sintase; OAT: ornitina aminotransferase; OCT: carbamoil-transferase de ornitina; ODC: ornitina descarboxilase; PO: oxidase pralina; P5CD: pirrolina-5-carboxilato desidrogenase; PSCR: pirrolina-5-carboxilato redutase; P5CS: pirrolina-5-carboxilato sintase; PUT: putrescina; SAM: S-adenosilme-tionina; SAMD: S-adenosilmetionina descarboxilase; SAHC: S-adenosil-homocisteína; SPDS: espermidina sintase. Adaptada de Bazer et al., 2009.[245]

[respectivamente, NOS endotelial (eNOS) e NOS neuronal (nNOS)], participando da síntese de óxido nítrico (NO) nesses tecidos. Por outro lado, é importante lembrar que a arginina também serve de substrato para as enzimas arginase, arginina:glicina amidinotrasferase e arginina descarboxilase.[250] Assim, evidências mostram que a arginina exerce papel fisiológico ou patológico em todos os órgãos do corpo.[251]

Devido ao extenso uso como substrato de diferentes enzimas, apenas 1% da L-arginina consumida é extraída nos rins, seja a partir da filtração glomerular ou pela síntese a partir da citrulina no túbulo contorcido proximal.[248]

Bioquímica celular

O interesse pela utilização da L-arginina como suplemento alimentar baseia-se em seu importante papel como precursor nitrogenado na síntese do NO por diversas isoformas da enzima NOS. A reação de síntese do NO ocorre em praticamente todas as células e tecidos de mamíferos, incluindo adipócitos, tecido cerebral, células endoteliais, tecido cardíaco, hepatócitos, macrófagos e músculo esquelético.[252] Dessa forma, através das vias dependentes de monofosfato de guanosina cíclico (GMPc), o NO desempenha um papel crucial na regulação do tônus vascular, neurotransmissão, imunidade, homeostase e metabolismo energético.[253]

Assim, por meio do potencial efeito na liberação de NO, haveria consequentemente a melhora da perfusão sanguínea do músculo, melhora no aporte de substratos para recuperação muscular e síntese proteica, além da remoção de metabólitos como amônia e lactato.[254] E, conforme descrito na literatura, a suplementação de L-arginina poderia afetar a *performance* esportiva e a composição corporal, embora os dados a esse respeito ainda serem inconsistentes e limitados.

Treino resistido

A utilização de L-arginina por atletas e praticantes de exercícios resistidos e de força tem como principal objetivo o aumento do fluxo sanguíneo para o músculo durante o exercício e, com isso, a melhora da distribuição de nutrientes e oxigênio, consequentemente da *performance* durante o exercício e da recuperação muscular.[255] Alguns autores relatam otimização da produção de alguns hormônios potencializadores da recuperação muscular, como GH e IGF-1.

Poucos estudos sobre a utilização crônica de arginina relatam benefícios significativos em termos de força em adultos saudáveis.[256,257] Campbell *et al*.[256] forneceram 4 g de arginina alfacetoglutarato (AAKG) a 35 indivíduos do sexo masculino treinados, durante 8 semanas. Os participantes do estudo realizaram exercícios resistidos e foram submetidos ao teste de força máxima (1RM) e ao teste de Wingate, para avaliação da força e da potência, respectivamente.[256] Contudo, há pouca evidência científica fornecida por estudos sobre a utilização aguda.

Um estudo cruzado duplo-cego, incluindo 18 jovens do sexo masculino, testou o fornecimento de 7 g de L-arginina 30 min antes do início dos testes com exercício (quatro séries a 70 a 80% de supino e bíceps respectivamente). Os autores relataram ausência de efeito significativo sobre a rigidez das artérias central ou periférica, bem como sobre o fluxo sanguíneo do antebraço. A conclusão foi a de que a suplementação de L-arginina antes do exercício resistido não teve nenhum efeito sobre a hemodinâmica vascular associada ao exercício resistido.[258]

No mesmo caminho, Tang *et al*.[259] forneceram 10 g de L-arginina (*vs.* placebo e controle) a indivíduos saudáveis que realizaram exercícios de forma unilateral, em dois testes e em momentos diferentes. Apesar dos aumentos de 300% na concentração plasmática de arginina e de 270% no fluxo sanguíneo da artéria femoral, além de um aumento significativo dos níveis de GH após o exercício, comparativamente ao controle, não houve aumento na concentração de NO nem alterações significativas na taxa de síntese proteica miofibrilar em comparação com o controle ou placebo.[259]

Por outro lado, um estudo que forneceu 6 g de L-arginina ou placebo 80 min antes do início de 3 séries de 15 repetições de exercício resistido (bíceps) em dinamômetro isocinético, os autores não evidenciaram diferenças significativas na potência (*peak* torque) e no trabalho total entre os grupos, mas relataram melhora significativa do fluxo sanguíneo durante os períodos de recuperação entre as séries.[260]

Mais recentemente, o mesmo grupo de pesquisadores realizaram um estudo em que 6 g de L-arginina foram fornecidos 60 min antes do início de testes de força de membro superior. Os autores não encontraram diferença significativa entre os grupos (arginina × placebo) quanto às concentrações plasmáticas de nitritos ou ao número máximo de repetições em cada série.[261]

Conforme mencionado, uma das hipóteses que respaldam o uso da arginina é a melhora da recuperação muscular entre as sessões de treino como consequência da otimização da oferta de nutrientes e oxigênio ao músculo. Para testar essa hipótese, os pesquisadores forneceram 6 g de L-arginina ou placebo a 24 jovens ativos do sexo masculino, 60 min antes da realização de exercícios resistidos (3 séries de 8 a 12 repetições, até a falha com 70% da 1 RM). Os parâmetros investigados foram a taxa de percepção de esforço (TPE), a dor muscular tardia em uma escala visual, e o grau de fadiga muscular por eletromiografia, além da análise de parâmetros sanguíneos para avaliação do dano muscular. Os resultados não mostraram diferenças significativas entre os grupos quanto ao número de repetições máximas em 24, 48 e 72 h após o exercício, TPE, percepção dolorosa ou níveis de marcadores de dano muscular (CK, concentração de lactato), nem alterações hormonais (testosterona, cortisol e relação testosterona/cortisol) após uma única sessão de treino resistido de alta intensidade, em jovens destreinados.[246]

Dessa forma, existem poucos trabalhos que comprovam a eficácia da arginina para a *performance* no treino resistido. Estudos adicionais são necessários para a obtenção de evidências científicas que suportem o uso desse aminoácido.

Endurance

A utilidade da L-arginina no contexto dos esportes de *endurance* ainda não é tão bem conhecida quanto nos demais esportes. Umas das explicações é a saturação natural da enzima eNOS pela arginina em níveis fisiológicos.[262] Contudo, alguns autores mostram resultados positivos com o aumento dos níveis extracelulares e plasmáticos de L-arginina sobre a produção de NO endotelial[263,264], fenômeno conhecido como "paradoxo da L-arginina".[265] Dessa forma, os relatos encontrados na literatura sobre os efeitos da L-arginina nos esportes de *endurance* são contrastantes. Por um lado, a L-arginina poderia melhorar a resposta respiratória durante o exercício[266], aumentar as concentrações de nitrito plasmático, melhorar a disponibilidade de NO e reduzir o consumo de O_2 em exercícios de intensidade moderada, bem como encurtar o tempo de exaustão em exercícios de alta intensidade.[267] Por outro lado, estudos que também usaram 6 g de L-arginina falharam em evidenciar qualquer diferença nas concentrações plasmáticas de nitritos, tolerância ao exercício ou consumo de oxigênio em testes de corrida.[268]

Especula-se que os valores basais de nitratos e nitritos sejam mais altos em indivíduos bem treinados do que em indivíduos não treinados ou pouco treinados.[269,270] Assim, espera-se que as alterações significativas no NO sejam menores em indivíduos sedentários ou pouco treinados. Alguns estudos realizados com ciclistas de alto rendimento[271,272] e corredores bem treinados[273] suplementados com L-arginina ou nitratos *vs.* placebo (L-aspartato) não observaram alterações na *performance*. Em um estudo mais recente, atletas esquiadores *cross-country* que receberam 6 g de L-arginina + nitratos (*vs.* somente nitratos) não apresentaram nenhuma alteração na concentração de nitratos e nitritos plasmáticos ou em qualquer parâmetro de *performance* em consequência da suplementação de L-arginina.[265]

Dessa forma, parece não haver evidência científica para suportar o uso de L-arginina com o objetivo de aumentar a *performance* em esportes de *endurance*, tanto por indivíduos pouco treinados quanto por indivíduos bem treinados.

Produção hormonal

Dentre as hipóteses acerca da utilização da L-arginina, foi sugerido que seu uso poderia acarretar alterações hormonais, principalmente do GH, IGF-1 e até mesmo a insulina.

Diversos estudos a respeito foram publicados, inclusive uma investigação conduzida com 14 esportistas do sexo masculino treinados que receberam 15 g de arginina aspartato ou placebo, diariamente, durante os 14 dias que antecederam a uma maratona. Os autores detectaram alterações significativas nos níveis plasmáticos de GH somente no grupo suplementado.[273] Outro estudo forneceu arginina intravenosa (IV) e tentou determinr a dose ótima para liberação de GH. Constatou-se que doses IV de 5 e 9 g foram suficientes para obter uma produção significativa de GH, enquanto doses de 13 g causaram distúrbios GI sem alterar a produção hormonal.[274]

Um estudo adicional incluiu 17 indivíduos fisicamente ativos que receberam 7 g de L-arginina em 3 momentos distintos do dia, durante 7 dias, mas não observou alteração significativas na liberação de GH e IGF-1.[275] Do mesmo modo, nenhuma diferença significativa foi encontrada em um estudo com corredores que receberam 6 g de L-arginina diariamente, durante 4 semanas, antes do início dos exercícios dos testes.[276] E, ainda, o consumo agudo de 6 g de arginina antes de um teste de corrida de 5 km no menor tempo possível também não resultou em diferença significativa, comparativamente ao placebo, na liberação de GH ou insulina.[277] Pesquisadores que avaliaram o efeito da suplementação de 14 indivíduos fisicamente ativos com 1 dose única de L-arginina nas concentrações de 0,075 ou 0,15 g/kg de peso corporal, fornecida antes da sessão de exercícios, não encontraram alterações significativas nos níveis de IGF-1, GH ou insulina.[278] Por fim, de modo semelhante, esses pesquisadores também não observaram alterações significativas ao fornecerem a dose de 0,75 g de L-arginina/kg de peso corporal 60 min antes do exercício submáximo.[279]

Liberação de insulina

Embora a utilização de L-arginina com efeito vasodilatador tenha sido referida anteriormente, uma possível atuação da L-arginina na liberação de insulina é relatada na literatura. Giugliano *et al.* demonstraram que a infusão IV de L-arginina (1,0 g/min, por 30 min) em indivíduos saudáveis estava associada a uma maior liberação de insulina endógena causada pela presença da L-arginina.[280]

Os efeitos da arginina sobre a secreção de insulina resultam da despolarização da membrana das células beta pancreáticas, incluindo as atividades de PKA (proteinoquinase A) e PKC (proteinoquinase C).[281] Dessa forma, sugere-se que a utilização crônica de arginina poderia levar ao desenvolvimento de resistência à insulina[282] e suas consequências. Essa hipótese foi testada em ensaios pré-clínicos. Um grupo de pesquisadores forneceu suplementação crônica de L-arginina a ratos, aliada ou não ao exercício físico, e avaliou o controle da resistência à insulina induzida pelo aminoácido. Os resultados confirmaram a indução de resistência à insulina pela L-arginina sugerida no parágrafo anterior. Por outro lado, os autores demonstraram que a prática constante de exercício físico pode prevenir tal indução, reforçando o efeito terapêutico do exercício.[283]

Embora as análises tenham sido feitas em ratos, evidências relatadas na literatura sustentam o uso crônico de L-arginina como potencializador da resistência à insulina. Assim, o fornecimento desse aminoácido a pacientes suscetíveis ou com resistência à insulina estabelecida requer a ponderação dos riscos *vs.* benefícios.

Efeitos colaterais

A utilização de L-arginina é relatada em diversos tipos de estudos incluindo obesos, indivíduos com diabetes ou resistência à insulina, gestantes, crianças e até indivíduos com fibrose cística. Collier *et al.*[274] demonstraram que uma suplementação com 13 g causou distúrbios GI (cólicas, náuseas e diarreia). Por outro lado, a maioria dos autores sugerem que a suplementação é segura e, em geral, bem tolerada até a dose máxima segura de 20 g ao dia.[284]

Em resumo, embora os efeitos vasodilatadores da L-arginina sejam descritos na literatura há muitos anos, as evidências científicas de seu papel positivo no contexto do exercício físico e na *performance* ainda são escassas. A maioria dos trabalhos usou a dose de 6 g/dia, a qual parece ser bem tolerada, cabendo ao nutricionista a preocupação com os efeitos GI em indivíduos mais sensíveis e com a possibilidade de resistência à insulina em pacientes de risco.

L-carnitina

A carnitina foi descoberta em 1905, por Gulewitsch e Krimberg, em extratos musculares. Somente 20 anos depois, Tomita e Senju identificaram sua forma estrutural como sendo a de uma amina quaternária (3-hidroxi-4-N-trimetilaminobutirato). Em 1959, Fritz descreveu pela primeira vez a importância da carnitina na oxidação dos ácidos graxos no fígado e no coração. Em 1967, descobriu-se que a forma natural da carnitina estava configurada em L e, a partir de então ela passou a ser denominada L-carnitina.[285-290]

Na década de 1980, a suplementação de L-carnitina começou a ganhar espaço nas recomendações para tratamentos de deficiências primárias (genéticas) de carnitina e por profissionais das áreas de esporte, cardiologia e nefrologia. Diante dessa situação, estudos sobre o aminoácido foram conduzidos com o intuito de esclarecer seu metabolismo e analisar seu potencial ergogênico e terapêutico.

A L-carnitina é sintetizada de forma endógena no fígado, rins e cérebro, a partir dos aminoácidos essenciais lisina e metionina.[291] Alternativamente, a L-carnitina é obtida pela ingestão de alimentos de origem animal. Sua síntese é catalisada por quatro reações enzimáticas descritas em detalhes por Vaz e Wanders.[292] Essas reações necessitam de ascorbato, vitamina B_6, niacina e ferro reduzido como cofatores.[293] A biossíntese de L-carnitina atende apenas 25% das necessidades diárias de um indivíduo. Em onívoros, 75% da carnitina corporal é derivada da digestão dietética.[294]

A fonte primária de L-carnitina são as carnes vermelhas (cada 100 g contêm 140 a 190 mg de aminoácido).[295] Os alimentos de origem vegetal contêm quantidades insignificantes de L-carnitina, o que pode causar deficiência em indivíduos vegetarianos. Porém estudos que investigaram os benefícios da suplementação de L-carnitina nessa população forneceram informações controversas, comparando a biodisponibilidade nesses indivíduos à da população em geral.[296] Lombard et al.[297] relatam um déficit modesto de L-carnitina em ovolactovegetarianos e em vegetarianos. Novakova et al.[298] demonstraram que, mesmo com níveis menores de L-carnitina no plasma, indivíduos suplementados por 12 semanas apresentaram aumento na concentração do aminoácido tanto no plasma quanto no músculo, todavia sem alterações na função muscular e no metabolismo energético. As possíveis adaptações relatadas em vegetarianos foram um mecanismo de feedback regulatório levando ao aumento na absorção dietética[299], e/ou uma ressín-

tese[300] para superar a deficiência e reduzir a perda urinária de L-carnitina.

A carnitina tem atuação importante no transporte dos ácidos graxos de cadeia longa (AGCL) do citosol para a mitocôndria, onde ocorre a betaoxidação. Como as membranas mitocondriais são impermeáveis aos ésteres de coenzima A (CoA) e aos AGCL, a ligação da L-carnitina aos grupos acetila via carnitina aciltransferase é essencial para a liberação dos ácidos graxos acetilados na mitocôndria. Além disso, a L-carnitina também tem função de regular a razão CoA livre/acetil-CoA, os estoques de energia (como acetilcarnitina) e a modulação dos efeitos tóxicos dos grupos acil não metabolizados, bem como sua excreção na forma de ésteres de carnitinia.[292-301]

Transporte e regulação intramitocondrial de ácidos graxos de cadeia longa

Os ácidos graxos, por serem hidrofóbicos, atravessam a membrana plasmática das células musculares por difusão passiva. No entanto, as proteínas ligadoras de ácidos graxos (FABP, do inglês fatty acid binding proteins) podem mediar essa captação, o que possivelmente se torna importante durante o exercício. No citoplasma, os AGCL são ativados por seus ésters de CoA, por ação da enzima acil-CoA sintase, em que a ligação do AGCL à coenzima A forma acil-CoA.[289] Como as moléculas de acil-CoA são impermeáveis à membrana da mitocôndria, embora sejam metabolizadas na matriz mitocondrial, o acil-CoA é esterificado em acilcarnitinas por ação da carnitina palmitoiltransferase I (CPT-I) presente na membrana externa da mitocôndria. Assim, as acilcarnitinas atravessam a membrana externa e atingem o interior da matriz mitocondrial, por meio da troca simultânea pela carnitina livre intramitocondrial mediada pela proteína carnitina/acilcarnitina translocase (CACT) localizada na membrana interna da mitocôndria.[290] Na matriz mitocondrial, as acilcarnitinas sofrem a ação da carnitina palmitoiltransferase II (CPT-II) e são reconvertidas em acil-CoA e carnitina. Então, a acil-CoA sofre betaoxidação e gera acetil-CoA para o ciclo de Krebs, no qual há produção de ATP. A carnitina liberada pode deixar a mitocôndria via CACT e seguir para outra rodada de transporte, ou se juntar às moléculas de acil-CoA de cadeias curta e média para ser reconvertida em acilcarnitina pela enzima carnitina acetiltransferase (CAT). A passagem das acilcarnitinas para o citosol é mediada pela CACT. Esse mecanismo de acilação reversível permite que a carnitina module as concentrações intracelulares de CoA livre e acil-CoA.[292-294] O aumento da concentração de CoA livre na mitocôndria é importante para a atividade de algumas enzimas envolvidas no metabolismo energético, como a piruvato desidrogenase.

Todo o processo de transporte dos ácido graxos descritos está esquematizado na Figura 25.8.

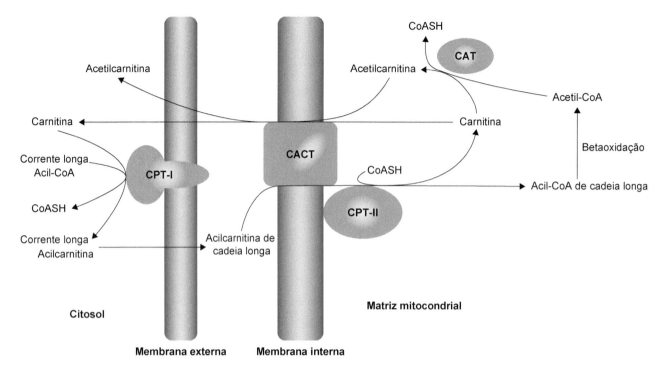

Figura 25.8 Função da carnitina no transporte mitocondrial de ácidos graxos oxidados e regulação intramitocondrial da relação acil-CoA/CoA. CACT: carnitina/acilcarnitina translocase; CAT: carnitina acetiltransferase; CoASH: coenzima A; CPT-I: carnitina palmitoiltransferase I; CPT-II: carnitina palmitoiltransferase II. Adaptada de Vaz e Wander, 2002.[292]

Metabolismo e biodisponibilidade

Como dito anteriormente, a carnitina é uma amina quaternária endogenamente sintetizada no fígado, rins, coração e músculo esquelético, a partir de dois aminoácidos essenciais: lisina (doador do esqueleto de carbono) e metionina (doadora de grupos 4-N-metil).[292]

A primeira reação de biossíntese da carnitina envolve a doação do grupo metil da S-adenosilmetionina para a lisina, formando eta-N-trimetil-lisina. A maior parte dessa síntese de eta-N-trimetil-lisina provavelmente ocorre no músculo esquelético[289], mas uma parte também pode ocorrer a partir da digestão intestinal.[288] No interior da mitocôndria, a eta-N-trimetil-lisina é hidroxilada à beta-hidroxi-N-trimetil-lisina em uma reação dependente de alfacetoglutarato, oxigênio, ferro e ácido ascórbico. Em seguida, a beta-hidroxi-N-trimetil-lisina sofre clivagem dependente de piridoxal fosfato, formando gama-bu-tirobetaína-aldeído e glicina. A gama-butirobetaína-al-deído é oxidada em gama-butirobetaína pela coenzima nicotinamida adenina dinucleotídio (NAD+). Por fim, a gama-butirobetaína é hidroxilada à carnitina em uma reação mediada por hidroxilase dependente de alfacetoglutarato, oxigênio, ferro e ácido ascórbico (Figura 25.9).[289]

Enquanto a síntese de gama-butirobetaína ocorre em vários tecidos, incluindo coração, fígado, rins, tecido adiposo e músculo esquelético, sua conversão em carnitina ocorre somente no fígado e nos rins.[302,303]

A biodisponibilidade da L-carnitina de fontes dietéticas foi estimada em 54 a 86%, enquanto a absorção a partir da suplementação nutricional é significativamente menor e variável entre as doses, de modo que a captação de uma dose de 2 g é 9 a 25%.[304] Parte da L-carnitina pode ser metabolizada por enterobactérias e formar trimetilamina (TMA), a qual é absorvida e sofre oxidação hepática mediada pela flavina-mono-oxigenase (FMO), transformando-se em trimetilamina oxidada (TMAO). Essa conversão é dependente da microbiota e da afinidade de diferentes aminas quartenárias pela população de bactérias intestinais. Foi relatado que a conversão de L-carnitina em TMA é catalisada por bactérias aeróbias, sugerindo que esse aminoácido é ineficiente como fonte para produção do TMA.[305,306]

Exercício físico

A L-carnitina ganhou notoriedade no meio esportivo porque seu papel fisiológico beneficia a atividade física. Isso levou a acreditar-se que a elevação dos níveis musculares e séricos do aminoácido supostamente otimizaria a oxidação lipídica, disponibilizando mais ATP para o trabalho mecânico; isso proporcionaria economia na utilização de glicogênio, com consequente retardo do aparecimento de fadiga e favorecimento da recuperação pós-esforço.

Nos anos 1980, com a comercialização da L-carnitina, surgiram as primeiras publicações sobre o efeito da suplementação desse aminoácido sobre o metabolismo

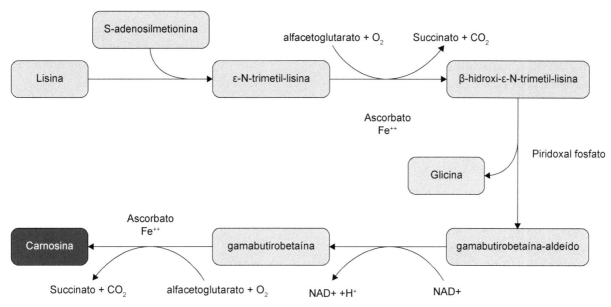

Figura 25.9 Biossíntese de carnitina. O_2: oxigênio; Fe^{++}: ferro sérico; CO_2: dióxido de carbono; NAD^+: dinucleótido de nicotinamida e adenina; H^+: hidrogênio.

durante o exercício.[294] Arenas et al.[307] foram pioneiros na condução de um estudo que demonstrou o aumento dos níveis de L-carnitina muscular resultante da suplementação dietética com 1 g de L-carnitina, fornecida 2 vezes/dia, ao longo de um período de 6 meses de treino, comparativamente a um placebo. Eles também relataram que a suplementação reverteu a depleção de L-carnitina induzida pelo exercício.

O aumento de carnitina muscular e os efeitos sobre a oxidação lipídica parecem estar relacionados com a duração da suplementação. O grupo de Wall[308] demonstrou que não houve alterações nas concentrações de carnitina no músculo após a suplementação por 3 meses, porém um aumento de 21% foi observado após a suplementação por 6 meses. Outro achado desse estudo foi a diminuição na utilização de carboidratos durante o exercício de baixa intensidade (a 50% do VO_2 máx.), causada por uma menor atividade do complexo piruvato desidrogenase.

Burrus et al.[309] analisaram as trocas respiratórias, os níveis sanguíneos de lactato, a potência e o tempo de exaustão durante uma atividade de ciclismo a 65% do VO_2 máx., com duração de 40 min, seguida de uma prática de ciclismo até a exaustão a 85% do VO_2 máx., em indivíduos suplementados com uma dose aguda de 3 g de L-carnitina + carboidrato. Como não foram encotradas diferenças significativas, os autores concluíram que a ingestão aguda de L-carnitina aparentemente não influenciou os parâmetros do exercício, talvez em função de alterações insuficientes no conteúdo de L-carnitina do músculo esquelético.

A atuação fisiológica de carreadora de ácidos graxos livres para a betaoxidação faz com que a L-carnitina seja considerada um "queimador de gordura" com papel de controle da composição corporal. Porém os dados existentes são inconclusivos.[310,311] É incorreto supor que quanto mais ácido graxo livre houver na mitocôndria, maior será a betaoxidação, uma vez que o substrato somente é utilizado como fonte de energia de acordo com a necessidade.

A diminuição da dor muscular tardia, do estresse oxidativo e dos níveis de enzimas relacionadas ao dano muscular foi associada positivamente à suplementação de L-carnitina.[311-313] Apesar de serem benefícios não diretamente ligados à *performance*, essas indicações de melhora da recuperação podem contribuir para que o atleta esteja mais bem preparado para futuras sessões de treino.

A presença de L-carnitina nos leitos do esfíncter capilar levou os pesquisadores a cogitarem mais amplamente o possível impacto desse aminoácido no processo de recuperação pós-exercício; assim, a depleção de seus estoques poderia ser prevenida com suplementação.[314] Mantendo o suprimento adequado de L-carnitina, as células endoteliais podem metabolizar os AGCL como fonte de energia, o que protege a integridade vascular junto aos músculos. O aumento do fluxo sanguíneo para os tecidos musculares minimiza a hipóxia associada ao exercício, bem como a cascata de eventos bioquímicos que liberam os ativadores enzimáticos que aumentam a formação de radicais livres. Como resultado, o dano estrutural ao músculo pode ser ponderado, permitindo um aumento dos receptores androgênicos, o que facilita a síntese proteica e a recuperação do exercício.[315]

Não existem recomendações específicas para o consumo de L-carnitina, embora os estudos utilizem de 1 a 4 g divididas em 2 doses diárias. É importante ter em mente que a L-carnitina é sintetizada de forma endógena, a partir da lisina e da metionina, utilizando ferro, ácido ascórbico, niacina e piridoxina como cofatores. Logo, a disponibilização desses nutrientes por meio de um plano alimentar equilibrado fornece o suporte necessário para a formação do aminoácido. Esse fato é notável na população vegetariana, cuja dieta pobre em L-carnitina resulta apenas em pequenos déficits.[297] A existência de um mecanismo de *feedback* regulatório da deficiência de L-carnitina permite que o próprio organismo aumente a absorção dietética e a biossíntese e minimize as perdas urinárias do aminoácido.[298-300]

Diferentemente do benefício já estabelecido da suplementação de L-carnitina para indivíduos com doenças, a suplementação de L-carnitina no esporte ainda divide opiniões quanto aos efeitos sobre a *performance*. As pesquisas mais recentes relatam resultados positivos de redução do dano muscular e favorecimento da função endotelial. Esses achados diferem dos relatos de pesquisas conduzidas no início dos anos 1990, em que a suplementação de L-carnitina não produziu resultados efetivos e significativos em termos de melhora da oxidação lipídica para o fornecimento de energia. Novos estudos deverão ser realizados para confirmar se a suplementação com L-carnitina tem efeitos benéficos para atletas e praticantes de atividade física.

Referências bibliográficas

1. Wu G. Functional amino acids in nutrition and health. Amino Acids 2013 Set;45:407-411.
2. Howatson G, Hoad M, Goodall S *et al.* Exercise induced muscle damage is reduced in resistance-trained males by branched chain amino acids: a randomized, double-blind, placebo controlled study. J Int Soc Sports Nutr. 2012;9:20.
3. Kreider RB, Wilborn CD, Taylor L *et al.* ISSN exercise and sport nutrition review: research and recommendations. J Int Soc Sports Nutr. 2010;7:7.
4. Ministério da Saúde. Secretaria da Saúde (Brasil). Portaria nº 222, de 24 de março de 1998. Aprova o regulamento técnico referente a Alimentos para Praticantes de Atividade Física, constante no anexo desta Portaria. Diário Oficial da União. Acesso em 25 mar 1998.
5. Kainulainen H, Hulmi JJ, Kujala UM. Potential role of branched-chain amino acid catabolismo in regulating fat oxidation. Exerc Sport Sci Rev. 2013;41:194-200.
6. Zhang S, Zeng X, Ren M *et al.* Novel metabolic and physiological functions of branched chain amino acids: a review. J Animal Sci Biotech. 2017;8:1-12.

7. Spillane M, Emerson C, Willoughby DS. The effects of 8 weeks of heavy resistance training and branched-chain amino acid supplementation on body composition and muscle *performance*. Nutr Health. 2012;21:263-73.
8. Shimomura Y, Inaguma A, Watanabe S *et al.* Branched-chain amino acid supplementation before squat exercise and delayed-onset muscle soreness. Int J Sport Nutr Exerc Metab. 2010;20:236-44.
9. Waldron M, Whelan K, Jeffries O *et al.* The effects of acute branched-chain amino acid supplementation on recovery from a single bout of hypertrophy exercise in resistance-trained athletes. Appl Physiol Nutr Metab. 2017;42:630-6.
10. Rahimi MH, Shab-Bidar S, Mollahosseini M *et al.* Branched-chain amino acid supplementation and exercise-induced muscle damage in exercise recovery: a meta-analysis of randomized clinical trials. Nutr. 2017;42:30-6.
11. Fouré A, Bendahan D. Is branched-chain amino acids supplementation an efficient nutritional strategy to alleviate skeletal muscle damage? a systematic review. Nutr. 2017;9(10):1047.
12. Gee TI, Deniel S. Branched-chain amino acid supplementation attenuates a decrease in muscle function following acute strength training. J Sports Med Phys Fitness. 2016 Dez;56(12):1511-7.
13. Dudgeon WD, Kelley EP, Scheett TP. In a single-blind, matched group design: branched-chain amino acid supplementation and resistance training maintains lean body mass during a caloric restricted diet. J Int Soc Sports Nutr. 2016;13:1.
14. Stoppani J, Scheett T, Pena J *et al.* Consuming a supplement containing branched-chain amino acids during a resistance-training program increases lean mass, muscle strength and fat loss. J Int Soc Sports Nutr. 2009;6(1):p1.
15. Apro W, Blomstrand E. Influence of supplementation with branchedchain amino acids in combination with resistance exercise on p70S6 kinase phosphorylation in resting and exercising human skeletal muscle. Acta Physiol. 2010;200(3):237-48.
16. Karlsson HK, Nilsson PA, Nilsson J *et al.* Branched-chain amino acids increase P70S6 K phosphorylation in human skeletal muscle after resistance exercise. Am J Physiol Endocrinol. 2004;287(1):1-7.
17. Moberg M, Apró W, Ekblom B *et al.* Activation of mTORC1 by leucine is potentiated by branched-chain amino acids and even more so by essential amino acids following resistance exercise. Am J Physiol-Cell Physiol. 2016;310:874-84.

18. Jackman SR, Witard OC, Philp A *et al*. Branched--chain amino acid ingestion stimulates muscle myofibrillar protein synthesis following resistance exercise in humans. Frontiers in Physiol. 2017;8:390.

19. Kim DH, Kim SH, Jeong WS *et al*. Effect of BCAA intake during endurance exercises on fatigue substances, muscle damage substances, and energy metabolism substances. J Exerc Nutr Biochem. 2013;17:169-80.

20. Lee H, Hong MK, Shin SA *et al*. The effect of BCAA administration on the central fatigue and endurance exercise capacity. Exerc Sci. 2002;11:25-37.

21. Gualano AB, Bozza T, Lopes de Campos P *et al*. Branched-chain amino acids supplementation enhances exercise capacity and lipid oxidation during endurance exercise after muscle glycogen depletion. J Sports Med Phys Fitness. 2011;51:82-8.

22. Gannon NP, Schnuck JK, Vaughan RA. BCAA metabolism and insulin sensitivity – dysregulated by metabolic status? Mol Nutr Food Res. 2018;62(6): e1700756.

23. Haufe S, Engeli S, Kaminski J *et al*. Branched-chain amino acid catabolism rather than amino acids plasma concentrations is associated with diet-induced changes in insulina resistance in overweight to obese individuals. Nutr Metab Cardiovasc Dis. 2017;27:858-64.

24. Newsholme EA. Application of knowledge of metabolic integration to the problem of metabolic limitations in middle distance and marathon running. Act Physiol Scand. 1986;128:93-7.

25. Newsholme EA, Blomstrand E. Branched-chain amino acids and central fatigue. J Nutri. 2006; 136(1):274S-6S.

26. Davis J, Bailey S. Possible mechanisms of central nervous system fatigue during exercise. Med Sci Sports Exerc. 1997;29:45-57.

27. Blomstrand E. Amino acids and central fatigue. Amino Acids. 2000;20:25-34.

28. Blomstrand E, Hassmén P, Ek S *et al*. Influence of ingesting a solution of branched-chain amino acids on perceived exertion during exercise. Act Physiol Scandin. 1997;159:41-9.

29. Fernstrom J. Branched-chain amino acids and brain function. J Nutr. 2005;135:1539-46.

30. Gomez-Merino D, Bequet F, Berthelot M *et al*. Evidence that the branched-chain amino acid L-valine prevents exercise-induced release of 5-HT in rat hippocampus. Int J Sports Med. 2001;22:317-22.

31. Hassmen P, Blomstrand E, Ekblom B *et al*. Branched-chain amino acid supplementation during 30-km competitive run: mood and cognitive performance. Nutr. 1994;10(5):405-10.

32. Chang CK, Chien KMC, Chang JH *et al*. Branched-chain amino acids and arginine improve performance in two consecutive days of simulated handball games in male and female athletes: a randomized trial. PLoS One. 2015;10(3).

33. Mikulski T, Dabrowski J, Hilgier W *et al*. Effects of supplementation with branched chain amino acids and ornithine aspartate on plasma ammonia and central fatigue during exercise in healthy men. Folia Neuropathol. 2015;53:377-86.

34. Cheng IS, Wang YW, Chen IF *et al*. The supplementation of branched-chain amino acids, arginine, and citrulline improves endurance exercise performance in two consecutive days. J Sports Sci Med. 2016;15:509-15.

35. Fritzson P, Efskind J. The effect of dietary 2-acetylaminofluorene on the uracila-degrading enzymes in rat liver. Cancer Res. 1965;25:703-7.

36. Boldyrev AA, Aldini G, Derave W. Physiology and Pathophysiology of Carnosine. Physiol Rev. 2013; 93(4):1803-45.

37. Harris RC, Tallon MJ, Dunnett M *et al*. The absorption of orally supplied β-alanine and its effect on muscle carnosine synthesis in human vastus lateralis. Amino Acids. 2006;30(3):279-89.

38. Gulewitsch W, Amiradžibi S. Ueber das Carnosin, eine neue organische Base des Fleischextractes. Berichte der deutschen chemischen Gesellschaft. 1900;33(2):1902-3.

39. Sale C, Artioli GG, Gualano B *et al*. Carnosine: From exercise performance to health. Amino Acids. 2013;44(6):1477-91.

40. DE Salles Painelli V, Nemezio KM, Pinto AJ, *et al*. High-intensity interval training augments muscle carnosine in the absence of dietary beta-alanine intake. Med Sci Sports Exerc. 2018;50(11):2242-52.

41. Hirakoba K. Buffering capacity in human skeletal muscle: a brief review. Human Scis. 1999;12:1-21.

42. Hill CA, Harris RC, Kim HJ *et al*. Influence of β-alanine supplementation on skeletal muscle carnosine concentrations and high intensity cycling capacity. Amino Acids. 2007 Fev;32(2):225-33.

43. Baguet A, Reyngoudt H, Pottier A *et al*. Carnosine loading and washout in human skeletal muscles. J Applied Physio. 2009;106(3):837-42.

44. Harris RC, Jones G, Hill CH *et al*. The carnosine content of vastus lateralis in vegetarians and omnivores. FASEB J. 2007;21:76.20

45. Saunders B, De Salles Painelli V, De Oliveira LF *et al.* Twenty-four Weeks of β-Alanine Supplementation on Carnosine Content, Related Genes, and Exercise. Med Sci Sports Exerc. 2017;49(5):896-906.

46. Saunders B, Franchi M, Oliveira L *et al.* Chronic (24 weeks) Beta-alanine Supplementation Does Not Affect Muscle Taurine Or Blood Clinical Chemistry. Med Sci Sports Exerc. 2018;50:590.

47. Hobson RM, Saunders B, Ball G *et al.* Effects of β-alanine supplementation on exercise *performance*: a meta-analysis. Amino Acids. 2012;43(1):25-37.

48. Stout JR, Cramer JT, Mielke M *et al.* Effects of twenty-eight days of beta-alanine and creatine monohydrate supplementation on the physical working capacity at neuromuscular fatigue threshold. J Strength Condit Res. 2006;20(4):928.

49. Stout JR, Cramer JT, Zoeller RF *et al.* Effects of β-alanine supplementation on the onset of neuromuscular fatigue and ventilatory threshold in women. Amino Acids. 2007;32(3):381-6.

50. Van Thienen R, Van Proeyen K, Eynde BV *et al.* β-alanine improves sprint *performance* in endurance cycling. Med Sci Sports Exerc. 2009;41(4):898-903.

51. Ducker KJ, Dawson B, Wallman KE. Effect of beta--alanine supplementation on 800 m running performance. Int J Sport Nutr Exerc Metab. 2013;23: 554-61.

52. Saunders B, Sunderland C, Harris RC *et al.* β-alanine supplementation improves YoYo intermittent recovery test *performance.* J Int Society Sports Nutr. 2012;9(1):1.

53. De Andrade Kratz C, De Salles Painelli V, De Andrade Nemezio KM *et al.* Beta-alanine supplementation enhances judo-related performance in highly-trained athletes. J Sci Med Sport. 2017;20(4): 403-8.

54. Bech SR, Nielsen TS, Hald M *et al.* No Effect of β-alanine on muscle function and kayak performance. Med Sci Sports Exerc. 2018;50(3):562-9.

55. Saunders B, Elliott-Sale K, Artioli GG, et al. β-alanine supplementation to improve exercise capacity and performance: a systematic review and meta-analysis. Brit J Sports Med. 2017;51(8):658-69.

56. Trexler ET *et al.* Int society of sports nutrition position stand: Beta-Alanine. J Int Soc Sports Nutr. 2015;12(1):30.

57. Trexler ET, Smith-Ryan AE, Stout JR, et al. Optimizing human *in vivo* dosing and delivery of β-alanine supplements for muscle carnosine synthesis. Amino Acids. 2012;43(1):57-65.

58. Stegen S, Blancquaert L, Everaert I, *et al.* Meal and Beta-Alanine Coingestion Enhances Muscle Carnosine Loading. Med Sci Sports Exerc. 2013 Ago;45(8):1478-85.

59. Creff A. Controlled double-blind clinical-study against stimol placebo in the treatment of asthenia. Gazette Med De France. 1982;89:1926-9.

60. Curis E, Crenn P, Cynober L. Citrulline and the gut. Curr Opin Clin Nutr Metab Care. 2007;10(5):620-6.

61. Kamoun P, Rabier D, Bardet J *et al.* Citrulline concentrations in human plasma after arginine load. Clin Chemistr. 1991;37(7):1287.

62. Aguilo A, Castano E, Tauler P *et al.* Participation of blood cells in the changes of blood amino acid concentrations during maximal exercise. J Nutr Biochem. 2000;11(2):81-6.

63. Figueroa A, Wong A, Jaime SJ *et al.* Influence of L-citrulline and watermelon supplementation on vascular function and exercise performance. Curr Opin Clin Nutr Metab Care. 2017;20(1):92-8.

64. Luiking YC, Engelen MP, Deutz NE. Regulation of nitric oxide production in health and disease. Curr Opin Clin Nutr Metab Care. 2010;13(1):97-104.

65. Van de Poll MC, Soeters PB, Deutz NE *et al.* Renal metabolism of amino acids: its role in interorgan amino acid exchange. Am J Clin Nutr. 2004;79(2): 185-97.

66. Gibala MJ, Young ME, Taegtmeyer H. Anaplerosis of the citric acid cycle: role in energy metabolism of heart and skeletal muscle. Acta Physiol Scand. 2000;168(4):657-65.

67. Barbul A. Arginine: biochemistry, physiology, and therapeutic implications. J Parenter Enteral Nutr. 1986;10(2):227-38.

68. Little JP, Forbes SC, Candow DG *et al.* Creatine, arginine alphaketoglutarate, aminoacids, and médium chain triglycerides and endurance and performance. Int J Sport Nutr Exerc Metab. 2008;18(5):493-508.

69. Brian DJ, Blehaut H, Calvayrac R *et al.* Use of a microbial model for the determination of drug effects on cell metabolism and energetics: study of citrulline-malate. Biopharm Drug Dispos. 1992;13(1): 1-22.

70. Bendahan D, Mattei JP, Ghattas B *et al.* Citrulline/malate promotes aerobic energy production in human exercising muscle. Br J Sports Med. 2002;36(4): 282-9.

71. Baydoun AR, Bogle RG, Pearson JD *et al.* Discrimination between citrulline and arginine transport in activated murine macrophages: inefficient synthesis

of NO from recycling of citrulline to arginine. Br J Pharmacol. 1994;112(2):487-92.

72. Schmidlin A, Fischer S, Wiesinger H. Transport of L-citrulline in neural cell cultures. Dev Neurosci. 2000;22(5-6):393-8.

73. Wileman SM, Mann GE, Pearson JD et al. Role of L-citrulline transport in nitric oxide synthesis in rat aortic smooth muscle cells activated with LPS and interferon-gamma. Br J Pharmacol. 2003;140:179-85.

74. Hilderman RH, Casey TE, Pojoga LH. P(1), P(4)-Diadenosine 50- tetraphosphate modulates L-arginine and L-citrulline uptake by bovine aortic endothelial cells. Arch Biochem Biophys. 2000;375(1):124-30.

75. Vadgama JV, Evered DF. Characteristics of L-citrulline transport across rat small intestine in vitro. Pediatr Res. 1992;32(4):472-8.

76. Bahri S, Curis E, El Wafi FZ et al. Mechanisms and kinetics of citrulline uptake in a model of human intestinal epithelial cells. Clin Nutr. 2008;27(6):672-80.

77. Windmueller HG, Spaeth AE. Source and fate of circulating citrulline. Am J Physiol Endocrinol Metab. 1981;241:473-80.

78. Rouge C, Des Robert C, Robins A et al. Manipulation of citrulline availability in humans. Am J Physiol Gastrointest Liver Physiol. 2007;293(5):1061-7.

79. Wax B, Kavazis AN, Luckett W. Effects of supplemental citrulline-malate ingestion on blood lactate, cardiovascular dynamics, and resistance exercise performance in trained males. J Dietary Supplements. 2016;13(3):269-82.

80. Perez-Guisado J, Jakeman PM. Citrulline malate enhances athletic anaerobic performance and relieves muscle soreness. J Strength Cond Res. 2010;24(5):1215-22.

81. Wax B, Kavazis AN, Weldon K et al. Effects of supplemental citrulline malate ingestion during repeated bouts of lower-body exercise in advanced weightlifters. J Strength Cond Res. 2015;29(3):786-92.

82. Cutrufello PT, Gadomski SJ, Zavorsky GS. The effect of L-citrulline and & watermelon juice supplementation on anaerobic and aerobic exercise performance. J Sports Sci. 2015;33(14):1459-66.

83. Tarazona-Diaz MP, Alacid F, Carrasco M et al. Watermelon juice: potential functional drink for sore muscle relief in athletes. J Agric Food Chem. 2013;61(31):7522-8.

84. Farney TM, Bliss MV, Hearon CM et al. The effect of citrulline malate supplementation on muscle fatigue among healthy participants. J Strength Cond Res. 2019;33(9):2464-70.

85. Figueroa A, Alavarez-Alvarado S, Jaime SJ et al. L-Citrulline supplementation attenuates blood pressure, wave reflection and arterial stiffness responses to metaboreflex and cold stress in overweight men. Br J Nutr. 2016;116(2):279-85.

86. Bailey SJ, Blackwell JR, Lord T et al. L-Citrulline supplementation improves O2 uptake kinetics and high-intensity exercise performance in humans. J Appl Physiol. 2015;119(4):385-95.

87. Bailey SJ, Blackwell JR, Williams E et al. Two weeks of watermelon juice supplementation improves nitric oxide bioavailability but not endurance exercise performance in humans. Nitric Oxide. 2016;59:10-20.

88. Gurd BJ, Peters SJ, Heigenhauser GJF et al. O2 uptake kinetics, pyruvate dehydrogenase activity, and muscle deoxygenation in young and older adults during the transition to moderate-intensity exercise. Am J Physiol Regul Integr Comp Physiol. 2008;294(2):577-84.

89. Hickner RC, Tanner CJ, Evans CA et al. L-Citrulline reduces time to exhaustion and insulina response to a graded exercise test. Med Sci Sport Exerc. 2006; 38(4):660-6.

90. Martínez-Sánchez A, Ramos-Campo DJ, Fernández-Lobato B et al. Biochemical, physiological, and performance response of a functional watermelon juice enriched in L-citrulline during a half-marathon race. Food Nutr Res. 2017;61(1):1330098.

91. Scheuermann BW, Bell C, Paterson DH et al. Oxygen uptake kinetics for moderate intensity exercise are speeded in older humans by prior heavy intensity exercise. J Appl Physiol. 2002;92(2):609-16.

92. Idström JP, Subramanian VH, Chance B et al. Energy metabolism in relation to oxygen supply in contracting rat skeletal muscle. Fed Proc. 1986;45(13): 2937-41.

93. Alexander NB, Dengel DR, Olson RJ et al. Oxygen-uptake (V_{O_2}) kinetics and functional mobility performance in impaired older adults. J Gerontol A Biol Sci Med Sci. 2003;58(8):734-9.

94. Bailey SJ, Winyard P, Vanhatalo A et al. Dietary nitrate supplementation reduces the O2 cost of low-intensity exercise and enhances tolerance to high-intensity exercise in humans. J Appl Physiol. 2009;107(4):1144-55.

95. Kelly J, Fulford J, Vanhatalo A et al. Effects of short-t-term dietary nitrate supplementation on blood pressure, O2 uptake kinetics, and muscle and cognitive function in older adults. Am J Physiol Regul Integr Comp Physiol. 2013;304(2):R73- 83.

96. Santhanam L, Christianson DW, Nyhan D et al. Arginase and vascular aging. J Appl Physiol. 2008; 105(5):1632-42.

97. Ashley J, Kim Y, Gonzales JU. Impact of L-citrulline supplementation on oxygen uptake kinetics during walking. Appl Physiol Nutr Metab. 2018;43(6):631-7.

98. Wong A, Alvarez-Alvarado S, Jaime SJ et al. Combined whole-body vibration & training and L-citrulline supplementation improves pressure wave reflection in obese postmenopausal women. Appl Physiol Nutr Metab. 2016;41:292-7.

99. Orozco-Gutierrez JJ, Castillo-Martinez L, Orea-Tejeda A. et al. Effect of L- arginine or L-citrulline oral supplementation on blood pressure and right ventricular function in heart failure patients with preserved ejection fraction. Cardiol J. 2010;17(6):612-8.

100. Ochiai M, Hayashi T, Morita M et al. Short-term effects of L-citrulline supplementation on arterial stiffness in middle-aged men. Int J Cardiol. 2012;155(2):257-61.

101. Figueroa A, Trivino JA, Sanchez-Gonzalez MA et al. Oral L-citrulline supplementation attenuates blood pressure response to cold pressor test in young men. Am J Hypertens. 2010;23(1):12-6.

102. Peters HP, Bos M, Seebregts L et al. Gastrintestinal symptoms in long-distance runners, cyclists, and triathletes: prevalence, medication, and etiology. Am J Gastroenterol. 1999;94(6):1570-81.

103. Qamar MI, Read AE. Effects of exercise on mesenteric blood flow in man. Gut 1987;28(5):583-7.

104. Van Wijck K, Lenaerts K, Van Loon LJ et al. Exerc-induced splanchnic hypoperfusion results in gut dysfunction in healthy men. PLoS One. 2011; 6(7):e22366.

105. Van Wijck K, Lenaerts K, Grootjans J et al. Physiol and pathophysiology of splanchnic hypoperfusion and intestinal injury during exercise: strategies for evaluation and prevention. Am J Physiol Gastrointest Liver Physiol. 2012;303(2):155-68.

106. Bjarnason I, Macpherson A, Hollander D. Intestinal permeability: an overview. Gastroenterol. 1995; 108(5):1566-81.

107. Moinard C, Nicolis I, Neveux N et al. Dose-ranging effects of citrulline administration on plasma amino acids and hormonal patterns in healthy subjects: the Citrudose pharmacokinetic study. Br J Nutr. 2008; 99(4):855-62.

108. Wijnands KA, Vink H, Briede JJ et al. Citrulline a more suitable substrate than arginine to restore NO production and the microcirculation during endotoxemia. PLoS One. 2012;7(5):37439.

109. Van Wijck K, Wijnands KAP, Meesters DM et al. L-Citrulline improves splanchnic perfusion and reduces gut injury during exerc. Med Sci Sports Exerc. 2014;46(11):2039-46.

110. Salomons GS, Wyss M. Creatine and creatine quinase in health and disease. Dordrecht: Springer; 2007.

111. Williams MH, Kreider RB, Branch JD. Creatina. 2.ed. Barueri: Manole; 1999.

112. Harris RC, Söderlund K, Hultman E. Elevation of creatine in resting and exercised muscle of normal subjects by creatine supplementation. Clin Sci. 1992;83(3):367-74.

113. Brosnan ME, Brosnan JT. The role of dietary creatine. Amino Acids. 2016;48(8):1785-91.

114. Jayasena DD, Jung S, Bae YS et al. Changes in endogenous bioactive compounds of Korean native chicken meat at different ages and during cooking. Poultry Sci. 2014;93:1842-9.

115. Beard E, Braissant O. Synthesis and transport of creatine in the CNS: importance for cerebral functions. J Neurochem. 2010;115(2):297-313.

116. Bemben MG, Lamont HS. Creatine supplementation and exercise performance: recent findings. Sports Med. 2005;35(2):107-25.

117. Aguiar AF, Januário RS, Junior RP et al. Long-term creatine supplementation improves muscular *performance* during resistance training in older women. Europ J Appl Physiol. 2013;113(4):987-96.

118. Branch J. Effect of creatine supplementation on body composition and performance: a meta-analysis. Int J of Sport Nutr Exerc Metab. 2003;13(2):198-226.

119. Lanhers C, Pereira B, Naughton G et al. Creatine supplementation and upper limb strength performance: a systematic review and meta-analyses. Sports Med. 2017;47:163-73.

120. Hultman E, Söderlund K, Timmons JA et al. Muscle creatine loading in men. J Appl Physiol. 1996;81: 232-7.

121. Kreider RB, Kalman DS, Antonio J et al. ISSN position stand: safety and efficacy of creatine supplementation in exercise, sport, and medicine. J Int Soc Sports Nutr. 2017;14:18.

122. Buford TW, Kreider RD, Stout JR et al. Int Society Sports Nutrition position stand: creatine supplementation and exercise. J Int Soc Sports Nutr. 2007; 4:6.

123. Safdar A, Yardley NJ, Snow R et al. Global and targeted gene expression and protein content in skeletal muscle of young men following short-term creatine monohydrate supplementation. Physiol Genomics. 2008;32:219-28.

124. Tosco M, Faelli A, Sironi C *et al.* A creatine transporter is operative at brush border level of rat jejunal enterocyte. J Membr Biol. 2004;202:85-95.

125. Peral-Rubio MJ, Garcia-Delgado M, Calonge ML *et al.* Human, rat and chicken small intestinal Na+-(Cl)-creatine transporter: functional, molecular characterization and localization. J Physiol. 2002; 545:133-44.

126. Orsenigo MN, Faelli A, De Biasi S *et al.* Jejunal creatine absorption: what is the role of the basolateral membrane? J Membr Biol. 2005;207(3):183-95.

127. Wyss M, Kaddurah-Daouk R. Creatine and creatinine metabolism. Physiol Rev. 2000;80(3):1107-213.

128. Persky AM, Brazeau GA, Hochhaus G. Pharmacokinetics of the dietary supplement creatine. Clin Pharmacokinet. 2003;42(6):557-74.

129. Odoom JE, Kemp GJ, Radda GK. The regulation of total crea- tine content in a myoblast cell line. Mol Cell Biochem. 1996;158(2):179-88.

130. Green AL, Hultman E, Macdonald IA *et al.* Carbohydrate ingestion augments skeletal muscle creatine accumulation during creatine supplementation in humans. American J Physiol. 1996;271(5 Pt 1):E821-6.

131. Poortmans JR, Francaux M. Long-term oral creatine supple- mentation does not impair renal function in healthy athletes. Med Sci Sports Exerc. 1999;31(8):1108-10.

132. Poortmans JR, Auquier H, Renaut V *et al.* Effect of short-term creatine supplementation on renal responses in men. Eur J Appl Physiol. 1997;76(6): 566-7.

133. Heaton LE, Davis JK, Rawson ES *et al.* Selected in season nutritional strategies to enhance recovery for team sport athletes. Sports Med. 2017;47(11): 2201-18.

134. Kim J, Lee J, Kim S *et al.* Role of creatine supplementation in exercise-induced muscle damage: a mini review. J Exerc Rehab. 2015;11(5):244-50.

135. Rawson ES, Miles MP, Larson-Meyer DE. Dietary Supplements for Health, Adaptation, and Recovery in Athletes. Int J Sport Nutr Exerc Metab. 2018 Mar;28(2):188-99.

136. Nelson A, Arnall D, Kokkonen J *et al.* Muscle glycogen supercompensation is enhanced by prior creatine supplementation. Med Sci Sports Exerc. 2001; 33:1096-100.

137. Roberts PA, Fox J, Peirce N *et al.* Creatine ingestion augments dietary carbohydrate mediated muscle glycogen supercompensation during the initial 24 h

of recovery following prolonged exhaustive exercise in humans. Amino Acids. 2016;48:1831-42.

138. Cooke MB, Rybalka E, Williams AD *et al.* Creatine supplementation enhances muscle force recovery after eccentrically induced muscle damage in healthy individuals. J Int Soc Sports Nutr.2009;6:13.

139. Deminice R, Rosa FT, Franco GS *et al.* Effects of creatine supplementation on oxidative stress and inflammatory markers after repeated-sprint exercise in humans. Nutr. 2013;29(9):1127-32.

140. Rawson ES, Clarkson PM, Tarnopolsky MA. Perspectives on Exertional Rhabdomyolysis. Sports Med. 2017;47(1):33-49.

141. Theodorou AS, Paradisis G, Smpokos E *et al.* The effect of combined supplementation of carbohydrates and creatine on anaerobic performance. Biol Sport. 2017;34:169-75.

142. Antonio J, Ciccone V. The effects of pre *versus* post workout supplementation of creatine monohydrate on body composition and strength. J Int Soc Sports Nutr. 2013;10:36.

143. Nunes JP, Ribeiro AS, Schoenfeld BJ *et al.* Creatine supplementation elicits greater muscle hypertrophy in upper than lower limbs and trunk in resistance-trained men. Nutr Health. 2017;23(4):223-9.

144. ChwalbiÑska-Moneta J. Effect of creatine supplementation on aerobic *performance* and anaerobic capacity in elite rowers in the course of endurance training. Int J of Sport Nutr Exerc Metab. 2003; 13(2):173-83.

145. Graef J, Smith A, Kendall K *et al.* The effects of four weeks of creatine supplementation and high-intensity interval training on cardiorespiratory fitness: a randomized controlled trial. J Int Soc Sports Nutr. 2009;6:18.

146. Tomcik KA, Camera DM, Bone JL *et al.* Effects of Creatine and Carbohydrate Loading on Cycling Time Trial Performance. Med Sci Sports Exerc. 2018;50(1):141-50.

147. Kreider RB, Melton C, Rasmussen CJ *et al.* Long-term creatine supplementation does not significantly affect clinical markers of health in athletes. Mol Cell Biochem. 2003;244(1-2):95-104.

148. Kreider RB. Effects of creatine supplementation on performance and training adaptations. Mol Cell Biochem 2003;244(1-2):89-94.

149. Beis LY, Polyviou T, Malkova D *et al.* The effects of creatine and glycerol hyperhydration on running economy in well trained endurance runners. J Int Soc Sports Nutr. 2011;8(1):1-9.

150. Kilduff LP, Georgiades D, James N *et al.* The effects of creatine supplementation on cardiovascular, metabolic, and thermoregulatory responses during exercise in the heat in endurance-trained humans. Int J Sport Nutr Exerc Metab. 2004;14(4):443-60.

151. Polyviou TP, Easton C, Beis L *et al.* Effects of glycerol and creatine hyperhydration on doping-relevant blood parameters. Nutrients. 2012;4(9):1171-86.

152. Polyviou TP, Pitsidalis YP, Celis-Morales C *et al.* The effects of hyperhydrating supplements containing creatine and glucose on plasma lipids and insulina sensitivity in endurance trained athletes. J Amino Acids. 2015; 2015:1-8.

153. Twycross-Lewis R, Kilduff LP, Wang G *et al.* The effects of creatine supplementation on thermoregulation and physical (cognitive) performance: a review and future prospects. Amino Acids. 2016;48(8): 1843-55.

154. Volek JS, Mazzetti SA, Farquhar WB *et al.* Physiological responses to short-term exercise in the heat after creatine loading. Med Sci Sports Exerc. 2001;33(7):1101-8.

155. Lopez RM, Atc MS, Casa DJ *et al.* Does creatine supplementation hinder exercise heat tolerance or hydration status? A systematic review with meta-analyses. J Athl Train. 2009;44(2):215-23.

156. Rosene JM, Matthews TD, Mcbride KJ *et al.* The effects of creatine supplementation on thermoregulation and isokinetic muscular performance following acute (3-day) supplementation. J Sports Med Phys Fitness. 2015;55(12):1488-96.

157. Devries MC, Phillips SM. Creatine supplementation during resistance training in older adults–a meta-analysis. Med Sci Sports Exerc. 2014;46:1194-203.

158. Candow DG, Chilineck PD, Forbes SC. Creatine supplementation and aging musculoskeletal health. Endocrine. 2014;45(3):354-61.

159. Chilibeck PD, Candow DG, Landeryou T *et al.* Effects of Creatine and Resistance Training on Bone Health in Postmenopausal Women. Med Sci Sports Exerc. 2015;47(8):1587-95.

160. Pinto CL, Botelho PB, Carneiro JA. Impact of creatine supplementation in combination with resistance training on lean mass in the elderly. J Cachexia, Sarcopenia Muscle. 2016;7(4):413-21.

161. Chilibeck PD, Kaviani M, Candow DG *et al.* Effect of creatine supplementation during resistance training on lean tissue mass and muscular strength in older adults: a meta-analysis. Open Access J Sports Med. 2017;8:213-26.

162. Collins J, Longhurst G, Roschel H *et al.* Resistance training and cossupplementation with creatine and protein in older subjects with frailty. J Frailty Aging. 2016;5(2):126-34.

163. Villanueva MG, He J, Schroeder ET. Periodized resistance training with and without supplementation improve body composition and performance in older men. Eur J Appl Physiol. 2014;114:891-905.

164. Trexler ET, Smith-Ryan AE. Creatine and caffeine: considerations for concurrent supplementation. Int J of Sport Nutr Exerc Metab. 2015;25:607-23.

165. Trexler ET, Smith-Ryan AE, Roelofs EJ *et al.* Effect of coffee and caffeine anhydrous intake during creatine loading. J Strength Cond Res. 2016;30(5):1438-46.

166. Harris RC, Sale C, Delves SK. Modification of the ergogenic effects of creatine loading by caffeine. Med Sci Sports Exerc. 2005;37:348-9.

167. Vandenberghe K, Gori SM, Van Hecke P *et al.* Long-term creatine intake is beneficial to muscle performance during resistance training. J Appl Physiol. 1997;83(6):2055-63.

168. Close GL, Hamilton DL, Philip A *et al.* New strategies in sport nutrition to increase exercise *performance*. Free Rad Biol Med. 2016;98:144-58.

169. Greenwood M, Kreider RB, Greenwood L *et al.* Cramping and injury incidence in collegiate football players are reduced by creatine supplementation. J Athletic Training. 2003;38(3):216-9.

170. Dalbo VJ, Roberts MD, Stout JR *et al.* Putting to rest the myth of creatine supplementation leading to muscle cramps and dehydration. Brit J Sports Med. 2008;42(7):567-73.

171. Easton C, Turner S, Pitsiladis YP. Creatine and glycerol hyperhydration in trained subjects before exercise in the heat. Int J Sport Nutr Exerc Metab. 2007;17(1):70-91.

172. Greenwood M, Kreider RB, Melton C *et al.* Creatine supplementation during college football training does not increase the incidence of cramping or injury. Mol Cell Biochem. 2003;244(1-2):83-8.

173. Hile AM, Anderson JM, Fiala KA *et al.* Creatine supplementation and anterior compartment pressure during exercise in the heat in dehydrated men. J Athletic Training. 2006;41(1):30-5.

174. Watson G, Casa DJ, Fiala KA *et al.* Creatine use and exercise heat tolerance in dehydrated men. J Athl Train. 2006;41(1):18-29.

175. Santos RV, Bassit RA, Caperuto EC *et al.* The effect of creatine supplementation upon inflammatory and muscle soreness markers after a 30 km race. Life Sci. 2004;75(16):1917-24.

176. Kreider RB, Wilborn CD, Taylor L *et al*. ISSN exercise & sport nutrition review: research & recommendations. J Int Soc Sports Nutr. 2010;7:7.

177. Rodriguez NR, Dimarco NM, Langley S *et al*. Position of the American Dietetic Association, dietitians of Canada, and the American college of sports medicine: nutrition and athletic performance. J Am Diet Assoc. 2009;109(3):509-27.

178. Thomas DT, Erdman KA, Burke LM. Position of the academy of nutrition and dietetics, dietitians of Canada, and the American college of sports medicine: nutrition and athletic performance. J Acad Nutr Diet. 2016;116(3):501-28.

179. Bender A, Samtleben W, Elstner M *et al*. Long-term creatine supplementation is safe in aged patients with Parkinson disease. Nutr Res 2008;28(3):172-8.

180. Groeneveld GJ, Beijer C, Veldink JH *et al*. Few adverse effects of long-term creatine supplementation in a placebo-controlled trial. Int J Sports Med. 2015;26(4):307-13.

181. Gualano B, Ugrinowitsch C, Novaes RB *et al*. Effects of creatine supplementation on renal function: a randomized, double-blind, placebo-controlled clinical trial. Europ J Appl Physiol. 2008;103(1):33-40.

182. Robinson TM, Sewell DA, Casey A *et al*. Dietary creatine supplementation does not affect some haematological indices, or indices of muscle damage and hepatic and renal function. Br J Sports Med. 2000;34(4):284-8.

183. Schroder H, Terrados N, Tramullas A. Risk assessment of the potential side effects of long-term creatine supplementation in team sport athletes. Eur J Nutr. 2005;44(4):255-61.

184. Sipilä I, Rapola J, Simell O *et al*. Supplementary creatine as a treatment for gyrate atrophy of the choroid and retina. N Engl J Med. 1981;304(15):867-70.

185. Taner B, Aysim O, Abdulkadir U. The effects of the recommended dose of creatine monohydrate on kidney function. NDT Plus. 2010;4(1):23-4.

186. Gleeson M. Dosing and efficacy of glutamine supplementation in human exerc and sport training. J Nutr. 2008;138(10):2045S-9S.

187. Ramezani AA, Rayyani E, Bahreini M, Mansoori A. The effect of glutamine supplementation on athletic performance, body composition, and immune function: a systematic review and a meta-analysis of clinical trials. Clin Nutr. 2019;38(3):1076-1091.

188. Pugh JN, Sage S, Hutson M, Doran DA, Fleming SC, Highton J, Morton JP, Close GL. Glutamine supplementation reduces markers of intestinal permeability during running in the heat in a dose-dependent manner. Eur J Appl Physiol. 2017;117(12): 2569-77.

189. Rahmani-Nia F, Farzaneh E, Damirchi A, Majlan AS, Tadibi V. Surface Electromyography Assessments of the Vastus medialis and Rectus femoris Muscles and Creatine Quinase after Eccentric Contraction Following Glutamine Supplementation. Asian J Sports Med. 2014;5(1):54-62.

190. Zachary L, Nicholas B, Kimmlerly DS. The Influence of Oral L-Glutamine Supplementation on Muscle Strength Recovery and Soreness Following Unilateral Knee Extension Eccentric Exercise. Int J of Sport Nutr Exerc Metab. 2015;25:417-26.

191. Candow DG, Chilibeck PD, Burke DG, Davison KS, Smith-Palmer T. Effect of glutamine supplementation combined with resistance training in young adults. Eur J Appl Physiol. 2001;86(2):142-9.

192. Silveira, MC, Grittes SM, Navarro AC. Glutamina minimiza o estresse causado por liberações de cortisol durante exercício físico prolongado e intenso. Rev Bras Nutr Esport. 2011;5(26):107-13.

193. Coqueiro AY, Raizel R, Bonvini A *et al*. Effects of Glutamine and Alanine Supplementation on Adiposity, Plasma Lipid Profile, and Adipokines of Rats Submitted to Resistance Training. J Diet Suppl. 2019;16(6):676-88.

194. Nakhostin-Roohi B, Khorshidi M. The effect of glutamine and maltodextrin acute supplementation on anaerobic power. Asian J Sports Med. 2013;1:131-6.

195. Castell LM, Poortmans JR, Newsholme EA. Does glutamine have a role in reducing infections in athletes? Eur J Appl Physiol, 1996;73(5):488-90.

196. Finsterer, J. Biomarkers of peripheral muscle fatigue during exercise. BMC Musculoskelet Disord. 2012; 13:218.

197. Kingsbury K, Kay L, Hjelm M. Contrasting plasma free amino acid patterns in elite athletes: Association with fatigue and infection. Br J Sports Med. 1998;32:25-33.

198. Coqueiro AY, Raizel R, Bonvini A, Hypólito T, Godois ADM, Pereira JRR, Garcia ABO, Lara RSB, Rogero MM, Tirapegui J. Effects of Glutamine and Alanine Supplementation on Central Fatigue Markers in Rats Submitted to Resistance Training. Nutrients. 2018 Jan;10(2):119.

199. Holecek M. Beta-hydroxy-betamethylbutyrate supplementation and skeletal muscle in healthy and muscle-wasting conditions. J Cachexia Sarcopenia Muscle. 2017;8:529-541.

200. Ostaszewski P, Kostiuk S, Balasinska B *et al*. The effect of the leucine metabolite 3-hydroxy-3 methy-

lbutyrate (HMB) on muscle synthesis and protein breakdown in chick and rat muscle. J Animal Sci. 1996;74(1):138.

201. Nissen S, Sharp R, Ray M *et al*. Effect of leucine metabolite beta-hydroxy-betamethylbutyrate on muscle metabolism during resistance-exercise training. J Appl Physiol. 1996;81(5):2095-104.

202. Wilson GJ, Wilson JM, Manninen AH. Effects of beta-hydroxy-beta- methylbutyrate (HMB) on exercise performance and body composition across varying levels of age, sex, and training experience: a review. Nutr Metab. 2008;5:1-17.

203. Eley HL, Russell ST, Baxter JH *et al*. Signaling pathways initiated by beta-hydroxy-betamethylbutyrate to attenuate the depression of protein synthesis in skeletal muscle in response to cachectic stimuli. Am J Physiol-Endocrinol Metab. 2007;293:923-31.

204. Szczesniak KA, Ostaszewski P, Fuller JR *et al*. Dietary supplementation of beta-hydroxy-betamethylbutyrate in animals – a review. J Animal Physiol Animal Nutr. 2015;99(3):405-17.

205. Wilkinson DJ, Hossain T, Hill DS *et al*. Effects of leucine and its metabolite β-hydroxy-β-methylbutyrate on human skeletal muscle protein metabolism. J Physiol. 2013;591:2911-23.

206. Zanchi NE, Gerlinger-Romero F, Guimarães-Ferreira L *et al*. HMB supplementation: clinical and athletic performance-related effects and mechanisms of action. Amino Acids. 2011;40:1015-25.

207. Aversa Z, Bonetto A, Costelli P *et al*. Beta-hydroxy-betamethylbutyrate (HMB) attenuates muscle and body weight loss in experimental cancer cachexia. Int J Oncol. 2011;38:713-20.

208. Gerlinger-Romero F, Guimarães-Ferreira L, Giannocco G *et al*. Chronic supplementation of beta-hydroxy-beta methylbutyrate (HMbeta) increases the activity of the GH/IGF-I axis and induces hyperinsulinemia in rats. Growth Horm IGF Res. 2011; 21(2):57-62.

209. Smith HJ, Mukerji P, Tisdale MJ. Attenuation of proteasome-induced proteolysis in skeletal muscle by beta-hydroxy-betamethylbutyrate in cancer-induced muscle loss. Cancer Res. 2005;65:277-83.

210. Holecek M, Muthny T, Kovarik M *et al*. Effect of beta-hydroxy-beta- methylbutyrate (HMB) on protein metabolism in whole body and in selected tissues. Food Chem Toxicol. 2009;47:255-59.

211. Silva VR, Belozo FL, Micheletti TO *et al*. B-hydroxy-β-methylbutyrate free acid supplementation may improve recovery and muscle adaptations af-

ter resistance training: a systematic review. Nutr Res. 2017;45:1-9.

212. Alvares TS, Meirelles CM. Effects of β-hydroxy-β-methylbutyrate supplementation on stren-gth and hypertrophy. Rev Nutr. 2008;21(1):49-61.

213. Asadi A, Arazi H, Suzuki K. Effects of β-hydroxy--β-methylbutyrate-free acid supplementation on strength, power and hormonal adaptations following resistance training. Nutrients. 2017;9(12): 1316-16.

214. Albert FJ, Morente-Sánchez J, Ortega FB *et al*. Usefulness of β-hydroxy-β-methylbutyrate (hmb) supplementation in different sports: an update and practical implications. Nutr Hosp. 2015;32(1):20-33.

215. Rowlands DS, Thompson JS. Effects of beta-hydroxy-betamethylbutyrate supplementation during resistance training on strength, body composition, and muscle damage in trained and untrained young men: a meta-analysis. J Strength Cond Res. 2009; 23(3):836-46.

216. Turner NA. The science and practice of periodization: a brief review. Strength Conditioning J. 2011; 33(1):34-46.

217. Wilson JM, Fitschen PJ, Campbell B *et al*. Int Society Sports Nutrition Position Stand: beta-hydroxy--betamethylbutyrate (HMB). J Int Soc Sports Nutr. 2013;10(1):6.

218. Ahtiainen JP, Pakarinen A, Kraemer WJ *et al*. Acute hormonal and neuromuscular responses and recovery to forced vs maximum repetitions multiple resistance exercises. Int J Sports Med. 2003;24(6);410-8.

219. Hoffman JR, Cooper J, Wendell M *et al*. Effects of beta-hydroxy betamethylbutyrate on power performance and indices of muscle damage and stress during high-intensity training. J Strength Cond Res. 2004;18(4):747-52.

220. Wilson JM, Kim JS, Lee SR *et al*. Acute and timing effects of beta-hydroxy-betamethylbutyrate (HMB) on indirect markers of skeletal muscle damage. Nutr Metab Nutr. 2009;6:6.

221. O'Connor DM, Crowe MJ. Effects of six weeks of beta-hydroxy-betamethylbutyrate (HMB) and HMB/ creatine supplementation on strength, power, and anthropometry of highly trained athletes. J Strength Cond Res. 2007;21(2):413-23.

222. Van Someren KA, Edwards AJ, Howatson G. Supplementation with beta-hydroxy-betamethylbutyrate (HMB) and alpha-ketoisocaproic acid (KIC) reduces signs and symptoms of exercise-induced muscle damage in man. Int J Sport Nutr Exerc Metab. 2005 Ago;15(4):413-24.

223. Gallagher PM, Carrithers JA, Godard MP *et al*. Beta-hydroxy-betamethylbutyrate ingestion, Part I: effects on strength and fat free mass. Med Sci Sports Exerc. 2000;32(12):2109-115.

224. Jówko E, Ostaszewski P, Jank M *et al*. Creatine and beta-hydroxy-betamethylbutyrate (HMB) additively increase lean body mass and muscle strength during a weight-training program. Nutrition. 2001;17 (7-8):558-66.

225. Durkalec-Michalski K, Jeszka J. The efficacy of a β-hydroxy-β-methylbutyrate supplementation on physical capacity, body composition and biochemical markers in elite rowers: a randomised, double-blind, placebo-controlled crossover study. J Int Soc Sports Nutr. 2015 Jul;12:31-31.

226. Durkalec-Michalski K, Jeszka J, Podgórski T. The Effect of a 12-Week Beta-hydroxy-betamethylbutyrate (HMB) Supplementation on Highly-Trained Combat Sports Athletes: A Randomised, Double-Blind, Placebo-Controlled Crossover Study. Nutrients. 2017 Jul;9(7):753.

227. Robinson EH, Stout JR, Miramonti AA *et al*. High-intensity interval training and β-hydroxy-β-methylbutyric free acid improves aerobic power and metabolic thresholds. J Int Soc Sports Nutr. 2014;11:16.

228. Miramonti AA, Stout JR, Fukuda DH *et al*. Effects of 4 weeks of high-intensity interval training and b-hydroxy-b-methylbutyric free acid supplementation on the onset of neuromuscular fatigue. J Strength Conditioning Res. 2015;30(3):626-34.

229. Evans WJ. What is sarcopenia? J Gerontol Biol Sci Med Sci. 1995;50:5-8.

230. Campbell WW, Crim MC, Dallal GE *et al*. Increased protein requirements in elderly people: new data and retrospective reassessments. Am J Clin Nutr. 1994;60(4):501-9.

231. Bamman MM, Clarke MS, Feeback DL *et al*. Impact of resistance exercise during bed rest on skeletal muscle sarcopenia and myosin isoform distribution. J Appl Physics. 1998;84(1):157-163.

232. Wu H, Xia Y, Jiang J *et al*. Effect of beta-hydroxy-betamethylbutyrate supplementation on muscle loss in older adults: a systematic review and meta-analysis. Arch Gerontol Geriatr. 2015;61(2):168-75.

233. Stout JR, Smith-Ryan AE, Fukuda DH *et al*. Effect of calcium β-hydroxy-β-methylbutyrate (CaHMB) with and without resistance training in men and women 65+yrs: a randomized, double-blind pilot trial. Exp Gerontol. 2013;48(11):1303-10.

234. Bamman MM , Petrella JK, Kim JS *et al*. Cluster analysis tests the importance of myogenic gene expression during myofiber hypertrophy in humans. J Appl Phys. 2007;102(6):2232-39.

235. Moss BM, Refsnes PE, Abilgaard A *et al*. Effects of maximal effort strength training with different loads on dynamic strength, cross-sectional area, load-power and load-velocity relationships. European J Appl Physiol Occup Physiol. 1997;75(3):193-9.

236. Stout JR, Fukuda DH, Kendall KL *et al*. B-Hydroxy-β-methylbutyrate (HMB) supplementation and resistance exercise significantly reduce abdominal adiposity in healthy elderly men. Exp Gerontol. 2015;75(3):33-4.

237. Bruckbauer A, Zemel MB, Thorpe T *et al*. Wall synergistic effects of leucine and resveratrol on insulina sensitivity and fat metabolism in adipocytes and mice. Nutr Metab. 2012;9(1):77.

238. Engelen MPKJ, Deutz NEP. Is b-hydroxy b-methylbutyrate an effective anabolic agent to improve outcome in older diseased populations? Curr Opin Clin Nutr Metab Care. 2018;21(3):207-13.

239. Nissen S, Sharp RL, Panton L *et al*. Beta-hydroxy-betamethylbutyrate (HMB) supplementation in humans is safe and may decrease cardiovascular risk factors. The J Nutr. 2000;130:1937-45.

240. Rathmacher JA, Nissen S, Panton L *et al*. Supplementation with a combination of betahydroxy- betamethylbutyrate (HMB), arginine, and glutamine is safe and could improve hematological parameters. J Parent Ent Nutr. 2004;28:65-75.

241. Baier S, Johannsen D, Abumrad N *et al*. Yearlong changes in protein metabolism in elderly men and women supplemented with a nutrition cocktail of beta-hydroxy-betamethylbutyrate (HMB), L-arginine, and L-lysine. J Parent Ent Nutr. 2009;33:71-82.

242. Buchman AL. Glutamine for the gut: mystical properties or an ordinary amino acid? Curr Gastroenterol Rep. 1999;1:417-23.

243. Holecek M, Sispera L. Glutamine deficiency in extracellular fluid exerts adverse effects on protein and amino acid metabolism in skeletal muscle of healthy, laparotomized, and septic rats. Amino Acids. 2014;46:1377-84.

244. Holecek M, Siman P, Vodenicarovova M *et al*. Alterations in protein and amino acid metabolism in rats fed a branched-chain amino acid- or leucine enriched diet during postprandial and post absorptive states. Nutr Metab. 2016;13:12.

245. Wu G, Bazer FW, Davis TA et al. Arginine metabolism and nutrition in growth, health and disease. Amino Acids. 2009;37(1):153-68.

246. Andrade WB, Jacinto JF, Da Silva DK et al. L-arginine supplementation does not improve muscle function during recovery from resistance exercise. Appl Physiol Nutr Metab. 2018 Set;43(9):928-36.

247. Jobgen WS, Fried SK, Fu WJ et al. Regulatory role for the arginine-nitric oxide pathway in metabolism of energy substrates. J Nutr Biochem. 2006;(9):571-88.

248. Wu G, Meininger CJ. Arginine nutrition and cardiovascular function. J Nutr. 2000;130(11):2.626-29.

249. Morris CR, Poljakovic M, Lacrisha L et al. Decreased arginine bioavailability and increased serum arginase activity in asthma. Am J Respir Crit Care Med. 2004;170(2):148-53.

250. Morris Jr SM. Recent advances in arginine metabolism: roles and regulation of the arginases. Br J Pharmacol. 2009;157(6):922-30.

251. Popolo A, Adesso S, Pinto A et al. L-arginine and its metabolites in kidney and cardiovascular disease. Amino Acids. 2014;46(10):2271-86.

252. Wu G, Meininger CJ. Regulation of nitric oxide synthesis by dietary factors. Annu Rev Nutr. 2002;22: 61-86.

253. Alderton WK, Cooper CE, Knowles RG. Nitric oxide synthases: structure, function and inhibition. Biochem J. 2001;357:593-615.

254. Schaefer A, Piquard F, Geny B et al. L-arginine reduces exercise-induced increase in plasma lactate and ammonia. Int J Sports Med. 2002;23(6):403-7.

255. Helms ER, Aragon AA, Fitschen PJ. Evidence-based recommendations for natural bodybuilding contest preparation: nutrition and supplementation. J Int Soc Sports Nutr. 2014 Mai;11:20.

256. Campell B, Roberts M, Kerksick C et al. Pharmacokinetics, safety and effects on exercise *performance* of l-arginine alpha-Ketoglutarate in trained adult men. Nutrition. 2006;22:872-81.

257. Santos R, Pacheco M, Martins R et al. Study of the effect of oral administration of L-arginine on muscular *performance* in healthy volunteers: an isokinetic study. Isokinet Exerc Sci. 2002;10:153-8.

258. Fahs CA, Heffernan KS, Fernhall B. Hemodynamic and vascular response to resistance exercise with L-arginine. Med Sci Sports Exerc. 2009;41:773-9.

259. Tang JE, Lysecki PJ, Manolakos JJ et al. Bolus arginine supplementation affects neither muscle blood flow nor muscle protein synthesis in young men at rest or after resistance exercise. J Nutr. 2011;141: 195-200.

260. Alvares TS, Conte-Junior CA, Paschoalin VMF et al. Acute l-arginine supplementation increases muscle blood volume but not strength performance. Appl Physiol Nutr Metab. 2012;37:115-26.

261. Meirelles CM, Matsuura C. Acute supplementation of l-arginine affects neither strength performance nor nitric oxide production. J Sports Med Phys Fitness. 2018;58:216-20.

262. Harrison DG. Cellular and molecular mechanisms of endothelial cell dysfunction. J Clin Invest. 1997;100(9):2153-57.

263. Maxwell AJ, Cooke JP. Cardiovascular effects of L-arginine. Curr Opin Nephrol Hypertens. 1998; 7(1):63-70.

264. Xiao DS, Jiang L, Che LL et al. Nitric oxide and iron metabolism in exercised rat with L-arginine supplementation. Mol Cell Biochem. 2003;252(1-2):65-72.

265. Sandbakk SB, Sandbakk Ø, Peacock O et al. Effects of acute supplementation of L-arginine and nitrate on endurance and sprint performance in elite athletes. Nitric Oxide. 2015;48:10-5.

266. Koppo K, Taes YE, Pottier A et al. Dietary arginine supplementation speeds pulmonary V_O2 kinetics during cycle exercise. Med Sci Sports Exerc. 2009; 41(8):1626-32.

267. Bailey SJ, Winyard PG, Vanhatalo A et al. Acute L-arginine supplementation reduces the O2 cost of moderate- intensity exercise and enhances high-intensity exercise tolerance. J Appl Physiol. 2010; 109(5):1394-403.

268. Vanhatalo A, Bailey SJ, Dimenna IFJ et al. No effect of acute l-arginine supplementation on O-2 cost or exercise tolerance. Eur J Appl Physiol. 2013;113(7): 1805-19.

269. Jungersten L, Ambring A, Wall B et al. Both physical fitness and acute exercise regulate nitric oxide formation in healthy humans. J Appl Physiol. 1997; 82(3):760-4.

270. Schena F, Cuzzolin L, Rossi L et al. Plasma nitrite/nitrate and erythropoietin levels in cross-country skiers during altitude training. J Sports Med Phys Fitness. 2002;42(2):129-34.

271. Abel T, Knechtle B, Perret C et al. Influence of chronic supplementation of arginine aspartate in endurance athletes on performance and substrate metabolism – a randomized, double-blind, placebo-controlled study. Int J Sports Med. 2005;26(5):344-9.

272. Wilkerson DP, Hayward GM, Bailey SJ et al. Influence of acute dietary nitrate supplementation on 50 mile time trial performance in well-trained cyclists. Eur J Appl Physiol. 2012;112(12):4127-34.

273. Colombani PC, Bitzi R, Frey-Rindova P *et al.* Chronic arginine aspartate supplementation in runners reduces total plasma amino acid level at rest and during a marathon run. Eur J Nutr. 1999; 38(6):263-70.

274. Collier SR, Casey DP, Kanaley JA. Growth hormone responses to varying doses of oral arginine. Growth Horm IGF Res. 2005;15:136-9.

275. Fayh AP, Friedman R, Sapata KB *et al.* Effect of L-arginine supplementation on secretion of human growth hormone and insulina-like growth factor in adults. Arq Bras Endocrinol Metab. 2007;51:587-92.

276. Alvares TS, Conte-Junior CA, Silva JT *et al.* L-arginine does not improve biochemical and hormonal response in trained runners after 4 weeks of supplementation. Nutrition Res. 2014;34:31-9.

277. Silva DVT, Conte-Junior CA, Paschoalin VMF *et al.* Hormonal response to L-arginine supplementation in physically active individuals. Food Nutr Res. 2014 Mar;58:22.569.

278. Forbes SC, Bell GJ. The acute effects of a low and high dose of oral L-arginine supplementation in Young active males at rest. Appl Physiol Nutr Metab. 2011;36:405-11.

279. Forbes SC, Harber V, Bell GJ. The acute effects of L-arginine on hormonal and metabolic responses during submaximal exercise in trained cyclists. Int J Sport Nutr Exerc Metab. 2013;23:369-77.

280. Giugliano D, Marfella R, Verrazzo G *et al.* The vascular effects of L-arginine in humans. The role of endogenous insulina. J Clin Invest. 1997;99:433-8.

281. Leiss V, Flockerzie K, Novakovic A *et al.* Insulina secretion stimulated by L-arginine and its metabolite L-ornithine depends on Gα(i2). Am J Physiol Endocrinol Metab. 2014;307:800-12.

282. De Castro Barbosa T, De Carvalho J, Poyares LL *et al.* Potential role of growth hormone in impairment of insulina signaling in skeletal muscle, adipose tissue, and liver of rats chronically treated with arginine. Endocrinol. 2009;150:2080-6.

283. Salgueiro RB, Gerlinger-Romero F, Guimarães-Ferreira L *et al.* Exerc training reverses the negative effects of chronic L- arginine supplementation on insulin sensitivity. Life Sci. 2017;191:17-23.

284. Mcneal CJ, Meininger CJ, Reddy D *et al.* Safety and Effectiveness of Arginine in Adults. J Nutr. 2016;146(12):2587-93.

285. Gulewitsch WL, Krimberg R. Zur Kenntnis der Extraktivstoffe der Muskeln. II. Mitteilung. Über das Carnitina. Hoppe-Seyler´s Zeitschrift für physiologische Chemie. 1905;45(3-4):326-30.

286. Tomita M, Sensju Y. Über die Oxyaminoverbindungen, welche die Biuretreaktion zeigen. III. Spaltung der γ-Amino-β-oxy-buttersäure in die optisch-aktiven Komponenten. Hoppe-Seyler´s Zeitschrift für physiologische Chemie. 1927;169(4-6): 263-77.

287. Fritz IB. Action of carnitine on long chain fatty acid oxidation by liver. Am J Physiol-Legacy Cont. 1959;197(2):297-304.

288. Cerretelli P, Marconi C. L-Carnitine Supplementation in Humans. The Effects on Physical Performance. Int J Sports Med. 1990;11(01):1-14.

289. Heinonen OJ. Carnitine and Physical Exercise. Sports Med. 1996;22(2):109-32.

290. Stephens FB, Constantin-Teodosiu D, Greenhaff PL. New insights concerning the role of carnitine in the regulation of fuel metabolism in skeletal muscle. J Physiol. 2007;581(2):431-44.

291. Bremer J. Carnitine metabolism and functions. Physiol Rev.1983;63(4):1420-80.

292. Vaz FM, Wanders RJA. Carnitine biosynthesis in mammals. Biochem J. 2002;361(3):417-29.

293. Borum PR. Carnitine. Annual Rev Nutr. 1983;3(1): 233-59.

294. Fielding R, Riede L, Lugo J *et al.* l-Carnitine supplementation in recovery after exerc. Nutrients. 2018;10(3):349.

295. Rigault C, Mazué F, Bernanrd A *et al.* Changes in l-carnitine content of fish and meat during domestic cooking. Meat Sci. 2008;78(3):331-5.

296. Flanagan JL, Simmons PA, Vehige J *et al.* Role of carnitine in disease. Nutr Metab. 2010;7(1):30.

297. Lombard KA, Olson AL, Nelson SE *et al.* Carnitine status of lactoovovegetarians and strict vegetarian adults and children. Am J Clin Nutr. 1989;50(2): 301-6.

298. Novakova K, Kummer O, Bouitbir J *et al.* Effect of L-carnitine supplementation on the body carnitine pool, skeletal muscle energy metabolism and physical performance in male vegetarians. Eur J Nutr. 2016;55(1):207-17.

299. Rebouche CJ, Chenard CA. Metabolic fate of dietary carnitine in human adults: identification and quantification of urinary and fecal metabolites. J Nutr. 1991;121(4):539-46.

300. Rebouche CJ. Carnitine function and requirements during the life cycle. FASEB J. 1992;6(15):3379-86.

301. Karlic H, Lohninger A. Supplementation of l-carnitine in athletes: does it make sense? Nutrition. 2004;20(7-8):709-15.

302. Cederblad G, Holm J, Lindstedt G *et al*. Ybutyro-betaine Hydroxylase Activity In Human And Ovine Liver And Skeletal Muscle Tissue. FEBS Letters. 1979;98(1):4.

303. Rebouche CJ, Engel AG. Tissue distribution of carnitine biosynthetic enzymes in man. Bioch Biophys Acta. 1980;630(1):22-9.

304. Rebouche CJ, Chenard CA. Metabolic fate of dietary carnitine in human adults: identification and quantification of urinary and fecal metabolites. J Nutr. 1991;121(4):539-46.

305. Jameson E, Doxey AC, Airs R *et al*. Metagenomic data-mining reveals contrasting microbial populations responsible for trimethylamine formation in human gut and marine ecosystems. Microb Genom. 2016;2(9):e000080.

306. Koeth RA, Wang Z, Levison BS *et al*. Intestinal microbiota metabolism of L-carnitine, a nutrient in red meat, promotes atherosclerosis. Nat Med 2013;19(5):576-585.

307. Arenas J, Ricoy JR, Encinas AR *et al*. Carnitine in muscle, serum, and urine of nonprofessional athletes: effects of physical exercise, training, and L-carnitine administration. Muscl Nerve. 1991;14(7):598-604.

308. Wall BT, Stephens FB, Constantin-Teodosiu D *et al*. Chronic oral ingestion of l-carnitine and carbohydrate increases muscle carnitine content and alters muscle fuel metabolism during exercise in humans. J Physiol. 2011;589(4):963-73.

309. Burrus BM, Moscicki BM, Matthews TD *et al*. The Effect of Acute L-carnitine and Carbohydrate Intake on Cycling Performance. Int J Exerc Sci. 2018;11(2);404-16.

310. Coelho CF, Mota JF, Ravagnani FCP *et al*. A suplementação de L-carnitina não promove alterações na taxa metabólica de repouso e na utilização dos substratos energéticos em indivíduos ativos. Arq Bras Endocrinol Metab. 2010;54(1):37-44.

311. Koozehchian MS, Daneshfar A, Fallah E *et al*. Effects of nine weeks L-Carnitine supplementation on exercise performance, anaerobic power, and exercise-induced oxidative stress in resistance-trained males. J Exerc Nutr Biochem. 2018;22(4):7-19.

312. Ho JY, Kraemer WJ, Volek JS *et al*. l-Carnitine l-tartrate supplementation favorably affects biochemical markers of recovery from physical exertion in middle-aged men and women. Metab. 2010;59(8):1190-9.

313. Parandak K, Arazi H, Khoshkhahesh F *et al*. The Effect of Two-Week L-Carnitine Supplementation on Exercise-Induced Oxidative Stress and Muscle Damage. Asian J Sports Med. 2014;5(2):123-8.

314. Kraemer WJ, Volek JS, Dunn-Lewis C. L-carnitine supplementation: influence upon physiological function. Curr Sports Med Rep. 2008;7(4):218-23.

315. Kraemer WJ, Volek JS, Spiering BA *et al*. L-Carnitine Supplementation: A New Paradigm for its Role in Exercise. Monatshefte für Chemie/Chemical Monthly. 2005;136(8):1383-90.

Suplementos de Carboidratos

capítulo 26

Guilherme Lima da Rosa

Introdução

A prática esportiva consiste em uma integração de sistemas que visam à geração de energia, por via anaeróbica ou aeróbica, utilizando substratos energéticos de vias endógenas ou exógenas. Os carboidratos e o tecido adiposo são as principais fontes de combustível oxidadas pelo tecido muscular esquelético durante exercícios de resistência física. A contribuição relativa dessas fontes de combustível depende, em grande parte, da intensidade e da duração da atividade física, com uma contribuição maior de carboidratos à medida que essa intensidade aumenta.[1]

Durante o exercício de baixa a moderada intensidade, 30 a 65% do consumo máximo de oxigênio (VO_2 máx.; capacidade máxima do corpo de transportar e metabolizar oxigênio durante um exercício físico), o tecido adiposo é a fonte de energia predominante.[2] No entanto, com o aumento da intensidade, torna-se maior a contribuição da oxidação de carboidratos para o gasto energético, com o glicogênio muscular (carboidrato endógeno) consistindo na fonte de substrato mais importante. Pesquisadores têm considerado esse macronutriente importante por desempenhar uma extensa melhora no desempenho físico. Além de fornecer combustível para as funções vitais do organismo, o carboidrato possibilita suportar a prática esportiva em diversas intensidades. O corpo humano tem estoques limitados de carboidrato endógeno, que pode ser facilmente manipulado pela ingestão de alimentos ou mesmo por uma única sessão de exercício físico.[3]

Os carboidratos têm fórmulas estruturais diferentes, com tempos distintos para as ações enzimática e absortiva. A absorção ocorre com a ajuda de transportadores, ou seja, proteínas cuja função é auxiliar o carboidrato a atravessar a barreira intestinal.[4] Atualmente, existem diversos estudos sobre os benefícios do consumo de carboidratos na prática esportiva, provando que diferentes quantidades e tipos são necessários para alcançar o desempenho desejado. Uma gama de alimentos, bebidas esportivas e suplementos podem ser utilizados para esse fim.

O músculo esquelético tem uma notável capacidade de resposta ao esforço, à contração mecânica e à disponibilidade de nutrientes, resultando em adaptações metabólicas e funcionais específicas de acordo com o momento e a intensidade da atividade física. Essas adaptações influenciam as recomendações nutricionais, cujo objetivo é melhorar a oxidação e produzir energia durante a prática física, bem como tornar o atleta melhor adaptado às necessidades de seu esporte, com o intuito de que a *performance* seja completa e o glicogênio poupado para momentos de real necessidade.

As recomendações para ingestão diária de carboidratos devem ser individualizadas e feitas levando-se em consideração a periodização do treinamento e as estratégias nutricionais, quando se avalia a necessidade de ingestão do carboidrato para o desempenho ou a adaptação do atleta.[3] As adaptações oriundas da manipulação de carboidratos objetivam ampliar a eficiência metabólica, elevando a quantidade de transportadores, as enzimas reguladoras, a tolerância a produtos secundários do metabolismo e os estoques de glicogênio muscular. A partir disso, a adaptação ao exercício decorre de reações, como a biogênese mitocondrial por coativador-1 alfa do receptor ativado por proliferadores de peroxissoma gama (PGC-1 alfa), proteína que melhora a expressão genética. Além disso, pode haver aumento da oxidação lipídica e ativação de enzimas de sinalização celular, como a fosforilação de proteína quinase ativada por AMP (AMPK), que regula a captação de glicose.[5,6]

Existem inúmeras evidências de que um bom desempenho tanto em esportes de alta intensidade quanto de resistência ou intermitentes associa-se a estratégias que mantêm a alta disponibilidade de carboidratos. Da mesma maneira, a restrição ou a ingestão inadequada de carboidratos está relacionada com fadiga, queda no desempenho e aumento da percepção de esforço.[7]

Metabolismo

Além de seu papel como substrato muscular, o carboidrato, na forma de glicogênio, desempenha funções direta e indireta na adaptação do músculo ao treinamento. A quantidade e a localização do glicogênio dentro da célula muscular altera o ambiente físico, metabólico e hormonal no qual as respostas de sinalização à prática esportiva acontecem.[8] Em exercícios de alta intensidade, a maior contribuição energética provém da degradação de carboidrato, os quais se tornam disponíveis para o organismo por meio da dieta e são estocados como glicogênio muscular e hepático, sendo que sua falta pode causar fadiga.

Pesquisas sobre os benefícios da ingestão de diferentes tipos de carboidrato durante o exercício têm representado um avanço empolgante no campo da nutrição esportiva. Por conta dos inúmeros benefícios, essa descoberta está sendo utilizada pela indústria para comercializar produtos que melhoram a *performance* e diminuem os sintomas gastrintestinais.

Diferentes tipos de carboidrato podem ser consumidos com o objetivo de fornecer energia para o corpo humano (p. ex., frutose, galactose, sacarose, maltose, amido e glicose). Quase todos apresentam taxas de oxidação semelhantes às da glicose, com exceção da frutose e da galactose, cuja taxa é menor.[9] Portanto, os carboidratos podem ser divididos em duas categorias: de oxidação rápida, contendo glicose e seus polímeros, e de oxidação lenta, com galactose e frutose.

A frutose e a galactose apresentam diferenças na absorção intestinal e na necessidade do fígado de convertê-las em monossacarídios (glicose e lactato), que serão utilizados pelo músculo para gerar energia. Segundo Jeukendrup[9], a combinação de diferentes tipos de carboidrato na ingestão melhora sua oxidação em até 75% quando comparada com o consumo isolado atuante em um só receptor. A glicose, por exemplo, é transportada pela proteína de transporte sódio-glicose (SGLT1), cuja capacidade limitante de transporte é de 1 g/min ou 60 g/h.

O principal transportador intestinal da glicose é a proteína SGLT1, enquanto o da frutose é a GLUT5, embora já se saiba que o ser humano tem outros transportadores de carboidratos intestinais para glicose (GLUT2) e frutose (GLUT8, GLUT12).[10]

A SGLT1 depende do transporte ativo secundário para absorver glicose nos enterócitos (células intestinais), enquanto a GLUT5 utiliza a difusão facilitada. A má absorção de frutose, no entanto, é minimizada se combinada com fontes de glicose, pois esta estimula a captação intestinal da frutose. O transporte sinérgico adicional de frutose e glicose pode envolver também o aumento do recrutamento da GLUT2, GLUT8 e GLUT12.[11] A absorção intestinal mais rápida decorrente da ação de oxidação causada por vários receptores pode diminuir o desconforto intestinal proveniente da eliminação do carboidrato residual, que, com o aumento da disponibilidade exógena de carboidratos, melhora possivelmente o desempenho da resistência.

Pela ação da fosfofrutoquinase (PFK), uma enzima glicolítica, a frutose entra na via glicolítica por sua fosforilação em frutose-1-fosfato. Após absorvida, a frutose é metabolizada pelo fígado, embora o intestino possa converter uma pequena porção em lactato e glicose.[12] É importante ressaltar que a atividade da PFK é inibida por adenosina trifosfato (ATP) e também por um grande influxo de glicose no fígado.[12] Após as moléculas de carbono da frutose passarem pelo processo de glicólise, a atividade da piruvato desidrogenase aumentará, causando elevação nas concentrações de lactato no sangue.[12] Acredita-se que o lactato produzido a partir da ingestão de frutose durante o exercício sirva de substrato para a produção de energia oxidativa.[13] Embora os efeitos metabólicos da frutose possam ser vantajosos em esportes de longa duração, podem ter impacto negativo quando consumidos em excesso por populações sedentárias, resultando em dislipidemia, esteatose hepática e resistência à insulina.[14]

Consumo de carboidrato

Visto o carboidrato ser um combustível importante para o sistemas nervoso central e muscular, a disponibilidade de reservas (glicogênios muscular e hepático) é limitante para exercícios de longa duração. Durante a prática esportiva, a reposição de carboidrato é necessária para melhorar o desempenho no esporte, as respostas imune e hormonais e a recuperação muscular.

Uma dúvida pertinente entre os praticantes de atividade física é se a suplementação de carboidratos é realmente necessária durante o exercício. A resposta depende da duração da atividade, da periodização do treinamento, do nível de condicionamento físico e de estratégias nutricionais.[15] É necessário garantir, no mínimo, 30 g de carboidrato por hora em exercícios com duração superior a 2 h. Entretanto, o metabolismo humano tem características distintas, por isso deve-se respeitar a individualidade bioquímica e analisar a resposta do sistema gastrintestinal. Ele é que limitará o consumo de carboidrato durante o exercício, lembrando que a capacidade de oxidação da glicose nos receptores é de 60 g/h.

O esgotamento das reservas de glicogênio muscular está associado principalmente à fadiga, à queda no desempenho e na habilidade motora e à diminuição da concentração. A fadiga decorrente de exercícios físicos prolongados e de alta intensidade relaciona-se, em boa parte, com baixas reservas e depleção de glicogênio, hipoglicemia e desidratação.[16] Assim, a combinação de boa hidratação e bons estoques de glicogênio com suplementação ou consumo de carboidratos de acordo com a necessidade da prática esportiva promove melhora no desempenho em competições ou sessões intensas e prolongadas de treinamento. É necessário utilizar estratégias nutricionais para promover a disponibilidade de carboidratos antes, durante ou após o treino ou a competição esportiva.

A reposição de glicogênio depende de vários fatores, como o estado nutricional e do treinamento ou o tipo, a quantidade, o horário e a frequência de consumo do carboidrato. Um aporte adequado tem grande impacto para o treino e o sucesso do rendimento esportivo. Estudo indica que a ingestão de carboidrato antes de uma sessão de treinamento de força não apresenta efeitos negativos e pode até melhorar o desempenho de força e o condicionamento.[17]

A ingestão de carboidratos antes do exercício nem sempre é simples, pois os efeitos metabólicos da resposta da insulina (hormônio regulador da glicose), pelo aumento do uso de carboidratos, podem reduzir a mobilização e a utilização de gordura e causar fadiga prematura em alguns indivíduos.[18] É sempre necessário definir um treinamento e estratégias com o objetivo de promover adaptações metabólicas que possibilitem aos atletas treinar sem desconforto.

A manipulação desse macronutriente ao longo do dia pode variar de acordo com a necessidade de ingestão, com maior ou menor disponibilidade em sessões específicas do treinamento. Para pessoas sedentárias, essas recomendações podem parecer absurdas; porém, quando se trata de um atleta, é fundamental garantir níveis mínimos de consumo a fim de assegurar a *performance*. Muitas vezes, em virtude da ingestão diária elevada de carboidrato, esse macronutriente é complementado com suplementos esportivos.

Recomendação diária

Segundo a Sociedade Brasileira de Medicina do Exercício e do Esporte (SBME), quanto maior a intensidade dos exercício, maior a contribuição do carboidrato visando ao fornecimento de energia. Recomenda-se a ingestão de 60 a 70% do valor calórico total, dependendo do tipo e da duração do exercício e respeitando a individualidade do atleta, como hereditariedade, sexo, idade, peso, composição corporal, condicionamento físico e fase do treinamento. É necessário um consumo mínimo de carboidrato durante o dia, conforme a intensidade do exercício, para promover e garantir o desempenho (Tabela 26.1).

Recomendação antes do exercício

Para praticantes de atividade física e atletas com 8 h ou mais de exercício por semana e que necessitam repor os estoques

Tabela 26.1	Recomendação diária de ingestão de carboidratos de acordo com o posicionamento do American College of Sports Medicine.
Situação	**Recomendação**
Exercício leve Intensidade baixa ou atividades de habilidade	3 a 5 g/kg/dia
Exercício moderado Intensidade moderada com duração de até 1 h	5 a 7 g/kg/dia
Exercício intenso Programas de *endurance* com treinos de 1 a 3 h/dia	6 a 10 g/kg/dia
Exercício muito intenso Programas de *endurance* com treinos de 4 a 5 h/dia	8 a 12 g/kg/dia

Adaptada de Thomas *et al.*, 2016.[19]

462 Parte 7 • Recursos Ergogênicos

de glicogênio, é necessário o consumo alto de carboidrato ao longo do dia, variando de 7 a 12 g de carboidrato por quilograma de peso corporal. Essa estratégia é bastante eficaz para maximizar os estoques de glicogênio.[20]

Aumentar o consumo de carboidrato antes de uma competição ou sessão de treinamento de alta intensidade para saturar os estoques de glicogênio é uma estratégia recomendada para melhorar a *performance*. A ingestão de 10 a 12 g de carboidrato pobre em resíduos por quilograma de peso durante 36 a 48 h prévias ao evento eleva os estoques de glicogênio, melhora o desempenho e minimiza os efeitos gastrintestinais indesejados (Tabela 26.2).[7,21]

Em esportes que necessitam de várias sessões de treinamento durante o dia, como o triatlo, por exemplo, e também em competições de ciclismo, ultramaratonas e corridas de aventura, a recuperação dos estoques de glicogênio tem papel fundamental no desempenho, tornando-se particularmente necessária entre os exercícios dependentes de carboidratos, nos quais há uma prioridade de recuperação visando à próxima sessão de treinamento. Caso ocorra um atraso de até 2 h na ingestão de carboidratos após o término de uma sessão, isso pode impactar a próxima negativamente, já que a reposição não foi adequada, causando queda no desempenho.

O consumo apropriado de carboidrato ao longo do dia deve respeitar a intensidade e a duração da sessão de treinamento ou da competição. Desde que a quantidade desse macronutriente esteja correta, estratégias agudas podem promover *performance*. Contudo, importante respeitar as quantidades consumidas previamente para que não haja efeitos indesejáveis durante a sessão de treinamento (Tabela 26.3).

Recomendação durante o exercício

Para exercícios com duração inferior a 30 min, não é necessário consumir carboidratos.[23] Aqueles com duração de até 1 h e 15 min, a ingestão ou o bochecho pode apresentar benefícios, dependendo da necessidade, da intensidade e do período de treinamento do atleta.[24] Não é preciso combinar diferentes fontes.[25]

Existem evidências científicas de que o consumo de 30 g/h de carboidratos de fonte única ou combinada durante exercícios de média duração (entre 1 e 2 h) pode melhorar a *perfomance* do atleta.[3] Entretanto, caso a duração aumente, recomenda-se consumir 60 ou 90 g/h de carboidratos combinados objetivando melhorar sua oxidação em diferentes receptores.[26]

Cada ser humano tem uma individualidade bioquímica; portanto, um profissional deve avaliar e supervisionar o consumo de diferentes fontes de carboidratos para reduzir possíveis desconfortos gástricos. Como é difícil descobrir a proporção dos diversos carboidratos nos su-

Tabela 26.2 Recomendação da ingestão de carboidratos no pré-exercício.

Estratégia	Objetivo	Recomendação
Consumo geral de carboidrato	Preparação para provas ou sessões de treinamento com duração menor que 90 min	7 a 12 g de carboidrato por kg de peso corporal 24 h antes da prova ou sessão de treinamento
Supercompensação de carboidrato	Preparação para provas com duração superior a 90 min, contínua ou intermitente	36 a 48 h prévias à sessão de treinamento ou prova, recomenda-se consumir 10 a 12 g de carboidrato a cada 24 h
Reposição rápida de carboidrato	Intervalo menor que 8 h de recuperação entre duas sessões de treinamento intenso	1 a 1,2 g de carboidrato por kg de peso por hora nas primeiras 4 h
Reposição de carboidrato prévia à sessão de treinamento ou prova	Antes de exercícios maiores que 60 min	1 a 4 g de carboidrato por kg de peso 1 e 4 h antes do exercício

Adaptada de Hargreaves *et al.*, 2004.[22]

Tabela 26.3 Recomendação da ingestão de carboidratos no pré-exercício.

Estratégia	Recomendação
Até 3 a 4 h antes da sessão de treinamento	3 a 4 g de carboidrato por kg de peso
Até 2 h antes da sessão de treinamento	2 g de carboidrato por kg de peso
Até 1 h antes da sessão de treinamento	1 g de carboidrato por kg de peso
No início da sessão de treinamento	0,5 g de carboidrato por kg de peso corporal
Menos de 2 h antes do treinamento	Evitar o consumo de fibras, proteína e lipídios visando a reduzir os desconfortos gastrintestinais

Adaptada de Hargreaves *et al.*, 2004.[22]

plementos esportivos, torna-se sempre necessário o auxílio de um profissional de nutrição ou mesmo contatar o fabricante do produto para não ocorrer complicações e a recomendação ficar dentro do adequado.

Atletas bem treinados que têm dificuldade de consumir grandes quantidades de carboidratos durante o exercício por conta do desconforto gástrico devem treinar o intestino, pois ele é um órgão flexível e adaptável. Com uma prática adequada, podem melhorar sua tolerância à ingestão exógena de carboidratos no decorrer da atividade física.[27,28]

Existem diversas fontes de carboidrato (Tabela 26.4), cada uma com determinada velocidade de absorção e osmolaridade, o que torna necessário adequar o tipo, a combinação, a apresentação e a frequência de consumo para atingir o efeito desejado na *performance*.

Um estudo demonstrou que ciclistas obtiveram melhor *performance* em uma sessão de treinamento de 90 min a 60% do VO_2 máx. quando consumiram uma solução de isomaltulose (de baixo índice glicêmico) se comparado com uma bebida de maltodextrina (de alto índice glicêmico). De acordo com o estudo, a liberação constante de glicose na corrente sanguínea melhorou a oxidação da gordura, preservando o glicogênio muscular, o que pode ser explicado pela velocidade de liberação da isomaltulose na corrente sanguínea e também pela duração e intensidade

do exercício (em atividades de maior intensidade e curta duração, o consumo de carboidratos de baixo índice glicêmico não tem efeito na *performance* e pode inclusive prejudicar o desempenho físico).[30,31]

Alguns estudos também demonstram que níveis adequados de glicose durante a prática do exercício físico de longa duração e moderada intensidade podem melhorar o desempenho cognitivo e reduzir a fadiga mental. Portanto, recomenda-se estudar a intensidade e a duração do exercício físico para adequar o tipo de carboidrato.[32]

Caso se opte pelo consumo de fontes de carboidratos sólidos o índice glicêmico dos alimentos não pode ser desprezado, pois, dependendo da quantidade de carboidrato liberado na corrente sanguínea, os níveis de insulina podem se alterar, o que reduz as concentrações de glicose, força a utilização do glicogênio no início do exercício e diminui a mobilização da gordura em esportes de longa duração. Também é necessário que a fonte não tenha gordura, fibras e proteína em excesso na composição para não diminuir a oferta de carboidratos. Alguns atletas podem apresentar desconfortos gástricos decorrentes da presença de FODMAP (carboidratos fermentáveis) nos alimentos. Estes devem, portanto, ser considerados e avaliados de acordo com a tolerância individual e estratégias nutricionais para minimizar os desconfortos.[33]

Tabela 26.4 Fontes de carboidrato em suplementos.

Tipos de carboidrato	Características específicas	Suplemento	Apresentação	Velocidade de absorção
Maltodextrina	Açúcar formado da quebra do amido. Tem sabor neutro e baixo valor osmótico, bem como taxas de absorção e oxidação semelhantes às da glicose	Maltodextrina	Pó ou em bebidas esportivas	60 g/h
Amilopectina	Açúcar formado da quebra do amido. Tem rápida absorção	*Waxy Maize*	Pó	60 g/h
Isomaltulose	Açúcar encontrado em mel, beterraba e cana-de-açúcar. Tem oxidação mais lenta que a da glicose	Palatinose	Gel comestível ou pó	30 g/h
Dextrose	Açúcar com estrutura molecular reduzida. Tem rápida absorção e pode fornecer grandes quantidades agudas de energia	Dextrose	Gel coomestível ou pó	60 g/h
Sacarose	Resulta da ligação entre uma molécula de glicose e outra de frutose. Tem taxas de absorção e oxidação semelhantes às da glicose	É administrada sozinha ou combinada com outros suplementos	Pó ou em bebidas esportivas	60 g/h
Frutose	Utilizada para melhorar a palatabilidade em bebidas. Promove de 20 a 30% menos de estímulos nos níveis plasmáticos de insulina quando comparados à glicose e tem taxa de oxidação 25% maior	É administrada sempre combinada com outros suplementos, nunca sozinha	Gel comestível ou em bebidas esportivas	30 g/h

Adaptada de Jeukendrup e Jentjens, 2000.[29]

Exercícios do tipo intermitente, como futebol, basquete e tênis, são considerados de alta intensidade e apresentam pequenas pausas para descanso durante o treinamento. Normalmente, utilizam 70 a 80% do VO_2 máx., semelhante a exercícios de resistência de longa duração. O exercício prolongado nessas intensidades requer uma grande quantidade de energia obtida de fontes endógenas e exógenas de carboidrato; portanto, a suplementação durante os intervalos pode ser benéfica e manter o nível de energia até o fim do exercício.[34]

Líquido, gel ou sólido

A forma de ingerir carboidratos não tem importância na oxidação.[35] Portanto, os atletas podem misturar, combinar e usar qualquer fonte que melhor se adapte às suas preferências. O importante é avaliar qual método de consumo mais se adapta ao exercício e à tolerância do atleta. Para ingerir carboidrato em gel ou sólido é necessário consumir água, em virtude da osmolaridade, a fim de melhorar o esvaziamento gástrico e diminuir a probabilidade de causar sintomas gastrintestinais.[36]

Um estudo com ciclistas que percorreram 75 km contra o relógio avaliou um grupo que ingeriu bananas a cada 15 min de prova e outro que consumiu uma bebida contendo 0,2 g de carboidrato por quilograma de peso. Os dois grupos ingeriram uma dose de 0,4 g de carboidrato por quilograma de peso antes do exercício. Não houve diferença no desempenho dos atletas quando se comparou o consumo de bananas com a bebida contendo carboidrato. Todavia, aqueles que consumiram banana obtiveram maior efeito antioxidante e níveis elevados de dopamina. No geral, a banana pode ser utilizada como estratégia nutricional em exercícios de longa duração, porém é sempre necessário avaliar cada atleta.[37]

Outro estudo analisou a ingestão de banana e de pera durante o exercício físico. A banana, por ter proporção glicose:frutose de 1, apresentou melhor resposta que a pera, cuja proporção é de 0,44. Isso porque forneceu maior quantidade (5%) de carboidratos, catecolaminas e compostos fenólicos, o que diminuiu a inflamação, aumentou a capacidade antioxidante e reduziu a mobilização e a oxidação de gordura. Já a pera apresentou melhor tolerância a sintomas gastrintestinais. Isso demonstra que a ingestão de frutas pode ser utilizada nas estratégias nutricionais para promoção da *performance*. Misturas ou combinações de fontes de carboidratos podem ser utilizadas em exercícios de qualquer duração; contudo, apresentam mais resultado naqueles de longa duração, nos quais é necessário uma maior oxidação de carboidratos.[26]

Bochecho com carboidrato

O consumo de carboidratos durante exercícios cíclicos de longa duração e intensidade moderada é bem conhecido por retardar a fadiga e melhorar o desempenho. Uma das estratégias muito estudadas é o bochecho ou enxágue bucal com bebidas contendo carboidrato. Pesquisadores acreditam que o mecanismo envolvido na melhora do desempenho pode não ser metabólico, mas neural, pois a presença de carboidratos na região bucal ativa os receptores aferentes, que enviam informações sensoriais para o sistema nervoso central, inclusive o córtex motor, o que favorece as respostas motoras, reduz a percepção do esforço e aumenta o prazer e a motivação[38] – todos fatores capazes de influenciar na *performance* de atividades aeróbicas e anaeróbicas. Portanto, essa estratégia poderia manter os níveis de glicose sanguínea e preservar o glicogênio muscular.

Dados experimentais de estudos com roedores sustentam existir vias de transdução do sabor em mamíferos que respondem a carboidratos independentemente do nível de doçura. Em mamíferos, dois receptores acoplados às proteínas G, T1R2 e T1R3 formam um heterodímero que responde tanto a açúcares naturais quanto artificiais.[39]

Uma metanálise foi realizada para determinar os efeitos do bochecho de carboidrato no desempenho de *sprints* durante o cicloergômetro e os testes de corrida. O bochecho não melhorou o pico de potência e a potência média durante os testes quando comparados com o grupo-controle. Todavia, de acordo com a metanálise, o número de estudos que abordam essa estratégia é limitado. Além disso, os estudos têm pouca padronização dos protocolos e baixo conteúdo da amostra.

Em contrapartida, outra metanálise mostrou que o bochecho de carboidrato pode melhorar o desempenho durante exercícios de intensidade moderada a alta (65 a 75% VO_2 máx.) com duração de 1 h.[38]

Ainda pouco se sabe sobre a utilização e o efeito de bochechos de carboidrato durante os exercícios intermitentes, resistidos, de longa duração e realizados em altas temperaturas. Contudo, vários estudos mostram que, após a administração de enxaguatório bucal de carboidrato, não há incremento no desempenho de atividades predominantemente anaeróbias de curta duração, como as de força máxima e força de esforço, tampouco naquelas de único esforço no cicloergômetro.[40]

Mais recentemente, pesquisadores investigaram o efeito do bochecho em ciclistas que estavam em jejum e naqueles que consumiram uma solução de carboidrato (6% de maltodextrina) 3 h antes da sessão de treinamento. Realizou-se, no ergômetro, um teste com carga constante de 60% da potência máxima até chegar à exaustão. Os autores observaram melhora no desempenho nos dois grupos, particularmente naquele em jejum, que obteve 10% a mais de melhora quando comparado com o que se alimentou (3%).[41] A conclusão é de que os receptores bucais parecem especialmente responsivos em condições metabólicas nas quais os estoque de glicogênio estão reduzidos. Contudo, de acordo com os autores, mais estudos são necessários para entender completamente as vias separadas de transdução do sabor para os diversos carboidratos, as implicações práticas para os atletas, bem como o impacto em diferentes eventos esportivos.[40]

Alguns pesquisadores sugerem que o bochecho durante os exercícios de alta intensidade pode ser prejudicial por interromper a respiração e/ou a concentração, embora o atleta possa ser treinado e adaptado para isso. Outros autores acreditam que o bochecho de carboidrato possa ser uma alternativa à ingestão, melhorando possíveis sintomas gastrintestinais em exercícios de alta intensidade ou nas competições de curta duração nos quais qualquer percentual de melhora pode definir uma prova ou elevar o desempenho de um treino.[23,24]

Embora ainda se desconheça o efeito desta estratégia, é improvável o desempenho ascender à medida que aumenta a duração do exercício, pois os estoque de glicogênio precisam ser repostos pela ingestão de carboidratos de forma exógena e em volume adequado. Todavia, pode ser que o bochecho forneça alguma vantagem nos exercícios de longa duração em praticantes que já estejam apresentando desconfortos gastrintestinais.[41]

Outro benefício ocorre em indivíduos que praticam exercícios para controlar o peso. O bochecho pode ajudar a diminuir a percepção do esforço e/ou da maior intensidade do exercício sem ingerir calorias adicionais.[38]

É essencial novas pesquisas sobre o bochecho de carboidratos principalmente em outras modalidade esportivas e com um número maior de amostra para que haja uma melhor perspectiva da metodologia de estudo e dos possíveis resultados. Deve-se avaliar também a logística da estratégia, pois não é em todo lugar ou a qualquer momento que se conseguirá fazer o bochecho. Assim como todas as outras estratégias nutricionais, é altamente recomendável treiná-la e avaliar individualmente a resposta do atleta ou praticante de atividade física nas sessões de treinamento.

Peso corporal versus dose de ingestão durante o exercício

Existem alguns questionamentos sobre a suplementação de carboidratos em relação ao peso do atleta, porém já se sabe que as recomendações de consumo dos carboidratos não dependem do peso, visto que, durante o exercício, as recomendações são expressas em gramas por hora e dependem da duração da atividade, pois existe uma taxa de oxidação limitante.[1] Quanto mais longa a atividade, mais carboidrato deve ser ingerido durante a prática, sempre avaliando a individualidade bioquímica.

Recomendação após o exercício

Após o exercício, os atletas ou os praticantes de atividade física enfrentam um desafio metabólico, tendo que restaurar seus estoques iniciais de glicogênio muscular e hepático. A reposição demanda tempo e ingestão adequada de carboidratos. Como a taxa de ressíntese de glicogênio é de aproximadamente 5% por hora, o consumo inicial de 1 a 1,2 g de carboidratos por quilograma de peso corporal durante as primeiras 4 a 6 h é útil para maximizar a restauração dos estoques.

O conteúdo de glicogênio muscular humano varia de 250 a 700 g. Após uma refeição, o fígado estoca entre 80 e 110 g. Esses estoques de carboidratos endógenos são relativamente pequenos e representam menos de 5% do armazenamento total de energia. Depósitos de glicogênio limitados influenciam o tempo que o organismo será capaz de se recuperar e se exercitar novamente. Em exercícios de força, o treinamento físico com dietas compostas de grandes quantidades de carboidrato pode proporcionar elevação das reservas de glicogênio muscular, acentuando o processo de hipertrofia.

Normalmente, a alta depleção de glicogênio está mais presente em exercícios de média a alta intensidade (65 a 85% VO_2 máx.) e de duração prolongada (> 90 min). Todavia, exercícios de alta intensidade e curta duração ou estratégias de treino com baixos níveis de glicogênio também apresentam depleção. É necessária a reposição imediata de carboidratos após a atividade física visando à *performance* para nova sessão de treinamento. Ingerir 1 a 1,2 g de carboidratos por quilograma de peso corporal por hora durante as próximas 4 a 6 h pode repor os estoques de glicogênio.[5]

Na Figura 26.1, de acordo com o guia da NSCA[42], a reposição imediata de carboidrato nas primeiras 4 h após o exercício teve efeito estaticamente significante quando comparado com a reposição ao longo do dia. Trata-se de uma ação importante para atletas e praticantes de atividade física com duas sessões de treinamento (p. ex., triatlo) ou várias competições no dia (p. ex., natação, atletismo e *CrossFit*), pois a reposição de glicogênio adequada estará inteiramente relacionada com a *performance*. Atletas ou praticantes de atividade física que não necessitam de reposição rápida de glicogênio, mantendo o consumo de carboidratos em intervalos regulares, também podem repor adequadamente o glicogênio muscular. Na Tabela 26.5 consta a recomendação de ingestão de carboidratos pós-exercício.

Para otimizar rapidamente o estoque de glicogênio após os períodos de treinamento ou competição, é necessário consumir alimentos ou suplementos ricos em carboidratos de moderado a alto índice glicêmico para fornecer energia imediata à síntese de glicogênio. Embora a quanti-

Tabela 26.5 Recomendação da ingestão de carboidratos no pós-exercício.		
Período de recuperação	Recomendação de carboidrato	Recomendação de proteína
Intervalo menor que 8 h entre a nova sessão de treinamento	Ingestão imediata de 1,2 g de carboidrato por kg de peso corporal por hora. O carboidrato deve ser de alto índice glicêmico e fontes variadas	Quando combinada com carboidrato, a proteína deve ser consumida em uma quantidade inferior a 1,2 g/kg de peso corporal por hora
Intervalo de 8 a 24 h entre a nova sessão de treinamento	Treino moderado (60 a 90 min/dia): 5 a 7 g de carboidrato por kg de peso corporal por dia Treino longo (60 a 180 min/dia com intensidade moderada alta): 6 a 10 g de carboidrato por kg de peso corporal por dia Treino de longa duração (superior a 240 min com intensidade moderada alta): 10 a 12 g de carboidrato por kg de peso corporal por dia	Não há necessidade

Adaptada de Burke, 2010.[43]

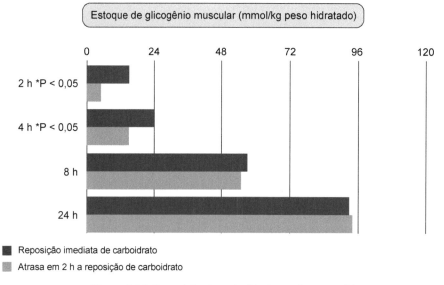

Figura 26.1 Reposição de carboidratos após o exercício.

dade de calorias da dieta seja importante para a reposição de carboidrato, ocorre um *down regulation,* mecanismo de controle pelo qual as funções celulares diminuem a quantidade de um componente celular, e a síntese de glicogênio pode ficar prejudicada porque há a possibilidade de a glicose ser utilizada para a oxidação imediata.[8]

A necessidade de consumo de carboidratos se eleva à medida que o treinamento e a competição aumentam o volume e a intensidade. Exercícios de alta intensidade, principalmente se praticados em condições climáticas quentes e úmidas, necessitam de hidratação e reposição correta de carboidratos e eletrólitos durante e após o exercício. Nesses casos, bebidas com solução de carboidratos de 6 a 8% constituem uma estratégia eficaz para repor glicogênio e promover desempenho.[20] Pode-se recomendar também suplementos ou bebidas ricas em carboidratos para otimizar o estoque de glicogênio quando o atleta não for capaz de consumir a quantidade de carboidrato necessária por quadros de inapetência ou faltas de alimentos ricos desse macronutriente.[1] Praticantes de atividade física dependentes de glicogênio muscular devem evitar consumir álcool após o exercício, pois esse inibe a síntese de glicogênio.[44]

A combinação da ingestão de proteínas ou aminoácidos livres na concentração de 0,2 a 0,5 g/kg de peso corporal com fontes de carboidrato com no mínimo 1 g/kg de peso corporal por hora pode ser uma estratégia dietética eficaz para aumentar o hormônio regulador da insulina após o consumo. E isso com a finalidade de estimular a captação de glicose e aumentar a atividade da enzima glicogênio sintase no tecido muscular esquelético.[1] Por isso, alguns pesquisadores sugerem administrar aminoácidos que têm capacidade insulinotrópica para acelerar o processo de ressíntese do glicogênio.[16,20]

Existem também compostos nutricionais que, associados à ingestão de carboidratos, podem potencializar a ressíntese do glicogênio após o exercício, como, por exemplo, a cafeína. Alguns estudos sugerem que o consumo dessa substância com carboidratos acelera o processo.[45]

Recomendações para mulheres

Existem poucos estudos científicos direcionados para recomendações específicas às mulheres, mesmo que a participação desse público em esportes de longa duração tenha aumentado drasticamente nas últimas décadas. A maioria dos artigos científicos foi escrito com base em pesquisas desenvolvidas com homens; portanto, não existe diferença de recomendação entre os sexos. Deve-se somente avaliar a tolerância individual.

Recomendações para crianças

Segundo Jeukendrup[46], pode haver diferenças no uso do substrato quando se trata de crianças, visto que elas utilizam principalmente o tecido adiposo como combustível, e a capacidade de oxidar carboidratos tende a ser menor. Com o passar dos anos, a oxidação do carboidrato frente à gordura tende a aumentar em decorrência das mudanças hormonais. Portanto, as recomendações para esse público podem ser menos dependentes de carboidratos, mas é necessário avaliar e treinar estratégias nutricionais a fim de garantir níveis de *perfomance* física.

Recomendações da ingestão antes do sono

Pode-se melhorar o sono com a ingestão de carboidratos. Segundo Halson[47], refeições com alto teor desse macronutriente consumidas próximas à hora de dormir podem elevar a qualidade do sono e reduzir a vigília.

Carboidratos sólidos têm a capacidade de diminuir a latência quando comparados às bebidas, assim como refeições com alto índice glicêmico. Portanto, consumir carboidrato antes de dormir pode resultar em menos tempo para adormecer. Importante lembrar que a ingestão de grandes quantidades de proteína podem diminuir os despertares noturnos e a ingestão de grandes quantidades de gordura influenciar o sono negativamente.

Considerações finais

A importância de consumir carboidrato, seja por via endógena, na forma de glicogênio, ou na forma exógena, pela ingestão de carboidratos sólidos, líquidos ou suplementos alimentares, é indiscutível na prática esportiva de alta intensidade e longa duração.

A *performance* e a continuidade do exercício dependente de carboidrato estão inteiramente relacionadas com a ingestão correta desse macronutriente. A recuperação, a imunidade e os fatores hormonais do praticante de atividade física são aprimorados com estratégias nutricionais que buscam manter sua ingestão adequada.

Embora existam diversas fontes de carboidratos para suplementação, deve-se considerar sua estrutura, quantidade, combinação e concentração, de acordo com o momento e a demanda do exercício, para poder adequar o consumo de modo a preservar os estoque de glicogênio e melhorar a *perfomance*, evitando também possíveis desconfortos gastrintestinais. O ideal é um planejamento nutricional individualizado para que o atleta se adapte ao consumo de carboidrato durante o dia e no decorrer de seu treinamento.

Referências bibliográficas

1. Jeukendrup AE. Nutrition for endurance sports: marathon, triathlon, and road cycling. J Sports Sci. 2011;29 Suppl 1:S91-99.
2. Black KE, Skidmore PM, Brown RC. Energy intakes of ultraendurance cyclists during competition, an observational study. Int J Sports Nutr Exerc Metab. 2012;22:19-23.
3. Jeukendrup AE. Carbohydrate intake during exercise and performance. Nutrition. 2004;20:669-77.
4. Rowlands DS, Houltham SD. Multiple-transportable carbohydrate effect on long-distance triathlon performance. Med Sci Sports Exerc. 2017;49(8):1734-44.
5. Jentjens RL, Achten J, Jeukendrup AE. High oxidation rates from combined carbohydrates ingested during exercise. Med Sci Sports Exerc. 2004;36:1551-8.
6. Hashimoto T, Brooks GA. Mitochondrial lactate oxidation complex and an adaptive role for lactate production. Med Sci Sports Exerc. 2008;40:486-94.
7. Jeukendrup A. A step towards personalized sports nutrition: carbohydrate intake during exercise. Sports Med. 2014;44 Suppl 1:25-33.
8. Krtenblad N, Westerblad H, Nielsen J. Muscle glycogen stores and fatigue. J Physiol. 2013;591(18): 4405-13.
9. Jeukendrup AE. Carbohydrate and exercise performance: the role of multiple transportable carbohydrates. Curr Opin Clin Nutr Metab Care. 2010;13: 452-57.
10. Wood I, Sand Trayhurn P. Glucose transporters (GLUT and SGLT): expanded families of sugar transport proteins. Br J Sports Med. 2003;89:3-9.
11. Rowlands DS, Swift M, Ros M *et al.* Composite *versus* single transportable carbohydrate solution enhances

race and laboratory cycling performance. Appl Physiol Nutr Metab. 2012;37:425-36.

12. Jentjens RL, Moseley L, Waring RH *et al.* Oxidation of combined ingestion of glucose and fructose during exercise. J Appl Physiol. 2004;96:1277-84.

13. Décombaz J, Jentjens R, Ith M *et al.* Fructose and galactose enhance post exercise human liver glycogen synthesis. Med Sci Sports Exerc. 2011;43(10):1964-71.

14. Tappy L, Lê KA. Metabolic effects of fructose and the worldwide increase in obesity. Physiol ver. 2010;90:23-46.

15. Jeukendrup AE. Nutrition for endurance sports: marathon, triathlon, and road cycling. J Sports Sci. 2011;29 Suppl 1:S91-9

16. Rowlands DS, Houltham S, Musa-Veloso K *et al.* Glucose composite carbohydrates and endurance performance: critical review and future perspectives. Sports Med. 2015;45(11):1561-76.

17. Krings BM, Rountree JA, McAllister MJ *et al.* Effects of acute carbohydrate ingestion on anaerobic exercise performance. J Int Soc Sports Nutr. 2016; 13:40.

18. Pfeiffer B, Stellingwerff T, Hodgson AB *et al.* Nutritional intake and gastrointestinal problems during competitive endurance events. Med Sci Sports Exerc. 2012;44(2):344-51.

19. Thomas DT, Erdman KA, Burke LM. American College of Sports Medicine Joint Position Statement. Nutrition and Athletic Performance. Med Sci Sports Exerc. 2016;48(3):543-68.

20. Kerksick CM, Arent S, Schoenfeld BJ *et al.* International society of sports nutrition position stand: nutrient timing. J Int Soc Sports Nutr. 2017;14:33.

21. Casey A, Mann R, Banister K *et al.* Effect of carbohydrate ingestion on glycogen resynthesis in human liver and skeletal muscle, measured by CMRS. Am J Physiol Endocrinol Metab. 2000;278(1):E65-75.

22. Hargreaves M, Hawley JA, Jeukendrup A. Pre-exercise carbohydrate and fat ingestion: effects on metabolism and performance. J Sports Sci. 2004;22(1):31-8.

23. De Ataide e Silva T, Alves de Souza MEDI, de Amorim JF *et al.* Can carbohydrate mouth rinse improve performance during exercise? A systematic review. Nutrients. 2013;6(1):1-10.

24. Beelen M, Berghuis J, Bonaparte B *et al.* Carbohydrate mouth rinsing in the fed state: lack the of enhancement of time-trial performance. Int J Sports Nutr Exerc Metab. 2009;19:400-9.

25. Jensen M, Klimstra M, Sporer B *et al.* Effect of carbohydrate mouth rinse on performance after prolonged submaximal cycling. Med Sci Sports Exerc. 2018;50(5):1031-1038.

26. Jeukendrup AE. Carbohydrate and exercise performance: the role of transportable carbohydrates. Curr Opin Clin Nutr Metab Care. 2010;13:452-7.

27. Pfeiffer B, Stellingwerff T, Hodgson AB *et al.* Nutritional intake and gastrointestinal problems during competitive endurance events. Med Sci Sports Exerc. 2012;44:344-5.

28. O'Brien WJ, Rowlands DS. Fructose-maltodextrin ratio in a carbohydrate-electrolyte solution differentially affects exogenous carbohydrate oxidation rate, gut comfort, and performance. Am J Physiol Gastrointest Liver Physiol. 2011;300:G181-9.

29. Jeukendrup AE, Jentjens DR. Oxidation of carbohydrate feedings during prolonged exercise: current thoughts, guidelines and directions for future research. Sports Med. 2000;29(6):407-24.

30. König D, Zdzieblik D, Holz A *et al.* Substrate utilization and cycling performance following palatinose™ ingestion: a randomized, double-blind, controlled trial. Nutrients. 2016;8(7):390.

31. Stevenson EJ, Watson A, Theis S *et al.* A comparison of isomaltulose *versus* maltodextrin ingestion during soccer-specific exercise. Eur J Appl Physiol. 2017;117(11):2321-33.

32. Young H, Benton D. The effect of using isomaltulose (palatinose) to modulate the glycaemic properties of breakfast on the cognitive performance of children. Eur J Nutr. 2015;54:1013-20.

33. Lis D, Ahuja KDK, Stellingwerff T *et al.* Case study: utilizing a low FODMAP diet to combat exercise-induced gastrointestinal symptoms. Int J Sports Nutr Exerc Metab. 2016;26(5):481-7.

34. Baker LB, Rollo I, Stein KW *et al.* Acute Effects of Carbohydrate Supplementation on Intermittent Sports Performance. Nutrients. 2015;7(7):5733-63.

35. Pfeiffer B, Stellingwerff T, Zaltas E *et al.* CHO oxidation from a CHO gel compared with a drink during exercise. Med Sci Sports Exerc. 2010;42(11):2038-45.

36. Pfeiffer B, Stellingwerff T, Zaltas E *et al.* Oxidation of solid *versus* liquid CHO sources during exercise. Med Sci Sports Exerc. 2010;42(11): 2030-7.

37. Nieman DC, Gillitt ND, Henson DA *et al.* Bananas as an energy source during exercise: a metabolomics approach. PLoS One. 2012;7(5):e37479.

38. de Oliveira JJ, Crisp A, Reis Barbosa CG *et al.* Influence of carbohydrate mouth rinse on sprint perfor-

mance: a systematic review and meta-analysis. Journal of Exercise Physiology Online. 2017;20(3):88-99.

39. Nelson G, Hoon MA, Chandrashekar J *et al*. Mammalian sweet taste receptors. Cell. 2001;106:381-90.

40. Rountree JA, Krings BM, Peterson TJ *et al*. Efficacy of carbohydrate ingestion on crossfit exercise performance. Sports (Basel). 2017;5(3).

41. Bortolotti H, Pereira LA, Oliveira RS *et al*. Carbohydrate mouth rinse does not improve repeated sprint performance. Rev Bras Cineantropom Desempenho Hum. 2013;15(6):639-45.

42. National Strength and Conditioning Association (NSCA); Campbell BI, Spano MA. NSCA's Guide to Sport and Exercise Nutrition. Human Kinetics Publishers; 2011.

43. Burke LM. Fueling strategies to optimize performance: training high or training low? Scand J Med Sci Sports. 2010;20 Suppl 2:48-58.

44. Burke LM, Collier GR, Broad EM *et al*. Effect of alcohol intake on muscle glycogen storage after prolonged exercise. J Appl Physiol. 2003;95(3):983-90.

45. Hulston CJ, Jeukendrup AE. Substrate metabolism and exercise performance with caffeine and carbohydrate intake. Med Sci Sports Exerc. 2008;40(12): 2096-104.

46. Jeukendrup AE, Cronin L. Nutrition and elite young athletes. In: Armstrong N, McManus AM. The Elite Young Athlete. Med Sport Sci, Karger. 2011;56:47-58.

47. Halson S. Sleep in elite athletes and nutritional interventions to enhance sleep. Sports Med. 2014 May;44 Suppl 1:S13-23.

capítulo **27**

Estimulantes e Termogênicos

Andressa Fontes

Introdução

Diversos suplementos têm efeitos na redução do peso ou no acúmulo da gordura corporal pela estimulação da lipólise e/ou inibição da lipogênese. Todavia, o efeito ergogênico atrelado à *performance* esportiva é controverso para a maioria dos ativos, com destaque apenas para o extrato de chá-verde e a cafeína.[1] Neste capítulo, será abordada a eficácia dos suplementos lipolíticos e dos alimentos funcionais no metabolismo da gordura e como suporte ergogênico para aumentar a capacidade de exercício de *endurance*.

Cafeína

Alcaloide de identificação (1,3,7-trimetilxantina), a cafeína é encontrada em bebidas como café, chás e cola. Após a ingestão, sua absorção acontece de forma rápida, alcançando o pico de concentração sanguínea por volta de 1 h[2,3], embora possa haver variação individual considerável (entre 0,5 e 3 h)[4,5], com alentecimento, quando associada a uma refeição[6], ou absorção acelerada, se houver contato com a gengiva (p. ex., na forma de goma).[7] Após absorção, é rapidamente distribuída a todos os tecidos e atravessa a barreira hematencefálica para exercer seus efeitos.

Na célula, sua ação ocorre por três mecanismos: antagonismo aos receptores de adenosina, principalmente no sistema nervoso; mobilização do armazenamento de cálcio intracelular; e inibição de fosfodiesterases. No esporte, os efeitos podem estar relacionados com a liberação e a inibição da recaptação do cálcio no retículo sarcoplasmático, que culmina no aumento da produção de óxido nítrico via ativação da óxido nítrico sintetase.[8]

Polimorfismos genéticos

Parecem influenciar a resposta do indivíduo aos efeitos estimulantes da cafeína.[9,10] Um exemplo é o poliformismo de nucleotídio do gene *ADORA2A*, que codifica para o receptor de adenosina A2A.[11]

Em resumo, os níveis circulantes de cafeína resultantes da sua ingestão causam antagonismo dos receptores de adenosina A1 e A2A no sistema nervoso central e nos tecidos periféricos. A depuração da cafeína é influenciada pela dieta e genética. Já o número de receptores de adenosina e a sensibilidade à cafeína pode ser afetado por genética e estilo de vida.

Performance física

Os primeiros dados publicados sobre os efeitos ergogênicos datam de 1907[12], quando apontavam que alguns indivíduos respondiam à cafeína, enquanto outros não.[13,14] Em alguns trabalhos, observou-se diferença entre os indivíduos treinados e não treinados[14], no tempo de atividade da cafeína[15] e na dose ingerida.[13,16]

Desde que foi removida da lista de substâncias proibidas da World Anti-Doping Agency, em 2004, houve impacto relevante nas pesquisas sobre a cafeína no esporte.

Exercício de endurance

Na revisão de McLellan[17], 22 trabalhos apresentaram evidências positivas de efeito ergogênico decorrente da suplementação de cafeína em ensaios experimentais. Os primeiros apontaram que uma dose de 4 a 5 mg · kg^{-1} de cafeína (300 a 400 mg para um indivíduo de 75 kg) foi capaz de promover ações estimulantes sobre a liberação de ácidos graxos livres, o que poderia poupar a utilização do glicogênio muscular durante o exercício e prolongar consequentemente o desempenho no decorrer do exercício submáximo exaustivo.[18,19] Posteriormente, o ensaio foi replicado utilizando a dose de 6 mg · kg^{-1} (cerca de 450 mg), e o mesmo efeito não foi obtido; portanto, a dose interfere no resultado[20-23], assim como outros fatores: status do treinamento[24], tempo de ingestão[25] e história de uso da cafeína.[26] Ademais, alguns indivíduos parecem ser "responsivos" ou "não responsivos" aos efeitos dela.[4,22,27]

Segundo a revisão sistemática de Kim[1], não há dúvidas sobre o efeito da cafeína no desempenho da resistência.

Dose

A resposta ergogênica parece estar associada à concentração de cafeína plasmática. Os benefícios no desempenho foram obtidos com doses moderadas entre 3 e 7 mg · kg^{-1} (250 a 500 mg). Doses elevadas podem induzir efeitos colaterais negativos, como desconforto gastrintestinal e ansiedade; doses inferiores a 3 mg · kg^{-1} não influenciam o desempenho.[4,28]

A resposta ergogênica à cafeína depende da concentração circulante. Acredita-se que há um limiar de concentração para bloquear os receptores de adenosina.[26,29] Todavia, o exercício pode alterar a sensibilidade desses receptores e diminuir a concentração do limiar. Portanto, uma dose oferecida no início ou durante o exercício pode ser semelhante ou mais eficaz do que doses iguais ou maiores ofertadas 1 h antes do início do exercício.[28,30] Embora a cafeína não esteja dentro da gama de substâncias que causam doping, os atletas devem ser cautelosos na ingestão de doses elevadas.[31] A Tabela 27.1 resume as dosagens em situações de descanso e privação de sono no exercício.

Força muscular e resistência

Na revisão de McLellan[17], 22 artigos descreveram os efeitos ergogênicos em ensaios experimentais envolvendo a ingestão de cafeína. Alguns trabalhos concluíram que houve aumento da força isométrica máxima, do torque isocinético ao longo de um intervalo das velocidades de contração[32-35] (efeito atribuído ao músculo) e da velocidade de condução da fibra[32], bem como elevação da ativação da unidade motora.[34,35]

Na metanálise de Warren et al.[36], a ingestão de cafeína resultou em um pequeno efeito benéfico sobre a força, principalmente nos extensores do joelho. O estudo associa o resultado à melhora na ativação da unidade motora e ao aumento na resistência muscular durante os testes abertos.

Exercício de alta intensidade

Na revisão de McLellan[17], 51 estudos observaram efeito ergogênico após doses entre 3 e 10 mg · kg^{-1} de cafeína (250 a 750 mg) em desenhos experimentais.

Dependendo da duração do esforço, houve aumento da proporção de fornecimento de energia pelo metabolismo

Tabela 27.1 Dose de cafeína associada à performance esportiva.

Domínio cognitivo/físico	Indivíduo descansado	Indivíduo com privação de sono
Exercício de endurance	1 h antes do exercício: 3 a 9 mg/kg^{-1}. Usuários de cafeína devem receber dose mais alta. O efeito se prolonga em não usuários Durante ou após o exercício: 1,5 a 2,5 mg/kg^{-1}	Restauração do controle: 8 mg/kg^{-1}; a dose deve ser dividida desigualmente ao longo de 7 h Melhora do controle: 8 mg/kg^{-1}; a dose deve ser dividida igualmente durante 6 h
Força muscular	1 h antes do exercício: 3 a 6 mg/kg^{-1}	2,7 m/kg^{-1} a cada 2 h até totalizar 10,7 mg/kg^{-1} por noite durante 3 noites
Alta intensidade/sprint	1 h antes do exercício: 3 a 10 mg/kg^{-1}	2,7 m/kg^{-1} a cada 2 h até totalizar 10,7 mg/kg^{-1} por noite durante 3 noites

Adaptada de McLellan, 2016.[17]

aeróbico. Nesse contexto, a cafeína não mostrou efeito sobre o tempo total do exercício em testes de esforço máximo.[37] Parece que, quando a fadiga é inferior a 60 s, a cafeína não tem benefícios.[21,29] Contudo, quando esse tempo se estende, observa-se melhora do desempenho.[22,29,38,39] Esses resultados foram atribuídos ao efeito direto sobre o músculo ativo por meio do aumento do fluxo glicolítico e do déficit acumulado de oxigênio[29] ou potência anaeróbia[38], manutenção da via intramuscular, homeostase dos eletrólitos[22,39] ou efeitos no sistema nervoso central, indicado pela percepção reduzida de esforço.[40]

Outros fatores associados ao desempenho esportivo também devem ser considerados. O impacto da cafeína é evidente nas atividades de vigilância, bem como na capacidade de sustentar o desempenho em tarefas longas, chatas ou tediosas. Quanto ao efeito na atenção, ainda há pouca informação definitiva.[17] Em partidas de *taekwondo*, tênis, rúgbi e futebol, a cafeína melhorou as habilidades motoras necessárias para se obter sucesso[41-44], como agilidade, decisão e tempo de movimento.[45] Outro aspecto que deve ser abordado com relação à *performance* em exercícios de alta intensidade são os efeitos da cafeína no sistema nervoso central, capazes de reduzir as sensações de dor e percepção de esforço[40,43,46] induzidas pela ligação da adenosina aos receptores A1.[47,48]

Há evidências de redução da sensação de dor após a ingestão de cafeína em exercícios de alta intensidade[49], como ciclismo, esqui *cross-country*[50,51] e depois do exercício resistido.[52]

Considerações

Em resumo, a cafeína exerce seus efeitos sobre as funções cognitiva e física por meio da adenosina A1 e do bloqueio do receptor A2A no sistema nervoso central e nos tecidos periféricos. Doses de 3 a 7 mg · kg^{-1} (200 a 500 mg) ingeridas aproximadamente 1 h antes do exercício pode melhorar o desempenho físico; porém, essa resposta varia bastante entre os indivíduos. Seus efeitos ergogênicos estão presentes em um amplo espectro de exercícios, mas é necessário cautela na ingestão de doses elevadas.

Mais trabalhos são necessários para avaliar a interação entre genótipo do receptor de adenosina e sensibilidade à cafeína, histórico de consumo e de fatores do estilo de vida que interferem na sua ação, bem como a relação efeito ergogênico × tempo de uso e a influência da retirada da cafeína.

Chá-verde

Feito a partir das folhas secas não fermentadas da planta *Camellia sinensis*.[53] Os constituintes predominantes do chá-verde são os polifenóis, que incluem flavonóis, flavonas e flavan-3-ols. Destes, 60 a 80% são os flavan-3-ols, comumente conhecidos como catequinas.[54]

A epigalocatequina-3-galato (EGCG) é a catequina mais abundante do chá-verde, sendo também considerada o componente mais bioativo.[55]

Em um estudo transversal com 1.210 adultos, observou-se que indivíduos com hábito de ingerir chá-verde por mais de 10 anos apresentaram redução de 19,6% de gordura corporal e de 2,1% na relação cintura-quadril em comparação com aqueles que não tinham o mesmo costume.[56]

Uma metanálise que objetivou avaliar a influência do chá-verde sobre o peso teve como resultado que as catequinas diminuíram significativamente o peso corporal e sua manutenção.[57]

Acredita-se amplamente que os componentes polifenólicos presentes no chá-verde têm efeito antiobesogênico na homeostase da gordura, aumentando a termogênese ou reduzindo a absorção da gordura entre outras formas. Na revisão de Thavanesan[58], o mecanismo proposto envolve a inibição simultânea das enzimas catecol-O-metiltransferase, acetil-CoA carboxilase e ácido graxo sintase, além de impedir a absorção da gordura no intestino.

Um estudo que avaliou o efeito da EGCG *in vitro* obteve que, em baixas concentrações, a catequina reduziu o acúmulo de gordura e induziu a expressão de genes relacionados com a sensibilidade à insulina e a diferenciação de adipócitos.

Performance esportiva

Ensaios em animais sugerem benefícios do extrato do chá-verde na *performance*. Murase *et al.*[59] avaliaram ratos corredores. O conteúdo total de catequinas foi de 81% (41% de epigalocatequina galato e 0,1% de cafeína). A intervenção durou 10 semanas e promoveu melhora acentuada nos níveis de resistência e aumento na utilização de lipídios durante o exercício. Os mesmos autores também investigaram o efeito do extrato de chá-verde na capacidade de resistência da natação de ratos por 10 semanas. O resultado mostrou melhora de 8 a 24% no tempo de exaustão e aumento da oxidação de gordura quando comparado com o grupo-controle.

Ichinose *et al.*[60] relataram efeito do extrato de chá-verde na utilização da gordura corporal durante a atividade física em homens saudáveis. Os participantes foram divididos em dois grupos, um sem ingestão, outro com consumo diário de 572,8 mg de catequinas do chá durante o exercício por 10 semanas. Todos os participantes foram submetidos a exercício em bicicleta ergométrica a 60% do consumo máximo de oxigênio (VO$_2$ máx.) por 60 min ao dia, 3 dias por semana. Os resultados mostraram aumento do consumo de gordura corporal no grupo que consumiu catequinas do chá-verde comparado ao placebo no exercício de *endurance*.

Kuo *et al.*[61], durante uma intervenção de 4 semanas, observaram que o extrato de chá-verde (café da manhã com 250 mg/dia) combinado com treinamento de resistência melhorou o tempo de corrida até exaustão (14,3%) em homens destreinados.

No ensaio de Eichenberger *et al.*[62], uma dose menor do extrato de chá-verde não afetou a oxidação da gordura durante o exercício de resistência, principalmente em atletas.

Na revisão sistemática de Kim[1], dos oito estudos com chá-verde em exercícios de *endurance*, cinco apresentaram benefícios na *performance*, um mostrou pequena oxidação de gordura e melhora do desempenho e dois não tiveram benefícios na capacidade de *endurance*, porém na capacidade antioxidante. O autor concluiu que a suplementação com extrato de chá-verde, em doses de 200 a 800 mg/kg, bem como a ingestão no longo prazo pode melhorar a resistência com o aumento da oxidação de gordura. O efeito pode ser potencializado em combinação com exercício.

Sinefrina

Os frutos cítricos foram trazidos para o Brasil pelos portugueses no século XVI, provenientes principalmente do sul da Ásia. Compreendem um grupo de plantas da família *Rutaceae* dos gêneros *Fortunella*, *Citrus* e *Poncirus* ou de formas híbridas. *Citrus aurantium L.*, popularmente conhecido como laranja-amarga ou laranja-azeda, é utilizado na forma de extrato contra a obesidade.[63] A p-sinefrina é um protoalcaloide e o composto mais importante nesse fruto.[64] Além da p-sinefrina, *C. aurantium* também contém aminas adrenérgicas em pequenas quantidades capazes de contribuir para redução do peso, entre elas: hordenina, N-metilpiramina, octopamina e tiramina.[65,66]

Extratos da laranja-amarga têm sido usados como suplementos dietéticos por aproximadamente 20 anos para controlar o peso, produzir energia e melhorar o desempenho esportivo, bem como controlar o apetite.

O efeito termogênico da p-sinefrina deve-se à ligação aos receptores beta-3 adrenérgicos, o que resulta em aumento na capacidade do corpo de quebrar as gorduras, metabolizadas para produzir energia.[67,68]

Um estudo, cujo objetivo era quantificar a ação da p-sinefrina e obter indicação do seu mecanismo de ação, concluiu que o composto apresenta importantes alterações metabólicas e efeitos hemodinâmicos no fígado de ratos. Esses efeitos podem ser considerados catabólicos (glicogenólise) e anabólicos (gliconeogênese), além de serem mediados por sinalização alfa e beta-adrenérgica.

Também requerem a participação simultânea de Ca2+ e cAMP. Todos esses mecanismos poderiam resultar na estimulação geral do metabolismo, que ocorre geralmente durante a perda de peso.

Um estudo duplo-cego, randomizado, analisou a resposta metabólica de repouso de homens treinados, usuários habituais de cafeína. Os participantes foram submetidos a dois protocolos de exercícios exaustivos. Em cada visita, consumiram uma cápsula com 100 mg de *C. aurantium* + 100 mg de cafeína ou com placebo (dextrose). Os autores observaram que *C. aurantium* e cafeína em doses normais (100 mg) são suficientes para preservar a glicose em repouso, com aumentos modestos na atividade do sistema nervoso simpático; porém, não descobriram a resposta individual de cada ativo.[69]

Um estudo objetivou determinar os efeitos isolados e combinados da p-sinefrina e da cafeína na taxa de oxidação da gordura durante o exercício. Indivíduos saudáveis participaram de quatro ensaios experimentais após ingerir uma cápsula contendo placebo, 3 mg/kg⁻¹ de cafeína, 3 mg/kg⁻¹ de p-sinefrina ou a combinação de cafeína e p-sinefrina nas mesmas doses. Como resultado, a cafeína, a p-sinefrina e a combinação dos dois compostos aumentaram a taxa máxima de oxidação da gordura durante o exercício quando comparados com o placebo, sem modificar o gasto de energia ou a frequência cardíaca. Todavia, a ingestão das duas substâncias combinadas não apresentou efeito aditivo para aumentar ainda mais a oxidação de gordura durante o exercício.

Com relação à dose-resposta, um estudo avaliou diferentes dosagens de p-sinefrina na oxidação máxima de gordura durante o exercício. Os participantes ingeriram placebo ou 1, 2 ou 3 mg/kg de p-sinefrina. Nenhuma das doses afetou o gasto de energia ou as frequências cardíacas durante o teste. O consumo de 1 mg/kg aumentou a oxidação máxima de gordura, mas não alterou a intensidade com que foi obtida. Contudo, os efeitos foram maiores com a ingestão de 2 e 3 mg/kg de p-sinefrina. As duas doses elevaram a oxidação máxima de gordura, embora apenas a de 3 mg/kg tenha alterado ligeiramente a intensidade com que foi obtida.

Apesar da semelhança na estrutura química entre p-sinefrina e efedrina, a estereoquímica, a farmacocinética e as propriedades farmacológicas são diferentes. Portanto, os efeitos observados na efedrina não podem ser extrapolados para p-sinefrina[70], visto que esta exibe pouca ou nenhuma ligação com os receptores alfa-1, alfa-2, beta-1 e beta-2 adrenérgicos.[64]

Na revisão de Suntar[71], conclui-se que tanto o extrato quanto os compostos isolados de *C. aurantium* não apresentam efeitos indesejáveis em humanos quando usados em doses terapêuticas; portanto, podem ser consumidos com confiança em várias formulações dietéticas.

Os ensaios clínicos citados anteriormente sugerem benefícios da p-sinefrina e do extrato de *C. aurantium* na termogênese em ensaios clínicos no curto prazo; porém, são necessários estudos para avaliar sua eficácia na perda de peso e na segurança no longo prazo.

Capsaicina

A capsaicina (8-metil-N-vanilil-6-nonenamida) é um composto bioativo pertencente ao grupo dos alcaloides, cuja fórmula química é $C_{18}H_{27}NO_3$. Está presente nas variedades de pimenta (gênero *Capsicum*), tornando-se responsável pelo sabor picante da planta.[72] Outros compostos de estrutura e propriedades semelhantes à pimenta são os chamados capsaicinoides.[73]

Na revisão de literatura de Adaszek[74], os autores descreveram diversos benefícios da capsaicina: influências cardioprotetora e termogênica, poder anti-inflamatório, analgesia e efeitos benéficos no sistema gastrintestinal; contudo; são necessários mais estudos desse alcaloide em humanos.

Termorregulação

A capsaicina pode causar um aumento na atividade metabólica, o que estimula a geração de calor no corpo e eleva a temperatura corporal interna.[75] A influência da capsaicina na termorregulação está relacionada com a estimulação da liberação de catecolaminas (epinefrina e norepinefrina) na medula adrenal, culminando na ativação do sistema adrenérgico e do receptor de potencial transitório vaniloide 1 (TRPV1).[74] O efeito antiobesidade já foi descrito na literatura *in vitro*[76,77] e *in vivo*.[78,79]

In vitro, extratos aquosos de *Capsicum annuum L.* (pimenta vermelha não picante, rica em capsiate) foram capazes de diminuir o nível de expressão de mRNA da lipoproteína lipase (LPL) em células pré-adipócitas de ratos (3T3-L).[77]

A capsaicina na dieta diminuiu acentuadamente os níveis de glicose e insulina em jejum, bem como de triglicerídios no plasma e/ou no fígado de camundongos diabéticos geneticamente obesos. Além disso, também foi capaz de modular a expressão de genes, diminuindo a expressão de adipocitocinas inflamatórias e infiltração de macrófagos, ao passo que aumentou a expressão do gene/proteína da adiponectina e seu receptor.[79]

Na revisão de Ludy[80], os autores indicam evidências de que a capsaicina e o capsiato aumentam o gasto energético e a oxidação da gordura, além de suprimirem as sensações orexígenas, podendo ser coadjuvantes no controle do peso.

Em 2018, na metanálise de Zsiborás *et al.*[81], os dados mostraram que, após a ingestão de capsaicina ou capsinoides, o gasto energético aumentou (245 kJ/dia, 58,56 kcal/dia, p = 0,030) e o quociente respiratório diminuiu (0,216; p = 0,031), indicando elevação da oxidação de gordura. Já em estudos sobre o índice de massa corporal (IMC), os mesmos efeitos não puderam ser observados em participantes com IMC de 25 kg/m²; porém, em participantes com IMC médio ou superior a 25 kg/m² houve aumento no gasto energético (292 kJ/dia, 69,79 kcal/dia, p = 0,023) e acentuada redução no quociente respiratório (-0,257, p = 0,036).

Yoshioka *et al.*[82] relataram que a pimenta vermelha (10 g; 30 mg de capsaicina) promoveu aumento de, aproximadamente, 30% no gasto energético. Resultado positivo também foi obtido com a adição de pimenta vermelha (10 g; 30 mg de capsaicina) à refeição, resultando em elevação do gasto de energia e oxidação.[83]

Lejeune *et al.*[84] constataram que o consumo de capsaicina (135 mg/dia) por 4 semanas promoveu aumento da oxidação de gordura em indivíduos de ambos os sexos. A administração oral (10 mg/kg) 2 h antes do exercício aumentou a capacidade de resistência da natação em ratos.[85] Oh *et al.*[86] também observaram os efeitos de doses orais de capsaicina (5, 10 e 15 mg) na capacidade de *endurance* de ratos. Os resultados obtidos pelos autores indicam que altas doses (15 mg/kg) 2 h antes do exercício aumentam o desempenho em atividades de resistência e induzem a economia de glicogênio.

No experimento de Shin e Moritani[87], a ingestão de capsaicina (150 mg) 1 h antes do exercício aeróbico em homens destreinados elevou significativamente a taxa de troca gasosa respiratória e também causou maior oxidação de gordura durante o exercício. Em mulheres destreinadas[88], a ingestão de 10 g de pimenta vermelha com 0,5 mg/kg de capsaicina pode induzir a oxidação de gordura e aumentar a dos ácidos graxos livres plasmáticos. Resultados na oxidação da gordura também foram obtidos por Josse.[89]

Em resumo, há diversas evidências na literatura do papel de capsaicina, capsinoides e capsiate na termogênese, mas ainda pouca evidência na *performance* esportiva. Mais estudos em humanos ainda são necessários.

Referências bibliográficas

1. Kim J, Park J, Lim K. Nutrition supplements to stimulate lipolysis: a review in relation to endurance exercise capacity. J Nutr Sci Vitaminol (Tokyo). 2016; 62(3):141-61.

2. Blanchard J, Sawers SJ. The absolute bioavailability of caffeine in man. Eur J Clin Pharmacol. 1983;24: 93-8.

3. Robertson D, Wade D, Workman R *et al.* Tolerance to the humoral and hemodynamic effects of caffeine in man. J Clin Invest. 1981;67:1111-7.

4. Desbrow B, Barrett CM, Minahan CL *et al.* Caffeine, cycling performance, and exogenous CHO oxidation: a dose-response study. Med Sci Sports Exerc. 2009;41:1744-51.

5. Skinner TL, Jenkins DG, Taafe DR *et al.* Coinciding exercise with peak serum caffeine does not improve cycling performance. J Sci Med Sport. 2013;16:54-9.

6. Fleischer D, Li C, Zhou Y *et al.* Drug, meal and formulation interactions influencing drug absorption after oral administration: clinical implications. Clin Pharmacokin. 1999;36:233-54.

7. Kamimori GH, Karyekar CS, Otterstetter R *et al.* The rate of absorption and relative bioavailability of caffeineadministered in chewing gum *versus* capsules to normal healthy volunteers. Int J Pharm. 2002;234:159-67.

8. Cappelletti S, Daria P, Sani G *et al.* Caffeine: cognitive and physical performance enhancer or psychoactive drug? Curr Neuropharm. 2015;13:71-88.

9. Bodenmann S, Hohoff C, Freitag C *et al.* Polymorphisms of ADORA2A modulate psychomotor vigilance and the effects of caffeine on neurobehavioural performance and sleep EEG after sleep deprivation. Br J Pharmacol. 2012;165:1904-13.

10. Yang A, Palmer AA, deWit H. Genetics of caffeine consumption and responses to caffeine. Psychopharmacology. 2010;211:245-57.

11. Childs E, Hohoff C, Deckert J *et al.* Association between ADORA2A and DRD2 polymorphisms and caffeine-induced anxiety. Neuropsychopharmacology. 2008;33:2791-800.

12. Rivers WHR, Webber HN. The action of caffeine on the capacity for muscular work. J Physiol. 1907; 36:33-47.

13. Alles GA, Feigen GA. The influence of benzedrine on work-decrement and patelar reflex. Am J Physiol. 1942;136:392-400.

14. Foltz E, Ivy AC, Barborka CJ. The use of double work periods in the study of fatigue and the influence of caffeine on recovery. Am J Physiol. 1942; 136:79-603.

15. Asmussen E, Bøje O. The effect of alcohol and some drugs on the capacity for work. Acta Phsyiol Scand. 1948;15:109-13.

16. Haldi J, Bachmann G, Ensor D *et al.* The effect of various amounts of caffeine on the gaseous exchange and the respiratory quotient in man. J Nutr. 1941;21:307-20.

17. McLellan TM, Caldwell JA, Lieberman HR. A review of caffeine's effects on cognitive, physical and occupational performance. Neurosci Biobehav Rev. 2016;71:294-312.

18. Costill DL, Dalsky GP, Fink WJ. Effects of caffeine ingestion on metabolism and exercise performance. Med Sci Sports Exerc. 1978;10:155-8.

19. Essig D, Costill DL, van Handel PJ. Effects of caffeine ingestion on utilization of muscle glycogen and lipid during leg ergometer cycling. Int J Sports Med. 1980;1:86-90.

20. Graham TE, Helge JW, MacLean DA *et al.* Caffeine ingestion does not alter carbohdrate or fat metabolism in human skeletal muscle during exercise. J Physiol. 2000;529:837-47.

21. Freer F, Friars D, Graham TE. Comparison of caffeine and theophylline ingestion: exercise metabolism and endurance. J Appl Physiol. 2000;89:1837-44.

22. Jackman M, Wendling P, Friars D *et al.* Metabolic, catecholamine, and enduranced responses to caffeine during intense exercise. J Appl Physiol. 1996; 81:1658-63.

23. Laurent D, Schneider KE, Prusaczyk WK *et al.* Effects of caffeine on muscle glycogen utilization and the neuroendocrine axis during exercise. J Clin Endocrinol Metab. 2000;85:2170-5.

24. O'Rourke MP, O'Brien BJ, Knez WL *et al.* Caffeine has a small effect on 5-km running performance of well-trained and recreational runners. J Sci Med Sport. 2008;11:231-3.

25. Conway KJ, Orr R, Stannard SR. Effect of a divided caffeine dose on endurance cycling performance, postexercise urinary caffeine concentration, and plasma paraxanthine. J Appl Physiol. 2003;94:1557-62.

26. Bell DG, McLellan TM. Exercise endurance 1, 3, and 6 h after caffeine ingestion in caffeine users and nonusers. J Appl Physiol. 2002;93:1227-34.

27. Spriet LL. Exercise and sport performance with low doses of caffeine. Sports Med. 2014;44 (Suppl 2): S175-S184.

28. Ryan EJ, Kim CH, Fickes EJ *et al.* Caffeine gum and cycling performance: a timing study. J Strength Cond Res. 2013;27:259-64.

29. Bell DG, Jacobs I, Ellerington K. Effect of caffeine and ephedrine ingestion on anaerobic exercise performance. Med Sci Sports Exerc. 2001;33:1399-1403.

30. Cox GR, Desbrow B, Montgomery PG *et al.* Effect of different protocols of caffeine intake on metabolism and endurance performance. J Appl Physiol. 2002;93:990-9.

31. Thuyne W, Delbeke FT. Distribution of caffeine levels in urine in different sports in relation to doping control before and after the removal of caffeine from the WADA doping list. Int J Sports Med. 2006;27:745-50.

32. Bazzucchi I, Felici F, Montini M *et al.* Caffeine improves neuromuscular function during maximal dynamic exercise. Muscle Nerve. 2011;43:839-44.

33. Del Coso J, Salinero JJ, Gonzalez-Millan C *et al.* Dose response effects of a caffeine-containing energy drink on muscle performance: a repeated measures design. J Int Soc Sport Nutr. 2012;9:21.

34. Duncan MJ, Thake CD, Downs PJ. Effect of caffeine ingestion on torque and muscle activity during resistance exercise in men. Muscle Nerve. 2014;50:523-7.

35. Park ND, Maresca RD, McKibans KI *et al.* Caffeine's beneficial effect on maximal voluntary strength and activation in uninjured but not injured muscle. Int J Sport Nutr Exerc Metab. 2008;18:639-52.

36. Warren GL, Park ND, Maresca RD *et al.* Effect of caffeine ingestion on muscular strength and endurance: a meta-analysis. Med Sci Sports Exerc. 2010;42: 1375-87.

37. Dodd SL, Brooks E, Powers SK *et al.* The effects of caffeine on graded exercise performance in caffeine naive *versus* habituated subjects. Eur J Appl Physiol. 1991;62:424-9.

38. Silva-Cavalcante MD, Correia-Oliveira CR, Santos RA *et al.* Caffeine increases anaerobic work and restores cycling performance following a protocol designed to lower endogenous carbohydrate availability. PLoS One. 2013;8:e72025.

39. Simmonds MJ, Minahan CL, Sabapathy S. Caffeine improves supramaximal cycling but not the rate of anaerobic energy release. Eur J Appl Physiol. 2010; 109:287-95.

40. Wiles JD, Bird SR, Hopkins J *et al.* Effect of caffeinated coffee on running speed, respiratory factors, blood lactate and perceived exertion during 1500-m treadmill running. Br J Sports Med. 1992;26:116-20.

41. Hornery DJ, Farrow D, Mujika I *et al.* Caffeine, carbohydrate and cooling use during prolonged simulated tennis. Int J Sports Physiol Perform. 2007;2: 423-38.

42. Lara B, Gonzalez-Millan C, Salinero JJ *et al.* Caffeine-containing energy drink improves physical performance in female soccer players. Amino Acids. 2014;46:1385-92.

43. Roberts SP, Stokes KA, Trewartha G *et al.* Effects of carbohydrate and caffeine ingestion on performance during a rugby union simulation protocol. J Sports Sci. 2010;28:833-42.

44. Santos VGF, Santos VRF, Felippe LJC *et al.* Caffeine reduces reaction time and improves performance in simulatedcontest of taekwondo. Nutrients. 2014;6: 637-49.

45. Duvnjak-Zaknich DM, Dawson BT, Wallman KE *et al.* Effect of caffeine on reactive agility time when fresh and fatigued. Med Sci Sports Exerc. 2011;43: 1523-30.

46. Plaskett CJ, Cafarelli E. Caffeine increases endurance and attenuates force sensation during submaximal isometric contractions. J Appl Physiol. 2001;91: 1535-44.

47. Gaspardone A, Crea F, Tomai F *et al.* Muscular and cardiac adenosine-induced pain is mediated by A1 receptors. J Am Coll Cardiol. 1995;25:251-7.

48. Sawynok J. Adenosine receptor activation and nociception. Eur J Pharmacol. 1998;347:1-11.

49. Gliottoni RC, Meyers JR, Arngrimsson SA *et al.* Effect of caffeine on quadriceps muscle pain during acute cycling exercise in low *versus* high caffeine consumers. Int J Sport Nutr Exerc Metab. 2009;19: 150-61.

50. Stadheim HK, Kvamme B, Olsen R *et al.* Caffeine increases performance in cross-country double-poling time trial exercise. Med Sci Sports Exerc. 2013; 45:2175-83.

51. Stadheim HK, Nossum EM, Olsen R *et al.* Caffeine improves performance in double poling during acute exposure to 2,000-m altitude. J Appl Physiol. 2015; 119:1501-9.

52. Maridakis V, O'Connor PJ, Dudley GA *et al.* Caffeine attenuates delayedonset muscle pain and force loss following eccentric exercise. J Pain. 2007;8: 237-43.

53. Cooper R, Morré DJ, Morré DM. Medicinal benefits of green tea: part I. Review of non-cancer health benefits. J Altern Complement Med. 2005;11:521-8.

54. Rains TM, Agarwal S, Maki KC. Antiobesity effects of green tea catequins: a mechanist review. J Nutr Bio. 2011;22;1-7.

55. Wolfram S, Wang Y, Thielecke F. Anti-obesity effects of green tea: from bedside to bench. Mol Nutr Food Res. 2006;50:176-87.

56. Wu CH, Lu FH, Chang CS *et al.* Relationship among habitual tea consumption, percent body fat, and body fat distribution. Obes Res. 2003;11:1088-95.

57. Hursel R, Viechtbauer W, Westerterp-Plantenga MS. The effects of green tea on weight loss and weight maintenance: a meta-analysis. Int J Obes. 2009;33: 956-61.

58. Thavanesan N. The putative effects of green tea on body fat: an evaluation of the evidence and a review of the potential mechanisms. Br J Nutr. 2011;106:1297-309.

59. Murase T, Haramizu S, Shimotoyodome A *et al.* Green tea extract improves running endurance in mice by stimulating lipid utilization during exercise. Am J Physiol Regul Integr Comp Physiol. 2006;290:1550-6.

60. Ichinose T, Nomura S, Someya Y *et al.* Effect of endurance training supplemented with green tea extract on substrate metabolism during exercise in humans. Scand J Med Sci Sports. 2011;21:598-605.

61. Kuo YC, Lin JC, Bernard JR *et al.* Green tea extract supplementation does not hamper endurancetraining adaptation but improves antioxidant capacity in sedentary men. Appl Physiol Nutr Metab. 2015;40:990-6.

62. Eichenberger P, Colombani PC, Mettler S. Effects of 3-week consumption of green tea extracts on wholebody metabolism during cycling exercise in endurancetrained men. Int J Vitam Nutr Res. 2009;79:24-33.

63. Arias BA, Ramón-Laca L. Pharmacological properties of citrus and their ancient and medieval uses in the Mediterranean region. J Ethnopharmacol. 2005;97:89-95.

64. Stohs SJ, Preuss HG, Shara M. A review of the receptorbinding properties of p-synephrine as related to its pharmacological effects. Oxid Med Cell Longev. 2011;2011:482973.

65. Fugh-Berman A, Myers A Citrus aurantium, an ingredient of dietary supplements marketed for weight loss: current status of clinical and basic research. Exp Biol Med (Maywood). 2004;229(8):698-704.

66. Pellati F, Benvenuti S. Chromatographic and electrophoretic methods for the analysis of phenetylamine alkaloids in Citrus aurantium. J Chromatogr A. 2007;1161:71-88.

67. Carpene' MA, Testar X, Carpene' C. High doses of synephrine and octopamine activate lipolysis in human adipocytes, indicating that amines from Citrus might influence adiposity. In: Hayat CK. Nova Science Publishers Inc.; 2014. pp. 141-168.

68. Mercader J, Wanecq E, Chen J *et al.* Isopropylnorsynephrine is a stronger lipolytic agent in human adipocytes than synephrine and other amines present in Citrus aurantium. J Physiol Biochem. 2011;67:442-52.

69. Kliszczewicz B, Bechke E, Williamson C *et al.* Citrus Aurantium and caffeine complex *versus* placebo on biomarkers of metabolism: a double blind crossover design. J Int Soc Sports Nutr. 2019;16(1):4.

70. Stohs SJ. Safety, efficacy and mechanistic studies regarding Citrus aurantium (Bitter Orange) Extract and p-Synephrine. Phytother Res. 2017;31(10):1463-74.

71. Suntar I, Khan H, Patel S *et al.* An overview on Citrus aurantium L.: its functions as food ingredient and therapeutic agent. Oxid Med Cell Longev. 2018;2018:7864269.

72. Adaszek Ł, Gadomska D, Staniec M *et al.* Clinical assessment of the anti- cancer activity of the capsaicin-containing habanero pepper extract in dogs – preliminary study. Med Weter. 2017;73:404-11.

73. Wu TT, Peters AA, Tan PT *et al.* Consequences of activating the calcium-permeable ion channel TRPV1 in breast cancer cells with regulated TRPV1 expression. Cell Calcium. 2014;56:59-67.

74. Adaszek Ł, Gadomska D, Mazurek Ł *et al.* Properties of capsaicin and its utility in veterinary and human medicine. Res Vet Sci. 2019;123:14-9.

75. Olszewska J. Capsaicin – drug or poison. Kosmos. 2010;59:133-9.

76. Ntambi JM, Kim YC. Adipocyte differentiation and gene expression. J Nutr. 2000;130:3122S-6S.

77. Baek J, Lee J, Kim K. Inhibitory effects of Capsicum annuum L. water extracts on lipoprotein lipase activity in 3T3-L1 cells. Nutr Res Pract. 2013;7:96-102.

78. Lee GR, Shin MK, Yoon DJ *et al.* Topical application of capsaicin reduces visceral adipose fat by affecting adipokine levels in high-fat diet-induced obese mice. Obesity (Silver Spring). 2013;21(1):115-22.

79. Kang JH, Tsuyoshi G, Le Ngoc H *et al.* Dietary capsaicin attenuates metabolic dysregulation in genetically obese diabetic mice. J Med Food. 2011;14:310-5.

80. Ludy MJ, Moore GE, Mattes RD. The effects of capsaicin and capsiate on energy balance: critical review and meta-analyses of studies in humans. Chen Senses. 2012;37(2):103-21.

81. Zsiborás C, Mátics R, Hegyi P *et al.* Capsaicin and capsiate could be appropriate agents for treatment of obesity: a meta-analysis of human studies. Crit Rev Food Sci Nutr. 2018;58(9):1419-27.

82. Yoshioka M, Lim K, Kikuzato S *et al.* Effects of red-pepper diet on the energy metabolism in men. J Nutr Sci Vitaminol. 1995;41:647-56.

83. Yoshioka M, St-Pierre S, Suzuki M *et al.* Effects of red pepper added to high-fat and high-carbohydrate meals on energy metabolism and substrate utilization in Japanese women. Br J Nutr. 1998;80(6):503-10.

84. Lejeune MP, Kovacs EM, Westerterp-Plantenga MS. Effect of capsaicin on substrate oxidation and weight maintenance after modest body-weight loss in human subjects. Br J Nutr. 2003;90:651-9.

85. Kim KM, Kawada T, Ishihara K *et al.* Increase in swimming endurance capacity of mice by capsaicin-induced adrenal catecholamine secretion. Biosci Biotechnol Biochem. 1997;61(10):1718-23.

86. Oh TW, Oh TW, Ohta F. Dose-dependent effect of capsaicin on endurance capacity in rats. Br J Nutr. 2003;90:515-20.

87. Shin KO, Moritani T. Alterations of autonomic nervous activity and energy metabolism by capsaicin ingestion during aerobic exercise in healthy men. J Nutr Sci Vitaminol. 2007;53:124-32.

88. Hwang HJ, Suh HJ, Lim KW. Effect of red-pepper ingestion on excess post-exercise oxygen consumption in young women. Korean J Exerc Nutr. 2009; 14:87-93.

89. Josse AR, Sherriffs SS, Holwerda AM *et al.* Effects of capsinoid ingestion on energy expenditure and lipid oxidation at rest and during exercise. Nutr Metab. 2010;3:65.

capítulo 28

Suplementos para Recuperação Muscular e *Performance*

Tamyris Farias, Maria Carolina Alves Borba e Lilian Cardoso Vieira

Introdução

A alimentação tem papel fundamental no fornecimento de elementos estruturais para reparação celular, síntese de novos tecidos, aprimoramento da estrutura esquelética, maximização do transporte e da utilização de oxigênio, preservação da massa corporal magra e manutenção do balanço hidreletrolítico ideal, além de regular todos os processos metabólicos. Assim, as deficiências nutricionais podem ter impacto negativo sobre a estrutura e a função corporal e, consequentemente, sobre a capacidade de realizar atividades físicas. Isso torna a nutrição adequada extremante importante para o desempenho físico, provendo energia para realização do trabalho e nutrientes para transformar a energia potencial dos alimentos em energia cinética do movimento.

A compreensão objetiva da nutrição para o exercício físico permite reconhecer a importância da nutrição adequada, bem como avaliar de maneira crítica a validade das alegações acerca dos suplementos nutricionais e das estratégias dietéticas, com o intuito de melhorar o desempenho físico e as repostas ao treino.[1,2]

Apesar de os exercícios resistidos serem importantes para o ganho de massa muscular a longo prazo, percebe-se que a curto prazo podem causar danos musculares induzidos pelo exercício, além de dores que podem atrapalhar a *performance* e a continuidade dos treinamentos.[3] Adicionalmente, a prática de exercícios intensos por tempo prolongado é associada à indução de estresse oxidativo, o que impacta negativamente na *performance* e exacerba os danos musculares.[4]

Por esses motivos, os efeitos da alimentação e da suplementação são muito estudados nos contextos de recuperação muscular, danos musculares exercício-induzidos[5] e *performance*. Exemplificando, alguns suplementos esportivos podem ser recomendados para melhora da *performance*, enquanto aqueles sem papel ergogênico podem ser indicados para aprimorar a saúde, a adaptação aos exercícios e a recuperação muscular, refletindo no progresso das capacidades físicas.[6]

Neste capítulo, serão apresentados alguns dos principais suplementos.

Recuperação muscular

Ômega-3

Os ácidos graxos poli-insaturados (PUFA) são definidos pela presença de uma dupla ligação no terceiro carbono da extremidade metil da cadeia de carbonos.[7] Encontrados principalmente em peixes gordurosos de água fria e em óleos de peixe, são bastante estudados em virtude de seus efeitos na saúde cardiovascular e cerebral, bem como na recuperação muscular. O ômega-3 é formado principalmente pela combinação dos ácidos eicosapentaenoico (EPA) e docosa-hexaenoico (DHA), mais biologicamente ativos; no entanto, o ácido docosapentaenoico (DPA), intermediário dos dois primeiros, também pode entrar em sua composição.[8] É um importante componente da membrana celular, porém também atua nas funções da membrana e em processos metabólicos como regulação da atividade enzimática e sinalização molecular.[9]

A dieta ocidental típica é deficiente em ácidos graxos ômega-3 (n-3) e rica em ômega-6 (n-6). Essa razão n-6/n-3 aumentada está relacionada ao aumento da inflamação crônica que, por sua vez, está associada a doenças como diabetes melito tipo 2 (DM2) e obesidade.[10]

Além dos benefícios cardiovasculares, evidências recentes sugerem que um conteúdo adequado de ômega-3 no músculo esquelético pode favorecer a função muscular e o metabolismo.[11,12] E para que a composição das membranas celulares seja modificada, são necessárias pelo menos 2 semanas de alteração no consumo de lipídios dietéticos.[13-15]

Flexibilidade metabólica

O tecido muscular esquelético apresenta uma flexibilidade metabólica que lhe permite utilizar glicose ou lipídios como substrato energético. Contudo, na obesidade ou no DM2, essa flexibilidade é reduzida.[16,17] A redução da capacidade de oxidar gorduras em pessoas com DM2 é comprovada.[18-20] O EPA e o DHA, entretanto, mostraram-se eficientes para aumentar essa flexibilidade em culturas de células.[21] Um estudo demonstrou que, em indivíduos saudáveis, a suplementação de ômega-3 (1,1 g/dia de EPA e 0,7 g/dia de DHA) durante 3 semanas aumentou a oxidação de gorduras em 35%, em detrimento da utilização de glicose, em resposta ao consumo de carboidratos (1 g/kg de frutose ou glicose).[22]

Notadamente, o músculo esquelético é um sítio primário de captação de glicose, a qual é estimulada pela insulina. A redução da sensibilidade do músculo ao estímulo da insulina pode levar ao desenvolvimento de resistência à insulina (RI), uma condição que causa DM2 quando não é tratada.[23-25] Ao nível muscular, o DM2 é caracterizado pela diminuição na captação de glicose, na síntese de glicogênio e na oxidação de gorduras, bem como pelo aumento do conteúdo intramuscular de triglicerídios.[26,27]

Alguns estudos mostram o potencial do ômega-3 no tratamento de RI e DM2, por alterar o metabolismo muscular e proteger contra alguns defeitos metabólicos induzidos por dietas ricas em gordura.[28-31] Também foi demonstrado que a adição de ômega-3 a uma infusão lipídica intravenosa atenuou o declínio da ação da glicose insulina-estimulada no músculo.[32]

Outra via alternativa pela qual o ômega-3 aumenta a sensibilidade à insulina é a redução dos marcadores inflamatórios. O EPA e, em menor proporção, o DHA se ligam e ativam o receptor ativado por proliferador de peroxissoma gama (PPAR-gama, do inglês *peroxisome proliferator-activated receptor gamma*) suprimindo a ação do fator nuclear kappa B (NF-kB) e inibindo tanto a liberação de citocinas pró-inflamatórias[33] como a expressão do fator de neccrose tumoral alfa (TNF-alfa).[34]

Sabe-se que a inflamação aguda é importante para as adaptações musculares, mas as falhas em sua resolução podem levar ao estado de inflamação crônica associado à RI, ao DM2 e à obesidade.[35,36] O ômega-3 tem uma potente ação anti-inflamatória[37] dependente de sua incorporação aos fosfolipídios.

O ômega-3 previne a degradação e a translocação do NF-kB para o núcleo celular, onde este induz a transcrição de citocinas inflamatórias por meio do aumento da atividade do PPAR-gama.[38] Uma dieta rica em ômega-3 está associada à diminuição na concentração da proteína C reativa[39], além de aumentar a proliferação de linfócitos e alterar a função de neutrófilos e células *natural killer*.[40-43]

Importância na prática esportiva

Diversos eventos mecânicos e metabólicos causam microtraumas no tecido muscular esquelético. Além de ser incluído nas estratégias nutricionais adotadas para promover a reparação muscular desses microtraumas, bem como a preservação/restauração da integridade da membrana, o ômega-3 tem ação anti-inflamatória e estimuladora da síntese proteica que reforçam a importância de sua inclusão também na nutrição esportiva.[44]

Ação anti-inflamatória

A evolução dos microtraumas no tecido muscular esquelético se dá em três fases – degeneração, regeneração e remodelamento – as quais podem ser evidenciadas nos exames bioquímicos por marcadores como creatinoquinase (CK), lactato desidrogenase (LDH), aspartato aminotransferase (AST), alanina aminotransferase (ALT) e mioglobina (Mb).[45]

Essa resposta inflamatória ao exercício é importante para promover adaptações celulares. Por outro lado, no contexto de um processo inflamatório acentuado preexistente (p. ex., em condições clínicas de obesidade, diabetes, *overtraining* etc.), pode haver um aumento das espécies reativas de oxigênio que resulta na exacerbação dos danos teciduais e prejudica o processo de reparo e hipertrofia muscular.[46-48] O ômega-3, portanto, mostra-se um nutriente importante que atua na modulação desse processo inflamatório, sem afetar a regeneração, a síntese proteica e a hipertrofia muscular.[49] Um achado não consistente é o de que EPA e DHA diminuem as dores musculares decorrentes do exercício[50,51], contribuindo para a recuperação sobretudo na presença de um grande componente excêntrico.[9,50,51] Além disso, podem atenuar a perda de massa muscular[52-54], modulando a resposta inflamatória por meio da ativação do PPAR-gama e aumento da expressão de seu coativador-1 alfa do receptor ativado por proliferadores de peroxissoma gama (PGC-1 alfa), com consequente diminuição de IL-6, TNF-alfa, TNF-beta e da fosforilação de I-kappa-B.[45]

Um estudo realizado em 2015 comparou três tipos de suplementação fornecidos a jogadores de futebol de elite. No primeiro grupo, os jogadores receberam suplementação de carboidratos; o segundo grupo recebeu suplementação de carboidratos + proteínas + antioxidantes; e os jogadores do terceiro grupo foram suplementados com carboidratos + proteínas + antioxidantes + óleo de peixe (ômega-3).[7] O grupo que recebeu ômega-3 apresentou menores níveis de CK (Figura 28.1) e dor muscular pós-competição, provavelmente como consequência da diminuição da atividade do sistema proteolítico ubiquitina-proteossoma, bem como dos níveis de fator de atrofia muscular (MuRF1; do inglês *Muscle RING-Finger-1*), NF-kB e fator de transcrição FOXO3a (do inglês *forkhead box O3a*). Isso resultou em diminuição do catabolismo muscular e do processo inflamatório.

Em outro estudo conduzido em 2015, atletas de basquete cadeirantes receberam 3 g de óleo de peixe (1,5 g de EPA/dia e 0,3 g de DHA/dia) e apresentaram redução dos níveis de LDH (marcador de dano muscular) e interleucina (IL)-6 (marcador inflamatório).[56]

Síntese proteica

Sabe-se que o aumento da disponibilidade de aminoácidos estimula a síntese proteica miofibrilar, e que a suplementação de ômega-3 pode potencializar essa resposta anabólica.[57-60] Foi especulado que esse efeito anabólico é consequência da fosforilação aumentada de uma proteína conhecida como alvo da rapamicina em mamíferos (mTOR), bem como da proteína ribossômica S6 quinase beta-1 (p70S6K1), duas vias regulatórias-chave da síntese proteica.[61,62] Alguns estudos falam também na inibição da degradação proteica por meio da inibição da degradação do NF-kB, principalmente pelo EPA.[63]

Em um estudo publicado por Smith *et al.*[59] em 2011, jovens saudáveis e treinados foram suplementados diariamente com 1,86 g de EPA e 1,5 g de DHA, durante 8 semanas. Como resultado, observou-se aumento da expressão de p70S6K e mTOR (Figura 28.2), bem como da taxa de síntese proteica miofibrilar (Figura 28.3), com a

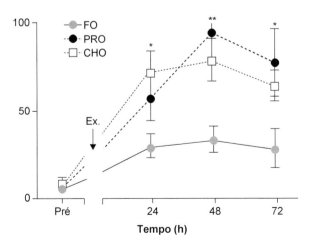

Figura 28.1 Gráfico representativo dos níveis de creatinoquinase de acordo com o tempo (antes e após 24, 48 e 72 h) e tipo de intervenção. CHO: suplementação de carboidratos; Ex.: exercício; FO: suplementação de carboidratos + proteínas + antioxidantes + óleo de peixe; PRO: suplementação de carboidratos + proteínas + antioxidantes. Adaptada de Philpott *et al.*, 2018.[55]

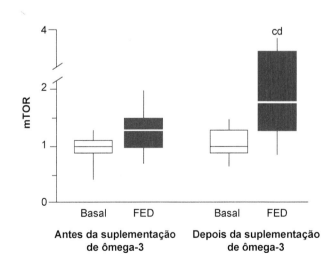

Figura 28.2 Gráfico demonstrando a expressão de mTOR antes e depois da suplementação de ômega-3. Valor do c significativamente diferente do valor basal correspondente ($P < 0,01$); valor do d significativamente diferente do valor correspondente antes da suplementação com ácidos graxos poli-insaturados de cadeia longa ($P < 0,05$). Adaptada de Smith *et al.* 2011.[59]

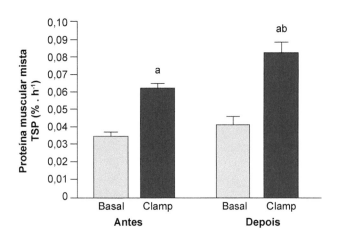

Figura 28.3 Gráfico demonstrando a taxa de síntese proteica (TSP) miofibrilar, antes e depois da suplementação de ômega3. Clamp: técnica *clamp* hiperaminoacidêmica e hiperinsulinêmica; a: valor significativamente diferente (P < 0,01) do valor basal correspondente. b: valor significativamente diferente (P < 0,01) do valor correspondente antes da suplementação com ácidos graxos poli-insaturados de cadeia longa. Adaptada de Smith *et al.* 2011.[59]

suplementação de ômega-3 fornecida com a refeição proteica. No mesmo ano, Smith *et al.*[60] também estudaram um grupo de idosos saudáveis e treinados que receberam a mesma dose de ômega-3, pelo mesmo período de 8 semanas, e observaram resultados semelhantes aos dos adultos mais jovens.

Em 2015, Smith *et al.*[11] realizaram um estudo randomizado duplo-cego mais amplo, incluindo 60 idosos, e com duração de 6 meses. Os participantes foram divididos em um grupo controle, tratado com 4 g de óleo de milho, e um grupo de teste que recebeu 1,86 g de EPA + 1,5 g de DHA diariamente. As avaliações de força, potência muscular e composição corporal revelaram um aumento significativo no volume da coxa e na força muscular que foi observado até mesmo na ausência de exercícios físicos.

McGlory *et al.*[64] estudaram um total de 20 jovens treinados que receberam suplementação de 5 g de ômega-3 (3,5 g de EPA + 0,9 g de DHA, diariamente) ou 5 g de óleo de coco. Ambas as suplementações foram combinadas a uma refeição contendo 30 g de proteína. Os jovens foram avaliados primeiramente na ausência de atividade física e, depois, após a prática de exercícios. Não houve diferença significativa quanto à estimulação da taxa de síntese proteica miofibrilar no grupo suplementado com ômega-3 + refeição proteica e exercício. Esse resultado difere do relato de Smith *et al.*[11] Todavia, uma análise mais atenta das refeições proteicas revelou que a refeição usada no estudo de Smith *et al.*[11] continha 15 g de proteínas (pico plasmático de leucina de 165 a 175 µmol), enquanto o estudo de McGlory *et al.* adotou uma refeição contendo 30 g de proteínas (pico plasmático de leucina de 250 a 300 µmol),

atingindo a taxa de síntese proteica máxima a partir do consumo proteico e não a partir do acréscimo de ômega-3. Dessa maneira, conclui-se que para refeições contendo quantidades subótimas de proteína, a associação de 4 g de ômega-3 (1,86 g/dia de EPA e 1,5 g/dia de DHA) pode aumentar a taxa de síntese proteica miofibrilar.[45] Um mecanismo potencial para essa ação dos PUFA ômega-3 na melhora da função contrátil pode ser o aumento da sensibilidade do músculo à acetilcolina, neurotransmissor que estimula a contração muscular.[65]

Em contrapartida, um estudo[66] demonstrou em ratos que a suplementação de ômega-3 pode atrapalhar a recuperação muscular após a atrofia induzida por imobilização, ainda que as perdas sejam minimizadas. Essa interferência negativa aconteceu nos 3 dias seguintes à remobilização e pode ser atribuída à redução dos níveis de prostaglandina F_2-alfa (PGF_2-alfa), derivada do ácido araquidônico e importante na síntese proteica miofibrilar. No grupo-controle, 3 dias foram suficientes para restaurar a razão peso corporal/miosina de antes do período de imobilização. Entretanto, no grupo suplementado com ômega-3, apenas após 13 dias foi possível observar o mesmo resultado[35,67], indicando que, na ausência de inflamação, a suplementação de ômega-3 talvez não seja uma estratégia eficiente para o período de remobilização, sendo mais adequada durante a imobilização, para reduzir a perda de massa muscular.[7]

Adicionalmente, esses estudos sugerem que os PUFA ômega-3, em especial o EPA, beneficiam a manutenção do balanço proteico total, podendo prevenir condições como a sarcopenia. Portanto, os PUFA podem ter relevância clínica na prevenção da redução da massa muscular, como um método não farmacológico. Todavia, ainda são necessários mais estudos com seres humanos e duração prolongada, para confirmar que o ômega-3 leva à hipertrofia muscular e aos consequentes ganhos funcionais.[15]

Estudos apontam o EPA como grande responsável pelo aumento da taxa de síntese proteica miofibrilar e pela redução do processo catabólico, com ação 25% maior que o DHA em relação à síntese proteica, devido à inibição da ativação do NF-kB, expressão diminuída do mRNA de MuRF1, e diminuição da atividade de TNF-alfa.[33,63,68,69] Comprovando essa ação do EPA, um estudo clínico comparou 40 pacientes recém-diagnosticados com tumor de pulmão, sob tratamento não quimioterápico. Uma parte desses pacientes recebeu 2,2 g de EPA/dia durante 10,2 semanas e apresentou manutenção do peso (p < 0,05), enquanto os pacientes que não receberam EPA perderam em média 1 kg de músculo.[45]

Esses resultados mostram que o ômega-3 pode ser uma alternativa interessante para o manejo de síntese proteica e recuperação muscular, especialmente em populações com menor consumo proteico, como idosos sarcopênicos, pacientes oncológicos (que, dependendo do tipo de tumor, devem evitar a hiperestimulação de mTOR, prevenindo assim a ocorrência de carcinogênese e progressão tumoral) e atletas com quadro de *overtraining* ou que apresentem vias inflamatórias exacerbadas necessitando de modulação.[45]

Tsuchiya *et al.*[70] dividiram 16 indivíduos do sexo masculino destreinados em dois grupos. No grupo suplementado, os participantes receberam 600 mg de EPA + 260 mg de DHA durante 8 semanas antes do teste, no dia do teste e 5 dias após o teste, totalizando um período de suplementação de 62 dias. No grupo placebo, os participantes ingeriram cápsulas oleosas sem EPA nem DHA, pelo mesmo período. O teste consistiu em 10 séries do máximo de contrações excêntricas voluntárias na flexão de cotovelos, com um período de descanso de 90 s entre as séries. As medições foram feitas antes do teste, imediatamente após o teste, e depois de 1, 2 e 5 dias. No grupo suplementado, foram observados maiores níveis sanguíneos de EPA e DHA, bem como maior torque de contração isométrica voluntária máxima (ângulo de 90° do cotovelo) imediatamente após e 1 dia depois do exercício. Não houve diferença significativa no torque de contração isométrica voluntária máxima nos ângulos de 110° e 130° do cotovelo. A amplitude de movimento foi significativamente maior no grupo suplementado do que no grupo placebo, imediatamente após e 1 dia depois do teste. A dor muscular estava significativamente diminuída no grupo suplementado, no quinto dia após o teste. Em relação à circunferência do braço, o grupo placebo apresentou aumento em todas as medidas, enquanto o grupo suplementado apresentou aumento imediatamente após o teste. Um estudo anterior do mesmo grupo não relatou diferença significativa nesse parâmetro.[71] A possível explicação é que a carga utilizada no estudo mais recente foi maior que a do trabalho anterior, enquanto o ômega-3 pode ter inibido o edema intersticial e, assim, protegido a membrana muscular. A rigidez muscular verificada após o exercício está associada à perda de desmina, uma proteína do citoesqueleto, bem como a danos na membrana celular. Essa rigidez foi menor no grupo suplementado, indicando que o ômega-3 atenua não só a resposta inflamatória tardia e a dor muscular, mas também as rupturas das fibras musculares.[70]

Apesar dos resultados positivos, é interessante a realização de mais estudos com amostras maiores e também utilizando outros protocolos, ainda que o protocolo empregado no estudo Tsuchiya *et al.*[70] seja válido.

Embora muitas evidências sejam favoráveis ao ômega-3, uma revisão[72] que avaliou a relação entre o consumo de ômega-3 e a síntese proteica, massa muscular e força, mostrou-se inconclusiva. Estudos transversais falharam em encontrar uma associação do ômega-3 com a massa muscular, embora tenha sido relatada uma melhora na função muscular que acabou desaparecendo com o ajuste de outras variáveis.

Em relação à força, um único estudo[73] relatou melhora na extensão do joelho. Porém, quando esse achado foi relacionado à síntese proteica muscular, os resultados se mostraram controversos, ora demonstrando favorecimento das respostas anabólicas[59,60], ora indicando ausência de qualquer diferença significativa[74] ou mesmo um prejuízo na sinalização anabólica.[64] Uma ressalva importante é que esses estudos foram feitos com idosos e seus resultados não são totalmente transponíveis para adultos jovens. Estudos adicionais avaliando a população jovem se fazem necessários para confirmar os achados.[72]

Outros resultados possíveis

Foi demonstrado que o ômega-3 também influencia a função imunológica, atuando como combustível, constituinte de membrana, ou participando na formação das prostaglandinas imunossupressoras.[75]

Embora tenha havido melhora da função cognitiva em idosos saudáveis com algum comprometimento[77], não se pode afirmar que esse benefício também ocorra em atletas jovens e saudáveis, de modo a refletir no desempenho físico. Estudos com animais mostraram atenuação do dano estrutural e do declínio cognitivo associados à concussão, com o consumo de ômega-3 antes ou depois da aquisição da lesão.[76-78]

Células satélites

As células satélites constituem uma subpopulação de células-tronco com capacidade de autorrenovação e proliferação, responsáveis pelo crescimento e regeneração muscular. O dano muscular estimula a proliferação, diferenciação e fusão dessas células com as fibras musculares. Alguns estudos experimentais que avaliaram o efeito do ômega-3 na ação dessas células forneceram resultados inconsistentes quanto ao benefício desse PUFA.[49]

Como é possível observar, diversos estudos apoiam a suplementação de ômega-3, principalmente do EPA, na nutrição esportiva, com doses que variam de 2 a 6 g/dia. No entanto, é extremamente importante observar em quais fases do treino a suplementação pode ser fornecida, porque o emprego inadequado (p. ex., quando há necessidade de adaptação fisiológica), levando à inibição de certos processos, pode ser prejudicial.

Até o momento, os ácidos graxos ômega-3 são reconhecidos como derivados principalmente de fontes marinhas. Estima-se que em 2050, com o aumento da população e o aquecimento global, haverá uma redução no conteúdo de ômega-3 das algas e, consequentemente, dos peixes.[79] Diante disso, mais estudos são necessários para que a ação do ômega-3 seja totalmente conhecida e, assim, possa ser mimetizada, para que seus benefícios continuem disponíveis a longo prazo.[7]

Curcumina

É um polifenol e principal ativo da cúrcuma, que tem efeito anti-inflamatório e antioxidante resultante da diminuição da expressão de NF-kB, inibição da atividade das enzimas ciclo-oxigenase-2 (COX-2) e lipo-oxigenase-5 (LOX-2), e diminuição da atividade de TNF-alfa e prostaglandinas (PG) E_2. Também pode contribuir para a eliminação de diferentes formas de radicais livres, incluindo as espécies reativas de oxigênio e de nitrogênio, além de modular a atividade das enzimas glutationa peroxidase (GSH), catalase e superóxido dismutase (SOD).[80,81]

É muito utilizada em fitoterapia, especialmente no tratamento de condições como artrite e síndrome metabólica.[82-84] Tais efeitos levantaram a hipótese de que a suplementação de curcumina poderia reduzir a liberação de citocinas após o exercício[85,86], bem como de marcadores indiretos de dano muscular.[86] Alguns estudos analisaram o efeito da curcumina na dor muscular tardia[87] e na recuperação muscular do dano exercício-induzido.[88]

O estudo cruzado conduzido por Sciberras *et al.*[85] incluiu 11 esportistas recreacionais distribuídos em três grupos: suplementação de curcumina (500 mg/dia), placebo e sem suplementação (controle). O objetivo foi observar as respostas de IL-6, IL1-RA, IL-10, cortisol, proteína C reativa e avaliação subjetiva do esforço. Todos os indivíduos foram submetidos a três testes de ciclismo, por 2 h, a uma potência equivalente a 95% do limiar de lactato. O suplemento ou o placebo foram ingeridos por 3 dias antes dos testes e também no dia dos testes, com um intervalo de 1 semana entre eles. Dois dias antes de cada teste, os participantes foram submetidos a um treino supervisionado por 1 h, em cicloergômetro, com o objetivo de reduzir os estoques de glicogênio. Em adição, eles foram orientados a manter uma dieta *low carb* (média de 2,3 g de carboidratos/kg/dia), para evitar o reabastecimento de glicogênio. Essa estratégia foi utilizada com o objetivo de exacerbar as respostas de citocinas[89] e melhorar a avaliação de esforço durante o treino.

As coletas de amostras de sangue foram feitas antes do treino, imediatamente após e 1 h depois do término do treino. Os resultados de marcadores sanguíneos do grupo suplementado não mostraram diferenças significativas. Na avaliação com o questionário de análise diária das demandas de vida do atleta (DALDA), houve um número maior de respostas "melhor que o habitual" durante o treino no grupo suplementado com curcumina, enquanto os grupos placebo e controle não mostraram diferenças significativas. Algumas possíveis limitações relacionadas a esse estudo foram o tamanho da amostra, o tipo de exercício (p. ex., parece haver uma maior associação da corrida com o aumento de citocinas no pós-exercício, podendo ser uma alternativa para um estudo futuro), a intensidade do exercício, o momento da coleta das amostras e a concentração de curcumina no plasma (uma vez que a concentração atingida foi 80 ng/mℓ, enquanto um estudo recente que mostrou benefícios da curcumina no estresse oxidativo atingiu 100 ng/mℓ).[90] Por isso, o fato de não ter havido diferença significativa nos níveis de IL-6 aponta a necessidade de mais estudos que ajustem as variáveis citadas, porque outros trabalhos comprovaram a influência positiva da curcumina sobre esse indicador da inflamação.[91-93] Especula-se também se o estado de depleção de glicogênio dos participantes do estudo influenciou os resultados.[85]

Sabe-se que a disponibilidade da curcumina isoladamente é baixa[94], devido tanto à baixa absorção quanto à metabolização e eliminação rápida. Quando a curcumina é associada à piperina (componente ativo da pimenta-preta), essa biodisponibilidade aumenta em 2.000%.[95]

Delecroix *et al.*[96] conduziram um estudo cruzado duplo-cego e controlado com placebo, comparando jogadores de elite de rúgbi suplementados com 2 g de curcumina + 20 mg de piperina (3 vezes/dia, 48 h antes e 48 h após o exercício) *vs.* placebo, para avaliar os efeitos na recuperação muscular após o dano induzido pelo exercício. Os resultados mostraram diminuição da perda de potência no *sprint* de 6 s, decorridas 24 h do término do exercício, contudo não houve diferenças significativas na força nem nos níveis de CK entre os grupos suplementado e placebo. Uma grande limitação apontada nesse estudo foi o fato de os participantes apresentarem uma recuperação muscular muito rápida (< 72 h) característica de atletas de elite. Isso talvez tenha impossibilitado a observação de diferenças entre os grupos. Outras questões analisadas foram o número pequeno de participantes (16 no total) e o delineamento cruzado do estudo, com apenas 15 dias de intervalo entre os experimentos, além de uma possível influência da primeira parte do teste na segunda verificação.

Drobnic *et al.*[88] forneceram 200 mg de curcumina (2 vezes/dia) ou placebo a 19 indivíduos saudáveis e moderadamente ativos, do sexo masculino. A suplementação foi fornecida 48 h antes, no dia e 24 h após um teste de corrida em declive. Após 48 h do teste, o dano muscular foi avaliado por ressonância magnética e foram realizados testes laboratoriais e análises histológicas de músculo, além da coleta dos relatos de dores dos participantes. O grupo suplementado relatou menos dor, a qual foi significativa apenas na parte anterior das coxas direita e esquerda, apresentando ainda menor aumento de IL-8 e menor lesão muscular avaliada por ressonância magnética. Nesse grupo não houve diferenças significativas nos níveis de

CK, níveis de marcadores de estresse oxidativo, e biopsias musculares.

O efeito da curcumina na prevenção de fadiga e *performance* foi avaliado em ratos[97], por meio de testes de força de preensão, tempo de natação até a exaustão e níveis de marcadores como lactato, amônia, nitrogênio, AST, ALT e CK. Os resultados mostraram aumento da força de preensão e na *performance*, em consequência de uma melhor utilização da glicose durante o exercício, além de redução dos níveis de biomarcadores sanguíneos.

Nicol *et al.*[98], em seu estudo cruzado duplo-cego, randomizado e controlado com placebo, analisaram o efeito da suplementação de curcumina (2,5 g; 2 vezes/dia) *vs.* placebo na *performance* em saltos com uma perna (avaliando a potência do quadríceps e dos glúteos) e na dor muscular tardia após 7 séries de 10 repetições excêntricas de *leg press* unilateral. O estudo incluiu 17 indivíduos do sexo masculino que receberam suplemento durante um período que se estendeu de 3 dias antes até 2 dias após os testes. Houve um intervalo de 14 dias entre os testes, e as determinações foram realizadas antes do exercício, imediatamente depois, e decorridas 24 e 48 h após os testes; os parâmetros analisados foram a dor e o inchaço muscular, a altura do salto com uma perna, e os níveis de marcadores séricos de dano muscular e inflamação. Durante os exercícios que foram realizados 24 e 48 h após os testes, a curcumina diminuiu a dor muscular durante exercícios e, com isso, aumentou a *performance* no salto com uma perna, além de promover uma discreta redução nos níveis de CK. Os achados referentes ao inchaço muscular foram inconclusivos, mas sugerem que a curcumina tem potencial para ser incluída em estratégias nutricionais que objetivem minimizar as dores pós-exercício.

Chilelli *et al.*[99] avaliaram o efeito da suplementação com 50 mg de cúrcuma + 140 mg de *Boswellia serrata* (totalizando 10 mg de curcumina + 105 mg de ácidos *boswellicos*), fornecida por 3 meses, em ciclistas masculinos com idade média de 46 anos. Um total de 47 participantes divididos em dois grupos: 22 seguiram uma dieta mediterrânea isocalórica, e 25 seguiram a mesma dieta adicionada de suplementação de cúrcuma + *Boswellia serrata*. Todos foram orientados a não consumir fontes naturais de cúrcuma que pudessem interferir nos resultados, e a manter a média de 200 km de ciclismo semanais de seus treinos habituais. Os participantes não foram submetidos a nenhum teste físico específico, porque o objetivo era avaliar a suplementação nas condições da vida real. As amostras de sangue foram colhidas no início do estudo e após 3 meses. Ambos os grupos apresentaram queda dos níveis de ácidos graxos não esterificados, receptores solúveis para produtos finais de glicação avançada (AGE) e malonodialdeído, provavelmente pela característica an-

ti-inflamatória da dieta mediterrânea. No entanto, apenas o grupo suplementado apresentou diminuição de AGE, demonstrando que a suplementação combinada pode ser interessante na prevenção da glicação e dos danos celulares e teciduais resultantes desse processo.

McFarlin *et al.*[100] analisaram os efeitos da curcumina sobre a dor muscular, níveis de CK e níveis de citocinas em dois grupos de indivíduos que realizaram 6 séries de 10 repetições excêntricas no *leg press*, começando a 110% de uma repetição máxima (RM) aferida 10 dias antes do teste, em laboratório. O grupo suplementado recebeu uma dose diária de 400 mg de curcumina, iniciando 2 dias antes e terminando 4 dias após o teste. Em ambos os grupos, o pico de dor foi atingido 2 dias após o exercício, porém a intensidade da dor foi menor no grupo suplementado, ainda que esse dado não tenha sido estatisticamente significativo (Figura 28.4). Esses resultados talvez sejam explicados pelo uso de medidas subjetivas, com emprego de questionário e escala de percepção dolorosa.

Comparativamente ao estudo de Drobnic *et al.*[88], demonstrando que a suplementação com 400 mg também minimizou a dor, o estudo conduzido por McFarlin *et al.*[100] adotou um protocolo que induziu significativamente menos danos musculares, enquanto aquele submeteu os participantes a uma corrida em declive. Os danos mais substanciais relatados no estudo de Drobnic *et al.* foram ainda confirmados pelos níveis alterados de CK. Portanto, esse tipo de protocolo torna mais provável a observação de alguma melhora significativa. Na análise de CK, o aumento foi detectado em ambos os grupos após o exercício, com picos no primeiro e no quarto dia. Entretanto, o maior aumento foi observado no grupo placebo (Figura 28.5).

As alterações nas citocinas observadas no estudo de McFarlin *et al.*[101] incluíram diminuição dos níveis de IL-8 (dias 1 e 2) e TNF-alfa (dias 1 a 4) após o exercício, sem diferenças significativas nos níveis de IL-6 e IL-10. Os efeitos da curcumina em termos de redução da dor são conhecidos, porém as avaliações subjetivas talvez expliquem os resultados inconsistentes obtidos nesse estudo. Se outro tipo de avaliação tivesse sido utilizado, que excluísse o fator influência psicológica, os resultados possivelmente teriam sido diferentes. De qualquer forma, a dor não está associada à deterioração da função muscular, diferentemente dos marcadores inflamatórios. Portanto, o estudo de McFarlin *et al.*[100] também permite concluir que a curcumina é benéfica para a recuperação muscular e a *performance*.

A curcumina promove diversos benefícios à saúde, e cada vez mais tem se demonstrado seus efeitos sobre a *performance*, no que diz respeito à recuperação muscular, resposta inflamatória e dor muscular. As doses variam de 400 mg a 6 g e devem ser avaliadas de acordo

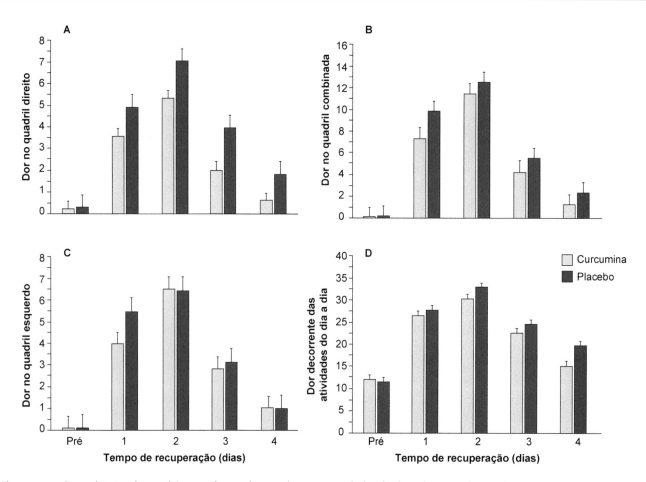

Figura 28.4 Dor subjetiva do quadríceps e dores relacionadas com atividades do dia a dia na avaliação da dor muscular por escala visual. As medidas foram obtidas antes (pré) e após 1, 2, 3 e 4 dias (tempo de recuperação) da indução do dano muscular pelo exercício (60 repetições a 110% de 1 RM; apenas excêntrico). As barras pretas representam o placebo e as barras cinzas, a curcumina. As dores no quadríceps direito (**A**), esquerdo (**B**) e combinadas (**C**) foram avaliadas. A dor relacionada a atividades do dia a dia (**D**) foi avaliada por meio de uma escala-padrão. Não houve diferença significativa na dor muscular entre as condições de tratamento. Adaptada de McFarlin et al. 2016.[100]

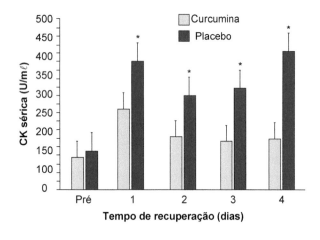

Figura 28.5 CK sérica medida antes (pré) e após 1, 2, 3 e 4 dias (tempo de recuperação) da indução do dano muscular pelo exercício (60 repetições a 110% de 1 RM; apenas excêntrico). As barras pretas representam o placebo e as barras cinzas, o grupo suplementado com curcumina. * Diferença significativa entre os grupos curcumina e placebo (p < 0,05). Adaptada de McFarlin et al. 2016.[100]

com o contexto como um todo, a necessidade do paciente e a fase de treinamento, considerando também a associação ou não com outras estratégias anti-inflamatórias, sejam estas baseadas na própria alimentação ou em suplementação.

Tart cherry

A cereja azeda Montmorency, também conhecida como cereja ácida, *ginja* ou *tart cherry*, é uma variedade da cereja *Prunus cerasus*. O nome tem origem em um vale localizado nos subúrbios ao norte de Paris, na França, onde as cerejas foram cultivadas pela primeira vez antes do século 17. Atualmente, é cultivada em todo o mundo e seu mercado se expandiu significativamente nas últimas duas décadas, devido aos avanços nas práticas agrícolas e na tecnologia de processamento de alimentos, graças ao interesse científico.[101,102]

As *tart cherries* são ricas em polifenóis e têm um perfil muito específico que combina antocianinas, flavonoides e ácido clorogênico. Os polifenóis, em geral, são caracterizados estruturalmente pela presença de dois ou mais grupos hidroxila ligados a um ou mais anéis de benzeno; são os elementos que conferem as características de sabor e cor aos vegetais. Embora atuem como sequestrantes de radicais livres e quelantes metálicos, estão presentes em baixa concentração nos fluidos biológicos *in vivo*, por isso suas propriedades antioxidantes parecem estar relacionadas a uma maior capacidade antioxidante endógena induzida via fator 2 relacionado com o fator nuclear eritroide 2 (Nrf2, do inglês *nuclear factor erythroid 2 related factor 2*). Os flavonoides contidos na cereja ácida também promovem diversos benefícios à saúde, tais como diminuição da pressão arterial, modulação da glicose no sangue, aumento da função cognitiva, proteção contra o estresse oxidativo e inibição da inflamação. No exercício físico, estudos comprovaram a eficiência do consumo dessa fruta na recuperação de danos musculares e no aumento da *performance*, devido ao seu alto poder antioxidante.[102-108]

Em atletas praticantes de treinos intervalados de alta intensidade (HIIT, do inglês *high intensity interval trainning*), o consumo de suco concentrado da cereja *tart cherry* melhorou a recuperação da força muscular isométrica após uma sessão de treino. Alguns autores relacionam esse achado à atenuação do dano oxidativo induzido pela alta intensidade do exercício.[109] Em esportes como futebol e rúgbi, que têm caráter intervalado de alta intensidade (incluindo *sprints*) e duração mais longa, esse tipo de suplementação se mostrou eficaz na aceleração da recuperação, melhorando a pontuação na escala subjetiva de dor aplicada em vários momentos no pós-teste, bem como na diminuição da resposta de marcadores inflamatórios.[110]

No que diz respeito aos exercícios de contrarresistência (força), Levers *et al.*[108] avaliaram uma suplementação de curta duração (10 dias) à base de extrato de cerejas Montmorency em pó. Essa suplementação apresentou eficácia na redução da percepção de dor muscular tardia, e na diminuição dos marcadores de catabolismo muscular. Os resultados desse estudo se equipararam aos resultados de estudos prévios que usaram suco de cereja ácida ou concentrados.[109,111]

Connoly *et al.*[111] testaram uma mistura de sucos de cerejas comercializados + cerejas Montmorency congeladas na suplementação de 16 indivíduos. Um protocolo de força excêntrica foi utilizado para avaliar o efeito do suco e o grupo suplementado apresentou queda na sensação de dor muscular pós-exercício, na comparação com o grupo placebo.

Em esportes com características de *endurance*, a suplementação de *tart cherry* também se mostrou promissora. O estudo de Levers *et al.*[112] forneceu uma dose diária de 480 mg de extrato de cereja em pó, na forma de cápsulas, a corredores ou triatletas treinados, durante 10 dias (7 dias antes, no dia e 2 dias após uma meia-maratona). Esses indivíduos apresentaram melhora nos marcadores inflamatórios (principalmente 48 h após o exercício), redução dos níveis de alguns marcadores de catabolismo muscular, diminuição do estresse imunológico e aumento do desempenho físico.

No estudo de Howatson *et al.*[113], verificou-se que o suco da cereja ácida também parece ser uma alternativa viável para ajudar na recuperação pós-maratona, aumentando a capacidade antioxidante total, reduzindo a inflamação e a peroxidação lipídica, e auxiliando na recuperação da função muscular. A dor muscular pós-corrida também foi atenuada pelo suco da cereja ácida.[114]

Em mulheres, a intervenção nutricional utilizando suco concentrado de *tart cherry* pode ajudar a diminuir os sintomas de lesão muscular e a melhorar a recuperação nos dias subsequentes à prática de exercício.[104]

A suplementação com esse tipo de cereja também pode influenciar no rendimento de treinos e competições.[106,112] Morgan *et al.*[106] relataram que a melhora no desempenho de ciclistas que consumiram o extrato da cereja Montmorency em pó foi acompanhada de otimização na oxigenação muscular, sugerindo que as propriedades vasoativas dos polifenóis na cereja podem sustentar os efeitos ergogênicos observados.

O sono tem um potencial efeito restaurador sobre os sistemas imunológico e endócrino, além de restabelecer as funções neurais e do ciclo circadiano. Quando se fala em atletas, todos esses fatores podem impactar tanto na *performance* esportiva quanto na recuperação pós-competições ou pós-treinos. Assim, a suplementação da cereja azeda pode ser muito benéfica para esse público, por apresentar propriedades que melhoram a qualidade do sono.[115]

Howatson *et al.*[116] compararam dois grupos para avaliar os benefícios do consumo do suco concentrado de *tart cherry* (30 mℓ, 2 vezes/dia, por 7 dias) e perceberam que o grupo suplementado teve os níveis circulantes de melatonina no sangue aumentados. No estudo randomizado de Losso *et al.*[117], indivíduos com idade mínima de 50 anos e quadro de insônia que receberam 240 mℓ de suco, 2 vezes/dia, por 2 semanas, apresentaram melhora na duração e na qualidade do sono. Os autores desse estudo concluíram que um aumento na disponibilidade de triptofano e a redução da inflamação possivelmente estavam associados à melhora da insônia no grupo suplementado.

Diversos estudos mostram que a cereja *tart cherry* diminui a dor muscular, acelera a recuperação da força após o exercício físico, e atenua tanto os marcadores sanguíneos de inflamação quanto o estresse oxidativo. Esses benefícios são observados tanto no exercício de contrarresistência (força) quanto no treino de *endurance*. Contudo, os benefí-

488   Parte 7 • Recursos Ergogênicos

cios dessa suplementação podem ser menores durante alguns períodos de treinamento, principalmente diante da necessidade de uma maior adaptação e eficiência do sistema antioxidante endógeno. Isso ocorre, por exemplo, durante a fase de preparação específica, em que o volume de treinos é maior. Na fase pré-competição (também conhecida como *taper* ou polimento), em que o pico do treinamento já foi atingido e as adaptações já ocorreram, bem como na fase pós-competição, quando a recuperação é a prioridade, a *tart cherry* parece proporcionar excelentes vantagens. O tempo e a dosagem variam, mas a maioria dos estudos com resultados positivos forneceu 250 a 350 mℓ do suco diluído ou 30 mℓ do suco concentrado, 2 vezes/dia, 4 a 5 dias antes do evento, com o objetivo de melhorar a *performance*, e 2 a 3 dias depois, para promover a recuperação.[107,118,119] Na forma de extrato em pó, os estudos forneceram 460 a 480 mg/dia (Tabela 28.1).[106,108,112]

Apesar dos resultados satisfatórios atualmente disponíveis, ainda são necessárias mais investigações sobre o papel da *tart cherry* na fisiologia do exercício, na recuperação e no desempenho de atletas, bem como para determinar a concentração efetiva em cada tipo de modalidade esportiva, e esclarecer as diferenças entre as formas de suco diluído, concentrado e extrato em pó.

Performance esportiva

Bicarbonato de sódio

Os exercícios de alta intensidade normalmente estão associados a elevadas produções de ácido láctico, o qual se dissocia e libera íons de hidrogênio (H^+) e lactato (La^-), com consequente redução do pH ao nível muscular.[121] Um dos efeitos dessa diminuição do pH é contribuir para o aparecimento de fadiga que, por sua vez, está associada à queda da produção de força[122], pelas seguintes razões:

- Inibição da velocidade máxima de encurtamento muscular[123]
- Inibição da ATPase miofibrilar e de enzimas importantes para a regulação do processo anaeróbio glicolítico de obtenção de energia[123,124]
- Redução da formação de pontes cruzadas, por inibir a ligação do Ca^{++} à troponina[123-125]

- Redução do retorno do Ca^{++}, pela inibição da ATPase sarcoplasmática, com consequente diminuição na liberação do Ca^{++}.[123]

Durante os exercícios de alta intensidade, o músculo reage contra a perda de homeostasia e tenta manter os níveis de pH dentro da faixa aceitável. Para tanto, o acúmulo intracelular de H^+ na fibra muscular é minimizado com auxílio de tampões, e o movimento de íons entre a célula e o plasma é estimulado. A utilização de agentes tamponantes é sugerida como uma possível solução para retardar o aparecimento de fadiga durante os exercícios de alta intensidade, adiando assim a queda do pH no músculo.[126]

O bicarbonato de sódio é estudado há muitas décadas, pelo fato de seu consumo aumentar os níveis de bicarbonato no sangue e, consequentemente, promover alcalose extracelular. Isso intensifica o efluxo (saída) de H^+ e lactato da célula[127,128], o que caracteriza a ação tamponante. Essa seria uma forma de retardar a fadiga. O bicarbonato de sódio é um dos cinco suplementos aprovados pelo American College of Sports Medicine. Seu uso melhora efetivamente a *performance* em exercícios que podem ser limitados pelo desequilíbrio ácido-base, associados a altas taxas de glicólise anaeróbia, como os exercícios de alta intensidade com duração entre 1 e 7 min, *sprints* repetidos, ou *sprints* no treino de *endurance*.[129] A declaração de consenso do International Olimpic Comitee (IOC) de 2018[127] também aponta o bicarbonato de sódio como tamponante extracelular efetivo com efeitos benéficos em exercícios de alta intensidade.

Segundo uma metanálise[128] que avaliou 40 estudos, o bicarbonato de sódio produziu maior efeito ergogênico depois que os exercícios com *sprints* repetidos[130] foram realizados pela terceira vez. Isso é explicado pelo fato de o benefício ser resultante da recuperação do equilíbrio ácido-base, o qual é perdido com mais repetições.[131] Entretanto, essa diferença foi relevante em indivíduos não treinados. Os maiores efeitos foram observados em estudos nos quais o marcador de *performance* foi o tempo até a exaustão ou o trabalho concluído, em vez do tempo total. Por outro lado, esses estudos também incluíram um número maior de participantes destreinados e isso influenciou o resultado, uma vez que o efeito da suplemen-

Tabela 28.1	Resumo das orientações para suplementação da cereja *tart cherry*.
Para quem?	Atletas que estão em fase de "polimento" competitivo, após competição ou torneios de vários dias, que necessitem de uma recuperação muscular eficiente[118]
Como?	Em forma de suco diluído, concentrado ou extrato em pó[106,108-110,112]
Quanto?	250 a 350 mℓ do suco diluído ou 30 mℓ do suco concentrado 2 vezes/dia, ou 460 a 480 mg do extrato em pó no dia[108,120]
Quando?	Manhã (com a refeição) e/ou à noite (antes de dormir), 4 a 5 dias antes da competição e 2 a 3 dias depois[108,120,121]

tação é mais evidente nessa população do que em indivíduos treinados. Os efeitos mais significativos são observados em exercícios com duração entre 2 e 10 min. Durante os exercícios com duração inferior a 2 min, o efeito é nítido somente em indivíduos destreinados. A forma líquida proporciona resultados mais satisfatórios do que aqueles alcançados com as cápsulas. Entretanto, um viés importante está no fato de os participantes serem influenciados pelo sabor do bicarbonato de sódio, o qual é facilmente reconhecido.[128] É notável a falta de um estudo comparando a influência da forma de apresentação (líquido ou cápsula) do bicarbonato de sódio na *performance* e não apenas nos sintomas gastrintestinais, como no estudo recente de Carr *et al.*[132]

Os judocas apresentam elevadas concentrações de lactato no sangue, devido à característica metabólica do judô, que é uma atividade anaeróbia glicolítica, envolvendo esforços supramáximos com duração média de 15 a 30 s, intercalados por 10 a 15 s de recuperação.[133] Nesse tipo de exercício, as elevadas concentrações de H^+ são apontadas como uma das principais causas de fadiga muscular.[123,125] Isso levou Artioli *et al.*[134] a investigarem se a ingestão de bicarbonato de sódio é eficiente para melhorar o desempenho nesse tipo de modalidade. A influência do bicarbonato de sódio sobre a concentração de lactato sanguíneo e a percepção subjetiva de esforço foi investigada usando a escala de Borg. Para tanto, sete judocas do sexo masculino consumiram 0,3 g de bicarbonato/kg, 2 h antes de iniciarem uma sequência de 3 lutas de 5 min de duração intervaladas com 15 min de recuperação passiva. Apesar de a literatura mostrar que a administração de substâncias alcalinas melhora o desempenho de atividades desse tipo[121,130,135], o estudo de Artioli *et al.*[134] demonstrou que o bicarbonato de sódio não melhorou o desempenho dos atletas. Diante dessa constatação, alguns pontos foram levantados:

- O judô tem muitas variáveis relacionadas ao desempenho, incluindo fatores táticos e psicológicos, além do próprio desempenho do adversário
- Não foi determinado se o teste era sensível o suficiente para detectar uma melhora (fala-se na inadequação do protocolo utilizado, e que uma alternativa possivelmente melhor teria sido o Special Judo Fitness Test (SJFT), ou teste de Wingate para membros superiores)
- Número pequeno da amostra
- Não foi esclarecido se a melhora proporcionada pelo bicarbonato de sódio é suficiente para se refletir em melhora do desempenho, considerando que os aspectos táticos e técnicos são fundamentais nesse tipo de luta.

Apesar disso, a elevação dos níveis sanguíneos de lactato observada em todos os atletas após o consumo do bicarbonato de sódio sugere que este pode, sim, retardar a fadiga e contribuir para a *performance*, uma vez que o lactato

sanguíneo elevado indica maior produção de energia pela via glicolítica. Isso, por sua vez, significa que, teoricamente, a acidose muscular estava diminuída. Por isso, Artioli *et al.*[134] concluíram que estudos futuros deveriam utilizar combinações de testes com diferentes graus de objetividade e especificidade, como o Wingate para membros superiores aliado ao SJFT, considerando que tanto a literatura como o metabolismo predominante no exercício (anaeróbio glicolítico) apontam que o bicarbonato poderia favorecer a redução da fadiga. E foi isso que os mesmos pesquisadores estudaram posteriormente.[136] Um total de 23 participantes foram divididos em dois grupos submetidos a diferentes protocolos para avaliação da *performance*. O grupo 1 incluiu nove participantes submetidos ao SJFT [que avalia a *performance* com base no número de *ippons* (*throw*) realizados pelo atleta em determinado período de tempo, seguindo um protocolo estabelecido], e o grupo 2 incluiu 14 participantes submetidos ao teste de Wingate para membros superiores. Assim, nesse estudo, os autores aumentaram o número de participantes e utilizaram os testes apontados como os mais adequados no estudo anterior. A única diferença entre os dois grupos foram os testes de avaliação. Todos os indivíduos foram submetidos a dois testes, com intervalo de 2 a 7 dias entre os testes, e consumiram 0,3 g de bicarbonato de sódio/kg ou placebo, na forma de cápsulas gelatinosas, 2 h antes dos testes. Os resultados[136] mostraram melhora na *performance*, com o grupo 1 apresentando maior número de *ippons* (Figura 28.6), bem como aumento nos níveis de lactato sanguíneo após a ingestão de bicarbonato (Figura 28.7).

Ainda, nesse estudo de Artioli *et al.*[136], o grupo dos participantes submetidos ao teste de Wingate alcançou melhora na potência após a ingestão de bicarbonato, ainda que o aumento da concentração de lactato tenha sido insignificante. Os resultados desse trabalho estão de acordo com os resultados de estudos anteriores[110,121,137-139] que demonstraram os benefícios da suplementação de bicarbonato no contexto dos exercícios intermitentes de alta intensidade.

Notadamente, a melhora ocorreu principalmente nos *rounds* finais dos testes, justamente quando se dá o aparecimento da fadiga e o efeito da suplementação pode ser observado.[136] Além de aumentar a potência média, a suplementação de bicarbonato de sódio pode aumentar o pico de potência, uma vez que a ressíntese de creatina fosfato exige a saída dos íons H^+ da célula[140]; portanto, o estado de alcalose tende a otimizar esse processo. Em ambos os grupos, não houve diferença significativa em termos de percepção de esforço, o que é explicado pelo fato de esse parâmetro ser influenciado por diversos fatores, incluindo alterações metabólicas, circulatórias e físico-químicas, e não somente pela indução da alcalose pelo bicarbonato de sódio. Sendo assim, Artioli *et al.* confir-

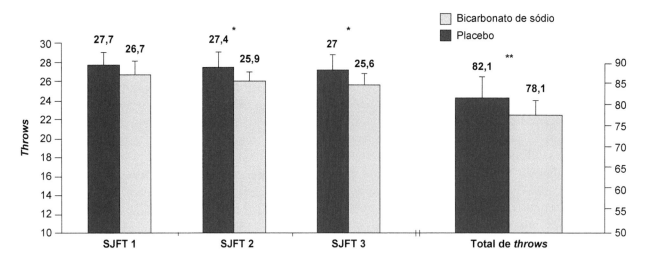

Figura 28.6 Ippons (throws) realizados após a ingestão de bicarbonato ou placebo em cada round do Special Judo Fitness Test (SJFT). Com a ingestão de bicarbonato de sódio, o número de ippons foi significativamente maior que com o placebo, nos rounds 2 e 3. * Bicarbonato de sódio significativamente maior que o placebo (p < 0,05). ** Bicarbonato de sódio significativamente maior que o placebo (p < 0,01). Adaptada de Artioli et al., 2007.[136]

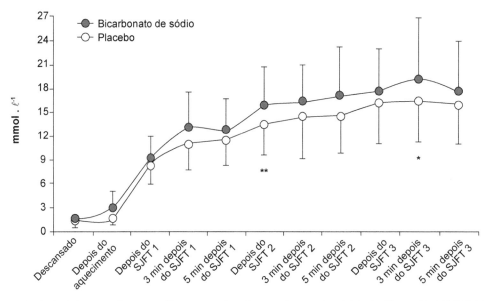

Figura 28.7 Resposta do lactato sanguíneo, em diversos pontos de amostra, no Special Judo Fitness Test (SJTF). Os resultados mostram uma resposta significativamente maior no grupo suplementado com bicarbonato de sódio, em relação ao grupo placebo. * Bicarbonato de sódio significativamente melhor que o placebo (p < 0,01). ** Tendência de o bicarbonato de sódio ser significativamente melhor que o placebo (p = 0,09). Adaptada de Artioli et al., 2007.[136]

mam que o bicarbonato de sódio promove benefícios no contexto de exercícios dessa natureza, embora talvez não seja determinante no judô devido ao envolvimento de outros fatores que influenciam na percepção de esforço.[136]

Com relação à duração do exercício necessária para que o bicarbonato de sódio tenha efeito, uma revisão sistemática[141] analisou 35 ensaios randomizados controlados, com o intuito de investigar o efeito da suplementação aguda ou crônica de bicarbonato de sódio na *performance* de atletas em exercícios com duração aproximada de 4 min. A dose média utilizada foi 0,3 g/kg. Dentre os 35 estudos incluídos na metanálise, 17 usaram suplementação aguda e exercícios com duração inferior a 4 min. Entre esses estudos:

- Nove[142-150] mostraram melhora na *performance* (os exercícios incluíram ciclismo, natação, corrida e boxe)
- Três mostraram resultados diferentes, com efeitos apenas em uma única série de exercícios[151,152] ou no uso combinado com cafeína[153] ou beta-alanina[151]
- Cinco estudos[154-158] não demonstraram melhora na *performance*.

As diferenças observadas entre os estudos podem ser justificadas pela ampla heterogeneidade dos grupos, que incluíram homens e mulheres sem considerar o período menstrual das mulheres (que pode interferir na *performance*); os diferentes tipos de exercícios realizados em condições diversas; e os efeitos gastrintestinais relatados por alguns, os quais influenciam o componente psicológico.

A revisão[141] incluiu 14 estudos que avaliaram a suplementação aguda com exercícios de mais de 4 min de duração. Uma melhora na *performance* foi relatada em seis desses estudos[159-164], com dois deles apresentando resultados impressionantes de cerca de 14% de melhora na corrida (primeiro) e 23% de melhora no ciclismo (último). Outros seis estudos falharam em demonstrar qualquer melhora na *performance*[165-170]; e, por fim, os dois estudos restantes relataram achados divergentes: enquanto um estudo observou efeito apenas com o uso associado de cafeína[171], o outro não observou melhora no tempo de exaustão, mas relatou aumento da velocidade na corrida.[172]

Outra possibilidade é a suplementação crônica de bicarbonato, que supostamente melhora a função mitocondrial por meio do controle do pH[173,174], além de minimizar os efeitos colaterais gastrintestinais em função das baixas doses ingeridas nos dias que antecedem a competição.[175-177] Em dois estudos [178,179], observou-se melhora da *performance* com a utilização crônica de bicarbonato de sódio; porém, os protocolos apresentavam grande variação, por exemplo, quanto às doses (0,025 a 0,5 g/kg), número de doses diárias, e número de dias de suplementação antes dos testes.

De acordo com de Hadzic *et al.*[141], apesar de os estudos analisados na revisão serem randomizados e controlados, alguns vieses persistiram e o principal deles foi a alimentação não controlada antes dos testes. Também é possível concluir que, embora a duração dos exercícios seja considerada essencial para estabelecer a suplementação de bicarbonato de sódio, tal importância não pôde ser confirmada nessa revisão, devido às numerosas variáveis envolvidas, entre as quais o tipo de exercício e o protocolo de suplementação. A avaliação comparativa dos efeitos das suplementações aguda *vs.* crônica necessita de investigações adicionais utilizando protocolos mais bem controlados.

Outro tamponante eficiente e bastante estudado é a beta-alanina. Tobias *et al.*[178] avaliaram a associação de bicarbonato com beta-alanina no contexto de exercícios de alta intensidade, em competidores de judô e *jiu-jitsu*. Para tanto, foram estabelecidos quatro grupos incluindo 37 atletas, com base na suplementação fornecida: placebo + placebo (grupo 1), bicarbonato + placebo (grupo 2), beta-alanina + placebo (grupo 3), e beta-alanina + bicarbonato (grupo 4). A dose de beta-alanina ou placebo-dextrose foi 6,4 g/dia,

enquanto a dose de bicarbonato de sódio ou placebo-carbonato de cálcio foi 500 mg/kg/dia. Essas doses foram fornecidas diariamente, por 4 semanas. Nos grupos 2 e 3, houve melhora na capacidade de trabalho (7 e 8%, respectivamente), porém o grupo 4 apresentou uma melhora mais significativa (14%), além de ter sido o único grupo em que houve melhora significativa na percepção do esforço. Não foram observadas diferenças no grupo 1. Esses achados são de extrema relevância, principalmente porque o grupo 4 realizou mais trabalho e, ainda assim, apresentou a menor percepção do esforço. Isso mostra que a associação da beta-alanina com bicarbonato de sódio de fato promove efeitos ergogênicos que favorecem significativamente a melhora da *performance* esportiva.

A suplementação de bicarbonato de sódio produz alguns gastrintestinais consideráveis.[180] Com a absorção do bicarbonato de sódio no lúmen intestinal, podem surgir alguns desconfortos gástricos, como flatulência e diarreia, em consequência da presença de resíduos oriundos da neutralização do bicarbonato (p. ex., Na^+) no estômago. Quando esses resíduos chegam no intestino, podem irritar a mucosa intestinal e causar diarreia osmótica.[181] Assim, a minimização da neutralização gástrica supostamente poderia atenuar esses efeitos gastrintestinais. Para investigar essa hipótese, Oliveira *et al.*[180] avaliaram um paciente que havia passado por uma cirurgia de *bypass* gástrico, há 2 anos. Esse paciente foi submetido a um teste que consistia em ingerir 0,3 g de bicarbonato de sódio/kg em três ocasiões diferentes, seguidas do consumo de placebo, e então coletar amostras de sangue para análise. Ao final do estudo, os pesquisadores observaram um aumento significativo dos níveis de bicarbonato de sódio no sangue, atingindo valores acima do normal, com poucos relatos de efeitos colaterais. Como a cirurgia bariátrica é uma técnica que reduz o tempo de exposição aos ácidos estomacais que neutralizam o bicarbonato, foi sugerido que o consumo da suplementação de bicarbonato de sódio na forma de cápsulas gastrorresistentes poderia otimizar os benefícios e minimizar os efeitos colaterais.

A hipoxia aguda é uma estratégia comumente usada para promover as adaptações do treino induzidas pelo exercício, e o consequente aumento da atividade glicolítica do músculo. Para comprovar os efeitos ergogênicos da suplementação com bicarbonato de sódio sob condições de hipoxia aguda, um estudo cruzado duplo-cego e randomizado[182] incluiu 11 indivíduos ativos, nos quais se avaliou a capacidade do bicarbonato de sódio de amenizar a acidose causada pelo aumento dos íons H^+ gerados pelo exercício intermitente de alta intensidade. Em um grupo, os indivíduos receberam 300 mg de $NaHCO_3$/kg; e, em outro grupo, os participantes receberam 210 mg de cloreto de sódio/kg (placebo). Em ambos os grupos, as ingestões ocorreram

10 min antes do início do exercício. A avaliação consistiu em testes com exercício na bicicleta, durante 60 s e em alta intensidade, seguido de 30 s de descanso. Os pesquisadores observaram uma tolerância maior ao exercício e concentrações mais altas de lactato e bicarbonato de sódio no grupo suplementado, em comparação ao placebo. O estudo sugeriu que a suplementação de bicarbonato de sódio pode ser usada como um recurso ergogênico eficiente em condições de hipoxia aguda.

Quando se fala em séries curtas de alta intensidade *(sprints)*, os resultados são controversos. Enquanto um estudo relatou bons resultados na natação (5 séries de 91,4 m e intervalo de 2 min)[183] e no ciclismo (10 séries de 10 s)[130], nenhuma melhora na potência foi observada no estudo de Aschenbach *et al.*[184] Nessa investigação, um suplemento de 0,3 g de bicarbonato de sódio/kg foi fornecido aos indivíduos 90 e 60 min antes do teste, o qual consistiu em 8 séries de 15 s de esforço máximo em ergômetro de braços, com 20 s de intervalo ativo. Do mesmo modo, Matsuura *et al.*[185] não detectaram melhora em um teste incluindo 10 *sprints* de ciclismo de 10 s de duração, com 30 s de recuperação passiva.

Segundo a declaração de consenso do IOC de 2018[127], as doses da suplementação devem variar de 0,2 a 0,4 g/kg de peso, e sua administração deve ser feita entre 60 e 120 min antes do exercício.[127,128] A adaptação do indivíduo é importante para minimizar os efeitos colaterais.[132] A dose de suplemento pode ser fracionada para atenuar os efeitos gastrintestinais; as opções incluem as *split doses* – pequenas doses ingeridas ao longo de 30 a 180 min antes do exercício – ou o carregamento – que consiste no fornecimento de três a quatro doses menores por dia, durante 2 a 4 dias consecutivos antes do evento.[127] Outras estratégias que seguem na mesma linha seriam: consumir o suplemento com uma refeição rica em carboidratos; usar citrato de sódio como alternativa; e proceder a uma investigação completa antes da competição.

Entretanto, a maioria dos estudos relata doses ideais de 0,3 g/kg para promoção de alterações na potência máxima alcançada, por aumentarem o pH sanguíneo, decorridas 2 h da ingestão. Não há evidências de alterações positivas com doses maiores do que essas.[186]

Diante do exposto, é possível concluir que o bicarbonato de sódio, graças a sua ação tamponante, é eficiente como suplemento ergogênico no contexto de exercícios de alta intensidade com duração suficiente para gerar uma diferença de gradiente de íons hidrogênio.[187] Isso ocorre, por exemplo, no judô[136], ciclismo[164,188], natação[143], corrida[159], boxe e *taekwondo*[163], sendo possível usar bicarbonato de sódio também em outras modalidades que apresentem as mesmas características metabólicas. Em relação aos *sprints,* o efeito desse suplemento ainda é algo controverso.[187] Nos exercícios longos, não há vantagens em utilizar o bicarbonato, uma vez que a fadiga que se desenvolve em exercícios com duração igual ou superior a 15 min é influenciada principalmente pela depleção de glicogênio e não por mudanças ácido-básicas. Segundo a declaração de consenso do IOC de 2018[127], sua eficácia é reduzida quando o exercício se estende por mais de 10 min.

Os maiores efeitos são observados em pessoas destreinadas, porque os atletas acabam naturalmente gerando adaptações fisiológicas para minimizar a acidose[128], e a adaptação ao suplemento se faz necessária para minimizar possíveis desconfortos gástricos que podem até atrapalhar a *performance.*[180]

Nitrato

O óxido nítrico (NO) é um composto bastante estudado quanto ao seu papel na *performance* esportiva, devido aos seus vários efeitos, como vasodilatação, melhora do fluxo sanguíneo, oxigenação muscular, redução da pressão arterial[189] e possível estimulação do aumento da conversão de fibras tipo II.[190]

Há muito tempo, sabe-se da geração de NO por meio da oxidação de L-arginina em L-citrulina catalisada por enzimas da família das NO sintases (NOS).[191] Como essas enzimas são dependentes de oxigênio, a produção de NO seria prejudicada nos estados de diminuição da concentração de oxigênio. Entretanto, foi demonstrado posteriormente que também há produção de NO a partir de nitrato (NO_3^-) e nitrito (NO_2^-), de modo independente da ação da NOS[192,193], ou seja, sem necessidade da presença de oxigênio. Esse aspecto é importante justamente nos exercícios de alta intensidade.

O nitrato inorgânico (NO_3^-) é um composto encontrado naturalmente em vegetais, e adicionado a carnes processadas para inibir o crescimento de microrganismos, principalmente o *Clostridium botulinum*, causador do botulismo. Assim, o potencial carcinogênico das carnes processadas é devido à adição do nitrato, o qual é convertido em nitrito por bactérias comensais presentes na boca e no trato gastrintestinal (explicado mais adiante). O nitrito, por sua vez, pode ser convertido em nitrosamina, a qual é verdadeiramente uma substância carcinogênica.[194] As nitrosaminas são formadas pela reação do nitrito com as aminas[195] presentes nesse tipo de carnes. Por isso, o nitrato naturalmente contido nos vegetais não é tóxico[194], e estes servem de fonte natural de vitaminas C e E, antioxidantes protetores contra o câncer.[196] Estudos relatam, inclusive, que as regiões com maior incidência de câncer de estômago e fígado são também as de maior consumo de carnes processadas.[194]

O suco de beterraba *(Beta vulgaris)* tem sido muito estudado e utilizado como suplemento, devido ao seu alto teor de nitrato.[197] Quando ingerido, o nitrato é reduzido a nitrito por bactérias anaeróbias facultativas da própria cavidade oral, pela ação da enzima nitrato redutase.[198] Chegando ao estômago, onde o meio é ácido, o nitrito é decomposto instantaneamente, de forma não enzimática, em NO e outros óxidos de nitrogênio.[199] O nitrato e o nitrito remanescentes são absorvidos do intestino para a circulação, e podem ser transformados em NO bioativo nos tecidos, inclusive no sangue[200], em condições de hipoxia fisiológica. Podem ser excretados pelos rins (25 a 75%) ou entrar no ciclo êntero-salivar, através das glândulas salivares (25%), e assim reiniciar o ciclo (Figura 28.8).[201] Devido à alta taxa de eliminação na urina e saliva, a concentração de nitrato plasmático se mantém reduzida.[202] Isso torna importante a ingestão de nitrato para produção de NO em situações de hipoxia.

O NO induz vários mecanismos fisiológicos que influenciam a utilização de oxigênio durante a contração do

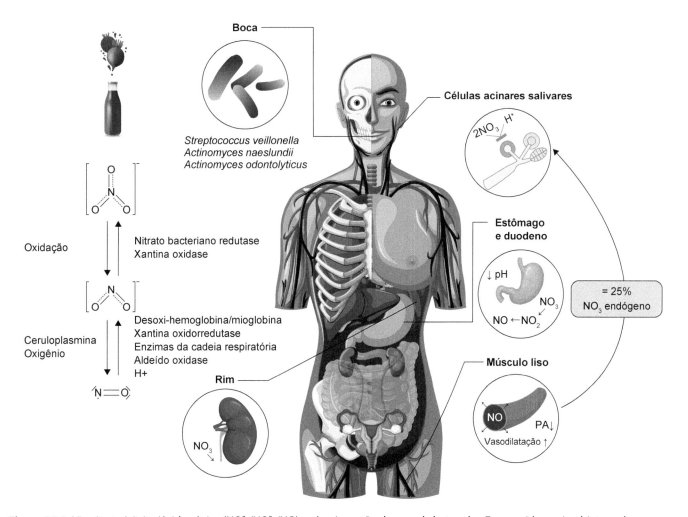

Figura 28.8 Via nitrato/nitrito/óxido nítrico ($NO^{3-}/NO^{2-}/NO$) após a ingestão de suco de beterraba. Em seguida, a microbiota oral na superfície posterior da língua consegue reduzir o nitrato em nitrito por meio de suas enzimas. As bactérias anaeróbias estritas *Veillonella atípicose* e *V. dispar* são as redutoras de nitrato mais importantes; no entanto, *Actinomyces, Rothia, Prevotella, Neisseria* e *Haermophilus* também estão presentes na cavidade oral. Apesar de esse processo não enzimático continuar no estômago, onde mais nitrito e NO são produzidos devido ao ambiente ácido, uma quantidade considerável (25%) de nitrato do sangue é absorvido nas células acinares das glândulas salivares. Tanto o nitrato da dieta e da saliva quanto suas formas reduzidas (nitrito e NO) entram diretamente na circulação sistêmica, após o processo de absorção no estômago e no intestino. Assim, o aumento das concentrações de nitrato e nitrito no sangue possibilita a geração de NO por meio de mecanismos enzimáticos. Devido à sua curta meia-vida (1 a 2 ms), uma vez que é produzido no sangue, o NO é decomposto pela hemoglobina ou pode difundir-se nas células musculares lisas vasculares e ligar-se à guanilato ciclase. Essa ligação permite a ativação alostérica desta última e a subsequente produção de monofosfato cíclico de guanosina (GMPc). Aqui, o GMPc atua como um segundo mensageiro e ativa a fosfoglicerato quinase (PKG) que, por sua vez, pode modular o relaxamento da musculatura lisa por vários mecanismos interligados: ativação dos canais de potássio (K^+), levando à hiperpolarização; redução da concentração de cálcio (Ca^{2+}) intracelular; e ativação da cadeia leve de miosina fosfatase. Por fim, o nitrato é normalmente excretado na urina pelos rins. PA: pressão arterial. Adaptada de Bonila *et al.* 2018.[204]

músculo esquelético, de modo que os mecanismos fisiológicos para a redução de nitrito são facilitados por condições de hipoxia. Assim, o NO (vasodilatador) é produzido nas partes do músculo que estão consumindo ou precisando de mais oxigênio. Esse mecanismo permitiria que o fluxo sanguíneo local se adaptasse às exigências de oxigênio, provendo ao músculo esquelético uma distribuição homogênea e adequada.[200] É importante salientar que níveis adequados de vitamina C e polifenóis contribuem no processo de conversão em NO[201], o que representa mais um ponto em favor da beterraba, rica em polifenóis.[205] Clifford *et al.*[206] mencionaram, inclusive, que a utilização de suco de beterraba seria mais eficiente que a suplementação isolada do nitrato na melhora da dor muscular associada a exercícios excêntricos, justamente pela presença desses polifenóis.

Entre as várias funções do NO, estão a vasodilatação e regulação do fluxo sanguíneo (citados anteriormente), melhora do consumo de oxigênio (VO_2), biogênese e respiração mitocondrial, absorção de glicose e contração/relaxamento muscular, levando à melhora da função muscular esquelética e consequente aumento da eficiência da *performance* cardiorrespiratória (Figura 28.9).[207]

O nitrato, como precursor do NO, age como um potencial modulador da pressão sanguínea em repouso[208-210] e tem sido muito investigado pelos seus benefícios em exercícios submáximos prolongados e em exercícios intermitentes de alta intensidade e curta duração. A declaração de consenso do IOC de 2018[211] refere melhorias de 4 a 25% no tempo de exaustão e de 1 a 3% na *performance* de tempo contrarrelógio em exercícios com duração inferior a 40 min. Por contribuir para a melhora da função, principalmente de fibras tipo II, o nitrato promove uma melhora de 3 a 5% em exercícios de alta intensidade intermitentes, que duram entre 12 e 40 min. Ele não apresenta efeitos colaterais comuns – exceto mudança na cor da urina e fezes[210], mas não se deve descartar a suscetibilidade individual aos desconfortos gastrintestinais. Por

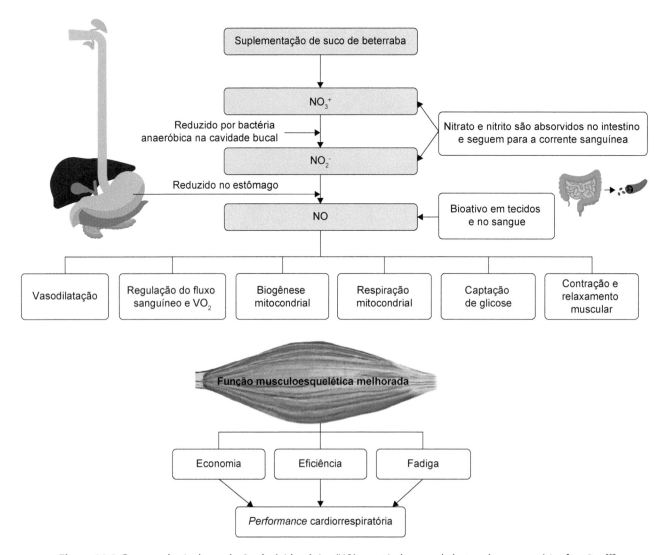

Figura 28.9 Resumo da via da produção de óxido nítrico (NO) a partir do suco de beterraba e suas várias funções.[207]

isso, é importante testar antes de qualquer competição, para evitar possíveis efeitos adversos que prejudiquem a *performance*.[207,211]

O nitrato faz parte da lista dos cinco suplementos aprovados pelo American College of Sports Medicine (ACSM), com efeitos na tolerância ao exercício e melhora na *performance* de desportistas por meio da produção do NO, com efeitos vasculares e metabólicos que reduzem o consumo de O_2 durante o exercício.[212]

Apesar de se falar muito da beterraba como fonte de nitrato, existem outras fontes alimentares, como espinafre e rúcula[211], entre outros. Estima-se que o consumo médio diário de nitrato pela população varie entre 30 e 180 mg.[213,214] Entretanto, a dose média que demonstra benefícios nos estudos é 400 mg/dia ou 6 mg/kg/dia.[205,207,215] Alguns autores apresentam a concentração em mmol (milimol) e a conversão é feita pela relação 0,1 mmol para cada 6,4 mg de nitrato.[216] Para alcançarmos essa concentração (400 mg) pela via alimentar, são necessários:[217,218]

- 300 g de beterraba crua
- 200 g de rabanete
- 200 g de repolho chinês
- 200-400 g de cenoura
- 200 g de alface
- 180 mg de espinafre.

O espinafre em pó, inclusive, tem sido visto como um potencial candidato a novos estudos com nitrato, devido à sua concentração.[219] É importante notar que a concentração de nitrato sofre ampla variação nos vegetais de acordo com o solo, região e forma de cultivo.[216,220]

No mercado internacional, alguns produtos contendo suco concentrado de beterraba são destinados a melhorar a *performance* esportiva. Entretanto, Gallardo *et al.*[221] analisaram 24 produtos que continham suco de beterraba como primeiro ingrediente e sem adição de qualquer outro componente (p. ex., L-arginina) que pudesse alterar a disponibilidade de NO. Apenas cinco produtos continham mais de 5 mmol de nitrato em sua composição (concentração mínima necessária para obter os benefícios prometidos). Esse é um fato importante a ser considerado na hora de escolher o suplemento.

Os benefícios agudos normalmente são vistos entre 2 e 3 h após o consumo de nitrato. O consumo crônico (por mais de 3 dias) parece ser mais indicado para atletas, nos quais a obtenção dos benefícios do suplemento é dificultada pelas adaptações fisiológicas previamente induzidas pelo exercício.[211] Sobre a comparação dos efeitos do uso agudo *vs.* crônico do nitrato, um estudo avaliou oito indivíduos saudáveis do sexo masculino que consumiram 500 mℓ de suco de beterraba ou placebo, durante 15 dias.[205] A avaliação consistiu em um protocolo de exercícios com testes de moderada a alta intensidade, cujo objetivo era comparar os efeitos da suplementação aguda (2,5 h antes do exercício) *vs.* crônica (após 5 e 15 dias de suplementação). Os resultados mostraram melhora do VO_2 no grupo suplementado, tanto de forma aguda como de forma crônica, enquanto a potência só melhorou com a suplementação crônica de 15 dias (Figura 28.10).

Como mencionado, o nitrato proporciona benefícios em situações de hipoxia ou baixa disponibilidade de oxigênio, como nos exercícios de alta intensidade. Mas seu uso também traz benefícios no treino de *endurance*? McMahon *et al.*[222], em uma metanálise, avaliaram os efeitos ergogênicos do nitrato em adultos saudáveis que rea-

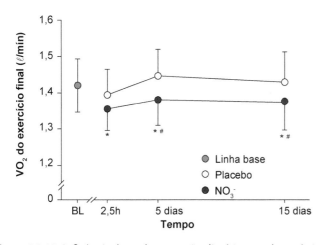
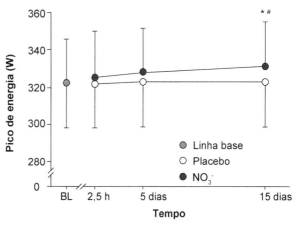

Figura 28.10 Influência da suplementação dietética aguda e crônica de nitrato, com 500 mℓ de suco de beterraba por dia, no consumo de oxigênio durante o exercício submáximo. A suplementação de nitrato é mostrada em círculos pretos; o placebo, em círculos brancos; e o controle, em círculos cinza. O consumo de oxigênio durante o exercício de intensidade moderada diminuiu após 2,5 h da ingestão de nitrato. Esse efeito persistiu após 5 e 15 dias de suplementação continuada. A potência (W) foi maior após 15 dias de suplementação. Valores em média ± dp. *: significativamente diferente do não suplementado. #: significativamente diferente do placebo (p < 0,05). BL: valor basal; VO_2: captação de oxigênio. Adaptada de Jones, 2010.[205]

lizaram exercícios de *endurance*. A metanálise continha 47 trabalhos, incluindo 58 testes, que foram divididos em categorias conforme o parâmetro avaliado: desempenho contrarrelógio, tempo de exaustão e esforço progressivo. Houve efeitos positivos apenas no parâmetro "tempo de exaustão", contudo a duração de uma competição de *endurance* não se estende até que o atleta atinja a exaustão, e sim até que ele conclua o percurso predeterminado. De acordo com a metanálise, a suplementação de nitrato no *endurance* tem efeito sobre o tempo até a exaustão, mas seus benefícios para o desempenho contrarrelógio são questionáveis[223], ainda que IOC tenha se referido a uma redução de 1 a 3% na *performance* de tempo contrarrelógio, como mencionado anteriormente.[211]

Com a suplementação de nitrato para exercícios de alta intensidade, os efeitos ergogênicos parecem resultar da diminuição do consumo de oxigênio, aumento da biogênese mitocondrial, eficiência da respiração mitocondrial[224] e melhora da contração muscular[225] ou possível modulação de fibras tipo II.[226] Quanto a este último aspecto, De Smet *et al.*[227] demonstraram um aumento significativo de fibras do tipo IIa em um grupo suplementado com nitrato (6,45 mmol, por 5 semanas), comparativamente ao placebo, após a realização de testes em condições de hipoxia.

Bailey *et al.*[228] compararam os efeitos do nitrato sobre a oxigenação muscular, VO_2 e tolerância ao exercício. Para tanto, os participantes do estudo realizaram testes de ciclismo de alta ou baixa intensidade, consumindo 8,4 mmol de nitrato (aproximadamente 538 mg). Os pesquisadores relataram efeitos positivos da suplementação apenas nos testes de alta intensidade. Esses achados contribuem para a hipótese de que o nitrato é benéfico em exercícios de alta intensidade, intermitentes e de curta duração, como futebol, rúgbi, tênis, basquete, algumas modalidades de atletismo (p. ex., 100, 200 ou 400 m rasos), treinamento de força[223], e também no treino de *endurance*, melhorando o tempo até a exaustão.

Adicionalmente, Rimer *et al.*[229] avaliaram a potência máxima de 13 atletas de diferentes esportes, aplicando testes máximos em cicloergômetro com duração de 4 s, antes e 2,5 h após a ingestão de suco de beterraba rico nitrato (11,2 mmol) ou suco de beterraba pobre em nitrato (placebo). O grupo suplementado apresentou a melhor resposta, porém os autores observaram que o exercício no cicloergômetro contempla apenas a fase concêntrica da contração muscular. Por isso, os resultados desse estudo não podem ser extrapolados para outras modalidades que utilizem a fase excêntrica.

Em outro estudo que investigou a influência do nitrato sobre o consumo de oxigênio durante o exercício e na tolerância ao esforço, oito indivíduos saudáveis do sexo masculino, na faixa etária de 19 a 33 anos, consumiram 500 mℓ de suco de beterraba ou placebo durante 6 dias. Nos últimos 3 dias da suplementação, esses indivíduos realizaram testes de ciclismo de intensidade moderada a alta intensidade. Aqueles que tomaram suco de beterraba apresentaram aumento dos níveis sanguíneos de nitrato nos 3 últimos dias, além de diminuição do VO_2 e um aumento de 16% no tempo até a exaustão.[200] Para investigar o efeito do nitrato em uma simulação de competição, a potência de saída e VO_2 foram avaliados em 9 ciclistas submetidos a testes de ciclismo contrarrelógio de 4 e 16,1 km. Os ciclistas consumiram 500 mℓ de suco de beterraba (contendo aproximadamente 6,2 mmol de nitrato) ou suco de beterraba depletado de nitrato 2,5 h antes dos testes. Embora não tenha havido diferença significativa no VO_2, uma melhora significativa na potência de saída foi observada nos indivíduos suplementados com suco contendo nitrato, em ambos os testes (4 e 16,1 km), com consequente melhora na *performance*.[230] Esse é mais um achado em favor do consumo de nitrato no ciclismo; até então havia sido observada a melhora do tempo até a exaustão.[200] Esses dois parâmetros podem ser decisivos em uma competição. O suco de beterraba contendo nitrato também pode ser um suplemento interessante no treino de *CrossFit*, considerando que a potência é uma variável exigida em muitos movimentos e no treino do dia (WOD, do inglês *workout of the day*).

Além desses benefícios, o nitrato também se mostrou eficiente na melhora da função contrátil do músculo humano[229,231-240] em diferentes populações, incluindo jovens destreinados[231-233,235], atletas treinados[229,234,236,237], pacientes com insuficiência cardíaca[238] e idosos.[239,240] Essa melhora pode acontecer na ausência de alterações no VO_2 submáximo[238,241] ou na resistência à fadiga[229,232-235], o que leva à conclusão de que diferentes mecanismos bioquímicos e fisiológicos estão por trás dos efeitos observados, refletindo a variedade de ações do NO em diversos tecidos, inclusive nos músculos. As possíveis causas desse efeito seriam um aumento da concentração de cálcio intracelular e o aumento da sensibilidade ao cálcio nos próprios miofilamentos, como resultado da nitrosilação do receptor de rianodina (RyR), aliado ao aumento da sinalização das vias da guanilciclase solúvel e proteinoquinase G. Essas hipóteses ainda precisam ser confirmadas por estudos futuros, ainda que esse caminho seja muito provável.[242]

Outro ponto de interrogação a ser investigado é se a suplementação produz efeitos diferentes em atletas. Até onde se sabe, tais efeitos aparentemente podem ser influenciados pelo VO_2 máx de cada indivíduo. Isso foi avaliado em um estudo cruzado duplo-cego, incluindo 21 indivíduos com diferentes capacidades aeróbias. Um suplemento de nitrato (5,5 mmol) ou placebo foi fornecido por 6 dias aos participantes do estudo, os quais realizaram testes de corrida máxima (até a exaustão), corrida submáxima (80% do limiar ventilatório) e tempo de corrida de 3 km em pista. Os indivíduos foram divididos em grupos de baixo, moderado e alto nível de condicionamento, de acordo com o VO$_2$ máx. Os grupos de baixo e moderado condicionamento apresentaram redução do consumo de oxigênio e do tempo de prova, após a suplementação. Os indivíduos do grupo de alto condicionamento não apresentaram alteração significativa.[243]

Um estudo cruzado[244] avaliou parâmetros de resistência, VO$_2$ e capacidade de *sprint* em 10 ciclistas, durante um período de 6 dias. Após 14 dias de *washout* (sem suplementação), os ciclistas ingeriram 500 mℓ de suco de beterraba (para aumentar os níveis de nitrato) ou 500 mℓ de suco de groselha (placebo). Não houve diferença significativa entre os dois grupos.

Kramer *et al.*[236] conduziram um estudo cruzado duplo-cego e randomizado, para investigar os efeitos da suplementação crônica (6 dias) de sais de nitrato sobre os parâmetros de força, potência máxima, resistência e desempenho no treino de *CrossFit* (teste Grace). Foram recrutados 12 atletas de *CrossFit* masculinos, na faixa etária de 20 a 35 anos, os quais realizaram testes de força isométrica e isocinética, teste de Wingate e teste de corrida de 2 km contrarrelógio (teste 1). Decorridas 24 h, eles realizaram o treino de *CrossFit* chamado Grace (teste 2). Os participantes desse estudo receberam dois tipos de suplementação:

- 8 mmol de nitrato de potássio dividido em duas cápsulas – 1 cápsula ingerida no período da manhã, e 1 cápsula ingerida no período da noite; a dose final de nitrato foi consumida 24 h após o teste 2
- 8 mmol de cloreto de potássio isento de nitrato, também dividido em duas cápsulas ingeridas em momentos distintos (manhã e noite).

Após os 6 dias de suplementação, os participantes foram reavaliados, repetindo os mesmos testes realizados antes da suplementação. Após um *washout* de 10 dias, os grupos foram invertidos, ou seja, o grupo inicialmente suplementado recebeu placebo e vice-versa, e os testes foram repetidos na mesma sequência. Houve apenas um pico de potência maior no teste de Wingate (Figura 28.11). Apesar de o *CrossFit* ser considerado de alta intensidade, cada treino tem modalidades e durações diferentes; como o teste de avaliação utilizou intensidades submáximas, isso pode ter influenciado os resultados.[223] Outra ressalva é que a suplementação forneceu nitrato na forma de sais, em vez de nitrato contido no suco de beterraba, porém o suco parece ser mais eficiente devido à ação dos polifenóis, como citado anteriormente. A conclusão final é que a suplementação parece beneficiar mais os indivíduos menos treinados, já que os mais treinados contam com as adaptações fisiológicas previamente desenvolvidas com o exercício.

Assim, de tudo que foi exposto, fica o entendimento de que o nitrato comprovadamente tem efeitos ergogênicos em exercícios intermitentes de intensidade moderada a alta, como futebol, rúgbi, tênis, basquete e certas modalidades de atletismo (p. ex., corrida de 100, 200 ou 400 m rasos), além do treinamento de força[223] e dos exercícios prolongados, melhorando o tempo até a exaustão. Seu consumo no suco de beterraba ou em outras fontes alimentícias também é bastante eficiente, desde que a concentração mínima necessária seja suprida. Quanto aos benefícios para atletas, cabe avaliar a possibilidade de uma dose mais alta que forneça os mesmos benefícios na população.

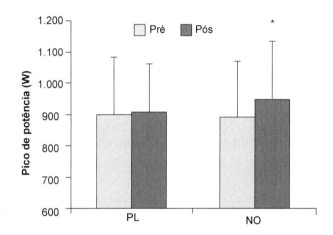

Figura 28.11 Variação do pico de potência (W) no teste de Wingate, pré e pós-suplementação de sais de nitrato (intervalo de 6 dias) ou placebo. PL: placebo; NO: óxido nítrico. Os valores são expressos em média ± desvio-padrão. * Aumento no pico de potência em relação ao pré-tratamento (p = 0,01). Adaptado de Loureiro e Santos, 2017.[223]

Referências bibliográficas

1. McArdle WD, Katch FI, Katch VL. Exercise physiology: nutrition, energy, and human performance. Philadelphia: Wolters Kluwer/Lippincott Williams & Wilkins; 2010.
2. Close GL, Hamilton DL, Philp A *et al*. New strategies in sport nutrition to increase exercise performance. Free Rad Biol Med. 2016;98:144-58.
3. McFarlin BK, Venable AS, Henning AL *et al*. Reduced inflammatory and muscle damage biomarkers following oral supplementation with bioavailable curcumin. BBA Clinical. 2016;5:72-8.
4. Cardoso AM, Bagatini MD, Roth MA *et al*. Acute effects of resistance exercise and intermittent intense aerobic exercise on blood cell count and oxidati-

ve stress in trained middle-aged women. Braz J Med Biol Res. 2012;45(12):1172-82.

5. Close GL, Ashton T, Cable T et al. Effects of dietary carbohydrate on delayed onset muscle soreness and reactive oxygen species after contraction induced muscle damage. Br J Sports Med. 2005;39(12):948-53.

6. Rawson ES, Miles MP, Larson-Meyer DE. Dietary supplements for health, adaptation, and recovery in athletes. Int J Sport Nutr Exerc Metab. 2018;28(2):188-99.

7. Jeromson S, Gallagher IJ, Galloway SDR et al. Omega-3 fatty acids and skeletal muscle health. Marine Drugs. 2015;13(11):6977-7004.

8. Kaur G, Cameron-Smith D, Garg M et al. Docosa-pentaenoic acid (22:5n-3): a review of its biological effects. Progress in lipid research. 2011;50(1):28-34.

9. Burdge GC, Calder PC. Introduction to fatty acids and lipids. World Rev Nutr Dietet. 2015;112:1-16.

10. Schenk S, Saberi M, Olefsky JM. Insulina sensitivity: modulation by nutrients and inflammation. J Clin Invest. 2008;118(9):2992-3002.

11. Smith GI, Julliand S, Reeds DN et al. Fish oil-derived n-3 PUFA therapy increases muscle mass and function in healthy older adults. Am J Clin Nutr. 2015;102(1):115-22.

12. Rodacki CL, Rodacki AL, Pereira G et al. Fish-oil supplementation enhances the effects of strength training in elderly women. Am J Clin Nutr. 2012;95(2):428-36.

13. Andersson A, Nalsen C, Tengblad S et al. Fatty acid composition of skeletal muscle reflects dietary fat composition in humans. Am J Clin Nutr. 2002;76(6):1222-9.

14. Dangardt F, Chen Y, Gronowitz E et al. High physiological omega-3 Fatty Acid supplementation affects muscle Fatty Acid composition and glucose and insulina homeostasis in obese adolescents. J Nutr Metab. 2012;2012:395757.

15. McGlory C, Galloway SD, Hamilton DL et al. Temporal changes in human skeletal muscle and blood lipid composition with fish oil supplementation. Prostagl Leuk Essent Fatty Acids. 2014;90(6):199-206.

16. Corpeleijn E, Mensink M, Kooi ME et al. Impaired skeletal muscle substrate oxidation in glucose-intolerant men improves after weight loss. Obesity. 2008;16(5):1025-32.

17. Blaak EE, Wagenmakers AJ, Glatz JF et al. Plasma FFA utilization and fatty acid-binding protein content are diminished in type 2 diabetic muscle. Am J Physiol Endoc Metab. 2000;279(1):E146-54.

18. Kelley DE, He J, Menshikova EV et al. Dysfunction of mitochondria in human skeletal muscle in type 2 diabetes. Diabetes. 2002;51(10):2944-50.

19. Simoneau JA, Veerkamp JH, Turcotte LP et al. Markers of capacity to utilize fatty acids in human skeletal muscle: relation to insulin resistance and obesity and effects of weight loss. FASEB J. 1999;13(14):2051-60.

20. Mostad IL, Bjerve KS, Bjorgaas MR et al. Effects of n-3 fatty acids in subjects with type 2 diabetes: reduction of insulin sensitivity and time-dependent alteration from carbohydrate to fat oxidation. Am J Clin Nutr. 2006;84(3):540-50.

21. Hessvik NP, Bakke SS, Fredriksson K et al. Metabolic switching of human myotubes is improved by n-3 fatty acids. J Lipid Res. 2010;51(8):2090-104.

22. Delarue J, Couet C, Cohen R et al. Effects of fish oil on metabolic responses to oral fructose and glucose loads in healthy humans. Am J Phys. 1996;270(2 Pt 1):E353-62.

23. Meyer C, Dostou JM, Welle SL et al. Role of human liver, kidney, and skeletal muscle in postprandial glucose homeostasis. Am J Phys Endoc Metab. 2002;282(2):E419-27.

24. Thiebaud D, Jacot E, DeFronzo RA et al. The effect of graded doses of insulina on total glucose uptake, glucose oxidation, and glucose storage in man. Diabetes. 1982;31(11):957-63.

25. Zierath JR, Krook A, Wallberg-Henriksson H. Insulin action and insulin resistance in human skeletal muscle. Diabetologia. 2000;43(7):821-35.

26. Damsbo P, Vaag A, Hother-Nielsen O et al. Reduced glycogen synthase activity in skeletal muscle from obese patients with and without type 2 (non-insulin-dependent) diabetes mellitus. Diabetologia. 1991;34(4):239-45.

27. Cline GW, Petersen KF, Krssak M et al. Impaired glucose transport as a cause of decreased insulin-stimulated muscle glycogen synthesis in type 2 diabetes. N Engl J Med. 1999;341(4):240-6.

28. Lanza IR, Blachnio-Zabielska A, Johnson ML et al. Influence of fish oil on skeletal muscle mitochondrial energetics and lipid metabolites during high-fat diet. Am J Phys Endoc Metab. 2013;304(12):E1391-403.

29. Wu JH, Micha R, Imamura F et al. Omega-3 fatty acids and incident type 2 diabetes: a systematic review and meta-analysis. Brit J Nutr. 2012;107(2):S214-27.

30. Akinkuolie AO, Ngwa JS, Meigs JB et al. Omega-3 polyunsaturated fatty acid and insulin sensiti-

vity: a meta-analysis of randomized controlled trials. Clin Nutr. 2011;30(6):702-7.

31. Hartweg J, Perera R, Montori V *et al.* Omega-3 polyunsaturated fatty acids (PUFA) for type 2 diabetes mellitus. Cochrane Database Syst Rev. 2008(1): CD003205.

32. Stephens FB, Mendis B, Shannon CE *et al.* Fish oil omega-3 fatty acids partially prevent lipid-induced insulina resistance in human skeletal muscle without limiting acylcarnitine accumulation. Clin Sci. 2014; 127(5):315-22.

33. Magee P, Pearson S, Whittingham-Dowd J *et al.* PPARγ as a molecular target of EPA anti-inflammatory activity during TNF-α-impaired skeletal muscle cell differentiation. J Nutr Biochem. 2012;23(11): 1440-8.

34. Figueras M, Olivan M, Busquets S *et al.* Effects of eicosapentaenoic acid (EPA) treatment on insulin sensitivity in an animal model of diabetes: improvement of the inflammatory status. Obesity. 2011; 19(2):362-9.

35. Trappe TA, White F, Lambert CP *et al.* Effect of ibuprofeno and acetaminophen on postexercise muscle protein synthesis. Am J Phys Endoc Metab. 2002; 282(3):E551-6.

36. Arkan MC, Hevener AL, Greten FR *et al.* IKK-beta links inflammation to obesity-induced insulin resistance. Nat Med. 2005;11(2):191-8.

37. Calder PC. Omega-3 fatty acids and inflammatory processes. Nutrients. 2010;2(3):355-74.

38. Vanden Berghe W, Vermeulen L, Delerive P *et al.* A paradigm for gene regulation: inflammation, NF--kappaB and PPAR. Adv Exp Med Biol. 2003;544: 181-96.

39. Reinders I, Virtanen JK, Brouwer IA. Association of serum n-3 polyunsaturated fatty acids with C-reactive protein in men. Eur J Clin Nutr. 2012;66(6): 736-41.

40. Niu K, Hozawa A, Kuriyama S *et al.* Dietary long--chain n-3 fatty acids of marine origin and serum C-reactive protein concentrations are associated in a population with a diet rich in marine products. Am J Clin Nutr. 2006;84(1):223-9.

41. Thies F, Nebe-von-Caron G, Powell JR *et al.* Dietary supplementation with gamma-linolenic acid or fish oil decreases T lymphocyte proliferation in healthy older humans. J Nutr. 2001;131(7):1918-27.

42. Varming K, Schmidt EB, Svaneborg N *et al.* The effect of n-3 fatty acids on neutrophil chemiluminescence. Scand J Clin Lab Invest. 1995;55(1):47-52.

43. Trebble TM, Wootton SA, Miles EA *et al.* Prostaglandin E2 production and T cell function after fish-oil supplementation: response to antioxidant cosupplementation. Am J Clin Nutr. 2003;78(3):376-82.

44. Delecroix B, Abaïdia AE, Leduc C *et al.* Curcumin and piperine supplementation and recovery following exercise induced muscle damage: a randomized controlled trial. J Sports Sci Med. 2017;16:147-53.

45. Capistrano-Junior VLM, Gurgel DC. Utilização do ômega-3 na síntese proteica e recuperação muscular. Rev Bras Nutr Func. 2017;34(69):26-37.

46. Tidball JG. Inflammatory processes in muscle injury and repair. Am J Phys Reg Integr Compar Phys. 2005;288(2):R345-53.

47. Bassel-Duby R, Olson EN. Signaling pathways in skeletal muscle remodeling. Ann Rev Biochem. 2006;75:19-37.

48. Langen RCJ, Schols AMWJ, Kelders MCJM *et al.* Tumor necrosis factor-α inhibits myogenesis through redox-dependent and -independent pathways. Am J Phys Cell Phys. 2002;283(3):C714-C21.

49. Bhullar AS, Putman CT, Mazurak VC. Potential role of omega-3 fatty acids on the myogenic program of satellite cells. Nutr Metab Insights. 2016;9:1-10.

50. Lewis M, Ghassemi P, Hibbeln J. Therapeutic use of omega-3 fatty acids in severe head trauma. Am J Emerg Med. 2013;31(1):273 e5-8.

51. Roberts L, Bailes J, Dedhia H *et al.* Surviving a mine explosion. J Am College Surg. 2008;207(2):276-83.

52. Ryan AM, Reynolds JV, Healy L *et al.* Enteral nutrition enriched with eicosapentaenoic acid (EPA) preserves lean body mass following esophageal cancer surgery: results of a double-blinded randomized controlled trial. Ann Surg. 2009;249(3):355-63.

53. You JS, Park MN, Song W *et al.* Dietary fish oil alleviates soleus atrophy during immobilization in association with Akt signaling to p70s6k and E3 ubiquitin ligases in rats. Appl Physiol Nutr Metab. 2010;35(3):310-8.

54. Alexander JW, Saito H, Trocki O *et al.* The importance of lipid type in the diet after burn injury. Ann Surg. 1986;204(1):1-8.

55. Philpott JD, Donnelly C, Walshe IH *et al.* Adding fish oil to whey protein, leucine, and carbohydrate over a six-week supplementation period attenuates muscle soreness following eccentric exercise in competitive soccer players. Int J Sport Nutr Exerc Metab. 2018; 28(1):26-36.

56. Marques CG, Santos VC, Levada-Pires AC *et al.* Effects of DHA-rich fish oil supplementation on the lipid profile, markers of muscle damage, and neutro-

phil function in wheelchair basketball athletes before and after acute exercise. Appl Physiol Nutr Metab. 2015;40(6):596-604.

57. Jakeman JR, Lambrick DM, Wooley B. Effect of an acute dose of omega-3 fish oil following exercise-induced muscle damage. Eur J Appl Physiol. 2017; 117(3):575-82.

58. Tipton KD, Ferrando AA, Phillips SM *et al.* Postexercise net protein synthesis in human muscle from orally administered amino acids. Am J Phys. 1999;276(4):E628-34.

59. Smith GI, Atherton P, Reeds DN *et al.* Omega-3 polyunsaturated fatty acids augment the muscle protein anabolic response to hyperinsulinaemia-hyperaminoacidaemia in healthy young and middle-aged men and women. Clin Sci. 2011;121(6):267-78.

60. Smith GI, Atherton P, Reeds DN *et al.* Dietary omega-3 fatty acid supplementation increases the rate of muscle protein synthesis in older adults: a randomized controlled trial. Am J Clin Nutr. 2011;93(2): 402-12.

61. Baar K, Esser K. Phosphorylation of p70(S6 k) correlates with increased skeletal muscle mass following resistance exercise. Am J Phys. 1999;276(1):C120-7.

62. Drummond MJ, Dreyer HC, Fry CS *et al.* Nutritional and contractile regulation of human skeletal muscle protein synthesis and mTORC1 signaling. J Appl Phys. 2009;106(4):1374-84.

63. Kubota H, Matsumoto H, Higashida M *et al.* Eicosapentaenoic acid modifies cytokine activity and inhibits cell proliferation in an oesophageal cancer cell line. Anticancer Res. 2013;33(10):4319-24.

64. McGlory C, Wardle SL, Macnaughton LS *et al.* Fish oil supplementation suppresses resistance exercise and feeding-induced increases in anabolic signaling without affecting myofibrillar protein synthesis in young men. Phys Reports. 2016;4(6).

65. Patten GS, Abeywardena MY, McMurchie EJ *et al.* Dietary fish oil increases acetylcholine- and eicosanoid-induced contractility of isolated rat ileum. J Nutr. 2002;132(9):2506-13.

66. You JS, Park MN, Lee YS. Dietary fish oil inhibits the early stage of recovery of atrophied soleus muscle in rats via Akt-p70s6k signaling and PGF2alpha. J Biochem. 2010;21(10):929-34.

67. Trappe TA, Fluckey JD, White F *et al.* Skeletal muscle PGF(2)(alpha) and PGE(2) in response to eccentric resistance exercise: influence of ibuprofeno acetaminophen. J Clin Endoc Metab. 2001;86(10):5067-70.

68. Huang F, Wei H, Luo H *et al.* EPA inhibits the inhibitor of kappaBalpha (IkappaBalpha)/NF-kappaB/

muscle RING finger 1 pathway in C2C12 myotubes in a PPARgamma-dependent manner. Brit J Nutr. 2011;105(3):348-56.

69. Whitehouse AS, Tisdale MJ. Downregulation of ubiquitin-dependent proteolysis by eicosapentaenoic acid in acute starvation. Biochem Biop Res Comm. 2001;285(3):598-602.

70. Tsuchiya Y, Yanagimoto K, Ueda H *et al.* Supplementation of eicosapentaenoic acid-rich fish oil attenuates muscle stiffness after eccentric contractions of human elbow flexors. J Int Soc Sports Nutr. 2019;16(1):19.

71. Tsuchiya Y, Yanagimoto K, Nakazato K *et al.* Eicosapentaenoic and docosahexaenoic acids-rich fish oil supplementation attenuates strength loss and limited joint range of motion after eccentric contractions: a randomized, double-blind, placebo-controlled, parallel-group trial. Eur J Appl Physiol. 2016;116(6): 1179-88.

72. Rossato LT, Schoenfeld BJ, Oliveira EPd. Is there sufficient evidence to supplement omega-3 fatty acids to increase muscle mass and strength in young and older adults? Clin Nutr. 2020;39(1):23-32.

73. Reinders I, Song X, Visser M *et al.* Plasma phospholipid PUFAs are associated with greater muscle and knee extension strength but not with changes in muscle parameters in older adults. J Nutr. 2015; 145(1):105-12.

74. Da Boit M, Sibson R, Sivasubramaniam S *et al.* Sex differences in the effect of fish-oil supplementation on the adaptive response to resistance exercise training in older people: a randomized controlled trial. Am J Clin Nutr. 2017;105(1):151-8.

75. Maughan RJ, Burke LM, Dvorak J *et al.* IOC consensus statement: dietary supplements and the high-performance athlete. Brit J Sports Med. 2018; 52:439-55.

76. Barrett EC, McBurney MI, Ciappio ED. Omega-3 fatty acid supplementation as a potential therapeutic aid for the recovery from mild traumatic brain injury/concussion. Adv Nutr. 2014;5(3):268-77.

77. Erdman J, Oria M, Pillsbury L. Nutrition and traumatic brain injury: improving acute and subacute health coutcomes in military personnel. Washington: The National Academy Press; 2011.

78. Tipton KD. Nutritional Support for Exercise-Induced Injuries. Sports Med. 2015;45(1):S93-104.

79. Kang JX. Omega-3: a link between global climate change and human health. Biotec Adv. 2011;29(4): 388-90.

80. Lin YG, Kunnumakkara AB, Nair A *et al.* Curcumin inhibits tumor growth and angiogenesis in ovarian carcinoma by targeting the nuclear factor-kappaB pathway. Clin Cancer Res. 2007;13(11):3423-30.

81. Marchiani A, Rozzo C, Fadda A *et al.* Curcumin and curcumin-like molecules: from spice to drugs. Curr Med Chem. 2014;21(2):204-22.

82. Aggarwal BB, Harikumar KB. Potential therapeutic effects of curcumin, the anti-inflammatory agent, against neurodegenerative, cardiovascular, pulmonary, metabolic, autoimmune and neoplastic diseases. Int J Biochem Cell Biol. 2009;41(1):40-59.

83. Kawanishi N, Kato K, Takahashi M *et al.* Curcumin attenuates oxidative stress following downhill running-induced muscle damage. Biochem Biophys Research communications. 2013;441(3):573-8.

84. Akazawa N, Choi Y, Miyaki A *et al.* Curcumin ingestion and exercise training improve vascular endothelial function in postmenopausal women. Nutr Res. 2012;32(10):795-9.

85. Sciberras JN, Galloway SDR, Fenech A *et al.* The effect of turmeric (Curcumin) supplementation on cytokine and inflammatory marker responses following 2 hours of endurance cycling. J Int Soc Sports Nutr. 2015;12(1):5.

86. Maughan RJ, Burke LM, Dvorak J *et al.* IOC consensus statement: dietary supplements and the high-performance athlete. Brit J Sports Med. 2018; 52:439-55.

87. Tanabe Y, Maeda S, Akazawa N *et al.* Attenuation of indirect markers of eccentric exercise induced muscle damage by curcumin. Eur J Appl Phys. 2015; 115(9):1949-57.

88. Drobnic F, Riera J, Appendino G *et al.* Reduction of delayed onset muscle soreness by a novel curcumin delivery system (Meriva®): a randomised, placebo-controlled trial. J Int Soc Sports Nutr. 2014;11:31.

89. Ferrer MD, Tauler P, Sureda A *et al.* A soccer match's ability to enhance lymphocyte capability to produce ROS and induce oxidative damage. Int J Sport Nutr Exerc Metab. 2009;19(3):243-58.

90. Takahashi M, Suzuki K, Kim HK *et al.* Effects of curcumin supplementation on exercise-induced oxidative stress in humans. Int J Sports Med. 2014; 35(6):469-75.

91. Antoine F, Simard JC, Girard D. Curcumin inhibits agent-induced human neutrophil functions *in vitro* and lipopolysaccharide-induced neutrophilic infiltration *in vivo*. Int Immunopharmacology. 2013; 17(4):1101-7.

92. Fischer CP, Hiscock NJ, Penkowa M *et al.* Supplementation with vitamins C and E inhibits the release of interleukin-6 from contracting human skeletal muscle. J Physiol. 2004;558(Pt 2):633-45.

93. Starkie RL, Arkinstall MJ, Koukoulas I *et al.* Carbohydrate ingestion attenuates the increase in plasma interleukin-6, but not skeletal muscle interleukin-6 mRNA, during exercise in humans. J Physiol. 2001;533(Pt 2):585-91.

94. Anand P, Kunnumakkara AB, Newman RA *et al.* Bioavailability of curcumin: problems and promises. Mol Pharm. 2007;4(6):807-18.

95. Shoba G, Joy D, Joseph T *et al.* Influence of piperine on the pharmacokinetics of curcumin in animals and human volunteers. Planta Medica. 1998;64(4):353-6.

96. Delecroix B, Abaïdia AE, Leduc C *et al.* Curcumin and piperine supplementation and recovery following exercise induced muscle damage: a randomized controlled trial. J Sports Sci Med. 2017;16:147-53.

97. Huang W-C, Chiu W-C, Chuang H-L *et al.* Effect of curcumin supplementation on physiological fatigue and physical performance in mice. Nutrients. 2015; 7:905-21.

98. Nicol LM, Rowlands DS, Fazakerly R *et al.* Curcumin supplementation likely attenuates delayed onset muscle soreness (DOMS). Eur J Appl Phys. 2015; 115(8):1769-77.

99. Chilelli NC, Ragazzi E, Valentini R *et al.* Curcumin and *Boswellia serrata* modulate the glyco-oxidative status and lipo-oxidation in master athletes. Nutrients. 2016;8(11):E745.

100. McFarlin BK, Venable AS, Henning AL *et al.* Reduced inflammatory and muscle damage biomarkers following oral supplementation with bioavailable curcumin. BBA Clinical. 2016;5:72-8.

101. Marini RP, Peck G, Smith Jr AH. Growing Cherries in Virginia. Virginia Cooper Ext. 2014;422(422-018).

102. Mayta-Apaza A, C, Marasini D, Carbonero F. Tart Cherries and health: Current knowledge and need for a better understanding of the fate of phytochemicals in the human gastrintestinal tract. Crit Rev Food Sci Nutr. 2019;59(4):626-38.

103. Keane KM, Bailey SJ, Vanhatalo A *et al.* Effects of montmorency tart cherry (*L. Prunus Cerasus*) consumption on nitric oxide biomarkers and exercise performance. Scand J Med Sci Sports. 2018;28(7): 1746-56.

104. Brown MA, Stevenson EJ, Howatson G. Montmorency tart cherry (*Prunus cerasus L.*) supplementation accelerates recovery from exercise-induced muscle

105. Bowtell J, Kelly V. Fruit-Derived Polyphenol Supplementation for Athlete Recovery and Performance. Sports Med. 2019;49(1):3-23.

106. Morgan PT, Barton MJ, Bowtell JL. Montmorency cherry supplementation improves 15-km cycling time-trial performance. Eur J Appl Physiol. 2019; 119(3):675-84.

107. Rawson ES, Miles MP, Larson-Meyer DE. Dietary supplements for health, adaptation, and recovery in athletes. Int J Sport Nutr Exerc Metab. 2018;28(2): 188-99.

108. Levers K, Dalton R, Galvan E et al. Effects of powdered Montmorency tart cherry supplementation on an acute bout of intense lower body strength exercise in resistance trained males. J Int Soc Sports Nutr. 2015;12:41.

109. Bowtell JL, Sumners DP, Dyer A et al. Montmorency cherry juice reduces muscle damage caused by intensive strength exercise. Med Sci Sports Exerc. 2011;43(8):1544-51.

110. Bell PG, Stevenson E, Davison GW et al. The Effects of Montmorency Tart Cherry Concentrate Supplementation on Recovery Following Prolonged, Intermittent Exercise. Nutrients. 2016;8(7).

111. Connolly DA, McHugh MP, Padilla-Zakour OI et al. Efficacy of a tart cherry juice blend in preventing the symptoms of muscle damage. Br J Sports Med. 2006;40(8):679-83; discussion 83.

112. Levers K, Dalton R, Galvan E et al. Effects of powdered Montmorency tart cherry supplementation on acute endurance exercise performance in aerobically trained individuals. J Int Soc Sports Nutr. 2016; 13:22.

113. Howatson G, McHugh MP, Hill JA et al. Influence of tart cherry juice on indices of recovery following marathon running. Scand J Med Sci Sports. 2010; 20(6):843-52.

114. Kuehl KS, Perrier ET, Elliot DL et al. Efficacy of tart cherry juice in reducing muscle pain during running: a randomized controlled trial. J Int Soc Sports Nutr. 2010;7:17.

115. Doherty R, Madigan S, Warrington G et al. Sleep and Nutrition Interactions: Implications for Athletes. Nutrients. 2019;11(4).

116. Howatson G, Bell PG, Tallent J et al. Effect of tart cherry juice (Prunus cerasus) on melatonin levels and enhanced sleep quality. Eur J Nutr. 2012;51(8): 909-16.

117. Losso JN, Finley JW, Karki N et al. Pilot Study of the Tart Cherry Juice for the Treatment of Insomnia and Investigation of Mechanisms. Am J Ther. 2018; 25(2):e194-e201.

118. Vitale KC, Hueglin S, Broad E. Tart Cherry Juice in Athletes: A Literature Review and Commentary. Curr Sports Med Rep. 2017;16(4):230-9.

119. Maughan RJ, Burke LM, Dvorak J et al. IOC consensus statement: dietary supplements and the high-performance athlete. Brit J Sports Med. 2018;52:439-55.

120. Mysportscience. How to use tart cherry juice – The tart cherry juice manual. Disponivel em: http://www. mysportscience.com/single-post/2016/11/06/How-to-use-tart-cherry-juice. Acesso em: 29 jun 2020.

121. Costill DL, Verstappen F, Kuipers H et al. Acid-base balance during repeated bouts of exercise: influence of HCO_3. Int J Sports Med. 1984;5(5):228-31.

122. Mainwood GW, Worsley-Brown P. The effects of extracellular pH and buffer concentration on the efflux of lactate from frog sartorius muscle. J Phys. 1975;250(1):1-22.

123. Gladden LB. Lactate metabolism: a new paradigm for the third millennium. J Physiol. 2004;558(Pt 1):5-30.

124. Dawson MJ, Gadian DG, Wilkie DR. Muscular fatigue investigated by phosphorus nuclear magnetic resonance. Nature. 1978;274(5674):861-6.

125. Hermansen L, Osnes JB. Blood and muscle pH after maximal exercise in man. J Appl Physiol. 1972; 32(3):304-8.

126. Juel C. Muscle pH regulation: role of training. Acta Physiol Scand. 1998;162(3):359-66.

127. Maughan RJ, Burke LM, Dvorak J et al. IOC consensus statement: dietary supplements and the high-performance athlete. Brit J Sports Med. 2018;52:439-55.

128. Peart DJ, Siegler JC, Vince RV. Practical recommendations for coaches and athletes: a meta-analysis of sodium bicarbonate use for athletic performance. J Strength Cond Res. 2012;26(7):1975-83.

129. Thomas DT, Erdman KA, Burke LM. American College of Sports Medicine Joint Position Statement. Nutrition and athletic performance. Med Sci Sports Exerc. 2016;48(3):543-68.

130. Lavender G, Bird SR. Effect of sodium bicarbonate ingestion upon repeated sprints. Brit J Sports Med. 1989;23(1):41-5.

131. Siegler JC, Keatley S, Midgley AW et al. Pre-exercise alkalosis and acid-base recovery. Int J Sports Med. 2008;29(7):545-51.

132. Carr AJ, Slater GJ, Gore CG et al. Effect of sodium bicarbonate on [HCO3-], pH, and gastrintestinal

symptoms. Int J Sport Nutr Exerc Metab. 2011;21(3): 189-94.

133. Castarlenas JL, Planas A. Estudio de la estructura temporal del combate de judo. Apunts: Educación Física e Deportes. 1997;47:32-9.

134. Artioli GG, Coelho DF, Benatti FB *et al.* A ingestão de bicarbonato de sódio pode contribuir para o desempenho em lutas de judô? Rev Bras Med Esporte. 2006;12(6):371-5.

135. Robertson RJ, Falkel JE, Drash AL *et al.* Effect of induced alkalosis on physical work capacity during arm and leg exercise. Ergonomics. 1987;30(1):19-31.

136. Artioli GG, Gualano B, Coelho DF *et al.* Does sodium-bicarbonate ingestion improve simulated judo performance? Int J Sport Nutr Exerc Metab. 2007; 17(2):206-17.

137. Granier PL, Dubouchaud H, Mercier BM *et al.* Effect of NaHCO3 on lactate kinetics in forearm muscles during leg exercise in man. Med Sci Sports Exerc. 1996;28(6):692-7.

138. Kindermann W, Keul J, Huber G. Physical exercise after induced alkalosis (bicarbonate or tris-buffer). Eur J Appl Phys Occup Phys. 1977;37(3):197-204.

139. Wijnen S, Verstappen F, Kuipers H. The influence of intravenous NaHCO3- administration on interval exercise: acid-base balance and endurance. Int J Sports Med. 1984;5:130-2.

140. Sahlin K, Harris RC, Hultman E. Resynthesis of creatine phosphate in human muscle after exercise in relation to intramuscular pH and availability of oxygen. Scand J Clin Lab Inv. 1979;39(6):551-8.

141. Hadzic M, Eckstein ML, Schugardt M. The impact of sodium bicarbonate on performance in response to exercise duration in athletes: a aystematic review. J Sports Sci Med. 2019;18(2):271-81.

142. McClung M, Collins D. "Because I know it will!": placebo effects of an ergogenic aid on athletic performance. J Sport Exerc Psychol. 2007;29(3):382-94.

143. Lindh AM, Peyrebrune MC, Ingham SA *et al.* Sodium bicarbonate improves swimming performance. Int J Sports Med. 2008;29(6):519-23.

144. Zajac A, Cholewa J, Poprzecki S *et al.* Effects of sodium bicarbonate ingestion on swim performance in youth athletes. J Sports Sci Med. 2009;8(1):45-50.

145. Siegler JC, Hirscher K. Sodium bicarbonate ingestion and boxing performance. J Strength Cond Res. 2010;24(1):103-8.

146. Siegler JC, Gleadall-Siddall DO. Sodium bicarbonate ingestion and repeated swim sprint performance. J Strength Cond Res. 2010;24(11):3105-11.

147. Kilding AE, Overton C, Gleave J. Effects of caffeine, sodium bicarbonate, and their combined ingestion on high-intensity cycling performance. Int J Sport Nutr Exerc Metab. 2012;22(3):175-83.

148. Ducker KJ, Dawson B, Wallman KE. Effect of beta alanine and sodium bicarbonate supplementation on repeated-sprint performance. J Strength Cond Res. 2013;27(12):3450-60.

149. Mero AA, Hirvonen P, Saarela J *et al.* Effect of sodium bicarbonate and beta-alanine supplementation on maximal sprint swimming. J Int Soc Sports Nutr. 2013;10(1):52.

150. Thomas C, Delfour-Peyrethon R, Bishop DJ *et al.* Effects of pre-exercise alkalosis on the decrease in VO_2 at the end of all-out exercise. Eur J Appl Physiol. 2016;116(1):85-95.

151. Painelli VS, Roschel H, Jesus F *et al.* The ergogenic effect of beta-alanine combined with sodium bicarbonate on high-intensity swimming performance. Appl Phys Nutr Metab. 2013;38(5):525-32.

152. Duncan MJ, Weldon A, Price MJ. The effect of sodium bicarbonate ingestion on back squat and bench press exercise to failure. J Strength Cond Res. 2014;28(5):1358-66.

153. Felippe LC, Lopes-Silva JP, Bertuzzi R *et al.* Separate and Combined Effects of Caffeine and Sodium-Bicarbonate Intake on Judo Performance. Int J Sports Phys Perform. 2016;11(2):221-6.

154. Pruscino CL, Ross ML, Gregory JR *et al.* Effects of sodium bicarbonate, caffeine, and their combination on repeated 200-m freestyle performance. Int J Sport Nutr Exerc Metab. 2008;18(2):116-30.

155. Zabala M, Requena B, Sanchez-Munoz C *et al.* Effects of sodium bicarbonate ingestion on performance and perceptual responses in a laboratory-simulated BMX cycling qualification series. J Strength Cond Res. 2008;22(5):1645-53.

156. Zabala M, Peinado AB, Calderon FJ *et al.* Bicarbonate ingestion has no ergogenic effect on consecutive all out sprint tests in BMX elite cyclists. Eur J Appl Physiol. 2011;111(12):3127-34.

157. Joyce S, Minahan C, Anderson M *et al.* Acute and chronic loading of sodium bicarbonate in highly trained swimmers. Eur J Appl Physiol. 2012;112(2): 461-9.

158. Stoggl T, Torres-Peralta R, Cetin E *et al.* Repeated high intensity bouts with long recovery: are bicarbonate or carbohydrate supplements an option? Scient World J. 2014;2014:145747.

159. Krustrup P, Ermidis G, Mohr M. Sodium bicarbonate intake improves high-intensity intermittent

exercise performance in trained young men. J Int Soc Sports Nutr. 2015;12:25.

160. Wu CL, Shih MC, Yang CC *et al.* Sodium bicarbonate supplementation prevents skilled tennis performance decline after a simulated match. J Int Soc Sports Nutr. 2010;7:33.

161. Egger F, Meyer T, Such U *et al.* Effects of sodium bicarbonate on high-intensity endurance performance in cyclists: a double-blind, randomized cross-over trial. PloS One. 2014;9(12):e114729.

162. Marriott M, Krustrup P, Mohr M. Ergogenic effects of caffeine and sodium bicarbonate supplementation on intermittent exercise performance preceded by intense arm cranking exercise. J Int Soc Sports Nutr. 2015;12:13.

163. Lopes-Silva JP, Da Silva Santos JF, Artioli GG *et al.* Sodium bicarbonate ingestion increases glycolytic contribution and improves performance during simulated taekwondo combat. Eur J Sport Sci. 2018; 18(3):431-40.

164. Mueller SM, Gehrig SM, Frese S *et al.* Multiday acute sodium bicarbonate intake improves endurance capacity and reduces acidosis in men. J Int Soc Sports Nutr. 2013;10(1):16.

165. Tan F, Polglaze T, Cox G *et al.* Effects of induced alkalosis on simulated match performance in elite female water polo players. Int J Sport Nutr Exerc Metab. 2010;20(3):198-205.

166. Cameron SL, McLay-Cooke RT, Brown RC *et al.* Increased blood pH but not performance with sodium bicarbonate supplementation in elite rugby union players. Int J Sport Nutr Exerc Metab. 2010;20(4):307-21.

167. Kupcis PD, Slater GJ, Pruscino CL *et al.* Influence of sodium bicarbonate on performance and hydration in lightweight rowing. Int J Sports Phys Perform. 2012;7(1):11-8.

168. Hobson RM, Harris RC, Martin D *et al.* Effect of beta-alanine, with and without sodium bicarbonate, on 2000-m rowing performance. Int J Sport Nutr Exerc Metab. 2013;23(5):480-7.

169. Hobson RM, Harris RC, Martin D *et al.* Effect of sodium bicarbonate supplementation on 2000-m rowing performance. Int J Sports Phys Perform. 2014;9(1):139-44.

170. Afman G, Garside RM, Dinan N *et al.* Effect of carbohydrate or sodium bicarbonate ingestion on performance during a validated basketball simulation test. Int J Sport Nutr Exerc Metab. 2014;24(6):632-44.

171. Christensen PM, Petersen MH, Friis SN *et al.* Caffeine, but not bicarbonate, improves 6 min maximal performance in elite rowers. Appl Phys Nutr Metab. 2014;39(9):1058-63.

172. Freis T, Hecksteden A, Such U *et al.* Effect of sodium bicarbonate on prolonged running performance: A randomized, double-blind, cross-over study. PloS One. 2017;12(8):e0182158.

173. Driller MW, Gregory JR, Williams AD *et al.* The effects of chronic sodium bicarbonate ingestion and interval training in highly trained rowers. Int J Sport Nutr Exerc Metab. 2013;23(1):40-7.

174. Edge J, Bishop D, Goodman C. Effects of chronic NaHCO3 ingestion during interval training on changes to muscle buffer capacity, metabolism, and short-term endurance performance. J Appl Phys. 2006;101(3):918-25.

175. Burke LM. Practical considerations for bicarbonate loading and sports performance. Nestle Nutr Inst Workshop Ser. 2013;75:15-26.

176. Durkalec-Michalski K, Zawieja EE, Podgorski T *et al.* The effect of a new sodium bicarbonate loading regimen on anaerobic capacity and wrestling performance. Nutrients. 2018;10(6).

177. McNaughton L, Backx K, Palmer G *et al.* Effects of chronic bicarbonate ingestion on the performance of high-intensity work. Eur J Appl Phys Occup Phys. 1999;80(4):333-6.

178. Tobias G, Benatti FB, Painelli VdS *et al.* Additive effects of beta-alanine and sodium bicarbonate on upper-body intermittent performance. Amino Acids. 2013;45(2):309-17.

179. Oliveira LF, de Salles Painelli V, Nemezio K *et al.* Chronic lactate supplementation does not improve blood buffering capacity and repeated high-intensity exercise. Scand J Med Sci Sports. 2017;27(11):1231-9.

180. Oliveira LF, Saunders B, Artioli GG. Is by-passing the stomach a means to optimise sodium bicarbonate supplementation? A case-study with a post-bariatric surgery individual. Int J Sport Nutr Exerc Metab. 2018;28(6):660-3.

181. Kahle LE, Kelly PV, Eliot KA *et al.* Acute sodium bicarbonate loading has negligible effects on resting and exercise blood pressure but causes gastrintestinal distress. Nutr Res. 2013;33(6):479-86.

182. Deb SK, Gough LA, Sparks SA *et al.* Sodium bicarbonate supplementation improves severe-intensity intermittent exercise under moderate acute hypoxic conditions. Eur J Appl Physiol. 2018;118(3):607-15.

183. Gao JP, Costill DL, Horswill CA v. Sodium bicarbonate ingestion improves performance in interval swimming. Eur J Appl Phys Occup Phys. 1988;58(1-2):171-4.

184. Aschenbach W, Ocel J, Craft L et al. Effect of oral sodium loading on high-intensity arm ergometry in college wrestlers. Med Sci Sports Exerc. 2000;32(3):669-75.

185. Matsuura R, Arimitsu T, Kimura T et al. Effect of oral administration of sodium bicarbonate on surface EMG activity during repeated cycling sprints. Eur J Appl Physiol. 2007;101(4):409-17.

186. McNaughton LR. Bicarbonate ingestion: effects of dosage on 60 s cycle ergometry. J Sports Sci. 1992;10(5):415-23.

187. Mendes NMC. Efeito ergométrico da suplementação de bicarbonato de sódio em atletas de alto rendimento. Porto. Monografia [Disciplina de Seminário do 5º ano de Licenciatura em Desporto e Educação Física, na área de Rendimento de Remo/Canoagem] – Universidade do Porto; 2009.

188. Mc Naughton L, Thompson D. Acute versus chronic sodium bicarbonate ingestion and anaerobic work and power output. J Sports Med Phys Fitness. 2001;41(4):456-62.

189. Erzurum SC, Ghosh S, Janocha AJ et al. Higher blood flow and circulating NO products offset high-altitude hypoxia among Tibetans. Proc Natl Acad Sci U S A. 2007;104(45):17593-8.

190. Smith LW, Smith JD, Criswell DS. Involvement of nitric oxide synthase in skeletal muscle adaptation to chronic overload. J Appl Phys. 2002;92(5):2005-11.

191. Moncada S, Higgs A. The L-arginine-nitric oxide pathway. N Engl J Med. 1993;329(27):2002-12.

192. Benjamin N, O'Driscoll F, Dougall H et al. Stomach NO synthesis. Nature. 1994;368(6471):502.

193. Lundberg JO, Weitzberg E, Lundberg JM et al. Intragastric nitric oxide production in humans: measurements in expelled air. Gut. 1994;35(11):1543-6.

194. Kalaycioglu Z, Erim FB. Nitrate and nitrites in foods: worldwide regional distribution in view of their risks and benefits. J Agricult Food Chem. 2019.

195. Scanlan RA. Formation and occurrence of nitrosamines in food. Cancer Res. 1983;43(5):2435s-40s.

196. Silva CRdM, Naves MMV. Suplementação de vitaminas na prevenção de câncer. Rev Nutrição. 2001;14(2):135-43.

197. Murphy M, Eliot K, Heuertz RM et al. Whole beetroot consumption acutely improves running performance. J Acad Nutr Diet. 2012;112(4):548-52.

198. Duncan C, Dougall H, Johnston P et al. Chemical generation of nitric oxide in the mouth from the enterosalivary circulation of dietary nitrate. Nat Med. 1995;1(6):546-51.

199. Lundberg JO, Govoni M. Inorganic nitrate is a possible source for systemic generation of nitric oxide. Free Rad Biol Med. 2004;37(3):395-400.

200. Bailey SJ, Winyard P, Vanhatalo A et al. Dietary nitrate supplementation reduces the O2 cost of low-intensity exercise and enhances tolerance to high-intensity exercise in humans. J Appl Phys. 2009;107(4):1144-55.

201. Lundberg JO, Weitzberg E, Gladwin MT. The nitrate–nitrite–nitric oxide pathway in physiology and therapeutics. Nat Rev Drug Disc. 2008;7(2):156-67.

202. Pannala AS, Mani AR, Spencer JP et al. The effect of dietary nitrate on salivary, plasma, and urinary nitrate metabolism in humans. Free Rad Biol Med. 2003;34(5):576-84.

203. Velmurugan S, Kapil V, Ghosh SM et al. Antiplatelet effects of dietary nitrate in healthy volunteers: involvement of cGMP and influence of sex. Free Rad Biol Med. 2013;65:1521-32.

204. Bonilla Ocampo DA, Paipilla AF, Marin E et al. Dietary nitrate from beetroot juice for hypertension: a systematic review. Biomol. 2018;8(4).

205. Jones AM. Dietary nitrate supplementation and exercise performance. Sports Med. 2014;44(1):S35-S45.

206. Clifford T, Howatson G, West DJ et al. Beetroot juice is more beneficial than sodium nitrate for attenuating muscle pain after strenuous eccentric-bias exercise. Appl Phys Nutr Metab. 2017;42(11):1185-91.

207. Domínguez R, Cuenca E, Maté-Muñoz JL et al. Effects of beetroot juice supplementation on cardiorespiratory endurance in athletes. A Systematic Review. Nutrients. 2017;9(1):E43.

208. Kapil V, Milsom AB, Okorie M et al. Inorganic nitrate supplementation lowers blood pressure in humans: role for nitrite-derived NO. Hypertension. 2010;56(2):274-81.

209. Vanhatalo A, Bailey SJ, Blackwell JR et al. Acute and chronic effects of dietary nitrate supplementation on blood pressure and the physiological responses to moderate-intensity and incremental exercise. Am J Phys Reg Integr Comp Phys. 2010;299(4):R1121-31.

210. Webb AJ, Patel N, Loukogeorgakis S et al. Acute blood pressure lowering, vasoprotective, and antiplatelet properties of dietary nitrate via bioconversion to nitrite. Hypertension. 2008;51(3):784-90.

211. Maughan RJ, Burke LM, Dvorak J et al. IOC consensus statement: dietary supplements and the high-performance athlete. Brit J Sports Med. 2018;52:439-55.

212. Thomas DT, Erdman KA, Burke LM. American College of Sports Medicine Joint Position State-

ment. Nutrition and athletic performance. Med Sci Sports Exerc. 2016;48(3):543-68.

213. Gangolli SD, van den Brandt PA, Feron VJ et al. Nitrate, nitrite and N-nitroso compounds. Eur J Pharm. 1994;292(1):1-38.

214. Mensinga TT, Speijers GJ, Meulenbelt J. Health implications of exposure to environmental nitrogenous compounds. Toxicol Rev. 2003;22(1):41-51.

215. Jones AM. Influence of dietary nitrate on the physiological determinants of exercise performance: a critical review. Appl Phys Nutr Metab. 2014;39(9):1019-28.

216. Tamme T, Reinik M, Roasto M et al. Nitrates and nitrites in vegetables and vegetable-based products and their intakes by the Estonian population. Food Addit Contaminants. 2006;23(4):355-61.

217. Lidder S, Webb AJ. Vascular effects of dietary nitrate (as found in green leafy vegetables and beetroot) via the nitrate-nitrite-nitric oxide pathway. Brit J Clin Pharm. 2013;75(3):677-96.

218. Hord NG, Tang Y, Bryan NS. Food sources of nitrates and nitrites: the physiologic context for potential health benefits. Am J Clin Nutr. 2009;90(1):1-10.

219. Shah I, Petroczi A, James RA et al. Determination of nitrate and nitrite content of dietary supplements using ion chromatography. J Anal Bioanal Tech. 2013;S12:003.

220. Kreutz DH, Weizenmann M, Maciel MJ et al. Avaliação das concentrações de nitrato e nitrito em hortaliças produzidas em cultivos convencional e orgânico na Região do Vale do Taquari – RS. UNOPAR Cient Ciênc Biológicas e da Saúde. 2012;14(2):105-10.

221. Gallardo EJ, Coggan AR. What's in your beet juice? Nitrate and nitrite content of beet juice products marketed to athletes. Int J Sport Nutr Exerc Metab. 2018:1-17.

222. McMahon NF, Leveritt MD, Pavey TG. The effect of dietary nitrate supplementation on endurance exercise performance in healthy adults: a systematic review and meta-analysis. Sports Med. 2017;47(4):735-56.

223. Loureiro LL, Santos GBd. Nitrato: suplementação, fontes dietéticas e efeitos na performance. Rev Bras Nutr Func. 2017;71:7-16.

224. Larsen FJ, Schiffer TA, Borniquel S et al. Dietary inorganic nitrate improves mitochondrial efficiency in humans. Cell Metab. 2011;13(2):149-59.

225. Bailey SJ, Fulford J, Vanhatalo A et al. Dietary nitrate supplementation enhances muscle contractile efficiency during knee-extensor exercise in humans. J Appl Phys. 2010;109(1):135-48.

226. Jones AM, Ferguson SK, Bailey SJ et al. Fiber Type-Specific Effects of Dietary Nitrate. Exerc Sport Sci Rev. 2016;44(2):53-60.

227. De Smet S, Van Thienen R, Deldicque L et al. Nitrate intake promotes shift in muscle fiber type composition during sprint interval training in hypoxia. Front Phys. 2016;7:233.

228. Bailey SJ, Varnham RL, DiMenna FJ et al. Inorganic nitrate supplementation improves muscle oxygenation, O(2) uptake kinetics, and exercise tolerance at high but not low pedal rates. J Appl Phys. 2015; 118(11):1396-405.

229. Rimer EG, Peterson LR, Coggan AR et al. Increase in maximal cycling power with acute dietary nitrate supplementation. Int J Sports Phys Perform. 2016; 11(6):715-20.

230. Lansley KE, Winyard PG, Bailey SJ et al. Acute dietary nitrate supplementation improves cycling time trial performance. Med Sci Sports Exer. 2011;43(6): 1125-31.

231. Haider G, Folland JP. Nitrate supplementation enhances the contractile properties of human skeletal muscle. Med Sci Sports Exer. 2014;46(12):2234-43.

232. Coggan AR, Leibowitz JL, Kadkhodayan A et al. Effect of acute dietary nitrate intake on maximal knee extensor speed and power in healthy men and women. Nitric Oxide. 2015;48:16-21.

233. Whitfield J, Gamu D, Heigenhauser GJF et al. Beetroot Juice Increases Human Muscle Force without Changing Ca^{2+}-Handling Proteins. Med Sci Sports Exer. 2017;49(10):2016-24.

234. Dominguez R, Garnacho-Castano MV, Cuenca E et al. Effects of beetroot juice supplementation on a 30-s high-intensity inertial cycle ergometer test. Nutrients. 2017;9(12).

235. Coggan AR, Broadstreet SR, Mikhalkova D et al. Dietary nitrate-induced increases in human muscle power: high versus low responders. Phys Rep. 2018; 6(2).

236. Kramer SJ, Baur DA, Spicer MT et al. The effect of six days of dietary nitrate supplementation on performance in trained CrossFit athletes. J Int Soc Sports Nutr. 2016;13:39.

237. Jonvik KL, Nyakayiru J, Van Dijk JW et al. Repeated-sprint performance and plasma responses following beetroot juice supplementation do not differ between recreational, competitive and elite sprint athletes. Eur J Sport Sci. 2018;18(4):524-33.

238. Coggan AR, Leibowitz JL, Spearie CA et al. Acute dietary nitrate intake improves muscle contractile

function in patients with heart failure: a double-blind, placebo-controlled, randomized trial. Circ Heart Failure. 2015;8(5):914-20.

239. U.S.National Library of Medicine – ClinicalTrials.gov. Dietary nitrate and muscle power with aging. Disponível em: https://clinicaltrials.gov/ct2/show/NCT03513302. Acesso em: 29 jun 2020.

240. Justice JN, Johnson LC, DeVan AE *et al.* Improved motor and cognitive performance with sodium nitrite supplementation is related to small metabolite signatures: a pilot trial in middle-aged and older adults. Aging. 2015;7(11):1004-21.

241. Coggan AR, Broadstreet SR, Mahmood K *et al.* Dietary nitrate increases V_O2 peak and performance but does not alter ventilation or efficiency in patients with heart failure with reduced ejection fraction. J Cardiac Failure. 2018;24(2):65-73.

242. Coggan AR, Peterson LR. Dietary nitrate enhances the contractile properties of human skeletal muscle. Exerc Sport Sci Rev. 2018;46(4):254-61.

243. Porcelli S, Ramaglia M, Bellistri G *et al.* Aerobic fitness affects the exercise performance responses to nitrate supplementation. Med Sci Sports Exerc. 2015;47(8):1643-51.

244. Christensen PM, Nyberg M, Bangsbo J. Influence of nitrate supplementation on VO(2) kinetics and endurance of elite cyclists. Scand J Med Sci Sports. 2013;23(1):e21-31.

capítulo 29

Prescrição e Formulação Magistral

Marcio Leandro Ribeiro de Souza

Introdução

O uso de recursos ergogênicos no esporte, dentre os quais suplementos alimentares, cresce a cada dia em números expressivos. O objetivo é complementar os nutrientes que uma dieta habitual não forneceu, promovendo saúde e bem-estar, além de potencializar a produção de energia, fortalecer o sistema imunológico, auxiliar o processo de emagrecimento ou aumentar a *performance* etc.[1]

Trata-se de um mercado bastante lucrativo. Nos EUA, em 2013, movimentou 104 bilhões de dólares. Os suplementos mais consumidos são polivitamínicos e poliminerais, vitamina C, proteínas, aminoácidos, carboidratos, bebidas energéticas e fitoterápicos.[1,2] A prevalência de uso e o tipo de suplemento alimentar varia de acordo com população estudada, idade, sexo, profissão, condições patológicas, indicação de um profissional ou prescrição por conta própria. Entre atletas, a prevalência de uso fica em torno de 60%, com pequena variação entre os sexos, e o consumo é mais frequente entre atletas de elite.[2,3]

No contexto em que cresce o emprego de suplementos, cabe ao nutricionista entender todos os principais aspectos que norteiam a indicação deles, para que se alcance o resultado esperado. Dessa maneira, o profissional prescritor pode usar a farmacologia e as formulações magistrais para garantir os nutrientes necessários a atletas e praticantes de atividade física, de acordo com sua prática esportiva. Só será eficaz a adoção de um suplemento alimentar quando feita de forma ética, responsável e respeitando a individualidade bioquímica de cada um.[4]

Este capítulo propõe-se a descrever algumas características da farmacologia e da manipulação de nutrientes capazes de auxiliar a prática profissional na área esportiva, para que se compreenda os conceitos e quais cuidados são importantes na prescrição nutricional. Para tanto, aborda o uso de vitaminas, minerais, probióticos e outros ativos. Atualmente, muito se discute a importância dos macronutrientes na *performance* do atleta, mas entender a participação das vitaminas e dos minerais pode potencializar esse objetivo.

Farmacologia na prescrição nutricional

Suplementar um indivíduo ou atleta não se resume a indicar o produto ou o modo de ingeri-lo. É preciso saber se o nutriente ofertado realmente exerce funções no órgão-alvo.[4] Com essa finalidade, é importante compreender o conceito de biodisponibilidade do nutriente, ou seja, qual a fração de qualquer nutriente ingerido com potencial de suprir demandas fisiológicas. Nem tudo que se ingere é utilizado. Depois de consumido, um nutriente ainda será digerido, absorvido e transportado até chegar ao órgão-alvo para exercer sua função. O que não for aproveitado será excretado.[5] Ademais, quando se pensa no ambiente magistral, as interações (p. ex., entre nutrientes; nutrientes e medicamentos; ou mesmo nutrientes e excipientes das formulações) podem prejudicar o aproveitamento de um suplemento.[5] Por isso, o profissional que se propõe a indicar um suplemento ou fazer uma fórmula magistral precisa ter noções de farmacologia.

A farmacologia tem algumas subáreas, e entendê-las pode auxiliar um profissional a fazer uma prescrição na prática clínica. São elas:

- Farmacodinâmica: estuda a bioquímica, a fisiologia e os mecanismos de ação dos ativos no organismo
- Farmacocinética: estuda a velocidade com que as matérias-primas atingem o sítio de ação e são eliminadas do organismo, bem como os diferentes fatores que influenciam nesse processo. Trata basicamente do metabolismo das medicações no organismo e envolve processos de absorção, distribuição, biotransformação e eliminação destas
- Farmacotécnica: estuda o desenvolvimento de novos produtos e sua relação com o meio biológico, técnicas de manipulação, doses, formas farmacêuticas e interações físico-químicas entre os princípios ativos e entre os excipientes e veículos e os princípios ativos.[6,7]

Todas essas áreas estão envolvidas no desenvolvimento e na produção de suplementos prontos. Todavia, pensando na farmacotécnica, existem ainda as farmácias de manipulação, que podem constituir também importantes aliadas do prescritor nutricionista. A manipulação de suplementos alimentares, nutrientes, compostos bioativos e fitoterápicos também cresceu bastante nos últimos anos e possibilita a individualização da prescrição.

Atualmente, o profissional prescritor pode utilizar em seu trabalho várias formas farmacêuticas (p. ex., cápsula, pó, sachê, goma, comprimido, *spray*, gel, chocolate etc.), assim como uma diversidade de veículos e excipientes, que são adicionados às formulações. Conhecer a composição de cada ingrediente e os impactos do modo de preparo no aproveitamento de nutrientes é importante na prescrição nutricional. Além disso, é fundamental conhecer a legislação que define o que o nutricionista pode ou não prescrever.

Legislação

O nutricionista tem o respaldo legal para prescrever suplementos alimentares desde que foi estabelecida a Lei nº 8.234, de 1991[8], que regulamenta a profissão. Várias resoluções do Conselho Federal de Nutricionistas (CFN) citam a prescrição de suplementos, mas a que foi referência por muitos anos é a Resolução CFN nº 390, de 2006.[9]

Em 2016, o CFN publicou a Recomendação nº 004[10], que complementou a Resolução CFN nº 390 de 2006, e incluiu a prescrição de compostos bioativos aprovados pela Anvisa na RDC nº 2, de 2002.[11]

Em 2018, a Anvisa atualizou a legislação voltada para a indústria e ampliou a definição de suplementos alimentares. O CFN iniciou as discussões para também atualizar sua legislação. Atualmente, a legislação vigente é a Resolução 656 de 2020, que revogou as legislações mencionadas anteriormente.

Cabe a cada profissional prescritor conhecer a legislação vigente em seus respectivos conselhos. Para os nutricionistas, é sempre importante visitar o *site* do CFN para acompanhar a publicação de novas resoluções, inclusive sobre a prescrição de suplementos alimentares. Atentar-se para o que é ou não permitido é dever do nutricionista prescritor. O uso indiscriminado de suplementos não permitidos pode acarretar processos disciplinares no respectivo conselho.

Micronutrientes no esporte

A busca por recursos que melhorem a *performance* no exercício é grande e, atualmente, discute-se muito o papel dos macronutrientes (carboidratos, proteínas e lipídios) para esse fim. Todavia, pouco se aborda sobre a contribuição dos micronutrientes.[12] Não se pode afirmar que as vitaminas e os minerais melhoram a *performance* de maneira direta[13,14], mas são essenciais para a saúde. Caso se considere a importância dos micronutrientes nos processos metabólicos, como contração muscular, transporte de oxigênio, fosforilação oxidativa e ativação enzimática ou manutenção da saúde óssea, torna-se importante adequar o consumo de vitaminas e minerais para quem busca melhor desempenho no esporte, mesmo que indiretamente.[13]

O exercício pode ser considerado um estressor de diversas vias metabólicas, o que pode aumentar a necessidade de ingestão dos micronutrientes.[12,14] Carências de vitaminas (p. ex., vitaminas D e A) ou minerais (p. ex., ferro e zinco) podem prejudicar o funcionamento adequado do sistema imunológico e comprometer o treinamento e o desempenho de um atleta.[15] Quando há deficiência de ferro ou de magnésio, a produção de energia pode ficar prejudicada, o que é um problema, visto que ela é fundamental para a prática esportiva.[13]

510 Parte 7 • Recursos Ergogênicos

A maior parte dos atletas são capazes de suprir as necessidades de nutrientes por meio de uma alimentação saudável e balanceada, porém alguns esportes requerem restrições energéticas ou de grupos de alimentos específicos para adequar o peso à categoria ou à modalidade. Isso pode impactar o *status* de vitaminas e minerais do atleta, que acaba buscando a suplementação para suprir sua demanda nutricional.[12] Não existe uma recomendação específica para suplementação de micronutrientes, portanto, aqui serão abordados os principais micronutrientes e suas aplicações no esporte.

Vitaminas

Vitamina A e carotenoides

Nessa categoria, inclui-se o retinol e o ácido retinoico, além dos carotenoides, como betacaroteno, precursores da vitamina A. Alguns estudos[13,16,17] que avaliaram o consumo alimentar de atletas não observaram ingestão insuficiente dessa vitamina, embora alguns autores[18-20] tenham percebido uma alta prevalência de consumo inadequado, o que reforça a importância de avaliar esses nutrientes também nos praticantes de atividade física.

Um estudo[21] com 81 corredores não profissionais submetidos a teste até a exaustão avaliou os efeitos do exercício de alta intensidade nas vitaminas antioxidantes. Os autores observaram que, após o teste, os níveis de vitamina A diminuíram e os das substâncias reativas ao ácido tiobarbitúrico (TBARS) aumentaram em indivíduos com consumo máximo de oxigênio (VO$_2$ máx.) menor, enquanto no grupo com valores de VO$_2$ máx. maiores houve elevação da capacidade antioxidante e redução de TBARS.

O papel da vitamina A no exercício ainda não está bem esclarecido. Schroder *et al.*[22] sugeriram que a suplementação de carotenoides pode reduzir os níveis de TBARS, controlando o estresse oxidativo. Embora não existam evidências de melhora da *performance*, a vitamina A pode contribuir para fortalecer o sistema imunológico, reduzindo a ocorrência de infecções oportunistas, resfriados e gripes, o que é importante para o atleta.[15] Além disso, a vitamina A pode ser usada na síntese de colágeno, contribuindo para o fortalecimento de tendões, o que pode beneficiar atletas em esportes com alto impacto na saúde osteoarticular.[23]

A suplementação de vitamina A precisa ser feita com cautela, uma vez que todo antioxidante em excesso pode se tornar um oxidante potencial ou inibir a resposta adaptativa ao exercício. Em modelo animal, Petiz *et al.*[24] observaram que a suplementação em ratos treinados não promoveu efeitos antioxidantes ou protetores e ainda diminuiu a expressão de interleucina (IL)-10 e proteínas de choque térmico HSP70, importantes para a adaptação ao exercício e prevenção de danos teciduais. Em seres humanos, Patlar *et al.*[25] avaliaram os efeitos da suplementação com 300 mg de vitamina A durante 4 semanas em indivíduos do sexo masculino sedentários submetidos a teste até a exaustão (protocolo de Bruce), 1 vez por semana. O grupo que recebeu a vitamina A reduziu os níveis do radical livre óxido nítrico, mas não apresentou alteração nas enzimas antioxidantes e outros marcadores de estresse oxidativo.

Vitamina E

Assim como a vitamina A, o emprego em atletas precisa ser feito com cautela em virtude de sua ação antioxidante, o que poderia inibir adaptações ao treinamento. Quando em doses excessivas ou não fisiológicas, antioxidantes, como vitaminas C e E, podem impactar negativamente na *performance* e no equilíbrio redox em indivíduos fisicamente ativos e saudáveis.[26]

Contudo, trata-se de um nutriente importante para o exercício e, talvez, sua principal maneira de administração seja por meio dos alimentos, quando não está isolado. Hutler *et al.*[27] demonstraram que 11 corredores tiveram os níveis de tocoferóis no sangue influenciados pela atividade física. Todavia, as alterações, principalmente na análise eritrocitária, foram pequenas e podem estar relacionadas com alterações no volume plasmático em decorrência do exercício físico e da lipólise. Além disso, os autores[27] demonstraram que esse efeito é influenciado pela duração e intensidade do exercício, estando mais presente nas atividades físicas prolongadas.

Santos *et al.*[28] avaliaram os efeitos da suplementação com 250 mg de vitamina E nos parâmetros inflamatórios e no dano celular após o exercício a 70% do VO$_2$ máx. na hipoxia, quando se simulou uma altitude de 4.200 m. Essa suplementação de vitamina 1 h antes do exercício reduziu os marcadores de dano celular, como creatinoquinase (CK) total, CK-MB e lactato desidrogenase, diminuiu as citocinas e também a inflamação induzida pela hipoxia durante o exercício.

A vitamina E pode ainda ter ação no músculo. Chung *et al.*[29] propuseram o uso desse nutriente na sarcopenia, uma vez que pode ajudar a diferenciação e a proliferação de mioblastos, o reparo das membranas, a eficiência mitocondrial, a contração e o aumento da massa muscular; porém, o número de estudos ainda é limitado.

Em revisão sistemática, Tack *et al.*[23] demonstraram a ação antiproliferativa dessa vitamina na deposição do colágeno; portanto, pode ser utilizada no sistema musculoesquelético para o tratamento de tendões e cartilagens, principalmente nos esportes de alto impacto articular, como os que envolvem saltos.

A vitamina E pode ainda contribuir para o fortalecimento imunológico do atleta. Gleeson[15] propôs o uso de nutrientes, como zinco, ferro e vitaminas A, D, E, B$_6$ e

B_{12} para a manutenção da função imunológica no atleta, bem como o uso de probióticos e polifenóis, entre outros.

Embora apresente alguns efeitos interessantes para o atleta ou o praticante de atividade física, a vitamina E na forma de suplemento não parece melhorar a *performance* de atletas estudantes[30] ou idosos.[31]

Em metanálise[32], os autores observaram que a suplementação de tocoferóis não resultou em proteção contra a peroxidação lipídica induzida por exercício nem contra o dano muscular. Segundo os autores, a ausência de efeitos protetores pode estar associada à natureza antioxidante da vitamina e ao baixo acúmulo dela no músculo. Ademais, alguns outros estudos[31,33] demonstraram que a vitamina E usada como suplemento pode atrapalhar os efeitos da adaptação ao treinamento (p. ex., reduzir enzimas antioxidantes).

Em estudo[34] com 38 triatletas, a suplementação com 800 UI de alfatocoferol durante 2 meses não afetou as concentrações de homocisteína. A alta dose teve ainda ação pró-oxidativa durante o exercício exaustivo. O resultado reforça a importância de ter cautela ao indicar essa suplementação para o atleta.

Alguns estudos mostram o uso associado de antioxidantes, uma vez que eles podem ajudar na regeneração entre si, minimizando um pouco o efeito pró-oxidativo comum na suplementação isolada. Segundo alguns autores, diminuir a defesa antioxidante ou aumentar o estresse oxidativo pode impactar a *performance*. Vidal *et al.*[35] demonstraram que empregar um coquetel de antioxidantes (vitaminas E e C, bem como ácido lipoico) antes do exercício prejudicou o equilíbrio entre efeitos pró e antioxidantes, o que impactou negativamente na ventilação, no lactato, na percepção de fadiga e na *performance* (teste de potência e de 5 km) de indivíduos do sexo masculino fisicamente ativos. Os autores sugerem cautela na adoção dessa suplementação em atletas.[35]

Vitamina D

Trata-se de um dos micronutrientes mais estudados na atualidade, inclusive no esporte. Com base em suas ações no músculo, no sistema imunológico e na saúde óssea, o emprego da vitamina D cresceu muito entre os atletas, inclusive com uso de doses exageradas, o que também pode causar problemas.[36]

Na saúde óssea, a vitamina D contribui para a absorção do cálcio, e sua deficiência está normalmente associada com elevação no risco de desenvolver osteoporose, osteopenia e fraturas.[37-39] Como alguns atletas praticam esportes que podem sobrecarregar ossos e articulações, a adoção dessa suplementação aumentou consideravelmente. A vitamina D melhora o funcionamento de osteoblastos e osteócitos, contribuindo para a formação e a troca de nutrientes no tecido ósseo. No atleta, o exercício físico (prin-

cipalmente o treino de força) também contribui para esse processo. Talvez seja essa a razão de alguns estudos não terem demonstrado redução do risco de fraturas com a suplementação de vitamina D.[40-42]

Segundo Sun *et al.*[43], 5 semanas de treinamento de *endurance* evitou a redução dos níveis séricos de vitamina D quando em comparação com o grupo-controle sedentário.

Assim como na população geral, a deficiência de vitamina D entre atletas também é grande (mais de 40%), o que requer atenção.[39,44] A vitamina desempenha papéis importantes na função imunológica inata e na adquirida.[45,46] No sistema imunológico, regula a expressão gênica de peptídios antimicrobianos, importantes na imunidade inata.[47] Também apresenta efeitos imunomoduladores em linfócitos T e B.

No atleta, existe uma associação negativa entre concentrações de vitamina D e ocorrência de infecções de trato respiratório superior (ITRS).[39] Estudo com adolescentes nadadores demonstrou que níveis menores da vitamina foram relacionados com maior duração e gravidade de ITRS.[48] Mais estudos randomizados e controlados são necessários para confirmar essa associação.

Um estudo recente com atletas universitários[49] demonstrou que a suplementação com 5.000 UI/dia de vitamina D durante 14 semanas no inverno aumentou a secreção salivar de imunoglobulina A, o que pode melhorar a resistência às infecções respiratórias nessa população.

A vitamina D também vem sendo associada com aumento da força muscular. Uma metanálise[50] demonstrou que sua suplementação em indivíduos adultos saudáveis favoreceu o aumento da força muscular tanto de músculos superiores quanto inferiores. Grimaldi *et al.*[51] obtiveram o mesmo resultado em 419 indivíduos dos sexos masculino e feminino adultos. Especificamente em atletas, uma revisão sistemática recente[52] demonstrou que a suplementação de colecalciferol (D_3) promoveu elevação da força muscular. As doses variaram de 600 a 5.000 UI/dia.

Dois aspectos são importantes quando se trata da vitamina D. Primeiro, a forma química pode fazer diferença, visto que a vitamina D_3 é mais efetiva em manter os níveis sanguíneos de 25-hidroxivitamina D [25(OH)D] do que o ergocalciferol (D_2).[52,53] Além disso, são necessários mais estudos para avaliar a dose ideal para atletas. Recentemente, Owens *et al.*[39] propuseram que seria entre 2.000 e 4.000 UI/dia de vitamina D_3, optando por uma marca confiável. No entanto, é importante respeitar a individualidade bioquímica e o quanto esse atleta está ou não deficiente da vitamina. Em alguns casos, doses mais altas podem ser necessárias e precisam ser criteriosamente avaliadas.[54] Owens *et al.*[39] também sugeriram um esquema (Figura 29.1) para orientar a decisão de suplementação de vitamina D, levando em consideração a cor da pele, uma vez que negros apresentam níveis menores da vitamina no sangue, mas nem sem-

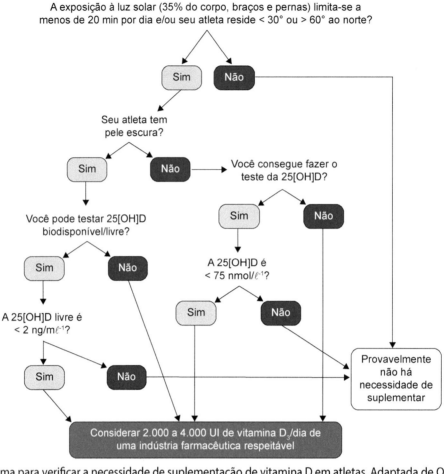

Figura 29.1 Esquema para verificar a necessidade de suplementação de vitamina D em atletas. Adaptada de Owens et al., 2018.[39]

pre necessitam de maior suplementação, caso o atleta não apresente sintomas de deficiência.[39,55]

Nos mais velhos[56], tanto exercício quanto suplementação de vitamina D (1.000 UI durante 24 semanas) melhoraram a função física e a massa muscular. Ademais, a combinação de exercício e vitamina D potencializou ainda mais o resultado.

Mortensen et al.[57] não demonstraram aumento de massa muscular com o uso da suplementação de vitamina D no inverno em crianças, mas houve influência nos níveis de fator de crescimento insulina-símile 1 (IGF-1).

Contudo, apesar de todas as funções descritas, alguns estudos[44] demonstraram que a suplementação não melhorou a *performance* durante o exercício. Outros estudos[58] demonstraram efeito positivo, porém moderado, na *performance* aeróbica em jogadores de futebol. De qualquer modo, garantir uma saúde imunológica, muscular e óssea pode contribuir indiretamente para o desempenho do atleta.[59]

Vitamina K

Seus efeitos na prática de exercício ainda foram pouco estudados. Todavia, caso se considere a ação da vitamina K na saúde óssea, também se torna importante adequar seus níveis nos atletas que praticam esportes que podem sobrecarregar ossos e articulações. Além disso, o exercício muito extenuante pode provocar hipoestrogenismo e amenorreia em atletas de elite do sexo feminino e, por consequência, favorecer a perda precoce de massa óssea e o risco de fraturas.[60,61]

Como a vitamina K é sintetizada pela microbiota intestinal, torna-se fundamental garantir a saúde do intestino para melhor produzir e aproveitar esse nutriente. A ingestão dessa vitamina costuma ser baixa na população que segue uma dieta ocidental.[62]

Dieta e exercício regular (principalmente de força) juntos são responsáveis por melhorar a saúde óssea e prevenir ou atrasar a osteoporose.[38,63] Também mais de 20 nutrientes são necessários para a saúde óssea[62,63], dentre os quais: cálcio, vitamina D, magnésio, vitamina K, silício, boro, ômega-3 e proteína.

A vitamina K é um cofator para a enzima gamaglutamil-carboxilase, responsável pela carboxilação da osteocalcina, que, em seguida, atrai o cálcio para o osso, contribuindo para a mineralização óssea. Além disso, tem ação anti-inflamatória por inibir o fator nuclear kappa B (NF-kB), aumentando a diferenciação de osteoblastos e diminuindo a osteoclastogênese.[64]

Complexo B

O exercício físico aumenta a necessidade de vitaminas do complexo B[65], uma vez que estão envolvidas no metabolismo e na produção de energia. Essas vitaminas também participam da adequação do sistema imunológico, da síntese de hemoglobina e da produção de serotonina e melatonina.[65] Sua ingestão costuma ser adequada nos atletas, porém nos indivíduos que praticam esportes nos quais é necessário perder peso para competição ou manter o baixo peso, o nutricionista deve avaliar o emprego da suplementação, já que o consumo delas costuma ser insuficiente.[13] Cabe ainda ressaltar que os estudos que demonstram consumo escasso de vários nutrientes por atletas fazem essa comparação com base no valor médio de ingestão diária (EAR, do inglês *estimated average requirement*), pelo nível de ingestão diária (RDA, do inglês *recommended dietary allowance*) e pela ingestão diária recomendada (DRI, do inglês *dietary reference intakes*), porém esses valores não foram elaborados para indivíduos fisicamente ativos e tampouco para atletas. A demanda de nutrientes no exercício é maior, o que torna essa inadequação do consumo ainda mais séria.[65]

Embora não se possa afirmar que a suplementação de complexo B aumente a *performance* no exercício, a restrição dessa vitaminas pode impactar negativamente no desempenho.[65] A tiamina (B$_1$), conhecida como vitamina antifadiga, é importante no metabolismo de carboidratos, proteínas e lipídios. Costuma ser usada como cofator em várias enzimas no ciclo de Krebs, como piruvato desidrogenase (que converte o piruvato em acetil-COA) e alfacetoglutarato-desidrogenase, ambas envolvidas na produção de energia. Embora não promova *performance* no exercício, a deficiência de B$_1$ pode causar fadiga, acúmulo de lactato e prejudicar o metabolismo aeróbico.[13,65]

A riboflavina (B$_2$) é um componente essencial para duas coenzimas: dinucleótido de flavina e adenina (FAD) e mononucleótido de flavina (FMN). Essas coenzimas participam da doação de elétrons no metabolismo energético (ciclo de Krebs e cadeia transportadora de elétrons), do metabolismo de aminoácidos e da produção de hormônios esteroides. Como a riboflavina, a niacina (B$_3$) também faz parte das reações como doadora de elétrons, já que é precursora da coenzima dinucleótido de nicotinamida e adenina (NAD).[13,65]

A piridoxina (B$_6$) está envolvida no metabolismo de aminoácidos (participando da transaminação) e na quebra do glicogênio, já que é cofator para a enzima glicogênio fosforilase e para a síntese de serotonina (importante visto que o atleta pode apresentar ansiedade e insônia em períodos de competição).

O ácido fólico (B$_9$) e a cobalamina (B$_{12}$) também são cofatores para a serotonina e importantes para a produção de energia e para a transformação da homocisteína em metionina. A homocisteína é um marcador de risco cardiovascular. A deficiência de ácido fólico e cobalamina pode estar relacionada com anemia, o que diminui a *performance* em *endurance*.[13,65]

Estudos demonstram aumento da necessidade de vitaminas do complexo B em indivíduos fisicamente ativos.[65,66] Atletas com baixo *status* dessas vitaminas podem ter sua *performance* diminuída, principalmente em altas intensidades.[65] Todavia, os estudos que relacionam as vitaminas do complexo B com o exercício ainda são escassos e bons desenhos metodológicos são necessários.

Vitamina C

Também conhecida como ácido ascórbico, apresenta algumas funções que a tornam significativa para o atleta. É necessária para a síntese de carnitina e importante para as sínteses de catecolaminas (p. ex., epinefrina e norepinefrina) e de colágeno. Ajuda na absorção do ferro (anemia pode causar fadiga) e participa como cofator de enzimas produtoras de energia, além de agir no sistema imunológico.[13,67]

O exercício físico pode ser considerado um estressor e aumentar a necessidade de vitamina C, porém níveis adequados desse nutriente podem ser facilmente obtidos por meio da dieta. No entanto, cabe ressaltar que, assim como suas necessidades são facilmente supridas pela alimentação, essa vitamina é muito sensível à luz, ao ar e à umidade e se perde facilmente. Indivíduos fisicamente ativos e atletas não costumam apresentar consumo insuficiente de vitamina C.[13,67]

A vitamina C também pode controlar a produção de radicais livres induzida pelo exercício. Um estudo[68] avaliou o efeito da suplementação de 1 g de vitamina C sobre a peroxidação lipídica provocada pela atividade física. Ela foi administrada 2 h antes do teste (corrida de 30 min a 75% do VO$_2$ máx.). Os níveis séricos de vitamina C elevaram-se 2 h após a ingestão e continuaram a aumentar durante o exercício, já os de malondialdeído reduziram. No grupo-placebo, os níveis de malondialdeído continuaram a aumentar até 24 h após o exercício.[68]

O uso de doses mais altas de antioxidantes e de maneira isolada precisa ser feito com cautela, pois no caso da vitamina C pode causar efeito pró-oxidativo e formar mais radicais ascorbila. Por isso, a grande maioria dos estudos utiliza a associação de antioxidantes, como vitaminas C e E, visto que um ajuda na regeneração da forma oxidada do outro.[13,69]

Taghiyar *et al.*[70] avaliaram os efeitos da suplementação de vitaminas C e E no dano muscular e no estresse oxidativo durante 4 semanas em 64 atletas do sexo feminino. Os autores concluíram que o emprego dessas vitaminas

514 Parte 7 • Recursos Ergogênicos

reduziu os marcadores de dano muscular após o exercício aeróbico. As doses usadas foram 250 mg/dia de vitamina C e 400 UI de vitamina E, isoladas ou associadas entre si, e comparadas com um grupo-placebo. Outro estudo publicado por Taghiyar et al.[71], com o mesmo número de atletas e as mesmas doses, avaliou o efeito dessas duas vitaminas no desempenho e na composição corporal e avaliou a mioglobina como marcador de dano muscular. A suplementação dessas duas vitaminas não causou efeito positivo nos parâmetros testados.[71]

Como essas vitaminas antioxidantes podem inibir as adaptações ao treinamento se consumidas em doses excessivas ou sem necessidade, talvez o principal modo de suprir os atletas com esses nutrientes seja por meio da alimentação, uma vez que essas vitaminas não estão isoladas no alimentos, mas associadas com outros compostos bioativos.[33,72]

As vitaminas antioxidantes não são vilãs. Em algumas situações clínicas, como envelhecimento, dislipidemia e distúrbios de tireoide, quando associadas ao exercício, podem trazer benefício ao indivíduo. Cabe ao profissional prescritor definir a prioridade do momento.

Minerais

São nutrientes importantes para o organismo e atuam em contração muscular, condução dos impulsos nervosos, transporte de oxigênio, fosforilação oxidativa, ativação enzimática, funções imunológicas, atividade antioxidante, manutenção da saúde óssea e equilíbrio ácido-base.[5,73] Como todas essas funções são importantes, inclusive para o atleta, adequar os níveis de minerais torna-se fundamental no exercício.

Zinco

Precisa ser adequado para atleta ou praticante de atividade física. É cofator em mais de 300 enzimas, dentre as quais superóxido dismutase (SOD), álcool desidrogenase e fosfatase alcalina.[74]

Maynar et al.[75] demonstraram que o exercício agudo até a exaustão reduziu as concentrações séricas de selênio e zinco, além de ter aumentado a excreção urinária de zinco em atletas comparados com indivíduos sedentários. A atividade física, portanto, pode elevar a necessidade desse mineral.

O zinco participa de reações antioxidantes e do metabolismo energético, bem como de funções imunológicas.[73,76] Uma metanálise demonstrou que, mesmo atletas com boa ingestão de zinco por meio da alimentação, podem apresentar níveis séricos normalmente mais baixos, o que sugere que o exercício aumenta a necessidade desse nutriente.[76]

O profissional prescritor precisa atentar-se a possível deficiência, principalmente em atletas de endurance. Segundo revisão[74], esses atletas costumam adotar um padrão de dieta para buscar performance, ou seja, aumentam a ingestão de carboidrato e reduzem a de proteína e gordura, o que pode resultar em consumo inadequado de zinco de até 90%. Deficiência de zinco no atleta pode causar anorexia, perda de peso corporal, fadiga e risco de osteoporose.[74]

Deve-se dar atenção especial também a atletas vegetarianos. Segundo Rogerson[77], eles podem necessitar de adequação principalmente de zinco, ferro, cálcio, iodo, vitamina D, vitamina B_{12} e ômega-3, além de energia e proteína. Conforme já citado, Gleeson[15] demonstrou que deficiências de alguns micronutrientes (p. ex., zinco, ferro e vitaminas A, D, E, B_6 e B_{12}) podem causar disfunção imunológica.

O zinco atua também no metabolismo energético e no controle glicêmico. Aumenta a secreção de insulina, participa da estabilização desta, estimula a fosforilação dos receptores de insulina e ajuda a ativar as enzimas fosfoinositídeo 3-quinase (PI3 K) e Akt.[78,79]

O zinco também impacta na produção hormonal.[80] Participa da função sexual tanto de homens quanto de mulheres. Seu uso na produção de testosterona torna-o um nutriente bastante utilizado por frequentadores de academias que buscam hipertrofia. Vale ressaltar que a maior parte dos estudos que avaliou a aplicação desse mineral nos hormônios sexuais foi para conhecer sua ação na infertilidade, sem associação com a prática de exercício.[80]

Doses excessivas (acima de 40 mg/dia) precisam ser acompanhadas por um profissional habilitado, visto que, mantidas por longos períodos, podem provocar alterações no sistema imunológico do atleta e comprometer a performance, bem como outras funções vitais das quais o zinco participa.[81]

Ferro

Micronutriente essencial para as vias de produção de energia, já que é cofator para enzimas do ciclo de Krebs. Além disso, trata-se de componente funcional da hemoglobina e da mioglobina, responsáveis por transporte e estoque de oxigênio.

O ferro ainda é cofator para as sínteses de carnitina e de colágeno, bem como para o triptofano hidroxilase, convertendo-o em 5-hidroxitriptofano. Atua também no equilíbrio ácido-base e no sistema imunológico.[13,15,82] Segundo Gleeson[15], o ferro é um nutriente importante para o sistema imunológico de atletas, como o zinco e as vitaminas A, D, E, B_6 e B_{12}.

O exercício físico aumenta a necessidade de ferro para produzir energia, por isso é comum encontrar atletas com deficiência desse mineral, principalmente as do sexo feminino que praticam endurance. A deficiência pode ser secundária à desregulação entre ingestão insuficiente e aumento da necessidade, mas também estar associada a menstruação, hemólise, altitude, sangramento gastrintestinal e inflamação aguda induzida por exercício.[13,83]

Atualmente, discute-se que após a atividade física ocorre aumento na expressão da hepcidina, o que diminui a absorção de ferro.[82,84,85] Exercícios com intensidade acima de 65% do VO_2 máx. promovem elevações transitórias nos níveis de hepcidina. Outros fatores, como volume de treinamento, sexo ou tipo de exercício, não parecem influenciar a resposta de hepcidina à atividade física.[86] Uma única sessão de *endurance* (intervalada ou contínua) de intensidade moderada ou vigorosa (60 a 90% do VO_2 máx.) estimula o crescimento dos níveis de hepcidina de 0 a 6 h após o exercício, com pico em aproximadamente 3 h. A magnitude do aumento dos níveis de hepcidina depende do *status* de ferro anterior ao exercício e da inflamação.[87]

Um estudo[88] avaliou o efeito do treinamento extenuante em 155 indivíduos do sexo masculino da força de defesa do exército israelense e observou alta prevalência de anemia, deficiência de ferro e anemia por deficiência de ferro após 15 meses de treinamento. Vale reforçar que a anemia é o último estágio da deficiência de ferro. Esse processo começa com depleção dos estoques, evolui para deficiência e só depois se inicia a anemia ferropriva, diagnosticada pela redução da hemoglobina.[89] Se o profissional de saúde acompanhar com frequência os exames de metabolismo de ferro de seus atletas e praticantes de atividade física, conseguirá descobrir a depleção antes que evolua para um quadro anêmico. Clenin *et al.*[90] sugerem avaliar exames bioquímicos de atletas pelo menos duas vezes por ano para acompanhar possíveis mudanças no metabolismo desse mineral.

A redução dos estoques de ferro compromete o transporte e a utilização de oxigênio, o que causa fadiga e diminui a *performance*. Como o ferro também é essencial para o desenvolvimento cerebral e o desempenho cognitivo, sua deficiência também pode afetar a motivação, a concentração e as tomadas de decisão, pontos importantes para o profissional de saúde atentar.[91]

Embora o ferro contribua para a produção de energia e transporte de oxigênio, o que o torna um mineral importante no metabolismo aeróbico, mais estudos são necessários para avaliar se sua suplementação pode aumentar a *performance* no exercício.[82] Até o momento, as evidências sugerem que apenas atletas ou praticantes de atividade física com deficiência de ferro podem se beneficiar da suplementação. Em revisão sistemática, Rubeor *et al.*[92] observaram que as evidências são insuficientes para comprovar que a suplementação de ferro em indivíduos sem anemia aumente a *performance*. Segundo os autores, pode ser mais benéfico suplementar atletas com níveis de ferritina baixa do que normais.

Um estudo[93] avaliou, durante 6 semanas, os efeitos da suplementação de ferro (100 mg de sulfato ferroso; aproximadamente 20 mg de ferro elementar) no *status* de ferro e na *performance* de 31 atletas do sexo feminino de remo não anêmicas durante a fase de treinamento. As remadoras com estoques do mineral depletados demonstraram melhora no *status* de ferro depois da suplementação e mais eficiência energética durante o exercício de *endurance*.

Segundo Hinton[82], o principal modo de administração do mineral deve ser pela dieta, usando os suplementos somente quando necessário, já que, em doses mais altas, eles podem aumentar a formação de radicais livres e o estresse oxidativo.

Magnésio

Assim como o zinco, o magnésio é usado em mais de 300 reações metabólicas no organismo. Age na manutenção da função muscular e neural, no ritmo cardíaco, na vasodilatação, na pressão arterial, no sistema imunológico, na integridade óssea e no controle glicêmico, além de promover absorção do cálcio. É ainda importante para várias enzimas da via glicolítica (ciclo de Krebs), tornando-se importante no metabolismo aeróbico.[13,94]

O magnésio tem sido usado no esporte em virtude de suas ações no músculo, na produção de energia e no controle glicêmico. A maior parte dos estudos sobre o consumo alimentar desse mineral por atletas demonstrou ingestão insuficiente entre adolescentes e adultos, o que reforça a importância de acompanhar e evitar carências nutricionais.[13,95-97]

Setaro *et al.*[98] avaliaram o efeito da suplementação com 350 mg de magnésio por dia ou placebo durante 4 semanas em 25 atletas do sexo masculino do voleibol profissional. O mineral reduziu a produção de lactato e aumentou a *performance* dos teste de saltos. Segundo os autores, o metabolismo anaeróbico alático também melhorou, mesmo entre os jogadores sem deficiência de magnésio.

Um estudo[99] demonstrou associação direta do magnésio com parâmetros de força muscular em atletas de elite de basquete, vôlei e handebol. Segundo os autores, isso decorre do papel do magnésio no metabolismo energético, no transporte transmembrana e na participação nos processos de contração e relaxamento muscular.

Em virtude da ação do magnésio nos parâmetros musculares, um estudo realizado com 12 atletas de elite de basquete comparados com praticantes de atividade física (também de basquete, mas não atletas) buscou analisar a associação entre a suplementação do mineral no período de competições e marcadores de dano muscular. A dose utilizada foi de 400 mg/dia durante 6 meses, e os autores afirmaram que a suplementação pode prevenir danos teciduais.[100]

Outro estudo[101] com 23 atletas amadores de rúgbi, que receberam 500 mg/dia de magnésio ou placebo durante 4 semanas antes do jogo, demonstrou que o magnésio pode atuar no controle do eixo hipotálamo-hipófise-adrenal, contribuindo para um equilíbrio da produção de cortisol, além de reduzir a resposta de ativação do sistema imunológico após o exercício extenuante.

Em 124 mulheres com idade acima de 60 anos, submetidas a um programa de treinamento semanal, Veronese et al.[102] verificaram que a suplementação com 300 mg/dia de magnésio por 12 semanas melhorou a *performance* física, o que sugere que esse mineral possa prevenir ou atrasar o declínio da *performance* física causado pela idade.

Todavia, a adoção desse micronutriente na prática de exercício ainda requer mais estudos. Uma metanálise[103] demonstrou que as evidências não comprovam efeito benéfico da suplementação de magnésio na função muscular na maioria dos atletas e indivíduos fisicamente ativos com bom *status* desse nutriente. A suplementação pode beneficiar aqueles com deficiência de magnésio, principalmente idosos e etilistas. Portanto, a indicação desse nutriente deve ser feita por profissional capacitado para fazer esse acompanhamento.

Boro

Mineral cujo uso foi pouco estudado na prática de atividade física. Contudo, esse nutriente pode ser interessante para atletas e praticantes de exercício físico. Ele é usado na produção dos hormônios esteroides, como testosterona, estradiol, desidroepiandrosterona (DHEA), cortisol, entre outros, além de fornecer a hidroxila para a transformação da pregnenolona em 17-OH-pregnenolona na cascata dos hormônios produzidos a partir do colesterol.[5,104,105]

O boro também pode ser interessante para a saúde óssea, já que os estrogênios contribuem para a mineralização óssea[62,106]; como já discutido no capítulo, alguns esportes sobrecarregam ossos e articulações.

Naghii et al.[107] avaliaram o consumo de 10 mg de boro nos hormônios sexuais e nas citocinas inflamatórias de indivíduos do sexo masculino após 1 e 7 dias de uso. Depois de 1 dia, houve redução significativa dos níveis da globulina ligadora de hormônios sexuais (SHBG, do inglês *sex hormone-binding globulin)*, além de redução da proteína C reativa ultrassensível (PCR-US) e do fator de necrose tumoral alfa (TNF-alfa). Após 7 dias, apresentou aumento da testosterona livre, redução do estradiol e do TNF-alfa, o que demonstra a ação desse mineral nos hormônios e no controle da inflamação. Cabe ressaltar que o número de indivíduos utilizado na pesquisa foi pequeno.

Por outro lado, o estudo de Ferrando e Green[104] com *bodybuilders* de 20 a 27 anos demonstrou que a suplementação com 2,5 mg de boro não teve efeito na testosterona total e livre, na massa magra e na força muscular após 7 semanas de uso. Como esse mineral ainda é pouco estudado na prática de exercício, são necessários mais estudos com bons desenhos metodológicos.

Cromo

Pouco se sabe sobre seu impacto na *performance* do exercício. Todavia, se levada em consideração sua participação no metabolismo energético de carboidratos, proteínas e lipídios, seu emprego pode ser interessante. Além disso, a excreção de cromo aumenta após o exercício.[13]

Esse mineral atua no metabolismo energético, potencializando a ação da insulina dentro da célula.[108,109] Ao se ligar ao seu receptor, a insulina desencadeia uma série de fosforilações que culminarão na ativação da PI3 K e da Akt, o que possibilita translocar o transportador de glicose 4 (GLUT-4) para a membrana e também a entrada de glicose. O cromo potencializa as fosforilações do receptor de insulina, a ativação de PI3 K e Akt, além da translocação do GLUT-4. Também ajuda na ativação da fosforilação de proteína quinase ativada por AMP (AMPK), mensageira intracelular que promove o estímulo do coativador-1 alfa do receptor ativado por proliferadores de peroxissoma gama (PGC-1 alfa), e na biogênese mitocondrial, potencializando a utilização de gordura.[109] Por esse motivo, o cromo é bastante utilizado em suplementos termogênicos disponíveis no mercado. Contudo, muitos desses mecanismos foram estudados apenas em modelos animais, o que requer mais estudos para confirmar se essa ação também ocorre em seres humanos.[110]

Três metanálises[111-113] demonstraram que o cromo contribui para o controle glicêmico, reduzindo a glicemia de jejum e a hemoglobina glicada, além de agir na diminuição do perfil lipídico. Esse nutriente reduz a resistência à insulina e pode ser interessante para indivíduos que desejam reduzir a gordura corporal. O emprego de 1.000 µg na forma de picolinato de cromo reduziu a resistência à insulina e o índice de massa corporal (IMC) em voluntárias com síndrome do ovário policístico.[114]

Estudos antigos[115,116] consideravam o cromo um nutriente interessante para ganhar massa muscular, por facilitar o transporte de aminoácidos para dentro do músculo. Todavia outros não demonstraram resultados benéficos com essa suplementação. Volpe et al.[117] avaliaram o uso de 400 µg de picolinato de cromo em 44 mulheres obesas por 12 semanas. Todas as voluntárias foram inseridas também em um protocolo de treinamento semanal. A suplementação de cromo não afetou a composição corporal, o gasto energético de repouso e tampouco os parâmetros bioquímicos de controle glicêmico e o perfil lipídico.

Como existem estudos com resultados positivos e negativos, são necessários outros com bons desenhos metodológicos para avaliar o real impacto do cromo, principalmente em atletas.

Probióticos

A saúde intestinal é fundamental para um bom aproveitamento de alimentos, nutrientes e suplementos. Com base nisso, qualquer estratégia que otimize o funcionamento intestinal pode influenciar a *performance* no exercício.

Entre as possíveis estratégias, pode-se incluir os suplementos probióticos, que recebem atualmente atenção de atletas, treinadores, nutricionistas e cientistas do esporte. De modo simplificado, probióticos são cepas de bactérias que promovem benefícios ao hospedeiro, no caso, atleta ou esportista.

Centenas de cepas bacterianas são usadas como probióticos e cada uma delas tem ação específica no trato gastrintestinal ou no sistema imunológico, por exemplo.[118]

A suplementação de probióticos é altamente variável, depende da cepa e da composição da microbiota. Por isso, é importante entender a função de cada espécie em vez de generalizar.

A maior parte dos estudos que avalia o efeito da suplementação de probióticos em atletas abrange:[119] prevenir ou amenizar distúrbios gastrintestinais durante o exercício, reduzir o impacto das ITRS e melhorar a *performance* no *endurance*.

Disfunção gastrintestinal induzida pelo exercício é comum em atletas, principalmente os de *endurance*. Essa disfunção caracteriza-se por sintomas como refluxo, distensão abdominal, flatulência, cólicas, vômitos, diarreia e desejo de defecar durante o exercício. Outros sintomas incluem: gastrite, aumento da permeabilidade intestinal e endotoxemia. Todos esses efeitos podem estar relacionados com hipoperfusão e hipertermia, mas também se discute uma contribuição nutricional, mecânica e genética.[120-123] A *performance* pode ser influenciada pelos desconfortos gastrintestinais, uma vez que o indivíduo pode ser forçado a reduzir a intensidade ou mesmo interromper o exercício, mas a suplementação pode diminuir esses desconfortos. Em um estudo duplo-cego, randomizado, cruzado e placebo-controlado, Shing *et al.*[123] avaliaram o efeito da suplementação de 45 bilhões de unidades formadoras de colônia (UFC) com nove cepas de lactobacilos, bifidobactérias e estreptococos em 10 corredores do sexo masculino treinados durante 4 semanas. Cada voluntário foi submetido a um teste de corrida a 80% do limiar ventilatório até exaustão em uma câmara climática a 35°C e 40% de umidade. A suplementação com probióticos aumentou o tempo até exaustão, no calor, nesses corredores.[123]

Lamprecht *et al.*[124] avaliaram o efeito de um suplemento multicepas probióticas em marcadores de barreira intestinal, oxidação e inflamação durante o repouso e após o exercício intenso. Vinte e três indivíduos do sexo masculino treinados receberam a suplementação ou placebo por 14 semanas e realizaram um ciclo ergômetro intenso no início das 14 semanas e depois. O grupo que recebeu a suplementação com probióticos apresentou redução de zonulina nas fezes, um marcador que indica melhora da permeabilidade intestinal. Além disso, melhorou o TNF-alfa e a oxidação proteica induzida pelo exercício.[124]

Segundo Pyne *et al.*[125], atletas mais propensos a distúrbios gastrintestinais ou que os desenvolvem quando viajam para competir podem se beneficiar da suplementação com probióticos, porém sua adoção precisa iniciar muito antes das competições para que se alcance o resultado esperado.

A suplementação de probióticos em atletas para melhorar o sistema imunológico e combater as ITRS tem sido bastante estudada. Probióticos melhoram a imunidade inata por meio da regulação de imunoglobulinas, proteínas antimicrobianas, atividade de células *natural killer*, além de ajudar na apresentação de antígenos e na atividade de linfócitos T e B.[125-127] Atletas que se exercitam intensamente ou que competiram recentemente em provas de *endurance* têm risco aumentado de desenvolver sintomas de doenças respiratórias superiores (p. ex., infecções virais como resfriado ou gripe; Figura 29.2).[15]

Em uma metanálise com 3.451 indivíduos atletas e não atletas, Hao *et al.*[128] concluíram que a suplementação de probióticos diminui a incidência das ITRS. Outros estudos[129-132] com indivíduos treinados também demonstraram que a suplementação de probióticos pode diminuir a frequência, a duração e a gravidade dessas infecções. Todos esses estudos usaram formulações de probióticos diferentes, inclusive várias espécies, o que limita uma interpretação mais aprofundada sobre a ação de cepas específicas.

Quanto ao uso de probióticos para melhorar a *performance* de *endurance* em atletas, são necessárias mais pesquisas. O estudo de Shing *et al.*[123], citado anteriormente, demonstrou aumento do tempo até exaustão em corredores, porém o número de estudos que avaliam a *performance* ainda é escasso.

Coqueiro *et al.*[133] analisaram estudos que tratavam do uso de probióticos no exercício e somente seis aplicaram testes de *performance*. Além do estudo de Shing[123], apenas mais um[134], com ratos, obteve melhora do desempenho. Portanto, os autores[133] concluíram que o uso de probióticos não tem efeito ergogênico, mas como o número de estudos ainda é baixo, são necessárias mais pesquisas para melhor avaliar.

Existe ainda a possibilidade de empregar a suplementação probiótica para melhorar fadiga, distúrbios de humor, ansiedade e depressão, bastante comum em atletas. A microbiota intestinal, em virtude de suas funções de barreira e imunológica, pode ser um ponto crítico no eixo cérebro-intestino.[135] A microbiota pode estar envolvida na regulação do eixo hipotálamo-hipófise-adrenal por meio da regulação da produção de ácidos graxos de cadeia curta e neurotransmissores, como serotonina, ácido

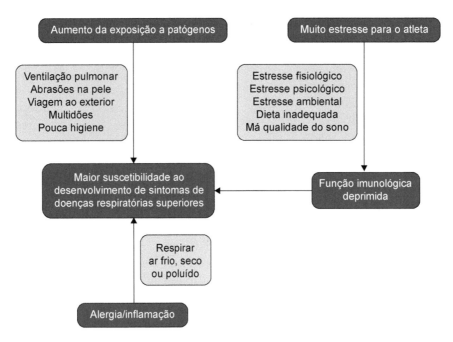

Figura 29.2 Causas do aumento das infecções do trato respiratório superior em atletas. Adaptada de Gleeson, 2016.[15]

gama-aminobutírico (GABA) e dopamina.[135] Portanto, a suplementação de probióticos em atletas pode contribuir para uma melhor saúde intestinal e, por consequência, modular quadros de estresse, ansiedade e depressão.

Outros ativos como estratégia complementar

Coenzima Q10

Também conhecida como ubiquinona, trata-se de um composto lipossolúvel, considerado vitamina ou "vitamina-*like*" por alguns, bastante envolvido no metabolismo energético aeróbico, já que faz parte da cadeia transportadora de elétrons. É um importante cofator na fosforilação oxidativa mitocondrial e necessária para a produção de adenosina trifosfato (ATP), por isso pode ser interessante sua suplementação no exercício. Tem também ação no controle glicêmico em indivíduos com diabetes tipo 2.[136,137]

A coenzima Q10 pode ser usada tanto como ubiquinona quanto na forma ubiquinol. Recentemente, Orlando *et al.*[138] demonstraram que uma única série de exercício intenso reduziu o conteúdo plasmático de coenzima Q10 em 21 atletas do sexo masculino. A suplementação com 200 mg/dia de ubiquinol durante 30 dias antes do teste minimizou a depleção induzida pelo exercício e aumentou os níveis de antioxidantes no plasma celular, porém não melhorou os índices de *performance* física ou os marcadores de dano muscular.

Sarmiento *et al.*[139] publicaram uma revisão sistemática sobre a suplementação de coenzima Q10 e a prática de exercício em indivíduos saudáveis. Observaram que a coenzima Q10 tem propriedades relacionadas com a produção de energia e a atividade antioxidante, prevenindo a peroxidação lipídica e a formação de mais radicais livres.

Em estudo[140] com 18 corredores do sexo masculino, a suplementação de 5 mg/kg/dia da coenzima Q10 durante 14 dias mostrou-se mais efetiva que a suplementação aguda, atenuando a resposta de lactato, IL-6, TNF-alfa e proteína C reativa (PCR) em corredores de meia-distância (3.000 m).

Mizuno *et al.*[141], em estudo duplo-cego, randomizado, placebo-controlado e com três cruzamentos, avaliaram o uso de 100 ou 300 mg de coenzima Q10 ou placebo em 17 corredores durante 8 dias. A dose de 300 mg obteve o melhor resultado. Os voluntários com essa dosagem apresentaram menor sensação de fadiga e melhora no teste de *performance* de bicicleta.

Em indivíduos sedentários, 8 semanas de suplementação com 100 mg/dia da coenzima Q10 aumentou a potência média no teste Wingate e reduziu o índice de fadiga; segundo os autores, ela pode ser usada como recurso ergogênico para essa população.[142] Contudo, é importante analisar cada caso isoladamente, já que estudo recente[143], também com sedentários, mostrou que 200 mg/dia da coenzima durante 4 semanas não preveniu o dano muscular e o estresse oxidativo induzido pelo exercício.

A coenzima Q10 consegue ser produzida por via endógena a partir da tirosina, porém também conta com a participação de um metabólito intermediário da conversão do acetil-Coa em colesterol. Quando o indivíduo usa estatina (um inibidor da HMG-CoA redutase) não há formação de colesterol, objetivo do medicamento; porém, não forma também a coenzima Q10, que precisa então ser suplementada. A associação de estatina com exercício pode trazer complicações para o praticante de atividade física e causar efeitos indesejados, como diminuição da *performance* atlética, dano muscular, mialgia, problemas articulares, diminuição da força e fadiga.[144]

A suplementação com 200 mg/dia da coenzima Q10 ou de placebo, durante 6 semanas, em 20 atletas acima de 50 anos usando estatina, não melhorou o limiar anaeróbico, contudo aumentou a *performance* muscular avaliada pelo tempo até o limiar anaeróbico e a força na perna. Parâmetros de função mitocondrial tenderam a melhorar no decorrer do tratamento com a coenzima Q10.[145]

As doses nos estudos variam, normalmente, de 100 a 300 mg, embora alguns tenham adotado valores mais altos. Vale reforçar que se trata de um nutriente lipossolúvel, que pode ser indicado tanto em cápsulas gelatinosas quanto em veículo oleoso ou mesmo cápsulas tradicionais. Neste último caso, é mais interessante ofertá-la em uma refeição com lipídios.

Ácido lipoico

Composto que também pode ser interessante para o atleta ou o praticante de atividade física, embora o efeito desse nutriente ainda seja pouco estudado na prática de exercício. Estudos experimentais[146,147] demonstram que o ácido lipoico tem aplicações interessantes na atividade física, mas muitos mecanismos ainda não foram testados em seres humanos.

De qualquer modo, o ácido lipoico é usado em virtude de sua propriedade de estimular as mitocôndrias, com aumento da ativação do AMPK e do PGC-1 alfa, promovendo biogênese mitocondrial.[148,149] Atua também no metabolismo energético, pois é usado como cofator em enzimas como a piruvato desidrogenase, que transforma o piruvato em acetil-CoA, ou a alfacetoglutarato desidrogenase, enzima do ciclo de Krebs. Logo, o ácido lipoico participa do metabolismo oxidativo que acontece na mitocôndria.[149-151] Tem ainda ações antioxidante, antidiabética, anti-inflamatória e quelante de metais pesados, além de ativar as vias de detoxificação.[150]

Vale acrescentar que existem dois isômeros para o ácido lipoico: o R-ácido lipoico e o S-ácido lipoico. Apenas o isômero R, encontrado naturalmente nos alimentos, é sintetizado endogenamente. Os suplementos alimentares podem conter R-ácido lipoico, biologicamente mais ativo, ou uma mistura de 50% das formas R e S cada.[149]

Em virtude de seu estímulo mitocondrial, o ácido lipoico é proposto no emagrecimento. Huerta *et al.*[152] avaliou o uso de 300 mg de ácido lipoico e 1,3 g de ácido eicosapentaenoico (EPA), associados e isolados, em mulheres obesas ou com sobrepeso durante dieta de restrição energética. Concluíram que tanto isolado quanto associado ao EPA, o ácido lipoico contribuiu para a perda

de peso. O mecanismo proposto, conforme citado anteriormente, seria uma maior ativação de AMPK e redução da lipogênese.[151]

Em 2017, uma metanálise[153] demonstrou que o ácido lipoico promoveu redução de peso e IMC pequena, porém significativa. Foram incluídos 11 estudos com duração entre 2 e 12 meses. A perda de peso média foi de 1,27 quilogramas. Embora o efeito seja significativo, qual é a relevância dessa perda para o atleta ou o paciente? Quando se trata de suplementação, é importante ter um olhar crítico para interpretar os estudos científicos publicados. Em 2018, outra metanálise[154] também demonstrou que a perda de peso é significativa, mas pequena.

Morawin *et al.*[155] avaliaram a combinação de exercício com suplementação de 1.200 mg de ácido lipoico 10 dias antes do teste de corrida em 16 indivíduos do sexo masculino saudáveis. A ingestão de ácido lipoico modulou a formação de espécies reativas de oxigênio e nitrogênio, aumentou a liberação de eritropoetina e reduziu o dano muscular após o teste. Outros estudos também demonstraram redução do estresse oxidativo induzido pelo exercício e diminuição do dano ao DNA após suplementação de ácido lipoico.[156]

No estudos, as doses de ácido lipoico variam de 300 a 1.200 mg, mas vale lembrar que se trata de um antioxidante, portanto, em doses excessivas, pode ter efeito pró-oxidativo.[35,157] O ideal talvez seja mantê-lo próximo do limite inferior da dosagem usual. Também é interessante associar antioxidantes, pois um ajuda na regeneração do outro. Isso acontece com o ácido lipoico, a coenzima Q10 e a glutationa, assim como as vitaminas C e E, como visto no capítulo.

Um estudo de McNeilly *et al.*[158] avaliou o efeito do exercício associado com a suplementação de 1.000 mg de ácido lipoico no risco de doenças cardiovasculares em indivíduos obesos e com resistência à insulina. O ácido lipoico, isolado do exercício, aumentou a aterogenicidade da lipoproteína de baixa densidade (LDL), o que indica que se deve ter cautela quanto a seu uso. Quando associado ao exercício físico, o efeito aterogênico não se manteve. Esse estudo reforça a importância da atividade física. O resultado pode também ter relação com a dose usada, que foi mais alta.

Em Nutrição, excessos ou carências dos nutrientes podem afetar o bom funcionamento metabólico do organismo. Por isso, qualquer suplementação deve ser feita somente com orientação profissional.

Referências bibliográficas

1. Brown AC. An overview of herb and dietary supplement efficacy, safety and government regulations in the United States with suggested improvements.

Part 1 of 5 series. Food Chem Toxicol. 2017;107(Pt A):449-71.

2. Deldicque L, Francaux M. Potential harmful effects of dietary supplements in sports medicine. Curr Opin Clin Nutr Metab Care. 2016;19(6):439-45.

3. Knapik JJ, Steelman RA, Hoedebecke SS *et al.* Prevalence of dietary supplement use by athletes: systematic review and meta-analysis. Sports Med. 2016;46(1):103-23.

4. Souza MLR. Fatores que influenciam a efetividade dos suplementos nutricionais. Brazilian Journal of Functional Nutrition. 2018;18(73):35-42.

5. Cozzolino SMF. Biodisponibilidade de nutrientes. 5.ed. Barueri: Manole; 2016.

6. Jardim M, Souza VM, Antunes Junior DA. Farmacologia do suplemento. 2.ed. São Paulo: Pharmabooks; 2017.

7. Oliveira Jr. IS. Princípios da farmacologia básica em ciências biológicas e da saúde. 2.ed. São Paulo: Rideel; 2012.

8. Brasil. Presidência da República. Lei nº 8.234, de 17 de setembro de 1991. Disponível em: http://www.planalto.gov.br/ccivil_03/leis/1989_1994/l8234.htm. Acesso em: 6 mai 2020.

9. Conselho Federal de Nutricionistas. Resolução CFN nº 390, de 27 de outubro de 2006. Disponível em: https://www.cfn.org.br/wp-content/uploads/resolucoes/Res_390_2006.htm. Acesso em: 6 mai 2020.

10. Conselho Federal de Nutricionistas. Recomendação CFN nº 004, de 21 de fevereiro de 2016. Disponível em: http://www2.crn4.org.br/noticia/5434/Recomendacao+do+CFN+sobre+suplementos+nutricionais. Acesso em: 6 mai 2020.

11. Agência Nacional de Vigilância Sanitária. RDC nº 2, de 07 de janeiro de 2002. Disponível em: http://portal.anvisa.gov.br/documents/33880/2568070/RDC_02_2002.pdf/02a04e07-b647-4b3d-97f4-6f7c19dd4c8c. Acesso em: 6 mai 2020.

12. Bytomski JR. Fueling for *performance*. Sports Health. 2018;10(1):47-53.

13. Lukaski HC. Vitamin and mineral status: effects on physical *performance*. Nutrition. 2004;20(7-8):632-44.

14. Thomas DT, Erdman KA, Burke LM. American College of Sports Medicine Joint Position Statement. Nutrition and Athletic *Performance*. Med Sci Sports Exerc. 2016;48(3):543-68.

15. Gleeson M. Immunological aspects of sport nutrition. Immunol Cell Biol. 2016;94(2):117-23.

16. Cohen JL, Potosnak L, Frank O *et al.* A nutritional and hematological assessment of elite ballet dancers. Phys Sportsmed. 1985;13(5):43-54.

17. Silva MG, Silva HH, Paiva T. Sleep duration, body composition, dietary profile and eating behaviours among children and adolescents: a comparison between Portuguese acrobatic gymnasts. Eur J Pediatr. 2018;177(6):815-25.

18. Nikic M, Pedišic Ž, Šatalic Z *et al.* Adequacy of nutrient intakes in elite junior basketball players. Int J Sport Nutr Exerc Metab. 2014;24(5):516-23.

19. Teixeira VH, Goncalves L, Meneses T *et al.* Nutritional intake of elite football referees. J Sports Sci. 2014;32(13):1279-85.

20. Grams L, Garrido G, Villacieros J *et al.* Marginal micronutrient intake in high-*performance* male wheelchair basketball players: a dietary evaluation and the effects of nutritional advice. PLoS One. 2016;11(7):e0157931.

21. Izzicupo P, Ghinassi B1, D'Amico MA *et al.* Vitamin A decreases after a maximal incremental stress test in non-professional male runners with low aerobic *performance*. J Biol Regul Homeost Agents. 2016;30(4):1223-8.

22. Schroder H, Navarro E, Tramullas A *et al.* Nutrition antioxidant status and oxidative stress in professional basketball players: effects of a three compound antioxidative supplement. Int J Sports Med. 2000;21(2):146-50.

23. Tack C, Shorthouse F, Kass L. The physiological mechanisms of effect of vitamins and amino acids on tendon and muscle healing: a systematic review. Int J Sport Nutr Exerc Metab. 2018;28(3):294-311.

24. Petiz LL, Girardi CS, Bortolin RC *et al.* Vitamin A oral supplementation induces oxidative stress and suppresses IL-10 and HSP70 in skeletal muscle of trained rats. Nutrients. 2017;9(4).

25. Patlar S, Baltaci AK, Mogulkoc R. Effect of vitamin A administration on free radicals and lactate levels in individuals exercised to exhaustion. Pak J Pharm Sci. 2016;29(5):1531-4.

26. Nikolaidis MG, Kerksick CM, Lamprecht M. Does vitamin C and E supplementation impair the favorable adaptations of regular exercise? Oxid Med Cell Longev. 2012;2012:707941.

27. Hütler M1, Woweries S, Leithäuser R *et al.* Exercise-induced changes in blood levels of alpha-tocopherol. Eur J Appl Physiol. 2001;5(1-2):151-6.

28. Santos SA1, Silva ET1, Caris AV *et al.* Vitamin E supplementation inhibits muscle damage and inflamma-

tion after moderate exercise in hypoxia. J Hum Nutr Diet. 2016;29(4):516-22.

29. Chung E, Mo H, Wang S et al. Potential roles of vitamin E in age-related changes in skeletal muscle health. Nutr Res. 2018;49:23-36.

30. Gaeini AA1, Rahnama N, Hamedinia MR. Effects of vitamin E supplementation on oxidative stress at rest and after exercise to exhaustion in athletic students. J Sports Med Phys Fitness. 2006;46(3):458-61.

31. Nalbant O, Toktaş N, Toraman NF et al. Vitamin E and aerobic exercise: effects on physical *performance* in older adults. Aging Clin Exp Res. 2009; 21(2):111-21.

32. Stepanyan V, Crowe M, Haleagrahara N. Effects of vitamin E supplementation on exercise-induced oxidative stress: a meta-analysis. Appl Physiol Nutr Metab. 2014;39(9):1029-37.

33. Morrison D, Hughes J, Della Gatta PA et al. Vitamin C and E supplementation prevents some of the cellular adaptations to endurance-training in humans. Free Radic Biol Med. 2015;89:852-62.

34. McAnulty SR, McAnulty LS, Nieman DC et al. Effect of alpha-tocopherol supplementation on plasma homocysteine and oxidative stress in highly trained athletes before and after exhaustive exercise. J Nutr Biochem. 2005;16(9):530-7.

35. Vidal K, Robinson N, Ives SJ. Exercise *performance* and physiological responses: the potential role of redox imbalance. Physiol Rep. 2017;5(7).

36. Rawson ES, Miles MP, Larson-Meyer DE. Dietary supplements for health, adaptation, and recovery in athletes. Int J Sport Nutr Exerc Metab. 2018;28(2): 188-99.

37. Dhesi JK. Vitamin D supplementation improves neuromuscular function in older people who fall. Age Ageing. 2004;33:589-95.

38. Willems HME, van den Heuvel EGHM, Schoemaker RJW et al. Diet and exercise: a match made in bone. Curr Osteoporos Rep. 2017;15(6):555-63.

39. Owens DJ, Allison R, Close GL. Vitamin D and the athlete: current perspectives and new challenges. Sports Med. 2018;48(Suppl 1):3-16.

40. Nikander R, Sievänen H, Heinonen A et al. Femoral neck structure in adult female athletes subjected to different loading modalities. J Bone Miner Res. 2005;20:520-8.

41. Nikander R, Sievänen H, Uusi-Rasi K et al. Loading modalities and bone structures at nonweight-bearing upper extremity and weight-bearing lower extremity: a pQCT study of adult female athletes. Bone. 2006; 39:886-94.

42. Weidauer L, Minett M, Negus C et al. Odd-impact loading results in increased cortical area and moments of inertia in collegiate athletes. Eur J Appl Physiol. 2014;114:429-38.

43. Sun X, Cao ZB, Tanisawa K et al. Effects of chronic endurance exercise training on serum 25(OH)D concentrations in elderly Japanese men. Endocrine. 2018;59(2):330-7.

44. Orysiak J, Mazur-Rozycka J, Fitzgerald J et al. Vitamin D status and its relation to exercise *performance* and iron status in young ice hockey players. PLoS One. 2018;13(4):e0195284.

45. He CS, Aw Yong XH2, Walsh NP et al. Is there an optimal vitamin D status for immunity in athletes and military personnel? Exerc Immunol Rev. 2016a; 22:42-64.

46. Bikle DD. Vitamin D and immune function: understanding common pathways. Curr Osteoporos Rep. 2009;7:58-63.

47. Liu PT, Stenger S, Li H et al. Toll-like receptor triggering of a vitamin D-mediated human antimicrobial response. Science. 2006;311:1770-3.

48. Dubnov-Raz G, Rinat B, Hemilä H et al. Vitamin D supplementation and upper respiratory tract infections in adolescent swimmers: a randomized controlled trial. Pediatr Exerc Sci. 2015;27(1):113-9.

49. He CS, Fraser WD, Tang J et al. The effect of 14 weeks of vitamin D3 supplementation on antimicrobial peptides and proteins in athletes. J Sports Sci. 2016b;34:67-74.

50. Tomlinson PB, Joseph C, Angioi M. Effects of vitamin D supplementation on upper and lower body muscle strength levels in healthy individuals. A systematic review with meta-analysis. J Sci Med Sport. 2015;18(5):575-80.

51. Grimaldi AS, Parker BA, Capizzi JA et al. 25(OH) vitamin D is associated with greater muscle strength in healthy men and women. Med Sci Sports Exerc. 2013;45(1):157-62.

52. Chiang CM, Ismaeel A, Griffis RB et al. Effects of vitamin d supplementation on muscle strength in athletes: a systematic review. J Strength Cond Res. 2017;31(2):566-74.

53. Logan VF, Gray AR, Peddie MC et al. Long-term vitamin D3 supplementation is more effective than vitamin D2 in maintaining serum 25-hydroxyvitamin D status over the winter months. Br J Nutr. 2013; 109(6):1082-8.

54. Maughan RJ, Burke LM, Dvorak J et al. IOC consensus statement: dietary supplements and the

high-*performance* athlete. Br J Sports Med. 2018; 52(7):439-55.

55. Blue MN, Trexler ET, Hirsch KR. A profile of body composition, omega-3 and vitamin D in National Football League players. J Sports Med Phys Fitness. 2019;59(1):87-93.

56. Aoki K, Sakuma M, Endo N. The impact of exercise and vitamin D supplementation on physical function in community-dwelling elderly individuals: a randomized trial. J Orthop Sci. 2018;23(4):682-687.

57. Mortensen C, Mølgaard C, Hauger H et al. Winter vitamin D_3 supplementation does not increase muscle strength, but modulates the IGF-axis in young children. Eur J Nutr. 2019;58(3):1183-92.

58. Jastrzębska M, Kaczmarczyk M, Michalczyk M et al. Can supplementation of vitamin d improve aerobic capacity in well trained youth soccer players? J Hum Kinet. 2018;61:63-72.

59. Scaramella J, Kirihennedige N, Broad E. Key nutritional strategies to optimize *performance* in para athletes. Phys Med Rehabil Clin N Am. 2018;29(2): 283-98.

60. Craciun AM, Wolf J, Knapen MH et al. Improved bone metabolism in female elite athletes after vitamin K supplementation. Int J Sports Med. 1998; 19(7):479-84.

61. Braam LA, Knapen MH, Geusens P et al. Factors affecting bone loss in female endurance athletes: a two-year follow-up study. Am J Sports Med. 2003; 31(6):889-95.

62. Price CT, Langford JR, Liporace FA. Essential nutrients for bone health and a review of their availability in the average north american diet. Open Orthop J. 2012;6:143-9.

63. Ishimi Y. Osteoporosis and Lifestyle. J Nutr Sci Vitaminol. 2015;61 Suppl:S139-41.

64. Palermo A, Tuccinardi D, D'Onofrio L et al. Vitamin K and osteoporosis: .yth or reality? Metabolism. 2017;70:57-71.

65. Woolf K, Manore MM. B-vitamins and exercise: does exercise alter requirements? Int J Sport Nutr Exerc Metab. 2006;16(5):453-84.

66. Rokitzki L, Sagredos AN, Reuss M. et al. Acute changes in vitamin B-6 status in endurance athletes before and after a marathon. Int J Sport Nutr. 1994; 4:154-65.

67. Neubauer O, Yfanti C. Antioxidants in athlete's basic nutrition: considerations towards a guideline for the intake of vitamin C and vitamin E. In: Lamprecht M. Antioxidants in sport nutrition. Boca Raton (FL): CRC Press/Taylor & Francis; 2015.

68. Nakhostin-Roohi B, Babaei P, Rahmani-Nia F et al. Effect of vitamin C supplementation on lipid peroxidation, muscle damage and inflammation after 30-min exercise at 75% VO_2 max. J Sports Med Phys Fitness. 2008;48:217-24.

69. Bland JS. The pro-oxidant and antioxidant effects of vitamin C. Altern Med Rev. 1998;3(3):170.

70. Taghiyar M, Darvishi L, Askari G et al. The effect of vitamin C and e supplementation on muscle damage and oxidative stress in female athletes: a clinical trial. Int J Prev Med. 2013;4(Suppl 1):S16-23.

71. Taghiyar M, Ghiasvand R, Askari G et al. The effect of vitamins C and E supplementation on muscle damage, *performance*, and body composition in athlete women: a clinical trial. Int J Prev Med. 2013; 4(Suppl 1):S24-30.

72. Draeger CL, Naves A, Marques N. et al. Controversies of antioxidant vitamins supplementation in exercise: ergogenic or ergolytic effects in humans? J Int Soc Sports Nutr. 2014;11(1):4.

73. Volpe SL. Minerals as ergogenic aids. Curr Sports Med Rep. 2008;7(4):224-9.

74. Micheletti A, Rossi R, Rufini S. Zinc status in athletes: relation to diet and exercise. Sports Med. 2001;31(8):577-82.

75. Maynar M, Munoz D, Alves J et al. Influence of an acute exercise until exhaustion on serum and urinary concentrations of molybdenum, selenium, and zinc in athletes. Biol Trace Elem Res. 2018;186(2): 361-369.

76. Chu A, Holdaway C, Varma T et al. Lower serum zinc concentration despite higher dietary zinc intake in athletes: a systematic review and meta-analysis. Sports Med. 2018;48(2):327-36.

77. Rogerson D. Vegan diets: practical advice for athletes and exercisers. J Int Soc Sports Nutr. 2017;14:36.

78. Capdor J, Foster M, Petocz P et al. Zinc and glycemic control: a meta-analysis of randomised placebo controlled supplementation trials in humans. J Trace Elem Med Biol. 2013;27(2):137-42.

79. Cruz KJ, Morais JB, De Oliveira AR et al. The effect of zinc supplementation on insulin resistance in obese subjects: a systematic review. Biol Trace Elem Res. 2017;176(2):239-43.

80. Kothari RP, Chaudhari AR. Zinc levels in seminal fluid in infertile males and its relation with serum free testosterone. J Clin Diagn Res. 2016;10(5):CC05-8.

81. Peres PM, Koury JC. Zinco, imunidade, nutrição e exercício. Rev Ceres. 2006;1:9-18.

82. Hinton PS. Iron and the endurance athlete. Appl Physiol Nutr Metab. 2014;39(9):1012-8.

83. Alaunyte I, Stojceska V, Plunkett A. Iron and the female athlete: a review of dietary treatment methods for improving iron status and exercise *performance*. J Int Soc Sports Nutr. 2015;12:38.

84. Peeling P. Exercise as a mediator of hepcidin activity in athletes. Eur J Appl Physiol. 2010;110(5):877-83.

85. Latunde-Dada GO. Iron metabolism in athletes – achieving a gold standard. Eur J Haematol. 2013; 90(1):10-5.

86. Dominguez R, Garnacho-Castano MV, Maté-Munoz JL. Effect of hepcidin on iron metabolism in athletes. Nutr Hosp. 2014;30(6):1218-31.

87. Dominguez R, Sanchez-Oliver AJ, Mata-Ordonez F *et al*. Effects of an acute exercise bout on serum hepcidin levels. Nutrients. 2018;10(2).

88. Epstein D, Borohovitz A, Merdler I *et al*. Prevalence of iron deficiency and iron deficiency anemia in strenuously training male army recruits. Acta Haematol. 2018;139(3):141-7.

89. Cançado RD, Chiattone CS. Anemia ferropênica no adulto – causas, diagnóstico e tratamento. Rev Bras Hematol Hemoter. 2010;32(3):240-6.

90. Clenin G, Cordes M, Huber A. *et al*. Iron deficiency in sports – definition, influence on *performance* and therapy. Swiss Med Wkly. 2015;145:w14196.

91. Pedlar CR, Brugnara C, Bruinvels G. Iron balance and iron supplementation for the female athlete: a practical approach. Eur J Sport Sci. 2018;18(2):295-305.

92. Rubeor A, Goojha C, Manning J *et al*. Does iron supplementation improve *performance* in iron-deficient nonanemic athletes? Sports Health. 2018;10(5): 400-5.

93. Dellavalle DM, Haas JD. Iron supplementation improves energetic efficiency in iron-depleted female rowers. Med Sci Sports Exerc. 2014;46(6):1204-15.

94. Volpe SL. Magnesium and the Athlete. Curr Sports Med Rep. 2015;14(4):279-83.

95. De Sousa EF, Da Costa THM, Nogueira JAD *et al*. Assessment of nutrient and water intake among adolescents from sports federations in the Federal District, Brazil. British Journal of Nutrition. 2008; 99(6):1275-83.

96. Wierniuk A, Wlodarek D. Estimation of energy and nutritional intake of young men practicing aerobic sports. Rocz Panstw Zakl Hig. 2013;64(2):143-8.

97. Zalcman I, Guarita HV, Juzwiak CR *et al*. Nutritional status of adventure racers. Nutrition. 2007;23(5): 404-11.

98. Setaro L, Santos-Silva PR, Nakano EY *et al*. Magnesium status and the physical *performance* of volley-ball players: effects of magnesium supplementation. J Sports Sci. 2014;32(5):438-45.

99. Santos DA, Matias CN, Monteiro CP *et al*. Magnesium intake is associated with strength *performance* in elite basketball, handball and volleyball players. Magnes Res. 2011;24(4):215-9.

100. Cordova Martinez A, Fernandez-Lazaro D, Mielgo-Ayuso J *et al*. Effect of magnesium supplementation on muscular damage markers in basketball players during a full season. Magnes Res. 2017; 30(2):61-70.

101. Dmitrasinovic G, Pesic V, Stanic D *et al*. ACTH, Cortisol and IL-6 Levels in Athletes following Magnesium Supplementation. J Med Biochem. 2016; 35(4):375-84.

102. Veronese N, Berton L, Carraro S *et al*. Effect of oral magnesium supplementation on physical *performance* in healthy elderly women involved in a weekly exercise program: a randomized controlled trial. Am J Clin Nutr. 2014;100(3):974-81.

103. Wang R, Chen C, Liu W *et al*. The effect of magnesium supplementation on muscle fitness: a meta-analysis and systematic review. Magnes Res. 2017; 30(4):120-32.

104. Ferrando AA, Green NR. The effect of boron supplementation on lean body mass, plasma testosterone levels, and strength in male bodybuilders. Int J Sport Nutr. 1993;3(2):140-9.

105. Naghii MR. The significance of dietary boron, with particular reference to athletes. Nutr Health. 1999; 13(1):31-7.

106. Jugdaohsingh R, Pedro LD, Watson A. Silicon and boron differ in their localization and loading in bone. Bone Rep. 2014;1:9-15.

107. Naghii MR, Mofid M, Asgari AR *et al*. Comparative effects of daily and weekly boron supplementation on plasma steroid hormones and proinflammatory cytokines. J Trace Elem Med Biol. 2011;25(1):54-8.

108. Lewicki S, Zdanowski R, Krzyzowska M. The role of chromium III in the organism and its possible use in diabetes and obesity treatment. Ann Agric Environ Med. 2014;21(2):331-5.

109. Hua Y, Clark S, Ren J *et al*. Molecular mechanisms of chromium in alleviating insulin resistance. J Nutr Biochem. 2012;23(4):313-9.

110. Vincent JB. New evidence against chromium as an essential trace element. J Nutr. 2017;147(12):2212-9.

111. Suksomboon N, Poolsup N, Yuwanakorn A. Systematic review and meta-analysis of the efficacy and safety of chromium supplementation in diabetes. J Clin Pharm Ther. 2014;39:292-306.

112. Yin RV, Phung OJ. Effect of chromium supplementation on glycated hemoglobin and fasting plasma glucose in patients with diabetes mellitus. Nutr J. 2015;14:14.

113. San Mauro-Martin I, Ruiz-Leon AM, Camina-Martin MA *et al.* Chromium supplementation in patients with type 2 diabetes and high risk of type 2 diabetes: a meta-analysis of randomized controlled trials. Nutr Hosp. 2016;33(1):27.

114. Ashoush S, Abou-Gamrah A, Bayoumy H *et al.* Chromium picolinate reduces insulin resistance in polycystic ovary syndrome: randomized controlled trial. J Obstet Gynaecol Res. 2016;42(3):279-85.

115. Clarkson PM. Nutritional ergogenic aids: chromium, exercise, and muscle mass. Int J Sport Nutr. 1991;1(3):289-93.

116. Kobla HV, Volpe SL. Chromium, exercise, and body composition. Crit Rev Food Sci Nutr. 2000;40(4): 291-308.

117. Volpe SL, Huang HW, Larpadisorn K *et al.* Effect of chromium supplementation and exercise on body composition, resting metabolic rate and selected biochemical parameters in moderately obese women following an exercise program. J Am Coll Nutr. 2001;20(4):293-306.

118. West NP, Pyne DB, Peake JM *et al.* Probiotics, immunity and exercise: a review. Exercise Immunology Review. 2009;15:125-44.

119. Rawson ES, Miles MP, Larson-Meyer DE. Dietary supplements for health, adaptation, and recovery in athletes. Int J Sport Nutr Exerc Metab. 2018;28(2): 188-99.

120. Jeukendrup AE, Vet-Joop K, Sturk A *et al.* Relationship between gastrointestinal complaints and endotoxaemia, cytokine release and the acute-phase reaction during and after a long-distance triathlon in highly trained men. Clin Sci. 2000;98(1):47-55.

121. van Wijck K, Lenaerts K, van Loon LJ *et al.* Exercise-induced splanchnic hypoperfusion results in gut dysfunction in healthy men. PLoS One. 2011; 6(7):e22366.

122. Oliveira EP, Burini RC, Jeukendrup A. Gastrointestinal complaints during exercise: prevalence, etiology, and nutritional recommendations. Sports Medicine. 2014;44(Suppl 1):S79-85.

123. Shing CM, Peake JM, Lim CL *et al.* Effects of probiotics supplementation on gastrointestinal permeability, inflammation and exercise *performance* in the heat. Eur J Appl Physiol. 2014;114(1):93-103.

124. Lamprecht M, Bogner S, Schippinger G *et al.* Probiotic supplementation affects markers of intestinal barrier, oxidation, and inflammation in trained men; a randomized, double-blinded, placebo-controlled trial. J Int Soc Sports Nutr. 2012;9(1):45.

125. Pyne DB, West NP, Cox AJ *et al.* Probiotics supplementation for athletes – clinical and physiological effects. Eur J Sport Sci. 2015;15(1):63-72.

126. Bermon S, Petriz B, Kajeniene A *et al.* The microbiota: an exercise immunology perspective. Exercise Immunology Review. 2015;21:70-9.

127. Colbey C, Cox AJ, Pyne DB *et al.* Upper respiratory symptoms, gut health and mucosal immunity in athletes. Sports Med. 2018;48(Suppl 1):65-77.

128. Hao Q, Lu Z, Dong BR *et al.* Probiotics for preventing acute upper respiratory tract infections. Cochrane Database Syst Rev. 2011;(9):CD006895.

129. Cox AJ, Pyne DB, Saunders PU *et al.* Oral administration of the probiotic Lactobacillus fermentum VRI-003 and mucosal immunity in endurance athletes. Br J Sports Med. 2010;44(4):222-6.

130. West NP, Pyne DB, Cripps AW *et al.* Lactobacillus fermentum (PCC®) supplementation and gastrointestinal and respiratory-tract illness symptoms: a randomised control trial in athletes. Nutr J. 2011; 10:30.

131. Haywood B, Black K, Baker D *et al.* Probiotic supplementation reduces the duration and incidence of infections but not severity in elite rugby union players. Journal of Science and Medicine in Sport. 2014; 17:356-60.

132. West N, Horn P, Pyne D *et al.* Probiotic supplementation for respiratory and gastrointestinal illness symptoms in healthy physically active individuals. Clinical Nutrition. 2014;33:581-7.

133. Coqueiro AY, De Oliveira Garcia AB, Rogero MM *et al.* Probiotic supplementation in sports and physical exercise: does it present any ergogenic effect? Nutr Health. 2017;23(4):239-49.

134. Chen YM, Wei L, Chiu YS *et al.* Lactobacillus plantarum TWK10 supplementation improves exercise *performance* and increases muscle mass in mice. Nutrients. 2016;8(205):1-15.

135. Clark A, Mach N. Exercise-induced stress behavior, gut-microbiota-brain axis and diet: a systematic review for athletes. J Int Soc Sports Nutr. 2016;13:43.

136. Zahedi H, Eghtesadi S, Seifirad S *et al.* Effects of CoQ10 supplementation on lipid profiles and glycemic control in patients with type 2 diabetes: a randomized, double blind, placebo-controlled trial. J Diabetes Metab Disord. 2014;13:81.

137. Belviranli M, Okudan N. Well-known antioxidants and newcomers in sport nutrition: coenzyme q10,

quercetin, resveratrol, pterostilbene, pycnogenol and astaxanthin. In: Lamprecht M. Antioxidants in Sport Nutrition. Boca Raton (FL): CRC Press/Taylor & Francis; 2015.

138. Orlando P, Silvestri S, Galeazzi R et al. Effect of ubiquinol supplementation on biochemical and oxidative stress indexes after intense exercise in young athletes. Redox Rep. 2018;23(1):136-45.

139. Sarmiento A, Diaz-Castro J, Pulido-Moran M et al. Coenzyme Q10 supplementation and exercise in healthy humans: a systematic review. Curr Drug Metab. 2016;17(4):345-58.

140. Armanfar M, Jafari A, Dehghan GR et al. Effect of coenzyme Q10 supplementation on exercise-induced response of inflammatory indicators and blood lactate in male runners. Med J Islam Repub Iran. 2015;29:202.

141. Mizuno K, Tanaka M, Nozaki S et al. Antifatigue effects of coenzyme Q10 during physical fatigue. Nutrition. 2008;24(4):293-9.

142. Gokbel H, Gul I, Belviranl M et al. The effects of coenzyme Q10 supplementation on *performance* during repeated bouts of supramaximal exercise in sedentary men. J Strength Cond Res. 2010;24(1):97-102.

143. Okudan N, Belviranli M, Torlak S. Coenzyme Q10 does not prevent exercise-induced muscle damage and oxidative stress in sedentary men. J Sports Med Phys Fitness. 2018;58(6):889-94.

144. Deichmann RE, Lavie CJ, Asher T et al. The interaction between statins and exercise: mechanisms and strategies to counter the musculoskeletal side effects of this combination therapy. Ochsner J. 2015;15(4): 429-37.

145. Deichmann RE, Lavie CJ, Dornelles AC. Impact of coenzyme Q-10 on parameters of cardiorespiratory fitness and muscle *performance* in older athletes taking statins. Phys Sportsmed. 2012;40(4):88-95.

146. Wang Y, Li X, Guo Y et al. Alpha-Lipoic acid increases energy expenditure by enhancing adenosine monophosphate-activated protein kinase-peroxisome proliferator-activated receptor-gamma coactivator-1alpha signaling in the skeletal muscle of aged mice. Metabolism. 2010;59(7):967-76.

147. Kim HJ, Song W, Kim JS et al. Synergic effect of exercise and lipoic acid on protection against kainic acid induced seizure activity and oxidative stress in mice. Neurochem Res. 2014;39(8):1579-84.

148. Kadlec AO, Barnes C, Durand MJ et al. Microvascular adaptations to exercise: protective effect of PGC-1 alpha. Am J Hypertens. 2018;31(2):240-6.

149. Solmonson A, DeBerardinis RJ. Lipoic acid metabolism and mitochondrial redox regulation. J Biol Chem. 2018;293(20):7522-30.

150. Shay KP, Moreau RF, Smith EJ. Alpha-lipoic acid as a dietary supplement: molecular mechanisms and therapeutic potential. Biochim Biophys Acta. 2009; 1790(10):1149-60.

151. Fernandez-Galilea M, Perez-Matute P, Prieto-Hontoria PL et al. α-lipoic acid reduces fatty acid esterification and lipogenesis in adipocytes from overweight/obese subjects. Obesity. 2014;22(10):2210-5.

152. Huerta AE, Navas-Carretero S, Prieto-Hontoria PL et al. Effects of α-lipoic acid and eicosapentaenoic acid in overweight and obese women during weight loss. Obesity. 2015;23(2):313-21.

153. Kucukgoncu S, Zhou E, Lucas KB et al. Alpha-lipoic acid (ALA) as a supplementation for weight loss: results from a meta-analysis of randomized controlled trials. Obes Rev. 2017;18(5):594-601.

154. Namazi N, Larijani B, Azadbakht L. Alpha-lipoic acid supplement in obesity treatment: a systematic review and meta-analysis of clinical trials. Clin Nutr. 2018;37(2):419-28.

155. Morawin B, Turowski D, Maczk M. et al. The combination of α-lipoic acid intake with eccentric exercise modulates erythropoietin release. Biol Sport. 2014;31(3):179-85.

156. Fogarty MC, Devito G, Hughes CM et al. Effects of α-lipoic acid on mtDNA damage after isolated muscle contractions. Med Sci Sports Exerc. 2013;45(8): 1469-77.

157. Mankowski RT, Anton SD, Buford TW et al. Dietary antioxidants as modifiers of physiologic adaptations to exercise. Med Sci Sports Exerc. 2015;47(9): 1857-68.

158. McNeilly AM, Davison GW, Murphy MH et al. Effect of α-lipoic acid and exercise training on cardiovascular disease risk in obesity with impaired glucose tolerance. Lipids Health Dis. 2011;10:217.

Parte 8

Nutrição Esportiva Funcional na Saúde e na Doença do Praticante de Atividade Física

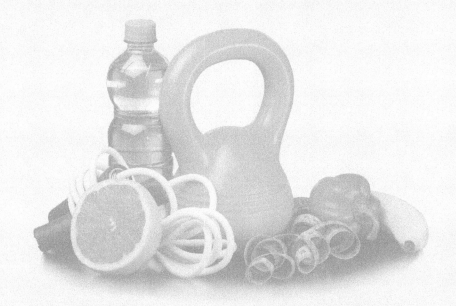

30 Fitoterápicos, 529
31 Síndrome Metabólica, 549
32 Câncer | Exercício Físco e Nutrição, 567
33 Distúrbios Alimentares | Anorexia, Bulimia e Obesidade, 576
34 Desequilíbrios Osteoarticulares e Lesão, 589
35 Resistência Anabólica, 608

capítulo 30

Fitoterápicos

Natalia Marques e Mariana Corrêa de Almeida

Introdução

O emprego de plantas medicinais na prática esportiva não é recente. Há 4.000 anos, os chineses usavam *machuang* (efedrina) com o objetivo de elevar a capacidade de trabalho. Nos Jogos Olímpicos da Antiguidade, os testículos de cachorro e de touro eram adotados por atletas com a intenção de aumentar a força e a coragem. Existem também dados de 800 a.C. sobre o uso de chás de diversas ervas, óleos e cogumelos para melhorar o desempenho esportivo. No século XVI, fármacos com cafeína começaram a ser utilizados na Europa. Já no século XIX, surgiu o "Vin Mariani", à base de folhas de cocaína, aplicado com a intenção de obter resposta ergogênica.

Por recurso ergogênico entende-se qualquer procedimento que prepare um indivíduo para o exercício, melhorando sua eficiência, *performance*, adaptações e/ou recuperação. Esse recurso pode ser alcançado por meio de ações mecânicas, farmacológicas, psicológicas ou nutricionais.[1] Referente ao uso de fitoterápicos para esse fim, mesmo muito procurados por esportistas[2,3], poucos estudos com metodologia adequada para caracterizar um protocolo foram conduzidos em atletas. Todavia, o emprego de plantas medicinais pode beneficiar desde o praticante de atividade física até o atleta. Vale ressaltar que a prescrição de fitoterapia deve ser sempre complementar, não substituta, à conduta alimentar e ao treinamento do indivíduo.

Na sequência, será abordado o emprego de fitoterápicos visando a ação anabólica muscular, o efeito adaptógeno no *endurance* e o aumento da resposta imunológica e do tempo de recuperação muscular. Os fitoterápicos também podem atuar em outras funções, como sono, redução de gordura corporal, estresse, ansiedade, processo inflamatório e saúde do trato gastrintestinal.[4,5]

Adaptógenos

São plantas que adaptam o organismo ao estresse. A literatura considera que alguns fitoterápicos aumentam a resistência "não específica do organismo", ou seja, a resistência a influências advindas de diversos fatores físicos, químicos e bioquímicos. Os adaptógenos são conhecidos como tônicos que melhoram o desempenho físico em atletas e praticantes de atividade física, além de aumentar de modo significativo a capacidade mental e de trabalho em indivíduos saudáveis.[6]

Panax ginseng

Da família Araliaceae, é muito utilizada nos países asiáticos, sobretudo na China e na Coreia. Além do *Panax ginseng* (ginseng coreano; Figura 30.1), várias espécies são conhecidas como ginseng, como *Panax quinquefolius* (ginseng canadense ou americano), *Eleutherococcus senticosus* (ginseng siberiano) – melhor discutido a seguir – e *Panax japonica* (ginseng japonês).[7-9]

Em geral, as espécies de ginseng contêm importantes compostos nutritivos (p. ex., vitaminas A, B, C e E), minerais (p. ex., ferro, magnésio, potássio e fósforo), fibras e proteínas, além dos fitoquímicos saponinas e ginsenosídeos (este último fitoquímico considerado de maior importância para os efeitos biológicos da planta).[7]

O ginseng é um dos fitoterápicos mais populares e provavelmente o mais estudado para melhorar a *performance* física.[10] Os ginsenosídeos têm mostrado capacidade de reduzir o estresse mental, potencializar a função imunológica e estabilizar a pressão sanguínea.[7,11] Em animais, também aceleraram o *clearence* de lactato sanguíneo após exercício de natação, o que demostra aumentar o consumo de oxigênio e acelerar o metabolismo do lactato, melhorando a capacidade de *endurance*.[12]

Além disso, o *Panax ginseng* apresenta importante atividade antioxidante e tem mostrado ser um potente inibidor de radicais hidroxila e da peroxidação lipídica, além de facilitar a atividade mitocondrial durante o exercício.[7,13] Demonstraram-se efeitos positivos do ginsenosídeo-Rb1 no estresse oxidativo de ratos induzido por natação[12] e do ginsenosídeo-Rb3 em estimular o coativador-1 alfa do receptor ativado por proliferadores de peroxissoma gama (PGC-1 alfa), um fator de transcrição que aumenta a expressão de genes envolvidos na biogênese mitocondrial, e do NRf2, um fator de transcrição associado ao aumento dos níveis de enzimas envolvidas na fase dois da destoxificação, também em ratos que passaram por exercícios aeróbicos.[14] Por meio desses resultados, pode-se concluir que o *Panax ginseng* é capaz de melhorar as adaptações cardíacas ao exercício.

Os efeitos antifadiga do ginseng também são popularmente conhecidos e demonstrados constantemente em estudos com animais. Decorrem provavelmente da ação antioxidante da planta.[15-17] Kim *et al.* observaram que 1 ou 2 g de extrato etanólico de *Panax ginseng* durante 4 semanas melhorou os escores de fadiga mental (escala numérica autoavaliada) de pacientes com fadiga crônica idiopática.[17]

Por outro lado, o impacto do seu efeito antifadiga na *performance* física é controverso. Uma metanálise desenvolvida por Bach *et al.* demonstrou que não há evidências suficientes de que o ginseng (*P. ginseng* e *P. quinquefolius*) reduza a fadiga e melhore a *performance* física de seres humanos com base na pequena quantidade de estudos controlados e randomizados publicados que mostraram efetividade para essa hipótese.[18]

A dose e o tempo de uso também impactam na resposta a esse fitoterápico. Doses menores que 1 g por dia e uso inferior a 6 semanas não mostraram efeito positivo na *performance* física, tampouco redução da fadiga.[18] Além disso, seu efeito é mais válido em praticantes de atividade física de 40 anos ou mais do que em atletas jovens. Pessoas bem treinadas e atletas de alto rendimento têm benefícios menos expressivos, a não ser quando em fase de estresse físico.[1,9]

Eleutherococcus senticosus

Conhecido como ginseng siberiano, ciwujia ou eleuthero (Figura 30.2), pertence à família das Araliaceae e é nativo das florestas do sudeste da Rússia, nordeste da China, do Japão e da Coreia.[19] Seu princípio ativo mais importante é um grupo complexo de fitoquímicos denominado eleutherosideos, derivado das raízes e dos rizomas[20,21], mas alguns estudos também investigam a casca do caule.[22]

Trata-se de uma planta considerada adaptogênica, muito utilizada para tratar mudanças fisiológicas induzidas pelo estresse, além de várias condições alérgicas, inflamações e câncer.[22-27] Na medicina chinesa, há muito é

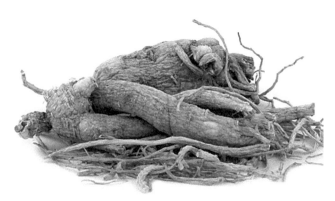

Figura 30.1 *Panax ginseng.*

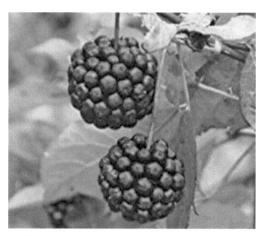

Figura 30.2 *Eleutherococcus senticosus* (ginseng siberiano).

usada para obter longevidade, estimular o apetite e melhorar a memória.[28]

Além desses benefícios, também têm sido estudados seus efeitos adaptogênicos para o exercício físico. Segundo alguns autores, *Eleutherococcus senticosus* melhora o exercício de *endurance*, a captação do oxigênio e a *performance* em geral de atletas.[21,29-31]

Em um estudo com oito homens treinados recreacionalmente no ciclismo, administraram-se 800 mg por dia de um extrato composto de raízes e rizomas de *Eleutherococcus senticosus* durante 8 semanas. Comparado ao grupo-placebo, o consumo de oxigênio máximo (VO_2 máx.), o tempo de resistência e a frequência cardíaca se elevaram significativamente. Além disso, a produção de ácidos graxos livres plasmáticos aumentou e o nível de glicose diminuiu com 30 min de exercício e fração de 75% do VO_2 máx. O autor concluiu que o *Eleutherococcus senticosus* melhorou a capacidade de *endurance*, elevou a função cardíaca e alterou o metabolismo, poupando glicogênio, o que seria muito interessante para a adaptação ao exercício.[21]

Quanto ao efeito antifadiga, o extrato da casca do caule de *Eleutherococcus senticosus* mostrou-se eficaz em um modelo animal. Zhang *et al.* avaliaram a administração de 100, 200 e 400 mg do extrato/kg de peso corporal em comparação com um grupo que recebeu placebo. Depois de submetidos a um teste de natação forçada após 4 semanas de suplementação, foram examinados parâmetros bioquímicos relacionados com a fadiga. Os ratos tratados com o extrato tiveram seus tempos de natação estendidos, o conteúdo de glicogênio no tecido muscular aumentado e os níveis de lactato sanguíneo e nitrogênio ureico sérico diminuídos.[22] Outro estudo em modelo animal observou efeito antifadiga similar com o uso da fração lipossolúvel da raiz e da casca de *Eleutherococcus senticosus*.[28]

O mecanismo de ação dessa planta como adaptógeno ainda não está totalmente claro, mas alguns autores propõem que sua atividade antioxidante pode ser a responsável.[28] Outros estudos sugerem que adaptógenos, como *Eleutherococcus senticosus*, estimulam a expressão de uma proteína de choque denominada Hsp72, cujo papel é central no mecanismo de proteção celular contra o estresse, elevando a sobrevivência das células nessa condição.[32] No entanto, considerando a complexidade fitoquímica de um extrato vegetal, mais estudos são necessários para elucidar seu mecanismo de ação.[28]

Rhodiola rósea

Erva bastante usada nas medicinas europeia e asiática tradicional, pertencente à família Crassulaceae, cuja parte mais empregada são as raízes (Figura 30.3). É composta de fitoquímicos da classe dos flavonoides (p. ex., rodiolina, rodionina, acetilrodalgina e tricina), fenilpropanoides (p. ex., rosavina, rosina e rosarina), feniletanol derivados (p. ex., salidrosídeo e tirosol), ácidos fenólicos (p. ex., ácidos clorogênico, hidroxicinâmico e gálico), triterpenos (p. ex., daucosterol e betassitosterol) e monoterpenos (p. ex., rosiridol e rosaridina). No entanto, os fitoquímicos de mais destaque em decorrência de suas atividades biológicas já comprovadas cientificamente são rosavina e salidrosideo.[33,34]

É certo que a *Rhodiola rosea* tem moderado efeito sobre a ansiedade e o humor visto que inibe as respostas fisiológicas do estresse.[35] Esses benefícios são atribuídos aos componentes naturais dessa planta que ativam a produção de norepinefrina, serotonina, dopamina e acetilcolina, moléculas que agem diretamente sobre o córtex cerebral elevando a atenção, a memória, a concentração e a capacidade intelectual, o que aumenta, consequentemente, a resistência à fadiga e a *performance* física.[33]

Cropley *et al.* avaliaram o efeito antiestresse da *Rhodiola rosea* em 80 estudantes universitários portadores de ansiedade leve e estresse autorrelatados. O grupo experimental utilizou duas doses de 200 mg de extrato de *Rhodiola rosea* por 14 dias e demonstrou diminuição de ansiedade, estresse, raiva, confusão e depressão após esse período.[35] Sabe-se que o esporte de alto rendimento é repleto de fatores estressantes (p. ex., ansiedade pré-prova), o que pode causar, entre outras respostas, perda da qualidade do sono no atleta e afetar seu desempenho.[36,37]

A função cognitiva também é importante para atletas visto que a *performance* em muitos esportes depende, pelo menos parcialmente, de controle motor, coordenação, facilidade de tomar decisões e outros fatores cognitivos.[38] Aslanyan *et al.* estudaram mulheres saudáveis, com idade entre 20 e 68 anos, sob estresse autorrelatado e demonstraram que dose única de 270 mg de extrato de *Rhodiola rosea* (combinada com *Schisandra chinensis* e *Eleutherococcus senticosus*) melhorou a atenção, a velocidade e a precisão durante tarefas cognitivas estressantes quando comparada ao grupo-placebo.[39] Por outro lado, De Bock *et al.* obser-

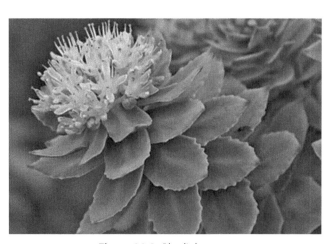

Figura 30.3 *Rhodiola rosea*.

varam que 200 mg de *Rhodiola rosea* não agiram no tempo de reação visual ou na habilidade de sustentar a atenção durante um teste de ciclismo exaustivo com estudantes.[40]

Os estudos voltados para o esporte têm caracterizado a *Rhodiola rosea* como um fitoterápico antioxidante e adaptógeno efetivo.[7] Investigou-se a influência da suplementação com a planta no balanço de oxidantes e antioxidantes séricos e em eritrócitos de remadores profissionais. O grupo suplementado recebeu 100 mg de extrato de *Rhodiola rosea* 2 vezes/dia durante 4 semanas. Após a suplementação, a capacidade total antioxidante do plasma foi significativamente maior que no grupo-placebo, mas sem efeito sobre o dano oxidativo induzido por exercício exaustivo.[41]

A atividade adaptógena da *Rhodiola rosea* tem sido relacionada com sua efetividade em promover o uso de ácidos graxos durante a atividade física. A suplementação constante foi capaz de reduzir tanto os níveis de lactato quanto os parâmetros de danos no músculo esquelético após sessões de exercício exaustivo de atletas treinados.[42] Além disso, estudo prévio com ratos demostrou que o extrato de raiz *Rhodiola rosea* (50 mg/kg) pode melhorar significativamente a *performance* em exercícios de *endurance* e prevenir a fadiga.[43]

Quanto à sua atividade adaptógena, um tratamento com extrato de *Rhodiola rosea* em ratos, durante 4 semanas, promoveu melhor tolerância à natação exaustiva, sugerindo que o fitoterápico pode ser eficaz para elevar a *performance* no exercício.[44] A *Rhodiola rosea* aumentou significativamente o glicogênio hepático e a proteína de ligação a elemento regulador de esterol 1 (regula a expressão de genes envolvidos no metabolismo dos ácidos graxos e na lipogênese), além do ácido graxo sintase. Aumentou também a expressão da proteína de choque Hsp70, bem como a dose dependente do tempo de natação. Os níveis de nitrogênio ureico sanguíneo, transaminase glutâmico-oxalacética (TGO) e transaminase glutâmico-pirúvica (TGP) diminuíram significativamente.[44]

Camellia sinensis

Mais conhecida como chá-verde, branco, *oolong* e preto (Figura 30.4), trata-se da bebida mais consumida no mundo. Além disso, é uma planta medicinal amplamente estudada por seus benefícios à saúde, principalmente nas enfermidades crônicas, como doenças cardiovasculares, diabetes melito, alguns tipos de câncer e obesidade.[45,46] Os polifenóis, como flavonóis e flavona-3-ols (também conhecidos como catequinas), são os fitoquímicos que mais respondem por esses efeitos.[47] A epigalocatequina-3-galato (EGCG) é a catequina mais presente nos extratos dessa planta. Já o chá-verde (preparação que não envolve processo de fermentação) parece ser a variante da bebida com mais concentração de polifenóis.[46,48]

A administração de chá-verde pode aumentar a capacidade de *endurance*. Esse efeito tem sido atribuído ao maior uso de lipídios durante o exercício, conforme evidenciado pela redução na razão de troca respiratória (RER) ou quociente respiratório (QR), que significa a relação entre a produção de dióxido de carbono e o volume de oxigênio consumido. Também tem sido verificado maior conteúdo muscular de glicogênio após o exercício.[49]

Consumir, em 24 h, três doses de 300 mg de extrato de chá-verde reduziu a RER de homens saudáveis durante 30 min de ciclismo a 50% do esforço máximo. A ingestão também foi associada a aumento de 17% na taxa de oxidação lipídica quando comparada com placebo.[50]

Martin *et al.* examinou os efeitos, no curto prazo, do tratamento com extrato de chá-verde (1 g/dia) sobre o gasto energético basal (GEB; substrato utilizado pelo organismo) e o desempenho durante o exercício de 15 homens ativos. Verificou-se elevação significativa do glicerol plasmático e redução dos batimentos cardíacos durante o exercício, o que sugere aumento potencial da taxa de lipólise, além de efeito cardiovascular (a ser mais investigado posteriormente).[51] Já o consumo de 160 mg de extrato de chá-verde durante 3 semanas não trouxe alterações metabólicas ou nos marcadores fisiológicos durante o estado estacionário do exercício, tampouco melhorou o desempenho no tempo do teste de indivíduos treinados.[52]

O mecanismo de ação das catequinas no gasto energético relaciona-se com a inibição da enzima catecol-O-metil-transferase (COMT) e, por consequência, com a degradação de catecolaminas como a norepinefrina.[53] Como resultado inibitório da degradação de norepinefrina, o sistema nervoso simpático continua sob estimulação, aumentando o gasto energético e a oxidação lipídica.[54]

Além das catequinas, essa espécie contém cafeína (1,3,7 trimetilxantina), que também confere efeito termogênico, a depender de algumas variáveis como idade e composição corporal: jovens não obesos apresentam maior resposta ter-

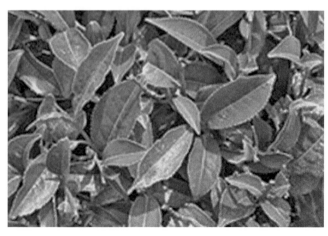

Figura 30.4 *Camellia sinensis.*

mogênica com o uso do fitoquímico.[46,55,56] O mecanismo de ação da cafeína é complexo e envolve inibição da fosfodiasterase, inativação do hormônio lipase sensível, estimulação do ciclo de Cori (que converte glicose em lactato) e da oxidação lipídica, estímulo da glicólise e do *turnover* de adenosina trifosfato (ATP) e aumento da expressão de genes que afetam a termogênese.[51,57,58]

São várias também as evidências de atividade antioxidante dessa planta. O consumo de chá-verde parece diminuir os níveis de colesterol lipoproteína de baixa densidade (LDL-c) e de triglicerídios, além de reduzir a pressão arterial em adultos saudáveis e com sobrepeso.[59,60] Estudo avaliou se 100 g diárias de um sorvete rico em polifenóis (de chá-verde e cacau) durante 1 semana seria capaz de diminuir o estresse oxidativo. Os indivíduos que o consumiram apresentaram melhora da função vascular e da *performance* física, avaliada por teste ergométrico.[61]

Narotzki *et al.* investigaram os efeitos de três xícaras de chá-verde associadas a 400 UI de vitamina E e exercício físico durante 12 semanas na composição corporal e nos parâmetros metabólicos e antioxidantes de 22 idosos saudáveis. A dose foi capaz de aumentar os benefícios do exercício na composição corporal (a diminuição da circunferência da cintura foi estatisticamente maior quando comparada à do grupo-controle) e na tolerância à glicose. Ademais, houve redução da carga oxidativa com a elevação da atividade de enzimas (p. ex., catalase) e diminuição de marcadores de oxidação (p. ex., proteínas carboniladas sanguíneas).[62]

Illex paraguariensis

Também conhecida como erva-mate (Figura 30.5), trata-se de uma planta cultivada em vários países da América do Sul, entre eles o Brasil.[7] Suas folhas e seus talos são submetidos a processos de secagem, trituração e estabilização, utilizados para fazer a infusão denominada "mate", consumida em países como Uruguai, Argentina, Paraguai e Brasil.[63]

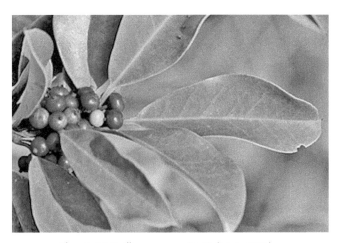

Figura 30.5 *Illex paraguariensis* (erva-mate).

Entre seus fitoquímicos mais importantes, destacam-se aqueles da classe das xantinas, como cafeína, teofilina e teobromina.[64] A infusão feita de suas folhas secas chega a conter 2% de cafeína.[65] Alguns estudos mostram que a cafeína presente na erva-mate, assim como na noz de cola e no guaraná, parece ter mais efeitos benéficos para a saúde do que aquela encontrada no café.[66] Os mecanismos de ação da cafeína como adaptógeno do exercício e termogênico já foram elucidados neste capítulo.

Além da cafeína, a erva-mate contém fitoquímicos da classe dos compostos fenólicos, como ácido clorogênico, ácido cafeico, taninos catéquicos e flavonoides (p. ex., kaempferol e quercetina), que apresentam intensa atividade antioxidante.[67] Estão presentes também substâncias da classe das saponinas, às quais se atribuem atividades anti-inflamatória e hipocolesterolêmica.[68,69]

A propriedade antiobesogênica da erva-mate também tem sido relacionada com consumo regular e atividades antioxidante, vasodilatadora, hipolipídica e antiglicante.[70] A revisão de Sellami *et al.* apresenta a erva como capaz de melhorar a *performance* em exercícios anaeróbicos e de *endurance* e aumentar a capacidade de *endurance*, além de melhorar a composição corporal e a estimulação cardíaca.[7] Esse conjunto de propriedades torna-a uma planta adaptógena para o exercício físico.

Publicações recentes também indicam que as propriedades metabólicas da erva-mate podem estar combinadas com ação positiva sobre o apetite e o controle psicomotor, o que pode complementar seu efeito antiobesidade e adaptógeno para o exercício. No controle do apetite, após sua ingestão, aumenta a expressão do peptídio semelhante a glucagon-1 (GLP-1), diminui o esvaziamento gástrico[71,72] e eleva até 4,2 vezes a secreção de grelina (estudos em animais).[73] Em relação aos aspectos psicomotores, os efeitos da erva-mate incluem: melhora do índice de distúrbios de humor[74], aumento de foco e energia e diminuição da fadiga em consumidores habituais.[75]

Alkhatib *et al.* testaram a combinação de efeitos metabólicos, sacietógenos e psicomotores da erva-mate durante o exercício. Doze mulheres ativas consumiram 2 g do extrato por dia, divididos em quatro doses. Essas participantes descansaram 2 h antes de fazer 30 min de exercício de ciclismo na intensidade do ponto de cruzamento individual (quando ocorre o desvio do metabolismo das gorduras para os carboidratos). A ingestão do extrato de erva-mate com o exercício prolongado visando à perda de gordura corporal elevou a oxidação de ácidos graxos e os índices de saciedade e humor.[70]

Em decorrência da ação antioxidante associada ao efeito anti-inflamatório, alguns autores afirmam que utilizar a erva-mate pode melhorar a recuperação dos danos musculares induzidos por exercícios excêntricos e a força muscular após essa atividade física.[76] No estudo de Panza *et al.*, indivíduos fisicamente ativos consumiram, por 11 dias, uma infusão de erva-mate. No oitavo dia, foram submetidos a uma sessão de exercícios excêntricos. Apesar da diminuição da força muscular tanto no grupo-caso quanto no grupo-controle, indivíduos que consumiram a infusão de erva-mate registraram aumento de 8% no índice de força após o exercício, logo no primeiro dia de consumo. Embora não tenha havido mudanças em todos os momentos da avaliação, os autores concluíram que a recuperação da força acelera 24 h após o exercício nos indivíduos tratados. No mesmo estudo, observou-se o aumento da concentração de compostos antioxidantes no plasma do grupo-caso.[76]

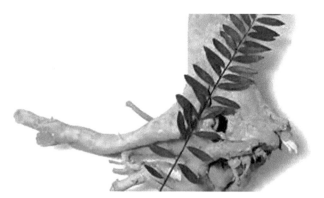

Figura 30.6 *Eurycoma longifolia*.

Anabólicos

No esporte, além dos adaptogênicos, buscam-se muito extratos de plantas medicinais capazes de promover efeito anabólico por meio do aumento da testosterona. Durante muito tempo, utilizou-se *Tribulus terrestres*; porém, evidências científicas mais consistentes apontam que *Eurycoma longifolia* tem princípio ativos que estimulam a produção de testosterona. Entretanto, existem plantas que aumentam a concentração de testosterona por meio da inibição da via da 5-alfarredutase (p. ex., *Urtica dioica, Pigeum africanu* e, com prescrição médica no Brasil, *Serenoa repens*)[77] e da aromatase (p. ex., *Passiflora coerulea, Matricaria recutita, Camelia sinensis* e, com prescrição médica no Brasil, *Ginko biloba*)[78] e são capazes de auxiliar na modulação dos hormônios esteroides.

O aumento da massa muscular depende de fatores como genética, padrão de exercício físico (modalidade e treinamento), resposta nutricional, fatores ambientais, sono e influências endócrinas. Considerando que a união desses fatores modula a produção e a ação da testosterona e aumenta a síntese proteica muscular, os fitoterápicos devem contribuir para a funcionalidade e/ou a síntese da testosterona ou elevar diretamente os fatores de transcrição proteica.

A testosterona é um hormônio esteroide sexual, como a aldosterona, o cortisol, o estradiol, a desidroepiandrosterona (DHEA) e a di-hidrotestosterona (DHT), produzida no córtex de adrenais, testículos, ovários ou mesmo outros tecidos. Tem ação anabólica, efeito anticatabólico (inibe a ação do cortisol no músculo por estimular o mTOR), incita o crescimento ósseo, promove a retenção de cálcio e aumenta a eritropoese.[79] O avançar da idade e a obesidade são fatores conhecidos por reduzir os níveis de testosterona.

Eurycoma longifolia

Conhecida popularmente por *long jack* ou ginseng da Malásia, o extrato da raiz de *Eurycoma longifolia* (Figura 30.6) tem sido considerado um repositor de testosterona. Rico em fitoquímicos, como *rycomanone, eurycomanol*, alcaloides, compostos fenólicos, taninos, quassinoides e triterpenos, é usado como energético e afrodisíaco na medicina popular, mas, como demonstrado por pesquisadores, também melhora a resposta imunológica, bem como reduz a fadiga mental e muscular.[80-82]

Em estudo randomizado, placebo-controlado, com 63 indivíduos adultos (32 homens e 31 mulheres), com duração de 4 semanas, o uso de 200 mg/dia de extrato de *Eurycoma longifolia* resultou em elevação da testosterona e redução do cortisol.[80] Resultado semelhante foi obtido em outra pesquisa com participantes fisicamente ativos (13 homens e 12 mulheres entre 57 e 72 anos) que utilizaram 400 mg/dia de extrato de *Eurycoma longifolia* durante 5 semanas. É importante ressaltar que em decorrência da idade dos participantes da pesquisa, os níveis de testosterona pré-intervenção eram mais baixos. Em atletas, as pesquisas são mais relacionadas com tolerância e segurança da prescrição, porém os resultados são promissores quanto ao estímulo à testosterona livre.

O mecanismo de ação da planta proposto é ativar a proteína CYP17, especificamente 17-alfamono-oxigenase e 17-alfa-hidroxilase/17,20-liase, que interfere na cascata de produção dos hormônios esteroides, o que pode aumentar os níveis de DHEA e androstenediona.[83] Além disso, os fitoquímicos de *Eurycoma longifolia* inibem a aromatase CYP19 (o que eleva a conversão da testosterona em sua forma ativa) e a fosfodiesterase (e o cAMP, o que ativa proteínas quinases e StAR, impulsionando os níveis de testosterona circulante), regulam o eixo hipotálamo-hipófise-gônada [hormônio luteinizante (LH), hormônio folículo-estimulante (FSH) e testosterona] e reduzem os níveis da globulina ligadora de hormônios sexuais (SHBG).[83]

Tribulus terrestris

Planta extremamente conhecida e divulgada na prática esportiva por se acreditar ter ação anabólica (Figura 30.7). A tradição de uso advém das medicinas chinesa e indiana para combater várias desordens. Contém na composição

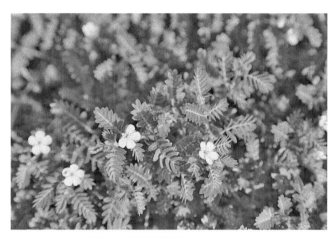

Figura 30.7 *Tribulus terrestris.*

fitoquímica esteroides, flavonoides, alcaloides, ácidos de óleos insaturados, cálcio, fósforo, ferro e proteína. Todavia, a protodioscina, uma saponina esteroide, é a substância relacionada com o aumento de testosterona[84] provavelmente por meio do LH e da DHEA, conforme se demonstrou em estudos de modelo animal.[85-87]

Contudo, embora o *Tribulus terrestris* (250 a 1.500 mg/dia com extrato padronizado a 60% de saponinas) seja usado popularmente como repositor, não aumenta a testosterona em seres humanos.

A análise urinária identifica apenas a DHEA exógena, considerada o parâmetro urinário de esteroides mais sensível. Portanto, após consumir protodioscina, espera-se que a concentração de DHEA urinária aumente; contudo, estudos com suplementação de *Tribulus terrestris* (500 mg) não demonstraram alteração significativa no perfil de esteroides urinários, tampouco na concentração de LH. Desse modo, *Tribulus terrestris* não pode ser considerada uma precursora direta de testosterona nem estimulante da testosterona endógena, porque há equilíbrio na produção endógena mantida pelo organismo mesmo após seu consumo.[88]

Um estudo randomizado, duplo-cego e placebo-controlado, com 22 atletas de rúgbi do sexo masculino utilizando 450 mg do extrato seco de *Tribulus terrestris* a 60% de saponinas ou placebo 1 vez/dia durante 5 semanas, na pré-temporada, não encontrou diferenças significativas entre os grupos.[89]

Posteriormente, uma revisão da literatura concluiu que o uso de *Triulus terrestris* para construção da massa muscular foi aparentemente ineficiente, sem efeitos na composição corporal e na força durante treinamento.[90] Da mesma maneira, a planta não aumentou os níveis de testosterona em homens.[91] Em contrapartida, estudo realizado em mulheres concluiu que pode haver aumento de libido e desejo sexual.[92,93]

Mucuna pruriens

Planta medicinal (Figura 30.8) empregada no tratamento da doença de Parkinson por conter, em suas sementes, L-dopa. Entretanto, o extrato das sementes também tem lecitina, ácido gálico, betasitosterol e glutationa, sendo utilizada como adaptógeno, antioxidante, estimulador de testosterona e hormônio do crescimento (GH).[94,95]

As rotas químicas utilizadas para estimular a testosterona ainda não estão completamente esclarecidas. Os pesquisadores têm demonstrado que o extrato seco de mucuna em homens aumenta os níveis de testosterona, LH, dopamina e norepinefrina, melhorando a fertilidade.[96] Contudo, até o momento, não foram conduzidas pesquisas em praticantes de atividade física e/ou atletas capazes de comprovar suas ações no esporte. Na prática clínica, 200 a 500 mg/dia do extrato seco agiram como adaptógeno, auxiliando a condução de práticas esportivas.

Ajuga turkestanica

Conhecida popularmente por ginseng indiano (Figura 30.9), tem ação anti-inflamatória e adaptógena. Promove o aumento da massa muscular e reduz a sarcopenia, além de atuar nas doenças cardíacas e dores de estômago.[97-99]

O extrato da raiz tem como ativos principais fitoecdisteroides, 20-hidroxiecdisona, diterpenos e *turkesterone*.[97,100] Com base em modelo animal, pesquisadores têm proposto que esses ativos aumentam a síntese proteica muscular, estimulam as células satélites e, por consequência, a área muscular cresce e mantém sua integridade estrutural, o que favorece o processo de hipertrofia.[98,99]

Em pesquisa com homens submetidos a treinamento de força utilizando 200 mg/dia do composto ativo 20-hidroxiecdisona durante 8 semanas, a suplementação isolada não afetou a composição corporal ou os níveis hormonais.[101] Portanto, são necessárias mais pesquisas para mostrar os benefícios do extrato de *Ajuga turkestanica* co-

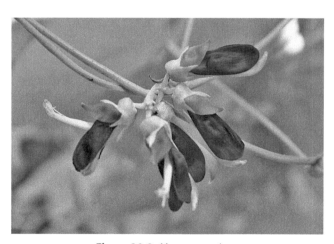

Figura 30.8 *Mucuna pruriens.*

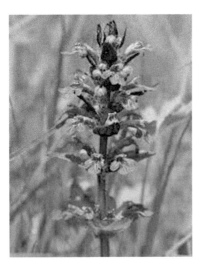

Figura 30.9 *Ajuga turkestanica.*

mo recurso ergogênico, uma vez que os estudos com modelo animal mostram que se trata de um recurso anabólico muscular promissor.

Reparadores imunológicos

O exercício aumenta mediadores inflamatórios, como fator de necrose tumoral alfa (TNF-alfa), regulados por diversos estimuladores e supressores dentro de vias inflamatórias, inclusive a cascata da prostaglandina ciclo-oxigenase (COX).[102] Ademais, a demanda física pesada aliada a descanso insuficiente faz os atletas de elite, por exemplo, tornarem-se propensos a desenvolver lesões no sistema musculoesquelético, como osteoratrite (doença crônica inflamatória degenerativa).[103-105] Fitoterápicos anti-inflamatórios podem evitar esse tipo de lesão e prevenir dores musculares de início tardio.[106,107]

Além disso, uma alta carga de treinamento pode aumentar o risco de infecções oportunistas, principalmente no trato respiratório. Portanto, manter o sistema imunológico robusto e capaz de resistir a infecções durante períodos de treinamento e estresse fisiológico é pré-requisito para um atleta de elite.[108]

Zingiber officinale

Também conhecida como gengibre (Figura 30.10), é uma especiaria muito popular, utilizada como alimento e fitoterápico no mundo. Principalmente nos países ocidentais, a planta trata uma grande variedade de patologias.[109,110] Faz parte da família das Zingiberacea, cuja parte utilizada é o rizoma. O gingerol, mais especificamente o composto 6-gingerol, é o fitoquímico de maior participação nas atividades biológicas da planta. Apresenta ações antioxidante, antimicrobiana, antiagregante plaquetária, imunológica e anti-inflamatória. Tem efeito também no trato gastrintestinal, no diabetes e nas dislipidemias.[111]

Alguns autores demostraram a ação analgésica do extrato seco de gengibre em esportistas. Em estudo, atletas suplementados com 2 g de gengibre durante 11 dias apresentaram redução da dor decorrente de ações excêntricas dos flexores do cotovelo. Além disso, 2 g de gengibre cru foram capazes de reduzir em 25% a dor muscular de indivíduos que consumiram a planta 7 dias antes e 3 dias depois de um protocolo de exercícios para flexores do cotovelo. A ação analgésica foi maior do que quando se utilizou o gengibre tratado com calor.[112]

Matsumara *et al.* observaram os efeitos da suplementação de gengibre para atenuar o dano e a dor muscular de início tardio (DMIT) após exercício de resistência de alta intensidade. Vinte indivíduos não treinados consumiram 4 g de gengibre em pó ou placebo durante 5 dias e, após o período, foram submetidos a um protocolo para induzir dano muscular de treinamento excêntrico nos flexores do cotovelo. O resultado pode ser útil a atletas que competem em eventos nos quais se devem realizar várias sessões de exercício de intensidade máxima em um curto período de tempo (p. ex., rodada de qualificação que antecede apenas 48 h uma competição). Nesse caso, o gengibre foi capaz de acelerar a recuperação da força muscular, mas não a DMIT.[107] Em outro estudo publicado, por uma revista iraniana, a ingestão de 2 g de gengibre em pó antes e depois de um exercício de *step* de 20 min foi efetiva sob a DMIT (24 e 48 h após o protocolo).[113]

Contudo, outros estudos mostram falhas na ação analgésica do gengibre em treinamentos esportivos e nos esportes.[114,115] No entanto, os autores utilizaram o fitoterápico por pouco tempo (30 min, 24 e 48 h após a atividade física) e mensuraram, em seguida, a dor. Conclui-se, portanto, que a atividade analgésica do gengibre tem maior expressão provavelmente quando o consumo dele for crônico, ou seja, por um tempo mais prolongado.[109]

É importante destacar que várias publicações relacionam o gengibre como planta medicinal potencial para tratar a síndrome metabólica, uma doença também de cunho

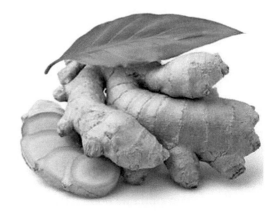

Figura 30.10 *Zingiber officinale* (gengibre).

inflamatório.[116] O extrato etanólico do gengibre preveniu desordens metabólicas em ratos alimentados com dieta rica em gordura, diminuindo o peso, a glicose, a insulina, o colesterol total, o LDL-c, os triglicerídios, os ácidos graxos livres e os fosfolipídios séricos quando comparados com o grupo-controle.[116] Uma revisão sistemática observou que a maioria dos estudos que analisou a atividade antiobesogênica do gengibre comprovou seu efeito, embora sejam poucos os estudos clínicos publicados.[117]

O mecanismo de ação anti-inflamatória do gengibre é complexo. Matsumara et al. relataram que a planta tem propriedades analgésicas e farmacológicas que imitam um anti-inflamatório não esteroide, visto que seus constituintes inibem a atividade de enzimas como a COX-2.[107] Ademais, investigações in vitro demonstraram que o gengibre bloqueia a síntese de leucotrienos e a produção de interleucina (IL)-1, IL-2 e IL-6 em macrófagos ativados.[118-120] Outros estudos, tanto in vitro quanto em modelos animais, mostraram a ação do gingerol de bloquear a translocação do fator de transcrição para mediadores inflamatórios do fator nuclear kappa B (NF-kB), a ativação de proteínas quinase por mitógenos (MAPK), a fosforilação da quinase c-Jun n-terminal (JNK) e, por consequência, a expressão de TNF-alfa.[121,122]

Quanto à sua atividade antiobesogênica, os mecanismos de ação conhecidos levam em consideração o gengibre ter efeito termogênico e potencial para aumentar o gasto energético por ativação do sistema nervoso simpático, além de aumentar a expressão de proteínas desacopladoras (UCP) do tipo 1.[123-126] O gengibre também:

- Aumenta a atividade do hormônio lipase sensível, elevando a lipólise[124,126,127]
- Diminui a expressão de enzimas que envolvem a lipogênese (como o ácido graxo sintase e a acetil-coA carboxilase), suprimindo a lipogênese e o acúmulo de gordura[128]
- Reduz a expressão de genes associados ao PPAR-gama, o que suprime a adipogênese[127,129]
- Diminui a atividade da lipase pancreática, restringindo a absorção intestinal de gorduras[130]
- Modula o efeito da serotonina, controlando o apetite.[125,131,132]

Curcuma longa

Também conhecida como açafrão ou cúrcuma (Figura 30.11), trata-se de uma planta herbácea e perene que apresenta características gerais do gênero, de odor semelhante ao da pimenta, sabor amargo e coloração amarelada em virtude da curcumina, um de seus principais compostos bioativos.

A parte utilizada é seu rizoma, tanto como condimento, na culinária, quanto corante, na indústria de alimentos.[133] Na Ásia, é considerada uma planta mágica, dadas suas características sensoriais e propriedades terapêuticas e protetoras.[111]

Entre suas atividades biológicas, é possível destacar: efeitos antimicrobiano, hepatoprotetor, antitumoral e principalmente anti-inflamatório sobre afecções agudas e crônicas, bem como ação no trato gastrintestinal e no sistema respiratório.[111] A cúrcuma, assim como o gengibre, foi aprovada como medicação (fitoterápica) com atividade anti-inflamatória pela *Food and Drug Administration* (FDA), órgão federal dos EUA.[134]

Como os mediadores inflamatórios, como bradicinina, prostaglandinas e outras citocinas inflamatórias, quando liberados na área inflamada, aumentam a transmissão de impulsos nociceptivos ao longo das fibras aferentes sensoriais, a dor está presente em muitas situações nas quais há inflamação.[135] Estudos recentes demostram que a curcumina pode agir no local de um estímulo nocivo e reduzir a sensação dolorosa.[136-138] Tal ação pode ser eficaz para atletas e praticantes de atividade física que passam por muitas situações de dores musculares, por exemplo.

Além disso, o exercício praticado por um indivíduo destreinado, principalmente o de alta intensidade ou com grande número de contrações excêntricas, induz o dano muscular.[139] Um estudo placebo-controlado com 14 homens não treinados avaliou o efeito da curcumina de atenuar o dano muscular após exercícios excêntricos. O composto foi consumido (de maneira isolada) na dose de 150 mg antes e 12 h depois dos exercícios excêntricos. A dosagem foi capaz de atenuar alguns aspectos do dano muscular, como a perda da contração voluntária máxima e a elevação da atividade da creatinoquinase.[140] Do mesmo modo, McFarlin et al. observaram a resposta da suplementação com 400 mg/dia de curcumina em 28 indivíduos submetidos a protocolo de dano muscular induzido por exercício. A suplementação de curcumina reduziu significativamente a elevação da creatinoquinase e da IL-8, demonstrando que a curcumina reduz o processo de inflamação local. Não houve, nesse caso, resultados significativos para as dores musculares.[141]

A curcumina, composto bioativo do açafrão, consiste em um potente inibidor do fator de transcrição NF-κB e,

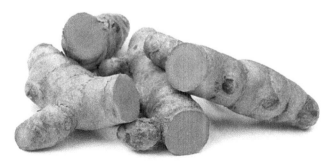

Figura 30.11 *Curcuma longa.*

consequentemente, tem atividade anti-inflamatória verificada em diversos modelos de inflamação crônica. Inibe também outros mediadores pró-inflamatórios, como COX-2, lipo-oxigenase (LOX) e óxido nítrico-sintase induzível (iNOS).[142] O mecanismo de ação explica, em partes, sua atividade anti-inflamatória. No mercado brasileiro, os extratos de *Curcuma longa* são padronizados com diversas porcentagens de curcumina, mas o mais comum é conter, no mínimo, 95% do composto.

A curcumina presente no açafrão também é considerada um excelente antioxidante.[143,144] Em decorrência de sua estrutura (trata-se de um polifenol), consiste em um bom sequestrador de espécies reativas, oxigênio e nitrogênio.[145] Além disso, pode modular a atividade de enzimas antioxidantes, como glutationa (GSH), catalase e superóxido dismutase (SOD), bem como inibir a produção de enzimas oxidativas, como lipo-oxigenase/ciclo-oxigenase e xantina hidrogenase/oxidase.[146] A literatura sugere que os polifenóis, por exemplo a curcumina, podem ter papel protetor contra a lesão muscular induzida pelo exercício, em virtude de suas atividades antioxidante e anti-inflamatória.[147] Esse mecanismo ocorre, por exemplo, pela via de ativação de SIRT1, uma família de proteínas dependentes de NAD^+ que tem demonstrado inibir o estresse oxidativo e a inflamação.[148,149]

Alguns estudos mostram correlação positiva entre a ativação da SIRT1 com as vias da proteína quinase ativada por AMP (AMPK) e da proteína alvo de mamíferos da rapamicina (mTOR).[150-152] Essas duas quinases têm papel importante nos processos patofisiológicos, como a biogênese mitocondrial. O tratamento com curcumina, em conjunto com exercício físico, tem se mostrado efetivo em aumentar a biogênese mitocondrial nas células do músculo esquelético, elevando os níveis de cAMP intracelular.[153] A biogênese da mitocôndria e a remoção daquelas que foram danificadas promovem uma musculatura saudável e previnem desequilíbrios metabólicos que podem predispor os indivíduos a obesidade, diabetes, doenças cardiovasculares e envelhecimento acelerado.[154,155]

Boswellia serrata

Conhecida como goma de óleo resina da *Boswellia* sp. ou somente por *Boswellia*, trata-se de um medicamento tradicional da medicina popular da Índia, da China e de países africanos (Figura 30.12).[156] Tem origem principalmente indiana. Dados experimentais de estudos *in vivo* e *in vitro*, além de estudos clínicos, concordam que consiste em uma planta medicinal com atividade benéfica nas enfermidades inflamatórias, como doenças inflamatórias intestinais, asma, artrite reumatoide e osteoartrite.[157-159] Os ácidos boswellicos são os principais constituintes bioativos, com ações antiatrite, adstringente, expectorante, estimulante e antisséptica.[156]

A revisão sistemática de Gouttebarge *et al.* objetivou analisar estudos recentes que observaram a prevalência de osteoartrite em atletas de elite e concluiu que ela é alta, maior do que na população em geral, especialmente no que diz respeito aos membros inferiores.[105] Portanto, a *Boswellia serrata* pode ser um fitoterápico de grande importância para atletas de elite, já que a osteoartrite pode fazer o indivíduo precisar de cirurgias ao longo da carreira, o que prejudicaria sua *performance* e colocaria sua saúde em risco.[160-162]

A metanálise de Liu mostrou que muitos suplementos alimentares e fitoterápicos podem auxiliar no tratamento da osteoartrite, inclusive o extrato de *Boswellia serrata*, que tem importante eficácia clínica em diminuir a dor no curto prazo.[106] A *Boswellia serrata* e os ácidos boswellicos isolados podem ser considerados fitoterápicos promissores para prevenir e tratar a destruição da cartilagem, da articulação e do tecido articular. Se a *Curcuma longa* for empregada de maneira sinérgica, os efeitos podem ser potencializados.[163]

Para avaliar a eficácia da *Boswellia serrata* sob a osteoartrite, 32 indivíduos com a enfermidade foram suplementados com extrato padronizado de *Boswellia* (Flexiqule®), e os efeitos comparados com os dos 34 indivíduos do grupo-controle, durante 12 semanas. Aqueles suplementados apresentaram redução no Western Ontario and McMaster Universities Osteoarthritis Index (WOMAC), que avalia, entre outras variáveis, dor, rigidez de movimentos e função dos membros. Além dessas variáveis específicas da doença, aquelas relativas aos aspectos emocionais e sociais também foram maiores no grupo suplementado, provavelmente em decorrência do controle da dor.[164]

A suplementação com extrato padronizado de *Boswellia serrata* (Casperone®) mostrou-se segura e efetiva para tratar a dor e a inflamação osteoarticular em jovens jogadoras de rúgbi com inflamação e dor aguda nos joe-

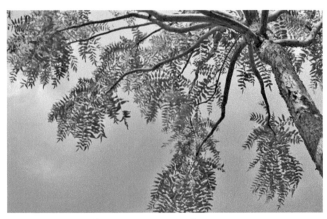

Figura 30.12 *Boswellia serrata.*

lhos. Foram analisadas variáveis como dor local, distância percorrida sem dor, derrame articular mínimo, dano estrutural (em articulações, tendões e músculos), hematomas intramusculares e necessidade de medicamentos concomitantes, bem como atenção médica. Também foram aplicados exames bioquímicos e termografia. Houve diferença estatística significativa em todas as variáveis, o que demonstrou o efeito benéfico da *Boswellia*.[159] A dose recomendada varia entre 450 e 1.200 mg/dia do extrato de *Boswellia serrata*, três vezes ao dia.[165]

Um estudo sobre a artrite reumatoide (doença também inflamatória) em modelo animal dá indicações sobre o mecanismo de ação dessa planta. A suplementação resultou em queda dos níveis de IL-1β, IL-6, TNF-alfa, interferon gama (IFN-gama) e prostaglandina E2.[166]

Outros estudos mostraram a importância da atividade antioxidante de plantas medicinais e suplementos alimentares, como a *Boswellia serrata*, na fisiopatologia da osteoartrite. As mudanças no sistema imunológico advindas desta patologia causam produção de espécies reativas de oxigênio e nitrogênio em paralelo à diminuição na síntese de enzimas antioxidantes, como SOD e catalase.[167] Estudos de Chilelli *et al.* mostraram a eficácia da suplementação de *Boswellia* e cúrcuma durante 3 meses na glicoxidação e na lipoperoxidação de atletas ciclistas da categoria máster. Observou-se diminuição em marcadores plasmáticos de estresse oxidativo, glicação e inflamação.[168]

Astragalus membranaceus

Também conhecida só como astragalus (Figura 30.13), trata-se uma planta perene da família das Fabaceae. Entre seus compostos bioativos, destacam-se as saponinas e os polissacarídios que têm atividade particular mediante o sistema imunológico.[169] Estudos mostram que a astragalus aumenta a contagem de glóbulos brancos e o nível de interferon, proteína produzida por leucócitos e fibroblastos para interferir na replicação de microrganismos patogênicos e células tumorais em pacientes imunossuprimidos.[170]

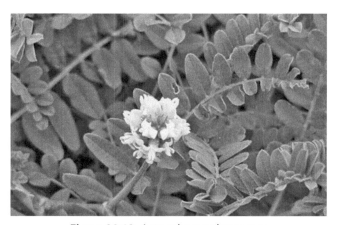

Figura 30.13 *Astragalus membranaceus*.

Alguns estudos mostram que a astragalus parece ter efeito condoprotetor e, portanto, auxilia em patologias que envolvem degeneração da cartilagem, como a osteoartrite.[105,170] Estudo em modelo animal investigou o efeito na osteoartrite do extrato padronizado contendo, além de *Astragalus membranaceus*, outras duas plantas de uso tradicional da medicina oriental: *Kalopanax pictus* e *Hericium erinaceus*. O tratamento prévio com esse extrato atenuou significativamente a produção de citocinas inflamatórias e metaloproteinases e suprimiu a expressão de fator nuclear kappa alfa, (IkBα), NF-kB e JNK/p38 MAPK, além de aumentar a expressão de agrecans (moléculas protetoras da cartilagem) e colágeno do tipo II em condrócitos.[171]

Um estudo japonês, também em modelo animal, analisou a efetividade da suplementação com astragalus no sistema imune de ratos em crescimento que passaram por exercício de corrida: 15 m por minuto em solo plano durante 60 min/dia, 5 vezes por semana durante 12 semanas. A dosagem utilizada foi de 200 mg/kg ao dia. Tanto o exercício quanto a suplementação com astragalus trouxeram melhorias nas funções do sistema imune de ratos quando comparados com o controle, que não passou nem por exercício nem por suplementação.[172]

Alterações no sistema imune podem estar associadas à síndrome da fadiga crônica, caracterizada por fadiga debilitante exacerbada por atividade física mínima.[173,174] Modelo com ratos avaliou, por 6 semanas, o efeito da astragalus na fadiga crônica induzida por restrição alimentar (também relacionada com a enfermidade) e natação forçada. A planta atenuou significativamente a produção de citocinas inflamatórias, e os ratos, quando comparados ao grupo-controle, exibiram maior capacidade de resistência para nadar. As isoflavonas contidas na astragalus foram consideradas os fitoquímicos responsáveis por essa atividade.[175] Outros estudos também demonstraram que o fitoterápico diminuiu o nível de lactato e amônia após o exercício de *endurance*, ou seja, a astragalus também apresenta efeito ergogênico.[176]

Apesar dos dados apresentados, faltam estudos com seres humanos que confirmem a efetividade da *Astragalus membranaceus* em modular o sistema imune pós-exercício físico, o que compromete a indicação de padronização de extrato e dose diária efetiva. Contudo, trata-se de uma planta de uso bastante seguro e com poucos efeitos colaterais, mesmo se utilizada em altas doses.[7]

Echinacea sp.

O gênero *Echinacea* abrange as plantas conhecidas como "flor-de-cone", uma planta nativa norte-americana da família das margaridas cujas flores têm formato de disco (Figura 30.14). Pertencem à família das *Asteraceae* e foram trazidas da Europa pelos alemães no século XX.[177]

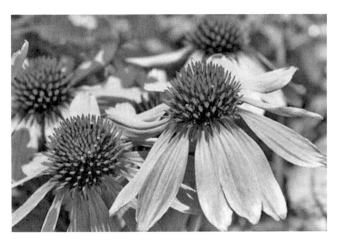

Figura 30.14 *Echinacea* sp.

Três espécies são empregadas comercialmente: *E. angustifólia*, *E. purpurea* e *E. pallida*[178], com destaque para as duas primeiras, em maior disponibilidade no comércio brasileiro. Em nosso país, a *E. purpurea* é de prescrição restrita aos médicos.[179]

Muitos são os compostos bioativos desse gênero: alcamidas (com expressiva atividade imunomodulatória), cetonas, derivados do ácido cafeico (também com propriedades imunomodulatórias e antioxidante), polissacarídios (com atividade anti-inflamatória), flavonoides, como a quercetina (também com efeito imunomodulador), e óleos voláteis.[177,180,181]

O uso mais comum está associado à prevenção de gripes e resfriados.[180] Uma metanálise publicada em uma revista de alto impacto sugere que os produtos à base de *Echinacea* sp. podem estar associados à pequena redução na incidência de resfriados.[182] Outra metanálise corroborou esse resultado, e as evidências indicaram que as espécies de *Echinacea* sp. podem diminuir o risco de afecções respiratórias e complicações. Os efeitos que contribuem para esse mecanismo são suas propriedades imunomodulatórias, antiviral e anti-inflamatória, tendo maior expressão em indivíduos suscetíveis a essas afecções.[183] É importante destacar que os efeitos imunomodulatórios parecem ocorrer via interação com receptores endocanabinoides (CBR2). Particularmente, verifica-se diminuição da expressão de TNF-alfa em contraste com o aumento da expressão de IFN-gama ou proteína quimioatraente para monócitos 1 (MCP-1) durante o tratamento com a planta.[184,185]

Atletas envolvidos em treinamentos intensos ou que competiram recentemente em corrida de resistência parecem ter risco aumentado de desenvolver sintomas de doenças do trato respiratório, sendo as mais comuns resfriados e dor de garganta, além de alergias ou inflamações por respirar ar frio, quente ou poluído.[186,187] A *Echinacea* sp. parece ser um fitoterápico interessante para atletas, já que alterações, como as do trato respiratório, podem interromper o treinamento, diminuir a *performance* e mesmo fazê-los perder uma competição importante.[186]

Contudo, é importante verificar a individualidade de resposta ao fitoterápico, já que alguns estudos não mostraram diferença estatística na resposta de prevenção a resfriados quando se utilizou extratos e sucos de *E. purpurea* e *E. angustifolia* comparados aos placebos.[188] Mais estudos que examinem os parâmetros imunológicos em diferentes contextos de atletas/exercícios possibilitarão melhor compreensão dos componentes imunológicos afetados pelo tratamento com *Echinacea*.[177]

Além de seu efeito sobre a imunidade, há evidências de que o uso desse fitoterápico pode melhorar a *performance* física. Tal efeito está relacionado com o aumento da eritropoese, ou seja, da produção de hemácias em indivíduos fisicamente ativos.[189,190] Outros estudos mostraram a efetividade da *Echinacea* sp. de elevar o VO_2 máx. por meio do aumento do número e do tamanho de hemácias, hemoglobina e hematócritos, além de eritropoetina sérica (EPO).[191,192] Segundo estudos prévios, a EPO melhora a capacidade de *performance* por aumentar o transporte de oxigênio no sangue, o que resulta em elevação do VO_2 máx.[193]

Estudo avaliou 24 adultos jovens corredores que consumiram 8 g/dia de *E. purpurea* ou placebo durante 28 dias. O VO_2 máx. e a economia de corrida (decréscimo do VO_2 submáx. nos dois primeiros estágios do exercício) aumentaram no grupo da *E. purpurea* quando comparados ao controle.[189]

Por outro lado, Bellar *et al.* avaliaram a eficácia de um fitoterápico que apresentava uma grande concentração de *E. purpurea* (consumo equivalente a 8 g/dia da planta) de aumentar a capacidade aeróbica de 13 estudantes praticantes de atividade física recreacional e não observou mudanças estatísticas. Mais uma vez, deve ser levada em consideração a individualidade, já que são muitos os fatores que contribuem para a resposta de uma planta medicinal.[177]

Considerações finais

Os componentes fenólicos nas plantas, particularmente os flavonoides, são responsáveis por atividades antioxidantes e estímulos mitocondriais importantes para a saúde orgânica do atleta.[194,195]

Existem muitas pesquisas na área fitoterápica relacionadas com o esporte, mas a maioria ainda é controversa no que se refere a dosagens e tempo de suplementação para promover benefícios atléticos, como recursos ergogênicos. Além disso, muitos fitoterápicos têm diversos princípios ativos que, quando isolados, apresentam modificação nos efeitos.

Também são poucas as padronizações utilizadas pelas indústrias, desde o cultivo até a extração do princípio ativo. Por esse motivo, a segurança do uso de fitoterápicos é questionável, sobretudo em atletas de alto rendimento.

São necessários mais estudos em seres humanos que incluam medidas de *performance* física (tempo de exaustão, mudança de força em treino de resistência, mudança na composição corporal, concentração hormonal, mudança de humor, mudanças neuromusculares) e contenham uma curva de dose-resposta.

Referências bibliográficas

1. Kreider RB, Wilborn CD, Taylor L *et al*. ISSN exercise & sport nutrition review: research & recommendations. J Int Soc Sports Nutr. 2018;15(1):38.

2. Tekin KA, Kravitz L. The growing trend of ergogenic drugs and supplements. ACSM'S Health & Fitness Journal. 2004;8(2):15-8.

3. Bucci LR, Selectec herbal and human exercise *performance*. Am J Clin Nutr. 2000;72(Suppl 2):624S-36S.

4. Goston JL, Correia MI. Intake of nutritional supplements among people exercising in gyms and influencing factors. Nutrition. 2010;26(6):604-11.

5. Erdman KA, Fung T, Reamer RA. Influence of *performance* level on dietary supplementation in elite Canadian athletes. Med Sci Sport Exerc. 2006;38(2):349-56.

6. Panossian AG, Oganessian AS, Ambartsumian M *et al*. Effects to heavy physical exercise and adaptogens on nitric oxide contente in human saliva. Phytomed. 1999;6(1):17-26.

7. Sellami M, Slmeni O, Pokrywka A *et al*. Herbal medicine for sports: a review. J Int Soc Sports Nut. 2008;15(14):2-14.

8. Hobbs C. The ginsengs. A user's guide. Santa Cruz, CA: Botanica Press; 1996.

9. Gougeon R, Harrigan K, Tremblay JF *et al*. Increase in the thermic effect of food in women by adrenergic amines extracted from citrus aurantium. Obesity Research. 2005;13(7):1187-94.

10. Bucci LR. Selectec herbal and human exercise *performance*. Am J Clin Nutr. 2000;72(Suppl 2):624S-36S.

11. Popov IM, Goldwag WJ. A review of the properties and clinical effects of ginseng. Am J Chin Med. 1973;1(2):263-70.

12. Qi B, Zhang L, Zhang Z *et al*. Effects of ginsenosides-Rb1 on exercise-induced oxidative stress in for-

ced swimming mice. Pharmacog Mag. 2014;10(40):458-63.

13. Zhong G, Jiang Y. Calcium channel blockage and anti-free-radical action of ginsenosides. Chin Med J. 1997;110(1):28-9.

14. Sun M, Huang C, Wang C. *et al*. Ginsenosides Rb3 improves cardiac mitochondrial population quality: mimetic exercise training. Biochem Biophys Res Commun. 2013;441(1):169-74.

15. Bahrke MS, Morgan WR. Evaluation of the ergogenic propertoes oj ginseng: an uppdate. Sports Med. 2000;29(2):113-33.

16. Wang J, Li S, Fan Y. *et al*. Anti-fatigue activity of the water soluble polyssacharides isolated from Panax ginseng C. A. Meyer. J Ethnopharmacol. 2010;130(2):421-3.

17. Kim HG, Cho JH, YOO SR *et al*. Antifatigue effects os Panax ginseng C.A. Meyer: a randomised, double-blindplacebo-controlled trial. Plos One. 2013;8(4):e61271.

18. Bach HV, Kim J, Myung SK *et al*. Efficacy of ginseng supplements on fatigue and physical *performance*: a meta-analysis. J Korean Med Sci. 2016;31(12):1866-79.

19. Davydov M, Krikorian AD. Eleutherococcus senticosus (Rupr. & Maxim.) Maxim. (Araliaceae) as an adaptogen: a closer look. J Ethno Pharmacol. 2000;72(3):345-93.

20. Li XC, Barnes DL, Khan IA. A new lignan glycoside from Eleutherococcus senticosus. Planta Med. 2001;67(8):776-8.

21. Kuo J, Chen KWC, Cheng IS *et al*. The effect of eight weks supplementation with *Eleutherococcus senticosus* on *endurance* capacity and metabolismo in human. Chin J Physiol. 2010;53(2):105-11.

22. Zhang XL, Ren F, Huang W *et al*. Anti-fatigue activity of extracts of stem bark from Acanthopanax senticosus. Molecules. 2010;16(1):28-37.

23. Yoon TJ, Yoo YC, Lee SW *et al*. Anti-metastatic activity of Acanthopanax senticosus extract and its possible immunological mechanism of action. J Ethnopharmacol. 2004;93(2-3):247-53.

24. Fujikawa T, Kanada N, Shimada A *et al*. Effect of sesamin in Acanthopanax senticosus HARMS on behavioral dysfunction in rotenone-induced parkinsonian rats. Biol Pharm Bull. 2005;28(1):169-72.

25. Yi JM, Hong SH, Kim JH *et al*. Effect of Acanthopanax senticosus stem on mast cell-dependent anaphylaxis. J Ethnopharmacol. 2002;79(3):347-52.

26. Jung HJ, Park HJ, Kim RG *et al. In vivo* anti-inflammatory and antinociceptive effects of lirioden-

drin isolated from the stem bark of Acanthopanax senticosus. Planta Med. 2003;69(7):610-6.

27. Hibasami H, Fujikawa T, Takeda H *et al.* Induction of apoptosis by Acanthopanax senticosus HARMS and its component, sesamin in human stomach cancer KATO III cells. Oncol Rep. 2000;7(6):1213-6.

28. Huang LZ, Huang BK, Liang J *et al.* Antifatigue activity of liposoluble fraction from Acanthopanax senticosus. Phytother Res. 2011;25(6):940-3.

29. Asano KT, Miyashi TM, Matsuzaka A *et al.* Effect of Eleuterococcus senticosus extract on human physical working capacity. Plant Med. 1986;3:175-7.

30. Szolomicki J, Samochowiec L, Wojcicki J *et al.* The influence of active components of Eleutherococcus senticosus on cellular defence and physical fitness in man. Phytother Res. 2000;14(1):30-5.

31. Wu YN, Wang XQ, Zhao YF *et al.* Effect of Ciwujia (Radix acanthopanacis senticosus) preparation on human stamina. J Hyg Res. 1996;25:57-61.

32. Panossian A, Wikman G, Kaur P *et al.* Adaptogens exert a stress-protective effect by modulation of expression of molecular chaperones. Phytomed. 2009; 16(6-7):617-22.

33. Cui JL, Guo TT, Ren ZX *et al.* Diversity and antioxidant activity of culturable endophytic fungi from alpine plants of Rhodiola crenulata, R. Angusta, and R. Sachalinensis. PLoS One. 2015;10(3):e0118204.

34. Khanum F, Singh Bawa A, Singh B. Rhodiola rosea: a versatile adaptogen. Compr Rev Food Sci Food Safety. 2005;4:55-62.

35. Cropley M, Banks AP, Boyle J. The effects of Rhodiola rosea L. Extract on anxiety, stress, cognition and other mood symptoms. Phytotherap Res. 2015; 29(12):1934-9.

36. Silva MRG, Paiva T. Risk factors for precompetitive sleep behavior in elite female athletes. J Sports Med Phys Fitness. 2019;59(4):708-716.

37. Silva MRG, Paiva T. Poor precompetitive sleep habits, nutrientes' deficiencies, inappropriate body composition and athletic *performance* in elite gymnasts. Eur J Sport Sci. 2016;16(6):726-35.

38. Baker LB, Nuccio RP, Jeukendrup AE. Acute effects of dietary constituents on motor skill and cognitive *performance* in athletes. Nutr Rev. 2014;72(12): 790-802.

39. Aslanyan G, Amroyan E, Gabrielyan E *et al.* Double-blind, placebo-controlled, randomised study of single dose effects of ADAPT-232 on cognitive functions. Phytomedicine. 2010;17(7):494-9.

40. De Bock K, Eijnde BO, Ramaekers M *et al.* Acute Rhodiola rosea intake can improve *endurance* exer-

cise *performance.* Int J Sport Nutr Exerc Metab. 2004;4(3):298-307.

41. Skarpanska-Stejnborn A, Pilaczynska-Szczesniak L, Basta P *et al.* The influence of supplementation with Rhodiola rósea L. Extract on selected redox parameters in professional rowers. Int J Sport Nutr Exerc Metabol. 2009;19(2):186-99.

42. Parisi A, Tranchita E, Duranti G *et al.* Effects of chronic Rhodiola rosea supplementation on sport *performance* and antioxidant capacity in trained male: preliminary results. J Sports Med Phys Fitness. 2010;50(1):57-63.

43. Abidov M, Crendal F, Grachev S *et al.* Effect of extracts from Rhodiola rosea and Rhodiola crenulata (Crassulaceae) roots on ATP content in mitochondria of skeletal muscles. Bull Exp Biol Med. 2003; 136(6):585-7.

44. Lee FT, Kuo TY, Liou SY *et al.* Chronic Rhodiola rosea extract supplementation enforces exhaustive swimming tolerance. Am J Chin Med. 2009;37(3): 557-72.

45. Vuong QV. Epidemiological evidence linking tea consumption to human health: a review. Crit Rev Food Sci Nutr. 2014;54(4):523-36.

46. Türközü D, Tek NA. A minireview of effects of green tea on energy expediture. Crit Rev Food Sci Nutr. 2017;57(2):254-8.

47. Kao YH, Chang HH, Lee MJ *et al.* Tea, obesity, and diabetes. Mol Nut Food Res. 2006;50(2):188-210.

48. Khan N, Mukhtar H. Tea polyphenols for health promotion. Life Sci. 2007;81(7):519-33.

49. Murase T, Haramizu S, Shimotoyodome A *et al.* Green tea extract improves *endurance* capacity and increases muscle lipid oxidation in mice. Am J Physiol Regul Integr Comp Physiol. 2005;288(3):R708-15.

50. Venables MC, Hulston CJ, Cox HR *et al.* Green tea extract ingestion, fat oxidation, and glucose tolerance in healthy humans. Am J Clin Nutr. 2008;7(3):778-84.

51. Martin BJ, Tan RB, Gillen JB *et al.* No effect of short-term green tea extract supplementation on metabolism at rest or during exercise in fed state. Int J Sport Nutr Exerc Metab. 2014;24(6):656-64.

52. Eichenberger P, Colombani PC, Mettler S. Effects of 3-week consumption of green tea extracts on whole-body metabolism during cycling exercise in *endurance*-trained men. International J Vit Nut Res. 2009;79(1):24-33.

53. Shixian Q, VanCrey B, Shi J *et al.* Green tea extract thermogenesisinduced weight loss by epigallocate-

chin gallate inhibition of catechol-O-methyltransferase. J Med Food. 2006;9(4):451-8.

54. Westerterp-Plantenga M. Green tea catechins, caffeine and body-weight regulation. Physiol Behav. 2010;100(1):42-6.

55. Arciero PJ, Bougopoulos CL, Nindl BC et al. Influence of age on the thermic response to caffeine in women. Metabolism. 2000;49(1):101-7.

56. Bracco D, Ferrarra JM, Arnaud MJ et al. Effects of caffeine on energy metabolism, heart rate, and methylxanthine metabolism in lean and obese women. Am J Physiol. 1995;269(4 Pt 1):671-8.

57. Diepvens K, Westerterp KR, Westerterp-Plantenga MS. Obesity and thermogenesis related to the consumption of caffeine, ephedrine, capsaicin, and green tea. Am J Physiol Regul Integr Comp Physiol. 2007; 292(1):77-85.

58. Acheson KJ, Gremaud G, Meirim I et al. Metabolic effects of caffeine in humans: lipid oxidation or futile cycling? Am J Clin Nutr. 2004;79(1):40-6.

59. Erba D, Riso P, Bordoni A et al. Effectiveness of moderate green tea consumption on antioxidative status and plasma lipid profile in humans. J Nutr Biochem. 2005;16:144-9.

60. Maki KC, Reeves MS, Farmer M et al. Green tea catechin consumption enhances exerciseinduced abdominal fat loss in overweight and obese adults. J Nutr. 2009;139:264-70.

61. Sanguini V, Manco M, Sorge R et al. Natural antioxidant ice cream acutely reduces oxidative stress and improves vascular function and physical *performance* in health subjects. Nutrition. 2017;33:225-33.

62. Narotzki B, Reznick AZ, Navot-Mintzer D et al. Green tea and vitamin E enhance excercise-induced benefits in body composition, glucose homeostasis, and antioxidant status in eldery men and women. J Am Col Nutr. 2013;32(1):31-40.

63. Alonso J. Tratado de fitofármacos y nutracéuticos. Rosario, Argentina: Corpus Editorial y Distribuidora; 2007.

64. Messina D, Soto C, Mendez A et al. Efecto hipolipemiante del consumo de mate en indivíduos dislipidémicos. Nut Hosp. 2015;31(5):2131-9.

65. Bucci LR. Selected herbals and human exercise *performance*. Am J Clin Nutr. 2000;72(2 Suppl):624S-36S.

66. Bonci L. Sport nutrition for coaches. Human kinetics; 2009.

67. Filip R, Lotito SB, Ferraro G et al. Antioxidant activity of Ilex paraguariensis and related species. Nutr Res. 2000;20(10):1437-46.

68. Ferreira F. Inhibition of the passive diffusion of cholic acid by the Ilex paraguariensis St Hil saponins. Phytotherapy Res. 1997;11(1):79-81.

69. Gnoatto SCB, Schenkel EP, Bassani VL. HPLC method to assay total saponins in Ilex paraguariensis aqueous extract. J Braz Chem Soc. 2005;16(4):723-6.

70. Alkhatib A, Atcheson R. Yerba maté (Ilex paraguariensis) metabolic, satiety and mood state effect as rest and during prolonged exercise. Nutrients. 2017; 9(8):1-15.

71. Andersen T, Fogh J. Weight loss and delayed gastric emptying following a South American herbal preparation in overweight patients. J Hum Nutr Diet. 2001;14(3):243-50.

72. Hussein GME, Matsuda H, Nakamura S. et al. Mate tea (Ilex paraguariensis) promotes satiety and body weight lowering in mice: Involvement of glucagon-like peptide-1. Biol Pharm Bull. 2011;34(12):1849-55.

73. Yimam M, Jiao P, Hong M et al. Appetite suppression and antiobesity effect of a botanical composition composed of Morus alba, Yerba mate, and Magnolia officinalis. J Obes. 2016;2016:4670818.

74. Alkhatib A, Seijo M, Larumbe E et al. Acute effectiveness of a "fat-loss" product on substrate utilization, perception of hunger, mood state and rate of perceived exertion at rest and during exercise. J Int Soc Sports Nutr. 2015;12:44.

75. Outlaw J, Wilborn C, Smith A et al. Effects of ingestion of a commercially available thermogenic dietary supplement on resting energy expenditure, mood state and cardiovascular measures. J Int Soc Sports Nutr. 2013;10(1):25.

76. Panza VP, Diefenthaeler F, Tamborindeguy AC et al. Effect of mate tea consumption on muscle strenght and oxidative stress markers after eccentric exercise. B J Nutr. 2016;115(8):130-1378.

77. Nahata A, Dixit VK. Evaluation of 5α-reductase inhibitory activity of certain herbs useful as antiandrogens. Andrologia. 2014;46(6):592-601.

78. Monteiro R, Azevedo I, Calhau C. Modulation of aromatase activity by diet polyphenolic compounds. J Agric Food Chem. 2006;54(10):3535-40.

79. Hoffman JR, Kraemer WJ, Bhasin S et al. Position stand on androgen and human growth hormone use. J Strength Cond Res. 2009;23(5 Suppl):S1-59.

80. Basualto-Alarcón C, Jorquera G, Altamirano F et al. Testosterone signals through mTOR and androgen receptor to induce muscle hypertrophy. Med Sci Sports Exerc. 2013;45(9):1712-20.

81. Talbott SM, Talbott JA, George A et al. Effect of Tongkat Ali on stress hormones and psychological mood

81. state in moderately stressed subjects. J Int Soc Sports Nutr. 2013;10(1):28.

82. Bhat R, Karim AA. Tongkat Ali (Eurycoma longifolia Jack): a review on its ethnobotany and pharmacological importance. Fitoterapia. 2010;81(7):669-79.

83. Henkel RR, Wang R, Bassett SH *et al.* Tongkat Ali as a potential herbal supplement for physically active male and female seniors–a pilot study. Phytother Res. 2014;28(4):544-50.

84. George A, Henkel R. Phytoandrogenic properties of Eurycoma longifolia as natural alternative to testosterone replacement therapy. Andrologia. 2014;46(7): 708-21.

85. Brown GA, Vukovich MD, Reifenrath TA *et al.* Effects of anabolic precursors on serum testosterone concentrations and adaptations to resistance training in young men. Int J Sports Nutr Exerc Metab. 2009;10(3):340-59.

86. Gauthaman K, Ganesan AP. The hormonal effects of Tribulus terrestris and its role in the management of male erectile dysfunction--an evaluation using primates, rabbit and rat. Phytomed. 2008;5(1-2):44-54.

87. Singh S, Nair V, Gupta YK. Evaluation of the aphrodisiac activity of Tribulus terrestris Linn. in sexually sluggish male albino rats. J Pharmacol Pharmacother. 2012;3(1):43-7.

88. Ghosian Moghaddam MH, Khalili M, Maleki M *et al.* The effect of oral feeding of Tribulus terrestris L. on sex hormone and gonadotropin levels in addicted male rats. Int J Fertil Steril. 2013;7(1):57-62.

89. Antonio J, Uelmen J, Rodriguez R *et al.* The effects of Tribulus terrestris on body composition and exercise *performance* in resistance-trained males. Int J Sport Nutr Exerc Metab. 2000;10(2):208-15.

90. Rogerson S, Riches CJ, Jennings C. *et al.* The effect of 5 weeks of Tribulus terrestris supplementation on muscle strength and body composition during preseason training in elite rugby league players. J Strength Cond Res. 2007;21(2):348-53.

91. Qureshi A, Naughton DP, Petroczi A. A systematic review on the herbal extract Tribulus terrestris and the roots of its putative aphrodisiac and *performance* enhancing effect. J Diet Suppl. 2014;11(1):64-79.

92. Akhtari E, Raisi F, Keshavarz M. *et al.* Tribulus terrestris for treatment of sexual dysfunction in women: randomized double-blind placebo – controlled study. Daru. 2014;22:40.

93. Gama CR, Lasmar R, Gama GF *et al.* Clinical assessment of Tribulus terrestris extract in the treatment of female sexual dysfunction. Clin Med Insights Womens Health. 2014;7:45-50.

94. Katzenschlager R, Evans A, Manson A *et al.* Mucuna pruriens in Parkinson's disease: a double blind clinical and pharmacological study. J Neurol Neurosurg Psychiatry. 2004;75(12):1672-7.

95. Singh AP, Sarkar S, Tripathi M *et al.* Mucuna pruriens and its major constituent L-DOPA recover spermatogenic loss by combating ROS, loss of mitochondrial membrane potential and apoptosis. PLoS One. 2013;8(1):e54655.

96. Shukla KK, Mahdi AA, Ahmad MK *et al.* Mucuna pruriens reduces stress and improves the quality of semen in infertile men. Evid based complement Alternat Med. 2010;7(1):137-44.

97. Grace MH, Cheng DM, Raskin I *et al.* Neo-clerodane diterpenes from Ajuga turkestanica. Phytochem Lett. 2008;1(2):81-4.

98. Arthur ST, Zwetsloot KA, Lawrence MM *et al.* Ajuga turkestanica increases Notch and Wnt signaling in aged skeletal muscle. Eur Rev Med Pharmacol Sci. 2014;18(17):2584-92.

99. Guibout L, Mamadalieva N, Balducci C *et al.* The minor ecdysteroids from Ajuga turkestanica. Phytochem Anal. 2015;26(5):293-300.

100. Gorelick-Feldman J, Maclean D, Ilic N *et al.* Phytoecdysteroids increase protein synthesis in skeletal muscle cells. J Agric Food Chem. 2008;56(10): 3532-7.

101. Wilborn CD, Taylor LW, Campbell BI *et al.* Effects of methoxyisoflavone, ecdysterone, and sulfo-polysaccharide supplementation on training adaptations in resistance-trained males. J Int Soc Sports Nutr. 2006;3:19-27.

102. Davis JM, Murphy EA, Carmichael MD *et al.* Curcumin effects on inflammation and *performance* recovery following eccentric exercise-induced muscle damage. Am J Physiol Regul Integr Comp Physiol. 2007;292(6):R2168-73.

103. Chen SK, Cheng YM, Lin YC *et al.* Investigation of management models in elite athlete injuries. Kaohsiung J Med Sci. 2005;21(5):220-7.

104. Kenttä G, Hassmen P. Overtraining and recovery. A conceptual model. Sports Med. 1998;26(1):1-16.

105. Gouttebarge V, Inklaar H, Backx F *et al.* Prevalence of asteoarthritis in former elite athletes: a systematic overview of the recente literature. Rheumatol Int. 2015;35(3):405-18.

106. Liu X, Machado GC, Eyles JP *et al.* Dietary supplements for treating osteoarthritis: a systematic review and meta-analysis. Br J Sports Med. 2018;52(3): 167-75.

107. Matsumura MD, Zavorsky GS, Smoliga JM. The effects of pre-exercise ginger supplementation on

muscle damage and delayed onset muscle soreness. Phytother Res. 2015;29(6):887-93.

108. Willians NC, Killer SC, Svendsen IS *et al.* Immune nutrition and exercise: Narrative review and practical recommendations. Eur J Sport Sci. 2018;5:1-13.

109. Wilson PB. Ginger (Zingiber officinale) as an analgesic and ergogenic aid in sport: a sistematic review. J Strengh Cond Res. 2015;29(10):2980-5.

110. El-Ghorab AH, Nauman M, Anjum FM *et al.* A comparative study on chemical composition and antioxidant activity of ginger (Zingiber officinale) and cumin (Cuminum cyminum). J Agric Food Chem. 2010;58:8231-7.

111. Almeida MC. Efeitos do processamento por radiação em espécies da família zingiberaceae: açafrão (Curcuma longa L.), gengibre (Zingiber officinale Roscoe) e zedoária (Curcuma zedoaria (Christm.) Roscoe. São Paulo. Dissertação (Mestrado) do Instituto de Pesquisas Energéticas e Nucleares/Universidade de São Paulo; 2012.

112. Black CD, Herring MP, Hurley DJ *et al.* Ginger (Zingiber officinale) reduces muscle pain caused by eccentric exercise. J Pain. 2010;11(9):894-903.

113. Hoseinzadeh K, Daryanoosh F, Baghdasar PJ *et al.* Acute effects of ginger extract on biochemical and functional symptoms of delayed onset muscle soreness. Med J Islam Repub Iran. 2015;29:261.

114. Black CD, Herring MP, Hurley DJ *et al.* Ginger (Zingiber officinale) reduces muscle pain caused by eccentric exercise. J Pain. 2010;11(9):894-903.

115. Black CD, O'Connor PJ. Acute effects of dietary ginger on quadriceps muscle pain during moderate-intensity cycling exercise. Int J Sport Nutr Exerc Metab. 2008;18(6):653-64.

116. Nammi S, Sreemantula S, Roufogalis BD. Protective effects of ethanolic extract of Zingiber officinale rhizome on the development of metabolic syndrome in high-fat diet-fed rats. Basic Clin Pharmacol Toxicol. 2009;104(5):366-73.

117. Ebrahimzadeh Attari V, Malek Mahdavi A, Javadivala Z *et al.* A systematic review of the anti-obesity and weight lowering effect of ginger (Zingiber officinale Roscoe) and its mechanisms of action. Phytother Res. 2018;32(4):577-85.

118. Kiuchi F, Iwakami S, Shibuya M *et al.* Inhibition of prostaglandin and leukotriene biosynthesis by gingerols and diarylheptanoids. Chem Pharm Bull. 1992;40(2):387-91.

119. Tripathi S, Bruch D, Kittur DS. Ginger extract inhibits LPS induced macrophage activation and function. BMC Complement Altern Med. 2008;8:1.

120. Atashak S, Peeri M, Azarbayjani MA *et al.* Obesity-related cardiovascular risk factors after long-term resistance training and ginger supplementation. J Sports Sci Med. 2011;10(4):685-91.

121. Isa Y, Miyakawa Y, Yanagisawa M *et al.* 6-Shogaol and 6-gingerol, the pungent of ginger, inhibit TN-Falpha mediated downregulation of adiponectin expression via different mechanisms in 3T3-L1 adipocytes. Biochem Biophys Res Commun. 2008;373(3): 429-34.

122. Kim SO, Kundu JK, Shin YK *et al.* [6]-Gingerol inhibits COX-2 expression by blocking the activation of p38 MAP kinase and NF-kappaB in phorbol ester-stimulated mouse skin. Oncogene. 2005;24 (15):2558-67.

123. Fujisawa F, Nadamoto T, Fushiki T. Effect of intake of ginger on peripheral body temperature. J Jpn Soc Nutr Food Sci. 2005;58(1):3-9.

124. Iwasaki Y, Morita A, Iwasawa T *et al.* A nonpungent component of steamed ginger–[10]-shogaol–increases adrenaline secretion via the activation of TRPV1. Nutritional Neuroscience. 2006;9(3-4):169-78.

125. Mansour MS, Ni YM, Roberts AL *et al.* Ginger consumption enhances the thermic effect of food and promotes feelings of satiety without affecting metabolic and hormonal parameters in overweight men: a pilot study. Metabolism. 2012;61(10):1347-52.

126. Pulbutr P, Thunchomnang K, Lawa K *et al.* Lipolytic effects of Zingerone in adipocytes isolated from normal diet fed rats and high fat diet fed rats. Int J Pharmacol. 2011;7(5):629-34.

127. Ahn EK, Oh JS. Inhibitory effect of Galanolactone isolated from Zingiber officinale Roscoe extract on adipogenesis in 3T3-L1 cells. J Kor Soc Appl Biolog Chem. 2012;55(1):63-8.

128. Okamoto M, Irii H, Tahara Y. Synthesis of a new [6]-gingerol analogue and its protective effect with respect to the development of metabolic syndrome in mice fed a high-fat diet. J Med Chem. 2011; 54(18):6295-304.

129. Tzeng TF, Liu IM. 6-gingerol prevents adipogenesis and the accumulation of cytoplasmic lipid droplets in 3T3-L1 cells. Phytomed. 2013;20:481-7.

130. Mahmoud RH, Elnour WA. Comparative evaluation of the efficacy of ginger and orlistat on obesity management, pancreatic lipase and liver peroxisomal catalase enzyme in male albino rats. Eur Rev Med Pharmacol Sci. 2013;17(1):75-83.

131. Goyal RK, Kadnur SV. Beneficial effects of Zingiber officinale on goldthioglucose induced obesity. Fitoterapia. 2006;77(3):160-3.

132. Palatty PL, Haniadka R, Valder B *et al.* Ginger in the prevention of nausea and vomiting: a review. Crit Rev Food Sci Nut. 2013;53(7):659-69.

133. Pino J, Marbot R, Palau E *et al.* Essential oil constituents cuban turmeric rhizomes. Rev Latin Quim. 2003;31(1).

134. Funk JL, Frye JB, Oyarzo JN *et al.* Efficacy and mechanism of action of turmeric supplements in the treatment of experimental arthritis. Arthritis Rheum. 2006;54(11):3452-64.

135. Ji RR, Xu ZZ, Strichartz G *et al.* Emerging roles of resolvins in the resolution of inflammation and pain. Trends Neurosci. 2011;34(11):599-609.

136. Sharma S, Chopra K, Kulkarni SK. Effect of insulin and its combination with resveratrol or curcumin in attenuation of diabetic neuropathic pain: participation of nitric oxide and TNFalpha. Phytother Res. 2007;21(3):278-83.

137. De Paz-Campos MA, Chávez-Piña AE, Ortiz MI *et al.* Evidence for the participation of ATP-sensitive potassium channels in the antinociceptive effect of curcumin. Korean J Pain. 2012;25(4):221-7.

138. Tajik H, Tamaddonfard E, Hamzeh-Gooshchi N. The effect of curcumin (active substance of turmeric) on the acetic acid-induced visceral nociception in rats. Pak J Biol Sci. 2008;11(2):312-4.

139. Clarkson PM, Nosaka K, Braun B. Muscle function after exercise-induced muscle damage and rapid adaptation. Med Sci Sports Exerc. 1992;24(5):512-20.

140. Tanabe Y, Maeda S, Akazawa N *et al.* Attenuation of indirect markers of eccentric exercise-induced muscle damage by curcumin. Eur J Appl Physiol. 2015; 115(9):1949-57.

141. McFarlin BK, Venable AS, Henning AL *et al.* Reduced inflammatory and muscle damage biomarkers following oral supplementation with bioavailable curcumin. BBA Clinical. 2016;5:72-8.

142. Bengmark S, Mesa MD, Gil A. Plant-derived health – the effects of turmeric and curcuminoids. Nutr Hosp. 24(3):273-81.

143. Monroy A, Lithgow GJ, Alavez S. Curcumin and neurodegenerative diseases. Biofactors. 2013;39(1): 122-32.

144. Pellavio G, Rui M, Caliogna L *et al.* Regulation of aquaporin functional properties mediated by the antioxidant effects of natural compounds. Int J Mol Sci. 2017;18(12).

145. Chilelli NC, Ragazzi E, Valentini R *et al.* Curcumin and Boswellia serrata modulate the glyco-oxidative status and lipo-oxidation in master athletes. Nutrients. 2016;8(11).

146. Hewlings SJ, Kalman DS. Curcumin: a review of its' effects on human health. Foods. 2017;6(10).

147. Malaguti M, Angeloni C, Hrelia S. Polyphenols in exercise *performance* and prevention of exercise-induced muscle damage. Oxid Med Cell Longev. 2013; 2013:825928.

148. Lappalainen Z. Sirtuins: a family of proteins with implications for human *performance* and exercise physiology. Res Sports Med. 2011;19(1):53-65.

149. Chung S, Yao H, Caito S *et al.* Regulation of SIRT1 in cellular functions: role of polyphenols. Arch Biochem Biophys. 2010;501(1):79-90.

150. Zhang ZY, Hong D, Nam SH. SIRT1 regulates oncogenesis via a mutant p53-dependent pathway in hepatocellular carcinoma. J Hepatol. 2015;62(1):121-30.

151. Maiese K. Harnessing the power of SIRT1 and noncoding RNAs in vascular disease. Curr Neurovasc Res. 2017;14(1):82-8.

152. Han X, Tai H, Wang X *et al.* AMPK activation protects cells from oxidative stress-induced senescence via autophagic flux restoration and intracellular NAD(+) elevation. Aging Cell. 2016;15(3):416-27.

153. Ray Hamidie RD, Yamada T, Ishizawa R *et al.* Curcumin treatment enhances the effect of exercise on mitochondrial biogenesis in skeletal muscle by increasing cAMP levels. Metabolism. 2015;64(10): 1334-47.

154. Patti ME, Butte AJ, Crunkhorn S *et al.* Coordinated reduction of genes of oxidative metabolism in humans with insulin resistance and diabetes: potential role of PGC1 and NRF1. Proc Natl Acad Sci USA. 2003;100(14):8466-471.

155. Joseph AM, Joanisse DR, Baillot RG *et al.* Mitochondrial dysregulation in the pathogenesis of diabetes: potential for mitochondrial biogenesis-mediated interventions. Exp Diabetes Res. 2012;2012: 642038.

156. [No authors listed]. Boswellia serrata. Monograph. Altern Med Rev. 2008;13(2):165-7.

157. Abdel-Tawab M, Werz O, Schubert-Zsilavecz M. Boswellia serrata: an overall assessment of in vitro, preclinical, pharmacokinetic and clinical data. Clin Pharmacokinet. 2011;50(6):349-69.

158. Pellegrini L, Milano E, Franceschi F *et al.* Managing ulcerative colitis in remission phase: usefulness of Casperome®, an innovative lecithin-based delivery system of Boswellia serrata extract. Eur Rev Med Pharmacol Sci. 2016;20(12):2695-700.

159. Franceschi F, Togni S, Belcaro G *et al.* A novel lecithin based delivery form of Boswellic acids (Caspe-

rome®) for the management of osteo-muscular pain: a registry study in Young rugby players. Eur Rev Med Pharmacol Sci. 2016;20(19):4156-61.

160. Alonso JM, Tscholl PM, Engebretsen L *et al.* Occurrence of injuries and illnesses during the 2009 IAAF World Athletics Championships. Br J Sports Med. 2010;44(15):1100-105.

161. Steffen K, Engebretsen L. More data needed on injury risk among young elite athletes. Br J Sports Med. 2001;44(7):485-9.

162. Kujala UM, Marti P, Kaprio J *et al.* Occurrence of chronic disease in former top-level athletes–predominance of benefits, risks or selection effects? Sports Med. 2003;33(8):553-61.

163. Mobasheri A, Henrotin Y. Comment on: efficacy of curcumin and Boswellia for knee osteoarthritis: systematic review and meta-analysis. Semin Arthritis Rheum. 2019;48(4):e25-e26.

164. Belcaro G, Dugall M, Luzzi R *et al.* Management of osteoarthritis (OA) with the plasma-standard supplement FlexiQule (Boswellia): a 12 week registry. Minerva Gastroenterol Dietol. 2015.

165. Marques N. Fitoterapia. 1.ed. São Paulo: VP Editora; 2011.

166. Umar S, Umar K, Golan Sarwar ABM *et al.* Boswellia serrata extract attenuates inflammatory mediators and oxidative stress in collagen induced arthritis. Phytomed. 2014;21(6):847-56.

167. Grover AK, Samson SE. Benefits of antioxidant supplements for knee osteoarthritis: rationale and reality. Nutr J. 2016;15:1-13.

168. Chilelli NC, Ragazzi E, Valentini R *et al.* Curcumin and Boswellia serrata modulate the glyco-oxidative status and lipo-oxidation in máster athletes. Nutrients. 2016;8(11):1-9.

169. Sinclair S. Chinese herbs: a clinical review of Astragalus, Ligusticum, and Schizandrae. Altern Med Rev. 1998;3(5):338-44.

170. Kurashige S, Akuzawa Y, Endo F. Effects of astragali radix extract on carcinogenesis, cytokine production, and cytotoxicity in mice treated with a carcinogen, N-butyl-N'-butanolnitrosoamine. Cancer Investig. 1997;17(1):30-5.

171. Rahman MM, Kim HK, Kim SE *et al.* Chondoprotective effects of a standardized extract (KBH-JP-040) from Kalopanax pictus, hericium erinaceus, and Astragalus membranaceus in experimentally induced in vitro and in vivo osteoarthritis models. Nutrients. 2018;10(3).

172. Sugiura H, Nishida H, Inaba R *et al.* Effects of exercise in the growing stage in mice and of Astragalus membranaceus on immune functions. Nihon Eiseigaku Zasshi. 1993;47(6):1021-31.

173. Fukuda K, Straus S, Hickie I *et al.* The chronic fatigue syndrome: a comprehensive approach to its definition and study. Ann Intern Med. 1994;121(12): 953-9.

174. Goshorn RK. Chronic fatigue syndrome. Semin Neurol. 1998;18(2):237-42.

175. Kuo YH, Tsai WJ, Loke SH *et al.* Astragalus membranaceus flavonoids (AMF) ameliorate chronic fatigue syndrome induced by food intake restriction plus forced swimming. J Ethnopharmacol. 2009;122(1): 28-34.

176. Yeh TS, Chuang HL, Huang WC *et al.* Astragalus membranaceus improves exercise *performance* and ameliorates exercise-induced fatigue in trained mices. Molecules. 2014;19(3):2793-807.

177. Senchina DS, Shah NB, Doty DM *et al.* Herbal supplements and athlete imune function – what's proven, disproven and unproven. Exerc Immunol Rev. 2009;15:66-106.

178. Barnes J, Anderson LA, Gibbons S *et al.* Echinacea species (Echinacea angustifolia (DC.) Hell., Echinacea pallida (Nutt.) Nutt., Echinacea purpurea (L.) Moench): a review of their chemistry, pharmacology and clinical properties. J Pharm Pharmacol. 2005;57(8):929-54.

179. Brasil. Agência Nacional de Vigilância Sanitária. Instrução Normativa nº 2, de 13 de maio de 2014. Publica a "Lista de medicamentos fitoterápicos de registro simplificado"e a "Lista de produtos tradicionais e fitoterápicos de registro simplificado. Disponível em: http://portal.anvisa.gov.br/documents/10181/3295949/IN_02_2014_COMP.pdf/173d7c28-f985-4976-b8b5-268d911e997a?version=1.0. Acesso em: 08 mai 2020.

180. Bauer R. Echinacea: Biological effects and active principles. In: Lawson LD; Bauer R. Phytomedicines of Europe: chemistry and biological activity. Washington, DC: American Chemical Society; 1998. pp. 140-57.

181. Hall CI. Echinacea as a functional food ingredient. Adv Food Nutr Res. 2003;47:113-73.

182. Karsch-Völk M, Barrett B, Linde K. Echinacea for preventing and treating the common cold. JAMA. 2015;313(6):618-9.

183. Schapowal A, Klein P, Jhonston SL. Echinacea reduces the risk of recurrent respiratory tract infections and complications: a meta-analysis of randomized controlled trials. Adv Therap. 2015;32(3):187-200.

184. Gertsch J, Schoop R, Kuenzle U *et al.* Echinacea alkylamides modulate TNF-alpha gene expression via

cannabinoid receptor CB2 and multiple signal transduction pathways. FEBS Lett. 2004;577(3):563-9.

185. Ritchie MR, Gertsch J, Klein P *et al.* Effects of Echinaforce® treatment on ex vivo-stimulated blood cells. Phytomedicine. 2011;18(10):826-31.

186. Gleeson M. Nutritional support to maintain proper imune status during intense training. Nestle Nutr Inst Workshop Ser. 2013;75:85-97.

187. Bermon S. Airway inflammation and upper respiratory tract infection in athletes: is there a link? Exerc Immunol Rev. 2007;13:6-14.

188. Linde K, Barrett B, Wölkart K *et al.* Echinacea for preventing and treating the common cold. Cochrane Database Syst Rev. 2006;(1):CD000530.

189. Whitehead MT, Martin T, Scheett TP. Improved running economy and maximal oxygen consumption after 4-weeks of oral Echinacea supplementation. Med Sci Sports Exerc. 2007;39:S90.

190. Whitehead MT, Martin T, Webster MJ *et al.* Two weeks of oral Echinacea supplementation significantly increases circulating erythrpoietin. Med Sci Sports Exerc. 2005;37:S43.

191. Whitehead M, Martin T, Scheett T *et al.* Running economy and maximal oxygen consumption after 4 weeks of oral echinacea supplementation. J Strengh Cond Res. 2012;26(7):1928-33.

192. Bergeron MF, Senchina DS, Burke LM *et al.* A-Z of nutritional supplements: dietary supplements, sports nutrition foods and ergogenic aids for health and *performance*–part 13. Brit J Sport Med. 2010; 44(13):985-6.

193. Mille-Hamard L, Billat V, Henryetal E. Skeletalmusclealter ations and exercise *performance* decrease in erythropoietin- deficient mice: a comparative study. BMC Med Genomics. 2012;5:29.

194. Jadhav HR, Bhutani KK. Antioxidant properties of Indian medicinal plants. Phytother Res. 2002;16(8): 771-3.

195. Pendry B, Busia K, Bell CM. Phytochemical evaluation of selected antioxidant-containing medicinal plants for use in the preparation of a herbal formula – a preliminary study. Chem Biodivers. 2005;2(7): 917-22.

capítulo 31

Síndrome Metabólica

Elisa de Almeida Jackix e Adriano Cavalcanti Nobrega

Etiologia

A síndrome metabólica (SM) é uma doença bastante complexa, relacionada com um conjunto de fatores de risco como hipertensão arterial, hipercolesterolemia, resistência à insulina (RI), bem como acúmulo de gordura na região abdominal. As interações complexas entre esses fatores de risco acarretam danos crônicos aos órgãos, o que causa também aumento na deposição de gordura nos hepatócitos.

Além disso, todos esses fatores estão ligados ao aumento do estresse oxidativo e da inflamação. O excesso de peso corporal e o sedentarismo influenciam diretamente no desenvolvimento de todos os fatores de risco.

A SM é definida como um grupo de anormalidades metabólicas que aumenta o risco de um indivíduo desenvolver doenças cardiovasculares, diabetes melito (DM), alguns tipos de câncer e qualquer outra causa de morte.[1,2] Diversas organizações têm proposto critérios diagnósticos para SM, os principais e mais utilizados estão descritos na Tabela 31.1.

A fisiopatogenia da SM ainda não está totalmente esclarecida, porém a adiposidade central (abdominal ou visceral) e a RI são fatores causais reconhecidos.[2] Em decorrência da flexibilidade metabólica, a gestão energética no metabolismo pode ser definida como a "habilidade das células de mudar os substratos para produção energética de acordo com a disponibilidade de nutrientes e a demanda energética".[3] Essa flexibilidade é essencial para manter o equilíbrio energético (estoque × gasto) tanto em períodos de abundância quanto de escassez ou aumento da demanda energética (p. ex., atividade física, frio, crescimento).

No nível sistêmico, fígado, tecido adiposo e músculo são órgãos responsáveis pela gestão da flexibilidade metabólica, haja vista que estão envolvidos no estoque de energia (triglicerídios e glicogênio), na síntese (lipogênese e glicogênese hepática) e na disponibilização dessa energia estocada (glicogenólise, lipólise e proteólise). Esses processos são controlados por meio de rotas hormonais específicas.[4]

No nível molecular, essa flexibilidade é caracterizada pela regulação de enzimas metabólicas chaves e fatores de transcrição nuclear, cuja maioria interage intimamente com a mitocôndria.[4]

A ingestão alimentar contínua e caloricamente excessiva, associada ao sedentarismo crônico, impacta diretamente e impede a flexibilidade meta-

Parte 8 • Nutrição Esportiva Funcional na Saúde e na Doença do Praticante de Atividade Física

Tabela 31.1 Critérios diagnósticos para síndrome metabólica.

Critério	IDF Obesidade + ≥ 2	AHA ≥ 3	NCEP/ATP III ≥ 3	WHO RI/diabetes + ≥ 2	EGIR Hiperinsulinemia + ≥ 2
Obesidade	IMC > 30 kg/m² ou circunferência abdominal (tamanho da cintura de acordo com o gênero e a etnia)	Circunferência abdominal. Cintura: > 102 cm (homens) e > 89 cm (mulheres)	Circunferência abdominal. Cintura: > 102 cm (homens) e > 89 cm (mulheres)	Razão cintura:quadril: > 0,90 (homens) e > 0,85 (mulheres) ou IMC > 30 kg/m²	Circunferência abdominal. Cintura: > 94 cm (homens) e > 80 cm (mulheres)
TG (elevados)	≥ 150 mg/dℓ ou em tratamento	TG em jejum ≥ 150 mg/dℓ ou em tratamento	≥ 150 mg/dℓ ou em tratamento	≥ 150 mg/dℓ	≥ 177 mg/dℓ
HDL (baixo)	< 40 mg/dℓ (homens) e < 50 mg/dℓ (mulheres) ou em tratamento	< 40 mg/dℓ (homens) e < 50 mg/dℓ (mulheres) ou em tratamento	< 40 mg/dℓ (homens) e < 50 mg/dℓ (mulheres) ou em tratamento	< 35 mg/dℓ (homens) e < 39 mg/dℓ (mulheres)	< 39 mg/dℓ
Hipertensão	PAS ≥ 130 ou PAD ≥ 85 mmHg ou em tratamento	PA ≥ 130:85 mmHg ou em tratamento	PAS ≥ 130 ou PAD ≥ 85 mmHg ou em tratamento	PA ≥ 140:90 mmHg	PA ≥ 140:90 mmHg ou em tratamento
Hiperglicemia	GJ > 100 mg/dℓ ou DM2 prévio	GJ > 100 mg/dℓ ou em uso de medicamento para hiperglicemia	GJ > 100 mg/dℓ ou em uso de medicamento para hiperglicemia	Necessária avaliação da RI	Necessária avaliação da RI (> percentil 75%)
Outros	–	–	–	Albuminúria ≥ 20 μg/min ou razão albumina:creatinina ≥ 30 mg/g	–

AHA: American Heart Association; EGIR: European Group for the Study of Insulin Resistance; GJ: glicemia em jejum; HDL: lipoproteína de alta densidade; IDF: International Diabetes Federation; IMC: índice de massa corporal; NCEP ATP III: National Cholesterol Education Program Adult Treatment Panel III; PAD: pressão arterial diastólica; PAS: pressão arterial sistólica; TG: triglicerídios; WHO: World Health Organization.

bólica.[5] Isso é causado por uma competição entre substratos energéticos e "insensibilidade" metabólica caracterizada pela distorção nos sensores energéticos, embotamento da troca de substratos e desequilíbrio da homeostase energética.[6] Essa quebra é conhecida como inflexibilidade metabólica.

Em 1999, Kelley *et al.* descobriram que, após o jejum noturno, a musculatura esquelética de pessoas magras mostrava visível capacidade de adaptar a preferência energética ao jejum ou a infusões de insulina. Já a musculatura de obesos resistentes à insulina demonstrou baixa capacidade de oxidar gorduras em jejum ou de reduzir sua oxidação após a infusão de insulina.[7]

Mais recentemente observou-se que, depois de uma dieta rica em gordura, indivíduos magros com adequada flexibilidade metabólica aumentaram a oxidação da gordura, enquanto os obesos não. Ainda, pessoas magras demonstraram elevação na expressão de enzimas envolvidas no transporte de ácidos graxos e na sua oxidação quando comparadas aos obesos que tiveram pouca ou nenhuma mudança nessa expressão.[8]

A inflexibilidade metabólica é encontrada em doenças crônicas como DM tipo 2, obesidade e câncer. São necessários mais estudos para esclarecer qual a relação de causa e consequência nesse contexto.[4]

A obesidade, alteração central na SM, caracteriza-se por um acúmulo excessivo de gordura corporal. Três componentes do sistema neuroendócrino estão envolvidos na homeostase energética corporal: o sistema aferente, que envolve a leptina e outros sinais de saciedade e apetite no curto prazo; a unidade de processamento do sistema nervoso central (hipotálamo); e o sistema eferente, um complexo de apetite, saciedade, efetores autonômicos e termogênicos que causa maior uso ou estoque de energia. Portanto, o balanço energético pode ser alterado por aumento do consumo calórico, diminuição do gasto energético ou ambos.

A combinação de massa e distribuição da gordura corporal é a opção mais utilizada no rastreamento e diagnóstico da obesidade. A classificação proposta para o índice de massa corporal (IMC) pela Organização Mundial da Saúde está descrita na Tabela 31.2. Existem gráficos padronizados para faixa etária pediátrica; para idosos (60 anos ou mais), o Ministério da Saúde do Brasil sugere como faixa adequada um IMC entre 22 e 27 kg/m².

Para avaliar a distribuição de gordura corporal, a medida da circunferência abdominal reflete bem a gordura visceral e é mais preditiva de doenças metabólicas do que o IMC. A International Diabetes Federation (IDF) considera, para a população brasileira, circunferência abdominal elevada valores superiores a 90 cm (homens) e 80 cm (mulheres). A Tabela 31.3 apresenta os valores sugeridos pela IDF.

De acordo com a ABESO 2016, evidências estatísticas robustas de 24 estudos transversais e 10 prospectivos em adultos, com 512.809 participantes em uma metanálise e mais de 300.000 adultos de vários grupos étnicos divididos em outros 31 estudos, demonstraram recentemente a superioridade da relação cintura-estatura sobre a circunferência abdominal e o IMC para detectar fatores de risco cardiometabólicos em ambos os sexos. A relação cintura-estatura consiste em uma medida simples para avaliar o risco associado ao estilo de vida e a excesso de peso em adultos, mas não confirmado como eficaz para crianças e adolescentes. Tem sido utilizada cada vez mais no contexto clínico, definindo-se o ponto de corte como 0,5 (a cintura deve ser menor que a metade da altura).

Existem outras maneiras de se avaliar a composição corporal, como pesagem hidrostática (peso submerso), absorciometria com raios X de dupla energia (DEXA) e exames de imagem [p. ex., ressonância magnética (RM) e tomografia computadorizada (TC)], mas que apresentam custo elevado e uso limitado na prática clínica. A RM e a TC são capazes de estimar a quantidade de gordura visceral.

Outras análises, como a somatória das medidas de pregas e dobras cutâneas, a ultrassonografia e a bioimpedância, também estão disponíveis e são menos onerosas, porém apresentam limitações.

A Organização Mundial de Saúde aponta que a glicemia elevada é a terceira causa de importância da mortalidade prematura, superada apenas por pressão alta e tabagismo.[9]

Em 2015, a IDF estimou que 8,8% da população mundial de 20 a 79 anos viviam com DM (415 milhões de pessoas). Se a tendência persistir, a estimativa é de que, em 2040, se tenha mais de 640 milhões de diabéticos no mundo, 75% dos casos em países em desenvolvimento.[9]

Conceitualmente, DM é um distúrbio metabólico caracterizado por hiperglicemia persistente decorrente da deficiência na produção de insulina, na sua ação ou em ambos os mecanismos, o que causa complicações no longo prazo. Sua classificação baseia-se na etiologia:[3]

Tabela 31.2 Classificação proposta para o índice de massa corporal.

IMC (kg/m²)	Classificação	Obesidade grau/classe	Risco de doença
< 18,5	Magro ou baixo peso	0	Normal ou elevado
18,5 a 24,9	Normal ou eutrófico	0	Normal
25 a 29,9	Sobrepeso ou pré-obeso	0	Pouco elevado
30 a 34,9	Obesidade	I	Elevado
35 a 39,9	Obesidade	II	Muito elevado
≥ 40	Obesidade grave	III	Muitíssimo elevado

Tabela 31.3 Critérios diagnósticos de síndrome metabólica em homens e mulheres, incluindo pontos de corte da circunferência abdominal como critério diagnóstico.

Critério obrigatório

Obesidade visceral (circunferência abdominal). A seguir são listadas as medidas (cm) conforme etnia para homens (H) e mulheres (M):
- Europídeos: ≥ 94 cm (H); ≥ 80 cm (M)
- Sul-africanos e povos do Mediterrâneo Ocidental e do Oriente Médio: valores idênticos aos de europídeos
- Sul-asiáticos e chineses: ≥ 90 cm (H); ≥ 80 cm (M)
- Japoneses: ≥ 90 cm (H); ≥ 85 cm (M)
- Sul-americanos e centro-americanos: usar referências dos sul-asiáticos

Mais dois de quatro critérios

- Triglicerídios ≥ 150 mg/dℓ ou em tratamento
- HDL < 40 mg/dℓ (H); < 50 mg/dℓ (M)
- PAS ≥ 130 ou PAD ≥ 85 mmHg ou em tratamento
- Glicemia de jejum ≥ 100 mg/dℓ ou diagnóstico prévio de diabetes. Se glicemia > 99 mg/dℓ, recomenda-se o teste de tolerância oral à glicose, mas não é necessário para o diagnóstico da SM

- Tipo 1A: deficiência de insulina por destruição autoimune das células betapancreáticas comprovada por exames laboratoriais
- Tipo 1B: deficiência de insulina de natureza idiopática
- Tipo 2: perda progressiva da secreção de insulina combinada com RI
- Gestacional: hiperglicemia de graus variados diagnosticada durante a gestação, sem critérios de DM prévio
- Outros tipos de DM:
  - Monogênico (MODY, do inglês *maturity-onset diabetes of othe young*)
  - DM neonatal
  - Secundário a endocrinopatias
  - Secundário a doenças do pâncreas exócrino
  - Secundário a infecções
  - Secundário a medicamentos.[3]

O DM tipo 1 é uma doença autoimune, poligênica, decorrente da destruição de células betapancreáticas que causam deficiência completa na produção de insulina. Segundo a IDF, o Brasil ocupa o terceiro lugar na prevalência de DM tipo 1 no mundo. Embora essa prevalência esteja aumentando, corresponde a apenas 5 a 10% de todos os casos de DM. Costuma ser mais frequentemente diagnosticado em crianças, adolescentes e, em alguns casos, em adultos jovens[9], sem manter relação direta com a SM.

O DM tipo 2 (90 a 95% do total de casos) costuma acometer indivíduos a partir da quarta década de vida, embora, em alguns países, sua incidência esteja aumentando em crianças e jovens. Trata-se de doença poligênica, com forte herança familiar, ainda não completamente esclarecida, cuja ocorrência tem contribuição significativa de condições ambientais que contribuem para a obesidade, destacando-se hábitos dietéticos e inatividade física como os principais fatores de risco.[9]

O desenvolvimento e a perpetuação da hiperglicemia ocorrem concomitantemente com hiperglucagonemia, resistência dos tecidos periféricos à ação da insulina, elevação da produção hepática de glicose, disfunção incretínica, aumento de lipólise e, consequentemente, de ácidos graxos livres circulantes, ampliação da reabsorção renal de glicose e graus variados de deficiência na síntese e na secreção de insulina por células betapancreáticas.[9]

Em 80 a 90% dos casos, o DM tipo 2 associa-se ao excesso de peso e a outros componentes da SM.[9] O diagnóstico é dado pelo rastreamento da glicemia por meio da glicemia em jejum, do teste de tolerância oral à glicose ou da hemoglobina glicosilada.[9] Os valores de normalidade, de faixa de risco (pré-diabetes) e de critério diagnóstico podem ser visualizados na Tabela 31.4.

As complicações do DM dividem-se em agudas (hipoglicemia e cetoacidose diabética) e crônicas [neuropatia, retinopatia, nefropatia, vasculopatia e doenças cardiovasculares (DCV)]. As principais complicações associadas ao DM tipo 1 são cetoacidose e nefropatia. As principais complicações crônicas e causa de morte no DM tipo 2 são vasculopatia e DCV.[9]

De maneira geral, o efeito oxidativo da glicose livre é a principal justificativa para seu efeito nocivo quando circulante em excesso. Tecidos que não controlam o influxo da glicose tornam-se vulneráveis ao estado glicotóxico (excesso de glicose circulante e presente no citoplasma e na mitocôndria desses tecidos).[10,11]

Como radical livre, a glicose depleta o sistema antioxidante intracelular e ativa vias bioquímicas alternativas (p. ex., a via dos polióis) causando, em ambos os casos, um

Tabela 31.4	Critérios laboratoriais para diagnóstico de normoglicemia, pré-diabetes e diabetes melito adotados pela Sociedade Brasileira de Diabetes.				
Condição	Glicose em jejum (mg/dℓ)	Glicose 2 h após sobrecarga com 75 g de glicose (mg/dℓ)	Glicose ao acaso	HbA1c (%)	Observações
Normoglicemia	70 a 99	70 a 139	-	< 5,7	OMS emprega o valor de corte de 110 mg/dℓ para considerar a glicose em jejum normal
Pré-diabetes ou risco aumentado de DM	100 a 125*	140 a 199**	-	5,7 a 6,4	Positividade de qualquer dos parâmetros confirma diagnóstico de pré-diabetes
Diabetes estabelecido	≥ 126	≥ 200	≥ 200 com sintomas inequívocos de hiperglicemia	≥ 6,5	Positividade de qualquer dos parâmetros confirma diagnóstico de diabetes. Deve-se utilizar o método padrão de HbA1c. Se não houver sintomas de hiperglicemia é necessário repetir os testes para confirmar o diagnóstico

Categoria também conhecida como: glicemia de jejum alterada(*) ou intolerância oral à glicose (**). HbA1c: hemoglobina glicada.
Adaptada de Tareen *et al.*, 2018.[3]

colapso do sistema energético (disfunção mitocondrial) e da capacidade antioxidante celular, além de inativar proteínas estruturais e funcionais pela glicação não enzimática, o que leva à morte precoce delas (surgimento de complicações crônicas).[10,11]

A respeito de fatores de estilo de vida associados a aumento do risco cardiovascular, a obesidade e o DM figuram entre as principais alterações metabólicas envolvidas na patogênese do infarto e do acidente vascular cerebral (AVC).

Como citado anteriormente, a obesidade é o principal fator de risco para DM tipo 2. Isso pode ser justificado por três aspectos: menor produção de adiponectina em indivíduos obesos; aumento na produção de citocinas inflamatórias por adipócitos; e maior liberação de ácido graxo livre (AGL) na circulação, o que causa infiltração gordurosa ectópica em fígado, rins, vasos, músculos e células betapancreáticas.[10,11]

A adiponectina é um hormônio produzido pelos adipócitos que tem como uma de suas funções principais facilitar a ação da insulina no fígado e na musculatura esquelética. O acúmulo ectópico de gordura causa RI nos tecidos periféricos, prejudicando a captação e o armazenamento da glicose na musculatura esquelética, enquanto, no fígado, desregula a síntese de gordura. Já nas células betapancreáticas, essa infiltração leva à disfunção mitocondrial, à redução na produção e à liberação de insulina, causando, consequentemente, a falência dessas células. A RI e o déficit de produção de insulina são vistos na fisiopatologia do DM tipo 2.[10,11]

Tanto a lipotoxicidade (excesso de gordura livre circulante e infiltrada em tecidos não preparados) quanto a glicotoxicidade (excesso de glicose livre circulante e presente no citoplasma de tecidos que não saturam sua captação) tornam o sistemas cardiovascular e nervoso (central e periférico) alvos dos seus efeitos deletérios no nível celular, tecidual e, por conseguinte, sistêmico, acarretando graves consequências como amputações, neuropatia (periférica e autonômica), doença renal crônica, infartos, AVC isquêmico e acidente vascular encefálico.[10,11]

A etiologia da obesidade e das outras doenças crônicas é complexa e multifatorial, resultante da interação entre gene, ambiente, estilo de vida e fatores emocionais.

O estilo de vida nas grandes cidades é um potente estimulador para a obesidade. O sedentarismo crônico e a má alimentação (qualidade e quantidade) são os fatores determinantes mais fortes de tal ambiente obesogênico. Soma-se a isso a alteração no padrão de sono da população e a elevada exposição a poluentes ambientais, presentes em grande quantidade nos centros urbanos.

Novas estratégias devem promover um estilo de vida saudável e mudanças de hábitos em relação ao consumo de certos alimentos e refrigerantes, bem como estimular a atividade física. Em articulação com o setor educacional, essas ações devem priorizar crianças, adolescentes e adultos jovens.[12]

Alimentos funcionais

Além da perda de peso, um dos principais focos no tratamento da SM, tem-se investigado o efeito adicional que alimentos funcionais e bioativos podem exercer no tratamento da doença.

A definição mais recente de alimentos funcionais foi proposta na 17ª Conferência Internacional de 2014, organizada pelo United States Department of Agriculture (USDA): alimentos que "contêm compostos biologicamente ativos (bioativos) conhecidos ou desconhecidos, em quantidades efetivas e não tóxicas, que forneçam benefícios à saúde clinicamente comprovados e documentados para a prevenção, o controle ou o tratamento de doenças crônicas".[13] Para serem classificados como alimentos funcionais, não podem ser transformados em pílulas ou cápsulas e devem demonstrar seus efeitos em quantidades normalmente consumidas na dieta.[14]

No Brasil, a Agência Nacional de Vigilância Sanitária (Anvisa)[15] aprovou, em 1999, a seguinte regulamentação técnica, revisada em 2016: "alimentos com alegações de propriedades funcionais e/ou de saúde". Vale ressaltar que a legislação nacional não define alimento funcional, apenas a propriedade funcional dos alimentos. Segundo a Anvisa, na Resolução n.18/1999: as "alegações de propriedade funcional são aquelas que descrevem o papel metabólico ou fisiológico que o nutriente ou outros constituintes (p. ex., substâncias bioativas e microrganismos) possuem no crescimento, no desenvolvimento, na manutenção e em outras funções normais do organismo humano". A alegação de propriedade de saúde afirma, sugere ou implica relação entre o alimento ou o ingrediente com determinada doença ou condição associada à saúde.

É importante destacar que a definição da Anvisa não indica se o alimento exerce efeito terapêutico ou medicamentoso. Essa definição é relevante para diferenciar alimentos com propriedades funcionais dos nutracêuticos, os quais incluem substâncias que alimentam ou componentes alimentares que oferecem benefícios terapêuticos ou de saúde, inclusive prevenção e tratamento de enfermidades.[14]

A maior ingestão de frutas e vegetais está associada a melhor estado de saúde e menor risco de doenças crônicas.[16,17] Os alimentos funcionais e os nutracêuticos têm sido amplamente estudados e algumas pesquisas mostram que consumi-los é efetivo no tratamento coadjuvantes da obesidade, sobretudo porque podem reduzir o risco de efeitos adversos do excesso de gordura corporal.[14,18] A seguir, serão apresentados alguns alimentos que contribuem para a prevenção e o tratamento da SM (Tabela 31.5).

Dieta do Mediterrâneo

Dieta tradicional do sul da Europa, tem recebido bastante atenção em virtude de seu efeito protetor contra a SM. Caracteriza-se por: alimentação rica em ácidos graxos monoinsaturados (MUFA) proveniente de azeitonas e azeite; ingestão diária de cereais integrais, frutas, vegetais e produtos lácteos; e consumo semanal de peixe, aves e oleaginosas.

Diversos estudos mostram que esse perfil alimentar está associado a menor prevalência da SM.[20-22] Apesar de mais estudos serem necessários para elucidar os mecanismos de ação, é possível que a dieta do Mediterrâneo exerça benefícios por meio de melhora na sensibilidade à insulina[23], redução de lipídios séricos, aumento na proteção antioxidante, diminuição da inflamação e da agregação plaquetária e ampliação na produção de metabólitos sintetizados pela microbiota intestinal que influenciam a saúde metabólica.[24]

Metanálise realizada por Carter et al.[23] concluiu que a dieta do Mediterrâneo esteve inversamente relacionada com concentrações elevadas de hemoglobina glicada (HbA1c), indicando níveis menores de glicose sérica no longo prazo. Além disso, recente pesquisa mostrou que uma maior adesão à dieta do Mediterrâneo resultou em níveis menores de leptina (hormônio relacionado à sa-

ciedade) em adolescentes e em menores concentrações de inibidor 1 do ativador do plasminogênio (PAI-1) e da proteína C reativa (PCR) em adultos, evidenciando menor perfil inflamatório. Adicionalmente, a baixa adesão ao padrão dietético mediterrâneo esteve associada diretamente a um perfil pior de marcadores de inflamação plasmático.[20]

Rumawas et al.[25] realizaram um estudo prospectivo bem concebido e observaram parâmetros melhores de todos os componentes da SM, com exceção da pressão arterial, em indivíduos norte-americanos que mantiveram a dieta do Mediterrâneo por 7 anos quando comparados com indivíduos que adotaram outros padrões dietéticos. Esposito et al.[26] mostraram que, independentemente da perda de peso, a dieta do Mediterrâneo reduziu a PCR e as interleucinas 6, 7 e 8 em comparação com uma dieta saudável convencional com 50 a 60% de carboidrato, 15 a 20% de proteína e < 30% de gordura total. Os autores indicaram que maiores quantidades de fibra, ômega-3 e antioxidantes podem explicar esses resultados.

Portanto, adotar a dieta do Mediterrâneo pode ser importante na prevenção e no tratamento da SM. Esse padrão alimentar foi reconhecido como Patrimônio Cultural Intangível da Humanidade pela UNESCO em 2010, não só por seus aspectos nutricionais, mas também por suas raízes culturais, que incluem convívio social, biodiversidade e sazonalidade, atividades culinária e física, além de descanso. Revisão sistemática publicada por Pérez-Martinez et al.[19] classifica o impacto da dieta do Mediterrâneo

Tabela 31.5 • Níveis de evidência e recomendações para alguns alimentos na síndrome metabólica.

Alimento/grupo alimentar	Evidência e recomendação	Nível
Leguminosas	Evidência: consumir leguminosas de diferentes tipos é benéfico para a prevenção e o manejo da SM	B
	Recomendação: • Consumir diariamente leguminosas para melhorar os fatores de risco cardiometabólicos • Pessoas com síndrome metabólica podem consumir leguminosas como um componente efetivo para prevenir DM e DCV	A
Azeite de oliva	Evidência: pode-se substituir outras gorduras por azeite para prevenir SM	B
	Recomendação: consumir diariamente 20 a 40 g/dia de azeite em substituição a outras gorduras pode prevenir e tratar SM	A
Leite e produtos lácteos	Evidência: não há evidências de que limitar o consumo de produtos lácteos previne a SM	B
	Recomendação: os produtos lácteos, particularmente o iogurte, podem ser úteis na prevenção da SM	B
Frutas e verduras	Evidência: comer frutas e verduras variadas é benéfico na prevenção e no tratamento da SM	A
	Recomendação: frutas e verduras devem compor a dieta para que ela se torne mais saudável e equilibrada	C
Peixe e óleo de peixe	Evidência: ingerir ômega-3 proveniente de um ou mais peixes pode reduzir o risco de SM	A
	Recomendação: consumir uma ampla variedade de peixes pelo menos 2 vezes por semana (principalmente aqueles com ômega-3) está associado à prevenção da SM	C

Adaptada de Pérez-Martínez et al., 2017.[26]

sobre a SM como nível de evidência B por terem estudos prospectivos de coorte ou caso-controle mostrando efeitos benéficos de sua adoção.

Oleaginosas

Nutricionalmente densas, constituídas por uma mistura única de ácidos graxos, compostos bioativos e nutrientes essenciais, as oleaginosas são excepcionalmente ricas em ácidos graxos poli-insaturados (PUFA), vitamina E, além de conterem fibras e altos níveis de fitoesteróis e polifenóis (como ácidos fenólicos, ácido elágico e flavonoides), os quais podem auxiliar na redução do colesterol lipoproteína de baixa densidade (LDL-c) e radicais livres.[27] Casas-Agustench et al.[28] mostraram que, entre indivíduos com SM, os que receberam orientações para mudança do estilo de vida e suplementação de 30 g/dia de um mix de oleaginosas (15 g de nozes, 7,5 g de amêndoas e 7,5 g de avelãs) apresentaram perda de peso, bem como redução da pressão arterial e da adiposidade similar ao grupo-controle (que não recebeu as oleaginosas).

Estudo prospectivo avaliou o consumo de diversos tipos de oleaginosas e a incidência de SM. O consumo médio foi de 2,08 (0,88 a 5,68) porções/semana. Após ajustes estatísticos de fatores confundidores, observou-se diminuição significativa entre o consumo de oleaginosas no maior tercil ($\geq$ 5 porções/semana) em comparação ao menor ($\leq$ 1 porção/semana). O consumo de nozes, especificamente, mostrou associação significativa e inversa com o risco de SM; porém, essa relação não foi significativa para outros tipos de oleaginosas.[29]

O estudo Prevención con Dieta Mediterránea (PREDIMED) investigou o impacto do padrão da dieta do Mediterrâneo na prevenção de DCV. Nessa pesquisa, os participantes eram idosos e com alto risco de desenvolver a doença. Os indivíduos foram divididos em três grupos: um que consumia dieta do Mediterrâneo tradicional, enriquecida com azeite de oliva virgem; outro cuja dieta era adicionada de 30 g de um mix de oleaginosas (15 g de nozes, 7,5 g de avelãs, 7,5 g de amêndoas); e um grupo-controle, com baixo teor de gordura. Após 1 ano de acompanhamento, os indivíduos que consumiram a dieta adicionada de azeite apresentaram menor obesidade abdominal quando comparados com os da dieta-controle, e o grupo que ingeriu as oleaginosas apresentou menor concentração de triglicerídios séricos, pressão arterial reduzida e prevalência inferior de obesidade abdominal em comparação com o das outras duas dietas. Também se diminuiu a prevalência de equivalentes metabólicos (MET) nos indivíduos que consumiram tanto o mix de oleaginosas quanto o azeite, embora essa redução só tenha sido significativa na dieta enriquecida com as oleaginosas, mostrando um benefício interessante desses alimentos.[30]

Diferentes mecanismos poderiam explicar o efeito protetor da ingestão das oleaginosas na SM. Por serem alimentos ricos em lipídios (PUFA e ômega-3), fibra, arginina (precursor do óxido nítrico, que atua como vasodilatador) e minerais, como potássio (K), cálcio (Ca) e magnésio (Mg), esses nutrientes têm efeitos benéficos sobre a RI, a pressão arterial e a dislipidemia, além de serem capazes de induzir a melhora de alguns marcadores inflamatórios. Todos esses mecanismos podem explicar o efeito protetor das oleaginosas contra a SM.[31]

Com base nesses estudos, é possível dizer que incluir oleaginosas à dieta pode reduzir o risco de DVC e SM. Entretanto, ainda são necessários mais estudos para elucidar os mecanismos de ação desses alimentos na prevenção e/ou no tratamento dessas doenças.

Leguminosas

Grupo de vegetais rico em proteínas, oligossacarídios, lignina e diversos bioativos. Seu efeito sobre a regulação da glicemia foi testado em alguns estudos bem controlados randomizados e é mediado pelo alentecimento na absorção de carboidratos, o que resulta em melhor controle glicêmico.[32,33]

Até o momento, poucos estudos demonstraram especificamente a associação entre consumo de leguminosas e SM.[29,33] Uma pesquisa desenvolvida no Irã por meio do programa Isfahan Healthy Heart mostrou que todos os componentes da SM foram menos prevalentes entre indivíduos que consumiam regularmente leguminosas (no mínimo 2 vezes por semana). Além disso, observou-se que, ao se aumentar a ingestão de leguminosas do menor (2 vezes/semana) para o maior tercil ($\geq$ 3 vezes/semana), a circunferência da cintura de todos os indivíduos reduziu; entre as mulheres, o consumo de leguminosas esteve inversamente associada ao risco de SM.[33]

Outros estudos têm observado que consumir feijão diminui a pressão arterial sistólica, a circunferência da cintura e o peso corporal.[34,35] Além disso, Villegas et al.[36] mostraram que, entre pacientes diabéticos, a maior ingestão de leguminosas melhorou o controle glicêmico e a RI.

Estudo de coorte realizado em Xangai com um grande número de mulheres avaliou a associação de leguminosas e alimentos derivados da soja com incidência de DM tipo 2. Observou-se relação inversa entre o consumo regular de todos os tipos de leguminosas (que variou de 14 a 65 g/dia) e a incidência da doença. A ingestão do extrato de soja também se associou a um risco menor de DM tipo 2; contudo, não tão significativo quanto o consumo de outros produtos de soja ou mesmo proteína de soja.

Têm-se estudado as proteínas do tremoço principalmente por seu efeito na redução do colesterol plasmático, atribuído, em grande parte, ao aumento na ativação do receptor da lipoproteína de baixa densidade (LDL-R).[37-39] Além disso, principalmente na condição pós-prandial, essas proteínas diminuíram a glicemia tanto em modelos animais quanto em seres humanos.[40] Em modelos animais, de forma similar às proteínas da soja, as do tremoço mostraram efeito hipolipidêmico e antiaterosclerótico significativo.[41]

Clinicamente, as proteínas do tremoço foram testadas em diferentes condições, mas sobretudo nos indivíduos com hipercolesterolemia. Observou-se redução do LCL-c e da razão LDL:HDL, possivelmente em decorrência do mecanismo exercido sobre os LDL-R. Em um estudo, Bahr et al.[37] suplementaram a dieta de pacientes com hipercolesterolemia com 25 g da proteína isolada (PTI) durante 4 a 8 semanas. Então, em estudo mais recente, esses mesmos autores adicionaram 25 g de PIT em pães e outras preparações durante 28 dias.[38] Em ambos, um grupo-controle recebeu *whey protein* (WP) isolado nas mesmas quantidades que a PTI. O resultado foi que a proteína do tremoço mostrou um efeito superior ao da WP na melhora do perfil lipídico.

Azeite de oliva

Trata-se de um dos alimentos mais representativos da dieta do Mediterrâneo, associado à melhora de diversos parâmetros da SM.[19] Tanto o azeite virgem quanto o extravirgem têm como principal componente o ácido oleico, um MUFA, embora também contenham diversos outros elementos com propriedades benéficas que parecem exercer importante papel contra a SM.[14] O consumo de ácidos graxos monoinsaturados promove melhora do perfil lipídico, da sensibilidade à insulina e da glicemia.[19]

Revisão bibliográfica realizada por Covas et al.[42] mostrou que 20 a 50 g por dia de azeite de oliva extravirgem, independentemente de outros fatores da dieta, podem auxiliar na SM, principalmente por promover melhora no perfil lipídico. Os efeitos do azeite de oliva extravirgem podem ocorrer por: aumento do colesterol HDL; redução do dano oxidativo aos lipídios; diminuição da inflamação; melhora da função endotelial; e redução da pressão arterial sistólica. Os mecanismos pelos quais o azeite de oliva extravirgem pode exercer seus efeitos benéficos são: aumento do conteúdo de antioxidantes na partícula LDL e efeito nutrigenômico modulando a expressão de genes relacionados com a aterosclerose.

Os azeites de oliva virgem e extravirgem, ao contrário de outros óleos vegetais, reduziram o risco de SM[43], a necessidade de medicação anti-hipertensiva[44] e a pressão arterial sistólica.[45] Esses efeitos estão associados à redução do estresse oxidativo e da inflamação, diretamente envolvidos no desenvolvimento da SM.[46] As dietas ricas em MUFA são mais eficazes em aumentar a resistência da partícula LDL à oxidação do que as ricas em PUFA.[47] O azeite de oliva pode diminuir a inflamação por meio de um efeito transcriptômico ao reduzir a expressão de genes pró-inflamatórios.[48,49]

Os bioativos presentes no azeite também desempenham um papel benéfico na SM. O azeite extravirgem, rico em triterpenos, diminuiu os quilomícrons (lipoproteínas ricas em triglicerídios) pós-prandiais.[50] Segundo revisão sistemática realizada por Saibandith et al.[51], há evidências convincentes de que os polifenóis da azeitona, independentemente dos ácidos graxos presentes, reduzem os fatores de risco para SM, principalmente por meio da diminuição da glicemia, da pressão arterial e da oxidação do LDL-c. Evidências, embora mais limitadas, sugerem que o consumo dos polifenóis do azeite pode reduzir o peso corporal e a gordura visceral ou prevenir o ganho de peso. De forma semelhante, alguns dados mostram melhora dos perfis lipídicos séricos.[19]

Esses dados indicam que o consumo de azeite pode ser benéfico no gerenciamento da SM. Entretanto, para alcançar seus benefícios, quantidades similares de outros óleos ou gorduras devem ser substituídas pelo azeite sem aumentar o número total de calorias por dia. Com base na Food and Drug Administration (FDA), as quantidades diárias recomendadas são: 23 g por dia (2 colheres de sopa) de azeite de oliva virgem e 20 g por dia de azeite extravirgem (rico em fenólicos). Adicionalmente, segundo o *Dietary Guidelines for Americans 2015-2020*, "consumir menos de 10% de calorias de ácidos graxos saturados e substituí-los por monoinsaturados e/ou poli-insaturados está associado a níveis menores de colesterol e, portanto, risco de DCV", doença intimamente relacionada com a SM.[52]

Frutas e verduras

Consumir frutas e legumes traz efeitos favoráveis em diversos parâmetros como glicemia, perfil lipídico e pressão arterial e, por isso, é recomendado pelas diretrizes dietéticas. Muitos dos benefícios atribuídos aos padrões alimentares das dietas do Mediterrâneo, DASH (do inglês *dietary approaches to stop hypertension*) ou vegetarianas podem ser atribuídos, em grande parte, à sua riqueza em frutas e vegetais. No entanto, por serem alimentos bastante complexos do ponto de vista nutricional, não se pode estabelecer a contribuição específica dos componentes presentes nos vegetais para atenuar o risco da SM.

Evidências que relacionam diretamente a ingestão de frutas e verduras com a incidência da SM são escassas. Todavia, estudos epidemiológicos principalmente em populações asiáticas relataram menor risco de problemas cardiometabólicos e da SM em indivíduos que têm dietas à base de vegetais (como veganos e vegetarianos) em comparação a onívoros.

Revisão sistemática realizada por Crowe et al.[53] mostrou que aumentar o consumo de vegetais e frutas reduz o risco de hipertensão, DCV e AVC. Além disso, fortes evidências sugerem que aumentar o consumo desses alimentos pode impedir o ganho de peso corporal. Como o excesso de peso é o fator de risco mais importante para o DM tipo 2, elevar a ingestão de vegetais e frutas pode reduzir, portanto, indiretamente a incidência de DM tipo 2.

As frutas e as verduras podem evitar a obesidade por meio de vários mecanismos: os micronutrientes (p. ex., K, Mg e Ca) parecem influenciar no controle do peso[54]; os polifenóis podem evitar o aumento deste em decorrência de suas propriedades antioxidantes e anti-inflamatórias que elevam a termogênese e o gasto energético[16]; e os esteróis podem reduzir a absorção de gordura e prevenir o ganho de peso. Além disso, esse grupo de alimentos também apresenta baixa densidade energética por ser rico em água e ter elevado conteúdo de fibra alimentar, o que afeta a saciedade.[55]

Metanálise realizada por Shin et al.[56] mostrou que ingerir frutas e vegetais reduziu a pressão arterial diastólica, mas não impactou outras características da SM, como circunferência da cintura, pressão arterial sistólica, glicemia de jejum, HDL-c ou triglicerídios em pacientes com SM. Entretanto, essa análise baseou-se apenas em oito estudos clínicos randomizados, por isso, os dados devem ser interpretados com cautela. Wallace et al.[57] não mostraram efeitos benéficos na RI e no peso corporal em aumentar o consumo de frutas e vegetais de 1 porção para 6 a 7 porções por dia durante 12 semanas.

Por outro lado, por meio da análise de três estudos prospectivos (*Nurses' Health Study*, n = 62.175; *Nurses' Health Study II*, n = 88.475; *Health Professionals Follow-up Study*, n = 36.803), Borgi et al.[58] avaliaram a associação entre ingestão de frutas inteiras (excluindo sucos) e vegetais com incidência de hipertensão. Observou-se que o risco de desenvolver hipertensão era significativamente menor entre os participantes cujo consumo de frutas foi ≥ 4 porções por dia em comparação àqueles que ingeriam < 4 porções por semana. Outro dado interessante da pesquisa é que, quando os níveis de consumo de brócolis, cenoura, *tofu* ou soja, passas e maçã foram ≥ 4 porções por semana (em oposição a < 1 porção/mês), o risco de hipertensão foi significativamente menor.

Compilando essas informações, é possível observar que o consumo de frutas e vegetais pode reduzir o risco de SM, mas diferenças no tempo de acompanhamento, número de indivíduos, período de intervenção, forma de consumo (incluindo técnicas de preparo) e tipos de frutas e verduras ingeridos, limitam o estabelecimento de doses para esse grupo de alimentos.

Peixes e ômega-3

Evidências provenientes de estudos epidemiológicos indicam que consumir peixes (especialmente os mais gordurosos) ou suplementos de óleo de peixe ricos em ácidos graxos ômega-3 está relacionado com proteção de DCV, principalmente doença arterial coronariana, e menores níveis de mortalidade.[59] Outros estudos também mostraram efeitos benéficos do consumo de peixe em fatores de risco de doenças cardiovasculares como peso corporal, perfil lipídico, pressão arterial e insulina.[60] Uma vez que a SM consiste em vários fatores de risco, como DCV e DM tipo 2, seria de se esperar que a ingestão de peixes também reduz o risco de desenvolvê-la.[19]

O peixe é uma excelente fonte de proteína e outros nutrientes, como ácidos graxos ômega-3, selênio, iodo, vitamina D e taurina, os quais podem contribuir para a saúde. Contudo, há diferenças na composição nutricional entre as espécies mais gordurosas e mais magras, e também entre os animais selvagens e aqueles criados em cativeiro (Tabela 31.6). Enquanto os peixes gordurosos contêm mais gordura e ômega-3 em seus tecidos, os magros têm mais iodo e menos energia.[61]

Embora tenham sido extensivamente documentadas associações entre consumo de peixes e DCV e DM tipo 2, os estudos que relacionam o consumo de peixes com a SM são mais limitados. Faltam, principalmente, estudos que explorem as diferenças nos efeitos biológicos causadas por peixes gordurosos e magros. Tørris et al.[61], utilizando grande amostra populacional da Noruega durante 13 anos, mostrou que, para ambos os sexos, ingerir peixes magros ≥ 1 vez/semana associou-se a menor risco de problemas metabólicos futuros, diminuição dos triglicerídios e aumento do HDL-c. Também se verificou redução da circunferência da cintura e da pressão arterial, mas apenas nos homens. Por outro lado, ingerir peixes gordos foi relacionado com aumento da circunferência da cintura para ambos os sexos e dos níveis de colesterol HDL nos homens.

Tais resultados podem ser justificados por diversos nutrientes, como proteínas de alto valor biológico, taurina, ômega-3 e iodo, além da sinergia entre esses compostos. Peixes magros, como o bacalhau, são considerados fontes superiores de proteínas e podem contribuir para o tratamento da obesidade em virtude do efeito sacietógeno delas.[62] A proteína de peixes, sobretudo magros, também contém taurina, que exerce efeito protetor contra DM e DCV.[63,64] Adicionalmente, dietas ricas em peixes foram associadas a menores concentrações de leptina plasmática, um hormônio que regula o apetite e o armazenamento de gordura.[65] O peixe também é um dos alimentos mais ricos em iodo, fundamental para a produção de hormônios tireoidianos, relacionados com a modulação do gasto energético.[66] O valor de recomendação de iodo para adultos é

Tabela 31.6 Composição nutricional de peixes crus inteiros por 100 g.

Nutriente	Bacalhau		Salmão	
	Selvagem	Cativeiro	Selvagem	Cativeiro
Energia (kcal)	81,9	85,5	181,5	222,6
Gordura (g):	1,1	0,5	12	16
SFA* (g)[1]	0,1	0,1	1,8	3
MUFA* (g)[1]	0,1	0	4,4	5,9
PUFA* (g)[1]	0,3	0,2	1,9	5
Ômega-3 (g)	0,5	0,2	1	1,5
Proteína (g)	17,9	20	19,7	20
Taurina (mg)	108	–	60	60
Vitaminas lipossolúveis				
Retinol (μg)	12	2	0	26
Vitamina D (μg)	2	0,7	8	10
Vitaminas hidrossolúveis				
Niacina (mg)	1,8	3,9	7	7,3
Vitamina B_6 (mg)	0,12	0,26	0,6	0,51
Folato (μg)	11	11	13	7
Vitamina B_{12} (μg)	1,5	1	6,9	3,5
Minerais e elementos-traço				
Selênio (μg)	22	30	50	30
Iodo (μg)	119	300	–	10

SFA: ácidos graxos saturados. Adaptada de Tørris et al., 2017.[61]

150 μg/dia. Portanto, peixes magros, como o bacalhau, são excelentes fontes desse nutriente (119 a 300 μg/100 g); já peixes gordos, como o salmão e a truta, contêm bem menos iodo (5 a 19 μg por 100 g). Não apenas ter todos os nutrientes citados (proteínas, taurina, ácidos graxos e ômega-3), mas também o efeito sinérgico entre eles está associado à ação anti-inflamatória possivelmente por meio da redução de citocinas, como o fator de necrose tumoral alfa (TNF-alfa).[67,68]

Apesar dos efeitos benéficos dos peixes na SM, nem todos os estudos demonstram isso. Os resultados paradoxais podem ser atribuídos aos diferentes métodos de preparação dos animais nos diversos estudos (p. ex., peixes fritos em imersão) e à presença de contaminantes (p. ex., mercúrio e outros metais pesados), os quais podem atenuar os potenciais efeitos benéficos.[69]

Alternativamente, também se estudou a suplementação de ômega-3 isoladamente. Algumas pesquisas mostraram efeitos benéficos na RI, um importante fator de risco para o desenvolvimento da SM.[70] O ômega-3 pode auxiliar no metabolismo dos carboidratos de diversos modos: parece incorporar-se com facilidade nas membranas celulares, resultando em maior fluidez celular[71]; como consequência, pode haver uma maior capacidade de mobilização do transportador de glicose (GLUT4) para a membrana celular; além disso, é capaz de melhorar a oxidação da gordura no repouso e o armazenamento de glicogênio[72], contribuindo para reduzir a RI. Essas ações são observadas principalmente em estudos com animais; por isso, ainda não está claro se, de fato, trazem melhorias significativas em seres humanos com RI e SM.

Revisão bibliográfica[73] mostrou que as doses de ômega-3 utilizadas em estudos clínicos em indivíduos com DM tipo 2 variam entre 2,5 a 10 g/dia, e o tempo de suplementação de 15 dias a 1 ano. Duas metanálises, incluindo estudos randomizados realizados com grande número de participantes, concordaram nos resultados e mostraram diminuição dos triglicerídios, aumento da LDL e nenhum efeito no controle glicêmico ou na insulina de jejum.[74,75]

Ortega et al.[70] estudaram os efeitos de 24 semanas de treinamento físico intervalado de alta intensidade, sozinho ou combinado com suplementação de ômega-3 e oleato (um éster de ácido oleico) em componentes de SM e outros marcadores de saúde cardiometabólica. Metade do grupo ingeriu 500 mℓ/dia de leite semidesnatado (leite placebo, contendo 8 g de gordura), enquanto a outra metade ingeriu 500 mℓ/dia de leite desnatado com 275 mg de ômega-3 e 7,5 g de oleato. O tratamento ômega-3 e oleato elevou em 30% as concentrações plasmáticas de ômega-3, mas não significativamente (P = 0,286). As melhorias em volume de oxigênio (12,8%), pressão arterial média (-7,1%), circun-ferência da cintura (-1,8%), massa gordurosa corporal (-2,9%) e massa gorda do tronco (-3,3%) foram semelhantes entre os grupos. No entanto, a sensibilidade à insulina (medida pelo teste de tolerância à glicose), a concentração sérica da PCR e o HDL-c melhoraram apenas no grupo ômega-3 e oleato em 31,5, 32,1 e 10,3%, respectivamente (P < 0,05). As concentrações séricas de triacilglicerol e glicose plasmáticas não melhoraram em nenhum dos grupos após 24 semanas de intervenção. Nesse caso, o consumo de ômega-3 e oleato nessa matriz alimentar potencializou os benefícios cardiometabólicos do treinamento em pacientes com SM.

Esse corpo de evidências sugere que a ingestão de peixes fontes de ômega-3 (exceto os fritos em imersão), assim como de suplemento de ômega-3 isoladamente, parecem estar associados à melhora de diversos parâmetros da SM, embora os efeitos sobre a glicemia sejam mais controversos.

Leite e produtos lácteos

Altos níveis de colesterol total, LDL-c e baixos níveis de HDL são fatores relacionados com o aumento do risco de DCV. Portanto, a gordura do leite se tornou possível candidata associada a essas alterações, uma vez que é rica em ácidos graxos saturados, os quais estão relacionados com aumento nos níveis de colesterol. Além disso, os ácidos graxos saturados também são precursores de eicosanoides, afetando processos inflamatórios e trombogênicos, a regulação da pressão arterial e, portanto, a função vascular. Todavia, não há evidências epidemiológicas de que ingerir leite e derivados tenha relação com o aumento no risco de DCV.[76]

Revisão bibliográfica contendo 10 estudos transversais e três prospectivos mostrou que o consumo de leite esteve inversamente associado à incidência de SM em sete dos 13 estudos. No entanto, três não encontraram ligação entre leite e SM.[77]

A metanálise mais recente sobre o consumo de produtos lácteos e SM foi publicada em 2016. A pesquisa avaliou nove estudos prospectivos de coorte e verificou que o incremento no consumo de 1 porção por dia de lácteos estava relacionada com redução de 12% no risco de SM.[78] De modo geral, a maioria dos estudos sugere um benefício no consumo de produtos lácteos sobre o risco de SM, embora os dados permaneçam ainda inconclusivos devido a grandes limitações metodológicas. A falta de controle adequado das variáveis, inclusive informações limitadas sobre os tipos de produtos lácteos ingeridos, a quantidade de gordura presente, o efeito sinérgico com outros alimentos, se é fermentado ou não e o uso de diferentes critérios de diagnóstico da SM impedem conclusões claras sobre o efeito do leite e derivados na doença.[19]

Martinez-Gonzalez et al.[79] avaliaram o consumo de iogurtes em 8.516 indivíduos por um período de 6,6 anos. Os participantes foram classificados em cinco categorias de consumo de iogurte, segundo as porções semanais: 0 a 2, > 2 a < 5, 5 a < 7 e ≥ 7 porções/semana. Após o período de avaliação, identificaram-se 1.860 casos de sobrepeso/obesidade. O consumo elevado (≥ 7 porções/semana) de iogurte foi associado a menor incidência de sobrepeso/obesidade em comparação aos indivíduos com baixo consumo (0 a 2 porções/semana). Um dado interessante foi que essa associação inversa foi mais forte entre os participantes que consumiam mais frutas, mostrando que estas podem exercer efeito benéfico sinérgico à ingestão de iogurte.

Vários mecanismos podem justificar alguns dos efeitos benéficos do leite na SM. O cálcio é capaz de influenciar a SM em virtude de seus efeitos no perfil lipídico sérico e na obesidade. Esse mineral pode inibir a absorção de gordura no intestino por ligação a ácidos graxos saturados e ácidos biliares, promovendo maior excreção de ambos pelas fezes. A absorção reduzida de ácido biliar por meio da ingestão de cálcio pode causar diminuição dos níveis de colesterol LDL sérico, uma vez que o colesterol é convertido em ácidos biliares no fígado. O cálcio também pode afetar a massa gorda por estar envolvido na redução da lipogênese e no aumento da lipólise. Ademais, os produtos lácteos contêm duas principais formas de proteína (caseína e proteína do soro do leite), as quais podem inibir a enzima conversora de angiotensina, reduzindo a produção de angiotensina II, o que diminui a pressão arterial. Além disso, a presença de aminoácidos de cadeia ramificada pode auxiliar no decréscimo da glicose sanguínea pelo estímulo à secreção de insulina pós-prandial e controle da produção hepática de glicose.[78] Na Tabela 31.6 são apresentados os níveis de evidência e as recomendações para leite e produtos lácteos sugeridos por Pérez-Martínez et al.[19] para indivíduos com SM.

Proteínas do soro do leite (whey protein)

A fração das proteínas do soro do leite é constituída por um grupo de três proteínas heterogêneas: betalactoglobulina, alfalactoalbumina e glicomacropeptídio. Comercialmente, a WP é vendida em três formas diferentes: concentrada (WPC), isolada (WPI) e hidrolisada (WPH).

A WPC tem 30 a 85% de proteína, enquanto a WPI tem > 90%. A WPI contém pouca ou nenhuma lactose ou gordura; já a WPH é um produto cujas proteínas do soro passaram por um processo de hidrólise enzimática ou fermentação microbiana no qual se produzem os peptídios. O consumo de WPH resulta em um aumento mais rápido de aminoácidos plasmáticos em comparação à WPI.

Alguns estudos mostraram que, de forma aguda, a WP pode reduzir a resposta glicêmica pós-prandial em indivíduos saudáveis[80,81] e com DM tipo 2[82], principalmente por causar maior estimulação na síntese de insulina. Esse aumento na produção de insulina decorre, principalmente, dos aminoácidos de cadeia ramificada (leucina, isoleucina e valina), mas estudos em animais mostraram que arginina, lisina, alanina, prolina e glutamina também estimulam a secreção de insulina pelas ilhotas pancreáticas.[83,84] Outra possível explicação para o aumento da insulina pela WP é em virtude de seu efeito de estimular o peptídio semelhante ao glucagon 1 (GLP-1, do inglês *glucagon-like peptide-1*), que é um hormônio liberado pelo intestino em resposta ao consumo alimentar e que estimula ainda mais a produção de insulina.[84]

Estudo realizado por Ma *et al.*[85] mostrou que o momento de ingestão da WP pode ser importante para o controle da glicemia pós-prandial. Em indivíduos com DM tipo 2, ingerir 55 g de WP 30 min antes de uma refeição rica em carboidratos estimulou mais a secreção de insulina quando comparado com consumi-la junto das refeições. Esses resultados indicam que a WP melhora, de forma aguda, o controle glicêmico, estimulando a secreção de insulina e reduzindo os níveis plasmáticos de glicose, um efeito que pode ser aumentado pelo consumo de WP antes da refeição.

Pal *et al.*[86] analisou de forma crônica o efeito da ingestão de 55 g/dia de WP (consumida em duas doses de 27 g) em indivíduos obesos e observou que ela melhorou os níveis de insulina em jejum e a RI (avaliados pelo índice HOMA-IR) em comparação com o grupo-controle. Esses resultados apontam para um efeito benéfico da ingestão constante de WP; entretanto, são necessários mais estudos para verificar o efeito da WP em indivíduos com SM e DM tipo 2.

Embora não conclusivo, alguns estudos mostram que a WP, especificamente os peptídios que a compõem, pode exercer efeito anti-hipertensivo. Os peptídios derivados da caseína são conhecidos por ter um efeito anti-hipertensivo por meio da inibição do sistema renina-angiotensina. No entanto, o consumo de bebidas lácteas adicionadas de peptídios de WP não reduziu a pressão arterial em indivíduos hipertensos.[87] Alguns estudos investigaram a influência da WPI e da WPH em jovens com pressão arterial elevada.[88,89] Fluegel *et al.*[88] mostraram que o consumo de WPI ou WPH (28 g/dia) durante 6 semanas reduziu as pressões arteriais média, sistólica e diastólica, mas sem diferença significativa entre as diferentes formas de WP. Do mesmo modo, as pressões arteriais sistólica e diastólica foram reduzidas em indivíduos hipertensos após 6 semanas de ingestão de peptídios derivados de WP (20 g/dia).[89]

Weinheimer *et al.*[90] avaliaram o efeito do consumo de WPC em diferentes doses (0, 10, 20 ou 30 g, 2 vezes/dia) em indivíduos com sobrepeso e SM e que faziam musculação 3 vezes por semana e exercício aeróbico 1 vez por semana. O estudo foi duplo-cego, randomizado e controlado por placebo, e a suplementação ocorreu 9 meses. Observou-se que a WP não influenciou nenhum dos resultados, a melhora na composição corporal (aumento de massa magra e do VO$_2$ máx., bem como redução de gordura corporal) e parâmetros bioquímicos (diminuição da área sob a curva no teste de tolerância à insulina) decorreram do treinamento físico.

Outro grupo de pesquisadores[91] também avaliou o efeito da suplementação de WP em alguns índices da SM durante o treinamento físico resistido em indivíduos com dislipidemia. Esses autores mostraram que consumir 26,6 g/dia de WP durante 12 semanas de suplementação não melhorou o perfil lipídico, e os efeitos positivos observados foram apenas em virtude do exercício físico. Esses achados sugerem que, no longo prazo, a suplementação com WP não potencializa a melhora dos parâmetros da SM induzida pelo treinamento físico, e que as mudanças na sensibilidade à insulina provavelmente resultam da redução na massa gorda e no peso.

Com base nesses estudos, pode-se dizer que, em indivíduos não exercitados, as WP têm potencial para reduzir o risco de SM ou serem usadas no tratamento desta por serem capazes de auxiliar na redução da PA e da glicemia, além de melhorar a sensibilidade à insulina. Entretanto, quando se trata de indivíduos exercitados, a suplementação com WP não traz melhoras adicionais aos efeitos do exercício.

Termogênicos

Melhorar o metabolismo energético dos tecidos marrom e bege consiste em uma das estratégias para combater a obesidade, intimamente relacionada com a SM. O tecido adiposo marrom tem a função de regular a temperatura corporal em lactentes e crianças, além de atuar como regulador da homeostase de energia em indivíduos adultos. Portanto, tem a capacidade de regular a termogênese.[92]

Com a ingestão de alimentos, a temperatura corporal aumenta. Esse fenômeno é chamado de termogênese induzida pela dieta. A produção de calor pode acontecer por componentes alimentares não energéticos, decorrente da estimulação sensorial como cheiro, gosto e palatabilidade. Recentemente, descobriu-se que uma das maneiras de induzir a termogênese pela dieta é por meio da ativação de receptores presentes no trato gastrintestinal, os canais iônicos receptores de potencial transitório vaniloide-1 (TRPV-1), os quais estimulam o sistema nervoso simpático a produzir catecolaminas. Esses neurotransmissores induzem a lipólise no tecido adiposo branco e a expressão da termogenina no marrom. As proteínas desacopladoras (UCP) estão presentes na mitocôndria, atuando como um canal de próton que libera a energia gerada pelo acúmulo de prótons no espaço intermembrana das mitocôndrias durante as reações oxidativas, o que desvia esses prótons do último complexo da cadeia transportadora de elétrons [adenosina trifosfato (ATP) sintase] e impede a síntese da ATP. Portanto, não há produção de energia por ATP, e aquela produzida por essa via se dissipa sob a forma de calor.[92,93]

Por exemplo, os capsinoides, um grupo de substâncias presente em diversos tipos de pimentas (p. ex., caiena, chili, malagueta, jalapenho e habanero), ativam os TRPV-1 na boca, os quais estimulam a produção de epinefrina e norepinefrina pelo sistema nervoso simpático, elevando a lipólise e o gasto de energia por meio do aumento na expressão de UCP no tecido adiposo marrom. Isso sugere que a ativação dos canais TRPV-1 por certos componentes alimentares pode ser um meio efetivo de estimular o tecido adiposo marrom a manter uma de suas principais funções: a termogênese.[92]

Outros componentes da dieta também podem aumentar o gasto energético por meio da ativação das UCP. A ingestão de óleo de peixe tem esse papel, além de evitar o acúmulo de gordura em virtude da ativação da termogenina no tecido adiposo marrom. Os ácidos eicosapentaenoico (EPA) e docosa-hexaenoico (DHA) presentes no óleo de peixe estimulam o nervo vago por meio de TRPV-1 presentes no intestino, os quais ativam o tecido adiposo marrom por receptores beta-adrenérgicos nos adipócitos e células bege e marrom. Estudos em animais mostraram que os polifenóis oleuropeína e polimetoxiflavona presentes no azeite de oliva e no gengibre preto (*Kaempferia parviflora*), respectivamente, podem auxiliar na redução do peso corporal e aumentar o consumo de energia pela elevação da expressão de termogenina no tecido adiposo marrom.[92,94]

O aumento na termogênese também pode ocorrer por outro mecanismo. As catequinas do chá-verde, por exemplo, inibem a enzima catecol-O-metiltransferase (COMT), que degrada as catecolaminas, como a norepinefrina (NE). Com a inibição dessa enzima, não se degrada a NE e, por consequência, estimula-se o sistema nervoso simpático continuamente. Isso causa elevação do gasto energético e da oxidação de gordura.[95]

A cafeína também afeta a termogênese inibindo a enzima fosfodiesterase. Essa enzima degrada/hidrolisa a adenosina monofosfato cíclica (cAMP) em adenosina monofosfato (AMP). Desse modo, após o consumo de cafeína, a concentração de cAMP aumenta, o que estimula o sistema nervoso simpático e a lipase hormônio sensível e promove a lipólise.

Além de aumentar a lipólise, a cafeína também afeta a ingestão de energia de forma aguda. Todavia, esses efeitos[96] não necessariamente resultam em redução de peso no longo prazo. Lopez-Garcia *et al.*[97] verificaram que os indivíduos que aumentaram o consumo de cafeína em 12 anos ganharam menos peso do que os que diminuíram a ingestão. Isso pode se justificar porque, ao longo do tempo, a sensibilidade à cafeína reduz, o que significa que a regulação do peso corporal não se mantém por um período prolongado enquanto se utiliza a mesma dose de cafeína. A Tabela 31.7 sumariza os efeitos metabólicos de alimentos e componentes alimentares relacionados com a prevenção e/ou o tratamento da SM.

Tabela 31.7 Padrão alimentar, alimentos e componentes alimentares relacionados com a prevenção e/ou o tratamento da síndrome metabólica.		
Padrão dietético/alimento	**Alimentos/bioativos/nutrientes aos quais se atribui efeitos benéficos***	**Possíveis efeitos biológicos e mecanismos de ação**
Dieta do Mediterrâneo[22,23,26]	MUFA proveniente de azeitonas e azeite; cereais integrais, frutas, vegetais, produtos lácteos; ingestão semanal de peixe, aves e oleaginosas	Melhora a sensibilidade à insulina; diminui os lipídios séricos; eleva a proteção antioxidante; diminui a inflamação e a agregação plaquetária; eleva a produção de metabólitos sintetizados pela microbiota intestinal saudável
Oleaginosas[28,30,31]	PUFA, ômega-3, vitamina E, K, Ca, Mg, arginina, fibras, fitoesteróis e polifenóis (ácido elágico e flavonoides)	Diminui a resistência à insulina e a pressão arterial; melhora o perfil lipídico; diminui os marcadores inflamatórios; eleva a saciedade
Leguminosas[29,33-35,38]	Proteínas vegetais, fibras solúveis (oligossacarídios), fibras insolúveis (lignina), bioativos	Diminui a resistência à insulina, a pressão arterial, a circunferência da cintura, o peso corporal, o LCL-c e a razão LDL:HDL* (proteínas do tremoço)
Azeites de oliva virgem e extravirgem[26,42,46,48,49]	MUFA, ácido linoleico, vitamina E, flavonoides (oleuropeína hidroxitirosol, tirosol, lignanas)	Aumenta HDL; diminui o dano oxidativo aos lipídios e a inflamação; melhora a função endotelial; reduz a pressão arterial; eleva o conteúdo de antioxidantes na partícula LDL; modula a expressão de genes relacionados com aterosclerose

(continua)

Tabela 31.7 — Padrão alimentar, alimentos e componentes alimentares relacionados com a prevenção e/ou o tratamento da síndrome metabólica. (Continuação)

Padrão dietético/alimento	Alimentos/bioativos/nutrientes aos quais se atribui efeitos benéficos*	Possíveis efeitos biológicos e mecanismos de ação
Frutas e verduras[16,53-55,57]	Fibra alimentar (solúvel e insolúvel: pectina, celulose e hemicelulose), potássio, magnésio, água (contribui para a baixa densidade energética)	Eleva a termogênese e o gasto calórico; aumenta a saciedade; propicia a manutenção do peso corporal; diminui os marcadores inflamatórios
Peixes[61,63,64,67,74,75]	Ômega-3, selênio, iodo, vitamina D, taurina, proteínas de alto valor biológico	Aumenta a saciedade (proteínas; iodo em virtude da manutenção da função tireoidiana), reduz os marcadores inflamatórios (TNF-alfa e citocinas pró-inflamatórias); diminui a concentração de leptina; melhora o perfil lipídico
Leite e produtos lácteos (principalmente iogurtes)[26,77-79]	Cálcio, aminoácidos de cadeia ramificada (lisina, isoleucina e valina), caseína e proteínas do soro	Diminui a absorção de gordura no intestino por ligação a ácidos graxos saturados e ácidos biliares (cálcio); melhora o perfil lipídico; aumenta a lipólise e a redução da lipogênese (cálcio); diminui a angiotensina II (↓ da pressão arterial); estimula a secreção de insulina pós-prandial e controla a produção hepática de glicose (aminoácidos de cadeia ramificada)
Whey protein[80,81,85]	Aminoácidos de cadeia ramificada (lisina, isoleucina e valina)	Diminui a secreção de insulina; eleva a GLP-1; reduz a angiotensina II (↓ da pressão arterial)
Pimentas (caiena, chili, malagueta, jalapenho, habanero), óleo de peixe, azeite, gengibre preto e chá-verde[92,94,95]	Termogênicos: capsinoides (pimentas); ômega-3 (óleo de peixe); oleuropeína e polimetoxifavona (azeite e gengibre preto); catequinas (chá-verde)	Ativa os TRPV-1 no trato gastrintestinal; eleva a expressão de UCP; diminui a enzima COMT e as catecolaminas; eleva a enzima fosfodiesterase e a lipólise; estimula o gasto energético e a oxidação de gordura

*Obs.: grande parte dos estudos foram realizados em animais.

Considerações finais

A restrição energética e a perda de peso são fatores imprescindíveis no tratamento da SM, e a inclusão de alimentos funcionais pode exercer efeito benéfico adicional na melhora dos parâmetros relacionados a ela.

Há evidências de que, em especial, leguminosas, frutas e verduras, produtos lácteos, oleaginosas, azeite, peixes e ômega-3 podem auxiliar no tratamento da SM por exercerem diversos efeitos e diferentes mecanismos de ação.

O consumo desses alimentos funcionais pode auxiliar na regulação de peso, da pressão arterial, do perfil lipídico, na sensibilidade à insulina e nos níveis glicêmicos.

Referências bibliográficas

1. Ford ES. The metabolic syndrome and mortality from cardiovascular disease and all-causes: findings from the National Health and Nutrition Examination Survey II Mortality Study. Atherosclerosis. 2004;173:309-14.
2. Srikanthan K, Feyh A, Visweshwar H *et al.* Systematic review of metabolic syndrome biomarkers: a panel for early detection, management, and risk strati-

fication in the west virginian population. Int J Med Sci. 2016;13(1):25-38.
3. Tareen SHK, Kutmon M, Adriaens ME *et al.* Exploring the cellular network of metabolic flexibility in the adipose tissue. Genes Nutr. 2018;13:17.
4. Smith RL, Soeters MR, Wüst RCI *et al.* Metabolic flexibility as an adaptation to energy resources and requirements in health and disease. Endocr Rev. 2018;39(4):489-517.
5. López-Otín C, Galluzzi L, Freije JMP *et al.* Metabolic control of longevity. Cell. 2016;166(4):802-21.
6. Muoio DM. Metabolic inflexibility: when mitochondrial indecision leads to metabolic gridlock. Cell. 2014;159(6):1253-62.
7. Kelley DE, Goodpaster B, Wing RR *et al.* Skeletal muscle fatty acid metabolism in association with insulin resistance, obesity, and weight loss. Am J Physiol.1999;277(6):E1130-41.
8. Battaglia GM, Zheng D, Hickner RC *et al.* Effect of exercise training on metabolic flexibility in response to a high-fat diet in obese individuals. Am J Physiol Endocrinol Metab. 2012;303(12):E1440-5.

9. Oliveira JEP, Foss-Freitas MC, Montenegro Junior RM *et al.* Diretrizes da Sociedade Brasileira de Diabetes 2017-2018. São Paulo: Clannad; 2017

10. Armani A, Berry A, Cirulli F *et al.* Molecular mechanisms underlying metabolic syndrome: the expanding role of adipocyte. FASEB J. 2017;31(10): 4240-4255.

11. Ghemrawi R, Battaglia-Hsu SF, Arnold C. Endoplasmatic reticulum stress in metabolic disorders. Cells. 2018;7(6).

12. da Rocha Fernandes J, Ogurtsova K, Linnenkamp U *et al.* IDF Diabetes Atlas estimates of 2014 global health expenditures on diabetes. Diabetes Res Clin Pract. 2016;117:48-54.

13. Martirosyan DM, Singh J. A new definition of functional food by FFC: what makes a new definition unique? Functional Foods in Health and Disease. 2015;5(6):209-23.

14. Brown L, Poudyal H, Panchal SK. Functional foods as potential therapeutic options for metabolic syndrome. Obesity Reviews. 2015;16:914-41.

15. Brasil. Ministério da Saúde. Agência Nacional de Vigilância Sanitária. Resolução n. 18, de 30 de abril de 1999. Aprova o Regulamento Técnico que estabelece as Diretrizes Básicas para Análise e Comprovação de Propriedades Funcionais e ou de Saúde Alegadas em Rotulagem de Alimentos. Brasília, 1999a.

16. Wang S, Moustaid-Moussa N, Chen L. Novel insights of dietary polyphenols and obesity. J Nutr Biochem. 2014;25:1-18.

17. Calton EYK, James AP, Pannu PK. Certain dietary patterns are beneficial for the metabolic syndrome: reviewing the evidence. Nutrition Research. 2014; 34:559-68.

18. Ozen AE, Pons A, Tur JA. Worldwide consumption of functional foods: a systematic review. Nutr Rev. 2012;70:472-81.

19. Pérez-Martínez P, Mikhailidis DP, Athyros VG *et al.* Lifestyle recommendations for the prevention and management of metabolic syndrome: an international panel recommendation. Nutrition Reviews. 2017;75(5):307-26.

20. Sureda A, Bibiloni MD, Martorell M *et al.* PREDIMED Study Investigators. Mediterranean diets supplemented with virgin olive oil and nuts enhance plasmatic antioxidant capabilities and decrease xanthine oxidase activity in people with metabolic syndrome: The PREDIMED study. Molecular Nutrition & Food Research. 2016;60(12):2654-64.

21. Djousse L, Padilla H, Nelson TL *et al.* Diet and metabolic syndrome. Endocr Metab Immune Disord Drug Targets. 2010;10:124-37.

22. Tortosa A, Bes-Rastrollo M, Sanchez-Villegas A *et al.* Mediterranean diet inversely associated with the incidence ofmetabolic syndrome: the SUN prospective cohort. Diabetes Care. 2007;30:2957-9.

23. Carter P, Achana F, Troughton J *et al.* A Mediterranean diet improves HbA1 c but not fasting blood glucose compared to alternative dietary strategies: a network meta-analysis. J Hum Nutr Diet. 2014;27: 280-97.

24. Tosti V, Bertozzi B, Fontana L. The Mediterranean diet: metabolic and molecular mechanisms. Biol Sci Med Sci. 2017;73(3).

25. Rumawas ME, Meigs JB, Dwyer JT. Mediterranean-style dietary pattern, reduced risk of metabolic syndrome traits, and incidence in the Framingham Offspring Cohort. Am J Clin Nutr. 2009;90:1608-14.

26. Esposito K, Marfella R, Ciotola M. *et al.* Effect of a Mediterranean-style diet on endothelial dysfunction and markers of vascular inflammation in the metabolic syndrome: a randomized trial. Jama. 2004;292 (12):1440-6.

27. Ros E. Health benefits of nut consumption. Nutrients. 2010;2:652-82.

28. Casas-Agustench P, Lopez-Uriarte P, Bullo M *et al.* Effects of one serving of mixed nuts on serum lipids, insulin resistance and inflammatory markers in patients with the metabolic syndrome. Nutrition, Metabolism & Cardiovascular Diseases. 2011;21:126-35.

29. Hosseinpour-Niazi S, Hosseini S, MirmiranP *et al.* Prospective Study of Nut Consumption and Incidence of Metabolic Syndrome: Tehran Lipid and Glucose Study. Nutrients. 2017;9(10):1056.

30. Salas-Salvadó J, Fernández-Ballart J, Ros E *et al.* Effect of a Mediterranean diet supplemented with nuts on metabolic syndrome status: one-year results of the PREDIMED randomized trial. Arch Intern Med. 2008;168(22):2449-58.

31. Fernández-Montero A, Bes-Rastrollo M, Beunza JJ *et al.* Nut consumption and incidence of metabolic syndrome after 6-year follow-up: the SUN (Seguimiento Universidad de Navarra, University of Navarra Follow-up) cohort. Public Health Nutrition. 2013;16(11):2064-72.

32. Sievenpiper JL, Kendall CW, Esfahani A *et al.* Effect of non-oil-seed pulses on glycaemic control: a systematic review and meta-analysis of randomised controlled experimental trials in people with and without diabetes. Diabetologia. 2009;52:1479-95.

33. Sajjadi F, Gharipour M, Mohammadifard N *et al*. Relationship between legumes consumption and metabolic syndrome: findings of the Isfahan Healthy Heart Program. ARYA Atheroscler. 2014;10:18-24.

34. Mattei J, Hu FB, Campos H. A higher ratio of beans to white rice is associated with lower cardiometabolic risk factors in Costa Rican adults. Am J Clin Nutr. 2011;94:869-76.

35. Papanikolaou Y, Fulgoni VL. Bean consumption is associated with greater nutrient intake, reduced systolic blood pressure, lower body weight, and a smaller waist circumference in adults: results from the National Health and Nutrition Examination Survey 1999–2002. J Am Coll Nutr. 2008;27:569-76.

36. Villegas R, Yu-Tang G, Yang G *et al*. Legume and soy food intake and the incidence of type 2 diabetes in the Shanghai Women's Health Study. Am J Clin Nutr. 2008;87(1):162-7.

37. Bahr M, Fechner A, Kiehntopf M *et al*. Consuming a mixed diet enriched with lupin protein beneficially affects plasma lipids in hypercholesterolemic subjects: a randomized controlled trial. Clin Nutr. 2015;34(1):7-14.

38. Bahr M, Fechner A, Kramer J *et al*. Lupin protein positively affects plasma LDL cholesterol and LDL:HDL cholesterol ratio in hypercholesterolemic adults after four weeks of supplementation: a randomized, controlled crossover study. Nutr J. 2013;12:107.

39. Sirtori CR, Lovati MR, Manzoni C *et al*. Proteins of white lupin seed, a naturally isoflavone-poor legume, reduce cholesterolemia in rats and increase LDL receptor activity in HepG2 cells. J Nutr. 2004; 34(1):18-23.

40. Bertoglio JC, Calvo MA, Hancke JL *et al*. Hypoglycemic effect of lupin seed γ-conglutin in experimental animals and healthy human subjects. Fitoterapia. 2011;82(7):933-8.

41. Marchesi M, Parolini C, Diani E *et al*. Hypolipidaemic and anti-atherosclerotic effects of lupin proteins in a rabbit model. Br J Nutr. 2008;100(4):707-10.

42. Covas MI, De La Torre R, Fito M. Virgin olive oil: a key food for cardiovascular risk protection. Br J Nutr. 2015;13(2):S19-28.

43. Covas MI, Nyyssonen K, Poulsen HE *et al*. The effect of polyphenols in olive oil on heart disease risk factors: a randomized trial. Ann Intern Med. 2006; 145:333-41.

44. Ferrara LA, Raimondi AS, D'Episcopo L. *et al*. Olive oil and reduced need for antihypertensive medications. Arch Intern Med. 2000;60:837-42.

45. Bondia-Pons I, Schroder H, Covas MI *et al*. Moderate consumption of olive oil by healthy European men reduces systolic blood pressure in non-Mediterranean participants. J Nutr. 2007;137:84-7.

46. Yubero-Serrano EM, Delgado-Lista J, Pena-Orihuela P *et al*. Oxidative stress is associated with the number of components of metabolic syndrome: LIPGENE study. Exp Mol Med. 2013;45:e28.

47. Lapointe A, Couillard C, Lemieux S. Effects of dietary factors on oxidation of low density lipoprotein particles. J Nutr Biochem. 2006;17:645-58.

48. Van Dijk SJ, Feskens EJ, Bos MB *et al*. A saturated fatty acid-rich diet induces an obesity-linked proinflammatory gene expression profile in adipose tissue of subjects at risk of metabolic syndrome. Am J Clin Nutr. 2009;90:1656-64.

49. Jimenez-Gomez Y, Lopez-Miranda J, Blanco-Colio LM *et al*. Olive oil and walnut breakfasts reduce the postprandial inflammatory response in mononuclear cells compared with a butter breakfast in healthy men. Atherosclerosis. 2009;204:e70-6.

50. Cabello-Moruno R, Perona JS, Ruiz-Gutierrez V. Influence of minor components of olive oils on the composition and size of TRLs and on macrophage receptors involved in foam cell formation. Biochem Soc Trans. 2007;35(3):470-1.

51. Saibandith B, Spencer JPE, Rowland IR *et al*. Olive polyphenols and the metabolic syndrome. Molecules. 2017;29;22(7).

52. US Department of Health and Human Services, US Department of Agriculture. 2015-2020 Dietary Guidelines for Americans. 8.ed. Disponível em: http://health.gov/dietaryguidelines/2015/guidelines. Acesso em: 27 abr 2020.

53. Crowe FL, Roddam AW, Key TJ *et al*. Fruit and vegetable intake and mortality from ischaemic heart disease: results from the European Prospective Investigation into Cancer and Nutrition (EPIC)-Heart study. European Heart Journal. 2011;32(10):1235-43.

54. Abete I, Astrup A, Martinez JA *et al*. Obesity and the metabolic syndrome: role of different dietary macronutrient distribution patterns and specific nutritional components on weight loss and maintenance. Nutrition Reviews. 2010;68(4):214-31.

55. Rolls BJ, Ello-Martin JA, Tohill BC. What can intervention studies tell us about the relationship between fruit and vegetable consumption and weight management? Nutr Rev. 2004;62:1-17.

56. Shin JY, Kim JY, Kang HT *et al*. Effect of fruits and vegetables on metabolic syndrome: a systematic re-

57. Wallace IR, Mcevoy CT, Hunter SJ. Dose-response effect of fruit and vegetables on insulin resistance in people at high risk of cardiovascular disease: a randomized controlled trial. Diabetes Care. 2013;36 (12):3888-96.

58. Borgi L, Curhan GC, Willett WC *et al.* Long-term intake of animal flesh and risk of developing hypertension in three prospective cohort studies. Journal of Hypertension. 2015;33(11):2231.

59. Mozaffarian D, Wu JH. Omega-3 fatty acids and cardiovascular disease: effects on risk factors, molecular pathways, and clinical events. J Am Coll Cardiol. 2011;58:2047-67.

60. Rizos EC, Ntzani EE, Bika E *et al.* Association between omega-3 fatty acid supplementation and risk of major cardiovascular disease events: a systematic review and meta-analysis. JAMA. 2012;308(10):1024-33.

61. Tørris C, Molin M, Småstuen MC. Lean fish consumption is associated with beneficial changes in the metabolic syndrome components: a 13-Year Follow-Up Study from the Norwegian Tromsø Study. Nutrients. 2017;9(3):247.

62. Borzoei S, Neovius M, Barkeling B *et al.* Comparison of effects of fish and beef protein on satiety in normal weight men. Eur J Clin Nutr. 2006;60:897-902.

63. Imae M, Asano T, Murakami S. Potential role of taurine in the prevention of diabetes and metabolic syndrome. Amino Acids. 2014;46:81-8.

64. Xu YJ, Arneja AS, Tappia PS *et al.* The potential health benefits of taurine in cardiovascular disease. Exp Clin Cardiol. 2008;13:57-65.

65. Considine RV, Sinha MK, Heiman ML *et al.* Serum immunoreactive-leptin concentrations in normal-weight and obese humans. N Engl J Med. 1996; 334:292-5.

66. Dahl L, Johansson L, Julshamn K. The iodine content of Norwegian foods and diets. Public Health Nutr. 2004;7:569-76.

67. Li K, Huang T, Zheng J *et al.* Effect of marine-derived n-3 polyunsaturated fatty acids on C-reactive protein, interleukin 6 and tumor necrosis factor alpha: a meta-analysis. PLoS ONE. 2014;9:e88103.

68. Pilon G, Ruzzin J, Rioux LE *et al.* Differential effects of various fish proteins in altering body weight, adiposity, inflammatory status, and insulin sensitivity in high-fat-fed rats. Metab Clin Exp. 2011;60:1122-30.

69. Kim Y, Xun P, He K. Fish consumption, long-chain omega-3 polyunsaturated fatty acid intake and risk

of metabolic syndrome: a meta-analysis. Nutrients. 2015;7(4):2085-100.

70. Ortega JF, Morales-Palomo F, Fernandez-Elias V *et al.* Dietary supplementation with omega-3 fatty acids and oleate enhances exercise training effects in patients with metabolic syndrome. Obesity. 2016; 24(8):1704-11.

71. Storlien LH, Baur LA, Kriketos AD *et al.* Dietary fats and insulin action. Diabetologia. 1996;39:621-31.

72. Delarue J, Couet C, Cohen R *et al.* Effects of fish oil on metabolic responses to oral fructose and glucose loads in healthy humans. Am J Physiol. 1996;270: E353-62.

73. Lalia AZ, Lanza IR. Insulin-sensitizing effects of omega-3 fatty acids: lost in translation? Nutrients. 2016;8(6):329.

74. Montori VM, Farmer A, Wollan PC *et al.* Fish oil supplementation in type 2 diabetes: a quantitative systematic review. Diabetes Care. 2000;23:1407-15.

75. Hartweg J, Perera R, Montori V *et al.* Omega-3 polyunsaturated fatty acids (PUFA) for type 2 diabetes mellitus. Cochrane Database Syst Rev. 2008 Jan 23;(1):CD003205.

76. Pfeuffer M, Schrezenmeir J. Milk and the metabolic syndrome. Obesity Reviews. 2007;8(2):109-18.

77. Crichton GE1, Bryan J, Buckley J *et al.* Dairy consumption and metabolic syndrome: a systematic review of findings and methodological issues. Obes Rev. 2011;12:e190-201.

78. Kim Y, Je Y. Dairy consumption and risk of metabolic syndrome: a meta-analysis. Diabet Med. 2016; 33:428-40.

79. Martinez-Gonzalez MA, Sayon-Orea C, Ruiz-Canela M *et al.* Yogurt consumption, weight change and risk of overweight/obesity: the SUN cohort study. Nutr Metab Cardiovasc Dis. 2014;24(11):1189-96.

80. Petersen BL, Ward LS, Bastian ED *et al.* A whey protein supplement decreases post-prandial glycemia. Nutr J. 2009;8:47.

81. Akhavan T, Luhovyy BL, Brown PH *et al.* Effect of premeal consumption of whey protein and its hydrolysate on food intake and postmeal glycemia and insulin responses in young adults. Am J Clin Nutr. 2010;91(4):966-75.

82. Frid AH, Nilsson M, Holst JJ *et al.* Effect of whey on blood glucose and insulin responses to composite breakfast and lunch meals in type 2 diabetic subjects. Am J Clin Nutr. 2005;82(1):69-75.

83. Liu Z, Jeppesen PB, Gregersen S *et al.* Dose- and glucose-dependent ffects of amino acids on insulin se-

cretion from isolated mouse islets and clonal INS-1E beta-cells. Rev Diabet Stud. 2008;5(4):232-44.

84. Bjørnshave A, Hermansen K. Effects of dairy protein and fat on the metabolic syndrome and type 2 diabetes. The review of diabetic studies. RDS. 2014;11(2):153.

85. Ma J, Stevens JE, Cukier K *et al.* Effects of a protein preload on gastric emptying, glycemia, and gut hormones after a carbohydrate meal in diet-controlled type 2 diabetes. Diabetes Care. 2009;32(9):1600-2.

86. Pal S, Ellis V. The acute effects of four protein meals on insulin, glucose, appetite and energy intake in lean men. Br J Nutr. 2010;104(8):1241-8.

87. Lee YM, Skurk T, Hennig M *et al.* Effect of a milk drink supplemented with whey peptides on blood pressure in patients with mild hypertension. Eur J Nutr. 2007;46(1):21-7.

88. Fluegel SM, Shultz TD, Powers JR *et al.* Whey beverages decrease blood pressure in prehypertensive and hypertensive young men and women. Int Dairy J. 2010;20(11):753-60.

89. Pins JJ, Keenan JM. Effects of whey peptides on cardiovascular disease risk factors. J Clin Hypertens. 2009;8(11):775-82.

90. Weinheimer EM1, Conley TB, Kobza VM *et al.* Whey protein supplementation does not affect exercise training-induced changes in body composition and indi-

ces of metabolic syndrome in middle-aged overweight and obese adults–4. J Nutr. 2012;142(8):1532-9.

91. Denysschen CA, Burton HW, Horvath PJ *et al.* Resistance training with soy vs whey protein supplements in hyperlipidemic males. J Int Soc Sports Nutr. 2009;6:8.

92. Kawada T. Food-derived regulatory factors against obesity and metabolic syndrome. Biosc Biot Bioc. 2018;82(4):547-53.

93. Fonseca-Alaniz MH, Takada J, Alonso-Vale MIC *et al.* O tecido adiposo como centro regulador do metabolismo. Arq Bras Endocrinol Metab. 2006; 50(2):216-29.

94. Oi-Kano Y, Iwasaki Y, Nakamura T *et al.* Oleuropein aglycone enhances UCP1 expression in brown adipose tissue in high-fat-diet-induced obese rats by activating β-adrenergic signaling. J Nutr Biochem. 2016;40:209-18.

95. Hursel R, Westerterp-Plantenga MS. Thermogenic ingredients and body weight regulation. International Journal of Obesity. 2010;34(4):659.

96. Acheson KJ, Gremaud G, Meirim I *et al.* Metabolic effects of caffeine in humans: lipid oxidation or futile cycling? Am J Clin Nutr. 2004;79:40-6.

97. Lopez-Garcia E, Van Dam RM, Rajpathak S *et al.* Changes in caffeine intake and long-term weight change in men and women. Am J Clin Nutr. 2006; 83:674-80.

Câncer | Exercício Físico e Nutrição

capítulo 32

Daniel Gurgel e Valden Capistrano

Introdução

A Organização Mundial da Saúde considera o câncer um problema de saúde pública mundial, especialmente entre os países em desenvolvimento; 10 milhões de casos foram estimados em 2000 e 15 milhões para 2020.[1] Esses números refletem não somente o envelhecimento populacional global, mas também a adoção de estilo de vida insalubre. As mudanças epidemiológicas e demográficas mundiais indicam o impacto cada vez maior do câncer nas próximas décadas.[2]

O Brasil acompanha a tendência mundial e estima que aproximadamente 600 mil brasileiros receberam o diagnóstico de câncer para o biênio 2018-2019. Vale destacar o crescente aumento do número de casos novos no sexo feminino, igualando-se praticamente ao masculino.[3]

O grande número de pessoas acometidas por essa enfermidade associa-se à exposição aumentada a diversos fatores de risco que contribuem direta e indiretamente para o aumento do risco global para o diagnóstico, independentemente da localização anatômica.[2] Acredita-se que 1/3 dos casos sejam evitáveis a partir da incorporação de hábitos adequados para um estilo de vida promotor de saúde e capaz, por exemplo, de estimular adequadamente as defesas orgânicas a fim de que estejam aptas para a eliminação de células mutadas capazes de favorecer o desenvolvimento de uma massa tumoral.[4] Existem fatores de risco considerados clássicos e reconhecidos, pelo menos em parte, por profissionais da saúde e pela população em geral, como o tabagismo, o etilismo, a obesidade e uma dieta inadequada.[5] Todavia, mais recentemente, a disbiose intestinal e a inatividade física vêm sendo alvo de inúmeros estudos científicos e tendem a ser incorporados definitivamente no espectro do risco de diagnóstico oncológico. Adicionalmente, a melhor compreensão de como modular as alterações orgânicas relacionadas com esses fatores vêm ganhando crescente número de referências científicas por seu grande potencial profilático e terapêutico.[6,7]

O câncer de mama em mulheres mais jovens, bem como as taxas de recorrência pós-tratamento aumentaram significativamente nas últimas décadas, e isso pode ser modificado a partir da adoção de hábitos relacionados com um estilo de vida mais saudável.[6] Por muito tempo, considerou-se um paradigma a prática de exercícios físicos por pacientes com diagnóstico oncológico, seja no início da doença ou no decorrer do tratamento, pois se acreditava que a debilidade orgânica impediria o paciente de realizar esforços, que os exercícios poderiam contribuir com mais efeitos adversos associados à quimioterapia ou que o paciente precisaria permanecer em repouso absoluto para não piorar a imunidade e então poder se recuperar e dar continuidade ao tratamento.[8]

Historicamente, o primeiro estudo publicado na literatura internacional sobre o exercício físico no paciente oncológico ocorreu com 45 mulheres recebendo quimioterapia para câncer de mama. Por 10 semanas, avaliou-se o efeito do exercício aeróbico, praticado 3 vezes/semana, sobre a capacidade funcional (VO$_2$ Lmáx.). Os autores observaram melhora significativa no VO$_2$ Lmáx., bem como na carga de trabalho e no tempo de teste quando comparados tanto ao grupo-placebo, que fazia apenas alongamentos, quanto ao grupo-controle, que não desempenhava nenhuma atividade física orientada, o que resultou em melhora de 40% na capacidade funcional.[9] Esses achados encorajaram, posteriormente, a busca pela associação de prática de exercícios durante e após o tratamento oncológico convencional com variáveis do prognóstico e da sobrevida. Nesse sentido, Dimeo *et al.*[10] avaliaram os efeitos do exercício aeróbico no desempenho físico e a incidência de complicações relacionadas com o tratamento após quimioterapia de alta dose. Quando comparados ao grupo-controle, os pacientes que treinaram apresentaram menos dor, diarreia, neutropenia e, por consequência, menor tempo de internação hospitalar. Segundo os autores, o exercício aeróbico poderia ser praticado com segurança mesmo após a quimioterapia em altas dose e teria a capacidade de prevenir a perda de desempenho físico.

Além dos estudos feitos por centros de pesquisa das universidades, existem também documentos internacionais de dados multicêntricos que tentam associar a inatividade física com o risco de desenvolvimento de cânceres em diferentes localizações anatômicas, como as publicações do American Institute for Cancer Research sobre tumores de mama, hepático e gástrico nos anos de 2014, 2015 e 2016. De modo cauteloso, esses documentos apontam para a necessidade de mais pesquisas, destacando evidência limitada de que a atividade física possa reduzir o risco de desenvolver esses tipos de câncer, diferentemente do apresentado pelo mesmo painel, em 2017, para o câncer colorretal.[11]

Por outro lado, existem várias evidências e modelos conceituais que colocam o exercício físico em destaque no controle do câncer, atuando como uma importante ferramenta para a prevenção, o tratamento e a sobrevida. Nesse sentido, são vastas as possibilidades de atuação e os efeitos benéficos gerados pela maior mobilidade física, como a modulação de hormônios que atuam diretamente no metabolismo humano e a modulação da inflamação e da resposta imunológica. Para exemplificar, o exercício aeróbico de intensidade moderada (45 min, 5 dias por semana) praticado por 12 meses foi capaz de aumentar a população e a atividade de neutrófilos, células *natural killers* e linfócitos T de modo transitório no exercício agudo e produzir efeito cumulativo quando do treinamento repetido.[7] Adicionalmente, levando em consideração a intensidade e a frequência dos exercícios, lançou-se na literatura a hipótese do "J" invertido, que remete à ideia de que, com o exercício moderado regular, ocorre reforço do sistema imunológico e a redução de medidas para o combate ao câncer. De modo inverso, episódios pontuais de exercícios exaustivos podem causar imunossupressão e possivelmente estimular a carcinogênese, quando associados a um ambiente permissivo.[12,13]

A modulação do sistema imunológico inato e adquirido vem sendo alvo de inúmeros estudos a fim de gerar estratégias terapêuticas potencialmente capazes de auxiliar na eliminação de tumores, a exemplo de alguns fármacos que já fazem parte de protocolos terapêuticos reconhecidos pelos melhores desfechos clínicos apresentados em vários ensaios, quando comparados aos protocolos convencionais. Nesse sentido, a prática de exercícios físicos também seria capaz de modular o eixo inflamação-imunidade em pacientes oncológicos, conforme importante trabalho publicado por Koelwyn *et al.*[14] Os autores destacam que as várias etapas da cascata da carcinogênese podem ser modificadas pela prática de exercícios físicos, que atuaria no controle da inflamação crônica, tão necessária para a evolução dos tumores. Adicionalmente, os pesquisadores afirmam que o exercício é uma estratégia pleiotrópica e pode ser considerado uma terapia promissora em oncologia, visto que é capaz de apresentar efeitos imunomoduladores que modificam as etapas de iniciação e progressão tumoral. Esses fatos se devem principalmente à sua capacidade de estimular tanto a imunidade inata quanto a adquirida, desencadeando uma resposta imunológica capaz de potencializar os efeitos da quimioterapia e da radioterapia e, por fim, conduzir à regressão da massa tumoral (Figura 32.1).

Embora os exercícios aeróbico e anaeróbico sejam recomendados antes, durante e após o tratamento antineoplásico para auxiliar no controle do câncer, a associação com os resultados benéficos se relaciona com alguns componentes da massa muscular que exercem efeitos metabólicos sistêmicos quando estimulados, como as miocinas. Esse grupo de proteínas é representado, por exemplo, pela irisina, oncostatina M e interleucinas (IL)-6 e -10 que, em conjunto, reduzem os níveis do fator de necrose tumoral alfa (TNF-alfa) bem como modulam a expressão gênica e proteica de mediadores moleculares envolvidos na vigilância imunológica e no reconhecimento de células mutadas. Além disso, a falha no sistema imunológico seria capaz de estimular um microambiente propício para a progressão do câncer, entretanto sua eficácia pode ser modulada com o treinamento físico aeróbico.[15]

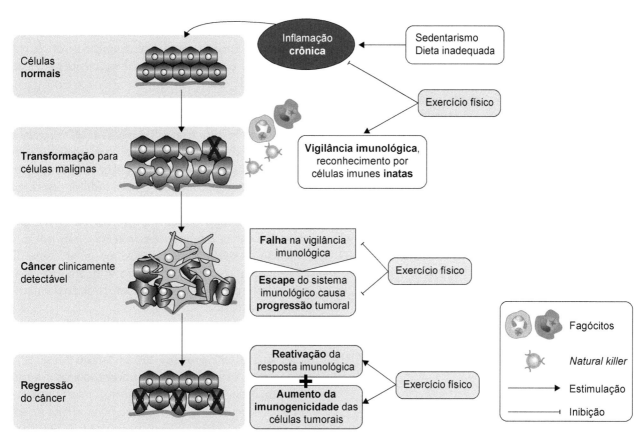

Figura 32.1 Modelo conceitual de previsão dos potenciais efeitos do exercício na regulação do eixo imunidade/inflamação associados à iniciação e à progressão do câncer. A inflamação crônica pode ser mantida por uma variedade de condições, como sedentarismo e consumo dietético inadequado, que geram a secreção sustentada de citocinas pró-inflamatórias capazes de contribuir com a transformação de células e com o desenvolvimento de câncer. A vigilância imunológica, principalmente mediada pela ação conjunta de células da imunidade inata, como fagócitos e células NK, elimina a maioria das células pré-malignas. Tem sido sugerido que o exercício eleva o número de células NK circulantes, bem como aumenta seu potencial citotóxico. O câncer seria capaz de escapar ao controle exercido pelo sistema imunológico, acelerando sua taxa de crescimento e se tornando clinicamente detectável. Embora as evidências não sejam conclusivas, especula-se que o exercício seria capaz de influenciar positivamente as respostas imunológicas, mesmo após o escape do sistema imunológico, por aumentar a imunogenicidade das células tumorais e reativar a imunidade inata e adaptativa contra o câncer.

O músculo como um tecido metabolicamente ativo passa a assumir um papel de destaque na saúde, bem como na prevenção e tratamento de doenças, podendo ser considerado um tecido durante o crescimento e o desenvolvimento do ser humano, mas passando a ganhar *status* de órgão quando do envelhecimento e na vigência de doenças, por interferir diretamente no metabolismo. Adicionalmente, sua relação com o tecido adiposo torna-se estreita à medida que se compreende que ambos os tecidos participam da síntese de diversas substâncias que interferem diretamente no metabolismo e podem direcionar a resposta do tratamento oncológico. Se considerar a massa muscular como um preditor de sobrevida e qualidade de vida, passa-se a entender a grande importância terapêutica exercida pela prática de exercícios físicos antes, durante e após o tratamento oncológico.[16]

Rock *et al.*[17] desenvolveram um estudo multicêntrico envolvendo 692 mulheres com sobrepeso ou obesidade, que foram acompanhadas por 2 anos, desde o tratamento primário para câncer de mama inicial. O grupo-controle (n = 348) foi aconselhado a reduzir o consumo energético e a praticar 30 min de exercícios avulsos diariamente. O grupo-intervenção (n = 344) foi submetido a um déficit energético de 500 a 1.000 kcal e estimulado a praticar 60 min por dia de exercício supervisionado de moderado a intenso. Durante o seguimento, houve uma perda ponderal de 4 a 6% que resultou em melhora dos níveis pressóricos, principalmente nas mulheres com mais de 55 anos, e reduziu substancialmente os níveis séricos de estrogênio e citocinas, substâncias que, quando elevadas, estão relacionadas com maiores taxas de recidivas.

Frequentemente, a literatura destaca os aspectos negativos associados ao excesso ponderal, principalmente no contexto de doenças crônicas. Em oncologia, os níveis mais elevados de adiposidade corporal estão associados às maiores taxas de recidiva e pior prognóstico, especialmente para tumores dependentes de hormônios, como o de ovário, mama e próstata.[18] A relação mais aproximada entre adiposidade corporal e metabolismo tumoral vem se intensificando nos últimos anos conforme a heterogeneidade característica dos cânceres vem permitindo enxergar a utilização de outros substratos energéticos, como os lipídios, para a progressão, além do já conhecido uso da glicose e dos aminoácidos.[19] O exercício físico é capaz de reduzir a gordura corporal, diminuir a inflamação sistêmica e possivelmente minimizar o recrutamento de adipócitos para o microambiente tumoral, evitando assim a progressão do tumor.[18]

Vale destacar que, assim como a nutrição deve ser individualizada para gerar os melhores resultados na saúde e na doença, a prática de exercícios físicos precisa ser monitorada e prescrita adequadamente para se extrair seus potenciais benefícios. Para tanto, deve-se seguir premissas fundamentais: a atividade física deve ser segura para não prejudicar o tratamento e provocar sequelas, ser tolerável para o paciente poder executar o que lhe foi proposto e ser eficaz para que os objetivos terapêuticos sejam alcançados.[8]

Possíveis intervenções nutricionais

Para potencializar o efeito do exercício e contribuir com o prognóstico do paciente com câncer, é importante adotar algumas estratégias nutricionais visando à oferta de substratos que otimizem o funcionamento muscular. Por exemplo, a vitamina D desempenha papéis importantes no tecido muscular, visto que converte 25 em 1,25 di-hidroxivitamina D. Sua importância assume relevância maior quando de sua deficiência, pois há associação direta com mialgias, astenia e redução no desempenho de velocidade, bem como atrofia muscular, principalmente das fibras tipo II.[20,21] A associação dessa vitamina também já foi feita com o prognóstico, conforme mostra a revisão sistemática feita por Toriola et al.[22] Ao avaliar trabalhos publicados em tumores de diversas localizações anatômicas, os autores observaram que níveis adequados de vitamina D no pré e durante ele correlacionam-se com melhora significativa nas sobrevidas geral, livre de doença e de recorrência para cânceres colorretal, de mama e pulmão.

Quando se aborda o tratamento oncológico, rapidamente se imagina a quimioterapia e a radioterapia, todavia a cirurgia é grande preditor de boa resposta ao tratamento. No Japão, a coorte desenvolvida por Mezawa et al.[23] avaliou os níveis séricos de vitamina D em 257 pacientes no momento da cirurgia de câncer colorretal e associaram os resultados com a sobrevida pós-tratamento. Os pesquisadores identificaram que níveis mais elevados de vitamina D no momento da cirurgia foram associados com sobrevida geral melhor. Na clínica, a suplementação

com vitamina D3 em doses maiores que 1.943 UI/dia podem aumentar a concentração sérica de calcidiol em pacientes com câncer, pois a suplementação de doses menores que 1.000 UI/dia pode não ser suficiente para evitar a diminuição de calcidiol.[24]

Além da vitamina D, outros compostos atuam sobre a massa muscular modulando suas funções, como o beta-hidroxi-beta-metilbutirato (HMB). O HMB exerce efeito inibitório sobre as vias responsáveis pela proteólise em células musculares esqueléticas, regulando a cascata de degradação proteica ao atenuar o fator indutor de proteólise secretado pelas células neoplásicas. Isso resulta em menor estímulo do sistema ubiquitina-proteassoma e reduz consequentemente a depleção de proteínas, bem como estimula a síntese proteica e o reparo muscular. Além disso, seu efeito também ocorre junto ao aumento da biossíntese de colesterol que favorece a reconstituição da membrana sarcoplasmática.[25]

A revisão sistemática de Mochamat et al.[26] ressaltou que o HMB na dose de 3 g/dia elevou a massa corporal magra e diminuiu a astenia após sua administração por 4 semanas em pacientes caquéticos com tumores sólidos avançados. Por outro lado, frente aos efeitos promissores associados ao HMB, cabe destacar sua relação no aumento da sinalização anabólica relacionada com a via do mTOR. Esta via é mais estimulada pelo aminoácido leucina, quando se compara a seu metabólito HMB; porém, como a estimulação de mTOR é associada com frequência às vias de proliferação celular relacionadas com a progressão do câncer, são necessários mais estudos a fim de estabelecer uma dose segura, assim como indicar em quais tipos de tumor poderia exercer efeito significativo no prognóstico.[27]

O treinamento aeróbico – três sessões semanais de ergometria (55 a 100% do VO$_2$ máx.) por 12 semanas – em pacientes com câncer de mama sob quimioterapia neoadjuvante com doxorrubicina e ciclofosfamida foi capaz de ativar os genes que estimulam a biogênese ribossômica e inibir a síntese de citocinas pró-inflamatórias, bem como os genes de uma das principais vias responsáveis pela metástase (Wnt-beta-catenina).[28] De modo interessante, existem compostos bioativos de alimentos, como o resveratrol, que atuam na inibição desses mesmos genes, desempenhando ação sinérgica na modulação da expressão gênica antitumoral.[29] A suplementação de 0,5 a 1 g/dia de resveratrol resultou em diminuição da proliferação celular, avaliada pelo índice de proliferação Ki67, em pacientes com câncer colorretal.[30]

Esses compostos constituem estratégias capazes de auxiliar no tratamento de pacientes com câncer, principalmente combinados com a prática de exercícios físicos. Além disso, aminoácidos de cadeia ramificada (BCAA) também têm aplicabilidade clínica em oncologia, conforme o estudo de Ishihara et al.[31], que investigou a utilidade dos BCAA quando administrados 2 semanas antes da quimioembolização ou ablação em 270 pacientes com carcinoma hepatocelular. Ofertou-se 12,45 g/dia de BCAA VO divididos em três tomadas após as principais refeições. Os autores observaram supressão significativa da hipoalbuminemia, menores níveis de proteína C reativa e efeito anti-inflamatório associados ao BCAA após ambos os procedimentos, quando comparados ao grupo-controle. Experimentalmente, na caquexia oncológica, os BCAA foram relacionados com atenuação da perda muscular tanto por estimular a síntese quanto por reduzir a degradação proteica; porém, sua utilização, assim como de outros aminoácidos, requer cautela, uma vez que é importante ter mais ensaios randomizados, cegos e controlados com placebo para determinar seus efeitos benéficos e indicar dosagens ideais em pacientes oncológicos.[32]

Outro aminoácido com potencial aplicabilidade clínica em oncologia e que vem sendo estudado é a teanina. Sua administração oral na dose de 280 mg, associada com 700 mg de cisteína, por 5 semanas, para 32 pacientes com cânceres gástrico e colônico, atenuou os efeitos adversos da quimioterapia adjuvante (realizada após o procedimento cirúrgico de ressecção do tumor). Mais especificamente, houve redução de neutropenia, estomatite, hiporexia, fadiga e, principalmente, diarreia.[33] A teanina também foi capaz de suprimir as capacidades de invasão e migração de linhagens celulares de câncer de pulmão e leucemia, além de elevar o efeito citotóxico de quimioterápicos inibidores de histona deacetilase.[34]

Por fim, é possível que a utilização dietética dos compostos mencionados associada à prática orientada de exercícios físicos seja fator potencial a atuar de maneira sinérgica na melhora de marcadores clínicos compatíveis com o melhor prognóstico em oncologia.

Dietas hiperproteicas e câncer

Ao longo dos anos, vem se buscando compreender, por meio de evidências epidemiológicas, os mecanismos envolvidos nos fatores de risco reconhecidos para o desenvolvimento de câncer, como o sedentarismo, o consumo de alimentos industrializados e de elevado teor calórico, além de, mais recentemente, a ingestão de dietas com altas quantidades de proteínas.[35]

A hipótese de que o consumo proteico elevado habitual poderia ser causa da formação de célula cancerígena fez com que, na década de 1960, fossem iniciados estudos associando o consumo desse macronutriente com o desenvolvimento de câncer. Mais especificamente, em 1968, os pesquisadores Madhavan e Gopalan[36] publicaram um estudo intitulado *O efeito da proteína dietética na carcinogênese da aflatoxina*, considerado um estímulo para o desenvolvimento de novas pesquisas experimentais e clínicas, que, nos próximos 30 anos, tentariam estabelecer uma relação positiva entre o alto consumo de proteína animal e o diagnóstico de câncer.

Dois estudos principalmente[37,38], ambos coordenados pelo pesquisador Campbell, demonstram que o crescimento tumoral em ratos foi fortemente estimulado por uma ração contendo 10% da proteína animal caseína e completamente reprimido quando ofertada ração com 5% de proteína animal ou com 20% de proteína vegetal. Outros cinco estudos[39-43], anteriormente coordenados por esse mesmo cientista, evidenciaram o efeito da privação do consumo de proteínas, o que causou depressão na atividade de um importante complexo enzimático responsável pela ativação cancerígena (citocromo P450, mais especificamente na fase 2 da destoxificação). Desse modo, a relação entre as modificações orgânicas induzidas por esse macronutriente, principalmente quando consumido em excesso e oriundo de fontes animais, passou a ser lembrado como um possível fator etiológico associado à gênese do câncer. Além disso, conforme se compreende o câncer como um conjunto de doenças que tem em comum a proliferação celular descontrolada e excessiva, bem como se entende a importância da disponibilidade de proteína para os processos de homeostasia e crescimento celular, torna-se também compreensível a relação entre o consumo proteico inadequado e a proliferação celular.[42]

Um grande estudo epidemiológico, realizado entre 1986 e 1994 (8 anos de seguimento) e publicado em 2003, avaliou 18.018 profissionais da saúde do sexo masculino por meio de questionário de frequência alimentar semiquantitativo e análises bioquímicas [fator de crescimento insulina-símile 1 (IGF-1), proteína 3 de ligação ao fator de crescimento semelhante à insulina (IGFBP-3) e relação IGF1/IGFBP-3] e fez correlações com o diagnóstico oncológico. Os autores identificaram que o consumo proteico diário superior a 100 g (dieta com média de 70% de proteínas animais e 30% de vegetais) apresentou forte correlação com o aumento de 15% do IGF-1 e de 10% na relação IGF-1/IGFBP-3, sugerindo possível associação da elevação plasmática de IGF-1 com carcinogênese (Figura 31.2).[44]

O livro *The China study: the most comprehensive study of nutrition ever conducted and the startling implications for diet, weight loss and long-term health,* publicado em 2005 pelo professor Campbell, relata os achados de um trabalho clínico de caráter longitudinal, que demonstrou associação positiva entre o câncer hepático primário e o consumo de proteínas animais em crianças.[45]

Os achados científicos associam o consumo proteico exacerbado como possível fator de risco para a carcinogênese. Esse consumo pode ser reflexo não somente da localização geográfica (o Ocidente apresenta historicamente consumo mais elevado que o Oriente), mas também oriundo de um apelo midiático e, por vezes, cultural, que esti-

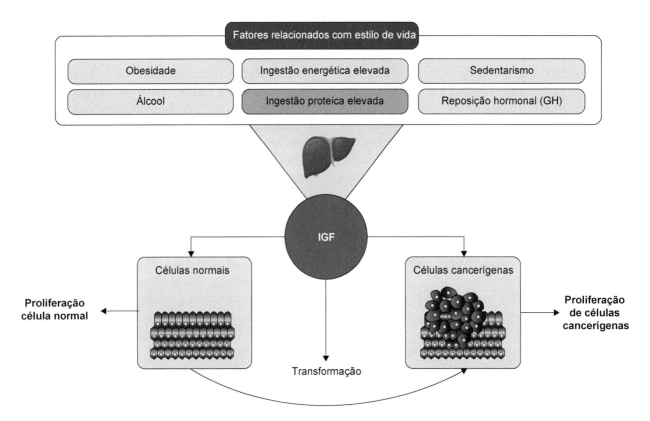

Figura 31.2 Ingestão proteica elevada como fator relacionado com o estilo de vida capaz de estimular a secreção de IGF-1 e, cronicamente, contribuir com a proliferação de células cancerígenas. GH: hormônio do crescimento; IGF: fator de crescimento insulina-símile.

mula corpos volumosos adquiridos às custas de hipertrofia e hiperplasia muscular, processos associados à necessidade de maior síntese proteica, proliferação celular e relacionados frequentemente com consumo habitual aumentado de proteína animal, por via alimentar ou suplementar.[45]

O professor Dr. Luigi Fontana[46], coordenador de programas de pesquisas em dieta, câncer e longevidade da Universidade de Brescia, na Itália, publicou um estudo de destaque objetivando analisar a modulação dos fatores metabólicos associados ao risco de câncer em humanos. Para tanto, comparou os grupos apresentados na Tabela 32.1.

Os autores destacam que o grupo com dieta de restrição calórica e baixa quantidade de proteína, associados ao treinamento físico, apresentaram redução de gordura corporal, peptídio-C, insulina basal, leptina e IGF-1. Fato interessante de se observar foi a diminuição dos níveis de IGF-1 independentemente da gordura corporal, ou seja, ressaltam a contribuição de uma dieta com restrição calórica e baixa quantidade de proteínas, aliada aos benefícios do exercício físico aeróbico.[46]

Na busca por compreender quão excessivo necessitaria ser o consumo proteico dietético para haver interferência na homeostase a ponto de estimular a carcinogênese, uma publicação do The American Journal of Clinical Nutrition sugeriu, após duas décadas de estudos, que o consumo proteico acima de 10% das calorias totais de uma dieta, no longo prazo, é fator para o desenvolvimento de câncer. Adicionalmente, já se reconhece que a maioria dos cânceres surgem após exposição crônica a múltiplos fatores de risco associados à sua história natural, como tabagismo, etilismo, sedentarismo, obesidade e, mais recentemente, se es-

Tabela 32.1	Composição dos grupos por distribuição de macronutrientes.
Grupo 1: dieta de restrição calórica e baixa quantidade de proteína	
48% de carboidratos	
9% de proteínas: 0,7 g/kg/dia	
43% de lipídios: 9% de saturados, 22% de monoinsaturados e 12% de poli-insaturados	
Grupo 2: dieta ocidental isoenergética	
49% de carboidratos	
17% de proteínas: 1,2 g/kg/dia	
34% de lipídios: 14% de saturados, 13% de monoinsaturados e 7% de poli-insaturados	
Grupo 3: dieta de corredores isoenergética	
55% de carboidratos	
15% de proteínas: 1,6 g/kg/dia	
30% de lipídios: 10% de saturados, 13% de monoinsaturados e 7% de poli-insaturados	

Adaptada de Fontana et al., 2006.[46]

pecula que a ingestão proteica demasiada poderia também contribuir para esse processo.[47]

De maneira complementar ao entendimento da interferência da ingestão proteica sobre os níveis de IGF-1 (reconhecido fator de crescimento presente na manutenção das populações celulares em diversos órgãos e também envolvido nas etapas da carcinogênese), outro estudo buscou analisar a interferência de diferentes composições dietéticas sobre os níveis plasmáticos de IGF-1 e IGFBP-3 em humanos. Desse modo, os participantes foram distribuídos nos três grupos apresentados na Tabela 32.2.

Os achados demonstraram que, no grupo 1, houve redução de proteína C reativa ultrassensível e insulina. Também, somente nesse grupo, identificou-se redução de IGF-1 e na relação IGF-1/IGFBP-3. Os resultados também auxiliaram no entendimento de que, ao contrário do descrito em estudos com roedores, dietas com restrição calórica e hiperproteicas não diminuem o IGF-1 em humanos saudáveis, o que demonstrou uma diferença metabólica entre as duas espécies. Além disso, a ingestão proteica elevada, comparada ao consumo calórico excessivo, é bastante eficaz no aumento dos níveis de IGF-1. Por fim, destaca-se que as dietas preconizadas como *low carb*, que adotam uma ingestão proteica maior que 1,34 g/kg/dia, também não protegem contra a elevação do IGF-1.

Contudo, mesmo frente a todos esses achados, é prudente ressaltar a necessidade de mais estudos para melhor compreender as possíveis implicações biológicas e clínicas da ingestão elevada e crônica de proteína, principalmente em indivíduos sedentários e com história familiar positiva para câncer.[48]

De modo inverso aos achados destacados para a relação entre a oferta demasiada de proteína e oncogênese, pesquisadores avaliaram dietas com restrição de proteínas como um possível fator inibidor do crescimento tumoral em modelos xenográficos (inoculação de linhagens celulares de câncer humano em animais) de câncer de próstata e mama. Ao comparar um grupo recebendo dieta com 21% de proteínas e outro com 7% desse macronutriente, os autores identificaram no grupo com restrição proteica, após 45 dias de intervenção: menor crescimento tumoral, menor peso tumoral e menores níveis séricos de IGF-1. Além disso, os pesquisadores também compararam as mesmas dietas adicionadas de um inibidor de mTOR (everolimo) e observaram que, mesmo com o fármaco, o grupo com dieta de 21% de proteínas mostrou crescimento tumoral significativo.[49]

Possivelmente, a idade é um fator determinante para estratificar os níveis de consumo de proteínas na dieta e suas associações na relação saúde-doença. Com base nessa hipótese, após um seguimento de 18 anos, pesquisadores avaliaram 6.381 adultos com 50 anos ou mais. Indivíduos entre 50 e 65 anos que apresentavam elevada ingestão de proteínas mostraram quatro vezes mais risco de mortalidade por cânceres em geral. Inversamente, em indivíduos acima de 65 anos, o elevado consumo proteico reduziu a mortalidade por cânceres em 60%. Portanto, esses resultados sugerem que a baixa ingestão de proteínas durante a meia-idade, seguida por consumo moderado a alto em indivíduos mais idosos, pode ser um fator capaz de otimizar a saúde e contribuir com a prevenção ao câncer.[50]

Considerações finais

A atividade física é um fator associado ao estilo de vida que se relaciona com a prevenção e o tratamento do câncer, principalmente por exercer efeitos anti-inflamatórios e imunoestimuladores, além de interferir na qualidade de vida do paciente.

O exercício aeróbico regular de intensidade moderada está associado com melhor capacidade funcional e aumento da atividade e da população de células imunológicas envolvidas no combate aos tumores.

Os exercícios podem ser praticados com segurança, durante e após a quimioterapia, para prevenir perda de desempenho físico, favorecer a manutenção da massa muscular e, consequentemente, contribuir para o prognóstico. Seus efeitos podem ser potencializados quando associados à adequada prescrição nutricional de macronutrientes, micronutrientes e compostos bioativos de alimentos, além da possível adição de vitamina D, BCAA, HMB, teanina e resveratrol para fornecer ao corpo e aos músculos substratos adequados para seu funcionamento e para sua melhor capacidade de resposta ao tratamento.

Tabela 32.2	Composição dos grupos por distribuição de macronutrientes.
Grupo 1: dieta normocalórica e com baixa quantidade de proteína	
49% de carboidratos	
9% de proteínas: 0,7 g/kg/dia	
42% de lipídios: 9% de saturados, 21% de monoinsaturados e 12% de poli-insaturados	
Grupo 2: dieta com restrição calórica e hiperproteica	
47% de carboidratos	
24% de proteínas: 1,7 g/kg/dia	
29% de lipídios: 7% de saturados, 13% de monoinsaturados e 9% de poli-insaturados	
Grupo 3: dieta ocidental	
50% de carboidratos	
16% de proteínas: 1,2 g/kg/dia	
34% de lipídios: 12% de saturados, 14% de monoinsaturados e 8% de poli-insaturados	

Adaptada de Fontana *et al.*, 2008.[48]

Referências bibliográficas

1. World Health Organization. Global cancer rates could increase by 50% to 15 million by 2020. Disponível em: http://www.who.int/mediacentre/news/releases/2003/pr27/en/. Acesso em: 09 abr 2020.

2. Ferlay J, Soerjomataram I, Ervik M *et al.* GLOBOCAN 2012: Estimated cancer incidence, mortality and prevalence worldwide in 2012 v1.0. Disponível em: http://globocan.iarc.fr. Acesso em: 14 set 2013.

3. Santos MO. Estimativa 2018: incidência de câncer no Brasil. Instituto Nacional de Câncer José Alencar Gomes da Silva. Coordenação de Prevenção e Vigilância – Rio de Janeiro: INCA; 2017.

4. Gray JM, Rasanayagam S, Engel C *et al.* State of the evidence 2017: an update on the connection between breast cancer and the environment. Environmental Health. 2017;16:94:1-61.

5. Maresso KC, Tsai KY, Brown PH *et al.* Molecular cancer prevention: current status & future directions. CA Cancer J Clin. 2015;65(5):345-83.

6. Brenner DR, Brockton NT, Kotsopoulos J *et al.* Breast cancer survival among young women: a review of the role of modifiable lifestyle factors. Cancer Causes Control. 2016;27:459-72.

7. Vogtmann E, Goedert JJ. Epidemiologic studies of the human microbiome and cancer. British Journal of Cancer. 2016;114:237-42.

8. Brown JC, Winters-Stone K, Lee A *et al.* Cancer, physical activity, and exercise. Compr Physiol. 2012; 2:2775-809.

9. Mac Vicar MG, Winningham ML, Nickel JL. Effects of aerobic interval training on cancer patient's functional capacity. Nursing Research. 1989;38(6):348-51.

10. Dimeo F, Fetscher S, Lange W *et al.* Effects of aerobic exercise on the physical performance and incidence of treatment-related complications after high-dose chemotherapy. Blood. 1997;90(9):3390-4.

11. World Cancer Research Fund International, American Institute for Cancer Research. Continuous update project report: diet, nutrition, physical activity and breast cancer survivors (2014); liver cancer (2015); stomach cancer (2016) and colon cancer (2017). Washington DC: WCRF; 2014; 2015; 2016; 2017. Disponível em: http://www.wcrf.org/int/research-we-fund/continuous-update-project-findings-reports. Acesso em: 09 abr 2020.

12. Fairey AS, Courneya KS, Field CJ *et al.* Physical exercise and immune system function in cancer survivors: a comprehensive review and future directions. Cancer. 2002;94(2):539-51.

13. Turner JE, Brum PC. Does regular exercise counter T cell immunosenescence reducing the risk of developing cancer and promoting successful treatment of malignancies? Oxid Med Cell Longev. 2017; 2017:4234765.

14. Koelwyn GJ, Wennerberg E, Demaria S *et al.* Exercise in regulation of inflammation-immune axis function in cancer initiation and progression. Oncology (Williston Park). 2015;29:1-18.

15. Goh J, Niksirat N, Campbell KL. Exercise training and immune crosstalk in breast cancer microenvironment: exploring the paradigms of exercise-induced immune modulation and exercise-induced myokines. Am J Transl Res. 2014;6(5):422-38.

16. Yip C, Dinkel C, Mahajan A *et al.* Imaging body composition in cancer patients: visceral obesity, sarcopenia and sarcopenic obesity may impact on clinical outcome. Insights Imaging. 2015;6:489-97

17. Rock CL, Flatt SW, Byers TE *et al.* Results of the exercise and nutrition to enhance recovery and good health for you (ENERGY) trial: a behavioral weight loss intervention in overweight or obese breast cancer survivors. J Clin Oncol. 2015;33:3169-76.

18. Nieman KM, Romero IL, Houten BV *et al.* Adipose tissue and adipocytes support tumorigenesis and metastasis. Biochimica et Biophysica Acta. 2013; 831:1533-41.

19. Picon-Ruiz M, Morata-Tarifa C, Valle-Goffin JJ *et al.* Obesity and adverse breast cancer risk and outcome: Mechanistic insights and strategies for intervention. CA Cancer J Clin. 2017;67(5):378-97.

20. Lou YR, Molnár F, Peräkylä M *et al.* 25-hydroxyvitamin D3 is an agonist vitamin D receptor ligand. Journal of Steroid Biochemistry & Molecular Biology. 2010;118:162-70.

21. Ceglia L, Harris SS. Vitamin D and its role in skeletal muscle. Calcif Tissue Int. 2013;92:151-62.

22. Toriola AT, Nguyen N, Scheitler-Ring K *et al.* Circulating 25 hydroxyvitamin d levels and prognosis among cancer patients: a systematic review. Cancer Epidemiol Biomarkers Prev. 2014;23(6):917-33.

23. Mezawa H, Sugiura T, Watanabe M *et al.* Serum vitamin D levels and survival of patients with colorectal cancer: Post-hoc analysis of a prospective cohort study. BMC Cancer. 2010;10:347.

24. Teleni L, Baker J, Koczwara B *et al.* Clinical outcomes of vitamin D deficiency and supplementation in cancer patients. Nutrition Reviews. 2013;71(9):611-21.

25. 25.Nunes EA, Fernandes LC. New findings on β-hydroxy-β-methylbutyrate: supplementation and effects on the protein catabolism. Rev Nutr. 2008; 21(2):243-51.

26. Mochamat, Cuhls H, Marinova M *et al.* A systematic review on the role of vitamins, minerals, proteins, and other supplements for the treatment of cachexia in cancer: a European Palliative Care Research Centre cachexia Project. J Cachexia Sarcopenia Muscle. 2017;8(1):25-39.

27. Wilkinson DJ, Hossain T, Hill DS *et al.* Effects of leucine and its metabolite β-hydroxy-β-methylbutyrate on human skeletal muscle protein metabolism. J Physiol. 2013;591(11):2911-23.

28. Jones LW, Fels DR, West M *et al.* Modulation of circulating angiogenic factors and tumor biology by aerobic training in breast cancer patients receiving neoadjuvant chemotherapy. Cancer Prev Res. 2013; 6(9):925-37.

29. Pistollato F, Giampieri F, Battino M. The use of plant-derived bioactive compounds to target cancer stem cells and modulate tumor microenvironment. Food and Chemical Toxicology. 2015;75:58-70.

30. Patel KR, Brown VA, Jones DJ *et al.* Clinical pharmacology of resveratrol and its metabolites in colorectal cancer patients. Cancer Research. 2010;70(19):7392-9.

31. Ishihara T, Iwasa M, Tanaka H *et al.* Effect of branched-chain amino acids in patients receiving intervention for hepatocellular carcinoma. World J Gastroenterol. 2014;20(10):2673-80.

32. Aversa Z, Costelli P, Muscaritoli M. Cancer-induced muscle wasting: latest findings in prevention and treatment. Ther Adv Med Oncol. 2017;9(5):369-82.

33. Tsuchiya T, Honda H, Oikawa M *et al.* Oral administration of the amino acids cystine and theanine attenuates the adverse events of S-1 adjuvant chemotherapy in gastrointestinal cancer patients. Int J Clin Oncol. 2016;21:1085-90.

34. Liu Q, Duan H, Luan J *et al.* Effects of theanine on growth of human lung cancer and leukemia cells as well as migration and invasion of human lung cancer cells. Cytothecnology. 2009;59:211-7.

35. Calle EE, Kaaks R. Overweight, obesity and cancer: epidemiological evidence and proposed mechanisms. Nat Rev Cancer. 2004;4(8):579-91.

36. Madhavan TV, Gopalan C. The effect of dietary protein on carcinogenesis of aflatoxin. Arch Pathol. 1968;85(2):133-7.

37. Dunaif GE, Campbell TC. Relative contribution of dietary protein level and aflatoxin B1 dose in generation of presumptive preneoplastic foci in rat liver. J Natl Cancer Inst. 1987;78(2):365-9.

38. Youngman LD, Campbell TC. Inhibition of aflatoxin B1 induced gamma-glutamyltranspeptidase positive (GGT+) hepatic preneoplastic foci and tumors by low protein diets: evidence that altered GGT+ foci indicate neoplastic potential. Carcinogenesis. 1992;13(9):1607-13

39. Mgbodile MU, Campbell TC. Effect of protein deprivation of male weanling rats on the kinetics of hepatic microsomal enzyme activity. J Nutr. 1972; 102(1):53-60.

40. Mgbodile MU, Hayes JR, Campbell TC. Effect of protein deficiency on the inducibility of the hepatic microsomal drug-metabolizing enzyme system. II. Effect on enzyme kinetics and electron transport system. Biochem Pharmacol. 1973;22(10):1125-32.

41. Hayes JR, Mgbodile MU, Campbell TC. Effect of protein deficiency on the inducibility of the hepatic microsomal drug-metabolizing enzyme system. I. Effect on substrate interaction with cytochrome P-450. Biochem Pharmacol. 1973;22(9):1005-14.

42. Hayes JR, Campbell TC. Effect of protein deficiency on the inducibility of the hepatic microsomal drug-metabolizing enzyme system. III. Biochem Pharmacol. 1974;23(12):1721-31.

43. Preston RS, Hayes JR, Campbell TC. The effect of protein deficiency on the *in vivo* binding of aflatoxin B1 to rat liver macromolecules. Life Sci. 1976; 19(8):1191-7.

44. Giovannucci E, Pollak M, Liu Y *et al.* Nutritional predictors of insulina-like growth factor I and their relationships to cancer in men. Cancer Epidemiol Biomarkers Prev. 2003;12(2):84-9.

45. Campbell TC, Campbell TM. The China Study: startling implications for diet, weight loss, and long-term health. BenBella Books; 2005.

46. Fontana L, Klein S, Holloszy JO. Long-term low-protein, low-calorie diet and endurance exercise modulate metabolic factors associated with cancer risk. Am J Clin Nutr. 2006;84(6):1456-62.

47. Campbell TC. Dietary protein, growth factors, and cancer. Am J Clin Nutr. 2007;85(6):1667.

48. Fontana L, Weiss EP, Villareal DT *et al.* Long-term effects of calorie or protein restriction on serum IGF-1 and IGFBP-3 concentration in humans. Aging Cell. 2008;7(5):681-7.

49. Fontana L, Adelaiye RM, Rastelli AL *et al.* Dietary protein restriction inhibits tumor growth in human xenograft models of prostate and breast cancer. Oncotarget. 2013;4(12):2451-61.

50. Levine ME, Suarez JA, Brandhorst S *et al.* Low protein intake is associated with a major reduction in IGF-1, cancer, and overall mortality in the 65 and younger but not older population. Cell Metab. 2014; 19(3):407-17.

capítulo 33

Distúrbios Alimentares | Anorexia, Bulimia e Obesidade

Denise Brito da Rocha, Myrian Fragoso e Valden Capistrano

Imagem corporal

A imagem corporal é uma experiência psicológica multifacetada a respeito do próprio corpo, na qual a aparência física tem grande ênfase. Trata-se de uma espécie de representação mental que envolve maneiras de se visualizar e autoavaliar a imagem física, como se fosse uma fotografia do próprio corpo, com atributos e sentimentos associados.[2] Portanto, a imagem abrange questões relacionadas com aparência (forma), estrutura (dimensões e tamanho) e modo como o corpo é representado por sensações e experiências imediatas.[3] Quando há distorções dessa imagem, surgem bloqueios psicológicos e uma percepção incoerente de si e do próprio corpo.[4]

Além da construção cognitiva, a imagem corporal também reflete desejos, emoções e a maneira como se interage com os outros (p. ex., os pais ensinam aos filhos, desde pequenos, sobre a representação do corpo quando dizem frases como "cadê a barriguinha do bebê?" ou "cadê o nariz da mamãe?"). Na relação com o outro, as crianças também passam a compreender o que é bonito ou não em si próprias. Por exemplo, na aprovação ou reprovação dada por familiares quando escutam: "que olho lindo! Puxou ao papai" ou "que pena, meu filho tem tendência a engordar como minha família". A criança então elabora seus primeiros conceitos a respeito do próprio corpo e, ao longo da vida, no contato com amigos, sociedade e mídia, acrescenta outros. Afinal, a identidade corporal é concebida pelas trocas sociais nas quais o "eu" se desenvolve pela experiência de comunicação.[5]

No século XXI, associa-se a representação do corpo com preocupação e exigência intensas, pois a felicidade e a excelência passam a ser metas de vida, e o corpo é uma das formas buscadas para atingir essa felicidade.[6]

No mundo contemporâneo, a mídia tem grande influência no estabelecimento da forma física ideal por relacionar o modelo de beleza com sucesso, felicidade, atração, controle e estabilidade.[7] Utiliza-se a imagem de atletas renomados no *marketing* e como referência de "corpo ideal", o que intensifica a exigência com o próprio corpo no treinamento desportivo.[8,9]

A expectativa de atletas para atingir a forma física considerada ideal para um bom rendimento esportivo pode causar um risco alto de insatisfação com a autoimagem, preocupação com o peso e comprometimento da saúde psíquica.[10,11] A exigência pode ser tão intensa que pode ocorrer pesagem antes e depois dos treinamentos e verificação do delineamento morfológico no espelho para controlar a manutenção ou a redução do peso corporal.[12]

Entre os praticantes de atividade física, principalmente entre as mulheres, muitas vezes busca-se o exercício físico com o único intuito de atingir a magreza e o corpo ideal e resolver a insatisfação com a própria imagem.[13]

Estudos realizados com universitários concluíram que a busca pela satisfação corporal foi de 90,1% no sexo feminino e 9,9% no sexo masculino. Essa insatisfação traz grande sofrimento para as mulheres quando não conseguem atingir o corpo desejado.[14] Em atletas, identificou-se relação significativa entre insatisfação corporal (que pode chegar a 50% nesse meio) e restrição alimentar.[15,16] A consequência mais visível dessa insatisfação é a crescente incidência de transtornos alimentares (TA).[17]

Marcuzzo, Pich e Dittrich[18] citam que as mulheres sentem mais que os homens os efeitos da imagem contemporânea ideal gerada pelo mundo, pois a cultura brasileira reforça permanentemente a representação da mulher vinculada a arquétipos de beleza corporal nos quais se valoriza a magreza. Percebe-se isso com nitidez quando se observa o biotipo de modelos, bailarinas, atletas, apresentadoras, atrizes e cantoras, que têm se tornado cada vez mais esbeltas. Mães famosas, ainda com recém-nascidos nos colos, retornam à forma magra em uma velocidade até então nunca vista. A sociedade tem assistido fascinada ao desfile de "corpos perfeitos" que invadem todos os ambientes da vida moderna, afinal, "para a mulher, a beleza é vista como um dever cultural. E ser bela é ser magra".[18]

O preocupante é que, para muitas, pode ser inatingível a busca pelo estereótipo imposto pela sociedade moderna. Várias mulheres desconsideram suas estruturas físicas e querem atingir a qualquer custo o padrão de beleza.[19] Souto e Ferro-Bucher[7] esclarecem que "o excesso de peso se torna um problema, o emagrecimento, o objetivo e a solução é a dieta".

Em algumas modalidades esportivas, como o nado sincronizado e as ginásticas artística e rítmica, o baixo peso é considerado um critério importante para um bom desempenho e um fator predisponente, principalmente entre as mulheres, para o surgimento de comportamentos alimentares inadequados ou TA.[20,21] Portanto, fatores externos (inclusive os socioculturais, como questões biológicas, sociais, culturais e psicológicas) influenciam a percepção do indivíduo em relação ao próprio corpo, bem como a autoestima e a sensação de segurança, independência, respeito, reconhecimento e merecimento da feli-

cidade.[22,23] Aqueles que não atingem o padrão corporal estão predispostos a desenvolver uma percepção negativa de sua autoimagem.[24] O estado nutricional é outro fator determinante, pois pessoas com excesso de peso apresentam mais insatisfação corporal.[1]

Desse modo, é possível concluir que descontentamento, depreciação, distorção e preocupação com a autoimagem, relacionados com o contexto sociocultural, advêm de uma pressão da sociedade que não aceita um padrão diferente daquele rentável para o mercado.[25] Percebe-se isso também no ambiente esportivo, no qual a rotina intensa de treinamento físico e competições, além de pressão para manutenção de um corpo adequado, interferem na saúde física, psíquica e social do sujeito.[26]

Coelho e Fagundes[27] realizaram um estudo com mulheres de diferentes classes sociais e identificaram que aquelas com mais poder aquisitivo tinham melhor informação em relação ao padrão de beleza imposto pela sociedade, como também melhor relação com a imagem corporal. Em contrapartida, outros estudos mostraram dados diferentes. Diamond et al.[28], em uma pesquisa realizada em Bogotá, na Colômbia, observaram que, quanto mais elevado o nível de escolaridade, maior a insatisfação corporal e a busca por uma silhueta mais fina.

No meio esportivo, em virtude da exigência corporal ideal para competições, é possível identificar mais insatisfação com o corpo entre os atletas de alta *performance* quando comparados a esportistas de níveis inferiores.[29] No entanto, Fortes et al.[30] encontraram dados divergentes. Não houve diferença significativa de descontentamento com o próprio corpo entre as diferentes categorias de atletas pesquisados. Em outro estudo, com nadadores de Juiz de Fora, identificou-se que a insatisfação corporal ia além do nível de competição, pois o meio social, a mídia e os familiares eram os maiores influenciadores dela.[31]

Percebe-se, portanto, que o desejo por um padrão corporal independe de classe social, poder aquisitivo ou nível de competição. O biotipo é uma questão cultural e que perpassa a construção de corpo ideal. A exigência por um corpo perfeito recai principalmente nas mulheres, mas os números também mostram um percentual significativo de homens insatisfeitos com a própria aparência. Enquanto as mulheres desejam diminuir a silhueta, os homens, em geral, querem aumentá-la.[32] Diante desses aspectos, a insatisfação corporal é um importante fator desencadeante de TA, principalmente anorexia (AN) e bulimia nervosas (BN).[33]

Comer transtornado

Diariamente, nos meios de comunicação ou em conversas entre amigos, ouve-se a afirmação do que é ou não saudável. Na maioria das vezes, leva-se em consideração a composição nutricional dos alimentos e suas funções no organismo. Entretanto, pouco se discute que uma relação não saudável com a comida pode acarretar inúmeros prejuízos.

Restrição dietética para controle ponderal, jejum, compulsão alimentar, uso de laxantes e diuréticos, indução de vômitos e prática extenuante de exercícios são exemplos de comportamentos inadequados com o corpo e a comida decorrentes de uma relação não saudável estabelecida com eles. Embora típicos de pacientes com TA, muitos indivíduos têm esses e outros comportamentos inadequados sem preencher os critérios diagnósticos dessa enfermidade. Portanto, são consideradas pessoas com o ato de comer transtornado.

A American Dietetic Association (ADA) define o comer transtornado como "todo o espectro dos problemas relacionados com alimentação, da simples dieta aos TA clínicos". Portanto, mesmo indivíduos sem TA já instalado, mas que apresentam comportamentos de risco para desenvolvê-lo precisam ser tratados.

Sua prevalência é pelo menos duas vezes maior que o TA clássico, alcançando níveis epidêmicos principalmente entre mulheres jovens. Estudos apontam que a taxa de migração de quadro parcial ou comer transtornado para TA varia de 14 a 46%. Em atletas, essa taxa vai de 0 a 19% no sexo masculino e 6 a 45% no sexo feminino. Além disso, o comer transtornado está associado a sérios prejuízos psicológicos, estresse elevado, abuso de substâncias, problemas de personalidade e baixa autoestima. No caso de atletas, há ainda redução da *performance.*

O desenvolvimento do comer transtornado é multifatorial e envolve aspectos biológicos, psicológicos e socioculturais. Os atletas, assim como outros profissionais que trabalham com o corpo e a imagem, são mais vulneráveis. Fatores esportivos específicos, como ansiedade competitiva, pressão elevada em relação a desempenho e dieta, traumas, lesões e iniciação precoce no esporte, contribuem para comportamentos inadequados. Além disso, destaca-se a cobrança imposta por treinadores, pais e patrocinadores, considerados fortes detonadores de comportamentos de risco para TA. Um estudo recente com 340 atletas franceses de alto nível detectou que 32,9% tinham comer transtornado e uma correlação positiva entre essa disfunção e esportes que enfatizam a magreza ou o baixo peso corporal.

No esporte, o sexo feminino ainda é o mais afetado por comportamentos inadequados, o que pode ser explicado pelo contexto cultural que cria padrões de magreza extrema, perseguidos a todo custo com o intuito de potencializar o desempenho ou por questões estéticas. O surgimento frequente do comer transtornado e de problemas de saúde em atletas e mulheres fisicamente ativas culminou no estabelecimento da tríade da mulher atleta.

Tríade da mulher atleta

O American College of Sports Medicine definiu, inicialmente, a tríade da mulher atleta como uma síndrome caracterizada por distúrbios alimentares em seus mais variados níveis de gravidade, amenorreia e osteoporose. Percebeu-se, entretanto, que seus critérios eram muito rígidos e diversas atletas que sofriam da síndrome em quadros iniciais não eram diagnosticadas.

Posteriormente, o conceito foi revisto e passou a utilizar os termos pouca disponibilidade de energia (mesmo sem distúrbio alimentar instalado), disfunção menstrual e baixa densidade mineral óssea em substituição. Esses três componentes estão interrelacionados no que se refere à etiologia, à patogênese e às consequências, além de poderem aparecer de forma isolada ou concomitante.

As pressões interna e externa para reduzir o peso e a composição corporal com o intuito de obter uma melhor *performance* fazem a atleta adotar comportamentos alimentares inadequados, frequentemente de caráter restritivo. A redução de peso e a carga excessiva de exercício causam amenorreia hipotalâmica e consequente diminuição de hormônios ovarianos e hipoestrogenemia, levando à diminuição da densidade mineral óssea, como acontece na menopausa. Como consequência, pode ocorrer declínio do desempenho físico, elevação das morbidades clínica e psicológica, além de aumento da mortalidade.

A prevalência da tríade da mulher atleta é de 0 a 1,2%, mas se acredita que haja negação e subdiagnóstico. Além disso, quando analisadas as condições clínicas isoladamente, esses valores se tornam bastante significativos. Dois componentes da síndrome aparecem em 2,7 a 27% das atletas e um componente atinge 16 a 60% dessa população. Portanto, uma vez detectado um dos sintomas que compõe a tríade da mulher atleta, os outros devem ser investigados e algumas situações de risco precisam ser destacadas: modificação de peso, arritmias cardíacas, alterações menstruais, depressão e fratura de estresse.

Quando o déficit calórico não for intencional, orienta-se o encaminhamento para um nutricionista esportivo e não é obrigatório o acompanhamento psicológico/psiquiátrico, já que normalmente não há grandes comprometimentos psíquicos como depressão, ansiedade e transtorno obsessivo compulsivo. Se for intencionalmente gerado balanço calórico negativo, seja por restrição alimentar ou por carga excessiva de exercícios, é indispensável o acompanhamento por uma equipe interdisciplinar composta de nutricionista, médico e profissionais de saúde mental, sem os quais o tratamento não será eficaz.

Os objetivos a serem alcançados envolvem a normalização dos comportamentos alimentares e a mudança de crenças negativas relativas à alimentação e à imagem corporal. O manejo farmacológico pode ser utilizado quando houver comer transtornado, TA ou outras comorbi-dades psiquiátricas. O treinamento precisa ser ajustado ao consumo calórico, e a atleta é desencorajada a treinar além do prescrito.

Como a normalização do balanço calórico acontece de forma gradual, o ciclo menstrual pode demorar um pouco para se regularizar. Estudo aponta um tempo médio de 15 meses para o retorno da menstruação, embora possa haver ovulação antes disso. Diante da recuperação do peso e da menstruação, diminui-se a perda de massa óssea. Para ajudar no processo, recomenda-se a atividade de resistência e a suplementação de vitamina D (manter entre 32 e 50 ng/mℓ), bem como a ingestão de cálcio entre 1.000 e 1.300 mg/dia.

Para que todo o tratamento seja possível, é necessário sensibilização e preparo de profissionais e pessoas que lidam diretamente com essas atletas (treinadores, família, administradores desportivos, instituições voltadas para o esporte e profissionais da saúde que lidam com indivíduos fisicamente ativos) para que adotem posturas preventivas e/ou sejam capazes de diagnosticar e encaminhar para tratamento adequado, quando necessário.

Dismorfia muscular

Geralmente, a insatisfação com a imagem corporal é associada ao público feminino, mas o número de homens que desenvolvem quadros clínicos patológicos em virtude da aparência física também é significativo. A dismorfia muscular, ou vigorexia, bastante característica desse gênero, é considerada um subtipo de transtorno dismórfico corporal (TDC).

O TDC caracteriza-se por preocupação excessiva com defeitos ou falhas na autoimagem, irreais ou desproporcionais com a realidade, e a subsequente adoção de comportamentos repetitivos relacionados com essa imperfeição. Embora o transtorno tenha uma distribuição semelhante em ambos os sexos (2,2% nos homens e 2,5% nas mulheres, nos EUA), a dismorfia muscular ainda tem incidência superior no sexo masculino.

Na dismorfia muscular, o indivíduo acredita não ser suficientemente forte e musculoso. Por se perceberem distorcidamente como pequenos e fracos, adotam padrões alimentares rígidos e rotinas compulsivas de exercícios, mesmo diante de lesões musculares. Dieta hiperproteica, consumo de suplementos nutricionais e uso indevido de esteroides anabolizantes e/ou outras substâncias são práticas frequentes para atingir o corpo idealizado e que nunca será alcançado. Observa-se maior ocorrência em atletas, principalmente de fisiculturismo, esportes de luta e levantamento de peso.

A doença ainda não tem critérios diagnósticos reconhecidos nos manuais de psiquiatria. Sugere-se para o desenvolvimento dela três pilares básicos – distorção da imagem corporal, insatisfação com o corpo e imagem corporal ideal internalizada –, que podem se combinar com algumas características individuais como perfeccionismo, afeto negativo, baixa autoestima e pressão sociocultural. A dismorfia muscular impacta negativamente no convício social e na saúde física do indivíduo, que geralmente adota comportamentos sem a orientação de profissionais habilitados para esse fim.

Ortorexia nervosa

Sabe-se que uma alimentação saudável contribui para a prevenção e o tratamento de diversas enfermidades, promovendo uma maior qualidade de vida. Em alguns casos, entretanto, esse cuidado pode se tornar doentio e gerar inúmeros prejuízos aos campos físico, emocional, profissional e social.

A ortorexia nervosa foi descrita em 1997 pelo médico Steven Bratman como uma busca obsessiva por uma alimentação pura e saudável. Ao contrário do que acontece em alguns TA (p. ex., AN e BN), não há preocupação com peso e forma corporal. O objetivo é prevenir sintomas físicos por meio da qualidade da alimentação.

Na tentativa de melhorar a saúde ou superar uma doença, o indivíduo inicia um processo de mudança alimentar. Entretanto, naqueles predispostos, essa preocupação pode se tornar patológica e a fixação pelo tipo de alimento consumido, sua composição, procedência e forma de preparo passam a ocupar grande parte do seu dia. Além disso, sentem intensa culpa caso transgridam as rígidas regras autoimpostas.

A constante busca pelo alimento puro acarreta restrições alimentares progressivas que culminam em deficiências nutricionais, quadros de desnutrição graves e mesmo morte. No campo social, esses indivíduos acreditam ser superiores e sempre tentam convencer aqueles que não concordam com suas crenças a seguir suas orientações. Como resultado, acabam diminuindo o convívio social, chegando inclusive a isolar-se.

Embora haja um interesse crescente a respeito dessa desordem alimentar nos últimos anos, ela ainda é pouco compreendida e não tem critérios diagnósticos reconhecidos e validados. Dunn e Bratman[34] sugerem uma possível categoria diagnóstica com as seguintes características:

- Critério A: foco obsessivo em uma alimentação "saudável" (definida por uma teoria ou conjunto de crenças cujos detalhes específicos podem variar), marcado por um sofrimento emocional exagerado quanto às escolhas alimentares percebidas como pouco saudáveis.

Pode haver perda de peso resultante das escolhas dietéticas, mas esse não é o principal objetivo, conforme evidenciado por:

- Comportamento compulsivo e/ou preocupação mental em relação a crenças dietéticas restritivas com a finalidade de promover uma saúde ótima
- Medo exagerado de contrair alguma doença e sensação de impureza física e/ou pessoal acompanhada de ansiedade e vergonha quando se viola regras dietéticas autoimpostas
- Restrições alimentares que aumentam ao longo do tempo e podem chegar a eliminar grupos de alimentos inteiros, além de adoção de dietas específicas progessivamente mais frequentes e/ou jejuns parciais com a finalidade de purificar e desintoxicar. Esse escalonamento geralmente causa emagrecimento, mas não há desejo de perder peso (se houver, ele está escondido ou subordinado à ideação de alimentação saudável)
- Critério B: comportamento compulsivo e preocupação mental que se tornam clinicamente incapacitantes por:
  - Desnutrição, perda de peso grave ou outras complicações médicas decorrentes da dieta restrita
  - Sofrimento intrapessoal ou comprometimentos social, acadêmico ou vocacional considerados secundários a crenças ou atitudes referentes a uma dieta saudável
  - Imagem corporal positiva, autoestima, identidade e/ou satisfação dependentes excessivamente do cumprimento de um comportamento alimentar autodefinido como "saudável".

Como não existem critérios diagnósticos padronizados e instrumentos suficientemente sensíveis para determinar quando a alimentação passa de saudável à patológica, os estudos que relatam prevalência são muito discutidos. Os valores alcançados variam bastante, mas, em média, situam-se entre 30 e 70%.

O objetivo do tratamento deve ser comer sem obsessão, normalizar o estado nutricional e modificar crenças distorcidas quanto a alimentos e saúde. Para tanto, o acompanhamento multiprofissional é indispensável.

Transtornos alimentares

Estão descritos no *Manual Diagnóstico e Estatístico de Transtornos Mentais* (DSM-5) e são caracterizados por consumo e absorção alterada de alimentos como resultado de comportamentos alimentares perturbados, o que compromete a saúde física e o funcionamento psicossocial.[35]

A etiologia dos TA envolve um conjunto de dimensões biológicas, psicológicas, familiares, socioculturais, genéticas e de personalidade.[36] Com isso, seu critério diagnóstico tem sido vastamente estudado nos últimos 30 anos. Os fatores mais encontrados na literatura são questões sociais e culturais que abrangem as mulheres, bem como padrões estéticos e disfuncionais de interação familiar e experiências traumáticas, como o abuso sexual.[37]

Segundo Rosa e Santos[38], as pessoas com TA associam sentimentos emocionais, como ansiedade, medo e culpa, ao alimento. Portanto, o sujeito deposita no corpo e na alimentação seus problemas e sente-se infeliz quando se considera acima do peso.[39] Essa insatisfação com a aparência está intimamente ligada ao temor de rejeição pelo outro. Por isso os TA geralmente ocorrem em uma fase da vida na qual a busca por aceitação é enorme, que é a adolescência.[40] O medo da rejeição faz os indivíduos dependerem exageradamente do outro para manter sua autoestima, o que torna mais propício que procurem se enquadrar no padrão de beleza imposto pela sociedade.

O início dos TA ocorre, principalmente, entre 13 e 19 anos.[37] A enfermidade acomete, em 90% dos casos, mulheres de todos os grupos étnicos. Segundo Mattos[41], os TA podem se manifestar de diferentes modos, intensidades e gravidades, mas a perda ou o ganho de peso corporal estão sempre relacionados com dificuldades emocionais. Os sintomas mais comumente encontrados vão de preocupação excessiva com o peso e a forma corporal com dietas muito restritivas até consumo exagerado de alimentos que, antes de saciar a fome, atendem a uma sequência de estados emocionais.

Como visto, os atletas têm uma rotina intensa de treinamento físico e o tempo todo são cobrados para otimizar seu desempenho esportivo. Com isso, cerca de 50% dos atletas praticam a checagem corporal e a restrição alimentar constantemente.[15,26] Contudo, a diminuição inadequada do consumo de alimentos pode interferir no desempenho.[42] Como resultado, a equipe cobrará melhores resultados, e isso pode causar sentimentos de incapacidade, inadequação, baixa autoestima etc. Diante dessa exigência, o atleta volta a buscar mudanças corporais para atingir uma *performance* melhor e faz mais alterações alimentares para obtê-la, criando um ciclo (Figura 33.1). O atleta que entra no ciclo de preocupação corporal sai com sequelas emocionais e com a autoimagem fragilizada, fatores importantes para o aparecimento de um TA.

Em estudos feitos com atletas franceses, identificou-se que a pressão imposta por treinadores, clubes e familiares para que fosse atingido determinado desempenho desportivo fez os esportistas buscarem práticas inadequadas, como restrição alimentar, atividade física exagerada, uso de laxantes e diuréticos e indução de vômitos.[21]

É importante ressaltar que os distúrbios alimentares são um dos transtornos de comportamento com maior índice de morte no mundo, seja por desnutrição, proble-

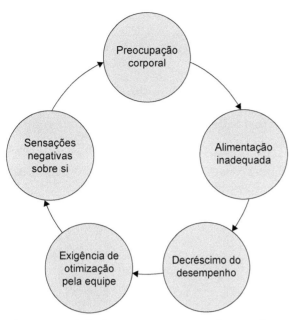

Figura 33.1 Ciclo da preocupação corporal entre atletas.

mas cardíacos ou suicídio (a taxa de mortalidade é elevada principalmente em pacientes com AN).[43] Outro agravante é que, na maioria dos casos, as pessoas com TA não se consideram doentes, rejeitando, portanto, tratamento. Os TA mais usuais são apresentados na Tabela 33.1.

Anorexia nervosa

Em 1691, o médico Richard Morton, ante sua experiência com pacientes em jejum, notificou uma doença com características semelhantes à AN na sua obra *Tisiologia sobre a Doença da Consunção*. Para Morton, a enfermidade envolvia bases emocionais.[44] Em 1873, William Gull e Charles Lasègue passaram a encarar a falta de apetite como uma doença e não como mais um sintoma clínico. Perceberam que a privação de comida, identificada como sintoma, por exemplo na tuberculose e no câncer, poderia estar atrelada a uma enfermidade mental.[44] Surge, então, o termo anorexia nervosa. Em seu sentido puro, anorexia significa perda ou redução do apetite. No entanto, questiona-se se esse é o melhor termo a ser utilizado, já que, ao menos no início da doença, não há perda real de apetite.[37]

Segundo o DSM-5, os principais fatores de risco estão relacionados com transtornos de ansiedade ou traços obsessivos na infância, com trabalhos que incentivam a magreza (p. ex., atleta, modelo, bailarina), bem como história de TA em parentes de primeiro grau. O transtorno caracteriza-se por recusa alimentar que pode causar caquexia e acomete principalmente meninas adolescentes e mulheres jovens.[19] De acordo com o DSM-5, é bem mais comum entre as mulheres, chegando a uma proporção de 10:1.

As características principais da AN são: medo intenso de engordar, distorção da imagem corporal e restrição alimentar.[45] Mattos[41] cita que os indivíduos podem apresentar, como consequência da restrição alimentar, alterações endócrinas e metabólicas, intolerância ao frio, bradicardia e arritmias, hipotensão, constipação intestinal, distúrbios do sono e da libido, entre outros. De acordo com Narvaz e Oliveira, é frequente também encontrar quadros psiquiátricos agregados, como transtorno de humor, ansiedade ou personalidade.[37]

O indivíduo com AN sente-se perturbado com seu peso ou estética corporal. Passa, portanto, a se autoavaliar de maneira inapropriada, costuma negar estar abaixo do peso e não se satisfaz com o quanto emagrece.[37] Aos poucos, sujeita-se a viver apenas em função da dieta, o que causa diminuição gradativa e contínua de peso, considerada uma conquista relevante e comprovação de autodisciplina excepcional, enquanto o ganho de peso é tomado como fracasso e falha no autocontrole.

Como o corpo é muito valorizado e visto como fetiche-mercadoria pela cultura contemporânea, os contornos corporais estão intrinsicamente ligados ao valor do indivíduo.[19] Nessas circunstâncias, à medida que o quadro de anorexia evolui, o sujeito nega seu corpo constantemente, ao ponto de não desejar a vitalidade dele.

Bulimia nervosa

No século XV, além da restrição alimentar, percebia-se o excesso de ingestão de alimentos entre as santas jejuadoras. Em 1959, Stunkard nomeou como comportamento da compulsão alimentar a ingestão de grande quantidade de alimento em um curto espaço de tempo.[46,47] Onze anos depois, a compulsão alimentar passou a ser vista como uma enfermidade associada a um método compensatório para evitar o ganho de peso. Em 1977, Wesmuth acrescentou vômitos autoinduzidos e sentimento de culpa aos critérios da compulsão alimentar sugeridos por Stunkard.[46] Em 1979, a BN foi reconhecida como uma nova categoria diagnóstica em um trabalho apresentado por Russel. No ano seguinte, os TA foram incluídos no DSM-III com dois subtipos: AN e BN.

O termo bulimia nervosa, designado por Russell, veio da união das palavras gregas *boul* (boi) ou *bou* (grande quantidade) com *lemos* (fome); isto é, fome suficiente para consumir um boi.[37]

A preocupação com o peso, a baixa autoestima, os sintomas depressivos, o transtorno de ansiedade, o abuso sexual ou físico na infância, bem como a obesidade infantil e a maturação puberal precoce são fatores de risco para desenvolver BN, de acordo com o DSM-5.

Segundo Bernardes[19], define-se BN como uma grande preocupação com a imagem corporal e a comida, que acomete em torno de 9,7% das mulheres adultas. Segundo o DSM-5, pouco se sabe sobre a incidência da doença no

Parte 8 • Nutrição Esportiva Funcional na Saúde e na Doença do Praticante de Atividade Física

Tabela 33.1 Principais transtornos alimentares.

Tipo de transtorno alimentar	Critérios diagnósticos	Subtipo	Informações adicionais
Anorexia nervosa	Peso inferior ao mínimo considerado normal, utilizando como base o IMC Medo intenso de ganhar peso ou engordar Perturbação no modo como o próprio peso ou a forma corporal são vivenciados	Compulsão alimentar purgativa: o indivíduo utiliza métodos compensatórios para perder peso (p. ex., vômito induzido, uso de laxantes e diuréticos, durante os últimos 3 meses) Restritivo: perda de peso ocorre por meio de dietas, jejum e/ou exercícios excessivos nos últimos 3 meses	Baixo peso leve: IMC ≤ 17 kg/m^2 Baixo peso moderado: IMC entre 16 e 16,99 kg/m^2 Baixo peso grave: IMC entre 15 e 15,99 kg/m^2 Baixo peso extremo: IMC abaixo de 15 kg/m^2
Bulimia nervosa	Compulsão alimentar por determinado período e sensação de falta de controle sobre essa ingestão Métodos compensatórios inapropriados para evitar ganhar peso, como vômitos induzidos, uso de laxantes e diuréticos, jejum ou exercícios excessivos Compulsão alimentar e métodos compensatórios acontecem, em média, 1 vez por semana durante 3 meses Autoavaliação influenciada por forma e peso corporal	–	A gravidade baseia-se na frequência dos comportamentos compensatórios: • Nível leve: 1 a 3 episódios de comportamento compensatório em 1 semana • Moderado: 4 a 7 episódios por semana • Grave: 8 a 13 episódios por semana • Extrema: acima de 14 episódios por semana
Transtorno da compulsão alimentar	Episódios recorrentes de compulsão alimentar relacionados com, pelo menos, três dos seguintes aspectos: • Comer mais rápido do que o normal • Comer até sentir incômodo de tão cheio • Comer grande quantidade de alimento mesmo sem fome • Procurar comer sozinho por vergonha da quantidade de alimento ingerido • Sentir-se culpado, deprimido e/ou desgostoso de si mesmo logo após as refeições Sofrimento causado pela compulsão alimentar Episódios compulsivos durante 3 meses, ao menos 1 vez por semana A compulsão alimentar não está ligada ao uso de métodos compensatórios	–	A gravidade baseia-se na frequência de episódios de compulsão alimentar: • Nível leve: 1 a 3 episódios por semana • Moderado: 4 a 7 episódios por semana • Grave: 8 a 13 episódios por semana • Extremo: 14 episódios ou mais de compulsão alimentar por semana

IMC: índice de massa corporal. Adaptada de American Psychiatric Association, 2014.[35]

sexo masculino, mas ela acomete principalmente mulheres em uma proporção de 10:1.

Mattos[41] cita que o indivíduo com BN ingere grandes quantidades de alimento em um curto período de tempo, seguido por métodos compensatórios. Os principais sintomas são perda de obturações e esmalte dentários, flutuações frequentes no peso, edemas, irregularidades menstruais, fraqueza e distúrbios eletrolíticos,

entre outros. Portanto, assim como na AN, também é comum encontrar quadros psiquiátricos associados, especialmente transtornos de humor, ansiedade, personalidade e depressivo.

O DSM-5 avalia o nível de gravidade da BN de acordo com a frequência dos comportamentos compensatórios (ver Tabela 33.1). Vale salientar que alguns indivíduos com BN relataram que os episódios de compulsão alimentar não são marcados predominantemente por falta de controle, mas por ingestão descontrolada. Desse modo, é comum sentirem vergonha de seus problemas alimentares e esconderem os seus sintomas.

Claudino e Borges[45] esclarecem que a BN e a AN têm semelhanças, como preocupação excessiva com o corpo. Todavia, o grande diferencial é que na BN o indivíduo está geralmente dentro da faixa normal de peso (eutrofia) ou com sobrepeso (IMC de 18,5 a 30 kg/m^2), enquanto na AN permanece abaixo do peso normal (IMC inferior a 17,5 kg/m^2). Além disso, a distorção da imagem corporal é predominantemente presente na AN.

Transtorno da compulsão alimentar periódica

Na década de 1980, indivíduos obesos buscavam tratamento nos programas de TA, mas não eram atendidos. Apesar de grande parcela apresentar episódios compulsivos de alimentação, não praticava métodos compensatórios para evitar o ganho de peso. Entendia-se, portanto, que essas pessoas não tinham TA visto que não preenchiam os critérios diagnósticos de AN e BN. Percebendo a situação, grupos de estudiosos responsáveis pelo desenvolvimento do DSM-IV, divulgado em 1994, uniram-se e criaram mais uma categoria de TA, denominada transtorno da compulsão alimentar periódica (TCAP), que se caracterizava pelo comer compulsivo sem métodos compensatórios para evitar o ganho de peso.[46]

De acordo com a pesquisa da Vigilância de Fatores de Risco e Proteção para Doenças Crônicas por Inquérito Telefônico de 2016, nos últimos 10 anos, o excesso de peso vem aumentando no Brasil, atingindo a prevalência de sobrepeso de 53,8% e de obesidade de 18,9%.[48]

É importante ressaltar que obesidade não é sinônimo de compulsão alimentar, mas faz parte de uma das características do transtorno. Por sinal, no diagnóstico de TCAP, estão presentes episódios de ingestão excessiva de alimentos e perda de controle para comer ou parar após ter iniciado.[45]

De acordo com o DSM-5, o TCAP acomete mais igualmente homens e mulheres que a AN e a BN. Nos EUA, a prevalência do diagnóstico é de 1,6% em mulheres e 0,8% em homens adultos. Além disso, trata-se de um transtorno identificado geralmente na adolescência ou na idade adulta jovem.

É importante salientar que, segundo o DSM-5, o TCAP acomete indivíduos eutróficos com sobrepeso e obesos; porém, é um transtorno mais associado a sobrepeso e obesidade. Como aqueles que possuem BN, a pessoa com TCAP normalmente se sente envergonhada por seus problemas alimentares e procura esconder seus sintomas.

Tratamento

Por se tratar de uma condição clínica multifacetada, com prejuízos nas diversas áreas da vida do indivíduo, a abordagem dos TA precisa ocorrer de modo interdisciplinar. Qualquer pessoa com TA, atleta ou não, para conseguir tratamento eficaz precisa ser minimamente acompanhada por médico psiquiatra, psicólogo e nutricionista. Outros profissionais podem ajudar de acordo com a especificidade de cada caso. A seguir, detalhar-se-á a atuação do psicólogo e do nutricionista.

Nutricionista

Quando se pensa na atuação do nutricionista, dois aspectos precisam ser destacados:

- Capacidade de reconhecer comportamentos alimentares de risco para o desenvolvimento de TA ou quadros clínicos já instalados
- Habilidade de realizar o manejo do TA.

Seja para obter ganhos estéticos, como em caso de desportistas, ou para atingir uma melhor *performance*, como no caso de atletas, o nutricionista é visto como peça indispensável, frequentemente procurado para auxiliar na obtenção de resultados. Muitas vezes acaba se tornando a "linha de frente", o primeiro contato profissional que esses indivíduos terão. Por isso, é fundamental o nutricionista ter conhecimento suficiente e capacidade de reconhecer características perigosas relacionadas com o comportamento alimentar (restrição, compulsão, jejum, uso de diuréticos, laxantes ou qualquer outro método compensatório inadequado), do contrário, poderá contribuir para o surgimento e/ou a cronificação de um TA.

Embora pareça relativamente fácil, na verdade trata-se de uma tarefa bastante difícil, que requer do profissional conhecimento, sensibilidade e treinamento; e isso porque frequentemente os pacientes omitem informações. Estudo recente revela que atletas têm dificuldade de relatar seus sintomas por vários motivos: estigma da doença mental, que contrasta com a ideia de "ser atlético"; medo de o sintoma ser visto como sinônimo de indisciplina; sentimento de vergonha por parte dos atletas do sexo masculino, já que os TA acometem com mais frequência mulheres. Vale ressaltar que, quanto mais cedo for realizada essa detecção, maior e mais rápida é a chance de remissão do quadro clínico.

Uma vez identificados comportamentos de risco para TA, inicia-se o manejo nutricional em paralelo com os outros profissionais da equipe interdisciplinar. Como nessa doença os comportamentos alimentares inadequados não constituem apenas "erros na alimentação", mas sintomas resultantes de um forte contexto emocional subjacente, a conduta nutricional precisa ser ajustada a essa realidade.

A abordagem comumente utilizada para acompanhar o TA é o aconselhamento nutricional. Segundo Ulian *et al.*[49], "trata-se de um processo para facilitar a evolução de outra pessoa, auxiliando-a a resolver dificuldades alimentares e a potencializar seus recursos pessoais por meio de estratégias individualizadas que estimulam a responsabilidade para o autocuidado".

O aconselhamento nutricional leva em consideração os pensamentos, as crenças, os sentimentos, as percepções e a história alimentar do indivíduo; ou seja, o conjunto de experiências relacionadas com a alimentação ao longo da vida. Portanto, vai além de dados prescritivos e entende que a comida pode assumir múltiplos papéis (prazer, segurança, conforto, cuidado etc.) que precisam ser considerados. Utiliza técnicas baseadas na terapia cognitivo-comportamental e na entrevista motivacional para que o indivíduo seja capaz de identificar comportamentos inadequados relativos à comida e ao corpo e desenvolver habilidades para modificá-los.

De Bruin[50] afirma que, ao se analisar os conselhos de atletas em remissão dos sintomas de TA, percebe-se a importância da entrevista motivacional. Por meio dela é possível elevar a motivação intrínseca, estimular a reflexão e a solução de ambivalências, tão comum nesses casos e gerar diálogos associados à mudança, além de aumentar a autoeficácia (i.e., o quanto o indivíduo acredita na sua capacidade de mudar).

Portanto, nessa modalidade terapêutica, o foco está centrado na relação do indivíduo com a comida, e não somente no tipo e na quantidade de alimento consumido. Os atendimentos são frequentes (inicialmente se recomenda que sejam semanais). Há um forte vínculo entre profissional e paciente, e os objetivos nutricionais são alcançados no longo prazo, por meio de intervenções (planos alimentares e metas) realistas, progressivas, flexíveis e sustentáveis, formuladas em conjunto. Os objetivos nutricionais não se referem apenas a dados de composição corporal e ingestão alimentar, embora também sejam contemplados, mas à capacidade de reconhecer e modificar pensamentos distorcidos que envolvem o corpo e a comida, levando assim à remissão dos comportamentos patológicos.

Para que esse manejo seja possível, o nutricionista precisa aprimorar ou desenvolver certas habilidades. Empatia, capacidade de escuta, paciência, alta tolerância à frustração e baixa dependência de gratificação são exemplos de características que contribuem para uma melhor condução dos casos.

É importante salientar que o nutricionista, ao lidar com o paciente com TA, deve ir além do indivíduo e envolver a família e/ou outros grupos sociais importantes no tratamento. Muitas vezes, eles são responsáveis por comentários e atitudes que acabam desencadeando e/ou fortalecendo sintomas alimentares inadequados.

No caso dos atletas, envolver a equipe técnica, centrada na figura do treinador, e a família é indispensável. Estudos mostraram que boa parte dos treinadores estão despreparados para lidar com o problema. Relatou-se conhecimento insuficiente sobre TA e quais as implicações para a saúde. Isso faz com que treinadores não deem a devida importância à doença, muitas vezes só intervindo quando o desempenho do atleta é afetado negativamente. Em relação à estrutura familiar, percebeu-se uma reafirmação do discurso exigente presente na cultura esportiva, com cobrança a respeito de padrões estéticos, o que contribui para o agravamento do TA e para o atraso do tratamento.

Portanto, para uma conduta nutricional realmente eficaz, é necessário que o conhecimento em nutrição seja combinado com habilidades psicológicas voltadas para a alimentação e as experiências associadas ao ato de comer. Além disso, é fundamental que seja formada uma rede de apoio sólida, constituída por profissionais da equipe interdisciplinar, família e outros grupos sociais, quando necessário, a fim de favorecer e fortalecer a recuperação desses indivíduos.

Psicólogo

É importante ressaltar que o TA não deve ser visto isoladamente, devendo ser considerado também o meio no qual o indivíduo está inserido e os estímulos que recebe.[36] Isso porque o TA vai muito além do comer transtornado, pois denuncia insegurança, baixa autoestima, inferioridade, solidão, abandono, sensação de exclusão, entre outros.

Além disso, antes de um comportamento alimentar patológico, a AN e a BN apresentam distorção da imagem corporal. Essa visão deturpada de si seria um dos fatores desencadeantes da doença. Então se pode dizer que o TA é um sintoma, é a "ponta do *iceberg*" quando algo não está bem. Trata-se da sinalização do corpo de que o psíquico precisa de atenção.

Por isso, é tão fundamental conhecer e compreender o sujeito além dos seus sintomas e do seu diagnóstico para realizar um bom tratamento e, por isso, o papel do psicólogo é de extrema importância. Tratar apenas o comer transtornado, sem identificar essas características, não trará bons resultados.

Para a Psicologia, quando se pensa em TA pensa-se também em adoecimento. Esse adoecer consiste em uma etapa de um ajustamento criativo disfuncional que, muitas vezes, torna a pessoa capaz de sustentar experiências insuportáveis. Em uma sociedade voltada para o consumo e a imagem, percebe-se um deslocamento crescente do "ser" para o "ter", no qual se dá mais valor ao que as pessoas possuem do que ao que elas são. Essa tendência de valorizar o "ter" contribui para intensificar os TA, característicos de uma sociedade pós-moderna.[36]

Para alguns, o alimento funciona como consolo. Para outros, é um tormento. Isso ocorre porque o sujeito busca frequentemente equilibrar sensações decorrentes de experiências conflitantes ou muito prazerosas. Por isso, enquanto algumas pessoas procuram conforto em forças externas, como a comida, outras enxergam o alimento como uma violação do seu espaço. A prova dessa invasão é exatamente o ganho de peso e o contorno corporal.

Em outras situações, o sujeito se enche de comida com o intuito de preencher o vazio interno. Por um período curto, essa atitude resolve, mas quando o estômago esvazia, retorna a sensação de incompletude, pois o vazio deixado pelas experiências da vida não será suprido por comida; por isso, as tentativas compulsivas se repetem com frequência.

Desse modo, percebe-se que o mesmo alimento capaz de dar prazer pode enjoar, quando em excesso. Essa informação, muitas vezes, é utilizada de maneira não muito consciente. E quando a boca se cala diante de uma situação, o corpo assume o estresse da experiência e fala por meio dos sintomas e da relação alimentar patológica. Essas experiências então são atualizadas e reelaboradas na forma de TA. É assim que momentos de vazio existencial são substituídos pelo vazio físico, possível de ser preenchido e saciado pelo alimento. Isso acontece porque sensações físicas são resolvidas mais facilmente do que as existenciais e, como forma de se ajustar, o sujeito tende a depositar seus problemas no corpo e no alimento.

É importante ressaltar que o alimento pode ter significado diferente para cada pessoa e, por isso, é importante o acompanhamento psicológico. Cada ser humano é único. O significado de suas ações também. Por esse motivo, o acompanhamento psicoterapêutico é tão importante para compreender a relação do sujeito com o alimento e trabalhar as questões pendentes junto de um acompanhamento nutricional.

Atenção aos profissionais da saúde

Além dos pacientes, praticantes de atividade física e atletas, é importante lembrar dos profissionais da saúde que os atendem, principalmente nutricionistas e educadores físicos. Esses profissionais lidam diretamente com pessoas com TA e são alvos da sociedade para manterem um formato corporal ideal. Exige-se dos nutricionistas que sejam, ao menos, magros e esbeltos, enquanto os educadores físicos são pressionados para manterem um corpo com músculos ressaltados. Com isso, estudantes e profissionais de nutrição e educação física tendem a sofrer mais com sua autoimagem.[51,52]

Como qualquer pessoa inserida nas regras socioculturais que valorizam a magreza e os contornos do corpo, esses profissionais também podem apresentar insatisfação ou distorção da imagem corporal, baixa autoestima e problemas emocionais. No entanto, quando atendem um paciente/atleta com problemas corporais ou emocionais semelhantes, o que isso pode acarretar?

Essa situação deve ser olhada com importância, visto que a procura pelo corpo perfeito tem ganhado mais adeptos a cada ano. No Rio de Janeiro, por exemplo, 193 estudantes de nutrição e 191 acadêmicos de educação física apresentaram distorção leve da imagem corporal.[51,53] Em uma pesquisa mais recente realizada em São Paulo com 242 profissionais da nutrição, 47,5% deles tinham algum grau de distorção da imagem corporal; 21,9%, de grau moderado ou grave. É válido acrescentar que mais de 60% desses profissionais atuavam na clínica.[6]

Nutricionistas adoecidos atendendo pacientes também adoecidos pode resultar na intensificação da enfermidade psíquica e emocional das duas partes envolvidas. Nutricionistas adoecidos que atendem pacientes sem qualquer doença, mas predispostos a desenvolvê-la, podem despertar o TA neles, visto que é comum o profissional enfatizar negativamente o ganho de peso, valorizar e propor redução do percentual de gordura, além de elaborar, muitas vezes, dietas mais restritivas.

Na atuação do profissional da educação física, a valorização da perda de peso e a preocupação frequente com a diminuição do percentual de gordura do aluno vêm acompanhadas por recomendação de exercícios intensos. A questão é que, algumas vezes, o desejo de perder peso e gordura pode partir mais do profissional do que do próprio paciente. Por compreender que os profissionais de saúde são capacitados e formados para essa atividade, muitos indivíduos passam a procurar determinado corpo motivado por essa relação.

Atualmente, com as redes sociais, é possível ver vários profissionais da nutrição e da educação física expondo seu próprio corpo ou o corpo de seus pacientes/alunos como estratégia de *marketing*, com a nomenclatura "antes e depois" da dieta ou do exercício. A publicação do resultado de seu trabalho é uma maneira de reforçar o corpo escultural de seus pacientes/alunos e também de enfatizar que outros não foram colocados em evidência porque não atingiram o corpo considerado mercadologicamente desejado. Ao mesmo tempo, os seguidores apenas veem o álbum composto de corpos perfeitos e, sem dúvida, são influenciados a querer o mesmo padrão de beleza.

É importante considerar que o aperfeiçoamento do corpo é válido e que, sem dúvida, faz parte da meta desses profissionais. Todavia, qualquer perda de peso ou gordura, mesmo que não ideal, deve ser valorizado. Deve-se também estar atento se há necessidade de o paciente/atleta continuar perdendo peso e se esse desejo parte deles ou do profissional.

De qualquer modo, todo profissional de saúde, ao se deparar com características como baixa autoestima, insegurança, sensação de incapacidade e inferioridade não deve minimizá-las ou olhá-las de modo brando. É importante investigar a situação, pois podem ser apenas características comportamentais do paciente/aluno ou se tratar de uma pessoa que esconde ou maquia hábitos alimentares decorrentes de um TA.

Entende-se que a prática alimentar desregulada pode parecer estranha para muitos, mas, com certeza, é a forma que o indivíduo encontrou para se ajustar ao mundo e se sentir protegido. Por isso, antes de o profissional procurar reduzir ou encerrar os comportamentos típicos dos TA, é preciso entender o que faz aquele sujeito adotar certas atitudes, pois certas abordagens podem deixá-lo sem sustentação.

Referências bibliográficas

1. Schwartz MB, Bownell KD. Obesity and body image. In: Cash T, Pruzinsky T. Body image: a handbook of theory, research & clinical practice. New York: Guilford; 2004. pp. 200-209.

2. Andrist LC. Media images, body dissatisfaction, and disordered eating in adolescent women. MCN Am J Matern Child Nurs. 2003 Mar-Apr;28(2):119-23.

3. Bardone-Cone AM, Harney MB, Sayen L. Perceptions of parental attitudes toward body and eating: associations with body image among black and white college women. Body Image. 2011 Mar;8(2):186-9.

4. Tavares MGGGF. Imagem corporal: conceito e desenvolvimento. Barueri: Manole; 2003.

5. Giordani RCF. A auto-imagem corporal na anorexia nervosa: uma abordagem sociológica. Psicologia & Sociedade. 2006;18(2):81-8.

6. Ferreira MC, Coelho LC, Asakura L et al. Relationship between social and personal variables, body image, and wellbeing at work of nutritionists. Revista Colombiana de Psicologia. 2014;23(1):195-205.

7. Souto S, Ferro-Bucher JSN. Práticas indiscriminadas de dietas de emagrecimento e o desenvolvimento de transtornos alimentares. Revista de Nutrição. 2006;19(06):693-704.

8. Morgado FFR, Ferreira MEC, Andrade MRM et al. Análise dos instrumentos de avaliação da imagem corporal. Fitness & Performance Journal. 2009;8(3): 204-11.

9. Vieira JLL, Amorim HZ, Veira LF et al. Distúrbios de atitudes alimentares e distorção da imagem corporal no contexto competitivo da ginástica rítmi-

ca. Revista Brasileira de Medicina do Esporte. 2009; 15(6):410-4.

10. Fortes LS, Ferreira MEC. Comparação da insatisfação corporal e do comportamento alimentar inadequado em atletas adolescentes de diferentes modalidades esportivas. Revista Brasileira de Educação Física e Esporte. 2011;25(4):707-16.

11. Vieira JLL, Oliveira LP, Vieria LF et al. Distúrbios de atitudes alimentares e sua relação com a distorção da autoimagem corporal em atletas de judô do estado do Paraná. Revista da Educação Física/UEM. 2006;17(2):177-84.

12. Fortes LS, Almeida SS, Ferreira MEC. Anthropometric indicators of body dissatisfaction and inappropriate eating behaviors in young athletes. Revista Brasileira de Medicina do Esporte. 2013;19(1):35-9.

13. Corbett CA, Campana ANNB, Tavares MCGCF. Atividade física, gênero e imagem corporal. Salusvita. 2013;32(3):307-20.

14. Ferrari EP, Gordia CR, Silva DA et al. Insatisfação com a imagem corporal e a relação com o nível de atividade física e estado nutricional em universitários. Motricidade. 2012;8(3):52-8.

15. Haase AM. Weight perception in female athletes: associations with disordered eating correlates and behavior. Eating Behaviors. 2011;2(1):64-7.

16. Fortes LS, Neves CM, Filgueiras JF et al. Insatisfação corporal, comprometimento psicológico ao exercício e comportamento alimentar em atletas de esportes estéticos. Revista Brasileira de Cineantropometria & Desempenho Humano. 2013;15(6):695-704.

17. Brown FL, Slaughter V. Normal body, beautiful body: Discrepant perceptions reveal a pervasive "thin ideal" from childhood to adulthood. Body Image. 2011; 8:101-98.

18. Marcuzzo M, Pich S, Dittrich MG. A construção da imagem corporal de sujeitos obesos e sua relação com os imperativos contemporâneos de embelezamento corporal. Comunicação, Saúde, Educação. 2012;16(43):943-54.

19. Bernardes T. Adolescência, mídia e transtornos alimentares: uma revisão bibliográfica. Disponível em: http://cursos.unipampa.edu.br/cursos/enfermagem/files/2011/03/BERNARDES-T.-Adolesc%25C3%25AAncia-m%25C3%25ADdia-e-transtornos-alimentares-uma-revis%25C3%25A3o-bibliogr%25C3%25A1fica.pdf. Acesso em: 28 abr 2013.

20. Assunção SSM, Cordás TA, Araújo LASB. Atividade física e transtornos alimentares. Revista de Psiquiatria Clínica. 2002;29(1):4-13.

21. Schaal K, Tafflet M, Nassif H et al. Psychological balance in high level athletes: gender-based differen-

21. ces and sport-specific patterns. Psychopathology and High Level Sport. 2011;6(5):1-9.

22. Vitoreli E, Pessini S, Silva MJP. A auto-estima de idosos e as doenças crônico-degenerativas. Revista Brasileira de Ciências do Envelhecimento Humano. 2005;2(1);102-14.

23. Damasceno VO, Vianna VRA, Vianna JM *et al.* Imagem corporal e corpo ideal. Revista Brasileira de Ciência e Movimento. 2006;14(1):87-96.

24. Stipp LM, Marques MR. Imagem corporal e atitudes alimentares: diferença entre estudantes de nutrição e psicologia. Saúde em Revista. 2003;5(9):47-51.

25. Cash TF. Body-image attitudes among obese enrollees in a commercial weight-loss program. Perceptual and Motor Skills. 1993;77(3):1099-103.

26. Perini TA, Vieira RS, Vigário PS *et al.* Transtorno do comportamento alimentar em atletas de elite de nado sincronizado. Revista Brasileira de Medicina do Esporte. 2009;15(1):54-7.

27. Coelho EJN, Fagundes TF. Imagem corporal de mulheres de diferentes classes econômicas. Motriz. 2007;13(2):37-43.

28. Diamond DG, Baylin A, Plazas MM *et al.* Correlates of obesity and body image in colombian women. Journal of Women's Health. 2009;18(8).

29. Denoma JMH, Scaringi V, Gordon KH *et al.* Eating disorder symptoms among undergraduate varsity athletes. Club Athletes, independent exercisers, and nonoexercises. International Journal of Eating Disorders. 2009;12(1):47-53.

30. Fortes LS, Paes ST, Amaral ACS *et al.* Comportamento alimentar inadequado e insatisfação corporal em jovens nadadores em função de variáveis sociodemográficas. Psicologia: Teoria e Prática. 2012; 14(3):123-33.

31. Carvalho RS, Amaral ACS, Ferreira MEC. Transtornos alimentares e imagem corporal na adolescência: uma análise da produção científica em psicologia. Psicologia: Teoria e Prática. 2009;11(3):200-23.

32. Petroski EL, Pelegrini A, Glaner MF. Motivos e prevalência de insatisfação com a imagem corporal em adolescentes. Ciência & Saúde Coletiva. 2012; 1(4):1071-7.

33. Dumith SC, Menezes AMP, Bieleman RM *et al.* Insatisfação corporal em adolescentes: um estudo de base populacional. Ciência & Saúde Coletiva. 2012; 17(9):2499-505.

34. Dunn TM, Bratman S. On orthorexia nervosa: a review of the literature and proposed diagnostic criteria. *Eat Behav.* 2016;21:11-7.

35. American Psychiatric Association. Manual de diagnóstico e estatístico de transtornos mentais. 5.ed. Porto Alegre: Artmed; 2014.

36. Nunes AL, Holanda A. Compreendendo os transtornos alimentares pelos caminhos da Gestalt-terapia. Revista da Abordagem Gestáltica. 2008;14(2): 172-81.

37. Narvaz M, Oliveira LL. A relação entre abuso sexual e transtornos alimentares: uma revisão. R Interam Psicol. 2009;43(1):22-9.

38. Rosa BP, Santos MA. Comorbidade entre bulimia e transtorno de personalidade boderline: Implicações para o tratatamento. Revista Latinoamericana de Psicopatologia Fundamental. 2011;14(2):268-82.

39. Miranda MR. A complexidade da relação mãe-filha nas patologias dos contrários. In: C. A. N. B. Distúrbio alimentares: uma contribuição da Psicanálise. São Paulo: Imago; 2011. pp. 215-224.

40. Troise A, Di Lorenzo G, Alcini S *et al.* Body dissatisfaction in women eating disorders: relationship to early separation anxiety na insecure attachmente. Psychosomatic. 2006;68(1):449-53.

41. Mattos MIP. Os transtornos alimentares e a obesidade numa perspectiva contemporânea: psicanálise e interdisciplinaridade. Contemporânea – Psicanálise e Transdiciplinaridade. 2007;2:78-97.

42. Lourenço-Lima L, Hirabara SM. Efeitos da perda rápida de peso em atletas de combate. Revista Brasileira de Ciências do Esporte. 2013;35(1):245-60.

43. Treasure J, Zipfel S, Micali N *et al.* Anorexia nervosa. Nature Reviews Disease Primers. 2015;1:1-21.

44. Weinberg C, Cordás TA. Do altar às Passarelas: da anorexia santa à anorexia nervosa. São Paulo: Annablume; 2006. 110 p.

45. Claudino AM, Borges MBF. Critérios diagnósticos para os transtornos alimentares: conceitos em evolução. Revista Brasileira de Psiquiatria. 2002;24: 7-12.

46. Borges MB, Jorge MR. Evolução histórica do conceito de compulsão alimentar. Revista de Psiquiatria do Rio Grande do Sul. 2006;8(1):20-6.

47. Galvão AL, Claudino AM, Borges MBF. Aspectos históricos e evolução do diagnóstico. In: Nunes MA, Appolinario JC, Galvão AL *et al.* Trantornos Alimentares e Obesidade. Porto Alegre: Artmed; 2006. pp. 31-50.

48. Brasil. Ministério da Saúde. Vigitel Brasil 2016: vigilância de fatores de risco e proteção para doenças crônicas por inquérito telefônico. Brasília; 2016.

49. Ulian MD, Benatti FB, de Campos-Ferraz PL *et al.* The effects of a "Health at Every Size(®)" based approach in

obese women: a pilot-trial of the "Health and Wellness in Obesity" Study. Front Nutr. 2015;2:34.

50. de Bruin APK. Athletes with eating disorder symptomatology, a specific population with specific needs. Curr Opin Psychol. 2017;16:148-53.

51. Bosi MLM, Luiz RR, Morgado CMC *et al.* Autopercepção da imagem corporal entre estudantes de nutrição no Rio de Janeiro. Jornal Brasileiro de Psiquiatria. 2006;55(1):34-40.

52. Costa LCF, Vasconcelos FAG. Influência de fatores socioeconômicos, comportamentais e nutricionais na insatisfação com a imagem corporal de universitárias em Florianópolis, SC. Revista Brasileira de Epidemiologia. 2010;13(4):665-76.

53. Bosi MLM, Luiz RR, Uchimura KY *et al.* Comportamento alimentar e imagem corporal entre estudantes de educação física. Jornal Brasileiro de Psiquiatria. 2008;57(1):28-33.

Desequilíbrios Osteoarticulares e Lesão

capítulo **34**

Adriana Sampaio e Fernanda Carvalho R. M. Albernaz

Introdução

Um dos principais objetivos da prática desportiva é melhorar a saúde; por isso, antes e durante a atividade física é importante avaliar e reconhecer lesões significativas. A atenção aos princípios básicos de fisiologia do esforço, fatores de risco, contusão do sistema osteoarticular e nutrição podem contribuir para prevenir e diminuir as queixas e os traumatismos frequentes entre os atletas.[1]

A osteoartrite (OA), também conhecida como artrose e osteoartrose, é uma doença articular degenerativa e uma das principais causas de incapacidade em adultos. Não tem cura tampouco tratamento efetivo para interromper sua progressão. Os fármacos atuais [p. ex., analgésicos e anti-inflamatórios não esteroides (AINE)] só conseguem melhorar a dor e oferecer algum alívio. Todavia, a ingestão crônica desses medicamentos pode resultar em eventos adversos graves.[2]

A cartilagem hialina articular é um gel no qual estão incluídos condrócitos, fibras de colágeno e matriz (formada por ácido hialurônico, proteoglicanos, água, agrecanos e eletrólitos). O conceito de doença osteoarticular degenerativa pressupõe anormalidade nessa cartilagem, que determina sintomatologia de intensidade variável e comprometimento da função.[3] O processo degradativo pode ser primário ou secundário e manifesta-se por dor, rigidez e prejuízo funcional da articulação atingida.

Na OA, há uma produção exacerbada da enzima colagenase, que quebra as ligações do colágeno das articulações, causando, portanto, desgaste e deterioração delas. Como consequência, o osso logo abaixo das cartilagens enfrenta aumento de pressão e também se deteriora. Do mesmo modo, são afetados tendões, músculos e ligamentos da região. A inflamação na articulação acometida não é intensa, mas persistente e, podendo causar inchaço e dor, além de estalos e limitação dos movimentos (Figura 34.1).[4,5] Alguns fatores de risco para OA são:

- Causas hereditárias: displasias osteoarticulares, hemocromatose, hiperelasticidade, ocronose, hemoglobinopatias e doença de Gaucher
- Causas endócrinas e adquiridas: fratura articular, meniscectomia, osteonecrose, neuroartropatia, enregelamento, obesidade, acromegalia, hipotireoidismo e hiperparatiroidismo

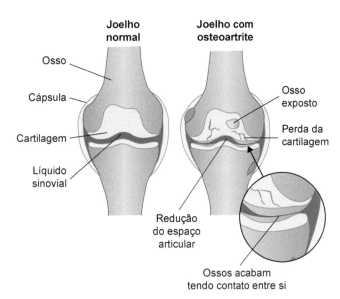

Figura 34.1 Diferença entre os joelhos normal e com osteoartrite. Adaptada de Porfírio e Fanaro, 2016.[5]

- Causas inflamatórias: artrite reumatoide, artrite séptica, gota, artrite reativa e condrocalcinose.

A OA é a doença articular mais frequente e sua prevalência aumenta com o avançar da idade, atingindo mais de 75% dos indivíduos acima de 65 anos (10% dos pacientes com OA e mais de 60 anos apresentam limitação física). Acima dos 50 anos, a incidência da enfermidade é maior em mulheres e afeta mãos, pés e joelhos.[1]

Esses dados justificam o interesse na busca por novos conhecimentos sobre os mecanismos que causam o distúrbio da homeostase da matriz cartilaginosa e por recursos eficazes que possam contribuir para combater a dor e a disfunção das articulações, principalmente as que suportam o peso corporal.[1]

Composição articular

A cartilagem articular é um tipo específico de tecido hialino que cobre os ossos nas articulações sinoviais, favorecendo o deslizamento das superfícies articulares, o que melhora os movimentos. Suas propriedades físicas incluem resistência a estresse e força, bem como capacidade de se adaptar à pressão.[2]

Todos os 206 ossos presentes no corpo são interligados por articulações classificadas como imóveis, semimóveis e móveis (responsáveis pela maior parte da mobilidade). No joelho, por exemplo, encontra-se a maior e a mais complexa articulação composta do corpo humano, indispensável para conferir flexibilidade, estabilidade e suporte quando se está em pé.[6]

A cartilagem na extremidade do osso é constituída por aproximadamente 60% de colágeno tipo II e funciona como um amortecedor, evitando o contato e o atrito entre os ossos. O líquido sinovial, inserido dentro da cápsula articular, atua como um lubrificante para toda a engrenagem funcionar.

Os condrócitos constituem 1 a 5% da cartilagem e são o único tipo de célula presente nela. Estão embebidos em uma matriz extracelular amorfa composta principalmente de colágeno, responsável pela tensão de força, e proteoglicanos, que fornecem resistência à compressão da cartilagem.

A cartilagem da articulação é avascular e nutrida por vasos sinoviais e subcondrais. Evidências de experimentos em modelos animais mostraram que a cartilagem imatura costuma ser nutrida por ambos os vasos, mas, depois, a fonte predominante torna-se o líquido sinovial em virtude da densa barreira calcificada do osso subcondral, que pode limitar a difusão de substâncias líquidas e solúveis pelos canais vasculares. Contudo, já se relatou que os vasos sanguíneos do osso subcondral podem se expandir e penetrar a cartilagem calcificada adjacente por meio de canais. Desse modo, os nutrientes são capazes de atingir a cartilagem por essas perfurações. Essa teoria apoia a importância dos vasos subcondrais para a nutrição da cartilagem. Postulou-se que 50% das necessidades de glicose, oxigênio e água são dadas por perfusão desses vasos.[2,3]

O desenvolvimento da vascularização óssea subcondral correlaciona-se com a distribuição de tensão e forças compressivas atuando sobre a cartilagem e o osso subcondral. Em modelos animais, relatou-se que a cartilagem calcificada era permeável à difusão de solutos de baixo peso molecular e que alterações cíclicas na articulação poderiam favorecer a difusão de moléculas grandes na cartilagem.[7]

As moléculas de sinal, para manter a comunicação e a associação funcional entre a cartilagem calcificada e o osso subcondral (unidade osteocondral), podem também alcançá-los por meio de vasos subcondrais e rede canalículo-lacunar de osteócitos do osso.[2,8]

Etiopatogenia

A OA resulta de um processo bioquímico mais reparador do que degenerativo. Os fatores de risco sistêmicos (p. ex., idade, etnia, sexo, características hormonais, genética, densidade óssea e fatores nutricionais) e locais (lesão articular, obesidade, ocupação, esportes, biomecânica da articulação e força muscular) são considerados importantes na ativação da ação catabólica predominante na cartilagem.[4]

Os fatores de risco sistêmicos cooperam para predisposição de uma articulação vulnerável à OA. Por exemplo, diferenças étnicas revelam que a OA que acomete quadril e mãos é menos frequente em chineses do que em norte-americanos e pode ser justificada tanto por aspectos genéticos como pela diferença de massa corporal, nutrição e estilo de vida.[1]

A idade favorece a prevalência da doença, pois no envelhecimento fisiológico perdem-se os mecanismos protetores da articulação, como a capacidade dos condrócitos de responderem a fatores de crescimento. Pode ocorrer também: acúmulo de produtos de degradação da cartilagem, o que inibe a síntese e a reparação causada por condrócitos; dificuldade de propriocepção decorrente da diminuição de força muscular e lentidão aos estímulos neurológicos; cartilagem mais fina, com predisposição a microfraturas e aceleração da degeneração articular. Quanto ao sexo, homens têm incidência maior de OA de quadril; nas mulheres, a enfermidade acomete mais as mãos, os joelhos e os pés. Essa diferença pode ser justificada por desordens articulares na infância, mais associadas com determinado grupo de doenças, e tipo de atividade física e laborativa exercido.[1,4]

Nas mulheres, o papel da função hormonal (estrógeno) na OA é, até o momento, ambíguo. Ora se confere ação protetora, uma vez que a reposição de estrógeno relaciona-se com progressão mais lenta e menos grave da doença, ora com ação deletéria, visto que a reposição também parece aumentar o risco de OA em mãos e joelhos.[9]

A predisposição genética está bem estabelecida na manifestação primária da enfermidade com característica poligênica; porém, também está associada a fatores ambientais, fortemente envolvidos na expressão gênica. A principal alteração genética relaciona-se com a mutação autossômica dominante do gene do procolágeno tipo II, responsável pela expressão do colágeno tipo II, componente principal da cartilagem articular. Um fator de risco nutricional possivelmente relacionado com a OA seria deficiência de vitamina D. Observou-se que pacientes com baixa concentração sérica da vitamina apresentaram três vezes mais chance de desenvolver a doença do que aqueles com concentração normal.[1,3] Agentes antioxidantes, por sua vez, são considerados condroprotetores.

Entre os fatores de risco locais associados com a OA estão alterações articulares ou periarticulares prévias, como as fraturas de superfície articular, bem como a lesão de ligamentos e de meniscos. A obesidade está duplamente relacionada com OA de joelhos. Práticas desportivas que resultam em lesões ligamentares, meniscais ou fraturas elevam a chance de desenvolver a doença, assim como alterações na biomecânica articular (p. ex., frouxidão ligamentar, displasia articular, instabilidade, distúrbios na inervação articular ou de músculos), força e condicionamento inadequado.[10,11]

A ação da carga sobre a articulação, quando moderada, mostra-se benéfica por aumentar a síntese de proteoglicanos e tornar a cartilagem mais espessa; porém, carga excessiva e contínua suprime a ação metabólica da cartilagem, inibe a síntese de proteoglicanos e favorece o dano tecidual.[12]

Na fase inicial da OA, ocorre fibrilação e irregularidades da camada superficial da cartilagem articular, que se estende para as demais camadas com posterior desenvolvimento de microfissuras. Em estágio mais avançado, quando há perda da cartilagem e exposição do osso subcondral com microfraturas trabeculares, ocorre ativação osteoblástica, que determina esclerose óssea, formação de cistos subcondrais e osteófitos, geralmente na periferia articular. O envolvimento inicial acontece no osso, quando se favorece a liberação de citocinas e outros mediadores inflamatórios que atingem a cartilagem, promovendo sua degradação.[7]

A degeneração da cartilagem articular causa alterações secundárias em membrana sinovial, ligamentos e músculos. Do ponto de vista celular, a OA resulta do desequilíbrio entre processo de síntese e destruição da cartilagem articular, com alterações inclusive na matriz extracelular. Ocorre, portanto, aumento da produção de proteoglicanos, porém de qualidade anormal, e diminuição na produção de colágeno tipo II. Nos estágios mais avançados, a concentração de proteoglicanos torna-se inferior a 50% do normal. Além disso, condrócitos apresentam pouca responsividade para a síntese, seja por senescência ou dano mecânico associado à morte celular. Embora a OA seja considerada uma doença não inflamatória, alterações articulares estão relacionadas com inflamação.[8,10]

A membrana sinovial, em resposta a fragmentos de cartilagem no líquido sinovial, produz metaloproteinases (MMP-2 e MMP-9) e citocinas, como interleucinas (IL)-1, IL-6 e fator de necrose tumoral alfa (TNF-alfa). Esse aumento dos mediadores inflamatórios causa síntese e liberação de substâncias pró-inflamatórias, como histamina, substância P, IL-1, prostaglandinas, leucotrienos, somatostatina etc., que perpetuam a dor e o estado inflamatório nos indivíduos portadores de OA.[13]

A IL-1 estimula sinoviócitos que produzirão prostaglandina E2, o que resulta em dor e inflamação. Trata-se de potente interleucina causadora de degradação cartilaginosa por meio da liberação elevada de MMP e da inibição de síntese de matriz extracelular.[1,8]

Quadro clínico

A OA tem várias expressões clínicas. Algumas articulações acometidas podem permanecer assintomáticas, apesar de apresentarem alterações histológicas. Nas articulações com manifestações clínicas, o início geralmente é insidioso. É raro o paciente que consegue identificar com precisão a data de início dos sintomas.[4]

No começo do quadro clínico, há geralmente sensação de desconforto articular, acompanhado possivelmente de leve rigidez articular, dor muscular e comprometimento do movimento da articulação envolvida. A doença tem evolução lenta, o que pode retardar por meses ou anos a procura por auxílio médico.[2] As manifestações clínicas comuns relacionadas com OA em todos os sítios articulares são:[7]

- Dor: sintoma mais importante e de intensidade variável. Ocorre tanto na articulação comprometida quanto além dela. Apresenta pobre correlação radiológica. Tende a ser pior nas mulheres, no fim do dia e naqueles em que ocorrem distúrbios afetivos, como ansiedade e/ou depressão. Começa geralmente com o uso da articulação, segundos ou minutos após a movimentação articular, e melhora com o repouso. Nos casos mais avançados, a dor pode permanecer por horas após a interrupção da atividade, assim como ocorrer durante a noite. A causa é variável e depende do estágio da doença:
  - Aumento da pressão intraóssea por congestão vascular do osso subcondral
  - Alterações periarticulares (deformidades articulares)
  - Alterações musculares (fadiga e contratura)
  - Elevação periosteal
  - Amplificação da dor (fibromialgia)
- Rigidez articular: relatada pela maioria dos pacientes com OA, principalmente após períodos de inatividade. Pode ser intensa, porém de curta duração (alguns minutos). Pacientes podem apresentar rigidez articular por mais tempo pela manhã, mas inferior a 30 min[10]
- Edema articular: geralmente palpável e doloroso nas articulações periféricas. Em alguns casos, pode interferir no movimento articular. Ocorre tanto por derrame articular quanto por sinovite[1,3]
- Crepitações: ocorrem durante a movimentação da articulação acometida. É chave para o diagnóstico diferencial com outras condições que causam dor articular. Pode ser palpável e/ou audível ao exame físico[3]
- Incapacidade funcional: geralmente relacionada com dor, redução da amplitude de movimento e comprometimento da força muscular[10]
- Deformidades: expressão clínica da destruição articular por dano à cartilagem, ao osso ou a partes moles periarticulares. Com frequência, são acompanhadas de instabilidade da articulação acometida.[4]

Diagnóstico

O diagnóstico da OA periférica baseia-se não somente nas manifestações, mas também na ausência de sinais e sintomas, bem como de alterações laboratoriais e radiológicas compatíveis com outras artropatias. Na prática clínica, suportes para o diagnóstico são: hemograma e bioquímica normais; hemossedimentação (e outras provas de atividade inflamatória) normal ou discretamente alterada; líquido sinovial com viscosidade normal e número de células inferior a 2.000/mm^3. As alterações radiológicas usuais incluem diminuição do espaço articular, esclerose subcondral, osteófitos, erosões e luxações.[3]

Lesões osteoarticulares em atletas

A prática de esportes tem se tornado um hábito comum a todas as idades, seja em caráter competitivo ou recreativo. As atividades físicas que exigem esforço contínuo devem ser dosadas criteriosamente, pois apresentam maior potencial de desenvolver lesões por excesso físico.[14] Os principais fatores de risco são:

- Mudança abrupta de intensidade, duração e frequência de exercícios
- Falta de equilíbrio entre massa corporal e força muscular do atleta
- Calçado com solado muito rígido e/ou inadequado para a prática desportiva
- Anormalidades rotacionais do quadril que modificam a marcha
- Alterações da patela: forma, superfície articular e deslizamento
- Discrepância evidente do comprimento dos membros
- Doenças associadas, como artrites e fraturas pregressas em qualquer segmento ósseo
- Má circulação nos membros inferiores e superiores.[14]

A maioria das alterações musculares são originárias de lesões traumáticas diretas ou indiretas. O tecido muscular tem capacidade de regeneração limitada e, quando lesionado, quase sempre é substituído por tecido fibrótico. De acordo com Elftman[15], as lesões diretas no músculo podem causar contusão, hematoma, distensão, laceração e miosite ossificante.

A miosite ossificante progressiva é uma doença rara, autossômica dominante, com frequência associada às contusões musculares de repetição que resultam em edemas, mas pode decorrer também de processos inflamatórios que se calcificam e causam perda da mobilidade da região afetada. A fisiopatologia ainda não está bem definida. Estudos químicos e *in vitro* mostram que os bisfosfonatos absorvem os cristais de hidroxiapatita, diminuindo a formação heterotópica óssea durante o estágio ativo da doença. Quando existe limitação grave dos movimentos e intolerância gástrica, o uso de bisfosfonato intravenoso pode ser indicado e apresentar boa melhora da enfermidade. Observou-se que o ácido ascórbico em altas doses controlou a progressão da miosite ossificante progressiva, diminuindo as calcificações ectópicas no longo prazo e melhorando significativamente a qualidade de vida.[16]

Tratamento e terapia nutricional

O tratamento da OA periférica tem três objetivos: aliviar a dor, reduzir a incapacidade funcional e deter a progressão da doença. Para atingir esses objetivos, propõe-se medicamentos, medidas não farmacológicas e cirurgia, que devem obedecer à individualidade e à localização da doença.[12]

Deve-se considerar os seguintes princípios ao planejar o tratamento: priorizar o estilo de vida e os aspectos biomecânicos do paciente; considerar a intensidade dos sintomas e o grau de incapacidade (e não a intensidade das alterações radiológicas). As medidas não farmacológicas compreendem educação nutricional do paciente e familiares, bem como fisioterapia e uso de órteses.[17]

A educação nutricional consiste em orientar o paciente na redução de peso e na ingesta de alimentos anti-inflamatórios, analgésicos e nutracêuticos.[12]

Para aliviar a dor e manter suas atividades diárias, indivíduos têm como alternativa usar AINE, que, embora eficientes, são paliativos, não controlam a progressão da OA e apresentam efeitos colaterais indesejáveis no longo prazo.

Além de tratar a sintomatologia, busca-se interferir nos mecanismos patogenéticos da OA com agentes que possam modificar o curso da doença, denominados drogas/fármacos modificadores de osteoartrite (DMOA) ou medicamentos sintomáticos de ação duradoura. Nessa classe medicamentosa, enquadram-se os nutracêuticos: sulfato de glucosamina, sulfato de condroitina, colágenos hidrolisados tipos I e II (UC-II), extratos de *Boswellia serrata* e de soja e abacate. A eficácia deles é amplamente revisada na literatura. Esses nutracêuticos são considerados fármacos de ação lenta, com evidência robusta e efeito modificador da OA no longo.[11]

Várias análises avaliaram os efeitos protetores potenciais dos nutrientes antioxidantes (epicatequina, epigalocatequina-3-galato e resveratrol), vitaminas D, E e C, curcumina, extrato de romã, ômega-3 e *Psidium guajava* (goiaba) no metabolismo da cartilagem e no desenvolvimento da OA. Todavia, em alguns ensaios, a qualidade desses produtos foi mal regulada, o que torna sua eficácia, toxicidade e seus mecanismos de ação desconhecidos.[2]

Curiosamente, em um estudo clínico, o extrato de mexilhão de lábios verdes (*Perna canaliculus*) e o sulfato de glucosamina reduziram os sintomas da OA e induziram alterações no perfil da microbiota intestinal, com redução da bactéria *Clostridia sp.* Esse achado sugere que suplementos nutricionais, como os usados nesse estudo, podem influenciar algumas atividades metabólicas e imunológicas da microbiota do trato gastrintestinal. Esse fato foi consistente com diminuição da infamação e melhora dos sintomas da doença.[18]

Microbiota intestinal

É importante no metabolismo de produtos nutracêuticos.[2] Evidências sugerem que uma dieta livre de glúten (DLG) pode melhorar o quadro de uma variedade de doenças sistêmicas.

A sensibilidade ao glúten não celíaca (SGNC) é uma condição cada vez mais reconhecida e frequente, com sintomas similares aos da doença celíaca (DC), porém sem as características típicas do diagnóstico (lesão histológica das vilosidades e anticorpos específicos). Pesquisas têm constatado que tanto a DC quanto a SGNC são altamente prevalentes entre pacientes com OA. Alguns estudos inclusive apontam a SGNC como "causadora" da OA.

Em um estudo com 20 pacientes não celíacos com história de sintomas debilitantes de OA, experimentou-se a DGL após o fracasso de outras terapias. A resposta clínica levou a um dos seguintes cenários: remissão da dor; retorno ao trabalho ou à vida normal; e descontinuação das medicações. Com base nesta e em outras comprovações, é possível que a SGNC tenha um papel importante na etiologia e na patogenia da OA e de outras doenças reumáticas, agindo como gatilho dos sintomas.[19]

Ter muitas opções de tratamento faz com que se suponha que os resultados deles são insatisfatórios; contudo, no caso da OA, em virtude dos aspectos multifatoriais e da variabilidade individual, é positivo haver diversas terapêuticas enquanto não se descobre uma cura definitiva.[13]

Colágeno hidrolisado tipo 1

Recentemente, relatou-se que consumir diariamente uma preparação de colágeno hidrolisado tipo I reduziu a dor da OA e deu suporte positivo à função dos condrócitos. Ele parece ter potencial capacidade modificadora da OA. Anteriormente, a glucosamina e a condroitina eram os nutracêuticos mais vendidos, porém os resultados dos ensaios clínicos mistos deixaram sua eficácia em aberto.

O colágeno tipo I hidrolisado é uma mistura de peptídios de colágeno tipo I com diferentes pesos moleculares, gerados por digestão enzimática do colágeno tipo I extraído de tecidos conjuntivos dos animais. A mistura de peptídios contém hidroxiprolina, prolina e glicina em abundância e é absorvida, dependendo da dose, após administração oral com uma série de dipeptídios e tripeptídios, atingindo, nos seres humanos, o pico na circulação 1 h após o consumo. O colágeno hidrolisado tipo I é considerado seguro como suplemento oral e, quando consumido diariamente, apresenta efeitos benéficos no osso e na pele, além de melhorar a espessura da cartilagem articular na OA.[20]

Os estudos mostraram que a administração por via oral de colágeno tipo I tem efeitos condroprotetores e anti-inflamatórios significativos nas articulações lesadas nos estágios inicial e médio da degeneração. Mostraram também que condroitina e glucosamina não aliviam sintomas ou modificam a doença na OA. Os nutracêuticos à base de colágeno comercializados como suplementos dietéticos na indústria alimentar estão ganhando popularidade em virtude de seus efeitos positivos na pele e nos ossos.[5]

Peptídios de colágeno e colágeno tipo II

Os peptídios de colágeno aumentam especificamente a hidratação e a elasticidade da pele e estimulam a produção de matriz dérmica. Elevam a resistência óssea e a densidade mineral, o que demonstra capacidade de modificar doenças artríticas, como osteoporose. Constatou-se também que a administração oral de colágeno UC-II foi eficaz nos sintomas artríticos em seres humanos.[21]

O colágeno UC-II (do inglês *undenatured type II collagen*) é outra proteína estrutural abundante estudada e utilizada amplamente no tratamento da dor articular. Tem segurança e eficácia comprovadas no alívio dos sintomas das doenças articulares, principalmente na OA.[12] Constitui um suplemento nutricional natural derivado da cartilagem do osso esterno das galinhas. Essa proteína retém sua forma tripla-hélice original e alto peso molecular, o que a torna resistente à digestão e à absorção. Interage, portanto, com a placa de Peyer do intestino, onde desenvolve tolerância oral à placa junto ao tecido linfoide. Células T-regulatórias da placa de Peyer ativam-se e produzem citocinas anti-inflamatórias [IL-4, IL-10 e fator de crescimento transformante beta (TGF-beta)], que ajudam a desligar o ataque das células T ao colágeno articular, o que reduz a dor e a inflamação. Além disso, essas citocinas inibitórias são importantes para restaurar o equilíbrio das citocinas inflamatórias e para o metabolismo dos condrócitos rumo à reposição da matriz extraceular.[21]

Estudos[22,23] têm demonstrado os benefícios do uso de colágeno UC-II nos pacientes com artrose e artrite reumatoide, bem como naqueles sem diagnóstico dessas patologias, mas que sentem dor articular após treinar. Os resultados mostraram que o colágeno UC-II (com sua molécula intacta, sem quebras) reduziu a secreção de colagenases, auxiliando na recomposição da cartilagem, além de desativar as células T-*killer*, o que desestimulou a inflamação. Ademais, dessensibilizou o sistema imunológico, prevenindo o "ataque" autoimune às cartilagens. Quando o sistema imune deixa de atacar as cartilagens em demasia, restabelece-se o equilíbrio entre quebra e síntese do colágeno tipo II. Devolve-se, portanto, a mobilidade e o conforto ao paciente, o que promove melhora da qualidade de vida.[5]

Comparou-se também o uso de colágeno UC-II (40 mg), condroitina e glucosamina (1.500 e 1.200 mg, respectivamente) e placebo em indivíduos com dor articular proveniente de OA. Após 180 dias de tratamento, os pacientes tratados com colágeno UC-II tiveram melhora significativa nos três parâmetros analisados (dor, rigidez e função física). O progresso geral de sinais e sintomas no grupo tratado com glucosamina e condroitina não foi estatisticamente significante. Todavia, observou-se melhora importante da dor nos pacientes do subgrupo com dor intensa, o que corrobora a conclusão de outros autores de que esses dois componentes combinados podem ser mais eficazes em indivíduos com dor grave.[24]

No entanto, o uso do colágeno UC-II parece uma alternativa bem tolerada e eficaz de tratamento para pacientes com sintomas osteoarticulares, independentemente do nível de dor.[24]

Glucosamina e condroitina

A glucosamina é um aminossacarídio natural, que age como substrato preferencial para a biossíntese de cadeias de glicosaminoglicanos e, subsequentemente, dos proteoglicanos da cartilagem. Tem sido amplamente utilizada para controlar a dor de doenças articulares e lesões visto que estimula a síntese e inibe a degradação de moléculas da matriz da cartilagem. Além de seu papel como componente da matriz extracelular, a glucosamina exibe ação anti-inflamatória *in vitro* e *in vivo*, suprimindo a produção de citocinas inflamatórias em condrócitos e células sinoviais.

Do mesmo modo, a condroitina pertence à família dos glicosaminoglicanos e pode ser encontrada na cartilagem humana e em outras estruturas. Em dois ensaios clínicos randomizados, a glucosamina e a condroitina atenuaram o processo degenerativo catabólico graças às suas propriedades antioxidantes e anti-inflamatórias.[17]

A influência de nutrientes e dieta no metabolismo da cartilagem e na OA pode representar uma alternativa coadjuvante no manejo de pacientes com a enfermidade. Efeitos da modificação da dieta nos perfis lipídico e de colesterol, níveis adequados de vitamina e redução de peso poderiam influenciar o curso da OA.[2]

De acordo com estudo randomizado, duplo-cego e placebo-controlado, realizado em 2016, avaliou-se a marcha de indivíduos com dor no joelho por meio de um sistema de captura de movimento. Concluiu-se que o uso de suplemento contendo 1.500 mg de glucosamina e 1.200 mg de condroitina (entre outros nutrientes) foi capaz de aumentar a velocidade da caminhada e o aumento do comprimento da passada (Figura 34.2). Isso pode ser associado ao alívio das dores local e muscular, o que mostra um efeito condroprotetor e retarda a progressão da OA nos joelhos.[25]

Contudo, em outro estudo, de 2013, com pessoas saudáveis, o grupo que recebeu colágeno UC-II foi estatisticamente melhor na extensão média do joelho quando comparado com o grupo-placebo (Figura 34.3). O colágeno UC-II reduziu em 35% a rigidez e a dor, enquanto a glucosamina e a condroitina, em 27%.[21]

Estudos e metanálise sobre os suplementos

Em revisão sistemática de intervenção com efeitos de metanálise[26], nos quais se avaliou 69 ensaios randomizados controlados que compararam os suplementos orais com placebo no tratamento da OA de mão (2 estudos; 3%), quadril (4 estudos; 6%), joelho (58 estudos; 84%) e quadril e joelho (5 estudos; 7%), cujas fontes de dados foram Medline, Embase, Cochrane Register of Controlled Trials, Cumulative Index to Nursing and Allied Health Literature, investigou-se 20 suplementos: glucosamina; condroitina; diacereína; extrato de soja e abacate; vitamina D; colágeno hidrolisado; extrato de *Boswellia serrata*; metilsulfonilmetano (MSM); picnogenol; curcumina; vitamina E; casca de salgueiro; extrato de *Artemisia annua*; extrato de mexilhão de lábios verdes; colágeno UC-II; extrato de casca do maracujá; Aquamin®; extrato de cúrcuma longa; L-carnitina; bromelina.

Todavia, apenas sete demonstraram grande efeito para reduzir a dor no curto prazo: colágeno hidrolisado; extrato de casca de maracujá; extrato de cúrcuma longa; extrato de *Boswellia serrata*; curcumina; picnogenol (extrato de casca de pinheiro) e L-carnitina.[26] Embora outros suplementos, como extrato de soja e abacate, colágeno UC-II, MSM, diacereína, glucosamina e condroitina, também tenham revelado melhoras significativas da dor no curto prazo, a importância clínica foi incerta.[25]

Cinco suplementos foram considerados ineficazes no curto prazo: vitamina E, bromelina, extrato de casca de salgueiro, extrato de *Artemisia annua* e extrato de mexilhão de lábios verdes. Contudo, o colágeno UC-II e o extrato de mexilhão de lábios verdes demonstraram efeitos clinicamente importantes na redução da dor no médio prazo. Para seguimento no longo prazo, nenhum dos suplementos demonstrou efeitos clinicamente importantes quando comparados com o placebo.[26]

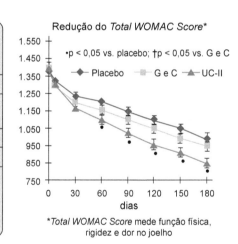

Figura 34.2 Desempenho do colágeno UC-II comparado à glucosamina (G) e à condroitina (C) em indivíduos com dor no joelho. Adaptada de Lugo *et al.*, 2016[21]; Kanzaki *et al.*, 2016.[25]

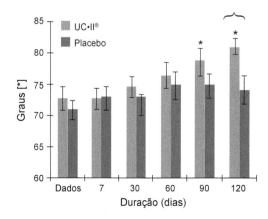

Figura 34.3 Desempenho do colágeno UC-II para suporte das articulações em indivíduos saudáveis. Adaptada de Lugo *et al.*, 2016.[21]

Sete suplementos (picnogenol, extrato da casca de maracujá, extrato de cúrcuma longa, L-carnitina, extrato de *Boswellia serrata*, curcumina e MSM) tiveram efeitos importantes na função física no curto prazo. O colágeno UC-II, o extrato de soja e abacate, a glucosamina, a condroitina e a diacereína tiveram efeitos de importância clínica pouco clara, embora estatisticamente significante.[25,26]

Também se constatou que os outros quatro suplementos (vitamina E, bromelina, extrato de casca de salgueiro e extrato de *Artemisia annua*) foram ineficazes para melhorar a função física em pacientes com OA no curto prazo.[26]

Cinco suplementos (extrato de *Boswellia serrata*, L-carnitina, MSM, colágeno UC-II e picnogenol) revelaram progresso estatisticamente significativo na rigidez articular no curto prazo. No entanto, apenas o extrato de *Boswellia serrata* atingiu importância clínica.

O único suplemento que demonstrou diferenças significativas como o uso de analgésicos foi o extrato de cúrcuma longa. Não se demonstrou nenhuma diferença significativa na qualidade de vida do ser humano com a utilização de glucosamina, condroitina, MSM, vitamina E e extrato de casca de salgueiro.[27]

Outra revisão sistemática sobre a eficácia e a segurança de vários suplementos dietéticos na OA de mão, quadril e joelho demonstrou que glucosamina, condroitina, extrato de *Boswellia serrata*, picnogenol e curcumina não são clinicamente eficazes para reduzir a dor e melhorar a função física no curto prazo, ao contrário do colágeno UC-II. Embora os suplementos não tenham fornecido dados de relevância significativos, eles podem ser ingeridos com segurança.[28]

Vários estudos sobre OA sugerem que a progressão da doença pode ser impulsionada principalmente por aumento do estresse oxidativo. Além disso, a enzima superóxido dismutase (SOD), importante exterminadora de espécies reativas de oxigênio (ERO), encontra-se reduzida na cartilagem de seres humanos com a enfermidade. A Figura 34.4 mostra o potencial terapêutico dos polifenóis na inibição da progressão da OA.[25]

Proteínas, aminoácidos e lipídios na cartilagem

A glicose é a principal fonte de energia para os condrócitos, mas também os lipídios. Eles são incorporados como componentes estruturais e moléculas de sinalização, representando cerca de 1% do peso seco da cartilagem.[8]

Os eicosanoides – derivados do ácido araquidônico – também são produzidos ativamente na cartilagem. Aminoácidos, além de estarem envolvidos na formação das proteínas, também são precursores de diversas moléculas de baixo peso molecular, como serotonina, dopamina, glucosamina, creatina, óxido nítrico e outras atividades e funções importantes.[6]

Alterações no perfil dos aminoácidos foram identificadas em amostras de soro, líquido sinovial e urina de pacientes com OA. Descobrir que a maioria dos níveis séricos de aminoácidos se alterou sugere que o metabolismo e os perfis de aminoácidos também estejam envolvidos na patogênese da doença.

O colesterol e os ácidos graxos são os mais envolvidos na fisiopatologia da cartilagem articular. Os lipídios podem

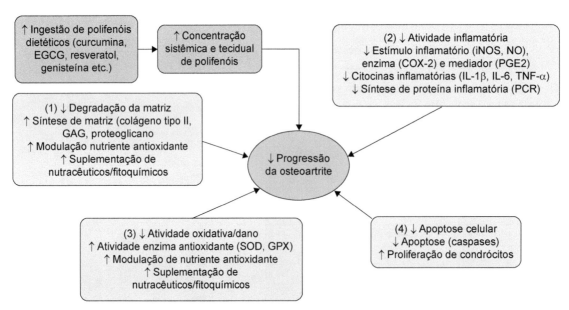

Figura 34.4 Potencial terapêutico dos polifenóis na inibição da progressão da osteoartrite. COX-2: ciclo-oxigenase-2; EGCG: galato de epigalocatequina; GAG: glicosaminoglicano; GPX: glutationa peroxidase; IL-1β: interleucina 1 beta; IL-6: interleucina 6; iNOS: óxido nítrico sintase; NO: óxido nítrico; PCR: proteína C reativa; PGE2: Prostaglandina E2; SOD: superóxido dismutase; TNF-α: fator de necrose tumoral alfa. Adaptada de Kanzaki *et al.*, 2016.[25]

estar disponíveis diretamente no líquido sinovial para os condrócitos porque contêm as proteínas necessárias para metabolizar os ácidos graxos e sintetizar o colesterol.[2]

A membrana celular dos condrócitos tem alto teor de colesterol, o que enfatiza sua importância estrutural. Além disso, a cartilagem madura contém uma alta quantidade de ácidos graxos saturados, linolênico, oleico e palmítico. A composição total dos ácidos graxos na cartilagem pode ser modulada pela ingestão de gordura na dieta. Por exemplo, consumir altos níveis de ômega-3 e ácidos graxos pode diminuir o conteúdo de ácidos araquidônico e linolênico, o que pode causar redução da síntese de proteoglicanos e danificar a cartilagem articular. Considera-se que o papel mais importante dos ácidos graxos na cartilagem é sua conversão em eicosanoides (ômega-3 e ômega-6). Os ácidos graxos constituem substratos para as enzimas ciclo-oxigenase (com propriedades anti-inflamatórias) e lipo-oxigenase (com ações pró-inflamatórias e pró-trombóticas), que sintetizam as prostaglandinas e os leucotrienos.[1]

A cartilagem osteoartrítica tem grandes quantidades de gordura e uma expressão aumentada de MMP e derivados de ciclo-oxigenase e lipo-oxigenase, que podem contribuir para a patogênese da OA.[2]

O efeito dos lipídios na OA ainda é motivo de debate. Os ácidos graxos podem alterar o processo de destruição da cartilagem, mas os efeitos individuais de cada ácido graxo parecem diferentes. O ácido linolênico tem efeito pró-inflamatório, enquanto os ácidos oleico e palmítico parecem inibir a destruição e a infamação da cartilagem. Alguns autores também apontaram os benefícios do azeite de oliva e da dieta do Mediterrâneo para melhorar a progressão da degeneração da cartilagem.[7] A dieta do tipo ocidental, rica em carne vermelha, produtos lácteos com alto teor de gordura e grãos refinados, tem sido associada a níveis mais altos de proteína C reativa (PCR) e IL-6 (dieta pró-inflamatória) quando comparada com a dieta do Mediterrâneo, rica em peixe e em grãos integrais, verduras e frutas e, portanto, associada a níveis mais baixos de infamação, o que diminui o risco de piora da dor e dos sintomas nos pacientes com OA do joelho.[2]

Após o capítulo avaliar os resultados dos estudos e das metanálises dos suplementos e nutracêuticos, a Tabela 34.1 lista os suplementos que tiveram melhor comprovação científica para melhorar a dor, a rigidez articular e a lesão muscular, sem causar nenhum tipo de efeito colateral à saúde.

Apesar da diversidade das doenças reumatológicas, a maioria apresenta inflamação de baixo grau como importante fator na sua fisiopatologia. O dano tecidual nesses pacientes induz a síntese e a liberação de mediadores inflamatórios que aumentam a atividade da placa motora, favorecendo a dor.[8]

Além disso, a influência dos radicais livres no local lesionado e o consequente agravo desse sintoma também são conhecidos, apesar de controversos. O dano no tecido induz ao estresse oxidativo por meio do estímulo da produção de radicais livres por monócitos, macrófagos e leucócitos. Desse modo, apesar de a maioria das pesquisas ser direcionada às doenças mais comuns da categoria, é possível que muitas condutas descritas possam ser adequadas a uma grande diversidade de doenças, reduzindo a dor e outros sintomas debilitantes, o que melhora a qualidade de vida e traz uma nova perspectiva para indivíduos em terapias médicas paliativas e muitas vezes ineficazes.[25]

Considerações finais

A prática desportiva é salutar em todas as idades, mas a vivência diária dos profissionais de saúde ensina que um número expressivo de atletas sofre vários tipos de lesões.

A avaliação morfológica criteriosa dos praticantes de esportes serviria para identificar fatores de risco capazes de diminuir de forma considerável a incidência das lesões esportivas. Portanto, na orientação e no acompanhamento da prática desportiva, a capacidade de reconhecer, na sua forma inicial, a incapacidade física ou as fases iniciais das diversas lesões contribuiria muito para diminuir a incidência de alterações osteoarticulares em atletas jovens.

Suplementos dietéticos podem desempenhar um pequeno papel para atletas que têm um plano alimentar de nutrição esportiva, com produtos que incluem macro e micronutrientes, suplementos esportivos, alimentos antioxidantes e anti-inflamatórios e nutracêuticos, todos proporcionando benefícios potenciais.[16]

Alguns suplementos, quando usados adequadamente e sob orientação profissional, podem ajudar os atletas a cumprir metas de treino e permanecer saudáveis e livres de lesões, além de melhorar diretamente o desempenho na competição. Todavia, é preciso um esforço considerável e um conhecimento especializado para identificar quais produtos são apropriados, como integrá-los no plano de nutrição esportiva e garantir que quaisquer benefícios superem os possíveis efeitos colaterais negativos.[29]

A gestão e o tratamento da OA baseiam-se no uso de agentes anti-inflamatórios e analgésicos, procedimentos cirúrgicos e reabilitação para possibilitar atividade física, um peso corporal saudável e um bom estilo de vida. No entanto, a intervenção nutricional representa uma estratégia contínua para prevenir a OA. Trata-se de um complemento ao tratamento clínico tradicional. Intervenções nutricionais poderiam regular o equilíbrio entre os processos anabólicos e catabólicos no tecido das articulações, influenciando a resposta, o equilíbrio redox e a eliminação de radicais livres, fornecendo precursores ao líquido sinovial e à matriz extracelular da cartilagem.

Tabela 34.1 Suplementos que podem ajudar em capacidade de treinamento, recuperação, dores musculares e gerenciamento de lesões.

Dose	Mecanismo de ação	Evidência de eficácia	Fontes alimentares
Creatina monoidratada			
Fase de carga: 20 g/dia durante 5 a 7 dias, divididas em quatro doses diárias iguais Fase de manutenção: consumir de 3 a 5 g/dia em dose única durante o período de suplementação ou 75 a 150 mg/kg MLG Consumir concomitantemente com uma fonte mista de proteína/CHO (cerca de 50 g) pode aumentar a captação muscular de creatina via estimulação de insulina	• Resposta adaptativa aprimorada ao exercício por meio de aumento da força • Fator de crescimento/expressão gênica e elevação da água intracelular • Melhor processamento cognitivo • Aumento dos estoques musculares de creatina pela suplementação, o que eleva a taxa de ressíntese de PCR, elevando, portanto, a curto prazo, as capacidades de exercício e de repetir sessões de esforço de alta intensidade • Força isométrica máxima aprimorada • Desempenho agudo de ataques únicos e repetidos de exercícios de alta intensidade (< 150 s de duração) • Efeitos evidentes nas tarefas com menos de 30 de duração • Adaptações no treinamento constante resultam em ganhos de massa magra e em melhorias na força, inclusive muscular • Menos comum: melhor desempenho da resistência resultante do aumento da síntese de proteínas, armazenamento de glicogênio e termorregulação • Potenciais efeitos anti-inflamatórios e antioxidantes são notados	• Carregamento de creatina pode melhorar o desempenho de esportes que envolvem exercícios repetidos de alta intensidade (p. ex., esportes em equipe), bem como os resultados dos programas de treinamento com as mesmas características (p. ex., resistência ou intervalo de treinamento), o que resulta em ganhos maiores de massa e força muscular • Muitos estudos demonstram melhoras nas adaptações de treinamento • Sintomas reduzidos ou melhor recuperação de danos musculares no exercício físico • Melhora do processamento cognitivo relatada na maioria dos estudos, principalmente quando os voluntários estavam fadigados por privação de sono ou tarefa mental/física • Efeitos nos atletas não foram bem caracterizados, porém um grupo tentou traduzi-los no desempenho atlético e obteve resultado positivo • Atletas com risco de contusão e que já ingerem suplementos de creatina para desempenho ou benefícios musculares podem também obter importantes benefícios cerebrais. Esse dado não é conclusivo e mais pesquisas são necessárias • Resposta adaptativa aprimorada ao exercício por meio do aumento do fator de crescimento/expressão gênica e elevação da água intracelular • Redução dos sintomas ou melhor recuperação do exercício de lesão muscular	• Proteínas de alto valor biológico • Carnes, peixes e aves
Vitamina C			
0,25 a 1 g/dia	• Antioxidante • Aumenta a imunidade • Reduz as respostas da IL-6 e do cortisol ao exercício	• Suporte moderado para prevenir URS • Estudos mostram redução de cerca de 50% na URS quando se toma vitamina C	• Frutas cítricas (vitamina C) contribuem com a síntese de proteínas para depois transformá-las em colágeno • Frutas vermelhas contêm vitamina C e flavonoides com ação antioxidante. Combatem os radicais livres e reduzem o envelhecimento do corpo humano, que é um grande causador da diminuição dos níveis de colágeno no organismo • Aveia e leguminosas

(continua)

Tabela 34.1 Suplementos que podem ajudar em capacidade de treinamento, recuperação, dores musculares e gerenciamento de lesões. *(Continuação)*

Dose	Mecanismo de ação	Evidência de eficácia	Fontes alimentares
Ômega-3 (EPA/DHA)			
2 a 4 g/dia	• Melhor processamento cognitivo • Elevação da síntese de proteína muscular • Redução dos sintomas ou aumento da recuperação do exercício de dano muscular, o que previne lesões	• Melhor processamento cognitivo após suplementação de ácidos graxos ômega-3 em idosos saudáveis com comprometimento cognitivo leve ou grave • Pode influenciar a função imunológica, agindo como combustível nos constituintes da membrana ou regulando a formação de eicosanoides (p. ex., prostaglandina, que é imunossupressora) • Os dados são limitados quando relacionados com os efeitos anti-inflamatórios pós-exercício. Não se sabe se esses benefícios ocorreriam em atletas jovens e saudáveis ou como isso se traduziria em desempenho atlético • No músculo, a suplementação de ácidos graxos ômega-3 pode aumentar a síntese de proteína muscular, mas não quando a proteína não for ingerida após o exercício em quantidades recomendadas • Os efeitos anti-inflamatórios da ingestão de ácidos graxos ômega-3 podem reduzir o dano muscular ou aumentar a recuperação do exercício intenso e excêntrico, mas essa não é uma constatação consistente • Nenhuma indicação de que a diminuição dos ácidos graxos ômega-3 no organismo prejudique o desempenho • Suplementos de altas doses podem causar alguns efeitos adversos, então a melhor recomendação pode ser incluir fontes ricas de ácidos graxos ômega-3 na dieta de atletas, como peixes gordurosos, em vez de suplementos • O consumo de óleo de peixe ou de suplemento de ácido graxo ômega-3 pode incluir contaminantes de metais pesados ou causar sangramento, problemas digestivos e/ou aumento da LDL	• Peixes, castanhas, pistache, avelãs e amêndoas, nozes, abacate, linhaça, sementes de chia e de abóbora

(continua)

Tabela 34.1 Suplementos que podem ajudar em capacidade de treinamento, recuperação, dores musculares e gerenciamento de lesões. *(Continuação)*

Dose	Mecanismo de ação	Evidência de eficácia	Fontes alimentares
Vitamina D			
800 a 2.000 UI/dia	• Resposta adaptativa aprimorada ao exercício • Redução de fraturas causadas por estresse • Influencia vários aspectos da imunidade inata (p. ex., expressão de proteínas antimicrobianas)	• Recomenda-se a suplementação para manter o *status* da população em geral • Diretrizes de suplementação em atletas ainda não estão estabelecidas • A suplementação de alta dose a curto prazo (50.000 UI/semana durante 8 a 16 semanas ou 10.000 UI/dia durante várias semanas) pode ser apropriada para restaurar o *status* em atletas deficientes; porém, é necessário um monitoramento cuidadoso para evitar toxicidade • Importante manter doses adequadas de vitamina D no processo adaptativo ao exercício estressante • O baixo nível de vitamina D está associado à fratura por estresse; portanto, a suplementação pode reduzir o risco	• Óleo de fígado de bacalhau, salmão, atum, ostras, gema de ovo, sardinha, cogumelos e queijos
Cálcio			
1.500 mg/dia	• Deve ser associado com vitamina D (1.500 a 2.000 UI) • Recomendado para otimizar a saúde óssea em atletas com baixa disponibilidade de energia ou disfunção menstrual	• Evitar ingerir produtos lácteos e outros alimentos ricos em cálcio aumenta o risco de um estado subótimo de cálcio	• Tofu, sardinha, brócolis/espinafre, semente de gergelim/linhaça, grão de bico, chia/aveia, leite/queijos e derivados
Gelatina/colágeno e vitamina C			
Gelatina/colágeno (10 g/dia) + vitamina C (50 mg/dia)	• Aumenta a produção de colágeno • Promove uma cartilagem mais espessa • Diminui a dor articular	• Em atletas de elite, traz benefícios funcionais, mas provavelmente não a recuperação de lesão	• Carnes, peixes e ovos contribuem para aumentar a produção de colágeno • Feijão, ervilha e brócolis • Frutas cítricas (vitamina C) contribuem com a síntese de proteínas para depois transformá-las em colágeno • Frutas vermelhas contêm vitamina C e flavonoides com ação antioxidante. Combatem os radicais livres e reduzem o envelhecimento do corpo humano, que é um grande causador da diminuição dos níveis de colágeno no organismo • Aveia e leguminosas

(continua)

Tabela 34.1	Suplementos que podem ajudar em capacidade de treinamento, recuperação, dores musculares e gerenciamento de lesões. *(Continuação)*		
Dose	**Mecanismo de ação**	**Evidência de eficácia**	**Fontes alimentares**
Colágeno UC-II			
40 mg/dia	• Aumenta a produção de colágeno • Promove um espessamento da cartilagem • Diminui a dor articular	• Aumenta a produção de colágeno e diminui a dor • Em atletas de elite, não se conhece benefícios funcionais e de recuperação da lesão	• Carnes, peixes e ovos • Suplementação VO
Curcumina			
0,4 a 5 g/dia	• Efeitos anti-inflamatórios • Sintomas reduzidos de dores musculares • Melhor recuperação muscular após o exercício	• Diminui as citocinas inflamatórias e/ou os marcadores indiretos de dano muscular • Os efeitos anti-inflamatórios podem ser benéficos, embora os benefícios sejam específicos do esporte/treinamento (competição) • Mais pesquisas são necessárias antes que esse composto seja recomendado aos atletas	• Açafrão-da-terra (curcumina)
Vitamina E			
400 UI/dia	• Aumenta a imunidade (antioxidante)	• Reforça o sistema imunológico de idosos frágeis, mas não traz benefícios a jovens e saudáveis • Um estudo mostrou que a suplementação aumentou a URS em indivíduos sob grande esforço • Altas doses podem ser pró-oxidativas	• Gérmen de trigo, carnes, ovos, amêndoas, nozes, manteiga, castanha-do-pará, pistache, amendoim, sementes de girassol e de gergelim, vegetais folhosos (espinafre, couve e agrião), linhaça, soja, banana, verduras (alface), fígado de bacalhau, abóbora, brócolis e acelga
Tart Cherry			
350 mℓ (30 mℓ se concentrado) 2 vezes/dia durante 5 dias consecutivos antes de uma competição ou durante 3 dias após	• Efeito anti-inflamatório • Reduz dor muscular pós-competição	• Diminui citocinas inflamatórias e/ou marcadores indiretos de dano muscular • Mantém a função muscular e promove a recuperação muscular rápida após o exercício, trazendo alívio mais rápido das pequenas dores, desconforto e rigidez muscular • Os efeitos anti-inflamatórios podem ser benéficos, embora específicos do esporte/treinamento (competição) • Mais pesquisas são necessárias antes que esse composto seja recomendado aos atletas	• Cerejas *Tart Cherry*

(continua)

Tabela 34.1   Suplementos que podem ajudar em capacidade de treinamento, recuperação, dores musculares e gerenciamento de lesões. (*Continuação*)

Dose	Mecanismo de ação	Evidência de eficácia	Fontes alimentares
Extrato de *Boswellia serrata*			
250 mg por 90 dias e fazer *washout* por 3 semanas	• Efeito anti-inflamatório • Melhora a rigidez muscular	• Dados da literatura mostram o potencial do extrato para tratamento de várias doenças inflamatórias, inclusive OA e asma • Melhora a dor, a mobilidade e o inchaço em pacientes com OA no joelho • A ação anti-inflamatória inibe a síntese de leucotrienos, que inibe a atividade da enzima 5-lipo-oxigenase por reação não redox • Quanto ao mecanismo anti-inflamatório, os dados científicos hipotetizam que os níveis mais elevados de ácido boswellico podem modular a inflamação via prostaglandina E sintase-1 e serina protease catepsina G, em vez de inibir a 5-lipo-oxigenase	• *Boswellia serrata* em cápsula ou óleo essencial
Metionina			
800 a 1.200 mg + ingestão suficiente de folato e vitamina B	• Efeito antioxidante	• Aminoácido essencial, uma vez que o organismo humano não é capaz de sintetizá-lo e, portanto, deve ser ingerido com a dieta • A forma ativa da metionina é SAMe, um precursor da glutationa. Tem propriedades antioxidantes e fornece níveis de glutationa peroxidase, uma enzima antioxidante, nas articulações • Inibe também enzimas que degradam a cartilagem, protegendo suas proteínas e proteoglicanos • Alguns pesquisadores mostraram que promove processos anabólicos de cartilagem, tendo função regulatória na regeneração cartilaginosa • Também se demonstrou que, em pacientes com OA, o tratamento com SAMe tem efeito mais benéfico a longo prazo quando comparado com o tratamento medicamentoso com AINE • SAMe provou ser um suplemento eficaz em pacientes com OA e doenças hepáticas ou renais caracterizadas por dificuldade na ativação metabólica da metionina	–

(continua)

Tabela 34.1	Suplementos que podem ajudar em capacidade de treinamento, recuperação, dores musculares e gerenciamento de lesões. *(Continuação)*		
Dose	**Mecanismo de ação**	**Evidência de eficácia**	**Fontes alimentares**
Extrato de soja e abacate			
600 mg/dia durante 3 meses	• Redução da dor	• Os ASU são um extrato de fração lipídica hidrolisada rica em esterol de abacate e soja. Tem propriedades anabólicas e anti-inflamatórias nos condrócitos, inibe citocinas inflamatórias, como IL-1, IL-6, IL-8 e prostaglandina. Estimula a produção de fatores de crescimento e síntese de colágeno. Melhora sintomas de dores na OA e progressão da doença a longo prazo	• Abacate e óleo de abacate
Polifenóis (quercetina), bioflavonoides/fitoflavonoides			
Não se recomenda a suplementação. Consumir dieta equilibrada contendo uma variedade de frutas e vegetais	• Efeitos anti-inflamatórios, antioxidantes e antipatogênicos • Promove aumento na biogênese mitocondrial e no desempenho de resistência	• Estudos mostram alguma redução na URS durante curtos períodos de treinamento intenso e leve estimulação da biogênese mitocondrial e desempenho de resistência • Tem influência limitada em marcadores de imunidade • Necessita de suporte adicional • Os fitoflavonoides e os bioflavonoides são polifenóis extraídos de plantas e vegetais com fortes propriedades anti-inflamatórias e antioxidantes sequestradoras de radicais livres. Estudos destacam que podem influenciar alguns metabólicos e bioquímicos que causam o desenvolvimento e a progressão da OA, como inibição da produção de citocinas pró-inflamatórias (IL-1, TNF-alfa, IL-6 e prostaglandina E2) nas articulações afetadas • Flavonoides parecem inibir a produção de óxido nítrico e neutralizar outras espécies reativas de nitrogênio e espécies reativas de oxigênio, como o superóxido, que estão envolvidas na promoção da expressão genética • O consumo de fitoflavonoides e bioflavonoides mostrou melhorias na OA	• Chá-preto, branco e verde são ricos em flavonoides. Estima-se que até 30% das folhas de chá sejam compostas por eles (p. ex., quercetina, ácido gálico e catequinas). Preferível consumir as folhas sem processamento • Soja, alho, brócolis, espinafre, legumes, frutas inteiras (p. ex., maçã), frutas vermelhas e sucos de fruta 100% naturais

(continua)

Tabela 34.1 Suplementos que podem ajudar em capacidade de treinamento, recuperação, dores musculares e gerenciamento de lesões. (*Continuação*)

Dose	Mecanismo de ação	Evidência de eficácia	Fontes alimentares
Leucina HMB			
3 g/dia durante 3 a 8 semanas	• Melhora a resposta adaptativa ao exercício por meio da diminuição da degradação de proteínas • Aumenta a síntese de proteínas, de colesterol e do GH e IGF-1 • Eleva a proliferação e a diferenciação de células satélites e inibe a apoptose	• Tem efeitos anabólicos ou anticatabólicos sobre o metabolismo proteico por meio da melhora da integridade das fibras musculares e do bloqueio ou inibição da receptação de aminoácidos que seriam isolados como matéria-prima no ciclo do ácido cítrico e na cadeia respiratória, ou seja, evita que o catabolismo proteico seja maior que sua síntese • Os efeitos benéficos na força e na massa livre de gordura são pequenos, já os efeitos sobre o dano muscular não são claros • A suplementação pode ser obtida a partir da recomendação de ingestão de proteína dietética normal ou suplementos de proteína	• Carnes, peixes e aves
Zinco			
75 mg/dia	• Auxilia na redução de tempo do tratamento de URS	• Aumenta a atividade da vitamina D e é essencial para a formação óssea • Está envolvida na estimulação óssea pelos osteoblastos e na inibição da reabsorção óssea por inativação deles • Não há suporte para prevenção de URS • Suporte moderado para tratamento de URS	• Ostras, camarão, carne de vaca, frango e peixe, fígado, gérmen de trigo, grãos integrais, castanhas, cereais, legumes e tubérculos
Glutamina			
5 g, 2 vezes/dia	• Substrato energético para células imunes, particularmente linfócitos • A glutamina circulante é reduzida após exercícios prolongados e treinamento muito pesado	• A suplementação antes e após o exercício não altera as perturbações imunológicas • Existem algumas evidências de redução na URS após eventos de *endurance* • O mecanismo para efeito terapêutico requer investigação	• Suplemento alimentar
Bromelina			
900 a 1.000 mg/dia	• Abacaxi, suplementos dietéticos	• Enzimas proteolíticas que podem ter propriedades anti-inflamatórias, analgésicas, antitrombóticas e antifibrinolíticas; porém, no tratamento da OA do joelho teve resultados incertos, de modo que é difícil dar indicações em relação a seu uso	• Abacaxi
Gengibre			
–	• Efeito anti-inflamatório	• Agente anti-inflamatório e antirreumático usado na medicina holística. Contém moléculas bioativas, como gingerol e shogaol • Alguns autores demonstraram melhorias para OA do joelho, graças aos extratos de gengibre	• Gengibre

ASU: componentes insaponificáveis do abacate/soja (ASU); CHO: carboidrato; DHA: ácido docosa-hexaenoico; EPA: ácido eicosapentaenoico; GH: hormônio do crescimento; HMB: beta-hidroxibetametilbutirato; IGF-1: fator de crescimento insulina-símile 1; LDL: lipoproteína de baixa densidade; SAMe: S-adenosilmetionina. Adaptada de Maughan *et al.*, 2018.[12]

Muitos nutracêuticos e extratos botânicos mostraram efeitos benéficos nas articulações.[30]

Atualmente, a intervenção nutracêutica é considerada uma ferramenta estratégica para a gestão e a prevenção da OA, dada sua relação risco-benefício e baixo custo. Além disso, dados científicos demonstram que esse tipo de estratégia suporta não apenas sintomas clínicos e melhora funcional, mas pode determinar a regressão da doença. Embora na literatura científica muitos trabalhos considerem os nutracêuticos como tratamentos eficazes para a OA, o objetivo deste capítulo é destacar a importância de se adotar estratégias não invasivas na terapêutica, como terapia não farmacológica por meio do uso de nutracêuticos, principalmente nas formas menos graves da doença.[13]

A avaliação morfológica criteriosa dos praticantes de atividade física de alto rendimento e o acompanhamento nutricional têm como função identificar fatores de risco que poderiam diminuir consideravelmente a incidência de lesões esportivas e alterações osteoarticulares em atletas.[14]

O planejamento nutricional individualizado e específico composto de macro e micronutrientes, suplementos nutricionais e ergogênicos, quando usado adequadamente, pode trazer benefícios aos atletas. Alguns suplementos ergogênicos podem melhorar diretamente o desempenho na competição. Contudo, é preciso um conhecimento especializado para identificar quais produtos são apropriados, como integrá-los no planejamento nutricional esportivo do atleta e garantir que essa suplementação seja benéfica e supere qualquer efeito colateral negativo.[11,31]

Entre os nutracêuticos, constatou-se estatisticamente que a glucosamina e o sulfato de condroitina não apresentam melhora significativa dos sintomas de rigidez e função física da OA, porém têm efeito eficaz em indivíduos com dor grave. Eles oferecem a possibilidade de reduzir as doses de AINE e analgésicos e evitar os eventos adversos associados ao uso desses medicamentos.[26]

O ômega-3 tem função anti-inflamatória e favorece o aumento da síntese de proteína, elevando o processo de recuperação muscular após o exercício e reduzindo os sintomas de dores e danos musculares, além de melhorar o processo cognitivo.[11]

O colágeno UC-II auxilia no aumento da produção de colágeno e promove uma cartilagem mais espessa, diminuindo as dores articulares, a rigidez e a função física. Trata-se de uma alternativa bem eficaz e tolerada no tratamento de pacientes com sintomas osteoarticulares.[21,24]

Por apresentar efeitos anti-inflamatórios nos condrócitos, o extrato de *Boswellia serrata* reduziu a dor e melhorou a rigidez no curto prazo. O ácido boswellico está associado à prevenção da degradação do colágeno e à inibição dos mediadores pró-inflamatórios (p. ex., prostaglandinas).

A suplementação de vitamina D modula citocinas pró-inflamatórias e melhora a saúde óssea, reduzindo o risco de fraturas com efeito relevante no tratamento preventivo da osteoporose. É importante na regulamentação da transcrição gênica na maioria dos tecidos, por isso doses insuficientes afetam muitos sistemas corporais. Estudos mostram que diversos atletas correm risco de insuficiência da vitamina em vários momentos ao longo do ano.[31]

A curcumina é considerada um poderoso anti-inflamatório muito efetivo no tratamento de doenças inflamatórias, como OA e tendinites. Reduz citocinas inflamatórias, promovendo a recuperação muscular após o exercício e diminuindo os sintomas de dores, principalmente nos joelhos. O extrato de cúrcuma longa foi o único suplemento que demonstrou melhora significativa como analgésico.[27,32]

Por fim, o suco de *Tart Cherry* foi altamente recomendado por manter a função muscular e promover a recuperação muscular rápida após atividade física intensa, trazendo alívio mais rápido das pequenas dores, desconforto e rigidez muscular.[33-35]

Nas metanálises avaliadas, os suplementos observados como importantes para redução da dor no curto prazo foram L-carnitina, picnogenol, curcumina, extratos de *Boswellia serrata*, de cúrcuma longa e da casca do maracujá e colágeno hidrolisado. Para melhora da rigidez articular no curto prazo, os suplementos com eficácia significativa foram extrato de *Boswellia serrata*, L-carnitina, MSM, colágeno UC-II e picnogenol.[26]

Os suplementos dietéticos têm um papel importante no plano de nutrição esportiva do atleta, com produtos que incluem micronutrientes essenciais, alimentos esportivos e suplementos de desempenho e de saúde. Alguns suplementos, quando usados apropriadamente, podem ajudar os atletas a atingir os objetivos da nutrição esportiva, melhorar a *performance* e permanecer saudáveis e livres de lesões pré e pós-competição.[16]

No entanto, o suporte nutricional é determinante para otimizar o processo de recuperação (tecido muscular, ósseo e conjuntivo), controlar a resposta inflamatória e o estresse oxidativo, bem como reabilitar o indivíduo o mais breve possível. Integrar creatina, proteína, colágeno UC-II, vitaminas C, D e E, ômega-3, cálcio, extrato de *Boswellia serrata*, aminoácidos e alimentos anti-inflamatórios, como curcumina, e *Tart Cherry* no plano alimentar é de extrema importância para garantir que quaisquer benefícios superem os possíveis efeitos colaterais.[26]

Referências bibliográficas

1. Garstang SV, Stitik TP. Osteoarthritis: epidemiology, risk factors, and pathophysiology. Am J Physiol Med Rehabil. 2006;85(11 Suppl):S2-11.

2. Messina OD, Vidal Wilman M, Vidal Neira LF. Nutrition, osteoarthritis and cartilage metabolism. Aging Clin Exp Res. 2019;31(6):807-13.

3. Pereira D, Ramos E, Branco J. Osteoartrite. Acta Med Port. 2015;28(1):99-106.

4. Pelletier JP, Martel-Pelletier J, Howell DS. Etiopathogenesis of osteoarthritis. In: Koopman WJ. Arthritis and allied conditions. 14.ed. Philadelphia: Lippincott Williams &Wilkins; 2001. pp. 2195-215.

5. Porfírio E, Fanaro GB. Suplementação com colágeno como terapia complementar na prevenção e no tratamento de osteoporose e osteoartrite: uma revisão sistemática. Revista Brasileira de Geriatria e Gerontologia. 2016;19(1):153-64.

6. Yu Liu, Guangdong Z, Yilin CAO. Recent progress in cartilage tissue engineering – our experience and future directions. Engineering. 2017;3(1):28-35.

7. Armiento AR, Stoddart MJ, Alini M *et al.* Biomaterials for articular cartilage tissue engineering: learning from biology. Acta Biomater. 2018;65:1-20.

8. Vinatier C, Guicheux J. Cartilage tissue engineering: from biomaterials and stem cells to osteoarthritis treatments. Ann Phys Rehabil Med. 2016;59(3):139-144.

9. Cadore EL, Brentano MA, Kruel LF. Efeitos da atividade física na densidade mineral óssea e na remodelação do tecido ósseo. Revista Brasileira de Medicina do Esporte. 2005;11(6).

10. Yen YM, Lai YJ, Kong WL. Dietary supplements of shiikuwasha extract attenuates osteoarthritis progression in meniscal/ligamentous injury and obese rats. Nutrients. 2019;11(6).

11. Grover AK, Samson SE. Benefits of antioxidant supplements for knee osteoarthritis: rationale and reality. Nutr J. 2016;15:1.

12. Maughan R, Burke LM, Dvorak J *et al.* IOC consensus statement: dietary supplements and the high-performance athlete. Br J Sports Med. 2018 Apr;52(7):439-55.

13. Castrogiovanni P, Trovato FM, Loreto C *et al.* Nutraceutical supplements in the management and prevention os osteoarthtits. Int J Mol Sci. 2016;17(12):2042.

14. Weineck J. Biologia do esporte. São Paulo: Manole; 2000.

15. Elftman H. Biomechanics of muscle, with particular application to studies of gait. J Bone Joint Surg. 1966;48:363-77.

16. Moraes FB, Almeida EP, Filho AR *et al.* Myositis ossificans progressiva: case report. Rev Bras Ort Traum. 2012;47(3):394-6.

17. Larson-Meyer DE, Woolf K, Burke L. Assessment of nutrient status in athletes and the need for supplementation. Int J Sport Nutr Exerc Metab. 2018;28(2):139-158.

18. Clegg DO, Reda DJ, Harris CL *et al.* Glucosamine, chondroitin sulphate and the two in combination for painful knee osteoarthritis. N Engl J Med. 2006;354(8):795-808.

19. Aziz I, Dwivedi K, Sanders DS. From celiac disease to non celiac gluten sensitivity; should everyone be gluten free? CurrOpin Gastroenterol. 2016;32(2):120-7.

20. Dar QA, Schott EM, Catheline SE *et al.* Daily oral consumption of hydrolyzed type 1 collagen is chondroprotective and anti-inflammatory in murine posttraumatic ostheoartritis. PLoS One. 2017;12(4):e0174705.

21. Lugo JP, Saiyed ZM, Lane NE. Efficacy and tolerability of an undenatured type II collagen supplement in modulating knee osteoarthritis symptoms: a multicentre randomized, double-blind, placebo-controlled study. Nutrition Journal. 2016;15(14):1-15.

22. Kim HK, Kim MG, Leem KH. Osteogenic activity of collagen peptide via ERK/MAPK pathway mediated boosting of collagen synthesis and its therapeutic efficacy in osteoporotic bone by back-scattered electron imaging and microarchitecture analysis. Molecules, 2013;18(12):15474-89.

23. Clark KL, Sebastianelli W, Flechsenhar KR *et al.* Week study on the use of collagen hydrolysate as a dietary supplement in athletes with activity-related joint pain. Curr Med Res Opin. 2008;24(5):1485-96.

24. Lugo JP, Saiyed ZM, Lau FC *et al.* Undenatured type II collagen (UC-II) for joint support: a randomized, double-blind, placebo-controlled study in healthy volunteers. J Int Soc Sports Nutr. 2013;10(1):48.

25. Kanzaki N, Otsuka Y, Izumo T *et al.* Glucosamine-containing supplement improves locomotor functions in subjects with knee pain – a pilot study of gait analysis. Clin Interv Aging. 2016;11:835-41.

26. Liu X, Machado CG, Eyles J *et al.* Dietary supplements for treating osteoarthritis: a systematic review and meta-analysis. Br J Sports Med. 2018;52(3):167-175.

27. Haroyan A, Mukuchyan V, Mkrtchyan N *et al.* Efficacy and safety of curcumin and its combination with boswellic acid in osteoarthritis: a comparative, randomized, double-blind, placebo-controlled study. BMC Complement Altern Med. 2018;18(1):7.

28. Kanzaki N, Saito K, Maeda A *et al.* Effect of a dietary supplement containing glucosamine hydrochloride, chondroitin sulfate and quercetina glucosides on symptomatic knee osteoarthritis: a randomized,

double-blind, placebo-controlled study. J Sci Food Agric. 2012;92(4):862-9.

29. Heaton LE, Davis JK, Rawson ES *et al.* Selected in-season nutritional strategies to enhance recovery for team sport athletes: a practical overview. Sports Med. 2017;47:2201-18.

30. Goisser S, Kemmler W, Porzel S *et al.* Sarcopenic obesity and complex interventions with nutrition and exercise in community-dwelling older persons – a narrative review. Clin Interv Aging. 2015;10:1267-82.

31. Maughan RJ, Depiesse F, Geyer H. The use of dietary supplements by athletes. J Sports Sci. 2007;25 Suppl 1:S103-13.

32. Jackson JK, Higo T, Hunter W *et al.* The antioxidants curcumin and quercetina inhibit inflammatory processes associated with arthritis. Inflamm Res. 2006;55(4):168-75.

33. Mccune LM, Kubota C, Stendell-Hollis NR *et al.* Cherries and health: a review. Crit Rev Food Sci Nutr. 2011;51(1):1-12.

34. Blando F, Gerardi C, Nicoletti I. Sour cherry (Prunus cerasus L.) anthocyanins as ingredients for functional foods. J Biomed Biotechnol. 2004;5:253-8.

35. Wang H, Nair MG, Strasburg GM *et al.* Antioxidant and anti-inflammatory activities of anthocyanins and their aglycon, cyanidin, from tart cherries. J Nat Prod. 1999 Feb;62(2):294-6.

capítulo 35

Resistência Anabólica

Adriana Sampaio

Introdução

A massa muscular esquelética é determinada pelo equilíbrio do *turnover* proteico, obtido a partir da diferença entre a síntese muscular e a degradação muscular proteicas.[1] Dessa forma, resistência anabólica pode ser definida como uma dificuldade no processo de síntese muscular proteica ante algum estímulo anabólico, como fornecimento de proteína, hormônios e/ou contração muscular.[2]

De modo geral, um indivíduo passa 16 h do dia sob algum processo alimentar de estímulo à síntese de proteínas, e pesquisas mostram que, após a ingestão dietética, o aumento pós-prandial das concentrações de aminoácidos estimula a síntese muscular.[3] Todavia, com o passar da idade, o corpo humano apresenta certa resistência anabólica a alimentos e exercício físico, o que dificulta o ganho de massa magra e favorece o aparecimento da sarcopenia (perda progressiva e lenta da massa muscular esquelética em adultos mais velhos). Atualmente, já está bem documentado que a resistência anabólica é a principal responsável pela atrofia muscular esquelética à medida que se envelhece. Outro ponto importante da atrofia muscular é que, quando induzida por inatividade física, gera resistência anabólica causada por diminuição da síntese muscular proteica e atrofia muscular esquelética.[2]

No caso de doentes críticos, também ocorre atrofia muscular, geralmente rápida e grave, decorrente do desequilíbrio no *turnover* proteico e das altas taxas de degradação de proteínas. Nesses pacientes, esse processo costuma ser intenso e rápido em virtude de um quadro inflamatório sistêmico que aumenta a produção de citocinas inflamatórias (Figura 35.1).[2]

Em resumo, as pesquisas mostram que o envelhecimento, a inatividade física e a resistência à insulina são os principais fatores associados e há redução da resposta às propriedades anabólicas mesmo com a ingestão de aminoácidos e proteína de maneira recomendada.[4,5]

Envelhecimento

Com o envelhecimento, ocorre perda de massa aparente decorrente do desequilíbrio entre as taxas de síntese proteica muscular e de degradação proteica (Figura 35.2).

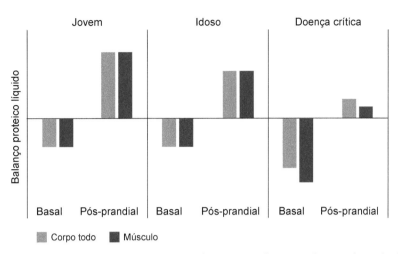

Figura 35.1 Balanço proteico muscular em pessoas jovens, idosas e com doenças críticas. Adaptada de Morton et al., 2018.[2]

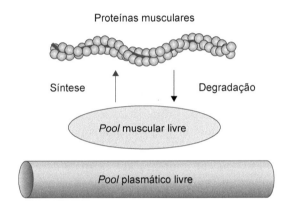

Figura 35.2 *Turnover* proteico. Adaptada de Burd et al., 2013.[6]

A medição precisa das taxas de degradação ainda é discutida entre autores. De acordo com Rennie et al.[7], o envelhecimento saudável adequado não vem acompanhado por aceleração nas taxas de degradação proteica ou associado à expressão aumentada de medidas pontuais de proteólise muscular. Entretanto, alguns autores sugerem que o declínio na síntese proteica muscular pós-absortiva é responsável por perda da massa muscular relacionada com a idade.[8]

Trabalhos mais recentes sugerem que pessoas idosas são responsivas à administração de aminoácidos[3,9,10] e à atividade física quando comparadas aos jovens.[11,12]

O processo de resistência anabólica no envelhecimento também pode ser influenciado por fatores como digestão de proteínas e absorção de aminoácidos[13], perfusão do tecido muscular mediada por insulina, captação de aminoácidos no músculo ou uma quantidade reduzida de proteínas-chave envolvidas nesse processo de sinalização[9,11,12] (Figura 35.3).

De modo geral, observou-se que diversos fatores contribuem para a resistência anabólica quando se trata de indivíduos mais velhos. Entretanto, se idosos buscarem estratégias, como aumentar o nível de atividade física, isso pode ajudar a elevar as taxas de síntese proteica muscular. Além disso, se garantirem um bom aporte proteico no que se refere a quantidade, fonte e horários do dia é possível ampliar ainda mais essas taxas.[6]

Estudo realizado por Dirks et al.[15] investigou se a suplementação de proteína atenuaria a perda de massa muscular esquelética após um curto período de desuso muscular. A pesquisa foi realizada com 23 homens idosos saudáveis

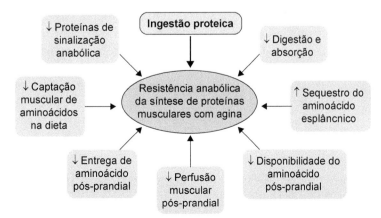

Figura 35.3 Síntese proteica muscular estimulada por ingestão proteica. Adaptada de Burd et al., 2013.[6]

submetidos a 5 dias de imobilização unilateral do joelho e divididos em um grupo com suplementação proteica (21 g de proteína, 9 g de carboidrato e 3 g de gordura) 2 vezes/dia e outro sem a suplementação.

Dois dias antes e imediatamente após a imobilização, realizou-se tomografia computadorizada de corte único do quadríceps para avaliar a área de secção transversa do músculo. Também foram aplicados testes de força máxima de uma repetição máxima (1 RM) para verificar a força muscular da perna que sofreu imobilização. Além disso, os pesquisadores coletaram biopsias musculares para avaliar as características das fibras, por meio da expressão do ácido ribonucleico mensageiro (mRNA) e de proteínas de genes selecionados.

Os participantes com suplementação proteica foram orientados a consumir 1 dose do suplemento após o café da manhã e outra imediatamente antes de dormir durante os 5 dias de imobilização. Nesses pacientes, houve diminuição na área de secção transversa e na força muscular (Figura 35.4), porém sem diferença estatística quando comparados com o grupo-controle, o que sugere que, além de manter uma ingestão proteica adequada, outras estratégias são necessárias para a manutenção da massa muscular. Os autores sugerem que, quando o exercício não for viável por conta da lesão ou da doença, podem ser sugeridos atividade física de baixo volume ou substitutos do exercício, além de outros tipos de suplementos nutricionais, como creatina e ômega-3, responsáveis por ajudar no processo de manutenção da massa muscular esquelética.

Efeito do treinamento resistido durante repouso

Estudo realizado por Akima et al.[16] investigou o efeito dinâmico do treino resistido (exercício de *leg press*) sobre a musculatura de homens submetidos a 20 dias de repouso. Durante o período, foram realizadas duas sessões de treino, quando se observou que o exercício de força preveniu a atrofia de grupos musculares da coxa durante o repouso. O estudo sugeriu, portanto, que o exercício resistido pode ser uma ferramenta utilizada para diminuir a resistência anabólica causada pelo desuso da musculatura.

Efeito da estimulação elétrica neuromuscular no desuso muscular

Períodos curtos de desuso da musculatura podem gerar atrofia, e a sessão de estimulação elétrica neuromuscular pode ser capaz de aumentar a taxa de síntese proteica. Com base nisso, realizou-se pesquisa com jovens saudáveis submetidos a 5 dias de imobilização unilateral do joelho. Eles foram divididos em dois grupos: a metade recebeu sessões com 40 min de estimulação elétrica neuromuscular, 2 vezes/dia; a outra se enquadrou no grupo-controle.

Dois dias antes e imediatamente após a imobilização, foram feitas tomografia computadorizada e testes de força de 1 RM para avaliar a área de secção transversal do músculo quadríceps e a força muscular da perna, respectivamente.[17]

Os autores observaram que o grupo-controle apresentou diminuição da área de secção transversal do quadríceps, assim como do músculo da coxa, quando comparado ao grupo que recebeu estimulação neuromuscular (no qual não houve redução significativa do quadríceps; Figura 35.5).[17]

Quanto à força muscular, observou-se diminuição de 9% da força em 1 RM no grupo-controle e de 6,5% no grupo que recebeu estimulação elétrica neuromuscular, sem diferenças estatísticas entre os grupos.[17] Portanto, os autores concluíram que durante o desuso do músculo, por um curto prazo, pode-se utilizar a estimulação elétrica neuromuscular para evitar perda de massa muscular, sem preservação da força.[17]

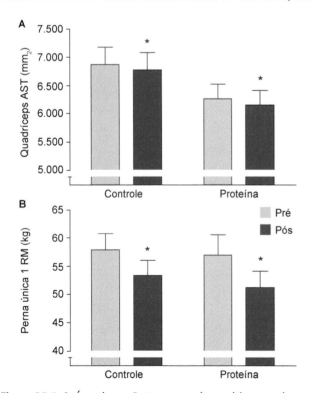

Figura 35.4 A. Área de secção transversa do quadríceps em homens idosos (grupos controle e suplementado com proteína) antes e após a imobilização. B. Teste de força máxima de 1 RM antes e depois da imobilização. AST: área de secção transversal. Adaptada de Dirks et al., 2014.[15]

Resistência à insulina

A atrofia da musculatura esquelética e a resistência à insulina são situações muitas vezes relacionadas com um

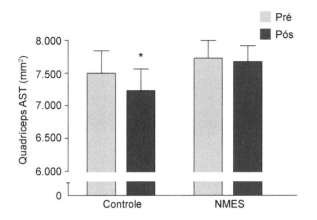

Figura 35.5 Área de seção transversal da musculatura do quadríceps femoral no grupo-controle e no que recebeu estimulação elétrica neuromuscular antes e após 5 dias de mobilização unilateral do joelho. AST: área de secção transversal; NMES: estimulação elétrica neuromuscular; COM: controle.

tipo de comportamento sedentário ou períodos de imobilização forçada, como no caso de lesões e cirurgias. A imobilização reduz as taxas de síntese proteica muscular, favorecendo o quadro de resistência anabólica, além de induzir a resistência à insulina muscular. Vale ressaltar que, em casos de resistência à insulina (como no diabetes melito tipo 2), também se observa um processo acentuado de atrofia mus-cular.[18]

A síntese proteica muscular torna-se reduzida na imobilização/no desuso pela via da mTOR e sinalização da Akt. Ainda não está totalmente esclarecido o papel da resistência anabólica no desenvolvimento de resistência à insulina[19], mas se acredita que a inflamação cause o quadro de resistência à insulina, aumentando a produção de espécies reativas de oxigênio, as quais estão envolvidas no processo de atrofia muscular (Figura 35.6).

Em situações de resistência à insulina, principalmente no diabetes melito, a atividade de uma proteína chamada PI3 K diminui, assim como a via da Akt reduz. Esta, por sua vez, inibe as proteínas FOXO e caspase-3, resultando no aumento de proteínas que estimulam a degradação proteolítica e a atrofia muscular, como a MuRF-1 e a MAFbx. Além disso, espécies reativas de oxigênio aumentadas contribuem para a ativação do fator nuclear kappa B (NF-kB), com a ativação da cascata inflamatória, exacerbando ainda mais todo o processo de catabolismo muscular[18] (Figura 35.7).

Microbiota intestinal

A composição da microbiota intestinal depende de vários fatores, como idade, estado de saúde ou doença, alimentação e variabilidade individual[20], e isso tem relação com a resistência anabólica, já que a quantidade de proteínas consumida pela alimentação e o teor de aminoácidos absorvidos podem estimular as taxas de síntese proteica, sobretudo em pacientes com sarcopenia.[21] Além disso, esses pacientes podem com frequência apresentar um quadro de disbiose (decorrente do grande uso de medicamentos, entre eles, os antibióticos), com consequente processo inflamatório, alteração na permeabilidade intestinal e prejuízos nas funções de digestão e absorção de macronutrientes (p. ex., proteínas).

Embora ainda sejam necessárias mais pesquisas, a maior hipótese é de que o microbioma intestinal pode modular a resposta à proteína da dieta e interferir nas taxas de síntese proteica.

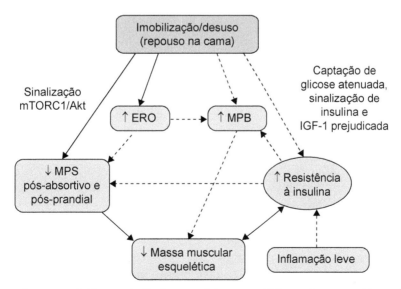

Figura 35.6 Principais mecanismos envolvidos na atrofia da musculatura esquelética em humanos. Akt: proteína quinase; ERO: espécies reativas de oxigênio; IGF-1: fator de crescimento insulina-símile 1; MPB: balanço proteico muscular; MPS: síntese proteica muscular. Adaptada de Rudrappa et al., 2016.[18]

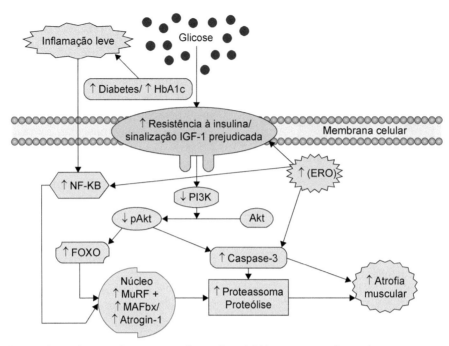

Figura 35.7 Via de sinalização da insulina, espécies reativas de oxigênio (ERO) e citocinas inflamatórias em pacientes resistentes à insulina. Akt: proteína quinase; ERO: espécies reativa de oxigênio; IGF-1: fator de crescimento insulina-símile 1; Hba1c: hemoglobina glicada; NF-kB: fator nuclear kappa B; PI3K: fosfoinositídeo 3-quinase. Adaptada de Rudrappa et al., 2016.[18]

Referências bibliográficas

1. Pennings B, Groen B, de Lange A et al. Amino acid absorption and subsequent muscle protein accretion following graded intakes of whey protein in elderly men. Am J Physiol Endocrinol Metab. 2012 Apr 15; 302(8):E992-9.
2. Morton RW, Traylor DA, Weijs PJM et al. Defining anabolic resistance: implications for delivery of clinical care nutrition. Curr Opin Crit Care. 2018 Apr;24(2):124-30.
3. Katsanos CS, Kobayashi H, Sheffield-Moore M et al. Aging is associated with diminished accretion of muscle proteins after the ingestion of a small bolus of essential amino acids. Am J Clin Nutr. 2005;82(5): 1065-73.
4. Wall BT, Gorissen SH, Pennings B et al. Aging is accompanied by a blunted muscle protein synthetic response to protein ingestion. PLoS One. 2015 Nov 4;10(11):e0140903.
5. Wall BT, Dirks ML, Snijders T et al. Short-term muscle disuse lowers myofibrillar protein synthesis rates and induces anabolic resistance to protein ingestion. Am J Physiol Endocrinol Metab. 2016 Jan 15;310(2): E137-47.
6. Burd NA, Gorissen SH, van Loon LJ. Anabolic resistance of muscle protein synthesis with aging. Exerc Sport Sci Rev. 2013 Jul;41(3):169-73.
7. Rennie MJ, Selby A, Atherton P et al. Facts, noise and wishful thinking: muscle protein turnover in aging and human disuse atrophy. Scand J Med Sci Sports. 2010 Feb;20(1):5-9.
8. Short KR, Vittone JL, Bigelow ML et al. Age and aerobic exercise training effects on whole body and muscle protein metabolism. Am J Physiol Endocrinol Metab. 2004 Jan;286(1):E92-101.
9. Cuthbertson D, Smith K, Babraj J et al. Anabolic signaling deficits underlie amino acid resistance of wasting, aging muscle. FASEB J. 2005 Mar;19(3):422-4.
10. Guillet C, Prod'homme M, Balage M et al. Impaired anabolic response of muscle protein synthesis is associated with S6 K1 dysregulation in elderly humans. FASEB J. 2004 Oct;18(13):1586-7.
11. Fry CS, Drummond MJ, Glynn EL et al. Aging impairs contraction induced human skeletal muscle mTORC1 signaling and protein synthesis. Skelet Muscle. 2011 Mar 2;1(1):11.
12. Kumar V, Selby A, Rankin D et al. Age-related differences in the dose response relationship of muscle protein synthesis to resistance exercise in young and old men. J Physiol. 2009 Jan 15;587(1):211-7.
13. Boirie Y, Gachon P, Beaufrère B. Splanchnic and whole-body leucine kinetics in young and elderly men. Am J Clin Nutr. 1997 Feb;65(2):489-95.

14. Rasmussen BB, Fujita S, Wolfe RR *et al.* Insulin resistance of muscle protein metabolism in aging. FASEB J. 2006 Apr;20(6):768-9.

15. Dirks ML, Wall BT, Snijders T *et al.* Neuromuscular electrical stimulation prevents muscle disuse atrophy during leg immobilization in humans. Acta Physiol (Oxf). 2014 Mar;210(3):628-41.

16. Akima H, Kubo K, Imai M *et al.* Inactivity and muscle: effect of resistance training during bed rest on muscle size in the lower limb. Acta Physiol Scand. 2001;172(4):269-78.

17. Dirks ML, Wall BT, Nilwik R *et al.* Skeletal Muscle Disuse Atrophy Is Not Attenuated by Dietary Protein Supplementation in Healthy Older Men. J Nutr. 2014 Aug;144(8):1196-203.

18. Rudrappa SS, Wilkinson DJ, Greenhaff PL *et al.* Human Skeletal Muscle Disuse Atrophy: Effects on Muscle Protein Synthesis, Breakdown, and Insulin Resistance-A Qualitative Review. Front Physiol. 2016 Aug 25;7:361.

19. Atherton PJ, Greenhaff PL, Phillips SM *et al.* Control of skeletal muscle atrophy in response to disuse: clinical/preclinical contentions and fallacies of evidence. Am J Physiol Endocrinol Metab. 2016 Sep 1;311(3):E594-604.

20. Jeffery IB, O'Toole PW. Diet-microbiota interactions and their implications for healthy living. Nutrients. 2013 Jan 17;5(1):234-52.

21. Welch AA. Nutritional influences on age-related skeletal muscle loss. Proc Nutr Soc. 2014 Feb;73(1):16-33.

Parte 9

Sono, Nutrição, Treinamento e *Performance*

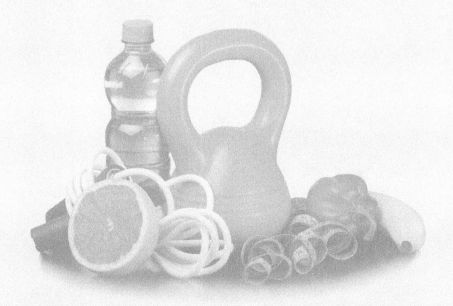

36 Sono e *Performance* Esportiva, 617

37 Modulação Nutricional do Sono, 627

capítulo 36

Sono e *Performance* Esportiva

Caio Senise e Sérgio Pistarino Junior

Introdução

Apesar das hipóteses sobre a funcionalidade/utilidade do sono, ainda se debate, no meio científico, sua função.[1,2] Entretanto, a compreensão sobre esse fenômeno avançou muito nos últimos 100 anos, definindo-se a arquitetura e as fases do sono, os distúrbios patológicos relacionados, as doenças sistêmicas que impactam negativamente e a interferência de diversos medicamentos.[3]

Um sono adequado mantém inúmeros processos biológicos; portanto, sua importância é evidente: basta a privação de uma noite e já é possível sentir os efeitos adversos. Para o praticante de exercício e o atleta, o sono, juntamente de treinamento, dieta e outros fatores, é crucial para a *performance*. Além disso, já existem evidências de que a privação de sono aumenta o risco de enfermidades crônicas[4,5], como obesidade, diabetes, doenças cardiovasculares e depressão, além de interferir na regulação do apetite, do metabolismo glicídico e da recuperação muscular.[6-8]

Desse modo, a medicina do sono estabeleceu-se como uma área de atuação médica; logo, o diagnóstico e o manejo de seus diversos distúrbios requerem registro no Conselho Federal de Medicina.[9]

Todavia, como o sono é onipresente nos seres humanos e de suma importância para a saúde global e a *performance* esportiva, médicos e nutricionistas precisam compreender e orientar medidas para aumentar a qualidade dele, bem como aventarem a possibilidade de algum distúrbio e encaminhar para a avaliação do especialista.

Neste capítulo, serão abordados de forma sucinta a estrutura do sono e seus principais distúrbios, maneiras de quantificá-lo, como a privação ou a baixa qualidade do sono pode interferir na *performance* esportiva, bem como as medidas de higiene do sono e os principais medicamentos, alimentos e suplementos capazes de interferir na sua arquitetura.

Arquitetura do sono

O sono é um estado rapidamente reversível de redução de responsividade, atividade motora e metabolismo, e os seres humanos passam um terço da vida dormindo.[10] Após uma boa noite de sono, acorda-se mais disposto; do contrário, o indivíduo sente-se sonolento, fatigado e com dificuldade de resolver problemas. Além disso, a secreção do hormônio do crescimento

(GH, do inglês *growth hormone*), que estimula o crescimento e a regeneração celular, tem seu pico durante o sono. Portanto, as principais teorias colocam o ato de dormir como um meio de restaurar a energia e reparar os tecidos. Também se elimina o neurotransmissor adenosina e outras substâncias neurotóxicas para revitalizar e possibilitar novamente o aprendizado (dessaturação de fendas sinápticas), bem como para formar e fazer a manutenção das sinapses, o que pode interferir no processo de aprendizado/consolidação da memória.[11-15]

A quantidade de horas de sono necessária para a saúde e a qualidade de vida varia de acordo com o indivíduo, tendo como fator principal a idade. Segundo a American Academy of Sleep Medicine (AAMS), adultos precisam de 7 a 9 h por noite e adolescentes, de 8 a 10 h. Outros fatores podem influenciar a necessidade, como doenças agudas e crônicas, estresse fisiológico e psicológico e "débito de sono", variando, inclusive, dia a dia.[16,17]

A qualidade do sono também tem papel central na saúde global e no bem-estar. A National Sleep Foundation (EUA) sugere que a qualidade se relaciona com latência e eficiência do sono, bem como despertares noturnos, e que microdespertares, cochilos durante o dia e a própria arquitetura do sono têm influência.[18]

A polissonografia é o método padrão-ouro de avaliação do sono. Durante o exame, o paciente é monitorado com eletroencefalografia, eletromiografia, para avaliar o tônus muscular, e eletro-oculografia, para verificar o movimento ocular com objetivo de determinar a latência, a duração, a eficiência e o estágio do sono, além de despertares e outras variáveis. A divisão polissonográfica baseia-se no manual da AAMS.[19] Ainda assim, mesmo com critérios polissonográficos, existem diferenças fisiológicas entre as fases do sono.

Fases do sono

As fases do sono são divididas em: NREM (do inglês *non rapid eye moviment*) e REM (do inglês *rapid eye moviment*; Tabela 36.1). Elas não são lineares; ou seja, ocorrem em ciclos que duram entre 90 e 120 min, totalizando quatro a cinco ciclos durante 8 h de sono. À medida que cada ciclo se inicia, a proporção de sono N3 diminui e a de REM aumenta (Figura 36.1). A composição também não é igual durante toda a vida (Figura 36.2).

Início do sono | Sonolência ou transição

Essa fase não faz parte do sono propriamente dito. Trata-se de uma transição do estado de alerta (vigília) para o sono e consiste no fechamento dos olhos, geralmente com o indivíduo na posição reclinada. Caracteriza-se por ritmo alfa posterior no eletroencefalograma (EEG).

Sono NREM

Início do sono. Subdivide-se em:

- N1: estágio mais "leve/superficial" do sono, no qual o indivíduo facilmente desperta. Corresponde a 5 a 10% do sono total. No EEG, apresenta frequência teta (4 a 7 Hz) em, pelo menos, metade de um período de 30 s, com movimentos oculares lentos. Essa fase aumenta em pacientes com síndrome da apneia obstrutiva do sono (SAOS)
- N2: estágio marcado por frequência teta, espículas e complexos K no EEG. Equivale a 45 a 55% do sono de um adulto. Medicações benzodiazepínicas elevam a permanência dessa fase
- N3 (onda lenta): estágio de sono "profundo", no qual é difícil despertar o indivíduo. O EEG mostra onda delta lenta (0,5 a 2 Hz) de amplitude elevada (> 75 mmV) em, pelo menos, 20% de um período. Corresponde a 10 a 20% do sono e reduz com o passar da idade. É o estágio em que geralmente ocorrem as parassonias não REM e quando parece haver mais liberação de GH.

Sono REM

Caracteriza-se por movimento ocular rápido (que dá nome à fase). O EEG é de baixa voltagem, com ondas de Sawtooth (2 a 6 Hz). A eletromiografia mostra baixa atividade muscular.

Tabela 36.1 Diferenças fisiológicas entre sonos não REM e REM.

Fisiologia	Sono não REM	Sono REM
Sistema nervoso autônomo	Aumento do tônus parassimpático	Instável, ativação simpática e parassimpática
Sistema cardiovascular	Frequência cardíaca lenta e regular. Pressão arterial baixa	Ritmo cardíaco irregular. Aumento transitório da pressão arterial
Sistema respiratório	Redução leve do *drive* ventilatório em reposta à hipoxia e à hipercapnia. Redução da frequência respiratória	Diminuição significativa do *drive* ventilatório em respota à hipoxia e à hipercapnia. Aumento da frequência respiratória
Termorregulação	Redução da temperatura do *set-point* hipotalâmico	Diminuição dos mecanismos de termorregulação
Sistema reprodutivo	–	Ereções penianas. Aumento do fluxo vaginal
Sonho	Menos vívido	Mais vívido, visualmente intenso

Capítulo 36 • Sono e *Performance* Esportiva 619

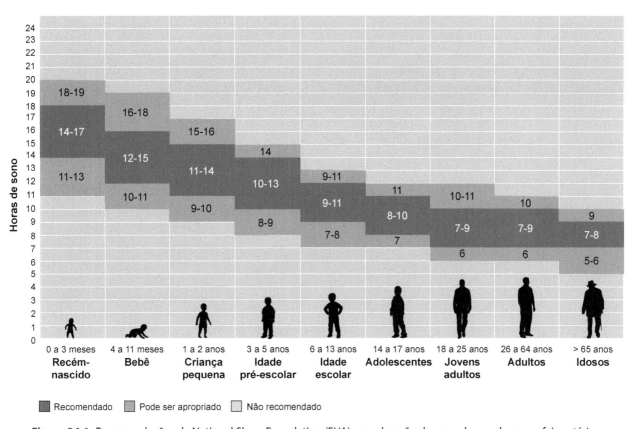

Figura 36.1 Recomendações da National Sleep Foundation (EUA) para duração de sono de acordo com a faixa etária.

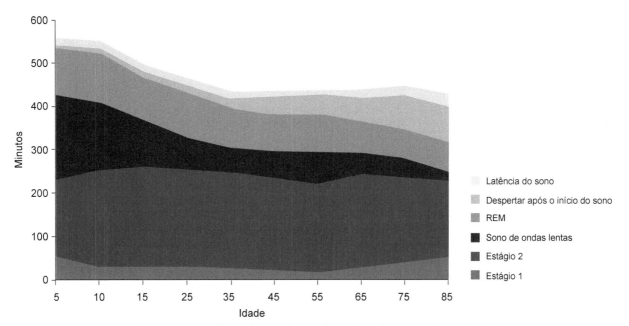

Figura 36.2 Tendência das mudanças de estágios do sono ao longo da idade.

Nesse estágio, os sonhos são vívidos, já as frequências cardíaca e respiratória, bem como a pressão arterial, mais irregulares. Equivale a 18 a 23% do sono total. Sua principal função é consolidar a memória. Quando perdura, costuma estar associada com diagnóstico de apneia obstrutiva do sono (SAOS; atonia muscular da via aérea) e narcolepsia. O sono REM pode diminuir em casos nos quais o indivíduo apresenta quadros depressivos e síndrome de abstinência ou usa álcool, benzodiazepínicos, anticonvulsivantes e inibidores da recaptação da serotonina. Essa fase do sono pode ser dividida em:

- Fásica: quando ocorrem *twitches*/contrações musculares
- Tônica: o indivíduo apresenta movimento ocular um pouco mais lento (embora ainda rápido) e atonia muscular.

Distúrbios do sono

A International Classification of Sleep Disorders (ICSD) é a classificação mais utilizada para problemas do sono. Inclui a descrição de 60 diagnósticos de distúrbios e patologias neurológicas e psiquiátricas. Foi criada com o objetivo de padronizar definições, aprimorar o reconhecimento dessas condições e facilitar a abordagem diagnóstica sistemática.[3] Os principais distúrbios que podem ser encontrados na prática clínica são:

- Insônia: caracteriza-se por dificuldade do indivíduo de começar a dormir ou manter-se adormecido, bem como por despertar antes do horário desejado. Pode ser dividida em:
  - Crônica: 3 vezes/semana durante 3 meses
  - Aguda: relacionada com um estressor
- SAOS: caracteriza-se por obstrução recorrente completa ou parcial das vias aéreas superiores durante o sono, o que resulta em períodos de apneia e despertares frequentes. O diagnóstico pela polissonografia é definido pela presença de cinco ou mais episódios de apneia e/ou hipopneia por hora de sono
- *Jet lag*: condição temporária causada por desalinhamento entre o ciclo circadiano do indivíduo e o horário local. É observada em viagens que ultrapassam pelo menos dois fusos horários. Pode haver desorientação relacionada com exposição à luz e horários das refeições. Sintomas comuns são fadiga e dificuldade de concentração
- Desordem alimentar relacionada com o sono: transtorno alimentar associado ao ciclo de sono-vigília, caracterizado por despertares noturnos para ingesta alimentícia mesmo que inconscientemente (sonambulismo)
- Síndrome das pernas inquietas: condição em que o paciente apresenta alterações da sensibilidade e agitação motora involuntária dos membros inferiores principalmente à noite

- Cãibras noturnas
- Síndrome da hipoventilação relacionada com a obesidade: distúrbio respiratório caracterizado por obesidade e hipercapnia sem outras doenças consideradas como causa principal. Nesse caso, devem ser excluídos transtornos metabólicos (hipotireoidismo), pneumopatia (doença pulmonar obstrutiva crônica), doenças da caixa torácica (cifoescoliose grave, miopatia) e da condução nervosa.

Avaliação do sono insuficiente e da sonolência diurna

Define-se sono insuficiente como aquele com quantidade e/ou qualidade inadequados, o que causa sonolência diurna e outros sintomas, como irritabilidade, redução da concentração, déficit de atenção, distração, baixa motivação, mal-estar, fadiga, indisposição e incoordenação. A seguir são descritas algumas ferramentas para avaliar esse quadro.

Diário do sono

Ferramenta útil capaz de auxiliar na investigação do sono insuficiente e dos mecanismos desencadeantes.[20] No entanto, durante o uso, a maioria das pessoas tende a superestimar a quantidade de sono, o que a torna a ferramenta menos precisa quando comparada com a actigrafia e a polissonografia. Deve ser feito por 1 ou 2 semanas, evitando feriados e excluindo os dias em que se está doente. Deve conter as seguintes informações:

- Horário em que se deitou
- Horário em que provavelmente adormeceu
- Quantas vezes acordou
- Quanto tempo demorou para dormir após acordar
- Em qual horário acordou
- Como acordou
- Cochilos durante o dia.

Escala de sonolência de Epworth

Ferramenta utilizada para aferir o grau de sonolência diurna. Valor $\geq$ 10 pontos sugere sonolência excessiva e demanda investigação (Tabela 36.2).

Métodos complementares

Actigrafia

O actígrafo é um método validado para avaliar o sono e que utiliza um acelerômetro. Alguns aparelhos medem a luminosidade e o tipo de luz (comprimento de onda) a que o paciente foi exposto. Geralmente, o indivíduo utiliza o dispositivo no punho por 1 a 2 semanas e preenche um diário do sono para cruzar os dados. Tem limitações, como não identificar a arquitetura do sono e o padrão respiratório.

| Tabela 36.2 | Escala de Epworth. |

Nome:_____
Data:_____
Idade (anos):_____

Qual é a probabilidade de você cochilar ou dormir (não apenas se sentir cansado) nas seguintes situações?
Considere o modo de vida que você tem levado recentemente. Mesmo que não tenha feito algumas destas coisas, tente imaginar como elas o afetariam. Escolha o número mais apropriado para responder a cada questão.
0 = nunca cochilaria
1 = pequena probabilidade de cochilar
2 = probabilidade média de cochilar
3 = grande probabilidade de cochilar

Situação	Probabilidade de cochilar			
Sentado e lendo	0	1	2	3
Assistindo à TV	0	1	2	3
Sentado, quieto, em um lugar público (p. ex., teatro, reunião ou palestra)	0	1	2	3
Andando de carro por uma hora sem parar, como passageiro	0	1	2	3
Sentado quieto após o almoço, sem ter ingerido álcool	0	1	2	3
Em um carro parado no trânsito por alguns minutos	0	1	2	3

Polissonografia

Como descrito anteriormente, é o padrão-ouro para avaliar o sono. Durante uma noite, o paciente é monitorado com eletroencefalograma, eletro-oculograma, eletromiografia, frequência cardíaca e mesmo oximetria de pulso. Tem limitações, como o custo e ser aplicado em local diferente do habitual no qual o paciente dorme. Todavia, já existem variações com monitoramento em casa. Provê dados como:

- Latência do sono (tempo que o indivíduo demora para dormir): ideal de 15 a 20 min
- Eficiência do sono (tempo que o paciente dormiu enquanto permanecer deitado): normal > 85%
- Duração do sono
- Despertares e índice de fragmentação do sono
- Movimento corporal
- Tempo em cada estágio do sono
- Episódios de apneia e dessaturação.

Eletroencefalograma

Aparelho que monitora a atividade elétrica cerebral. De acordo com o Sistema Internacional de Disposição de Eletrodos, a localização dos dispositivos para o exame é no couro cabeludo, na região nasofaríngea e na orelha externa. As derivações colocadas no arco zigomático e abaixo dos olhos possibilitam monitorar o movimento ocular (Figura 36.3). Os padrões de onda de eletroencefalograma e as frequências associadas são apresentados na Tabela 36.3.

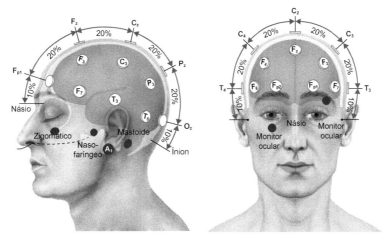

Figura 36.3 Localização dos eletrodos no couro cabeludo, no nasofarígeo e na orelha externa para registro dos eletroencefalogramas de acordo com o sistema internacional de disposição de eletrodos. Os eletrodos posicionados no arco zigomático, abaixo dos olhos, possibilitam monitorar os movimentos oculares.

Tabela 36.3 Padrão do eletroencefalograma e frequências associadas.

Padrão	Faixa de frequência (Hz)
Beta	> 13
Alfa	8 a 13
Teta	4 a 7,99
Delta	0 a 3,99
Atividade de onda lenta	0,5 a 2 (com > 75 uV de amplitude pico a pico)

Efeito do sono no ganho de peso e no diabetes

O mecanismo de aumento do ganho de peso e a predisposição ao diabetes parece envolver elevação do cortisol e do estado pró-inflamatório e redução do uso do sistema nervoso central por glicose (Figura 36.4). Além disso, a privação do sono tende a aumentar a grelina e diminuir a leptina.[21]

Performance esportiva

Apesar de ser extremamente plausível que a privação de sono impacte negativamente na *performance*, a maioria dos estudos observacionais que demonstra essa associação é retrospectivo. Diversos estudos de intervenção são limitados já que foram aplicados em um número pequeno de indivíduos (atletas jovens) por um curto período, sem grupo-controle e somente com mensuração da quantidade de sono. Todavia, as evidências atuais sugerem impacto negativo da privação do sono e positivo quando este for adequado, com influência na *performance* esportiva, no risco de lesões e no contágio por doenças infecciosas.

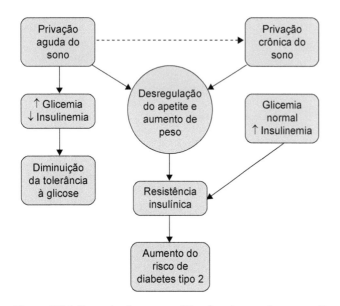

Figura 36.4 Reprodução esquemática das vias que levam ao diabetes melito tipo 2 decorrente da privação de sono.

Os mecanismos exatos ainda não foram completamente elucidados, principalmente em esportes com predomínio de força e potência, nos quais ainda é controverso o efeito negativo da privação aguda[22-24], caracterizando-se como uma área promissora para novas pesquisas. Entre as alterações que parecem predispor à redução da *performance*[25-27] destacam-se: mecanismos de fadiga central (percepção de esforço, alteração do humor), periférico (redução de glicogênio muscular[28], aumento do tempo de reação[29-31]), alterações cognitivas (atenção, tomada de decisão), consolidação de aprendizado e redução da atividade do sistema imune.[32,33]

A recomendação atual é que atletas durmam mais que indivíduos não ativos, entre 9 e 10 h, pois, como dito anteriormente, o sono é parte do processo de adaptação e recuperação celular entre as sessões de exercício.[34] A quantidade de sono tem alta variabilidade individual e sofre interferência de treinamentos, viagens, calendário de competições, exigências acadêmicas e laborais. O aumento da carga de treinamento requer uma quantidade maior de sono e impacta negativamente na qualidade deste, portanto é um momento crucial para realizar investigação sobre a situação do sono e bem-estar no atleta.[35,36]

Um estudo brasileiro recente, com 576 atletas, identificou a baixa qualidade do sono como um preditor independente de perda em competição.[37] Treinamentos iniciados muito cedo e jogos que ocorreram bem tarde prejudicaram o desempenho e a recuperação.[38,39]

Em períodos competitivos[40,41], os atletas são submetidos a um maior estresse fisiológico e psicológico. Gutpa *et al.*[42] reportaram que 37 a 78% dos atletas apresentam insônia durante o período pré-competição. Em viagens, o efeito é ainda pior, pois pode ocorrer *jet lag* e alteração do horário habitual de treinamento e jogo, causando dissociação do ciclo circadiano, sem mencionar a própria fadiga relacionada com o deslocamento.[43] Um estudo de Jehue[44,45] identificou aumento da porcentagem de vitórias em atletas da Costa-Oeste dos EUA na National Football League (NFL) durante jogos noturnos com times visitantes da Costa-Leste.

Com mais horas de sono, atletas de basquete conseguiram aumentar a acurácia nos lances livres em 9% e nos arremessos de três pontos em 9,2%; já atletas de tênis, com mais 1,6 h de sono, aumentaram o acerto de saques em 41%.[46,47]

Apesar das recomendações e da interferência que a privação do sono tem na *performance* e na recuperação, a maioria dos atletas não dorme de modo adequado, como mostrou um estudo sul-africano, no qual 75% dos atletas dormiam menos de 8 h por noite, e outro estudo com atletas olímpicos[48], os quais apresentavam maior fragmentação e menos eficiência do sono.

A qualidade parece ser pior em mulheres e em esportes que envolvem estética corporal.[49] Juliff *et al.* realizaram pesquisa com atletas de elite australianos e 59% daqueles de esporte em equipe, e 33% dos atletas individuais disseram não ter estratégias para lidar com a baixa qualidade do sono.[50] Os atletas tendem ainda a superestimar a qualidade de seu sono, não considerando necessário fazer intervenções para melhorá-lo.[51]

Vale ressaltar ainda a prevalência de distúrbios relacionados com o sono na população atlética, principalmente SAOS e síndrome das pernas inquietas. A SAOS atinge 14% dos jogadores de futebol americano[52] e torna-se suspeita em esportes nos quais os atletas têm um índice de massa corporal (IMC) elevado, circunferência cervical aumentada e quando há queixa de sonolência diurna excessiva e baixa qualidade do sono. Nesse caso, os atletas devem ser encaminhados para avaliação médica.[53]

Lesões e doenças infecciosas

Atletas que dormiam menos de 8 h apresentavam 70% mais chance de relatar lesão de acordo com estudo aplicado em adolescentes.[54] O mecanismo de aumento das lesões não está muito claro, mas se relaciona com o tempo de reação, a fadiga e a função cognitiva.

A privação do sono parece aumentar a suscetibilidade a infecções das vias aéreas superiores (IVAS). Em dois experimentos, Cohen e Prather inocularam um dos vírus que causa resfriado comum (rinovírus) em indivíduos saudáveis e os acompanharam por 2 semanas. Aqueles que dormiram menos de 7 h por noite tiveram três vezes mais chance de desenvolver sintomas[55], e os que dormiram menos de 5 h, 4,5 vezes mais.[56]

Em outro estudo, o aumento de IVAS foi três vezes maior nos atletas que dormiram menos de 7 h.[57]

Intervenções e medidas de higiene do sono

Estilo de vida ativo com exercício moderado é um meio efetivo para aumentar a qualidade do sono, tornando-se inclusive uma recomendação para o manejo de alguns distúrbios do sono, como a síndrome das pernas inquietas. Outras intervenções incluem:[58-61]

- Ter atenção com atletas de risco, monitorando carga externa e interna
- Identificar estresse mental precoce
- Monitorar o sono diariamente por 2 semanas
- Investigar possíveis barreiras que dificultam a duração do sono
- Aumentar em 30 a 60 min o tempo de repouso por noite, monitorando o sono e a energia/responsividade diurna

- Introduzir cochilos de 30 min à tarde, com possibilidade de ingestão de cafeína logo antes (efeito posterior ao cochilo para evitar "inércia do sono").

Para higiene do sono, recomenda-se:

- Ambiente confortável, com temperatura adequada (19 a 23°C) e sem ruído
- Manter hábito de sono (sempre deitar e acordar no mesmo horário, inclusive nos fins de semana)
- Ter cama e travesseiros confortáveis, escolhidos pelo próprio atleta
- Instituir rotina de cuidado pessoal e técnicas de relaxamento 30 a 60 min antes do sono
- Ler um livro com baixa luminosidade
- Evitar dispositivos luminosos (celulares e tablets) para reduzir a exposição à luz azul 30 a 60 min antes de deitar e a supressão consequente de melatonina
- Ingerir cafeína e estimulantes apenas durante a manhã, evitando o período vespertino
- Não usar nicotina e álcool no período da noite
- Praticar exercício regularmente
- Ingerir refeição com carboidratos de alto índice glicêmico e grande quantidade de proteína (g) para auxiliar na indução e na qualidade do sono
- Evitar dietas ricas em gordura antes de dormir para não reduzir a duração do sono
- Lembrar que períodos de restrição calórica podem impactar na qualidade do sono.

Para prevenir o *jet lag* recomenda-se:

- Evitar viagem com cruzamento de mais de 2 a 3 zonas
- Tirar 1 dia para adaptação em cada zona cruzada
- Ajustar calendário antes de viajar para mimetizar a diferença de horário do local.

Considerações finais

Para o atleta, é essencial manter uma boa quantidade e qualidade de sono. O sono inadequado aumenta o risco de lesões, infecções e reduz a *performance*, a atenção e o glicogênio muscular, além de atrapalhar a recuperação.

Quando o atleta apresenta dificuldade para dormir, deve-se buscar descartar distúrbios do sono. Todavia, na maioria dos casos, o problema pode ser resolvido apenas com medidas de "higiene do sono".

Referências bibliográficas

1. Kryger MH, Roth T, Dement WC. Principles and practice of sleep medicine. 6.ed. Elsevier; 2017.
2. Rial RV, Nicolau MC, Gamundí A *et al.* The trivial function of sleep. Sleep Med Rev. 2007;11(4):311-25.

3. American Academy of Sleep Medicine. International Classification of Sleep Disorders. 3.ed. Darien, IL: American Academy of Sleep Medicine; 2014.

4. Cirelli C, Tononi G. Is sleep essential? PLoS Biol. 2008;6(8):e216.

5. Dattilo M, Antunes HK, Medeiros A. Sleep and muscle recovery: endocrinological and molecular basis for a new and promising hypothesis. Med Hyp. 2011;77(2):220-2

6. Spiegel K, Leproult R, Van Cauter E. Impact of sleep debt on metabolic and endocrine function. Lancet. 1999;354(9188):1435-9.

7. Spiegel K, Tasali E, Penev P et al. Brief communication: sleep curtailment in healthy young men is associated with decreased leptin levels, elevated ghrelin levels, and increased hunger and appetite. Ann Intern Med. 2004;141(11):846-50.

8. Belenky G, Wesensten NJ, Thorne DR et al. Patterns of performance degradation and restoration during sleep restriction and subsequent recovery: a sleep dose–response study. J Sleep Res. 2003;12(1):1-12.

9. Conselho Federal de Medicina. Resolução CFM Nº 2.149/2016. Publicada no D.O.U. de 03 de agosto de 2016, Seção I, p. 99.

10. Siegel JM. Sleep viewed as a state of adaptive inactivity. Nat Rev Neurosci. 2009;10:747.

11. Porkka-Heiskanen T, Zitting KM, Wigren HK. Sleep, its regulation and possible mechanisms of sleep disturbances. Acta Physiol (Oxf). 2013;208:311.

12. Xie L, Kang H, Xu Q. Sleep drives metabolite clearance from the adult brain. Science. 2013; 342:373.

13. Yang G, Lai CS, Cichon J et al. Sleep promotes branch-specific formation of dendritic spines after learning. Science. 2014;344:1173.

14. Diering GH, Nirujogi RS, Roth RH et al. Homer1a drives homeostatic scaling-down of excitatory synapses during sleep. Science. 2017;355:511.

15. de Vivo L, Bellesi M, Marshall W et al. Ultrastructural evidence for synaptic scaling across the wake/sleep cycle. Science. 2017;355:507.

16. Consensus Conference, Watson NF, Badr MS et al. Joint Consensus Statement of the American Academy of Sleep Medicine and Sleep Research Society on the recommended amount of sleep for healthy adult: methodology and discussion. Sleep. 2015;38:1161-83.

17. Paruthi S, Brooks LJ, D'Ambrosio C et al. Consensus statement of the American Academy of Sleep Medicine on the recommended amount of sleep for healthy children: methodology and discussion. J Clin Sleep Med. 2016;12:1549-61.

18. Ohayon M, Wickwire EM, Hirshkowitz M et al. National Sleep Foundation's sleep quality recommendations: first report. Sleep Health. 2017;3:6-19.

19. Berry RB, Albertario CL, Harding SM et al. The AASM Manual for the Scoring of Sleep and Associated Events: Rules, Terminology and Technical Specifications, Version 2.5. Darien, IL: American Academy of Sleep Medicine; 2018.

20. Bertolazi AN, Fagondes SC, Hoff LS et al. Validação da escala de sonolência de Epworth em português para uso no Brasil. J Bras Pneumol. 2009;35(9):877-83.

21. Van Cauter E, Spiegel K, Tasali E et al. Metabolic consequences of sleep and sleep loss. Sleep Med. 2008;9(Suppl. 1):S23-8.

22. Abedelmalek S, Chtourou H, Aloui A et al. Effect of time of day and partial sleep deprivation on plasma concentrations of IL-6 during a short-term maximal performance. Eur J Appl Physiol. 2013;113:241-6.

23. Souissi N, Sesboue B, Gauthier A et al. Effects of one night's sleep deprivation on anaerobic performance the following day. Eur J Appl Physiol. 2003;89:359-66.

24. Taheri M, Arabameri E. The effect of sleep deprivation on choice reaction time and anaerobic power of college student athletes. Asian J Sports Med. 2012;3:15-20.

25. Fullagar HH, Skorski S, Duffield R et al. Sleep and athletic performance: the effects of sleep loss on exercise performance, and physiological and cognitive responses to exercise. Sports Med. 2015;45:161-86.

26. Azboy O, Kaygisiz Z. Effects of sleep deprivation on cardiorespiratory functions of the runners and volleyball players during rest and exercise. Acta Physiol Hung. 2009;96:29-36.

27. Mougin F, Bourdin H, Simon-Rigaud ML et al. Effects of a selective sleep deprivation on subsequent anaerobic performance. Int J Sports Med. 1996;17:115-9.

28. Skein M, Duffield R, Edge J et al. Intermittent-sprint performance and muscle glycogen after 30 h of sleep deprivation. Med Sci Sports Exerc. 2011;43:1301-11.

29. Edwards BJ, Waterhouse J. Effects of one night of partial sleep deprivation upon diurnal rhythms of accuracy and consistency in throwing darts. Chronobiol Int. 2009;26:756-6.

30. Reyner LA, Horne JA. Sleep restriction and serving accuracy in performance tennis players, and effects of caffeine. Physiol Behav. 2013;120:93-6.

31. Suppiah HT, Low CY, Chia M. Effects of sport-specific training intensity on sleep patterns and psychomotor performance in adolescent athletes. Pediatr Exerc Sci. 2016;28:588-9.

32. Oliver SJ, Costa RJ, Laing SJ et al. One night of sleep deprivation decreases treadmill endurance performance. Eur J Appl Physiol. 2009;107:155-61.

33. Temesi J, Arnal PJ, Davranche K et al. Does central fatigue explain reduced cycling after complete sleep deprivation? Med Sci Sports Exerc. 2013;45:2243-5.

34. Chase JD, Roberson PA, Saunders MJ et al. One night of sleep restriction following heavy exercise impairs 3-km cycling time-trial performance in the morning. Applied physiology, nutrition, and metabolism. 2017;1-7

35. Hausswirth C, Louis J, Aubry A et al. Evidence of disturbed sleep and increased illness in overreached endurance athletes. Med Sci Sports Exerc. 2014;46:1036.

36. Watson A, Brickson S, Brooks A et al. Subjective well-being and training load predict in-season injury and illness risk in female youth soccer players. Br J Sports Med. 2017;51(3):194-199.

37. Brandt R, Bevilacqua GG, Andrade A. Perceived sleep quality, mood states, and their relationship with performance among Brazilian elite athletes during a competitive period. J Strength Cond Res. 2017;31:1033-9.

38. Sargent C, Lastella M, Halson SL et al. The impact of training schedules on the sleep and fatigue of elite athletes. Chronobiol Int. 2014;31:1160-8.

39. Sargent C, Roach GD. Sleep duration is reduced in elite athletes following night-time competition. Chronobiol Int. 2016;33:667-70.

40. Lastella M, Lovell GP, Sargent C. Athletes' precompetitive sleep behaviour and its relationship with subsequent precompetitive mood and performance. Eur J Sport Sci. 2014;14(Suppl 1):S123-30.

41. Leeder J, Glaister M, Pizzoferro K et al. Sleep duration and quality in elite athletes measured using wristwatch actigraphy. J Sport Sci. 2012;30:541-5.

42. Gupta L, Morgan K, Gilchrist S. Does elite sport degrade sleep quality? A systematic review. Sports Med. 2017 Jul;47(7):1317-1333.

43. Jehue R, Street D, Huizenga R. Effect of time zone and game time changes on team performance: National Football League. Med Sci Sports Exerc. 1993;25:127Y31.

44. Smith RS, Efron B, Mah CD et al. The impact of circadian misalignment on athletic performance in professional football players. Sleep. 2013;36:1999-2001.

45. Schwartz J, Simon RD Jr. Sleep extension improves serving accuracy: a study with college varsity tennis players. Physiol Behav. 2015;151:541-4.

46. Mah CD, Mah KE, Kezirian EJ et al. The effects of sleep extension on the athletic performance of collegiate basketball players. Sleep. 2011;34:943-50.

47. Venter RE. Role of sleep in performance and recovery of athletes: a review article. S Afr J Res Sport Ph. 2012;34:167-84.

48. Taylor L, Chrismas BC, Dascombe B et al. The importance of monitoring sleep within adolescent athletes: athletic, academic, and health considerations. Front Physiol. 2016;7:101

49. Juliff LE, Halson SL, Peiffer JJ. Understanding sleep disturbance in athletes prior to important competitions. J Sci Med Sport. 2015;18:13.

50. Van Dongen HP, Maislin G, Mullington JM et al. The cumulative cost of additional wakefulness: dose-response effects on neurobehavioral functions and sleep physiology from chronic sleep restriction and total sleep deprivation. Sleep. 2003;26:117-26.

51. George CF, Kab V, Kab P et al. Sleep and breathing in professional football players. Sleep Med. 2003;4:317-25.

52. Fullagar HH, Duffield R, Skorski S et al. Sleep and recovery in team sport: current sleep-related issues facing professional team-sport athletes. Int J Sports Physiol Perform. 2015;10:950Y7.

53. Cohen S, Doyle WJ, Alper CM et al. Sleep habits and susceptibility to the common cold. Arch Intern Med. 2009;169:62-7.

54. Milewski MD, Skaggs DL, Bishop GA et al. Chronic lack of sleep is associated with increased sports injuries in adolescent athletes. J Pediatr Orthop. 2014;34:129Y33.

55. Prather AA, Janicki-Deverts D, Hall MH et al. Behaviorally assessed sleep and susceptibility to the common cold. Sleep. 2015; 38:1353-9.

56. von Rosen P, Frohm A, Kottorp A et al. Multiple factors explain injury risk in adolescent elite athletes: applying a biopsychosocial perspective. Scand J Med Sci Sports. 2017 Dec;27(12):2059-2069.

57. Brooks A, Lack L. A brief afternoon nap following nocturnal sleep restriction: which nap duration is most recuperative? Sleep. 2006;29:831-40.

58. Jones MJ, Peeling P, Dawson B *et al.* Evening electronic device use: the effects on alertness, sleep and next-day physical performance in athletes. J Sports Sci. 2018 Jan;36(2):162-170.

59. Simpson NS, Gibbs EL, Matheson GO. Optimizing sleep to maximize performance: implications and recommendations for elite athletes. Scand J Med Sci Sports. 2017;27:266-74.

60. Taylor L, Chrismas BC, Dascombe B *et al.* Sleep medication and athletic performance-the evidence for practitioners and future research directions. Front Physiol. 2016 Mar 7;7:83.

61. Zammit GK, Kolevzon A, Fauci M *et al.* Postprandial sleep in healthy men. Sleep. 1995;18(4):229-31.

Modulação Nutricional do Sono

Tamyris Farias

Introdução

O sono pode ser definido como um estado comportamental reversível, no qual o indivíduo desengaja-se e torna-se não responsivo ao meio ambiente.[1] Trata-se de um processo de recuperação em que o ciclo circadiano regula os estados de sonolência e vigília ao longo do dia.[2] Esse controle circadiano ocorre no núcleo supraquiasmático do hipotálamo.[3]

Já está bem consolidada qual a importância do sono para o funcionamento adequado do organismo: ele é considerado um dos "pilares" da saúde. De acordo com dois estudos desenvolvidos em 2010[4] e 2013[5], por meio do sono o cérebro tem a chance de "desligar" e reparar conexões neuronais. Para que promova de fato um efeito restaurador, deve ser adequado em duração e qualidade. Seus benefícios abrangem:[6]

- Otimização do sistema imune (prevenção de doenças ou facilitação do processo de recuperação)
- Melhora do sistema endócrino (favorecimento de uma produção hormonal adequada)
- Melhor recuperação do sistema nervoso e do custo metabólico do estado de vigília
- Aprimoramento de memória, aprendizagem e plasticidade sináptica
- Potencialização de recuperação muscular e *performance*.

Efeitos do exercício no sono

Os exercícios físicos regulares podem melhorar a qualidade[7], a duração e a latência do sono[8], bem como ajudar na manutenção e para que o indivíduo adormeça.[9]

Em um estudo relacionando o exercício com a otimização da qualidade do sono[10], 10 estudantes universitários adaptados à prática de exercícios físicos extenuantes tiveram o sono avaliado após três situações: exercício realizado à tarde; exercício realizado à noite; sem exercício. Os resultados foram melhores naqueles que praticaram as atividades físicas à tarde (o grupo apresentou mais fases três e quatro do sono de onda lenta[11]) quando comparados com os indivíduos que não se exercitaram. O grupo que praticou atividade física à noite não mostrou diferença significativa no sono.

Parte 9 • Sono, Nutrição, Treinamento e *Performance*

Um estudo de 2017[12] acompanhou 28 homens para avaliar se o desempenho físico até a exaustão associava-se à quantidade e à qualidade do sono, independentemente da capacidade física do indivíduo. Os participantes responderam um questionário sobre a qualidade do sono [versão reduzida do *Pittsburgh Sleep Quality Index* (PSQI)] e as atividades físicas [*International Physival Activity Questionaire* (IPAQ)], além de serem avaliados quanto à sua capacidade física em um teste até a exaustão com etapas de 3 min em um cicloergômetro. Os resultados confirmaram que os indivíduos mais capacitados fisicamente dormem melhor; o parâmetro mais influenciado foi a potência máxima.

A prática de exercícios físicos crônica tem demonstrado menor tempo de latência (período necessário para a transição entre estado de vigília e sono), menos despertares depois que se adormece e maior tempo total de sono.[13] Além disso, a prática regular de atividade física melhora a taxa metabólica basal, a função cardíaca, o controle glicêmico, a função imune[14,15] e o estado de humor[16,17], que é um adicional para otimizar a qualidade do sono.[13]

Distúrbios do sono

Estima-se que um terço da população sofra com distúrbios de sono como: dificuldade para iniciar o sono; problema para permanecer dormindo; e sono perturbado.[18] As recomendações de duração do sono variam de acordo com a idade: para adolescentes, de 8 a 10 h por noite; para adultos, de 7 a 9 h; para idosos, de 7 a 8 h.[19] Ainda não está bem elucidada a quantidade de horas ideais indicada para atletas[20], porém certamente eles deveriam dormir mais para recuperar os estresses causados por treinos e competições.[21]

Menos de 6 h de sono por noite, durante 4 ou mais noites consecutivas, causa prejuízos na *performance* cognitiva e no humor[22], no metabolismo da glicose[23], na regulação do apetite[24] e na função imune.[25] Importante ressaltar que também é muito importante não só a quantidade, mas qualidade desse sono.

A insônia crônica pode aumentar o risco de depressão e de dependência medicamentosa[26]; porém, tanto os fármacos benzodiazepínicos como não benzodiazepínicos podem causar efeitos como sedação diurna, prejuízos cognitivos, dependência e insônia de rebote.[27] Algumas pessoas buscam outras estratégias, como utilizar anti-histamínicos, opção que não funciona no longo prazo visto que o organismo adquire uma tolerância, ou consumir álcool, o que pode causar dependência, além de refluxo gastresofágico, aumento da frequência urinária e apneia do sono.[28] Por isso, a busca por tratamentos naturais que melhorem a qualidade do sono sem efeitos colaterais torna-se cada vez mais desejável.[29]

Define-se insônia como dificuldade de iniciar ou manter o sono (mesmo em condições adequadas para dormir) e/ou ter um sono não restaurador, com prejuízo do funcionamento orgânico normal ao longo do dia.[30] Esse prejuízo pode abranger fadiga[30], instabilidade emocional[31], *déficits* psicomotores[32] e neuropsicológicos[33], comprometimentos da cognição, do aprendizado e da memória, além de aumento da percepção de dor.[1] Além disso, a privação parcial regular do sono pode causar alterações do metabolismo da glicose e da função neuroendócrina, acarretar mudanças no metabolismo dos carboidratos, aumentar o apetite e a ingestão de alimentos e propiciar o prejuízo da síntese proteica. Esses fatores podem afetar negativamente a *performance* e a recuperação muscular[1] (p. ex., o metabolismo prejudicado da glicose é capaz reduzir a reposição de glicogênio muscular; já uma síntese proteica dificultada geralmente diminui a recuperação e a adaptação ao treinamento).[6]

As evidências científicas apoiam que a insônia ocorre por uma situação de hiperestimulação, na qual a transição saudável entre despertar e sono torna-se inibida em decorrência de dois processos:[34]

1. Excitação cognitiva pré-sono.[35,36]
2. "Tendência de se manter atento"[36], caracterizada por uma disposição de se concentrar excessivamente[37] ou por dificuldade em mudar o estado de atenção[38], relacionada com problemas de sono.[34]

As evidências demonstram ainda que alguns traços de personalidade, como perfeccionismo[39] e dificuldade de regular a excitação, podem aumentar o risco de insônia.[40]

Relação sono e *performance*

Segundo o Consenso de 2019 do American College of Sports Medicine (ACSM), entre as estratégias para promover a saúde do atleta estão: recuperação adequada do atleta por meio do sono e o favorecimento de um sono regular e de alta qualidade.[41] As reparações tecidual, cognitiva e metabólica influenciam diretamente na capacidade de treinamento, recuperação e *performance*[2] e dependem do sono para acontecer de modo apropriado. O equilíbrio adequado entre o estresse causado pelo treino e a recuperação física é fundamental para não haver comprometimento das próximas sessões de treinamento.[42] Além disso, a privação do sono associa-se a aumento dos hormônios catabólicos e redução dos anabólicos, o que pode resultar em prejuízo na síntese proteica[43] e atrapalhar as adaptações do treinamento e a recuperação.[6]

A incidência de distúrbios do sono ou duração inadequada dele é alta em esportistas.[6] Um estudo de 2017[44] avaliou atletas de hóquei no gelo, do sexo masculino, por meio de polissonografia e constatou um tempo médio de 6,92 h de sono. Um estudo de 2014[45], que analisou 70 atletas de elite australianos por 2 semanas dentro do padrão usual de treinamento, constatou que 88% deles dormiam menos de 8 h por noite e 60% menos de 7 h; além disso, enquanto dormiam, 76% dos atletas apresentavam eficiência do sono abaixo de 90%. Já se demonstrou que dormir menos de 8 h é um forte fator de risco para lesões em atletas adolescentes.[46]

Além disso, o próprio período pré-competitivo pode causar insônia. Em um estudo com atletas alemães, 66% deles (n = 416) relataram dormir pior antes de uma competição importante, 70% alegaram dificuldade para iniciar o sono, 43% disseram acordar mais cedo pela manhã e 32% relataram despertar durante a noite. As causas principais incluem: pensamentos sobre a competição (77%), nervosismo (60%), estar em um ambiente incomum (29%) e barulho no quarto (17%).[47] Além das competições, parece haver disfunção no sono dos atletas também nos dias de treinamento em virtude de maus hábitos como: assistir à televisão na cama, consumir cafeína em grande quantidade, acordar à noite para ir ao banheiro e ter preocupações excessivas.[1] Alguns fatores internos e externos, como temperatura, volume de treinamento, dor no corpo e ansiedade também pode contribuir para o quadro.[48,49]

Privação do sono
Privação total do sono

Os estudos que avaliaram a relação entre privação total do sono e *performance* são limitados.[1] Uma pesquisa de 2013[50] mediu a potência média e o pico de potência no ciclismo antes e após a privação de 24 e 36 h de sono. Até 24 h, não houve diferença no desempenho, mas com a privação de 36 h houve prejuízos na *performance*.

Outro estudo de 2007[48] examinou os efeitos de 24 h de privação de sono em nove levantadores de peso e não encontrou diferenças significativas em nenhuma das tarefas [arranco (*snatch*), arremesso (*clean and jerk*), agachamento pela frente (*front squat*)] e volume total e intensidade do treinamento), mas percebeu perturbações no humor, no vigor e na fadiga. No treinamento de resistência, percebeu-se redução na *performance* de corrida após 30 h de privação de sono, expressa por menor distância percorrida (6,037 ± 757 m) quando se comparou com o grupo-controle sem privação de sono (6,224 ± 818 m). Um estudo de 2011[51] relatou reduções significativas na média e no tempo de *sprints* de corrida após 30 h de privação de sono em atletas do sexo masculino.

Privação parcial do sono

Apesar dos estudos com privação total do sono mencionados anteriormente, a maior parte dos atletas sofre com a redução parcial das horas de sono durante noites consecutivas.[52]

O efeito da privação de 2,5 h de sono por noite durante 4 noites foi avaliado em nadadores e não se observou diferenças na força, na função pulmonar e na *performance*, mas houve mudanças nos estados de humor (p. ex., depressão, tensão, confusão, fadiga, raiva e queda de vigor).[53] Em contrapartida, um estudo de 1994[54] encontrou diferenças significativas nas forças máxima e submáxima no supino (*bench press*), na extensão de joelho (*leg press*) e no movimento terra (*deadlift*) após redução de 3 h de sono por 3 noites consecutivas em indivíduos do sexo masculino entre 18 e 24 anos.

Embora a privação parcial de sono seja comum em atletas de elite, poucos estudos abordam esse público para que se identifique os reais efeitos na *performance*.[1]

Jet lag

Considerado pela American Academy of Sleep Medicine (AAMS) como uma síndrome caracterizada por insônia ou sonolência excessiva durante o dia após viagens que ultrapassem pelo menos dois fusos horários.[55]

Nesse fenômeno, ocorre desalinhamento temporário do ciclo circadiano.[56] O *jet lag* costuma persistir por 1 dia a cada fuso horário cruzado, independentemente da direção da viagem.[57] Outros sintomas são fadiga, sono perturbado, redução do estado de alerta, dor de cabeça, distúrbios de humor, diminuição da motivação, perda de apetite e distúrbios gastrintestinais.[58-60]

Existem dificuldades metodológicas de comprovar que o *jet lag* influencia na *performance*[61]; contudo, diante das alterações causadas no ciclo circadiano e consequente distúrbio do sono, trata-se de uma hipótese coerente e que deve ser observada em atletas que viajam e atravessam fusos horários para competir.

Outras consequências da escassez de sono

Com a privação de sono podem ocorrer:

- Alterações dos eixos hipotalâmico-pituitário-adrenal e hipotalâmico-pituitário-gonadal que causam aumento de hormônios catabólicos (p. ex., cortisol) e alteração na secreção de hormônios anabólicos [p. ex., testosterona e fator de crescimento insulina-símile 1 (IGF-1)]. Essas condições podem acarretar em prejuízos na recuperação muscular decorrentes da redução na síntese proteica e/ou aumento do catabolismo muscular[43]
- Danos a atenção, concentração, habilidades, função perceptiva, linguagem, memória e função intelectual e executiva[62]
- Aumento da percepção de dor aguda ou crônica[63]
- Prejuízos na função imune, pois o pico da atividade da maioria das células imunológicas ocorre durante a

Parte 9 • Sono, Nutrição, Treinamento e *Performance*

noite.[64] Além disso, os genes transcritos reduzem de 6,4 para 1% quando se atrasa o sono em 4 h todas as noites. Essa redução impacta nas respostas inflamatórias e imunes.[65] Como já existem evidências de que níveis muito altos de exercícios físicos podem deprimir o sistema imunológico[66], fica ainda mais clara a importância do sono adequado para a manutenção da saúde nesse público

- Elevação do risco de obesidade e diabetes melito em virtude de alterações na sensibilidade à insulina, desregulação do controle neuroendócrino do apetite e/ou crescimento do consumo energético[67,68], bem como elevação na produção de grelina e redução da leptina[69] com aumento de fome e apetite, principalmente relacionados com refeições ricas em carboidratos.[27]

Efeitos do prolongamento do sono

Quando se aumenta o número de horas de sono habituais, pode-se observar bons resultados na *performance*. Em atletas de basquete, instruídos a dormir mais que a quantidade de horas usuais por 2 semanas, observaram-se *sprints* mais rápidos, lançamentos mais assertivos, melhor humor, vigor e menos fadiga.[70]

O mesmo grupo de pesquisadores estendeu as horas de sono de nadadores do habitual para 10 h por noite durante 6 a 7 semanas e constatou melhoras em *sprint* de 15 m, tempo de reação, tempo de virada na piscina e humor.[71]

Um estudo cruzado[37] de 2016, com 14 jovens do sexo masculino entre 26 e 37 anos, avaliou a influência de se aumentar as horas de sono. Foram analisados parâmetros como níveis de IGF-1, hormônio do crescimento (GH), proteína 3 de ligação ao fator de crescimento semelhante à insulina (IGFBP3), fator neurotrófico derivado do cérebro (BDNF), insulina e níveis de glicose. Os indivíduos foram submetidos a 6 noites de sono habitual (de 22 h30 a 7 h) ou estendido (de 21 h a 7 h). Depois desse período, os participantes passaram 3 dias no laboratório para coletas de sangue em três momentos: basal, após 24 h de privação de sono e após uma 1 noite de recuperação do sono. Os resultados mostraram aumento do IGF-1 nos três momentos de coleta quando se estenderam as horas de sono. Não houve influência das horas extras de sono no GH, IGFBP3, BDNF, insulina e níveis de glicose. Após a noite de recuperação, apenas a insulina aumentou quando comparada ao basal. Portanto, conclui-se que 1 semana com horas adicionais de sono foi efetiva para aumentar o IGF-1 em adultos jovens.

Privação do sono e função cerebral

A privação do sono tem sido relacionada com piora das funções cognitiva e psicomotora em virtude da redução de foco, vigilância[73], raciocínio lógico e determinação.[4] Um estudo de 2009[74] avaliou 60 jogadores de dardo que demonstraram diminuição do estado de alerta e da acurácia nos lançamentos, além de aumento da fadiga, depois de uma noite com 3 a 4 h de sono quando comparados com aqueles que dormiram 7 a 8 h. O tempo necessário para tomar uma decisão também foi maior após uma noite de privação total de sono. Ademais, tanto a privação total[75] quanto parcial[76] mostrou comprometimento da condução de impulsos nervosos do cérebro para os músculos, o que pode afetar os reflexos e o tempo de reação.[4]

Outros parâmetros de função cognitiva, como atenção, memória e raciocínio, também reduziram em estudos com privação de sono.[77] O aprendizado inicial e a consolidação no longo prazo são influenciados positivamente por uma noite bem dormida[78], pois boa parte do processamento da memória e do aprendizado acontece durante a noite.[79]

Como já citado, o sono também influencia o humor. Pesquisas apontam que a escassez de sono causa desequilíbrios de humor, vulnerabilidade à psicopatologia e mau funcionamento psicológico[80], aumento da labilidade, irritabilidade e ansiedade[81] e impulsividade.[82]

Não existem estudos que relacionem diretamente alterações de humor com redução de *performance*, porém isso deve ser levado em consideração.[83]

Melatonina

Hormônio fundamental para prevenir e minimizar os distúrbios do sono, a melatonina é secretada pela glândula pineal principalmente entre 22 h e meia-noite.[84-87] Transmite informações sobre o ciclo claro-escuro[88], reduz a temperatura corporal[89] e promove efeitos sedativos[90], o que proporciona melhor qualidade e duração do sono.[91]

Também é responsável por outras funções, inclusive neuroproteção[92], proteção antioxidante das mitocôndrias[90] e aumento dos efeitos protetores da glutationa e da vitamina C por meio da regeneração do processo de transferência de elétrons.[93] A melatonina participa ainda de mecanismos de respostas inflamatórias, reduzindo a síntese das enzimas sintase do óxido nítrico reduzido (iNOS) e ciclo-oxigenase (COX2), tornando-se portanto capaz de bloquear a ativação do fator nuclear kappa B (NF-kB)[94,95], além de atuar na elevação das concentrações de ácido gama-aminobutírico (GABA) no hipotálamo.[96]

Durante o dia, os níveis de serotonina são mais elevados e reduzem durante a noite, quando ocorre maior conversão dela em melatonina.[97,98] A serotonina é acetilada por meio da enzima arilalquilamina N-acetiltransferase (NAT), conhecida como N-acetilserotonina, que é metilada, por sua vez, pela enzima hidroxi-indol-O-metiltransferase (HIOMT), resultando na melatonina. A enzima NAT atinge concentrações 100 vezes superiores no escuro, o que explica a maior conversão da serotonina em N-acetilserotonina e melatonina no período noturno.[95,99,100]

Um estudo em ratos[92], com administração de 15 mg/kg de melatonina via intraperitoneal, demonstrou eficiência na prevenção de sintomas de ansiedade causados por privação de sono. O possível mecanismo é a habilidade de reduzir o estresse oxidativo e manter o equilíbrio entre transmissões gabaérgica e glutamatérgica.

Tanto a melatonina produzida endogenamente quanto a consumida promovem melhora na qualidade do sono[101]; todavia, a suplementação de doses acima de 3 mg parece não trazer benefícios.[91] Além disso, alguns efeitos colaterais como confusão, dores de cabeça, efeitos hipnóticos e reações alérgicas devem ser considerados.[102]

Alguns estudos correlacionam o uso de melatonina antes do exercício (inclusive uma única dose antes do treino) e prevenção de inflamação, estresse oxidativo e dano muscular[103-105], em virtude de seu efeito antioxidante e de inibição da ativação de vias inflamatórias.[106]

Ademais, um fato a ser considerado é que a exposição da retina à luz suprime a melatonina[88]; por isso, uma das maiores recomendações em relação à higiene do sono é dormir em ambiente escuro, sem interferência de nenhum tipo de luminosidade. Cabe salientar que, por se tratar de um hormônio, requer prescrição médica e não de nutricionista. Razão pelo qual são trabalhados seus precursores.

Ácido gama-aminobutírico

O ácido gama-aminobutírico (GABA) desempenha importante papel na regulação do sono[92], pois é o principal neurotransmissor inibitório do cérebro[107], liberado de neurônios gabaérgicos. Atua via receptores de GABA (GABA$_A$, GABA$_B$ e GABA$_C$)[108-110], modulando a liberação de outros neurotransmissores excitatórios, como glutamato, acetilcolina, norepinefrina e hipocretina[111], o que auxilia na regulação da ansiedade[112] e favorece o sono.[113]

A diminuição dos níveis de GABA ou o prejuízo da sua função já foi bem relacionado com quadros de ansiedade, depressão, insônia e epilepsia.[114] Endogenamente, o GABA é sintetizado nos tecidos, a partir do glutamato, por meio da enzima glutamato descarboxilase, e tem como cofatores o magnésio e a vitamina B$_6$. Portanto, quadros de deficiência desses micronutrientes dificultarão a produção de GABA. Já a relação inadequada entre cobre e zinco (alto cobre/baixo zinco) inibirá a ligação do GABA com o receptor, dificultando sua ação, mesmo se for produzido. Quadros inflamatórios ou infecciosos também perturbarão ou impedirão a ação do glutamato descarboxilase, enquanto o estresse crônico atuará inibindo diretamente a ação do GABA (Figura 37.1).[114]

Fora do sistema nervoso central, o GABA é sintetizado pela microbiota intestinal.[116] Depois de ser liberado pelos terminais nervosos gabaérgicos, tem efeito inibitório nos receptores GABA$_A$ e GABA$_B$[117], o que resulta no início e na manutenção dos sonos *non-rapid eyes movment* (NREM) e *rapid eyes movment* (REM)[118], melhorando a qualidade do sono. De acordo com estudos clínicos, a dose de suplementação recomendada varia de 500 a 1.000 mg antes de dormir.[119]

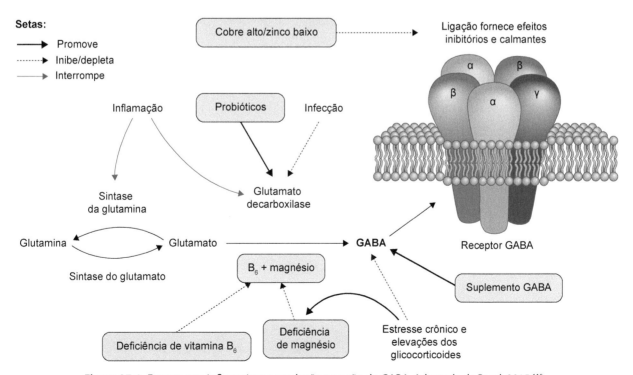

Figura 37.1 Fatores que influenciam a produção e a ação do GABA. Adaptada de Boyd, 2015.[115]

Modulação nutricional

Pesquisas têm demonstrado que pessoas com menor quantidade de alimentos funcionais na dieta têm mais risco de desenvolver insônia.[120] Algumas estratégias nutricionais estão sendo estudadas a fim de auxiliar na modulação e na melhora da qualidade do sono, não só em atletas, mas na população em geral.

O termo crononutrição refere-se à interação entre alimentos e ciclo circadiano, ou seja, o quanto aquilo que se consome pode influenciar no relógio biológico, na manutenção da saúde ou na redefinição do sistema de relógios internos.[121]

Muitos fatores estão envolvidos no ciclo circadiano, como disponibilidade de 5-hidroxitriptofano (5-HTP) e de neurotransmissores (p. ex., GABA, orexina, norepinefrina e histamina).[122] Portanto, algumas intervenções dietéticas podem ser úteis para melhorar a qualidade do sono.[1]

Fontes proteicas ricas em triptofano

O triptofano é um aminoácido essencial, precursor de serotonina e melatonina, capaz de atravessar a barreira hematencefálica, competindo pelo transportador com os aminoácidos neutros (AAN)[1], que abrangem os aminoácidos de cadeia ramificada (BCAA; isoleucina, leucina e valina), tirosina, triptofano e fenilalanina.[123]

Para que haja conversão em serotonina e depois em melatonina, é necessária uma boa disponibilidade de triptofano no cérebro. Isso acontece quando a razão triptofano livre:AAN aumenta.[1] As principais fontes alimentares incluem leite, peru, frango, peixe, ovos, sementes de girassol, feijão, amendoim, queijo e vegetais verdes folhosos (Tabela 37.1). Todavia, a alfalactoalbumina, presente no leite, é considerada a maior fonte dietética de triptofano, elevando em até 130% a relação triptofano:AAN, quando consumida antes de dormir.[124]

Estudos com depleção de triptofano sugerem que a diminuição da concentração plasmática dessa substância afeta a fragmentação do sono (aumenta a quantidade de eventos por hora), bem como a latência e a densidade do sono REM (que reflete a fase mais profunda do sono).[125,126] Sugere-se que 250 mg de triptofano são suficientes para impactar positivamente no sono.[127]

Cabe salientar que cerca de 90% da serotonina é produzida no intestino, e a disbiose intestinal pode reduzir essa síntese[128] e favorecer quadros de ansiedade, depressão e distúrbios do sono. Por isso a importância de sempre tratar o intestino do paciente para otimizar a terapia nutricional.

Carboidratos

O consumo de carboidratos parece complementar o efeito benéfico da ingestão de fontes proteicas com triptofano na qualidade do sono por melhorar a relação triptofano:AAN. Como visto anteriormente, se essa relação estiver adequada, mais triptofano conseguirá ultrapassar a barreira hematencefálica para formação de serotonina e, subsequentemente, de melatonina.[113]

Além disso, a elevação da insulina provocada pelo consumo de carboidratos promove um efeito anabólico, direcionando a absorção de AAN para o músculo, o que deixa os transportadores mais livres para o triptofano ultrapassar a barreira hematencefálica.[131]

Um estudo demonstrou que uma refeição rica em carboidratos (130 g) 45 min antes de dormir, quando comparada com uma refeição com pouco (47 g) ou nenhum carboidrato, aumentou o sono REM e reduziu o tempo de sono leve e vigília.[132]

Além disso, em homens entre 18 e 35 anos, consumir uma refeição com alto índice glicêmico 4 h antes de deitar reduziu significativamente o início da latência do sono (9 ± 6,2 min) quando comparado com uma refeição de baixo índice glicêmico (17,5 ± 6,2 min) e com a mesma refeição de alto índice glicêmico consumida 1 h antes de deitar (14,6 ± 9,9 min).[133]

Tabela 37.1 Fontes alimentares de triptofano.

Alimento	Triptofano (g/100 g de alimento)	Proteína (g/100 g de alimento)	Triptofano/proteína (%)
Ovo	1	81,10	1,23
Spirulina	0,92	57,47	1,62
Soja	0,59	36,49	1,62
Semente de gergelim	0,37	17	2,17
Semente de girassol	0,30	17,2	1,74
Carne	0,23	20,13	1,12
Leite	0,08	3,22	2,34
Banana	0,01	1,03	0,87

Adaptada de Holden, 2009[129] e Rambali et al., 2002.[130]

Uma pesquisa da National Health and Nutrition Examination relacionou o baixo consumo de carboidratos com dificuldade de manutenção do sono.[134] Essa é uma questão que deve ser levada em consideração na hora de escolher qual estratégia nutricional utilizar com o paciente, pois a restrição de carboidratos pode ajudar no emagrecimento, mas também trazer prejuízos na qualidade do sono, o que impactará na saúde, na qualidade de vida e também nos resultados.

A quantidade de carboidratos e o momento de consumir a refeição antes de dormir para otimizar a recuperação e o sono em atletas ainda precisa ser mais estudado.[6] Além disso, ingerir uma refeição rica em gorduras, que aumenta a concentração de ácidos graxos livres, resulta no aumento de triptofano livre; já o exercício eleva tanto a concentração de ácidos graxos livres quanto de insulina.[1] A Figura 37.2 resume os fatores que podem influenciar na produção de melatonina.

Antioxidantes

São bastante utilizados por atletas para prevenir o dano oxidativo de uma determinada molécula[135] causado por radicais livres e decorrente dos exercícios extenuantes.[6] Podem melhorar também a qualidade do sono, uma vez que este sofre influência de citocinas pró-inflamatórias.[136]

Importante atentar para o momento em que se utiliza os antioxidantes a fim de evitar inibir as repostas adaptativas do corpo ao exercício, necessárias para aumentar a *performance* esportiva. Tanto os atletas quanto a população em geral podem se beneficiar de sua suplementação para melhorar a imunidade e reduzir a inflamação crônica.[6]

As vitaminas C, E e A são as consideradas com mais potencial antioxidante. As *tart cherries* também; além disso, elas têm alta concentração de melatonina.[137,138]

Um estudo com administração de duas doses de 30 mℓ de suco concentrado de *tart cherry* demonstrou aumento da melatonina sanguínea, melhora da duração do sono (+ 34 min) e de sua eficiência total (82,3%), bem como redução das sonecas diurnas (– 22%).[101] Cabe salientar que os resultados são decorrentes da melatonina, mas também da regulação das citocinas pró-inflamatórias em virtude de seu efeito antioxidante.[139]

Kiwi

Essa fruta merece atenção especial, pois contém uma variedade de substâncias que podem beneficiar o sono, como serotonina, vitaminas C e E, folato, antocianinas e carotenoides.[29]

Um estudo de 2011[29] avaliou 24 indivíduos (22 mulheres e dois homens), entre 20 e 55 anos, com distúrbios de sono. Os participantes foram orientados a seguir seus padrões normais de exercício e dieta, bem como suspender o uso de qualquer medicamento para dormir. Os instrumentos de avaliação utilizados foram o *Pittsburgh Sleep Quality Index* (CPSQI) validado na versão chinesa, um diário de sono e o monitoramento do sono por meio de um actígrafo. Durante 4 semanas, os participantes consumiram dois kiwis de tamanho médio 1 h antes de dormir, todos os dias. Os resultados mostraram aumento do tempo total de sono (16,9%) e de sua eficiência (2,4%), medidos pelo actígrafo. Houve ainda redução no *score* do

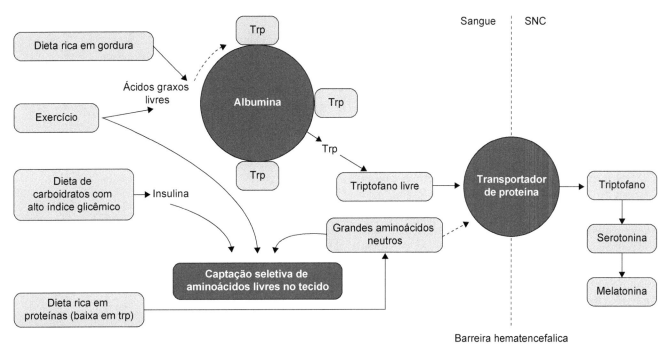

Figura 37.2 Efeitos da dieta na captação de triptofano e no sistema nervoso central. Trp: triptofano; SNC: sistema nervoso central. Adaptada de Halson, 2014.[1]

Parte 9 • Sono, Nutrição, Treinamento e *Performance*

CPSQI (42,4%), do tempo de início de latência do sono (28,9%) e do tempo de vigília após o início deste (35,4%), avaliados pelo diário de sono. Por meio do diário, também se observou aumento do tempo total (13,4%) e da eficiência do sono (5,41%).

A grande capacidade antioxidante do kiwi e a presença de serotonina e folato parecem ser os mecanismos que explicam os seus benefícios. Os resultados do estudo de 2011[29] são limitados visto que não se utilizou um grupo controle (placebo) e, portanto, não é possível saber o quanto a expectativa dos participantes influenciou os resultados. Os autores concluem que devem ser feitas mais pesquisas sobre o mecanismo do kiwi na promoção do sono.

A deficiência de folato tem sido relacionada com insônia e síndrome das pernas inquietas (movimento repetido ou sensações indesejáveis nas pernas que causam perturbação do sono). Embora muitos alimentos contenham esse micronutriente, torna-se necessário incluir fontes de folato na alimentação, haja vista que se perde uma parte de sua concentração no processo de cozimento. O kiwi é uma boa fonte de folato e desempenha um papel importante, já que a fruta é consumida crua. Além disso, apresenta 80% mais folato que um suco de cenoura e 15% mais que um suco de laranja.[29]

Alimentos fontes de melatonina

Como citado anteriormente, apenas os médicos podem prescrever suplementação de melatonina; por isso, os nutricionistas, além de utilizar seus precursores (p. ex., alimentos fontes de triptofano), podem indicar alimentos que são fontes naturais desse hormônio (Tabela 37.2).

Desde 2006, as uvas são consideradas boas fontes de melatonina. O hormônio foi primeiramente detectado na casca de oito espécies diferentes de cultivos de *Vitis vinífera* na Itália (Nebbiolo, Croatina, Sangiovese, Merlot, Marzemino, Cabernet Franc, Cabernet Sauvignon e Barbera), com os níveis variando de 5 a 965 pg/g.[140]

Doses muito maiores foram encontradas na casca da uva Malbec, cultivada na Argentina, chegando a 9.300 a 17.500 pg/g. A melatonina contida nas sementes e na polpa variou de 3.500 a 10.000 pg/g e 200 a 3.900 pg/g, respectivamente.[141]

Essas diferenças em relação às concentrações podem ser explicadas, em parte, por fatores internos e externos, como características do cultivo, tipo da videira, estágio fenológico, infecções por patógenos e tratamentos fitossanitários, condições agrometeorológicas e estresses ambientais.[142]

Diversos estudos já detectaram também melatonina em muito vinhos como Sangiovese (tinto), Trebbiano (branco)[143], Malbec (tinto), Cabernet Sauvignon (tinto) e

Chardonnay (branco).[144] Do mesmo modo, os níveis de concentração variam bastante.

Além da própria fruta *in natura* e do vinho, outros produtos alimentícios derivados (p. ex., passas, suco de uva e vinagre de uva) parecem conter melatonina; entretanto, os estudos ainda são limitados.[142]

Outros nutrientes/substâncias

A vitamina B_{12} contribui para a secreção de melatonina. As vitaminas B_6 e B_9 participam da síntese da serotonina a partir do triptofano, e a vitamina B_3 parece poupar o triptofano, tornando-o mais disponível para produzir serotonina e melatonina. [113,146]

O magnésio é um mineral importante na formação da enzima N-acetiltransferase, que converte o 5-hidroxitriptofano em serotonina e, depois, em melatonina.[133]

A alface também é recomendada por suas propriedades hipnóticas, cujo componente principal é a fração n-butanol.[147]

Fitoterapia

Algumas plantas são de interesse terapêutico para o sono, mas as doses recomendadas não estão bem definidas; por

Tabela 37.2	Quantidade média de melatonina em alimentos identificados pelo método de radioimunoavaliação.	
Alimento (nome comum)	**Nome científico**	**Quantidade (pg/g)**
Aspargo	*Asparagus officinalis*	10
Morango	*Pragaria magna*	12
Kiwi	*Actinidia chinensis*	24
Pepino	*Curcumis sativus*	25
Cebola	*Allium cepa*	32
Tomate	*Lycopersicon esculentum*	32
Abacaxi	*Ananás comosus*	36
Espinafre-indiano	*Basella alba*	36
Maçã	*Malus domestica*	48
Cenoura	*Paucus carota*	55
Cebola *Welsh*	*Allium fistulosum*	86
Repolho	*Brassica oleraceae*	107
Repolho-chinês	*Raphamus sativas*	113
Cevada	*Hordeum vulagare*	378
Gengibre	*Zinigiber officinale*	584
Rabanete branco japonês	*Bassica campestris*	657
Arroz	*Oryza sativa japónica*	1.006
Milho-doce	*Zea mays*	1.366
Aveia	*Abena sativa*	1.796

Adaptada de Reiter *et al.*, 2007.[145]

isso, são necessários mais estudos. Ademais, algumas plantas requerem prescrição médica. Neste capítulo, serão citadas as principais para conhecimento geral.

A *Matracaria recutita*, mais conhecida como camomila, demonstra efeitos nos distúrbios de ansiedade e pode ter ação antidepressiva, sedativa suave e anti-inflamatória.[148,149] Sua ação parece ocorrer por meio da ligação da apigenina nos receptores de GABA.[150] A dose média utilizada nos estudos é de 220 mg (1,2% de apigenina) 1 a 5 vezes/dia, durante 8 semanas.[148,149]

A *Passiflora incarnata* pode ser utilizada para ansiedade, inquietação e distúrbios do sono, além de problemas gastrintestinais provenientes de distúrbios nervosos.[151]

A *Griffonia simplicifolia* é uma semente muita rica em triptofano, que age como precursor da serotonina, convertida posteriormente em melatonina. Como aumenta os níveis de serotonina, é muito utilizada como antidepressivo. As doses médias são de 50 a 400 mg/dia.[152]

Estudos demonstraram que o extrato de *Rhodiola rosea* aumentou a concentração de serotonina em ratos depressivos[153] e promoveu ação antidepressiva por inibir a atividade das monoaminoxidases (MAO) A e E.[154] A *Rhodiola rosea* tem propriedades adaptogênicas cujas ações no sistema nervoso central têm sido atribuídas principalmente à habilidade de influenciar a atividade das monoaminas biogênicas, como serotonina, dopamina e norepinefrina, no córtex cerebral e no hipotálamo.[155]

A *Hypericum perforatum* (erva-de-são-joão) é composta de hipericina e hiperforina, substâncias relacionadas com o aumento da densidade dos receptores 5-HT1a e 5-HT2a.[156] Alguns estudos mostram a hiperforina como inibidora da recaptação de serotonina, norepinefrina e acetilcolina, melhorando a eficiência da transmissão de sinais pré-sinápticos, o que resulta em efeitos psicoativos. A erva também demonstrou afinidade com diferentes receptores de GABA, como $GABA_A$ e $GABA_B$.[158] Vale ressaltar que esse fitoterápico é de prescrição médica. A dosagem da varia de 300 a 600 mg/dia.[156,157]

A L-teanina é um aminoácido presente nos chás (não no café). Tem efeito calmante e reduz o estado de alerta por aumentar as concentrações de GABA.[159] Contudo, alguns estudos sugerem que pode interagir com o excesso de cafeína, o que reduz os níveis de serotonina cerebrais.[160]

Em animais, a *Erythrina mulungu* é uma planta com efeitos ansiolíticos similares aos medicamentos benzodiazepínicos[161], por meio do mecanismo gabaérgico de seus alcaloides.[162]

A *Centella asiatica* é nativa da Ásia e muito utilizada nas medicinas ayurveda e tradicional chinesa.[163,164] Parece aumentar a enzima glutamato descarboxilase[165], modulando o receptar $GABA_A$[166] e elevando os níveis cerebrais de GABA.[167]

A *Melissa officinalis* contém diversos fitoquímicos, como ácidos fenólicos, terpenos, rosmarínicos, ácido cafeico e taninos. Tem indicações antibacteriana, antiestresse, hipnótica, além de apresentar benefícios para sintomas gastrintestinais.[168,169] Parece atuar no aumento dos níveis de GABA em decorrência da redução da enzima GABA transaminase, responsável por degradar o GABA.[165,170]

A *Valeriana* é uma erva que se liga aos receptores de GABA, promovendo ações calmante[171], anticonvulsivante, sedativa, hipnótica e antidepressiva.[172,173] Os estudos mostram melhora na qualidade do sono[174], mas não na quantidade.[175] Alguns efeitos colaterais são sonolência, tontura e alergias.[175] Cabe ainda alertar aos atletas que o GABA influencia na secreção do GH, o que pode ter implicações nas regulações anti-*doping*.[176] Além disso, a *Valeriana* é um suplemento de prescrição exclusiva médica.

A *Gingko biloba* também eleva os níveis de GABA, além de atuar na atividade da enzima glutamato descarboxilase, no hipocampo e no córtex cerebral.[177] Também requer prescrição médica.

A *Ganoderma lucidum* (ginseng vermelho), por meio do mecanismo GABAérgico, reduz a latência e aumenta o tempo de sono.[178] Sugere-se também que modula as ações dos receptores $GABA_A$ e $GABA_B$.[179,180]

A *Humulus lupus* tem efeito sedativo/hipnótico, antibacteriano e anti-inflamatório. Embora amplamente utilizada na produção da cerveja[181], pode ser indicada para tratar ansiedade e insônia[182,183], provavelmente por atuar no mecanismo GABAérgico.[184]

Higiene do sono

Trata-se do conjunto de práticas comportamentais recomendadas para promover uma melhor qualidade do sono, complementando a questão nutricional abordada no capítulo. Inclui:

- Eliminar distrações: desconectar-se de afazeres, televisão, celular e redes sociais
- Reduzir/desligar todas as luzes possíveis para não bloquear a produção de melatonina. Nesse sentido, a luz amarela é melhor que a branca
- Criar uma rotina antes de dormir que ajude a relaxar, como banho, meditação, música suave etc.
- Deitar-se até às 22 h para promover a produção de melatonina
- Não dormir de estômago cheio. Fazer a última refeição até 1 h antes de deitar e evitar carne vermelha à noite
- Não consumir bebidas estimulantes (p. ex., café, energéticos e álcool) após às 17 h, já que a metabolização pode ser lenta e atrapalhar o sono
- Fazer atividades físicas preferencialmente pela manhã.

Considerações finais

A privação do sono pode promover efeitos negativos na *performance* esportiva, e as evidências demonstram que os atletas, no geral, dormem menos do que deveriam ou têm qualidade do sono ruim. Além disso, essa privação pode causar diversas disfunções, inclusive neuroendócrinas e imunológicas, além de propiciar o ganho de peso, causar ansiedade e afetar o tempo de reação, o foco e a memória.

Portanto, torna-se necessário orientar atletas e praticantes de exercícios físicos regulares sobre a importância do sono. É papel do nutricionista também fornecer o suporte nutricional adequado para uma noite bem dormida.

Referências bibliográficas

1. Halson SL. Sleep in elite athletes and nutritional interventions to enhance sleep. Sports Medicine. 2014; 44:13-23.
2. Samuels C, James L, Lawson D *et al.* The athlete sleep screening questionnaire: a new tool for assessing and managing sleep in elite athletes. Br J Sports Med. 2016;50(7):418-22.
3. Lee A, Galvez JC. Jet lag in athletes. Sports Health. 2012;4(3):211-6.
4. Underwood J. Sleep now clearly a predictor of performance. Coaches Plan. 2010;17:31-4.
5. Porkka-Heiskanen T, Zitting KM, Wigren HK. Sleep, its regulation and possible mechanisms of sleep disturbances. Acta Physiologica. 2013;208(4):311-28.
6. Doherty R, Madigan S, Warrington G *et al.* Sleep and nutrition interactions: implications for athletes. Nutrients. 2019;11(4).
7. Mansikkamaki K, Raitanen J, Nygard CH *et al.* Sleep quality and aerobic training among menopausal women--a randomized controlled trial. Maturitas. 2012;72(4):339-45.
8. Sharif F, Seddigh M, Jahanbin I *et al.* The effect of aerobic exercise on quantity and quality of sleep among elderly people referring to health centers of Lar City, southern of Iran; a randomized controlled clinical trial. Current aging science. 2015;8(3):248-55.
9. Alley JR, Mazzochi JW, Smith CJ *et al.* Effects of resistance exercise timing on sleep architecture and nocturnal blood pressure. J Strength Cond Res. 2015;29(5):1378-85.
10. Baekeland F, Lasky R. Exercise and sleep patterns in college athletes. Perceptual and motor skills. 1966; 23(3):1203-7.
11. Rechtschaffen A, Kales A. A manual of standardized terminology, techniques and scoring system for sleep stages of human subjects. Bethesda, Md: U. S. National Institute of Neurological Diseases and Blindness, Neurological Information Network; 1968.
12. Antunes BM, Campos EZ, Parmezzani SS *et al.* Sleep quality and duration are associated with performance in maximal incremental test. Physiology & Behavior. 2017;177:252-6.
13. Uchida S, Shioda K, Morita Y *et al.* Exercise effects on sleep physiology. Frontiers in Neurology. 2012; 3:48.
14. Roberts CK, Barnard RJ. Effects of exercise and diet on chronic disease. Journal of Applied Physiology. 2005;98(1):3-30.
15. Pedersen BK, Saltin B. Evidence for prescribing exercise as therapy in chronic disease. Scandinavian Journal of Medicine & Science in Sports. 2006;16 Suppl 1:3-63.
16. Blumenthal JA, Babyak MA, Moore KA *et al.* Effects of exercise training on older patients with major depression. Archives of Internal Medicine. 1999;159 (19):2349-56.
17. Dunn AL, Trivedi MH, Kampert JB *et al.* Exercise treatment for depression: efficacy and dose response. American Journal of Preventive Medicine. 2005;28 (1):1-8.
18. Ohayon MM. Epidemiology of insomnia: what we know and what we still need to learn. Sleep Medicine Reviews. 2002;6(2):97-111.
19. Hirshkowitz M, Whiton K, Albert SM *et al.* National Sleep Foundation's sleep time duration recommendations: methodology and results summary. Sleep Health. 2015;1(1):40-3.
20. Leeder J, Glaister M, Pizzoferro K *et al.* Sleep duration and quality in elite athletes measured using wristwatch actigraphy. J Sports Sci. 2012;30(6):541-5.
21. Famodu O. Effectiveness of sleep extension on athletic performance and nutrition of female track athletes [Dissertation]. Morgantown, West Virginia: West Virginia University; 2014.
22. Rial RV, Nicolau MC, Gamundi A *et al.* The trivial function of sleep. Sleep Medicine Reviews. 2007;11(4):311-25.
23. Spiegel K, Leproult R, Van Cauter E. Impact of sleep debt on metabolic and endocrine function. Lancet. 1999;354(9188):1435-9.
24. Spiegel K, Tasali E, Penev P *et al.* Brief communication: sleep curtailment in healthy young men is associated with decreased leptin levels, elevated ghrelin levels, and increased hunger and appetite. Annals of Internal Medicine. 2004;141(11):846-50.

25. Krueger JM, Majde JA, Rector DM. Cytokines in immune function and sleep regulation. Handbook of Clinical Neurology. 2011;98:229-40.

26. Simon GE, VonKorff M. Prevalence, burden, and treatment of insomnia in primary care. The American Journal of Psychiatry. 1997;154(10):1417-23.

27. Hamblin JE. Insomnia: an ignored health problem. Primary Care. 2007;34(3):659-74.

28. Meolie AL, Rosen C, Kristo D et al. Oral nonprescription treatment for insomnia: an evaluation of products with limited evidence. Journal of Clinical Sleep Medicine. 2005;1(2):173-87.

29. Lin HH, Tsai PS, Fang SC et al. Effect of kiwifruit consumption on sleep quality in adults with sleep problems. Asia Pacific Journal of Clinical Nutrition. 2011;20(2):169-74.

30. American Academy of Sleep Medicine. International classification of sleep disorders. 3.ed. Darien, IL: American Academy of Sleep Medicine; 2014.

31. Kahn M, Sheppes G, Sadeh A. Sleep and emotions: bidirectional links and underlying mechanisms. International Journal of Psychophysiology. 2013;89(2):218-28.

32. Riedel BW, Lichstein KL. Insomnia and daytime functioning. Sleep Medicine Reviews. 2000;4(3):277-98.

33. Bastien CH. Insomnia: neurophysiological and neuropsychological approaches. Neuropsychology Review. 2011;21(1):22-40.

34. Gupta L, Morgan K, Gilchrist S. Does elite sport degrade sleep quality? A systematic review. Sports Medicine. 2017;47(7):1317-33.

35. Harvey AG. A cognitive model of insomnia. Behaviour Research and Therapy. 2002;40(8):869-93.

36. Espie CA, Broomfield NM, MacMahon KM et al. The attention-intention-effort pathway in the development of psychophysiologic insomnia: a theoretical review. Sleep Medicine Reviews. 2006;10(4):215-45.

37. Barclay NL, Ellis JG. Sleep-related attentional bias in poor versus good sleepers is independent of affective valence. Journal of Sleep Research. 2013;22(4):414-21.

38. Jansson-Fröjmark M, Bermås M, Kjellén A. Attentional bias in insomnia: the dot-probe task with pictorial stimuli depicting daytime fatigue/malaise. Cognitive Therapy and Research. 2013;37(3):534-46.

39. Van de Laar M, Verbeek I, Pevernagie D et al. The role of personality traits in insomnia. Sleep Medicine Reviews. 2010;14(1):61-8.

40. Harvey CJ, Gehrman P, Espie CA. Who is predisposed to insomnia: a review of familial aggregation, stress-reactivity, personality and coping style. Sleep Medicine Reviews. 2014;18(3):237-47.

41. Burke LM, Castell LM, Casa DJ et al. International Association of Athletics Federations Consensus Statement 2019: Nutrition for Athletics. Int J Sport Nutr Exerc Metab. 2019;29(2):73-84.

42. Venter R. Role of sleep in performance and recovery of athletes: a review article. South African Journal for Research in Sport, Physical Education and Recreation. 2012;34:167-84.

43. Dattilo M, Antunes HK, Medeiros A et al. Sleep and muscle recovery: endocrinological and molecular basis for a new and promising hypothesis. Medical Hypotheses. 2011;77(2):220-2.

44. Tuomilehto H, Vuorinen VP, Penttila E et al. Sleep of professional athletes: underexploited potential to improve health and performance. J Sports Sci. 2017;35(7):704-10.

45. Sargent C, Lastella M, Halson SL et al. The impact of training schedules on the sleep and fatigue of elite athletes. Chronobiology International. 2014;31(10):1160-8.

46. Milewski MD, Skaggs DL, Bishop GA et al. Chronic lack of sleep is associated with increased sports injuries in adolescent athletes. Journal of Pediatric Orthopedics. 2014;34(2):129-33.

47. Erlacher D, Ehrlenspiel F, Adegbesan OA et al. Sleep habits in german athletes before important competitions or games. J Sports Sci. 2011;29(8):859-66.

48. Blumert PA, Crum AJ, Ernsting M et al. The acute effects of twenty-four hours of sleep loss on the performance of national-caliber male collegiate weightlifters. J Strength Cond Res. 2007;21(4):1146-54.

49. Venter R. Sleep for performance and recovery in athletes. Continuing Medical Education. 2008;26(7):331-3.

50. Souissi N, Sesboue B, Gauthier A et al. Effects of one night's sleep deprivation on anaerobic performance the following day. Eur J Appl Physiol. 2003;89(3-4):359-66.

51. Skein M, Duffield R, Edge J et al. Intermittent-sprint performance and muscle glycogen after 30 h of sleep deprivation. Medicine and Science in Sports and Exercise. 2011;43(7):1301-11.

52. Reilly T, Deykin. T. Effects of partial sleep loss on subjective states, psychomotor and physical performance tests. Journal of Human Movement Studies. 1983;9:157-70.

53. Sinnerton SA, Reilly T. Effects of sleep loss and time of day in swimming. Biomechanics and Medicine in Swimming. 1991:399-405.

54. Reilly T, Piercy M. The effect of partial sleep deprivation on weight-lifting performance. Ergonomics. 1994;37(1):107-15.

55. American Academy of Sleep Medicine. The international classification of sleep disorders: diagnostic and coding manual. 2.ed. Westchester, IL: American Academy of Sleep Medicine; 2005.

56. Reilly T, Waterhouse J, Edwards B. Jet lag and air travel: implications for performance. Clinics in Sports Medicine. 2005;24(2):367-80.

57. Sack RL. Clinical practice. Jet lag. N Engl J Med. 2010;362(5):440-7.

58. Choy M, Salbu RL. Jet lag: current and potential therapies. P T. 2011 Apr;36(4):221-31.

59. Forbes-Robertson S, Dudley E, Vadgama P et al. Circadian disruption and remedial interventions: effects and interventions for jet lag for athletic peak performance. Sports Medicine. 2012;42(3):185-208.

60. Kolla BP, Auger RR. Jet lag and shift work sleep disorders: how to help reset the internal clock. Cleveland Clinic Journal of Medicine. 2011;78(10):675-84.

61. Reilly T, Atkinson G, Waterhouse J. Travel fatigue and jet-lag. J Sports Sci. 1997;15(3):365-9.

62. Nami M, Sadeghniaat K. Understanding the interplay between neurobiochemistry of sleep-wake systems and cognition. WebmedCentral BRAIN 2011; 2(10):WMC002361.

63. Lautenbacher S, Kundermann B, Krieg JC. Sleep deprivation and pain perception. Sleep Medicine Reviews. 2006;10(5):357-69.

64. Bollinger T, Bollinger A, Oster H et al. Sleep, immunity, and circadian clocks: a mechanistic model. Gerontology. 2010;56(6):574-80.

65. Van Someren EJ, Cirelli C, Dijk DJ et al. Disrupted sleep: from molecules to cognition. The Journal of Neuroscience. 2015;35(41):13889-95.

66. Walsh NP, Gleeson M, Shephard RJ et al. Position statement. Part one: immune function and exercise. Exercise Immunology Review. 2011;17:6-63.

67. Knutson KL, Spiegel K, Penev P et al. The metabolic consequences of sleep deprivation. Sleep Medicine Reviews. 2007;11(3):163-78.

68. Spiegel K, Knutson K, Leproult R et al. Sleep loss: a novel risk factor for insulin resistance and type 2 diabetes. Journal of Applied Physiology. 2005;99(5): 2008-19.

69. Van Cauter E, Spiegel K, Tasali E et al. Metabolic consequences of sleep and sleep loss. Sleep Medicine. 2008;9 Suppl 1:S23-8.

70. Mah CD, Mah KE, Kezirian EJ et al. The effects of sleep extension on the athletic performance of collegiate basketball players. Sleep. 2011;34(7):943-50.

71. Mah CD, Mah KE, Kezirian EJ et al. Extended sleep and the effects on mood and athletic performance in collegiate swimmers. Sleep. 2011;34(7):943-50.

72. Chennaoui M, Arnal PJ, Drogou C et al. Sleep extension increases IGF-I concentrations before and during sleep deprivation in healthy young men. Applied Physiology, Nutrition, and Metabolism. 2016;41(9):963-70.

73. Davenne D. Sleep of athletes: problems and possible solutions. Biological Rhythm Research. 2009;40:45-52.

74. Edwards BJ, Waterhouse J. Effects of one night of partial sleep deprivation upon diurnal rhythms of accuracy and consistency in throwing darts. Chronobiology International. 2009;26(4):756-68.

75. Taheri M, Arabameri E. The effect of sleep deprivation on choice reaction time and anaerobic power of college student athletes. Asian Journal of Sports Medicine. 2012;3(1):15-20.

76. Jarraya M, Jarraya S, Chtourou H et al. The effect of partial sleep deprivation on the reaction time and the attentional capacities of the handball goalkeeper. Biological Rhythm Research. 2012;44(3).

77. De Bruin EJ, Van Run C, Staaks J et al. Effects of sleep manipulation on cognitive functioning of adolescents: a systematic review. Sleep Medicine Reviews. 2017;32:45-57.

78. Abel T, Havekes R, Saletin JM et al. Sleep, plasticity and memory from molecules to whole-brain networks. Current Biology. 2013;23(17):R774-88.

79. Stickgold R. Parsing the role of sleep in memory processing. Current Opinion in Neurobiology. 2013;23 (5):847-53.

80. Ong AD, Kim S, Young S et al. Positive affect and sleep: a systematic review. Sleep Medicine Reviews. 2017;35:21-32.

81. Coles ME, Schubert JR, Nota JA. Sleep, circadian rhythms, and anxious traits. Current Psychiatry Reports. 2015;17(9):73.

82. Demos KE, Hart CN, Sweet LH et al. Partial sleep deprivation impacts impulsive action but not impulsive decision-making. Physiology & Behavior. 2016;164(Pt A):214-9.

83. Halson SL, Juliff LE. Sleep, sport, and the brain. Progress in Brain Research. 2017;234:13-31.

84. Atkinson G, Drust B, Reilly T et al. The relevance of melatonin to sports medicine and science. Sports Medicine. 2003;33(11):809-31.

85. Beaumont M, Batejat D, Pierard C *et al.* Caffeine or melatonin effects on sleep and sleepiness after rapid eastward transmeridian travel. Journal of Applied Physiology. 2004;96(1):50-8.

86. Herxheimer A, Petrie KJ. Melatonin for the prevention and treatment of jet lag. Cochrane Database Syst Rev. 2002;(2):CD001520.

87. Sack RL. The pathophysiology of jet lag. Travel Medicine and Infectious Disease. 2009;7(2):102-10.

88. Van Cauter E, Tasali E. Endocrine physiology in relation to sleep and sleep disturbances. In: Kryger ME, Roth T, Dement WC. Principles and Practice of Sleep Medicine. 3.ed. 2011. pp. 291-311.

89. Neto JAS, Castro BFD. Melatonina, ritmos biológicos e sono: uma revisão da literatura. Revista Brasileira de Neurologia. 2008;44(1):5-11.

90. Ramis MR, Esteban S, Miralles A *et al.* Protective effects of melatonin and mitochondria-targeted antioxidants against oxidative stress: a review. Curr Med Chem. 2015;22(22):2690-711.

91. Bonnefont-Rousselot D, Collin F. Melatonin: action as antioxidant and potential applications in human disease and aging. Toxicology. 2010;278(1):55-67.

92. Zhang L, Guo HL, Zhang HQ *et al.* Melatonin prevents sleep deprivation-associated anxiety-like behavior in rats: role of oxidative stress and balance between GABAergic and glutamatergic transmission. American Journal of Translational Research. 2017;9(5):2231-42.

93. Galano A, Castaneda-Arriaga R, Perez-Gonzalez A *et al.* Phenolic melatonin-related compounds: their role as chemical protectors against oxidative stress. Molecules. 2016;21(11).

94. Korkmaz A, Reiter RJ, Topal T *et al.* Melatonin: an established antioxidant worthy of use in clinical trials. Molecular Medicine. 2009;15(1-2):43-50.

95. Markus RP, Afeche SC, Barbosa Jr EM *et al.* Glândula pineal e melatonina. Cronobiologia: princípios e aplicações. São Paulo: EDUSP; 2003.

96. Xu F, Li JC, Ma KC *et al.* Effects of melatonin on hypothalamic gamma-aminobutyric acid, aspartic acid, glutamic acid, beta-endorphin and serotonin levels in male mice. Biological Signals. 1995;4(4):225-31.

97. Pandi-Perumal SR, Srinivasan V, Maestroni GJ *et al.* Melatonin: nature's most versatile biological signal? The FEBS Journal. 2006;273(13):2813-38.

98. Claustrat B, Brun J, Chazot G. The basic physiology and pathophysiology of melatonin. Sleep Medicine Reviews. 2005;9(1):11-24.

99. Zawilska JB, Skene DJ, Arendt J. Physiology and pharmacology of melatonin in relation to biological rhythms. Pharmacological Reports. 2009;61(3):383-410.

100. Di Bella L, Gualano L. Key aspects of melatonin physiology: thirty years of research. Neuro Endocrinology Letters. 2006;27(4):425-32.

101. Howatson G, Bell PG, Tallent J *et al.* Effect of tart cherry juice (*Prunus cerasus*) on melatonin levels and enhanced sleep quality. European Journal of Nutrition. 2012;51(8):909-16.

102. Herxheimer A. Jet lag. BMJ clinical evidence. 2014; 2014.

103. Veneroso C, Tunon MJ, Gonzalez-Gallego J, Collado PS. Melatonin reduces cardiac inflammatory injury induced by acute exercise. Journal of pineal research. 2009;47(2):184-91.

104. Maldonado MD, Manfredi M, Ribas-Serna J *et al.* Melatonin administered immediately before an intense exercise reverses oxidative stress, improves immunological defenses and lipid metabolism in football players. Physiology & Behavior. 2012;105(5):1099-103.

105. Alonso M, Collado PS, Gonzalez-Gallego J. Melatonin inhibits the expression of the inducible isoform of nitric oxide synthase and nuclear factor kappa B activation in rat skeletal muscle. Journal of Pineal Research. 2006;41(1):8-14.

106. Beck WR, Botezelli JD, Pauli JR *et al.* Melatonin has an ergogenic effect but does not prevent inflammation and damage in exhaustive exercise. Scientific Reports. 2015;5:18065.

107. Davis M, Rainnie D, Cassell M. Neurotransmission in the rat amygdala related to fear and anxiety. Trends in Neurosciences. 1994;17(5):208-14.

108. Bloom FE, Iversen LL. Localizing 3 H-GABA in nerve terminals of rat cerebral cortex by electron microscopic autoradiography. Nature. 1971;229(5287):628-30.

109. Chebib M, Johnston GA. GABA-Activated ligand gated ion channels: medicinal chemistry and molecular biology. Journal of Medicinal Chemistry. 2000;43(8):1427-47.

110. Marshall FH, Jones KA, Kaupmann K *et al.* GABAB receptors – the first 7TM heterodimers. Trends in Pharmacological Sciences. 1999;20(10):396-9.

111. Zielinski MR, McKenna JT, McCarley RW. Functions and mechanisms of sleep. AIMS Neuroscience. 2016;3(1):67-104.

112. Goddard AW, Mason GF, Almai A *et al.* Reductions in occipital cortex GABA levels in panic disorder detected with 1 h-magnetic resonance spectroscopy. Archives of General Psychiatry. 2001;58(6):556-61.

113. Peuhkuri K, Sihvola N, Korpela R. Diet promotes sleep duration and quality. Nutrition Research. 2012; 32(5):309-19.

114. Gamma-aminobutyric acid (GABA). Alternative Medicine Review. 2007;12(3):274-9.

115. Boyd A. Gamma-aminobutyric acid (GABA) monograph. Disponível em: https://www.fxmedicine.com.au/blog-post/gamma-aminobutyric-acid-gaba-monograph. Acesso em: 30 abr 2020.

116. O'Connor K, Belanger L, Marchand A et al. Psychological distress and adaptational problems associated with discontinuation of benzodiazepines. Addictive Behaviors. 1999;24(4):537-41.

117. Sills GJ. Classical mechanisms of action of antiepileptic drugs. In: Potschka H, Lerche H, editors. Therapeutic targets and perspectives in the pharmacological treatment of epilepsy. Bremen: Unimed Verlag; 2013. pp. 62-5.

118. Lancel M. Role of GABAA receptors in the regulation of sleep: initial sleep responses to peripherally administered modulators and agonists. Sleep. 1999; 22(1):33-42.

119. GABA: natural medicines monograph. Natural Medicines – Therapeutic Reasearch; 2014. Disponível em: https://naturalmedicines.therapeuticresearch.com/.

120. Zeng Y, Yang J, Du J et al. Strategies of functional foods promote sleep in human being. Current signal transduction therapy. 2014;9(3):148-55.

121. Tahara Y, Shibata S. Chrono-biology, chrono-pharmacology, and chrono-nutrition. Journal of Pharmacological Sciences. 2014;124(3):320-35.

122. Saper CB, Scammell TE, Lu J. Hypothalamic regulation of sleep and circadian rhythms. Nature. 2005; 437(7063):1257-63.

123. Rossi L, Tirapegui J. Aspectos atuais sobre exercício físico, fadiga e nutrição. Revista Paulista de Educação Física. 1999;13(1):67-82.

124. Markus CR, Olivier B, Panhuysen GE et al. The bovine protein alpha-lactalbumin increases the plasma ratio of tryptophan to the other large neutral amino acids, and in vulnerable subjects raises brain serotonin activity, reduces cortisol concentration, and improves mood under stress. Am J Clin Nutr. 2000;71(6):1536-44.

125. Arnulf I, Quintin P, Alvarez JC et al. Mid-morning tryptophan depletion delays REM sleep onset in healthy subjects. Neuropsychopharmacology. 2002; 27(5):843-51.

126. Bhatti T, Gillin JC, Seifritz E et al. Effects of a tryptophan-free amino acid drink challenge on normal human sleep electroencephalogram and mood. Biological Psychiatry. 1998;43(1):52-9.

127. Hudson C, Hudson SP, Hecht T et al. Protein source tryptophan versus pharmaceutical grade tryptophan as an efficacious treatment for chronic insomnia. Nutritional Neuroscience. 2005;8(2):121-7.

128. Almeida LB, Marinho CB, Souza CdS et al. Disbiose intestinal. Revista Brasileira de Nutrição Clínica. 2009;24(1):58-65.

129. Holden J. Composition of foods raw, processed, prepared. USDA National Nutrient Database for Standard Reference. 2009;22.

130. Rambali B, Andel IV, Schenk E et al. The contribution of cocoa additive to cigarette smoking addiction. The National Institute for Public Health and the Environment. 2002;RIVM report 650270002

131. Golem DL, Martin-Biggers JT, Koenings MM et al. An integrative review of sleep for nutrition professionals. Advances in Nutrition. 2014;5(6):742-59.

132. Porter JM, Horne JA. Bed-time food supplements and sleep: effects of different carbohydrate levels. Electroencephalography and Clinical Neurophysiology. 1981;51(4):426-33.

133. Afaghi A, O'Connor H, Chow CM. High-glycemic--index carbohydrate meals shorten sleep onset. Am J Clin Nutr. 2007;85(2):426-30.

134. Grandner MA, Jackson N, Gerstner JR et al. Sleep symptoms associated with intake of specific dietary nutrients. Journal of Sleep Research. 2014;23(1): 22-34.

135. Halliwell B, Gutteridge JM. Free radicals in biology and medicine. Oxford, UK: Oxford University Press; 2015. 896 p.

136. Nieman DC, Mitmesser SH. Potential impact of nutrition on immune system recovery from heavy exertion: a metabolomics perspective. Nutrients. 2017;9(5).

137. Bell PG, Stevenson E, Davison GW et al. The effects of Montmorency Tart Cherry concentrate supplementation on recovery following prolonged, intermittent exercise. Nutrients. 2016;8(7).

138. Howatson G, McHugh MP, Hill JA et al. Influence of tart cherry juice on indices of recovery following marathon running. Scandinavian Journal of Medicine & Science in Sports. 2010;20(6):843-52.

139. Irwin MR, Opp MR. Sleep health: reciprocal regulation of sleep and innate immunity. Neuropsychopharmacology. 2017;42(1):129-55.

140. Iriti M, Rossoni M, Faoro F. Melatonin content in grape: myth or panacea? Journal of the Science of Food and Agriculture. 2006;86(10):1432-8.

141. Vitalini S, Gardana C, Zanzotto A et al. The presence of melatonin in grapevine (Vitis vinifera L.) berry tissues. Journal of Pineal Research. 2011;51(3):331-7.

142. Meng JF, Shi TC, Song S *et al.* Melatonin in grapes and grape-related foodstuffs: a review. Food Chemistry. 2017;231:185-91.

143. Mercolini L, Addolorata Saracino M, Bugamelli F *et al.* HPLC-F analysis of melatonin and resveratrol isomers in wine using an SPE procedure. Journal of Separation Science. 2008;31(6-7):1007-14.

144. Stege PW, Sombra LL, Messina G *et al.* Determination of melatonin in wine and plant extracts by capillary electrochromatography with immobilized carboxylic multi-walled carbon nanotubes as stationary phase. Electrophoresis. 2010;31(13):2242-8.

145. Reiter RJ, Tan DX, Manchester LC *et al.* Melatonin in edible plants (phytomelatonin): identification, concentrations, bioavailability and proposed functions. World Review of Nutrition and Dietetics. 2007;97:211-30.

146. Ordoñez FM, Oliver AJS, Bastos PC, Guillén LS, Domínguez R. Sleep improvement in athletes: use of nutritional supplements. Archivos de Medicina del Deporte. 2017;34:93-9.

147. Ghorbani A, Rakhshandeh H, Sadeghnia HR. Potentiating effects of *Lactuca sativa* on pentobarbital-induced sleep. Iranian Journal of Pharmaceutical Research. 2013;12(2):401-6.

148. Amsterdam JD, Li Y, Soeller I *et al.* A randomized, double-blind, placebo-controlled trial of oral *Matricaria recutita* (chamomile) extract therapy for generalized anxiety disorder. Journal of Clinical Psychopharmacology. 2009;29(4):378-82.

149. Amsterdam JD, Shults J, Soeller I *et al.* Chamomile (*Matricaria recutita*) may provide antidepressant activity in anxious, depressed humans: an exploratory study. Alternative Therapies in Health and Medicine. 2012;18(5):44-9.

150. German Chamomile. Natural Medicines: Therapeutic Reasearch – Professional; 2015. Disponível em: https://naturalmedicines.therapeuticresearch.com/databases/food,-herbs-supplements/professional.aspx?productid=951.

151. Bradley PR. British herbal compendium. Bournemouth: British Herbal Medicine Association; 1992.

152. 5-HTP. Natural Medicines: Therapeutic Reasearch – Professional; 2015. Disponível em: https://naturalmedicines.therapeuticresearch.com/databases/food,-herbs-supplements/professional.aspx?productid=794.

153. Chen QG, Zeng YS, Qu ZQ *et al.* The effects of *Rhodiola rosea* extract on 5-HT level, cell proliferation and quantity of neurons at cerebral hippocampus of de-

pressive rats. International Journal of Phytotherapy and Phytopharmacology. 2009;16(9):830-8.

154. Van Diermen D, Marston A, Bravo J *et al.* Monoamine oxidase inhibition by *Rhodiola rosea L.* roots. Journal of Ethnopharmacology. 2009;122(2):397-401.

155. Head KA, Kelly GS. Nutrients and botanicals for treatment of stress: adrenal fatigue, neurotransmitter imbalance, anxiety, and restless sleep. Journal of Clinical Therapeutic. 2009;14(2):114-40.

156. Kinrys G, Coleman E, Rothstein E. Natural remedies for anxiety disorders: potential use and clinical applications. Depression and Anxiety. 2009;26(3):259-65.

157. Wang Y, Shi X, Qi Z. Hypericin prolongs action potential duration in hippocampal neurons by acting on K+ channels. British Journal of Pharmacology. 2010;159(7):1402-7.

158. Cott JM. *In vitro* receptor binding and enzyme inhibition by *Hypericum perforatum* extract. Pharmacopsychiatry. 1997;30 Suppl 2:108-12.

159. Jang HS, Jung JY, Jang IS *et al.* L-theanine partially counteracts caffeine-induced sleep disturbances in rats. Pharmacology, Biochemistry, and Behavior. 2012;101(2):217-21.

160. Nathan PJ, Lu K, Gray M *et al.* The neuropharmacology of L-theanine (N-ethyl-L-glutamine): a possible neuroprotective and cognitive enhancing agent. Journal of Herbal Pharmacotherapy. 2006;6(2):21-30.

161. Flausino OA, Jr. Pereira AM, da Silva Bolzani V *et al.* Effects of erythrinian alkaloids isolated from *Erythrina mulungu* (Papilionaceae) in mice submitted to animal models of anxiety. Biological & Pharmaceutical Bulletin. 2007;30(2):375-8.

162. Garin-Aguilar ME, Luna JE, Soto-Hernandez M *et al.* Effect of crude extracts of *Erythrina americana* Mill. on aggressive behavior in rats. Journal of Ethnopharmacology. 2000;69(2):189-96.

163. Diwan P, Karwande I, Singh A. Anti-anxiety profile of maduk parni (*Centella asiatica*) in animals. Fitoterapia. 1991;62(63):253-7.

164. Gohil KJ, Patel JA, Gajjar AK. Pharmacological review on *Centella asiatica*: a potential herbal cure-all. Indian Journal of Pharmaceutical Sciences. 2010; 72(5):546-56.

165. Awad R, Levac D, Cybulska P *et al.* Effects of traditionally used anxiolytic botanicals on enzymes of the gamma-aminobutyric acid (GABA) system. Canadian Journal of Physiology and Pharmacology. 2007; 85(9):933-42.

166. Hamid K, Ng I, Tallapragada VJ *et al.* An investigation of the differential effects of ursane triterpenoids from *Centella asiatica*, and their semisynthetic ana-

logues, on GABAA receptors. Chemical Biology & Drug Design. 2016;88(3):386-97.

167. Chatterjee TK, Chakraborty A, Pathak M *et al.* Effects of plant extract *Centella asiatica* (Linn.) on cold restraint stress ulcer in rats. Indian Journal of Experimental Biology. 1992;30(10):889-91.

168. Shakeri A, Sahebkar A, Javadi B. Melissa officinalis L. – a review of its traditional uses, phytochemistry and pharmacology. Journal of Ethnopharmacology. 2016;188:204-28.

169. Ulbricht C, Brendler T, Gruenwald J *et al.* Lemon balm (*Melissa officinalis* L.): an evidence-based systematic review by the Natural Standard Research Collaboration. Journal of Herbal Pharmacotherapy. 2005;5(4):71-114.

170. Awad R, Muhammad A, Durst T *et al.* Bioassay-guided fractionation of lemon balm (*Melissa officinalis* L.) using an *in vitro* measure of GABA transaminase activity. Phytotherapy Research. 2009;23(8):1075-81.

171. Wheatley D. Medicinal plants for insomnia: a review of their pharmacology, efficacy and tolerability. Journal of Psychopharmacology. 2005;19(4):414-21.

172. Hendriks H, Bos R, Woerdenbag HJ *et al.* Central nervous depressant activity of valerenic acid in the mouse. Planta Med. 1985;51(1):28-31.

173. Sakamoto T, Mitani Y, Nakajima K. Psychotropic effects of japanese valerian root extract. Chemical & Pharmaceutical Bulletin. 1992;40(3):758-61.

174. Fernandez-San-Martin MI, Masa-Font R, Palacios-Soler L *et al.* Effectiveness of Valerian on insomnia: a meta-analysis of randomized placebo-controlled trials. Sleep Medicine. 2010;11(6):505-11.

175. Morin CM, Benca R. Chronic insomnia. Lancet. 2012;379(9821):1129-41.

176. Powers M. GABA supplementation and growth hormone response. Medicine and Sport Science. 2012; 59:36-46.

177. Sasaki K, Hatta S, Haga M *et al.* Effects of bilobalide on gamma-aminobutyric acid levels and glutamic acid decarboxylase in mouse brain. European Journal of Pharmacology. 1999;367(2-3):165-73.

178. Chu QP, Wang LE, Cui XY *et al.* Extract of *Ganoderma lucidum* potentiates pentobarbital-induced sleep via a GABAergic mechanism. Pharmacology, Biochemistry, and Behavior. 2007;86(4):693-8.

179. Kimura T, Saunders PA, Kim HS *et al.* Interactions of ginsenosides with ligand-bindings of GABA(A) and GABA(B) receptors. General Pharmacology. 1994;25(1):193-9.

180. Todd KG, McManus DJ, Baker GB. Chronic administration of the antidepressants phenelzine, desipramine, clomipramine, or maprotiline decreases binding to 5-hydroxytryptamine2A receptors without affecting benzodiazepine binding sites in rat brain. Cellular and Molecular Neurobiology. 1995;15(3):361-70.

181. Katsiotis S, Langezaal C, Scheffer J. Analysis of the volatile compounds from cones of ten *Humulus lupulus* cultivars. Planta Medica. 1989;55(7):634.

182. Blumenthal M. Systematic reviews and meta-analyses support the efficacy of numerous popular herbs and phytomedicines. Alternative Therapies in Health and Medicine. 2009;15(2):14-5.

183. Martin HB, McCallum M, Stofer WD *et al.* Kavain attenuates vascular contractility through inhibition of calcium channels. Planta Med. 2002;68(9):784-9.

184. Savage K, Firth J, Stough C *et al.* GABA-modulating phytomedicines for anxiety: a systematic review of preclinical and clinical evidence. Phytotherapy Research. 2018;32(1):3-18.

Parte 10
Atleta Vegetariano

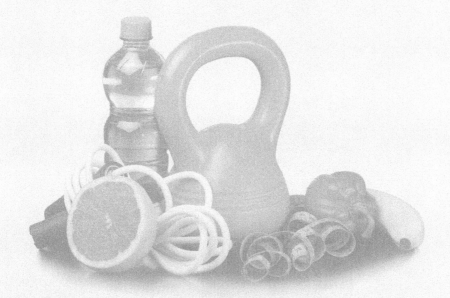

38 Nutrição Esportiva Vegetariana, 645

capítulo 38

Nutrição Esportiva Vegetariana

Paula Gandin

Introdução

Atletas profissionais e amadores têm se interessado mais pela adoção de uma alimentação com menor presença ou exclusão de alimentos de origem animal. As razões são extensas e podem incluir motivações éticas, filosóficas, culturais, religiosas e ambientais, bem como percepções sobre benefícios à saúde, principalmente relacionados com o desempenho esportivo.

Visto que as razões são diversas, observa-se uma heterogeneidade entre os padrões alimentares praticados (Tabela 38.1). Muitos indivíduos se autodenominam vegetarianos mesmo consumindo carnes em quantidades limitadas (p. ex., uma vez na semana), o que significa conceitualmente que eles não são; contudo, as considerações nutricionais devem ser as mesmas dos vegetarianos, visto que, por hábito, eles consomem poucos alimentos de origem animal.

Outro conceito antigo, mas que vem ganhando notoriedade, é o veganismo. Além da adoção de uma alimentação vegetariana estrita, ele baseia-se em conceitos éticos relacionados com a causa animal; portanto, propõe-se a excluir ao máximo qualquer tipo de utilização e exploração de animais (p. ex., para entretenimento, práticas educacionais – vivissecção –, vestuário, teste de laboratórios etc.).[1] O esporte de alto rendimento tem se tornado uma das formas de mais visibilidade e aceitação da prática vegana. Os estudos que ligam as dietas vegetarianas à melhoria da saúde estão bem estabelecidos[2-6]; entretanto, pesquisas sobre a influência no longo prazo de uma alimentação vegetariana estrita em atletas ainda são escassas.[7]

Dependendo do padrão dietético praticado, alguns nutrientes podem requerer mais atenção, como as ingestões energética e proteica e a adequação de ácidos graxos ômega-3, zinco, ferro, cálcio e vitamina B_{12}.[8-10] No entanto, certos fatores de proteção e benefícios à saúde têm sido associados à alimentação vegetariana, como redução do risco de obesidade, diabetes melito tipo 2, hipertensão, doenças cardiovasculares e alguns tipos de câncer.[11-14] Os fatores dietéticos que conferem boa parte desses benefícios referem-se ao aumento do consumo de alimentos de origem vegetal em sua forma integral (frutas, verduras, legumes, oleaginosas, leguminosas, cereais e sementes), bem como de nutrientes associados a esses alimentos, como fibras, antioxidantes, vitaminas, minerais e fitoquímicos.[6,15] Alguns estudos demonstraram uma ingestão maior de vitaminas C, E e

Tabela 38.1	Classificação dos padrões dietéticos na alimentação vegetariana.
Classificação	**Descrição**
Vegetariano estrito	Exclusão de todos os alimentos de origem animal (carnes, frango, peixes, outros animais marinhos, ovos, leite e derivados, mel)
Lactovegetariano	Exclusão de carnes, frango, peixes e ovos, mas inclui leite e derivados
Ovovegetariano	Exclusão de carnes, frango, peixes, leite e derivados, mas inclui ovos
Ovolactovegetariano	Exclusão de carnes, frango e peixes, mas inclui ovos, leite e derivados

betacaroteno em vegetarianos do que em onívoros, o que sugere um *status* antioxidante possivelmente maior.[16,17] Indivíduos que se exercitam regularmente e consomem uma dieta vegetariana bem planejada podem reduzir o risco de desenvolver doenças crônicas, apresentar um *status* antioxidante superior e serem mais capazes de reduzir o estresse oxidativo induzido pela atividade física.[18]

É importante ressaltar que um consumo menor de proteína animal e alto de alimentos vegetais integrais, bem como boas práticas de estilo de vida, são fatores que, em conjunto, impactam a saúde positivamente e são difíceis de serem mensuradas de forma individual.[19]

Macronutrientes

Proteínas

A ingestão insuficiente de proteínas causa equilíbrio nitrogenado negativo e recuperação insatisfatória. Para aumentar e manter a massa muscular por meio de um equilíbrio proteico muscular positivo, uma ingestão diária total de 1,4 a 2 g de proteína/kg/dia é suficiente para a maioria dos indivíduos praticantes de atividade física.[20]

Os desafios na recomendação diária de proteína relacionam-se com o volume do programa de exercícios, a idade, a composição corporal e o nível de treinamento do atleta. Por isso, e em virtude do aumento de estudos publicados sobre a quantidade, o tempo e a composição das proteínas ideais, as necessidades gerais são recomendadas por refeição: 0,25 g de proteína/kg a cada refeição ou uma dose absoluta de 20 a 40 g.[20] Todavia, deve-se ressaltar que os estudos levam em consideração o consumo de proteínas de origem animal. Desse modo, são necessários outros para investigar a recomendação para fontes de proteínas vegetais, que, em geral, podem apresentar menos digestibilidade.[21]

A digestibilidade da fonte proteica tem sido definida como a proporção de aminoácidos (AA) derivados de proteína na dieta efetivamente digerida e absorvida, tornando-se disponível de modo adequado para a síntese proteica corporal.[22] Alimentos como milho, aveia, feijão, ervilha e batata tendem a apresentar menos digestibilidade, com valores variando de 45 a 80%, quando comparados com a digestibilidade de 90% dos alimentos de origem animal. Já as proteínas vegetais isoladas, como a da soja e a proteína concentrada da ervilha, exibem digestibilidade semelhante à das fontes de origem animal (> 90%). Os estudos com consumo de proteínas vegetais e síntese muscular proteica mostram que a ingestão de quantidades maiores de proteína pode reduzir as diferenças entre as fontes proteicas (vegetal *vs.* animal) para modular os ganhos de massa muscular esquelética durante as intervenções com exercício.[23] Supõe-se que o consumo de quantidades maiores de proteína vegetal é capaz de compensar a menor quantidade de aminoácidos essenciais (AAE), melhorando seu potencial de suporte ao ganho de massa muscular esquelética.

Pode ser prudente a atletas veganos direcionar a ingestão de proteínas para o limite superior da recomendação de 1,4 a 2 g/kg/dia. Em alguns casos, durante as fases de perda de peso, podem ser apropriados 1,8 a 2,7 g/kg/dia.[24-26]

Quanto aos AA, os aminoácidos de cadeia ramificada (BCAA; isoleucina, leucina e valina) parecem ter habilidades individuais e coletivas de estimular a tradução de proteínas. Enquanto doses maiores de leucina demonstraram estimular de maneira independente o aumento da síntese de proteínas, o consumo equilibrado promove uma elevação ainda maior; ou seja, os atletas devem se concentrar em consumir o conteúdo adequado de leucina em cada refeição.

Embora a soja seja considerada uma proteína completa, ela contém quantidades menores de BCAA do que o leite de vaca[27]; por isso, é importante ajustar as doses quando se utiliza fontes vegetais para aumentar a síntese proteica. A proteína de arroz tem uma taxa de absorção de baixa a média, o que está de acordo com outras proteínas não lácteas; no entanto, a leucina da proteína do arroz tem absorção cinética única, com um pico mais rápido que o da proteína do soro do leite.[28]

A Tabela 38.2 apresenta o quanto se deve ingerir de vários alimentos vegetais para se consumir a mesma quantidade de leucina (3 g) presente em 23 g de proteína do soro de leite. Essa dose de proteína/leucina mostrou maximizar a síntese muscular proteica pós-prandial em indivíduos jovens tanto em condições de repouso quanto no pós-exercício.[29] Para interpretação da Tabela 38.2, deve-se lembrar que a mistura de diferentes proteínas vegetais ocorre naturalmente na alimentação e possibilita o consumo de um perfil de AAE completo, que melhora a resposta da síntese proteica pós-prandial se comparado a uma única fonte.

Tabela 38.2	Sugestão de quantidade de proteína na dieta para maximizar a síntese proteica pós-prandial.		
Fontes	Leucina (% proteica total)	Quantidade de proteína para 3 g de leucina por refeição (g)	Quantidade do alimento por refeição (g)
Fontes vegetais			
Milho	12,3	25	264
Spirulina	8,5	36	63
Feijão preto	8,4	36	167
Arroz	8,2	37	500
Soja	8	38	104
Lentilha	7,9	39	150
Ervilha	7,8	39	180
Aveia	7,7	35	236
Quinoa	7,2	43	302
Fontes animais			
Leite	10,9	28	876
Carne	8,8	35	164
Ovo	8,5	36	5 unidades

Adaptada de Van Vliet et al., 2015.[30]

Embora seja possível indivíduos fisicamente ativos obterem sua necessidade diária de proteína por meio do consumo de alimentos integrais, a suplementação pode ser uma maneira alternativa de garantir a ingestão adequada (quantidade e qualidade) de proteína, minimizando o consumo calórico, principalmente de atletas com altos volumes de treinamento. Os resultados de vários estudos usando metanálise e revisões sistemáticas indicam consistentemente que a suplementação proteica (15 a 25 g durante 4 a 21 semanas) exerce impacto positivo no desempenho.[20] Atletas veganos consomem regularmente suplementos na forma de proteína isolada, geralmente de soja, arroz, ervilha e cânhamo (fora do Brasil) ou uma mistura dessas proteínas.

Um estudo conduzido por Joy et al.[31] comparou o efeito da suplementação com uma dose alta de proteína do soro do leite (48 g/dia) e uma dose isonitrogenada e isoenergética de proteína isolada do arroz em indivíduos treinados, praticando treinamento de resistência durante 8 semanas. Os autores concluíram que os ganhos de força, espessura muscular e composição corporal foram semelhantes entre os dois grupos de suplementação, sugerindo que a proteína do arroz pode ser uma alternativa adequada à proteína do soro do leite nas adaptações de treinamento de resistência. Em outro estudo, Brown et al.[32] forneceram 33 g de proteína da soja ou do soro de leite. Ambas apresentaram aumentos semelhantes na massa muscular após treinamento prolongado de exercícios resistidos.

Deve-se encorajar o consumo de fontes alimentares integrais que forneçam proteína, como leguminosas, tofu, oleaginosas e sementes, uma vez que os alimentos integrais apresentam vantagens em relação aos micronutrientes e fitoquímicos quando comparados com os preparados proteicos em pó. O aumento do consumo de produtos de origem animal ou, possivelmente, de proteínas isoladas para maximizar o crescimento em esportes, como levantamento de peso ou bodybuilding, provavelmente não é favorável quando se pensa no longo prazo. Deve-se também levar em consideração a elevação do fator de crescimento insulina-símile 1 (IGF-1) com o passar do tempo e sua relação com doenças como o câncer.[33] Há uma diferença entre maximizar o tamanho do corpo e o crescimento muscular e maximizar a saúde.[15] Uma dieta vegana planejada e suplementada de modo inteligente pode atender às necessidades calóricas e fornecer proteína adequada sem excessos.

Carboidratos

Muitos atletas de endurance têm adotado uma dieta vegetariana com intuito de melhorar a resposta de recuperação e reduzir os efeitos do excesso de inflamação. No entanto, a literatura é escassa para comprovar essa relação.

Sabe-se que a alimentação vegetariana tende a ter mais carboidratos, fibras, frutas, vegetais, antioxidantes e fitoquímicos do que dietas onívoras.[6,17] Muitas vezes, uma dieta vegetariana é mais propensa a garantir a ingestão ideal de carboidratos, o que pode beneficiar atletas de esportes de resistência, como corridas de longa distância, visto que se reconhece na literatura a importância do carboidrato dietético nos exercícios de endurance.

Dietas para atletas requerem geralmente 4 a 12 g de carboidratos por quilo para dar suporte a volumes altos de treinamento, tipo de atividade e objetivo do atleta.[34] Conseguir o consumo adequado de carboidratos por meio de uma dieta vegana é relativamente simples, pois cereais, leguminosas, tubérculos, legumes e frutas podem ser consumidos atendendo às exigências satisfatoriamente.

Para atletas com maiores necessidades energéticas, o consumo de alimentos ricos em fibras pode dificultar a adequação de proteínas e carboidratos. Pode ser apropriado, em fases de treinamento de alta intensidade, escolher alimentos com menor teor de fibras para que o atleta obtenha carboidratos suficientes, porém sem esquecer a necessidade de micronutrientes. Alimentos como arroz, macarrão e trigo-sarraceno têm menor quantidade de fibras que outros cereais.[26]

Gorduras

Valores entre 0,5 a 1,5 g/kg/dia (ou 30% da ingestão calórica diária) são viáveis para atletas veganos que recebem consumo adequado de oleaginosas, abacate, óleos e sementes.[26] De forma geral, quando comparadas com dietas onívoras, vegetarianos tendem a consumir menor gordura total e gordura saturada.[10]

Ácido alfalinolênico, ácidos graxos w-3 de cadeia longa e ácido docosa-hexaenoico

De interesse para a área esportiva, as gorduras ômega-3 também podem aumentar a produção de óxido nítrico e melhorar a variabilidade da frequência cardíaca. Ambos os ácidos graxos w-6 e w-3 são essenciais; no entanto, os ácidos graxos w-3 de cadeia longa e o ácido docosa-hexaenoico (DHA) não costumam ser consumidos em quantidades ideais na dieta ocidental moderna, principalmente quando se trata de veganos.[26,35] Se analisadas as dietas que não usam peixes, ovos ou quantidades generosas de algas marinhas, verificam-se ofertas menores de ácido eicosapentanoico (EPA) e DHA.[36]

Vegetarianos podem ter uma boa ingestão de ácido alfalinolênico (ALA) por meio de alimentos de origem vegetal; no entanto, a conversão de ALA em EPA no corpo humano é baixa (cerca de 10%)[36] e menor ainda de ALA em DHA (de 2 a 5%)[37], em decorrência da ineficiência da etapa da enzima delta-6 dessaturase (D6D).[38]

Alguns estudos mostram que, em indivíduos vegetarianos, principalmente veganos, os níveis sanguíneos de EPA e DHA são menores do que em onívoros.[35,39,40] Todavia, ainda não se sabe conclusivamente se isso tem efeito na saúde.[12,19,35] A suplementação com óleo de linhaça aumenta os níveis plasmáticos de EPA, mas interfere pouco nos de DHA.[41]

Existem maneiras importantes de melhorar os níveis de ácidos graxos de cadeia longa w-3 em vegetarianos. Primeiro, é necessário minimizar as fontes de w-6 (óleos de girassol e milho; alimentos processados), já que as enzimas de elongação e dessaturação preferem os ácidos graxos w-3. Também é importante incluir na dieta alimentos ricos em ALA, como nozes, semente de linhaça e de chia. Um equilíbrio w-6:w-3 na proporção de 2:1-4:1 aparece excelente para vegetarianos que não recebem fontes préformadas de EPA e DHA.[40]

Para ovolactovegetarianos, a ingestão de ovos oferece uma quantidade razoável de DHA (< 50 mg/unid), porém muito pouco de EPA. Níveis adequados de EPA decorreriam da retroconversão de DHA (que chega a ser de 10%) e também por consumo de fontes de ALA. Como opção, ainda se têm os ovos ricos em DHA provenientes de galinhas alimentadas com linhaça, que acabam oferecendo 60 a 100 mg de DHA por unidade, ou de galinhas que ingeriram microalgas na alimentação, cujos ovos contêm 100 a 150 mg de DHA por unidade.[40]

Para os que não usam produtos derivados de animais, o óleo de algas encapsulado podem ser uma boa ferramenta para aumentar os níveis de ácidos graxos de cadeia longa. Para atingir 500 a 1.000 mg/dia de DHA, seria necessário consumir 1 a 2 g de óleo de microalgas ou 2 a 4 cápsulas, conforme a maioria dos produtos comerciais.[26]

É importante salientar que os peixes não são capazes de produzir ácidos graxos de cadeia longa. As algas e as microalgas constituem as fontes originais de EPA e DHA. Todavia, a maioria não é considerada uma fonte concentrada em virtude de seu baixo teor de gordura total.[40,41]

Micronutrientes

Uma alimentação mal planejada pode trazer prejuízos à saúde e ao desempenho esportivo. Estratégias nutricionais devem ser adotadas para diminuir os riscos de deficiências nutricionais em praticantes de atividade física e atletas.

Vitamina B_{12}

Também conhecida como cobalamina, a vitamina B_{12} é sintetizada a partir de microrganismos anaeróbios. Seres humanos geralmente consomem a cobalamina pré-formada de produtos derivados de animais. Trata-se de uma vitamina essencial para a função do sistema nervoso normal, o metabolismo da homocisteína e a síntese de DNA.[42] Sua deficiência pode causar alterações morfológicas nas células sanguíneas e sintomas hematológicos e neurológicos, como anemia megaloblástica e neuropatia.[43]

As fontes de cobalamina adequadas para uma dieta vegana incluem cereais fortificados com B_{12} e levedura nutricional, além de suplementos dietéticos. Monitorar os níveis da B_{12} sérica é importante para atletas vegetarianos.[26]

Ferro

Níveis mais elevados de hemoglobina estão associados a um maior transporte de oxigênio e melhor desempenho aeróbico.[44] A maioria dos estudos indica que a prevalência de anemia ferropriva é semelhante em vegetarianos e onívoros.[45-48] Contudo, níveis baixos de ferritina ($< 12\ \mu g/\ell$) são encontrados com frequência em vegetarianos, enquanto os níveis de hemoglobina permanecem normais.[49-52] A deficiência de ferro sem anemia demonstrou reduzir a capacidade aeróbia, aumentar o gasto de energia e prejudicar a adaptação ao exercício de *endurance* em mulheres.[53]

Na literatura, poucos estudos avaliaram o nível de ferro em atletas vegetarianos. É possível que os achados sejam semelhantes aos de vegetarianos e onívoros ativos da população geral. No entanto, como certos tipos de atividade física podem aumentar as perdas de ferro (p. ex., perda de sangue gastrintestinal; hematúria em corredores), atletas vegetarianos correm mais o risco de ter um nível de estoques abaixo do ideal.[54]

O Institute of Medicine (IOM)[55] sugere um aumento de 1,8 nas necessidades de ferro de vegetarianos quando comparados aos onívoros. Contudo, alguns autores refutam a necessidade de ingestões elevadas de ferro para vegetarianos e veganos com base no fato de que isso pode aumentar a suscetibilidade a doenças cardíacas e câncer.[56,57]

Os fatores antinutricionais capazes de afetar a biodisponibilidade e reduzir a absorção do ferro presentes em dietas vegetarianas costumam ser os fitatos e os polifenóis. Deve-se sugerir técnicas de remolho dos grãos e incorporação de germinados ou fermentados na dieta, evitar o consumo excessivo de chás, cafés e polifenóis durante as refeições ricas em ferro, além de ingerir alimentos fontes de vitamina C (visto que aumentam a taxa de absorção do ferro não heme).

As principais fontes de ferro em alimentos vegetais são leguminosas, oleaginosas, sementes, vegetais verde-escuros e alimentos fortificados. Normalmente, os vegetais são consumidos em pequenas porções e não fornecem a quantidade desejada, mas os atletas que consomem grandes porções de verduras receberão o benefício dos nutrientes e compostos bioativos desses alimentos.[26]

Zinco

Menos biodisponível em alimentos de origem vegetal. Requer provavelmente um planejamento cuidadoso para garantir que quantidades adequadas de zinco absorvível estejam presentes em uma dieta vegetariana para atletas.

Quando o consumo de zinco é menor, o organismo se adapta, reduzindo as perdas e aumentando a taxa de absorção a fim de manter o equilíbrio. No entanto, o IOM[55] sugere que vegetarianos talvez precisem consumir até 50% mais de zinco que os onívoros. Para alcançar as recomen-

dações, eles devem ser orientados a consumir alimentos ricos em zinco, como sementes, oleaginosas e leguminosas, bem como adotar métodos que melhorem a absorção mineral (p. ex., remolho e fermentação). Fatores que têm um efeito positivo na absorção do zinco incluem a quantidade de proteína em uma refeição, aminoácidos e outros íons de baixo peso molecular, como o citrato.[26,58]

Apesar da menor biodisponibilidade de zinco de muitas dietas baseadas em vegetais, parece não trazer nenhuma consequência adversa à saúde em vegetarianos adultos, o que corrobora teorias de que o zinco é utilizado com mais eficiência quando se mantêm dietas vegetarianas de longo prazo. Todavia, ainda não está claro se os ajustes homeostáticos de uma dieta vegetariana são suficientes para manter um *status* adequado de zinco durante os períodos de aumento da necessidade desse micronutriente.[59]

Cálcio

Segundo recomendações[60], atletas veganos devem consumir fontes de cálcio, como leguminosas, *tofu* coagualado com cálcio, sementes e vegetais verde-escuros, em quantidades suficientes para atingir a recomendação diária de 1.000 mg. Dietas vegetarianas e veganas costumam fornecer menos cálcio do que as recomendações diárias, o que poderia ser prejudicial para a saúde óssea.[61] No entanto, outros estudos indicam que o balanço de cálcio de veganos não foi significativamente menor do que o dos lacto-vegetarianos, apesar de apresentarem ingestão de cálcio 36% inferior.[62] Os autores não conseguiram explicar o fenômeno. Possivelmente, um fator desconhecido, relacionado com a ausência de consumo de carne e, mais ainda, com a ingestão de frutas e vegetais, parece ser o responsável pelo equilíbrio surpreendentemente bom de cálcio dos vegetarianos. O efeito alcalinizante das dietas vegetarianas e veganas pode ter ação positiva na saúde óssea, mas essas considerações só fazem parte da literatura recente.[61]

As oleaginosas e as sementes são ricas em vários minerais, inclusive cálcio. As sementes têm papel importante na dieta de um atleta vegano ou não vegano, além de serem ricas em proteínas, gorduras e minerais e contribuírem para o aumento das necessidades calóricas e proteicas dos atletas ao mesmo tempo que fornecem micronutrientes importantes.[17,63]

Desempenho esportivo e qualidade de vida

Boldt *et al.*[64] realizaram um estudo para comparar os escores de qualidade de vida (QV) entre corredores de *endurance* que seguiam uma dieta vegetariana ou vegana e aqueles que adotavam dieta onívora. Os escores de QV abrangiam um conceito multidimensional que media a satisfação com a vida, inclusive família, saúde física, educação, emprego, riqueza, crenças religiosas, fatores financeiros e ambientais. Também se considerou variáveis que afetavam a QV, como sexo, hábitos alimentares e atividade física. Participaram do estudo 281 indivíduos (159 mulheres e 122 homens) com idade média de 40 anos (± 11). Os países de origem foram Alemanha (n = 200), Suíça (n = 14), Áustria (n = 50) e outros (n = 17; Bélgica, Brasil, Canadá, Itália, Luxemburgo, Holanda, Polônia, Espanha e Reino Unido). Com relação aos subgrupos dietéticos, 123 indivíduos adotavam uma dieta onívora e 158, uma dieta vegetariana/vegana. No que diz respeito às distâncias de corrida, 173 indivíduos eram *NURMI-runners* (103 meio-maratonistas e 70 maratonistas/ultramaratonistas) e 108 faziam parte do grupo-controle de corrida de 10 km. Os achados dos autores confirmaram que a QV dos corredores que aderiram a uma dieta vegetariana/vegana é tão boa quanto a daqueles que seguem uma onívora.

Outro estudo[65] investigou se uma dieta ovolactovegetariana pode suprir as necessidades nutricionais de atletas de resistência sob estresses físico e mental decorrentes de uma corrida de resistência com 20 dias de duração. A distância total da corrida foi de 1.000 km e os percursos diários tinham em média 50 km. Os corredores começavam às 7 h da manhã e precisavam completar o percurso até às 17 h. Os autores conseguiram uma alta precisão dos dados de ingestão de alimentos – composição das receitas, preparação das refeições, tamanho das porções e registro nos protocolos –, tudo feito sob condições controladas por pessoal treinado (não por participantes do estudo, como geralmente se observa em outras pesquisas). Não houve diferença entre as dietas ovolactovegetariana e onívora na ingestão total de energia, considerando que o volume da dieta vegetariana foi maior que o da onívora. Também não se observaram diferenças significativas na ingestão total de gorduras, proteínas e carboidratos. Participantes que seguiram a dieta ovolactovegetariana ultrapassaram as recomendações para a maioria das vitaminas e minerais. Não houve dificuldade de adequar uma alta concentração de carboidratos com uma dieta predominantemente vegetal e fornecer a quantidade de energia necessária (não ocorreu problemas com o volume da dieta entre os corredores).

Pesquisadores, em uma revisão sistemática[66], avaliaram a relação do desempenho atlético (força, velocidade, resistência e potência) e dietas predominantemente vegetarianas. Os autores analisaram três teorias plausíveis descritas na literatura:

- A dieta vegetariana pode melhorar o desempenho de um atleta em decorrência da alta ingestão de carboidratos, o que garante melhores reservas de glicogênio no corpo[54,67]
- O aumento de fitoquímicos e antioxidantes consumidos em dietas vegetarianas poderia reduzir o estresse oxidativo associado ao exercício prolongado e melhorar a imunidade geral[18]
- A acidez intramuscular pode limitar o exercício de alta intensidade.[68]

Todavia, em virtude do limitado número de evidências e resultados díspares, não foi possível avaliar a associação entre dieta vegetariana e melhor desempenho físico em atletas. Dos 237 estudos identificados, em oito artigos que atenderam aos critérios de inclusão e foram revisados no estudo, a dieta vegetariana não melhorou nem prejudicou o desempenho físico. Os autores ainda recomendam que pesquisas futuras atendam ao delineamento dos estudos randomizados controlados – com intervenção alimentar vegetariana estrita e duração de 6 meses ou mais – para determinar a associação entre dieta vegetariana e desempenho físico.

Lynch *et al.*[69] realizaram um estudo transversal no qual examinaram a composição corporal e o desempenho de atletas de resistência vegetarianos e onívoros que aderiram aos planos de dieta por, pelo menos, 3 meses. Mensurou-se a composição corporal, inclusive adiposidade visceral, força muscular e capacidade aeróbica. No grupo vegetariano, 24 dos 27 participantes (89%) adotavam uma dieta vegetariana por mais de 2 anos. Esses participantes tiveram índice de massa corporal significativamente menor do que os onívoros. Não houve diferenças significativas na ingestão calórica ou total de gordura entre os dois grupos. Contudo, os vegetarianos consumiam significativamente mais fibras, ferro e carboidratos; os onívoros, mais gordura saturada, colesterol, vitamina B_{12} e proteínas. Ainda assim, quando expresso o valor de proteínas na relação g/kg de peso corporal, não se observou distinção na ingestão proteica e tampouco diferenças significativas em termos de pico de torque (força muscular) entre os grupos. Vegetarianos tiveram consumo máximo de oxigênio (VO_2 máx.) significativamente maior do que onívoros. A conclusão do estudo é que seguir uma dieta vegetariana pode apoiar de modo adequado a força e o desenvolvimento da aptidão cardiorrespiratória e até mesmo ser vantajoso para melhorá-la, levando em consideração que muitos fatores afetam o desempenho esportivo de um atleta e não há substituto alimentar para um treinamento de qualidade. O estudo, contudo, pode fornecer uma justificativa para adequar as dietas vegetarianas ao desempenho esportivo da mesma maneira que é feito com uma dieta onívora.

Suplementos e efeitos ergogênicos | Creatina

Os efeitos da suplementação de creatina já foram bem estudados quanto à melhora do desempenho de exercícios de alta intensidade e curta duração, hipertrofia muscular e força máxima.[70,71]

A creatina é sintetizada endogenamente por três aminoácidos: arginina, glicina e metionina. O componente nitrogenado da glicina e da arginina é utilizado para formar a creatina, que tem três átomos de nitrogênio. Inicialmente, a glicina reage com o grupamento amino da arginina, formando de modo lento o guanidoacetato por meio da enzima glicina amidinotransferase (transaminase encontrada em rins, fígado, pâncreas, cérebro e glândulas mamárias). Em seres humanos, a maior parte desse processo ocorre nos rins. Em seguida, o guanidoacetato sofre metilação pelo grupo metil da metionina e gera a creatina. Essa fase é controlada pela formação do guanidoacetato da primeira reação, porquanto, uma vez que a substância se forma, ela é rapidamente metilada.[72,73] A enzima glicina amidinotransferase é regulada por creatinas endógena e dietética, além de hormônios sexuais, principalmente a testosterona.[73]

A creatina também é encontrada em alimentos de origem animal. Em uma alimentação sem fontes dela, as necessidades diárias são atingidas exclusivamente pela produção endógena, explicada anteriormente. Cerca de 95% do armazenamento de creatina ocorre no músculo esquelético. Outros tecidos, como retina, cérebro, testículos e coração, também armazenam quantidades significativas.[74,75]

Dados indicam que a suplementação de creatina pode ser mais benéfica para atletas com baixos estoques preexistentes de creatina muscular.[26] Pesquisas indicam menor concentração de creatina em indivíduos vegetarianos[76,77] e veganos.[78]

Estudo realizado por Lukaszuk et al.[77] dividiu 32 homens em dois grupos: 16 indivíduos seguiram uma alimentação ovolactovegetariana (1,5 g de proteína por quilo) e 16 mantiveram a alimentação onívora, com as mesmas quantidades proteicas, durante 26 dias. Os grupos receberam suplementação de 0,3 g de creatina e 20 g de carboidrato (Policose®) ou placebo (nas mesmas quantidades) a partir do 22º dia, durante 5 dias. Os autores perceberam redução significativa da creatina muscular no grupo ovolactovegetariano; porém, após a suplementação e a biopsia muscular, o nível de creatina não mais diferiu. Isso demonstrou que não é uma estratégia interessante reduzir primeiro as concentrações de creatina, por meio de uma alimentação ovolactovegetariana, para aumentar a concentração máxima da suplementação com creatina. Os autores, contudo, não conseguiram avaliar um efeito ergogênico distinto no uso da suplementação de creatina entre os dois grupos. A sugestão, e que deve ser avaliada com precaução, é que indivíduos ovolactovegetarianos não têm síntese endógena de creatina em virtude da possível baixa ingestão de aminoácidos precursores (metionina, glicina e arginina). No entanto, sabe-se que uma alimentação vegetariana equilibrada é capaz de oferecer todos os aminoácidos essenciais. Os indivíduos do estudo consumiram quase o dobro da ingestão dietética recomendada de proteína, mas o estudo não apontou o aporte de aminoácidos fornecidos pela dieta.[19]

No estudo de Burke et al.[76], 18 indivíduos vegetarianos e 24 não vegetarianos (19 a 55 anos) foram aleatoriamente designados (duplo-cego) em quatro grupos: vegetarianos com suplementação de creatina (0,25 g/kg/dia durante 7 dias e manutenção com 0,0625 g/kg/dia durante 49 dias); vegetarianos ingerindo placebo; onívoros com a mesma suplementação de creatina do primeiro grupo; e onívoros recebendo placebo. No início e no fim do estudo, foram realizadas biopsias musculares. A composição corporal foi avaliada por densitometria óssea por DXA e a força por supino e leg press de 1 repetição máxima (RM). Todos os participantes fizeram parte do mesmo programa de treinamento de resistência por 8 semanas. A dose diária média absoluta de creatina durante a fase de saturação e a de manutenção foi de $16,8 \pm 0,7$ g/d e $4,2 \pm 0,2$ g/d, respectivamente. Indivíduos do grupo-placebo consumiram a mesma quantidade de suplemento que o da creatina; no entanto, este incluía apenas a maltodextrina. Os vegetarianos tiveram valores de creatina total basal e creatina excretada mais baixos que os não vegetarianos, e a suplementação de creatina combinada com treinamento de resistência produziu mais alterações na fosfocreatina muscular, creatina total, área de fibras do tipo II e massa magra quando comparados ao grupo-placebo. Além disso, a elevação nas concentrações musculares de fosfocreatina, creatina total e massa magra foi maior em vegetarianos que suplementavam com creatina do que em não vegetarianos.

Shomrat et al.[79] avaliaram o efeito da suplementação com creatina por 1 semana em vegetarianos. Os grupos foram divididos em vegetarianos, onívoros e controle (onívoros que ingeriram placebo). O desempenho no exercício foi testado antes e após a suplementação. Não houve diferença significativa entre os grupos em nenhuma variável antes do consumo de creatina. Vegetarianos e onívoros responderam à suplementação de maneira similar. Os autores pontuaram que, embora tenham confirmado que as concentrações de creatina no plasma foram menores em vegetarianos antes da suplementação, isso não significa necessariamente menor concentração intracelular. Do mesmo modo, o fato de que a concentração de creatina no eritrócito também é menor não indica concentração de creatina inferior no músculo esquelético. Todavia, conclusões adequadas sobre o conteúdo de fosfocreatina e creatina no músculo de vegetarianos requerem medições diretas em um número maior de pessoas.

Wieder[80] avaliou 28 indivíduos onívoros, mas que seguiram uma alimentação ovolactovegetariana durante 21 dias, dividios em dois grupos: um suplementado com creatina (2 g/dia), outro com placebo. Eles foram submetidos a exercícios de supino de 1 RM. O autor verificou que a alimentação ovolactovegetariana não trouxe qualquer impacto negativo para o desempenho muscular e que a suplementação de 2 g de creatina parece manter a força muscular durante o segundo turno de testes consecutivos de fadiga.

Para atletas veganos que decidem suplementar, as formas em pó da creatina sintética são suplementos sem qualquer origem animal, mas produtos em cápsulas podem conter gelatina bovina.[26] A Tabela 38.3 apresenta exemplo de plano alimentar vegano.

Considerações finais

O consumo energético apropriado é a chave da alimentação de um atleta, pois dá suporte à adequação das funções do organismo, promove os objetivos de uma composição corporal correta e a ingestão equilibrada de macro e micronutrientes. Atingir as necessidades calóricas em atletas vegetarianos pode ser um desafio em virtude do volume das dietas que se baseiam em vegetais e de como promovem saciedade. Todavia, com planejamento adequado e boas estratégias na escolha dos alimentos, uma dieta vegetariana/vegana pode atender às necessidades durante pe-ríodos de treinos e em provas no esporte.

Tabela 38.3	Prescrição alimentar vegana com 2.500 kcal.
Refeição	**Ingredientes**
Café da manhã: banana *oatmeal*	• Aveia em flocos: ½ xícara (não cozida) • Leite de coco pronto para beber, sem açúcar: 250 mℓ • Banana: 1 unidade (75 g) • Castanha do Brasil: 1 unidade • Semente de linhaça moída: 1 colher de sopa • Sementes de abóbora: 1 colher de sopa
Almoço: *bowl* asiático	• Couve picada: 1 xícara • Cenoura picada: 1 média • Pepino picado: 1½ xícara • Alga *wakame* seca: 1 g, polvilhada • Macarrão de arroz: 60 g (peso cru) • Edamame: 1 xícara dos grãos cozidos • Óleo de gergelim: 1 colher de sopa • Gengibre, alho, pimenta a gosto
Pós-treino: *smoothie* vermelho	• Água de coco: 250 mℓ • Açaí: 100 g • Proteína isolada de arroz: 30 g de proteína total
Jantar: grão-de-bico e batata-doce ao *curry*	• Grão-de-bico cozido: 1 xícara (120 g) • *Tofu* coagulado com sulfato de cálcio: 150 g • Batata-doce cozida: 60 g • Arroz integral: 3 colheres de sopa (60 g) • Tomate: 1 unidade pequena • Cebola roxa: 40 g • Alho: 1 dente • Azeite de oliva: 1 colher de sopa • Levedura nutricional (enriquecida com B$_{12}$): 1 colher de sopa • *Curry* a gosto
Ceia: mingau de aveia com morango	• Morango: 5 unidades • Bebida vegetal não enriquecida: 200 mℓ • Proteína isolada de arroz: 25 g de proteína • Aveia em flocos: 2 colheres de sopa

Calorias totais: 2.547 kcal; proteínas: 141 g; carboidratos: 346 g; gorduras: 74 g; cálcio: 1.262 mg; ferro: 32 mg; zinco: 13 mg; B$_{12}$: 2,4 µg; B9: 620 mg; fibras: 60 g. Adaptada de Rogerson, 2017.[26]

Referências bibliográficas

1. Vegan Society. Definition of veganism. Disponível em: https://www.vegansociety.com/go-vegan/definition-veganism. Acesso em: 03 mai 2018.

2. Barnard ND, Levin SM, Yokoyama Y. Research: a systematic review and meta-analysis of changes in body weight in clinical trials of vegetarian diets. Journal of the Academy of Nutrition and Dietetics. 2015;115:954-69.

3. Olrich MJ, Fraser GE. Vegetarian diets in the Adventist Health Study 2: a review of initial published findings. The American Journal of Clinical Nutrition. 2014;100(1):353S-8S.

4. Ornish D, Scherwitz LW, Billings JH et al. Intensive lifestyle changes for reversal of coronary heart disease. Journal of the American Medical Association. 1998;280(23):2001-7.

5. Schmidt T, Wijga A, Von Zur Mühlen A et al. Changes in cardiovascular risk factors and hormones during a comprehensive residential three month kriya yoga training and vegetarian nutrition. Acta Physiol Scand Suppl. 1997;640:158-62.

6. Powers SK, Jackson MJ. Exercise-induces oxidative stress: cellular mechanisms and impact on muscle force production. Physiol Rev. 2008;88:1243Y76.

7. Berning JR. The vegetarian athlete. In: Maughan RJ. The encyclopaedia of sports medicine: an ioc medical commission publications, sports nutrition. United Kingdom: Wiley; 2014. Pp. 382-91.

8. Appleby PN, Key TJ. The long-term health of vegetarians and vegans. Proc Nutr Soc. 2016;75:287-93.

9. Marsh K, Zeuschner C, Saunders A. Health implications of a vegetarian diet: a review. Am J Life Med. 2012;6:250-67.

10. Clarys P, Deliens T, Huybrechts I et al. Comparison of nutritional quality of the vegan, vegetarian, semi-vegetarian, pesco-vegetarian and omnivorous diet. Nutrients. 2014;6(3):1318-32.

11. Key TJ, Fraser GE, Thorogood M et al. Mortality in vegetarians and nonvegetarians: detailed findings from a collaborative analysis of 5 prospective studies. Am J Clin Nutr. 1999;70(suppl):516S.

12. Key TJ, Davey GK, Appleby PN. Health benefits of a vegetarian diet. Proc Nutr Soc. 1999;58:271.

13. Fraser GE. Associations between diet and cancer, ischemic heart disease, and all-cause mortality in non-Hispanic white California Seventh-day Adventists. Am J Clin Nutr. 1999;70(suppl):532S.

14. Dinu M, Abbate R, Gensini GF et al. Vegetarian, vegan diets and multiple health outcomes: a systematic review with meta-analysis of observational studies. Crit Rev Food Sci Nutr. 2017;57(17):3640-9.

15. Fuhrman J, Ferreri DM. Fueling the vegetarian (vegan) athlete. Curr Sports Med Rep. 2010;9(4):233-41.

16. Szeto YT, Kwok TC, Benzie IF. Effects of a long-term vegetarian diet on biomarkers of antioxidant status and cardiovascular disease risk. Nutrition. 2004;20(10):863-6.

17. Venderley AM, Campbell WW. Vegetarian diets: nutritional considerations for athletes. Sports Med. 2006;36(4):293-305.

18. Trapp D, Knez W, Sinclair W. Could a vegetarian diet reduce exercise-induced oxidative stress? A review of the literature. J Sports Sci. 2010 Oct;28(12):1261-8.

19. Appleby PN, Key TJ, Thorogood M et al. Mortality in British vegetarians. Public Health Nutr. 2002 Feb; 5(1):29-36.

20. Jäger R, Kerksick CM, Campbell BI et al. International Society of Sports Nutrition Position Stand: protein and exercise. J Int Soc Sports Nutr. 2017 Jun 20; 14:20.

21. Volpi E, Kobayashi H, Sheffield-Moore M et al. Essential amino acids are primarily responsible for the amino acid stimulation of muscle protein anabolism in healthy elderly adults. Am J Clin Nutr. 2003 Aug; 78(2):250-8.

22. Rutherfurd SM, Moughan PJ. Available versus digestible dietary amino acids. Br J Nutr. 2012;108(2): S298-305.

23. Campbell WW, Leidy HJ. Dietary protein and resistance training effects on muscle and body composition in older persons. J Am Coll Nutr. 2007;26:696-703.

24. Helms E, Aragon A, Fitschen P. Evidence-based recommendations for natural bodybuilding contest preparation: nutrition and supplementation. J Int Soc Sports Nutr. 2014;11(1):1.

25. Phillips S, Van Loon LC. Dietary protein for athletes: from requirements to optimum adaptation. J Sports Sci. 2011;29:29-38.

26. Rogerson D. Vegan diets: practical advice for athletes and exercisers. J Int Soc Sports Nutr. 2017;14(36): 1-15.

27. Wilson J, Wilson GJ. Contemporary issues in protein requirements and consumption for resistance trained athletes. J Int Soc Sports Nutr. 2006;3:7-27.

28. Purpura M, Lowery RP, Joy JM. A comparison of blood amino acid concentrations following ingestion of rice and whey protein isolate: a double-blind, crossover study. J Nutr Health Sci. 2014;1:306.

29. Witard OC, Jackman SR, Breen L *et al.* Myofibrillar muscle protein synthesis rates subsequent to a meal in response to increasing doses of whey protein at rest and after resistance exercise. Am J Clin Nutr. 2014;99(1):86-95.

30. van Vliet S, Burd NA, van Loon LJ. The skeletal muscle anabolic response to plant- *versus* animal-based protein consumption. J Nutr. 2015;45(9):1981-91.

31. Joy JM, Lowery RP, Wilson JM *et al.* The effects of 8 weeks of whey or rice protein supplementation on body composition and exercise performance. Nutr J. 2013;12:86.

32. Brown EC, DiSilvestro RA, Babaknia A *et al.* Soy *versus* whey protein bars: effects on exercise training impact on lean body mass and antioxidant status. Nutr J. 2004;3:22.

33. Kaaks R. Nutrition, insulin, IGF-1 metabolism and cancer risk: a summary of epidemiological evidence. Novartis Found Symp. 2004;262:247Y60.

34. Potgieter S. Sport nutrition. A review of the latest guidelines for exercise and sport nutrition from the American College of Sport Nutrition, the International Olympic Committee and the International Society for Sports Nutrition. S Afr J Clin Nutr. 2013;26(1):6-16.

35. Rosell MS, Lloyd-Wright Z, Appleby PN. Long-chain n- 3 polyunsaturated fatty acids in plasma in British meat-eating, vegetarian, and vegan men. Am J Clin Nutr. 2005;82(2):327.

36. Thomas DT, Erdman KA, Burke LM. Position of the Academy of Nutrition and Dietetics, Dietitians of Canada, and the American College of Sports Medicine: Nutrition and Athletic Performance. J Acad Nutr Diet. 2016;116(3):501-28.

37. Gerster H. Can adults adequately convert w-linolenic acid (18:3 nw3) to eicosapentaenoic acid (20:5 nw3) and docosahexaenoic acid (22:6 nw3)? Int J Vitam Nutr Res. 1998;68:159-73.

38. Singer P, Berger I, Wirth M *et al.* Slow desaturation and elongation of linoleic and alpha-linolenic acids as a rationale of eicosapentaenoic acid-rich diet to lower blood pressure and serum lipids in normal, hypertensive and hyperlipemic subjects. Prostaglandins Leukot Med. 1986;24:173-93.

39. Sanders T. Essential fatty acid requirements of vegetarians in pregnancy, lactation, and infancy. Am J Clin Nutr. 1999;70:555S-9S.

40. Davis BC, Kris-Etherton PM. Achieving optimal essential fatty acid status in vegetarians: current knowledge and practical implications. Am J Clin Nutr. 2003;78:640S-6S.

41. Bailey N. Current choices in omega 3 suplementation. Br Nutr Foundation. 2009;34:85-9.

42. Truswell AS. Vitamin B12. Nutr Diet. 2007;64(4):S120-5.

43. Andrès E, Dali-Youcef N, Vogel T *et al.* Oral cobalamin (vitamin B12) treatment: an update. Int J Lab Hematol. 2008;31(1):1-8.

44. Gledhill N, Warburton D, Jamnik V. Haemoglobin, blood volume, cardiac function, and aerobic power. Can J Appl Physiol. 1999;24(1):54-65.

45. Haddad EH, Berk LS, Kettering JD *et al.* Dietary intake and biochemical, hematologic, and immune status of vegans compared with nonvegetarians. Am J Clin Nutr. 1999;70(suppl):586S.

46. Larsson CL, Johansson GK. Dietary intake and nutritional status of young vegans and omnivores in Sweden. Am J Clin Nutr. 2002;6:100.

47. Ball MJ, Bartlett MA. Dietary intake and iron status of Australian vegetarian women. Am J Clin Nutr. 1999;70:353.

48. Reddy S, Sanders TA. Haematological studies on pre-menopausal Indian and Caucasian vegetarians compared with Caucasian omnivores. Br J Nutr. 1990;64:331.

49. Harman SK, Parnell WR. The nutritional health of New Zealand vegetarian and non-vegetarian Seventh-day Adventists: selected vitamin, mineral and lipid levels. N Z Med J. 1998 Mar 27;111(1062):91-4.

50. Helman AD, Darnton-Hill I. Vitamin and iron status in new vegetarians. Am J Clin Nutr. 1987 Apr;45(4): 785-9.

51. Snyder AC, Dvorak LL, Roepke JB. Influence of dietary iron source on measures of iron status among female runners. Med Sci Sports Exerc. 1989 Feb;21(1):7-10.

52. Donovan UM, Gibson RS. Iron and zinc status of young women aged 14 to 19 years consuming vegetarian and omnivorous diets. J Am Coll Nutr. 1995 Oct;14(5):463-72.

53. Burden RJ, Morton K, Richards T *et al.* Is iron treatment beneficial in iron-deficient but non-anaemic (IDNA) endurance athletes? A systematic review and meta-analysis. Br J Sports Med. 2015;49(21):1389-97.

54. Barr SI, Rideout CA. Nutritional considerations for vegetarian athletes. Nutrition. 2004;20(7-8):696-703.

55. Institute of Medicine (US) Panel on Micronutrients. Dietary reference intakes for vitamin a, vitamin k, arsenic, boron, chromium, copper, iodine, iron, manganese, molybdenum, nickel, silicon, vanadium, and zinc. Washington (DC): National Academies Press (US); 2001.

56. Kelly C. Can excess iron increase the risk for coronary heart disease and cancer? Nutr Bull. 2002;27(3): 165-79.

57. Toyokuni S. Role of iron in carcinogenesis: cancer as a ferrotoxic disease. Cancer Sci. 2009;100(1):9Y16.

58. Sandström B. Bioavailability of zinc. Eur J Clin Nutr. 1997;51(1):S17-9.

59. Hunt J. Moving toward a plant- based diet: are iron and zinc at risk? Nutr Rev. 2002;60(5):127-34.

60. Ross AC, Taylor CL, Yaktine AL *et al*. Dietary reference intakes for calcium and vitamin D. Washington (DC): National Academies Press (US); 2011.

61. Burckhardt P. The role of low acid load in vegetarian diet on bone health: a narrative review. Swiss Med Wkly. 2016 Feb 22;146:w14277.

62. Kohlenberg-Mueller K, Raschka L. Calcium balance in young adults on a vegan and lactovegetarian diet. J Bone Miner Metab. 2003;21:28-33.

63. Weaver CM. Choices for achieving adequate dietary calcium with a vegetarian diet. Am J Clin Nutr. 1999;70(Suppl.):543SY8S.

64. Boldt P, Knechtle B, Nikolaidis P. Quality of life of female and male vegetarian and vegan endurance runners compared to omnivores – results from the NURMI study (step 2). J Int Soc Sports Nutr. 2018;15(1):33.

65. Eisinger M, Plath M, Jung K *et al*. Nutrient intake of endurance runners with ovo-lacto-vegetarian diet and regular western diet. Z Ernahrungswiss. 1994; 33(3):217-29.

66. Craddock JC, Probst YC, Peoples GE. Vegetarian and Omnivorous Nutrition – Comparing Physical Performance. Int J Sport Nutr Exerc Metab. 2016;26(3): 212-20.

67. Ferreira LG, Burini RC, Maia AF. Dietas vegetarianas e desempenho esportivo. Rev Nutr. 2006;19(4):469-77.

68. Carr AJ, Hopkins WG, Gore CJ. Effects of acute alkalosis and acidosis on performance. Sports Med. 2011;41(10):801-14.

69. Lynch HM, Wharton CM, Johnston CS. Cardiorespiratory fitness and peak torque differences between vegetarian and omnivore endurance athletes: a cross-sectional study. Nutrients. 2016;8(11).

70. Kreider RB, Kalman DS, Antonio J *et al*. International Society of Sports Nutrition position stand: creatine supplementation and exercise. J Int Soc Sports Nutr. 2017 Jun 13;14:18.

71. Cooper R, Naclerio F, Allgrove J, Jimenez A. Creatine supplementation with specific view to exercise/sports performance: an update. J Int Soc Sports Nutr. 2012 Jul 20;9(1):33.

72. Bloch K, Schonheimer R. The biological precursors of creatine. J Biol Chem. 1941;138:167.

73. Heymsfield SB, Arteaga C, McManus C *et al*. Measurement of muscle mass in humans: validity of the 24-hour urinary creatinine method. Am J Clin Nutr. 1983;37(3):478-94.

74. Williams MH, Branch JD. Creatine supplementation and exercise performance: an update. J Am Coll Nutr. 1998;17(3):216-34.

75. Williams MH, Kreider RB, Branch JD. Creatine: the power supplement. 2.ed. Human Kinetics, 1999.

76. Burke DG, Chilibeck PD, Parise G. Effect of creatine and weight training on muscle creatine and performance in vegetarians. Med Sci Sports Exerc. 2003;35(11):1946-55.

77. Lukaszuk JM, Robertson RJ, Arch JE *et al*. Effect of creatine supplementation and a lacto-ovo-vegetarian diet on muscle creatine concentration. Int J Sport Nutr Exerc Metab. 2002;12(3):336-48.

78. Harris RC, Soderlund K, Hultman E. Elevation of creatine in resting and exercised muscle of normal subjects by creatine supplementation. Clin Sci. 1992; 83(3):367-74.

79. Shomrat A, Weinstein Y, Katz A. Effect of creatine feeding on maximal exercise performance in vegetarians. Eur J Appl Physiol. 2000;82(4):321-5.

80. Wieder RA. The effects of creatine supplementation on muscle performance during the transition from an omnivorous diet to a lacto-ovo-vegetarian diet. Florida: Florida State University, 2010. 61 p. Dissertação (Mestrado). College of Human Sciences from Florida State University, 2010.

Parte 11

Gastronomia Funcional

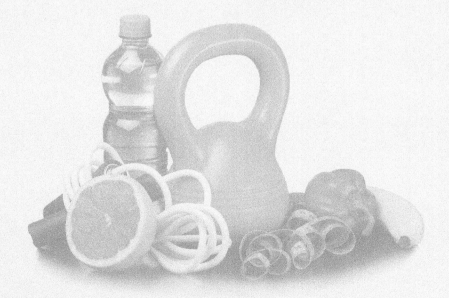

39 Técnica Dietética e Gastronomia Funcional, 659

capítulo 39

Técnica Dietética e Gastronomia Funcional

Wagner dos Reis

Introdução

Os radicais livres são qualquer espécie molecular altamente reativa que contém elétrons desemparelhados na sua última camada eletrônica, que podem doar ou receber um elétron de outras moléculas, comportando-se como agentes oxidantes ou redutores.[1,2]

Os radicais livres e as espécies reativas de oxigênio (ERO) podem ser produzidos nas membranas e citoplasma celulares[3], mas são produzidos em larga escala nas mitocôndrias durante o processo de produção de energia na cadeia transportadora de elétrons.[4]

Conforme Gomes *et al.*[5], ERO produzidas durante o exercício físico têm um papel essencial na adaptação muscular induzida pelo exercício. Parte dessas espécies reativas podem ser neutralizadas por meio da própria atividade física que, por si só, pode aumentar a expressão e a atividade de enzimas antioxidantes.[6] Entretanto, uma produção aumentada de radicais livres pode levar ao surgimento de estresse oxidativo, evento caracterizado por um desequilíbrio entre a síntese de ERO e a capacidade antioxidante corporal.[7]

O estresse oxidativo está associado com diferentes perturbações orgânicas como envelhecimento celular, oxidação de lipídios e proteínas, com consequente alteração de suas estruturas e funções[2], inflamação (principalmente a inflamação crônica proveniente da fase secundária da lesão muscular induzida pelo exercício)[8,9], prejuízo no desempenho esportivo, redução do volume do treino e *overtraining*.[10]

Considerando tais informações, e que o estresse oxidativo e a inflamação crônica levam ao aumento de perda de músculo esquelético, perda de força e deficiências funcionais[11], a aplicação dos conceitos que regem a gastronomia funcional se torna importante, proporcionando ao atleta a possibilidade de consumo de uma alimentação balanceada e equilibrada nutricionalmente, rica em compostos bioativos antioxidantes e anti-inflamatórios, que auxiliará na melhora do desempenho esportivo, recuperação muscular e no alcance da vitalidade positiva.

Nesse sentido, este capítulo abordará os fundamentos da gastronomia funcional aplicada à prática esportiva, com o intuito de contribuir para a evolução da atuação clínica do nutricionista e, assim, auxiliar os atletas e desportistas no desenvolvimento da habilidade de preparar seus alimentos usando a técnica dietética mais adequada, assegurando o aproveitamento da maior parte de nutrientes e compostos bioativos essenciais para a sua saúde.

Conceitos gerais

A escolha de um alimento não se baseia somente em seu valor nutricional, mas também na representatividade que esse alimento tem para quem o consome, em suas marcas culturais e no prazer que proporciona quando em contato com os diversos sentidos corporais. Comer é um ato prazeroso! Santos[12], em sua obra intitulada *A alimentação e seu lugar na história: os tempos da memória gustativa*, define "comer" como um ato social, que consiste em atitudes ligadas aos costumes e tradições.

No contexto da nutrição (ciência que se ocupa dos alimentos, nutrientes e seus compostos bioativos, sua ação, interação, balanço em relação à saúde e à enfermidade, assim como os processos por meio dos quais o organismo absorve, transporta, utiliza e excreta seus resíduos[13]), para a elaboração de um cardápio específico destinado a um restaurante ou culinária doméstica, ou ainda de um plano alimentar para determinada finalidade, é necessário ter uma visão mais ampla da apresentação final do alimento preparado com uso de diferentes técnicas. É preciso considerar, portanto, o alimento como ingrediente isolado, com todas as suas propriedades nutricionais e as possíveis associações com outros alimentos, mantendo o equilíbrio de textura, cores, aromas e sabores. E é nessa construção do equilíbrio do prato final elaborado que a gastronomia tem um papel relevante.

O vocábulo "gastronomia" é de origem grega, composto de *gaster* (ventre, estômago), *nomo* (lei) e do sufixo *-ia*, cujo significado etimológico é "o estudo das leis do estômago". Esse termo foi criado pelo poeta e viajante *Arkhestratus*, nascido na Sicília e contemporâneo de Aristóteles (384 a 322 a.C), que relatou de maneira metódica suas experiências e descobertas culinárias, em sua obra *Hedypatheia* (*Tratado dos prazeres*).[14]

No final do século 18, a palavra voltou à tona por meio do francês Brillat-Savarin, um apaixonado pelos prazeres da mesa. Ele definiu a gastronomia como o conhecimento fundamentado em tudo o que se refere ao homem, na medida em que este se alimenta.[15] Assim, a gastronomia tem como focos a saúde, o prazer, o comportamento diante dos alimentos e hábitos culturais.[16] Pode, também, estar relacionada à classificação e à qualidade das substâncias presentes nos alimentos, à arte de prepará-los e à facilidade de venda pelos preços mais justos[15], de forma sustentável.

Embora a gastronomia estude o que se come, como o alimento é ingerido (cru, cozido, assado, frito ou grelhado) e a técnica de preparo utilizada para a sua conservação[15], nem sempre há uma distinção de quem está consumindo, ou seja, o prato é elaborado para qualquer pessoa que queira experimentá-lo, sem considerar a individualidade, o que não ocorre na gastronomia funcional. Esta tem por definição "a união da produção alimentar observando-se tendências multiculturais com a utilização de conhecimento científico, bioquímico, químico, fisiológico e genético, viabilizada pela técnica dietética, para preservação dos aspectos nutricionais dos alimentos".[17]

No âmbito do exercício físico, a aplicação da prática gastronômica funcional é muito útil, pois possibilita ao atleta e desportista ter uma alimentação que atenda à sua demanda energética, rica em compostos antioxidantes[18] e anti-inflamatórios[19], além de nutrientes que contribuem na modulação da saúde intestinal[20], recuperação muscular[8,21], melhora do desempenho esportivo e função mitocondrial.[22]

Cozinha

Escolha de alimentos | Industrializados, *in natura*, minimamente processados ou orgânicos?

Na maioria das vezes, o preparo dos alimentos é feito pelos próprios atletas ou desportistas que, devido à praticidade, acabam consumindo muitos alimentos processados, ricos em açúcar, gordura, sal, aditivos químicos, corantes e conservantes. Segundo a Pesquisa de Orçamento das Famílias (POF) 2008-2009[23], realizada pelo Instituto Brasileiro de Geografia e Estatística (IBGE), a média de ingestão de sódio pela população brasileira ultrapassa 3.200 mg/dia, embora a recomendação atual da Organização Mundial da Saúde (OMS) seja menos de 2.000 mg/dia. Esse consumo de sódio é maior entre os jovens, que em geral consomem mais alimentos industrializados.

Considerando um novo cenário de doenças no Brasil, caracterizado pela redução da incidência de doenças agudas e aumento da prevalência de doenças crônicas como obesidade, diabetes e dislipidemias, foi publicado em 2014 um novo Guia Alimentar para a População Brasileira.[24] Esse instrumento, usado para apoiar e incentivar práticas alimentares saudáveis nos âmbitos individual e coletivo, onde se incluem os atletas e desportistas, propõe que:

- Os *alimentos in natura* (alimentos adquiridos para consumo sem que tenham sofrido qualquer alteração após deixarem a natureza) *ou minimamente processados* (alimentos *in natura* que, antes de sua aquisição, foram submetidos a alterações mínimas) *sejam a base da alimentação*
- O uso de *alimentos processados* (produtos fabricados essencialmente com a adição de sal ou açúcar, incluindo conservas, frutas em caldas, queijos e pães feitos de farinha de trigo) *deve ser limitado*
- Os *alimentos ultraprocessados* (produzidos por indústrias de grande porte, ao longo de diversas etapas e empregando técnicas de processamento, com uma grande quantidade de sal, açúcar, óleos, gorduras e aditivos alimentares) *devem ser evitados*.

No Brasil, comer fora de casa está associado ao aumento do consumo de alimentos ultraprocessados, incluindo refrigerantes, doces e *fast food*.[25] Bielemann *et al.*[26] realizaram um estudo para avaliar o consumo de alimentos ultraprocessados, os fatores associados e a sua influência na ingestão de nutrientes em adultos jovens. Concluíram que o elevado consumo de alimentos ultraprocessados e sua relação positiva com a ingestão de sódio, colesterol e gorduras pedem intervenções visando a redução da ingestão desse grupo de alimentos. Um estudo de coorte francês (NutriNet-Santé) publicado recentemente[27], que acompanhou 104.980 participantes por 8 anos (2009-2017), identificou que um aumento de 10% na proporção de alimentos ultraprocessados na dieta (incluindo pães, *snacks* doces ou salgados, produtos de confeitaria, refrigerantes e outras bebidas açucaradas, *nuggets*, embutidos, macarrão instantâneo, refeições prontas congeladas e outros produtos alimentares produzidos a partir de açúcares, óleos e gorduras) foi associado a aumentos significativos do risco de desenvolvimento de câncer (12% no risco de cânceres em geral e 11% no risco de câncer de mama).

Além da redução do consumo de alimentos industrializados, a preferência por alimentos orgânicos pelo atleta também é uma atitude que contribuiu para minimizar o consumo de toxinas exógenas. Os alimentos organicamente produzidos resultam de um sistema de produção de alimentos, processamento e embalagem, que exclui os produtos sintéticos e químicos em todas as suas etapas.[28] Portanto, são isentos de corantes, conservantes, aromatizantes e emulsificantes, drogas veterinárias, hormônios, antibióticos, organismos geneticamente modificados e agrotóxicos.

Embora faltem estudos de intervenção a longo prazo com o objetivo de identificar as possíveis associações entre o consumo de alimentos orgânicos e a saúde, alguns estudos evidenciam que o consumo de alimentos orgânicos pode reduzir o risco de doenças alérgicas, sobrepeso e obesidade.[29] Uma investigação transversal que incluiu 8.174 participantes do estudo NutriNet-Santé mostrou que um maior consumo de alimentos orgânicos estava associado a uma menor probabilidade de ter síndrome metabólica.[30] Um estudo mais antigo, incluindo 400 consumidores de alimentos orgânicos, mostrou que 98,8% perceberam melhorias na saúde em decorrência desse consumo.[31]

Considerando essas informações e a exposição constante à poluição ambiental (ambiente de treino e provas), aditivos químicos e metais pesados (uso de suplementos alimentares), agrotóxicos e outras substâncias (alimentação convencional), todo atleta e desportista precisa ficar atento às suas escolhas alimentares para reduzir o contato do organismo com substâncias indesejáveis (xenobióticos) e, assim, evitar o prejuízo do desempenho esportivo e o surgimento de doenças. Münzel e Daiber[32] expõem que estressores ambientais como a exposição ao ruído do trânsito, a poluição do ar e metais pesados ativam o eixo hipotálamo-hipófise-adrenocortical e o sistema nervoso simpático, com subsequente surgimento de inflamação e estresse oxidativo.

Conhecimentos básicos

Para o preparo dos alimentos, são essenciais alguns conhecimentos para garantir a perfeição do produto final. Nesse sentido, o processo envolve conhecimentos sobre os tipos de cortes de alimentos, utensílios, métodos de cocção e técnicas dietéticas que auxiliem no melhor aproveitamento de nutrientes e compostos bioativos, ao mesmo tempo em que reduzam a produção de substâncias nocivas à saúde, como os produtos de reação de *Maillard*. Aqui, serão apresentadas informações básicas que nortearão as melhores escolhas e servirão tanto de estímulo para os iniciantes da arte culinária como de aprimoramento prático àqueles com experiência prévia nesse processo.

Tipos de cortes de vegetais

Durante o pré-preparo, a dúvida sobre qual tipo de corte fazer nos vegetais é comum. Saber diversificar os tipos de cortes é fundamental para a estética e apresentação do prato final, além de conduzir ao preparo de refeições mais atrativas e, consequentemente, mais saborosas.[33] Em resumo, cortar os vegetais em tamanhos regulares permite seu cozimento por igual, além de contribuir para a harmonia e beleza do prato – sinônimos de cuidado e capricho com a preparação executada. Na Tabela 39.1 estão relacionados os principais cortes de vegetais e as respectivas representações gráficas com as dimensões desses cortes.

Utensílios domésticos

Ao longo dos anos, surgiu uma diversidade de utensílios domésticos, dos mais variados materiais. O livro de receitas culinárias "Dona Benta – Comer Bem", considerado desde 1940 a bíblia da culinária brasileira, relata a existência de utensílios de ferro, cobre, alumínio, níquel, pedra, porcelana, ferro-ágata e vidro inquebrável. Nas edições a partir de 1991, os utensílios de aço e *teflon* foram incluídos, além da substituição da expressão "vidro inquebrável" por *pirex* e da sugestão do uso de utensílios de plástico, na cozinha. Já na 76ª edição, em 2004, foram mencionados utensílios de aço inoxidável e vidro temperado.[35]

Dessa maneira, na escolha dos utensílios, devem ser considerados os tipos de materiais, uma vez que alguns possuem particularidades que serão discutidas mais à frente. Para auxiliar na escolha e aquisição, a Tabela 39.2 apresenta uma relação de utensílios comumente utilizados. Todavia, as escolhas desses utensílios, assim como

662 Parte 11 • Gastronomia Funcional

Tabela 39.1 Principais cortes de vegetais e suas dimensões.

Tipo de corte	Definição e técnica de base	Representação gráfica
Pont neuf	Cortar o vegetal, no sentido do comprimento, em lâminas de 1 cm de espessura e, finalmente, em bastões regulares de 1 cm de seção transversal e 7 cm de comprimento. Dá origem às lâminas de *Paysanne*	
Bastão (*bâtonnet*)	Bastões regulares de 5 mm de seção transversal e 5 cm de comprimento. Dá origem aos cubos de *macedoin*	
Palito	Bastões regulares de 2,5 a 4 mm de seção transversal e 5 cm de comprimento. Dá origem aos cubos de *brunoise*	
Julienne	Corta-se os legumes em fatias longitudinais, e depois em bastões com 3 mm × 3 mm × 2,5 cm (julienne comum) ou 3 mm × 3 mm × 5 cm (julienne longa)	
Paysanne	Lâminas finas de 1 cm de lado	
Cubos	Cubos pequenos: 6 mm de lado Cubos médios: 9 mm de lado Cubos grandes: 1,5 cm de lado	
Macedoin	Cubos regulares de 4 a 5 mm de seção transversal	
Brunoise	Cubos regulares de 2 a 2,5 mm de seção transversal	
Chiffonade	Corte de qualquer espessura (preferencialmente fina) usado para fatiar folhas como couve, almeirão e alface	–

Adaptada de Brasil, 2016[33]; Sebess, 2009.[34]

Capítulo 39 • Técnica Dietética e Gastronomia Funcional **663**

Tabela 39.2	Principais utensílios utilizados na cozinha.
Categoria	**Descrição**
Facas	Conjunto de facas com três tamanhos: faca para desossar, faca para legumes, faca para pães
Louças, talheres e copos	Pratos (mesa, sopas, sobremesa), xícaras (chá, café), tigelas individuais para sobremesa, garfos (mesa, peixe, sobremesa), colheres (café, chá, sobremesa, sopa), facas (mesa e sobremesa), saladeiras, molheiras, travessas para servir, copos e taças (água, sucos e vinhos), jarras para água e sucos
Panelas, assadeiras e formas	Panelas [pequena (1 ℓ), média (2 a 4 ℓ) e grande (6 a 8 ℓ)], frigideiras [pequena (15 cm) e grande (25 cm)], panela de pressão, assadeiras retangulares e redondas (diferentes tamanhos), formas redondas com aro removível (diferentes tamanhos), formas para bolos (com furo no meio)
Diversos	Escorredor para massas e arroz, peneiras, tigelas de diferentes tamanhos, potes para armazenar alimentos crus, espremedor de alho, limão e batatas, cortador de ovos cozidos, descascador de legumes, funil, pincel para dourar massas, rolo para abrir massas, tábua para cortar legumes e carnes, concha, escumadeira, colheres de servir e para preparar alimentos quentes (silicone), espátula, garfo longo, pinça longa para assados, espátula para raspar tigelas e panelas ("pão-duro"), *fouet*, escorredor de pratos, carretilha para massas, vasilhas e potes de vidro com tampa, travessas de vidro temperado, medidores de volume e massa (xícaras e colheres), jarras de vidro com graduação, copo medidor de vidro, termômetros de cozinha, balança de cozinha
Utensílios de cozinha profissional	Mandolim, boleador, zester (utensílio que tira facilmente a casca do limão ou de outra fruta cítrica), faca de cozinha, faca de picar, faca de *chef*, chaira (amolador de facas), cutelo, *chinois*, aros de diversos tamanhos, ramequin

Adaptada de Sebess, 2009[34]; Simões, 2008.[35]

as quantidades de cada um, serão diferentes de indivíduo para indivíduo, variando conforme a necessidade e as habilidades na cozinha.

Considerando os utensílios listados anteriormente, recomenda-se não utilizar os de plástico, por serem fontes de bisfenol A (BPA), um disruptor endócrino que imita a ação de hormônios estrogênios, andrógenos e tireoidianos.[36] A Tabela 39.3 mostra as principais fontes de exposição ao BPA.

Sabendo-se que os azeites, por exemplo, são comercializados em embalagens plásticas, metálicas ou de vidro, a melhor escolha seria a última. A análise da presença de BPA em azeites, realizada por Abou Omar *et al.*[38], reforça esse raciocínio de escolha. Entre as 27 amostras analisadas, foram encontrados níveis mais elevados de BPA em amostras de azeite armazenados em embalagens plásticas *versus* não plásticas (333 *vs.* 150 µg/kg, p = 0,006), e em amostras com um tempo de armazenamento em embalagens plásticas superior a 1 ano, em comparação com aquelas armazenadas por menos tempo (452 *vs.* 288 µg/kg, p = 0,008). Conforme os autores, se for considerada a quantidade mais alta detectada em uma das amostras (0,78 µg/g de azeite) e um consumo médio de 5 mℓ por um adulto pesando 70 kg, a quantidade de BPA ingerida ao dia será de 0,056 µg por kg de peso corporal, o que contribuirá com aproximadamente 1,38% da ingestão diária tolerável (4 µg por kg de peso corporal), recomendada pela Agência Europeia de Segurança Alimentar. Porém, é importante ressaltar que esse percentual pode ser bem maior, uma vez que o consumo diário de azeite pela população ultrapassa 5 mℓ.

A exposição ao BPA tem sido associada ao desenvolvimento de obesidade e diabetes melito tipo 2[39,40], hipertensão[41], estresse oxidativo[42], infertilidade[43,44], síndrome do ovário policístico[45], perda óssea[46], carcinogênese, inflamação, distúrbios do sistema nervoso e alterações imunológicas.[47]

Utensílios de alumínio, por sua vez, permitem a migração desse metal para os alimentos, a qual é influenciada por diversos fatores como a qualidade da liga de alumínio, o tempo de uso do utensílio, o tempo da duração da cocção dos alimentos, o pH do alimento (ácido) e a presença de sal

Tabela 39.3	Principais fontes de exposição de BPA e concentrações.
Fontes de contaminação de BPA	**Concentração de BPA**
Ambiente aquático	8.000 a 21.000 ng/ℓ
Ar	0,002 a 0,208 ng/ℓ
Poeira	800 a 10.000 ng/g
Papel térmico	54.000 a 79.000 ng/cm^2
Carnes	17 a 602 ng/g
Peixe	5 a 109 ng/g
Frutas e legumes	9 a 76 ng/g
Bebidas	1 a 18 ng/g
Produtos lácteos	21 a 43 ng/g
Fórmula infantil	0,1 a 13 ng/g
Latas	2 a 82 ng/g
Plásticos	0,2 a 26 ng/g
Materiais dentários	13.000 a 30.000 ng

Adaptada de Caporossi e Papaleo, 2017.[37]

ou açúcar.[48,49] Um estudo testou 42 utensílios de alumínio de 10 países em desenvolvimento na África, Ásia e América Central, avaliando o potencial para liberar metais durante o cozimento. Este foi feito com uma solução de ácido acético (4% vol./vol.) que simula a cocção de molho de tomate. Em cada porção analisada (solução), foram detectadas 125 mg de alumínio, um conteúdo equivalente a mais de 6 vezes a ingestão tolerável estabelecida pela OMS (20 mg/dia para um adulto de 70 kg). Essa quantidade foi encontrada nas soluções provenientes de 95% dos utensílios. Além disso, em média foram detectados 10 μg de arsênio, mais de 1 μg de cádmio e chumbo em porções provenientes de 55, 31 e 36% dos utensílios avaliados, respectivamente.[50]

Nesse contexto, o estado oxidativo e os danos ao DNA foram avaliados em 96 indivíduos do sexo masculino expostos ao alumínio. Os resultados mostraram uma correlação positiva estatisticamente significativa entre os níveis séricos de alumínio e a concentração de 8-hidroxi-2'-desoxiguanosina (8-OHdG) na urina (r = 0,75; p < 0,001), bem como uma correlação negativa estatisticamente significativa entre o alumínio sérico e a capacidade antioxidante total (TAC; r = 0,76 e p < 0,001) em comparação com indivíduos não expostos (n = 96). Esses dados indicam que houve indução de danos ao DNA e estresse oxidativo, respectivamente.[51]

Com relação à migração de chumbo para os alimentos por meio de utensílios domésticos, um caso de intoxicação por esse metal em uma mulher de 55 anos foi relatado por Fralick et al.[52] A concentração de chumbo no sangue era de 3,6 μmol/ℓ, que equivale a 36 vezes o valor máximo de referência (< 0,10 μmol/ℓ). A mulher cozinhava e consumia chá em vasos e canecas de cerâmica vitrificada, cuja análise mostrou um conteúdo de chumbo de 17% somente no esmalte que recobria as superfícies internas e externas dos utensílios. Considerando essa informação, ao adquirir uma panela ou qualquer utensílio de cerâmica, é preciso garantir que seu revestimento seja isento de chumbo, porque a toxicidade associada a esse metal causa manifestações clínicas de dor abdominal, anorexia, constipação intestinal, mialgia, diminuição da libido, irritabilidade, convulsão e anemia.[53]

No trabalho de Manaka et al.[54], a concentração de oligoelementos na água ou no ácido acético após 2 h de ebulição em panelas esmaltadas (panelas de ferro recobertas com esmalte pigmentado) foi baixa ou muito baixa, enquanto as concentrações de alumínio (Al), níquel (Ni) e antimônio (Sb) foram significativamente maiores (p < 0,01). Mesmo assim, considerando os resultados de outros estudos, os autores concluíram que o risco de toxicidade aguda ou crônica associada ao uso de panelas esmaltadas é extremamente baixo e insignificante.

Utensílios de aço inoxidável (inox) são os mais comumente utilizados. A liga de inox é uma combinação do ferro (Fe; 50 a 88%) com cromo (Cr; 11 a 30%) e níquel (Ni; 0 a 31%).[48] A liberação de Ni e Cr a partir de panelas de aço inoxidável para os alimentos foi avaliada por Guarneri et al.[55] Nesse estudo, molho de tomate (pH 4,5) e geleia de limão (pH 2,6) foram cozidos sem ou com um agente quelante (EDTA), por 60 min, em panelas de aço inoxidável 316 18/10 (18% de Cr e 10% Ni) usadas e novas, de três fabricantes diferentes. A liberação de Ni e Cr aumentou com o tempo de cozimento e foi maior nas panelas novas do que nas panelas usadas, independentemente da marca. Em pH mais baixo ou na presença de EDTA, a liberação de Ni e Cr foi cerca de 22 e 45% maior, respectivamente, nas panelas novas. Transpondo os valores para porções individuais de alimentos, verifica-se que 126 g de molho de tomate cozido conteriam 8,1 μg de Ni e 12,3 μg de Cr, enquanto em 35 g de geleia de limão apresentariam 2,7 μg de Ni e 2,6 μg de Cr. Embora esses valores estejam abaixo dos limites críticos para o surgimento de reações alérgicas (67 μg para Ni e 2.500 μg para Cr), e apesar de o uso de utensílios de aço inoxidável ser considerado seguro para a maioria dos indivíduos alérgicos ao Ni e/ou ao Cr, os autores insistem que indivíduos alérgicos ao Ni evitem usar utensílios desse material. Resultados semelhantes foram encontrados por Kamerud et al.[56]

Quintaes et al.[57] avaliaram a migração de minerais de panelas novas de aço inoxidável, pedra-sabão e ferro fundido, comparando com panelas de vidro, durante 11 min de cozimento de arroz polido e molho de tomate, alimentos habitualmente consumidos pela população brasileira. Constatou-se que os alimentos cozidos em panelas de ferro adquirem teor considerável desse metal, enquanto os alimentos preparados em panela de pedra-sabão sofreram acréscimos nas quantidades de cálcio, magnésio e manganês. Os utensílios de ferro fundido e vidro foram considerados os mais adequados, enquanto as panelas de aço inox e pedra-sabão apresentam risco relativamente baixo, desde que se evite seu uso frequente no preparo de alimentos ácidos, devido ao favorecimento de uma maior migração de níquel para os alimentos.

Em resumo, algumas observações essenciais sobre o uso de utensílios domésticos, tendo como foco principal as panelas e seus respectivos materiais, incluem:

- Utensílios de plástico e de alumínio precisam ser evitados
- Panelas de ferro são as que mais liberam esse metal para os alimentos
- Panelas de cerâmica devem ter certificação de ausência de chumbo na composição

- Panelas esmaltadas são seguras para uso, do ponto de vista de migração de metais, principalmente as mais novas (fabricadas após 1985)
- Panelas de aço inoxidável liberam níquel e chumbo, porém essa liberação diminui com o tempo; seu uso é considerado seguro para a maioria das pessoas alérgicas ao níquel e ao cromo (avaliar a individualidade). Antes de usá-las, a prática ideal é ferver água nelas várias vezes, por muitos dias
- Panelas de vidro quase não apresentam interferência de migração de minerais e podem ser uma excelente alternativa, desde que usadas corretamente para evitar acidentes (são frágeis) e perda de alimento (aquecem rápido).

Mise en place

Após escolher o tipo de panela e utensílios a serem utilizados, organizar o ambiente antes do preparo é fundamental para o sucesso do produto final. Nas cozinhas profissionais, isso é traduzido pelo jargão *"mise en place"*, um termo francês que se refere a todos os procedimentos realizados pelos cozinheiros antes de cozinhar, incluindo a alteração física do espaço de trabalho e a separação dos ingredientes, utensílios e equipamentos para que estejam sempre à mão.[58] Esse processo garante uma maior agilidade e o sucesso na execução das receitas, inclusive no ambiente doméstico.

Métodos de cocção e técnicas dietéticas para melhor aproveitamento de nutrientes e compostos bioativos

Nos diferentes métodos de cocção, as alterações químicas e físicas que podem modificar o valor nutricional dos alimentos são influenciadas pelas formas de transferência de calor, temperatura, meio de cocção e duração do processo.[59] Alguns eventos que ocorrem durante o cozimento são imprevisíveis, tais como perda de água e concentração de nutrientes, incorporação de substâncias presentes no meio (p. ex., sal, gordura, aromas e sabores de ervas e especiarias), perda de sabor do próprio alimento para o meio, além da modificação dos teores de nutrientes e da conformação das proteínas.[60] Por isso, a escolha do melhor método de cocção para um alimento específico garante o maior aproveitamento dos seus benefícios. Entre os principais métodos de cocção, destacam-se:[34]

- Assar em forno: cocção em que o alimento é envolvido por ar seco e quente em um ambiente fechado. Usado para carnes, vegetais, massas, pães e bolos
- Banho-maria: técnica usada com alimentos ou preparações delicadas, que não suportam contato direto com o calor. O alimento é colocado em um recipiente que fica dentro de outro contendo água em ebulição. O cozimento é lento
- Cocção a vapor: os alimentos são cozidos em recipientes fechados, expostos ao vapor oriundo de um líquido em ebulição
- Cozinhar *en papillote*: os alimentos são embalados com uma guarnição aromática (ervas e especiarias) em papelmanteiga, para serem cozidos no forno. Esse método favorece uma maior liberação de sabor para o alimento, além de manter sua umidade
- Escalfar: cocção lenta de um alimento (carne ou ave) em meio aquoso (caldo ou água), a uma temperatura abaixo do ponto de ebulição (entre 75 e 85°C), acompanhado de uma guarnição aromática (ervas e especiarias)
- Estufar ou brasear: cozimento em fogo baixo de peças inteiras (vegetais ou carnes) cortadas em pedaços grandes e previamente seladas. Os alimentos ficam cobertos pela metade em um caldo contendo vinho, ervas e especiarias. O cozimento é muito lento
- Fritar: cocção total de um alimento por imersão em óleo quente (180°C), obtendo-se preparações douradas e crocantes. É um método que deve ser pouco utilizado
- Grelhar: uso de uma fonte de calor sob a superfície de cozimento, a qual pode ser eletricidade, gás ou madeira, sendo esta última menos recomendada
- Guisar (*étuver*): cozinhar um alimento (em geral, legumes) com sua própria água, adicionando um pouco de azeite e temperos, em panela tampada
- Refogar: método usado para alimentos em cortes pequenos (carnes e vegetais). Adiciona-se uma pequena quantidade de óleo que se mistura à água que sai do próprio alimento; o cozimento é feito em fogo brando, sem tampar a panela
- Saltear: cocção total ou parcial de um alimento em pequena quantidade de gordura quente, sob agitação da frigideira. É um método de cocção rápida que serve para alimentos crus ou previamente cozidos. A temperatura elevada provoca uma rápida coagulação superficial das proteínas, e isso impede a saída dos sucos internos.

A cocção a vácuo (*sous vide*) é um método contemporâneo, desenvolvido pelo *chef* francês Georges Pralus, na década de 1970. Consiste no cozimento do alimento selado, em embalagens à vácuo apropriadas e à baixa temperatura (inferior a 100°C), por tempo prolongado. As embalagens são colocadas em tanques contendo água aquecida à temperatura constante e, em seguida, rapidamente resfriados.[61] Esse método contribui para a maior preservação dos nutrientes.[62]

Outro método de cocção muito utilizado por sua rapidez é o forno de micro-ondas (MO). Esse forno tem uma válvula (magnetron) geradora de MO. O contato das MO com o alimento rico em água provoca o alinhamento e realinhamento em alta frequência das moléculas de água, culminando na produção de grande quantidade de calor que resulta no cozimento do alimento.[63]

Por fim, tem-se a cocção com *airfryer*, uma tecnologia alternativa para preparar alimentos sem adição de óleo. Consiste em um sistema integrado (turbina e resistência) que movimenta ar quente dentro de um compartimento, cozinhando e assando os alimentos rapidamente, sem a utilização de óleo. Muitas fritadeiras com essa tecnologia adaptada, atualmente disponíveis no mercado, são consideradas alternativas saudáveis para cozinhar. No entanto, seu uso requer cautela porque há poucos estudos sobre os efeitos dessa tecnologia na saúde dos consumidores.[64]

O branqueamento é uma técnica auxiliar para os métodos de cocção. Consiste no pré-tratamento de frutas e hortaliças, envolvendo o contato do alimento com água fervente ou vapor por determinado tempo (geralmente, 1 a 2 min), a uma temperatura preestabelecida, seguido de banho em água gelada para interrupção do cozimento. O objetivo desse método é inativar as enzimas causadoras de deterioração e, consequentemente, evitar as alterações sensoriais e nutricionais associadas, sobretudo durante o congelamento.[65]

Diante desse arsenal de informações acerca do processo produtivo envolvendo a arte gastronômica, é de extrema valia saber aplicar as técnicas dietéticas em favor do melhor aproveitamento de nutrientes e compostos bioativos, e de modo a minimizar os impactos negativos e a produção de substâncias nocivas à saúde, como os produtos de reação de Maillard. A reação de Maillard é uma interação não enzimática, em que há ligação covalente entre os grupos amino livres de aminoácidos e os grupos carbonila de um açúcar redutor, durante o processamento térmico dos alimentos.[66,67]

Essa reação depende de fatores como temperaturas acima de 40°C, pH na faixa de 6 a 8, atividade de água de 0,4 a 0,7, umidade relativa de 30 a 70%, presença de íons de transição (p. ex., Cu^{2+} e Fe^{2+}), e tipos de aminoácidos e açúcar redutor.[68]

Os aminoácidos de configuração L mais reativos são a lisina, glicina, triptofano e tirosina, seguidos da prolina, arginina, leucina, isoleucina, valina, alanina, hidroxiprolina, fenilalanina, metionina, glutamina e asparagina, todos com média reatividade. Os aminoácidos de reatividade fraca são a histidina, treonina, ácido aspártico, ácido glutâmico e cisteína.[69] Quanto ao açúcar, a xilose é o tipo mais reativo, seguido da arabinose, glicose, maltose e frutose.[68]

A reação inicia-se com a formação da base de Schiff que, posteriormente, sofre rearranjos formando os produtos de Amadori (produtos iniciais da reação de *Maillard*; Figura 39.1). Esses produtos apresentam grupos carbonila reativos que se condensam com grupamentos amino primários, gerando os produtos finais da reação de *Maillard*, também conhecidos como produtos finais de glicação avançada (AGE).[66,70]

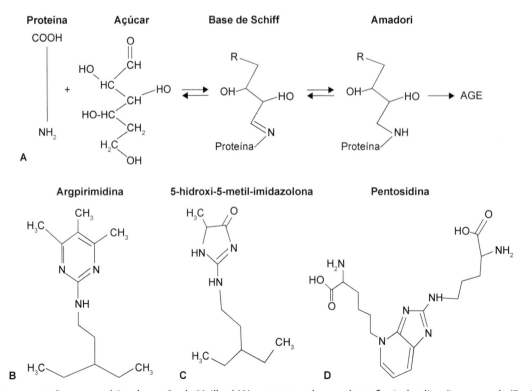

Figura 39.1 Representação esquemática da reação de Maillard (**A**) e estrutura dos produtos finais de glicação avançada (**B** a **D**). Adaptada de Younessi e Yoonessi, 2011.[72]

Endogenamente, os AGE causam sérios danos a aminoácidos, lipídios e nucleotídios, modificando suas estruturas e aumentando a síntese de ERO[71] que, por sua vez, estão relacionadas a danos a membranas celulares e ao DNA, bem como a danos oxidativos e peroxidação lipídica (Figura 39.2). Além disso, os AGE possuem atividade pró-inflamatória e a ligação aos seus receptores (RAGE) resulta na ativação do fator nuclear kappa B (NF-kB), aumentando a expressão de moléculas de adesão e citocinas inflamatórias.[67]

A estrutura química de muitos AGE é desconhecida, devido à sua natureza heterogênea e instável. Mas alguns AGE encontrados em alimentos processados foram estruturalmente definidos, como a pirralina e a N-carboximetilisina (CML)[66], além de argpirimidina, 5-hidro-5-metil-imidazolona e pentosidina (ver Figura 39.1)[72], carboxietilisina, hidroximetilfurfural, vesperlisina A, dímero de glioxal-lisina, dímero metilglioxal-lisina e glicosepana.[67,68]

É importante salientar que a frutose produz AGE endógenos a uma velocidade 7 vezes maior do que a produção de AGE pela glicose; isso aumenta em 100 vezes a produção de ERO, comparativamente ao observado na produção de AGE pela glicose.[71]

No recente estudo de Yu *et al*.[73], pimentão, pimenta vermelha, cebola amarela, cebola roxa, tomate e cenoura foram cozidos no vapor por 10 min, fritos por 5 min ou assados em diferentes temperaturas (200°C por 30 ou 40 min, 250°C por 15 a 20 min, 280°C por 15 min ou 300°C por 10 min). Em relação aos vegetais frescos, houve aumento do conteúdo de compostos de Amadori em todos os alimentos, após todos os métodos de cozimento aplicados. O cozimento a vapor produziu o menor efeito e o método de assar, o maior. Considerando as tempera-

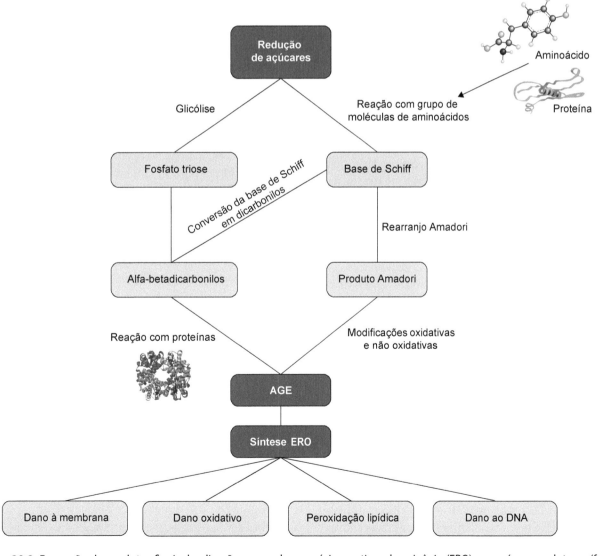

Figura 39.2 Formação de produtos finais de glicação avançada e espécies reativas de oxigênio (ERO) por açúcares redutores (frutose e glicose), e danos celulares. Adaptada de Mbous *et al.*, 2017.[71]

turas usadas para assar o tomate, o pimentão e a cebola, a combinação de temperaturas altas com tempo reduzido de preparo foi ideal para garantir um menor impacto no conteúdo total de compostos de Amadori, o que pode culminar em menor síntese de AGE.

Em carnes, a produção de AGE aumentou de forma significativa quando carnes de boi, porco e peixe foram fritas, grelhadas ou assadas; e as concentrações de N-carboximetilisina foram maiores em carnes expostas por mais tempo à temperatura mais alta (204°C).[74] Sun et al.[75] avaliaram a formação de AGE na carne moída submetida a diferentes tratamentos térmicos (65 a 100°C; 0 a 60 min). Nesse estudo, as concentrações de N-carboximetilisina e N-carboxietilisina aumentaram de forma constante com o aumento dos tempos e das temperaturas. Logo, quanto mais tempo as carnes permanecerem em altas temperaturas durante o processo de grelhar, assar ou fritar, maior será a formação de AGE.

Durante a reação de Maillard, também há produção de melanoidinas, substâncias que conferem cores, aromas e sabores diferentes aos alimentos, consideradas importantes na indústria[70], além de outras substâncias nocivas como acrilamida, furanos e aminas heterocíclicas.[76]

A acrilamida é formada durante o aquecimento de alimentos a temperaturas acima de 120°C, em uma reação química entre glicose, frutose e o aminoácido asparagina.[77,78] É reconhecida como neurotoxina[77] e, em 1994, a Agência Internacional de Pesquisa sobre o Câncer (IARC) a classificou como substância genotóxica e provavelmente cancerígena para seres humanos, com base na demonstração de sua ação cancerígena em roedores.[77,78] Embora os limites máximos de acrilamida nos alimentos ainda não tenham sido estabelecidos[77], a Agência Nacional de Vigilância Sanitária (Anvisa) regulamenta os níveis de acrilamida na água para consumo humano, com a Portaria MS nº 518, de 25 de março de 2004, que fixa o limite de 0,5 μg/ℓ de água.[79]

Além da asparagina, a acroleína, um produto da desidratação do glicerol durante o aquecimento do óleo, também participa da formação da acrilamida em processos oxidativos[80] (Figura 39.3).

Em 2011, foi realizado um estudo com o objetivo de examinar a concentração de acrilamida em pratos à base de batata semiprontos (batata frita, batata palha, batata em cubos, batata *noisette* e panqueca de batata), preparados em altas temperaturas (fritura em frigideira; fritura em imersão por 3 min, a 180°C; assado em forno e em micro-ondas por 10 min, a 220°C). A acrilamida foi encontrada em todos os produtos congelados antes da preparação final, e o seu teor aumentou significativamente à medida que a temperatura e o tempo de processamento aumentaram. O micro-ondas foi o método que produziu o maior aumento.[77]

Em outro estudo, as farinhas obtidas de cereais (milho, arroz, trigo e sorgo), de leguminosas (soja e grão-de-bico) e de raízes e tubérculos (batata e batata doce) foram aquecidas a 160°C, por 20 min. Em seguida, a acrilamida foi extraída. Na farinha de raízes e tubérculos, o conteúdo de acrilamida foi significativamente maior do que nas farinhas de cereais e leguminosas, devido ao maior teor de carboidratos. Não houve diferença significativa entre as farinhas de cereais e leguminosas.[81] Esses dados permitem inferir que a substituição do consumo de alimentos *in natura* por produtos feitos com suas farinhas nem sempre é uma boa alternativa.

No estudo de Sansano et al.[82], a acrilamida de batatas fritas foi reduzida em 90% com o preparo em fritadeira *airfryer*, a 180°C, em comparação à fritura por imersão em óleo na mesma temperatura, possivelmente devido à menor desidratação provocada pela *airfryer*. Além disso, nas frituras por imersão, o teor de acrilamida foi reduzido quando as batatas foram imergidas em soluções de ácido nicotínico (1 e 2%), ácido cítrico (1 e 2%), glicina (1%) ou cloreto de sódio (NaCl; 2%). Isso implica que o pré-tratamento de raízes e tubérculos com uma solução contendo suco de limão ou sal de cozinha, antes da fritura, seria uma alternativa de baixo custo para amenizar a produção de acrilamida. Porém, a fritura dos alimentos é um método que deve ser evitado ao máximo, não só por causa da acrilamida, mas devido à produção de hidrocarbonetos aromáticos policíclicos. Esses hidrocarbonetos, que possuem significativo potencial cancerígeno e mutagênico, foram encontrados em quantidades 6 vezes maiores em óleos aquecidos a temperaturas entre 170 e 220°C, comparativamente ao óleo cru.[83]

Como descrito até aqui, diferentes métodos de cocção de alimentos induzem formação principalmente de produtos de reação de Maillard, acrilamida e AGE; e os métodos de assar, grelhar, fritar e micro-ondas são os que mais produzem essas substâncias. Para amenizar essa formação, além das alternativas discutidas por Sansano et al.[82], outras estratégias podem ser usadas (Tabela 39.4).

Aliada à necessidade de reduzir a formação de AGE nos alimentos, existe uma preocupação com a preservação mais eficaz de compostos bioativos e nutrientes durante a cocção dos alimentos.

Tian et al.[88] investigaram os efeitos de diferentes métodos domésticos de cozimento [fervura (100°C por 20 min), vapor (15 min), assar (210°C por 30 min), micro-ondas (1.000 W por 6 min), fritura (191°C por 2 min), *airfryer* (180°C por 18 min) e refogar (160°C por 3 min)] sobre a composição de fitoquímicos (compostos fenólicos totais, antocianinas e carotenoides) e a atividade antioxidante da batata-doce roxa. As maiores perdas de compostos fenólicos totais foram observadas no refogado (72,44%), seguido

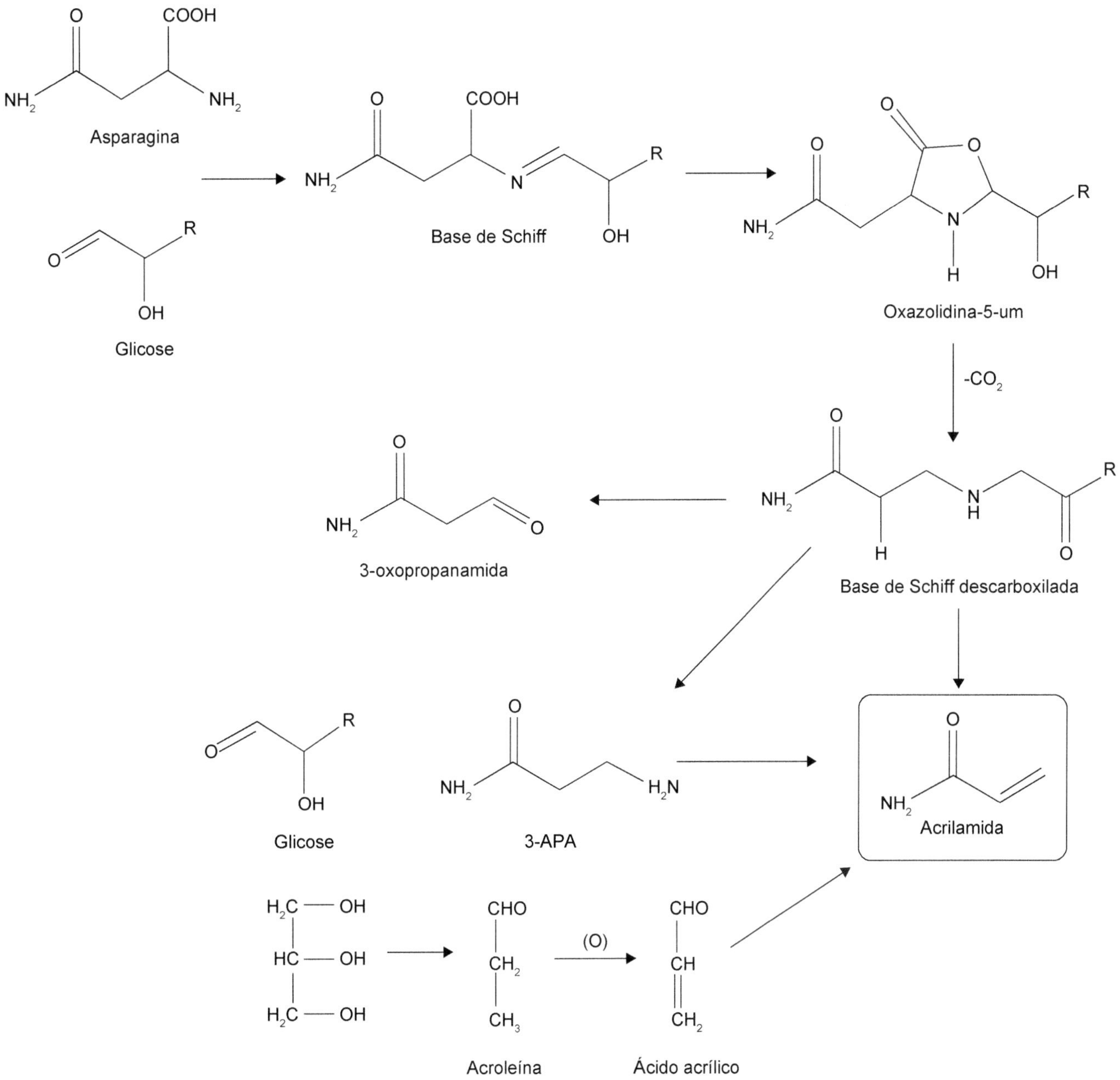

Figura 39.3 Mecanismos de formação de acrilamida via reação de Maillard e acroleína. Adaptada de Liu *et al.*, 2015.[80]

Tabela 39.4 Estratégias para amenizar a formação de produtos de reação de Maillard, com base na literatura disponível.

Estratégias	Justificativas
Uso de alho	O enxofre presente na aliina e alicina podem neutralizar a formação[84]
Uso de frutas cítricas	A naringenina pode reagir fortemente com o grupo amida de intermediários na reação de Maillard e bloquear a formação de acrilamida[84]
Uso de ervas e especiarias (pimenta vermelha, pimenta-do-reino, pimenta-da-jamaica alecrim, orégano, alho, cebola, salsinha, cebolinha, cominho, coentro, sálvia, funcho, erva-doce, noz-moscada, canela, anis-estrelado, baunilha, gengibre, açafrão-da-terra)	Poder antioxidante, bloqueio de grupos carbonilas e efeito de precipitação de aminoácidos[80,84]
Uso de canela e alecrim	Fenilpropanoides e flavonoides presentes inibem os alfadicarbonilos, substâncias formadas pela fragmentação e desidratação dos produtos Amadori e pela degradação de açúcar[85]

(continua)

670 Parte 11 • Gastronomia Funcional

Tabela 39.4	Estratégias para amenizar a formação de produtos de reação de Maillard, com base na literatura disponível. (*Continuação*)
Estratégias	**Justificativas**
Evitar calor seco como assar, grelhar e fritar, evitar temperaturas muito elevadas por muito tempo e preferir usar ingredientes ácidos como tomate, limão e vinagre nas preparações cozidas	A reação de Maillard ocorre em temperaturas elevadas, baixa atividade de água e pH preferencialmente alcalino[68,86]
Para fritar ou assar tubérculos, escolher as variedades com menor teor de carboidratos e usar temperaturas na faixa de 145 a 170°C	Um menor teor de carboidrato e temperatura de 145 a 170°C para fritar ou assar os tubérculos favorecem uma menor formação de produtos de reação de Maillard[87]

do assado (40,51%), *airfryer* (32,52%) e fritura (14,08%). Houve maior perda de antocianinas após a fritura (57,06%), uso de *airfryer* (44,53%) e no refogado (83,15%). Perdas de carotenoides da ordem de 66,30%, 72%, 75,66% e 76,16% foram detectadas com uso do micro-ondas, *airfryer*, fritura e refogado, respectivamente. A atividade antioxidante aumentou em 30,48% com a cocção em *airfryer*, mas diminuiu em 61,40% no refogado. Conforme relato dos autores, o aumento da atividade antioxidante com uso da *airfryer* resultou do maior tempo de cocção, que levou à geração de novos compostos antioxidantes via reação de Maillard. Por outro lado, no método do refogado, o tempo de cozimento relativamente curto causou uma perda de atividade antioxidante. Logo, o método do refogado, nesse estudo, resultou em perdas maiores de compostos fenólicos totais, antocianinas, carotenoides e atividade antioxidante.

Quando diferentes variedades de espinafre foram submetidas a dois métodos de cocção – fervura em água ou fritura em óleo – houve aumento significativo no conteúdo de compostos fenólicos totais, flavonoides e também na capacidade antioxidante. Esse aumento ocorreu com ambos os processos de cozimento, ademais houve redução significativa no teor de vitamina C.[89]

Em um recente estudo[62], o potencial antioxidante de 22 tipos de vegetais provenientes de vários países foi avaliado na forma não processada e após o cozimento por fervura ou pelo método *sous-vide*. O cozimento convencional (fervura) causou redução da atividade antioxidante na maioria dos vegetais, em relação ao observado nos vegetais crus. Comparando as duas técnicas de cozimento, concluiu-se que o método *sous-vide* foi o mais vantajoso, porque aumentou o potencial antioxidante em 14 dos 22 vegetais testados, comparativamente ao efeito da fervura.

Embora o cozimento induza perdas de nutrientes dos alimentos por lixiviação ou degradação de compostos bioativos enquanto o processamento térmico aumenta ou reduz os níveis de compostos antioxidantes, Lima *et al.*[90] relataram aumento na quantidade de carotenoides (betacaroteno, luteína, zeaxantina) após o cozimento de feijões verdes (*Phaseolus vulgaris* L.) por ebulição, em forno de micro-ondas e em panela de pressão, por 10 min, devido ao abrandamento da matriz celular e ao aumento da extração de fitoquímicos. Por outro lado, houve diminuição no conteúdo de flavonoides, exceto com uso de micro-ondas, possivelmente devido à menor quantidade de água utilizada associada com menos lixiviação e menor degradação dos compostos. Em contrapartida, um aumento na atividade antioxidante observado após o cozimento foi explicado pela liberação combinada de compostos da matriz vegetal, como polifenóis, carotenoides, clorofila e outros compostos não analisados no estudo.

Os carotenoides também tiveram suas quantidades aumentadas quando passaram por aquecimento intenso, conforme a revisão de mais de 100 artigos realizada por Palermo *et al.*[91], com o objetivo de avaliar o efeito das técnicas de culinária nas concentrações de diferentes classes de fitoquímicos.

No estudo de Hithamani e Srinivasan[92], o conteúdo de polifenóis totais no trigo e no sorgo aumentou em 49% e 20%, respectivamente, depois que os alimentos foram assados (150°C até dourar), mas diminuiu de forma significativa após o cozimento em panela sem tampa (10 min), panela de pressão (15 min) e micro-ondas (4 min). No sorgo e no grão-de-bico, o conteúdo de flavonoides totais diminuiu drasticamente após o processamento. Entretanto, o conteúdo de polifenóis totais no grão-de-bico aumentou em 64% e 53% com a cocção sob pressão e em panela aberta, respectivamente, e duplicou após o cozimento em micro-ondas.

Esses estudos mostram que o processamento térmico aumenta a biodisponibilidade de carotenoides, a atividade antioxidante e o conteúdo de polifenóis totais, mas pode reduzir a quantidade de flavonoides. Além disso, o forno de micro-ondas foi considerado um dos métodos que mais preserva o conteúdo de polifenóis e flavonoides. Mesmo assim, Michalak *et al.*[77] recomendam evitar o uso do micro-ondas, principalmente para preparar alimentos ricos em carboidrato, devido à produção de altos teores de acrilamida.

Ainda nessa perspectiva, o uso da *airfryer* foi considerado promissor em termos de diminuição da acrilamida e aumento da atividade antioxidante de alimentos ricos em antocianinas e outros carotenoides. Porém, seu uso requer cautela, devido à escassez de estudos e à possibilidade de formação de outras substâncias, como relatado por Ferreira *et al.*[64] No estudo conduzido por esses pesquisadores, o uso da *airfryer* aumentou a geração de produtos de oxidação do colesterol (substâncias associadas a doenças coronárias, aterosclerose e outras doenças crônicas) e a degradação de ácidos graxos poli-insaturados (PUFAs) em filés de sardinha. Um achado interessante desse estudo foi o fato de a adição de 4% de uma mistura de salsa (*Petroselinum crispum*) e cebolinha (*Allium schoenoprasum L.*) frescas ter reduzido os níveis de produtos de oxidação do colesterol na maioria das amostras analisadas.

Está comprovado que cozinhar vegetais, principalmente na água em ebulição por muito tempo, acarreta perda de nutrientes.[93] O processamento térmico do brócolis, por exemplo, usando diferentes métodos (panela a vapor, forno combinado, forno de micro-ondas, ebulição e fogo brando) induz perdas significativas de fósforo e cálcio, em relação ao brócolis *in natura*, no entanto os teores de vitamina C e potássio são mais preservados com o uso da panela a vapor e do forno combinado.[94]

A revisão de Palermo *et al.*[91] defende os benefícios do cozimento a vapor, argumentando que esse método assegura uma preservação e extração mais eficientes de compostos fenólicos e nutrientes, graças a uma menor lixiviação e degradação térmica.

No estudo de Maharaj *et al.*[95], vegetais ricos em folato foram cozidos em ebulição (5,5 a 8 min aproximadamente) ou fritos (6 a 9 min). A perda de folato foi maior no processo de ebulição, possivelmente por lixiviação e não por degradação dessa vitamina. Os autores relataram que o folato perdido pode ser aproveitado consumindo a água do cozimento com os vegetais. Essa sugestão pode ser válida para a maioria dos vegetais cozidos em ebulição, para aproveitar a maior parte dos nutrientes solúveis em água (p. ex., vitaminas do complexo B), desde que os vegetais sejam previamente higienizados para minimizar a carga de contaminantes e, assim, garantir mais benefícios à saúde.

Ato de comer e prazer à mesa

Como mencionado no início deste capítulo, comer é um ato social e gera prazer. O processo que leva a esse prazer começa bem antes da refeição, e exige esforços consideráveis de pesquisa, criatividade e planejamento prévio. Isso inclui desde a escolha dos ingredientes (considerando os nutrientes e compostos bioativos), tipos de corte dos alimentos, utensílios e técnicas de preparo, passando pela organização da cozinha e escolha da louça apropriada para servir, até a definição do ambiente onde será feita a refeição e das pessoas que compartilharão o momento. Considerando esse último item e os aspectos sociais da comida, Nascimento[96] deixa explícito que o "prazer de comer estimula e desdobra-se no prazer de interagir, na medida em que é instrumento de comunicação e, consequentemente, de agregação".

Além disso, o prazer à mesa está diretamente ligado a sentimentos da valorização de tradições e costumes associados à cultura alimentar, os quais, muitas vezes, não podem ser expressos em palavras. Provocar tais sentimentos depende do envolvimento de todos os sentidos corporais (visão, olfato, tato, audição e paladar), os quais, em conjunto, levam à ativação da memória e esta, por sua vez, torna-se um importante coadjuvante na construção desses sentimentos e na geração de prazer.[97]

As palavras de Nascimento[96], em sua obra *Comida: prazeres, gozos e transgressões*, são fortes e potencializam a relação entre o prazer e a gastronomia. Esta, ao mobilizar todos os sentidos corporais, permite fazer de cada refeição um momento de prazeres: prazer ao discutir sobre alta gastronomia; prazer ao criar pratos para as pessoas amadas, amigos e família; prazer de se deliciar com o "gosto gostoso da comida" ao provar, saborear, apreciar, julgar e comentar. A Figura 39.4 representa a ligação de todos os fatores envolvidos no ato de comer e no prazer à mesa.

Nesse contexto, a gastronomia tem sido afirmada como uma ciência que transcende a técnica, valoriza a bagagem cultural do gastrônomo e do comensal, e não se limita às formas de cocção ou do bem servir, o que tem ampliado a sua importância social como ferramenta humana de socialização.[98]

Assim, percorrendo o trajeto desde a escolha dos alimentos até o prazer ao comer, fica evidente a necessidade de conhecimentos específicos (e algo a mais) para que a atuação na cozinha seja bem-sucedida. Algumas pessoas têm uma habilidade nata para a prática gastronômica, mas outras precisam de auxílio, o qual pode ser adquirido em cursos, *Websites*, revistas e livros sobre gastronomia, além da educação alimentar e nutricional (EAN) promovida pelo nutricionista no consultório ou em qualquer ambiente onde esteja inserido. Essa prática possibilita construir conhecimentos significativos com o paciente, o qual se torna ativo no processo ensino-aprendizagem.[99]

Além do que pode ser aprendido durante a prática da EAN, que varia de situação para situação, atletas e desportistas podem realizar algumas ações específicas que garantirão a aquisição, o preparo e o consumo de uma refeição energeticamente adequada à modalidade esportiva de interesse, saudável e nutricionalmente rica. Tais ações incluem:

- Na hora de adquirir os alimentos, preferir os alimentos orgânicos, *in natura* ou minimamente processados, evitando os industrializados

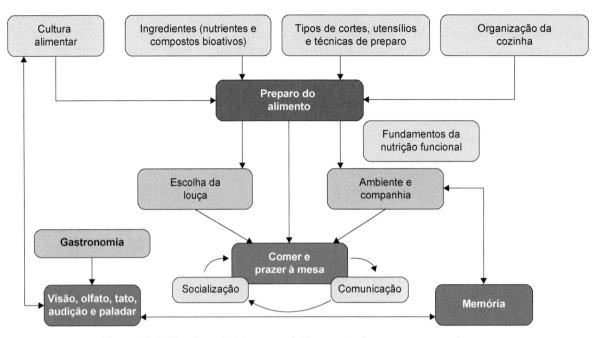

Figura 39.4 Algoritmo de fatores envolvidos no ato de comer e o prazer à mesa.

- Durante o pré-preparo, variar os tipos de corte dos alimentos, para evitar a monotonia e adicionar beleza ao prato
- Durante o preparo, escolher utensílios que não liberem resíduos plásticos nem metais pesados, para evitar a sobrecarga de xenobióticos no organismo
- Preparar os alimentos nas quantidades e em conformidade com a prescrição do nutricionista, de modo a garantir o consumo energético adequado e seguro do ponto de vista microbiológico
- Considerar o momento da refeição valioso, de modo a estimular todos os sentidos corporais e gerar prazer durante a realização da refeição.

Ao orientar essas ações, é importante considerar duas questões adicionais:

- Cozinhar vai além da cocção dos alimentos; significa combinar arte, emoção e técnica
- A associação da nutrição com a gastronomia tende a ser cada vez mais fortalecida em prol do bem-estar e da segurança dos pacientes/clientes.[98]

Ervas e especiarias | Contribuições para a recuperação muscular e a *performance* esportiva

As ervas e especiarias podem ser definidas como qualquer parte de uma planta usada na culinária por suas propriedades aromáticas.[100] Podem ser folhas, raízes, cascas, bagas, brotos, sementes, estigmas e flores.[101,102]

Além das frutas e verduras, as ervas e especiarias são fontes adicionais de compostos bioativos com propriedades antioxidantes, incluindo flavonoides, compostos fenólicos, compostos contendo enxofre, taninos, alcaloides, diterpenos fenólicos e vitaminas.[103] A composição química e o conteúdo de flavonoides de algumas ervas e especiarias estão descritos nas Tabelas 39.5 e 39.6.

Além de atuarem como antioxidantes, são estimulantes digestivos e possuem atividades antibacterianas, anti-inflamatórias, antivirais, anticancerígenas, hipolipidêmicas[102] e antidiabéticas.[104]

Na prática culinária, as ervas e especiarias podem ser utilizadas frescas ou secas[102], mas as secas são a primeira escolha em função da praticidade de armazenamento e da durabilidade. No entanto, será que há diferença no teor de compostos fenólicos totais de ervas e especiarias secas e frescas? Dados da literatura mostram que as ervas e especiarias secas são bem mais ricas em compostos fenólicos totais do que as suas respectivas versões frescas. Um exemplo é o coentro (*Coriandrum sativum* L.), que contém aproximadamente 14 vezes mais compostos fenólicos totais por peso seco, em comparação ao conteúdo por peso fresco[101] (Tabela 39.7).

Como se sabe, a prática de exercício físico induz inflamação caracterizada por infiltração de macrófagos do tipo M1 na fibra muscular lesionada e síntese de citocinas inflamatórias [p. ex., fator de necrose tumoral alfa (TNF-alfa), interleucina [IL]-1 beta e interferon-gama (INF-gama)]. Essa inflamação pode comprometer a ação das células satélites (células essenciais durante a regeneração do músculo esquelético após o dano muscular), caso se torne crônica.[105]

Capítulo 39 • Técnica Dietética e Gastronomia Funcional 673

Tabela 39.5 Composição química de algumas ervas e especiarias.

Ervas e especiarias	Constituintes químicos
Cravo	Eugenol, isoeugenol, acetilenugenol, sesquiterpeno, pineno, vanilina, ácido gálico, flavonoides, ácidos fenólicos
Canela	Eugenol, limoneno, terpineol, catequinas, proantocianidinas, taninos, linalol, safrol, pineno, metileugenol, benzaldeído
Cardamomo	Limoneno, eucaliptol, terpinoleno, mirceno, ácido cafeico, quercetina, kaempferol, luteolina, pelargonidina
Coentro	Linalol, borneol, geraniol, terpineol, cumeno, pineno, terpineno, quercetina, kaempferol, ácido cafeico, ácido ferulico, ácido n-cumarínico, ácido vanílico, rutina, tocoferóis, pirogalol
Açafrão verdadeiro	Crocin, safranal, flavonoides, ácido gálico, ácido cafeico, ácido ferúlico, ácido siríngico, ácido salicílico e ácido vanílico
Açafrão-da-terra	Curcumina, óleos essenciais, eugenol, caroteno, ácido ascórbico, ácido cafeico, ácido p-cumárico, ácido vanílico e ácido siríngico
Gengibre	Gingerol, paradol, shogaol, geraniol, geranial, borneol, linalol, campeno, zingerol, zingibereno
Erva-doce	Campeno, pineno, linalol, *trans-, cis*-anetol, eugenol, acetanisol, rutina, luteolina-7-glicosídeo, apigenina-7-glicosideo, isoorientina
Alcarávia	Monoterpenos, sesquiterpenos, aldeídos aromáticos, ésteres de terpeno, terpenol, terpenal, limoneno, safranal, kaempferol, quercetina, taninos, ácido cafeico, ácido ferúlico, ácido p-cumárico e ácido clorogênico
Feno-grego	Sesquiterpenos, aldeídos aromáticos, terpenos
Pimenta-do-reino	Piperina, pineno, canfeno, limoneno, terpenos, piperidina, isoquercetina, sarmentina
Orégano	Apigenina, quercetina, luteolina, miricetina, diosmetina, eriodictiol, carvacrol, timol, ácido rosmarínico, ácido cafeico, ácido p-cumárico
Manjericão	Apigenina, catequinas, quercetina, rutina, kaempferol, antocianinas, eugenol, limoneno, terpineno, carvacrol, geraniol, mentol, safrol, taninos, ácido ursólico, ácido p-cumárico, ácido rosmarínico
Folhas de louro	Eucaliptol, *cinnamtannin*
Endro	Quercetina, kaempferol, miricetina, catequinas, isorhamnetina, carvona, limoneno
Alho	Alicina, dialil sulfeto, dialil dissulfeto, dialil trisulfeto, isotiocianato de alila, *S*-alil cisteína
Raiz-forte	Fenil isotiocianato de metila, isotiocianato de alila, sinigrina, asparagina
Pimenta-da-jamaica	Eugenol, ácido gálico, pimentol, quercetina
Manjerona	Limoneno, pineno, terpineno, *p*- cimeno, apigenina, ácido ferúlico, ácido sinapínico, ácido cafeico, ácido siríngico, ácido rosmarínico, ácido 4-hidroxibenzoico, ácido vanílico
Mostarda	Isotiocianato de alila, caroteno, isorhamnetina, isorhamnetina-7-O-glicosídeo, glicósideo de kaempferol
Cominho-preto	Pineno, *p*-cimeno, timoquinona, timohidroquinona, timol, carvacrol, nigelicina, nigelidina, hederina
Cebola	Quercetina, apigenina, dissulfeto de dipiridil, rutina, quercetina-4-glucosídeo
Salsinha	Apigenina, luteolina, kaempferol, miricetina, quercetina, ácido cafeico
Pimenta vermelha	Capsaicina, tocoferol, luteína, caroteno, capsantina, quercetina, ácido ascórbico
Hortelã-pimenta	Mentol, mentona, limoneno, isomentona, eriocitrina, hesperidina, apigenina, luteolina, rutina, carotenos, tocoferóis, ácido cafeico, ácido rosmarínico, ácido clorogênico
Alecrim	Carnosol, rosmanol, geraniol, pineno, limoneno, apigenina, naringina, luteolina, ácido rosmarínico, ácido vanílico, ácido ursólico, ácido cafeico
Sálvia	Geraniol, pineno, limoneno, carnosol, saponina, catequinas, apigenina, luteolina, ácido rosmarínico, ácido vanílico, ácido cafeico
Noz-moscada	Catequinas, lignanas, miricetina, ácido cafeico
Murta	Antocianinas, pineno, limoneno, ácido gálico, ácido elágico, mirtocomulona, miricetina-3-O-galactosídeo, miricetina-3-O-rhamnosídeo
Lavanda	Limoneno, quercetina, apigenina, glicósideo de kaempferol, ácido ferúlico, ácido rosmarínico, ácido cafeico, ácido p-cumárico

Adaptada de Yashin *et al.*, 2017.[103]

674 Parte 11 • Gastronomia Funcional

Ervas e especiarias	Conteúdo de flavonoides específicos (mg por 100 g)	Conteúdo de flavonoides totais (mg por 100 g)
Salsinha	Apigenina (4.503,5); isorhamnetina (331,2); luteolina (19,7)	4.854,5
Orégano mexicano	Luteolina (1.028,7); naringenina (372,0); eriodictiol (85,3); quercetina (42,0); apigenina (17,7)	1.550,79
Sementes de aipo	Luteolina (762,4); apigenina (78,65)	841,05
Alcaparras	Kaempferol (259,19); quercetina (233,84)	493,03
Açafrão verdadeiro	Kaempferol (205,48)	205,48
Endro	Quercetina (55,15); isorhamnetina (43,50); kaempferol (13,33); miricetina (0,70)	112,68
Tomilho	Luteolina (45,25); apigenina (2,50)	47,75
Funcho	Quercetina (48,80); miricetina (19,80); isorhamnetina (9,30); kaempferol (6,50); luteolina (0,10)	84,50
Folhas de coentro	Quercetina (52,90)	52,90
Absinto	Quercetina (10,0); kaempferol (11,0); isorhamnetina (5,0); luteolina (1,0)	27,0
Alecrim	Naringenina (24,86); luteolina (2,0); apigenina (0,55)	27,41
Gengibre	Kaempferol (33,60)	33,60
Mostarda	Kaempferol (38,20); quercetina (8,80); isorhamnetina (16,20)	62,90
Sálvia	Luteolina (16,70); apigenina (1,20)	17,90
Cebola roxa	Quercetina (20,30); isorhamnetina (4,58); delfinidina (4,28); cianidina (3,19); peonidina (2,07); kaempferol (0,65); apigenina (0,24)	35,31
Pimenta do Chile	Quercetina (14,70)	14,70
Pimenta amarela	Quercetina (50,63); luteolina (6,93)	57,56
Pimenta-da-Tasmânia	Cianidina (752,68)	752,68
Alho	Quercetina (1,74); miricetina (1,61); kaempferol (0,26)	3,61

Tabela 39.6 Conteúdo de flavonoides de algumas ervas e especiarias por peso fresco.

Adaptada de Yashin *et al.*, 2017.[103]

Além disso, a atividade física intensifica a produção de ERO, espécies reativas de nitrogênio (ERN) e radicais livres como superóxido e hidroxila, que são necessários em baixas concentrações para indução da resposta adaptativa ao treinamento, favorável ao aumento da força muscular, à transdução de sinal intracelular e à biogênese mitocondrial.[106-108] Entretanto, quando a produção de radicais livres aumenta e há diminuição da atividade de enzimas antioxidantes [superóxido dismutase (SOD), catalase (CAT) e glutationa peroxidase (GPX)] e da disponibilidade de antioxidantes dietéticos [p. ex., alfa-tocoferol, ácido ascórbico e glutationa reduzida (GSH)], a força muscular é prejudicada e há desenvolvimento de fadiga.[109]

Assim, a introdução de ervas e especiarias na alimentação do atleta ou desportista se faz necessária por apresentar uma atividade antioxidante que não neutraliza a resposta adaptativa ao exercício. Essa propriedade também está presente em outros alimentos antioxidantes[107], e contribui para a modulação do estresse oxidativo, reduz o dano muscular crônico induzido pelo exercício, e favorece a recuperação muscular e o desempenho esportivo.

Nesse contexto, a dor muscular tardia (DOMS), cujo pico pode ocorrer entre 24 e 48 h após o exercício, é uma das principais causas da queda de desempenho, por prejudicar a força muscular e diminuir a amplitude do movimento.[110] O uso de ervas e suplementos naturais na prevenção e tratamento da DOMS tem sido sugerido devido ao baixo custo, facilidade de acesso e segurança de uso (desde que consumidas conforme a recomendação), além da ausência de efeitos colaterais como os distúrbios gastrintestinais e complicações cardiovasculares comuns com o uso dos anti-inflamatórios não esteroides (AINES).[111] A seguir, são listadas as principais informações extraídas da revisão feita por Meamarbashi[111], acerca do papel de algumas especiarias na atenuação da DOMS:

• Açafrão verdadeiro (*Crocus sativus*): contém zeaxantina, licopeno, vários alfa- e betacarotenos, e os derivados de carotenoides crocin e crocetina, principais componentes com ação antioxidante, anti-inflamatória e antinociceptiva

• Açafrão-da-terra (*Curcuma longa*): seu principal componente é a curcumina, que tem atividade anti-inflamatória e inibidora da dor, por meio da inibição da ativação do fator de transcrição NF-kB e da síntese de citocinas inflamatórias (p. ex., IL-6, TNF-alfa, IL-1 beta), e da ativação da ciclo-oxigenase-2 (COX-2), enzima fundamental na cascata inflamatória

- Gengibre (*Zingiber officinale*): possui propriedades analgésicas e anti-inflamatórias via inibição da biossíntese de prostaglandinas (PG) E_2 e leucotrienos (LT) B_4, considerados mediadores importantes da inflamação
- Canela (*Cinnamomum zeylanicum*): possui atividades antioxidantes e anti-inflamatórias, devido à presença de compostos fenólicos e flavonoides em sua composição, além de inibir o NF-kB
- Alho (*Allium sativum*): com ação antifadiga, cujos mecanismos ainda não foram esclarecidos. Especula-se que seja devida à ação anti-inflamatória e antioxidante, principalmente da alicina.

Infelizmente, a maioria dos estudos envolvendo ervas e especiarias usam extratos e/ou compostos bioativos isolados, e poucos são desenhados com o uso de ervas e especiarias como alimento, o que dificulta a definição da quantidade exata de cada uma que produz efeitos positivos na prática esportiva. Logo, a necessidade de ter bom senso ao orientar o consumo é evidente.

Tabela 39.7	Conteúdo de compostos fenólicos totais de ervas e especiarias secas e frescas.	
Ervas e especiarias		**Conteúdo de compostos fenólicos totais (mg/100 g)**
Ervas		
Coentro (*Coriandrum sativum* L.)	Seco	2.260
	Fresco	158,90
Endro (*Anethum graveolens* L.)	Seco	1.250
	Fresco	208,18
Orégano (*Origanum vulgare* L.)	Seco	6.367
	Fresco	935,34
Salsa (*Petroselinum crispum*)	Seco	1.584
	Fresco	89,27
Alecrim (*Rosmarinus officinalis* L.)	Seco	2.518
	Fresco	1.082,43
Sálvia (*Salvia officinalis* L.)	Seco	2.919
	Fresco	185,20
Tomilho (*Thymus vulgaris* L.)	Seco	1.815
	Fresco	1.173,28
Especiarias		
Canela (*Cinnamomum verum*)	-	9.700
Cravo (*Syzygium aromaticum*)	-	16.047,25
Coentro (*Coriandrum sativum* L.)	-	357,36
Gengibre (*Zingiber officinale*)	Seco	473,50
	Fresco	204,66
Noz-moscada (*Myristica fragans*)	-	1.905
Cúrcuma (*Curcuma longa* L.)	-	2.117

Adaptada de Opara e Chohan, 2014.[101]

Uma especiaria bastante consumida é o alho, cujo principal componente bioativo é a alicina.[103] A associação da suplementação de alicina com o dano muscular induzido pelo exercício (EIMD), a IL-6 e a capacidade antioxidante foi avaliada em um estudo duplo-cego controlado com placebo.[112] Dezesseis atletas (masculinos e femininos) receberam 80 mg de alicina (grupo AS) ou placebo (grupo controle) por 14 dias antes e 2 dias após um teste de corrida em esteira. No grupo AS, houve diminuição significativa dos níveis de creatinoquinase (CK), creatinoquinase músculo-específica (CK-MM) e IL-6, além de redução da percepção dolorosa no pós-exercício. O efeito da suplementação de alho a curto prazo também foi avaliado nas alterações nos níveis de antioxidantes salivares em atletas masculinos, após uma sessão de exercício aeróbico exaustivo.[113] Para tanto, dezesseis indivíduos realizaram um protocolo de exercício exaustivo e amostras de saliva foram coletadas 5 min antes, imediatamente após e 1 h depois do primeiro teste. Em seguida, os participantes do estudo foram randomizados em dois grupos, recebendo placebo (grupo I) ou extrato de alho (grupo II). Decorridas 24 h da conclusão do teste, o grupo II passou a consumir 700 mg de extrato de alho por dia, durante um período de 14 dias. Ao final do período de suplementação, eles realizaram outro teste e foram coletadas amostras de saliva usando o mesmo protocolo de coleta do primeiro teste. Houve aumento significativo na atividade antioxidante salivar de peroxidase (POD), SOD e CAT no grupo II, em comparação com o grupo placebo, e os autores sugeriram que esse aumento poderia diminuir o dano oxidativo induzido pelo exercício.

O consumo de 900 mg de extrato de alho envelhecido em pó por 18 indivíduos do sexo masculino treinados, 3 h antes de um teste exaustivo em esteira ergométrica, induziu um aumento discreto, porém significativo no consumo máximo de oxigênio (VO$_2$; 61,4 ± 6,6 mℓ/kg/min) em relação ao grupo placebo (59,8 ± 6,7 mℓ/kg/min). Nesse estudo cruzado, que incluiu um *whashout* de 14 dias, o alho foi sugerido como agente antifadiga com mecanismo de ação indeterminado.[114]

O açafrão-da-terra, também muito utilizado na culinária, pode ser benéfico para atletas e desportistas graças à atividade anti-inflamatória e antioxidante exercida pela curcumina.[115] A curcumina modula a ação do NF-kB e a expressão dos genes induzidos por esse fator de transcrição, incluindo os genes codificadores das proteínas COX-2, óxido nítrico sintase induzida (iNOS), molécula de adesão celular vascular-1 (VCAM-1), molécula de adesão intercelular-1 (ICAM-1), TNF-alfa, IL-1, IL-6, IL-8, IL-12 e IFN-gama.[116] Uma redução significativa nas concentrações séricas de TNF-alfa, IL-6, fator de crescimento tumoral-beta (TGF-β) e proteína quimiotática de monócitos-1 (MCP-1) foi relatada em indivíduos que consumiram duas cápsulas de 500 mg de curcumina por dia, associadas a 1% de piperina (5 mg por cápsula), durante 8 semanas.[117]

Chilelli et al.[118] avaliaram o efeito da suplementação de curcumina associada com extrato de Boswellia serrata (resina com atividade anti-inflamatória) sobre a glico-oxidação e a peroxidação lipídica induzidas pela prática de atividade física crônica. Nenhum protocolo de exercício específico foi usado. O estudo incluiu 47 ciclistas masculinos saudáveis, com experiência média de 8 ± 2 anos competindo na categoria não profissional. Os ciclistas foram randomizados para o consumo de uma dieta mediterrânea padrão (grupo 1; n = 22) ou de uma dieta mediterrânea padrão associada a um nutracêutico contendo 50 mg de cúrcuma Phytosome® (forma mais biodisponível; equivalente a 10 mg de curcumina) e 140 mg de extrato de Boswellia (equivalente a 105 mg de ácidos boswellicos; grupo 2; n = 25), durante um período de 3 meses. Ao final desse período, houve diminuição significativa nos níveis de RAGE, ácidos graxos não esterificados (NEFA) e malondialdeído (MDA) em ambos os grupos. Porém, somente o grupo 2 apresentou queda significativa na síntese endógena de AGE.

O tratamento com açafrão associado a treinamentos de resistência tem sido relacionado com o aumento da expressão da subunidade IV da citocromo c oxidase (COX-IV), aumento de cópias de DNA mitocondrial e da atividade da enzima citrato sintase (CS) em fibras musculares, maior fosforilação da proteína quinase ativada por adenosina monofosfato (AMPK), aumento da expressão de sirtuína 1 (SIRT1) e desacetilação do coativador-1 alfa do receptor ativado por proliferadores de peroxissoma-gama (PCG-1 alfa), além de aumento dos níveis de adenosina monofosfato cíclico (cAMP). Tudo isso, de forma conjunta, resulta na aceleração da biogênese mitocondrial e favorece a mobilização de gordura como fonte de energia.[119]

Para avaliar os efeitos da curcumina sobre danos musculares, inflamação e DOMS, um estudo cruzado incluiu 17 participantes do sexo masculino que, após 14 dias de washout, consumiram 2,5 g de curcumina ou placebo (2 vezes/dia, por 5 dias), 2,5 dias antes de realizarem um protocolo de exercício exaustivo (7 séries de 10 repetições no leg press) e 2,5 dias após o exercício (totalizando 5 dias de suplementação). Com o consumo de curcumina, foi observada uma redução dos níveis de CK e da dor muscular 24 e 48 h após a realização do exercício. Embora esses achados apoiem a possibilidade de usar a curcumina para prevenir e combater a DOMS, mais estudos são necessários para reforçar essa associação.[120]

Anteriormente, havia sido mostrado que a suplementação de curcumina tem potencial de prevenir a DOMS.[121] Porém, um estudo posterior falhou em identificar melhora na DOMS de quadríceps com o consumo diário de 400 mg de curcumina ou placebo por 5 dias (2 dias antes e 3 dias após um protocolo de exercício com indução de dano muscular). Mesmo assim, esse estudo relatou uma diminuição significativa dos níveis de CK (48%), TNF-alfa (25%) e IL-8 (21%) com a suplementação de curcumina, em comparação ao placebo.[122]

Com relação à segurança de uso, o consumo oral de açafrão e curcumina por seres humanos não gerou toxicidade, e a curcumina foi segura na dose de 6 g/dia, por via oral (VO), durante 4 a 7 semanas.[123] No entanto, foram identificados alguns efeitos adversos como diarreia, dor de cabeça, erupção cutânea e fezes amarelas[124], indicando a necessidade de avaliação individual antes de orientar o consumo.

Ainda sobre os benefícios das ervas e especiarias na DOMS, uma revisão sistemática de ensaios randomizados mostrou que o consumo de cerca de 2 g de gengibre por dia pode reduzir modestamente a dor muscular decorrente do exercício de resistência excêntrica e corrida prolongada.[125] No estudo de Mashhadi et al.[126], um grupo de 49 atletas de taekwondo consumiram 3 g de gengibre em pó, canela em pó ou placebo com alguma refeição, durante 6 semanas. Foi observada uma redução significativa nos níveis de IL-6 nos indivíduos que consumiram canela e gengibre, e uma diminuição significativa da dor muscular naqueles que consumiram somente gengibre. Esses resultados podem estar relacionados, principalmente, às propriedades anti-inflamatórias de muitos constituintes do gengibre, incluindo gingeróis, shogaóis, paradóis e zingeronas, que atuam inibindo a atividade de TNF-alfa, IL-6 e as enzimas COX-1 e 2.

Além da ação dessas especiarias mencionadas sobre a inflamação, defesa antioxidante e recuperação muscular, outro efeito extremamente importante no âmbito da atividade física é a indução de termogênese e biogênese mitocondrial, demonstrada principalmente em ratos. Essa ação se deve, em alguns casos, à ativação de canais iônicos receptores de potencial transitório (TRP), os quais estimulam a liberação de norepinefrina pelo sistema nervoso simpático (SNS) e a ativação de adrenorreceptores beta. Em adição, os TRP induzem ativação de proteínas desacopladoras 1 (UCP-1) mitocondriais, as quais desacoplam a fosforilação oxidativa da produção de adenosina trifosfato (ATP), liberando energia em forma de calor (termogênese), além de favorecerem o escurecimento do tecido adiposo branco (TAB).[127-129] O escurecimento do TAB leva à formação do tecido adiposo bege, o qual possui características do tecido adiposo marrom (TAM), como expressão aumentada de UCP-1, maior densidade mitocondrial, vascularização aumentada e maior capacidade termogênica.[130,131] A ativação dos canais TRP e da termogênese por alguns ingredientes alimentares está representada na Figura 39.5.

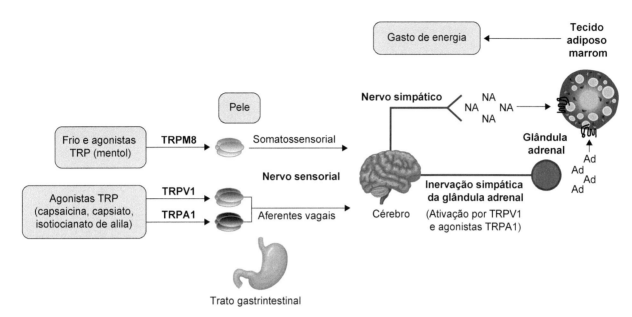

Figura 39.5 Mecanismos de aumento do gasto energético por meio de ativação de canais receptores de potencial transitório (TRP). NA: noradrenalina; Ad: adrenalina. Adaptada de Uchida et al., 2017.[132]

O cinamaldeído da canela foi considerado um agonista do TRP anquirina 1 (TRPA1), portanto capaz de estimular a termogênese e aumentar a expressão de UCP-1 em ratos.[133-135]

No gengibre, os constituintes químicos gingerol, 6-paradol, zingerona e, mais fortemente, o shogaol possuem a capacidade de ativar o TRP vaniloide 1 (TRPV1), induzindo termogênese e diminuindo a gordura corporal.[134,136,137]

A capsaicina da pimenta vermelha (*Capsicum spp.*), por sua vez, pode aumentar a liberação de norepinefrina e epinefrina na medula suprarrenal e ativar o sistema adrenérgico, além de ativar TRPV1 e desencadear o escurecimento do TAB, com indução da termogênese evidenciada pelo aumento de marcadores relacionados à biogênese mitocondrial, como PGC-1 alfa e UCP-1.[129,138-141] Um estudo de coorte recentemente publicado[142], realizado com uma população de 16.179 pessoas, avaliou a relação entre o consumo de pimentas vermelhas e o risco de morte por qualquer causa. O consumo de pimenta foi associado a uma redução de 13% no risco de morte instantânea. Os mecanismos pelos quais as pimentas reduzem a mortalidade não ficaram claros, mas aparentemente envolvem *ativação de TRPV1 mediada pela capsaicina*, com indução de mecanismos celulares contra a obesidade que alteram mediadores de catabolismo lipídico e termogênese, favorecendo um menor risco de doenças cardiovasculares, metabólicas e pulmonares.

Ainda, Wang *et al.*[143] demonstraram em ratos que a curcumina está relacionada com escurecimento de TAB e biogênese mitocondrial, caracterizados pelo aumento da expressão de UCP-1 e PGC-1 alfa, e pelo aumento do número de cópias de DNA mitocondrial, além de promover expressão gênica de receptores adrenérgicos beta3 no TAB inguinal e elevar os níveis plasmáticos de norepinefrina.

Conforme os estudos apresentados e as referências encontradas sobre o assunto, observa-se que poucos avaliaram o papel das ervas e especiarias na atividade física. Mesmo assim, considerando a enorme quantidade de compostos bioativos com atividades principalmente antioxidantes, anti-inflamatórias e relacionadas à biogênese mitocondrial, o consumo de ervas e especiarias por atletas pode contribuir para o desempenho físico, recuperação muscular e equilíbrio orgânico.

Para facilitar a aplicabilidade dos conceitos e informações apresentados, a Tabela 39.8 lista algumas formas de uso das principais ervas e especiarias na culinária. É importante frisar que as quantidades aqui apresentadas a serem utilizadas no preparo dos alimentos são sugestões baseadas em informações coletadas em livros e na prática culinária. Atenção e criatividade são necessárias para diversificar o uso e as quantidades, mas sobretudo bom senso no consumo e orientação conscientes.

Por fim, seguem algumas informações importantíssimas relacionadas ao uso correto das ervas e especiarias, e ao melhor aproveitamento dos seus compostos bioativos, aromas e sabores:

- Ao adquirir as ervas secas, escolher um estabelecimento confiável e evitar comprar a granel, como em mercados, devido ao risco aumentado de contaminação por fungos, coliformes fecais, *Salmonella spp., Escherichia coli* e *Staphylococcus aureus*[146]

678 Parte 11 • Gastronomia Funcional

Tabela 39.8 Formas de uso das principais ervas e especiarias na culinária.

Ervas e especiarias	Informações gerais e uso na culinária
Açafrão verdadeiro (*Crocus sativus*)	• Partes utilizadas: estigmas • Uso culinário: preparações doces ou salgadas, peixes, frutos do mar, pratos à base de cereais, *paella*, risoto, pães, biscoitos, bolos, doces e sobremesas, aspargo, cenoura, frango, ovos, alho-poró, cogumelos, faisão, coelho, abóbora e espinafre • Quantidade sugerida: 0,1 g por porção do alimento preparado
Açafrão-da-terra (*Curcuma longa*)	• Partes utilizadas: rizomas frescos e desidratados • Uso culinário: pastas de especiarias, *masalas* e pós de *curry*, pratos com legumes e verduras, ensopados de carnes, berinjela, feijão, ovos, peixes, lentilhas, carne bovina, aves, arroz, tubérculos e espinafre • Quantidade sugerida: ¼ de colher de chá a 1 colher de sobremesa
Aipo (*Apium graveolens*)	• Partes utilizadas: folhas, caules e sementes • Uso culinário: como guarnição ou misturado em pratos pouco antes de servir, no preparo de buquês *garni*, sopas, guisados, repolho, frango, pepino, peixe, batata, arroz, molho de soja, tomate e *tofu* • Quantidade sugerida: 1 colher de chá de sementes
Alcaçuz (*Glycyrrhiza glabra*)	• Partes utilizadas: rizomas e raízes • Uso culinário: em pratos doces, preparo de caldas para tortas e em recheios de bombons • Quantidade sugerida: ½ a 1 colher de sopa do pó
Alecrim (*Rosmarinus officinalis*)	• Partes utilizadas: folhas, ramos, talos e flores • Uso culinário: em marinadas, confere sabor sutil e defumado quando colocado sob a carne ou aves assadas. É um ingrediente essencial às *herbes de Provence* e fica bom com damasco, berinjela, repolho, ovos, peixes, cordeiros, lentilhas, cogumelos, cebola, laranja, carne suína, batata, aves, coelho, abóbora e tomate • Quantidade sugerida: ½ a 1 colher de chá
Alho (*Allium sativum*)	• Partes utilizadas: bulbos • Uso culinário: usado para realçar o sabor de quase todos os alimentos. O alho assado pode acompanhar batatas ou legumes de raiz, fica bom com quase todos os alimentos salgados e combina com a maioria das ervas e especiarias • Quantidade sugerida: 2 a 4 dentes por preparação
Anis-estrelado (*Illicium verum*)	• Partes utilizadas: frutos inteiros ou em pó • Uso culinário: em sopas e caldos, frango, peixes e frutos do mar, figos, frutas tropicais, alho-poró, rabada, carne suína, abóbora e tubérculos • Quantidade sugerida: 2 a 4 unidades
Assa-fétida (*Ferula assafoetida*)	• Partes utilizadas: resina seca das hastes e rizomas ou raiz mestra • Uso culinário: muito utilizada para temperar pratos vegetarianos com cereais e leguminosas, no preparo de peixes e carnes grelhadas ou assadas, grãos, leguminosas, legumes e verduras • Quantidade sugerida: ¼ a ½ colher de chá
Baunilha (*Vanilla planifólia*)	• Partes utilizadas: vagens curadas • Uso culinário: para aromatizar cremes, manjares e sorvetes, bolos, tortas e caldas de frutas. Pode ser combinada com chocolate, chás e cafés. Fica boa com maçã, melão, pêssego, pera, morango, peixes e frutos do mar, creme de leite, leite e ovos • Quantidade sugerida: 1 fava
Canela (*Cinnamomum zeylanicum*)	• Partes utilizadas: casca seca inteira ou em pó • Uso culinário: em sobremesas, pães, bolos e biscoitos, como tempero de pratos com carnes e legumes, frangos e cordeiros e ensopados, carneiro assado e *masalas*. Fica boa com amêndoas, maçãs, damascos, berinjelas, banana, chocolate, café, cordeiro, peras e arroz • Quantidade sugerida: 2 a 4 colheres de chá
Cardamomo (*Elettaria cardamomum*)	• Partes utilizadas: sementes secas • Uso culinário: realça os sabores doces e salgados, usado em folhados, pudins, para aromatizar chás e café, no preparo de pós de *curry* e *masalas*, em combinação com maçã, laranja, pera, leguminosas, batata-doce e outros legumes de raiz • Quantidade sugerida: ¼ de colher de sopa do pó
Cebola (*Allium cepa*)	• Partes utilizadas: bulbos frescos ou desidratados • Uso culinário: pode ser adicionada em praticamente todos os pratos cozidos de carnes, legumes e vegetais, em recheios de tortas, pizzas e salgados • Quantidade sugerida: 1 unidade

(*continua*)

Capítulo 39 • Técnica Dietética e Gastronomia Funcional **679**

Tabela 39.8 Formas de uso das principais ervas e especiarias na culinária. (*Continuação*)

Ervas e especiarias	Informações gerais e uso na culinária
Cebolinha (*Allium fistulosum*)	• Partes utilizadas: talos brancos (base das folhas ligeiramente bulbosas) e as folhas verdes • Uso culinário: fica boa com ovos, peixes e frutos do mar, carne bovina, aves, sopas, guisados, refogados e com a maioria dos legumes • Quantidade sugerida: 1 a 2 colheres de sopa
Cerefólio (*Anthriscus cerefolium*)	• Partes utilizadas: folhas frescas e flores • Uso culinário: componente essencial das ervas finas, combina com aspargo, favas, vagem, beterraba, cenoura, ovos, peixes e frutos do mar, alface, cogumelos, ervilhas, batatas, aves, tomate e vitela • Quantidade sugerida: 1 colher de chá a 2 colheres de sopa
Coentro (*Coriandrum sativum*)	• Partes utilizadas: folhas, ramos, raízes e sementes • Uso culinário: as folhas são essenciais ao ceviche e guacamole e ficam boas com abacate, leite de coco, pepino, peixes e frutos do mar, limões, leguminosas, arroz, raízes, tubérculos e milho verde. Combina com manjericão, pimentas, cebolinha, endro, alho, gengibre, hortelã e salsa. As sementes são essenciais à maioria das *masalas* e ficam boas em maçãs, frango, frutas cítricas, peixes, pernil, cogumelos, cebola, ameixa, carne de porco, batatas e leguminosas • Quantidade sugerida: 1 colher de chá de sementes ou 2 a 4 colheres de sopa de folhas picadas
Cominho (*Cuminum cyminum*)	• Partes utilizadas: sementes secas • Uso culinário: usado em pães, *chutneys*, mistura de especiarias salgadas, cozidos de carne e legumes, berinjela, feijão, repolho, queijos curados, frango, cordeiro, lentilhas, grão-de-bico, cebola, batata, arroz e abóbora • Quantidade sugerida: ½ a 1 colher de chá
Cravo-da-índia (*Syzyium aromaticum*)	• Partes utilizadas: botões florais desidratados • Uso culinário: em combinação com cardamomo e canela, no preparo de *curries*, marinadas e conservas, em frutas cozidas e compotas, em bolos, pudins, alguns pães, saladas de frutas e tortas de frutas • Quantidade sugerida: 1 colher de chá
Endro ou Dill (*Anethum graveolens*)	• Partes utilizadas: folhas frescas e secas e sementes • Uso culinário: as folhas combinam com beterraba, fava, cenoura, aipo, abobrinha, pepino, ovos, peixes e frutos do mar, batatas, arroz e espinafre. As sementes ficam boas com repolho, cebola, batata, abóbora e vinagre • Quantidade sugerida: 1 colher de chá de sementes ou folhas picadas
Erva-doce ou Anis (*Pimpinella anisum*)	• Partes utilizadas: sementes e folhas • Uso culinário: as sementes são usadas em confeitaria (bolos, biscoitos, pães) e em misturas doces, como figos e castanhas, em molhos à base de tomate, vegetais, sopas de peixe, lagosta e mariscos, em chás, azeites aromatizados, em combinação com maçã, castanha, nozes, peixes e frutos do mar, abóbora e tubérculos • Quantidade sugerida: 1 colher de chá a 2 colheres de sopa de folhas picadas ou 1 a 2 colheres de chá de sementes
Estragão (*Artemisia dracunculus*)	• Partes utilizadas: ramos e folhas frescas • Uso culinário: em marinadas para carnes, no preparo de alcachofra, aspargos, abobrinha, ovos, peixes e frutos do mar, batatas, aves e tomate e no preparo das ervas finas • Quantidade sugerida: ½ colher de sopa
Feno-grego (*Trigonella foenum-graecum*)	• Partes utilizadas: folhas frescas e desidratadas e sementes • Uso culinário: as folhas frescas podem ser usadas como verduras. As sementes podem ser usadas no preparo de lentilhas e peixes, para aromatizar pães, *curries* de peixe, verduras verdes e tubérculos, cordeiro, batata, leguminosas, arroz e tomate • Quantidade sugerida: ½ colher de chá a 1 colher de sobremesa
Funcho (*Foeniculum vulgare*)	• Partes utilizadas: folhas novas, flores, pólen, caules e sementes • Uso culinário: em saladas, molhos, peixes gordurosos, picles, sopas e pães, feijão, beterraba, repolho, pepino, pato, peixes e frutos do mar, alho-poró, lentilhas, carne de porco, batata, arroz e tomate • Quantidade sugerida: 1 colher de sopa a ½ xícara de folhas picadas ou 1 colher de chá de sementes
Gengibre (*Zingiber officinale*)	• Partes utilizadas: rizomas frescos e secos • Uso culinário: em picles, caldas, bebidas, marinadas, molho *teriyaki*, conservas, chás, sucos de frutas, *curries* e *chutneys*, biscoitos e pudins e no preparo de carnes e peixes • Quantidade sugerida: 1 colher de sopa

(*continua*)

680 Parte 11 • Gastronomia Funcional

Tabela 39.8 Formas de uso das principais ervas e especiarias na culinária. (*Continuação*)

Ervas e especiarias	Informações gerais e uso na culinária
Gergelim (*Sesamum orientale*)	• Partes utilizadas: sementes inteiras e na forma de pasta ou óleo • Uso culinário: em pães, pizzas, tortas, na produção do *tahine* e óleo, em berinjela, abobrinha, peixe, verduras verdes, mel, limão, macarrão, leguminosas e arroz • Quantidade sugerida: 2 a 4 colheres de sopa
Hortelã (*Mentha spicata*)	• Partes utilizadas: folhas frescas ou secas • Uso culinário: em berinjelas, cenouras, abobrinhas, ervilhas, batatas, tomates, frango, carne de porco, vitela e carneiro, no tabule, em sucos e sorvetes, em doces, licores e em molhos para saladas cruas • Quantidade sugerida: 2 a 4 colheres de sopa
Lavanda (*Lavandula angustifólia*)	• Partes utilizadas: flores frescas e secas e as folhas • Uso culinário: em bolos, biscoitos, geleias, arroz e carnes (cordeiro, coelho, aves). Fica boa com amora-preta, mirtilo, cereja, amora, ameixa, morango, frango, carneiro, faisão e coelho • Quantidade sugerida: 1 colher de sopa de flores
Louro (*Laurus nobilis*)	• Partes utilizadas: folhas desidratadas e frescas • Uso culinário: em caldos, sopas, guisados, molhos, marinadas e conservas, no buquê *garni*, molho bechamel, em carne bovina, castanhas, frangos, frutas cítricas, peixes, feijão-branco, cordeiro, lentilhas, arroz e tomate • Quantidade sugerida: 1 a 2 folhas
Manjericão (*Ocimum basilicum*)	• Partes utilizadas: folhas novas • Uso culinário: em molho de tomate, molho *pesto*, em berinjela, feijão-branco, abobrinha, ovos, limão, ervilhas, queijos, arroz e milho verde • Quantidade sugerida: ½ a 1 xícara de chá
Manjerona-doce (*Origanum majorana*)	• Partes utilizadas: folhas e botões • Uso culinário: em saladas, pratos com ovos e molhos de cogumelos, peixes, crustáceos e aves, com anchovas, alcachofra, berinjela, feijão, repolho, cenoura, couve-flor, pratos à base de queijo, abobrinha, pato, cordeiro, cebola, pimentões, carne de porco, batata, espinafre, abóbora, milho verde, tomate e vitela • Quantidade sugerida: ½ a 1 colher de chá
Menta (*Mentha piperita*)	• Partes utilizadas: folhas frescas ou secas • Uso culinário: em coalhadas, iogurtes, molhos para vegetais como berinjela, pimentões e tomates. Aromatiza licores, doces e sobremesas e é usada no preparo de geleia para acompanhar carne de carneiro • Quantidade sugerida: 1 a 2 colheres de sopa
Mostarda (*Brassica spp.*)	• Partes utilizadas: sementes secas • Uso culinário: em picles de pepino, legumes, carnes grelhadas, couve, batatas, repolho, pratos com ovos e queijo, molhos para salada, aperitivos, carnes, aves e molhos para legumes • Quantidade sugerida: ½ a 1 colher de chá
Noz-moscada (*Myristica fragans*)	• Partes utilizadas: núcleo da semente • Uso culinário: é usada sobre os pratos prontos ou adicionada a cremes e doces. Vai bem em molhos (*bechamel*), queijos (*fondue*), muito popular nas receitas de bolos, tortas e cremes doces. Fica boa com repolho, cenoura, queijos, frango, ovos, sopas de frutos do mar e peixe, cordeiro, pratos com leite e queijos, cebola, batata, torta de abóbora, espinafre, batata-doce, vitela • Quantidade sugerida: ½ colher de chá
Orégano (*Origanum vulgare*)	• Partes utilizadas: folhas e botões • Uso culinário: legumes, peixes, crustáceos, carnes de boi e de porco, vitela, aves, pato, cordeiro, hambúrgueres artesanais, em molhos, massas, pratos com queijos e ovos, recheios de tortas, sopas fortes, marinadas, molhos de cogumelos, saladas, alcachofra, berinjela, feijão, repolho, cenoura, couve-flor, abobrinha, cebola, pimentões, batata, espinafre, abóbora, milho verde, tomate • Quantidade sugerida: ½ a 1 colher de chá
Páprica (*Capsicum annuum*)	• Partes utilizadas: frutos desidratados (pimentões) • Uso culinário: dá cor e sabor a pratos com batata, arroz e macarrão e a muitos legumes e verduras. Fica boa com carne bovina, de porco, vitela, frango, pato, queijos brancos, iogurtes, a maioria dos legumes e verduras, e arroz • Quantidade sugerida: ½ a 1 colher de chá

(*continua*)

Capítulo 39 • Técnica Dietética e Gastronomia Funcional 681

Tabela 39.8	Formas de uso das principais ervas e especiarias na culinária. (*Continuação*)
Ervas e especiarias	**Informações gerais e uso na culinária**
Pimenta-da-jamaica (*Pimenta dioica*)	• Partes utilizadas: bagas secas • Uso culinário: inteira é usada em sopas, assados, molhos, marinadas, bebidas, frutas assadas e em ponches, peixes e frutos do mar. Moída é adicionada a bolos, doces, pudins, tortas de frutas, carnes, assados de panela, molho de tomate e molho para churrasco • Quantidade sugerida: 1 a 2 colheres de chá
Pimenta-do-reino (*Piper nigrum*)	• Partes utilizadas: frutos verdes e maduros • Uso culinário: moída é usada em peixes. Tempera cozidos e *curries* e aromatiza legumes na manteiga. A branca é usada em molhos claros e em sopas cremosas para preservar a aparência atraente. Fica boa com a maioria dos alimentos • Quantidade sugerida: ½ a 1 colher de chá
Pimenta-rosa (*Schinus terebinthifolius*)	• Partes utilizadas: fruto desidratado • Uso culinário: em peixes, caças, carnes gordurosas e aves e na elaboração de molhos bastante delicados para acompanhar lagosta, vitela e carne de porco • Quantidade sugerida: ½ a 1 colher de chá
Pimenta vermelha (*Capsicum spp.*)	• Partes utilizadas: frutas frescas e desidratadas • Uso culinário: combina com quase todos os pratos de carnes, cozidos de legumes. É essencial ao pó de *chilli* (combinação de especiarias), pós e pastas de *curry* • Quantidade sugerida: ½ a 1 colher de chá. Porém, devido à diferença de ardência entre as pimentas, usar com cautela
Salsa (*Petroselinum crispum*)	• Partes utilizadas: folhas frescas e caules • Uso culinário: em molhos, saladas, recheios e omeletes e outros pratos com ovos, em peixes, lentilhas, arroz, tomates e na maioria dos legumes, verduras e carnes. É usada em buquês *garnis* e ervas finas • Quantidade sugerida: 1 colher de chá a 2 colheres de sopa
Sálvia (*Salvia officinalis*)	• Partes utilizadas: folhas frescas ou desidratadas e flores • Uso culinário: em carne de porco, peru e aves. Fica boa com maçã, feijão, queijo, tomate e cebola • Quantidade sugerida: ½ a 1 colher de chá
Segurelha (*Satureja hortensis*)	• Partes utilizadas: folhas, ramos e flores • Uso culinário: fica boa com feijão, beterraba, repolho, queijos, ovos, carnes, peixes, pimentas, batata, leguminosas, coelho e tomate • Quantidade sugerida: ½ a 1 colher de chá
Tomilho (*Thymus vulgaris*)	• Partes utilizadas: folhas, ramos e flores • Uso culinário: nos ensopados de forno e nos guisados, em patês, sopas de legumes espessas, molhos à base de tomate e vinho, marinadas para carne de porco e caça, no preparo de berinjela, repolho, cenoura, cordeiro, alho-poró, cogumelos, cebola, batata, leguminosas, coelho, milho verde e tomate. É essencial à maioria dos buquês *garnis* • Quantidade sugerida: ½ a 1 colher de chá
Urucum (*Bixa orellana*)	• Partes utilizadas: sementes secas • Uso culinário: em carne bovina, pratos com ovos, peixe, quiabo, cebolas, pimentas, porco, aves, leguminosas, arroz, abóbora, batata-doce, tomate, maioria dos legumes e verduras • Quantidade sugerida: ½ a 1 colher de sobremesa
Wasabi (*Eutrema wasabi*)	• Partes utilizadas: raízes • Uso culinário: fica bom com abacate, carne bovina, peixe cru, arroz e frutos do mar • Quantidade sugerida: ½ a 1 colher de chá

Adaptada de Norman, 2012.[144]; Linguanotto Neto *et al.*, 2013.[145]

• É preciso guardar todas as ervas e especiarias em local seco, arejado e ao abrigo da luz. Por exemplo, após 30 dias de exposição à luz, cerca de 30% do açafrão-da-terra é perdido. É importante que essa especiaria seja adicionada sempre no final do cozimento, para maior preservação da curcumina, a qual é significativamente perdida a tem-

peraturas acima de 100°C.[147] No estudo de Esatbeyoglu *et al.*[148], o aquecimento a 180°C por até 70 min degradou a curcumina em vanilina, ácido ferúlico e 4-vinil-guaiacol. *In vitro*, tanto a curcumina quanto o 4-vinil-guaiacol aumentaram a ativação do Fator Nuclear Eritroide 2 (Nrf2), relacionado com a defesa antioxidante e desto-

682 Parte 11 • Gastronomia Funcional

xificação, indução da enzima antioxidante paraoxonase 1 (PON1) e diminuição da expressão gênica de IL-6. Como a concentração plasmática de 4-vinil-guaiacol é pouco conhecida, essas informações devem ser consideradas com cautela

- O uso de açafrão-da-terra associado com pimenta-do-reino aumenta a sua biodisponibilidade porque a adição de 1% de piperina eleva a biodisponibilidade da curcumina em até 2.000%[149-151]
- O alho deve ser consumido triturado, com alguns minutos de repouso antes de levar para o cozimento, porque a ruptura das células vegetais do alho libera a enzima alinase que atua na ausência de calor. Essa enzima degrada a aliina e produz alicina, entre outros compostos bioativos sulfurados[152]
- O gengibre deve ser consumido, preferencialmente, cozido ou seco porque o calor e o processo de secagem favorecem a conversão do gingerol em zingerona, uma substância com potentes propriedades antioxidantes, anti-inflamatórias, anticancerígenas e antimicrobianas[153]
- As ervas secas ou de folhas duras como alecrim, alfazema, segurelha, tomilho e louro, devem ser adicionadas no início do cozimento. As ervas mais delicadas como manjericão, cebolinha, salsinha, endro e coentro são adicionadas no final. A adição de um punhado de ervas frescas picadas, imediatamente antes de servir o prato, permite um melhor aproveitamento dos óleos essenciais e de outros componentes bioativos, além de intensificar o sabor[144,145]
- Deve-se experimentar novas combinações de acordo com o gosto, mas com cautela. Ervas e especiarias podem trazer delicadeza, harmonia e complexidade à cozinha.[144]

Aplicação prática

O uso das ervas é versátil, e dependerá do alimento que será preparado e das preferências, aceitabilidade e paladar de quem o consumirá. É importante enfatizar que seu uso deve ser cauteloso porque uma pitada de determinada erva ou especiaria durante o preparo do alimento poderá produzir aromas e sabores fantásticos, mas uma adição errada ou exagerada poderá estragar o prato final, desperdiçando o produto e causando insatisfação no consumidor.

A seguir, estão apresentadas algumas misturas de ervas e especiarias comumente utilizadas na prática culinária.

Ervas finas

As ervas finas são uma mistura de ervas de uso tradicional na culinária francesa, que combina bastante com pratos à base de ovos, peixes e aves

- Ingredientes:
  - Cerefólio desidratado: 2 colheres de sopa
  - Cebolinha desidratada: 2 colheres de sopa
  - Salsa desidratada: 2 colheres de sopa
  - Estragão desidratado: 1 colher de sopa
- Modo de preparo: misturar todas as ervas e armazenar em pote com tampa, por no máximo 3 meses.

Marinadas

As marinadas são soluções usadas para temperar carnes, melhorando seu sabor e textura, aumentando o tempo de conservação, e contribuindo para a diminuição da formação de produtos da reação de Maillard, mencionada anteriormente. São produzidas com ervas, especiarias e ingredientes líquidos, incluindo cebola, alho, alho-poró, louro, tomilho, alecrim, salsinha, aipo, salsinha, pimenta-do-reino, suco de limão, suco de abacaxi, suco de laranja, saquê, vinho branco ou tinto e azeite. Outros ingredientes podem ser usados ao gosto de quem vai preparar o alimento. Ainda, o sal pode ser adicionado à marinada, no caso de peças de carne grandes ou na hora do cozimento, quando se tratar de cortes pequenos como carnes picadas, filés e bifes. Como as carnes mais consumidas são as carnes de boi, frango e peixe, segue uma sugestão de marinada para cada um desses tipos de carne.

Marinada básica para carne bovina

- Ingredientes:
  - Vinho tinto seco orgânico: 2 xícaras
  - Azeite de oliva extravirgem: 2 colheres de sopa
  - Cebola: 1 unidade pequena
  - Alho: 4 dentes
  - Alecrim fresco: 2 ramos
  - Tomilho fresco: 2 ramos
  - Salsa fresca: 2 ramos
  - Louro desidratado: 2 folhas
  - Pimenta-do-reino preta: 10 grãos (ou em pó a gosto)
  - Cravo-da-índia: 3 botões
  - Sal marinho – a gosto
- Modo de preparo: picar a cebola em *brunoise*, cortar o alho em lâminas e picar grosseiramente as ervas frescas. Misturar tudo com o azeite e o vinho tinto. Acrescentar as folhas de louro, os grãos de pimenta triturados (ou em pó, a gosto), o cravo-da-índia e o sal. Jogar sobre a carne e manter em repouso sob refrigeração, por 24 h. Essa marinada é suficiente para temperar 1 kg de carne
- Dica: para evitar excesso de sal, não ultrapassar a quantidade de 1% de sal sobre o peso total da carne.

Marinada básica para frango

- Ingredientes:
  - Vinho branco seco orgânico: 1 xícara
  - Vinagre de maçã: ½ xícara
  - Azeite de oliva extravirgem: 2 colheres de sopa
  - Cebola: 1 unidade pequena

- Alho: 4 dentes
- Tomilho fresco: 2 ramos
- Manjericão fresco: 2 ramos
- Manjerona fresca: 2 ramos
- Louro desidratado: 2 folhas
- Pimenta-do-reino branca: 10 grãos (ou em pó a gosto)
- Sal marinho: a gosto
- Modo de preparo: picar a cebola em *brunoise*, cortar o alho em lâminas e picar grosseiramente as ervas frescas. Misturar tudo com o azeite, o vinho e o vinagre. Acrescentar as folhas de louro, os grãos de pimenta triturados (ou em pó, a gosto) e o sal. Jogar sobre a carne até envolvê-la por completo e manter em repouso sob refrigeração, por 24 h. Assim como para a carne bovina, essa marinada é suficiente para temperar 1 kg de carne
- Dica: para evitar excesso de sal, não ultrapassar a quantidade de 1% de sal sobre o peso total da carne.

Marinada básica para peixes

- Ingredientes:
  - Azeite de oliva extravirgem: 1 xícara de chá
  - Vinagre de maçã: 1 xícara de café
  - Salsa fresca picada: ½ xícara
  - Cebolinha fresca picada: ½ xícara
  - Pimenta-do-reino preta: 5 grãos ou em pó a gosto
  - Limão: 2 unidades (suco)
  - Sal marinho: a gosto
- Modo de preparo: triturar a pimenta-do-reino e misturar todos os ingredientes em uma vasilha de vidro. Envolver completamente o peixe com essa marinada e deixar em repouso sob refrigeração por alguns minutos. Essa marinada é suficiente para temperar até 1 kg de peixe
- Dica: para evitar excesso de sal, não ultrapassar a quantidade de 1% de sal sobre o peso total da carne e não deixar em repouso por muito tempo, pois o limão e o vinagre amaciam muito a carne, e isso pode prejudicar o preparo durante o cozimento.

Buquê garni

Um buquê *garni* é uma associação de ervas e especiarias frescas ou secas, amarradas por um barbante de uso culinário (100% algodão) ou envoltas por uma gaze esterilizada. É adicionado durante o preparo de alimentos de cocção lenta, como carnes ao molho, ensopados de peixes, caldos e sopas, e descartado após a cocção. Basicamente, são usados louro, salsa fresca e tomilho. Outras combinações são descritas a seguir:

- Buquê *garni* simples (para qualquer tipo de alimento): 2 folhas de louro, 3 ramos de salsa fresca e 3 ramos de tomilho fresco

- Buquê *garni* tradicional (para qualquer tipo de alimento): 1 ramo de alecrim fresco, 1 folha de louro, 2 ramos de salsa fresca, 2 ramos de tomilho fresco e 2 folhas de alho-poró
- Buquê *garni* para legumes: 2 ramos de orégano fresco, 2 ramos de tomilho fresco, 3 ramos de salsa fresca e 4 folhas de sálvia fresca
- Buquê *garni* para carne de boi: 2 folhas de louro, 2 ramos de salsa fresca, 2 ramos de tomilho fresco e 3 folhas de alho-poró
- Buquê *garni* para carne de aves: 1 ramo de estragão fresco, 1 folha de capim-limão fresco, 1 folha de louro e 2 ramos de salsa fresca
- Buquê *garni* para carne de porco: 1 talo pequeno de aipo, 2 ramos de salsa fresca, 2 ramos de tomilho fresco e 4 folhas de sálvia fresca
- Buquê *garni* para peixe: 1 ramo de estragão fresco, 1 tira de casca de limão fresca, 2 ramos de salsa fresca e 2 ramos de tomilho.

Receitas culinárias aplicadas à prática esportiva | Uso dos alimentos funcionais

As necessidades nutricionais dos atletas e desportistas são individuais, e cada indivíduo possui hábitos alimentares diferentes. Assim, foram selecionadas algumas receitas saborosas e nutritivas que contemplam os variados públicos e incluem ingredientes que contribuem para o melhor desempenho esportivo, recuperação muscular e vitalidade positiva. As receitas apresentadas são proteicas, com baixo ou alto teor de carboidratos, vegetarianas, anti-inflamatórias e antioxidantes. Também foram incluídas receitas básicas de fundos e molhos, que contribuirão positivamente na elaboração do prato final.

Em cada receita será discutida a função dos principais alimentos funcionais (alimentos que possuem, além dos nutrientes principais, outros componentes que proporcionam benefícios adicionais ao organismo, como a melhora da saúde e do bem-estar, e a diminuição do risco de doenças[154]), para melhor compreensão da relevância dessas inclusões no cardápio dos atletas e desportistas.

Fundos e molhos básicos

Os fundos são preparações líquidas produzidas pelo cozimento lento do *mirepoix* – ervas + especiarias + ossos (carcaças de boi, frango ou peixes). Usados no preparo de caldos, molhos, sopas e ensopados de carnes. Podem ser claros, quando se utiliza somente vegetais e ossos (o fundo de vegetais não leva ossos), ou escuros, quando elaborados com vegetais, ossos assados no forno e polpa de tomate.

Mirepoix

Acompanhamento aromático que consiste na associação de vegetais cortados em cubos de 1 a 1,5 cm de seção transversal[34], na proporção básica de 50% de cebola (ou 25% de cebola e 25% de alho-poró), 25% de salsão e 25% de cenoura. A adição de água seguida de cozimento com outros ingredientes consiste na preparação dos diferentes fundos. A quantidade de água adicionada dependerá da quantidade de *mirepoix* preparada.

- Ingredientes:
  - Cebola picada: 2 xícaras
  - Alho-poró picado: 2 xícaras
  - Aipo picado: 1 xícara
  - Cenoura picada: 1 xícara
- Modo de preparo: misturar tudo e armazenar em uma vasilha com tampa, até a hora do preparo dos fundos.

Fundo de legumes

- Ingredientes:
  - *Mirepoix*: 4 xícaras
  - Tomate orgânico picado: 2 unidades
  - Alho picado: 2 dentes
  - Buquê *garni* para legumes: 1 unidade
- Modo de preparo: colocar todos os ingredientes em uma panela de aço inoxidável e adicionar 1,5 ℓ de água. Tampar e deixar cozinhar por 30 a 60 min em fogo brando. Coar em peneira bem fina (*chinois*) e armazenar em vasilha de vidro com tampa, para ser usado em seguida.

Fundo claro de aves

- Ingredientes:
  - *Mirepoix*: 4 xícaras
  - Ossos de ave orgânica: 1 kg
  - Alho picado: 2 dentes
  - Buquê *garni* para aves: 1 unidade
- Modo de preparo: lavar bem os ossos em água corrente. Cozinhar em água fervente por 5 a 10 min, então desprezar a água contendo o excesso de gordura. Em outra panela, colocar os ossos com os demais ingredientes e adicionar 1,5 ℓ de água. Tampar e deixar cozinhar por 30 a 60 min. Coar em peneira bem fina (*chinois*) e armazenar em vasilha de vidro com tampa, para ser usado em seguida.

Fundo escuro

- Ingredientes:
  - *Mirepoix*: 4 xícaras
  - Ossos/carcaças (vitela, peixe ou frango): 1 kg
  - Tomates orgânicos picados: 4 unidades
  - Alho picado: 2 dentes
  - Buquê *garni* para ave ou carne de boi: 1 unidade
  - Azeite de oliva extravirgem: 2 colheres de sopa

- Modo de preparo: lavar bem os ossos em água corrente e levar para assar até dourar (virar algumas vezes e não deixar queimar). Aquecer levemente uma panela de aço inoxidável e refogar o *mirepoix,* por 5 a 10 min. Acrescentar os ossos e refogar mais um pouco, para incorporar a cor dos ossos aos vegetais. Em seguida, adicionar os tomates. Esperar 5 min e adicionar 1,5 ℓ de água. Tampar e deixar cozinhar por 30 a 60 min. Coar em peneira bem fina (*chinois*) e armazenar em vasilha de vidro com tampa, para ser usado em seguida.

Molho bechamel funcional

- Ingredientes:
  - Bebida vegetal de inhame:
    - Inhame cru picado: 4 xícaras (700 g)
    - Água morna: 1 ℓ
  - Molho:
  - Bebida vegetal de inhame: 1 ℓ
  - Manteiga *ghee*: 5 colheres de sopa (70 g)
  - Amido de milho orgânico: 5 colheres de sopa (70 g)
  - Sal marinho a gosto
  - Pimenta-do-reino branca a gosto
  - Noz-moscada a gosto
- Modo de preparo:
  - Bebida vegetal: picar o inhame e cobri-lo com água. Deixar de remolho na geladeira, por 8 a 12 h. Coar e descartar a água. Bater com água morna e coar novamente
  - Molho: em uma panela de aço inoxidável, aquecer a manteiga e misturar o amido de milho, para formar uma massa clara chamada *roux*. Depois, acrescentar a bebida vegetal fria aos poucos, mexendo com um *fouet* para evitar formar grumos. Mexer sempre, até ferver. Acrescentar sal, pimenta-do-reino branca e noz-moscada. Cozinhar por uns 5 min, desligar o fogo, coar em um *chinois* e armazenar em geladeira, caso não seja usado imediatamente. Esse molho é usado principalmente como acompanhamento de massas
- Dica: o molho *bechamel* serve de base para outros molhos brancos, como o molho de queijo. Nesse caso, pode-se adicionar queijo sem lactose ou *tofu* orgânico durante o cozimento, ou bater no liquidificador.

Molho velouté funcional

- Ingredientes:
  - Fundo claro (vitela, peixe ou frango): 1 ℓ
  - Manteiga *ghee*: 5 colheres de sopa (70 g)
  - Amido de milho orgânico: 5 colheres de sopa (70 g)
  - Sal marinho a gosto
  - Pimenta-do-reino preta a gosto

- Modo de preparo: em uma panela de aço inoxidável, aquecer a manteiga e misturar o amido de milho, para formar uma massa clara chamada *roux*. Depois, acrescentar o fundo claro frio, aos poucos, mexendo com um *fouet* para evitar formar grumos. Mexer sempre, até ferver. Acrescentar sal e pimenta-do-reino. Cozinhar por mais uns minutos. Desligar o fogo, coar em um *chinois* e armazenar em geladeira, caso não seja usado imediatamente
- Dica: o tipo de ossos usados para o preparo do fundo deve combinar com o tipo de carne que o molho acompanhará. Exemplo: um fundo de peixe será usado no preparo de molho *velouté* para acompanhamento de peixes ou frutos do mar.

Molho espanhol funcional

- Ingredientes:
  - Fundo escuro: 1,5 ℓ
  - Cebola picada: 1 unidade pequena
  - Cenoura picada: 1 unidade pequena
  - *Champignon* fresco picado: 1 xícara
  - Alho picado: 4 dentes
  - Tomate picado: 2 xícaras
  - Manteiga *ghee*: 5 colheres de sopa (70 g)
  - Amido de milho orgânico: 5 colheres de sopa (70 g)
  - Buquê *garni* tradicional: 1 unidade
  - Sal marinho a gosto
  - Pimenta-do-reino a gosto
- Modo de preparo: em uma panela de aço inoxidável, aquecer a manteiga. Dourar a cebola, o alho, a cenoura e o *champignon*. Polvilhar com o amido de milho e misturar bem, até a completa incorporação do amido aos ingredientes. Acrescentar o tomate picado (ou batido no liquidificador). Cozinhar um pouco. Acrescentar o fundo escuro fervendo, mexendo com um *fouet* para evitar formar grumos. Adicionar o buquê *garni*, sal e pimenta-do-reino. Tampar a panela e cozinhar por 60 min, aproximadamente. Coar em *chinois* e armazenar na geladeira, caso não seja usado imediatamente
- Dica: o molho espanhol pode ser usado como acompanhamento de carnes, mas seu uso mais tradicional é no preparo de outros molhos, por ser considerado um "molho mãe". Por exemplo, a redução pela metade do molho espanhol pronto resulta no *demi-glace*. A adição de ½ xícara (120 mℓ) de vinho Madeira ou vinho do Porto ao *demi-glace* resulta no popular molho madeira.

Molho de tomate tradicional

- Ingredientes:
  - Tomates orgânicos: 3 unidades
  - Cebola: 1 unidade
  - Alho: 2 dentes

- Azeite de oliva extravirgem a gosto
- Sal marinho a gosto
- Orégano a gosto
- Modo de preparo: picar a cebola, os tomates e o alho em cubos pequenos. Reservar. Aquecer levemente um fio de azeite, em uma panela de aço inoxidável, e dourar a cebola. Após alguns minutos, acrescentar o alho e deixar aquecer um pouco. Adicionar o tomate picado, um pouco de água, orégano e sal a gosto. Deixar ferver e reduzir, até alcançar a consistência de molho. Depois de pronto, bater no liquidificador ou manter na consistência original.

Molho de pimenta malagueta com ervas e especiarias

- Ingredientes:
  - Pimenta malagueta: 1 xícara de chá
  - Azeite de oliva extravirgem: 1 xícara de chá
  - Alho: 4 dentes
  - Açúcar demerara: 1 pitada
  - Orégano, salsinha, cebolinha e tomilho desidratados a gosto
  - Noz-moscada a gosto
  - Sal marinho a gosto
- Modo de preparo: bater tudo no liquidificador e armazenar em vidros esterilizados com tampa.

Mix de vegetais refogados com azeite, ervas finas e vinho tinto

Esta receita muito versátil pode acompanhar torradas, biscoitos salgados sem glúten e saladas ou servir de recheio de panquecas e sanduíches. A mistura de ingredientes de cores diferentes proporciona uma gama variada de nutrientes e compostos bioativos.

O principal polifenol do vinho é o resveratrol, que exerce atividade antioxidante e anti-inflamatória[155], aumenta a ativação de AMPK, aumenta a expressão de PGC-1 alfa e intensifica a biogênese mitocondrial[156,157], além de ser um importante inibidor de aromatase.[158]

A berinjela (*Solanum melongena* L.) tem valor calórico muito baixo e alto teor de compostos fenólicos como o ácido clorogênico e as antocianinas, sobretudo na polpa e na casca, respectivamente.[159]

A abóbora italiana (*Cucurbita pepo* L.) também tem baixo teor calórico (15 kcal em 100 g de vegetal cozido) e contém outros nutrientes como cálcio, magnésio, fósforo, potássio, vitaminas do complexo B e vitamina C.[160]

O pimentão (*Capsicum annuum* L.) possui em sua composição alguns carotenoides como criptoxantinas, capsantinas e capsorubina, os quais exercem ações antioxidantes, antimicrobianas, antivirais, anti-inflamatórias e anticancerígenas. Pode ser consumido fresco ou na forma seca e moída, denominada páprica.[161,162]

O tomate (*Solanum lycopersicum*) contém vitaminas A e C, potássio, ácido fólico e licopeno.[163] Este último está relacionado à diminuição da incidência de cânceres, entre os quais o câncer de próstata[164-166], bem como dos níveis de CK (11,7%) e de lactato desidrogenase (LDH; 33,4%). Portanto, o consumo de tomate favorece a recuperação da lesão muscular exercício-induzida em atletas submetidos ao treino anaeróbio.[167] Para adquirir esses benefícios, recomenda-se cozinhar o tomate, o que promove a quebra dos complexos proteína-carotenoides e aumenta a fração de licopeno biodisponível.[168] No estudo de Vallverdú-Queralt *et al.*[169], o tratamento térmico e a adição de 5 ou 10% de azeite de oliva extravirgem aumentaram os níveis de atividade antioxidante, carotenoides totais e licopeno no molho de tomate.

O azeite de oliva extravirgem, por fim, é um óleo vegetal rico em polifenóis e ácidos graxos monoinsaturados, os quais conferem proteção contra câncer, aterosclerose e doenças cardiovasculares.[170,171] Em um recente estudo de revisão[172], os polifenóis do azeite foram associados à minimização de fatores de risco para a síndrome metabólica, em particular por meio da melhora da glicemia e da pressão arterial, e da diminuição da oxidação das lipoproteínas de baixa densidade (LDL).

- Ingredientes:
  - Tomate: 4 unidades médias (sem pele e sem semente)
  - Berinjela: 1 unidade pequena
  - Abobrinha italiana: 1 unidade pequena
  - Pimentão amarelo: 1 unidade pequena
  - Cebola: 1 unidade grande
  - Azeite de oliva extravirgem: 1 xícara de chá
  - Vinho tinto seco orgânico: 1 xícara de chá
  - Vinagre de maçã: ½ xícara de chá
  - Salsa fresca picada: ½ xícara de chá
  - Alho: 6 dentes
  - Ervas finas: a gosto
  - Sal marinho: a gosto
- Modo de preparo: picar o alho em *brunoise*, e cortar os vegetais em cubos de aproximadamente 2 cm. Em uma panela de aço inoxidável, aquecer levemente 2 colheres de sopa de azeite para refogar a cebola e o alho. Em seguida, acrescentar o pimentão e refogar por 2 min. Acrescentar a berinjela, a abobrinha, a salsa, as ervas finas e sal a gosto. Misturar bem e deixar cozinhar na própria água (não deixar a água secar). Adicionar o vinagre e o vinho. Deixar o álcool evaporar e os líquidos reduzirem um pouco. Apurar o sal e acrescentar o azeite. Mexer rapidamente e desligar o fogo (não deixar muito tempo em contato com o calor). Transferir para um pote de vidro com tampa e armazenar em geladeira
- Rendimento: 1 pote de vidro com capacidade de 0,5 a 1ℓ.

Creme de tubérculos com cúrcuma, alho e manjericão

Preparação com perfil antioxidante e anti-inflamatória, devido à presença de açafrão, alho e manjericão.[111,173] Com alto teor de carboidratos, fornecidos pelos tubérculos (batata, inhame e baroa). Assim, pode ser consumida antes ou após os treinos, e em refeições cujo valor calórico precisa ser alto.

Os tubérculos contêm, em média, 27% de carboidratos, além de vitaminas, minerais e outros componentes como saponinas, compostos fenólicos, glicoalcaloides, ácido fítico, carotenoides e ácido ascórbico, relacionados com ações antioxidantes, hipoglicemiantes, hipocolesterolêmicas, antimicrobianas e imunomoduladoras.[174]

- Ingredientes:
  - Batata inglesa descascada: 3 unidades médias
  - Inhame descascado: 3 unidades médias
  - Batata baroa descascada: 3 unidades grandes
  - Abobrinha italiana: 2 unidades pequenas
  - Cebola: 1 unidade
  - Alho: 10 dentes
  - Azeite de oliva extravirgem: 3 colheres de sopa
  - Manjericão fresco: 1 maço
  - Sal marinho: a gosto
  - Açafrão-da-terra: 1 colher de café cheia (ou a gosto)
  - Pimenta-do-reino: a gosto
- Modo de preparo: picar a batata, o inhame, a baroa e a cebola em cubos pequenos; cortar o alho em lâminas finas. Aquecer levemente 2 colheres de sopa de azeite, em uma panela de aço inoxidável, e refogar a cebola e o alho. Adicionar os tubérculos e refogar mais um pouco. Acrescentar aproximadamente 1,5 ℓ de água fervente, pimenta-do-reino e sal a gosto. Deixar cozinhar até a água reduzir pela metade. Retirar do fogo, deixar esfriar e bater no liquidificador. Retornar para a panela e ferver, para ajustar a consistência e tempero. Se houver formação de espuma durante a fervura, retirar com a ajuda de uma concha e descartar. Quando estiver quase atingindo a textura de um creme consistente, adicionar a abobrinha picada em *julienne* longa (ou em cubos) e cozinhar rapidamente, mantendo uma textura firme. Por último, adicionar o açafrão dissolvido em 1 colher de azeite morno. Desligar o fogo, deixar esfriar um pouco e servir com manjericão fresco em fatias finas (*chiffonade*)
- Rendimento: 3 porções.

Salada mista de quinoa com lentilhas germinadas e abacate

Esta preparação foi elaborada para fornecer nutrientes e compostos bioativos de forma equilibrada, eliminando a necessidade de adicionar proteína animal. Dentre os ingredientes, destacam-se as lentilhas germinadas, a quinoa e o abacate.

A lentilha (*Lens culinaris*) é uma excelente fonte de proteínas, fornecendo ao organismo aminoácidos essenciais e não essenciais, amido, fibras prebióticas, ferro e outros minerais (zinco, cobre, manganês, molibdênio, selênio e boro) e vitaminas (tiamina, riboflavina, niacina, ácido pantotênico, piridoxina, folato, vitamina E). Tem maior conteúdo fenólico total, em comparação com outras leguminosas (ervilha verde, grão-de-bico, feijão e amendoim), além de baixos teores de gordura, sódio e vitamina K.[175] O processo de germinação confere maior digestibilidade proteica, minimiza os efeitos de fatores antinutricionais (inibidores de proteases e lectinas) e aumenta a biodisponibilidade de nutrientes.[176]

A quinoa (*Chenopodium quinoa* Willd.) é um pseudocereal livre de glúten, rico em proteínas, vitaminas do complexo B, vitaminas C e E, compostos fenólicos e terpenoides, os quais exercem ações antioxidantes e anti-inflamatórias.[177]

O abacate (*Persea americana*) contém 7% de proteínas, 31% de carboidratos (94% de fibras), 56% de ácidos graxos (11,6% de poli-insaturados e 63% de monoinsaturados)[178], potássio, magnésio, vitamina A, vitamina E, vitamina K, vitaminas do complexo B, vitamina C, luteína, zeaxantina, fitoesteróis e glutationa.[179] Seu consumo proporciona diminuição significativa de colesterol total, LDL e triglicerídeos[180], modulação da insulina e aumento da saciedade.[181]

- Ingredientes:
  - Quinoa em grãos: 1 xícara
  - Lentilhas germinadas: 2 xícaras
  - Azeite de oliva extravirgem: 2 colheres de sopa
  - Vinagre balsâmico orgânico: 1 colher de sopa
  - Tomate-cereja: 1 bandeja
  - Salsinha: 1 colher de sopa
  - Coentro: 1 colher de sopa
  - Manjericão: 1 colher de sopa
  - Cebola roxa: 1 unidade pequena
  - Abacate: ½ unidade média
  - Suco de 1 laranja
  - Sal marinho a gosto
  - Pimenta-do-reino a gosto
- Modo de preparo:
  - Lentilha germinada: lavar as lentilhas previamente selecionadas, colocar em um pote de vidro e cobrilas com o dobro do volume de água filtrada. Tampar o pote com uma gaze esterilizada e deixar à temperatura ambiente, em local fresco, por 8 h. Em seguida, descartar a água com auxílio de uma peneira. Lavar bem as lentilhas e colocá-las novamente no

pote, sem água. Lavar as lentilhas com água filtrada, pelo menos 2 vezes/dia, até os brotos começarem a surgir. Normalmente, a germinação demora de 2 a 3 dias
  - Salada: lavar a quinoa e cozinhar com 2 xícaras de água (deixar ferver e cozinhar em panela tampada, em fogo baixo, por aproximadamente 10 min). Deixar esfriar. Em uma tigela de vidro, misturar a quinoa cozida e as lentilhas germinadas. Adicionar o azeite, o vinagre balsâmico, sal e pimenta-do-reino a gosto, o suco de laranja, o coentro, a salsinha e o manjericão. Mexer bem. Adicionar o tomate-cereja picado ao meio, a cebola roxa picada em *julienne* e o abacate picado em cubos. Apurar o sal e servir
- Rendimento: 4 porções.

Tartar de banana com pimenta-biquinho e azedinha

Este prato pode ser considerado uma versão vegetariana do *steak tartare*, um prato à base de carne crua e bem picada, que traz uma mistura de sabores doce e azedo. A azedinha (*Rumex acetosa* L.) é considerada uma planta alimentícia não convencional (PANC). As PANC são plantas frequentemente desconhecidas e consideradas pragas ou ervas daninhas, mas apresentam alto valor nutricional.[182] A azedinha é cultivada em regiões de clima ameno, desde o Rio Grande do Sul até Minas Gerais.[183] É rica em vitaminas A e C[144], taninos, antraquinonas e flavonoides, além de apresentar propriedades antiescorbútica, antidiarreica, anti-inflamatória e anticancerígena.[184] Devido ao seu alto teor de oxalato, um fator antinutricional, recomenda-se o processamento térmico antes do uso.[184]

A pimenta-biquinho (*Capsicun chinese*), apesar de classificada como uma pimenta de baixa ardência na escala de Scoville, contém altos níveis de vitamina C (ácido ascórbico), carotenoides e compostos fenólicos antioxidantes.[185]

A cebola (*Allium cepa*) contém flavonoides (antocianinas, que conferem coloração avermelhada ou roxa; e quercetina, que confere coloração amarelada), presentes em maiores quantidades na casca (cerca de 2 a 10 g/kg), e compostos organossulfurados, como os sulfóxidos de cisteína.[186] Possui propriedades antioxidantes, anti-inflamatórias, diurética, hipocolesterolemiante, anticoagulante, antibacteriana e antifúngica.[187]

A banana (*Musa* sp.) é uma das frutas tropicais mais consumidas no mundo. É fonte de carboidratos, vitaminas do complexo B, vitamina C, cálcio e potássio[188], além de vitamina B_6, vitamina E, catecolaminas, carotenoides, ácidos fenólicos e flavonoides, que contribuem para o seu perfil antioxidante.[189] A banana tem efeitos interessantes na atividade física, documentados há mais de 20 anos. Foi demonstrado que o consumo de banana picada ou inteira é tão efetivo quanto as bebidas esportivas ricas em carboidratos na manutenção da glicemia e melhora do desempenho em exercícios de resistência.[190] Do mesmo modo[191], o consumo de banana antes e durante o exercício melhora o desempenho e a recuperação muscular em atletas de ciclismo.

- Ingredientes:
  - Banana nanica (não muito madura): 4 unidades
  - Cebola roxa picada em *brunoise*: ½ xícara de chá
  - Cebolinha e salsa picados: 3 colheres de sopa
  - Folhas de azedinha bem picadas: ½ xícara de chá (ou a gosto)
  - Pimenta-biquinho fresca picada: 3 colheres de sopa
  - Azeite de oliva extravirgem: 3 colheres de sopa
  - Mel: 1 colher de sopa
  - Limão siciliano: 1 unidade (suco)
  - Sal marinho a gosto
- Modo de preparo: cortar a banana em cubos pequenos e adicionar o suco de limão. Reservar. Em outra vasilha, misturar todos os demais ingredientes. A azedinha pode ser branqueada por alguns segundos e resfriada em água gelada, antes de ser adicionada. Por último, adicionar a banana reservada à mistura e mexer levemente, para incorporar todos os ingredientes. Apurar o sal e servir em seguida
- Rendimento: 4 porções.

Burguer de grão-de-bico, cenoura e salsa fresca

Esta receita substitui as proteínas animais em preparações de lanches ou refeições principais. Seu principal ingrediente é o grão-de-bico, mas podem ser utilizadas outras leguminosas, como lentilhas e ervilhas secas. O grão-de-bico (*Cicer arietinum*) é uma leguminosa de baixo índice glicêmico[192], que contém 57,9% de carboidratos, 12,4% de fibra alimentar, 5,4% de lipídios e 21,2% de proteínas em cada 100 g de peso cru.[160] Suas proteínas apresentam maior valor biológico do que as de outras leguminosas. O grão-de-bico contém ainda minerais como potássio, magnésio, ferro, fósforo e manganês[193], além de vitaminas como riboflavina, niacina, tiamina, folato e betacaroteno.[194] Sua composição química pode ser benéfica na melhora de sintomas relacionados a doenças cardiovasculares, diabetes tipo 2, doenças digestivas e alguns tipos de câncer.[194] Por outro lado, o grão-de-bico também contém vários fatores antinutricionais que prejudicam a absorção de nutrientes, incluindo inibidores de proteases, ácido fítico, lectinas e oligossacarídeos.[195] Por isso, é necessário deixá-lo de remolho por algumas horas, trocando a água várias vezes, e cozinhar por alguns minutos em panela destampada. Essas medidas são efetivas para a redução desses componentes.

- Ingredientes:
  - Grão-de-bico cru: 4 xícaras
  - Cenoura ralada: 3 unidades grandes
  - Farinha de grão-de-bico: 8 colheres de sopa
  - Cebola: 1 unidade grande
  - Salsa fresca picada: ½ xícara
  - Azeite de oliva extravirgem: 4 colheres de sopa
  - Alho: 4 dentes
  - Pimenta-do-reino a gosto
  - Sal marinho a gosto
- Modo de preparo: deixar o grão-de-bico de remolho por 8 a 12 h, trocando a água sempre que possível. Cozinhar o grão-de-bico com água limpa, escorrer e triturar em processador. Em uma panela de aço inoxidável, refogar no azeite, a cebola e o alho bem picados. Em seguida, adicionar a cenoura ralada. Refogar. Adicionar o grão-de-bico processado e o sal, e refogar mais um pouco. Adicionar a farinha de grão-de-bico aos poucos até dar o ponto de enrolar (se necessário, aumentar ou reduzir a quantidade de farinha da receita). Adicionar pimenta-do-reino e a salsa. Apurar o sal. Dividir a massa em cerca de 10 porções. Untar as mãos com azeite e moldar cada porção em formato de hambúrguer. Assar no forno pré-aquecido, em forma coberta com papel-manteiga, até dourar levemente (aproximadamente 20 a 30 min)
- Rendimento: 10 porções.

Panquecas de *tofu*, brócolis e espinafre com molho de tomate e sementes de gergelim

Receita com ingredientes predominantemente vegetais, com exceção dos ovos, que podem ser substituídos por sementes de linhaça ou chia hidratadas. A farinha de grão-de-bico apresenta maior teor de proteínas, gorduras, minerais (potássio, cálcio, sódio, magnésio, cobre, ferro e zinco) e fibras do que a farinha de trigo, além de ser útil na produção de alimentos com menor índice glicêmico.[192]

A semente de chia (*Salvia hispanica* L.) contém 26 a 41% de carboidratos, 15 a 25% de proteínas e 30 a 33% de gorduras (60% de ácido alfalinolênico e 20% de ácido linoleico), além de 18 a 30% de fibra dietética, vitaminas e minerais, exibindo uma alta capacidade antioxidante.[196]

O *tofu* tem uma textura semelhante à do queijo branco e é obtido a partir da coagulação de uma bebida vegetal à base de soja (*Glycine max*).[197] Seu peso fresco contém cerca de 8% de proteínas, 4 a 5% de lipídios, 2% de carboidratos, 1% de fibras dietéticas, vitaminas, minerais e isoflavona (33,7 a 53,2 mg/100 g de *tofu*). Não contém colesterol.[198,199] A isoflavona é um fitoestrógeno que interage com receptores estrogênicos, devido à semelhança estrutural com o 17beta-estradiol, mas apresenta baixa capacidade estrogênica em comparação ao estradiol.[200] Os alimentos derivados da soja possuem atividade antioxidante conferida, principalmente, pelas isoflavonas, além de contribuírem para a prevenção de doenças cardiovasculares e dos cânceres de mama e próstata.[201] Essas informações foram confirmadas em uma recente metanálise[202], em que foi demonstrada uma associação estatisticamente significativa entre o consumo de soja e a redução do risco de câncer de próstata.

O gergelim também é fonte de fitoestrógenos, como as lignanas sesamina, sesamolina e sesaminol, as quais auxiliam na diminuição dos lipídios plasmáticos e da pressão arterial, além de terem ação anticarcinogênica, neuroprotetora, antioxidante, anti-inflamatória e imunomoduladora. O gergelim contém minerais, vitaminas, fitoesteróis, ácidos graxos poli-insaturados e tocoferóis.[203]

Entre os vegetais incluídos na receita, o brócolis (*Brassica oleracea* var. itálica) contém isotiocianatos, em especial os sulforafanos, ligados à ativação do Nrf2 e à inibição da ativação do NF-kB, consequentemente, ao o que culmina em aumento da defesa antioxidante e da destoxificação e à diminuição da síntese de mediadores inflamatórios, respectivamente.[204]

O espinafre (*Spinacia oleracea*) é composto principalmente de água (91,4%); pequenas quantidades de proteína (2,9%), carboidratos (3,6%) e gorduras (0,4%); 2,2% de fibras; altos níveis de magnésio, potássio e ferro; vitaminas A, K, C e folato; além de carotenoides (maior proporção de luteína) e compostos fenólicos, os quais agem na redução do estresse oxidativo e aumento da saciedade.[205]

- Ingredientes:
  - Massa:
    - Ovo orgânico: 3 unidades
    - Farinha de grão-de-bico: 6 colheres de sopa
    - Semente de chia: 1 colher de sopa
    - Azeite de oliva extravirgem: 2 colheres de sopa
    - Sal marinho: 1 colher de café rasa (ou a gosto)
  - Recheio:
    - *Tofu* orgânico: 1 unidade (250 a 300 g)
    - Folhas de espinafre: 2 xícaras cheias
    - Brócolis cozido e picado: 1 xícara cheia
    - Cebola: 1 unidade
    - Alho: 2 dentes
    - Salsinha: 1 colher de sopa
    - Cebolinha: 1 colher de sopa
    - Azeite de oliva extravirgem a gosto
    - Sal marinho: a gosto
  - Cobertura:
    - Molho de tomate: 1 xícara
    - Sementes torradas de gergelim: 1 colher de sopa cheia
- Modo de preparo:
  - Massa: bater todos os ingredientes no liquidificador com ½ a 1 xícara de água ou o necessário para "dar

o ponto" da massa. Dividir a massa em 3 partes e preparar os discos em uma frigideira untada com azeite, aquecida em fogo médio. Reservar
- Recheio: em uma frigideira de aço inoxidável, refogar a cebola e o alho em um pouco de azeite. Refogar as folhas de espinafre previamente branqueadas, por alguns segundos (para reduzir o teor de oxalato), e o brócolis cozido. Adicionar o *tofu* picado e amassado com um garfo, a salsinha, a cebolinha e o sal. Reservar
- Montagem: enrolar as panquecas com o recheio e transferir para uma travessa; espalhar o molho de tomate por cima e salpicar sementes de gergelim. Levar ao forno para aquecer e incorporar melhor os sabores
- Rendimento: 3 porções.

Tortinha assada de salmão e legumes salteados

Receita muito saborosa, nutritiva e proteica, que introduz uma modificação na forma de preparo habitual do salmão (assado com legumes). Os legumes contribuem com um aporte considerável de fibras alimentares e fitoquímicos, incluindo flavonoides, esteróis, compostos fenólicos, saponinas, lectinas e glicosinolatos.[206]

A farinha de arroz é obtida pela moagem do arroz cru, sendo uma boa opção para substituir parcial ou totalmente a farinha de trigo em preparações diversas.[207] É composta por 87% de carboidratos, 7,9% de proteínas, 0,9% de lipídios, 3,9% de fibras totais, 1,8% de fibras solúveis e 2,1% de fibras insolúveis.[208] Apesar do alto teor de carboidratos, a presença do amido resistente torna o consumo dessa farinha mais interessante porque contribui para a diminuição do índice glicêmico e a modulação da saúde intestinal.[209]

O salmão (*Salmo salar*) contém 19,3% de proteínas com alto valor biológico, 2,5% de gorduras saturadas, 2,9% de gorduras monoinsaturadas, 3,1% de gorduras poli-insaturadas e 53 mg de colesterol a cada 100 g de peso cru e sem pele.[160] No salmão consumido no Brasil, foram encontrados 0,29 g/100 g de ácido graxo ômega-6 (n-6), 0,79 g/100 g de ácido graxo ômega-3 (n-3), e uma relação n-6/n-3 de 0,36.[210] Os ácidos graxos ômega-3, principalmente o ácido eicosapentaenoico (EPA) e o ácido docosahexaenoico (DHA), exercem efeitos hipolipidêmicos, antitrombóticos e anti-inflamatórios.[211] Na atividade física, o consumo de ômega-3 está relacionado com a diminuição da DOMS[212,213], ativação de células satélite[214,215], bem como ativação e inibição de vias de síntese e degradação proteica, respectivamente.[216]

- Ingredientes:
  - Massa:
    - Azeite de oliva extravirgem: 3 colheres de sopa
    - Ovos orgânicos: 2 unidades

690   Parte 11 • Gastronomia Funcional

- ◆ Inhame cozido: 1 xícara de chá
- ◆ Farinha de arroz: 2 xícaras de chá
- ◆ Fundo de legumes: 4 xícaras de chá
- ◆ Fermento em pó químico: 1 colher de sopa
- ◆ Sal marinho: 1 colher de café rasa
- ◆ Noz-moscada a gosto
- ◆ Salsa e cebolinha desidratadas a gosto
  - Recheio:
    - ◆ Salmão cru: 3 filés médios (300 g)
    - ◆ Cenoura picada em cubos pequenos: 1 xícara de chá
    - ◆ Abobrinha italiana picada em cubos pequenos: 1 xícara de chá
    - ◆ Tomate picado em cubos pequenos: 1 xícara de chá
    - ◆ Cebola picada em *brunoise*: ½ xícara de chá
    - ◆ Alho picado em *brunoise*: 2 dentes
    - ◆ Azeite de oliva extravirgem: 2 colheres de sopa
    - ◆ Salsa e cebolinha frescas picadas: ½ xícara
    - ◆ Pimenta-do-reino a gosto
    - ◆ Sal marinho a gosto
- • Modo de preparo:
  - Massa: bater no liquidificador, durante 3 min, os ovos, o azeite, o inhame, a metade do fundo de legumes, o sal e a noz-moscada. Depois, acrescentar a farinha de arroz e bater por mais 2 min. Colocar mais um pouco de fundo de legumes, até obter a consistência de massa homogênea e cremosa. Por último, adicionar o fermento, bater levemente e reservar
  - Recheio: picar o salmão em cubos pequenos, temperar com sal e pimenta-do-reino, e reservar. Em uma panela de aço inoxidável, aquecer levemente o azeite e dourar a cebola. Adicionar o alho e refogar. Acrescentar a cenoura, refogar um pouco e, em seguida, acrescentar a abobrinha, o tomate, sal e pimenta-do-reino. Saltear por cerca de 5 min. Então, adicionar o salmão e mexer rapidamente, misturando todos os ingredientes. Adicionar a cebolinha e a salsa, e ajustar o sal. Desligar o fogo e reservar
  - Montagem: com azeite e farinha de arroz, untar 6 formas de tortinha de aço inoxidável (aproximadamente 11 cm de diâmetro). Encher as formas até a metade com massa, e espalhar o recheio por cima. Cobrir o recheio com o restante da massa. Salpicar salsa e cebolinha desidratadas por cima. Assar em forno pré-aquecido (180°C), por aproximadamente 20 a 30 min
- • Observação: pode ser montada e assada em travessa única de vidro
- • Rendimento: 6 unidades.

Ovos recheados com abacate, ervas e especiarias

Receita de baixo teor de carboidratos, cujos principais ingredientes são o ovo e o abacate. O ovo contém água (75%), proteína (12%) e lipídios (12%; principalmente,

fosfolipídios e ácidos graxos insaturados n-3 e n-6), bem como vitaminas (A, B$_2$, B$_6$, B$_{12}$, D, E, K) e minerais (ferro, fósforo, cálcio, potássio).[217]

A gema é considerada a melhor fonte de luteína e zeaxantina, de maior biodisponibilidade, comparativamente a frutas e legumes.[218] Estudos sobre o efeito do ovo na prática esportiva mostraram que consumir ovos inteiros após o exercício resistido promove maior estimulação da síntese de proteína miofibrilar, em comparação ao consumo apenas da clara de ovo.[219] Isso mostra porque não se deve descartar as gemas de ovo, como costumam fazer os desportistas e atletas.

Um recente estudo cruzado[220] mostrou que o consumo de 3 ovos por dia durante 4 semanas *vs.* um suplemento de colina (aproximadamente 400 mg de colina em ambos os tratamentos) não modificou a relação entre o colesterol de lipoproteína de baixa densidade e o colesterol de lipoproteína de alta densidade (LDL/HDL), um marcador de risco de doença cardiovascular, porém aumentou as concentrações plasmáticas de apolipoproteínas (Apo) A1 (8%) e E (17%), sem alterar a Apo B.

Com relação ao abacate, a população costuma consumi-lo com cautela por ser uma fruta rica em gorduras. Todavia, essas gorduras são predominantemente monoinsaturadas.[178] Foi demonstrado que a perda de peso não é comprometida pelo consumo diário de 200 g de abacate, durante 6 semanas, diferentemente de uma dieta isenta de abacate que inclua a mesma proporção de óleos e margarina.[221]

- • Ingredientes:
  - Ovos orgânicos: 6 unidades
  - Abacate orgânico: ½ unidade
  - Vinagre balsâmico orgânico: 1 colher de sopa
  - Salsa fresca: 1 colher de sopa cheia
  - Suco de 1 limão
  - Azeite de oliva extravirgem a gosto
  - Pimenta-do-reino a gosto
  - Mix de ervas e especiarias desidratadas a gosto (salsa, cebolinha, sálvia, louro, alecrim e orégano)
  - Sal marinho a gosto
- • Modo de preparo: cozinhar os ovos por aproximadamente 10 a 13 min. Depois de esfriar, cortá-los ao meio, retirar as gemas e reservar. Em outra vasilha, amassar as gemas e o abacate usando um garfo, e misturar com os outros ingredientes. Adicionar sal e pimenta-do-reino a gosto. Colocar essa mistura sobre as claras de ovo cozidas, nos espaços que continham as gemas, e servir imediatamente
- • Rendimento: 3 porções.

Almôndegas de frango com ora-pro-nóbis

Os dois ingredientes principais desta receita – o frango e a ora-pro-nóbis – conferem um bom perfil proteico e fornecem outros nutrientes essenciais à prática esportiva. A carne de frango, em geral, contém 60 a 80% de água, 15 a 25% de proteínas de alto valor biológico, e 1,5 a 5,3% de lipídios, além de vitaminas do complexo B e minerais, principalmente o ferro.[222,223] A ora-pro-nóbis (*Pereskia aculeata* Miller), também considerada uma PANC, é rica em fibra dietética e uma boa fonte de cálcio, magnésio, manganês, zinco, vitamina C e ácido fólico, além de apresentar alto teor de aminoácidos, principalmente triptofano.[224] Também exibe alto teor proteico, comparativamente a certas variedades de feijão (p. ex., roxo e preto) na forma cozida.[225] A ora-pro-nóbis foi estudada por seus efeitos anti-inflamatórios e antinociceptivos[224], possivelmente benéficos na recuperação muscular

- Ingredientes:
  - Filé de frango orgânico: 5 filés grandes (500 g)
  - Farelo de aveia sem glúten: ½ xícara
  - Folhas de ora-pro-nóbis picadas: 1 xícara de chá (ou a gosto)
  - Alho: 4 dentes
  - Ervas finas: 1 colher de chá rasa (ou a gosto)
  - Azeite de oliva extravirgem a gosto
  - Pimenta-do-reino branca a gosto
  - Sal marinho a gosto
- Modo de preparo: em um processador, triturar todos os ingredientes juntos, menos a ora-pro-nóbis. Transferir para uma vasilha de vidro e, então, adicionar as folhas de ora-pro-nóbis. Mexer até incorporá-las totalmente à massa. Dividir a massa em 10 partes e moldar as almôndegas com as mãos untadas com um pouco de azeite extravirgem. Colocar as almôndegas em um tabuleiro coberto com papel-manteiga. Assar por 10 a 20 min, em forno pré-aquecido a 180°C. Pode servir imediatamente, com molho de tomate ou molho *bechamel* funcional
- Rendimento: 5 porções.

Risoto de arroz cateto, alho-poró e cogumelos frescos

Nesta receita, foram escolhidos somente ingredientes de origem vegetal para compor um prato tradicional que costuma ser elaborado com proteínas animais e derivados do leite.

O alho-poró (*Allium porrum* L.) contém alto teor de enxofre, fósforo e vitamina C, compostos organossulfurados, compostos fenólicos e ácidos orgânicos. Apresenta propriedades diuréticas, galactagogas, anti-hemorrágicas, antissépticas, analgésicas, antimicrobianas, antiateroscleróticas e imunomoduladoras.[226,227] Também contribui para a saúde intestinal com seu conteúdo de fibras prebióticas, incluindo os frutoligossacarídeos (FOS) e a inulina.[228]

O arroz (*Oryza sativa*) é um dos cereais mais produzidos e consumidos no mundo. A sua versão integral preserva mais os nutrientes, incluindo vitaminas, minerais, fibras dietéticas[229] e um componente bioativo chamado gama-orizanol, com ação antioxidante, anti-inflamatória, hipocolesterolêmica, antidiabética e anticâncer.[230,231] O arroz cateto, também chamado arroz japonês, possui um alto teor de amido que confere maior cremosidade ao prato, dispensando a adição de ingredientes como queijo e creme de leite.

Os cogumelos *champignon* de Paris (*Agaricus bisporus*), *shitake* (*Lentinula edodes*) e *shimeji* (*Pleurotus ostreatus*) apresentam bom perfil nutricional, contendo em média 63% de carboidratos, 34% de fibras, 23% de proteína, 4,7% de lipídios, 6,9 mg de ácido ascórbico e 105 mg de fósforo, em 100 g de peso fresco.[232] Também fornecem vitaminas B_{12} e D, cálcio, potássio, magnésio, fósforo, sódio, cobre, ferro, manganês, zinco e compostos biologicamente ativos, como polissacarídeos e glicoproteínas. Exibem propriedades antioxidantes e antibióticas.[233] Um estudo demonstrou que o consumo de *shitake* favorece a diminuição da inflamação e a imunomodulação.[234] Recentemente, uma revisão[235] mostrou que os cogumelos comestíveis promovem efeitos terapêuticos favoráveis e promotores da saúde, particularmente em relação às doenças associadas à inflamação.

- Ingredientes:
  - Fundo de legumes: 1 ℓ
  - Arroz cateto integral: 1 xícara de chá
  - *Mix* de cogumelos frescos lavados e fatiados (*shitake*, *shimeji* e *champignon* de Paris): 2 xícaras de chá cheias (200 g)
  - Vinho branco seco: 1 xícara de chá
  - Alho-poró fatiado em rodelas finas: 1 unidade (só o talo)
  - Manteiga *ghee*: 2 colheres de sopa
  - Azeite de oliva extravirgem: 2 colheres de sopa
  - Biomassa de banana verde: 2 colheres de sopa
  - Cebola picada em *brunoise*: 1 unidade pequena
  - Alho picado em *brunoise*: 3 dentes
  - Salsa fresca picada: ½ xícara
  - Sal marinho a gosto
  - Pimenta-do-reino a gosto
- Modo de preparo: em uma panela de aço inox, aquecer a manteiga, dourar a cebola e o alho. Acrescentar o arroz, previamente deixado de remolho por pelo menos 30 min e escorrido; mexer bem e acrescentar o vinho branco. Deixar cozinhar até o álcool evaporar, mexendo sempre. Em seguida, cobrir com o fundo de legumes e acrescentar sal. Cozinhar por aproximadamente 20 min, mexendo sempre, para liberar o amido do arroz e obter a textura de risoto. Enquanto isso, em uma frigideira, aquecer levemente o azeite e refogar um pouco o alho-poró e os cogumelos fatiados. Acrescentar sal e pimenta-do-reino. Reservar. Passados os 20 min, verificar o cozimento do arroz e, se necessário, acrescentar mais

Nhoque de mandioca ao *pesto* de rúcula, agrião e salsa

Esta é uma receita rica em carboidratos e com perfil antioxidante conferido por ingredientes como azeite, nozes, rúcula, manjericão e salsa.

A mandioca (*Manihot esculenta*), assim como a batata, inhame e baroa, possui alto teor de carboidratos (38,1%) e baixo teor de proteínas (1,4%) e lipídios (0,3%). Ademais, apresenta um perfil interessante de outros nutrientes e compostos bioativos, incluindo vitaminas (tiamina, riboflavina, niacina, folato, B_6, C, A, E e K), minerais (Ca, Mg, K, P, Na), compostos fenólicos e carotenoides.[174]

O molho *pesto* tem como base o azeite de oliva extravirgem, fonte de polifenóis e ácidos graxos monoinsaturados.[170,171] A este, somam-se as nozes, ricas em gorduras poli-insaturadas[236], de modo que o resultado final é um bom perfil de gorduras boas. Esse molho é uma boa opção para substituir os molhos vermelhos, geralmente contendo alguma proteína vegetal.

As folhas de rúcula (*Eruca sativa* L.) fornecem glicosinolatos, altos níveis de fibra, minerais (Mg, Ca, Fe e K), ácido ascórbico, flavonoides, carotenoides (luteína e o betacaroteno) e nitratos.[237]

A salsa (*Petroselinum crispum*) contém 89 mg de polifenóis em 100 g de peso fresco (ou 1,584 g em 100 g de peso seco) e alto teor do flavonoide apigenina. Exerce um potente efeito antioxidante.[238]

O manjericão (*Ocimum basilicum*) contribui com óleo essencial, formado principalmente por eugenol, timol e carvacrol, além de compostos fenólicos. Em conjunto, esses componentes são responsáveis por suas propriedades antioxidantes, anti-inflamatórias e imunoestimulantes.[111,173,239-241]

- Ingredientes:
  - Molho pesto:
    - Azeite de oliva extravirgem: 1 xícara (150 mℓ)
    - Folhas de rúcula: ½ maço (1 xícara de chá)
    - Folhas de manjericão fresco: ½ maço (1 xícara de chá)
    - Folhas de salsa fresca: ½ maço (1/2 xícara de chá)
    - Nozes (pode ser substituída por pinoli, amêndoas ou castanha do Brasil): ½ xícara de chá (30 g)
    - Limão pequeno: 1 unidade (suco)
    - Alho: 2 dentes
    - Sal marinho a gosto
    - Pimenta-do-reino a gosto

- Nhoque de mandioca:
  - Mandioca bem cozida e picada: 8 xícaras (1 kg)
  - Amido de milho orgânico (ou fécula de batata ou farinha de arroz): 2 xícaras
  - Manteiga *ghee*: 2 colheres de sopa
  - Sal marinho a gosto
- Modo de preparo:
  - *Pesto*: higienizar todas as folhas e secar bem. No liquidificador, colocar o azeite, o alho, metade da quantidade de cada folha e 2 colheres de sopa de suco de limão (para diminuir a oxidação das folhas). Adicionar sal e pimenta, e bater bem. Adicionar as nozes e bater mais um pouco. Por último, acrescentar o restante das folhas (aos poucos, observando a textura) e bater somente o necessário para triturá-las levemente. Ajustar o sal e reservar
  - Nhoque: escorrer bem a água da mandioca cozida e, usando um garfo ou processador, amassar. Adicionar a manteiga, sal a gosto e amido de milho (iniciar com 6 colheres de sopa, e ir adicionando aos poucos até obter a consistência de enrolar). A quantidade de amido de milho pode variar, dependendo da qualidade da mandioca, grau de umidade e outros fatores. Amassar bem com as mãos para obter uma massa lisa e homogênea. Polvilhar um pouco de amido de milho sobre uma bancada devidamente limpa, e enrolar a massa em cordões compridos. Cortar os cordões em pedaços pequenos e cozinhar em água quente, até os pedaços subirem para a superfície. Então, retirar, escorrer e servir com o molho *pesto*
- Rendimento: 5 porções.

Escondidinho de batata-doce com carne desfiada e ervas finas

Nesta receita, os dois ingredientes principais são a carne vermelha e a batata-doce, muito utilizados na prática esportiva. O prato pode ser consumido principalmente após o treino, mas também nos horários em que houver necessidade de maior aporte de carboidratos e proteínas.

A paleta (ou pá) é um tipo de carne bovina que, quando cozida e desfiada, preserva a característica de fibras finas, compridas e bem soltas, diferentemente de alguns tipos de corte de carnes que, ao serem desfiados, formam grumos que não se dissolvem nos caldos das preparações. Depois de cozido, cada 100 g contêm 29,7% de proteínas, 7,4% de lipídios, 194 kcal, 2,2 mg de ferro, 6 mg de cálcio e 56 mg de colesterol.[160]

A batata-doce (*Ipomoea batatas*) contém 21% de carboidratos, 3% de fibras, 1,6% de proteínas e 0,1% de lipídios, além de ácido ascórbico, tiamina, riboflavina, niacina, folato, vitaminas B_6, A, E e K, minerais (Ca, Mg, K, P, Na), compostos fenólicos, carotenoides[174], antocianinas (mais na batata-doce roxa), ácidos cafeoilquínicos e amido resistente.[242] Esses componentes proporcionam inúmeros benefícios à saúde, com ações antioxidantes, anti-inflamatórias, antidiabéticas, antitumorais, hepatoprotetoras e antimicrobianas. Ademais, contribuem para a prevenção da obesidade e dos efeitos do envelhecimento.[243]

- Ingredientes:
  - Batata-doce bem cozida: 6 pedaços médios (600 g)
  - Paleta bovina sem gordura cozida e desfiada: 1 xícara de chá (150 g)
  - Molho de tomate tradicional: 3 xícaras
  - Pimentão amarelo picado em *brunoise:* 2 colheres de sopa
  - Cebola picada em *brunoise:* 2 colheres de sopa
  - Alho picado em *brunoise:* 2 dentes
  - Manteiga *ghee:* 2 colheres de sopa
  - Azeite extravirgem: 1 colher de sopa
  - Salsa e cebolinha picadas: 2 colheres de sopa
  - Sal marinho a gosto
  - Bebida vegetal de inhame a gosto
  - Ervas finas a gosto
  - Pimenta-do-reino a gosto
- Modo de preparo: com um garfo, amassar a batata-doce. Em seguida, refogar a batata amassada na manteiga, em uma panela de aço inoxidável. Acrescentar um pouco da bebida vegetal de inhame e temperar com sal a gosto e ervas-finas. Refogar até obter a textura de purê. Reservar. Em outra panela, aquecer levemente o azeite, refogar a cebola, o alho e o pimentão. Adicionar a carne desfiada. Adicionar 1 ½ xícara de molho de tomate. Apurar o sal, adicionar pimenta-do-reino, salsa e cebolinha. Reservar. Em uma travessa de vidro pequena, colocar metade do purê, adicionar o molho de carne e, em seguida, o restante do purê. Regar o escondidinho com o restante do molho de tomate e levar ao forno pré-aquecido a 180°C, por 5 a 10 min
- Rendimento: 2 porções.

Cake funcional de castanha de caju, nozes e cobertura de frutas vermelhas

Esta preparação é de alta densidade energética e seu consumo deve ser moderado. Todavia, essa densidade energética provém de ingredientes com melhor perfil nutricional, como farinha de arroz, farinha de linhaça, farelo de aveia, açúcar de coco, manteiga *ghee*, castanhas, nozes e frutas vermelhas.

A castanha de caju (*Anacardium occidentale*) é um alimento bem apreciado pela maioria da população mundial.[244] Ela pertence ao grupo das oleaginosas, ao lado das amêndoas, nozes, avelã, macadâmia, noz pecã, pistache, castanha do Brasil e amendoim. Possui alto teor lipídico (> 50%), com predominância de ácidos graxos monoin-

saturados (75%).[236] Contém ainda fibras, proteína vegetal de alta qualidade, minerais (selênio), vitaminas (folato, riboflavina e alfa-tocoferol), fitoesteróis e compostos fenólicos, podendo auxiliar na redução da incidência de várias doenças crônicas como as doenças cardiovasculares, obesidade e dislipidemias.[245]

A farinha de linhaça é obtida dos grãos da semente de linhaça (*Linum usitatissimum*) que, assim como o gergelim, possui fitoestrógenos representados pelas lignanas (10 a 2.600 mg/100 g das sementes), além de gorduras totais (41%), ácido alfa-linolênico (ω-3; 23%), carboidratos (29%), proteínas (20 a 30%), fibra dietética (28%), outros polissacarídeos solúveis, compostos fenólicos, vitaminas (E, A, C) e minerais (P, Mg, K, Na, Fe, Cu, Mn e Zn).[246]

As frutas vermelhas, incluindo amora, cereja, mirtilo, morango, framboesa, groselha, açaí e jabuticaba, são excelentes fontes de polifenóis como as antocianinas, responsáveis pela coloração vermelha ou arroxeada. Devido ao seu perfil antioxidante, exercem diversas funções no organismo, tais como melhora das funções visual e vascular; prevenção de doenças cardiovasculares, câncer, obesidade e diabetes; e intensificação da função cerebral.[247] Na prática esportiva, o consumo de frutas vermelhas pode melhorar o desempenho[22] e acelerar a recuperação da lesão muscular induzida pelo exercício.[8]

- Ingredientes:
  - Cobertura:
    - Frutas vermelhas picadas (morangos, mirtilos e framboesas): 3 xícaras de chá
    - Açúcar de coco: 2 colheres de sopa
    - Suco de 1 limão
  - Massa:
    - Farinha de arroz integral: 1 xícara
    - Farelo de aveia sem glúten: 1 xícara
    - Farinha de linhaça dourada: ½ xícara
    - Ovos orgânicos: 2 unidades
    - Manteiga *ghee*: 2 colheres de sopa (30 g)
    - Açúcar de coco: 2 colheres de sopa
    - Sal marinho: 1 pitada
  - Recheio:
    - Castanha de caju inteira sem sal: 2 xícaras de chá
    - Nozes levemente trituradas: ½ xícara de chá
    - Ágar-ágar: 1 colher de sopa
    - Limão: 1 unidade (suco)
    - Açúcar de coco: 2 colheres de sopa (ou a gosto)
    - Essência de baunilha: 1 colher de café (ou a gosto)
- Modo de preparo:
  - Cobertura: em panela de aço inoxidável ou vidro, adicionar as frutas picadas, o açúcar, o suco de limão e ¼ de xícara de água (se necessário). Ferver em fogo baixo, por aproximadamente 20 min ou até obter a consistência de geleia. Deixar esfriar

694 Parte 11 • Gastronomia Funcional

- Massa: com as pontas dos dedos, misturar a manteiga com as farinhas e o farelo de aveia, o açúcar e a pitada de sal. Acrescentar os ovos. Misturar até obter uma massa homogênea. Abrir a massa usando um rolo e transferir a massa aberta para uma forma de fundo removível (25 cm de diâmetro). Arrumar a massa na forma e furá-la com a ponta dos dentes de um garfo. Assar em forno pré-aquecido (180°C), por 20 a 30 min. Reservar
  - Recheio: deixar a castanha de caju de remolho em água, por 8 h. Descartar a água. No liquidificador, bater bastante a castanha com 1 copo de água. Acrescentar o açúcar e o ágar-ágar. Bater mais um pouco. Despejar o líquido em uma panela de aço inoxidável e aquecer até levantar fervura e engrossar. Levar o creme para gelar até endurecer um pouco. Então, retirar o creme firme da geladeira e bater novamente no liquidificador, com o suco de limão e a baunilha, até obter uma consistência cremosa. Despejar o creme sobre a massa já assada. Por cima, espalhar as nozes trituradas e a cobertura. Levar para gelar por mais alguns minutos (ou horas, se preferir). Servir
- Rendimento: 12 porções.

Brownie funcional com toque de canela

Esta receita possui como principais ingredientes o cacau e a biomassa de banana verde. Também utiliza manteiga *ghee* e açúcar de coco, substituindo a manteiga tradicional e o açúcar branco, respectivamente.

O cacau (*Theobroma cacao*) tem ação anti-inflamatória, antidiabética, cardioprotetora e neuroprotetora, minimiza o estresse hormonal e melhora tanto a função hepática como a flora intestinal.[248] Por favorecer a produção de óxido nítrico, diminui as disfunções endoteliais, oxidação de lipoproteínas, agregação plaquetária e mecanismos inflamatórios.[249] Pode aumentar a expressão gênica de enzimas antioxidantes e de fase II da destoxificação, via ativação do Nrf2.[250] Uma recente revisão sistemática[21] mostrou que a ingestão (aguda, por 2 semanas ou 3 meses) de polifenóis do cacau pode melhorar a função vascular, reduzir o estresse oxidativo exercício-induzido e alterar a utilização de gorduras e carboidratos durante o exercício, mas sem afetar o desempenho.

A biomassa de banana verde serve para substituir a farinha de trigo e dar consistência à massa, além de conter uma pequena quantidade de amido resistente, um tipo de carboidrato prebiótico, não digerível, que estimula seletivamente o crescimento e/ou a atividade bacteriana no cólon, melhorando a saúde intestinal.[20]

Por fim, as nozes são excelentes fontes de gorduras insaturadas (56%), com predominância das gorduras poli-insaturadas; exercem efeitos antioxidantes e melhoram o perfil lipídico.[236]

- Ingredientes:
  - Ovos orgânicos: 4 unidades
  - Manteiga *ghee*: 4 colheres de sopa
  - Biomassa de banana verde: 200 g
  - Cacau em pó 100%: 5 colheres de sopa (80 g)
  - Açúcar de coco: 1 xícara (140 g)
  - Nozes trituradas: 1 xícara (100 g)
  - Canela em pó: a gosto
- Modo de preparo: bater na batedeira os ovos, a manteiga, o açúcar e a biomassa de banana verde. Depois, adicionar o cacau e, por último, as nozes. Colocar em uma forma de vidro quadrada, untada com manteiga e polvilhada com cacau em pó. Assar em forno pré-aquecido, por aproximadamente 20 a 30 min. Após esfriar, salpicar cacau e canela em pó
- Rendimento: 10 porções.

Cookies de cacau e canela

Estes biscoitos podem ser consumidos como pequenos lanches ou no desjejum, principalmente por aqueles que preferem alimentos doces, aos salgados. Sua produção com farinha de arroz e açúcar de coco é uma alternativa para substituir a farinha de trigo e o açúcar branco, respectivamente.

O açúcar de coco é menos processado e, assim, conserva melhor alguns minerais (ferro, zinco, cálcio e potássio), fibra (inulina) e antioxidantes.[251] No estudo de Srikaeo e Thongta[252], o uso de açúcar de coco na produção de pães conferiu um índice glicêmico menor, em comparação com os pães produzidos com açúcar da cana.

A manteiga *ghee* é conhecida como uma gordura pura clarificada, obtida exclusivamente a partir do leite de vaca ou de búfala, ou pelo aquecimento da manteiga[253] com consequente remoção de quase todo o conteúdo de água e sólidos não gordurosos.[254] Possui de 60 a 70% de gordura saturada[255], mas seu consumo (> 1,25 kg/mês) foi associado à diminuição significativa dos níveis de triglicerídeos, colesterol total (CT), LDL, lipoproteína de muito baixa densidade (VLDL), relação CT/HDL e LDL/HDL, bem como ao aumento dos níveis de HDL.[256]

A canela é uma especiaria que combina muito bem com alimentos doces, trazendo à receita suas propriedades antioxidantes e anti-inflamatórias[111], semelhantemente ao cacau.[248,249]

- Ingredientes:
  - Farinha de arroz integral: 1 xícara (150 g)
  - Amido de milho orgânico: 2 colheres de sopa
  - Açúcar de coco: 1 xícara (150 g)
  - Cacau 100%: 2 colheres de sopa
  - Canela: 1 colher de sopa
  - Ovo orgânico: 1 unidade
  - Manteiga *ghee*: 1 colher de sopa

- Gotas de cacau: ½ xícara
- Bicarbonato de sódio: 1 colher de chá
- Modo de preparo: em uma tigela, adicionar os ingredientes secos, depois o ovo. Misturar bem. Adicionar 1 a 2 colheres de sopa de água. Se necessário, adicionar mais um pouco de farinha de arroz. Fazer bolinhas em formato de *cookies* e dispor sobre um tabuleiro coberto com papel-manteiga. Colocar gotas de chocolate amargo por cima dos *cookies*. Assar em forno pré-aquecido a 180°C, por aproximadamente 15 a 20 min ou até secar
- Rendimento: 24 unidades pequenas.

Bolo de cenoura sem glúten e sem lactose com cobertura especial de chocolate amargo e cardamomo

Esta receita também exibe um perfil antioxidante, conferido por ingredientes como o cacau e o cardamomo. Não contém leite de vaca, farinha de trigo e açúcar branco.

A cenoura (*Daucus carota*) é fonte de vitaminas C, D, E e do complexo B, fibras e carotenoides, como o alfa-caroteno e o beta-caroteno.[257] Uma metanálise mostrou que a ingestão de cenoura tem associação inversa com o risco de câncer de próstata.[258]

O leite de coco é um derivado do coco, fruto proveniente do coqueiro (*Cocos nucifera*). O consumo de coco está relacionado à diminuição de LDL e ao aumento dos níveis de HDL.[259] Em um estudo recente[260], o consumo de 100 g de coco fresco (rico em fibras e gorduras saturadas) durante 90 dias promoveu redução significativa da glicemia de jejum e do peso corporal, comparativamente ao efeito do consumo de uma quantidade equivalente de amendoim.

Na aveia (*Avena sativa* L.), é possível encontrar tocoferóis e tocotrienóis, esteróis, selênio e folato[261], além de concentrações mais elevadas de aminoácidos essenciais, ácidos graxos, compostos fenólicos e beta-glucana, em comparação a outros cereais.[262] A beta-glucana, fibra solúvel presente em maior quantidade no farelo de aveia[263], está associada à diminuição do colesterol, à melhora da glicemia pós-prandial[264] e à modulação da microbiota intestinal.[265]

O chocolate proporciona todos os benefícios já mencionados do cacau. Além disso, a versão amarga, com alto teor de flavonoides, diminui o estresse por meio da modulação do cortisol.[266]

- Ingredientes:
  - Cobertura:
    - Chocolate amargo picado (mínimo 70% de cacau): 1 xícara
    - Leite de coco orgânico (ou caseiro): 1 xícara
    - Açúcar de coco: 1 colher de sopa

- Cardamomo em pó: ½ colher de café
  - Bolo:
    - Ovo orgânico: 3 unidades
    - Manteiga *ghee:* 3 colheres de sopa
    - Cenoura grande: 2 unidades
    - Farinha de arroz: 2 xícaras de chá
    - Farelo de aveia sem glúten: 1 xícara de chá
    - Açúcar de coco (pode ser xilitol, açúcar demerara ou mascavo): 1 e ½ xícara de chá
    - Fermento em pó químico: 1 colher de sopa cheia
    - Sal marinho: 1 pitada
- Modo de preparo:
  - Cobertura: derreter o chocolate em banho-maria. Misturar o açúcar ao leite de coco e levar para aquecer rapidamente (não deixar entrar em ebulição). Misturar o leite de coco com açúcar ao chocolate derretido. Acrescentar o cardamomo e reservar
  - Bolo: em um liquidificador, bater por 5 min os ovos, a manteiga, a cenoura, o açúcar e o sal. Despejar a mistura em uma vasilha de vidro. Usando um *fouet*, misturar a farinha de arroz e aveia. Se necessário, acrescentar um pouco de água filtrada. Por último, adicionar o fermento em pó e mexer bem. Despejar a massa em uma forma redonda com furo no meio, untada com manteiga *ghee* e polvilhada com farinha de arroz. Assar em forno pré-aquecido (180°C), por aproximadamente 40 min. Deixar esfriar um pouco, para desenformar. Colocar o bolo sobre uma travessa de vidro e jogar a cobertura por cima
- Dica: esse bolo pode ser assado em formas individuais de silicone, e a cobertura pode ser adicionada somente na hora de servir
- Rendimento: 12 a 15 porções.

Maçãs assadas com laranja, canela e gengibre

Esta é uma receita muito fácil de preparar, e serve como alternativa de sobremesa saudável às opções ricas em açúcar.

A laranja contém vitamina C, ácido fólico, fibras dietéticas, carotenoides e flavonoides, incluindo naringenina, hesperetina e nobiletina.[267] Esses flavonoides produzem efeitos anti-inflamatórios e antioxidantes, melhoram o perfil lipídico e a função endotelial, e ainda diminuem a pressão arterial.[268]

A maçã possui em sua composição a quercetina, um flavonoide que apresenta inúmeras funções como aumento da ativação de Nrf2 e AMPK[269], aumento dos níveis de óxido nítrico e vasodilatação[270], biogênese mitocondrial (ativação do PGC-1 alfa e expressão gênica de SIRT1)[156], intensificação da estimulação da oxidação de ácidos graxos[271], além da ação anti-inflamatória via modulação da ativação do NF-kB.[156]

Com um toque especial, a canela e o gengibre conferem um sabor agradável à receita, além de exercerem efeitos termogênicos.[134]

- Ingredientes:
  - Maçã vermelha orgânica: 6 unidades médias
  - Laranja: 6 unidades (extrair o suco das laranjas um pouco de raspas da casca)
  - Gengibre: ½ unidade
  - Canela em pó a gosto
  - Folhas frescas de hortelã para decoração
- Modo de preparo: retirar o talo com as sementes das maçãs inteiras. Remover a casca somente na parte superior da maçã, da metade para cima. Reservar as cascas no suco de laranja. Com papel-alumínio, fazer um suporte em forma de cesta para as maçãs (cestas individuais ou uma cesta única para todas as maçãs). Cobrir a cesta com papel-manteiga. Colocar as maçãs sobre a cesta e, no local onde estavam as sementes, colocar as cascas reservadas bem picadas. Regar as maçãs com a metade do suco de laranja. Jogar sobre elas o gengibre ralado ou bem picado (em média 1 colher de café cheia para cada maçã), e polvilhar bastante canela. Assar em forno previamente aquecido a 180°C, por 20 min. Entretanto, quando completar 10 min de cozimento, abrir o forno e regar as maçãs com o restante do suco de laranja. Se preferir, pode salpicar mais canela. Servir as maçãs quentes, acompanhadas com o caldo do cozimento e decoradas com folhas de hortelã
- Rendimento: 6 porções.

Sorvete de morango com toque de hortelã

Os ingredientes desta receita permitem a construção de uma sobremesa saborosa, mas que pode ser utilizada também em lanches intermediários no pré- e pós-treino. A composição nutricional da banana pode contribuir para o desempenho esportivo e favorecer a recuperação muscular em atletas de ciclismo.[191]

O morango (*Fragaria × ananassa* Duch.) pertence à classe das frutas vermelhas, ricas em antocianinas com ação antioxidante.[247] Também possui outros compostos fenólicos (quercetina, pró-antocianidinas, ácido elágico e ácido cinâmico) com ação anti-inflamatória, além de um alto teor de vitamina C e folatos.[272]

As folhas de hortelã (*Mentha spicata*) imprimem um sabor refrescante à receita, graças aos seus óleos essenciais constituídos principalmente de mentol, mentona e limoneno.[103] Esses componentes, entre outros, apresentam atividade antifúngica, antibacteriana, antioxidante e analgésica.[273] Estas duas últimas ações podem ser interessantes na recuperação da DOMS induzida pelo exercício.

- Ingredientes:
  - Banana congelada: 8 unidades grandes
  - Morango orgânico congelado: 4 xícaras
  - Leite de coco orgânico (ou caseiro): ½ xícara
  - Folhas de hortelã a gosto
- Modo de preparo: retirar as frutas do congelador, 15 min antes do preparo. Então, colocar todos os ingredientes (exceto as folhas de hortelã) em um processador ou liquidificador e bater até obter uma consistência de sorvete. Por último, adicionar as folhas de hortelã (a gosto) picadas e bater levemente, para misturá-las ao sorvete. Guardar em um recipiente com tampa. Congelar por 2 h, antes de servir
- Dica: pode ser preparado com outras frutas vermelhas como mirtilo, cereja e framboesa, e também com adição de cobertura de frutas vermelhas
- Rendimento: 8 porções.

Suco refrescante com erva-doce e manjericão

Preparação muito refrescante que pode ser consumida em qualquer horário do dia, antes ou depois da atividade física. Seus ingredientes fornecem uma quantidade enorme de nutrientes e fitoquímicos com funções específicas. Dentre os ingredientes principais, destacam-se a laranja, a acerola e o abacaxi.

Os flavonoides da laranja estão relacionados com diminuição de ERO e inibição da resposta inflamatória após o consumo de uma refeição rica em açúcar e gordura[274], bem como ao aumento da beta-oxidação[275], o que contribui para a redução da gordura corporal e aumento do desempenho em atividades físicas de longa duração.

A acerola (*Malpighia emarginata*) possui altos teores de vitamina C, folatos e antocianinas, que têm capacidade antioxidante e auxiliam na função mitocondrial.[276]

O abacaxi (*Ananas comosus*) contém 4,5% de sacarose, 2,21% de frutose, 1,45% de glicose, 1,63% de fibras, 0,8% de ácido cítrico e 0,38% de ácido málico na base fresca[277], além de manganês, tiamina, riboflavina, piridoxina, cobre e fitoquímicos como ácido coumárico, ácido ferúlico, ácido clorogênico, ácido elágico e bromelina.[278]

- Ingredientes:
  - Suco natural de laranja: 1 copo (300 mℓ)
  - Abacaxi picado: 1 xícara de chá
  - Acerola: 1 xícara de chá
  - Decocção de erva-doce: 2 xícaras de chá
  - Folhas de manjericão fresco: 2 colheres de sopa (ou a gosto)
- Modo de preparo: para a decocção de erva-doce, ferver 2 xícaras (chá) de água (300 mℓ) com 1 colher de sopa de sementes de erva-doce (3 g). Ferver por 10 min, coar e deixar esfriar. Transferir essa decocção para formas

de gelo e congelar. Após endurecer, bater os cubos no liquidificador com todos os outros ingredientes. Servir em seguida

- Rendimento: 2 porções (300 mℓ).

Suco de melancia e beterraba aromatizado com gengibre e hortelã

Nesta receita, praticamente todos os ingredientes exercem funções relevantes na atividade física, e a bebida pode ser consumida antes ou depois do treino. O consumo de suco integral, sem adição de edulcorantes e outros aditivos, mesmo com menor teor de fibras em relação à fruta *in natura*, pode proporcionar benefícios à saúde por reter a maioria dos nutrientes e fitoquímicos.[279]

A uva (*Vitis vinifera* L. Vitaceae) possui como componentes ativos importantes as antocianinas e pró-antocianidinas[280], compostos fenólicos; ácidos gálico, coumárico, cafeico e ferúlico; triterpenoides (ácidos oleanólico e betulínico), catequinas e resveratrol. No entanto, a composição é dependente da variedade da uva.[281] Esses fitoquímicos presentes nas uvas são antimicrobianos, antioxidantes, anti-inflamatórios, anticancerígenos, cardioprotetores, neuroprotetores e hepatoprotetores; inibem o declínio cognitivo associado ao envelhecimento; e diminuem tanto a oxidação de LDL quanto a agregação plaquetária.[280]

A melancia (*Citrullus lanatus*), diferente do tomate, contém licopeno mais biodisponível[168], além da citrulina, que participa na síntese de óxido nítrico em seres humanos e exibe efeitos antioxidantes e vasodilatadores.[282]

A beterraba, por sua vez, pode contribuir para a vasodilatação, devido à presença de nitratos que são reduzidos a nitrito e óxido nítrico.[283] Na atividade física, o consumo de suco de beterraba aumenta o fluxo sanguíneo muscular durante o exercício[284], diminui a fadiga muscular e pode ajudar a recuperar as reservas de fosfocreatina em exercícios de curta duração e alta intensidade.[285]

- Ingredientes:
  - Melancia: 2 fatias médias sem casca e sem sementes (400 g)
  - Beterraba cozida: 1 xícara de chá (150 g)
  - Suco de uva 100% integral orgânico: 1 copo (200 mℓ)
  - Semente de gergelim branco: 2 colheres de sopa rasa
  - Gengibre a gosto
  - Folhas de hortelã a gosto
- Modo de preparo: bater todos os ingredientes no liquidificador e consumir em seguida
- Rendimento: 2 porções (400 mℓ).

Considerações finais

No cenário alimentar atual, a busca pela praticidade é intensa e propicia o consumo de muitos produtos alimentícios de alta carga energética, ricos em sódio, açúcar, gorduras saturadas e aditivos químicos. Esse perfil alimentar, considerado extremamente inflamatório, gera um desequilíbrio orgânico em atletas e praticantes de atividade física que, somado aos efeitos também inflamatórios e oxidativos da prática de exercícios físicos, contribui para a queda do desempenho.

Para amenizar esses impactos, deve-se minimizar o consumo de alimentos industrializados e aumentar o consumo de alimentos naturais que, além de saborosos, fornecem uma quantidade enorme de compostos bioativos com propriedades diversas, inclusive antioxidantes e anti-inflamatórias, além de macro- e micronutrientes necessários para uma boa saúde esportiva.

Nesse sentido, a gastronomia funcional aplicada ao esporte integra o contexto de uma alimentação saudável e equilibrada, que fortalece o elo entre prazer de comer, saúde e *performance* – um elo nem sempre presente quando se trata de esportes de alto rendimento.

Logo, a opção por alimentos ricos em nutrientes e fitoquímicos importantes para a prática esportiva, por formas mais adequadas de preparo que aumentem a biodisponibilidade, e pelo melhor momento para o consumo desses alimentos (periodização nutricional) se faz necessária para fortalecer o elo entre o prazer de comer, a saúde e a *performance*, diminuir a formação de radicais livres, minimizar o grau de inflamação e os danos oxidativos, acelerar a recuperação muscular, aumentar o desempenho esportivo e alcançar a vitalidade positiva.

Referências bibliográficas

1. Halliwell B, Whiteman M. Measuring reactive species and oxidative damage *in vivo* and in cell culture: How should you do it and what do the results mean? Brit J Pharm. 2004;142:231-55.
2. Lobo V, Patil A, Phatak A. *et al.* Free radicals, antioxidants and functional foods: Impact on human health. Pharmacogn Rev. 2010;4(8):118-26.
3. Barbosa KBF, Costa NMB, Alfenas RCG *et al.* Estresse oxidativo: conceito, implicações e fatores moduladórios. Rev Nutr. 2010;23(4):629-43.
4. Green K, Brand M, Murphy M. Prevention of mitochondrial oxidative damage as a therapeutic strategy in diabetes. Diabetes 2004;53(1):S110-8.
5. Gomes EC, Silva AN, Oliveira MR. Oxidants, antioxidants, and the beneficial roles of exercise-induced production of reactive species. Oxid Med Cell Longev. 2012; 2012:756132.
6. Corbi G, Conti V, Russomanno G *et al.* Is physical activity able to modify oxidative damage in cardio-

vascular aging? Oxid Med Cell Longev. 2012;2012: 728547.

7. Petry ER, Alvarenga ML, Cruzat VF *et al.* Exercício físico e estresse oxidativo: mecanismos e efeitos. Rev Bras Ci Mov. 2010;18(4):90-9.

8. Lima LCR, Assumpção CO, Prestes J *et al.* Consumption of cherries as a strategy to attenuate exercise-induced muscle damage and inflammation in humans. Nutr Hosp. 2015;32(5):1885-93.

9. Baumert P, Lake MJ, Stewart CE *et al.* Genetic variation and exercise-induced muscle damage: implications for athletic performance, injury and ageing. Eur J Appl Physiol. 2016;116:1595-625.

10. Cruzat VF, Rogero MM, Borges MC *et al.* Aspectos atuais sobre estresse oxidativo, exercícios físicos e suplementação. Rev Bras Med Esporte. 2007;13(5):336-42.

11. Draganidis D, Karagounis LG, Athanailidis I *et al.* Inflammaging and skeletal muscle: can protein intake make a difference? J Nutr. 2016;146(10):1940-52.

12. Santos CRA. A alimentação e o seu lugar na história: os tempos da memória gustativa. História: Quest Deb. 2005;42(1):11-31.

13. Galisa MS, Esperança LMB, Sá NG. de. Nutrição: conceitos e aplicações. São Paulo: M. Books Editora; 2008. 258 p.

14. Franco A. De caçador a gourmet: uma história da gastronomia. 3 ed. São Paulo: Editora Senac São Paulo; 2004. 288 p.

15. Campolina RL, Machado LRS. Gastronomia sustentável, formação do gastrônomo e desenvolvimento local. Competência. 2015;8(2):125-44.

16. Rocha KA. A evolução do curso de gastronomia no Brasil. Rev Comport Cult Soc. 2016;4(2):11-27.

17. Paschoal V, Naves A. Tratado de Nutrição Esportiva Funcional. São Paulo: Roca; 2014. 752 p.

18. Barbosa KBF, Bressan J, Zulet MA *et al.* Influencia de la dieta sobre marcadores plasmáticos de estrés oxidativo en humanos. An Sist Sanit Navar. 2008;31(3): 259-80.

19. Agarwal AK. Spice Up Your Life: Adipose Tissue and Inflammation. J Lipids. 2014:182575.

20. Markowiak P, Slizewska K. Effects of Probiotics, Prebiotics, and Synbiotics on Human Health. Nutrients. 2017;9(9):E1021.

21. Decroix L, Soares DD, Meeusen R *et al.* Cocoa Flavanol Supplementation and Exercise: A Systematic Review. Sport Med. 2018;48(4):867-92.

22. Somerville V, Bringans C, Braakhuis A. Polyphenols and Performance: A Systematic Review and Meta-Analysis. Sports Med. 2017;47(8):1589-99.

23. IBGE. Instituto Brasileiro de Geografia e Estatística. Pesquisa de orçamentos familiares 2008-2009: análise do consumo alimentar pessoal no Brasil. Rio de Janeiro: IBGE; 2011.

24. BRASIL. Ministério da Saúde. Secretaria de Atenção à Saúde. Departamento de Atenção Básica. Guia alimentar para a população brasileira. 2.ed. Brasília, DF: Ministério da Saúde, 2014.

25. Andrade GC. Consumo de alimentos ultraprocessados fora de domicílio no Brasil. São Paulo. Dissertação [Mestrado em Ciências] – Universidade de São Paulo; 2017.

26. Bielemann RM, Motta JVS, Minten GC *et al.* Consumo de alimentos ultraprocessados e impacto na dieta de adultos jovens. Rev Saúde Pública. 2015;49(28): 1-10.

27. Fiolet T, Srour B, Sellem L *et al.* Consumption of ultra-processed foods and cancer risk: results from NutriNet-Santé prospective cohort. BMJ. 2018;360:k322.

28. Dias VV, Shultz G, Schuster MS *et al.* O mercado de alimentos orgânicos: um panorama quantitativo e qualitativo das publicações internacionais. Ambient Soc. 2015;XVIII(1):161-82.

29. Mie A, Andersen HR, Gunnarsson S *et al.* Human health implications of organic food and organic agriculture: a comprehensive review. Environ Health. 2017; 16(1):111.

30. Baudry J, Lelong H, Adriouch S *et al.* Association between organic food consumption and metabolic syndrome: cross-sectional results from the NutriNet-Santé study. Eur J Nutr. 2017;57(7):2477-88.

31. Andrade LMS, Bertoldi MC. Atitudes e motivações em relação ao consumo de alimentos orgânicos em Belo Horizonte – MG. Braz J Food Technol. 2012;IV SSA:31-40.

32. Münzel T, Daiber A. Environmental Stressors and Their Impact on Health and Disease with Focus on Oxidative Stress. Antioxid Redox Signal. 2018;28(9): 735-40.

33. Brasil. Ministério da Saúde. Universidade Federal de Minas Gerais. Na cozinha com as frutas, legumes e verduras. Brasília, DF: Ministério da Saúde; 2016.

34. Sebess M. Técnicas de cozinha profissional. 2. ed. Rio de Janeiro: Senac Nacional; 2009. 352 p.

35. Simões RS. Dona Benta – Comer bem: Uma fonte para a História da Alimentação (1940-2003). São Paulo. Dissertação (Mestrado) – Faculdade de Filosofia, Letras e Ciências Humanas da Universidade de São Paulo; 2008.

36. Monneret C. What is an endocrine disruptor? C R Biologies. 2017;340:403-5.

37. Caporossi L, Papaleo B. Bisphenol A and metabolic diseases: Challenges for occupational medicine. Int J Environ Res Public Health. 2017;14(9):E959.

38. Abou Omar TF, Sukhn C, Fares SA *et al*. Bisphenol A exposure assessment from olive oil consumption. Environ Monit Assess. 2017;189(7):341.

39. Stojanoska MM, Milosevic N, Milic N *et al*. The influence of phthalates and bisphenol A on the obesity development and glucose metabolism disorders. Endocrine. 2016;55(3):666-81.

40. Provvisiero DP, Pivonello C, Muscogiuri G *et al*. Influence of bisphenol a on type 2 diabetes mellitus. Int J Environ Res Public Health. 2016;13(10):E989.

41. Bae S, Hong YC. Exposure to bisphenol a from drinking canned beverages increases blood pressure: randomized crossover trial. Hypertension. 2015;65(2):313-9.

42. Kim JH, Hong YC. Increase of urinary malondialdehyde level by bisphenol A exposure: a longitudinal panel study. Environ Health. 2017;16(1):8.

43. Karmakar PC, Kang HG, Kim YH *et al*. Bisphenol A Affects on the Functional Properties and Proteome of Testicular Germ Cells and Spermatogonial Stem Cells *in vitro* Culture Model. Sci Rep. 2017;7(1):11858.

44. Zhu X, Tian GG, Yu B *et al*. Effects of bisphenol A on ovarian follicular development and female germline stem cells. Arch Toxicol. 2018;92(4):1581-91.

45. Rashidi BH, Amanlou M, Lak TB *et al*. The association between bisphenol a and polycystic ovarian syndrome: A case-control study. Acta Med Iran. 2017;55(12):759-64.

46. Thent ZC, Froemming GRA, Muid S. Bisphenol A exposure disturbs the bone metabolism: An evolving interest towards an old culprit. Life Sci. 2018;198:1-7.

47. Murata M, Kang JH. Bisphenol A (BPA) and cell signaling pathways. Biotechnol Adv. 2018;36(1):311-27.

48. Quintaes KD. Utensílios para alimentos e implicações nutricionais. Rev Nutr. 2000;13(3):151-56.

49. Quintaes KD, Farfan JA, Tomazini FM *et al*. Migração de minerais de panelas brasileiras. Ciênc Tecnol Aliment. 2004;24(3):397-402.

50. Weidenhamer JD, Fitzpatrick MP, Biro AM *et al*. Metal exposures from aluminum cookware: An unrecognized public health risk in developing countries. Sci Total Environ. 2017;579:805-13.

51. Samir AM, Rashed LA. Effects of occupational exposure to aluminium on some oxidative stress and DNA damage parameters. Hum Exp Toxicol. 2017;37(9):901-8.

52. Fralick M, Thomspson A, Mourad O. Lead toxicity from glazed ceramic cookware. CMAJ. 2016;188(17-18):E521-24.

53. Bener A. Health Status and Working Condition of Migrant Workers: Major Public Health Problems. Int J Prev Med. 2017;8:68.

54. Manaka Y, Gotoh M, Kano K *et al*. Fifteen trace elements in eluate from enameled cookware using inductively coupled plasma-mass spectrometry. Nihon Eiseigaku Zasshi 2011;66(3):600-7.

55. Guarneri F, Costa C, Cannavò SP *et al*. Release of nickel and chromium in common foods during cooking in 18/10 (grade 316) stainless steel pots. Contact Dermat. 2017;76(1):40-48.

56. Kamerud KL, Hobbie KA, Anderson KA. Stainless Steel Leaches Nickel and Chromium into Foods During Cooking. J Agric Food Chem. 2013;61(39): 9495-501.

57. Quintaes KD, Farfan JA, Tomazini FM *et al*. Migração de minerais de panelas brasileiras de aço inoxidável, ferro fundido e pedra-sabão (esteatito) para preparações culinárias. Arch Latinoam Nutr. 2006;56(13): 275-82.

58. Weisberg DS, Hirsh-Pasek K, Golinkoff RM *et al*. Mise en place: setting the stage for thought and action. Trends Cogn Sci. 2014;18(6):276-8.

59. Rosa FC, Bressan MC, Bertechini AG *et al*. Efeito de métodos de cocção sobre a composição química e colesterol em peito e coxa de frangos de corte. Ciênc Agrotec. 2006;30(4):707-14.

60. Ferreira MW, Bressan MC, Souza XR *et al*. Efeito dos métodos de cocção sobre a composição química e perfil lipídico de filés de tilápia do Nilo (*Oreochromis niloticus* Linnaeus 1757). Ciênc Agrotec. 2007; 31(3):798-803.

61. Garcia IMG, Schmidt-Hebbel I. Método de cocção *sous vide*: efeitos no corte bovino paleta. Rev Inic. 2010;1(1):44-8.

62. Kosewski G, Górna I, Bolesławska I *et al*. Comparison of antioxidative properties of raw vegetables and thermally processed ones using the conventional and *sous-vide* methods. Food Chem. 2018;240:1092-96.

63. Barboza ACRN, Cruz CVMS, Graziani MB *et al*. Aquecimento em forno de microondas/desenvolvimento de alguns conceitos fundamentais. Quim Nova. 2001;24(6):901-4.

64. Ferreira FS, Sampaio R, Keller LM *et al*. Impact of Air Frying on Cholesterol and Fatty Acids Oxidation in Sardines: Protective Effects of Aromatic Herbs. J Food Sci. 2017;82(12):2823-31.

65. Paula MMXM, Machado AV, Costa RO. Branqueamento de Frutas e Hortaliças: Uma Revisão Bibliográfica. Rev Bras Agrotec. 2014;4(1):6-9.

66. Teodorowicz M, Van Neerven J, Savelkoul H. Food processing: The influence of the maillard reaction on immunogenicity and allergenicity of food proteins. Nutrients. 2017;9(8):E835.

67. Soboleva A, Schmidt R, Vikhnina M *et al.* Maillard proteomics: Opening new pages. Int J Mol Sci. 2017;18(12):E2677.

68. Shibao J, Bastos DHM. Produtos da reação de Maillard em alimentos: implicações para a saúde. Rev Nutr. 2011;24(6):895-904.

69. Nunes CS, Baptista AO. Implicações da reacção de Maillard nos alimentos e nos sistemas biológicos. Rev Port Ciênc Vet. 2001;96(538):53-9.

70. Tamanna N, Mahmood N. Food processing and maillard reaction products: Effect on human health and nutrition. Int J Food Sci. 2015;2015:526762.

71. Mbous YP, Hayyan M, Wong WF *et al.* Unraveling the cytotoxicity and metabolic pathways of binary natural deep eutectic solvent systems. Sci Rep. 2017;7:41257.

72. Younessi P, Yoonessi A. Advanced glycation end-products and their receptor-mediated roles: Inflammation and oxidative stress. Iran J Med Sci. 2011;36(3): 154-66.

73. Yu J, Zhang S, Zhang L. Evaluation of the extent of initial Maillard reaction during cooking some vegetables by direct measurement of the Amadori compounds. J Sci Food Agric. 2018;98(1):190-97.

74. Chen G, Smith JS. Determination of advanced glycation endproducts in cooked meat products. Food Chem. 2015;168:190-5.

75. Sun X, Tang J, Wang J *et al.* Formation of advanced glycation endproducts in ground beef under pasteurisation conditions. Food Chem. 2015;172:802-7.

76. Rannou C, Laroque D, Renault E *et al.* Mitigation strategies of acrylamide, furans, heterocyclic amines and browning during the Maillard reaction in foods. Food Res Int. 2016;90:154-76.

77. Michalak J, Gujska E, Klepacka J. The Effect of Domestic Preparation of Some Potato Products on Acrylamide Content. Plant Foods Hum Nutr. 2011;66(4): 307-12.

78. Rietjens IMCM, Dussort P, Günther H *et al.* Exposure assessment of process-related contaminants in food by biomarker monitoring. Arch Toxicol. 2018; 92(1):15-40.

79. Ministério da Saúde. Secretaria de Vigilância em Saúde. Coordenação-Geral de Vigilância em Saúde Ambiental (Brasil). Portaria MS nº 518, de 25 de março de 2004. Estabelece os procedimentos e as responsabilidades relativos ao controle e vigilância da qualidade da água para consumo humano e seu padrão de potabilidade, e dá outras providências. Diário Oficial de União 26 de março de 2004; seção 1.

80. Liu Y, Wang P, Chen F *et al.* Role of plant polyphenols in acrylamide formation and elimination. Food Chem. 2015;186:46-53.

81. Galani JHY, Patel NJ, Talati JG. Acrylamide-forming potential of cereals, legumes and roots and tubers analyzed by UPLC-UV. Food Chem Toxicol. 2017;108(A):244-48.

82. Sansano M, Juan-Borrás M, Escriche I *et al.* Effect of pretreatments and air-frying, a novel technology, on acrylamide generation in fried potatoes. J Food Sci. 2015;80(5):T1120-8.

83. Ganesan K, Sukalingam K, Xu B. Impact of consumption of repeatedly heated cooking oils on the incidence of various cancers. A critical review. Crit Rev Food Sci Nutr. 2017;19:1-18.

84. Kahkeshani N, Seidnia S, Abdollahi M. Role of antioxidants and phytochemicals on acrylamide mitigation from food and reducing its toxicity. J Food Sci Technol. 2015;52(6):3169-86.

85. Lund MN, Ray CA. Control of Maillard Reactions in Foods: Strategies and Chemical Mechanisms. J Agric Food Chem. 2017;65(23):4537-52.

86. Francisquini JD, Oliveira LN, Pereira JPF *et al.* Avaliação da intensidade da reação de Maillard, de atributos físico-químicos e análise de textura em doce de leite. Rev Ceres. 2016;63(5):589-96.

87. Spivey AA matter of degrees: advancing our understanding of acrylamide. Environ Health Perspect. 2010; 118(4):A160-7.

88. Tian J, Chen J, Lv F *et al.* Domestic cooking methods affect the phytochemical composition and antioxidant activity of purple-fleshed potatoes. Food Chem. 2016;197(B):1264-70.

89. Hossain A, Khatun MA, Islam M *et al.* Enhancement of antioxidant quality of green leafy vegetables upon different cooking method. Prev Nutr Food Sci. 2017;22(3):216-22.

90. Lima GPP, Costa SM, Monaco KA *et al.* Cooking processes increase bioactive compounds in organic and conventional green beans. Int J Food Sci Nutr. 2017;68(8):919-30.

91. Palermo M, Pellegrini N, Fogliano V. The effect of cooking on the phytochemical content of vegetables. J Sci Food Agric. 2014;94(6):1057-70.

92. Hithamani G, Srinivasan K. Bioaccessibility of Polyphenols from Wheat (*Triticum aestivum*), sorghum (*Sorghum bicolor*), green gram (*Vigna radiata*), and chickpea (*Cicer arietinum*) as influenced by domestic

food processing. J Agric Food Chem. 2014;19;62(46): 11170-9.

93. Santos MAT, Abreu CMP, Carvalho VD. Efeito de diferentes tempos de cozimento nos teores de minerais em folhas de brócolis, couve-flor e couve (*Brassica oleracea* L.). Ciênc Agrotec. 2003;27(3):597-604.

94. Alves NEG, Paula LR, Cunha AC *et al.* Efeito dos diferentes métodos de cocção sobre os teores de nutrientes em brócolis (*Brassica oleracea* L. var. *italica*). Rev Inst Adolfo Lutz. 2011;70(4):507-13.

95. Maharaj PPP, Prasad S, Devi R *et al.* Folate content and retention in commonly consumed vegetables in the South Pacific. Food Chem. 2015;182:327-32.

96. Nascimento AB. Comida: prazeres, gozos e transgressões [*online*]. 2.ed. Salvador: EDUFBA; 2007. 288 p.

97. Ramos SR, Silva LL. A Arte do Sabor Enquanto Potencial Turístico nas Localidades: O Prato Típico de Rosana/SP. CAD Est Pes Tur. 2016;5(6):74-94.

98. Diego JC, Figueiredo LP. Gastronomia como objeto de prazer? Diálogos com a Psicanálise e a Antropologia. Nutrivisa Rev Nutr Vigil Saúde. 2014;1(2):37-50.

99. Manço AM, Costa FNA. Educação Nutricional: caminhos possíveis. Alim Nutr. 2004;15(2):145-53.

100. Paur I, Carlsen MH, Halvorsen BL *et al.* Antioxidants in Herbs and Spices: Roles in Oxidative Stress and Redox Signaling. *In*: Herbal Medicine: Biomolecular and Clinical Aspects [*online*]. 2.ed. Boca Raton: CRC Press/Taylor & Francis; 2011.

101. Opara EI, Chohan M. Culinary herbs and spices: their bioactive properties, the contribution of polyphenols and the challenges in deducing their true health benefits. Int J Mol Sci. 2014;15(10):19183-202.

102. Griffiths K, Aggarwal BB, Singh RB *et al.* Food antioxidants and their anti-inflammatory properties: a potential role in cardiovascular diseases and cancer prevention. Diseases. 2016;4(3):E28.

103. Yashin A, Yashin Y, Xia X *et al.* Antioxidant activity of spices and their impact on human health: a review. Antioxidants (Basel). 2017;6(3):E70.

104. Bi X, Lim J, Henry CJ. Spices in the management of diabetes mellitus. Food Chem. 2017;217:281-93.

105. Perandini LA, Chimin P, Lutkemeyer DS *et al.* Chronic inflammation in skeletal muscle impairs satellite cells function during regeneration: can physical exercise restore the satellite cell niche? FEBS J. 2018 Jun;285(11):1973-84.

106. Schneider CD, Oliveira AR. Radicais livres de oxigênio e exercício: mecanismos de formação e adaptação ao treinamento físico. Rev Bras Med Esporte. 2004;10(4):308-13.

107. Silva MIA, Chaves DFS. Alimentos antioxidantes em exercícios de endurance. Rev Bras Nutr Func. 2015; 15(62):8-15.

108. Vecchio M, Currò M, Trimarchi F *et al.* The oxidative stress response in elite water polo players: effects of genetic background. Biomed Res Int. 2017;2017: 7019694.

109. Mello R, Mello R, Gomes D *et al.* Oxidative stress and antioxidant biomarker responses after a moderate-intensity soccer training session. Res Sports Med. 2017;25(3):322-32.

110. Kim J, Lee J. A review of nutritional intervention on delayed onset muscle soreness. Part I. J. Exerc Rehabil. 2014;10(6):349-56.

111. Meamarbashi A. Herbs and natural supplements in the prevention and treatment of delayed-onset muscle soreness. Avicenna J Phytomed. 2017;7(1):16-26.

112. Su QS, Tian Y, Zhang JG *et al.* Effects of allicin supplementation on plasma markers of exercise-induced muscle damage, IL-6 and antioxidant capacity. Eur J Appl Physiol. 2008;103(3):275-83.

113. Damirchi A, Zareei AS, Sariri R. Salivary antioxidants of male athletes after aerobic exercise and garlic supplementation on: A randomized, double blind, placebo-controlled study. J Oral Biol Craniofac Res. 2015;5(3):146-52.

114. Womack CJ, Lawton DJ, Redmond L *et al.* The effects of acute garlic supplementation on the fibrinolytic and vasoreactive response to exercise. J Int Soc Sports Nutr. 2015;12:23.

115. He Y, Yue Y, Zheng X *et al.* Curcumin, inflammation, and chronic diseases: How are they linked? Molecules. 2015;20(5):9183-213.

116. Bastos DHM, Rogero MM, Arêas JAG. Mecanismos de ação de compostos bioativos dos alimentos no contexto de processos inflamatórios relacionados à obesidade. Arq Bras Endocrinol Metabol. 2009;53(5):646-56.

117. Panahi Y, Hosseini MS, Khalili N *et al.* Effects of curcumin on serum cytokine concentrations in subjects with metabolic syndrome: A post-hoc analysis of a randomized controlled trial. Biomed Pharmacother. 2016;82:578-82.

118. Chilelli NC, Ragazzi E, Valentini R *et al.* Curcumin and Boswellia serrata modulate the glyco-oxidative status and lipo-oxidation in master athletes. Nutrients. 2016;8(11):E745.

119. Hamidie RRD, Yamada T, Ishizawa R *et al.* Curcumin treatment enhances the effect of exercise on mitochondrial biogenesis in skeletal muscle by increasing cAMP levels. Metabolism. 2015;64(10):1334-47.

120. Nicol LM, Rowlands DS, Fazakerly R et al. Curcumin supplementation likely attenuates delayed onset muscle soreness (DOMS). Eur J Appl Physiol. 2015; 115(8):1769-77.

121. Drobnic F, Riera J, Appendino G et al. Reduction of delayed onset muscle soreness by a novel curcumin delivery system (Meriva®): a randomised, placebo-controlled trial. J Int Soc Sports Nutr. 2014;11:31.

122. Mcfarlin BK, Venable AS, Henning AL et al. Reduced inflammatory and muscle damage biomarkers following oral supplementation with bioavailable curcumin. BBA Clin. 2016;5:72-8.

123. Soleimani V, Sahebkar A, Hosseinzadeh H. Turmeric (*Curcuma longa*) and its major constituent (curcumin) as nontoxic and safe substances: Review. Phytother Res. 2018;32(6):985-95.

124. Hewlings S, Kalman D. Curcumin: a review of its' effects on human health. Foods. 2017;6(10):E9.

125. Wilson PB. Ginger (*Zingiber officinale*) as an analgesic and ergogenic aid in sport: a systemic review. J Strength Cond Res. 2015;29(10):2980-95.

126. Mashhadi NS, Ghiasvand R, Askari G et al. Influence of ginger and cinnamon intake on inflammation and muscle soreness endued by exercise in Iranian female athletes. Int J Prev Med. 2013;4(1):S11-5.

127. Kaneko Y, Szallasi A. Transient receptor potential (TRP) channels: A clinical perspective. Br J Pharmacol. 2014;171(10):2474-507.

128. Alawi KM, Aubdool AA, Liang L et al. The sympathetic nervous system is controlled by transient receptor potential vanilloid 1 in the regulation of body temperature. FASEB J. 2015;29(10):4285-98.

129. Baskaran P, Krishnan V, Ren J. et al. Capsaicin induces browning of white adipose tissue and counters obesity by activating TRPV1 channel-dependent mechanisms. Br J Pharmacol. 2016;173(15):2369-89.

130. Kwok KHM, Lam KSL, Xu A. Heterogeneity of white adipose tissue: molecular basis and clinical implications. Exp Mol Med. 2016;48:e215.

131. Luo L, Liu M. Adipose tissue in control of metabolism. J Endocrinol. 2016;231(3):R77-99.

132. Uchida K, Dezaki K, Yoneshiro T et al. Involvement of thermosensitive TRP channels in energy metabolism. J Physiol Sci. 2017;67(5):549-60.

133. Masamoto Y, Kawabata F, Fushiki T. Intragastric Administration of TRPV1, TRPV3, TRPM8, and TRPA1 Agonists Modulates Autonomic Thermoregulation in Different Manners in Mice. Biosci Biotechnol Biochem. 2009;73(5):1021-7.

134. Watanabe T, Terada Y. Food Compounds Activating Thermosensitive TRP Channels in Asian Herbal and Medicinal Foods. J Nutr Sci Vitaminol. 2015;61: S86-8.

135. Giralt M, Cairó M, Villarroya F. Hormonal and nutritional signalling in the control of brown and beige adipose tissue activation and recruitment. Best Pract Res Clin Endocrinol Metab. 2016;30(4):515-25.

136. Vriens J, Nilius B, Vennekens R. Herbal compounds and toxins modulating TRP channels. Curr Neuropharmacol. 2008;6(1):79-96.

137. Kim YS, Hong CS, Lee SW et al. Effects of ginger and its pungent constituents on transient receptor potential channels. Int J Mol Med. 2016;38(6):1905-14.

138. Ludy MJ, Moore GE, Mattes RD. The effects of capsaicin and capsiate on energy balance: Critical review and meta-analyses of studies in humans. Chem Senses. 2012;37(2):103-21.

139. Stohs SJ, Badmaev V. A Review of Natural Stimulant and Non-stimulant Thermogenic Agents. Phytother Res. 2016;30(5):732-40.

140. Yoneshiro T, Saito M. Transient receptor potential activated brown fat thermogenesis as a target of food ingredients for obesity management. Curr Opin Clin Nutr Metab Care. 2013;16(6):625-31.

141. Mccarty MF, Dinicolantonio JJ, O'Keefe JH. Capsaicin may have important potential for promoting vascular and metabolic health. Open Heart. 2015; 2(1):e000262.

142. Chopan M, Littenberg B. The association of hot red chili pepper consumption and mortality: A large population-based cohort study. PLoS One. 2017;12 (1):e0169876.

143. Wang S, Wang X, Ye Z et al. Curcumin promotes browning of white adipose tissue in a norepinephrine-dependent way. Biochem Biophys Res Commun. 2015;466(2):247-53.

144. Norman J. Ervas e especiarias: origens, sabores, cultivos e receitas. São Paulo: Publifolha; 2012. 336 p.

145. Linguanotto Neto N, Freire R, Lacerda I. Misturando sabores: receitas e harmonização de ervas e especiarias. Rio de Janeiro: Senac Nacional; 2013. 160 p.

146. Silva JF, Melo BA, Leite DT. et al. Análise microbiológica de condimentos comercializados na feira central de Campina Grande – PB. ACSA – Agropecuária Científica no Semi-Árido. 2013;9(2):83-87.

147. Filho ABC, Souza RJ, Braz LT et al. Cúrcuma: planta medicinal, condimentar e de outros usos potenciais. Ciênc Rural. 2000;30(1):171-75.

148. Esatbeyoglu T, Ulbrich K, Rehberg C et al. G. Thermal stability, antioxidant, and anti-inflammatory activity of curcumin and its degradation product 4-vinyl guaiacol. Food Funct. 2015;6(3):887-93.

149. Shoba G, Joy D, Joseph T *et al.* Influence of piperine on the pharmacokinetics of curcumin in animals and human volunteers. Planta Med. 1998;64(4):353-6.

150. Rasoanaivo P, Wright CW, Willcox ML *et al.* Whole plant extracts *versus* single compounds for the treatment of malaria: Synergy and positive interactions. Malar J. 2011;10(1):S4.

151. Gupta SC, Patchva S, Koh W *et al.* Discovery of curcumin, a component of the golden spic, and its miraculous biological activities. Clin Exp Pharmacol Physiol. 2012;39(3):283-99.

152. Amagase H, Petesch BL, Matsuura H *et al.* Intake of garlic and its bioactive components. J Nutr. 2001;131(3):955S-62S.

153. Ahmad B, Rehman MU, Amin I *et al.* A Review on Pharmacological Properties of Zingerone (4-(4-Hydroxy-3-methoxyphenyl)-2-butanone). Scientific World J [periódicos na Internet]. 2015; 2015:816364.

154. Brown L, Poudyal H, Panchal SK. Functional foods as potential therapeutic options for metabolic syndrome. Obes Rev. 2015;16(11):914-41.

155. Markoski MM, Garavaglia J, Oliveira A *et al.* Molecular Properties of Red Wine Compounds and Cardiometabolic Benefits. Nutr Metab Insights. 2016;9: 51-7.

156. Lamprecht M. Antioxidants in Sport Nutrition [*online*]. Boca-Raton: CRC Press/Taylor & Francis; 2015.

157. Close GL, Hamilton DL, Philp A *et al.* New strategies in sport nutrition to increase exercise performance. Free Radic Biol Med. 2016;98:144-58.

158. Sinha D, Sarkar N, Biswas J *et al.* Resveratrol for breast cancer prevention and therapy: Preclinical evidence and molecular mechanisms. Semin Cancer Biol. 2016;40-41:209-232.

159. Taher D, Solberg SØ, Prohens J *et al.* World Vegetable Center Eggplant Collection: Origin, Composition, Seed Dissemination and Utilization in Breeding. Front Plant Sci.2017;8:1484.

160. Tabela Brasileira de Composição de Alimentos. NEPA – Núcleo de Estudos e pesquisas em Alimentação. Unicamp. 4. ed. Campinas: NEPA Unicamp; 2011. 161 p.

161. Ribeiro NM, Nunes CR. Análise de pigmentos de pimentões por cromatografia em papel. Quím Nov Escola. 2008;29:34-37.

162. Khan FA, Mahmood T, Ali M *et al.* Pharmacological importance of an ethnobotanical plant: *Capsicum annuum* L. Nat Prod Res. 2014;28(16):1267-74.

163. Pesaresi P, Mizzotti C, Colombo M *et al.* Genetic regulation and structural changes during tomato fruit development and ripening. Front Plant Sci. 2014;5:124.

164. Gann PH, Ma J, Giovannucci E *et al.* Lower prostate cancer risk in men with elevated plasma lycopene levels: results of a prospective analysis. Cancer Res. 1999;59(6):1225-30.

165. Giovannucci E, Rimm E, Liu Y *et al.* Prospective study of tomato products, lycopene, and prostate cancer risk. J Natl Cancer Inst. 2002;94(5):391-8.

166. Jian L, Du CJ, Lee AH *et al.* Do dietary lycopene and other carotenoids protect against prostate cancer? Int J Cancer. 2005;113(6):1010-4.

167. Tsitsimpikou C, Kioukia-Fougia N, Tsarouhas K *et al.* Administration of tomato juice ameliorates lactate dehydrogenase and creatinine kinase responses to anaerobic training. Food Chem Toxicol. 2013;61:9-13.

168. Naz A, Butt MS, Sultan MT *et al.* Watermelon lycopene and allied health claims. Excli J. 2014;13:650-60.

169. Vallverdú-Queralt A, Regueiro J, De Alvarenga JFR *et al.* Carotenoid profile of tomato sauces: Effect of cooking time and content of extra virgin olive oil. Int J Mol Sci. 2015;16(5):9588-99.

170. Estruch R, Ros E, Salas-Salvadó J *et al.* Primary Prevention of Cardiovascular Disease with a Mediterranean Diet. N Engl J Med. 2013;368(14):1279-90.

171. Berrougui H, Ikhlef S, Khalil A. Extra virgin olive oil polyphenols promote cholesterol efflux and improve hdl functionality. Evid based complement alternat med. 2015;2015:208062.

172. Saibandith B, Spencer JPE, Rowland IR *et al.* Olive polyphenols and the metabolic syndrome. Molecules. 2017;22(7):E1082.

173. Del Ré PV, Jorge N. Especiarias como antioxidantes naturais: aplicações em alimentos e implicações na saúde. Rev Bras Plantas Med. 2012;14(2):389-99.

174. Chandrasekara A, Kumar TJ. Roots and tuber crops as functional foods: A review on phytochemical constituents and their potential health benefits. Int J Food Sci. 2016;2016:3631647.

175. Ganesan K, Xu B. Polyphenol-rich lentils and their health promoting effects. Int. J. Mol. Sci. 2017;18(11): E2390.

176. Loures NTP, Nóbrega LHP, Coelho SRM. Análise físico-química, microbiológica e sensorial de brotos de lentilha da variedade PRECOZ. Acta Scientiarum Agron. 2009;31(4):599-606.

177. Tang Y, Tsao R. Phytochemicals in quinoa and amaranth grains and their antioxidant, anti-inflammatory, and potential health beneficial effects: a review. Mol Nutr Food Res. 2017;61(7).

178. Comerford KB, Ayoob KT, Murray RD *et al.* The role of avocados in maternal diets during the

periconceptional period, pregnancy, and lactation. Nutrients 2016;8(5):E313.

179. Dreher ML, Davenport AJ. Hass Avocado Composition and Potential Health Effects. Crit Rev Food Sci Nutr. 2013;53(7):738-50.

180. Peou S, Milliard-Hasting B, Shah SA. Impact of avocado-enriched diets on plasma lipoproteins: a meta-analysis. J Clin Lipidol. 2016;10(1):161-71.

181. Wien M, Haddad E, Oda K et al. A randomized 3×3 crossover study to evaluate the effect of Hass avocado intake on post-ingestive satiety, glucose and insulin levels, and subsequent energy intake in overweight adults. Nutr J. 2013;12:155.

182. Narciso G, Miranda N, Cabral J et al. Plantas Alimentícias Não Convencionais (PANC) na gastronomia : A Capeba (*Pothomorphe Umbellata*) como base para elaboração de pratos. Revista Pensar Gastronomia. 2017;3(1):1-25.

183. Silva EC, Carlos LA, Araújo AP et al. Characterization of two types of azedinha in the region of Sete Lagoas, Brazil. Hortic Bras. 2013;31(2):328-31.

184. Lima MASS. Azedinha (*Rumex acetosa* L.): caracterização morfológica, requerimento nutricional e qualidade sensorial. Araras. Dissertação (Mestrado em Agroecologia e Desenvolvimento Rural) – Centro de Ciências Agrárias da Universidade Federal de São Carlos; 2015.

185. Mateos RM, Jiménez A, Román P et al. Antioxidant systems from pepper (*Capsicum annuum* L.): Involvement in the response to temperature changes in ripe fruits. Int J Mol Sci. 2013;14(5):9556-80.

186. Vieira VB. Compostos bioativos, atividade antoxidante e antimicrobiana na casca de cebola roxa (*Allium cepa* L.) submetidos a diferentes métodos de extração. Santa Maria.Tese (Doutorado em Ciência e Tecnologia dos Alimentos) –Universidade Federal de Santa Maria; 2016.

187. Kumar KPS, Bhowmik D, Chiranjib et al. *Allium cepa*: A traditional medicinal herb and its health benefits. J Chem Pharm Res. 2010;2(1):283-91.

188. Silva AA, Junior JLB, Barbosa MIMJ. Farinha de banana verde como ingrediente funcional em produtos alimentícios. Ciênc Rural. 2015;45(12):2252-58.

189. Pereira A, Maraschin M. Banana (*Musa spp*) from peel to pulp: Ethnopharmacology, source of bioactive compounds and its relevance for human health. J Ethnopharmacol. 2015;160:149-63.

190. Murdoch SD, Bazzarre TL, Snider IP et al. Differences in the effects of carbohydrate food form on endurance performance to exhaustion. Int J Sport Nutr. 1993;3(1):41-54.

191. Nieman DC, Gillitt ND, Sha W et al. Metabolomics-based analysis of banana and pear ingestion on exercise performance and recovery. J Proteome Res. 2015;14(12):5367-77.

192. Rachwa-Rosiak D, Nenesny E, Budryn G. Chickpeas – composition, nutritional value, health benefits, application to bread and snacks: a review. Crit Rev Food Sci Nutr. 2015;55(8):1137-45.

193. Ferreira ACP, Brazaca SGC, Arthur V. Alterações químicas e nutricionais do grão-de-bico (*Cicer arietinum* L.) cru irradiado e submetido à cocção. Cienc Tecnol Aliment. 2006;26(1):80-88.

194. Jukanti AK, Gaur PM, Gowda CLL et al. Nutritional quality and health benefits of chickpea (*Cicer arietinum* L.): a review. Br J Nutr. 2012;108(1):S11-26.

195. Gupta RK, Gupta K, Sharma A et al. Health Risks and Benefits of Chickpea (*Cicer arietinum*) Consumption. J Agric Food Chem. 2017;65(1):6-22.

196. Ali NM, Yeap SK, Ho WY et al. The promising future of chia, *Salvia hispanica* L. J Biomed Biotechnol. 2012;2012:171956.

197. Benassi VT, Yamashita F, Prudencio SH. A statistical approach to define some tofu processing conditions. Ciênc Tecnol Aliment. 2011;31(4):897-904.

198. Góes-Favoni SP, Beléia ADP, Carrão-Panizzi MC et al. Isoflavonas em produtos comerciais de soja. Ciênc Tecnol Aliment. 2004;24(4):582-86.

199. Stanojević SP, Barać MB, Pesić MB et al. Protein composition in tofu of corrected quality. APTEFF. 2010;41:77-86.

200. Rizzo G, Baroni L. Soy, soy foods and their role in vegetarian diets. Nutrients 2018;10(1):E43.

201. Xiao Y, Zhang S, Tong H et al. Comprehensive evaluation of the role of soy and isoflavone supplementation in humans and animals over the past two decades. Phytother Res. 2018;32(3):384-94.

202. Applegate CC, Rowles JL, Ranard KM et al. Soy consumption and the risk of prostate cancer: An updated systematic review and meta-analysis. Nutrients. 2018;10(1):E40.

203. Pathak N, Rai AK, Kumari R et al. Value addition in sesame: A perspective on bioactive components for enhancing utility and profitability. Pharmacogn Rev. 2014;8(16):147-55.

204. Sturm C, Wagner AE. Brassica-derived plant bioactives as modulators of chemopreventive and inflammatory signaling pathways. Int J Mol Sci. 2017;18(9):E1890.

205. Roberts JL, Moreau R. Functional properties of spinach (*Spinacia oleracea* L.) phytochemicals and bioactives. Food Funct. 2016;7(8):3337-53.

206. Jackix EA. Propriedades funcionais de vegetais e efeitos da folha de taioba (*Xanthosoma sagittifolium*) sobre a saúde. Rev Bras Nutr Func. 2015;15(64): 31-38.

207. Mariani M, Oliveira VR, Faccin R *et al*. Elaboração e avaliação de biscoitos sem glúten a partir de farelo de arroz e farinhas de arroz e de soja. Braz J Food Technol. 2015;18(1):70-78.

208. Souza TAC, Junior MSS, Campos MRH *et al*. Bolos sem glúten a base de arroz quebrado e casca de mandioca. Semina: Ciênc Agrár. 2013;34(2):717-28.

209. Heisler GER, Antônio GA, Moura RS *et al*. Viabilidade da substituição da farinha de trigo pela farinha de arroz na merenda escolar. Alim Nutr. 2008;19(3):299-306.

210. Scherr C, Gagliardi ACM, Miname MH *et al*. Concentração de Ácidos Graxos e Colesterol de Peixes Habitualmente Consumidos no Brasil. Arq Bras Cardiol. 2015;104(2):152-58.

211. Andrade PDMM, Ribeiro BG, Carmo MGT. Suplementação de ácidos graxos ômega 3 em atletas de competição: Impacto nos mediadores bioquímicos relacionados com o metabolismo lipídico. Rev Bras Med Esporte. 2006;12(6):339-44.

212. Jouris KB, Mcdaniel JL, Weiss EP. The effect of omega-3 fatty acid supplementation on the inflammatory response to eccentric strength exercise. J Sports Sci Med. 2011;10(3):432-8.

213. Lembke P, Capodice J, Hebert K *et al*. Influence of omega-3 (N3) index on performance and wellbeing in young adults after heavy eccentric exercise. J Sports Sci Med. 2014;13(1):151-6.

214. Bhullar AS, Putman CT, Mazurak VC. Potential role of omega-3 fatty acids on the myogenic program of satellite cells. Nutr Metab Insights. 2016;9:1-10.

215. Tachtsis B, Camera D, Lacham-Kaplan O. Potential Roles of n-3 PUFAs during Skeletal Muscle Growth and Regeneration. Nutrients. 2018;10(3):E309.

216. Jeromson S, Gallagher IJ, Galloway SD *et al*. Omega-3 fatty acids and skeletal muscle health. Mar Drugs. 2015;13(11):6977-7004.

217. Zdrojewicz Z, Herman M, Starostecka E. Hen's egg as a source of valuable biologically active substances. Postepy Hig Med Dosw. 2016;70(0):751-9.

218. Abdel-Aal EM, Akhtar H, Zaheer K *et al*. Dietary sources of lutein and zeaxanthin carotenoids and their role in eye health. Nutrients. 2013;5(4):1169-85.

219. Van Vliet S, Shy EL, Abou Sawan S *et al*. Consumption of whole eggs promotes greater stimulation of postexercise muscle protein synthesis than consumption of isonitrogenous amounts of egg whites in young men. Am J Clin Nutr. 2017;106(6):1401-12.

220. Lemos BS, Medina-Vera I, Blesso CN *et al*. Intake of 3 eggs per day when compared to a choline bitartrate supplement, downregulates cholesterol synthesis without changing the LDL/HDL ratio. Nutrients. 2018;10(2):E258.

221. Pieterse Z, Jerling JC, Oosthuizen W *et al*. Substitution of high monounsaturated fatty acid avocado for mixed dietary fats during an energy-restricted diet: effects on weight loss, serum lipids, fibrinogen, and vascular function. Nutrition. 2005;21(1):67-75.

222. Ribeiro CSG, Corção M. O consumo de carne no Brasil: entre valores socioculturais e nutricionais. Demetra. 2013;8(3):425-38.

223. Oliveira J. Composição da carne de frangos de corte alimentados com biomassa bacteriana. São Paulo. Dissertação (Mestrado) – Faculdade de Medicina Veterinária da Univ Est Paulista "Júlio de Mesquita Filho"; 2014.

224. Barbalho SM, Guiguer EL, Marinelli PS *et al*. *Pereskia aculeata* Miller Flour: Metabolic Effects and Composition. J Med Food. 2016;19(9):1-5.

225. Almeida MEF, Junqueira AMB, Simão AA *et al*. Caracterização química das hortaliças não-convencionais conhecidas como ora-pro-nóbis. Biosci J. 2014;30(1):431-39.

226. Pak LM, Silva AJM, Balbi ME. Avaliação da composição nutricional do alho-porro (*Allium porrum, Aliaceae*). Visão Acad. 2014;15(3):51-66.

227. Radovanović B, Mladenović J, Radovanović A *et al*. Phenolic Composition, Antioxidant, Antimicrobial and Cytotoxic Activites of *Allium porrum* L. (Serbia) Extracts. J of Food and Nutr Res. 2015;3(9):564-69.

228. Bernaud FSR, Rodrigues TC. Fibra alimentar: ingestão adequada e efeitos sobre a saúde do metabolismo. Arq Bras Endocrinol Metab. 2013;57(6):397-405.

229. Walter M, Marchezan E, Avila LA. Arroz: composição e características nutricionais. Ciên Rural. 2008;38(4):1184-92.

230. Cho DH, Lim ST. Germinated brown rice and its bio-functional compounds. Food Chem. 2016;196: 259-71.

231. Sohail M, Rakha A, Butt MS *et al*. Rice bran nutraceutics: A comprehensive review. Crit Rev Food Sci Nutr. 2017;57(17):3771-80.

232. Furlani RPZ, Godoy HT. Valor nutricional de cogumelos comestíveis. Ciênc Tecnol Aliment. 2007;27 (1):154-57.

233. Silva AC, Jorge N. Cogumelos : compostos bioativos e propriedades antioxidantes. Cient Ciênc Biol Saúde. 2011;13(Esp):375-84.

234. Dai X, Stanilka JM, Rowe CA *et al*. Consuming *Lentinula edodes* (Shiitake) Mushrooms Daily Improves

234. Human Immunity: A Randomized Dietary Intervention in Healthy Young Adults. J Am Coll Nutr. 2015;34(6):478-87.

235. Muszyńska B, Grzywacz-Kisielewska A, Kała K et al. Anti-inflammatory properties of edible mushrooms: A review. Food Chem. 2018;243:373-81.

236. López-Uriarte P, Bulló M, Casas-Agustench P et al. Nuts and oxidation: A systematic review. Nutr Rev. 2009;67(9):497-508.

237. Cavaiulo M, Ferrante A. Nitrates and glucosinolates as strong determinants of the nutritional quality in rocket leafy salads. Nutrients 2014;6(4):1519-38.

238. Bower A, Marquez S, De Mejia EG. The Health Benefits of Selected Culinary Herbs and Spices Found in the Traditional Mediterranean Diet. Crit Rev Food Sci Nutr. 2016;56(16):2728-46.

239. Sakkas H, Papadopoulou C. Antimicrobial activity of basil, oregano, and thyme essential oils. J Microbiol Biotechnol. 2017;27(3):429-38.

240. Sakurai FN, Estrela KCA, Tamayo MS et al. Caracterização das propriedades funcionais das ervas aromáticas utilizadas em um hospital especializado em cardiopneumologia. Demetra. 2016;11(4):1097-113.

241. Jiang Y, Ye J, Li S et al. Regulation of Floral Terpenoid Emission and Biosynthesis in Sweet Basil (Ocimum basilicum). J. Plant Growth Regul. 2016;35(4):921-35.

242. Tanaka M, Ishiguro K, Oki T et al. Functional components in sweetpotato and their genetic improvement. Breed Sci. 2017;67(1):52-61.

243. Wang S, Nie S, Zhu F. Chemical constituents and health effects of sweet potato. Food Res Int. 2016;89(Pt 1):90-116.

244. Mendes C, Costa J, Vicente AA et al. Cashew Nut Allergy: Clinical Relevance and Allergen Characterisation. Clin Rev Allergy Immunol. 2019;57(1):1-22.

245. Ozturkoglu-Budak S, Akal C, Yetisemiyen A. Effect of dried nut fortification on functional, physicochemical, textural, and microbiological properties of yogurt. J Dairy Sci. 2016;99(11):8511-23.

246. Goyal A, Sharma V, Upadhyay N et al. Flax and flaxseed oil: an ancient medicine & modern functional food. J Food Sci Technol. 2014;51(9):1633-53.

247. Tsuda T. Recent Progress in Anti-Obesity and Anti-Diabetes Effect of Berries. Antioxidants (Basel). 2016;5(2):E13.

248. Verna R. The history and science of chocolate. Malays J Pathol. 2013;35(2):111-21.

249. Katz DL, Doughty K, Ali A. Cocoa and chocolate in human health and disease. Antioxid Redox Signal. 2011;15(10):2779-811.

250. Scapagnini G, Davinelli S, Di Renzo L et al. Cocoa bioactive compounds: Significance and potential for the maintenance of skin health. Nutrients. 2014;6(8):3202-13.

251. Gardner E. Alternative sugars: Coconut sugar. Br Dent J. 2017;223(10):749.

252. Srikaeo K, Thongta R. Effects of sugarcane, palm sugar, coconut sugar and sorbitol on starch digestibility and physicochemical properties of wheat based foods. Int Food Res J. 2015;22(3):923-29.

253. Asha A, Manjunatha M, Rekha RM et al. Antioxidant activities of orange peel extract in ghee (butter oil) stored at different storage temperatures. J Food Sci Technol. 2015;52(12):8220-27.

254. Gemechu AT, Tola YB. Traditional butter and ghee production, processing and handling in Ethiopia: A review. African J Food Sci. 2017;11(4):95-105.

255. Karandikar YS, Bansude AS, Angadi EA. Comparison between the effect of cow ghee and butter on memory and lipid profile of wistar rats. J Clin Diagn Res. 2016;10(9):FF11-15.

256. Sharma HB, Vyas S, Kumar J et al. Beneficial effect of ghee consumption over mustard oil on lipid profile: A study in North Indian adult population. J Complement Integr Med. 2018;15(3).

257. Neto FB, Júnior APB, Silva EO et al. Qualidade nutricional de cenoura e alface cultivadas em Mossoró-RN em função da densidade populacional. Hortic Bras. 2006;24(4):476-80.

258. Xu X, Cheng Y, Li S et al. Dietary carrot consumption and the risk of prostate cancer. Eur J Nutr. 2014;53(8):1615-23.

259. Ekanayaka RAI, Ekanayaka NK, Perera B et al. Impact of a traditional dietary supplement with coconut milk and soya milk on the lipid profile in normal free living subjects. J Nutr Metab. 2013;2013:481068.

260. Vijayakumar V, Shankar NR, Mavathur R et al. Diet enriched with fresh coconut decreases blood glucose levels and body weight in normal adults. J Complement Integr Med. 2018;15(3).

261. Belobrajdic DP, Bird AR. The potential role of phytochemicals in wholegrain cereals for the prevention of type-2 diabetes. Nutr J. 2013;12:62.

262. Grundy MM, Fardet A, Tosh SM et al. Processing of oat: the impact on oat's cholesterol lowering effect. Food Funct. 2018;9(3):1328-43.

263. Sá RM, Francisco A, Soares FCT. Concentração de β-glucanas nas diferentes etapas do processamento da aveia (Avena sativa L.). Ciênc Tecnol Aliment. 1998;18(4):425-27.

264. Lattimer JM, Haub MD. Effects of dietary fiber and its components on metabolic health. Nutrients. 2010;2(12):1266-89.

265. Gong L, Cao W, Chi H *et al.* Whole cereal grains and potential health effects: Involvement of the gut microbiota. Food Res Int. 2018;103:84-102.

266. Kuebler U, Arpagaus A, Meister RE *et al.* Dark chocolate attenuates intracellular pró-inflammatory reactivity to acute psychosocial stress in men: A randomized controlled trial. Brain Behav Immun. 2016;57:200-8.

267. Tripoli E, La Guardia M, Giammanco S *et al.* Citrus flavonoids: Molecular structure, biological activity and nutritional properties: A review. Food Chem. 2007;104(2):466-79.

268. Coelho RCLA, Hermsdorff HHMH, Bressan J. Anti-inflammatory Properties of Orange Juice: Possible Favorable Molecular and Metabolic Effects. Plant Foods Hum Nutr. 2013;68(1):1-10.

269. Nabavi SF, Russo GL, Daglia M *et al.* Role of quercetin as an alternative for obesity treatment: You are what you eat! Food Chem. 2015;179:305-10.

270. Larson AJ, Symons JD, Jalili T. Therapeutic Potential of Quercetin to Decrease Blood Pressure: Review of Efficacy. An Int Rev J. 2012;3(1):39-46.

271. Kim CS, Kwon Y, Choe SY *et al.* Quercetin reduces obesity-induced hepatosteatosis by enhancing mitochondrial oxidative metabolism via heme oxygenase-1. Nutr Metab. 2015;12:33.

272. Giampieri F, Alvarez-Suarez JM, Battino M. Strawberry and Human Health: Effects beyond Antioxidant Activity. J Agric Food Chem. 2014;62(18):3867-76.

273. Mahboubi M. *Mentha spicata* as natural analgesia for treatment of pain in osteoarthritis patients. Complement Ther Clin Pract. 2017;26:1-4.

274. Ghanim H, Sai CL, Upadhyay M *et al.* Orange juice neutralizes the proinflammatory effect of a high-fat, high-carbohydrate meal and prevents endotoxin increase and toll-like receptor expression. Am J Clin Nutr. 2010;91(4):940-49.

275. Rupasinghe HPV, Sekhon-Loodu S, Mantso T *et al.* Phytochemicals in regulating fatty acid β-oxidation: Potential underlying mechanisms and their involvement in obesity and weight loss. Pharmacol Ther. 2016;165:153-63.

276. Alvarez-Suarez JM, Giampieri F, Gasparrini M *et al.* The protective effect of acerola (*Malpighia emarginata*) against oxidative damage in human dermal fibroblasts through the improvement of antioxidant enzyme activity and mitochondrial functionality. Food Funct. 2017;8(9):3250-58.

277. Leonel S, Leonel M, Sampaio AC. Processamento de frutos de abacaxizeiro cv Smooth Cayenne: perfil de açúcares e ácidos dos sucos e composição nutricional da farinha de cascas. Rev Bras Frutic. 2014;36(2):433-39.

278. Izquierdo-Veja JA, Morales-González JA, Sánchez-Gutiérrez M *et al.* Evidence of some natural products with antigenotoxic effects. Part 1: Fruits and polysaccharides. Nutrients. 2017;9(2):E102.

279. Hyson DA. Review and critical analysis of the scientific literature related to 100% fruit juice. Adv Nutr. 2015;6(1):37-51.

280. Yang J, Xiao YY. Grape Phytochemicals and Associated Health Benefits. Crit Rev Food Sci Nutr. 2013;53(11):1202-25.

281. Nassiri-Asl M, Hosseinzadeh H. Review of the Pharmacological Effects of *Vitis vinifera* (Grape) and its Bioactive Compounds. Phyther Res. 2009;30(9):1392-403.

282. Tarazona-Díaz MP, Aguayo E. Influence of acidification, pasteurization, centrifugation and storage time and temperature on watermelon juice quality. J Sci Food Agric. 2013;93(15):3863-69.

283. Kurtz TW, Dicarlo SE, Pravenec M *et al.* Functional foods for augmenting nitric oxide activity and reducing the risk for salt-induced hypertension and cardiovascular disease in Japan. J Cardiol. 2018;S0914-5087(18):30049-2.

284. Richards JC, Racine ML, Hearon Jr CM *et al.* Acute ingestion of dietary nitrate increases muscle blood flow via local vasodilation during handgrip exercise in young adults. Physiol Rep. 2018;6(2):e13572.

285. Domínguez R, Maté-Muñoz JL, Cuenca E *et al.* Effects of beetroot juice supplementation on intermittent high-intensity exercise efforts. J Int Soc Sports Nutr. 2018;15(2).

Índice Alfabético

A

Abacate, 687
Abacaxi, 696
Abdominal, 189
Abóbora italiana, 685
Absorção
– cutânea e pulmonar de xenobióticos, 252
– de proteínas, 135
– dos lipídios, 147
Açafrão, 537
– verdadeiro, 674, 678
Açafrão-da-terra, 674, 675, 678
Ações
– concêntricas, 59
– excêntricas, 59, 34
– isométricas, 59
– musculares, 59
Acerola, 696
Acetil-CoA, 147, 158
Ácido(s), 121
– alfalinolênico, 648
– desoxirribonucleico (DNA), 4, 104
– docosa-hexaenoico, 648
– gama-aminobutírico, 631
– graxos
– – deficiências e excessos de, 10
– – insaturados, 146
– – ômega-3, 150
– – ômega-3 de cadeia longa, 648
– – saturados, 146
– lipoico, 254, 519
– nucleicos, 104
– ribonucleico (RNA), 4
Actigrafia, 620
Adaptação(ões), 80

– ao treinamento
– – de *endurance*, 51
– – físico, 44
– do exercício intermitente, 369
– neuromusculares ao treinamento de força e potência, 45
Adaptógenos, 529
Adenina oxidado, 95
Adenosina monofosfato (AMP), 38
Adipogênese e inflamação, 151
Aditivos químicos, 240, 252
Administração da proteína
– bolus, 392
– em pulso, 392
Aipo, 678
Ajuga turkestanica, 535
Alanina aminotransferase, 131
Albumina, 136
Alcaçuz, 678
Álcool, 121
Alecrim, 253, 678
Alergias alimentares, 261, 262
– mediadas por IgE, 8
Alfalactoalbumina, 405
Alfalactorfina, 405
Alho, 253, 293, 678
Alimentos
– com caráter destoxificante, 253
– fontes de melatonina, 634
– funcionais, 553, 683
– *in natura*, 660
– minimamente processados, 660
– processados, 660
– ultraprocessados, 660
Alosteria, 115
Alterações gastrintestinais, 21

Amilopectina, 463
Aminoácidos, 122, 294
– com cadeias
– – apolares, 123
– – laterais básicas, 123
– – polares, 123
– com grupos carboxila na cadeia lateral, 123
– de cadeia ramificada, 272, 344, 419
– – circulantes em obesos, 399
– essenciais, 419
– na cartilagem, 596
– não essenciais, 419
– sistema imunológico, 270
Aminotransferases, 114
Anabólicos, 534
Analgésicos, 240
Análise(s)
– de vetor de bioimpedância elétrica (BIVA), 193
– do perfil somatotipológico, 199
– hematológicas, 216
Anis-estrelado, 678
Anorexia nervosa, 576, 581, 582
Anti-inflamatórios não esteroides, 22, 240
Antibióticos, 238
Anticódon, 105
Antioxidantes, 81, 290, 633
– exógenos, 161
Antropometria, 201
Arquitetura do sono, 617
Ashawagandha, 316
Aspartato aminotransferase, 132
Assa-fétida, 678
Associação carboidrato-lipídio, 149

710 Índice Alfabético

Astragalus membranaceus, 539
Atividade física, 169
Atletismo, 357
Atrofia, 49
Avaliação
– da composição corporal, 179
– da desidratação, 213
– dietética, 167
– nutricional, 360
Aveia, 253, 695
– integral, 243
Azeite de oliva, 556, 561

B

Banana, 687
Banana-verde, 243
Barreira
– intestinal epitelial, 239
– mucosa, 239
Basófilo, 217
Batata Yacon, 243
Batata-doce, 692
Baunilha, 678
Berinjela, 685
Beta-alanina, 423
– atletismo, 364
– bicarbonato de sódio e, 384
– esportes intermitentes, 373
– fisiculturismo, 344
Beta-hidroxi-beta-metilbutirato, 436
– fisiculturismo, 344
– *vs.* leucina, 439
Betacaroteno, 159
Betalactoglobulina, 405
Betaoxidação, 148
Bicarbonato de sódio, 488
– atletismo, 364
– esportes intermitentes, 373
Bíceps, 187
Biodisponibilidade
– da L-carnitina, 444
– de nutrientes, 6
Bioflavonoides, 603
Biogênese hormonal, 301
Bioimpedância elétrica, 192, 193
Biomarcadores
– de estresse metabólico, 224
– de lesão tecidual, 222
Bioquímica
– celular da L-arginina, 440
– das proteínas, 103
– dos carboidratos, 91

– dos lipídios, 146
– dos micronutrientes, 156
– no atletismo, 358
Biotransformação, 248
Blend de proteínas, 409
Bochecho com carboidrato, 464
Boro, 516
Boswellia serrata, 538
Brócolis, 689
Bromelina, 604
Brunoise, corte, 662
Bulbine
– *natalensis,* 315
– *latifólia,* 315
Bulimia nervosa, 576, 581, 582
Buquê garni, 683

C

Cadeia de transporte de elétrons, 42
Cafeína, 253, 294, 470
– creatina e, 432
– esportes
– – aquáticos, 384
– –intermitentes, 373, 374
– fisiculturismo, 346
Cálcio, 156, 600
– dieta vegetariana, 649
Calcitonina, 303
Cálculo do gasto energético, 167
Calor, 35, 36, 121
Camellia sinensis, 532
Camomila, 253
Câncer
– dietas hiperproteicas e, 571
– exercício físico e nutrição, 567
Canela, 293, 678
Capim-limão, 253
Capsaicina, 152, 474
– da pimenta vermelha, 677
Carboidrato(s), 632
– atletismo, 361
– bioquímica dos, 91
– dieta vegetariana, 647
– *endurance* e ultra-*endurance*, 333
– esportes aquáticos, 382
– fisiculturismo, 341, 343
– lipídios e, 149
– líquido, gel ou sólido, 464
– proteína e, 137
– recomendação(ões)
– – antes do exercício, 461
– – após o exercício, 465

– – da ingestão antes do sono, 467
– – diária, 461
– – durante o exercício, 462
– – para crianças, 467
– – para mulheres, 467
– sistema imunológico, 267
– utilização em diferentes tecidos, 96
Cardamomo, 678
Carência
– de alimentos integrais, 22
– de fibras dietéticas, 22
– de frutas e vegetais, 22
Carga de treinamento, 60
Carotenoides, 510
Cartilagem
– articular, 590
– osteoartrítica, 597
Caseína, 137, 396, 406
Caseomorfina, 405
Casoplatelinas, 405
Casoquininas, 405
Casoxinas, 405
Castanha de caju, 693
Catecolaminas, 101, 305
Catequinas do chá-verde, 253
Cebola, 678, 687
Cebolinha, 679
Células satélites, 50, 483
Cenoura, 695
Centella asiatica, 635
Cerefólio, 679
Cerejas, 290
Chá-verde, 472, 532
Chia, 688
Chiffonade, corte, 662
Ciclismo, 331
Ciclo
– alongamento-encurtamento, 60
– da ureia, 133
– de Krebs, 41
– menstrual, 308
Cinamaldeído da canela, 677
Cinética da l-arginina, 439
Citrulina, 425
Ciwujia, 530
Classificação
– das proteínas, 116
– dos aminoácidos, 122
Clorofórmio, 121
Cobalamina, 648
Cobre, 159
Cocção, 665

– a vácuo, 665
– a vapor, 665
Código genético, 105
Códon, 105
Coentro, 679
Coenzima(s), 112
– q10, 157, 161, 275, 518
Colágeno, 109, 601
– hidrolisado tipo 1, 593
Comer transtornado, 577
Cominho, 679
Complexo B, 157, 513
Composição
– articular, 590
– corporal, 179, 310
– – do adulto, 178
– – no período da infância ao fim da adolescência, 200
Compostos
– bioativos, 275, 346
– de aminoácidos essenciais e não essenciais, 419
Concentração molar
– da enzima, 113
– do substrato, 113
Condroitina, 594
Configuração
– em alfa-hélice, 117
– em beta-pregueada, 117
– nativa de uma proteína, 121
Consumo
– de carboidrato, 461
– de líquidos junto com as refeições, 22
– energético, 341
Contração muscular, 156
Contraceptivos orais, 305, 309
Controle
– do pH, 42
– hormonal do metabolismo dos carboidratos, 100
Corridas de aventura, 332
Cortes de vegetais, 661
Corticosteroides, 22
Cortisol, 101, 305
Coxa, 189
Cozinhar *en papillote*, 665
Cravo-da-índia, 679
Creatina, 429
– atletismo, 364
– dieta vegetariana, 650
– esportes

– – aquáticos, 384
– – intermitentes, 373
– fisiculturismo, 345
– monoidratada, 598
Creatinoquinase, 37
Crepitações, 592
Cromo, 157, 516
Crossfit, 64, 65
Cubos, corte, 662
Cúrcuma, 243, 253, 292, 537
Curcumina, 276, 484, 601
– fisiculturismo, 346

D

Dano muscular, 288, 289
Deficiência
– de ferro em atletas, 221
– de tiamina, 158
– de zinco, 22
– energética relativa no esporte, 328
Deformidades, 592
Deglutição, 127
Derivados de aminoácidos, 301
Desaminação, 129
– oxidativa, 132
Descarboxilases, 114
Desequilíbrios
– nutricionais, 9
– osteoarticulares, 589
Desidratação, 83, 213
Desidrogenases, 114
Desnaturação de proteínas, 121, 122
Destoxificação, 22, 23
– de xenobióticos, 249
– do atleta, 251
Detergentes, 121
Dextrose, 463
Diário do sono, 620
Dieta(s)
– alterações gastrintestinais e, 240
– do Mediterrâneo, 554, 561
– flexível no fisiculturismo, 349
– hiperlipídica, 22
– hiperproteicas e câncer, 571
– pobres em carboidratos fermentáveis, 265
– ricas em fibras, 265
Digestão
– de proteínas, 123, 135
– dos carboidratos, 92
– dos lipídios, 147
Dill, 679

Dinucleótido de nicotinamida, 95
Dióxido de titânio, 240
Dipeptídio, 115
Disbiose, 239
Disco Z, 34
Disfunção imunológica, 9
Dismorfia muscular, 579
Disponibilidade energética, 167, 170, 171
Distúrbios
– alimentares, 576
– do sono, 620, 628
– gastrintestinais, 329
DNA (ácido desoxirribonucleico), 4, 104
Doping, 48
Dor, 592
– muscular de início tardio (DOMS), 288
DXA (absorciometria por dupla emissão de raios X), 182

E

Echinacea sp., 539
Ectoendomórfico, somatotipo, 199
Ectomesomórfico, somatotipo, 199
Ectomorfismo balanceado, somatotipo, 199
Ectomorfoendomorfo, somatotipo, 199
Ectomorfomesomórfico, somatotipo, 199
Edema articular, 592
Efedrina, 529
Efeito(s)
– autócrino, 300
– colaterais
– – da creatina, 433
– – da L-arginina, 442
– – do beta-hidroxi-beta-metilbutirato, 439
– do exercício no sono, 627
– endócrino, 300
– ergogênicos, 424
– – dieta vegetariana, 650
– intrácrino, 300
– parácrino, 300
– poupador de glicogênio, 149
– térmico da atividade, 173
– termogênico, 396
Eicosanoides, 596

712 Índice Alfabético

Eixo
– hipotálamo-hipófise-adrenal, 304
– hormônio do crescimento e fator de crescimento insulina-símile 1, 302
– tireoide, 303
Elastina, 110
Eletroencefalograma, 621
Eleuthero, 530
Eleutherococcus senticosus, 530
Endoectomórfico, somatotipo, 199
Endomesomórfico, somatotipo, 199
Endomorfismo balanceado, somatotipo, 199
Endomorfomesomorfo, somatotipo, 199
Endro, 679
Endurance, 56, 65, 327
– aminoácidos de cadeia ramificada, 421
– citrulina, 427
– L-arginina, 441
Energia, 36
Envelhecimento, 608
Enzima(s), 111
– CK, 223
Eosinófilo, 217
Epimerases, 114
Epinefrina, 305
Equação preconizada
– pela FAO/OMS, 172
– por Cunningham, 172
– por Harris e Benedict, 172
– por Mifflin, 172
Eritrócitos, 216
Eritrograma, 219, 220
Erva(s), 672
– finas, 682
Erva-doce, 679
Erva-mate, 533
Erythrina mulungu, 635
Escala de sonolência de Epworth, 620, 621
Escassez de sono, 629
Escolha de alimentos, 660
Esforços intermitentes, 61
Especiarias, 672
Espinafre, 689
Espirulina, 275
Esportes
– aquáticos, 381
– intermitentes, 367

Estatura, 187
Esteroides, 301
– anabolizantes androgênicos, 310
Estimativa
– do gasto energético, 171
– dos componentes corporais por antropometria, 190
Estimulação elétrica neuromuscular, 610
Estimulantes, 470
Estômago, 127
Estragão, 679
Estratégias
– moduladoras, 265
– nutricionais
– – e dietéticas no atletismo, 360
– – e fases da periodização do treinamento, 77
– – para manutenção da saúde intestinal do atleta, 242
Estresse
– mecânico induzido durante o treino, 215
– oxidativo, 9, 159
– térmico, 252
Estrogênios, 301
Estufar, 665
Éter, 121
Eurycoma longifolia, 314, 534
Exames laboratoriais no esporte, 215
Excesso
– de hidratação, 212
– no consumo de carboidratos de alto índice glicêmico, 22
Exercício(s)
– aeróbico creatina, 431
– anaeróbico intermitente creatina, 431
– contínuos, 169
– de alta intensidade, 471
– de *endurance*, 327, 471
– de ultra-*endurance*, 327
– e alterações no trato gastrintestinal, 264
– físico
– – câncer, 567
– – L-carnitina, 444
– – microbiota e, 239
– resistido creatina, 431
– sobre o sistema imunológico, 258
Expressão hormonal, 314
Extrato

– *Boswellia serrata*, 602
– de soja e abacate, 603

F

Fadiga
– central, 422
– muscular, 42
Farinha
– de arroz, 689
– de linhaça, 693
Farmacocinética
– da citrulina, 426
– da creatina, 430
Farmacodinâmica, 509
Farmacologia na prescrição nutricional, 509
Farmacotécnica, 509
Fase(s)
– competitiva, 77
– de preparação específica, 77
– de preparação geral, 77
– do sono, 618
– pré-competitiva, 77
Fatores
– de crescimento insulina-símile, 303
– de influência, 169
Feno-grego, 315, 679
Ferro, 157, 274, 514
– dieta vegetariana, 649
Fibra(s) muscular(es), 97
– subtipos principais das, 34
Fígado, 248
Fisiculturismo, 340
Fisiologia no atletismo, 358
Fitoflavonoides, 603
Fitoterapia, 266, 634
Fitoterápicos, 313, 529
Flexibilidade metabólica, 78, 480
Flor-de-cone, 539
Força, 57, 63
– máxima, 57
– muscular e resistência, 471
Formação
– da microbiota, 238
– de glicose a partir de fontes de não carboidrato, 97
Formulação magistral, 508
Fosfocreatina, 37
Fosfopeptídio de caseína, 406
Fosforilação da p70, 49
Fósforo, 157

Frutas, 290, 556, 562
– vermelhas, 693
Frutose, 463
Ftalatos, 23
Fumarase, 114
Função(ões)
– biológicas das proteínas, 106
– muscular, 156
Funcho, 679

G

Ganoderma lucidum, 635
Gasto energético, 168
– esportes intermitentes, 370
Gastronomia, 660
Gatilhos, 9
Gelatina/colágeno, 600
Gengibre, 253, 292, 536, 604, 675, 677, 679
Gergelim, 680, 689
Gingko biloba, 635
Ginseng, 530
– da Malásia, 534
– indiano, 535
– siberiano, 530
– vermelho, 635
Glândulas endócrinas, 300, 303
Glicogênio, 93, 94, 96
– muscular, 78
– síntese do, 98
Glicogenólise, 92
Glicólise, 94, 95
– anaeróbica, 92
Glicose, 93
Glicosidases, 114
Globulina ligadora
– de tiroxina, 301
– dos hormônios sexuais, 301
Glóbulos vermelhos, 216
Glucagon, 100
Glucosamina, 594
Glutamina, 22, 242, 265, 271, 433, 604
Gorduras, dieta vegetariana, 648
Grelhar, 665
Griffonia simplicifolia, 635
Guisar (*étuver*), 665

H

Hábitos dietéticos, 238
Hemoglobina, 118
Hemograma, 216

Hemólise induzida pelo exercício, 220
Hidratação, 211
– atletismo, 360
– creatina, 431
– *endurance* e ultra-*endurance*, 335
– esporte, 211
Hidrolases, 114
Hidroxilases, 114
Higiene do sono, 623, 635
HIIT, 67
Hiperidratação, 212
Hipersensibilidade alimentar, 8, 264
Hipertrofia muscular esquelética, 44, 47
Hormônio(s), 101, 300, 301
– do crescimento, 101, 302
– liberador de GH, 303
– peptídicos, 301
– proteicos, 301
– tiroidianos, 101
Hortelã, 315, 680, 696
Humulus lupus, 635
Hypericum perforatum, 635

I

Idade, 238
– beta-hidroxi-beta-metilbutirato, 438
– citrulina, 428
– creatina, 432
Iliocristal, 188
Illex paraguariensis, 533
Imagem corporal, 576
Imunidade, 370
Imunologia, 161
Imunomodulação, 257
Imunopeptídios, 405
Incapacidade funcional, 592
Individualidade bioquímica, 3
Infância, 200, 238
Inflamação, 9, 289
– adipogênese e, 151
Inibição
– irreversível, 115
– reversível competitiva, 114
Inibidores enzimáticos, 114
Início do sono, 618
Inosina monofosfato (IMP), 38
Insônia, 620
Insulina, 100
Intensidade de treinamento, 58
Interação
– corpo-mente, 23

– entre GH-IGF, tireoide e prolactina, 304
– microbiota-hospedeiro, 239
Intestino, 83
Intolerâncias alimentares, 261, 263
Íons ativadores, 113
Isomaltulose, 463
Isomerases, 114

J

Janela de adaptação, 61
Jet lag, 620, 629
Julienne, corte, 662

K

Kiwi, 633

L

L-arginina, 439
L-carnitina, 443
L-teanina, 635
Lactato, 38
Lactoferricina, 405, 406
Lactoquininas, 405
Lactovegetariano, 646
Lavanda, 680
Legislação da prescrição nutricional, 509
Leguminosas, 555, 561
Leite, 559, 562
– de coco, 695
Lentilha, 687
Lepidium meyenii, 316
Lesão(ões), 77
– causadas por corrida, 330
– e doenças infecciosas, 623
– osteoarticulares em atletas, 592
Leucina, 604
Leucócitos polimorfonucleares, 216
Liases, 114
Liberação de insulina, 442
Ligases, 114
Linfócitos, 218
– B, 217
– T, 217
Lipídios, 146
– atletismo, 363
– *endurance*, 149, 334
– esportes aquáticos, 383
– fisiculturismo, 342, 343

714 Índice Alfabético

– na cartilagem, 596
– na prática esportiva, 149
– obesidade e, 151
– sistema imunológico, 268
– ultra-*endurance*, 334
Lipogênese, 147
Lipólise, 148
Long jack, 534
Louro, 680

M

Maca peruana, 316
Macedoin, corte, 662
Machuang, 529
Macrociclo, 70
Macrófago, 217
Macronutrientes, 646
Magnésio, 156, 254, 273, 515
Maltodextrina, 240, 463
Mandioca, 692
Manganês, 159, 254
Manjericão, 680, 692
Manjerona-doce, 680
Marinada, 682
– para carne bovina, 682
– para frango, 682
– para peixes, 683
Massa corporal, 187
Mastigação insuficiente, 22
Matracaria recutita, 635
Medicamentos, 252
Medula óssea, 216
Melatonina, 630
Melissa officinalis, 635
Memória muscular, 47
Menta, 680
Mentha spicata labiate, 315
Mesociclo, 70
Mesoectomórfico, somatotipo, 199
Mesoendomórfico, somatotipo, 199
Mesomorfismo balanceado, somato-
 tipo, 199
Metabolismo
– aeróbico, 40
– anaeróbico
– – aláctico, 37
– – láctico, 38
– da L-carnitina, 444
– das lipoproteínas, 147
– das proteínas, 123
– de carboidratos, 91, 460
– – controle hormonal do, 100

– dos exercícios intermitentes, 367
– energético, 9
– – do músculo esquelético durante
 o exercício físico, 33
Metionina, 602
Método(s)
– antropométrico, 201
– contínuo, 65
– da avaliação da composição corporal
– – direto, 179
– – indiretos, 179
– de Heath e Carter, 197
– de treinamento, 62
– intervalados, 66
Metodologia por dobras cutâneas, 187
Microbiota intestinal, 238, 264, 593,
 611
Microciclo, 70
Microdesnutrição, 22
Micronutrientes, 156, 648
– no esporte, 509
Minerais, 273, 514
– deficiências e dos excessos de, 10
– *endurance* e ultra-*endurance*, 335
Mioglobina, 118
Miosite ossificante progressiva, 592
Mirepoix, 684
Mise en place, 665
Mitocôndrias e metabolismo lipí-
 dico, 148
Modificação não enzimática de pro-
 teínas, 121
Modulação
– hormonal, 313
– nutricional, 300, 632
– – do sistema imunológico, 266
– – do sono, 627
Moduladores seletivos dos recep-
 tores de andrógeno, 312
Molibdênio, 254
Monitoramento do treino por bio-
 marcadores, 216
Monócito, 217, 218
Morango, 696
Mostarda, 680
Mucuna pruriens, 315, 535
Mutases, 114

N

N-acetilcisteína, 82
Neoglicogênese, 97

Neutrófilo(s), 217
– segmentados, 216
Nitrato, 492
– esportes intermitentes, 373
– fisiculturismo, 348
Norepinefrina, 305
Noz-moscada, 680
Nutrição
– câncer, 567
– clínica funcional, 3
– esportiva
– – funcional, 8
– – vegetariana, 645
– para adaptação *versus* recuperação
 e *performance*, 80
Nutrientes para reparo da mucosa,
 242

O

Obesidade, 398, 576
– lipídios e, 151
Off-season, 77, 341
Oleaginosas, 555, 561
Olhar funcional, 363
Oligopeptídio, 116
Ômega-3, 150, 242, 293, 480, 557, 599
– fisiculturismo, 346
Orégano, 680
Organização do treinamento esporti-
 vo, 69
Ortorexia nervosa, 579
Osteoartrite, 589
Ovolactovegetariano, 646
Ovovegetariano, 646
Óxido nítrico, 348, 492
Oxigenases, 114
Oxirredutases, 114

P

Padronização Isak, 187
Palito, corte, 662
Panax ginseng, 530
Panturrilha, 190
Páprica, 680
Passiflora incarnata, 635
Pausas
– entre séries e exercícios, 58
– passivas e ativas, 67
Paysanne, corte, 662
Peixes, 557, 562
Peptidases, 114

Peptídios, 115
– de colágeno e colágeno tipo II, 594
Perfil nutricional do fisiculturista, 341
Performance, 74, 80
– esportiva, 488, 622
– – ervas e especiarias, 672
– física, 471
Periodização, 70
– de estratégias, 75
– do treinamento, 74
– energética, 75
– nutricional
– – aplicada ao treinamento desportivo, 74
– – esportes intermitentes, 374
– – fisiculturismo, 348
– – para a flexibilidade metabólica do músculo, 78
– – para rastrear necessidades de treinamento e competição, 76
Pesagem hidrostática, 184, 185
Picolinato de cromo, 346
Pimenta(s), 562
– vermelha, 681
Pimenta-biquinho, 687
Pimenta-da-jamaica, 681
Pimenta-do-reino, 681
Pimenta-rosa, 681
Pimentão, 685
Piruvato carboxilase, 114
Planejamento do treinamento esportivo, 69
Pletismografia por deslocamento de ar, 186
Polifenóis, 82, 290, 603
Polimorfismos genéticos, 470
Polissonografia, 621
Poluentes do ar, 252
Pont neuf, corte, 662
Potássio, 156
Potência, 57, 63
Pre-contest, 341, 342
Pré-hormonais, 313
Prebióticos, 22, 242
Prescrição
– de proteína para jovens e idosos, 395
– nutricional, 508
Preservação da massa magra, 421
Privação do sono, 629
– e função cerebral, 630
– parcial, 629

– total, 629
Probióticos, 22, 242, 517
Produção hormonal da L-arginina, 442
Produtos lácteos, 559, 562
Prolactina, 303, 304
Prolongamento do sono, 630
Própolis, 253
Proteína(s), 294, 391
– aplicabilidades das, 391
– atletismo, 363
– bioquímica das, 103
– completas, 116
– conjugadas, 121
– contráteis, 107
– da carne, 407
– da ervilha, 136
– de junção, 111
– de membrana, 110
– de reconhecimento, 111
– de transporte, 111
– dieta vegetariana, 646
– do leite, 135, 404
– do lombo de porco, 137
– do ovo, 136
– do soro do leite, 559
– efeito termogênico e, 396
– *endurance* e ultra-*endurance*, 334
– esportes aquáticos, 382
– essenciais, 391
– estruturais, 107
– fibrosas, 107
– fisiculturismo, 342, 343
– funções biológicas das, 106
– globulares, 110
– isolada de
– – arroz, 414
– – ervilha, 414
– – soja, 136, 411
– na cartilagem, 596
– não essenciais, 391
– pré-sono (*pre-sleep protein*), 400
– quantidade a ser consumida, 134
– reguladoras, 111
– semicompletas, 116
– sistema imunológico, 270
– tipos de, 404
– vegetais, 411

Q

Qualidade de vida dieta vegetariana, 649

Quercetina, 82, 275, 603
Questionário de rastreamento metabólico, 5
Quilomícrons, 147
Quinases, 114
Quinoa, 687

R

Racemases, 114
Radicais livres, 222, 659
Reação(ões)
– da glicogenólise, 92
– da glicólise anaeróbica, 92
– de fase
– – I, 249
– – II, 250
– – III, 251
– de Maillard, 669
Recomendações nutricionais
– modalidades de *endurance* e ultra-*endurance*, 333
– para natação de velocidade, 382
Recordatório de 24 h, 168
Recovery, 370
Recrutamento de unidades motoras, 46
Recuperação, 80
– muscular, 480
– – aminoácidos de cadeia ramificada, 420
– – creatina, 430
– – ervas e especiarias, 672
Recursos ergogênicos, 81
– para *performance*, 383
Redutases, 114
Refeição pré e pós-treino, 343
Registros alimentares, 168
Regulação
– da glicólise, 95
– enzimática, 115
Reparadores imunológicos, 536
Reservas de carboidrato, 92
Resistência, 51, 56, 327
– à insulina, 421, 610
– anabólica, 608
– de força, 57
Resposta
– ao treinamento resistido, 305
– de adaptação, 81
Ressonância magnética, 179, 181
Rhodiola rósea, 531
Rigidez articular, 592

716 Índice Alfabético

RNA, 4, 104
– mensageiro (RNAm), 105
– ribossômico (RNAr), 105
– transportador (RNAt), 105
Romã, 290
Rúcula, 692

S

Sacarose, 463
Salmão, 689
Salsa, 681, 692
Sálvia, 681
Sarcômeros, 33
Saúde intestinal do atleta, 237
Segurelha, 681
Selênio, 159, 161, 254
Sessão de treinamento, 70
Sinalização
– de mTOR, 421
– hormonal, 312
Síndrome
– da hipoventilação relacionada com a obesidade, 620
– das pernas inquietas, 620
– gastrintestinal induzida pelo exercício, 241
– metabólica, 549
Sinefrina, 473
Síntese
– do glicogênio, 98
– dos hormônios sexuais, 301
– proteica, 105
– – em resposta ao treinamento, 44
– – miofibrilar, 404
– – muscular máxima, 391
Sistema
– endócrino, 300
– hematopoético, 216
– hepático de biotransformação e eliminação, 248
– imunológico, 257
– renina-angiotensina-aldosterona, 306
Sódio, 156
Solventes orgânicos, 121
Somatório das dobras cutâneas, 192
Somatotipo(s), 197, 199
Sono
– e *performance* esportiva, 617, 628
– insuficiente, 620
– no ganho de peso e no diabetes, 622

– nREM, 618
– REM, 618
Sonolência, 618
– diurna, 620
Sprints máximos (SIT), 169
Suplementação
– atletismo, 363
– com beta-alanina, 425
– fisiculturismo, 344
– para *performance*, 372
Suplementos, 595
– de carboidratos, 459
– dieta vegetariana, 650
– ergogênicos, 425
– para recuperação muscular e *performance*, 479
Supraespinal, 188
Suprimento de carboidratos no corpo humano, 91

T

Tart montmorency cherry, 290, 486, 601
– fisiculturismo, 347
Taurina, 295
Taxa metabólica de repouso, 171
Tecido musculoesquelético, 33
Teia da nutrição funcional, 4
Temperatura, 113
Teoria do músculo cheio, 392
Termogênicos, 470, 560
Termorregulação, 474
Teste *antidoping*, 48
Testosterona, 306
Tipo de corte, 662
Tireoide, 303
Tiroxina, 303
Titina, 34
Tofu, 688
Tolerância oral, 261
Tomate, 686
Tomilho, 681
Train low, 78
Training
– *dehydrated*, 83
– *the gut*, 83
Transaminação, 129, 131
Transaminase, 114
– glutâmico pirúvica, 131
Transição, 77
– do sono, 618
Transtorno(s)

– alimentares, 580
– da compulsão alimentar, 582
– – periódica, 583
Trato gastrintestinal, 237
Treinamento(s)
– aeróbico, 169
– concorrente, 61, 170
– de *endurance* e ciclo menstrual, 309
– de força, 170
– – e ciclo menstrual, 308
– desportivo periodização nutricional aplicada ao, 74
– do intestino, 83
– esportivo, 56
– – organização e planejamento do, 69
– funcionais, 64
– intensidade de, 58
– intervalado de alta intensidade (HIIT), 169
– métodos de, 62
– resistido durante repouso, 610
– sob desidratação, 83
– variáveis do, 58
– volume de, 58
Tri-iodotironina, 303
Triacilglicerol intramuscular, 40
Tríade da mulher atleta, 308, 578
Tribulus terrestris, 315, 534
Tríceps, 187
Triglicerídios de cadeia média, 150
Trigonella foenum-graecum, 315
Triptofano, 632
Tunover de proteínas, 129

U

Ubiquinona, 518
Ultra-*endurance*, 327
Ultrassom, 194
Unidade(s) motora(s), 33, 46
Urucum, 681
Utensílios domésticos, 661

V

Valeriana, 635
Valor nutricional, 116
Variação da microbiota, 238
Variáveis do treinamento, 58
Vasopressina, 306
Vegetariano estrito, 646
Verduras, 556, 562

Via(s)
– da adenilato quinase, 38
– da mioquinase, 38
– de sinalização de síntese proteica, 48
– fosfagênica, 37
– glicolítica, 38
– metabólicas, 157
– oxidativas, 40
Vinho, 685
Vitamina(s), 273, 510
– A, 242, 254, 265, 510
– B_1, 254
– B_2, 254
– B_5, 254
– B_{12}, 634
– – dieta vegetariana, 648
– C, 109, 159, 254, 274, 513, 598, 600
– D, 156, 162, 242, 511, 600
– deficiências e dos excessos de, 10
– do complexo B, 157, 513
– E, 162, 254, 275, 510, 601
– *endurance* e ultra-*endurance*, 335
– K, 512
Volume de treinamento, 58

W

Wasabi, 681
Whey protein, 137, 404, 406, 559, 562
– fisiculturismo, 344
– para aumentar a massa magra e o
desempenho físico, 396
– para perda de peso, 398
Withania somnifera, 316

X

Xenobióticos, 249
– absorção cutânea e pulmonar de,
252

Z

Zinco, 157, 159, 162, 254, 273, 514,
604
– dieta vegetariana, 649
Zingiber officinale, 536
Zona H, 34